全国卫生职业教育规划教材配套用书

护士执业资格考试指南

（第二版）

主　编　王海平　陈　静
副主编　崔效忠　秦勤爱　刘丽萍　赵凤英
编　委　（按姓氏汉语拼音排序）
陈　静　崔效忠　崔　燕　刘丽萍
吕迎春　罗玉宝　穆秀花　牛秀梅
秦勤爱　王海平　张峰琴　张丽琴
赵凤英

科学出版社
北　京

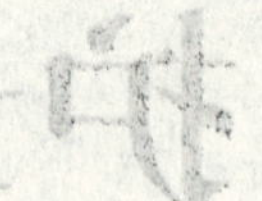

内容简介

《护士执业资格考试指南》严格按照最新护士执业资格考试的具体要求,结合最新考试大纲的精神编写。本书打破了以往护士执业资格考试书内科、外科、妇科、儿科、基础护理学的分类方法,将内容按系统分类,罗列出了护士在执业过程中接触到的常见疾病的相关内容,根据护士为完成护理工作应该具备的医学基础知识、护理专业知识和技能以及与护理工作有关的社会医学、人文知识进行编写。本书共十九章,每章分两部分,第一部分为知识点,第二部分为习题训练,以帮助考生全面掌握考试知识点;模拟试题按照国家最新的考试大纲要求编写,共2套,每套包括专业实务和实践能力两部分,引领考生从各系统知识的分散复习进入综合性的实战演习。

本书主要供参加护士执业资格考试的考生使用,也可作为自学考试、专升本考试、成人高考及在校生学习期间的参考资料。

图书在版编目(CIP)数据

护士执业资格考试指南 / 王海平,陈静主编 .—2版 .—北京:科学出版社,2011.9

全国卫生职业教育规划教材配套用书

ISBN 978-7-03-032280-7

Ⅰ. 护… Ⅱ. ①王… ②陈… Ⅲ. 护士-资格考试-自学参考资料 Ⅳ. R192.6

中国版本图书馆CIP数据核字(2011)第181301号

责任编辑:邱　波　许贵强 / 责任校对:张怡君　邹慧卿　刘小梅　鲁　素

责任印制:刘士平 / 封面设计:范璧合

科学出版社 出版

北京东黄城根北街16号

邮政编码:100717

http://www.sciencep.com

新科印刷有限公司 印刷

科学出版社发行　各地新华书店经销

*

2010年3月第　一　版　开本:787×1092 1/16

2011年9月第　二　版　印张:47

2014年12月第八次印刷　字数:1 557 000

定价:74.80元

(如有印装质量问题,我社负责调换)

全国卫生职业教育规划教材配套用书

编写指导委员会

（按姓氏汉语拼音排序）

第二版前言

根据国家《护士条例》《护士执业注册管理办法》《护士执业资格考试办法》精神，护士岗位实行准入制度，护士必须通过护士执业资格考试才能申请执业注册。护士执业资格考试实行统一考试大纲、统一命题、统一合格标准的国家统一考试制度。自2011年起，护士执业资格考试由以往的四个科目改变为专业实务和实践能力两个科目，一次考试通过两个科目为考试成绩合格。

《护士执业资格考试指南》以最新版考试大纲为指导，结合编者多年来辅导各类护理考试的成功经验及考生应考复习的心理需求编写而成。编者认真分析、研究了历年考试真题及考生反馈意见和心理趋向，汲取了国内目前已出版的各种执业考试复习用书的优点，力求为考生提供最精要的考试必备知识，使考生用最少的复习时间，取得最理想的复习效果。

编　者

2011年7月

第一版前言

《护士执业资格考试指南》以最新版考试大纲为指导，结合编者多年来辅导各类护理考试的成功经验及考生应考复习的心理需求编写而成。编者认真分析、研究了历年考试真题及考生反馈意见和心理趋向，汲取了国内目前已出版的各种执业考试复习用书的优点，力求为考生提供最精要的应考必备知识，使考生用最少的复习时间，取得最理想的复习效果。

本书分基础护理学、内科护理学、外科护理学、妇产科护理学、儿科护理学5部分，对每门课程的重点、难点和知识点进行了归纳整理，单元或考点后均给出核心提示，以助强化理解和记忆。每个单元配套有相应的精编试题，便于考生边复习边检测；全真试题重点选编近10年的考试真题，按课程集中编写，以帮助考生全面掌握考试知识点；模拟试题按照国家统一考试科目编写，共2套仿真模拟试卷，每套含基础知识、相关专业知识、专业知识、专业实践能力4份试卷，引领考生从各课程的系统复习进入综合性的实战演习。

本书主要供参加护士执业考试的考生使用，也可作为自学考试、专升本考试、成人高考及在校生学习期间的参考资料。

编　者

2009年8月

护士执业资格考试科目及题型介绍

护士执业资格考试分专业实务和实践能力两个科目，每个科目题量为120～160个题。

护士执业资格考试试题全部采用选择题。试题题型采用包含临床背景的题型，主要使用A_2、A_3/A_4型题，辅以少量考查概念的A_1型题。各类试题题型说明与样例如下：

（一）A_1型题（单句型最佳选择题）

A_1型题以简明扼要地提出问题为特点，考查考生对单个知识点的掌握情况。

A_1型试题样题：

1. 腰椎穿刺后，患者应去枕平卧的时间为

A. 1～2小时　B. 3～4小时　C. 4～6小时
D. 10～12小时　E. 24小时

（二）A_2型题（病历摘要型最佳选择题）

A_2型题以叙述一段简要病历为特点，考查考生的分析判断能力。

A_2型试题样题：

2. 患者，男，30岁。30分钟前因汽车撞伤头部发生颅前窝骨折入院，采取保守治疗。对此患者的护理措施不正确的是

A. 床头抬高15°～20°　B. 抗生素溶液冲洗鼻腔　C. 禁忌堵塞鼻腔
D. 禁止腰椎穿刺　E. 保持外耳道、口腔、鼻腔的清洁

（三）A_3型题（病历组型最佳选择题）

A_3型题以叙述一个以患者为中心的临床情景，针对相关情景提出测试要点不同的2～3个相互独立的问题。

A_3型试题样题：

（3～5题共用题干）

患者，男，40岁。饱餐后出现上腹部剧痛3小时，伴恶心、呕吐就诊。初步体格检查：神志清楚，腹部平，全腹明显压痛，呈板样强直，肠鸣音消失。

3. 分诊护士应首先判断该患者最可能为

A. 急腹症，怀疑胰腺炎　B. 癔症　C. 消化道感染，怀疑伤寒
D. 中枢神经疾病，怀疑脑疝　E. 外伤，怀疑盆腔骨折

4. 分诊护士最恰当的处理是

A. 优先普通外科急诊　B. 优先神经外科急诊　C. 急诊按序就诊
D. 回家继续观察　E. 进一步询问病史

5. 肠鸣音消失的原因最可能是

A. 肠穿孔　B. 肠血运障碍　C. 机械性肠梗阻
D. 剧痛而不敢腹式呼吸　E. 炎症刺激而致肠麻痹

（四）A_4型题（病历串型最佳选择题）

A_4型题以叙述一个以单一患者或家庭为中心的临床情景，拟出4～6个相互独立的问题，问题可随病情的发展逐步增加部分新信息，以考查临床综合能力。

A_4型试题样题：

（6～9题共用题干）

患者，男，63岁。确诊慢性阻塞性肺病近10年，因呼吸困难一直需要家人护理和照顾起居。今晨起大便

时突然气急显著加重，伴胸痛，送来急诊。

6. 采集病史时应特别注意询问

A. 胸痛部位、性质和伴随症状　B. 冠心病、心绞痛病史　C. 吸烟史

D. 近期胸部X线检查情况　E. 近期服药史如支气管舒张剂、抗生素等

7. 体检重点是

A. 肺下界位置及肺下界移动度　B. 肺部啰音　C. 病理性支气管呼吸音

D. 胸部叩诊音及呼吸音的双侧比较　E. 颈动脉充盈

8. 确诊最有价值的辅助检查是

A. B型超声显像　B. 心电图　C. X线透视或摄片

D. MRI　E. 核素肺扫描

9.【假设信息】经检查确诊肺气肿并发左侧自发性气胸，其治疗拟选择胸腔插管水封瓶引流。护士应向患者解释引流的主要目的是

A. 维护严重受损的肺功能，防止呼吸衰竭　B. 缩短住院时间

C. 防止形成慢性气胸　D. 防止胸腔继发感染

E. 防止循环系统受扰和引发并发症

目　录

第一章　循环系统疾病患者的护理

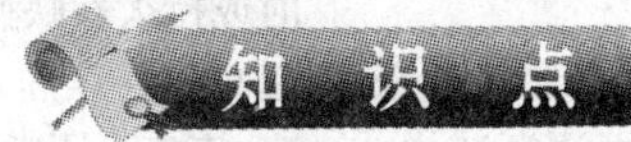

第一节　循环系统解剖生理

循环系统包括心脏、血管和调节血液循环的神经系统。循环系统疾病包括心脏和血管的疾病，合称心血管病。

1. 心脏的组织结构　心脏是一个中空的肌性器官，形似倒置的、前后稍扁的圆锥体，约本人拳头大小。心脏位于胸腔中纵隔内，约2/3位于正中线左侧，1/3位于正中线右侧。心尖朝向左前下方，心底朝向右后上方。

心脏被心间隔及房室瓣分成4个心腔，即左心房、左心室、右心房、右心室，左心房室之间的瓣膜称二尖瓣，右心房室之间的瓣膜称三尖瓣，两侧房室瓣均有腱索与心室乳头肌相连。

2. 心脏的传导　心肌细胞按形态和功能分为普通心肌细胞和特殊心肌细胞。前者构成心房壁和心室壁的主要部分，主要功能是收缩；后者具有自律性和传导性，其主要功能是产生和传导冲动，控制心脏的节律性活动。心脏传导系统由特殊心肌细胞构成，包括窦房结、结间束、房室束、希氏束、左右束支及其分支和蒲肯野纤维。心脏传导系统的细胞均能发出冲动，但以窦房结的自律性最高，为正常人心脏的起搏点。心脏的血液供应来自左右冠状动脉，灌流主要在心脏舒张期。

3. 心脏的血液供应　循环系统的血管分动脉、毛细血管和静脉3类。动脉的主要功能为输送血液到组织器官，其管壁含平滑肌和弹性纤维，能在各种血管活性物质的作用下收缩和舒张，影响局部血流量，改变血流阻力，故又称“阻力血管”。毛细血管是血液与组织液进行物质交换的场所，故又称“功能血管”。静脉的主要功能是汇集从毛细血管来的血液，将血液送回心脏，其容量大，故又称“容量血管”。阻力血管与容量血管对维持和调节心功能有重要作用。

附：小儿循环系统解剖生理特点

一、心脏的胚胎发育

胚胎第2周开始形成原始心脏，第4周开始有循环作用，第8周房室中隔完全形成，即成为具有4腔的心脏。动脉总干以后被分隔形成主动脉和肺动脉。所以，心脏胚胎发育的关键时期是在胚胎第2～8周，在此期间如受到某些物理、化学和生物因素的影响，易引起心血管发育畸形。

二、胎儿血液循环和出生后的改变

(一) 正常胎儿的血液循环特点

(1) 胎儿的营养和气体交换是通过脐血管和胎盘与母体之间以弥散方式进行的。

(2) 胎儿体内大多为混合血，肝脏血含氧最丰富，心、脑和上半身次之，而腹腔脏器和下肢血含氧量最低。

(3) 静脉导管、卵圆孔、动脉导管是胎儿血液循环的特殊通道。

(4) 胎儿时期左、右心脏都向全身供血；肺无呼吸，故只有体循环而无有效的肺循环。

(二) 出生后血液循环的改变

1. 脐-胎盘循环终止　出生后由于脐带结扎，脐-胎盘循环终止，新生儿呼吸建立，肺脏开始进行气体交换，肺循环压力降低，脐血管于生后6～8周完全闭锁形成韧带。

2. 卵圆孔关闭　由于胎盘血液循环终止，呼吸建立，肺循环压力降低，从右心室流入肺内的血液增多，使肺静脉回流至左心房的血量增多，左心房压力增高，当超过右心房压力时，卵圆孔瓣膜发生功能上的关闭。到生后2～7个月，解剖上大多闭合。

3. 动脉导管关闭　由于肺循环压力降低和体循环压力升高，使流经动脉导管内的血流逐渐减少，最后停止，形成功能性关闭。另外，还因血氧含量增高，致使动脉导管管壁平滑肌收缩，故导管逐渐闭塞。80%婴儿于生后3～4个月、92%婴儿于生后1年内形成解剖上关闭。

三、小儿心脏、心率、血压的特点

1. 心脏　小儿心脏体积相对比成人大，随着年龄的增长，心脏重量与体重的比值下降。小儿心脏在胸腔的位置随年龄而改变。新生儿和低于两岁婴幼儿的心脏多呈横位，心尖搏动位于左侧第4肋间、锁骨中线外1cm，心尖部主要为右心室。2～5岁心尖搏动位置逐渐下降至第5肋间、锁骨中线外，心脏由横位转为斜位，左心室形成心尖部。12岁以后心尖位置逐渐移到锁骨中线以内0.5～1cm。

2. 心率 由于小儿新陈代谢旺盛和交感神经兴奋性较高，故心率较快。随着年龄增长而逐渐减慢，新生儿平均每分钟120～140次；1岁以内110～130次；2～3岁100～120次；4～7岁80～100次；8～14岁70～90次。进食、活动、哭闹和发热可使心率加快，因此，应在小儿安静或睡眠时测量心率和脉搏。

3. 血压 小儿由于心排血量较少，动脉壁柔软且血管口径较粗，故血压偏低，但随着年龄的增长而逐渐升高。新生儿收缩压平均60～70mmHg（8.0～9.3kPa）①；1岁70～80mmHg（9.3～10.7kPa）；2岁以后收缩压可按公式计算，收缩压（mmHg）＝年龄×2＋80mmHg。收缩压的2/3为舒张压。收缩压高于此标准20mmHg（2.7kPa）为高血压；低于此标准20mmHg为低血压。下肢的血压比上肢约高20mmHg。

第二节 循环系统疾病常见症状与护理

(一) 常见症状

1. 心源性呼吸困难 是指由于各种心脏病发生心力衰竭时，患者自觉空气不足、呼吸困难，出现发绀、端坐呼吸，并可有呼吸频率、深度与节律的异常。最常见的原因是左心衰竭，主要由于肺淤血或肺水肿，使气体弥散功能降低、肺泡弹性减弱等所致。亦可见于右心衰竭、心包炎、心脏压塞等。随病情的发展由轻到重常表现为：

(1) 劳力性呼吸困难：其特点是在体力活动时发生或加重，休息后缓解或消失。是心源性呼吸困难中最轻的一种，常为左心衰竭最早出现的症状。呼吸困难的程度常随活动强度的加大而加重。

(2) 夜间阵发性呼吸困难：常发生在患者夜间入睡后，睡眠中突然因胸闷、气急而憋醒，并被迫坐起，呼吸深快，轻者数分钟或数十分钟后症状缓解，重者咳粉红色泡沫样痰、气喘、发绀，两肺底有湿啰音及哮鸣音，心率增快，有奔马律，称为"心源性哮喘"。常见于高血压心脏病，冠心病，风湿性心脏病等。

(3) 端坐呼吸：患者完全休息时也感气急，不能平卧，迫使其取半卧位或端坐位以减轻呼吸困难。因为抬高上身能减少回心血量并使膈下降，有利于缓解呼吸困难。患者采取的坐位越高，反映左心室衰竭的程度越严重。

2. 心前区疼痛 是指由各种化学因素或物理因素刺激支配心脏、主动脉的神经或肋间神经的感觉纤维，引起的心前区或胸骨后疼痛。①心绞痛、急性心肌梗死为最常见原因，因冠状动脉供血不足、心肌暂时或持久性缺血所致；②急性心包炎、胸膜炎也可引起心前区疼痛，因炎症累及心包或胸膜壁层引起疼痛，疼痛可因呼吸或咳嗽而加剧；③心血管神经官能症引起的心前区疼痛与精神刺激、环境等因素有关，常伴神经衰弱症状。

3. 心悸 心悸是指患者自觉心跳或心慌伴心前区不适感。最常见的病因为心律失常，如心动过速、心动过缓、期前收缩、心房扑动或颤动等；心脏搏动增强如甲状腺功能亢进（简称甲亢）、贫血、发热以及各种疾病所致的心室肥大患者；心脏神经官能症者也可出现心悸。健康人剧烈运动、精神紧张或情绪激动，过量吸烟、饮酒、饮浓茶或咖啡时亦可发生。某些药物如肾上腺素、阿托品、氨茶碱等可引起心率增快，心肌收缩力增强而致心悸，心悸的严重程度并不一定与病情成正比，一般无危险性，但少数由严重心律失常所致者可发生猝死。

4. 心源性水肿 是由于心血管病发生心功能不全时，体循环静脉淤血，使机体组织间隙有过多体液积聚。常见原因有右心衰竭或全心衰竭，心包积液和缩窄性心包炎。特点是：①水肿首先出现在身体低垂部位，如足踝部、胫前，长期卧床患者则见于腰尾部、会阴部等；②水肿呈凹陷性，严重水肿患者可出现胸、腹腔积液。

5. 晕厥 晕厥是一时性广泛脑组织缺血、缺氧所引起的短暂、突发的可逆性意识丧失。心脏供血暂停5秒以上可发生晕厥。超过10秒可出现抽搐，称阿-斯综合征。引起心源性晕厥的常见原因有严重心律失常、急性心肌梗死、主动脉狭窄和高血压心脏病等。

(二) 护理

1. 心源性呼吸困难

(1) 护理诊断/问题

1) 气体交换受损：与肺淤血、肺水肿或伴肺部感染有关。

2) 活动无耐力：与氧的供需失调有关。

(2) 护理措施

1) 体位：宜采取半卧位，尤其对已有心力衰竭的呼吸困难患者，夜间睡眠应保持半卧位，以改善呼吸

---

①1mmHg＝0.133kPa。

活动，减少回心血量。一旦发生急性左心衰竭，患者出现严重呼吸困难，应迅速给予两腿下垂坐位及其他必要措施。可使用床头小桌，让患者扶桌休息以保持半卧位，并加床栏保护患者，防止坠床，注意体位的舒适与安全。

2）稳定情绪：病室保持安静、整洁，如患者表现出对疾病的困惑，应及时解释，稳定患者情绪，降低交感神经兴奋性，使心率减慢、心肌耗氧量减少，减轻呼吸困难。

3）休息：对劳力性呼吸困难患者，应减轻或避免体力劳动。当呼吸困难加重时，需加强生活护理，照顾其饮食起居，协助排尿、排便等以减轻心脏负荷。

4）给氧：按医嘱给氧并选择合适的湿化液，改善组织缺氧，从而减轻呼吸困难。氧流量一般为 2～4L/min，急性左心衰竭患者应高流量（4～6L/min），并通过 30%～50%的乙醇溶液湿化，使肺泡内泡沫的表面张力降低而破裂，以利于改善肺泡通气；慢性肺源性心脏病患者宜低流量（1～2L/min）持续给氧。

5）病情观察：密切观察生命体征、意识状态、皮肤黏膜色泽，咳嗽、咳痰，肺部啰音等情况，按医嘱密切监测动脉血气分析，备妥气管插管及呼吸器等急救设备。尤其加强夜间巡视和床旁安全监护。

6）用药护理：按医嘱给予强心、利尿、扩血管等药物，以增强心功能，减轻心脏负荷，改善肺泡通气。静脉输液时要严格控制滴速，一般为 20～30 滴/分，防止诱发肺水肿。

7）心理护理：多巡视病房，关心患者、鼓励患者表达自己的身心感受，用语言或非语言行为帮助患者及家属树立信心，以减轻患者焦虑情绪，增强患者自我照顾的信心和能力。

2. 心前区疼痛

（1）护理诊断/问题

1）疼痛：胸痛，与冠状动脉（简称冠脉）供血不足，炎症累及心包或胸膜壁层有关。

2）恐惧：与剧烈疼痛伴濒死感有关。

（2）护理措施

1）严密监测病情：观察疼痛发作的时间、部位、性质、持续时间，逐一询问发生前有无诱因存在，同时立即描记心电图，了解冠脉供血情况。

2）休息：疼痛发作时，立即协助患者安静卧床休息，减少探视，安慰患者，减轻其紧张不安感。

3）镇痛：心绞痛引起的心前区疼痛者，遵医嘱给予舌下含服硝酸甘油，服药 3～5 分钟后疼痛仍不缓解，可再服 1 片。少数患者对硝酸甘油过度敏感而出现直立性低血压，故初次使用时应避免站立体位，且剂量不宜过大。急性心肌梗死引起心前区疼痛者，遵医嘱给予吗啡或哌替啶止痛，注意有无呼吸抑制、脉搏加快等不良反应，随时监测血压的变化。

4）吸氧：根据病情间断或持续吸氧，以增加心肌氧的供应。

5）避免诱因：告诉患者避免过度体力劳动、屏气用力动作，如推、抬、举、用力排便等，另外，情绪激动、饱餐、寒冷也是引起心绞痛发作的常见诱因，应注意避免。

6）心理护理：仔细观察患者的情绪状态，对不同病因引起的心前区疼痛进行病情解释，消除对疾病的恐惧感。关心安慰患者，引导患者消除生活中的紧张刺激性因素。指导患者采用放松技术如深呼吸，使全身肌肉放松，病情允许时可让患者收听广播、看电视、阅读报纸杂志等。

3. 心悸

（1）护理诊断/问题

1）舒适的改变：与心悸发作时心前区不适、胸闷有关。

2）潜在并发症：猝死。

（2）护理措施

1）体位：应避免左侧卧位，左侧卧位可使心跳感更加明显，更易感到心悸。

2）休息：心悸发作时应卧床休息，减少心肌耗氧量和对交感神经的刺激。

3）观察病情，密切监测心率、心律的变化，当患者发生严重心律失常时，应及时通知。一旦出现猝死的表现，如意识丧失、大动脉搏动消失、呼吸停止、抽搐，应立即抢救。

4）心理护理，对心悸发作的患者，应能根据患者情绪反应给予针对性的抚慰，同时做好疾病知识的教育，以减轻焦虑。帮助患者学会自我调节情绪，睡眠障碍者可遵医嘱用镇静剂。

4. 心源性水肿

（1）护理诊断/问题

1）体液过多：与钠水潴留、低蛋白血症有关。

2）有皮肤完整性受损的危险：与水肿、长期卧床和营养不良有关。

（2）护理措施

1）合理饮食：给予低盐、低热量、易消化饮食，少食多餐，以免加重消化道淤血，患者每日的摄盐量在 5g 以下为宜，除钠盐外，其他含钠多的食品、饮料也应限制。

2）维持体液平衡：纠正电解质紊乱，观察体重和尿量。静脉输液时应根据血压、心率、呼吸及病情，随时调整，控制输液速度，一般以每分钟 20～30 滴为宜，必要时记录 24 小时液体出入量，根据病情适当限制液体摄入，一般每日液体量限制在前一天尿量加500ml左右。

3）皮肤护理：患者应保持床单清洁、干燥，内衣柔软、宽松。应定时更换体位，严重水肿者可用气垫床，防止压疮发生。用热水袋时水温不宜太高，防止烫伤，肌内注射时应严格消毒后作深部肌内注射，拔针后用无菌棉球按压以免药液外渗，如有外渗局部应用无菌单包裹，防止继发感染。

核心提示 引起心源性呼吸困难最常见的原因是左心衰竭，其表现形式有三种：劳力性呼吸困难、夜间阵发性呼吸困难、端坐呼吸。一旦发生呼吸困难宜采取半卧位、坐位；心绞痛、急性心肌梗死为心前区疼痛的最常见原因，心绞痛引起心前区疼痛者，遵医嘱给予舌下含服硝酸甘油，急性心肌梗死引起心前区疼痛者，遵医嘱给予吗啡或哌替啶止痛；要避免过度体力劳动，情绪激动，饱餐等诱因。心悸最常见的病因为心律失常，应密切监测心率、心律的变化，心悸发作时应卧床休息，避免左侧卧位，一旦出现猝死的表现如意识丧失、大动脉搏动消失、呼吸停止、抽搐，应立即抢救。心源性水肿最常见的原因为右心衰竭，水肿的特点是首先出现在身体下垂部位，多见双下肢及腰骶部，给予低盐、低热量、易消化饮食，应定期测体重，定时更换体位，防止压疮发生，肌内注射时应严密消毒后作深部注射。

第三节 心力衰竭患者的护理

心力衰竭是指各种心脏疾病导致心功能不全的一种综合征，绝大多数情况下，是指心肌收缩力下降，使心排血量不能满足机体代谢的需要，器官、组织血液灌注不足的一种病理生理状态，临床上是以肺循环和(或)体循环淤血为主要特征，故又称为充血性心力衰竭。心力衰竭按其发展速度，可分为急性心力衰竭和慢性心力衰竭，以慢性居多；按其发生的部位可分为左心衰竭、右心衰竭和全心衰竭。

(一) 慢性心力衰竭

1. 病因和发病机制

(1) 基本病因

1）原发性心肌损害：冠心病心肌缺血和心肌梗死是引起心力衰竭最常见的原因之一；各种类型的心肌炎及心肌病；心肌代谢障碍性疾病等均可导致心肌舒缩功能改变。

2）心脏负荷过重：包括心肌容量负荷和压力负荷过重。容量负荷(前负荷)过重可见于二尖瓣、主动脉瓣关闭不全及房间隔缺损、室间隔缺损、动脉导管未闭、甲状腺功能亢进、慢性贫血等疾病；压力负荷(后负荷)过重可见于原发性高血压、肺动脉高压、主动脉瓣或肺动脉瓣狭窄以及主动脉缩窄等疾病。

(2) 诱因

1）感染：是最重要的诱因，以呼吸道感染最常见，其次为心内膜炎、全身感染。

2）心律失常：特别是心房颤动，其他快速性心律失常及严重的缓慢性心律失常均可诱发心力衰竭。

3）心脏负荷过重：如钠盐摄入过多，静脉输液过多、过快，妊娠和分娩等。

4）过度体力劳动或情绪激动：如心理压力过大、精神过于紧张等。

5）其他：药物使用不当(如不恰当使用洋地黄等药物)，合并甲状腺功能亢进或贫血、肺栓塞等。

(3) 发病机制：慢性心力衰竭是一个逐渐发展的过程，当心肌收缩力下降时，机体可通过多个途径进行代偿。包括：①心率加快，使心脏每分输出量增加；②心肌肥厚，可使心肌收缩力加强；③心脏扩大，增加心室容量，使心排血量增加；④激活交感神经系统、肾素-血管紧张素系统，以加强心肌收缩力，保证重要脏器的血液。但这些代偿机制是有一定限度的，久之可发生失代偿，严重受损导致心力衰竭。

2. 临床表现 绝大多数心力衰竭患者均以左心衰竭开始，逐渐发展而出现右心衰竭。既有左心衰竭又有右心衰竭则称为全心衰竭，在临床上很常见。

(1) 左心衰竭：以肺淤血及心排血量降低表现为主。

1）症状：①呼吸困难，不同程度的呼吸困难是左心衰竭的典型表现。表现形式有夜间阵发性呼吸困难、劳力性呼吸困难、端坐呼吸，重者可发生急性肺水肿。②咳嗽、咳痰和咯血，咳嗽常在体力活动或夜间发生，痰为白色浆液性泡沫状，肺水肿时可有粉红色泡沫状痰，长期慢性肺淤血导致支气管黏膜下静脉淤血扩张，一旦破裂可引起大咯血。③其他症状，疲乏无力、尿少、头晕、心悸等心排血量不足的表现，其主要原因是组织、器官血液灌注不足。

2）体征：除基础心脏病的固有体征外，患者一般有心脏扩大、舒张期奔马律及肺动脉瓣区第二心音亢进。

(2) 右心衰竭：以体循环静脉淤血为主要表现。

1）症状：患者可出现腹胀、食欲不振、恶心、呕吐等胃肠道及肝脏淤血的表现；肾脏淤血可引起尿少、夜尿增多、蛋白尿和肾功能减退。

2）体征：①颈静脉充盈或怒张是右心衰竭最早出现的体征；其程度与静脉压升高的程度呈正相关，压迫患者的腹部或肝脏时，可见颈静脉充盈或怒张更明显，为肝颈静脉反流征阳性，则更具特征性。②肝因淤血而肿大，常伴有压痛，长期持续淤血，肝细胞缺氧坏死，可发展成心源性肝硬化。③水肿，是右心衰竭的主要表现；体循环静脉淤血而出现凹陷性水肿，其特征为水肿首先出现于身体下垂部位，常为对称性，严重者遍及全身，并可出现胸腔积液和腹水。④心脏体征，心界扩大，剑突下可见明显心脏搏动。

(3) 全心衰竭，左、右心衰的临床表现并存。右心衰竭继发于左心衰竭而形成全心衰竭，因右心排血量减少，可使左心衰的呼吸困难等肺淤血症状减轻。

3. 有关检查

(1) X线检查：左心衰竭患者主要有肺门阴影增大、肺纹理增加等淤血表现；右心衰竭患者常见右心室增大，有时伴有胸水。

(2) 超声心动图：可提供心腔大小变化及心瓣膜结构情况，了解心脏收缩和舒张功能。

(3) 创伤性血流动力学检查：目前多采用漂浮导管，测定各部位压力、血液含氧量，计算心排血指数及肺小动脉楔压，直接反映左心功能。

4. 诊断要点及心功能分级　诊断主要依据有：①肺淤血、体循环静脉淤血的表现；②原有心脏病的体征；③实验室及其他检查指标。根据患者临床症状和活动受限的程度，将心功能划分为四级：

(1) Ⅰ级：患者有心脏病，但平时一般活动不引起疲乏、心悸、呼吸困难或心绞痛等症状。

(2) Ⅱ级：心脏病患者的体力活动受到轻度限制，休息时无自觉症状，但平时一般活动可出现疲乏、心悸、呼吸困难或心绞痛，休息后很快缓解。

(3) Ⅲ级：心脏病患者的体力活动明显受限，小于平时一般活动即引起上述症状。

(4) Ⅳ级：心脏病患者不能从事任何体力活动，休息时亦有心力衰竭的症状，体力活动后加重。

5. 治疗原则　慢性心力衰竭的治疗必须采取综合治疗措施，以达到以下目的：提高运动耐量，改善生活质量；阻止或延缓心室重塑，防止心肌损害进一步加重；降低病死率。

(1) 病因治疗

1) 去除或限制基本病因：如控制高血压，应用药物、介入及手术治疗改善冠状动脉供血，心脏瓣膜病的换瓣手术及先天畸形的救治手术等。

2) 消除诱因：如积极选用适当的抗生素治疗以控制感染；纠正心律失常；避免过劳和情绪激动，进行心理治疗等均有助于防止心力衰竭的发生。

(2) 一般治疗

1) 休息：包括体力和脑力休息，良好的休息能减轻心脏负荷，利于心功能的恢复。

2) 饮食：限制钠盐及含钠食物的摄入，以减少水、钠潴留，降低心脏前负荷。

3) 给氧：给予2～4L/min低流量持续吸氧，增加血氧饱和度。

(3) 药物治疗

1) 利尿剂：利尿剂是心力衰竭治疗中最常见的药物，通过排出体内过多的液体，减少心脏前负荷，改善心功能。临床常用利尿剂有：①噻嗪类利尿剂，以氢氯噻嗪为代表，为中效利尿剂，轻度心力衰竭可首选。②袢利尿剂，以呋塞米为代表，为强效利尿剂，利尿作用较噻嗪类强且起效迅速。低血钾是这类药物的主要副作用，注意补钾。③保钾利尿剂，利尿作用较弱，与噻嗪类排钾利尿剂合用时能加强利尿并减少钾的丢失。常用药物有螺内酯、氨苯蝶啶。

2) 血管扩张剂：通过扩张小静脉和小动脉从而减轻心脏前、后负荷，减少心肌耗氧，改善心功能。常用的血管扩张剂有小静脉扩张剂（硝酸甘油、硝酸异山梨醇），小动脉扩张剂（酚妥拉明）和动、静脉扩张剂（硝普钠）。应用时注意从小剂量开始，逐渐递增，同时注意监测血压。

3) 洋地黄制剂：具有增强心肌收缩力、抑制心脏传导系统、减缓心律的作用，是控制心力衰竭及心律失常的常用药。

洋地黄类药物的适应证：各种心脏病所致的心力衰竭；室上性心动过速，心房颤动。洋地黄类药物的禁忌证：洋地黄中毒或过量为绝对禁忌证，急性心肌梗死24小时内、严重房室传导阻滞、肥厚型梗阻型心肌病患者不宜使用。

洋地黄类药物应用的注意事项：①洋地黄用量个体差异很大，易发生中毒。老年人、冠心病、重度心力衰竭、低钾低镁血症、肾功能减退等对洋地黄较敏感，使用时应严密观察患者用药后反应。②注意不与奎尼丁、普罗帕酮（心律平）、维拉帕米（异搏定）、钙剂、胺碘酮等药物合用，以免增加药物毒性。③必要时监测血清地高辛浓度。④严格按时按医嘱给药，教会患者服用地高辛时应自测脉搏，当脉搏＜60次/分或节律不规则时，应暂停服药并告诉医师；用毛花苷丙或毒毛花苷K时务必稀释后缓慢静脉注射，并同时监测心率、心律及心电图变化。⑤密切观察洋地黄毒性反应、胃肠道反应，如食欲不振、恶心、呕吐；神经系统表现，如头痛、乏力、头晕、黄视、绿视；心脏毒性反应，如频发室性期前收缩呈二联律或三联律、心动过缓、房室传导阻滞等各种类型的心律失常。⑥一旦发生中毒，立即协助处理，停用洋地黄，补充钾盐，可口服或静脉补充氯化钾，停用排钾利尿剂；纠正心律失常，快速性心律失常首选苯妥英钠或利多卡因，心率缓慢者可用阿托品静脉注射或临时起搏。

应用时应注意：洋地黄的用量个体差异很大，即使同一患者在不同时期、不同情况下也有差异，故在使用时应因人而异、随时调整。此外，心肌缺血、缺氧，水、电解质紊乱特别是低血钾、肾功能不全、老年人等对洋地黄比较敏感，应控制剂量。

4）血管紧张素转换酶抑制剂（ACEI）：常用制剂有卡托普利、贝那普利、赖诺普利等长效制剂。应用时注意从小剂量开始，逐渐递增；同时注意监测血压、血钾和肾功能情况。

5）β受体阻滞剂：目前对慢性心力衰竭治疗多用选择性β受体阻滞剂，如美托洛尔、比索洛尔和非选择性β受体阻滞剂卡维地洛等。低血压、心动过缓和房室传导阻滞的患者慎用。

6. 护理诊断/问题

(1) 气体交换受损：与左心衰竭致肺循环淤血有关。

(2) 活动无耐力：与心排血量下降有关。

(3) 体液过多：与右心衰竭致体循环淤血有关。

(4) 潜在并发症：洋地黄中毒。

7. 护理措施

(1) 休息：休息是减轻心脏负荷的重要方法，休息的方式和时间需根据患者心功能情况安排。心功能Ⅰ级者应避免重体力活动；心功能Ⅱ级者应充分休息，可增加午睡时间及夜间睡眠时间，有利于下肢水肿的消退；心功能Ⅲ级者以卧床休息为主，但允许患者慢慢下床进行排尿、排便活动；心功能Ⅳ级者则需绝对卧床休息，自理活动由他人协助。对长期卧床的患者，应鼓励患者经常变换体位，在床上做深呼吸运动和下肢被动性或主动性活动，以避免压疮、肺部感染、下肢深静脉血栓形成及肌肉萎缩等并发症的发生。

(2) 饮食：患者应少量多餐，并进食清淡、易消化的食物以免加重消化道水肿。限制钠盐摄入，每日的摄盐量在5g以下为宜，中度心力衰竭摄入量为3g，重度者控制在1g以下。除钠盐外，其他含钠多的食品、饮料也应限制。

(3) 吸氧：遵医嘱给予低流量持续氧气吸入，观察患者口唇、末梢发绀的改变，并及时调整流量。

(4) 病情观察：注意监测患者心力衰竭的症状、体征的变化情况，包括心率、呼吸的节律、频率，发绀、颈静脉怒张、肺部啰音、心脏大小、肝脏有无肿大、下肢有无水肿等。护士夜间应加强巡视，一旦发现病情加重，及时告知医生给予处理并配合抢救。

(5) 用药护理

1）密切观察洋地黄毒性反应：洋地黄中毒最重要的反应是各类心律失常，最常见者为室性期前收缩，多表现为二联律或三联律，其他如房性期前收缩、心房颤动、房室传导阻滞等。胃肠道反应如恶心、呕吐，以及中枢神经的症状如视力模糊、黄视、倦怠等。

2）洋地黄毒性反应的处理：①早期诊断，及时停药是治疗的关键；②补充钾盐，可口服或静脉补充氯化钾，停用排钾利尿剂；③纠正心律失常，快速性心律失常首选苯妥英钠或利多卡因，缓慢心律失常者可用阿托品，电复律一般禁用，易导致心室颤动。

(6) 心理护理：护士要给予患者足够的关注和精神安慰，鼓励患者说出内心感受，指导患者进行自我心理调整，必要时遵医嘱应用镇静剂。

8. 健康教育

(1) 疾病知识指导：向患者及家属讲解本病的基本知识，如慢性心力衰竭的病因、诱因、常见症状，学会自我护理的方法。

(2) 避免诱因，防止复发：绝大多数心力衰竭患者的基本病因不宜根除，因而避免诱因和防止复发就十分重要。避免感冒，尽早治疗呼吸道感染；避免劳累、情绪激动；育龄女患者应避孕。

(3) 生活指导：合理安排活动、休息与饮食，根据患者心功能情况适度安排活动量，如散步、打太极拳、练气功等，以不出现心悸、气急为原则。保证足够的睡眠时间。合理饮食，宜选择清淡、高营养、易消化饮食，每餐不宜过饱，戒烟酒等刺激物。

(4) 用药指导：告知患者紧急服药的重要性，讲解所用药物的名称、作用、剂量、用法、服药时间、可能出现的不良反应及预防方法等，强调严格遵医嘱用药，不得随意增减或撤换药物。

(5) 教会患者自我检测，及时发现病情变化，注意足踝部有无水肿，它是水肿最早出现的部位，注意体重有无增加，即使尚未出现水肿也应警惕心力衰竭先兆，如气急加重、夜尿增多、有厌食饱胀感常提示心力衰竭复发；夜间平卧时有无出现咳嗽、气急加重等左心衰竭的表现，若出现应立即就医。

核心提示 慢性心力衰竭的基本原因就是原发性心肌损害和心脏负荷过重，在我国以高血压、冠心病及心脏瓣膜病多见。常可由一些增加心脏负荷的因素诱发，其中最常见的诱因是呼吸道感染。心力衰竭的主要表现为肺循环淤血、体循环淤血。呼吸困难是左心衰竭最主要表现，颈静脉充盈是右心衰竭最早出现的体征。心力衰竭的治疗原则是积极治疗原发病、避免诱因、减轻心脏负荷、增强心肌收缩力。应用洋地黄类药物时，护士应注意评估用药前、后患者的心率、心律变化及洋地黄中毒反应，积极配合医生纠正洋地黄中毒所致的心律失常。合理安排休息与活动，指导患者合理饮食，给予情感支持，使心功能得以维护和改善。

(二) 急性心力衰竭

急性心力衰竭是指由于急性心脏病病变引起的心排血量显著、急骤降低，导致组织器官灌注不足和急性淤血综合征。临床上以急性左心衰竭较为常见，表现为急性肺水肿或心源性休克，是严重的急危重症，应积极而迅速地抢救。

1. 病因和发病机制 主要见于急性广泛性心肌梗死、急性瓣膜反流，缓慢性或快速性心律失常、输液过多过快、严重而突然的心脏排血受阻(如严重二尖瓣狭窄)等病因，使左心室排血急剧下降，肺循环压力增高而出现左心衰竭。

2. 临床表现 急性左心衰竭发病急骤，主要表现为急性肺水肿。患者突然出现严重呼吸困难，呼吸频率可达30～40 次/分，有窒息感，常取坐位，极度烦躁不安，大汗淋漓，面色青灰，皮肤湿冷，有时有咳嗽、咳大量粉红色泡沫痰，听诊心率加快、心尖部可闻及舒张期奔马律，两肺布满湿啰音及哮鸣音，严重者可出现心源性休克。

3. 诊断要点 根据典型症状、体征可做出诊断。但注意急性左心衰竭时发生的心源性哮喘，需与支气管哮喘相鉴别。如突发极度呼吸困难、咳粉红色泡沫痰和两肺布满湿啰音，有助于诊断肺水肿。

4. 急性肺水肿的处理

(1) 病情监测：将患者安置于重病监护病房，监测心电、呼吸、血压，监测脉搏频率、节律，心率、心律，并观察意识，皮肤温度、颜色，尿量，肺部啰音等变化，安置漂浮导管以监测血流动力学指标的变化，以判断药物疗效和病情进展。

(2) 体位：立即协助患者取坐位，双腿下垂，以利于呼吸和减少静脉回心血量，减轻心脏容量负荷。

(3) 给氧：给予高流量吸氧，6～8L/min，应用30%～50%乙醇溶液湿化，可使肺泡内泡沫的表面张力下降而破裂，有利于改善通气。

(4) 配合抢救：迅速建立静脉通路，遵医嘱正确使用药物。

1) 吗啡：5～10mg，皮下注射或静脉注射，可扩张小血管减轻心脏负荷，又可减轻患者的烦躁不安。注意用药后有无呼吸抑制，心率变化，血压下降等不良反应。

2) 利尿剂：呋塞米 20～40mg，静脉注射，可迅速利尿，显著降低心脏前负荷。注意准确记录尿量，监测电解质及血压变化。

3) 洋地黄制剂：可用毛花苷丙或毒毛花苷 K 稀释后缓慢静脉注射，注意观察心率、心律的变化。

4) 血管扩张剂：选用硝普钠、硝酸甘油或酚妥拉明静脉滴注。使用时注意监测血压，根据血压调整剂量。因硝普钠对光敏感，静脉滴注时输液瓶用铝箔或黑纸覆盖，避光滴注；每次滴注的药液配置时间不超过 4 小时；避免大剂量长期应用，以免发生氯化物中毒。

5) 氨茶碱：可解除支气管痉挛，减轻呼吸困难，并有一定正性肌力及扩血管利尿作用。

(5) 心理护理：向患者介绍本病抢救措施和使用监测设备的必要性；鼓励患者说出内心的感受，分析产生恐惧的原因，尽量守护患者。医护人员在抢救时应保持镇静自如，操作认真，工作忙而不乱，创造一种安全、信任的环境。

核心提示 急性心力衰竭临床上以急性左心衰竭为常见。急性左心衰竭的典型表现有突发的严重呼吸困难，咳粉红色泡沫样痰，两肺满布湿啰音。一旦明确诊断，应立即置患者两腿下垂坐位，给予高流量吸氧，迅速建立静脉通路，遵医嘱正确使用药物。

第四节 心律失常患者的护理

心律失常是指心脏冲动的起源、频率、节律、传导速度和传导顺序等异常。心律失常按照发生原理可分为冲动形成异常和冲动传导异常，前者包括窦性心律失常和异位心律(如期前收缩、心动过速、扑动与颤动等)；后者包括房室传导阻滞、预激综合征等。心律失常可见于各种心脏病或非心源性疾病，亦可由电解质紊乱、药物作用、自主神经功能紊乱、吸烟饮酒过度或精神紧张等功能性因素引起。

(一) 窦性心律失常

正常心脏起搏点位于窦房结，由窦房结发出冲动引起的心率，成人频率为每分钟 60～100 次。正常窦性心律的心电图特点是：①P 波在Ⅰ、Ⅱ、aVF 导联直立，aVR 导联倒置；②PR 间期 0.12～0.20 秒；③P—P 间期之差小于 0.12 秒。

1. 窦性心动过速 成人窦性心律的频率超过每分钟 100 次，称为窦性心动过速。常见原因包括吸烟、饮浓茶、咖啡，剧烈运动、情绪激动等生理状态，以及发热、甲状腺功能亢进、贫血、心肌缺血、心力衰竭、休克等病理状态，也可见于应用肾上腺素、阿托品等药物。心电图特点为:窦性心律;P波频率>100次/分(成人频率大多在100~180次/分)。窦性心动过速一般不需要特殊治疗,主要是治疗原发病和去除诱因,必要时可应用β受体阻滞剂(如普萘洛尔)或镇静剂(如地西泮)。

2. 窦性心动过缓 成人窦性心律的频率低于每分钟60次,称为窦性心动过缓。可见于健康的青年人、运动员、睡眠状态、老年人,也可见于器质性心脏病、甲状腺功能减退、颅内病变、服用β受体阻滞剂、洋地黄等药物的患者。心电图特点为:P波频率<60次/分,常伴窦性心律不齐,即P-P间期之差>0.12秒。窦性心动过缓若无自觉症状,一般无需治疗。但若心率过慢,出现胸闷、心悸等症状时,可使用阿托品、异丙肾上腺素等药物治疗,但长期应用效果不佳者,易发生严重不良反应,应考虑心脏起搏治疗。

3. 病态窦房结综合征 简称病窦综合征,由窦房结及其邻近组织病变引起的窦房结起搏功能和(或)窦房结传导功能障碍,从而产生多种心律失常的综合表现。众多病变过程中,如淀粉样变性、甲状腺功能减退、某些感染、纤维化与脂肪浸润、硬化与退行性变等均可损害窦房结,导致窦房结起搏与窦房传导功能障碍;窦房结周围神经和心房肌的病变,窦房结动脉供血减少亦是病窦综合征的病因。患者常出现因心动过缓致心排血量下降而引起的心、脑供血不足的症状。心电图特点:持续而显著的心动过缓,心率小于50次/分;出现窦房阻滞与窦性停搏;心动过缓-心动过速综合征,又称慢-快综合征。治疗原则为积极寻找病因,治疗原发疾病。无症状者,不必给予治疗,仅定期随访观察。反复出现严重症状者宜首选安装人工心脏起搏器。

(二) 期前收缩

期前收缩简称早搏,是由于异位节律点兴奋性增高,过早发出冲动或形成折返现象而引起心脏激动。早搏是最常见的心律失常。根据异位节律点的不同,可将早搏分为房性、房室交界性和室性,其中以室性早搏最多见。

1. 病因 早搏可见于健康人,其发生与情绪激动、过度疲劳、过量饮酒或吸烟、饮浓茶、咖啡等有关。冠心病、风湿性心瓣膜病等各种心脏病常可引起,此外,药物、电解质紊乱、心脏手术或心导管检查均可引起早搏。

2. 临床表现 偶发早搏一般不引起症状,部分患者产生漏跳感;频发的早搏可使患者有心悸、心绞痛、乏力、憋气、胸闷感。听诊心律不齐,早搏的第一心音常明显增强,而第二心音大多减弱或消失。

3. 心电图特点

(1) 房性早搏:①提前出现的房性异位P′波,其形态与同导联窦性P波不同,PR间期大于0.12秒;②提前的P波后继以形态正常的QRS波;③期前收缩后可见一个不完全代偿间歇。

(2) 房室交界性早搏:①提前出现的QRS-T波群,其形态与正常窦性者基本相同;②在QRS波群之前、之中或之后可出现逆行P波;③早搏后往往有一个完全性代偿间歇。

(3) 室性早搏:①提前出现的QRS波群宽大畸形,时限大于0.12秒;②提前出现的QRS波群前无相关的P波;③T波方向与QRS波群主波方向相反;④早搏后有一个完全性代偿间歇。

4. 治疗原则 积极治疗原发病,解除诱因。无明显自觉症状或偶发的期前收缩,一般无需抗心律失常药物治疗,可酌情使用镇静剂;症状明显或有器质性心脏病者,必须积极治疗。房性、房室交界性早搏可选用β受体阻滞剂、普罗帕酮等药物治疗。室性早搏可选用利多卡因、苯妥英钠及美西律、胺碘酮等药物治疗。

(三) 阵发性心动过速

阵发性心动过速是一种阵发性快速而规律的异位心律,由3个或3个以上连续发生的期前收缩形成,具有突然发生、突然停止的特点。根据异位起搏点的部位可分为房性、房室交界性和室性阵发性心动过速。但由于房性与房室交界性阵发性心动过速不易区分,故将两者统称为阵发性室上性心动过速(简称室上速)。

1. 病因

(1) 阵发性室上性心动过速,多见于无明显器质性心脏病患者,也可见于各种心脏病患者,如风湿性心瓣膜病、冠心病、甲状腺功能亢进、洋地黄中毒等。

(2) 阵发性室性心动过速,多见于器质性心脏病者,最常见为冠心病,特别是曾有心肌梗死的患者。其次,心肌病、心力衰竭、药物、电解质紊乱等亦可引发。

2. 临床表现

(1) 阵发性室上性心动过速:临床特点多为突然发作、突然终止,大多心律整齐,持续时间长短不一。听诊心率规则,心律150~250次/分,第一心音强度不变。

(2) 阵发性室性心动过速:非持续性室速(发作时间小于30秒)患者通常无症状或仅有心悸;持续性室速(发作时间超过30秒,需药物或电复律终止)常伴有明显的血流动力学障碍与心肌缺血。患者可出现严重的心绞痛、呼吸困难、低血压、晕厥、休克甚至猝死。听诊心律略不规则，第一心音强度可不一致。

3. 心电图特点

(1) 阵发性室上性心动过速：①连续3个或以上快而规则的房性、房室交界性期前收缩，频率150～250次/分，节律规则；②P波不易分辨；③绝大多数患者QRS波群形态及时限正常。

(2) 阵发性室性心动过速：①3个或3个以上的室性期前收缩连续出现；②QRS群形态畸形，时间大于0.12秒，有继发ST-T改变；③心室率一般为140～220次/分，心律可略不规则。

4. 治疗原则

(1) 阵发性室上性心动过速：急性发作时可采用刺激迷走神经的方法。①刺激悬雍垂诱发恶心、呕吐；深吸气后，用力做呼气动作；颈动脉窦按摩等。②刺激迷走神经无效时，可首选维拉帕米5～10mg稀释后静脉注射；伴心力衰竭患者首选洋地黄制剂；其他药物如三磷腺苷、胺碘酮等亦可选用。对于反复发作或药物治疗无效者，可考虑施行射频消融术。

(2) 阵发性室性心动过速：发作时首选利多卡因静脉注射，其他药物有苯妥英钠、普罗帕酮、胺碘酮等。如使用上述药物无法终止发作，且患者已出现低血压、休克、脑血流灌注不足等危险表现时，应立即给予同步直流电复律。注意洋地黄中毒引起的室性心动过速，不宜使用电复律，应以药物治疗。

(四) 扑动与颤动

当自发性异位搏动的频率超过了阵发性心动过速的范围，即形成扑动或颤动。根据异位搏动起源的部位不同。可分为心房扑动(简称房扑)、心房颤动(简称房颤)及心室扑动(简称室扑)、心室颤动(简称室颤)。其中心房颤动是最常见的心律失常之一，心室颤动是极危重的心律失常。

1. 心房扑动与心房颤动

(1) 病因：绝大多数的持续性房扑、房颤见于有器质性心脏病的患者，最常见于风湿性心脏病二尖瓣狭窄、冠心病、高血压性心脏病、洋地黄中毒、心肌病等。

(2) 临床表现：心室率不快时可无症状，心室率超过150次/分时可诱发心绞痛或心力衰竭。心脏听诊第一心音强弱不等、心律极不规则，当心室率快时有脉搏短绌；此外，可引起心房内附壁血栓形成，部分血栓脱落可引起体循环动脉栓塞，常见脑栓塞、肢体动脉栓塞等。

(3) 心电图特点

1) 心房扑动：①P波消失，代之以250～350次/分，间隔均匀、形状相似的锯齿状心房扑动波(F波)；②F波与QRS波群成某种固定的比例，最常见的比例为2∶1房室传导，有时比例关系不固定，则引起心室律不规则。

2) 心房颤动：①P波消失，代之以大小不等、形态不一、间期不等的心房颤动波(f波)，频率为350～600次/分；②QRS波群间距绝对不规则。

(4) 治疗原则：房扑及房颤急性期首选电复律治疗。心室率不快，发作时间短暂者无需特殊治疗。如心室率快，且发作时间长，可使用洋地黄类药物减慢心率，其他药物如维拉帕米、胺碘酮也能起到终止房扑、房颤的作用。

2. 心室扑动与心室颤动

(1) 病因：常见于缺血性心脏病，如急性心肌梗死。此外，严重缺氧、低血钾，奎尼丁、洋地黄等药物中毒，心脏手术，电击伤等也可引起，心室扑动与心室颤动是猝死前心电图的常见表现之一。

(2) 临床表现：室扑、室颤对血流动力学的影响均等于心室停搏，其临床表现无差别，一旦发生，很快便引起昏厥，随之出现意识丧失、抽搐、呼吸停止甚至死亡。体检血压、脉搏无法测出，听诊心音消失。

(3) 心电图特点

1) 心室扑动：无正常QRS-T波群，代之以连续快速而相对规律的大振幅波动，频率达200～250次/分。

2) 心室颤动：QRS-T波群完全消失，出现波形、振幅、频率均极不规则的波动。

(4) 治疗原则：室扑、室颤发生后，如果不迅速采取抢救措施，患者一般在3～5分钟内死亡，因此，必须争分夺秒，尽快恢复有效心律。一旦发生应立即进行非同步直流电复律，同时配合胸部按压及人工呼吸等心肺复苏术，并经静脉注射利多卡因及其他复苏药物如肾上腺素等。

(五) 房室传导阻滞

房室传导阻滞是指冲动从心房传至心室的过程中，冲动传导的延迟或中断。按阻滞程度可分为三类：一度房室传导阻滞，指传导时间延长(PR间期延长)；二度房室传导阻滞，指心房冲动部分不能传入心室(心搏脱漏)；三度房室传导阻滞或称完全性房室传导阻滞，指心房冲动全部不能传入心室。

1. 病因　冠心病、心肌炎、心肌病、高血压、电解质紊乱、药物中毒等是引起房室传导阻滞的常见病因。此外，少数患者的房室传导阻滞可能与迷走神经张力过高有关。

2. 临床表现

(1) 一度房室传导阻滞：多无自觉症状，听诊时第一心音可略为减弱。

(2) 二度房室传导阻滞：分为Ⅰ型(文氏现象)、Ⅱ型(莫氏现象)。Ⅰ型表现常较轻，患者可有心悸与心搏脱漏感。Ⅱ型相对较重，可出现心悸、头晕、胸闷、全身乏力等表现，此型易发展为三度房室传导阻滞。

(3) 三度房室传导阻滞：症状取决于心室率的快慢，如心室率过慢，心排血量减少，可出现头晕、疲乏、心绞痛、心力衰竭等。如心室搏动停顿超过15秒，可引起晕厥、抽搐，即阿-斯综合征发生，严重者可猝死。听诊心率慢而规则，心室率多为35～50次/分，第一心音强弱不等，间或闻及心房音及响亮清晰的第一心音。

3. 心电图特点

(1) 一度房室传导阻滞：PR间期大于0.20秒，无QRS波群脱落。

(2) 二度房室传导阻滞

1) Ⅰ型：①PR间期逐渐延长，直至QRS波群脱落；②脱落后PR间期趋缩短，之后又逐渐延长，周而复始。

2) Ⅱ型：PR间期恒定、正常或延长，部分P波后无QRS波群。

(3) 三度房室传导阻滞：①心房与心室活动各自独立，互不相关；②心房率快于心室率；③QRS波群形态可正常或不正常。

4. 治疗原则 一度及二度Ⅰ型房室传导阻滞如无症状，一般无需治疗。二度Ⅱ型或三度房室传导阻滞患者，心室率缓慢，伴有血流动力学障碍，出现阿-斯综合征者，应给予心脏起搏治疗。

(六) 心律失常患者护理诊断/问题

1. 活动无耐力 与心律失常导致心排血量减少有关。

2. 焦虑 与心律失常致心跳不规则，停跳及反复发作治疗效果不佳有关。

3. 潜在并发症 洋地黄中毒、猝死。

(七) 心律失常患者护理措施

1. 体位与休息 ①对无症状或症状较轻的患者，鼓励其正常工作和生活，注意劳逸结合。②对症状明显的心律失常患者采取高枕卧位，尽量避免左侧卧位。③频发性期前收缩、阵发性室性心动过速、二度Ⅱ型及三度房室传导阻滞发作时，患者应绝对卧床休息。

2. 饮食 应选择低脂、易消化、清淡、高营养、少量多餐饮食；戒烟、戒酒，不饮咖啡、浓茶，保持排便通畅，养成良好的生活习惯。心动过缓者应避免屏气用力的动作，如用力排便等，以免因兴奋迷走神经而加重心动过缓。

3. 病情观察 ①有无心悸、乏力、胸闷、头晕等心律失常的症状，观察其程度、持续时间及给日常生活带来的影响。②定时测量脉率、心率、心律，判断有无心律失常的发生；对于房颤患者应同时测量心率和脉率1分钟，并记录，观察脉搏短绌的变化。③发现频发、多源性室性期前收缩呈R on T现象，阵发性室性心动过速，二度Ⅱ型或三度传导阻滞时，应立即报告，配合紧急处理。

4. 用药护理 严格遵医嘱按时按量应用抗心律失常药物。静脉注射抗心律失常药物时，速度应缓慢，严密监测脉率、心律、心率及心电图的变化，及时发现因用药而引起的心律失常和药物的不良反应。

5. 心理护理 告知患者心律失常的可治性，提供安静舒服的环境，解除患者的焦虑情绪。多与患者沟通，教会患者自我控制，疏导紧张和压抑的心理，如读书、看报、听音乐等。

6. 健康教育 告诉患者和家属出现下述情况应来医院就诊：①脉搏过缓，少于60次/分，并有头晕、目眩；②脉搏过快，超过100次/分，休息及放松后仍不缓解；③脉搏节律不齐，出现漏搏，期前收缩超过5次/分；④整齐的脉搏出现脉搏忽强忽弱、忽快忽慢的现象；⑤用抗心律失常药物后出现不良反应。出现上述情形应及时就诊。

> **核心提示** 心律失常是指心脏冲动起源或冲动传导异常，可见于各种心脏病，亦可发生于无器质性心脏病者，还可由电解质紊乱、药物作用、自主神经功能紊乱或精神紧张等功能性因素诱发。心律失常症状的严重程度取决于心律失常对血流动力学的影响，轻者可无症状或仅出现心悸、头晕；严重者可出现晕厥、心绞痛、心力衰竭。确定心律失常的类型主要依靠心电图检查。对连续心电监护的严重心律失常患者，严密观察心率、心律的变化并做好记录。发现频发、多源性、呈联律出现的室性期前收缩或R on T现象、阵发性室性心动过速、二度Ⅱ型或三度房室传导阻滞时，应立即报告医生，做好紧急处理。严格遵医嘱按时按量应用抗心律失常药物。静脉注射抗心律失常药物时，速度应缓慢，严密监测脉率、心率、心律及心电图的变化，及时发现因用药而引起的新的心律失常和药物的不良反应。

第五节　先天性心脏病患者的护理

先天性心脏病(简称先心病)是指胎儿时期心脏

及大血管发育异常所致的畸形。是小儿最常见的心脏病。

(一) 病因

病因尚未完全明确,可能与母亲在妊娠前3个月患病毒感染,尤其是风疹病毒,或服用某些药物、孕母接触大量放射线、患某些代谢性疾病及遗传因素有关。

(二) 临床分类

1. 左向右分流型(潜在青紫型)　在左、右心腔或大血管间有异常通道,常见有房间隔缺损、室间隔缺损、动脉导管未闭,一般无发绀,若在晚期发生肺动脉高压,有双向或右向左分流时,则出现发绀。

2. 右向左分流型(青紫型)　由于畸形的存在,使右心压力增高并超过左心而使血液从右向左分流,导致大量回心静脉血进入体循环,引起全身持续性青紫。常见的有法洛四联症、大动脉错位等。

3. 无分流型(无青紫型)　在心脏左、右两侧或大血管间无异常通路、无分流,故无青紫现象,如肺动脉狭窄、主动脉缩窄、右位心等。

(三) 临床表现

1. 室间隔缺损　是最常见的左向右分流型先心病。缺损小,可无症状;若缺损大,分流量多,患儿表现为生长发育落后、消瘦、喂养困难、面色苍白、乏力、活动后气促、心悸等,易反复呼吸道感染及心力衰竭。典型体征为心界扩大,心尖搏动弥散,胸骨左缘第3、4肋间可闻及Ⅲ～Ⅳ级粗糙的全收缩期杂音,向心前区传导,并可触及收缩期震颤,肺动脉第二心音增强。

2. 房间隔缺损　缺损较大者分流量也大,导致体循环血流不足而影响生长发育,表现为体格瘦小、乏力、多汗、活动后气促。体检时心前区隆起,心界扩大,胸骨左缘第2、3肋间可闻及Ⅱ～Ⅲ级收缩期喷射性杂音,肺动脉瓣区第二心音增强或亢进,并呈固定分裂。

3. 动脉导管未闭　导管粗大者,分流量大,表现为生长发育落后、喂养困难、气急、咳嗽、乏力、多汗等。有时可因扩大的肺动脉压迫喉返神经引起声音嘶哑。最突出的体征是在胸骨左缘第2肋间可闻及粗糙响亮的连续性机器样杂音,占据几乎整个收缩期与舒张期。因脉压增大可出现末梢毛细血管搏动、水冲脉、股动脉枪击音等周围血管征。

4. 法洛四联症　是最常见的右向左分流型先心病,由四种畸形组成:肺动脉狭窄、室间隔缺损、主动脉骑跨、右心室肥厚,其中以肺动脉狭窄最重要。发绀是最突出的症状,以唇、甲床、眼结膜较明显,重者生后不久即有。2岁以下患儿多有缺氧发作,常在吃奶、大便、哭闹时出现阵发性呼吸困难、烦躁、青紫加重,甚至突然昏厥或抽搐。年长儿常有蹲踞症状。患儿生长发育落后,活动无耐力,由于长期缺氧,指(趾)端毛细血管扩张增生,局部软组织和骨组织也增生肥大,随后指(趾)末端膨大,称杵状指(趾)。体检胸骨左缘第2～4肋间可闻及Ⅱ～Ⅲ级粗糙喷射性收缩期杂音,肺动脉第二心音减弱或消失。由于长期缺氧、红细胞增加,血液黏稠度高,血流变慢引起脑栓塞,若为细菌性血栓,则易形成脑脓肿。

(四) 辅助检查

(1) 胸部X线检查。

(2) 超声心动图检查:能精确显示心脏内部结构。

(3) 心电图检查:能反映心脏位置,心房、心室有无肥厚及心脏传导系统的情况。

(4) 心脏导管检查:是先天性心脏病进一步明确诊断和决定手术前的重要检查方法之一。

(5) 心血管造影:通过导管检查仍不能明确诊断而又需考虑手术治疗的患者。

(五) 预防及治疗原则

1. 预防本病的重点是加强孕期保健,特别是妊娠早期应积极预防风疹、流行性感冒、腮腺炎等病毒感染。避免接触放射线及一些有害物质。在医生指导下用药,避免服用对胎儿发育有影响的药物。积极治疗原发病,如糖尿病等。注意膳食合理,避免营养缺乏。

2. 内科治疗　目的在于维持患儿正常生活、防止并发症,使之能安全达到手术年龄。主要是建立合理的生活制度、防治感染、对症治疗。

3. 手术治疗　常见的先心病目前均能手术根治。通常于4～6岁进行手术较适宜。对分流量小的房间隔缺损及动脉导管未闭患儿可采用心导管介入治疗。

(六) 护理

1. 护理诊断/问题

(1) 活动无耐力:与体循环血量减少、血氧供给不足有关。

(2) 生长发育改变:与体循环血量减少有关。

(3) 营养失调:低于机体需要量,与食欲低下、喂养困难有关。

(4) 潜在并发症

1) 脑血栓:与红细胞增多,血液黏稠度增高有关。

2) 心力衰竭:与心脏结构缺损,肺充血有关。

3）感染性心内膜炎：与心内膜损伤及感染有关。

4）呼吸道感染：与肺循环充血有关。

5）恐惧：与疾病的威胁及对手术担忧有关。

2. 护理措施

（1）建立合理的生活制度：根据患儿的病情安排适当的活动量，有症状患儿应限制活动，避免情绪激动和剧哭，以免加重心脏负担；重型患儿应卧床休息。

（2）预防感染：病室应空气新鲜、穿着衣服冷热要适中，防止受凉。注意保护性隔离，以免交叉感染，一旦发生感染应积极治疗。

（3）供给营养需要：给予高蛋白、高热量、高维生素、适当低盐饮食，以增强体质，还要给予适量的蔬菜类粗纤维食物，以保证大便通畅；对喂养困难的患儿，应耐心喂养、少食多餐，避免呛咳和呼吸困难等，必要时从静脉补充营养。

（4）注意观察病情，防止并发症发生。

1）防止法洛四联症患儿因哭闹、活动、便秘等引起缺氧发作，一旦发生可立即置于胸膝位，吸氧，通知医生，并做好普萘洛尔、吗啡应用和纠正酸中毒等准备。

2）青紫型先天性心脏病患儿，由于血液黏稠度高，发热、多汗、吐泻时，体液量减少，加重血液浓缩，易形成血栓，因此应注意供给充足液体，必要时可静脉输液。

3）观察有无心率增快、呼吸困难、端坐呼吸、咳泡沫样痰等心力衰竭的表现，如出现上述表现，立即置患儿于半卧位，给予吸氧，及时联系医生，并按心力衰竭护理。

（5）做好心理护理：关心患儿，建立良好护患关系，消除患儿的紧张情绪。说服家长和患儿主动配合各项检查和治疗，取得他们的理解和配合。

（七）健康教育

指导家长根据病情建立合理的生活制度和活动量。合理用药，增强抵抗力，防止各种感染和其他并发症。定期复查，使患儿能安全达到适合手术的年龄。

核心提示　先心病是胎儿时期心脏血管发育异常导致的心血管畸形，根据左右心腔或大血管间有无分流分为三类。主要表现有喂养困难、活动耐力差、生长发育落后、心脏杂音、蹲踞现象、突然晕厥等。对于简单型心脏病患儿，心导管介入治疗成为首选治疗方法，但重型先心病仍应选择手术治疗，小儿内科治疗和护理的目的在于维持患儿正常生活、积极防治并发症，使之安全顺利地到达治疗年龄。

第六节　原发性高血压患者的护理

原发性高血压是以体循环动脉血压升高为主要表现的综合征，简称高血压。高血压发病率高，可影响心、脑、肾等重要器官的结构与功能，最终导致器官功能衰竭；高血压是多种心、脑血管疾病的重要病因和危险因素，也是心血管疾病死亡的主要原因之一。在血压升高的患者中，约5%为继发性高血压，是指由某些明确而独立的疾病引起的血压升高。

根据1999年世界卫生组织和国际高血压学会（WHO/ISH）高血压治疗指南，高血压的诊断标准为：未服抗高血压药的情况下，收缩压≥140mmHg① 和（或）舒张压≥90mmHg。

（一）病因和发病机制

1. 病因　原发性高血压的病因为多因素，是遗传易感性和环境因素相互作用的结果。

（1）遗传因素：原发性高血压具有明显的家族聚集性，约60%的患者有高血压家族史。

（2）环境因素：①饮食：钠盐摄入越多，血压水平和患病率越高，食盐过多是高血压的重要危险因素；②精神应激：脑力劳动者长期精神紧张、长期受环境噪声及不良视觉刺激者，易患高血压。

（3）其他因素：肥胖者高血压患病率为正常体重者的2～6倍，年龄、吸烟、服避孕药、阻塞性睡眠呼吸暂停综合征等均与高血压的发生密切相关。

2. 发病机制　影响血压的因素众多，目前认为是在遗传因素的基础上，多种后天环境因素同时相互作用使正常血压调节功能失调所致，主要有交感神经系统活动亢进、肾性水钠潴留、肾素-血管紧张素-醛固酮系统（RAAS）激活；细胞膜离子转运异常，胰岛素抵抗。

（二）临床表现

1. 一般表现　大多数患者起病缓慢，早期多无症状，患者常因体检而发现血压升高。可有头痛、头晕、心悸、耳鸣、失眠等症状，休息后可恢复正常。体检时可听到主动脉瓣第二心音亢进，主动脉瓣区收缩期杂音或收缩早期喀喇音。

2. 并发症　随病程进展，血压持久升高，可导致心、脑、肾等靶器官损害。

（1）心脏表现：血压长期升高使左心室后负荷过重，左心室肥厚扩张，最终导致充血性心力衰竭，高血压可促使冠状动脉粥样硬化的形成及发展。并使心

①1mmHg＝0.133kPa。

肌耗氧量增加，可出现心绞痛、心肌梗死、心力衰竭及猝死。

(2) 脑部表现：主要为脑血管意外，高血压可促进脑动脉粥样硬化的发生，引起短暂性脑缺血发作及脑血栓形成，长期血压升高可发生脑出血。

(3) 肾脏表现：长期持久血压升高导致进行性肾小动脉硬化、肾功能减退，出现多尿、夜尿，尿中有蛋白及红细胞，晚期可出现氮质血症及尿毒症。

(4) 眼底表现：可以反映高血压的严重程度，分为四级。Ⅰ级，视网膜动脉痉挛，变细；Ⅱ级，视网膜动脉狭窄，动脉交叉压迫；Ⅲ级，眼底出血或棉絮状渗出；Ⅳ级，出血或渗出伴有视神经水肿。

3. 高血压急症

(1) 恶性高血压：1%～5%的中、重度高血压患者可发展为恶性高血压，发病急，多见于中青年，血压明显升高，舒张压持续在 130mmHg 以上。心、脑、肾损害进展迅速，如不及时治疗，可死于肾衰竭、脑卒中或心力衰竭。

(2) 高血压危象：因紧张、疲劳、寒冷、突然停服降压药物等诱发，周围小动脉发生短暂强烈痉挛，血压在短时间急剧上升，出现头痛、烦躁、心悸、多汗、恶心、呕吐、面色苍白或潮红、视力模糊等征象。

(3) 高血压脑病：是指血压急剧升高的同时伴有中枢神经功能障碍，如严重头痛、呕吐，重者意识模糊、抽搐、癫痫样发作甚至昏迷。其发生机制可能是过高的血压导致脑灌注过多，出现脑水肿所致。

4. 高血压的分级和危险度分层　高血压的分级，根据血压高低可分为 1、2、3 级。危险度分层，根据靶器官的损害和血压水平，可分为低危、中危、高危和极高危。

(三) 治疗原则

治疗目的是使血压下降接近或达到正常范围，防止和减少心、脑、肾、眼底等靶器官损害，减少病死率和致残率。血压控制目标是：一般情况至少＜140/90mmHg；合并有糖尿病或慢性肾病的患者，应＜130/80mmHg；老年收缩期高血压患者，收缩压 140～150mmHg，但舒张压不低于 65～70mmHg。

1. 非药物治疗　改善生活方式适用于所有高血压患者的治疗，即采用适当的运动，减轻体重，合理膳食，放松精神等非药物方法。对于低危组的患者，可先不用药物治疗，如 6 个月无效时再加服药物。

2. 药物治疗

(1) 利尿剂：降压作用缓和，适用于轻、中度高血压，尤其适用于老年人收缩期高血压及心力衰竭伴高血压的治疗。常用药物有氢氯噻嗪、呋塞米、氨苯蝶啶。

(2) β受体阻滞剂：此药降压作用缓慢，适用于轻、中度高血压，尤其是心率较快的中青年患者或合并有心绞痛、心肌梗死后的高血压患者。常用药物有美托洛尔、阿替洛尔。

(3) 钙离子通道阻滞剂：常用药物有硝苯地平、地尔硫䓬、尼群地平。目前临床多应用长效或缓释型制剂，如非洛地平、氨氯地平等。

(4) 血管紧张素转换酶抑制剂：此药对各种程度的高血压均有一定降压作用，对伴有心力衰竭、左室肥大、心肌梗死后，糖耐量减低或糖尿病肾病有蛋白尿等合并症的患者尤其适合。常用药物有卡托普利、依那普利。

(5) 血管紧张素Ⅱ受体拮抗剂，常用药物有氯沙坦、伊贝沙坦等。此类药物降压作用缓慢，但持久而平稳。

用药原则：一般从小剂量开始而逐渐增加，对普通高血压患者的血压以缓解为宜，也不宜将血压降至过低，以避免引起或加重心、脑、肾供血不足，可采用联合用药的方法以增强药物协同作用，减少每一种药物剂量，抵消副作用，提高疗效。

3. 急症高血压的治疗　快速降压，首选硝普钠静脉滴注，开始剂量 10～25μg/min，以后可根据血压情况逐渐加量，直至血压降至安全范围。有高血压脑病时宜给予脱水剂如甘露醇，亦可用快速利尿剂，如呋塞米 20～40mg 静脉注射。有烦躁、抽搐者，给予地西泮、巴比妥类药物肌内注射或水合氯醛保留灌肠。

(四) 护理诊断/问题

(1) 疼痛：头痛，与血压升高有关。

(2) 有受伤的危险：与血压升高致头晕和视力模糊，或降压药致低血压有关。

(3) 潜在并发症：高血压急症，急性脑血管病。

(五) 护理措施

1. 生活护理　患者血压较高，症状明显时应卧床休息，保证充足的睡眠时间，给予低盐、低脂、低胆固醇饮食。

2. 监测血压　定期检测血压并做好记录，为减少误差，测量血压时应注意：①患者在测血压前 30 分钟不要吸烟，不要饮用刺激性饮料如浓茶、可乐、咖啡等。②患者应在安静状态下休息 5 分钟后再测血压。③应固定测量部位，一般以右上肢为准。④固定使用同一血压计。⑤应采用同一体位，取坐位或卧位。

3. 病情观察　严密观察病情变化，发现血压急剧升高,剧烈头痛,呕吐,大汗,视力模糊,面色及神志改变,肢体运动障碍等症状,立即报告医师。

4. 用药护理 遵医嘱给予降压药治疗,测量用药后的血压以判断疗效,并观察药物不良反应。使用噻嗪类和袢利尿剂时应注意补钾,防止低钾血症。用β受体阻滞剂应注意观察其抑制心肌收缩力、心动过缓、房室传导时间延长、支气管痉挛、低血糖、血脂升高等不良反应。钙离子通道阻滞剂如硝苯地平的不良反应有头痛、面红、下肢水肿、心动过速。而地尔硫䓬可致心肌收缩力减弱和心动过缓。血管紧张素转换酶抑制剂可有头晕、乏力、咳嗽、肾功能损害等不良反应。

5. 高血压急症护理 ①绝对卧床休息,抬高床头,避免一切不良刺激和不必要的活动,避免用力排便,协助生活护理,安定情绪。必要时遵医嘱使用镇静剂,取得患者的配合,连接好监护仪。②吸氧4~5L/min,保持呼吸道通畅。③一旦发生高血压急症,迅速建立静脉通道,遵医嘱迅速准确用药,一般首选硝普钠,现用现配,避光使用。严密监测血压,根据血压水平调整给药速度。若患者发生脑水肿,应用脱水剂甘露醇250ml,30分钟内滴完,吸氧。④密切观察病情变化,监测血压、神志、瞳孔、脉搏、心率等,保持呼吸道通畅。

6. 心理护理 保持健康心态、减少精神压力对患者十分重要。了解和熟悉患者的性格特征及有关社会因素,给患者直接的心理援助。在血压控制后,根据患者的性格特点,结合疾病的有关知识,进行解释和心理疏导,提出改变不良性格的方法,使患者心态平和、保持乐观情绪。

(六) 健康教育

1. 疾病知识指导 向患者及家属解释引起原发性高血压的生物、心理、社会因素及高血压对机体的危害,以引起患者足够的重视,坚持长期的饮食、运动、药物治疗,将血压控制在接近正常的水平,以减少对靶器官的进一步损害。

2. 生活指导 指导患者合理饮食,改变不良的生活方式。饮食原则为限钠、限盐、限动物脂肪、限胆固醇等。劝戒烟酒,劳逸结合,保证充足的睡眠。学会自我心理平衡调整,保持乐观情绪。

3. 用药及出院指导 告诉患者及家属有关降压药的名称、剂量、用法、作用与不良反应。指导患者遵医嘱服药,不可随意增减药量或突然撤换药物。教会患者或家属定时测量血压并记录,定期门诊复查,若血压控制不满意或有心动过缓等不良反应,应随时就诊。

核心提示 原发高血压是以体循环动脉血压升高为主要表现的综合征,未服抗高血压药的情况下,成人的高血压诊断标准为收缩压≥140mmHg和(或)舒张压≥90mmHg。本病的危险因素有遗传因素、环境因素、超重和肥胖、吸烟、年龄大于60岁、绝经等。早期常无症状,血压持续性升高,可影响心、脑、肾等重要器官的结构与功能,最终导致高血压性心脏病、肾衰竭、脑血管病等。治疗原则是"终身治疗、保护靶器官、平稳降压、个体化治疗、联合用药"。常用降压药物有利尿剂、β受体阻滞剂、钙离子通道阻滞剂、血管紧张素转换酶抑制剂(ACEI)、血管紧张素Ⅱ受体拮抗剂等。减轻生活和精神压力,坚持长期用药,使血压降至理想水平,观察血压变化和用药后反应,注意有无高血压急症和心、脑、肾等靶器官损害的征象,发现问题及早处理。

第七节 冠状动脉粥样硬化性心脏病患者的护理

冠状动脉粥样硬化性心脏病简称冠心病,是指冠状动脉发生粥样硬化,使血管腔狭窄、阻塞,导致心肌缺血、缺氧或坏死的心脏病,和冠状动脉功能性改变(痉挛)一起,统称冠状动脉性心脏病。冠状动脉粥样硬化是多种因素作用的结果,这些因素亦称为危险因素或易患因素,主要有年龄、性别、血脂异常、高血压、糖尿病、吸烟、肥胖、遗传、行为习惯(A型性格)、饮食方式等因素。冠心病分为五种类型:无症状性心肌缺血、心绞痛、心肌梗死、缺血性心肌病、猝死。

(一) 心绞痛

心绞痛是由于冠状动脉供血不足,导致心肌急剧、短暂的缺血、缺氧所引起胸骨后或心前区阵发性压榨性疼痛或闷压不适为特点的疾病。

1. 病因和发病机制 最基本的病因是冠状动脉粥样硬化引起血管管腔狭窄和(或)痉挛。在正常情况下,冠状循环有很大的储备力量,运动、心动过速使心肌耗氧量增加时,冠状动脉可扩张,增加冠脉血流量,满足心肌需求,故正常人不会出现心绞痛。当冠状动脉病变导致管腔狭窄或扩张性减弱时,一旦体力活动或情绪激动等使心肌耗氧量增加时,冠脉无法增加对心肌的血供,导致心肌血液供给不足,引起心绞痛发作。

2. 临床表现 以发作性胸痛为主要表现,疼痛的特点包括:

(1) 部位:位于胸骨体上段或中段之后,其次为心前区，常放射至左肩、左臂内侧达环指和小指，亦可放射至咽、颈、背、上腹部等。

(2) 性质：常为压榨、烧灼或紧缩感，发作时，患者常不自觉地停止原来的活动，直到症状缓解。

(3) 诱因：体力劳动、情绪激动、饱餐、寒冷、吸烟等。疼痛最常发生在体力劳动或情绪激动时。

(4) 持续时间：疼痛多持续 3～5 分钟，停止原来的活动后或舌下含服硝酸甘油后可缓解。

(5) 体征：平时无异常体征。心绞痛发作时可见面色苍白，表情焦虑，出汗，血压升高，心率增快，有时闻及第四或第三心音奔马律。

3. 心绞痛的分型　目前临床上分为两种类型。

(1) 稳定型心绞痛：又称劳力型心绞痛，为临床最常见的类型，指在冠状动脉狭窄的基础上，由于劳累、情绪激动等因素使心肌负荷增加诱发的心绞痛，休息或含服硝酸甘油后可迅速缓解，在 1～3 个月内发作时的表现、持续时间和发作频率无明显变化。

(2) 不稳定型心绞痛：指除劳力型心绞痛之外的所有缺血性胸痛。此类心绞痛临床上不稳定，具有进展至心肌梗死的危险，必须给予足够重视，包括初次发生未到 1 个月的心绞痛；原为稳定型心绞痛近 1 个月发作频率、持续时间延长，硝酸甘油不能缓解者。

4. 有关检查

(1) 心电图检查：大多数患者静息时心电图正常，亦可出现非特异性 ST 段和 T 波改变。心绞痛发作时可出现暂时性心肌缺血性的 ST 段压低，T 波倒置。

(2) 放射性核素检查：利用放射性铊或锡显像所示灌注缺损，提示心肌供血不足或消失区域，对心肌缺血诊断比较有价值。

(3) 冠状动脉造影：选择性冠状动脉造影可清楚地显影左、右冠状动脉及其主要分支，具有确诊价值。

5. 治疗原则

(1) 发作期治疗：发作时应立即原地休息，停止原来活动；舌下含服硝酸酯类药物如硝酸甘油、硝酸异山梨酯等。

(2) 缓解期治疗：去除诱因，积极治疗及预防冠心病的危险因素。使用作用持久的抗心绞痛药物，可选用硝酸酯制剂、β 受体阻滞剂、钙通道阻滞剂。对符合适应证的心绞痛患者，可行经皮冠状动脉腔内成形术(PTCA)及冠状动脉内支架植入术。

6. 护理诊断/问题

(1) 疼痛：心前区疼痛与心肌缺血、缺氧有关。

(2) 活动无耐力：与心肌氧的供需有关。

7. 护理措施

(1) 休息：心绞痛急性发作时应立即停止活动，安置患者于舒适的体位，静坐或半卧位休息。

(2) 饮食：饮食原则为低盐、低脂、高维生素、易消化饮食。

(3) 吸氧：持续鼻导管吸氧 2～4L/min，以缓解疼痛，并通知医生。

(4) 病情观察：了解患者发生心绞痛的诱因，发作时疼痛的部位、性质、持续时间、缓解方式等，特别注意观察心绞痛的特征和类型有无变化，应警惕急性心肌梗死。如有可能应在发作时作心电图检查，可明确心肌供血情况。

(5) 用药护理：心绞痛急性发作时，指导患者立即舌下含服硝酸甘油或硝酸异山梨酯，硝酸甘油用药后 1～2 分钟起效。告诉患者含药后不要迅速站立，应平卧片刻，以防低血压发生。

8. 健康教育

(1) 生活指导：积极防治危险因素，以低盐、低脂肪、低胆固醇，富含植物蛋白的清淡饮食为宜，少食多餐，避免饱餐，肥胖者应限制热量摄入，维持理想体重。定期检测血压、心电图、血糖、血脂等。

(2) 合理安排休息与活动：缓解期患者一般不需卧床休息，鼓励患者参加适当的体力劳动和锻炼，以不出现心绞痛为宜。

(3) 用药指导：按医嘱服药，定期复查。平时携带保健药盒以备急用，并注意定期更换。一旦出现心绞痛发作频繁、程度加重、持续时间延长、硝酸甘油疗效差，应警惕心肌梗死的发生，及时由他人护送就诊。

(二) 心肌梗死

心肌梗死是指因冠状动脉供血急剧减少或中断，使相应的心肌严重而持久地缺血导致心肌坏死。临床上表现为持久的胸骨后剧烈疼痛，发热，白细胞计数和血清心肌酶增高，心电图进行性改变；可伴发心律失常、心源性休克或心力衰竭，属冠心病的严重类型。

1. 病因和发病机制　心肌梗死的基本病因是冠状动脉粥样硬化，造成管腔严重狭窄，而侧支循环未充分建立。在此基础上如有下列情况：

(1) 粥样斑块破溃、出血，管腔内血栓形成，血管持续痉挛，使冠状动脉完全闭塞。

(2) 休克、脱水、出血，外科手术或严重心律失常，使心排血量骤降，冠状动脉灌流量锐减。

(3) 重体力活动、情绪激动使心肌需血量增高，冠状动脉供血不足。

这些因素可引起血液供应进一步急剧减少或中断，使心肌严重而持久地急性缺血达 1 小时以上，即可发生心肌梗死。心肌梗死往往在饱餐特别是在进食多量脂肪后，晨 6 时至 12 时或用力大便时发生。

心肌梗死的完全愈合需要 6～8 周。

2. 临床表现

(1) 先兆表现:约有半数患者在起病前数日至数周有乏力、胸部不适、心悸、烦躁等前驱症状,心绞痛发作较以往频繁且程度加重,时间较长,硝酸甘油治疗效果不好,诱发因素不明显。

(2) 主要症状

1) 疼痛:为最早出现的最突出的症状。其性质和部位与心绞痛相似,但多无明显诱因,程度更剧烈,伴有大汗、烦躁不安、恐惧即濒死感,持续时间可长达数小时或数天,服硝酸甘油无效。少数急性心肌梗死患者可无疼痛,一开始即表现为休克或急性心力衰竭。

2) 全身症状:一般在疼痛发生后 24～48 小时出现,由坏死组织吸收所引起。有发热,心动过速,白细胞增高和血沉增快等。体温一般在 38℃左右,多不超过 39℃,持续约 1 周。

3) 胃肠道症状:疼痛剧烈时常伴频繁的恶心、呕吐和上腹胀痛,与迷走神经受坏死心肌刺激和心排血量降低、组织灌注不足等有关。

4) 心律失常:见于 75%～95%的患者,是急性心肌梗死患者死亡的主要原因。多发在起病 1～2 周内,尤以 24 小时内最多见。以室性心律失常最常见,尤其是室性期前收缩。下壁梗死易发生房室传导阻滞。

5) 休克和低血压:主要为心源性休克,多在起病后数小时至 1 周内发生,疼痛时常见血压下降,如表现为面色苍白、皮肤发冷、脉细而快、大汗淋漓、烦躁不安、尿量减少,表明休克已经发生。

6) 心力衰竭:主要为急性左心衰竭,可在起病最初几日内发生,或在疼痛、休克好转阶段出现,重者可出现肺水肿。

(3) 体征:心率增快或减慢,心尖第一心音减弱,可出现第四或第三心音奔马律,可闻及舒张期奔马律,部分患者在起病 2～3 天出现心包摩擦音,可有各种心律失常。

3. 并发症

(1) 乳头肌功能失调或断裂:二尖瓣乳头肌因缺血、坏死等而收缩无力或断裂,造成二尖瓣脱垂并关闭不全,重者可出现心力衰竭。

(2) 心脏破裂:少见,常在起病 1 周内出现,多为心室游离壁破裂,造成心包积血,引起急性心脏压塞而猝死。

(3) 心室壁瘤:主要见于左心室,可导致心脏扩大、左心衰竭和栓塞、心律失常等。

(4) 心肌梗死后综合征:为机体对坏死物质的过敏反应,可表现为心包炎、胸膜炎或肺炎,有发热、胸痛等症状。

(5) 栓塞:见于起病后 1～2 周,如为左心室附壁血栓脱落所致,则引起脑、心、脾或四肢等动脉栓塞;如由下肢静脉血栓破碎脱落所致,则产生肺动脉栓塞。

4. 有关检查

(1) 心电图:急性期特征性改变是深而宽的异常 Q 波(反映心肌坏死),ST 段呈弓背向上明显抬高(反应心肌损伤),T 波倒置(心肌缺血)。其心电图演变过程为:抬高的 ST 段可在数日至 2 周内逐渐回到基线水平,T 波倒置加深呈冠状 T 波,此后逐渐变浅、平坦,部分可恢复直立,Q 波大多永久存在。

(2) 实验室检查

1) 血液检查:白细胞计数增高,红细胞沉降率增快,可持续 1～3 周。

2) 血清心肌酶学:血清肌酸磷激酶及其同工酶(CPK,CPK-MB)、天门冬酸氨基转移酶(AST)、乳酸脱氢酶(LDH)均升高,其中 CPK 的同工酶 CK-MB 及 LDH 的同工酶 LDH_1 诊断特异性最高。

(3) 其他:血和尿肌红蛋白较心肌酶升高出现早,恢复慢。放射性核素心肌显像、超声心动图有助于定位诊断、了解心功能和有无并发症。

5. 治疗原则

(1) 一般治疗:急性期需卧床休息 1 周,保持环境安静。吸氧,重者可以面罩给氧。入住冠心病监护室(CCU)行心电图、血压、呼吸等监测 3～5 天,必要时进行血流动力学监测。

(2) 解除疼痛:对于心肌梗死的胸痛有效的止痛方法是静脉内注射止痛剂,常用药物有哌替啶(度冷丁)、吗啡,也可使用硝酸甘油或硝酸异山梨酯舌下含化或静脉滴注。疼痛较轻者可选用可待因、复方丹参注射液等药物。

(3) 再灌注心肌:为防止梗死面积扩大,缩小心肌缺血范围,要尽早使闭塞的冠状动脉再通,使心肌得到再灌注。

1) 溶栓疗法:在起病 6 小时内,使用纤溶酶原激活剂溶解冠脉内的血栓。常用药物有尿激酶、链激酶,新型溶栓剂有重组组织纤溶酶原激活剂。

2) 介入治疗:具备条件的医院,可直接行经皮穿刺冠状动脉腔内成形术(PTCA)及支架置入术。

(4) 消除心律失常:心律失常必须及时消除,否则可演变为严重心律失常甚至猝死。一旦发生室性心律失常,首选利多卡因;心室颤动及室性心动过速药物疗效不好时,立即行非同步直流电复律;高度房室传导阻滞时,行临时人工心脏起搏治疗。

(5) 控制休克:采用补充血容量、应用升压药及血管扩张剂等治疗措施，纠正酸中毒。无效时行主动脉内气囊反搏术，主动脉冠状动脉旁路移植手术。

(6) 治疗心力衰竭：主要是治疗急性左心衰竭，以吗啡、利尿剂为主，亦可选用血管扩张剂，减轻左心室前后负荷；急性心肌梗死发生后 24 小时内，应尽量避免使用洋地黄制剂，以防发生心律失常。

(7) 其他治疗：抗凝疗法、β受体阻滞剂和极化液疗法。

6. 护理诊断/问题

(1) 疼痛：心前区疼痛，与心肌缺血坏死有关。

(2) 活动无耐力：与氧的供需失调有关。

(3) 恐惧：与剧烈疼痛产生濒死感、处于监护病室的陌生环境有关。

(4) 潜在并发症：心律失常、心力衰竭、休克。

7. 护理措施

(1) 休息与活动：根据病情安排患者的休息与活动。第一周安置患者绝对卧床休息，协助患者进行翻身、进食、洗漱、大小便等。第二周可安排在床上活动，如伸屈双下肢或做四肢轻缓的主动与被动活动，以防静脉血栓形成、关节僵硬、便秘。第三周开始可鼓励患者下床，在床边踱步或室内走动，逐步过渡到室外行走。第四周可协助上下楼梯或出院。病情严重或有并发症者，应适当延长卧床时间。密切观察患者活动后的反应，如出现呼吸困难、脉搏过快、胸痛、眩晕、血压异常等，应停止活动，继续卧床休息。

(2) 饮食：给予低盐、低脂、低胆固醇，清淡易消化，无刺激性的饮食。少量多餐，避免暴饮暴食而加重心脏负荷。第一周给予流质饮食，第二周改为半流质饮食，第三周可食软食，1 个月后恢复为普通饮食，严禁烟酒。

(3) 止痛治疗的护理：遵医嘱给予吗啡或哌替啶止痛，注意有无呼吸抑制等不良反应。给予硝酸酯类药物，随时监测血压的变化，维护收缩压在 100mmHg 以上。

(4) 溶栓治疗的护理：使用溶栓及抗凝药前，要询问患者是否有活动性出血、消化性溃疡和肝功能不全等病史；使用过程中遵医嘱监测患者出凝血时间、生命体征，进行心电监测，观察患者皮肤黏膜、尿液、呕吐物及颅内有无出血表现，一旦出现，应紧急处理。

(5) 排便护理：因用力排便可诱发或加重心肌梗死。向患者解释保持排便通畅对控制病情的重要性，指导患者多食含纤维素的蔬菜和水果。便秘时遵医嘱应用缓泻剂如番泻叶、果导等或给予开塞露，嘱患者切勿用力屏气，以免发生意外。

(6) 观察病情：密切观察心率、心律、心功能及血流动力学变化，如心电监护发现危险信号(室性早搏、房室传导阻滞)，立即告知医生并协助处理。

(7) 心理护理：关心、体贴、安慰、鼓励患者，以最和善的态度，最妥善的语言回答患者提出的问题，以帮助其树立战胜疾病的信心。

8. 健康教育

(1) 干预危险因素：积极治疗高血压、血脂异常、糖尿病等，戒烟戒酒，控制体重。定期进行心电图、血糖、血脂检查。

(2) 生活指导：合理安排休息与活动，适当参加体力活动，调整生活方式，缓和工作压力，保证充足睡眠，以促进心功能恢复，合理选择食谱，应少量多餐，避免饱餐，限制高脂食物，多食粗纤维和富含维生素 C的蔬菜、水果，以保持大便通畅。

(3) 康复锻炼：可缩短患者住院时间，减少医疗费用，降低病死率和致残率，包括住院期康复、中间期康复、维护期康复 3 个阶段，根据病情需要指导患者康复内容，一般活动可安排在下午。但如果出现下列情况应减少或停止活动：明显劳累，头痛，虚脱和气短；心绞痛发作；出现心律失常的症状等。

(4) 心肌梗死发作自救：①立即就地休息，保持靠坐姿势，心情放松；②积极与医院联系，呼叫救护车或用担架将患者送往医院，患者切记勿自己勉强行走，以防加重心脏缺血；③如有条件，立即吸氧；④舌下含服硝酸甘油、硝酸异山梨酯，可连续多次服用，亦可舌下含服速效救心丸等扩张冠状动脉的药物。

核心提示　冠心病的基本病因是冠状动脉粥样硬化。冠心病分为 5 种临床类型：无症状性冠心病、心绞痛、心肌梗死、缺血性心肌病、猝死。典型心绞痛为发作性胸骨后疼痛，可放射至心前区和左上肢尺侧，常因体力劳动或情绪激动而诱发，休息或舌下含服硝酸甘油后缓解，冠状动脉造影具有确诊价值。心绞痛急性发作时应立即停止活动，舌下含服硝酸甘油，含药后不要迅速站立，以防发生低血压。急性心肌梗死最早出现的症状为胸痛，心律失常和心源性休克是患者突然死亡的常见原因。特征性心电图改变有异常 Q 波，ST 段抬高，T 波倒置，CPK 的同工酶 CK-MB 及 LDH 的同工酶 LDH_1 诊断特异性最高。常用的缓减胸痛的方法是静脉注射止痛剂(常用吗啡)；溶栓疗法宜在发病后 6 小时内进行，发生室性期前收缩或室性心动过速时应立即静脉注射利多卡因。急性期绝对卧床休息 1 周，入住 CCU 监测 3～5 天，做好止痛治疗、溶栓治疗的护理，提供合理饮食并做好心理护理。

第八节 心脏瓣膜病患者的护理

心脏瓣膜病是由于炎症、黏液样变性、退行性变、先天性畸形等原因引起的单个或多个瓣膜的结构异常，导致瓣膜口的狭窄或关闭不全。病变严重时引起心脏血流动力学改变，并出现一系列临床症状群。临床上最常见的瓣膜病为风湿热所致的风湿性心脏瓣膜病，其次可见于动脉硬化及老年性退化性变所致的瓣膜钙化、增厚。最常累及的是二尖瓣，其次为主动脉瓣。本节主要介绍风湿性心瓣膜病。

(一) 常见临床类型及临床表现

1. 二尖瓣狭窄

(1) 病理生理：正常成人二尖瓣口面积为 4～6cm²，当二尖瓣病变使瓣口面积减至 2cm² 以下时，舒张期血流自左心房进入左心室受到阻碍；当瓣口面积小于 1.5cm²，左心房扩大超过代偿极限，从而使肺静脉压及肺毛细血管压升高，肺循环淤血；由于长期的肺循环压力增高，使右心室负荷过重，导致右心室扩大、肥厚，最后引起右心功能不全。

(2) 临床表现

1) 症状：一般在二尖瓣中度狭窄时才有明显症状。呼吸困难为最常见的早期症状，随着病情的发展，患者咳嗽、咯血，严重者可出现急性肺水肿，进一步发展可出现食欲减退、腹胀、肝区痛、下肢水肿等右心衰竭症状。

2) 体征：可出现二尖瓣面容，心尖部可触及舒张期震颤，听诊心尖部第一心音亢进，可闻及舒张期隆隆样杂音，若闻及二尖瓣开瓣音，则提示瓣膜弹性及活动度尚好。

2. 二尖瓣关闭不全

(1) 病理生理：当心脏收缩时，左心室部分血液可通过关闭不全的二尖瓣反流入心房，使其容量负荷加大，引起左心房扩大。在心室舒张期，左心房仍可将过多的血液送至左心室，致使左心室扩大、肥厚，最终导致心功能不全的发生。

(2) 临床表现

1) 症状：早期无症状，左心功能失代偿时可出现乏力，劳累后心悸、呼吸困难等症状。

2) 体征：心尖部可闻及响亮粗糙的收缩期吹风样杂音，向左腋下、左肩胛下处传导。

3. 主动脉瓣关闭不全

(1) 病理生理：由于主动脉瓣关闭不全，主动脉内血液在舒张期反流入左心室，左心室容量负荷增加，使左心室扩大、肥厚，最终发生左心功能不全。

(2) 临床表现

1) 症状：早期无症状，最先的症状表现为与心搏出量增多有关的心悸、心前区不适、头部动脉强烈搏动感等。晚期可出现左心室衰竭的表现。

2) 体征：心尖搏动向左下移动，成抬举性搏动。胸骨左缘第 3、4 肋间可闻及舒张期杂音，向心尖部传导。严重主动脉瓣关闭不全者可出现周围血管征，如脉压增大、毛细血管搏动征、水冲脉、股动脉枪击音等。

4. 主动脉瓣狭窄

(1) 病理生理：主动脉瓣口狭窄使左心室射血受阻，后负荷增加，因而左心室呈进行性向心性肥厚，久之可出现左心功能不全。因左心射血受阻、左心搏血量减少，使脑动脉、冠状动脉供血减少，临床出现相应症状。

(2) 临床表现

1) 症状：狭窄程度轻者多无明显症状。中、重度狭窄可有劳累后呼吸困难、晕厥、顽固性心绞痛三联征表现；个别患者出现急性左心功能不全，甚至猝死。

2) 体征：心尖搏动相对局限，持续有力。第一心音正常，第二心音常为单一性；主动脉瓣第一听诊区可触及收缩期震颤，听诊可闻及喷射状收缩期杂音。

(二) 并发症

1. 心力衰竭 是晚期常见并发症及主要死亡原因。

2. 心律失常 以心房颤动最常见。

3. 栓塞 以脑动脉栓塞最多见。

4. 急性肺水肿 是重度二尖瓣狭窄的严重并发症。

(三) 治疗原则

治疗风湿性心脏瓣膜病的根本方法是手术，如扩瓣术、瓣膜成形术、瓣膜置换术等，内科治疗以防止风湿活动、改善心脏功能、防治并发症为主。

(四) 护理诊断/问题

1. 体温过高 与风湿活动或并发感染有关。

2. 潜在并发症 心力衰竭、栓塞。

(五) 护理措施

1. 休息与活动 根据心功能情况，合理安排活动与休息。轻者避免重体力劳动，注意劳逸结合；中、重度患者则需限制活动或卧床休息，协助生活自理，待病情好转、实验室检查正常后再逐渐增加活动量。

2. 饮食　给予高热量、高蛋白、高维生素易消化的饮食，促进机体恢复。

3. 病情观察

（1）定期测量生命体征，注意心脏大小、杂音情况。观察有无风湿活动的表现，如低热、皮肤环形红斑、皮下结节、关节红肿及疼痛不适等。

（2）加强对心脏瓣膜病并发症的观察，及时发现并协助医生处理。观察有无心力衰竭的征象，评估患者有无呼吸困难、乏力、食欲减退、尿少等症状，检查有无肺部湿啰音、肝大、下肢水肿等体征。注意脉搏、心律和心率的变化，及时发现心律失常。对并发心房颤动者，应注意有无体循环动脉栓塞的表现。

（六）健康教育

1. 疾病知识指导　向患者及家属介绍本病的病因、病程进展特点及危险因素，阐明风湿性心脏瓣膜病的防治重点是防止风湿活动和预防并发症。有手术适应证者建议尽早手术以根治本病，提高生活质量，延长寿命。

2. 生活指导　指导患者根据病情合理安排活动与休息，提高心肌储备力。对处于心功能代偿期的患者，应鼓励做适当运动，防止血栓性静脉炎；而心功能失代偿期患者，应增加卧床休息时间，所有活动均以不出现心悸、气短等症状为准。育龄妇女要根据心功能情况，在医师指导下控制好妊娠与分娩时机。

3. 防止风湿热复发　尽可能改善居住环境，避免潮湿、寒冷等不良条件，加强体育锻炼，增强体质，预防上呼吸道感染和风湿活动，一旦发生呼吸道感染或风湿活动应遵医嘱积极治疗。

4. 用药指导　指导患者定期复查，对需长期服药者，应告诉患者坚持按医嘱服药的重要性，指导患者及家属观察药物疗效及不良反应。

> **核心提示**　风湿性心脏瓣膜病是临床上最常见的心脏瓣膜病，最常累及的瓣膜为二尖瓣，其次为主动脉瓣。二尖瓣狭窄症状出现较早，主要表现为呼吸困难，心尖区可闻及舒张期隆隆样杂音伴心尖部舒张期震颤；二尖瓣关闭不全，在心尖区可闻及收缩期吹风样杂音；主动脉瓣狭窄表现为主动脉瓣区闻及收缩期粗杂音，可有周围血管征。心力衰竭是晚期常见并发症及主要死亡原因。预防上呼吸道感染和风湿活动，避免各种诱发心衰的因素并做好并发症的护理，对心瓣膜病患者至关重要。

第九节　感染性心内膜炎患者的护理

（一）概念

感染性心内膜炎为心脏内膜表面的微生物感染，伴赘生物形成。赘生物为大小不等、形态不一的血小板和纤维素团块，内含大量微生物和少量炎症细胞，瓣膜为最常受累部分。根据病程分为急性和亚急性。急性感染性心内膜炎的体征为：①中毒症状明显；②病程进展迅速，数天至数周引起瓣膜破坏；③感染迁移多见；④病原体主要为金黄色葡萄球菌。亚急性感染性心内膜炎的体征为：①中毒症状轻；②病程数周至数月；③感染迁移少见；④病原体以草绿色链球菌多见，其次为肠球菌。

（二）临床特征

1. 发热　是最常见的症状。亚急性者起病隐匿，可有全身不适、乏力、食欲不振等；发热一般不超过39℃，夜间和午后高热，常伴有头痛、肌肉痛和背痛。急性者呈暴发性败血症过程，有高热、寒战。突发心力衰竭者较为常见。

2. 心脏杂音　绝大多数患者有病理性杂音，可由基础心脏病和（或）心内膜炎导致瓣膜损害所致。急性者比亚急性者更易出现杂音强度和性质的变化，或出现新的杂音。

3. 周围体征　多为非特异性，包括瘀点、指（趾）甲下线状出血、Osler结节、Roth斑、Janeway损害等。

4. 动脉栓塞　可发生于机体的任何部位，常见于脑、心、脾、肺、肾、肠系膜和四肢。

5. 感染的非特异性症状　如贫血、脾大、杵状指（趾）。

6. 并发症

（1）心脏并发症：心力衰竭是最常见并发症，主要由瓣膜关闭不全所致，以主动脉瓣受损患者最多见。其次可见心肌脓肿。

（2）细菌性动脉瘤：多见于亚急性者，受累动脉依次为近端主动脉、脑、内脏和四肢。

（3）迁移性脓肿：多见于急性患者，常发生于肝、脾、骨髓和神经系统。

（4）神经系统并发症：患者可有脑出血、脑栓塞等。

（5）肾脏并发症：大多数患者有肾脏损害。

（三）实验室检查

1. 血培养　是诊断菌血症和感染性心内膜炎的最有价值的方法。

2. 超声心动图 发现赘生物、瓣周并发症等支持心内膜炎的证据，对明确感染性心内膜炎诊断有重要价值，经食管超声可检出＜5mm 的赘生物，敏感性高达 95%以上。

(四) 治疗原则

1. 抗微生物药物治疗原则 在连续多次采血培养后应早期、大剂量、长疗程地应用杀菌性抗生素，疗程至少 6～8 周，以静脉给药方式为主。

2. 药物选择 本病大多数致病菌对青霉素敏感，可作为首选药物。

3. 对抗生素治疗无效、严重心内并发症者应考虑手术治疗。

(五) 护理诊断

1. 体温过高 与感染有关。

2. 潜在的并发症 栓塞。

(六) 护理措施

1. 观察体温及皮肤黏膜变化。

2. 正确采集血标本 告知患者及家属为提高血培养结果的准确率，需多次采血，且采血量多。

3. 饮食护理 给予清淡、高蛋白、高热量、高维生素、易消化的半流质或软食。鼓励患者多饮水，做好口腔护理。有心力衰竭征象的患者按心力衰竭患者饮食进行指导。

4. 发热护理 高热患者卧床休息。可予以冰袋物理降温。并防止因频繁更衣而导致患者受凉。

5. 抗生素应用的护理 遵医嘱应用抗生素治疗，观察药物疗效、可能产生的不良反应。告知患者抗生素治疗是本病的关键。

6. 潜在并发症 栓塞。心脏超声可见巨大赘生物的患者，应绝对卧床休息，防止赘生物脱落。观察患者有无栓塞征象，重点观察瞳孔、神志、肢体活动及皮肤温度等。当患者突然出现胸痛、气急、发绀和咯血等症状，要考虑肺栓塞的可能；当出现肢体突发剧烈疼痛、局部皮肤温度下降、动脉搏动减弱或消失，要考虑外周动脉栓塞的可能。

(七) 健康教育

1. 向患者及家属讲解本病的病因与发病机制，坚持足够疗程、足够剂量抗生素治疗的重要意义。在生活上照顾患者，精神上支持患者，经济上尽最大努力给患者治疗。

2. 患者在施行口腔手术如拔牙、扁桃体摘除术、上呼吸道手术或操作，泌尿、生殖、消化道侵入性检查及其他外科手术治疗前应说明自己曾患有心内膜炎病史，应预防性使用抗生素。

3. 嘱患者平时注意保暖，避免感冒。保持口腔和皮肤清洁，少去公共场所，勿挤压痈、疖等感染灶，减少病原体入侵的机会。

4. 教会患者自我检测体温变化，了解有无栓塞的表现，定期门诊随访。

核心提示 感染性心内膜炎患者发热是最常见的症状，绝大多数患者有病理性杂音，易发生动脉栓塞，常见部位是脑、心、脾、肺、肾、肠系膜和四肢。治疗应早期、大剂量、长疗程地应用杀菌性抗生素，疗程至少 6～8 周，以静脉给药方式为主。大多对青霉素敏感，可作为首选药物。护理时注意：心脏超声可见巨大赘生物的患者，应绝对卧床休息，防止赘生物脱落。观察患者有无栓塞征象，重点观察瞳孔、神志、肢体活动及皮肤温度等。当患者突然出现胸痛、气急、发绀和咯血等症状，要考虑肺栓塞的可能；当出现肢体突发剧烈疼痛、局部皮肤温度下降、动脉搏动减弱或消失，要考虑外周动脉栓塞的可能。

第十节 心肌疾病患者的护理

原发性心肌病是一组原因不明，以心肌病变为主的心脏病。根据 WHO 的定义，心肌病是指伴有心肌功能障碍的心肌疾病。其分类包括四种类型，即扩张型心肌病、肥厚型心肌病、限制型心肌病和致心律失常型右室心肌病。其中以扩张型心肌病的发病率最高。

(一) 扩张型心肌病

扩张型心肌病以心脏扩大，心肌收缩功能不全为特征。可产生心力衰竭，常合并心律失常，病死率较高。

1. 病因 病因尚未明确，除特发性、家族遗传性外，近年认为病毒感染是最重要的原因。

2. 临床表现 起病缓慢，早期患者可有心脏扩大，但多无明显症状。当患者有气急甚至端坐呼吸、肝大、水肿等心力衰竭的症状和体征时才被诊断。常合并各种心律失常，部分患者可发生栓塞或猝死。主要体征为心脏扩大，75%的患者可听到第三或第四心音呈奔马律。

3. 有关检查

(1) X 线检查：心影明显扩大，此外可见肺淤血征象。

(2) 心电图检查：可出现左心室肥大，各种心律失常如心房颤动、房室传导阻滞等。

（3）超声心动图：心脏四腔均增大，以左心室增大为主，心室壁活动减弱，提示心肌收缩力下降。

（4）其他：心导管检查和心血管造影、心内膜心肌活检等均有助于诊断。

（二）肥厚型心肌病

肥厚型心肌病是以心肌非对称性肥厚、心室腔变小为特征的原因不明的心肌疾病。临床根据左心室流出道有无梗阻，可分为梗阻性肥厚型心肌病及非梗阻性肥厚型心肌病两类。本病常为青年人猝死的原因。

1. 病因　本病常有明显的家族病史，约占1/3，目前认为是常染色显性遗传疾病。

2. 临床表现　部分患者可完全无自觉症状，而在体检中或因猝死被发现。非梗阻性肥厚型心肌病患者的临床表现类似扩张型心肌病。梗阻性肥厚型心肌病患者可有劳累性呼吸困难、心悸、乏力、头晕及晕厥甚至猝死。流出道有梗阻者，检查胸骨左缘第3～4肋间或心尖部，可听到收缩中、晚期粗糙的吹风样杂音。凡能影响心肌收缩力、改变左心室容量及射血速度的因素，均可使杂音的响度有明显变化。

3. 有关检查

（1）X线检查：心影增大多不明显，如有心力衰竭则心影明显增大。

（2）心电图检查，最常见左心室肥厚伴劳损，ST-T改变，深而不宽的病理性Q波。此外，可有各种心律失常。

（3）超声心动图：对本病诊断有重要意义。可显示室间隔的非对称型肥厚，舒张期室间隔厚度与左心室后壁厚度之比≥1.3。

（4）其他：心导管检查和心血管造影对确诊有重要价值。

4. 治疗原则　治疗常用β受体阻滞剂及钙离子通道阻滞剂，以减慢心率，降低心肌收缩力，缓解流出道梗阻，增加心排血量。常用美托洛尔或维拉帕米。避免使用增强心肌收缩力的药物，如洋地黄类药物。

（三）护理诊断/问题

1. 心排血量减少　与心肌收缩力减弱、心力衰竭有关。

2. 气体交换受损　与左心衰竭肺淤血有关。

3. 潜在并发症　栓塞、心律失常、猝死。

（四）护理措施

1. 休息与活动　合理安排作息，保证良好的休息是延缓心力衰竭发生的基础。

2. 饮食　给予低热量、易消化、低盐、高维生素和纤维素饮食，少量多餐，禁烟酒和刺激性饮料。

3. 病情观察　监测生命体征，注意心力衰竭、疼痛等病情变化。心律失常患者易发生猝死，要密切观察心率、心律变化，必要时进行心电监护，配合医生抢救。

4. 用药护理　因扩张型心肌病患者对洋地黄耐受性差，应用强心剂的患者，要定时复查血药浓度，观察有无中毒症状。遵医嘱使用β受体阻滞剂或钙通道阻滞剂，从小剂量开始，注意有无心动过缓等不良反应；血压过低，窦房结功能低下或房室传导阻滞者禁用。

（五）健康教育

合理安排休息与活动，症状明显者应卧床休息，症状轻者可参加轻体力工作，但要避免劳累，扩张型心肌病女性患者不宜妊娠，以免加重心脏负担。积极预防上呼吸道感染等各种诱因。教会患者及家属观察药物疗效及不良反应。告知患者应定期复诊，症状加重时及时就诊，防止病情进展、恶化，如发生头晕、昏厥等应立即入院治疗。

> **核心提示**　原发性心肌病原因不明，包括四种类型，即扩张型心肌病、肥厚型心肌病、限制型心肌病和致心律失常型右室心肌病。以扩张型心肌病的发病率最高。扩张型心肌病以心脏扩大，心肌收缩功能不全为特征常合并各种心律失常，部分患者可发生栓塞或猝死，无特殊疗效，主要是对症治疗。肥厚型心肌病以心肌非对称性肥厚、心室腔变小为特征，常为青年人猝死的原因，心导管检查和心血管造影对确诊有重要价值。常用β受体阻滞剂及钙离子通道阻滞剂治疗，避免使用洋地黄类药物。

第十一节　心包疾病患者的护理

一、急性心包炎

急性心包炎为心包脏层和壁层的急性炎症，可由细菌、病毒、自身免疫、物理、化学等因素引起。心包炎常是某种疾病表现的一部分或是某种疾病的并发症，也可单独存在。

（一）病因与发病机制

1. 病因　过去常见的病因为风湿热、结核及细菌感染。近几年，病毒感染、肿瘤、尿毒症性心包炎及心肌梗死性心包炎发病率明显增多。

(1) 感染性:病毒、细菌、真菌、寄生虫、立克次体等感染引起。

(2) 非感染性:常见的有急性非特异性心包炎、自身免疫性、肿瘤性、代谢性疾病等。

2. 发病机制 心包腔是心包脏层与壁层之间的间隙,正常腔内约有 50ml 左右的浆液,以润滑心脏、减少搏动时的摩擦。急性炎症反应时,心包脏层与壁层出现纤维蛋白、白细胞和少量内皮细胞组成的炎性渗出,此时尚无明显液体积聚,为纤维蛋白性心包炎;随着病程发展,心包腔渗出液增多,则转变为渗出性心包炎,常为浆液纤维蛋白性,可呈血性或脓性,当渗出液短时间内大量增多时,心包腔内压力迅速上升,导致心室舒张期充盈受限,并使外周静脉压升高,最终导致心排血量降低,血压下降,出现急性心脏压塞的临床表现。

(二) 临床表现

1. 纤维蛋白性心包炎

(1) 症状:心前区疼痛为主要症状,疼痛可位于心前区,性质尖锐,与呼吸运动有关,常因咳嗽、变换体位或吞咽动作而加重。疼痛也可为压榨性,位于胸骨后,与心肌梗死相鉴别。

(2) 体征:心包摩擦音是纤维蛋白性心包炎的典型体征,因炎症而变得粗糙的脏层与壁层在心脏活动时相互摩擦而发生,呈抓刮样粗噪音,与心音的发生无相关性,以胸骨左缘第 3、4 肋间最为明显,坐位时身体前倾、深吸气或将听诊器胸件加压更易听到。

2. 渗出性心包炎

(1)症状:呼吸困难是最突出的症状,可能与支气管、肺受压及肺淤血有关。严重者有端坐呼吸,呼吸浅促,发绀等。

(2) 体征:心尖搏动减弱或消失,心音低而遥远,心脏叩诊音界向两侧扩大,皆为绝对浊音区;大量心包积液可使收缩压下降,舒张压变化不大,故脉压变小,出现颈静脉怒张、肝大、水肿及腹水等。

3. 心脏压塞 表现为心动过速、血压下降、脉压变小和静脉压明显上升。

(三) 实验室及其他检查

1. X 线检查 对渗出性心包炎有一定的诊断价值,可见心影向两侧增大,而肺部无明显充血现象,是心包积液的有力证据。

2. 超声心动图 对诊断心包积液简单易行,迅速可靠。

3. 心包穿刺 心包穿刺的主要指征是心脏压塞和未能明确病因的渗出性心包炎。

(四) 治疗要点

1. 病因治疗 针对病因,应用抗生素、抗结核药物、化疗药物等。

2. 对症治疗 呼吸困难者给予半卧位、吸氧,疼痛者应用镇痛剂。

3. 心包穿刺 解除心脏压塞和减轻大量渗液引起的压迫症状,必要时可经穿刺在心腔内注入抗菌药物或化疗药物等。

4. 心包切开引流及心包切除术。

二、缩窄性心包炎

缩窄性心包炎是累及心包壁层及脏层的炎症过程。引起心包纤维化及增厚,限制心脏的舒张活动,从而降低心脏功能。

(一) 病因与发病机制

缩窄性心包炎继发于急性心包炎,在我国,以结核性心包炎最为常见,其次是化脓性或创伤性心包炎演变而来。主要的病理生理变化是缩窄的心包限制双侧心室的正常活动。

(二) 临床表现

半数患者发病是缓慢地、不自觉地出现症状,没有急性心包炎的发作史。约 30%的患者几个月前有急性心包炎病史,经过治疗症状缓解后又逐渐加重。患者的病程长短不一,长者达十余年。多数患者在出现主要症状及明确诊断时,已有 1 年半至 2 年的病史。常见的主要症状为呼吸困难、腹胀、周围水肿、疲劳无力及咳嗽。所有的患者都存在程度不同的呼吸困难,轻微体力活动即出现气促,严重者可表现为端坐呼吸。

(三) 实验室及其他检查

1. X 线检查 心脏摄片心影正常或稍大,或偏小。心脏轮廓不规则、僵直。上纵隔增宽,为上腔静脉扩大所致。周围肺野清晰。50%～90%的患者可见胸腔积液,如单侧胸腔积液而无纵隔移位则是缩窄性心包炎的重要征象。心包钙化也是 X 线改变的主要证据,与临床特征共存即可明确诊断。

2. 心导管检查 如无创性检查方法未能明确诊断时,可进一步行右心导管检查。右心房、肺动脉及左心房在舒张末期压力相等是诊断本病的标志。

(四) 护理诊断

1. 气体交换受损 与肺淤血、肺或支气管受压有关。

2. 疼痛　胸痛，与心包炎症有关。

(五) 护理措施

1. 一般护理　急性心包炎患者应卧床休息，给予氧气吸入，并保持情绪稳定，以免因增加心肌耗氧量而加重病情。休息时可采取半卧位以减轻呼吸困难；出现心脏压塞的患者往往采取强迫前倾坐位，应给患者提供可趴伏的床尾小桌，并加床档保护患者，以防坠床。

2. 饮食护理　饮食上给予高热量、高蛋白、高维生素、易消化的半流食或软食；如有水肿，应限制钠盐摄入。

3. 心理护理

(1) 患者气急发生后，常精神紧张，甚至有恐惧心理，陪护人员应守护在旁，给予解释和安慰，消除不良心理因素，取得患者的配合。

(2) 在行心包穿刺抽液治疗前，向患者做好解释工作，通过讲解此项治疗的意义、过程、术中配合事项等，减轻恐惧不安情绪。护士可在手术中陪伴患者，给予支持、安慰。

4. 病情观察

(1) 注意胸痛及心前区疼痛，若症状明显，应及时通知医师，按医嘱给予镇痛剂或镇静剂。注意观察疼痛的性质，疼痛发展快者一般为化脓性心包炎，慢者大多为结核性、肿瘤和非特异性；疼痛较剧烈者多为急性非特异性和化脓性心包炎。如在深吸气、咳嗽、变换体位时疼痛，系心包炎累及胸膜引起。局部可放置冰袋，减少咳嗽和变换体位以使疼痛减轻。干性纤维蛋白性心包炎，可取左侧卧位，减少胸膜摩擦，减轻疼痛。

(2) 密切观察呼吸、血压、脉搏、心率、面色等变化。如出现面色苍白、呼吸急促、烦躁不安、发绀、血压下降、刺激性干咳、心动过速、脉压小、颈静脉怒张加重、静脉压持续上升等心脏压塞的症状，应立即帮助患者取坐位，身体前俯，并及时通知医师，备好心包穿刺用品，协助进行心包穿刺抽液。如不能缓解症状，应考虑心包切开引流。

5. 治疗护理　药物治疗时，观察药物的疗效及可能出现的毒副作用。心包穿刺术既用于诊断，又是一项重要的治疗措施。可以帮助明确心包积液性质及病原，在大量心包积液时也能解除心脏压塞症状，在化脓性、结核性或癌性积液时，可向心包腔内注入药物。

(1) 心包穿刺术的术前准备：协助医师做超声波检查，确定积液的多少，并可指导选择穿刺进针的部位、深浅和方向；向患者做好解释，争取患者合作，必要时给予镇静剂；术前准备好各种试管（包括培养皿及酒精灯等），以便留取标本送检，并做好抢救物品的准备。

(2) 术中协助医师完成各项操作，进行持续心电监护，并将穿刺针尾部与心电监护胸前导联连接，如穿刺针触及心肌，心电示波可出现ST段上抬，这时可后撤穿刺针少许。

(3) 术后密切观察患者面色、表情、呼吸，嘱患者平卧位或半卧位休息4～6小时，每小时测血压1次，直至平稳。进行连续心电监护，密切注意心率、心律变化，并给予氧气吸入，详细记录患者尿量及脉搏（有无奇脉）情况。术后常规应用抗生素3～5天，以预防感染。

(六) 健康指导

心包炎患者的机体抵抗力减弱，应注意充分休息，加强营养。教会患者如何正确服药及观察疗效、副作用。大多数心包炎可以治愈。结核性心包炎病程较长，鼓励患者坚持治疗；而急性非特异性心包炎则易复发，部分患者可演变为慢性缩窄性心包炎。

> **核心提示**　急性心包炎为心包脏层和壁层的急性炎症，可由细菌、病毒、自身免疫、物理、化学等因素引起，分为纤维蛋白性心包炎和渗出性心包炎。纤维蛋白性心包炎的主要症状为心前区疼痛，疼痛可位于心前区，性质尖锐，与呼吸运动有关，常因咳嗽、变换体位或吞咽动作而加重。疼痛也可为压榨性，位于胸骨后，与心肌梗死相鉴别。心包摩擦音是纤维蛋白性心包炎的典型体征；呼吸困难是渗出性心包炎最突出的症状；缩窄性心包炎继发于急性心包炎，在我国以结核性心包炎最为常见。

第十二节　周围血管疾病患者的护理

一、下肢静脉曲张患者的护理

下肢静脉曲张是指下肢浅静脉伸长、迂曲和扩张而呈曲张状态，常见于左下肢，但双侧下肢可以先后发病；青壮年居多。晚期常并发小腿慢性溃疡。

(一) 解剖和生理

下肢静脉有深、浅两组，深静脉位于肌肉中，与动脉伴行，不会发生曲张。浅静脉位于皮下，大隐静脉自足背静脉网内侧开始，沿下肢内侧向上，于隐静脉裂孔进入股静脉；进入股静脉前有5个分支：阴部外浅静脉、腹壁浅静脉、旋髂浅静脉、股外侧浅静脉和股内侧浅静脉。小隐静脉自足背静脉网外侧开始,沿小腿后面上行,于腘窝处穿过深筋膜进入腘静脉。两根浅静脉之间、深静脉与浅静脉之间,均有交通静脉互相沟通,并都有静脉瓣膜,可防止血液反流。正常时,依靠静脉瓣膜的导向作用和血流动力学机制,保持血液由远而近、由浅入深的正常流向。

(二) 病因病理

引起浅静脉曲张的主要原因为静脉壁薄弱、静脉瓣膜缺陷以及浅静脉内压力升高。静脉壁薄弱和静脉瓣膜缺陷,是全身支持组织薄弱的一种表现,与遗传因素有关。血柱的重力,以及任何加强重力作用的后天性因素,如长时间站立工作、重体力劳动、妊娠、慢性咳嗽、习惯性便秘或久坐少动的人等,都可造成下肢静脉内压力升高,促使静脉管腔扩大,以致静脉瓣膜关闭不全,血液反流,久之浅静脉就会逐渐延长、迂曲并扩张,形成静脉曲张。

(三) 临床表现

小腿内侧(小隐静脉曲张在小腿后侧)可见浅静脉扩张、迂曲、隆起,似蚯蚓状,直立时更明显;站立过久或走长路时,常感下肢沉重发胀、小腿酸痛、易疲劳。后期,小腿部皮肤常出现萎缩、干燥、毛发脱落、色素沉着、足背部水肿、湿疹或溃疡形成等营养障碍的表现。

(四) 辅助检查

1. 深静脉通畅试验(Perthes 试验) 了解深静脉有无回流障碍。

2. 大隐静脉瓣膜功能试验(Trendelenburg 试验) 了解大隐静脉瓣膜功能情况。

3. 交通静脉瓣膜功能试验(Pratt 试验) 了解交通支瓣膜功能情况。

4. 静脉造影 目前检查下肢深静脉通畅情况和瓣膜功能最可靠和最有效的方法。

(五) 治疗要点

1. 非手术治疗 对病变局限、症状较轻的单纯性下肢静脉曲张患者、妊娠妇女或估计手术耐受力极差的患者,可穿医用弹力袜或缠绕弹力绷带,促使血液回流并减轻症状。

2. 硬化剂注射和压迫疗法。

3. 手术疗法 症状明显且无禁忌证者(无深静脉回流障碍),手术是根本有效的治疗方法。手术方法包括:①大隐静脉或小隐静脉高位结扎。②大隐静脉或小隐静脉主干及曲张静脉剥脱。③结扎功能不全的交通静脉。对合并小腿慢性溃疡者,在控制局部急性感染后尽早手术,一般溃疡可较快愈合。若溃疡仍不愈合,则应考虑行溃疡切除,经植皮后多能治愈。

(六) 护理诊断

(1) 组织灌注量改变。

(2) 皮肤完整性受损。

(3) 潜在并发症:消化性溃疡、急性出血等。

(七) 护理措施

1. 非手术治疗患者的护理

(1) 患肢应避免外伤,以防止曲张静脉破裂引起急性出血。

(2) 弹性绷带及弹力袜的使用:弹性绷带和弹力袜的作用是以外部的压力抵消各种原因所致的静脉压力增高,防止深静脉血液经交通静脉逆流入浅静脉,促进静脉回流,达到控制和延缓病情发展、改善局部皮肤营养不良、减轻水肿、预防溃疡形成或促进溃疡愈合的目的,应长期坚持使用。使用弹性绷带和弹力袜时应注意:①宽度和松紧度适宜,松紧度以能将一个手指伸入缠绕的圈内为宜。②包扎前应使静脉排空,故以清晨起床前进行为好。③包扎时应从肢体远端开始,逐渐向上缠绕。④使用中注意观察肢端的皮肤色泽、患肢肿胀情况,以判断效果。⑤弹力袜的选择必须合乎个人腿部周径,穿着时保证无皱折。短袜应在膝下 1 寸处结束,长袜应在腹股沟下 1 寸处结束。硬化剂注射治疗者,弹性绷带从踝部向上对局部做均匀螺旋式包扎,大腿部维持 1 周,小腿部维持 6 周左右。

(3) 坚持适量运动,睡觉时将患肢抬高 20°～30°。平时应间歇抬高患肢,避免长时间站立或坐位以防静脉回流障碍时发生足部水肿和小动脉闭塞。

2. 手术前护理

(1) 按外科一般手术护理常规护理。

(2) 手术前数日抬高患肢 20°～30°,可减轻症状,利于手术后切口愈合。下床活动时应穿弹力袜或用弹力绷带。

(3) 下肢静脉曲张并发小腿溃疡并有急性水肿者,应予卧床休息,加强换药,保持创面清洁;同时做创面细菌培养及抗生素敏感试验,手术前开始用药。手术日晨将溃疡处再换药 1 次,并用无菌治疗巾包好,以免污染手术野。

(4) 认真做好手术野皮肤准备工作,需按患侧腹股沟手术备皮范围及同侧整个下肢,直达足趾。注意清洗肛门和会阴部。若手术中需植皮时,还应做好供皮部位的皮肤准备。

（5）手术前1日用甲紫或记号笔画出曲张静脉的行径。

3. 手术后护理

（1）对行大隐静脉高位结扎加分段剥脱术后的患者。手术后抬高患肢20°～30°，同时做足背伸屈运动，以促进静脉血回流；及早将患肢用弹性绷带自足背向大腿方向加压包扎，防止静脉剥脱部位出血。注意保持弹性绷带适宜的松紧度，应从足趾至腹股沟部位均匀缠绕1～2个月。如无异常情况，手术后24～48小时应鼓励患者下地行走。但要避免过久站立或静立不动、静坐。

（2）手术后第1日患侧足背若有水肿，多因静脉回流不畅及患肢绷带加压包扎过紧所致。如患肢疼痛应及时松开弹力绷带重新包扎，或穿弹力袜。发现有局部出血、感染或血栓性静脉炎等并发症的征象时，应及时报告医师，并协助妥善处理。

（3）有慢性溃疡者，应继续换药直至愈合。

二、血栓闭塞性脉管炎患者的护理

血栓闭塞性脉管炎是一种累及血管的炎症性、节段性和周期发作的慢性闭塞性疾病。好发于男性青壮年，我国北方发病率较高。

（一）病因

血栓闭塞性脉管炎的发病原因尚未完全清楚，目前认为与以下两方面因素有关：①外来因素，主要有吸烟、寒冷与潮湿的生活环境，慢性损伤和感染。②内在因素，自身免疫功能紊乱，性激素和前列腺素失调以及遗传因素。上述诸因素中，主动与被动吸烟是导致本病发生和发展的重要因素。

（二）病理生理

主要侵及四肢中小动静脉，尤其是下肢血管。病变呈节段性分布，两段之间的血管可正常。早期以血管痉挛为主，继而发生血管壁全层非化脓性炎症改变，有广泛的淋巴细胞浸润及内皮细胞和成纤维细胞增生。血管内膜增厚并有血栓形成，导致血管狭窄，甚至完全闭塞；后期血栓机化。血栓闭塞形成的同时，可有代偿性侧支循环形成，症状可暂时缓解，形成周期性加重，最终造成肢体远端坏疽或溃疡。晚期病变动脉周围有广泛纤维组织形成，常包埋动脉、静脉和神经，形成硬索状物。

（三）临床表现

起病隐匿，进展缓慢，常呈周期性发作，经过较长时间后症状出现明显加重。根据肢体缺血程度，临床上可分为3期：

1. 局部缺血期　此期以血管痉挛为主，表现为患肢供血不足，出现肢端发凉、怕冷、小腿部酸痛，足趾有麻木感，尤其可出现间歇性跛行。少部分患者可伴有游走性浅静脉炎。此期患肢足背、胫后动脉搏动明显减弱。

2. 营养障碍期　此时除血管痉挛继续加重外，还有明显的血管壁增厚及血栓形成。即使在休息时也不能满足局部组织的血供需求，故患者足趾部可出现持续性疼痛，夜间尤甚，称之为静息痛（休息痛）。此时，足与小腿皮肤苍白、干冷，肌肉萎缩，趾甲增厚，足背及胫后动脉搏动消失。

3. 组织坏死期　患肢动脉完全闭塞，发生干性坏疽，先见于第一脚趾尖端，可延及其他各趾或更高平面。此后，坏死组织可自行脱落，在残端留下经久不愈的溃疡创面。当继发细菌感染时，可转为湿性坏疽，常伴有全身感染中毒症状。

（四）辅助检查

（1）一般检查：跛行距离和跛行时间试验；皮肤温度测定（双侧肢体对应部位皮肤温度相差2℃以上）；肢体抬高试验（Buerger征）。

（2）特殊检查：超声多普勒检查、电阻抗血流测定和动脉造影等检查，可以确定动脉阻塞的部位、范围、侧支循环等情况。

（五）治疗要点

1. 一般治疗　严格戒烟，防止受冷、受潮和外伤，但不应使用热疗，以免组织需氧量增加而使症状加重。疼痛严重者，可用止痛剂和镇静剂，慎用易成瘾性药物。患肢应进行适当锻炼，以促进侧支循环的建立。

2. 非手术疗法　多采用中、西药物，手术及高压氧等综合治疗。治疗目的在于解除血管痉挛，促进侧支循环建立及防治局部感染，力求控制病变进展，尽可能保存肢体，减少伤残程度。

3. 手术疗法　目的为重建动脉血流通道，增加肢体血供，改善肢体缺血引起的后果。手术方法有：①动脉重建术；②分期动、静脉转流术；③大网膜移植术；④腰交感神经切除术；⑤截肢术。

（六）护理诊断

（1）疼痛：肢体疼痛。

（2）周围组织灌注量改变。

（3）焦虑或悲哀。

（4）潜在并发症：肢端坏疽。

(七) 护理措施

(1) 绝对戒烟,消除烟碱对血管的刺激,直接关系到本病的预后。

(2) 早期轻症患者,可口服烟酸或静脉滴注妥拉唑林、硫酸镁等扩血管药物,以缓解血管痉挛;应用低分子右旋糖酐,以减少血液黏滞度和改善微循环;中医中药治疗也有一定效果。对疼痛剧烈的中、晚期患者,常需使用麻醉性镇痛药物,但应避免成瘾。对疼痛难以解除者,可采用连续硬膜外阻滞止痛。

(3) 患肢应防止外伤,注意保暖,避免受寒,但不能局部加温。保持足部清洁、干燥,有足癣者宜及时治疗。对已发生坏疽部位应保持干燥,用70%乙醇溶液消毒后无菌敷料包扎。对已发生感染创面,可选用敏感的抗生素湿敷。对伴有明显全身感染中毒症状者,及时使用有效抗生素控制感染。

(4) 定期用半导体测温计测量肢体皮肤温度,两侧对照,并记录,以观察疗效。

(5) 对施行动脉血栓内膜剥脱术和自体大隐静脉或人造血管旁路移植等血管重建手术后的患者,患肢应平置并制动2周。此间仍应坚持做足背伸屈运动,以促进小腿部静脉血液回流。同时应密切观察患肢远端皮肤温度、色泽、动脉搏动。若出现肢端疼痛、麻木、苍白、动脉搏动减弱或消失时,应考虑血管重建手术部位可能发生血管痉挛或继发血栓形成,及时报告医师处理。对施行抗凝治疗的患者,要注意切口有无渗血和全身出血倾向。

(6) 指导患者进行肢体运动,以促进侧支循环建立。方法是:患者平卧,抬高患肢45°,坚持2~3分钟,然后双足下垂床边2~3分钟,再将患肢平放2~3分钟,同时进行踝部和足趾运动,如此反复锻炼5遍为1次,每日3~4次。

(7) 加强护患沟通及健康教育,让患者了解疾病症状、体征与疾病程度的关系及症状缓解办法。注意保护下肢,预防组织受损及感染,改变不良的生活习惯和生活方式。帮助患者消除悲观情绪,树立信心,促进身心健康的恢复。

(八) 健康教育

(1) 劝告患者戒烟。

(2) 患者睡觉时或休息时取头高脚低位,使血液容易灌流至下肢。告知患者避免长时间站立或保持固定姿势不变,以免影响血液循环。避免将一腿放在另一腿膝盖上,以防止静脉受压。

(3) 保护患肢,避免外伤,不穿高跟鞋,指导患者进行患肢功能锻炼,促进侧支循环,改善局部症状。

第十三节 心搏骤停患者的护理

一、概 述

(一) 定义

使心搏、呼吸骤停的患者迅速恢复循环、呼吸和脑功能所采取的抢救措施,称为复苏。

(二) 心搏、呼吸骤停的原因

1. 意外事故 如电击、溺水、车祸、一氧化碳中毒等。

2. 心脑血管疾病 如冠心病、心肌炎、脑血管意外。

3. 水、电解质及酸碱失调 如高钾血症、低钾血症等。

4. 药物过敏、中毒 如青霉素、链霉素过敏,局麻药中毒等。

5. 麻醉、手术意外 如硬膜外麻醉所致的全脊髓麻醉、严重的局部麻醉药中毒等。

(三) 病理

1. 心搏骤停的类型 ①心脏停搏:心脏完全停止跳动,心电图呈一直线;②心室纤颤:心室肌快速无序的颤动,心电图呈现高大或细微的室颤波;③心电机械分离:心脏弱而缓慢的跳动,有微弱的心搏图形。

2. 心搏、呼吸骤停的危害 心跳、呼吸完全停止即进入临床死亡期,此期一般仅有4~6分钟,若能迅速抢救,恢复的可能性比较大。否则,可造成脑细胞不可逆的损害,复苏成功的可能性较小。

(四) 诊断

只要患者具备下列三点,即可当机立断,迅速投入抢救。①突然意识丧失;②大动脉搏动消失;③呼吸动作停止,即胸、腹无起落,口鼻无气体出入。

二、心肺复苏

(一) 初期复苏

1. 气道开放(A) 立即清理呼吸道;使患者仰卧,抢救者位于患者的左侧,以左手托起患者的颈部,右手按压患者的前额,使头后仰,以保持呼吸道的通畅。

2. 人工呼吸(B) 口对口人工呼吸是最简单、最有效的方法。患者已仰卧,抢救者一手托下颌使头后仰,张开下唇,另一手捏鼻孔,吸气后向患者口内用力吹气,然后松开鼻孔,待胸廓回缩呼气,首先连吹2

次，之后均匀吹气16～20次/分。此法可使患者潮气量达800～1000ml，吹气时要见胸廓有明显起伏才有效。也可采用对鼻吹气。

3. 人工循环(C)　有胸外心脏按压和胸内心脏按压两种，在初期复苏阶段胸外心脏按压实用。方法是患者仰卧在硬板上，下肢可稍抬高以利静脉回流，抢救者立于患者一侧，将一手掌根部放在患者胸骨下段，另一只手掌根部压在前一手背上，两臂伸直，以上身的重力垂直下压，使胸骨下端下陷3～4cm之后放松，胸骨复原，但手掌始终不离开胸壁，如此反复按压，80～100次/分，按压时要稳而有力，速度要均匀，若能触及大动脉搏动，表示有效。胸外按压无效或胸部严重创伤无法按压者，可进行胸内心脏按压。人工呼吸与心脏按压要同时进行，两人操作时心脏按压与人工呼吸的比例为5∶1，一人操作时，两者的比例为15∶2。

4. 复苏成功的标志　大动脉搏动出现；收缩压在60mmHg(8.0kPa)①以上；瞳孔缩小；发绀减退；自主呼吸恢复；神志恢复。

(二) 二期复苏(药物与机械复苏)

1. 呼吸器械　使用简易气囊呼吸器、麻醉机、自动人工呼吸机等，代替口对口人工呼吸。

2. 复苏药物

(1) 常用心脏复苏药物

1) 肾上腺素：是心脏复苏的首选药，能增强心传导系统的自律性和心脏收缩力，升高血压，并能使心室纤颤由细颤转为粗颤，以使除颤效果更好。常用剂量1mg，静脉或气管内给药。

2) 阿托品：对抗迷走神经对心脏的抑制作用，提高窦房结的兴奋性，促使房室传导，从而使心率加快，常用剂量为0.5～1mg，静脉给药。

3) 利多卡因：抗心律失常首选药，用量为1～1.5mg/kg，静脉给药。

4) 其他：如异丙肾上腺素、氯化钙、碳酸氢钠等。

(2) 常用呼吸复苏药物：洛贝林、二甲弗林、哌甲酯、尼可刹米等，呼吸兴奋药在心跳恢复之前不宜使用，以免引起中枢衰竭。

(3) 给药途径：静脉给药为主，也可气管内、心内给药等。

3. 除颤和起搏　尽可能采用心电监测，以指导复苏和抗心律失常药物应用。除颤是治疗心室纤颤的有效方法。除颤器是利用电容器储存的电能，通过电极板向心脏放电，使心脏暂停，然后恢复心脏的正常传导和跳动。使用时将两极板放在胸部或心脏前后壁，进行放电，注意电极板与皮肤接触处用盐水纱布垫或导电糊隔开，并用力贴紧，以免引起局部烧伤；放电时，任何人不得接触患者和病床，防止触电。

三、脑复苏及复苏后处理

(一) 脑复苏及护理

1. 降温　低温可减少脑耗氧量，每降1℃可减少耗氧5%～6%，在降温之前，先用降温辅助药如丙嗪类、地西泮、硫喷妥钠等，防止寒战，降温以戴冰帽降低头部温度为重点，然后在颈、腋、腹股沟大血管走行处放置冰袋，使体温降至(肛温)35～33℃为宜。复温时，逐渐撤除冰袋，体温恢复1～2日后，再停降温辅助药。

2. 脱水疗法　以脱水剂降低脑水肿，常用有20%甘露醇、25%山梨醇等，每次200～250ml，在15～30分钟内静脉滴注。

3. 激素治疗　激素可减轻脑水肿，保护脑组织，常用氢化可的松或地塞米松静脉滴注。

4. 改善脑组织代谢药治疗　可用脑活素、能量合剂等。

5. 高压氧治疗　使用2～3个大气压的高压氧，有利于脑组织供氧，促进脑细胞恢复。

6. 镇静解痉　如有抽搐会增加耗氧，可用地西泮、苯巴比妥钠或冬眠1号半量肌内注射，每6小时应用1次；当有癫痫发作时，应用苯妥英钠静脉滴注。

(二) 复苏后的治疗和护理

1. 保持呼吸功能及氧疗法　常规给氧，保持呼吸道通畅，自主呼吸功能不足者可给呼吸兴奋剂，自主呼吸未恢复继续使用呼吸机，并加强护理。气管插管不宜超过72小时，必要时行气管切开，以免气管黏膜受压坏死。

2. 维持有效循环　血压过低影响心脑供血，应维持血压在略高水平。当血压过低时，注意有无血容量不足、电解质紊乱、酸中毒、心脏供血不良等，应根据原因积极纠正，防止再次出现心跳、呼吸骤停，同时应进行中心静脉压、血气分析、心电图监测。

3. 处理原发疾病　多数心跳、呼吸骤停的原因都比较明确，如电击、中毒等，也有少数原因开始不明确，如未经诊治的心肌炎等，应明确原因，对因治疗，以免再次发生心跳、呼吸骤停。

4. 预防并发症　常见的并发症有肺部感染、泌尿系统感染、急性肾衰竭、压疮等。应严格无菌操作，常规使用抗生素，以防感染；合理输液，保持肾脏灌流的

①1mmHg=0.133kPa。

稳定，纠正酸中毒，避免使用对肾有损害的药物，观察尿量、尿比重、尿常规、血尿素氮、血肌酐浓度等，以预防肾衰竭；做好皮肤护理，防止压疮。

5. 其他 包括采取床头抬高卧位；加强基础护理；加强营养支持；防止水、电解质和酸碱平衡紊乱等。

核心提示 当患者出现突然意识丧失、大动脉搏动消失、没有呼吸动作时，即应当机立断，投入复苏。心脏按压应在胸骨下段，按压力度应使胸骨下陷 3～4cm，频率 80～100 次/分，以触及大动脉搏动为有效；口对口人工呼吸是最简单而有效的人工呼吸方法，应经口吹气，经鼻排气，以胸廓有较大起伏为有效。两人操作心脏按压和人工呼吸的比例为 5∶1，一人操作两者的比例为 15∶2。心脏复苏最常用的药物是肾上腺素，以静脉给药为主，抗心律失常首选利多卡因，其他如阿托品、异丙肾上腺素、氯化钙、碳酸氢钠也为复苏所常用，呼吸兴奋剂在心跳开始之前不可使用。心肺复苏后应做好脑复苏的护理。

习题训练

A_1 型题

1. 心脏传导系统的细胞自律性最高的是
   A. 结间束　B. 房室束
   C. 窦房结　D. 希氏束
   E. 左右束
2. 心包腔感染累及心脏时不可能发生的是
   A. 心肌炎　B. 心包炎
   C. 心内膜炎　D. 心脏压塞
   E. 心肌梗死
3. 心源性呼吸困难最常见的病因是
   A. 左心衰竭　B. 慢性肺源性心脏病
   C. 右心衰竭　D. 冠心病
   E. 高血压
4. 阵发性夜间呼吸困难又称为
   A. 劳力性呼吸困难　B. 端坐呼吸
   C. 吸气性呼吸困难　D. 呼气性呼吸困难
   E. 心源性哮喘
5. 心源性哮喘发生机制不包括
   A. 膈高位，肺活量减少
   B. 夜间迷走神经张力增高
   C. 夜间小支气管收缩
   D. 平卧血液重新分配使肺血流量增加
   E. 夜间交感神经张力增高
6. 心源性水肿最常见的病因是
   A. 左心衰竭　B. 慢性肺源性心脏病
   C. 右心衰竭　D. 冠心病
   E. 高血压
7. 心源性水肿最常见的护理诊断为
   A. 清理呼吸道无效　B. 气体交换受损
   C. 体液过多　D. 营养失调
   E. 疼痛
8. 心源性水肿患者饮食护理正确的是
   A. 低盐饮食　B. 低脂饮食
   C. 无蛋白饮食　D. 高蛋白高纤维素饮食
   E. 流质饮食
9. 关于心悸描述不正确的是
   A. 是一种自觉心脏跳动的不适感
   B. 常见的病因是心律失常
   C. 精神紧张也可诱发心悸
   D. 心悸严重程度与病情成正比
   E. 心悸一般无危险，少数会出现猝死
10. 下列哪项属于左心衰竭的体征
    A. 颈静脉怒张　B. 肝大
    C. 交替脉　D. 下肢水肿
    E. 腹水
11. 下列可诱发心力衰竭的因素中，最常见的是
    A. 呼吸道感染　B. 快速性心律失常
    C. 钠盐摄入过多　D. 情绪激动
    E. 输液过量或过快
12. 心功能不全患者体力活动轻度受限制，日常活动可以引起呼吸困难为
    A. 心功能Ⅰ级　B. 心功能Ⅱ级
    C. 心功能Ⅲ级　D. 心功能Ⅳ级
    E. 心功能代偿期
13. 急性心肌梗死患者护理错误的是
    A. 发病后 12 小时应绝对卧床休息
    B. 低盐饮食
    C. 鼻导管给氧，氧流量 1～2L/min
    D. 起病后 4～12 小时流质饮食
    E. 发病后第 5～7 天可在病室内行走
14. 急性心肌梗死容易发生猝死的时间是
    A. 发病后 24 小时以内
    B. 发病后 24～48 小时
    C. 发病后 1 周左右
    D. 均在发病后 1 个月
    E. 平均在发病后 2 个月

15. 右心衰竭体检可出现
A. 夜间阵发性呼吸困难
B. 交替脉
C. 双肺底布满湿啰音
D. 心尖区舒张期奔马律
E. 肝颈静脉回流征(+)

16. 患者心肺复苏后,脑复苏的主要措施是
A. 维持有效的循环 B. 确保呼吸道通畅
C. 降温和脱水疗法 D. 加强基础护理
E. 治疗原发疾病

17. 给患者服用洋地黄类药物前,护士最应先测量
A. 血压 B. 脉搏
C. 体温 D. 呼吸
E. 体重

18. 急性心力衰竭的护理诊断主要是
A. 体液过多
B. 气体交换受损
C. 恐惧
D. 潜在并发症:洋地黄中毒
E. 营养失调

19. 减轻呼吸困难首先的护理措施是
A. 高浓度吸氧 B. 低盐饮食
C. 端坐双腿下垂 D. 平卧抬双腿
E. 利尿剂的使用

20. 心力衰竭患者多吃含粗纤维的食物,目的是
A. 避免低血钾 B. 增强心肌收缩
C. 减少食物热量 D. 减少便秘
E. 增进食欲

21. 心房颤动最易发生于
A. 冠状动脉硬化性心脏病
B. 风湿性心脏病二尖瓣狭窄
C. 扩张型心肌病
D. 甲状腺功能亢进
E. 高血压性心脏病

22. 可使心室丧失排血功能而最危急的心律失常是
A. 室性心动过速 B. 严重房室传导阻滞
C. 心房颤动 D. 频发室性期前收缩
E. 心室颤动

23. 二尖瓣狭窄最有诊断价值的体征是
A. 二尖瓣面容
B. 双肺湿啰音
C. 心尖区舒张期隆隆样杂音
D. 心界向左扩大
E. 肺动脉瓣区第二心音亢进

24. 二尖瓣狭窄患者并发哪种心律失常最易有血栓形成
A. 室性心动过速 B. 频发室性早搏
C. 频发房性早博 D. 心房颤动
E. 心室颤动

25. 二尖瓣狭窄患者突然出现偏瘫,应考虑
A. 脑出血 B. 脑动脉栓塞
C. 脑血管痉挛 D. 脑血栓形成
E. 蛛网膜下腔出血

26. 风湿性心脏病患者死亡的最常见病因是
A. 动脉栓塞 B. 心律失常
C. 心力衰竭 D. 呼吸道感染
E. 并发感染性心内膜炎

27. 二尖瓣狭窄的特征性表现是
A. 肺动脉瓣区舒张期杂音
B. 主动脉瓣区舒张期杂音
C. 心尖区舒张期杂音
D. 心尖区收缩期杂音
E. 主动脉瓣区收缩期杂音

28. 主动脉瓣关闭不全可致
A. 下肢水肿 B. 心包炎
C. 脉压增大 D. 腹膜炎
E. 右心衰竭

29. 高血压脑病指的是
A. 血压过高引起的头痛
B. 脑血管破裂出血
C. 脑血栓形成
D. 普遍而剧烈的脑血管痉挛引起脑水肿
E. 肢体偏瘫,失语不可恢复

30. 风湿性心瓣膜病早期最常见的并发症是
A. 心律失常 B. 充血性心力衰竭
C. 栓塞 D. 亚急性感染性心内膜炎
E. 肺部感染

31. 心力衰竭患者心功能为四级,患者常取
A. 俯卧体位 B. 端坐体位
C. 仰卧体位 D. 被动体位
E. 蜷曲侧卧体位

32. 心源性水肿常先发生于
A. 眼睑及颜面部 B. 颈部
C. 上胸部 D. 四肢及躯干部
E. 身体下垂部位

33. 护理心源性水肿患者,下列哪项措施不妥
A. 补液滴速宜 20~30 滴/分
B. 低钠、高蛋白、易消化食物
C. 使用热水袋水温不宜过高
D. 严重水肿每日进液量为 500ml
E. 定期观察体重变化

34. 左心衰竭最早出现的症状是
A. 食欲不振 B. 劳力性呼吸困难

C. 肝肿大　D. 端坐呼吸
E. 夜尿增多

35. 左心衰竭患者最突出的症状是
A. 肝大　B. 肝区疼痛
C. 恶心、呕吐　D. 心源性水肿
E. 呼吸困难

36. 成人胸外心脏按压的正确位置
A. 胸骨右缘第2肋间　B. 胸骨上1/3处
C. 胸骨与剑突交界处　D. 胸骨中下1/3交界处
E. 胸骨中段

37. 心源性呼吸困难不包括
A. 劳力性呼吸困难
B. 端坐呼吸
C. 阵发性夜间呼吸困难
D. 吸气性呼吸困难
E. 心源性哮喘

38. 心力衰竭最常见的诱因是
A. 血容量增多　B. 身心劳累
C. 感染　D. 心律失常
E. 不恰当停用洋地黄

39. 多数急性心肌梗死患者最早出现和最突出的症状是
A. 剧烈而持久的胸骨后疼痛
B. 心力衰竭
C. 心律失常
D. 心源性休克
E. 发热

40. 下列哪一项不是我国冠心病主要的易患因素
A. 糖尿病　B. 甲状腺功能低下
C. 吸烟　D. 高脂血症
E. 高血压病

41. 急性心肌梗死时，能较准确地反映梗死范围的血清酶是
A. AST　B. 肌红蛋白
C. LDH　D. CPK-MB
E. LDH_1

42. 下列哪项不是心肌梗死的并发症
A. 心脏破裂　B. 梗死后综合征
C. 主动脉窦瘤破裂　D. 心室壁瘤
E. 栓塞

43. 下列哪项最有助于区别心肌梗死与心绞痛
A. 有无发热　B. 疼痛部位及时间
C. 疼痛性质　D. 心电图的变化
E. 有无心率增快

44. 典型心绞痛发作时的疼痛特点不包括
A. 针扎样刺痛，反复发作
B. 疼痛部位多位于胸骨体上段或中段之后
C. 压榨样闷痛，伴窒息感
D. 一般持续时间3～5分钟
E. 情绪激动、体力劳动等诱发

45. 急性心肌梗死最常见的心律失常是
A. 心房颤动　B. 室性期前收缩
C. 房室传导阻滞　D. 预激综合征
E. 心室颤动

46. 心绞痛发作时首要的护理诊断是
A. 心排血量减少　B. 恐惧
C. 组织灌注量不良　D. 疼痛：胸痛
E. 心排血量增加

47. 关于洋地黄中毒的说法，不正确的是
A. 主要表现为胃肠道反应
B. 室性期前收缩以二联律为主
C. 可表现为黄视、绿视
D. 注意不宜与钙剂同用
E. 对洋地黄中毒的患者立即停用洋地黄及保钾利尿剂

48. 护士给患者应用地高辛前，首先应评估
A. 心律、心率　B. 24小时尿量
C. 心电图　D. 心功能分级
E. 水肿程度

49. 护士让慢性充血性心力衰竭患者清晨服用利尿剂的理由是
A. 排泄夜间积聚的体液
B. 减少胃肠刺激
C. 延缓药物的吸收
D. 避免夜间排尿干扰睡眠
E. 利尿效果较好

50. 长期卧床的心力衰竭患者在床上做下肢活动，主要目的是
A. 防止肌肉萎缩
B. 预防压疮
C. 防止下肢静脉血栓形成
D. 减少回心血量
E. 保持活动耐力

51. 治疗室性心动过速，首选药物是
A. 美西律　B. 利多卡因
C. 苯妥英钠　D. 维拉帕米
E. 普萘洛尔

52. 心脏复苏首选药物为
A. 肾上腺素　B. 碳酸氢钠
C. 利多卡因　D. 阿托品
E. 去甲肾上腺素

53. 风心病患者潜在并发症不包括
A. 充血性心力衰竭

B. 心律失常
C. 血栓栓塞
D. 亚急性感染性心内膜炎
E. 心脏破裂

54. 下列哪项不是风心病二尖瓣狭窄患者的表现
A. 呼吸困难　B. 二尖瓣面容
C. 咳嗽　D. 咯血
E. 颈静脉怒张

55. 风心病患者最常受累的瓣膜为
A. 主动脉瓣　B. 三尖瓣
C. 二尖瓣　D. 肺动脉瓣
E. 二尖瓣合并主动脉瓣

56. 风心病患者预防风湿活动的措施不正确的是
A. 保持空气流通
B. 女患者禁止妊娠
C. 加强体育锻炼
D. 拔牙前告诉医生自己有风心病史
E. 预防呼吸道感染

57. 风心病二尖瓣狭窄患者最重要的体征是
A. 二尖瓣开放拍击音
B. P_2 亢进
C. 心尖区收缩期吹风样杂音
D. 心尖区舒张期隆隆样杂音
E. 呈二尖瓣面容

58. 风心病患者最常见的心律失常是
A. 期前收缩
B. 房室传导阻滞
C. 心房颤动
D. 阵发性室上性心动过速
E. 窦性心动过速

59. 高血压脑病指的是
A. 脑小动脉严重痉挛引起脑水肿
B. 脑血栓形成
C. 血压过高引起黑矇、头痛
D. 脑血管破裂
E. 脑栓塞

60. 关于心房颤动的叙述，下列哪项不正确
A. 心房率多在 350～600 次/分
B. QRS 波群形态一般正常
C. P 波消失
D. 心室律绝对不规则
E. 第一心音常强弱一致

61. 心房颤动的治疗中，下列措施不正确的是
A. 治疗基础病因或诱因
B. 合并病态窦房结综合征时，应用电复律治疗
C. 可应用洋地黄或β受体阻滞剂控制心室率
D. 预防栓塞
E. 可应用射频消融或外科手术治疗

62. 服用地高辛后，患者将白墙看成绿墙何故
A. 心衰好转征象　B. 血钠过高
C. 血钾过低　D. 血镁过低
E. 洋地黄中毒

63. 高血压急症的护理措施恰当的是
A. 绝对卧床休息，可采取半卧位
B. 保持呼吸道通畅，吸氧
C. 迅速建立静脉通道
D. 降压不宜太快、太低
E. 以上都是

64. 患者，男，49 岁，血压为 148/90mmHg，他的血压属于
A. 正常血压范围　B. 临界高血压
C. 1 级高血压　D. 2 级高血压
E. 3 级高血压

65. 治疗高血压患者，常用的降压药物包括
A. 利尿剂　B. 钙通道阻滞剂
C. β受体阻滞剂　D. 卡托普利
E. 以上都是

66. 长期卧床的慢性心功能不全患者，其水肿的分布特点是
A. 以踝内侧明显　B. 以胫前部明显
C. 以颜面部明显　D. 以腰背部、骶尾部明显
E. 以四肢明显

67. 关于急性心肌梗死患者，护士对其进行健康教育不恰当的是
A. 低盐低脂饮食
B. 活动应该以不引起任何不适为宜
C. 随身携带保健盒(内有硝酸甘油等药)
D. 急性期 24 小时内绝对卧床休息
E. 心梗后第一周可进行室内锻炼

68. 血栓闭塞性脉管炎患者出现间歇性跛行的原因是
A. 动脉功能不全　B. 动脉硬化闭塞
C. 动脉血栓形成　D. 静脉回流受阻
E. 动脉狭窄

69. 终止心室颤动最有效的方法是
A. 利多卡因　B. 胺碘酮
C. 胸外叩击复律　D. 阿托品
E. 非同步直流电除颤

70. 左心衰竭急性肺水肿时，下列护理措施中错误的是
A. 取仰卧位　B. 静脉注射毛花苷丙
C. 高流量吸氧　D. 静脉注射呋塞米
E. 给予心理支持，安慰患者

71. 心肌梗死急性期患者，一旦出现室性期前收缩，应首选
A. 普萘洛尔 B. 维拉帕米
C. 利多卡因 D. 地西泮(安定)
E. 苯妥英钠

72. 能预防风湿性心脏病加重的根本措施是
A. 锻炼身体，增强体质
B. 积极预防链球菌感染
C. 发生心力衰竭后及时治疗
D. 每日口服阿司匹林
E. 长期口服地高辛维持量

73. 心脏停搏及早发现的可靠依据是
A. 测不到血压
B. 呼吸停止
C. 颈动脉或股动脉搏动消失
D. 呼之不应
E. 看不到心尖搏动

74. 护士独自巡视病房时，突然发现某患者心脏停跳，需首先采取的措施是
A. 尽快配合医师抢救
B. 电极除颤
C. 心肺基础复苏术
D. 给予吸氧，作好气管插管准备
E. 迅速建立静脉通路

75. 心脏停搏时最常见的心电图表现是
A. 心房颤动 B. 心室颤动
C. 严重房室传导阻滞 D. 室性心动过速
E. 缓慢而无效的心室自主心律

76. 血栓闭塞性脉管炎的护理，下列错误的是
A. 防止患肢外伤
B. 患肢每晚用 40℃水热敷
C. 绝对戒烟
D. 适当保暖，避免受寒
E. 局部保持清洁、干燥

77. 防止大隐静脉曲张手术后深静脉血栓形成的护理措施是
A. 严格无菌操作
B. 手术后绷带包扎患肢
C. 术后抬高患肢
D. 术后早期患肢进行活动
E. 防止伤口渗血

78. 下肢静脉曲张术后护理错误的是
A. 患肢制动 1 周
B. 下肢弹性绷带包扎 2 周
C. 卧位时抬高
D. 观察患肢有无渗血和水肿
E. 发现异常情况及时处理

79. 心衰患者长期卧床者应协助下肢被动运动，目的是
A. 增强四肢末梢循环 B. 避免下肢瘫痪
C. 运动可增进食欲 D. 避免四肢肌肉萎缩
E. 避免下肢静脉血栓形成

80. 患者服用洋地黄后出现食欲不振、恶心，可能是
A. 并发急性胃炎 B. 患者患有慢性胃炎
C. 并发急性胰腺炎 D. 洋地黄中毒
E. 心衰好转

81. 循环系统的组成包括
A. 心脏、血管和血液
B. 心脏和血管
C. 心脏、血管和调节血液循环的神经
D. 心脏、血管和调节血液循环的体液
E. 心脏、血管和调节血液循环的神经、体液

82. 关于心脏传导系统的说法，不正确的是
A. 心脏的传导系统由窦房结、结间束、房室结、左右束支和浦肯野纤维网组成
B. 传导系统的主要功能为产生并传导冲动，维持心脏的正常节律
C. 正常人由窦房结发放冲动
D. 心脏的正常起搏点是窦房结
E. 房室结具有自律性

83. 心脏的血液供应主要来自于
A. 主动脉 B. 锁骨下动脉
C. 冠状动脉 D. 肺动脉
E. 肺静脉

84. 在循环系统中，毛细血管又称为
A. 阻力血管 B. 功能血管
C. 容量血管 D. 直捷通路
E. 动静脉短路

85. 关于交感神经对血液循环的调节不正确的是
A. 交感神经兴奋时使心率加快
B. 交感神经兴奋时使心肌收缩力增强
C. 交感神经兴奋 α、β 受体调节血液循环
D. 交感神经兴奋时使血压升高
E. 交感神经兴奋时通过乙酰胆碱能受体产生与副交感神经相反的作用

86. 影响心脏形成的关键时期是胚胎的
A. 2 周前 B. 4 周前
C. 6 周前 D. 8 周前
E. 4 个月前

87. 95%的小儿动脉导管解剖闭合的年龄是
A. 6 个月 B. 8 个月
C. 12 个月 D. 18 个月

E. 24个月

88. 先天性心脏病中,法洛四联症常见的并发症是
A. 肺炎　B. 心肌炎
C. 脑出血　D. 脑栓塞
E. 感染性心内膜炎

89. 先天性心脏病属于右向左分流型的是
A. 房间隔缺损　B. 室间隔缺损
C. 动脉导管未闭　D. 法洛四联症
E. 肺动脉狭窄

90. 先天性心脏病最常见的类型是
A. 法洛四联症　B. 房间隔缺损
C. 室间隔缺损　D. 动脉导管未闭
E. 肺动脉狭窄

91. 左向右分流型先心病最常见的并发症是
A. 脑栓塞　B. 感染性心内膜炎
C. 支气管肺炎　D. 心力衰竭
E. 脑脓肿

92. 法洛四联症患儿青紫轻重取决于
A. 主动脉骑跨程度　B. 肺动脉狭窄程度
C. 室间隔缺损大小　D. 卵圆孔是否关闭
E. 右心室肥厚程度

93. 先天性心脏病患儿脉压增大,伴有股动脉枪击音,提示为
A. 室间隔缺损　B. 房间隔缺损
C. 动脉导管未闭　D. 法洛四联症
E. 肺动脉狭窄

94. 护理青紫型先心病患儿,要注意保证入量防止脱水,其目的是
A. 防止休克　B. 防止心力衰竭
C. 防止肾功能衰竭　D. 防止血栓栓塞
E. 防止感染性心内膜炎

95. 法洛四联症缺氧发作时,应采取的体位是
A. 仰卧位　B. 俯卧位
C. 胸膝卧位　D. 平卧位
E. 侧卧位

96. 引起先心病的主要病因是
A. 宫内细菌感染　B. 宫内病毒感染
C. 孕妇接触放射线　D. 母亲患糖尿病
E. 高龄产妇

97. 法洛四联症患儿喜蹲踞的原因是
A. 使心脑供血量增加
B. 缓解漏斗部肌肉痉挛
C. 使腔静脉回心血量增加
D. 休息,缓解疲劳
E. 增加体循环阻力,减少右向左分流血量

98. 先天性心脏病,肺动脉瓣区第二心音亢进和固定分裂,常见于
A. 房间隔缺损　B. 室间隔缺损
C. 动脉导管未闭　D. 法洛四联症
E. 艾森门格综合征

A_2 型题

99. 患者,男,68岁,患高血压20余年,近半年来常于劳累后出现呼吸困难,休息后可以很快缓解,体力活动轻度限制,诊断为慢性心功能不全。该患者的心功能属于
A. 心功能Ⅰ级　B. 心功能Ⅱ级
C. 心功能Ⅲ级　D. 心功能Ⅳ级
E. 心功能Ⅴ级

100. 患者,女,72岁,主因呼吸困难半个月,加重2天入院。入院后患者不能平卧,咳嗽,咳白色泡沫痰,并常于夜间突然憋醒,坐起后稍缓解。护士应给予该患者的吸氧方式为
A. 2～4L/min低流量间断吸氧
B. 2～4L/min低流量持续吸氧
C. 4～6L/min中等流量间断吸氧
D. 4～6L/min中等流量持续吸氧
E. 6～8L/min高流量间断吸氧

101. 患者,男,68岁,房颤10年,服用地高辛2年,近3天患者突然出现恶心、呕吐等消化道症状,同时伴有心悸、头痛、头晕、视物模糊。查心电图:室性早搏二联律。该患者可能是发生了
A. 消化性溃疡　B. 心绞痛
C. 低血压　D. 高血压
E. 洋地黄类药物中毒

102. 患者,女,69岁,主因慢性心衰入院,入院后给予利尿、强心治疗。护士在给予患者强心药物地高辛时,下列何种情况下不能给药
A. 患者存在呼吸困难
B. 患者存在房颤
C. 患者存在便秘
D. 患者心率56次/分
E. 患者血压150/90mmHg

103. 患者,女,49岁,风湿性心脏病二尖瓣狭窄10年,近半个月重体力劳动时出现呼吸困难而入院治疗。今日凌晨患者睡眠中突然憋醒;被迫坐起,伴大汗,咳嗽,咳粉红色泡沫痰,心率118次/分,两肺满布湿啰音及哮鸣音,责任护士给予患者吸氧的正确方法是
A. 鼻导管吸入2～4L/min纯氧并经20%～30%乙醇溶液湿化
B. 鼻导管吸入4～6L/min纯氧并经20%～30%乙醇溶液湿化

C. 鼻导管吸入 8～10L/min 纯氧并经 20%～30%乙醇溶液湿化
D. 鼻导管吸入 6～8L/min 纯氧并经 30%～50%乙醇溶液湿化
E. 鼻导管吸入 2～4L/min 纯氧并经 30%～50%乙醇溶液湿化

104. 患者，女，71 岁，陈旧性广泛前壁心肌梗死，近半年来患者明显感觉体力活动受限，洗脸、刷牙即可引起呼吸困难、心悸，此患者目前心功能处于
A. 代偿期　B. Ⅰ级
C. Ⅱ级　D. Ⅲ级
E. Ⅳ级

105. 患者，男，62 岁，患风湿性心瓣膜病 10 余年，近 1 年活动后易发生心悸、气短，医生诊断为风心病二尖瓣狭窄，心功能Ⅱ级，责任护士指导患者正确的活动和休息原则是
A. 需严格卧床休息
B. 以卧床休息为主，间断起床活动
C. 以卧床休息为主，限制活动量
D. 可起床轻微活动，需增加活动间歇时间
E. 可不限制活动，保证休息充分，适当增加午休及夜间睡眠时间

106. 患者，男，69 岁，因慢性右心衰收入院，入院后 3 天未排便，患者感到腹胀难受，责任护士解释发生便秘可能的原因，不准确的是
A. 大肠排便反射障碍
B. 疾病导致排便时不敢用力
C. 长时间卧床，缺少活动，使肠蠕动减慢，排便缺乏动力
D. 胃肠道淤血，食欲减退，进食少
E. 住院后环境变化，使排便习惯发生改变

107. 患者，男，62 岁，患风湿性心瓣膜病 10 余年，近 1 年活动后易发生心悸、气短，近半个月常由体力活动诱发心前区憋闷感，休息后缓解，昨日于运动中发生晕厥，急诊入院。根据该患者的临床表现，其可能的瓣膜病变是
A. 二尖瓣狭窄
B. 二尖瓣关闭不全
C. 二尖瓣狭窄合并关闭不全
D. 主动脉瓣狭窄
E. 主动脉瓣关闭不全

108. 患者，女，69 岁，因全心衰竭入院，神清，呼吸频率 25 次/分，半卧位，心界向两侧扩大，心率 79 次/分，两肺可闻湿啰音，肝肋下三指，双下肢可凹性水肿，心功能Ⅳ级。患者在家中已 3 天未解大便，责任护士在解决患者排便问题时采取的措施，不妥的是
A. 建议患者在饮食中增加蔬菜、水果和粗纤维食物
B. 嘱患者可多在室内活动，以促使肠蠕动
C. 帮助患者在住院期间养成按时排便习惯
D. 训练床上排便
E. 必要时可用润肠剂

109. 患者，女，55 岁，风湿性心瓣膜病合并心力衰竭，给予地高辛及氢氯噻嗪治疗 5 天后。心电图示：室性早搏二联律。此时以下治疗哪项不妥
A. 停用地高辛　B. 补钾
C. 加用利多卡因　D. 加用血管扩张剂
E. 加用呋塞米

110. 患者，男，63 岁，持续心前区痛 5 小时，确诊为急性心肌梗死收入监护室，监测中发现患者出现心室颤动，此时责任护士应即刻采取的首要措施是
A. 静脉注射利多卡因
B. 静脉注射异丙肾上腺素
C. 静脉注射毛花苷丙
D. 非同步直流电除颤
E. 同步直流电除颤

111. 患者，男，36 岁，心悸，气促，反复咯血，心尖部可闻及舒张期低调隆隆样杂音，肺底可闻及湿啰音，现又大量咯血，颜色为鲜红色，血压 155/95mmHg，最可能的临床诊断是
A. 风心病二尖瓣狭窄并肺水肿
B. 风心病二尖瓣关闭不全并肺水肿
C. 风心病主动脉瓣关闭不全并肺水肿
D. 风心病二尖瓣狭窄，肺癌
E. 风心病二尖瓣关闭不全，肺癌

112. 患者，男，59 岁，工人，近 1 个月劳累时感心前区疼痛，诊为冠心病、心绞痛。患者吸烟 30 年，每日 20 支，平日饮食不规律，喜饮白酒和浓茶，化验检查发现三酰甘油增高。责任护士向该患者进行健康教育的内容中，下列哪项不妥
A. 戒烟、限酒，不饮浓茶
B. 胸痛发作时应立即含服 1 片硝酸甘油
C. 含服 1 片硝酸甘油后疼痛仍不缓解，半小时后需再服 1 片
D. 平日随身带硝酸甘油按医嘱服药，定期复查
E. 保持情绪稳定，不可过度劳累

113. 患者，44 岁，作下肢静脉瓣膜功能试验，先平卧，抬高患肢，待曲张静脉淤血排空后，在大腿根部扎止血带，患者站立后 30 秒内曲张静脉迅速充盈，说明何处瓣膜功能不全
A. 大隐静脉　B. 小隐静脉

C. 交通支　　D. 深静脉

E. 以上均不是

114. 患者，男，60 岁，患高血压病 20 余年，未规律服用降压药物。近半年来间断胸骨后或心前区疼痛，持续 3～5 分钟，休息后缓解，诊为冠心病、心绞痛，医生嘱用硝酸甘油，责任护士讲解用药知识，其中哪项不妥

A. 应卧位或坐位服药，以防发生直立性低血压

B. 该药应舌下含服，不可吞服或嚼服

C. 该药可扩张外周血管，减轻心脏负担

D. 该药不良反应有头面部皮肤潮红、搏动性头痛等

E. 服药后出现面部潮红及搏动性头痛，需立即停药，不可再服用

115. 下肢静脉曲张已 10 年，劳累后肢体肿胀、皮炎及溃疡经久不愈，应行

A. 弹性绷带包扎治疗　B. 抗感染治疗

C. 局部药物治疗　　D. 手术治疗

E. 物理治疗

116. 患者，女，68 岁，冠心病、心绞痛 2 年，胸痛发作时经休息或含服硝酸甘油 5 分钟内可以缓解，护士指导患者平日预防用药中，下列哪项不正确

A. 氨苯蝶啶　　B. 长效异山梨酯

C. 硝苯地平缓释片　　D. 双嘧达莫

E. 美托洛尔

117. 患者，男，65 岁，高血压病史 12 年，未规律服降压药治疗，血压时高时低，多在 150～160/100～105mmHg，近半日感觉心前区持续疼痛，伴大汗。急诊入院后经检查确诊为急性心肌梗死，入 CCU 病房，3 小时后患者出现严重呼吸困难伴喘息，两肺满布湿啰音和哮鸣音，心率 112 次/分，律整，主管护士首先考虑患者的病情变化是

A. 再发心肌梗死　　B. 急性左心衰竭

C. 肺栓塞　　D. 心律失常

E. 肺部感染

118. 患者，男，59 岁，冠心病、心绞痛 5 年，平日胸痛发作时舌下含硝酸甘油 1 片 2～5 分钟缓解，近半个月来，胸痛发作较前频繁，疼痛不易缓解，3 小时前发生心前区剧烈疼痛，服用硝酸甘油 3 片未缓解，急诊入院，心电图检查发现 ST 段弓背上抬，随后相应导联出现病理性 Q 波，血压 85/55mmHg，心率 108 次/分，律齐。入监护室观察治疗，经用药后述疼痛缓解。2 小时后心电监测示血压 70/50mmHg，心率 112 次/分，患者烦躁不安、皮肤湿冷，此时责任护士认为患者的病情变化是

A. 脑卒中　　B. 室壁瘤破裂

C. 心源性休克　　D. 心律失常

E. 心力衰竭

119. 患儿，6 岁。患有动脉导管未闭，近日准备进行扁桃体切除，为预防术后感染所采取的主要措施是

A. 避免过劳

B. 术前用青霉素

C. 不去人多的公共场所

D. 每次进食后漱口

E. 术前对衣物进行消毒

120. 患儿，2 岁。体重 9 公斤，以往体健，近期发现活动后有气促，易疲劳。查体：消瘦，声音略嘶哑，胸骨左缘 2～3 肋间收缩期杂音，超声心动图示房间隔缺损。下列护理措施中错误的是

A. 适当的活动　　B. 必要时吸氧

C. 必要时取半卧位　　D. 输液速度为 25 滴/分

E. 以上都是

121. 患者，女，52 岁，头痛、心悸和心前区不适感，门诊查血压：155/90mmHg，据此可以推断该患者高血压分级属于

A. 正常高限　　B. 轻度高血压

C. 中度高血压　　D. 重度高血压

E. 临界高血压

122. 患者，女性，25 岁。发热、咳嗽、流涕 2 周后热退，但又出现胸闷心悸，心率 120 次/分，心律不齐，偶闻早搏，心电图：低电压，T 波低平，应首先考虑

A. 急性心包炎　　B. 病毒性心肌炎

C. 扩张型心肌病　　D. 风湿性心肌炎

E. 风湿性心脏病

123. 冠心病患者突感心悸、胸闷，血压为 12/8kPa（90/60mmHg），心尖部第一心音强弱不等；心电图示心房率慢于心室率，两者无固定关系，QRS 波增宽为 0.12 秒，可见心室夺获和室性融合波。诊断为

A. 心房扑动

B. 心房颤动

C. 多发性室性早搏

D. 阵发性室上性心动过速

E. 阵发性室性心动过速

124. 患者，女，患有先天性心脏病。最近突然发热、肌肉酸痛，随后出现心力衰竭入院。超声心动图发现赘生物，患者的临床诊断可能是

A. 心律失常　　B. 心脏破裂

C. 高血压危象　　D. 感染性心内膜炎

E. 高血压脑病

125. 患者,男,患冠心病 10 年,半月来频繁发作心前区不适,含服硝酸甘油无效,疑为急性心肌梗死。最具诊断意义的检查是

A. 血常规　　B. 尿常规

C. 血沉　　D. 超声波

E. 心电图

126. 患者,有风心病史。因心源性水肿给予噻嗪类利尿剂治疗时,特别应注意预防

A. 低钾血症　　B. 高钠血症

C. 低钠血症　　D. 高钾血症

E. 低镁血症

127. 患者,冠心病,日常活动即心悸、气急。应指导其

A. 绝对卧床休息

B. 活动不受限制

C. 活动照常,增加午休

D. 起床稍事活动,增加间歇休息

E. 限制活动,多卧床休息

128. 患者,女,28 岁。咳嗽,咳血性泡沫痰伴极度呼吸困难。心率 120 次/分,并可闻及舒张期奔马律,两肺底广泛湿啰音。应诊断为

A. 急性左心衰竭　　B. 急性右心衰竭

C. 肺气肿　　D. 肺梗死

E. 急性心肌炎

129. 患者,女,40 岁。患慢性风湿性心脏瓣膜病,除具有原发症状外,突然出现一侧下肢剧痛,动脉搏动消失,局部皮肤苍白、发凉、发绀。应考虑是

A. 脑栓塞　　B. 肢体动脉栓塞

C. 下肢静脉炎　　D. 下肢静脉堵塞

E. 肺栓塞

130. 患者,男,58 岁。有高血压病史,突然出现剧烈头痛、烦躁,并伴有恶心、呕吐及意识模糊等症状。应考虑

A. 高血压性心脏病　　B. 高血压脑病

C. 高血压病第三期　　D. 高血压危象

E. 高血压病第二期

131. 患者,男,50 岁。患慢性心功能不全,表现夜间阵发性呼吸困难、尿量减少等症状。给予药物治疗后,以上症状有所好转,但出现恶心、呕吐、头晕、头痛、视力模糊、黄视。分析其原因是

A. 慢性心功能不全的症状

B. 洋地黄类药物中毒

C. 扩血管药物中毒

D. 利尿剂的不良反应

E. 洋地黄类药物量不足

132. 急性心肌梗死患者发病已达 48 小时,疼痛明显好转,当天护理措施不妥的是

A. 应绝对卧床休息

B. 限制探视

C. 进食、排便、洗漱均在床上进行

D. 疼痛消失时,可不必强调绝对卧床

E. 仍定时观察病情

133. 患者,女,32 岁,活动后心悸、气促 3 年,偶感心前区疼痛、不适感,头部强烈搏动感。查体:血压 18.6/5.3kPa(140/40mmHg),心界向左下扩大,胸骨左缘第 3、4 肋间闻及舒张期高调叹气样杂音。最可能的诊断为

A. 病毒性心肌炎

B. 动脉导管未闭

C. 风心病主动脉瓣关闭不全

D. 冠心病心绞痛

E. 风心病二尖瓣狭窄

134. 患者,男,61 岁,血压 180/110mmHg,服降压药后血压控制在 130～140/80～90mmHg,心电图示左室肥厚,眼底视网膜动脉变窄,尿蛋白微量,该例患者最可能的诊断是

A. 高血压病一期　　B. 高血压病二期

C. 高血压病三期　　D. 肾动脉狭窄

E. 慢性肾小球肾炎

135. 患者,男,47 岁。血压 24/13.3kPa(180/100mmHg),经服硝苯地平及血管紧张素转换酶抑制剂治疗 2 周后,血压降至 16/10.6kPa(120/80mmHg),关于停药问题应是

A. 立即减少药物服用剂量

B. 血压正常,停服降压药

C. 血压高时服药,血压低时不服药

D. 继续服药,在数月期间如血压保持稳定后,再逐渐减少至能维持血压稳定的最小剂量

E. 为避免血压下降过低,应停药,待症状出现随时恢复用药

136. 患者,男,67 岁,因急性下壁心肌梗死入院。检查血压 88/58mmHg,心率 39 次/分,律齐,最可能的心律失常是

A. 心房颤动　　B. 室性期前收缩

C. 室上性心动过速　　D. 房室传导阻滞

E. 心室颤动

137. 患者,男,19 岁。发热、咳嗽、流涕 1 周后热退,随后出现胸闷、心悸、心前区隐痛。心率118 次/分,心律不齐,偶闻早搏,心电图示:低电压,T 波低平,应首先考虑

A. 缩窄性心包炎　　B. 肥厚型心肌病

C. 病毒性心肌炎　　D. 风湿性心肌炎

E. 风湿性心脏病

138. 患者,女,38岁,风心病史5年,今晨突感右侧肢体活动不便,不能下床,护士发现其口角歪斜,应考虑

A. 颅内出血
B. 脑栓塞
C. 亚急性感染性心内膜炎
D. 蛛网膜下腔出血
E. 脑肿瘤

139. 患者,女,32岁,患风心病4年,近2个月来每当稍快行走或梳洗时即感心悸、气急,休息较长时间后症状缓解。该患者目前属于

A. 心功能Ⅰ级　B. 心功能Ⅱ级
C. 心功能Ⅲ级　D. 心功能Ⅳ级
E. 心功能代偿期

140. 患者,男,68岁,有高血压病史10余年,和家人吵架时突然昏倒,伴呕吐。体检:颜面潮红,呼吸深,脉搏58次/分,血压200/115mmHg,颈软,对疼痛刺激无反应,小便失禁。护理措施错误的是

A. 保持安静,避免搬动
B. 保持呼吸道通畅
C. 立即建立静脉通路
D. 迅速降压,首选呋塞米
E. 抽搐时防止唇舌咬伤

141. 患者,男,55岁,有高血压病史,某日与朋友共进晚餐时,饮白酒8两左右,回家后突感头痛剧烈、头晕、呕吐,不能站立,左侧肢体活动障碍,行走不稳。考虑患者可能患有

A. 脑出血　B. 酒精中毒
C. 急性胰腺炎　D. 脑血栓形成
E. 蛛网膜下腔出血

142. 患者,男,65岁,冠心病患者,重度体力活动时,有心悸、气短,可诊断为

A. 心功能Ⅰ级　B. 心功能Ⅱ级
C. 心功能Ⅲ级　D. 心功能Ⅳ级
E. 以上都不是

143. 冠心病患者突感心悸、胸闷,血压为12/8kPa(90/60mmHg),心尖部第一心音强弱不等;心电图示心房率慢于心室率,两者无固定关系,QRS波增宽为0.12秒,可见心室夺获和室性融合波。诊断为

A. 心房扑动
B. 心房颤动
C. 多发性室性早搏
D. 阵发性室上性心动过速
E. 阵发性室性心动过速

144. 患儿,女,4岁。已确诊为室间隔缺损,近3天来出现高热、咳嗽、呼吸困难、口唇发绀,肺部可听到固定的湿啰音,可能发生的并发症是

A. 感染性心内膜炎　B. 支气管肺炎
C. 上呼吸道感染　D. 肺水肿
E. 充血性心衰

145. 患儿,2岁,自幼口唇发绀,生长发育落后,活动后喜蹲踞。今晨吃奶后突然发生呼吸困难、抽搐,该患儿最可能发生了

A. 高血压脑病　B. 法洛四联症缺氧发作
C. 颅内出血　D. 脑栓塞
E. 低血糖

146. 患儿,2岁,有先天性心脏病。患者查体示:脉压差增大,伴有股动脉枪击音,提示为

A. 室间隔缺损　B. 房间隔缺损
C. 动脉导管未闭　D. 法洛四联症
E. 肺动脉狭窄

147. 护理青紫型先心病患儿,要注意保证入量,防止脱水,其目的是

A. 防止休克　B. 防止心衰
C. 防止肾功能衰竭　D. 防止血栓栓塞
E. 防止感染性心内膜炎

148. 患儿,女,1岁,青紫型先天性心脏病。数天来发热伴腹泻,近1天来头痛、惊厥2次,右侧肢体不能活动,最可能的是患儿并发了

A. 心力衰竭　B. 肺炎
C. 脑血栓　D. 脑膜炎
E. 中毒性脑病

149. 患儿,6岁,出生时就有青紫,哭闹后青紫加重,年长后经常诉头痛、头晕,常于行走时主动蹲下片刻。患儿体格发育落后,有杵状指(趾),心脏听诊:胸骨左缘第2～4肋间可闻及响亮粗糙的喷射性收缩期杂音。最可能的诊断是

A. 法洛四联症　B. 大血管错位
C. 主动脉缩窄　D. 右位心
E. 艾森门格综合征

150. 患儿,男,2岁。确诊为法洛四联症,在剧烈哭闹后突然出现阵发性呼吸困难,首要的处理是

A. 立即用强心剂
B. 立即镇静剂
C. 立即用呼吸兴奋剂
D. 立即供给充足的液体
E. 立即将患儿置于胸膝卧位,并吸氧

151. 患者,男,32岁。因心悸、气短、少尿、下肢水肿入院。体格检查示:心脏大,心音低钝,闻及第三心音,肝大。超声心动图示:心脏各腔均增大,以

左心室扩大显著，最可能的诊断

A. 感染性心内膜炎　B. 病毒性心肌炎

C. 扩张性心肌病　D. 肺水肿

E. 充血性心衰

152. 患者，男，34 岁。诊断为肥厚型心肌病，下列哪项不符合诊断

A. 胸痛

B. 心电图示 ST-T 改变

C. 超声心动图示室间隔非对称性肥厚

D. 胸骨左缘第 3～4 肋间听到较粗糙的杂音

E. 大多数患者 X 线是心影明显增大

153. 患者，男，34 岁。诊断为肥厚型心肌病，导致发病最可能的原因是

A. 病毒感染　B. 遗传

C. 高强度运动　D. 代谢异常

E. 中毒

154. 患者，男，18 岁。诊断为急性渗出性心包炎，此患者最突出的表现可能是

A. 心前区疼痛　B. 声音嘶哑

C. 呼吸困难　D. 乏力

E. 面色苍白

155. 患者，男，34 岁。诊断为急性渗出性心包炎，此患者不可能出现的体征是

A. 心包摩擦感

B. 肝大伴有压痛

C. 奇脉

D. 常可听到第三或第四心音

E. 心浊音界向两侧迅速扩大

156. 患者，女，56 岁，风心病二尖瓣狭窄，入院后心电图的特征为：窦性 P 波消失，代之以大小、形态及规律不一的 f 波，R-R 间隔完全不规则，应考虑

A. 心室颤动　B. 阵发性心动过速

C. 心房颤动　D. 室性期前收缩

E. 病窦综合征

157. 患者，女，45 岁。入院诊断为“感染性心内膜炎”，患者最常见的并发症是

A. 神经系统并发症　B. 肾脏系统并发症

C. 扩张性心肌病　D. 肺水肿

E. 心力衰竭

158. 患者，女，45 岁。入院诊断为“感染性心内膜炎”，关于此患者的护理措施不正确的是

A. 告知患者抗生素是治疗本病的关键

B. 心脏超声可见巨大赘生物的患者，应卧床休息

C. 给予高蛋白、高脂肪、高热量饮食

D. 高热应卧床休息

E. 鼓励患者多饮水

159. 患者，男，30 岁。因胸腔内大量积液，在胸腔穿刺抽液过程中突然面色苍白、出冷汗、血压下降。护士应配合医生给予

A. 吸氧

B. 平卧，0.1%肾上腺素 0.5ml 皮下注射

C. 毛花苷丙 0.4mg 静脉注射

D. 氨茶碱静脉注射

E. 静脉输注低分子右旋糖酐

160. 患者，女，40 岁。因风心病心力衰竭给予利尿、强心、扩血管等药物治疗，护士在静脉给药时一般应将补液速度控制在

A. 每分钟 30 滴以下　B. 每分钟 30～40 滴

C. 每分钟 40～60 滴　D. 每分钟 60～80 滴

E. 每分钟 80 滴以上

161. 患者，男，33 岁。因头昏、胸闷 1 日，以“扩张性心肌病”收入院。曾有晕厥史。体检：心界扩大，心率 38 次/分。心电图示三度房室传导阻滞。最合适的处理是

A. 异丙肾上腺素静脉滴注

B. 阿托品静脉滴注

C. 氢化可的松静脉滴注

D. 安装临时性人工心脏起搏器

E. 安装永久性人工心脏起搏器

162. 患者，男，57 岁。有原发性高血压病史。反复发作胸闷、心悸，就诊时自觉症状尚可。心电图结果为：P 波消失呈锯齿状，频率 300 次/分，心室率 75 次/分。根据目前病情，最可能的诊断是

A. 原发性高血压病

B. 心房颤动

C. 心房扑动（4：1 传导）

D. 阵发性房性心动过速

E. 完全性房室传导阻滞

163. 患者，女，54 岁。急性广泛前壁心肌梗死，经治疗疼痛缓解，但患者烦躁不安，血压 80/60mmHg，脉搏 110 次/分，尿量每小时 20ml。此情况为

A. 病情好转　B. 心力衰竭

C. 肾衰竭　D. 心源性休克

E. 心律失常

164. 患者，男，61 岁。急性心肌梗死病程第 2 周，活动中出现呼吸困难、胸痛、眩晕，心率由平时静息时的 80 次/分增加至 100 次/分，经休息 3 分钟后仍未恢复。应指导患者

A. 暂停活动　B. 绝对卧床

C. 深呼吸　D. 服强心药

E. 心电监护

165. 患者,女,58 岁。患急性心肌梗死,在心电图监护时发现室性期前收缩每分钟 10 次,呈二联律。此时应立即采取的护理措施是
A. 准备除颤器　B. 备齐急救药品
C. 通知医生　D. 安慰患者
E. 减慢输液速度

166. 患者,女,54 岁。急性心肌梗死入院,入院 2 小时因病情恶化死亡。最可能的死因是
A. 心源性休克　B. 急性右心衰竭
C. 心脏破裂　D. 心律失常
E. 脑缺氧

167. 患者,女,43 岁。患急性心肌梗死,入院时病情平稳,未发现并发症。第 1 周护理措施应该是
A. 高热量、高蛋白饮食
B. 进食、洗漱由护理人员协助
C. 大小便由人扶至厕所
D. 乙醇湿化给氧
E. 床上伸展四肢

168. 患者,女,40 岁,心慌气短 10 余年,2 日前突然咯血,量约 150ml,呈鲜红色混有泡沫,既往有关节肿痛病史。体检:面色轻度发绀,心率 86 次/分,二尖瓣区闻及舒张期隆隆样杂音,肝、脾未及。心电图 P 波呈双峰状。应首先考虑的疾病是
A. 支气管扩张　B. 肺气肿
C. 肺结核　D. 肺心病
E. 风心病

169. 患者,男,42 岁。慢性风湿性心瓣膜病 15 年,近年来活动后心慌气促。主要的护理诊断及合作性问题是
A. 有感染的危险　B. 气体交换受损
C. 活动无耐力　D. 清理呼吸道无效
E. 潜在并发症:急性肺水肿

170. 患者,男,39 岁。有心前区闷痛史 2 年。体检:血压 90/70mmHg,胸骨右缘第 2 肋间有粗糙的 3/6 级收缩期杂音,向颈部传导,第二心音减弱。胸片见左心室增大。最可能的诊断是
A. 肺动脉瓣狭窄
B. 动脉导管未闭
C. 特发性肥厚性主动脉瓣狭窄
D. 风心病主动脉瓣狭窄
E. 室间隔缺损

171. 患者,男,47 岁。久站后下肢出现酸胀感,小腿内侧可见静脉突起,诊断为下肢静脉曲张。对此患者日常保健要求中不正确的是
A. 尽量避免久站　B. 尽量避免患肢外伤
C. 休息时抬高患肢　D. 尽量减少下肢活动
E. 使用弹力袜

172. 患者,男,23 岁。风湿性心瓣膜病 4 年,近 1 个月来心慌、双下肢水肿,不能平卧。3 日来静脉注射毛花苷丙 0.8mg,服地高辛 2 片,并静注呋塞米 60mg,尿量增多,来诊后心电图示心房颤动,频发室性期前收缩。正确的处理措施是
A. 停用洋地黄
B. 静脉注射钾盐
C. 停洋地黄,静脉滴注钾盐、静脉注射苯妥英钠
D. 停用洋地黄,静脉滴注钾盐
E. 静脉注射利多卡因

173. 患者,女,50 岁。风心病二尖瓣狭窄合并房颤。病程中突然右侧肢体瘫痪,有一过性神志不清。最可能发生的情况是
A. 心力衰竭　B. 脑栓塞
C. 阿-斯综合征　D. 肺动脉栓塞
E. 洋地黄中毒

174. 患者,女,39 岁。患急性心包炎。在进行心包穿刺抽液中,患者面色苍白、脉搏增快、血压下降。心电图出现频繁室性期前收缩。正确的处理措施是
A. 减慢抽液速度　B. 夹闭胶管
C. 准备抢救用物　D. 立即通知医生
E. 安慰患者

175. 患者,女,39 岁。诊断为“血栓闭塞性脉管炎”,此病的主要诱发因素是
A. 吸烟　B. 寒冷
C. 潮湿　D. 情绪激动
E. 外伤

176. 患者,男,42 岁。诊断为“血栓闭塞性脉管炎”,其局部缺血期的典型症状是
A. 下肢肌肉萎缩　B. 肢端发绀、发凉
C. 间歇性跛行　D. 持续性疼痛
E. 肢端湿性坏疽

177. 患者,男,67 岁,有高血压病史 10 余年,最近突然自行停服降压药物,今晨患者突然出现头痛、眩晕、呕吐、视物模糊,急诊入院。患者可能发生了
A. 心律失常　B. 心脏破裂
C. 高血压危象　D. 脑血管病
E. 高血压脑病

178. 患者,男,48 岁,诊断为“高血压病”。今日与邻居争吵后,突然出现头痛、恶心、呕吐,随后意识丧失。急诊入院。患者可能发生了
A. 心律失常　B. 心脏破裂
C. 高血压危象　D. 脑血管病

E. 高血压脑病

179. 患者,男,48岁,诊断为"高血压病"。今日与邻居争吵后,突然出现头痛、恶心、呕吐,随后意识丧失。急诊入院。入院后,迅速降压首选的药物为

A. 硝普钠　B. 甘露醇
C. 硝酸甘油　D. 呋塞米
E. 卡托普利

180. 护士在对高血压患者进行直立性低血压的预防和处理健康教育时,不正确的护理措施是

A. 避免长时间站立
B. 改变姿势时动作要缓慢
C. 服药时间选在平静时较为合适
D. 服药后不宜大量饮酒
E. 睡前服药后,可用热水洗澡

A_3 型题

(181~183题共用题干)

患者,男,66岁,既往有冠心病史10年,2小时前因情绪激动而突然出现胸骨后压榨样疼痛,伴有烦躁不安,出冷汗,患者极度紧张,有濒死感,诊断为急性心肌梗死收住监护室。

181. 张先生发病后,24小时内最可能出现下列哪种并发症

A. 心律失常　B. 心脏破裂
C. 心室壁瘤　D. 心肌梗死后综合征
E. 乳头肌功能失调或断裂

182. 对张先生进行健康教育防治便秘意义在于

A. 避免发生心律失常　B. 恢复消化功能
C. 让患者舒适　D. 减少肠道毒素吸收
E. 以上都对

183. 张先生入院后的护理,哪项不正确

A. 起病后1~3日绝对卧床休息
B. 第1周给流质饮食
C. 告知患者保持良好情绪对疾病有益
D. 密切观察患者生命体征,及时发现各种心律失常
E. 一个月恢复低脂、高热量、低钠的饮食

(184~186题共用题干)

患者,男,56岁。因活动后持续胸骨后疼痛4小时,向左肩放射,伴恶心、呕吐、大汗淋漓。舌下含服硝酸甘油不能缓解,急诊入院。心电图示:V_3~V_6导联ST段弓背向上抬高,可见病理性Q波。

184. 该患者的初步诊断是

A. 心绞痛　B. 急性心肌梗死
C. 急性胃炎　D. 急性胰腺炎
E. 高血压脑病

185. 该患者还需首先考虑的检查是

A. B超　B. 胃镜
C. 血清淀粉酶　D. 胸部CT
E. 血清心肌酶

186. 患者住院期间出现急性左心衰竭,以下处理不恰当的是

A. 低盐、低脂饮食
B. 心肌梗死后24小时内使用洋地黄
C. 血管扩张剂
D. 利尿剂的使用
E. 小剂量使用多巴酚丁胺

(187~189题共用题干)

患者,男,26岁。患风心病、心房颤动6年。近年来,活动后感心悸、气促、乏力及下肢水肿。医生给予地高辛等药物治疗。

187. 应用地高辛的目的是

A. 扩张支气管　B. 消除心律失常
C. 增强心肌收缩力　D. 扩张冠状动脉
E. 减慢心率

188. 地高辛的每日维持量为

A. 0.125~0.5mg　B. 0.5~1.5mg
C. 1.5~2.0mg　D. 2.0~2.5mg
E. 2.5~3.0mg

189. 患者服药期间出现下列哪种情况,不应考虑地高辛中毒

A. 胃肠道反应
B. 黄视、绿视、幻觉的出现
C. 尿量增加
D. 患者心率突然明显增快
E. 不规则心律突然转为规则心律

(190~192题共用题干)

3个月患儿,消瘦,多汗,气短,因"肺炎"收住院,体检时发现心脏有杂音,经X线、超声心动图等检查诊断为"室间隔缺损"。

190. 该患儿属于哪一型先心病

A. 右向左分流型　B. 左向右分流型
C. 无分流型　D. 青紫型
E. 以上均不是

191. 此类心脏病易并发下列哪种疾病

A. 支气管肺炎
B. 心力衰竭
C. 亚急性细菌性心内膜炎
D. 上呼吸道感染
E. 以上都是

192. 下列不符合室间隔缺损的说法是

A. 胸骨左缘第3、4肋间可闻及收缩期杂音

B. 杵状指
C. 小型缺损能自然关闭
D. 护理中应避免过度激动和哭闹
E. 常发生心力衰竭

(193～195 题共用题干)

患儿，女，1 岁。出生后即有青紫，发育落后、杵状指，喜欢蹲踞，被确诊为法洛四联症，25 分钟前突发昏厥来院就诊。

193. 首先考虑该患儿发生了
A. 脑血栓　B. 中毒性脑病
C. 急性脑缺氧发作　D. 心力衰竭
E. 低钙惊厥

194. 对该患儿的处理不正确的是
A. 口服吲哚美辛　B. 置于胸膝卧位
C. 适当给氧　D. 口服普萘洛尔
E. 减少哭闹，限制活动量

195. 对于该患儿的健康指导重要的是
A. 合理喂养　B. 预防感染
C. 按时预防接种　D. 预防心力衰竭
E. 保护心功能，使其安全到手术年龄

(196～197 题共用题干)

患者，男，41 岁，突感心悸、胸闷，心率 180 次/分，心律绝对规则，血压正常，脸面潮红。

196. 该患者可能出现以下哪种情况
A. 阵发性室性心动过速
B. 阵发性室上性心动过速
C. 心室颤动
D. 心房颤动
E. 窦性心动过速

197. 此时应该采取哪种措施
A. 刺激咽部诱发呕吐 B. 口服地高辛
C. 口服地西泮　D. 静脉注射毛花苷丙
E. 继续观察

(198～200 题共用题干)

患者，女，28 岁，因足月妊娠收住院。该患者风心病二尖瓣狭窄病史 13 年，心功能Ⅲ级。昨晚产程开始后突感呼吸困难加重，伴窒息感，同时频繁咳嗽，咳出粉红色泡沫痰。体检：极度烦躁、端坐体位，面色发绀，脉搏加快，血压 165/85mmHg，两肺满布湿啰音及哮鸣音，心前区闻及舒张期奔马律。

198. 该患者目前发生了
A. 急性呼吸衰竭　B. 急性肺水肿
C. 急性肺栓塞　D. 支气管哮喘
E. 急性心力衰竭

199. 主要的护理诊断是
A. 活动无耐力　B. 气体交换受损
C. 心排血量减少　D. 焦虑
E. 恐惧

200. 以下护理措施不正确的是
A. 立即协助患者平卧位，头偏向一侧
B. 四肢轮流扎止血带
C. 高流量吸氧
D. 遵医嘱使用吗啡
E. 安慰患者及家属

(201～202 题共用题干)

患者，女，55 岁。因左心衰竭，卧床休息近 2 个月。1 周来逐渐出现左下肢水肿、发绀、静脉曲张。

201. 该患者发生了
A. 左心衰加重　B. 右心衰
C. 下肢动脉栓塞　D. 下肢静脉血栓形成
E. 药物不良反应

202. 最重要的护理措施是
A. 端坐位，两腿下垂　B. 立即停用相关药物
C. 左下肢抬高，制动　D. 限制钠盐摄入
E. 加强运动

(203～205 题共用题干)

患者，男，58 岁，风心病病史 20 年，近 2 年常感心慌、胸闷。1 周前症状加重并下肢水肿入院。体检：脉搏 120 次/分，心率 137 次/分。X 线示心影增大；心电图示心房颤动。

203. 首要的治疗是
A. 治疗风心病　B. 恢复窦性心律
C. 控制心室率　D. 减轻下肢水肿
E. 扩张冠状动脉

204. 控制心室率首选的药物是
A. 普鲁卡因胺　B. 普萘洛尔
C. 胺碘酮　D. 维拉帕米
E. 洋地黄

205. 护士协助患者进行肢体活动的主要目的是
A. 防止肌肉强直　B. 防止关节功能减退
C. 防止肌肉萎缩　D. 防止静脉血栓形成
E. 增强心脏功能

(206～208 题共用题干)

患者，男，43 岁，突发意识不清，心电图示：各导联 P-QRS-T 波群消失，代之以形态、频率、振幅完全不规则的“波浪”状曲线，频率 310 次/分。

206. 患者的脉搏特征为
A. 快而规则　B. 快而不规则
C. 慢而规则　D. 慢而不规则
E. 测不到

207. 主要的治疗原则是
A. 同步直流电复律　B. 心肺复苏

C. 非同步直流电除颤 D. 肾上腺素静脉注射
E. 利多卡因静脉注射

208. 以下护理措施不妥的一项是
A. 迅速建立静脉通道
B. 准备好抢救药品及除颤器
C. 按复苏处理患者
D. 报告医生后立即行除颤术
E. 做好术前、术中和术后的护理

(209～211 题共用题干)

患者，男，53 岁，公司部门经理。糖尿病病史 10 余年，原发性高血压病史 11 年，吸烟史 30 余年，不规则用药。家族中有类似病史。体检：血压 175/115mmHg，左心室肥大。

209. 这位患者的高血压危险性分层应属于
A. 低度危险组 B. 中度危险组
C. 高度危险组 D. 极高度危险组
E. 无危险组

210. 主要处理措施是
A. 改善生活方式 B. 降压药物治疗
C. 给予降糖药物 D. 尽快进行综合、强化治疗
E. 加强运动治疗

211. 降压治疗必须使血压降至
A. 120/80mmHg 以下 B. 130/85mmHg 以下
C. 140/90mmHg 以下 D. 150/95mmHg 以下
E. 160/95mmHg 以下

(212～214 题共用题干)

患者，男，66 岁。近 2 日劳累，1 个多小时前因情绪激动，突然剧烈头痛、烦躁、气急、胸闷、视力模糊。体检：血压 220/130mmHg，心率 116 次/分。

212. 患者的病情属于
A. 原发性高血压 B. 恶性高血压
C. 急进性高血压 D. 高血压危象
E. 高血压脑病

213. 应首选的治疗药物是
A. 氢氯噻嗪 B. 卡托普利
C. 硝普钠 D. 阿替洛尔
E. 硝苯地平

214. 护士采取的护理措施哪项不妥
A. 绝对卧床休息，避免不良刺激
B. 告知患者直立性低血压的预防和处理
C. 迅速建立静脉通道
D. 迅速将血压降至理想水平
E. 避免用力呼吸或用力排便

(215、216 题共用题干)

患者，男，53 岁，因反复发作劳累性心绞痛，诊断"心绞痛型冠心病"。

215. 给予硝酸酯类药物时不正确的护理措施是
A. 告知患者舌下应保留一些唾液，让药物完全溶解后再咽下
B. 硝酸甘油含用后未达预期效果应及时通知医生
C. 含药时应平卧片刻
D. 静脉滴注硝酸甘油应慢速
E. 出现头晕、头胀痛、面红、心悸等症状应停止用药

216. 应用硝酸甘油不正确的健康指导是
A. 坚持按医嘱用药，不擅自停药或增减药量
B. 外出时随身携带以备急需
C. 应放在易取处，用后及时放回原处，用完及时补充
D. 硝酸甘油见光易分解，应放在棕色瓶内密闭保存
E. 每年需更换 1 次，确保疗效

(217、218 题共用题干)

患者，男，47 岁。心慌气促 9 余年，5 天前受凉发后病情加重，自昨晚开始不能平卧，并咳粉红色泡沫样痰。体检：面色发绀，半卧位，两肺肺底大量湿啰音，心尖部闻及中等响亮的舒张期杂音，曾诊断为风心病二尖瓣狭窄。

217. 该患者最主要的护理诊断是
A. 活动无耐力 B. 气体交换受损
C. 清理呼吸道无效 D. 低效性呼吸型态
E. 潜在并发症：心力衰竭

218. 氧疗时，正确的吸氧方法是
A. 氧气经乙醇湿化
B. 给氧流量为 2L/min
C. 给氧流量为 3L/min
D. 给氧流量 4L/min
E. 给氧流量 5L/min

(219、220 题共用题干)

患者，女，30 岁。低热盗汗、乏力半年余，心慌、胸闷、呼吸急促近 10 日。体检：体温 37.8℃、心率 105 次/分、呼吸 24 次/分、血压 110/70mmHg，高枕卧位，颈静脉怒张，两肺呼吸音稍粗，心率 100 次/分，心音低而遥远，下肢水肿。X 线：心影呈三角形。

219. 该患者最主要的护理诊断是
A. 气体交换受损 B. 活动无耐力
C. 体液过多 D. 焦虑
E. 清理呼吸道无效

220. 病情观察的重点是
A. 心电监测
B. 心脏压塞的表现

C. 24 小时液体出入量
D. 是否存在感染
E. 血气分析结果

(221、222 题共用题干)

患者,男,70 岁,高血压史 30 年。于家中如厕时突然感到头晕,随即倒地而送往入院,诊断为脑出血。查体:面色苍白,昏迷,左侧偏瘫,血压 190/110mmHg。

221. 保持患者安静卧床,护理操作动作要轻柔,目的是
A. 防止颅内压升高 B. 改善脑缺氧
C. 减轻脑水肿 D. 保持呼吸道通畅
E. 避免外伤

222. 患者安静卧床的时间应控制至
A. 呼吸平稳 B. 4 周以上
C. 血压平稳 D. 1 周以上
E. 神志清醒

(223～225 题共用题干)

患者,女,34 岁,慢性风湿性心脏病二尖瓣狭窄病史。近日,轻度活动即感心悸、气促。

223. 评估此患者心功能分级属于
A. Ⅰ级 B. Ⅱ级
C. Ⅲ级 D. Ⅳ级
E. 不能确定

224. 此患者并发心律失常,最常见的类型为
A. 阵发性室上性心动过速
B. 房性早搏
C. 阵发性心动过速
D. 心房颤动
E. 房室传导阻滞

225. 遵医嘱给予洋地黄治疗时,评估疗效有效的指标是
A. 心率减慢 B. 心率加快
C. 尿量减少 D. 血压下降
E. 视力模糊

(226、227 题共用题干)

患者,女,57 岁,有风湿性心脏病二尖瓣狭窄病史 6 年多。近日,上呼吸道感染后出现心力衰竭表现,乏力,稍事活动即心慌、憋气,伴有食欲不振,肝区胀痛,双下肢轻度水肿,双肺底布满湿啰音。

226. 护士应如何指导患者的休息
A. 活动不受限制
B. 从事轻体力活动
C. 增加睡眠时间,可起床做轻微活动
D. 卧床休息,限制活动量
E. 严格卧床休息,采取半卧位

227. 经地高辛治疗后,患者出现明显食欲减退、恶心、呕吐、视力模糊,心率 48 次/分,心律不齐。应考虑出现以下哪种情况
A. 心力衰竭加重 B. 脑颅压增高
C. 洋地黄中毒 D. 心源性休克
E. 低钾血症

(228～230 题共用题干)

患者,女,68 岁,主因呼吸困难半个月,加重 2 天入院。入院后患者不能平卧,咳嗽,咳白色泡沫痰,并常于夜间突然憋醒,坐起后稍缓解。

228. 该患者的吸氧方式为
A. 低流量间断吸氧 B. 低流量持续吸氧
C. 中等流量间断吸氧 D. 中等流量持续吸氧
E. 高流量间断吸氧

229. 患者使用噻嗪类利尿剂,护士告诉患者饮食应注意
A. 低蛋白饮食
B. 保证总热量和糖类摄入
C. 补充适量维生素 A
D. 富含粗纤维饮食
E. 补充含钾丰富的食物

230. 对患者的输液护理,不正确的是
A. 应该控制输液速度和滴数
B. 患者输液时出现呼吸困难应考虑慢性肺水肿
C. 24 小时输液量应控制在 1500ml 以内
D. 输液速度应控制在每分钟 20～30 滴
E. 输液量不宜过大,防止加重心脏负荷

(231～233 题共用题干)

患者,49 岁,心脏病史 8 年。急性胃肠炎输液后出现气促,咳嗽,咳白色泡沫痰。查体:心率 120 次/分,两肺底湿啰音,诊断为左心衰竭,心功能Ⅲ级。

231. 此患者静脉输液最适宜的速度是
A. 10～20 滴/分 B. 20～30 滴/分
C. 30～40 滴/分 D. 40～50 滴/分
E. ＞50 滴/分

232. 患者此时最适宜的体位是
A. 半坐位 B. 平卧位,头偏向一侧
C. 侧卧位 D. 俯卧位
E. 头低脚高位

233. 以下护理措施不妥的是
A. 给氧 B. 注意保暖
C. 保持排便通畅 D. 记录出入液体量
E. 给予高热量饮食

(234～236 题共用题干)

患者,男,67 岁,有高血压病史 10 余年,最近感觉身体状况良好,自行停服降压药,今晨患者突然出现

头痛、眩晕、呕吐、视物模糊,急诊入院。

234. 患者此次发病的主要原因是
A. 情绪紧张　B. 用药不规律
C. 病情自然恶化　D. 无医嘱突然停药
E. 寒冷

235. 患者入院后的护理不正确的是
A. 绝对卧床休息　B. 避免一切不良的刺激
C. 保持呼吸道通畅　D. 禁用镇静剂
E. 迅速建立静脉通道

236. 患者出院后的健康教育不正确的是
A. 限制盐的摄入量
B. 避免情绪紧张、疲劳
C. 不能擅自停药,可在医生指导下逐步减量
D. 合理安排运动
E. 血压稳定后即可停药

(237～239 题共用题干)

患者,女,24 岁。有先天性心脏病病史。最近突然发热、肌肉酸痛,随后出现心力衰竭入院,超声心动图发现有赘生物。

237. 患者的临床诊断可能是
A. 心律失常　B. 心脏破裂
C. 高血压危象　D. 感染性心内膜炎
E. 高血压脑病

238. 患者的治疗原则为
A. 限制盐的摄入量　B. 避免情绪紧张、疲劳
C. 抗微生物药物治疗　D. 合理安排运动
E. 手术治疗

239. 护士采取的护理措施不正确的是
A. 观察患者病情变化,是否出现栓塞症状
B. 给予高蛋白、高热量、高维生素饮食
C. 高热患者卧床休息
D. 告知患者遵医嘱使用抗生素
E. 在进行拔牙手术前不必告诉医生自己有心内膜炎史

(240～242 题共用题干)

3 个月患儿,消瘦,多汗,气短,发热,因肺炎住院治疗。体检中发现有心脏杂音,经 X 线、超声心动图等检查诊断为室间隔缺损。

240. 该患儿属下列哪种类型先天性心脏病
A. 右向左分流型　B. 左向右分流型
C. 无分流型　D. 青紫型
E. 以上都不是

241. 下列不符合室间隔缺损说法的是
A. 可闻及胸骨左缘第 3～4 肋间收缩期杂音
B. 杵状指
C. 小型缺损能自然关闭
D. 护理中应避免过度激动和剧烈哭闹
E. 常发生心力衰竭

242. 护士对此患儿进行的健康教育,不包括下列哪项
A. 观察患儿病情变化,是否出现栓塞症状
B. 给予高蛋白、高热量、高维生素饮食
C. 高热患儿卧床休息
D. 预防各种感染
E. 保持情绪稳定,调动机体免疫系统以恢复健康

(243～245 题共用题干)

患者,男,50 岁。久站后下肢出现酸胀感,小腿内侧可见静脉凸起,诊断为下肢静脉曲张。

243. 护理评估中与下肢静脉曲张发病关系最密切的是
A. 高血压　B. 油漆工 30 年
C. 长期吸烟　D. 长期站立工作
E. 肥胖

244. 其产生下肢静脉曲张的主要原因是
A. 心脏功能不全　B. 静脉瓣膜破坏
C. 下肢肌肉收缩减退　D. 皮下脂肪减少
E. 肺功能减低

245. 对此患者日常保健要求中不正确的是
A. 尽量避免久站　B. 休息时抬高患肢
C. 避免患肢外伤　D. 使用弹力袜
E. 尽量减少下肢活动

(246～253 题共用题干)

6 岁男孩在玩耍时被汽车撞倒,见头部有鲜血,呼叫没有反应。

246. 为进一步明确诊断首先要检查的是
A. 呼吸　B. 面色
C. 肢体温度　D. 颈动脉
E. 桡动脉

247. 如发现其心跳呼吸停止应该立即采取的措施是
A. 开放气道　B. 人工呼吸
C. 心脏按压　D. 转送医院
E. 静脉补液

248. 如疑其颈部受伤,最安全的开放气道方法是
A. 压额抬颏法　B. 下颌推挤法
C. 托颈压额法　D. 仰面抬颈法
E. 仰面提颌法

249. 为其行口对口人工呼吸时判断吹气是否有效的标志是
A. 面色转红　B. 胸廓升起
C. 颈动脉波动　D. 血压上升
E. 瞳孔缩小

250. 为其行口对口人工呼吸时吹气的频率是
A. 每分钟 12～14 次　B. 每分钟 14～16 次

C. 每分钟 18～20 次 D. 每分钟 30～40 次
E. 每分钟 70～80 次

251. 行人工呼吸操作时错误的是
A. 先快速吹气 2～3 次
B. 捏紧患者的鼻子
C. 确保胸廓有起伏
D. 吹气时仍要打开气道
E. 速吹频率越快越好

252. 为其行胸外心脏按压时错误的是
A. 就地平卧
B. 在心尖区按压
C. 按压次数每分钟 80～100 次
D. 按压时双肘伸直
E. 按压时使胸骨下陷 4cm

253. 经抢救后自主呼吸和心跳恢复，但意识仍不清，后期处理中最重要的是
A. 维持呼吸和循环功能
B. 脑复苏
C. 应用能量合剂
D. 高压氧治疗
E. 应用糖皮质激素

A_4 型题

（254～257 题共用题干）

患者，女，73 岁，因急性广泛前壁心肌梗死急诊入院，入院后经扩冠状动脉、抗凝治疗胸痛缓解，病情已平稳，1 小时前患者突感心悸、气短，不能平卧，咳粉红色泡沫痰，查体：血压 90/60mmHg，呼吸 28 次/分，神清，坐位，口唇发绀，两肺满布湿啰音及哮鸣音。

254. 护士应给予患者的吸氧方法是
A. 持续低流量吸氧
B. 间断低流量吸氧
C. 高流量间断吸氧
D. 低流量 20%乙醇溶液湿化吸氧
E. 高流量 50%乙醇溶液湿化吸氧

255. 对患者进行抢救所采取的措施不妥的是
A. 早期吗啡静脉注射
B. 急性心肌梗死，急性期 24 小时内可使用洋地黄类药物
C. 快速利尿
D. 使用硝普钠扩血管
E. 患者取坐位，双腿下垂

256. 应用洋地黄治疗期间，护理措施不妥的是
A. 嘱患者按时服药
B. 监测钾离子浓度
C. 如果漏服药物，需要及时补服
D. 给药前测定患者的心率
E. 观察患者的心电图变化

257. 该患者目前的心功能为Ⅳ级，患者的休息方式应该是
A. 活动没有任何限制
B. 避免重体力活动
C. 充分休息，增加睡眠时间
D. 卧床休息为主，允许缓慢下床进行排尿、排便活动
E. 绝对卧床休息

（258～261 题共用题干）

患者，男，64 岁，风心病二尖瓣狭窄 10 余年。3 天前受凉后出现咳嗽，咳黄色黏痰，伴发热，体温最高为 38.3℃，伴胸闷、心悸、气短，上 4 层楼梯需中间休息 5 分钟，自服感冒药后未见改善，急诊以“风湿性心脏瓣膜病、心衰、肺部感染”入院。

258. 引起该患者发生心衰的基本病因是
A. 原发性的心肌损害
B. 继发性心肌代谢障碍
C. 心室后负荷过重
D. 心室舒张充盈受限
E. 心室前负荷过重

259. 导致患者发生心衰的主要诱因是
A. 肺部感染 B. 气候改变
C. 过度劳累 D. 心律失常
E. 用药错误

260. 患者目前的心功能分级属于
A. 心功能Ⅰ级 B. 心功能Ⅱ级
C. 心功能Ⅲ级 D. 心功能Ⅳ级
E. 心功能Ⅴ级

261. 护士应给予该患者的吸氧方式是
A. 持续低流量吸氧
B. 间断低流量吸氧
C. 高流量 6～8L/min 吸氧
D. 低流量 20%乙醇溶液湿化吸氧
E. 高流量 30%乙醇溶液湿化吸氧

（262～265 题共用题干）

患者，男，52 岁，近半年来劳累后出现劳力性呼吸困难，疲乏无力。间断出现发作性心前区闷痛，休息后稍好转。外院诊断为“心律失常：第二度Ⅱ型房室传导阻滞”，治疗情况不详。半天前，患者在超市购物时突然发生晕厥，伴抽搐。查体：心率36 次/分，血压 85/55mmHg。急诊以“晕厥待查”收入院。

262. 引起该患者发生晕厥的原因是
A. 严重房室传导阻滞 B. 急性心肌梗死
C. 低血容量休克 D. 急性心力衰竭
E. 低血糖

263. 第二度Ⅱ型房室传导阻滞心电图的特点是
   A. PR 间期大于 0.20 秒,无 QRS 波群脱落
   B. PR 间期逐渐延长,直至 QRS 波脱落群
   C. P 波消失,QRS 波形态通常正常
   D. PR 间期固定且延长,有间断性的 QRS 波群脱落
   E. PR 间期固定,可正常亦可延长,有间断性的 QRS 波群脱落
264. 护士对该患者的病情观察项目不包括
   A. 是否乏力,胸闷有无好转
   B. 神志是否异常
   C. 生命体征的变化
   D. 全身皮肤黏膜的完整性
   E. 心律和心率的变化
265. 对于该患者的治疗,应尽早给予
   A. 持续低流量吸氧
   B. 利多卡因静脉注射
   C. 人工心脏起搏器治疗
   D. 异丙肾上腺素静脉注射
   E. 阿托品静脉注射

(266～268 题共用题干)

患者,男,21 岁,查体时发现心尖部舒张期隆隆样杂音,左房增大。

266. 该患者最可能的诊断是
   A. 二尖瓣狭窄　B. 二尖瓣关闭不全
   C. 主动脉瓣狭窄　D. 主动脉瓣关闭不全
   E. 二尖瓣狭窄并二尖瓣关闭不全
267. 该患者左房失代偿期最严重的表现是
   A. 咯血　B. 端坐呼吸
   C. 急性肺水肿　D. 快速房颤
   E. 心绞痛
268. 该患者可出现的并发症,下列哪项少见
   A. 栓塞　B. 心力衰竭
   C. 急性肺水肿　D. 感染性心内膜炎
   E. 心房颤动

(269～271 题共用题干)

患者,女,32 岁,风心病二尖瓣狭窄及关闭不全 5 年,近 2 年来每年冬季好发心衰,平日坚持服用地高辛及利尿剂。近 1 周出现咳嗽,咳黄痰,发热,2 天来心跳加速、气短加重入院。体检:体温 38℃,血压 100/70mmHg,呼吸 28 次/分,神清、半卧位,心界扩大,心率 120 次/分,律整,两肺满布湿啰音,肝肋下 3cm,脾(—),无腹水,双下肢可见指凹性水肿。

269. 责任护士考虑患者此次心衰发生的主要诱因是
   A. 身心疲劳　B. 肺部感染
   C. 地高辛用量不当　D. 心律失常
   E. 利尿剂用量不当
270. 责任护士遵医嘱发给患者地高辛时,应作好发药前的护理评估,下列哪项不必要
   A. 询问有无头痛、头晕、黄视、绿视
   B. 询问患者有无食欲不振、恶心呕吐
   C. 询问有无四肢麻木、针刺样疼痛
   D. 注意心律是否存在原来规则变为不规则,或不规则变为规则
   E. 测心率有无低于 60 次/分
271. 心衰控制后责任护士向患者及家属进行健康教育,其内容哪项不妥
   A. 根据自己的心功能分级做适量运动
   B. 少量多餐低脂低盐饮食
   C. 食谱选择不受限制,以促进食欲
   D. 坚持服药,定期门诊复查
   E. 积极防治风湿热,避免心衰诱因,作好防寒保暖

(272～275 题共用题干)

患者,女,63 岁,心前区疼痛 3 小时急诊入院。体检:气急不能平卧,血压 130/80mmHg,心率 176 次/分,律不齐。两肺散在细湿啰音,肝颈静脉回流征阴性,心电图示急性广泛前壁心肌梗死伴室性早搏。

272. 入院后即查血清酶,下列哪种心肌酶诊断的特异性最高
   A. 肌酸激酶(CK)
   B. 肌酸激酶同工酶(CK-MB)
   C. 天冬氨酸氨基转移酶(AST)
   D. 碱性磷酸酶(AKP)
   E. 乳酸脱氢酶
273. 若经吸氧患者仍感呼吸困难,咳粉红色泡沫痰,则可能存在
   A. 右心衰竭　B. 左心衰竭
   C. 全心衰竭　D. 肺部感染
   E. 呼吸衰竭
274. 心电图示患者存在室性心动过速,应首先选用哪项治疗措施
   A. 同步直流电复律术
   B. 非同步直流电复律术
   C. 静脉滴注利多卡因
   D. 静脉注射阿托品
   E. 人工心脏起搏器治疗
275. 若经心电监测发现患者发生了心室颤动,应选用哪项治疗措施
   A. 静脉注射异丙肾上腺素
   B. 静脉注射利多卡因
   C. 同步直流电复律术
   D. 非同步直流电复律术

E. 安装临时起搏器

(276～279 题共用题干)

患者,73 岁,2 小时前午餐后突感胸骨后剧烈压榨样疼痛,伴大汗、呕吐及濒死感,急诊入院。查心率 130 次/分,律不齐;血压 160/100mmHg,心电图示 V_1～V_4 导联 ST 段呈弓背向上抬高。

276. 患者最可能的临床诊断为

A. 高血压脑病 B. 高血压危象

C. 急性心肌梗死 D. 心脏神经官能症

E. 肺栓塞

277. 给予患者的处理措施,哪项不妥

A. 心电监护 B. 消除恶性心律失常

C. 减轻疼痛 D. 抗凝治疗

E. 扩容升压

278. 该患者出现哪项心律失常需立即消除

A. 心房扑动

B. 心房颤动

C. 室性心动过速

D. 窦性心动过速

E. 第二度Ⅰ型房室传导阻滞

279. 解除患者疼痛的药物应选用

A. 吗啡 B. 解痉药物 654-2

C. 吲哚美辛 D. 阿司匹林

E. 布洛芬

(280～283 题共用题干)

患者,女,62 岁,高血压病 20 余年,平日血压控制在 140/90mmHg,糖尿病 6 年,应用降糖药物控制血糖。近半年来经常劳累后感心前区闷痛,持续 1～2 分钟,休息后缓解,未予诊治。4 小时前突感胃痛伴烧心感,伴大汗,恶心、呕吐 1 次,呕吐物为胃内容物。急诊入院。查血压:110/65mmHg;心电图示 V_1～V_5 导联 ST 段弓背向上抬高,诊断为急性心肌梗死,即刻给予溶栓治疗。

280. 该患者可以进行溶栓的指征不包括

A. 起病时间不超过 6 小时

B. 持续胸痛时间超过 30 分钟

C. 大汗、恶心、呕吐

D. CK 3240U/L,CK-MB 398U/L

E. V_1～V_5 导联 ST 段弓背向上抬高

281. 急诊护士对患者溶栓的护理措施不妥的是

A. 询问有无溶栓的禁忌证

B. 准确迅速地配制溶栓药物

C. 观察有无过敏

D. 观察患者有无出血

E. 患者溶栓后出现心律失常,说明溶栓失败,及时通知医生

282. 入院当日责任护士给予患者的护理措施,下列哪项不妥

A. 绝对卧床休息

B. 制定患者活动计划,锻炼并提高其活动量

C. 观察心前区疼痛变化和心肌酶的变化

D. 给予鼻导管吸氧

E. 持续心电监护

283. 患者入院 4 小时后突然出现急性左心衰,表现为呼吸困难,咳嗽,吐粉红色泡沫样痰,两肺满布湿啰音,心率 118 次/分,护士即刻通知医生,责任护士给予患者的护理措施不妥的是

A. 静脉滴注硝酸甘油

B. 肌内注射哌替啶

C. 经 50% 乙醇溶液湿化后给氧,流量 6～8L/min

D. 静脉推注呋塞米

E. 开放两条静脉,同时大量快速输液给药

(284～287 题共用题干)

患者,男,59 岁,身高 170cm,体重 85kg,患高血压病 7 余年,未规律服用降压药,血压波动在 160～140/100～90mmHg,未予重视,每于头晕、头痛明显时服药,症状消失后停药,吸烟 35 年,每日 20 支,饮酒 30 年,每日 3 两,近日由于工作劳累、情绪紧张,突感剧烈头痛、头晕、恶心、视物模糊、发作性心前区疼痛。急诊检查:血压 250/120mmHg,心率 87 次/分,住院治疗 4 天后症状消失,血压降至 130～140/85～90mmHg。

284. 该患者目前可能的诊断为

A. 恶性高血压 B. 高血压危象

C. 高血压脑病 D. 高血压心脏病

E. 急性心肌梗死

285. 针对该患者的非药物治疗措施不包括

A. 减轻体重,合理运动

B. 戒烟戒酒

C. 保持良好心态和情绪

D. 坚持规律服药

E. 劳逸结合,避免诱因

286. 责任护士给患者讲述的服用降压药的注意事项哪项不妥

A. 联合用药可增强疗效,减少不良反应

B. 应遵医嘱用药,不可自行增减药量

C. 发现血压超过正常范围,应立即使血压降至正常水平

D. 服药后最初几小时避免长时间站立,以防止发生直立性低血压

E. 服药期间应自我监测血压情况

287. 关于患者的饮食护理不正确的是

A. 限制钠盐摄入，每天低于 6g

B. 增加粗纤维和高脂肪食物

C. 保证充足的钾、钙摄入量

D. 补充适量蛋白质

E. 控制总热量

（288～291 题共用题干）

患者，女，34 岁，风心病二尖瓣狭窄 6 年，近 5 天来出现劳累后胸闷，心悸，休息后稍缓解，近 2 日来稍有体力活动即感呼吸困难，伴咳嗽、咳痰，昨日夜间睡眠中忽然因胸闷憋醒，今晨急诊入院。查体：脉搏 68 次/分，心率 98 次/分，血压 105/75mmHg，呼吸 18 次/分，双颧绀红，端坐位，听诊心尖部可闻及低调的隆隆样舒张中晚期杂音。

288. 明确和量化诊断二尖瓣狭窄的最可靠方法是

A. X 线检查　B. 心电图

C. 超声心动图检查　D. 介入检查

E. 主动脉造影

289. 入院后超声心动图检查二尖瓣瓣口面积为 $1.0cm^2$，该患者二尖瓣狭窄的程度是

A. 正常下限　B. 轻度狭窄

C. 轻中度狭窄　D. 中度狭窄

E. 重度狭窄

290. 为明确患者左心房是否存在附壁血栓应采取的检查是

A. 二维超声心动图

B. 食管超声心动图

C. 彩色多普勒血流显像

D. M 型超声心动图

E. 放射性核素心室造影

291. 若患者左心房内有巨大附壁血栓，护士给予的护理措施不妥的是

A. 监测生命体征

B. 评估患者有无呼吸困难、乏力、食欲减退、尿少等症状

C. 检查有无肺部湿啰音、肝大、下肢水肿等心力衰竭体征

D. 应鼓励并协助患者翻身，活动下肢，防止下肢深静脉血栓形成

E. 给予高热量、高蛋白、高维生素、易消化饮食

（292～294 题共用题干）

患者，男，39 岁，诉突然心慌、胸闷。听诊：心率 200 次/分，心律绝对规则，心尖部第一心音强度恒定。

292. 患者最可能的临床诊断为

A. 窦性心动过速　B. 室上性心动过速

C. 室性心动过速　D. 心房颤动

E. 心室颤动

293. 若该患者病情发作持续时间较长，病史尚不清楚，应该采取以下哪种措施

A. 刺激迷走神经

B. 静脉推注毛花苷丙

C. 静脉推注去氧肾上腺素（新福林）

D. 静脉推注利多卡因

E. 口服阿托品

294. 心电监护该患者时，如果屏幕上突然出现完全不规则的大波浪状曲线，且 QRS 波与 T 波均消失。下列哪项处理措施不妥

A. 严密观察病情变化 B. 心内注射利多卡因

C. 施行同步电复律　D. 施行非同步电复律

E. 立即做胸外心脏按压和口对口人工呼吸

（295～300 题共用题干）

患者，男，49 岁。诊断为“下肢静脉曲张”，需要手术治疗。

295. 手术前皮肤准备范围是

A. 患侧腹股沟区手术范围及包括同侧整个下肢至足趾

B. 整个下肢

C. 患侧腹股沟区手术范围

D. 整个大腿

E. 曲张部分的皮肤

296. 大隐静脉曲张手术后防止深静脉血栓形成的护理要点是

A. 严格无菌操作　B. 手术后绷带包扎患肢

C. 术后抬高患肢　D. 防止伤口渗血

E. 手术后早期进行患肢肌肉原位收缩

297. 下肢静脉曲张手术后的护理错误的是

A. 适当休息，抬高患肢

B. 绷带从近端向远端包扎

C. 下肢弹性绷带包扎 2 周

D. 尽早进行下肢肌肉收缩活动

E. 1～2 日后即可下床缓步行走

298. 患者是原发性下肢静脉曲张，患病的主要原因是

A. 深静脉内血栓形成

B. 静脉壁薄弱，内压增高

C. 静脉壁损坏

D. 盆腔肿瘤压迫

E. 妊娠子宫压迫

299. 如果患者下肢静脉曲张伴小腿溃疡，正确的处理方法是

A. 先手术后治疗溃疡

B. 必须待溃疡治愈后再手术

C. 溃疡面植皮

D. 先换药，结扎静脉后再植皮
E. 结扎大隐静脉同时植皮

300. 进行 Trendelenburg 试验的检查目的是了解
A. 深静脉是否通畅 B. 深静脉瓣膜功能
C. 大隐静脉瓣膜功能 D. 交通支瓣膜功能
E. 交通静脉是否通畅

（301～303 题共用题干）

患者，男，49 岁。有慢性心功能不全病史 3 年，最近因感冒后病情加重，出现心源性水肿，用地高辛和氢氯噻嗪治疗，2 周后患者出现多源性室性早搏。

301. 出现多源性室性早搏的主要原因是
A. 洋地黄中毒
B. 呼吸道感染
C. 地高辛用药剂量过小
D. 利尿剂应使用呋塞米
E. 高钾血症

302. 针对此问题，采取的措施不正确的是
A. 停用排钾利尿剂 B. 停用地高辛
C. 加大利尿剂用药剂量 D. 补钾治疗
E. 预防感染

303. 纠正患者的心律失常，可选用
A. 利多卡因 B. 口服阿托品
C. 非同步直流电复律 D. 安置起搏器
E. 静脉注射阿托品

（304～307 题共用题干）

患者，女，43 岁，教师，右下肢静脉迂曲扩张 12 年，长期站立有酸胀感，近两年右足靴区颜色加深，肿胀。

304. 临床诊断最可能是
A. 单纯性下肢静脉曲张
B. 原发性下肢深静脉瓣膜功能不全
C. 下肢深静脉血栓形成
D. 高压氧治疗
E. 血栓性浅静脉炎

305. 如检查大隐静脉瓣膜功能试验（+），深静脉通畅试验（-），提示
A. 大隐静脉瓣关闭不全，深静脉通畅
B. 大隐静脉瓣功能良好，深静脉通畅
C. 大隐静脉瓣关闭不全，深静脉不通
D. 大隐静脉瓣功能良好，深静脉不通
E. 交通支脉瓣关闭不全，深静脉通畅

306. 若患者平卧，抬高患肢，待曲张静脉淤血排空后，在大腿根部扎止血带后站立，30 秒内曲张静脉迅速充盈说明
A. 大隐静脉瓣膜功能不全
B. 小隐静脉瓣膜功能不全
C. 深静脉瓣膜功能不全
D. 交通支瓣膜功能不全
E. 血管内膜增生

307. 2 个月前劳动时右踝擦伤后感染，继发溃疡经久不愈，应该
A. 弹性绷带包扎治疗 B. 抗感染治疗
C. 手术治疗 D. 局部药物治疗
E. 物理治疗

（308～313 题共用题干）

在公园晨练时，发现一成年患者突然倒下，没有意识，周围有人围观。

308. 你应该怎么办
A. 让别人打“120”自己开始做心肺复苏
B. 打“120”然后等他人来帮忙
C. 打开患者的气道，然后检查脉搏
D. 开始做 1 分钟心肺复苏，然后打“120”
E. 将该男子转送至医院进一步治疗

309. 判断患者有无呼吸心跳停止的标准不包括
A. 意识 B. 呼吸
C. 颈动脉 D. 瞳孔
E. 面色

310. 判断患者有无呼吸的时间不应超过
A. 1 秒 B. 5 秒
C. 10 秒 D. 15 秒
E. 2 分钟

311. 若该患者没有外伤的证据，你应该使用什么方法打开气道
A. 压额抬颏法 B. 下颌推挤法
C. 托颈压额法 D. 仰面抬颈法
E. 仰面提颌法

312. 做心肺复苏时，为什么胸外按压和人工呼吸能挽救心跳骤停的患者
A. 心肺复苏减少了冠状动脉的血流量
B. 心肺复苏帮助心脏从室颤恢复至窦性心律
C. 心肺复苏可提高生存率
D. 心肺复苏给心脏和大脑提供了血流
E. 心肺复苏维持了心跳

313. 送到医院后测心率 30 次/分，已经给予气管插管，接下来应给予的治疗是
A. 肾上腺素 1mg 静脉注射
B. 200J 电除颤
C. 异丙肾上腺素 1mg 静脉注射
D. 准备经皮起搏
E. 阿托品 0.5mg 静脉推注

参考答案

A_1/A_2 型题

1.C 2.E 3.A 4.E 5.E 6.C 7.C 8.A

9. D 10. C 11. A 12. B 13. C 14. A 15. E
16. C 17. B 18. B 19. C 20. D 21. B 22. E
23. A 24. D 25. B 26. C 27. C 28. C 29. D
30. A 31. B 32. E 33. D 34. B 35. E 36. D
37. D 38. C 39. A 40. B 41. D 42. C 43. D
44. A 45. B 46. D 47. E 48. A 49. D 50. C
51. B 52. A 53. E 54. E 55. C 56. B 57. D
58. C 59. A 60. E 61. B 62. E 63. E 64. C
65. E 66. D 67. E 68. E 69. E 70. A 71. C
72. B 73. C 74. C 75. B 76. B 77. D 78. A
79. E 80. D 81. E 82. A 83. C 84. B 85. E
86. D 87. C 88. D 89. D 90. C 91. C 92. B
93. C 94. D 95. C 96. B 97. E 98. A 99. B
100. B 101. E 102. D 103. D 104. D 105. E
106. A 107. D 108. B 109. E 110. D 111. A
112. C 113. C 114. E 115. D 116. A 117. B
118. C 119. B 120. D 121. C 122. B 123. E
124. D 125. E 126. A 127. D 128. A 129. B
130. B 131. B 132. A 133. C 134. B 135. D
136. D 137. C 138. B 139. C 140. D 141. A
142. A 143. E 144. B 145. B 146. C 147. D
148. C 149. A 150. E 151. C 152. E 153. B
154. C 155. D 156. C 157. E 158. C 159. B
160. B 161. E 162. C 163. D 164. A 165. C
166. D 167. B 168. E 169. B 170. D 171. D
172. C 173. B 174. D 175. A 176. C 177. C
178. E 179. A 180. E

A_3 型题

181. A 182. E 183. E 184. B 185. E 186. B
187. C 188. A 189. C 190. B 191. E 192. B
193. C 194. A 195. E 196. B 197. D 198. B
199. B 200. A 201. D 202. C 203. C 204. C
205. D 206. E 207. C 208. D 209. C 210. D
211. B 212. D 213. C 214. D 215. E 216. E
217. B 218. A 219. A 220. B 221. A 222. B
223. C 224. D 225. A 226. D 227. C 228. B
229. E 230. B 231. B 232. A 233. E 234. D
235. D 236. E 237. D 238. C 239. E 240. B
241. B 242. A 243. D 244. B 245. E 246. D
247. A 248. B 249. B 250. C 251. E 252. B
253. B

A_4 型题

254. E 255. B 256. C 257. E 258. D 259. A
260. B 261. A 262. A 263. E 264. D 265. C
266. A 267. C 268. D 269. B 270. C 271. C
272. B 273. B 274. C 275. D 276. C 277. E
278. C 279. A 280. C 281. E 282. B 283. E
284. B 285. D 286. C 287. B 288. C 289. E
290. B 291. D 292. B 293. A 294. C 295. A
296. E 297. B 298. B 299. D 300. C 301. A
302. C 303. A 304. A 305. A 306. D 307. C
308. A 309. E 310. D 311. A 312. D 313. E

第二章　消化系统疾病患者的护理

知　识　点

第一节　消化系统解剖生理

一、食管的解剖生理概要

食管分为颈、胸、腹三部，胸部又分为上、中、下三段。食管有三处较为狭窄：第一处在食管上端；第二处在主动脉弓水平；最后一处在食管下端，即食管穿过膈肌裂孔处，属于生理性的，为瘢痕性狭窄、憩室、肿瘤等病变的好发区域。

二、胃的解剖生理概要

胃壁从外向内分为浆膜层、肌层、黏膜下层和黏膜层，黏膜层细胞包括：①主细胞，分泌胃蛋白酶和凝乳酶原；②壁细胞，分泌盐酸和抗贫血因子；③黏液细胞，分泌碱性黏液，有保护黏膜、对抗胃酸腐蚀的作用，④胃窦部有G细胞分泌促胃液素。

三、小肠的解剖生理概要

小肠包括十二指肠、空肠和回肠。十二指肠分为：球部、降部、横部和升部四部分，呈"C"形环绕胰腺头部；主要功能是继续消化和吸收来自胃的食糜中的营养素。小肠壁由内至外分黏膜、黏膜下层、肌层和浆膜层。小肠黏膜分泌含有多种酶的碱性肠液。

四、大肠的解剖生理概要

大肠包括盲肠、阑尾、结肠、直肠。结肠包括升结肠、横结肠、降结肠和乙状结肠。直肠的主要功能是排便。

五、胆道系统的解剖生理概要

胆道系统具有分泌、储存、浓缩和输送胆汁的功能。胆道包括肝内、外胆道两大部分。肝外胆道：包括肝外左右胆管、肝总管、胆囊管和胆总管。

六、胰腺的解剖生理概要

胰腺位于腹膜后，横于第1～2腰椎前。胰腺分为头、颈、体、尾四部分。胰腺具有外分泌和内分泌功能。胰腺外分泌产生胰液，每日分泌量750～1500ml，主要成分为水、碳酸氢盐和消化酶。消化酶以胰淀粉酶、脂肪酶和胰蛋白酶为主。胰腺的内分泌由胰岛的多种细胞构成。其中以β细胞数量最多，分泌胰岛素；α细胞分泌胰高血糖素；σ细胞分泌生长抑素；还有少数胰岛细胞分泌胰多肽、促胃液素、血管活性肠肽等。

七、肝脏的解剖生理概要

肝脏系实质性器官，呈不规则楔形，大部分位于右上腹的膈下和季肋深部，小部分达左季肋区，上界约位于右锁骨中线第5～6肋间，下界与右肋缘平齐，正常肝脏于右肋缘下不能被触及。肝脏以正中裂为界，分左右两半。

第二节　口炎患者的护理

(一) 病因

由于婴幼儿口腔解剖生理特点及食具消毒不严、口腔不卫生或由于各种疾病导致机体抵抗力下降等因素均可导致口炎的发生。鹅口疮为白色念珠菌感染所致，多见于新生儿和营养不良、腹泻、长期应用广谱抗生素或激素的患儿。疱疹性口腔炎为单纯疱疹病毒感染所致。

(二) 临床表现

1. 鹅口疮　病原体为白色念珠菌。特征为口腔黏膜表面出现白色乳凝块样物，不宜擦去，周围无炎症反应，不痛，不流涎，不影响进食。一般无全身症状。重者累及消化道和呼吸道。

2. 疱疹性口腔炎　病毒为单纯疱疹病毒Ⅰ型。多见于1～3岁婴幼儿，传染性强。起病时发热，牙龈、舌、唇、颊黏膜等处出现散在或成簇的小疱疹，水疱迅速破溃后形成浅溃疡，上面覆盖黄白色纤维素性渗出物。口角及唇周皮肤亦常发生疱疹。局部疼痛，出现流涎、烦躁、拒食，颌下淋巴结常肿大。

3. 溃疡性口腔炎 细菌感染引起。多见于婴幼儿，口腔黏膜充血水肿继而形成溃疡，表面覆盖灰白色假膜，易拭去。

(三) 治疗原则

以清洁口腔和局部涂药为主。

(四) 护理措施

1. 保持口腔清洁 用3%过氧化氢溶液或0.1%依沙吖啶(利凡诺)溶液清洗溃疡面，较大儿童可用含漱剂，鹅口疮患儿宜用2%碳酸氢钠溶液清洁口腔，以餐后1小时左右为宜。多饮水、进食后漱口。

2. 遵医嘱正确涂药 鹅口疮患儿局部涂抹制霉菌素鱼肝油混悬溶液；疱疹性口腔炎患儿局部可涂碘苷(疱疹净)抑制病毒，亦可喷西瓜霜、锡类散等中药。为预防继发感染，可涂金霉素鱼肝油。涂药前应先清洗口腔，然后将纱布或干棉球垫于颊黏膜腮腺管口处或舌系带两侧以隔断唾液；再用干棉球将病变黏膜表面吸干净后方能涂药。涂药后嘱患儿闭口10分钟再去除棉球或纱布，然后取出隔离唾液的纱布或棉球，嘱患儿不可立即漱口、饮水或进食。婴幼儿不易配合可直接涂药。

3. 饮食护理 以微凉流质或半流质为宜，避免酸、咸、辣、热、粗、硬等刺激性食物。

4. 进行护理前后要洗手，患儿的食具、玩具、毛巾等及时消毒。

(五) 健康教育

介绍口炎发生的原因和治疗要点；指导家长清洁口腔及局部涂药的方法；指导做好清洁消毒工作，食具专用，哺乳妇女勤换内衣、喂奶前后应注意清洗乳头；教育孩子不吮指，正确刷牙，进食后漱口；宣传均衡营养对提高机体抵抗力的重要性，避免偏食、挑食。

第三节 慢性胃炎患者的护理

(一) 病因

1. 幽门螺杆菌(Hp)感染 多引起慢性胃窦炎(B型胃炎)。

2. 自身免疫反应 以富含壁细胞的胃体和胃底部黏膜萎缩为主，多引起慢性胃体炎(A型胃炎)。

3. 理化因素影响。

4. 其他 有人认为慢性胃炎与年龄有关。

(二) 临床表现

慢性胃炎病程迁延，多无明显症状。部分患者有消化不良的表现，多数为上腹部隐痛或不适、反酸、上腹部饱胀、嗳气、食欲减退、恶心、呕吐等，少数患者有呕血与黑便；自身免疫性胃炎患者可有舌炎及贫血。

(三) 辅助检查

胃镜检查是最可靠的确诊方法。

(四) 治疗原则

(1) 幽门螺杆菌感染引起的慢性胃炎，尤其有活动性者应给予灭菌治疗。常应用两种抗生素，如阿莫西林、克拉霉素、替硝唑等和(或)枸橼酸铋钾二联或三联治疗。

(2) 根据病因给予相应处理，有胆汁反流者，可用考来烯胺或氢氧化铝凝胶吸附。因服用药物引起的，应立即停服并用抑酸剂或硫糖铝等胃黏膜保护药，硫糖铝在餐前1小时与睡前服用效果最好，如需同时使用抑酸药，应在硫糖铝服前半小时或服后1小时给予。还可用多潘立酮(吗丁林)或西沙必利等胃肠动力药，加速胃排空，应在饭前服用，不宜与阿托品等解痉剂合用。

(3) 对有烟酒嗜好患者，应劝其戒除。

(4) 有恶性贫血的患者，可注射维生素 B_{12} 加以纠正。

(五) 护理措施

1. 休息 急性发作期，应卧床休息；恢复期，患者生活要有规律，避免过度劳累，注意劳逸结合。

2. 饮食护理 急性发作期患者可给予无渣、半流质的温热饮食，如患者有少量出血可给予牛奶、米汤等，以中和胃酸，利于黏膜的恢复。剧烈呕吐、呕血的患者应禁食，进行静脉补充营养。恢复期给予高热量、高维生素、高蛋白、易消化的饮食，避免食用过咸、过辣、过甜、生冷等刺激性食物。定时进餐、少量多餐、细嚼慢咽，养成良好的饮食卫生习惯。如胃酸缺乏者可酌情食用酸性食物，如山楂、食醋、浓肉汤、鸡汤。

3. 疼痛的护理 遵医嘱给予局部热敷、按摩、针灸或给予止痛药物等，以缓解疼痛。

4. 心理护理 应注意安慰患者以使其精神放松，消除因症状反复发作而产生紧张、焦虑、恐惧心理，保持情绪稳定，从而增强患者对疼痛的耐受性。应指导患者掌握有效的自我护理和保健，减少本病的复发次数。

5. 慢性胃炎可有10%的患者转为胃癌，因此，慢性胃炎患者坚持定期门诊复查，防止病情进展是很重要的。

第四节　消化性溃疡患者的护理

(一) 病因

1. 幽门螺杆菌感染　幽门螺杆菌感染为消化性溃疡的重要发病原因。

2. 胃酸和胃蛋白酶　在损害因素中，胃蛋白酶的蛋白水解作用和胃酸都对胃和十二指肠黏膜有侵袭作用，胃酸的作用占主导地位。

3. 非甾体抗炎药　如阿司匹林、布洛芬、吲哚美辛等，除具有直接损伤胃黏膜的作用外，还能抑制前列腺素和依前列醇的合成，从而损伤黏膜的保护作用。另外，肾上腺皮质激素也可与溃疡的形成和再活动有关。

4. 粗糙和刺激性食物或饮料　可引起黏膜的物理性和化学性损伤。不定时的饮食习惯会破坏胃酸分泌规律。刺激性饮料、烈性酒除直接损伤黏膜外，还能促进胃酸过度分泌。这些因素均可能与消化性溃疡的发生和复发有关。

5. 持久和过度精神紧张、情绪激动等精神因素　可引起大脑皮质功能紊乱，使迷走神经兴奋及肾上腺皮质激素分泌增加，导致胃酸和胃蛋白酶分泌增多，促使溃疡形成。

6. 吸烟　研究证明吸烟可增加胃溃疡和十二指肠溃疡的发病率，同时可以影响溃疡的愈合。

7. 其他　研究发现，胃溃疡和十二指肠溃疡的发病与遗传因素有关，O型血型者比其他血型患十二指肠溃疡的发病率高达1.4倍。

(二) 临床表现

消化性溃疡以慢性病程、周期性发作、节律性上腹痛为特点。

1. 症状

(1) 上腹痛：为消化性溃疡的主要症状。胃溃疡的疼痛部位在剑突下正中，疼痛常在进餐后半小时到1小时出现，持续1～2小时后逐渐缓解，下次进餐后疼痛复发，其典型节律为进食—疼痛—缓解。十二指肠溃疡患者疼痛为饥饿痛或空腹痛，其疼痛节律为疼痛—进食—缓解。临床上少数溃疡患者可无症状，称为"无症状性溃疡"，这类患者首发症状多为呕血和黑便。

(2) 胃肠道症状还可表现为泛酸、嗳气、恶心、呕吐等消化不良的症状，以胃溃疡较十二指肠溃疡为多见。

(3) 全身症状：可表现为失眠、多汗等自主神经功能失调的症状，也可有消瘦、贫血等症状。

2. 并发症

(1) 出血：是消化性溃疡最常见的并发症，十二指肠溃疡比胃溃疡易发生。出血量小时，表现为呕血、黑便和粪便隐血试验阳性，出血量大时甚至可排鲜血便。

(2) 穿孔：常发生于十二指肠溃疡，主要表现为腹部剧痛和具有急性腹膜炎的体征。当溃疡病患者腹部疼痛变为持续性，进食或用抑酸药后长时间疼痛不能缓解，并向背部或两侧上腹部放射时，常提示可能出现穿孔。

(3) 幽门梗阻：少数病例可出现，主要发生于十二指肠溃疡或幽门管溃疡。主要表现为餐后上腹部饱胀，频繁呕吐宿食，严重时可引起水和电解质紊乱，并有营养不良和体重下降症状。

(4) 癌变：少数胃溃疡可发生癌变，尤其是45岁以上的患者，发生率1%以下，十二指肠溃疡则少见。

(三) 辅助检查

X线钡餐检查：溃疡的X线直接征象为龛影，是诊断溃疡的重要依据。

(四) 治疗原则

1. 首先给予根除幽门螺杆菌治疗　质子泵阻断药或胶体铋剂和两种抗菌药物如氨苄西林、克拉霉素、甲硝唑等三联治疗，使幽门螺杆菌根除率可达80%以上。

2. 抑制胃内酸度的药物

(1) H_2受体拮抗剂：能阻止组胺与H_2受体相结合，使壁细胞分泌胃酸减少。常用药物有西咪替丁、雷尼替丁和法莫替丁。主要不良反应为乏力、头昏、嗜睡和腹泻。

(2) 质子泵阻断药：以奥美拉唑为代表，常用的药物有奥美拉唑、兰索拉唑等。

(3) 制酸剂：使胃内酸度降低，常用药物有氢氧化铝、碳酸氢钠、铝碳酸镁等。

3. 保护胃黏膜的药物　在酸性环境中，与溃疡面渗出的蛋白质相结合，形成一覆盖溃疡的保护膜。

(1) 枸橼酸铋钾：可形成一层防止酸和胃蛋白酶侵袭的保护屏障。此外，还具有抗幽门螺杆菌的作用。

(2) 硫糖铝：是一种硫酸化蔗糖的氢氧化铝盐，可与溃疡面上带正电荷的渗出蛋白质相结合，它还可能刺激局部内源性前列腺素的合成，对黏膜起保护作用。

4. 手术治疗　适用于急性穿孔、幽门梗阻、大量出血和恶性溃疡等并发症的消化性溃疡患者。

(五) 护理措施

(1) 注意病情观察,观察患者疼痛的特点。

(2) 病情较重的活动性溃疡患者或大便隐血试验阳性患者应卧床休息,病情较轻的患者可边工作边治疗,注意劳逸结合,避免过度劳累、紧张,保持良好的心情,对有烟酒嗜好的患者,应劝其戒除。

(3) 嘱患者定时进餐,少量多餐。进餐时应细嚼慢咽,不宜过快、过饱,溃疡活动期患者每天可进餐5～6顿。同时以清淡、富有营养的饮食为主,应以面食为主食,或软饭、米粥。避免粗糙、过冷、过热、刺激性食物或饮料,如油煎食物、浓茶、咖啡、辛辣调味品等。两餐之间可给适量的脱脂牛奶,但不宜多饮。

(4) 遵医嘱正确服用药物,如抗酸药应在餐后1小时及睡前服用,避免与牛奶同时服用;抗胆碱能药及胃动力药如多潘立酮、西沙必利等应在餐前1小时及睡前1小时服用。用药期间要注意药物的不良反应和药物的配伍禁忌。

(5) 心理护理。

(6) 对于年龄偏大的胃溃疡患者,应嘱其定期到门诊复查,防止癌变。

第五节　溃疡性结肠炎患者的护理

溃疡性结肠炎(UC)是一种病因不明的直肠和结肠慢性非特异性疾病。主要临床表现是腹泻,大便有黏液脓血,腹痛及里急后重。

(一) 病因

病因尚不完全明了。

(二) 临床表现

起病多数缓慢,感染、精神刺激、劳累、饮食失调多为本病的发作诱因,病程长,可迁延数年,常有发作期与缓解期交替。

1. 症状

(1) 消化系统表现:腹泻,轻者每日排便2～3次,重者可达每日10余次,粪便呈黏液、脓血便,甚至血便,常有里急后重感觉;腹痛,呈轻度、中度,局限于左下腹或下腹部。排便后疼痛可减轻或缓解。若并发中毒性结肠扩张或炎症波及腹膜,可有持续性剧烈腹痛。还可有腹胀、食欲减退、恶心、呕吐。

(2) 全身表现:轻症发热;重症可有高热、贫血、消瘦、水和电解质平衡失调、低蛋白血症及营养不良。部分患者还可出现皮肤结节红斑、关节痛、脾大、口腔黏膜溃疡等。

2. 体征　患者呈慢性病容,精神差,重者呈消瘦、贫血貌。轻型患者有左下腹轻压痛;重症者常有明显腹膜刺激征。如出现反跳痛、腹肌紧张、肠鸣音减弱等,应警惕中毒性结肠扩张、肠穿孔的发生。

3. 并发症

(1) 中毒性巨结肠。

(2) 直肠结肠癌变。

(3) 直肠、结肠大量出血,肠梗阻、肠穿孔等。

(三) 治疗原则

治疗目的在于控制急性发作、缓解病情、减少复发、防止并发症。

1. 一般治疗　急性发作期应卧床休息,保持心情平静。病情严重者应禁食,给予完全胃肠外营养治疗,轻、中度者可给予流质饮食。对于腹痛明显患者可服用阿托品。

2. 药物治疗

(1) 柳氮磺吡啶:简称SASP,一般作为首选药物,适用于轻、中型或重型,使用糖皮质激素治疗已有缓解者,疗程1～2年。目前使用奥沙拉嗪效果也较好,也可用对氨基水杨酸保留灌肠治疗。

(2) 肾上腺皮质激素:适用于暴发型或重型患者。

(四) 护理措施

1. 休息和活动　给患者提供安静、舒适的休息环境,注意劳逸结合,生活要有规律,保持心情舒畅,以减少患者的胃肠蠕动及体力消耗。

2. 严密观察病情　注意监测患者生命体征的变化,同时观察患者有无脱水表现。还应注意观察腹泻、腹部压痛及肠鸣音情况,如出现腹胀、肠鸣音消失、腹痛加剧等情况,要考虑中毒性巨结肠的发生,及时报告给医生,积极采取抢救措施。

3. 饮食护理　应给予高热量、富营养而少纤维、易消化的细软食物,禁食生、冷食物及含纤维素多的蔬菜水果,忌食牛乳和乳制品。急性发作期患者应进食无渣流质或半流质饮食,病情严重者应禁食。

4. 腹泻护理　由于患者腹泻次数较多,里急后重症状严重,应将患者安排至离卫生间较近的房间,或室内留置便器。协助患者做好肛门及肛周皮肤的护理,如手纸要柔软,擦拭动作宜轻柔,便后用肥皂和温水清洗肛门及周围皮肤,清洁后轻轻拭干,必要时给予护肤软膏涂擦,以防皮肤破损。同时注意观察粪便的量、性状、排便次数。

5. 用药护理　应向患者做好有关药物的用法、作用、不良反应等的解释工作,告知患者饭后服用柳氮磺吡啶,可减少其恶心、呕吐、食欲减退等药物不良反应及坚持用药的重要性。

6. 心理护理。

第六节　小儿腹泻的护理

小儿腹泻是由多病原、多因素引起的以大便次数增多和大便性状改变为特点的一组临床综合征，多发生在2岁以下小儿，全年均可发病，夏秋季发病率最高。

一、病　　因

1. 易感因素　婴幼儿消化系统发育不完善、机体防御功能较差、肠道菌群失调、人工喂养。

2. 感染因素　①肠道内感染：主要由病毒、细菌引起；轮状病毒及致病性大肠埃希菌常见；②肠道外感染：如肺炎等。

3. 非感染性因素　主要为饮食因素、酶类缺乏和气候因素等。

二、临床表现

根据病因分为感染性腹泻和非感染性腹泻；根据病程分为急性腹泻（病程<2周）、迁延性腹泻（病程在2周至2个月）和慢性腹泻（病程>2个月）；根据病情分为轻型腹泻和重型腹泻。

（一）轻型腹泻

轻型腹泻多为饮食因素或肠道外感染所致，以胃肠道症状为主，大便次数一般每日在10次以内，量不多，一般为黄色或黄绿色稀水样，常见白色或黄白色奶瓣和泡沫。体温多正常，无明显脱水征及全身中毒症状，经治疗多在数日内痊愈。

（二）重型腹泻

重型腹泻多由肠道内感染引起，除有较重的胃肠道症状外，还有明显的脱水、电解质紊乱、酸碱失衡及全身中毒症状。

1. 胃肠道症状　大便每日10余次至数十次，多为黄水样便或蛋花样便，量多，有少量黏液。

2. 全身中毒症状　发热、烦躁不安、精神委靡、嗜睡甚至昏迷、休克。

3. 水、电解质和酸碱平衡紊乱　主要表现为脱水、代谢性酸中毒、低钾血症等。

（1）脱水（表2-1、表2-2）。

表2-1　不同程度脱水的临床表现

	轻度	中度	重度
失水占体重百分比	3%～5%	5%～10%	>10%
精神状态	稍差、略烦躁	烦躁或委靡	昏睡甚至昏迷
皮肤弹性	稍差	差	极差
口腔黏膜	稍干燥	干燥	极干燥
眼窝及前囟	稍凹陷	明显凹陷	深凹陷、眼睑不能闭合
眼泪	有	少	无
尿量	稍少	少	无
休克症状	无	无	有

表2-2　不同性质脱水的临床表现

	低渗性	等渗性	高渗性
血钠（mmol/L）	<130	130～150	>150
口渴	不明显	明显	极明显
皮肤弹性	极差	稍差	尚可
血压	明显下降	下降	正常/稍低
神志	嗜睡/昏迷	委靡	正常/稍低

（2）代谢性酸中毒（表2-3）。

表2-3　代谢性酸中毒的分度及临床表现

	轻度	中度	重度
精神状态	正常	精神委靡、烦躁不安	昏睡、昏迷
呼吸改变	呼吸稍快	呼吸深大	呼吸深快、节律不规整、有烂苹果味
口唇颜色	正常	樱红	发绀

（3）低钾血症：主要表现为精神不振、无力、腱反射减弱或消失，腹胀、肠鸣音减弱或消失；心音低钝，心律失常等。

（4）低钙血症：在脱水、酸中毒纠正后患儿出现抽搐或惊厥等低钙症状。

（三）不同病因所致腹泻的临床特点

1. 轮状病毒肠炎　又称秋季腹泻。多发生在秋冬季节，以6～24个月婴幼儿为多；全身症状常伴上呼吸道感染症状，感染中毒症状不明显，常伴脱水、酸中毒；大便呈黄色水样或蛋花汤样，含少量黏液，无腥臭味，每日几次到几十次，量多。大便检查可见少量白细胞，血清抗体多在感染后3周上升。

2. 致病性和产毒性大肠埃希菌肠炎 多见于气温较高季节;全身可伴发热、脱水、电解质紊乱和酸中毒;腹泻频繁,大便呈蛋花汤样或水样,含有黏液。大便检查可见少量白细胞。

3. 侵袭性大肠埃希菌肠炎 多见于气温较高季节;常有恶心、呕吐、里急后重及全身中毒症状,甚至休克;大便为黏液、脓血便,有腥臭味。大便检查可见大量脓细胞、白细胞和红细胞。

4. 生理性腹泻 多见于6个月以下婴儿,生后不久即腹泻,不需特殊治疗,不影响生长发育;全身外观虚胖,常有湿疹,精神、食欲好,体重增长正常;除大便次数增多外,无其他症状,添加辅食后,大便即逐渐转为正常。

三、辅助检查

1. 粪便检查 轻型腹泻患儿,粪便镜检可见大量脂肪球;中、重度腹泻患儿,粪便镜检可见大量白细胞,有些可有不同数量红细胞。粪便细菌培养可做病原学检查。

2. 血液生化检查 可提示脱水性质,反映体内缺钾的程度,了解酸碱平衡情况。

四、治疗要点

(1) 调整饮食。

(2) 预防和纠正水、电解质和酸碱平衡紊乱。

(3) 药物治疗。

(4) 对症处理。

五、护理措施

1. 补液的护理

(1) 口服补液:正确配制口服补液盐。2岁以下患儿每1~2分钟喂5ml(约1小勺),稍大的患儿可用杯子少量多次饮用;如有呕吐,停10分钟后再喂,每2~3分钟喂5ml,4~6小时服完。注意:①服用期间应让患儿照常饮水、喝奶;②如患儿出现眼睑水肿,应停止服用,改为口服白开水。

(2) 静脉补液:①输液前全面了解患儿的病情,熟悉所输液体的组成、张力、配制方法。②输液中按先快后慢、先浓后淡、先盐后糖、见尿补钾的原则,按医嘱分批输入液体。③严格掌握输液速度,最好使用输液泵。④观察补液效果:准确记录第一次排尿时间,若补液合理,3~4小时应排尿,表明血容量恢复;若24小时患儿皮肤弹性及前囟、眼窝凹陷恢复,说明脱水已纠正。若仅是尿量多而脱水未纠正,可能是输入的液体中葡萄糖比例过高;若补液后患儿出现眼睑水肿,可能是电解质溶液比例过高,应及时通知医生调整补液。⑤准确记录24小时出入量。⑥保证静脉输液通畅。

2. 微生态制剂 如果是活菌制剂,服用时应与口服抗生素间隔至少1小时以上。

3. 密切观察病情 ①监测生命体征;②观察并记录大便次数、性状及量,正确收集粪便送检;③观察全身中毒症状:如发热、烦躁、精神委靡或嗜睡等;④观察水、电解质紊乱和酸碱平衡紊乱症状。

4. 根据个体情况合理调整饮食 呕吐严重者可暂禁食4~6小时(不禁水),好转后尽早恢复喂养;母乳喂养的患儿继续母乳喂养,少量多次,暂停辅食;人工喂养的患儿可喂稀释的牛奶或米汤、脱脂奶等,腹泻次数减少后给予半流质饮食;病毒性肠炎多继发双糖酶(主要是乳糖酶)缺乏,暂停乳类喂养,改为豆浆、去乳糖配方奶粉等。饮食调整原则为由少到多,由稀到稠,逐渐过渡到正常饮食,调整速度与时间取决于患儿对饮食的耐受情况。

5. 对感染性腹泻的患儿应进行消化道隔离。护理前后要洗手,对患儿的食具、玩具、衣物、被服、尿布等要进行消毒处理。

6. 维持皮肤的完整性 ①原则是保持臀部及会阴部皮肤的清洁、干爽。每次大便后要用温水清洗臀部,有条件的可使用婴儿湿巾。清洗臀部时,应用手蘸水进行清洗,然后用柔软的毛巾或纸巾轻轻吸干。清洁后,可涂鞣酸软膏等,以预防臀红发生。尿布应选择柔软、吸水性好的棉织品,勤更换,避免使用不透气的塑料布或橡胶布。兜尿裤时松紧要合适。②臀红的护理:在季节或室温条件允许的情况下,可使臀部暴露于空气中,保持皮肤干燥。局部用红外线灯或鹅颈灯照射。每次照射时间15~20分钟,每日2~3次。灯与臀部的距离一般为35~45cm,要严格交接班,防止烫伤。臀部烤灯后,酌情涂以润肤油类或药膏。

六、健康教育

向家长讲解小儿腹泻的病因及预后,饮食调整的方法,臀部护理的方法,口服补盐液的配制、喂服方法和注意事项。指导家长学会病情观察的内容和方法,嘱家长注意饮食卫生,应食物新鲜、食具清洁;合理喂养;气候变化时避免腹部受凉;教育儿童饭前便后洗手。

第七节 肠梗阻患者的护理

(一) 病因及分类

1. 按梗阻发生的基本病因 可分为机械性肠梗

阻、动力性肠梗阻和血运性肠梗阻。机械性肠梗阻最常见，动力性肠梗阻又分为麻痹性肠梗阻和痉挛性肠梗阻。

2. 按肠壁有无血运障碍　可分为单纯性肠梗阻和绞窄性肠梗阻。后者不仅有肠内容物通过受阻，同时发生肠管血运障碍。

3. 按梗阻程度　可分为完全性肠梗阻和不完全性肠梗阻。

4. 按病情缓急　可分为急性肠梗阻和慢性肠梗阻。

5. 按梗阻部位　分为高位肠梗阻和低位肠梗阻。

(二) 病理生理

1. 肠管局部变化　梗阻以上肠段蠕动增强；肠腔积液积气，扩张，梗阻部位越低，时间越长，扩张越明显，梗阻部位以下则瘪陷，空虚或仅少量粪便；肠壁充血水肿，肠腔内压力升高，致肠壁静脉回流受阻，继而可致血运障碍，缺血坏死而穿孔。

2. 全身性变化　频繁呕吐可致消化液的丢失，高位肠梗阻时尤甚；低位肠梗阻时消化液潴留在肠腔。体液丢失多伴有电解质和酸碱平衡失调。肠壁血运障碍，细菌及毒素渗透到腹腔内引起腹膜炎、脓毒症、全身感染，还可引起呼吸和循环功能障碍。

(三) 临床表现

1. 症状

(1) 腹痛：阵发性剧烈腹痛是机械性肠梗阻的腹痛特点，绞窄性肠梗阻表现为持续性剧烈腹痛伴阵发性加重。麻痹性肠梗阻呈持续性胀痛。

(2) 呕吐：高位肠梗阻时呕吐出现早而频繁，呕吐物主要为胃及十二指肠内容物；低位肠梗阻时呕吐迟而少，呕吐物为粪样；麻痹性肠梗阻时呕吐呈溢出性；若呕吐物呈棕褐色或血性，表明肠管有血运障碍。

(3) 腹胀：高位肠梗阻腹胀不明显；低位肠梗阻腹胀明显；麻痹性肠梗阻为均匀性全腹胀；腹胀不对称为绞窄性肠梗阻的特征。

(4) 停止排便排气：见于急性完全性肠梗阻。不完全性肠梗阻可有多次少量的排气、排便；绞窄性肠梗阻，可排出血性黏液样粪便。

2. 体征　单纯性肠梗阻可见肠型和蠕动波；绞窄性肠梗阻时腹腔内有渗液，可有移动性浊音；机械性肠梗阻时，可闻及肠鸣音亢进，有气过水声或金属音；麻痹性肠梗阻时则肠鸣音减弱或消失。

(四) 辅助检查

X线检查在立位或侧卧位腹部平片可见多个阶梯状排列的气液平面。绞窄性肠梗阻可见孤立、突出胀大的肠袢。

(五) 治疗原则

解除肠道梗阻和矫正全身生理紊乱。根据梗阻情况可采取手术治疗或非手术治疗。非手术治疗方法包括：禁食禁饮、胃肠减压、解痉止痛、纠正体液失调、防治感染和中毒。

(六) 护理措施

1. 非手术治疗的护理　禁食、胃肠减压、合理体位(病情平稳后改为半卧位)、维持体液平衡、合理输液并记录出入量、营养支持、应用解痉剂有效缓解疼痛、维持体温正常、遵医嘱正确合理使用抗生素。

2. 手术后护理　术后加强病情观察；术后尽早下床活动，防止肠粘连；饮食护理(禁食期间给予补液，肛门排气后进食，逐步过渡)；固定引流管，保持通畅；有不适及时就诊。

(七) 常见的机械性肠梗阻

1. 粘连性肠梗阻　多见于术后。

2. 肠扭转　小肠扭转多见于青壮年，表现为突发脐周剧烈绞痛。腹部X线检查可见空肠和回肠换位或“假肿瘤征”等影像特点。肠扭转极易发生绞窄性肠梗阻，故应及时手术治疗。

3. 肠套叠　多见于2岁以内的儿童，以回肠末端套入结肠最多见，常为突然发作剧烈的阵发性腹痛，伴有呕吐和果酱样血便。X线空气或钡剂灌肠检查，可见到空气或钡剂在套叠远端受阻呈“杯口状”阴影。早期可用空气或钡剂灌肠复位。

附：肠套叠

肠套叠系指部分肠管及其肠系膜套入邻近肠管腔所致的一种绞窄性肠梗阻，是婴幼儿期常见的急腹症之一，多发生在2岁以内，以春秋季多见。

(一) 病因及病理

95%为原发性，多见于婴幼儿，与婴幼儿回盲部系膜尚未完全固定、活动度较大有关；继发性，多为年长儿，与肠息肉、肿瘤等牵拉有关；饮食改变、腹泻及病毒感染等导致肠蠕动紊乱，可诱发肠套叠。按套入部分不同分为：①回盲型，最常见；②回结型；③回回型；④小肠型；⑤结肠型；⑥多发型。

(二) 临床表现

1. 腹痛　患儿突然发生剧烈的阵发性肠绞痛。

表现为突然发作的阵发性哭闹、屈膝缩腹、面色苍白、拒食、出汗，持续数分钟或更长时间后腹痛缓解，安静或入睡，间歇10～20分钟又反复发作。

2. 呕吐 呕吐物为胃内容物，初为乳汁、乳块和食物残渣，后可含胆汁，晚期可吐粪便样液体。

3. 血便 为重要症状。在发病后6～12小时排出果酱样黏液血便，或做直肠指诊时发现血便。

4. 腹部包块 多数患儿在右上腹可触及腊肠样包块。

5. 全身情况 早期一般情况尚好，随病程延长，病情加重，常有严重脱水、高热、昏迷及休克等中毒症状。

(三) 辅助检查

X线透视下空气灌肠、腹部B超监视下水压灌肠等明确诊断，并可同时进行复位治疗。

(四) 治疗原则

立即进行复位。

1. 非手术疗法 灌肠疗法适用于病程在48小时以内，全身情况良好，无腹胀，无明显脱水及电解质紊乱者。首选空气灌肠。

2. 手术治疗 用于灌肠不能复位、肠套叠超过48～72小时、疑有肠坏死或穿孔者以及小肠型套叠需手术治疗。根据患儿情况可选择单纯手法复位、肠切除吻合术或肠造瘘术等。

(五) 护理措施

1. 监测患儿生命体征、精神及意识状态，评估腹痛的部位、持续时间及伴随症状，观察记录呕吐的次数、量及性质，进行胃肠减压的患儿需记录胃液的量及性质，观察有无水、电解质紊乱的征象。

2. 患儿腹痛发作时，可让家长抱起患儿以减轻疼痛和恐惧，可吸吮安抚奶嘴。多数患儿通过空气灌肠复位后症状缓解，表现为：①很快入睡，不再哭闹和呕吐；②腹部肿块消失；③肛门排气及排出黄色大便；④口服活性炭，6～8小时后大便内可见炭末排出。如患儿仍烦躁不安，阵发性哭闹，腹部包块仍存在，应立即通知医生做进一步处理。

3. 治疗配合 手术前及需要灌肠复位的患儿均需禁食。开放静脉通路。术后注意维持胃肠减压，患儿排气、排便后可拔除胃肠引流管，逐渐恢复经口进食。

(六) 健康教育

详细向家长解释各项操作的方法和目的，解除其心理负担。

第八节 急性阑尾炎患者的护理

(一) 病因病理

1. 病因 阑尾管腔阻塞和细菌入侵是急性阑尾炎最常见的原因。

2. 病理 ①急性单纯性阑尾炎：病变局限于黏膜和黏膜下层，外观轻度肿胀，表面少量纤维素渗出物。②急性化脓性阑尾炎：病变扩散至阑尾壁各层，小脓肿形成。肿胀明显，表面附有脓性渗出物。③坏疽性及穿孔性阑尾炎：管壁坏死或部分坏死，呈暗紫色或黑色，可发生穿孔，感染扩散可致弥漫性腹膜炎。④阑尾周围脓肿：大网膜移至右下腹包裹并粘连形成炎性脓肿。

(二) 临床表现

1. 症状 大多数患者具有典型的转移性右下腹疼痛。如发生门静脉炎时可出现寒战、高热和轻度黄疸。

2. 体征 右下腹固定的压痛是最常见的重要体征，压痛部位常在麦氏(McBurney)点，即右髂前上棘与脐连线的中外1/3交界处。结肠充气试验、腰大肌试验、闭孔内肌试验、直肠指诊可作为辅助诊断的依据。

(三) 辅助检查

血常规检查白细胞计数、中性粒细胞比例增高。

(四) 治疗原则

一经确诊后，应及早施行阑尾切除术；早期单纯性阑尾炎或有禁忌证者非手术治疗；阑尾周围脓肿先使用抗生素3个月，再手术治疗。

(五) 护理措施

1. 减轻或控制疼痛

(1) 采取适当卧位：协助患者采取半卧位或斜坡卧位，以减小腹壁张力，有助于缓解疼痛。

(2) 禁食或合理饮食。

(3) 药物止痛：对诊断明确疼痛剧烈的患者，可遵医嘱给予解痉或止痛药。

(4) 控制感染：遵医嘱应用足量有效抗菌药。

2. 并发症的预防

(1) 内出血：术后第1～2天。

(2) 切口感染：是术后最常见的并发症。表现为术后3～5天体温升高，切口疼痛且局部有红肿、压痛或波动感。应给予抗生素、理疗等治疗，如已化脓应拆线引流。

(3) 腹腔脓肿：炎症渗液积聚于膈下、肠间、盆腔而形成。表现为术后 5～7 天体温升高，或下降后又上升，并有腹痛、腹胀、腹部包块或排便排尿改变等，应及时和医生取得联系进行处理。

3. 健康教育 术后早期床上或下床活动，促进肠蠕动恢复，防止发生肠粘连。阑尾周围脓肿患者出院 3 个月后可行阑尾切除术。

第九节 腹外疝患者的护理

一、病因及分类

(一) 病因病理

1. 病因 腹壁强度降低和腹内压力增高是腹外疝发病的两个主要原因。腹壁强度降低多为手术切口愈合不良、外伤、感染、年老、久病或肥胖所致肌萎缩等。腹内压力增高多为慢性咳嗽、便秘、排尿困难（如前列腺增生症）、腹水、妊娠、举重、婴儿经常啼哭等。

2. 病理 典型的腹外疝由疝环、疝囊、疝内容物和疝外被盖组成。疝内容物是进入疝囊的腹内脏器或组织，以小肠最为多见，大网膜次之。

(二) 临床分类

根据疝的可复程度和血供情况，腹外疝可分易复性疝、难复性疝、嵌顿性疝和绞窄性疝。①易复性疝：凡疝内容物很容易回纳入腹腔的，称为易复性疝。②难复性疝：疝内容物不能或不能完全回纳入腹腔内，称为难复性疝。③嵌顿性疝：完全不能回纳，组织缺血称为嵌顿性疝。④绞窄性疝：肠管及其系膜受压，使动脉血流减少，导致完全阻断，即为绞窄性疝。

发生在腹股沟区的腹外疝，统称为腹股沟疝，腹股沟疝又分为腹股沟直疝和腹股沟斜疝（表 2-4），其中腹股沟斜疝的发病率最高，是最多见的腹外疝。直疝不进入阴囊，故极少发生嵌顿，常见于年老体弱者。

表 2-4 腹股沟斜疝与腹股沟直疝的区别

鉴别点	斜疝	直疝
发病年龄	多见于儿童及青壮年	多见于老年
突出途径	经腹股沟管突出，可进阴囊	由直疝三角突出，不进阴囊
疝块外形	椭圆或梨形，上部呈蒂柄状	半球形，基底较宽
回纳疝块后压住深环	疝块不再突出	疝块仍可突出
精索与疝囊的关系	精索在疝囊后方	精索在疝囊前外方
疝囊颈与腹壁下动脉的关系	疝囊颈在腹壁下动脉外侧	疝囊颈在腹壁下动脉内侧
嵌顿机会	较多	较少

二、治疗原则

1. 非手术治疗 因为婴幼儿腹肌可随生长逐渐强壮，疝有自行消失的可能，故半岁以下婴幼儿可暂不手术。可采用棉线束带或绷带压住腹股沟管深环，防止疝块突出。年老体弱或伴有其他严重疾病而不能手术者，可采用手法复位，手法复位后，必须严密观察腹部体征，一旦出现腹膜炎或肠梗阻的表现，应尽早手术探查。嵌顿性疝需要紧急手术治疗。易复性疝可用医用疝带阻止疝块突出。

2. 手术治疗 腹股沟疝一般均应及早施行手术治疗。

三、护理措施

1. 术前护理 心理护理；消除致腹内压升高的因素；活动和休息（疝块较大者减少活动，多卧床休息）；病情观察；灌肠与排尿（术前晚灌肠，进手术室前嘱患者排空小便）。

2. 术后护理 病情观察；体位（平卧位，膝下垫软枕，髋关节微曲以减轻疼痛）；活动（无张力疝修补术者可早期下床活动，年老体弱、复发性疝、巨大疝者 10 天以后方可下床活动）；防止腹内压升高；预防阴囊血肿（术后可用丁字带将阴囊托起，并密切观察阴囊的肿胀情况）。

3. 健康教育 出院后逐渐增加活动量，3 个月内应避免重体力劳动或提举重物；避免腹内压升高的因素；需注意保暖，防止受凉而引起咳嗽；提供患者预防腹内压增高的相关知识。

第十节 痔患者的护理

一、病因及分类

痔是直肠下段黏膜和肛管皮肤下的静脉丛淤血、扩张和屈曲所形成的静脉团。

(一) 病因

(1) 局部慢性炎症刺激。

(2) 长期饮酒、好食辛辣等刺激性食物史、食物中的纤维素含量过低、营养不良等因素，导致直肠下部黏膜下静脉丛扩张充血。

(3) 职业及病理因素：如长期坐与立或便秘、前列腺增生、腹水和妊娠、盆腔肿瘤等，导致直肠静脉丛扩张充血。

(4) 直肠局部解剖因素。

(二) 分类

痔可分为内痔、外痔和混合痔3类。

1. 内痔 位于齿状线以上，表面覆盖直肠黏膜。好发于直肠下端的左侧、右前或右后方(截石位3、7、11点)。

2. 外痔 位于齿状线下方，表面覆盖肛管皮肤。

3. 混合痔 因直肠上、下静脉丛互相吻合，由齿状线上、下静脉丛同时曲张而形成。

二、临床表现

1. 内痔 主要表现为排便时无痛性出血和痔块脱出，分为4期。Ⅰ期：排便时无痛性出血，痔块不脱出肛门外。Ⅱ期：便血加重，严重时呈喷射状，排便时痔块脱出，但便后能自行回纳。Ⅲ期：便血量常减少，痔块脱出不能自行回纳，需用手托回。Ⅳ期：痔块长期脱出于肛门外或回纳后又即脱出。当脱出的痔块被痉挛的括约肌嵌顿时，疼痛明显。直肠指诊常不能触及，肛门镜检查可见暗红色、质软的半球形肿物。

2. 外痔 主要表现为肛门不适、潮湿，有时伴有局部瘙痒。

三、治疗原则

(1) 一般治疗：适用于痔初期，只需调节饮食，保持大便通畅，便后热水坐浴，加强体育锻炼，不需特殊治疗。

(2) Ⅰ、Ⅱ期内痔可选择注射疗法、胶圈套扎法。

(3) Ⅱ、Ⅲ期内痔及混合痔，行痔核切除术。

四、护理措施

1. 有效缓解疼痛

(1) 局部热敷或温水坐浴：用1∶5000高锰酸钾溶液温水坐浴。

(2) 遵医嘱用药：血栓性外痔者局部应用抗菌药软膏。

(3) 及时回纳痔。

2. 保持大便通畅

(1) 术前

1) 调节饮食结构：嘱患者多饮水，多吃新鲜水果、蔬菜和粗粮，少饮酒。

2) 定时排便：保持心情愉快及规律的生活起居，养成定时排便习惯。

3) 活动：适当增加活动量，以促进肠蠕动；避免久站、久坐、久蹲。

(2) 术后：术后1～2天应以无渣或少渣流食、半流食为主。应保持大便通畅，防止用力排便，崩裂伤口。若有便秘，可口服液状石蜡或其他缓泻剂，但忌灌肠。

3. 并发症的预防和护理 术后密切观察尿潴留、切口出血、术后切口感染，每次大便后用1∶5000高锰酸钾溶液坐浴。对术后瘢痕痉挛所致的肛门狭窄，应及早行扩肛治疗。

4. 健康教育 直肠肛管疾病常与排便不畅有关，应保持排便通畅；养成每天定时排便的习惯；进行适当的活动，长久站立或坐位工作的人要坚持做保健体操，做肛门括约肌锻炼活动；局部清洁，常进行肛门坐浴。

第十一节 肛瘘患者的护理

(一) 病因病理

肛瘘大多由直肠肛管周围脓肿治疗不及时、不彻底发展而来。由内口、瘘管、外口三部分组成。根据瘘口与瘘管的数目分为：单纯性肛瘘和复杂性肛瘘。单纯性肛瘘：只存在单一瘘管。复杂性肛瘘：存在多个瘘口和瘘管，甚至有分支。根据瘘管所在位置分为：低位肛瘘和高位肛瘘。

(二) 临床表现

肛门周围可见瘘口，呈红色乳头状突起，压之可排出少量脓液或脓性分泌物，有压痛。肛门周围皮肤瘙痒。肛瘘常与直肠肛管周围脓肿症状交替、反复发作；脓肿破溃后脓液排出，则症状缓解。直肠指诊时可触及压痛的硬结样内口及条索状瘘管。

(三) 治疗原则

原则是切开瘘管，敞开创面，促进愈合。手术方法包括：瘘管切开术或瘘管切除术，适用于低位肛瘘；挂线疗法，适用于高位单纯性肛瘘的治疗或高位复杂性肛瘘的辅助治疗。

(四) 护理措施

1. 保持大便通畅 饮食清淡，忌辛辣食物，多进食新鲜果蔬；多饮水；养成良好排便习惯。

2. 加强肛周皮肤护理 保持肛周皮肤清洁、干燥。温水坐浴：每天早晚及排便后用 1∶5000 高锰酸钾溶液坐浴。

3. 挂线疗法护理　嘱患者每 5～7 天至门诊收紧药线，直到药线脱落。脱线后局部可涂生肌散或抗生素软膏，以促进伤口愈合。

4. 术后并发症的预防和护理　定期行直肠指诊，以及时观察伤口愈合情况。为防止肛门狭窄，术后 5～10 天可用示指扩肛，每日 1 次，肛门括约肌松弛者，术后 3 天起指导患者进行提肛运动。

5. 健康教育　嘱患者保持局部清洁，常做肛门坐浴。直肠肛管疾病应及时治疗，并耐心坚持治疗至治愈为止。养成良好的饮食习惯。

第十二节　直肠肛管周围脓肿患者的护理

(一) 病因病理

直肠肛管周围脓肿包括肛门周围脓肿、坐骨肛管间隙脓肿、骨盆直肠间隙脓肿等，其中肛门周围皮下脓肿最为常见。常见病因是肛腺感染。

(二) 临床表现

肛门周围脓肿最常见。主要表现为持续性跳痛，局部红肿、触痛，脓肿形成后有波动感。

全身感染症状不明显。但坐骨肛管间隙脓肿、骨盆直肠间隙脓肿时全身感染症状较重，局部体征不明显。

直肠指诊对直肠肛管周围脓肿有重要意义。血常规可见白细胞计数和中性粒细胞比例增高。局部穿刺抽到脓液则可确诊。

(三) 治疗原则

脓肿未形成时以非手术治疗为主，包括控制感染、早期使用抗菌药物；局部理疗或热水坐浴；促使炎症消退。如已形成脓肿，应及时切开排脓。

(四) 护理措施

1. 有效缓解疼痛

(1) 体位：采取舒适体位，避免局部受压加重疼痛。

(2) 热水坐浴：指导患者用 1∶5000 高锰酸钾溶液 3000ml 坐浴，温度为 43～46℃，每日 2～3 次，每次 20～30 分钟。

2. 保持大便通畅

(1) 饮食：嘱患者多饮水，摄入有促进排便作用的食物，如香蕉、新鲜蔬菜等，鼓励患者排便。对于惧怕疼痛者，应提供相关知识。

(2) 予以缓泻剂：根据医嘱，给予麻仁丸或液状石蜡等口服。

3. 控制感染

(1) 应用抗菌药。

(2) 脓肿切开引流护理：应密切观察引流液的颜色、量、性状并记录。定时冲洗脓腔，保持引流通畅。当脓液变稀、引流量小于 50ml/d 时，可考虑拔管。

(3) 对症处理：高热患者给予物理降温。

4. 健康教育　局部清洁，常做肛门坐浴。直肠肛管疾病应及时治疗，并耐心坚持治疗至治愈为止。嘱患者养成良好的饮食习惯。

第十三节　肝硬化患者的护理

(一) 病因

引起肝硬化有多种病因，在我国以病毒性肝炎引起肝硬化为主要原因。

(1) 病毒性肝炎。

(2) 酒精中毒。

(3) 胆汁淤积。

(4) 循环障碍。

(5) 日本血吸虫病。

(6) 化学毒物或药物。

(7) 营养障碍。

(8) 遗传和代谢性疾病。

(9) 自身免疫性肝炎。

(二) 发病机制

酒精毒性作用损害肝脏；工业毒性或药物引起化学性损害；胆汁淤积使肝细胞变性坏死；循环障碍致长期肝细胞淤血坏死和纤维组织增生；血吸虫卵及毒性产物刺激结缔组织增生。

(三) 临床表现

各型肝硬化可因出现并发症、伴发病、大量饮酒、手术等因素，促进病情加重和发展。临床上将肝硬化分为肝功能代偿期和肝功能失代偿期，但两期界限常不清楚。

1. 代偿期　症状轻、无特异性，常以疲乏无力、食欲减退为主要表现，可伴腹胀、恶心、轻微腹泻等。上述症状呈间歇性，劳累或发生其他疾病时症状表现明显，休息或治疗后可缓解。体征：肝轻度肿大，质变硬，无或轻度压痛，脾轻度肿大。

2. 失代偿期　症状明显，主要为肝功能减退和门静脉高压症两类临床表现。

(1) 肝功能减退的表现

1) 全身症状:营养状况较差,可有不规则低热,消瘦乏力,精神不振,重者衰弱而卧床不起,皮肤干枯,面色晦暗无光泽(肝病面容)。

2) 消化道症状:食欲减退,畏食,进食后常感上腹饱胀不适、恶心、呕吐;对脂肪、蛋白质耐受性差,稍进油腻肉食易引起腹泻,患者常因腹水和胃肠积气终日腹胀难受。部分患者可有黄疸表现,提示肝细胞有进行性坏死。

3) 出血倾向和贫血:常有皮肤紫癜、牙龈出血、鼻出血、胃肠出血等倾向,患者常有不同程度的贫血。主要与肝合成凝血因子减少、脾功能亢进、肠道吸收障碍、营养不良、毛细血管脆性增加等因素有关。

4) 内分泌紊乱:由于肝功能减退对雌激素灭活能力减退,男性患者可有性欲减退、睾丸萎缩、乳房发育、毛发脱落等症状;女性患者可有月经失调、闭经、不孕等症状。在患者面部、颈、上胸、肩背、上肢等上腔静脉引流部位可见蜘蛛痣和(或)血管扩张,在手掌大小鱼际及指端腹侧有红斑,称为肝掌。可有继发性醛固酮和精氨酸加压素增多,使水钠潴留,对腹水形成起重要作用。由于肾上腺皮质功能损害,患者面部和其他暴露部位可出现皮肤色素沉着。

(2) 门静脉高压症的三大表现:脾大、侧支循环的建立和开放、腹水。

1) 脾大:由于脾脏淤血,可有轻、中度脾脏肿大。晚期可伴有脾功能亢进,表现为白细胞、血小板和红细胞计数减少。

2) 侧支循环的建立和开放:使食管、胃底静脉曲张;腹壁静脉曲张;痔形成。

3) 腹水:约75%以上失代偿期患者有腹水,是肝硬化最突出的临床表现。

(3) 肝触诊:早期表面尚光滑,肝脏质地坚硬,边缘较薄,晚期可触及结节。

3. 并发症

(1) 上消化道出血:为最常见的并发症,多突然发生大量呕血或黑便,常引起出血性休克、诱发肝性脑病。

(2) 肝性脑病:是晚期肝硬化最严重的并发症,亦是常见死亡原因。

(3) 感染:常易并发细菌感染,如肺炎、大肠埃希菌败血症、胆道感染及自发性腹膜炎等。自发性腹膜炎多为革兰阴性杆菌感染,表现为腹痛、腹水迅速增长,重者出现中毒性休克。体征可有全腹压痛、腹膜刺激征。

(4) 肝肾综合征:由于出现大量腹水时,有效循环血容量不足,肾血管收缩,引起肾皮质血流量减少、肾小球滤过率降低,发生肝肾综合征,也称功能性肾衰竭,表现为少尿或无尿、氮质血症、稀释性低钠血症。

(5) 肝肺综合征:为严重的肝病、肺血管扩张和低氧血症的三联征。表现为呼吸困难、低氧血症,检查显示肺血管扩张。

(6) 其他:由于患者摄入不足、长期应用利尿剂、大量放腹水、呕吐、腹泻等因素,易造成电解质和酸碱平衡紊乱。

肝硬化患者若在短期内出现肝增大,且表面有肿块,持续肝区疼痛或腹水呈血性,应考虑并发原发性肝癌的可能,应进一步检查。

(四) 治疗原则

1. 休息。

2. 饮食 给予高热量、高蛋白质、维生素丰富、易消化食物。肝功能损害显著或有肝性脑病先兆者,应限制或禁食蛋白质;腹水者应限制盐摄入;避免进食粗糙、坚硬食物,忌酒,禁用损害肝脏药物。

3. 药物治疗 为避免增加肝细胞负担,药物种类不宜过多,适当选用保肝药物,如葡醛内酯、维生素及助消化药物。

4. 腹水的治疗

(1) 限制钠、水的摄入:限制盐在1~2g/d,进水量限制在1000ml/d左右。

(2) 增加钠、水的排泄:主要使用螺内酯20mg,每日4次,无效时加用氢氯噻嗪或呋塞米,服用时及时补充氯化钾。利尿治疗以每天体重减轻不超过0.5kg为宜,利尿剂使用不宜过猛,避免诱发肝性脑病、肝肾综合征等。为减轻症状也可行穿刺放腹水,但会丢失蛋白质,且短期内腹水又复原,应同时给予白蛋白静脉点滴,可提高疗效。每次放腹水在4000~6000ml,亦可一次放10 000ml,甚至放完,同时静脉滴注白蛋白40~60g。

(3) 提高血浆胶体渗透压:每周输注新鲜血、白蛋白、血浆,对改善一般情况、恢复肝功能和消退腹水均有帮助。

(4) 腹水浓缩回输:放出腹水,通过浓缩处理后再静脉回输,可消除水、钠潴留,提高血浆白蛋白浓度及有效循环血容量,并能改善肾血液循环,对顽固性腹水是一种较好的治疗方法。

(五) 护理措施

1. 休息 代偿期患者可参加轻体力劳动,避免过度疲劳。失代偿期患者,应卧床休息,有利于肝细胞修复。

2. 饮食护理 给予高热量、高蛋白、高维生素、易消化的食物，应忌酒，避免进食粗糙、尖锐或刺激性食物。同时根据病情变化及时更改饮食，如肝功能损害显著或有肝性脑病先兆者、血氨偏高者应限制或禁食蛋白质，待病情好转后再逐渐增加蛋白质摄入量；有腹水时应给予低盐或无盐饮食，限制进水量。对于剧烈恶心、呕吐、进食甚少或不能进食患者，可遵医嘱给予静脉补充足够的营养。

3. 病情观察　注意观察生命体征、尿量等情况，准确记录出入量，观察腹围、体重，注意有无呕血及黑便，有无精神行为异常表现，若出现异常，应及时报告医生，采取紧急措施，防止肝性脑病、功能性肾衰竭的发生。

4. 皮肤护理　腹水患者多伴皮肤干枯粗糙、水肿、抵抗力弱；黄疸患者皮肤瘙痒，故应做好皮肤护理。每日可用温水擦浴，保持皮肤清洁，避免用力搓擦。患者衣着宜宽大柔软、宜吸汗，床铺应平整洁净。长期卧床患者应定时更换体位，以防发生压疮，皮肤瘙痒者可给予止痒处理，嘱患者勿用手抓挠，以免皮肤破损引起感染。

5. 腹腔穿刺放腹水的护理

(1) 术前向患者解释操作过程及注意事项，测量体重、腹围、生命体征，排空膀胱。

(2) 术中及术后监测生命体征，观察有无不适反应。

(3) 术后用无菌敷料覆盖穿刺部位，并观察穿刺部位是否有溢液。术毕应缚紧腹带，防止腹穿后腹内压骤降。记录抽出腹水的量、性质、颜色，标本及时送检。

6. 心理护理　应注意对患者给予关心，鼓励患者说出心中感受，对所提疑问应耐心给予解答，使其树立起战胜疾病的信心和勇气。

第十四节　细菌性肝脓肿患者的护理

(一) 病因病理

细菌性肝脓肿系细菌侵入肝后，引起肝的炎症反应。最常见的致病菌为大肠埃希菌和金黄色葡萄球菌。胆道系统感染是最主要的入侵途径和最常见的病因。

(二) 临床表现

1. 寒战和高热　是最常见的早期症状，一般为稽留热或弛张热。

2. 肝区疼痛　多数患者出现肝区持续性胀痛或钝痛，有时可伴有右肩牵涉痛或胸痛。

3. 消化道及全身症状　患者有乏力、食欲减退、恶心、呕吐；少数患者可有腹泻、腹胀及难以止住的呃逆等症状；患者可有胆道出血。

(三) 辅助检查

1. 血常规　白细胞计数增高，中性粒细胞可高达90%以上，有核左移现象和中毒颗粒；有时血细胞比容下降。

2. X线检查　示阴影增大，右膈肌抬高和活动受限。

3. B超　能分辨肝内直径2cm的液性病灶，并明确其部位和大小。

4. 诊断性肝穿刺　抽出脓液即可证实。

(四) 处理原则

早诊断，早治疗，包括处理原发病、避免并发症。

(1) 支持治疗。

(2) 应用抗菌药。

(3) 脓肿切开引流或肝叶切除术。

(4) 中医中药治疗。

(五) 护理措施

1. 高热护理　给予物理或药物降温，观察体温的动态变化；保持患者舒适；遵医嘱输液和鼓励患者饮水，以维持体液平衡。

2. 用药护理　遵医嘱应用抗菌药物并观察抗菌药的作用与不良反应。

3. 病情观察　加强对生命体征、腹部体征和相应并发症的观察。

4. 营养支持　应鼓励患者多食高蛋白、高热量、富含维生素和膳食纤维的食物，保证足够的体液摄入量；必要时经静脉输注血制品或提供肠内、外营养支持。

5. 术后引流护理　妥善固定引流管，保持引流通畅；半卧位；保持有效冲洗，观察和记录引流液的量和性状。

6. 其他　根据患者的情况给予适宜的止痛措施。

(六) 健康教育

指导患者遵循治疗护理计划要求，要有战胜疾病的信心；讲解肝脓肿的预防、治疗知识；出院后按期复诊，或有明显不适应及时就诊。

第十五节　肝性脑病患者的护理

(一) 病因及诱因

(1) 各型肝硬化及门体分流术后是引起肝性脑病最常见病因。其中又以病毒性肝炎后肝硬化最多见。

(2) 诱因：肝性脑病特别是门体分流性脑病常有明显的诱因，最常见的有：

1) 上消化道出血。

2) 大量排钾利尿、放腹水。

3) 高蛋白饮食。

4) 感染。

5) 药物：利尿剂可导致电解质平衡失调，尤其低钾可加速肝性脑病的发生。安眠药(如地西泮)、镇静药、麻醉药可直接抑制大脑和呼吸中枢，造成缺氧进而加重肝脏损害。含氮药物可引起血氨增高。加重肝损害的药物也是诱发肝性脑病的常见原因，如乙醇、抗结核药等。

6) 便秘。

(二) 临床表现

一般根据意识障碍程度、神经系统表现和脑电图改变将肝性脑病分为四期：

1. 一期(前驱期) 轻度性格改变和行为失常，如欣快激动或淡漠、随地便溺。患者应答尚准确，但有时吐字不清且较缓慢。可有扑翼样震颤，脑电图多数正常。此期持续数天及数周，因症状不明显易被忽视。

2. 二期(昏迷前期) 以意识错乱、睡眠障碍、行为失常为主。定向力和理解力均减退，不能完成简单计算。言语不清，举止反常，多有睡眠时间倒错。甚至有幻觉、恐惧、躁狂。此期患者有明显神经系统体征，如腱反射亢进、肌张力增高、巴宾斯基征阳性，扑翼样震颤存在，脑电图表现异常。

3. 三期(昏睡期) 以昏睡和精神错乱为主，大部分时间呈昏睡状态，但可唤醒。各种神经体征持续存在或加重，扑翼样震颤仍存在，肌张力增加，脑电图有异常表现，锥体束征呈阳性。

4. 四期(昏迷期) 神志完全丧失，不能唤醒。浅昏迷时，对疼痛刺激有反应，腱反射、肌张力亢进，扑翼样震颤无法引出。深昏迷时，各种反射消失，肌张力降低，瞳孔散大，可出现阵发性惊厥、踝阵挛等。脑电图明显异常。

(三) 辅助检查

(1) 血氨：门体分流性血氨升高，急性肝衰竭血氨正常。

(2) 脑电图：前驱期正常，昏迷前期到昏迷期典型改变为节律变慢，出现每秒4～7次的δ波和每秒1～3次高波幅的δ波。

(四) 治疗原则

1. 消除诱因 积极防治感染和上消化道出血，避免快速、大量排钾利尿和放腹水，纠正电解质和酸碱平衡紊乱。不用或慎用镇静安眠药、麻醉药。

2. 减少肠内毒物的生成和吸收

(1) 减少或临时停止蛋白质饮食。

(2) 灌肠或导泻：清除肠内含氮物质或积血，保持大便通畅，可用生理盐水或弱酸性溶液灌肠，禁用肥皂水灌肠，也可口服或鼻饲50%硫酸镁30～50ml导泻。对急性门体分流性脑病昏迷患者以33.3%乳果糖500ml灌肠作为首选治疗。

(3) 抑制肠道细菌生长：口服抗生素如甲硝唑、新霉素等，抑制肠内细菌生长，促进乳酸杆菌繁殖，减少氨的形成和吸收。

3. 促进有毒物质的代谢清除，纠正氨基酸的代谢紊乱。

(1) 降氨药物：谷氨酸钾或谷氨酸钠与游离氨结合形成谷氨酰胺，从而降低血氨。

(2) 支链氨基酸：口服或静脉滴注以支链氨基酸为主的氨基酸混合液，可纠正氨基酸代谢的不平衡，抑制大脑中假神经递质的形成。

4. 其他 对症治疗，如纠正水、电解质紊乱和酸碱失衡，防治脑水肿和继发性感染、休克、出血等。

(五) 护理措施

1. 严密监测病情。

2. 避免各种诱发因素

(1) 禁止给患者应用安眠药和镇静药物，如临床确实需要，遵医嘱可用地西泮、氯苯那敏等，也只用常量的1/3～1/2量。

(2) 防止感染：加强基础护理，观察体温变化，保持口腔、会阴部、皮肤的清洁，注意预防肺部感染，如有感染症状出现，应及时报告医师并遵医嘱及时、准确地给予抗生素。

(3) 防止大量进液或输液：过多液体可引起低血钾，稀释性低血钠、脑水肿等，可加重肝性脑病。

(4) 避免快速利尿和大量放腹水，及时纠正频繁的腹泻和呕吐，防止有效循环血容量减少、水电解质紊乱和酸碱失衡。

(5) 保持大便通畅：大便通畅有利于清除肠内含氮物质。便秘者，可口服或鼻饲50%硫酸镁30～50ml导泻，也可用生理盐水或弱酸溶液洗肠。弱酸溶液洗肠可使肠内的pH保持于5～6，有利于血中NH_3逸出进入肠腔随粪便排出。忌用肥皂水灌肠，因其可使肠腔内呈碱性，使氨离子弥散入肠黏膜进入血液循环至脑组织，使肝性脑病加重。

3. 饮食护理 限制蛋白质摄入，发病开始数日内禁食蛋白质，供给足够的热量和维生素，以糖类为主要食物。昏迷者应忌食蛋白质，可鼻饲或静脉补充葡萄糖供给热量。清醒后可逐步增加蛋白饮食，每天控制在20g以内，最好给予植物蛋白，如豆制品。植物蛋白含支链氨基酸多，含蛋氨酸、芳香族氨基酸少，适用于肝性脑病。显著腹水患者应限制钠、水量，限钠应250mg/d，水入量一般为尿量加1000ml/d。

4. 意识障碍患者的护理　以理解的态度对待患者的某些不正常行为，避免嘲笑。对于躁动不安者须加床档，必要时宜用保护带，以防坠床。

5. 昏迷患者的护理　保持患者卧姿舒适，头偏向一侧，保证患者呼吸道通畅，必要时给予吸氧。可用冰帽降低颅内温度，使脑细胞代谢降低，以保护脑细胞功能。

6. 药物护理　遵医嘱迅速给予降氨药物，并注意观察药物的疗效及不良反应，静脉点滴精氨酸时速度不宜过快，以免出现流涎、面色潮红与呕吐等不良反应。

第十六节　胆道疾病患者的护理

一、胆道系统解剖及生理

1. 解剖　包括肝内、肝外胆管，胆囊及Oddi括约肌。

(1) 肝内系统：始于肝内毛细血管，汇集成小叶间胆管、肝段、肝叶胆管和肝内左右肝管。

(2) 肝外系统：肝外左右肝管、肝总管、胆囊、胆囊管、胆总管。

2. 生理功能　分泌、储存、浓缩、输送胆汁。

二、胆道疾病的特殊检查

(一) B超

胆道疾病的首选方法，可用于胆道结石、肿瘤、胆道畸形、黄疸等的鉴别诊断。胆囊检查空腹8小时以上，前晚清淡素食。肠道气体过多者，先服缓泻剂或灌肠排便后检查，减少气体干扰。

(二) 放射学检查

1. 腹部X线平片　15%的胆囊结石可显影，一般不作常规检查手段。

2. PTC(经皮肝穿刺胆道造影)　X线透视或B超引导下，用特制穿刺针经皮肤经肝穿刺将造影剂直接注入肝内胆管，显示整个胆道系统。PTCD(经皮肝穿刺置管引流)为对严重梗阻性黄疸患者施行PTC后，再置管于肝胆管内引流减压，为择期手术做好术前准备。

3. ERCP(逆行性经内镜胰胆管造影)　用纤维十二指肠镜通过乳头部插管至胆管或胰管内，进行逆行直接造影，以了解十二指肠乳头情况，诊断胆道及胰腺疾病。该检查可诱发急性胰腺炎、胆管炎。急性胰腺炎、碘过敏者禁做。

4. 术中及术后胆道造影　胆道手术时可经胆囊管插管至胆总管做胆道造影。术后拔出T管前应常规行T管造影。

5. CT、MRI　清晰地显示肝、胆、胰的结构和形态，以及其内结石、肿瘤、梗阻的情况。

6. 核素扫描　静脉注射锝—EHIDA，示踪剂经肝脏分泌，随胆汁进入肝道，用γ相机或单光子束发射计算机断层扫描仪连续摄影，动态观察。适用于肝内外胆管、肝病变和黄疸的鉴别诊断。

三、胆道疾病患者的护理

1. 胆囊结石及急性胆囊炎

(1) 病因

1) 胆囊结石：胆汁中可能存在促成核因子；胆囊收缩功能降低，胆汁淤滞利于结石形成。

2) 急性胆囊炎：胆囊管梗阻，80%由胆囊结石引起，其他(蛔虫或胆囊管扭曲等)。致病菌经胆道逆行或血液循环入侵。创伤和化学刺激，如较大的手术、创伤、胰液反流入胆囊。

(2) 临床表现：结石嵌顿时出现。

1) 腹痛：油腻饮食时发生，右上腹剧烈绞痛，阵发性，向右肩胛部、背部放射；右上腹压痛、肌紧张，可触及肿大、有触痛的胆囊。墨菲征阳性。

2) 消化道症状。

3) Mirizzi综合征：较大结石嵌顿、压迫胆囊壶腹部或颈部，尤其胆囊管与肝总管平行时导致肝总管狭窄或胆囊胆管瘘，表现为反复发作的胆囊炎、胆管炎、梗阻性黄疸。

4) 全身中毒症状。

(3) 辅助检查：白细胞、中性粒细胞比例增加；B超示胆囊增大，壁囊增厚，大部分人可见胆囊结石影像。

(4) 治疗要点

1) 手术治疗：胆囊切除术，手术时机最好在急性发作后缓解期。胆囊造口术：病情危急，不能耐受长时间手术、粘连严重者。

2) 非手术治疗：较轻者，予禁食、胃肠减压、补液、解痉止痛等。

2. 慢性胆囊炎

(1) 病因：急性胆囊炎反复发作的结果。胆囊壁增厚，之后萎缩，失去浓缩胆汁的功能，并与周围组织粘连。

(2) 临床表现:不典型。有典型胆绞痛史,表现为腹胀不适、厌食油腻、嗳气等,右上腹、肩背部隐痛。体检右上腹轻压痛。

(3) 辅助检查:B超示胆囊缩小,胆囊壁增厚,排空功能减退或消失。

(4) 治疗要点:症状明显且伴结石者行胆囊切除术;症状轻且无结石者先非手术治疗,再择期手术;年老体弱者非手术治疗,限制油腻饮食,服消炎、利胆药物等。

3. 胆管结石及急性胆管炎

(1) 病因

1) 原发性胆管结石:在胆管内形成结石,与肝内感染、胆汁淤积、胆道蛔虫有关;以胆色素结石或混合性结石为主。

2) 继发性胆管结石:结石来自胆囊,以胆固醇结石多见。

(2) 临床表现:结石梗阻胆管并继发感染时可致典型的胆管炎症状——Charcot 三联征。

1) 腹痛:胆管平滑肌、Oddi 括约肌痉挛所致。剑突下、右上腹部阵发性、刀割样绞痛,或持续性疼痛伴阵发性加剧。可向右后肩背部放射。

2) 寒战、高热:感染后脓性胆汁、细菌随肝静脉扩散所致。常在腹痛后发生,体温 39~40℃,弛张热。

3) 黄疸:多呈间歇性、波动性变化。

4) 单纯性肝内胆管结石:无症状或肝区、患侧胸背部持续性胀痛。

(3) 辅助检查

1) 合并感染时白细胞、中性粒细胞比例明显升高;肝损害时血清转氨酶、碱性磷酸酶升高。

2) B超示胆管内有结石影,近段扩张。

3) PTC、ERCP 了解结石部位、数量、大小及胆管梗阻部位等。

(4) 治疗要点

1) 手术治疗:最主要的方法。术式有胆总管探查或切开取石、T 管引流术;胆总管空肠 Roux-en-Y 吻合术;Oddi 括约肌成形术等。

2) 非手术治疗:一般治疗(禁食、胃肠减压、补液、抗生素控制感染、解痉止痛等)、取石、溶石、中西医治疗。

4. 急性梗阻性化脓性胆管炎 急性胆管完全梗阻和化脓性感染所致,亦称急性重症型胆管炎。

(1) 病因:胆道结石最常见,其次为蛔虫、胆管狭窄或胆管、壶腹部肿瘤等。致病菌:大肠埃希菌、变形杆菌、产气杆菌等革兰阴性杆菌,厌氧菌等。

(2) 临床表现:胆道疾病史或手术史。起病急骤,在 Charcot 三联征的基础上出现血压降低和中枢神经受抑制,为 Reynolds 五联征。突发性剑突下或右上腹部胀痛或绞痛,触诊上腹压痛、腹膜刺激征,肝区叩击痛、Murphy 征阳性。

(3) 辅助检查

1) 血常规:白细胞计数升高(>20×10^9/L),中性粒细胞比例增加,可出现中毒颗粒;血小板减少,凝血酶原时间延长。

2) B超示胆管内结石影,近段扩张。

3) PTC、ERCP 明确梗阻部位、原因和程度。

(4) 治疗要点:紧急手术抢救生命。迅速解除胆道梗阻并置管引流,达到有效减压和减轻感染的目的。准备手术,同时全身支持治疗、联用抗生素等。

5. 胆道蛔虫病患者的护理

(1) 病因病理:蛔虫喜碱性环境,内环境改变时肠道内的蛔虫即上行钻入胆道,引起机械性刺激,Oddi 括约肌功能痉挛致绞痛。其带入的细菌致胆道感染;经胆囊管进入胆囊可致胆囊穿孔;死后残骸、虫卵成为胆结石的核心。

(2) 临床表现

1) 特点:剧烈的腹部绞痛与不相称的轻微腹部体征,症状与体征不符。

2) 症状:突发性剑突下"钻顶样"剧烈绞痛,向右肩背部放射,伴恶心、呕吐,可见蛔虫。疼痛可突然停止,片刻间歇后疼痛再次发作。继发感染时出现急性胆囊炎、胆管炎、胰腺炎等。

3) 体征:剑突下或稍右方有轻度深压痛。

(3) 辅助检查:B超是首选,血常规可见白细胞计数和嗜酸粒细胞比例增高。

(4) 治疗要点

1) 非手术治疗(最主要):原则为解痉止痛、利胆驱虫、控制感染。止痛药:阿托品、山莨菪碱等药物,必要时加用哌替啶;驱虫:乌梅汤、食醋、30%硫酸镁及经胃管灌注氧气等。缓解期用哌嗪、左旋咪唑等。消炎:驱虫后继续服用消炎利胆药。

2) 非手术治疗无效或加重、蛔虫较多、胆囊蛔虫病或有严重并发症者,胆总管探查取虫、引流。

6. 胆石症和胆道感染患者的护理

(1) 术前护理:观察;止痛;营养支持;并发症的预防(拟行胆肠吻合术者术前 3 日口服抗生素,术前晚清洁灌肠;肌内注射维生素 K,纠正凝血机制障碍)。

(2) 术后护理

1) 一般护理,病情观察(生命体征、有无出血和胆汁渗出、黄疸程度、消退情况等)。

2) T 管护理:①目的:引流胆汁和残余结石、支撑胆道。②固定:缝线固定于腹壁;不可固定于床上,防止牵扯拉脱出;适当约束躁动患者。③有效引流:平卧时T管不能高于腋中线，站立或活动时低于腹部切口，保持畅通。④观察记录色、量和性状：胆汁引流一般300～700ml/d，术后1～2日胆汁浑浊、淡黄色，然后逐渐加深、清亮，呈黄色。量突然减少考虑为胆管阻塞或肝功能衰竭，量多为胆道下端梗阻。⑤预防感染：无菌操作，定时冲洗，每日消毒周围皮肤，更换连接管和引流瓶。⑥拔管：术后2周，患者无腹痛、发热，黄疸消退，血象、血清黄疸指数正常，胆汁引流量＜200ml、清亮，胆道造影或胆道镜证实胆管无狭窄、结石等，夹管试验无不适时可考虑拔管。

(3) 并发症的观察和预防

1) 黄疸：术前有肝硬化、慢性肝炎、肝功能损害者术后可出现。观察血清胆红素浓度，及时发现处理；肌内注射维生素 K_1；剪短指甲防止抓破皮肤；温水擦洗皮肤等。

2) 出血：术后早期出血多因止血不彻底或结扎线脱落。及时观察，有休克征象者及时抢救。

3) 胆漏：胆管损伤、胆总管下端梗阻、T管脱出所致。观察引流情况，切口处有黄绿色胆汁样物，＞50ml/h者疑有胆漏，协助医生处理。长期大量胆漏者及时补充水、电解质。

第十七节 急性胰腺炎患者的护理

(一) 病因

(1) 胆道疾病：为最常见的病因。

(2) 胰管梗阻。

(3) 十二指肠乳头邻近部位的病变。

(4) 酗酒和饮食不节制、暴饮暴食。

(二) 发病机制

(1) 胆道疾病引起Oddi括约肌痉挛，如伴有胆道内压增高，使胆汁反流致胰腺炎。

(2) 胰管梗阻使胰管内压增高，胰腺泡破裂，胰液溢入间质。

(3) 酗酒及暴饮暴食使胰液分泌旺盛，酗酒使十二指肠乳头水肿，Oddi括约肌痉挛，十二指肠液反流，均使胰腺发生自身消化。

(三) 临床表现

1. 症状

(1) 腹痛：为本病主要表现和首发症状。突然发作，疼痛性质不一，可为钝痛、绞痛、钻痛或刀割样痛，疼痛剧烈而持续，可有阵发性加剧。腹痛常位于中上腹，常向腰背部呈带状放射。弯腰抱膝位可减轻疼痛。

(2) 恶心、呕吐与腹胀：起病后常出现频繁恶心、呕吐，可吐出胆汁或咖啡渣样液体，呕吐后腹痛并不减轻。同时有腹胀，甚至出现麻痹性肠梗阻。

(3) 发热：多数患者出现中度以上发热，一般持续3～5天。如持续不退，呈弛张高热，白细胞升高，应考虑胰腺或腹腔内有继发感染。

(4) 低血压或休克：常见于出血坏死型患者。

(5) 水电解质及酸碱平衡紊乱：呕吐频繁患者可有代谢性碱中毒。出血坏死型患者常有脱水和代谢性酸中毒，并常伴有低血钾、低血镁、低血钙。低钙血症引起手足抽搐，为预后不佳的表现。

2. 体征 上腹压痛、反跳痛、急性病容、Grey-Turner征、Cullen征。

(四) 辅助检查

1. 血淀粉酶测定 急性胰腺炎时，血清和尿淀粉酶常明显升高，血清(胰)淀粉酶起病后6～12小时开始升高，48小时下降，持续3～5天，血清(胰)淀粉酶超过正常值3倍可确诊为本病。

2. 生化检查 出血坏死型者可出现低钙血症及血糖升高。急性胰腺炎时可出现高三酰甘油血症。

(五) 治疗原则

治疗以解痉止痛、抑制胰液分泌、补足血容量、维持水电解质和酸碱平衡、防止和治疗并发症为原则。

1. 抑制或减少胰液分泌

(1) 禁食。

(2) 胃肠减压。

(3) 药物治疗。

2. 解痉镇痛 可用阿托品或盐酸消旋山莨菪碱注射液肌内注射，每天2～3次。疼痛剧烈患者可用哌替啶50～100mg肌内注射。因吗啡可引起Oddi括约肌痉挛，加重疼痛，因此禁用吗啡。

3. 应用抗生素 胆道疾病引起的胰腺炎和出血坏死型者应酌情使用抗生素，以防感染。

4. 补充血容量、抗休克治疗 输全血、血浆、白蛋白或血浆代用品。

5. 积极预防和纠正水电解质平衡失调 由于禁食、呕吐、胃肠减压等易造成水、电解质平衡失调，应积极补充液体及电解质。

6. 抑制胰酶活性 多在出血坏死型胰腺炎早期，可用抑肽酶静脉滴注。

(六) 护理措施

1. 一般护理 绝对卧床休息，一般禁食1～3天，禁食期间不能饮水；心理护理；皮肤护理；疼痛护理。

2. 严密观察病情变化 监测患者生命体征和血氧,准确记录出入量,观察尿量变化,注意观察腹部情况,以及早发现并发症。对于重症胰腺炎患者,如有条件应转入重症监护病房监护。

3. 配合重症抢救。

第十八节 上消化道大出血患者的护理

(一) 病因

1. 上消化道疾病

(1) 胃十二指肠疾病:临床最常见的病因是消化性溃疡。

(2) 食管、空肠疾病。

2. 各种原因所致的门静脉高压 引起食管、胃底静脉曲张破裂。

3. 上消化道邻近器官或组织的疾病

(1) 胆道出血。

(2) 胰腺疾病累及十二指肠。

4. 全身性疾病

(1) 血液病。

(2) 血管性疾病。

(3) 应激性溃疡。

(4) 其他:尿毒症、流行性出血热、系统性红斑狼疮等结缔组织疾病等。

(二) 临床表现

1. 呕血与黑便 为上消化道出血特征性表现。出血部位在幽门以下患者多数只表现为黑便,在幽门以上患者呕血、黑便的症状常兼有,但是在出血量小、出血速度慢的患者,也常仅见黑便。而幽门以下病变出血量大且速度快,血液可反流入胃也可有呕血。呕血多呈咖啡色,黑便呈柏油样,黏稠而发亮。若出血量大,血液在肠内推进较快,粪便可呈暗红色或鲜红色,呕吐物则可为鲜红或有血块,是由于血液未与胃酸充分混合而呕出。

2. 失血性周围循环衰竭 急性大量出血,循环血容量可迅速减少,致使周围循环衰竭,心排血量降低。

3. 氮质血症 血尿素氮常增高,称为肠源性氮质血症,一般在大出血后数小时血尿素氮开始上升,24～48 小时可达高峰,一般不超过 14.3mmol/L (40mg/dl),3～4 天后降至正常。

4. 发热 多数患者在 24 小时内出现低热。

5. 血象变化 一般出血 3～4 小时后可有贫血。

(三) 辅助检查

(1) 内镜检查:是上消化道出血病因诊断的首选检查措施。一般在上消化道出血后 24～48 小时内进行急诊内镜检查。

(2) X 线钡餐造影检查:一般用于有胃镜检查禁忌证或不愿进行胃镜检查者,目前主张 X 线钡餐检查应在出血已经停止及病情基本稳定数天后进行。此检查对经胃镜检查出血原因不明或可疑病变在十二指肠降段以下小肠段,有特殊的诊断价值。

(四) 治疗原则

1. 一般抢救措施 应卧床休息,保持呼吸道通畅,避免呕血时误吸引起窒息,必要时吸氧。出血期间应禁食。

2. 积极补充血容量 上消化道出血伴休克时,首要的治疗措施是建立有效的静脉通道、立即配血、迅速补充血容量,可用生理盐水或葡萄糖盐水、林格液、右旋糖酐、羟乙基淀粉,必要时及早输入全血,以恢复有效血容量。肝硬化患者需输新鲜血,因库存血含氨多易诱发肝性脑病。

3. 止血措施

(1) 药物治疗:对于胃、十二指肠出血,可遵医嘱应用去甲肾上腺素胃内灌注治疗。对于食管静脉曲张破裂出血,可应用垂体后叶素止血治疗。对于急性胃黏膜损害及消化性溃疡引起的出血,可应用 H_2 受体阻断剂如西咪替丁、雷尼替丁、法莫替丁。还可用质子泵抑制剂,减少胃酸分泌,如奥美拉唑。

生长抑素,对上消化道出血止血效果较好,可减少内脏血流量 30%～40%,临床上多用于食管胃底静脉曲张破裂出血。

(2) 气囊管压迫止血:适用于食管胃底静脉曲张破裂出血。

(3) 内镜直视下止血:内镜检查过程如见有活动性出血或暴露血管的溃疡出血应进行内镜直视下止血。

(五) 护理措施

1. 休息 大量出血患者应绝对卧床休息,采取舒适体位或平卧位,可将下肢略抬高,以保证脑部供血。呕吐时头偏向一侧,避免误吸,保证呼吸道通畅。

2. 饮食护理 对急性大出血患者应禁食。对少量出血、无呕吐、无明显活动出血患者,可选用温凉、清淡无刺激性流食。止血后应给予患者营养丰富、易消化的半流食、软食。

3. 治疗护理 迅速建立有效静脉通道,注意监测输液速度,及时、准确地补充血容量,给予止血类药物。鼓励患者坚持服药治疗溃疡病或肝病,尽量避免服用对胃黏膜有刺激的药物,如阿司匹林、吲哚美辛、激素类药物等。

4. 严密观察病情变化　密切观察生命体征的变化，并注意观察皮肤颜色及肢端温度变化。如出现血压下降、心率加快、脉搏细数、面色苍白、出冷汗、皮肤湿冷等，提示发生微循环血流灌注不足，应及时报告医生。观察呕血与黑便次数、性状及量。注意观察尿量，准确记录出入量。

5. 三(四)腔管的护理　对肝硬化引起食管、胃底静脉曲张破裂出血者，可应用气囊压迫止血。

(1) 插管前应配合医生做好插管的准备工作。

(2) 仔细检查三(四)腔管，确保管腔通畅，气囊无漏气，然后抽尽囊内气体备用。

(3) 协助医生进行插管，尽量减少患者的不适感。插管后同时在患者床前备剪刀，以防气囊破裂而造成窒息，紧急抢救使用。

(4) 留置三(四)腔管期间，应定时测气囊内压力，以防压力不足达不到止血目的，或压力过高压迫组织引起坏死。当胃囊充气不足或破裂时，食管囊可向上移动，阻塞于喉部而引起窒息，观察有无突然发生的呼吸困难或窒息表现。

(5) 定时抽吸食管引流管、胃管，观察出血是否停止，并记录引流液的性状、颜色及量。

(6) 放置三(四)腔管，24 小时后应放气数分钟再注气加压，以免食管胃底黏膜受压过久而致黏膜糜烂、缺血性坏死。间断应用气囊压迫一般以 3～4 天为限，继续出血者可适当延长。

(7) 保持插管侧鼻腔的清洁湿润，每日向鼻腔内涂抹液状石蜡，以保护鼻黏膜。

(8) 出血停止后，放出囊内气体，继续观察 24 小时，未再出血可考虑拔管。拔管前口服液状石蜡 20～30ml，润滑黏膜和管、囊外壁，抽尽囊内气体，以缓慢、轻巧的动作拔管。

6. 根据患者文化水平及对疾病的了解程度，采取适宜的方法，向其介绍有关预防上消化道出血的知识，以减少出血的危险。

第十九节　慢性便秘患者的护理

(一) 病因

引起便秘的病因有肠道病变、全身性疾病和神经系统病变，其中肠易激综合征为常见的便秘原因。

(二) 临床表现

患者的排便次数<3 次/周，严重者长达 2～4 周才排便 1 次。有的患者可表现为排便困难，排便时间可长达 30 分钟以上，而每日排便多次，但排出困难，粪便硬结如羊粪状，且数量很少。

(三) 治疗原则

1. 食疗　对于膳食纤维摄取少的便秘患者，食用膳食纤维能改变粪便性质和排便习性，纤维本身不被吸收，能使粪便膨胀，刺激结肠动力，改善症状。含膳食纤维最多的食物是麦麸，其次还有水果、蔬菜、燕麦、胶质、玉米、纤维质、大豆、果胶等。如有粪便嵌塞，应先排出粪便，再补充膳食纤维。对于便秘为主的肠易激综合征患者，应注意逐渐增加膳食纤维含量，以免加重腹痛、腹胀。

如有肠梗阻或巨结肠以及神经性便秘的患者，则不能用增加膳食纤维来达到通便的目的，应减少肠内容物，并定期排便。

2. 养成良好排便习惯　定时排便能预防粪便堆积，这对于有粪便嵌塞的患者，尤其重要。但要注意，在训练以前，宜先洗肠，即用生理盐水灌肠清洁肠道，每天 2 次，共 3 天。清肠后检查腹部，并摄腹部平片，确定肠内已无粪便嵌塞。近年来，也有报道口服平衡电解质液，内含聚乙烯二醇可达到清肠目的。清肠后可给予轻矿物油，5～15ml/(kg · d)，或乳果糖 15～30ml/d，使便次至少达到每天 1 次。同时鼓励患者早餐后解便，如仍不排便，还可鼓励晚餐后再次解便，使患者逐渐恢复正常排便习惯。一旦餐后排便有规律地发生，且达到 2～3 个月以上，可逐渐停用矿物油或乳果糖。在以上过程中，如有 2～3 天不解便，仍要清肠，以免再次发生粪便嵌塞。这种通过清肠、服用轻泻剂并训练排便习惯的方法，常用于治疗习惯性便秘。

3. 药物治疗

(1) 容积性泻剂：能起到膳食纤维的作用，使液体摄取增加。

(2) 润滑性泻剂：液状石蜡能软化粪便，可口服或灌肠，但要注意吸入肺内可引起脂性肺炎，故不宜临睡时服用。由于影响脂溶性维生素吸收，故以餐间服用较合适。

(3) 高渗性泻剂：如聚乙烯二醇和不吸收的糖类(乳果糖、山梨醇)混合的电解质溶液。乳果糖和山梨醇经结肠细菌降解成低分子酸类，可增加粪便的渗透性和酸度，为了减少对直肠激惹及引起腹泻的不良反应，要适当地调整剂量，使其仅达到通便的目的。

(4) 盐类泻剂：含有不被吸收的阳离子和阴离子，由于渗透压的作用，使腔内保留足够的水分，促进肠蠕动。由于部分镁离子能够吸收，有肾功能不全的便秘患者，慎服用。

(5) 刺激性泻剂：如蓖麻油、蒽醌类药物、酚酞及双醋苯啶等。蓖麻油在肠道被脂酶水解成蓖麻油酸，后者刺激肠道蠕动，减少吸收，促进肠动力，这些药物均在肝内代谢（二羟蒽醌例外）。长期服用可引起结肠黑变病，伴有平滑肌萎缩与肌层神经丛的破坏，反加重便秘，为可逆的良性病变。

4. 手术治疗 对先天性巨结肠病可取得满意的疗效。对顽固的慢通性便秘患者，手术治疗可缓解症状。

(四) 护理措施

鼓励患者多饮白开水，多食含粗纤维丰富的食物；培养患者养成定时排便的习惯，即使患者无便意，也应坚持定时蹲坐 10～20 分钟；加强活动和体育锻炼；协助患者采取最佳的排便姿势，以合理地利用重力和腹内压；指导或协助患者正确使用简易通便法，如使用开塞露、甘油栓等；指导患者正确使用缓泻剂，但应告知患者长期使用缓泻剂的危害，即易使肠道失去自行排便的功能，甚至造成患者对药物生理、心理上的依赖；必要时予以灌肠。

第二十节 急腹症患者的护理

外科急腹症是以急性腹痛为主要表现，其临床特点是起病急、病情重、发展迅速，病情多变，在治疗护理过程中，也易出现诸多并发症。

一、腹痛病因及病理生理

(一) 病因

1. 感染性疾病

(1) 外科性疾病：如急性胆囊炎、胆管炎、胰腺炎、阑尾炎，消化道或胆囊穿孔，肝或腹腔脓肿破溃。

(2) 妇产科疾病：如急性盆腔炎。

(3) 内科疾病：如急性胃肠炎和大叶性肺炎。

2. 出血性疾病

(1) 外科疾病：如腹部外伤导致的肝脾破裂、腹腔内动脉瘤破裂、肝癌破裂等。

(2) 妇产科疾病：如异位妊娠或巧克力囊肿破裂出血等。

3. 空腔脏器梗阻 常见于肠梗阻、肠套叠、结石或蛔虫病引起的胆道梗阻、泌尿系结石等。

4. 缺血性疾病

(1) 外科疾病：如肠扭转、肠系膜动脉栓塞、肠系膜静脉血栓形成等。

(2) 妇产科疾病：如卵巢或卵巢囊肿扭转等。

(二) 腹痛病理生理

1. 内脏痛 内脏性疼痛是由内脏神经感觉纤维传入引起的疼痛。特点：定位不准确；痛觉迟钝，对刺、割、灼等刺激不敏感；过程缓慢、持续。

2. 躯体性疼痛 在腹部即为腹壁痛。能准确反映病变刺激的部位。

3. 牵涉性疼痛 又称放射痛，指某个内脏病变产生的痛觉信号被定位于远离该内脏的身体其他部位，如急性胆囊炎出现右上腹或剑突下疼痛的同时常伴有右肩背部疼痛；急性胰腺炎的上腹痛同时可伴有左肩至背部疼痛等。

二、临床表现

1. 外科腹痛特点 一般先有腹痛，后出现发热等伴随症状。

(1) 胃十二指肠穿孔：突发性上腹部刀割样疼痛且拒按，腹部呈舟状。

(2) 胆道系统结石或感染：急性胆囊炎、胆石症患者为右上腹疼痛，呈持续性，伴右侧肩背部牵涉痛。

(3) 急性胰腺炎：为上腹部持续性疼痛，伴左肩或左侧腰背部束带状疼痛。

(4) 肠梗阻、肠扭转和肠系膜血管栓塞：多为中上腹部疼痛，呈阵发性绞痛，随病情进展可表现为持续性疼痛、阵发性加剧，伴呕吐、腹胀和肛门停止排便、排气；肠系膜血管栓塞或绞窄性肠梗阻时呈持续性胀痛，呕吐物、肛门排出物和腹腔穿刺液呈血性液体。

(5) 急性阑尾炎：转移性右下腹痛伴呕吐和不同程度的发热。

(6) 内脏破裂出血：突发性上腹部剧痛，腹腔穿刺液为不凝固的血液。

(7) 肾或输尿管结石：上腹部和腰部钝痛或绞痛。

2. 内科腹痛特点 一般先发热或先呕吐，后发生腹痛。

(1) 急性胃肠炎：表现为上腹部或脐周隐痛、腹胀或绞痛，伴恶心、呕吐、腹泻和发热。

(2) 心肌梗死：部分心肌梗死患者表现为上腹部胀痛，伴恶心和呕吐；严重者可出现心力衰竭、心律失常和休克。

(3) 过敏性紫癜腹痛：除皮肤紫癜外，以腹痛为常见表现，呈脐周、下腹或全腹的阵发性绞痛，伴恶心、呕吐、呕血、腹泻和黏液血便等。

3. 妇科急腹症特点

(1) 以下腹部或盆腔内痛为主。

(2) 常伴有白带增多、阴道出血，或有停经史、月经不规则，或与月经周期有关。急性盆腔炎有发热、白带多。卵巢囊肿蒂扭转有腹部肿块史，突发局部剧痛。

(3) 妇科检查可明确疾病诊断。

三、辅助检查

1. 实验室检查　包括三大常规、生化和血黏度检查以及血、尿淀粉酶(急性胰腺炎患者可见血、尿淀粉酶值升高)。

2. 影像学检查

(1) X线透视和平片,钡剂灌肠或充气造影。肠扭转时可见典型的鸟嘴征,肠套叠时可见杯口征。

(2) B超检查:有助于了解有无腹腔内实质性脏器损伤、破裂和占位性病变。

(3) CT或MRI:对实质性脏器病变、破裂、腹腔内占位性病变及急性出血性坏死性胰腺炎的诊断均极有价值。

(4) 血管造影:对疑有腹腔内脏,如胆道、小肠等出血及肠系膜血管栓塞的诊断有帮助。

3. 内镜检查　根据急腹症的特点,采用不同种类的内镜检查。

4. 诊断性穿刺　根据腹痛的特征,于不同部位进行穿刺。

(1) 腹腔穿刺:用于不易明确诊断的急腹症。在任何一侧下腹部,脐与髂前上棘连线的中外1/3交界处做穿刺,若抽出不凝固性血液,多提示腹腔内出血;若是浑浊液或脓液,多为消化道穿孔或腹腔内感染;若系胆汁性液体,常有胆囊穿孔;若穿刺液的淀粉酶测定结果阳性即为急性胰腺炎。

(2) 阴道后穹隆穿刺:女性患者疑有盆腔积液、积血时,可经阴道后穹隆穿刺协助诊断。异位妊娠破裂时经阴道后穹隆穿刺可抽得不凝血液。盆腔炎患者的阴道后穹隆穿刺液则为脓性。

四、治疗原则

外科急腹症处理应以及时、准确、有效为原则。

(1) 对诊断尚未明确的急腹症患者,禁用吗啡、哌替啶等麻醉性止痛剂,必要时可用阿托品解痉,因此药不易掩盖症状。禁忌给患者灌肠和用热水袋热敷,禁用泻药。

(2) 禁食、胃肠减压、补液,纠正水、电解质紊乱及应用抗生素。

(3) 对患者要细致观察,及早发现问题,协助医生早日明确诊断。

五、护理措施

1. 严密观察病情变化　定时观察生命体征变化。定时观察腹部症状和体征的变化,如腹痛的部位、范围、性质和程度,有无牵涉性痛。动态观察实验室检查结果变化。记录24小时液体出入量。

2. 体位　宜取半卧位。

3. 饮食　根据病情及医嘱做好饮食管理。

4. 急性肠梗阻和胃肠穿孔或破裂者必须做胃肠减压,并保持有效引流,及时观察与记录引流情况。

5. 防治休克,纠正水、电解质、酸碱平衡紊乱,纠正营养失调。

6. 抗感染　根据医嘱使用抗生素,注意给药浓度、时间、途径及配伍禁忌等。

7. 在病情观察期间慎用止痛剂,即对诊断明确的单纯性胆绞痛、肾绞痛等可给予解痉剂和镇痛药,凡一切诊断不明或治疗方案未确定的急腹症患者应禁用吗啡、哌替啶类麻醉性镇痛药,以免掩盖病情。

8. 必要的手术前准备　急腹症患者一般禁止灌肠,禁止服用泻药,以免造成感染扩散或某种病情的加重。

9. 健康教育　向患者或家属恰当介绍急腹症发生的原因、病情转归和目前的治疗与护理计划。解释有关检查的方法和意义。说明饮食管理的必要性,保持清洁和易消化的均衡饮食,形成良好的饮食和卫生习惯。说明疼痛护理的有关原则和必要性,取得患者和家属的良好配合。

习题训练

A_1型题

1. 鹅口疮常用清洗口腔的药液是
   A. 3%过氧化氢溶液
   B. 2%碳酸氢钠溶液
   C. 温开水
   D. 0.1%依沙吖啶溶液
   E. 生理盐水
2. 疱疹性口腔炎的病原体是
   A. 链球菌　B. 白色念珠菌
   C. 柯萨奇A组病毒　D. 肺炎链球菌
   E. 金黄色葡萄球菌
3. 引起鹅口疮的病原体
   A. 双歧杆菌　B. 大肠埃希菌
   C. 轮状病毒　D. 白色念珠菌
   E. 链球菌
4. 急性胃炎的确诊依赖于
   A. 纤维胃镜检查　B. B超检查
   C. 腹X线平片　D. 血常规检查

E. 胃黏膜活检

5. 新生儿早期哺乳，要求在出生后

A. 20分钟内　B. 45分钟内

C. 2小时内　D. 30分钟内

E. 60分钟内

6. 慢性胃炎的主要致病因素是

A. 胆汁反流　B. 饮酒吸烟

C. 刺激性食物　D. 长期服用某些药物

E. 幽门螺杆菌感染

7. 下列不符合慢性胃窦炎(B型胃炎)的表现是

A. 嗳气，反酸

B. 有呕血，黑便

C. 血清促胃液素降低

D. 血清抗壁细胞抗体阳性

E. 上腹部饱胀不适或疼痛

8. 下列哪项为慢性胃炎的临床特点

A. 长期少量出血

B. 上腹部节律性疼痛

C. 持续性上腹部疼痛

D. 症状缺乏特异性

E. 持续性上腹部饱胀不适

9. 确诊慢性胃炎的主要依据是

A. 胃液分析　B. 粪便隐血试验

C. X线钡餐检查　D. B超检查

E. 病史、胃镜检查

10. 诊断慢性胃炎最可靠的方法是

A. 胃液分析　B. 血清抗体测定

C. 胃肠钡餐检查　D. 纤维胃镜检查

E. 病史和临床表现

11. 急性糜烂性胃炎的治疗不包括

A. 治疗原发病　B. 去除各种诱因

C. 外科手术治疗　D. 保护胃黏膜

E. 服用制酸药

12. 慢性胃体炎的病因是

A. 烟酒嗜好　B. 幽门螺杆菌感染

C. 自身免疫反应　D. 急性应激

E. 胆汁反流

13. 消化性溃疡的主要发病原因是

A. 幽门螺杆菌感染(HP感染)

B. 胃酸分泌过多

C. 应急和心理因素

D. 遗传素质

E. 吸烟

14. 引起消化性溃疡的损害因素中，占主导地位的是

A. 饮食失调　B. 精神因素

C. 幽门螺杆菌感染　D. 非甾体消炎药

E. 胃酸-胃蛋白酶

15. 溃疡并发幽门梗阻患者的主要临床表现为

A. 营养不良　B. 食欲减退

C. 阵发性腹痛　D. 腹胀

E. 呕吐大量宿食

16. 十二指肠溃疡患者上腹疼痛的典型节律是

A. 疼痛—进食—缓解　B. 进食—缓解—疼痛

C. 缓解—疼痛—进食　D. 进食—疼痛—缓解

E. 疼痛—进食—疼痛

17. 十二指肠溃疡疼痛的特点是

A. 餐后即痛，持续2小时后缓解

B. 餐后1小时开始，持续2小时后缓解

C. 餐后2小时开始，持续2小时后缓解

D. 餐后3～4小时开始，进餐后缓解

E. 无规律性

18. 胃、十二指肠溃疡合并出血的主要典型症状是

A. 腹痛　B. 恶心、呕吐

C. 呕血、黑便　D. 腹胀

E. 休克

19. 胃溃疡的疼痛节律为

A. 餐前30分钟疼痛进餐缓解

B. 餐后即痛，持续2小时缓解

C. 餐后半小时开始痛至下餐前缓解

D. 餐后2小时痛进餐缓解

E. 夜间痛

20. 下列不是消化性溃疡主要并发症的是

A. 出血　B. 穿孔

C. 癌变　D. 幽门梗阻

E. 消化吸收障碍

21. 下列哪项不符合胃溃疡癌变特点

A. 上腹痛的规律性消失　B. 进行性贫血、消瘦

C. 反酸、烧心加重　D. 食欲减退

E. 大便潜血持续阳性

22. 下列有关十二指肠溃疡病描述错误的是

A. 疼痛部位在上腹正中或稍偏右

B. 有夜间痛醒史

C. 进餐后疼痛可缓解

D. 疼痛发生于进食后30～60分钟

E. 疼痛规律是疼痛—进食—缓解

23. 消化性溃疡患者的疼痛节律在何种条件下会改变或消失

A. 感染　B. 酗酒

C. 焦虑　D. 癌变

E. 劳累

24. 消化性溃疡具有特征性的主要表现是

A. 反酸、嗳气　B. 恶心、呕吐

C. 营养失调　D. 消化功能紊乱
E. 周期性、规律性上腹痛

25. 消化性溃疡最常见的并发症是
A. 穿孔　B. 出血
C. 幽门梗阻　D. 癌变
E. 瘘管形成

26. 胃溃疡患者出现哪种现象，应警惕癌变可能
A. 上腹部疼痛反复发作
B. 疼痛有节律性
C. 厌食
D. 体重减轻
E. 大便隐血试验持续阳性

27. 消化性溃疡患者粪便隐血实验阳性首先提示
A. 溃疡穿孔　B. 溃疡恶变
C. 溃疡有活动性　D. 幽门梗阻
E. 伴慢性胃炎

28. 十二指肠溃疡治疗方案中，占主导地位的是
A. 改善饮食习惯　B. 避免情绪应激
C. 制止胃酸分泌　D. 抗幽门螺杆菌感染
E. 生活有规律

29. 西咪替丁治疗消化性溃疡的机制是
A. 减弱壁细胞功能　B. 抑制迷走神经
C. 抑制促胃液素　D. 与组胺竞争 H_2 受体
E. 防止 H^+ 回渗

30. 下列哪种药不宜用于治疗胃溃疡
A. 丙谷胺　B. 阿托品
C. 硫糖铝　D. 西咪替丁
E. 三钾二橼络合铋

31. 作用最强的胃酸分泌抑制剂是
A. 抗酸药　B. H_2 受体阻滞剂
C. 质子泵抑制剂　D. 胶体枸橼酸铋
E. 胆碱能受体阻滞剂

32. 护理溃疡病急性大出血患者，应特别注意观察
A. 腹痛　B. 肠鸣音
C. 肛门排气　D. 体温
E. 血压

33. 早期胃癌诊断的最有效方法是
A. B超　B. CT
C. X线钡餐造影　D. 胃液分析
E. 纤维胃镜

34. 除下列哪种药物外，溃疡病患者均不宜应用
A. 地西泮　B. 泼尼松
C. 保泰松　D. 利血平
E. 阿司匹林

35. 西咪替丁(泰胃美)为
A. H_2 受体兴奋剂　B. H_2 受体阻滞剂
C. 质子泵抑制剂　D. 制酸药
E. 前列腺素制剂

36. 小儿腹泻病治疗措施中，哪项是错误的
A. 纠正水电解质紊乱　B. 控制肠道感染
C. 及时使用止泻药　D. 给予消化药
E. 给予微生态调节剂

37. 小儿腹泻补钾，200ml 溶液中 10%氯化钾的量不超过
A. 6ml　B. 9ml
C. 12ml　D. 15ml
E. 18ml

38. 腹泻患儿，预防臀红最重要的护理措施是
A. 暴露臀部皮肤　B. 俯卧位
C. 大便后及时清洗臀部　D. 勤换尿布
E. 臀部涂爽身粉

39. 小儿腹泻补液方法哪项错误
A. 轻、中度脱水可口服补液
B. 中、重度可静脉补液
C. 重度伴休克者先扩容
D. 补充累积丢失量，滴速为 5ml/(kg·h)
E. 维持补液阶段，补液量在 12～16 小时滴完

40. 重型腹泻与轻型腹泻的主要区别是
A. 发热　B. 食欲低下，呕吐
C. 有水、电解质紊乱　D. 粪便水分很多
E. 每天大便 10 余次

41. 引起小儿秋季腹泻常见的病原体是
A. 空肠弯曲菌　B. 大肠埃希菌
C. 埃可病毒　D. 轮状病毒
E. 柯萨奇病毒

42. 小儿腹泻伴脱水，应首选哪项检查
A. 肝功能检查　B. 血常规
C. 尿常规　D. 血电解质
E. 胸部 X 线检查

43. 小儿腹泻，常见的酸碱紊乱是
A. 代谢性酸中毒　B. 呼吸性酸中毒
C. 代谢性碱中毒　D. 呼吸性碱中毒
E. 混合性酸中毒

44. 腹泻患儿有明显循环衰竭时早期扩容宜选用
A. 2∶1 等张含钠液 20ml/kg 体重
B. 1∶1 液 20ml/kg 体重
C. 2∶3∶1 液 20ml/kg 体重
D. 3∶4∶2 液 20ml/kg 体重
E. 1∶2 液 20ml/kg 体重

45. 重型腹泻的主要表现是
A. 发热　B. 粪便水分多
C. 食欲低下、呕吐　D. 每天大便 10 余次

E. 有水、电解质紊乱

46. 小儿腹泻补钾原则下列哪项错误

A. 尽可能口服补钾

B. 见尿补钾

C. 每日补钾总量静脉点滴时间不少于 6～8 小时

D. 静脉滴注浓度不宜超过 0.3%

E. 重症患儿可缓慢静脉推注

47. 小儿腹泻伴脱水，补液后出现眼睑水肿说明

A. 液体中电解质比例过高

B. 液体中电解质比例过低

C. 葡萄糖溶液比例过高

D. 输液速度过快

E. 输液速度过慢

48. 对于腹泻患儿正确的饮食护理是

A. 禁食 12 小时

B. 禁食、禁水，完全静脉补充营养

C. 继续添加辅食

D. 继续母乳喂养

E. 呕吐明显者鼻饲喂养

49. 以下可能为麻痹性肠梗阻原因的是

A. 血栓形成　　B. 阑尾炎手术后

C. 肿瘤压迫　　D. 胃溃疡穿孔

E. 蛔虫团堵塞

50. 粘连性肠梗阻原因为

A. 血栓形成　　B. 阑尾炎手术后

C. 肿瘤压迫　　D. 胃溃疡穿孔

E. 蛔虫团堵塞

51. 老年人便秘引起的肠梗阻属于

A. 慢性，低位，机械性肠梗阻

B. 慢性，高位，麻痹性肠梗阻

C. 慢性，高位，血运性肠梗阻

D. 急性，低位，绞窄性肠梗阻

E. 急性，高位，机械性肠梗阻

52. 由粘连带引起的肠梗阻是

A. 机械性肠梗阻　　B. 动力性肠梗阻

C. 麻痹性肠梗阻　　D. 痉挛性肠梗阻

E. 绞窄性肠梗阻

53. 小儿肠套叠大便特点是

A. 血样便　　B. 果酱样便

C. 黏液便　　D. 柏油样便

E. 陶土样便

54. 急性阑尾炎保守治疗的适应证是

A. 化脓性阑尾炎

B. 阑尾穿孔并弥漫性腹膜炎

C. 小儿急性阑尾炎

D. 慢性阑尾炎急性发作

E. 阑尾周围脓肿

55. 阑尾发生炎症时，阑尾容易坏死的解剖因素是

A. 阑尾为盲管状器官

B. 管腔细长且开口较小

C. 阑尾动脉为终末动脉

D. 静脉回流至门静脉

E. 其位置随盲肠而变异

56. 阑尾炎术后切口感染，脓液黏稠呈灰白色，其致病菌是

A. 大肠埃希菌　　B. 金黄色葡萄球菌

C. 溶血性链球菌　　D. 铜绿假单胞菌

E. 无芽孢性厌氧菌

57. 阑尾周围脓肿消退后作阑尾切除术最佳时间是

A. 立即手术切除　　B. 3 个月后手术切除

C. 无需手术切除　　D. 2 周后手术切除

E. 数年后手术切除

58. 解除胃肠减压最主要的指征是

A. 腹痛减轻　　B. 腹胀解除

C. 呕吐停止　　D. 肛门排气

E. 未见肠型

59. 腹外疝的发病基础是

A. 腹壁有先天性或后天性薄弱或缺损

B. 腹腔压力增加

C. 营养不良

D. 腹部穿透伤

E. 继发于腹腔内脏器的损伤

60. 腹外疝的发病因素不包括

A. 妊娠　　B. 长期便秘

C. 慢性咳嗽　　D. 排尿困难

E. 阑尾炎

61. 腹外疝内容物最多见的是

A. 小肠　　B. 大网膜

C. 盲肠　　D. 乙状结肠

E. 膀胱

62. 腹外疝的疝环是指

A. 疝内容物突出的部分　　B. 疝外被盖组织

C. 腹壁缺损或薄弱处　　D. 壁层腹膜的一部分

E. 疝囊体部

63. 绞窄性疝和嵌顿性疝最主要的区别是

A. 是否疝块迅速增大

B. 是否有腹痛、恶心、呕吐

C. 局部是否触痛

D. 疝内容物不能还纳

E. 疝内容物有无血液循环障碍

64. 腹外疝发病因素中最重要的因素

A. 妊娠　　B. 长期便秘

C. 慢性咳嗽　　D. 排尿困难
E. 腹壁强度降低

65. 下列哪种情况和腹外疝的发生没有关系
A. 腹股沟管发育不全　　B. 长期咳嗽
C. 经常便秘　　D. 胃溃疡
E. 重体力劳动

66. 切口疝最主要的发病原因是
A. 营养不良　　B. 切口感染
C. 放置引流物时间过短　　D. 术后咳嗽，腹胀
E. 切口血肿

67. 内痔患者手术后出院指导中不恰当的是
A. 定时排便　　B. 提肛运动
C. 少吃水果　　D. 避免辛辣食物
E. 排便后清洁肛周皮肤

68. 注射疗法治疗痔的原理是
A. 局部产生细菌性炎症使痔核化脓
B. 使痔核缺血性坏死
C. 局部产生无菌性炎症，痔核萎缩
D. 局部产生高热，使痔核液化
E. 药物溶化痔核

69. 排便时及排便后肛门剧烈疼痛，粪便表面有少量鲜血，应考虑为
A. Ⅰ期内痔　　B. Ⅱ期内痔
C. 直肠息肉　　D. 肛裂
E. 血栓性外痔

70. 瘘管切开术不适用于高位肛瘘的原因是
A. 手术复杂不易进行
B. 易切断外括约肌，引起肛门失禁
C. 手术切除不能彻底治愈疾病
D. 造成局部缺血坏死
E. 术后无法换药

71. 挂线疗法适用于
A. 肛裂　　B. 肛瘘
C. 内痔　　D. 外痔
E. 直肠息肉

72. 适宜高位肛瘘的治疗方法是
A. 瘘管切开术　　B. 瘘管切除术
C. 挂线疗法　　D. 扩张肛管
E. 切开引流

73. 直肠肛管疾病患者不适宜进食下列哪种食物或饮料
A. 菠菜　　B. 芹菜
C. 辣椒　　D. 苹果
E. 香蕉

74. 直肠肛管手术后护理，错误的是
A. 便后高锰酸钾坐浴
B. 1～2 天内使用止痛药
C. 禁食 3 天，避免排便
D. 及时处理尿潴留
E. 术后早期下床活动

75. 肛管手术后，能促进炎症吸收、缓解肛门括约肌痉挛的护理措施是
A. 保持大便通畅　　B. 早期适当活动
C. 温水肛门坐浴　　D. 保持局部清洁
E. 避免仰卧位

76. 和便秘没有密切关系的疾病是
A. 痔
B. 直肠癌
C. 肛裂
D. 直肠肛管周围脓肿
E. 直肠脱垂

77. 临床上能区分直肠和肛管的解剖标志是
A. 直肠瓣　　B. 齿状线
C. 直肠柱　　D. 肛窦
E. 直肠壶腹

78. 有关直肠的描述，不正确的是
A. 直肠一般长 12～15cm
B. 齿状线以上是体神经支配
C. 直肠有排便、吸收等功能
D. 直肠表面覆盖黏膜
E. 直肠静脉回流入门静脉系统

79. 排便时及排便后有两次疼痛高峰的是
A. 肛裂　　B. 外痔
C. 肛瘘　　D. 直肠脱垂
E. 直肠肛管周围脓肿

80. 肛裂患者治疗中最重要的是
A. 止痛　　B. 保持大便通畅
C. 温水坐浴　　D. 扩张肛管
E. 手术切除

81. 门静脉高压症可引起哪种肛门病
A. 肛裂　　B. 肛瘘
C. 痔　　D. 直肠脱垂
E. 直肠息肉

82. 在我国，引起门静脉高压症的主要原因是
A. 酒精性肝硬化
B. 血吸虫病性肝硬化
C. 肝炎后肝硬化
D. Budd-Chiari 综合征
E. 肝外门静脉血栓形成

83. 肝硬化导致门脉高压的表现有
A. 腹水　　B. 上腹饱胀
C. 大隐静脉曲张　　D. 蜘蛛痣

E. 颈静脉怒张

84. 门-腔静脉吻合术的主要目的是
A. 减少腹水形成　B. 降低门静脉的压力
C. 消除脾功能亢进　D. 改善肝功能
E. 阻断侧支循环

85. 不宜早期下床活动的术后患者是
A. 阑尾切除术后
B. 门脉高压症分流术后
C. 肠粘连分解术后
D. 胃大部切除术后
E. 肠扭转复位术后

86. 关于门脉高压症分流术后护理,下列哪项不正确
A. 早期起床活动　B. 低蛋白饮食
C. 使用抗生素　D. 忌食过烫食物
E. 术后平卧 48 小时

87. 门静脉高压症的术前护理错误的是
A. 卧床休息,避免劳累
B. 术前常规放置胃管
C. 避免腹内压升高
D. 避免干硬、粗糙食物
E. 适量补充白蛋白

88. 门静脉高压症患者,术后康复期护理中哪项不妥
A. 保证足够的休息,避免劳累和较重的体力劳动
B. 心情乐观愉快
C. 定期高压氧治疗
D. 忌烟酒
E. 避免粗糙、过热、刺激性强的食物

89. 门静脉高压症患者,一般不放置胃管的理由是以免
A. 影响休息　B. 引起呕吐
C. 引起出血　D. 损失胃液
E. 影响胃肠功能

90. 门-腔分流术后 2 天内应注意观察的并发症是
A. 血管吻合口破裂出血　B. 肝性脑病
C. 血小板计数增高　D. 肠系膜血管栓塞
E. 腹腔感染

91. 门静脉高压症行分流术后的护理,错误的是
A. 观察意识及生命体征　B. 1 周后下床活动
C. 48 小时内平卧位　D. 给高蛋白饮食
E. 食物宜细软,不宜过烫

92. 为预防术后肝性脑病的发生,术前应采取下列哪项措施
A. 给患者进食蛋白质食物多
B. 给患者服用保肝药物
C. 给患者服用肠道不吸收的抗生素以抑制肠道细菌
D. 食物温度不宜过高
E. 食物要少渣

93. 蜘蛛痣产生的原因是
A. 小动脉分支扩张　B. 毛细血管扩张
C. 小静脉扩张　D. 动脉扩张
E. 静脉扩张

94. 蜘蛛痣的特征应除外
A. 呈辐射状
B. 压其中心部该痣可消失
C. 妊娠妇女可见
D. 下肢及腹部少见
E. 是一种特殊皮疹

95. 蜘蛛痣的形成与下列何种因素有关
A. 毛细血管脆性增加　B. 凝血机制障碍
C. 过敏因素　D. 血中雌激素增加
E. 严重感染

96. 大量腹水患者最宜采取何种体位
A. 半卧位　B. 平卧位
C. 侧卧位　D. 坐位
E. 高枕卧位

97. 门静脉高压患者吃干硬、粗糙食物易引起
A. 脾大　B. 脾功能亢进
C. 呕血、黑便　D. 顽固性腹水
E. 肝性脑病

98. 除哪项外均为门静脉高压的症状
A. 腹水
B. 痔核形成
C. 脾大
D. 食管和胃底静脉曲张
E. 肝大

99. 肝性脑病患者使用精氨酸的目的
A. 使肠内呈碱性减少氨的吸收
B. 保护肝细胞
C. 可致氨基酸代谢不平衡
D. 抑制脑内假性神经递质的合成
E. 与游离氨结合,从而降低血氨

100. 对肝性脑病患者,为了减轻肠道内有害物质的吸收,可用下列哪种液体灌肠
A. 肥皂水　B. 弱酸性液体
C. 弱碱性液体　D. 5% NaCl
E. 液体石蜡

101. 对肝性脑病患者的护理措施不正确的是
A. 限制大量输液
B. 禁止用安眠、镇静药
C. 出现感染及时使用抗生素
D. 保持大便通畅,便秘可用 0.5%肥皂水灌肠

E. 腹水严重影响呼吸的患者可适当释放腹水

102. 肝性脑病患者的饮食治疗不恰当的是
A. 高热量　B. 高糖类
C. 高维生素　D. 高蛋白
E. 不能进食者可鼻饲或静脉滴注葡萄糖

103. 护理肝性脑病患者错误的是
A. 忌食蛋白质　B. 防止感染
C. 放大量腹水　D. 安眠药禁用或慎用
E. 便秘时弱酸溶液灌肠

104. 急性胆囊炎的典型体征是
A. 右上腹不适或消化不良
B. 胆管炎病史和中毒性休克
C. Charcot 三联征
D. Murphy 征阳性
E. 剑突下"钻顶样"绞痛

105. 下列胆道系统疾病的检查,检查后容易并发腹腔内出血的是
A. 经皮肝穿刺胆道造影　B. 口服胆囊造影
C. 静脉胆道造影　D. B超
E. 经内镜逆行胆胰管造影

106. 经皮肝穿刺胆道造影(PTC)检查后,应重点观察
A. 呼吸,体温,意识
B. 血压、腹部症状和体征变化
C. 肠鸣音,肠蠕动波
D. 腹泻,呕吐,黄疸
E. 肝浊音界,腹胀

107. 急性胆囊炎最常见的发病原因
A. 胆囊蛔虫　B. 胆囊结石
C. 细菌感染　D. 创伤
E. 胰液反流

108. 急性胆管炎的 Charcot 三联征是
A. 黄疸,休克,昏迷
B. 腹痛,寒战高热,黄疸
C. 寒战高热,黄疸,昏迷
D. 黄疸,呕吐,休克
E. 腹痛,寒战高热,呕吐

109. 雷诺五联征是下列哪种胆道疾病的临床表现
A. 急性胆囊炎　B. 胆囊结石
C. 急性胆管炎　D. 肝内胆管结石
E. 萎缩性胆囊炎

110. 胆道手术后,T形管留置的时间不少于
A. 3天　B. 7天
C. 14天　D. 20天
E. 30天

111. 急性重症胆管炎患者的治疗原则是
A. 抗感染治疗
B. 内引流术+抗感染
C. 抗休克治疗
D. 胆囊造瘘+抗休克
E. 抗休克+胆总管切开引流

112. 急性梗阻性化脓性胆管炎最常见的梗阻因素是
A. 胆道肿瘤　B. 胆管结石
C. 胆道蛔虫　D. 胆管扭转
E. 胆道狭窄

113. 胆道疾病中最容易发生休克的是
A. 急性胆囊炎
B. 胆总管结石
C. 胆道蛔虫
D. 肝内胆管结石
E. 急性梗阻性化脓性胆管炎

114. 急性梗阻性化脓性胆管炎最关键的治疗是
A. 及时使用抗生素
B. 应用肾上腺皮质激素
C. 及时用升压药
D. 紧急胆道减压
E. 纠正水、电解质、酸碱失衡

115. 急性胆道蛔虫症患儿的腹痛常表现为
A. 钝痛　B. 稍有不适
C. 阵发剧烈腹痛　D. 轻度疼痛
E. 持续腹痛

116. T形管引流注意事项,不包括
A. 保持无菌
B. 观察记录引流量及性质
C. 防止脱落,保证通畅
D. 注意患者食欲及大便颜色变化
E. 每周更换引流袋

117. 胆道T形管的护理,下列哪项不妥
A. 妥善固定　B. 保持通畅
C. 每日按时冲洗　D. 每日更换引流瓶
E. 记录引流量和性质

118. 胆道T形管引流和腹腔引流的护理不同之处是
A. 保持引流管通畅
B. 定时更换引流袋
C. 观察引流量和性状
D. 拔管前夹管观察1～2天
E. 引流瓶不得高于引流出口

119. 胆道术后患者在T形管拔管前,哪项护理措施必不可少
A. 无菌盐水冲洗
B. B超
C. 使用抗生素
D. 试验性夹管2～3天

E. 检查血清胆红素

120. 观察T形管引流的胆汁，哪项表示胆总管下端有阻塞可能

A. 胆汁浑浊　B. 胆汁量过多

C. 胆汁量少而色淡　D. 胆汁量过少，色深

E. 胆汁棕色稠厚

121. 下列哪项能提示行T形管引流患者胆道远端通畅

A. 腹痛和黄疸减轻，引流量增加

B. 体温正常，引流量增多

C. 上腹腹痛，引流量骤减

D. 食欲好转，黄疸消退，引流量减少

E. 黄疸消退，引流量增多，食欲无变化

122. 胆道蛔虫病的临床特点是

A. 右上腹不适或消化不良

B. 胆管炎病史和中毒性休克

C. Charcot 三联征

D. Murphy 征阳性

E. 剑突下"钻顶样"剧痛

123. 胆色素结石形成的最主要原因是

A. 胆汁成分改变

B. 胆道感染

C. 胆道梗阻

D. 葡萄糖醛酸酶增加

E. 胆道内蛔虫残体留存

124. 胆固醇结石好发于

A. 胆总管　B. 左肝管

C. 右肝　D. 胆囊

E. 肝内胆管

125. 胆固醇结石形成的主要原因是

A. 胆固醇增加，胆盐和卵磷脂减少

B. 胆道感染

C. 胆道梗阻

D. β-葡萄糖醛酸酶增加少

E. 胆道内蛔虫残体留存

126. ERCP 检查后的严重并发症是

A. 急性胆囊炎　B. 胆漏

C. 十二指肠穿孔　D. 急性胰腺炎

E. 消化道出血

127. 急性胰腺炎是

A. 感染性疾病　B. 遗传性疾病

C. 自身免疫性疾病　D. 自身消化疾病

E. 结缔组织疾病

128. 引起急性胰腺炎最常见的原因是

A. 胆管疾病　B. 胰管梗阻

C. 暴饮暴食　D. 过量饮酒

E. 应激状态

129. 急性胰腺炎患者发生休克的主要原因是

A. 剧烈腹痛　B. 大量呕吐失液

C. 化学循环功能不全　D. 胃肠道渗出液刺激

E. 毒素吸收与血容量不足

130. 水肿性胰腺炎最突出的临床表现是

A. 恶心、呕吐　B. 腹痛

C. 发热　D. 休克

E. 电解质紊乱

131. 急性胰腺炎腹痛的特点与以下哪项不符(临床表现)

A. 位于上腹部

B. 进食后疼痛加重

C. 疼痛剧烈而持久

D. 弯腰抱膝疼痛加重

E. 多在暴饮暴食及饮酒后发生

132. 出现下列哪项检测指标提示出血坏死性胰腺炎

A. 血淀粉酶升高　B. 血糖降低

C. 血镁降低　D. 血钙降低

E. 血胆红素升高

133. 急性胰腺炎禁食的主要目的是

A. 减少胃液分泌　B. 减少胰液分泌

C. 延缓胃排空　D. 预防继发感染

E. 解除胰管痉挛

134. 急性胰腺炎患者应禁用下列哪种药物

A. 西咪替丁　B. 抑肽素

C. 哌替啶　D. 吗啡

E. 抗生素

135. 下列疾病中需绝对禁食的情况是

A. 急性水肿型胰腺炎

B. 十二指肠溃疡出现黑便

C. 慢性胃炎恶心呕吐明显

D. 肝性脑病昏迷前期

E. 胃溃疡大便隐血实验持续阳性

136. 胰腺炎患者腹痛不能用吗啡止痛的主要原因是

A. 吗啡可导致炎症加重

B. 吗啡不作用于胰腺，不能止痛

C. 使用吗啡掩盖病情，不利于治疗

D. 吗啡与其他治疗用药有配伍禁忌

E. 吗啡可引起 Oddi 括约肌痉挛，加重疼痛

137. 急性胰腺炎的表现

A. 上腹部节律性疼痛，进食后 30～60 分钟发作

B. 上腹部剧烈性疼痛，阵发性加剧

C. 腹壁柔韧感

D. 腹壁静脉曲张，血流方向正常

E. 上腹部节律性疼痛，进食后 2～3 小时发作，

有时夜间被痛醒

138. 胰头癌最主要的临床表现是
A. 腹痛，腹胀 B. 进行性黄疸
C. 食欲不振 D. 消化不良
E. 乏力，消瘦

139. 胰腺癌最常见的首发症状
A. 上腹痛及上腹饱胀不适
B. 黄疸
C. 食欲不振
D. 消化不良
E. 乏力，消瘦

140. 胃穿孔时腹腔穿刺抽出液的性质
A. 脓液，稀薄有臭味 B. 黄色、浑浊无臭味
C. 不凝固血液 D. 血性脓液，有臭味
E. 血性渗出液

141. 消化道出血量达到 800ml 时，护士应及时给予
A. 卧床吸氧
B. 迅速建立静脉通道
C. 准备三腔二囊管备用
D. 禁食，胃肠减压
E. 准备纤维胃镜

142. 有关呕血与黑便的描述，不正确的是
A. 黑便必有呕血
B. 呕血一般都有黑便
C. 出血量 5ml，大便隐血试验阳性
D. 出血量 60ml，出现黑便
E. 出血量超过 300ml，出现血便

143. 急性梗阻性化脓性胆管炎的治疗原则是
A. 禁食、抗炎、解痉止痛
B. 解痉止痛，中药溶石
C. 输液，使用有效抗生素
D. 抗休克同时手术行胆管减压
E. 先抗休克，病情缓解后手术

144. 胆囊切除后的患者，采取半坐卧位的目的是
A. 使腹腔增大
B. 减少局部出血
C. 减轻中毒反应
D. 减少静脉血回流
E. 减轻伤口缝合处的张力

145. 在我国，急性胰腺炎最常见的病因
A. 胆石症与胆道疾病 B. 手术与创伤
C. 暴饮暴食 D. 大量饮酒
E. 胰管阻塞

146. 大便潜血试验阳性能提示很多疾病，除外
A. 胃溃疡 B. 直肠癌
C. 结肠癌 D. 结肠炎
E. 阑尾炎

147. 单纯性机械性肠梗阻时，梗阻以上肠管的病理生理变化，错误的是
A. 肠蠕动增强 B. 肠腔内积气、积液
C. 肠腔内压力不断增高 D. 肠壁大量液体渗出
E. 肠管缺血、坏死

148. 肠梗阻的四大症状是
A. 恶心、腹痛、腹胀、肠鸣音亢进
B. 腹痛、肠型、呕吐、排气排便停止
C. 腹痛、腹胀、呕吐、排气排便停止
D. 腹痛、腹胀、呕吐、发热
E. 腹痛、肠鸣音亢进、呕吐、发热

149. 肠梗阻发生后，最重要的是了解
A. 肠梗阻的原因
B. 肠梗阻的部位
C. 肠梗阻的程度
D. 肠梗阻时是否发生绞窄
E. 肠梗阻的发生速度

150. 高位小肠梗阻除腹痛外最主要的症状是
A. 腹胀明显 B. 呕吐频繁
C. 停止排便排气 D. 叩诊呈鼓音
E. 腹部包块

151. 保守治疗肠梗阻最重要的方法
A. 禁食、胃肠减压 B. 补液
C. 抗感染 D. 对症处理
E. 纠正酸碱失衡

152. 分泌促胃液素的胃黏膜细胞是
A. 主细胞 B. 壁细胞
C. G 细胞 D. 嗜银细胞
E. 黏液细胞

A_2 型题

153. 患儿，9 个月，腹泻 3 天，尿量略少，皮肤弹性稍差，口唇微干，眼窝轻度凹陷。血清钠浓度为 140mmol/L。其脱水的程度为
A. 重度脱水 B. 无脱水
C. 中度脱水 D. 极重度脱水
E. 轻度脱水

154. 患者，男，40 岁，阑尾炎切除术后发生粘连性肠梗阻，脐周阵发性疼痛 2 天，伴恶心、呕吐较频繁，尿少，口渴明显。查体：脉搏 96 次/分，血压 100/70mmHg，腹胀不明显，偶见肠型，脐右侧有轻压痛，肠鸣音亢进。采取禁食、胃肠减压、输液及应用抗生素等非手术治疗。非手术治疗最重要的护理措施是
A. 应用解痉药 B. 密切观察病情
C. 保持有效的胃肠减压 D. 输液、应用抗生素

E. 详细记录出入液量

155. 患者，男，60岁，患唇痈1周，红肿明显。1天前出现昏迷高热，眼结膜充血水肿，眼球突出，患者可能发生了

A. 脓毒症
B. 菌血症
C. 肝性脑病
D. 颅内海绵状静脉窦炎
E. 脑出血

156. 患者，男，36岁，搬运工人，站立时阴囊部位出现肿块，呈梨形，平卧时可回纳，体检发现外环扩大，嘱患者咳嗽时，指尖有冲击感，平卧回纳肿块后，手指压迫内环处，站立咳嗽，肿块不再出现，诊为腹股沟斜疝，准备手术治疗。为避免术后疝复发，术前准备最重要的是

A. 治疗便秘　B. 备皮
C. 排尿　D. 灌肠
E. 麻醉前用药

157. 患者，男，75岁，行斜疝修补术，术后早期最适宜的卧位是

A. 半卧位
B. 仰卧位，膝部垫软枕
C. 俯卧位
D. 斜坡卧位
E. 侧卧位

158. 患者，排便后肛门处剧烈疼痛，并有一肿块，触痛明显，最可能的诊断是

A. 内痔脱出　B. 肛周脓肿
C. 血栓性外痔　D. 肛裂并前哨痔
E. 直肠息肉脱出

159. 患者，女，38岁，转移性右下腹痛4小时，伴恶心、呕吐、发热。最能提示该患者患有阑尾炎的体征是

A. 移动性浊音　B. 右下腹固定压痛
C. 肠鸣音亢进　D. 肠型、蠕动波
E. 肝浊音界缩小

160. 患者，男，50岁，阑尾炎切除术后5天，体温38.8℃，诉伤口疼痛，无咳嗽，应首先考虑

A. 肺不张　B. 肺炎
C. 伤口裂开　D. 伤口缝线反应
E. 伤口感染

161. 患儿，2岁，腹泻5天，中度脱水，经补液治疗已排尿，遵医嘱补钾时，400ml溶液中最多可加入10%氯化钾

A. 6ml　B. 8ml
C. 10ml　D. 12ml
E. 14ml

162. 婴儿，11个月，男，因腹泻、呕吐入院，诊断重型婴儿腹泻，经补液6小时后排尿，但出现精神委靡、心音低钝、四肢无力、腹胀、肠鸣音减弱，应考虑为

A. 酸中毒　B. 低血钠
C. 低血钾　D. 低血钙
E. 低血镁

163. 患儿，7个月，以小儿腹泻、中度脱水收入院。经及时补液治疗后脱水得到纠正，2天后突然出现惊厥，首先应考虑的原因是

A. 脑水肿　B. 低血钾
C. 低钠血症　D. 低镁血症
E. 低钙血症

164. 患者，男，21岁，饱餐后打球，突然全腹持续性疼痛，阵发性加剧，向腰背部放射，呕吐，应考虑为

A. 肠扭转　B. 肠套叠
C. 肠肿瘤　D. 肠粘连
E. 肠系膜动脉栓塞

165. 患者，男，69岁，右侧腹股沟斜疝嵌顿2小时，经手法复位成功。护理应重点观察

A. 疝块有无再次嵌顿　B. 呼吸、脉搏、血压
C. 腹痛、腹膜刺激征　D. 呕吐、腹胀、发热
E. 疝块部位红、肿、痛

166. 患者，肛门周围脓肿手术切开引流术后当日伤口疼痛，夜间不能入睡，采取的护理措施中哪项不正确

A. 适当使用止痛药　B. 温水坐浴
C. 涂敷消炎止痛软膏　D. 伤口内填塞敷料
E. 局部热敷

167. 患者，男，32岁，2天前肛门内胀痛，今日出现畏寒、排尿困难，直肠指检见肛管右侧有触痛性隆起，具有波动感，考虑是

A. 内痔　B. 肛裂
C. 肛旁感染　D. 直肠息肉
E. 直肠癌

168. 患者，50岁，肝硬化10年，腹壁静脉曲张，脐以上腹壁静脉血流方向由下向上，脐以下腹壁静脉血流方向也由下向上，考虑为

A. 门静脉高压症
B. 上腔静脉回流受阻
C. 下腔静脉受压
D. 大量腹水
E. 脾功能亢进

169. 患者，男，40岁，肝硬化患者，查体：面部蜘蛛痣、肝掌、乳房发育，此体征是由于

A. 门静脉高压

B. 低蛋白血症
C. 肝功能不全
D. 垂体性腺功能紊乱
E. 肾上腺皮质功能减退

170. 患者,男,40 岁,面色灰暗,颈部及胸部有蜘蛛痣,近期反复牙龈出血。查:血红蛋白 80g/L,白细胞 4×10^9/L,血小板 60×10^9/L,肝功能 ALT <40U,白蛋白 36g/L,球蛋白 35g/L,出血原因最可能是
A. 凝血因子减少 B. 造血功能障碍
C. 营养不良 D. 过敏反应
E. 肝硬化

171. 某胃溃疡患者,近日来腹痛节律性消失,消瘦,大便隐血试验持续阳性,应考虑为
A. 溃疡活动 B. 幽门梗阻
C. 慢性穿孔 D. 溃疡癌变
E. 上消化道出血

172. 患者,男,65 岁,胃溃疡病史 20 年,常于餐后出现中上腹疼痛,服氢氧化铝可缓解,近 1 年来疼痛不似从前有规律,且服氢氧化铝也难以缓解,伴消瘦来诊。查体:大便隐血阳性,最可能的诊断是
A. 胃溃疡伴溃疡出血
B. 胃十二指肠溃疡出血
C. 溃疡癌变
D. 慢性胃炎出血
E. 食管静脉曲张破裂出血

173. 某十二指肠溃疡患者,近 1 个月疼痛节律消失,餐后腹痛伴呕吐,呕吐物为大量隔夜宿食,此时护理措施不正确的是
A. 暂禁食 B. 连续胃肠减压
C. 静脉补液 D. 观察呕吐情况
E. 每餐前洗胃

174. 患者,男,60 岁,2 年前无诱因出现柏油样便,伴头晕、乏力,但无腹痛,给予奥美拉唑治疗,而且每次发作有上腹胀痛,多数在进餐后半小时疼痛,近 2 个月来厌食,体重下降,上腹痛时轻时重,疼痛渐重,不易缓解,可考虑
A. 胃溃疡出血 B. 十二指肠溃疡伴出血
C. 胃溃疡癌变 D. 幽门梗阻
E. 胃窦炎

175. 女婴,5 天,因感染用抗生素治疗,今发现口腔内有乳凝块样附着物,诊断为鹅口疮,清洁口腔应选用
A. 2%碳酸氢钠溶液 B. 温开水
C. 3%过氧化氢溶液 D. 0.1%依沙吖啶溶液
E. 生理盐水

176. 1 岁肺炎小儿治疗 3 周后,口腔黏膜上出现点状灰白色乳凝块样物质,无全身不适,无局部疼痛。应考虑为
A. 维生素 C 缺乏 B. 鹅口疮
C. 疱疹性口炎 D. 疱疹性咽峡炎
E. 溃疡性口腔炎

177. 患者于中午进餐后,晚 6 时出现脐上腹痛,伴呕吐。护理查体:体温 37.7℃,上腹部压痛明显,但无放射,肠鸣音亢进。血、便常规无异常。考虑该患者最可能患哪种疾病
A. 急性胃炎 B. 急性胰腺炎
C. 急性胆囊炎 D. 急性肠炎
E. 溃疡病

178. 患者,男,45 岁,患溃疡病 10 年,经常出现进食后剑突下烧灼样疼痛,近日因出现疼痛持久而失去节律性来诊,应考虑是由于
A. 疲劳 B. 饮酒
C. 感染 D. 出血
E. 癌变

179. 患者近 3 天来解柏油样便,自觉心慌,家人发觉患者面色苍白、四肢湿冷,血压 80/50mmHg,脉搏为 120 次/分,最可能的诊断为
A. 急性胰腺炎
B. 急性胃溃疡
C. 急性胃穿孔
D. 十二指肠溃疡上消化道出血休克
E. 急性腹膜炎

180. 肝硬化患者做门体静脉分流术后 1 年,出现腹水、食欲减退,下列哪项措施最适合
A. 输白蛋白 B. 补充维生素 K
C. 高蛋白饮食 D. 补充电解质
E. 输支链氨基酸

A_3/A_4 型题

(181~184 题共用题干)

小儿,女,9 个月,混合喂养,辅食添加过程中出现腹泻 2 天前来就诊。护理评估:神志清,精神好,口唇略干,皮肤弹性稍差,前囟轻度凹陷。

181. 下列对家长进行健康教育的措施不必要的是
A. 教会口服补液盐的配制方法
B. 讲解饮食调整目的和方法
C. 讲述脱水补液的方法
D. 讲解保护臀部皮肤的方法
E. 讲述预防腹泻的知识和辅食添加的方法

182. 该患儿失水约占其体重的
A. 4% B. 8%
C. 10% D. 12%

E. 14%

183. 给该患儿补充积累损失量用ORS液，按体重计算入量应为

A. 20ml/kg　B. 30ml/kg

C. 40ml/kg　D. 50ml/kg

E. 60ml/kg

184. 小儿腹泻的常见病原体

A. 双歧杆菌　B. 大肠埃希菌

C. 轮状病毒　D. 白色念珠菌

E. 链球菌

(185～187题共用题干)

患者，男，36岁，搬运工人，诊断为腹股沟斜疝，行疝修补术后。

185. 恢复工作的时间是

A. 术后至少2周　B. 拆线后1周

C. 术后体力恢复后　D. 术后至少1个月

E. 术后至少3个月

186. 疝修补术后下列哪项护理措施是错误的

A. 及时处理大便秘结

B. 切口部位压沙袋

C. 咳嗽时注意保护切口

D. 术后3个月内避免重体力劳动

E. 鼓励患者早期下床活动

187. 嵌顿疝早期可采用

A. 紧急手术　B. 手法复位

C. 对症治疗　D. 暂不手术

E. 支持治疗

(188、189题共用题干)

患者，男，70岁，有长期便秘史，突然腹痛、腹胀2天，未吐，少量黏液便1次，未排气，2年前曾有类似发作，查体可见全腹高度膨胀，左下腹可见巨大肠型并有轻度压痛、反跳痛，肠鸣音亢进。

188. 为明确诊断，该患者首先应做的检查是

A. B超　B. 腹部立位X线平片

C. 结肠镜　D. 直肠指诊

E. CT

189. 保守治疗肠梗阻最重要的方法是

A. 禁食、胃肠减压　B. 补液

C. 抗感染　D. 对症处理

E. 纠正酸碱失衡

(190、191题共用题干)

患者，男，肝硬化致门静脉高压。

190. 分流术前护理措施正确的是

A. 鼓励体育锻炼　B. 高蛋白低脂饮食

C. 注射维生素K　D. 术日晨放置胃管

E. 术前清洁灌肠

191. 肝硬化门静脉高压最突出的临床表现是

A. 腹水　B. 上腹饱胀

C. 蜘蛛痣　D. 大隐静脉曲张

E. 颈静脉充盈怒张

(192、193题共用题干)

某消化性溃疡患者，酒后不久出现上腹部剧烈疼痛，面色苍白，查体：腹肌紧张，全腹明显压痛，反跳痛，血压90/60mmHg。

192. 首要护理措施是

A. 服镇静药　B. 立即输血

C. 吸氧　D. 禁食、胃肠减压

E. 继续观察

193. 消化性溃疡患者进餐应有规律，主食应以何为主

A. 流质(如牛奶)　B. 半流质(如稀饭)

C. 普通饮食，不忌口　D. 面食

E. 杂粮

(194、195题共用题干)

患者，男，60岁，2年前无诱因出现柏油样便，伴头晕、乏力，但无腹痛，给予奥美拉唑治疗，而且每次发作有上腹胀痛，多数在进餐后半小时疼痛，近2个月来厌食，体重下降，上腹痛时轻时重，疼痛渐重，不易缓解。

194. 此患者可能的诊断是

A. 胃溃疡出血　B. 十二指肠溃疡伴出血

C. 胃溃疡癌变　D. 幽门梗阻

E. 胃窦炎

195. 胃溃疡患者出现哪种现象，应警惕癌变可能

A. 上腹部疼痛反复发作　B. 疼痛有节律性

C. 厌食　D. 体重减轻

E. 大便隐血试验持续阳性

(196、197题共用题干)

患者，男，46岁，主因反复上腹疼痛，以进食后3～4小时疼痛明显，进餐后可缓解，夜间有明显的上腹痛，并且排黑便2天，以急诊入院。

196. 最有可能的诊断是

A. 胃溃疡伴溃疡出血　B. 十二指肠溃疡出血

C. 胃癌出血　D. 慢性胃炎出血

E. 肝硬化出血

197. 如果患者经过药物治疗后，突然再次发生剧烈疼痛，并且长时间不缓解，疼痛向背部及两侧上腹放射时，常提示

A. 消化道大出血　B. 穿孔

C. 幽门梗阻　D. 癌变

E. 感染

(198～200共用题干)

患者，38岁，主因转移性右下腹痛8小时入院。

体温 38℃，血压正常，右下腹有固定的压痛，无腹肌紧张，临床诊断为急性阑尾炎，经术前准备后，在腰麻下行阑尾切除手术。

198. 该患者的阑尾病变属于
A. 单纯性阑尾炎 B. 化脓性阑尾炎
C. 坏疽性阑尾炎 D. 阑尾周围脓肿
E. 阑尾穿孔

199. 急性阑尾炎腹痛起始于脐周或上腹的机制是
A. 胃肠功能紊乱 B. 内脏神经反射
C. 躯体神经反射 D. 阑尾位置不固定
E. 阑尾管壁痉挛

200. 阑尾发生炎症时，阑尾容易坏死的解剖因素是
A. 阑尾为盲管状器官
B. 管腔细长且开口较小
C. 阑尾动脉为终末动脉
D. 静脉回流至门静脉
E. 其位置随盲肠而变异

(201～203 题共用题干)

患者，男，40 岁，肝硬化晚期伴大量腹水。

201. 腹水产生的主要原因是
A. 门静脉高压和低蛋白血症
B. 淋巴液生成过多
C. 水摄入过多
D. 醛固酮和抗利尿激素增多
E. 右心功能不全

202. 下列哪项为肝硬化患者肝功能失代偿期的典型表现
A. 食欲不振 B. 恶心、呕吐
C. 蜘蛛痣 D. 肝掌
E. 腹水

203. 下列属于肝硬化门脉高压表现的是
A. 肝掌 B. 蜘蛛痣
C. 脾大 D. 肝大
E. 男性乳房发育

(204～207 题共用题干)

患者，男，60 岁，自述长期消化不好，右上腹时有疼痛，医生检查胆囊区有压痛。查体：口唇苍白，肝脾不大，右上腹压痛。

204. 最可能的诊断是
A. 胃癌 B. 慢性胃炎
C. 胆结石 D. 慢性胆囊炎
E. 肝硬化

205. 每天的出量不包括
A. 尿量 B. 呕吐量
C. 引流胆汁量 D. 腹腔引流量
E. 营养液输注量

206. 患者在造影检查前 1 天晚餐的进食原则哪项不对
A. 无脂肪饮食 B. 低蛋白饮食
C. 高糖饮食 D. 清淡饮食
E. 稠厚饮食

207. 为明确诊断，宜选择的检查是
A. B 超 B. CT
C. ERCP D. X 线平片
E. MRI

(208～210 题共用题干)

患者，男，55 岁，自述长期消化不良，食欲差、嗳气。护理查体：消瘦明显，体温 37.1℃，上腹部无明显压痛，肠鸣音正常。血、便常规无异常发现。

208. 考虑该患者最可能患哪种疾病
A. 急性胃炎 B. 急性胰腺炎
C. 急性胆囊炎 D. 慢性胃炎
E. 胃溃疡

209. 诊断慢性胃炎最可靠的方法是
A. 胃液分析 B. 血清抗体测定
C. 胃肠钡餐检查 D. 纤维胃镜检查
E. 病史和临床表现

210. 慢性胃炎的饮食护理，下列哪项不适宜
A. 忌暴饮暴食
B. 宜少量多餐
C. 宜定时定量进餐
D. 为帮助消化，餐后宜从事体力活动
E. 胃酸低者多喝鸡汤和肉汤

(211～215 题共用题干)

患者，男，35 岁，因肠梗阻收入院。非手术治疗期间，护士发现腹部固定性压痛及腹膜刺激征。

211. 病情提示肠梗阻的性质演变为
A. 痉挛性 B. 麻痹性
C. 粘连性 D. 绞窄性
E. 单纯性

212. 单纯性机械性肠梗阻时，梗阻以上肠管的病理生理变化，错误的是
A. 肠蠕动增强
B. 肠腔内积气、积液
C. 肠腔内压力不断增高
D. 肠壁大量液体渗出
E. 肠管缺血、坏死

213. 肠梗阻的四大症状是
A. 恶心、腹痛、腹胀、肠鸣音亢进
B. 腹痛、肠型、呕吐、排气排便停止
C. 腹痛、腹胀、呕吐、排气排便停止
D. 腹痛、腹胀、呕吐、发热
E. 腹痛、肠鸣音亢进、呕吐、发热

214. 肠梗阻发生后，最重要的是了解
   A. 肠梗阻的原因
   B. 肠梗阻的部位
   C. 肠梗阻的程度
   D. 肠梗阻时是否发生绞窄
   E. 肠梗阻的发生速度
215. 高位小肠梗阻除腹痛外最主要的症状是
   A. 腹胀明显　　B. 呕吐频繁
   C. 停止排便排气　　D. 叩诊呈鼓音
   E. 腹部包块

(216～220 题共用题干)

患者，男，50岁，因腹股沟斜疝入院。查体：精神好，站立时腹股沟区包块形成，平卧消失，压痛及反跳痛(一)。

216. 治疗原则是
   A. 紧急手术　　B. 择期手术
   C. 早期手术　　D. 暂不手术
   E. 禁忌手术
217. 斜疝修补术后，预防阴囊血肿的措施是
   A. 膝下垫枕　　B. 保持敷料清洁、干燥
   C. 术后平卧3天　　D. 注意保暖、避免咳嗽
   E. 用丁字带托起阴囊
218. 治疗腹股沟疝最常用的方法是
   A. 疝成形术　　B. 疝囊高位结扎术
   C. 疝修补术　　D. 手法复位
   E. 疝环填补术
219. 腹股沟斜疝手术后护理，下列哪项错误
   A. 丁字带兜起阴囊　　B. 平卧位，膝下垫软枕
   C. 手术区用沙袋压迫　　D. 早期下床活动
   E. 咳嗽时用手按压伤口
220. 腹外疝修补术后健康教育内容，最重要的是
   A. 增加营养　　B. 定期复查
   C. 适当锻炼　　D. 保持伤口清洁
   E. 3个月内避免重体力劳动

参考答案

A_1 型题

1.B　2.C　3.D　4.A　5.D　6.E　7.D　8.D　9.E　10.D　11.C　12.C　13.A　14.E　15.E　16.A　17.D　18.C　19.C　20.E　21.C　22.D　23.D　24.E　25.B　26.D　27.C　28.C　29.D　30.B　31.C　32.B　33.E　34.A　35.B　36.C　37.A　38.C　39.D　40.C　41.D　42.D　43.A　44.A　45.E　46.E　47.A　48.D　49.D　50.B　51.A　52.A　53.B　54.E　55.C　56.A　57.B　58.D　59.A　60.E　61.A　62.C　63.E　64.E　65.D　66.B　67.C　68.C　69.D　70.B　71.B　72.C　73.C　74.C　75.C　76.D　77.B　78.B　79.A　80.A　81.C　82.C　83.A　84.B　85.B　86.A　87.B　88.C　89.C　90.A　91.D　92.C　93.A　94.E　95.D　96.A　97.C　98.E　99.E　100.B　101.D　102.D　103.C　104.D　105.A　106.B　107.B　108.B　109.C　110.C　111.E　112.B　113.E　114.D　115.C　116.E　117.C　118.D　119.D　120.B　121.D　122.E　123.B　124.D　125.A　126.D　127.D　128.A　129.E　130.B　131.D　132.D　133.B　134.D　135.A　136.E　137.B　138.B　139.A　140.B　141.B　142.A　143.D　144.E　145.A　146.E　147.E　148.C　149.D　150.B　151.A　152.C

A_2 型题

153.E　154.C　155.D　156.A　157.B　158.C　159.B　160.E　161.D　162.C　163.E　164.A　165.D　166.D　167.C　168.A　169.C　170.A　171.D　172.C　173.E　174.C　175.A　176.B　177.D　178.E　179.D　180.A

A_3/A_4 型题

181.C　182.A　183.D　184.C　185.E　186.E　187.B　188.B　189.A　190.C　191.A　192.D　193.D　194.C　195.D　196.B　197.B　198.A　199.B　200.C　201.A　202.E　203.C　204.D　205.E　206.E　207.A　208.D　209.D　210.D　211.D　212.E　213.C　214.D　215.B　216.B　217.E　218.C　219.D　220.E

第三章　呼吸系统疾病患者的护理

知　识　点

第一节　呼吸系统解剖生理

一、呼吸系统解剖结构

呼吸系统主要包括呼吸道和肺两部分，呼吸道是气体进出肺的通道，临床上常以喉环状软骨为界，将其分为上呼吸道与下呼吸道两部分。

(一) 呼吸道

1. 上呼吸道　包括鼻、咽、喉。①鼻腔：鼻腔是呼吸道的门户。鼻腔被鼻中隔分为左右两腔，前鼻孔与外界相通，后鼻孔与咽相连。前鼻腔生有鼻毛，对吸入空气起过滤作用，可以减少尘埃等有害物质的吸入。②咽：咽是一个前后略扁的漏斗形管道，由黏膜和咽肌组成。上连鼻腔，下与喉相连，可分鼻咽、口咽及喉咽三部分，是呼吸系统和消化系统的共同通道。咽具有吞咽和呼吸的功能，此外，咽也是一个重要的发音共振器官，对发音起辅助作用。③喉：喉上与喉咽、下与气管相连，既是呼吸通道也是发音器官。喉腔内左右各有一条声带，两声带之间的空隙为声门裂。当呼吸或发音时，会厌打开，空气可以自由出入，而当吞咽时，会厌自动关闭，避免食物进入气管。

2. 下呼吸道　环状软骨以下的气管、支气管至终末呼吸性细支气管末端为下呼吸道。

(二) 肺和胸膜

肺是进行气体交换的场所，位于胸腔，呈圆锥形，右肺较左肺略大。脏层胸膜的斜裂深入组织将肺分为上叶和下叶，右肺另有水平裂使之分为上、中、下三叶。两肺各有肺尖、肺底和两个侧面。肺底与膈相接。肺内侧的肺门与纵隔相依附。肺门是支气管、肺动脉、肺静脉、神经和淋巴管进出的通道。

胸膜分为脏层、壁层，脏层紧贴在肺表面，壁层衬于胸壁内面，两层胸膜在肺根部相互移行，构成潜在的密闭腔隙，称为胸膜腔。正常胸膜腔内为负压，腔内有少量液体起润滑作用，胸腔病变累及壁层胸膜时可引起胸痛。

二、呼吸系统生理功能

1. 肺的呼吸功能　肺具有肺通气与肺换气功能，肺通气是指外环境与肺之间的气体交换，通过呼吸肌运动引起胸腔容积的改变，使气体有效地进入或排出肺泡，评价指标：每分通气量、无效腔和肺泡通气量；肺换气是利用肺泡与肺毛细血管血液之间的气体分压差交换，主要通过肺泡内呼吸，以气体弥散方式进行。肺有双重血液供应，即肺循环和支气管循环。

2. 呼吸系统的防御、免疫功能　呼吸系统具有防止有害物质入侵的防御功能。通过上呼吸道的加温、湿化和过滤作用，调节和净化吸入的空气；呼吸道黏膜纤毛运载系统参与净化空气和清除异物；咳嗽反射、喷嚏和支气管收缩等反射性防御功能可避免吸入异物；肺泡巨噬细胞为主的防御力量，对各种吸入性尘粒、微生物等有吞噬或中和解毒作用；呼吸道分泌的免疫球蛋白(B细胞分泌IgA、IgM等)、溶菌酶等在抵御呼吸道感染方面起着重要作用。当各种原因引起的防御功能下降或外界的刺激过度时，均可引起呼吸系统损伤和病变。

第二节　呼吸系统疾病常见症状与护理

(一) 常见症状

1. 咳嗽、咳痰　咳嗽是呼吸系统疾病最常见的症状，是机体的一种反射性保护动作，借此清除呼吸道分泌物与异物。咳痰是通过支气管平滑肌的收缩、支气管黏膜上皮细胞的纤毛运动及咳嗽反射将呼吸道分泌物排出体外的动作。咳嗽无痰或痰液甚少称为干性咳嗽(干咳)，咳嗽伴有痰液称为湿性咳嗽，痰多而黏稠且无力排痰时，应警惕窒息的发生。感染(病毒、细菌)、理化因素(吸烟、刺激性气体、冷热空气)及各种过敏因素均可引起咳嗽、咳痰。

2. 咯血　咯血是指喉部以下呼吸道或肺组织的出血经口咯出，出血量从痰中带血到大量咯血。咯血主要见于呼吸系统的疾病，此外，循环系统疾病如二尖瓣狭窄、血液病(如再生障碍性贫血)及系统性红斑狼疮等也可引起咯血。临床上以肺结核、支气管扩张、支气管肺癌、二尖瓣狭窄最常见。咯血量的多少视病因和病变性质而不同,但与病变的严重程度不完全一致。一次咯血量小于 100ml 为小量咯血,100～300ml 为中等量咯血,大于 300ml 或 24 小时内咯血量超过 500ml 为大量咯血。咯血时患者精神紧张,呼吸、心率加快。大量咯血时,最主要的危险是窒息。

3. 肺源性呼吸困难 呼吸困难是指呼吸系统疾病引起患者主观感觉空气不足、呼吸费力,并伴呼吸频率、深度和节律的异常,严重时出现鼻翼扇动、张口或端坐呼吸。分为 3 种类型:①吸气性呼吸困难,由气管炎症或异物、喉头水肿、痉挛、肿瘤等引起上呼吸道狭窄、梗阻所致,特点为呼吸深而慢,吸气时明显困难,严重时出现"三凹征"。②呼气性呼吸困难,系肺泡弹性减弱、小支气管痉挛、狭窄所致,特点为呼气过程明显困难,呼气时间延长,常伴有哮鸣音;多见于支气管哮喘、慢性阻塞性肺疾病等。③混合性呼吸困难,见于重症肺炎、广泛肺纤维化、大量胸腔积液和气胸,特点为吸气和呼气过程均困难,呼吸浅而快。呼吸困难程度依据患者可耐受的运动量分为 3 度:①轻度,仅在中度以上体力劳动时出现呼吸困难;②中度,表现为轻体力活动(如走路、日常活动)时即出现呼吸困难;③重度,在安静休息状态下也出现呼吸困难。

4. 胸痛 是指胸腔内脏器或胸壁组织病变累及壁胸膜时引起的疼痛。常见于呼吸系统疾病、胸壁疾病、心血管及纵隔疾病等。胸膜病变引起的疼痛多位于患侧腋前线及腋中线附近,在深吸气、咳嗽时疼痛加剧,屏气时减轻。胸痛伴高热可考虑肺炎。肺癌侵及壁层胸膜或肋骨时,可出现隐痛,进行性加剧,甚至刀割样痛。肋间神经痛常沿肋间神经呈带状分布,可出现灼痛或电击样疼痛。

(二) 护理

1. 咳嗽

(1) 护理诊断/问题:清理呼吸道无效,与咳嗽无力、分泌物分泌过多、黏稠、胸痛、虚弱无力、不能或不敢咳嗽和意识障碍有关。

(2) 护理措施

1) 改善环境:保持病房内空气新鲜和适宜的湿度(50%～70%)、温度(18～22℃),避免受凉,注意保暖。

2) 补充营养与水分:给予高蛋白、高热量、高维生素饮食,多饮水,每日饮水量保持在 1500ml 以上,防止分泌物干结,有利于痰液的稀释和排出。

3) 促进有效排痰:遵医嘱使用抗生素、止咳、祛痰药,并协助患者排痰。主要措施有:①指导有效咳嗽:适用于神志清醒能咳嗽的患者。方法为患者取端坐位,先进行数次深而慢的腹式呼吸,然后在 1 次深吸气后屏住呼吸 3～5 秒并保持张口状,先咳嗽数次将痰咳至咽喉部,再迅速用力将痰咳出。②翻身拍背:适用于长期卧床、久病体弱、排痰无力和用呼吸机进行机械通气的患者。拍背的顺序是由下而上、由外而内、手掌屈曲或呈空心状,用力均匀、适中,叩击时间为 10 分钟左右。③湿化和雾化吸入:适用于痰液黏稠不易咳出者。雾化的药液量不宜过多,一般雾化时间为 10～20 分钟。④体位引流:适用于痰液过多、呼吸功能尚好的支气管扩张、肺脓肿等患者。⑤机械吸痰:适用于意识不清或分泌物黏稠无力咳出;咳嗽反射减弱或消失,排痰困难者。

4) 病情观察:观察患者咳嗽、排痰情况,详细记录痰液的色、量、质,出现咳痰不畅、呼吸困难加重等窒息先兆时,要立即报告医生并协助抢救。

5) 预防并发症:对咳脓痰者加强口腔护理,餐前及排痰后要充分漱口,昏迷患者每小时翻身 1 次,每次翻身前后注意吸痰,以免口腔分泌物进入支气管引起窒息。

2. 咯血

(1) 护理诊断/问题

1) 有窒息的危险:与大咯血引起气道阻塞有关。

2) 恐惧、绝望:与大咯血有关。

(2) 护理措施

1) 心理护理:守护并安慰患者,消除紧张、恐惧心理。

2) 休息:小量咯血者静卧休息,大量咯血者绝对卧床休息,安置患者于患侧卧位或平卧位头偏向一侧,避免不必要的交谈与搬动。

3) 饮食护理:大量咯血者暂时禁食,小量咯血者可进少量凉或温的流质饮食。避免饮用浓茶、咖啡、酒精等刺激性饮料。

4) 用药护理:遵医嘱应用止血药物、镇静剂、止咳剂,观察药物疗效和不良反应。常用止血药物为垂体血管紧张素胺,由于该药有收缩血管和子宫平滑肌的作用,故高血压、冠心病和妊娠者禁用。禁用吗啡、哌替啶,以免抑制呼吸中枢。

5) 窒息的预防及抢救配合:密切观察病情变化并详细记录,备好吸痰器、鼻导管、气管插管和气管切开包等急救用品。若大量咯血患者出现咯血不畅、情绪紧张、面色灰暗、胸闷气促、喉头痰鸣音等,往往是窒息的先兆;如出现表情恐怖、张口瞠目、大汗淋漓、意识丧失等,提示窒息已经发生。发现窒息先兆时,应立即告知医生,并立即取头低脚高体位,轻拍背部,以便血块排出，尽快挖出或吸出口、咽、喉、鼻部血块，必要时用吸痰管进行机械吸引。气道通畅后，若患者自主呼吸未恢复，应行人工呼吸，高流量吸氧或遵医嘱给予呼吸中枢兴奋药。

3. 肺源性呼吸困难

(1) 护理诊断/问题

1) 气体交换受损：与肺部病变广泛使呼吸面积减少、换气功能障碍有关。

2) 低效性呼吸形态：与支气管平滑肌痉挛、气道狭窄、肺泡弹性减退有关。

3) 活动无耐力：与呼吸功能受损导致机体缺氧有关。

(2) 护理措施

1) 休息与体位：保持室内空气新鲜和适宜的湿、温度；患者取半卧位或端坐卧位，必要时用床旁桌，以减轻呼吸困难。

2) 氧疗：是纠正缺氧、缓解呼吸困难最有效的方法。根据病情和动脉血气分析结果合理用氧，如缺氧严重而无二氧化碳潴留者，可用鼻导管或鼻塞法给氧。氧疗期间密切观察病情变化和氧疗效果。

3) 呼吸训练：教会患者有效的呼吸方法。①缓慢深呼吸，吸气动作尽量缓慢，尽可能保持 5 秒以上，直至无法再吸气后，再缓慢呼气。②缩唇呼吸法和腹式呼吸法。

4) 药物治疗：遵医嘱给予支气管舒张剂、镇静剂等，用药期间应观察药物的疗效和不良反应。

4. 胸痛

(1) 护理诊断/问题：疼痛，与胸内脏器或胸壁病变有关。

(2) 护理措施

1) 指导患者采取减轻疼痛的方法：如放松疗法、局部按摩、穴位按压、欣赏音乐等。

2) 调整体位：协助患者取舒适的体位。胸膜炎患者取患侧卧位，以减少局部胸壁与肺的活动，缓解疼痛。

3) 止痛：对因胸部活动引起剧烈疼痛者，可在呼气末用 15cm 宽胶布固定患侧胸壁，以降低呼吸幅度，减轻疼痛。也可遵医嘱使用镇痛剂或麻醉性镇痛药。

4) 密切观察患者胸痛的程度，有无发热、咳嗽、咯血、呼吸困难、发绀、心悸、休克等症状，必要时报告医生，配合治疗。

核心提示 咳嗽、咳痰患者每日饮水量保持在 1500ml 以上，促进排痰，如指导有效咳嗽、翻身拍背、湿化和雾化吸入、体位引流、机械吸痰。大量咯血者绝对卧床休息，取患侧卧位或平卧位，头偏向一侧，高血压、冠心病和妊娠者禁用垂体血管紧张素胺，禁用吗啡、哌替啶，以免抑制呼吸，做好窒息的预防及抢救配合。肺源性呼吸困难分为吸气性呼吸困难、呼气性呼吸困难、混合性呼吸困难，协助患者取半卧位或端坐体位，根据病情和动脉血气分析结果合理用氧。指导胸痛患者采取减轻疼痛的方法，嘱胸膜炎患者取患侧卧位。

第三节 急性上呼吸道感染患者的护理

急性上呼吸道感染：是鼻腔、咽或喉部急性炎症的总称。常见病原体为病毒，仅有少数由细菌引起。冬春季节多发，由于病毒类型较多，人体感染各种病毒后产生较弱而短暂的免疫力，且无交叉免疫。

(一) 病因与发病机制

1. 病因 急性上呼吸道感染有 70%～80%由病毒引起。细菌感染占 20%～30%，以溶血性链球菌最为多见。

2. 诱因 如受凉、淋雨、过度紧张或疲劳等均可诱发本病。

3. 发病机制 当机体或呼吸道局部防御能力降低时，原先存在于上呼吸道或外界侵入的病毒和细菌迅速繁殖，引起本病。年老体弱者、儿童和有慢性呼吸道疾病者易患本病。

(二) 临床表现

1. 普通感冒 又称急性鼻炎或上呼吸道卡他，俗称“伤风”。成人多为鼻病毒所致，好发于冬春季节。初期出现咽痒、咽干或咽痛，或伴有鼻塞、喷嚏、流清水样鼻涕，2～3 天后变稠。全身症状轻或无症状，可仅有低热、轻度畏寒、头痛不适感等。可见鼻腔黏膜充血、水肿、有分泌物，咽部轻度充血等体征。如无并发症，经 5～7 天后痊愈。

2. 病毒性咽炎、喉炎和支气管炎 咽炎是以咽部发痒和烧灼感为特征，腺病毒感染时可伴有眼结膜炎；喉炎以声音嘶哑，说话困难，咳嗽时疼痛为特征；支气管炎以干性咳嗽伴发热、乏力为特征。

3. 细菌性咽-扁桃体炎 起病急，有明显咽痛、畏寒、发热，体温可达 39℃以上。

(三) 治疗原则及预后

呼吸道病毒感染目前尚无特效的抗病毒药物，以对症治疗、休息为主；继发细菌感染除对症治疗外，应选用敏感的抗菌药物。本病预后良好,不留后遗症。少数可有鼻窦炎、心内膜炎、心肌炎及肾小球肾炎等并发症。

(四) 护理诊断/问题

1. 体温过高 与病毒和(或)细菌感染有关。

2. 语言沟通障碍 与咽痛、声音嘶哑、头痛有关。

3. 潜在并发症 鼻窦炎、中耳炎、肾小球肾炎、心肌炎、支气管炎。

(五) 护理措施

1. 心理护理 解释本病相关知识、关心体贴患者,给予心理支持。

2. 生活护理

(1) 环境与体位:改善居住环境,适当休息。注意呼吸道隔离,避免交叉感染。

(2) 饮食护理:给予清淡、易消化的高热量、低脂肪流质、半流质饮食,摄入足够的水、盐和丰富的维生素,避免刺激饮食,忌烟、酒。

3. 病情观察 观察呼吸道局部症状和全身症状的变化,及时发现并发症。

4. 配合治疗 遵医嘱用药,勿滥用抗生素;密切监测体温变化,体温 39℃以上时应对症治疗,采用正确、合理的降温措施,如用乙醇擦浴、冷盐水灌肠、口服退热剂。注意保证摄入充足的水分。及时更换汗湿衣服,保持口腔及皮肤清洁。寒战者注意保暖等。

5. 健康指导 ①积极参加体育锻炼,增强抗病能力。②养成良好的个人卫生习惯,避免受凉、淋雨、过度劳累等诱发因素。在流行季节尽量少去公共场所。

附:急性感染性喉炎患者的护理

急性感染性喉炎是发生于喉部黏膜的急性弥漫性炎症,临床以犬吠样咳嗽、声嘶、吸气性喉鸣、呼吸困难为特征表现,婴幼儿高发,冬春多见。

(一) 病因

病毒或细菌感染所致,多为上呼吸道感染的一部分。可在麻疹或急性传染病时并发。

(二) 临床表现

起病急,症状重;高热、犬吠样咳嗽、声嘶、吸气性喉鸣、呼吸困难、三凹征;昼轻夜重,重者迅速出现烦躁、呼吸困难、缺氧、青紫等缺氧征;体检咽、喉部、声带充血水肿。临床依据吸气性呼吸困难的程度将喉梗阻分为 4 度,见表 3-1。

表 3-1 喉梗阻临床分度

分度	临床表现	体征
Ⅰ度	仅于活动后出现吸气性喉鸣和呼吸困难	呼吸音及心率无改变
Ⅱ度	安静时有喉鸣和吸气性呼吸困难	可闻喉传导音或管状呼吸音,心率加快
Ⅲ度	喉鸣,吸气性呼吸困难,烦躁不安,口唇及指(趾)端发绀,双眼圆睁,惊恐万状,头面出汗	呼吸音明显减弱,心音低钝,心率快
Ⅳ度	渐显衰竭,昏睡状态,由于无力呼吸,三凹征可不明显,面色苍白发灰	呼吸音几乎消失,仅有气管传导音,心音低钝,心律不齐

(三) 治疗原则

1. 保持呼吸道通畅 吸氧、雾化吸入消除黏膜水肿。

2. 控制感染 常用青霉素、头孢菌素类、大环内酯类抗生素,早期、足量。

3. 糖皮质激素 雾化吸入,减轻喉水肿。常用泼尼松,重者用地塞米松。

4. 对症处理 烦躁、抽搐者用镇静药物,严重喉梗阻应立即进行气管切开术。

(四) 护理措施

1. 改善呼吸功能,保持呼吸通畅 保持室内空气新鲜,温湿度适宜;体位舒适,气道开放,及时吸氧,糖皮质激素雾化吸入消除喉水肿;遵医嘱给予抗生素、激素治疗以控制感染;密切观察病情变化,遇窒息及时抢救、适时行气管切开。

2. 维持正常体温,保证营养和水分 保持镇静,首选异丙嗪,避免用氯丙嗪以防加重喉肌松弛,加重呼吸困难;补充充足的水分,喂饭喂水时避免发生呛咳。

3. 健康护理 指导家长适当增加患儿户外锻炼,定期预防接种,积极预防上呼吸道感染和各种传染病。

> **核心提示** 急性上呼吸道感染:是鼻腔、咽或喉部急性炎症的总称。有 70%~80%由病毒引起。细菌感染占 20%~30%,以溶血性链球菌最为多见。急性感染性喉炎是发生于喉部黏膜的急性弥漫性炎症,临床以犬吠样咳嗽、声嘶、吸气性喉鸣、呼吸困难为特征表现,婴幼儿高发,冬春多见。

第四节 急性支气管炎患者的护理

(一) 病因及发病机制

病原体为各种病毒、细菌或混合感染。凡能引起上呼吸道感染的病原体均可引起支气管炎。气候变化、空气污染、化学刺激也是本病的诱发因素。

(二) 临床表现

起病可急可缓,大多先有上呼吸道感染的症状:①发热,咳嗽,起初为刺激性干咳,后咳痰,经3～5天痰量减少,咳嗽消失。②全身症状明显。③听诊呼吸间粗糙,或有少许散在干、湿啰音,呼气时间延长,叩诊呈鼓音;哭闹时呼吸困难加重,可有鼻翼扇动及三凹征;可有感染症状;常有湿疹或其他过敏史;反复发作倾向,一般随年龄增长发作逐渐减少。

(三) 辅助检查

X线检查:急性支气管炎多无明显改变。

(四) 治疗要点

主要是控制感染和止咳、化痰、平喘;一般不用镇咳剂或镇静剂,以免抑制咳嗽反射,影响痰液咳出。

(五) 护理措施

1. 一般护理 室温18～22℃,湿度50%～60%;保持口腔清洁;注意休息,做好呼吸道隔离;保证足够的营养和水分。

2. 发热的护理 4小时测量体温1次,体温超过38.5℃时给予物理或药物降温。

3. 保持呼吸道通畅 指导并鼓励患儿有效咳嗽;雾化吸入。

4. 病情观察及用药 观察呼吸变化;口服止咳糖浆时不要立即喝水,以使药物更好地发挥疗效。

5. 健康教育。

> **核心提示** 急性支气管炎患者治疗要点是控制感染和止咳、化痰、平喘,护理主要是保持口腔清洁;注意休息,做好呼吸道隔离;保证足够的营养和水分。

第五节 肺炎患者的护理

肺炎是由病原微生物或其他因素所致的肺实质或间质内的炎症。

(一) 分类及特点

1. 按病变的解剖学分类 可分为大叶性肺炎、小叶性肺炎、间质性肺炎。

2. 按病因分类 可分为细菌性肺炎、非典型病原体肺炎(嗜肺军团菌、肺炎支原体、肺炎衣原体等)、病毒性肺炎、真菌性肺炎、其他病原体肺炎(立克次体、弓形虫、原虫、寄生虫等)及放射性、化学性、过敏性、风湿性肺炎等。其中细菌性肺炎最常见。

3. 感染性肺炎按获得方式分类 可分为:①社区获得性肺炎,在医院外患有感染性肺炎,病原体主要为肺炎球菌、肺炎支原体等;②医院获得性肺炎,患者入院时不存在,也不处于感染潜伏期,入院48小时后在医院内发生的肺炎,病原菌主要为革兰阴性杆菌。

(二) 肺炎球菌性肺炎

肺炎球菌性肺炎是肺炎球菌或肺炎链球菌引起的肺段或肺叶的急性炎性实变。

1. 病因 肺炎球菌或肺炎链球菌感染,常在全身或呼吸道抵抗力降低时感染发病,病前常有上呼吸道病毒感染、受凉、淋雨、醉酒、疲劳、全身麻醉等诱因。

2. 临床表现

(1) 典型症状:起病急骤,常有畏寒、高热、全身肌肉酸痛、咳嗽、咳铁锈色痰、胸痛、呼吸困难,数小时内体温骤升至39～41℃,呈稽留热型。部分患者有恶心、呕吐、腹痛等症状。严重时,可出现感染性休克。呼吸系统症状常被掩盖而不明显。

(2) 体征:急性面容,口角和鼻有单纯疱疹。早期肺部无明显体征,肺实变时触觉语颤增加,叩诊呈浊音,听诊闻及支气管呼吸音。休克型肺炎可有休克的症状和体征。

3. 有关检查

(1) 血液检查:血常规检查白细胞及中性粒细胞增高,有核左移和胞质内中毒颗粒。

(2) 痰涂片及培养:有致病菌。

(3) X线检查:早期肺纹理增多或局限于一个肺段或肺叶的淡薄、均匀阴影,实变期可见大片密度均匀的阴影。

4. 治疗原则

(1) 抗菌治疗:首选青霉素,对青霉素过敏者,轻者可用红霉素、林可霉素,重者选第一代或三代头孢菌素。疗程通常为5～7天。

(2) 支持、对症治疗:休息、补液、营养支持,对胸痛、腹胀、发绀等进行对症处理。

(3) 休克型肺炎的治疗:补充血容量、纠正酸中毒,使用多巴胺、异丙肾上腺素、间羟胺等血管活性药物和糖皮质激素。

5. 护理诊断/问题

(1) 体温过高:与肺部感染有关。

(2) 清理呼吸道无效:与痰液增多、黏稠、无力咳出有关。

(3) 气体交换受损：与肺部炎症致呼吸面积减少和气道分泌物增多有关。

(4) 疼痛：胸痛与肺部炎症累及胸膜有关。

(5) 焦虑：与患者对疾病过程及病情变化不了解有关。

(6) 潜在并发症：感染性休克。

6. 护理措施

(1) 休息：嘱患者卧床休息，安置有利于呼吸的体位，如半卧位或高枕卧位。

(2) 饮食护理：给予高热量、高蛋白、高维生素、易消化的流质或半流质饮食，鼓励患者多饮水，每日在3000ml以上，以补充营养和丢失的水分，并有利于咳嗽、排痰。

(3) 保持口腔、皮肤清洁：加强口腔护理，勤换衣服和被褥，保持床铺干燥。

(4) 对症护理：①寒战时注意保暖，高热者给予物理降温，或按医嘱给予小剂量退热剂，补充液体，以免大量出汗导致虚脱。②鼓励患者深呼吸，指导有效咳嗽，协助翻身，胸部叩击，以利排痰；痰液黏稠者，给予雾化吸入，并按医嘱给予祛痰剂。③呼吸困难、发绀者遵医嘱给予吸氧，氧流量2～4L/min。若出现进行性呼吸窘迫，应及早告知医生，必要时建立人工气道。④胸痛明显者，宜患侧卧位。指导其在咳嗽和深呼吸时，用手或枕头按压患侧胸部，以减少患胸活动，减轻疼痛，必要时遵医嘱使用镇痛剂。

(5) 用药护理：遵医嘱早期应用有效抗生素，注意药物浓度、配伍禁忌、滴速和用药间隔时间。用药前应详细询问过敏史。用药期间观察疗效及不良作用，发现异常及时报告医生，并配合处理。

(6) 感染性休克的抢救配合：密切观察生命体征和病情变化，若发现患者有神志模糊或烦躁不安、面色苍白或发绀、血压下降、脉搏细速、四肢厥冷、尿量减少等休克征象，应立即通知医生并配合抢救。①取平卧位或中凹位(抬高头胸部20°、下肢抬高约30°)：有利于呼吸和静脉回流。②高流量吸氧：维持PaO_2在60mmHg以上，保持气道通畅。③迅速建立两条静脉通道：一条快速滴注补充血容量的液体，可加入糖皮质激素和抗生素；另一条先滴注5%碳酸氢钠，而后再输注血管活性药物。在快速扩容过程中应注意观察脉率、呼吸频率、肺部啰音、出入量等，以防诱发肺水肿。必要时在中心静脉压监测下进行调整。④持续心电及生命体征监测，密切观察病情变化。

(7) 肺炎起病急、病情变化快，患者对疾病进程不了解，往往表现焦虑、恐惧。护士应鼓励患者说出内心的感受，并采取相应的护理措施。

7. 健康教育 向患者介绍肺炎的基本知识，避免受寒、淋雨、过劳、酗酒等诱发因素，预防上呼吸道感染。指导患者摄取营养丰富的饮食，积极锻炼身体，增加抗病能力。

> **核心提示** 肺炎球菌性肺炎典型症状有畏寒、高热、全身肌肉酸痛、咳嗽、咳铁锈色痰、胸痛、呼吸困难。肺实变时触觉语颤增加，叩诊呈浊音，听诊闻及支气管呼吸音。治疗首选青霉素。给予高热量、高蛋白、高维生素、易消化的流质或半流质饮食，每日饮水3000ml以上。保持口腔、皮肤清洁，遵医嘱用药，高热胸痛者对症护理。感染性休克者，取平卧位或仰卧中凹位、高流量吸氧、迅速建立两条静脉通道、持续心电及生命体征监测。

附：小儿肺炎患者的护理

1. 病因及发病机制 ①内在因素：婴幼儿免疫功能不健全。②环境因素：如居室拥挤、通风不良等可使机体抵抗力降低。③病原体：常见病原体为病毒和细菌。病毒以呼吸道合胞病毒最多见。细菌以肺炎链球菌最常见。

2. 临床表现

(1) 轻症：起病急，仅有呼吸系统症状和肺部体征。①发热，不规则热，新生儿、重度营养不良儿可体温不升。②咳嗽：初为刺激性干咳，急性期咳嗽减轻，恢复期咳嗽有痰。③气促。④全身症状。⑤肺部较固定的中、细湿啰音。

(2) 重症除有呼吸系统症状外并发全身系统受累：①循环系统：常见心肌炎和心力衰竭。前者主要表现为面色苍白、心动过速、心音低钝、心电图ST段下移；后者主要表现为呼吸困难加重，呼吸加快，烦躁不安，心率加快，奔马律，肝脏迅速增大。②神经系统：烦躁不安或嗜睡。脑水肿时出现意识障碍、惊厥，可有脑膜刺激征，瞳孔对光反射迟钝或消失。③消化系统：纳差，腹胀等。消化道出血时，吐咖啡渣样物，大便潜血试验阳性。

(3) 几种不同病原体所致肺炎的特点

1) 呼吸道合胞病毒肺炎：发病年龄为2岁以内婴幼儿。起病急、发热、咳嗽，以喘憋为主要表现；白细胞总数大多正常。临床上有两种类型：喘憋性肺炎，肺部体征出现较早，全身中毒症状和呼吸困难明显；毛细支气管炎，有喘憋症状，但中毒症状不重。

2) 腺病毒肺炎：6个月至2岁婴幼儿发病率高。多呈稽留热，早期出现全身中毒症状，肺部体征出现较晚，病情严重。

3) 金黄色葡萄球菌肺炎：多见于新生儿及婴幼

儿。临床起病急，病情重，发展快。多呈弛张热，中毒症状明显，皮肤可见猩红热样皮疹或荨麻疹样皮疹。肺部体征出现较早；白细胞明显增高。

4）支原体肺炎：各年龄段均可发病。发热热型不定，刺激性干咳较突出；肺部体征不明显。

3. 辅助检查　X线检查：肺炎时，早期肺纹理增粗，以后出现大小不等的斑片阴影。

4. 治疗要点　①抗感染治疗：肺炎链球菌肺炎首选青霉素；支原体肺炎首选红霉素。抗生素一般用至体温正常后的5～7天，临床症状基本消失后3天。病毒感染者，应用利巴韦林、干扰素等抗病毒药物。②对症治疗。③其他：纠正水、电解质、酸碱平衡紊乱；感染性休克可短期应用肾上腺皮质激素；治疗并发症。

5. 护理措施　①②③同支气管炎的护理措施。④病情观察：密切观察患儿有无心衰、肺水肿表现，观察意识、瞳孔的变化，有无腹胀、呕吐，是否便血，立即报告医生，协助处理。⑤健康教育。

第六节　支气管扩张患者的护理

支气管扩张是指直径＞2mm的支气管，由于管壁肌肉和弹性组织的破坏而引起的慢性、化脓性支气管管腔扩张和变形。多见于儿童和青少年，男性多于女性。临床表现以慢性咳嗽伴大量脓痰和反复咯血为主。

（一）病因与发病机制

支气管扩张的病因以婴幼儿期麻疹、百日咳后的支气管肺炎最常见。主要发病因素为支气管-肺组织的感染和支气管阻塞。感染引起管腔黏膜的充血、水肿，使管腔狭小，分泌物易阻塞管腔，导致引流不畅而加重感染；支气管阻塞引流不畅会诱发肺部感染。故两者互相影响，促进支气管扩张的发生和发展。

（二）临床表现

1. 症状　多数患者在童年有麻疹、百日咳或支气管肺炎迁延不愈的病史，以后常有呼吸道反复发作的感染。其典型症状为慢性咳嗽，伴大量脓痰和反复咯血。

（1）慢性咳嗽伴大量脓性痰：晨起或晚间入睡前咳嗽较多，为阵发性；咳脓痰，痰量与体位改变有关。呼吸道感染急性发作时，黄绿色脓痰明显增加，每日数百毫升，若有厌氧菌混合感染，则有恶臭味。痰液静置后分为3层：上层为泡沫，中层为浑浊黏液，下层为沉淀的脓性物和坏死组织，是支气管扩张的特征性表现。

（2）反复咯血：50%～70%的患者反复咯血，从痰中带血至大量咯血，咯血量与病情严重程度有时不一致。部分患者以反复咯血为唯一症状，称为“干性支气管扩张”，常见于结核性支气管扩张。

（3）反复肺部感染：由于痰液引流不畅，排痰困难使肺部同一部位反复感染。可有全身性症状，大量排出脓痰后，症状有所缓解。

2. 体征　早期或干性支气管扩张多无明显体征，典型病变为卷发样阴影，可表现为肺部纹理粗乱，其中有多个不规则的蜂窝状透亮阴影，感染时，阴影内可见液平面。病变继发感染时，可闻及下胸部和背部局限性、固定性湿啰音。长期反复感染的患者出现肺气肿体征及杵状指（趾）。支气管造影可明确病变部位、形态、范围和严重程度。

（三）治疗原则

1. 保持呼吸道通畅　通过祛痰剂稀释脓痰，再经体位引流清除痰液，以减少继发感染和减轻全身中毒症状。

（1）祛痰剂：可服氯化铵、溴己新。亦可用溴己新8mg溶液雾化吸入，或生理盐水超声雾化吸入使痰液变稀，必要时可加用支气管舒张剂喷雾吸入，以缓解支气管痉挛，再做体位引流，以提高疗效。

（2）体位引流：根据病变部位采取不同体位引流，每日1～3次，每次15～30分钟。

2. 控制感染　急性感染时使用有效抗生素控制感染，必要时根据细菌培养及药敏试验选择抗生素。全身用药配合局部给药，可提高抗菌效果。

3. 手术治疗　局部性病变经药物治疗不易控制，反复大咯血危及生命者，应行手术治疗。

4. 咯血的处理　见肺结核患者的护理。

（四）护理诊断/问题

1. 清理呼吸道无效　与呼吸道反复感染、痰多黏稠、不易咳出有关。

2. 有窒息的危险　与大咯血有关。

3. 恐惧　与突然大咯血或反复大咯血有关。

4. 营养失调　低于机体需要量，与消耗增多、摄入量不足有关。

5. 活动无耐力　与营养不良、贫血有关。

（五）护理措施

1. 清除痰液　指导患者有效咳嗽、咳痰的方法，遵医嘱使用抗生素和祛痰药物，亦可用溴己新溶液雾化吸入或生理盐水超声雾化吸入。

2. 体位引流　体位引流是利用重力作用，使积聚在呼吸道深部的痰液或脓液排出体外的方法。常用于引流支气管扩张、肺脓肿患者的痰液或脓液及支气管造影术前后。高血压、心力衰竭、近期内有大咯血的患者禁忌体位引流。方法如下。

(1) 根据病变部位采取适当的体位,使病变处于高处,引流支气管开口向下。

(2) 引流期间鼓励患者咳嗽、咳痰,痰液黏稠或无力咳痰时辅以胸部叩击,指导有效咳嗽或吸痰等措施,必要时对痰液黏稠者,可先用生理盐水超声雾化吸入或用祛痰药以稀释痰液,提高引流效果。

(3) 引流时间根据病变部位、病情和患者体力而定,每次15～20分钟,每日1～3次,一般在餐前1小时进行,以免饭后引流导致呕吐。

(4) 引流完毕,帮助患者漱口。

(5) 记录排出的痰量及性质。

3. 饮食护理 给予高热量、高蛋白质、高维生素、易消化饮食,鼓励患者多饮水。

4. 咯血的护理 参见本章呼吸系统常见症状的护理。

> **核心提示** 支气管扩张的病因以婴幼儿期麻疹、百日咳后的支气管肺炎最常见。临床特点为慢性咳嗽伴大量脓痰、反复咯血、固定性湿啰音。痰液静置后分为3层是支气管扩张的特征性表现。应用祛痰剂稀释脓痰,再经体位引流清除痰液。体位引流用于引流支气管扩张、肺脓肿患者的痰液或脓液及支气管造影术前后。高血压、心力衰竭、近期内有大咯血的患者禁忌体位引流。

第七节 慢性支气管炎、慢性阻塞性肺气肿患者的护理

慢性支气管炎(简称慢支)是指气管、支气管黏膜及其周围组织的慢性非特异性炎症。临床上以长期咳嗽、咳痰或伴有喘息及反复发作为特征。慢性阻塞性肺气肿是指终末细支气管远端(呼吸性细支气管、肺泡管、肺泡囊和肺泡)的气道弹性减退、过度膨胀、充气和肺容积增大,或同时伴有气道壁破坏和肺功能退化的慢性肺部疾病。临床上将慢性支气管炎、慢性阻塞性肺气肿这一类具有气道阻塞特征的疾病统称为慢性阻塞性肺疾病(COPD)。

一、病因和发病机制

1. 吸烟 纸烟中含有焦油、尼古丁等,可使支气管痉挛,呼吸道上皮细胞纤毛运动受抑制,纤毛脱落,而易致感染。

2. 感染 主要为病毒和细菌感染,鼻病毒、腺病毒和呼吸道合胞病毒等较多见。

3. 理化因素 如刺激性烟雾、粉尘、大气污染等慢性刺激,常可诱发慢性支气管炎。

4. 气候 寒冷空气刺激呼吸道,减弱上呼吸道黏膜的防御功能,反射性引起支气管平滑肌收缩、黏膜血液循环障碍和分泌物排出困难等,易发生继发感染。

5. 过敏因素 尘埃、尘螨、细菌、真菌、寄生虫、花粉以及化学气体等,都可损伤支气管黏膜,易继发感染。

6. 遗传因素 少数患者 α_1 抗胰蛋白酶(α_1-AT)不足,与肺气肿的发生有密切关系。

在上述因素作用下,支气管黏膜上皮细胞损伤、脱落,纤毛运动受抑制,有利于病毒、细菌入侵和繁殖。各种炎症细胞浸润,释放炎性介质,导致黏膜下腺体增生,分泌增加,纤毛运动障碍及气道清除能力削弱,黏膜充血、水肿、增厚,加剧气道阻塞,易于感染及发病。肺部慢性炎症使中性粒细胞和巨噬细胞释放的蛋白分解酶增加,分解肺泡壁内的弹性蛋白,损害肺组织和肺泡壁,使肺泡壁失去弹性,肺泡腔扩大;另外,肺泡内压力增高,致肺泡壁毛细血管受压,供血减少,引起肺泡壁弹性减退,致多个肺泡融合形成肺大疱或肺气肿。

二、临床表现

1. 慢性支气管炎

(1) 症状与体征:主要症状为反复发作的咳嗽、咳痰、喘息。轻症患者仅有咳嗽及少量黏液。急性发作时,咳嗽频繁且加重,以清晨及夜间明显。痰为白色黏液痰及泡沫样痰,急性感染时痰液黏稠或呈脓性,痰量增加,咳嗽较剧烈时,痰中偶带血丝。部分患者有支气管痉挛,出现气喘。早期无明显体征,急性发作期在背部及两肺下部闻及散在干、湿啰音,喘息型可闻及哮鸣音。

(2) 临床分型:临床分为两型。①单纯型:主要表现为咳嗽、咳痰;②喘息型:除咳嗽、咳痰外,尚有喘息,伴哮鸣音。

(3) 临床分期:按病情进展分为3期:

1) 急性发作期,指在1周内出现脓性或黏液性痰,痰量明显增加,或伴有发热等炎症表现,或"咳"、"痰"、"喘"等症状任何一项明显加剧。

2) 慢性迁延期,指有不同程度的"咳"、"痰"、"喘"症状迁延1个月以上者。

3) 临床缓解期,经治疗或临床缓解,症状基本消失或偶有轻微咳嗽、少量痰液,保持2个月以上者。

2. 阻塞性肺气肿

(1) 症状：在慢性咳嗽、咳痰的基础上出现进行性加重的呼吸困难。早期仅在体力劳动或上楼时有气急，逐渐发展为平地活动甚至静息时也感气急，严重时生活不能自理。

(2) 体征：桶状胸，呼吸运动减弱，语颤减弱，肺部叩诊呈过清音，肺下界和肝浊音界下降，心浊音界缩小，听诊呼吸音减弱、呼吸延长，并发感染时肺部有湿啰音。

三、有关检查

1. X 线检查　早期可无异常。病变反复发作者，可见两肺纹理增粗、紊乱，呈网状或条索状、斑点状，以下肺野较明显。

2. 呼吸功能检查　早期无异常。发展到气道狭窄或阻塞时，出现阻塞性通气功能障碍，如第 1 秒用力呼气量占用力肺活量的比值<70%，最大通气量小于预计值的 80%，残气容积占肺总量的百分比增加。

3. 血液检查　急性发作期或并发肺部感染时，白细胞计数或中性粒细胞增多。喘息型患者嗜酸粒细胞增多。缓解期多无变化。

4. 痰液检查　涂片或培养可见肺炎球菌、流感嗜血杆菌、甲型链球菌及奈瑟球菌等。

四、诊断要点

1. 慢性支气管炎　慢性咳嗽、咳痰或伴有喘息，每年发作持续 3 个月，连续 2 年或以上，并能排除其他咳嗽、咳痰的疾病，即可诊断为慢支。

2. 慢性阻塞性肺气肿　根据慢性咳嗽、咳痰伴逐渐加重的呼吸困难表现，体检有肺气肿体征，X 线胸片有肺气肿征象，呼吸功能改变 RV/TLC>40%，FEV_1/FVC%<60%，经支气管扩张药治疗，FEV_1 无明显改变可诊断。

五、治疗原则

1. 慢性支气管炎　急性发作期和慢性迁延期以控制感染为主。临床缓解期避免诱发因素，预防呼吸道感染，加强锻炼，提高机体免疫功能。

(1) 积极控制感染：急性发作期选择有效抗生素治疗，如青霉素 G、红霉素及头孢菌素类等。轻者可口服，重者肌内注射或静脉滴注。

(2) 祛痰镇咳：目的是改善症状。迁延期患者应坚持用药，以消除症状。对年老体弱、无力咳痰或痰量多者，应以祛痰为主，避免应用强烈镇咳药物，如可待因等，以免抑制呼吸中枢，加重呼吸道阻塞，使病情恶化，常用药物有氯化铵合剂、祛痰灵、盐酸溴已新等。

(3) 解痉平喘：用于慢支喘息型患者，可以舒张支气管平滑肌，解除痉挛，使痰液易排出。常选用氨茶碱、沙丁胺醇等。

2. 阻塞性肺气肿　治疗的目的是增进肺泡通气量，改善呼吸功能，提高患者工作、生活能力。

六、护理诊断/问题

1. 清理呼吸道无效　与分泌物多而黏稠、咳嗽无力、支气管痉挛有关。

2. 气体交换受损　与肺组织弹性下降、通气功能障碍有关。

3. 气体交换受损　与病程长、家庭支持不足或精神压力有关。

4. 营养失调　低于机体需要量，与食欲减退、能量消耗增加有关。

5. 焦虑　与肺、心功能下降引起慢性缺氧有关。

6. 潜在并发症　自发性气胸、呼吸衰竭。

七、护理措施

1. 休息　根据患者的耐受力安排休息和活动，呼吸困难者取半卧位。

2. 饮食　给予高热量、高蛋白质、高维生素、清淡、易消化的食物。

3. 促进排痰

(1) 教会患者排痰的方法，协助患者翻身、拍背，指导其在深吸气后有意识地咳嗽。也可酌情采用胸部叩击、体位引流、吸痰等，以保持呼吸道通畅。

(2) 对于痰较黏稠，不易咳出的患者，要鼓励多饮水，还可用气雾湿化吸入，以稀释气管内分泌物，有利排痰。

(3) 指导患者正确的咳嗽方法，在咳嗽时按压胸壁以减轻咳嗽对肺泡造成的压力，防止自发性气胸。

(4) 遵医嘱使用抗生素和祛痰、镇咳、解痉平喘药物，观察药物疗效及副作用。避免使用强烈镇咳药，如可待因等，以免抑制呼吸中枢，加重呼吸道阻塞，使病情恶化。雾化吸入时，可用生理盐水加庆大霉素吸入抗感染；用生理盐水加 α-胰凝乳蛋白酶吸入以稀释痰液；用生理盐水加沙丁胺醇等吸入解除支气管痉挛。

4. 合理氧疗　急性发作伴低氧血症者，给予鼻导管持续低流量(1～2L/min)、低浓度(25%～29%)吸氧，如病情需要可在应用呼吸兴奋剂刺激通气或使用呼吸机改善通气的条件下，提高吸氧浓度。对因气道阻塞导致低氧血症和二氧化碳潴留的患者，提倡长期家庭氧疗，氧流量为 2L/min，每天氧疗时间不少于 15 小时，睡眠时不可间歇，以防熟睡时呼吸中枢兴奋性更低或上呼吸道阻塞加重低氧血症。

5. 指导缓解期患者进行呼吸肌功能锻炼

(1) 腹式呼吸训练(膈肌训练):患者取立位或半卧位或坐位,一手按在上腹部,另一手按在胸部,全身放松。用鼻深吸气,使腹部尽量隆起,胸部保持最小活动状态。频率8～10次/分,每日进行数次锻炼,每次10～20分钟,长期坚持下去,使之成为不自觉的呼吸习惯。此法可增加腹肌和膈肌的活动,改善呼吸功能。

(2) 缩唇呼吸锻炼:用鼻吸气,用口呼气。呼气时口唇缩拢(成鱼口状),并用手按压腹部,使气呼尽,呼出的气流以能使距离口唇15～20cm处,与口唇等高的蜡烛火焰倾斜而又不会熄灭为宜。吸气与呼气的时间之比为1∶2或1∶3。此项锻炼可提高呼气末肺泡压,防止小气道过早闭陷。

6. 心理护理 由于病程长、反复急性发作,给患者和家属带来较重的经济负担和精神压力,对治疗丧失信心。护士要针对患者现存的心理问题或思想顾虑,采取相应的护理措施。

7. 全身运动锻炼 每天有计划地进行运动锻炼,如散步、慢跑、打太极拳、做气功等,以改善患者体质和呼吸功能。

八、健康教育

1. 疾病知识指导 向患者和家属讲解本病发生的原因、诱因、防治措施及自我护理的方法;注意保暖,防止各种呼吸道感染;鼓励患者戒烟,改善环境卫生,加强劳动保护,避免吸入尘埃、刺激性气体。

2. 生活指导 教育患者遵循饮食原则。指导患者坚持呼吸锻炼和全身运动锻炼,提高机体抵抗力,延缓病情的发展。

3. 用药和保健指导 遵医嘱用药,坚持家庭氧疗,定期随访;教会患者和家属促进排痰和观察病情的方法,若病情变化或出现并发症应及时就诊。

> **核心提示** 慢性支气管炎的主要症状为反复发作的咳嗽、咳痰、喘息。临床分为单纯型和喘息型,按病情进展分为急性发作期、慢性迁延期、临床缓解期。阻塞性肺气肿的主要症状是在慢性咳嗽、咳痰的基础上出现进行性加重的呼吸困难。急性发作期和慢性迁延期以控制感染为主。主要护理措施为改善营养,促进排痰,避免使用强烈镇咳药,鼻导管持续低流量、低浓度吸氧。缓解期指导患者进行呼吸肌功能锻炼,提倡长期家庭氧疗,每天氧疗时间不少于15小时,睡眠时不可间歇。

第八节 支气管哮喘患者的护理

支气管哮喘简称哮喘,是一种由多种细胞(如嗜酸粒细胞、肥大细胞、T淋巴细胞、中性粒细胞、气道上皮细胞等)和细胞组分参与的气道慢性炎症疾病。这种慢性炎症导致气道高反应性和广泛多变的可逆性气流受限,并引起反复发作的喘息、气急、胸闷或咳嗽等症状,常在夜间或清晨发作和加重,多数患者可自行缓解或治疗后缓解。

一、病因和发病机制

1. 病因 本病的病因还不十分清楚,目前认为哮喘是多基因遗传病,受遗传因素和环境因素双重影响。

2. 诱发因素 遗传、过敏、感染、气候改变、精神因素、运动和月经期等。过敏因素如尘螨、花粉、真菌、动物毛屑、鱼、虾、蟹、蛋类、牛奶等。药物如普萘洛尔、阿司匹林等。

3. 发病机制

(1) 气道炎症:是哮喘发病的本质,是由多种细胞特别是肥大细胞、嗜酸粒细胞和T淋巴细胞参与,并有50多种炎症介质和25种以上的细胞因子相互作用的一种气道慢性非特异性炎症。

(2) 变态反应:支气管哮喘的发病与变态反应有关,根据过敏原吸入后哮喘发生的时间,可分为速发型哮喘反应(IAR)、迟发型哮喘反应(LAR)和双相型哮喘反应(DAR)。

(3) 气道反应性增高(AHR):是指气道对正常不引起或仅引起轻度应答反应的非抗原性刺激物,出现过度的气道收缩反应,是哮喘的重要特征之一。

(4) 神经因素:与β肾上腺素能受体功能低下和迷走神经张力亢进有关。

二、临床表现

1. 症状和体征 典型表现为发作性呼吸困难或发作性胸闷和咳嗽,伴哮鸣音。发作前常有先兆,如鼻痒、打喷嚏、干咳、流泪等,严重者呈强迫体位或端坐呼吸,甚至发绀等;干咳或咳大量白色泡沫样痰。随后出现呼气性呼吸困难,哮喘状态可在数分钟内发作,经数小时至数天,用支气管舒张药可缓减或自行缓解。在夜间或凌晨发作和加重是哮喘的特征之一,有些青少年,可在运动时出现胸闷、咳嗽和呼吸困难。发作时胸部呈过度充气状态,双肺可闻及广泛的哮鸣音,呼气音延长。重症可出现心率加快、奇脉、胸腹反常运动和发绀。

2. 临床类型

(1) 外源性哮喘:春秋季节发病多,多见青少年起病，半数患者有过敏史。

(2) 内源性哮喘：冬季发病较多，多见于成年人。哮喘多发生于呼吸道感染后，常见有咳嗽、咳痰史，随着咳嗽加剧逐渐出现哮喘。

(3) 混合性哮喘：哮喘的诱发因素既有过敏因素又有感染因素，临床表现复杂，哮喘可常年存在。

(4) 重症哮喘（哮喘持续状态）：指严重的哮喘发作持续 24 小时以上，经一般支气管舒张剂治疗不缓解者。常因呼吸道感染未控制、变应原未消除、痰液黏稠阻塞细支气管、精神紧张、肾上腺皮质功能不全、伴发酸中毒、肺不张、自发性气胸等引起。表现为端坐呼吸、面色苍白或发绀、大汗淋漓、极度烦躁，呼吸频率超过 30 次/分，收缩压下降，出现奇脉，甚至出现呼吸、循环衰竭。

三、有关检查

1. 血象　发作时嗜酸粒细胞增高，合并感染时白细胞总数及中性粒细胞增高。外源性哮喘血清 IgE 增高。

2. 痰涂片检查　可见大量嗜酸粒细胞、黏液栓。

3. 动脉血气分析　早期 PaO_2 下降、$PaCO_2$ 下降，重症哮喘 $PaCO_2$ 升高。

4. X 线检查　发作时可见两肺透亮度增加，缓解期无明显异常。

5. 肺功能检查　有关呼气流速的全部指标均显著下降。

四、防　　治

防治原则：消除病因、控制症状及防止复发。

1. 消除病因　去除变应原和诱发哮喘的各种因素。

2. 支气管舒张药

(1) β_2 受体激动剂：主要通过作用于呼吸道的 β_2 受体，舒张支气管平滑肌，是控制哮喘急性发作的首选药物。短效 β_2 激动剂，作用时间 4～6 小时，常用药物有沙丁胺醇、特布他林和非诺特罗等。长效 β_2 激动剂，作用时间为 10～12 小时，常用药物有沙美特罗和丙卡特罗等。β_2 激动剂的缓释和控释口服剂可明显延长作用维持时间，并能较好地维持有效血药浓度，故常用于夜间哮喘发作患者。

(2) 茶碱类：通过抑制磷酸二酯酶，增强呼吸肌的收缩，茶碱具有扩张支气管、抗炎和免疫调节作用。静脉给药主要应用于危重症哮喘。常用药物有氨茶碱，常口服或加入 50％葡萄糖溶液稀释后缓慢静脉注射，亦可加入 5％葡萄糖溶液 500ml 内静脉滴注。

(3) 抗胆碱药：吸入型抗胆碱药物，可阻断节后神经元传出的迷走神经通路，降低气道内的神经张力而扩张支气管，也可阻断吸入性刺激物所引起的反射性支气管收缩。常用药物为异丙托溴铵，每次吸入 20～80μg，每日 3～4 次。

3. 抗炎药物

(1) 糖皮质激素：是目前控制哮喘发作最有效的抗炎药物，静脉给药用于重度或严重哮喘发作时，常用药物有琥珀酸氢化可的松或甲泼尼龙。症状缓解后即减量或改为口服和吸入制剂。吸入治疗是目前推荐长期抗炎治疗哮喘的最常用方法，常用药物有二丙酸倍氯米松。

(2) 色甘酸钠：是非糖皮质激素类抗炎药物，对预防运动和变应原诱发的哮喘最有效。可稳定肥大细胞膜，对肺泡巨噬细胞、嗜酸粒细胞、中性粒细胞和单核细胞等炎症细胞具有细胞选择性和介质选择性抑制作用。

五、护理诊断/问题

1. 低效性呼吸型态　与支气管平滑肌痉挛、气道炎症、气道阻塞和气道高反应性有关。

2. 清理呼吸道无效　与支气管痉挛、痰液多而黏稠、疲乏有关。

3. 知识缺乏　缺乏对哮喘的发病过程及防治方面的有关知识。

4. 潜在并发症　呼吸衰竭、自发性气胸。

六、护理措施

1. 心理护理　提供良好的心理支持，消除发作时的紧张、恐惧心理，使病情缓解。

2. 休息　提供安静、舒适、冷暖适宜的环境，室内不放置花草、地毯，不用羽毛枕头、羊毛毯，避免接触一切可疑的变应原。协助患者取舒适体位，对端坐呼吸者提供床旁桌作支撑，减少体力消耗。

3. 氧疗　指导患者作缓慢的深呼吸，鼻导管吸氧，氧流量 2～5L/min，重症哮喘患者，如有明显肺气肿伴有二氧化碳潴留时，应持续低流量吸氧，氧流量 1～2L/min。吸氧时应注意呼吸道湿化、通畅和保暖，避免气道干燥和寒冷气流的刺激而导致气道痉挛。

4. 饮食护理　提供高热量、清淡、易消化饮食，忌食鱼、虾、蛋、奶等过敏食物。

5. 协助排痰　教会患者掌握深呼吸和有效咳痰的技巧，协助翻身拍背，遵医嘱给予痰液稀释剂，必要时吸痰或机械通气。鼓励患者多饮水，2500～3000ml/d，以补充丢失的水分，稀释痰液，改善呼吸功能。重症哮喘静脉输液，一般输液量为 2000～3000ml/d，输液速度 40～50 滴/分，并纠正电解质、酸碱失衡。哮喘患者用超声雾化吸入。

6. 用药护理 遵医嘱用药，观察药物疗效及副作用。①β受体激动剂：指导患者按医嘱给药，不宜长期、规律、单一、大量使用；正确使用雾化吸入器，保证疗效。沙丁胺醇注意观察有无心悸、骨骼肌震颤、低钾血症等不良反应。②氨茶碱：用药时静脉注射浓度不宜过高，速度不宜过快，注射时间应在10分钟以上，以免引起心律失常、血压骤降或猝死。③糖皮质激素：用药期间注意观察和预防副作用，指导患者正确使用雾化吸入器，嘱患者喷药后漱口，以防口咽部真菌感染。

7. 观察病情，防治并发症 观察患者呼吸的频率、深度、类型及呼吸困难的程度，呼吸音、哮鸣音的变化，监测动脉血气分析结果、肺功能指标等，以了解病情、治疗效果及有无呼吸衰竭、自发性气胸等并发症。哮喘常在夜间发作，夜班护士应加强巡视和观察。

七、健康教育

1. 预防哮喘复发 ①避免接触变应原及非特异性刺激物；②应用脱敏疗法治疗外源性哮喘和混合性哮喘；③应用色甘酸钠预防发作；④应用免疫增强剂，如在发作季节前开始使用哮喘菌苗。

2. 缓解期自我护理 ①向患者和家属介绍哮喘的基本知识，帮助寻找及避开变应原；②避免鱼、虾、牛奶、蛋等易过敏的食物及刺激性食物，戒烟酒，尽量不用可能诱发哮喘的药物，如阿司匹林、普萘洛尔等；③预防呼吸道感染；④避免强烈的精神刺激和剧烈运动；⑤做好哮喘记录或写哮喘日记，有条件者利用峰速仪来监测自我呼气峰流速度（PEFR），为治疗和预防提供参考资料；⑥嘱患者随身携带止喘气雾剂，出现发作先兆时，应立即吸入。

> **核心提示** 支气管哮喘，是一种以嗜酸粒细胞和肥大细胞反应为主的气道变应性炎症和以气道高反应性为特征的疾病。临床上以出现不同程度的可逆性气道阻塞为特征，主要表现为发作性呼气性呼吸困难伴哮鸣音。临床上分为外源性、内源性、混合性哮喘和重症哮喘。防治原则是消除病因、控制症状、防止复发。糖皮质激素是目前治疗哮喘最有效的抗炎药物。护理时应注意避免接触一切可疑的变应原，保持呼吸道通畅、遵医嘱用药、预防哮喘复发。

第九节 慢性肺源性心脏病患者的护理

慢性肺源性心脏病（简称慢性肺心病），是由于支气管、肺、胸廓或肺血管慢性病变所致的肺循环阻力增加、肺动脉高压，进而引起右心室扩张、肥大，伴有或不伴有右心衰竭的心脏病。

一、病因和发病机制

病因主要为支气管、肺疾病，以慢支并发阻塞性肺气肿最多见，占80%～90%，其他如胸廓运动障碍性疾病、肺血管疾病等也可引起本病。肺动脉高压是慢性肺心病的关键环节。长期肺循环阻力增加，右心负担加重，发生右心室代偿性肥厚，当发生呼吸道感染时，缺氧加重或由于其他原因使肺动脉压进一步增高，超过右心负荷时，右心室扩张，最后导致右心衰竭。

二、临床表现

除原发病表现外，主要是心、肺功能损害的表现。根据其功能代偿状态可分为两期：

1. 肺、心功能代偿期 主要为原发病的表现，如慢支、肺气肿的症状和体征；肺动脉瓣听诊区第二心音亢进，提示有肺动脉高压；剑突下见心脏搏动或三尖瓣出现Ⅱ～Ⅲ级收缩期吹风样杂音，提示有右心室肥厚、扩大。

2. 肺、心功能失代偿期 主要表现为呼吸衰竭和右心衰竭。呼吸衰竭最突出，多因急性呼吸道感染而诱发，呼吸困难严重，发绀明显，重者出现嗜睡、昏迷、抽搐等肺性脑病的表现。右心衰竭表现为明显倦怠、心悸、气喘、乏力、尿少。体检可见颈静脉怒张、肝大、肝颈静脉回流征阳性、剑突下收缩期搏动明显，三尖瓣区有收缩期吹风样杂音，下肢水肿或出现胸腔积液、腹水等。

3. 并发症

（1）肺性脑病：因呼吸功能不全导致缺氧、二氧化碳潴留而引起的神经、心理障碍。表现为头痛、神志恍惚、谵妄、躁动、肌肉抽搐、球结膜水肿、生理反射迟钝，直至昏迷。

（2）酸碱失衡、电解质紊乱：以呼吸性酸中毒最常见。

（3）消化道出血及弥散性血管内凝血。

三、有关检查

1. 血常规检查 急性发作期外周血白细胞升高，分类中性粒细胞增多；血红蛋白和红细胞代偿性升高。

2. X线检查 右下肺动脉干增高≥15mm，肺动脉段突出≥3mm以及右心室肥大征。

3. 心电图检查 有低电压、肺型P波、右束支传导阻滞以及右心室肥大等表现。

4. 动脉血气分析 呼吸衰竭时PaO_2降低，$PaCO_2$升高。

四、治　疗

治疗原则是积极控制感染，保持气道通畅，对症处理和病因治疗。

1. 急性发作

(1) 控制感染：是治疗的关键。根据感染的环境、痰培养及药物敏感试验选用抗生素，常用抗生素有青霉素 G、红霉素、氨基糖苷类、头孢菌素类。应加大使用剂量，或采用联合用药的方法，提高抗感染效果，及早控制感染。

(2) 改善呼吸功能：纠正缺氧和二氧化碳潴留，合理用氧，改善通气功能。

(3) 控制心力衰竭：可间歇、小量使用利尿剂，水肿较重者用呋塞米，应注意补钾。强心药的使用原则是快速、小剂量应用，用药前纠正缺氧和低钾血症，以免发生洋地黄中毒，用药过程中应观察不良反应。

2. 缓解期　积极治疗原发病，避免诱发因素，加强锻炼，提高免疫功能。

五、护理诊断/问题

1. 气体交换受损　与低氧血症、二氧化碳潴留、肺血管阻力增高有关。

2. 清理呼吸道无效　与患者呼吸道感染、分泌物黏稠或年老体弱、无力咳嗽有关。

3. 活动无耐力　与肺部原发病及肺、心功能下降引起慢性缺氧有关。

4. 体液过多　与心脏负荷增加、心肌收缩力下降、心排血量下降有关。

5. 潜在并发症　肺性脑病、上消化道出血、弥散性血管内凝血、水电解质及酸碱平衡失调、心律失常。

六、护理措施

1. 维持呼吸道通畅　遵医嘱给予祛痰、解痉药物，及时清除痰液。对神志清醒者，鼓励深呼吸，有效咳嗽；痰稠、体弱无力、不易咳出者，应有效湿化气道使分泌物变稀充分引流；危重体弱者，定时更换体位，叩击背部，使痰易于咳出；神志不清者，可机械吸痰，抽吸压力适当，动作轻柔，每次吸痰时间不超过 15 秒，以免加重缺氧。必要时遵医嘱建立人工气道。

2. 合理给氧，纠正低氧血症　原则为低流量(1～2L/min)、低浓度(25%～29%)持续吸氧，原因为：①失代偿期多为慢性Ⅱ型呼吸衰竭，患者的呼吸中枢对二氧化碳刺激的敏感性降低，甚至已处于抑制状态，呼吸中枢兴奋主要依赖缺氧对外周化学感受器的刺激作用，当吸入氧浓度过高时，解除其对中枢的兴奋作用，结果使呼吸受抑制，二氧化碳潴留加重，甚至诱发肺性脑病；②根据氧离曲线的特点，吸入低浓度氧使患者 $PaCO_2$ 适当提高，即能使 SaO_2 明显提高。

3. 水肿患者的护理　限制水、钠摄入，记录 24 小时出入量；加强皮肤护理，防止压疮；遵医嘱使用利尿剂，观察水肿消长情况。

4. 并发症的护理　观察有无并发症的表现，如头痛、烦躁不安、神志模糊或嗜睡、昏迷、呕血、黑便、肌肉软弱无力或疼痛性抽搐、表情淡漠、腹胀、恶心、呕吐、呼吸深长、心悸、皮肤黏膜出血、注射部位渗血等。一旦出现上述情况，应立即报告医生并协助处理。

5. 饮食护理　给予高蛋白质、高维生素、清淡、易消化的食物。

6. 休息与活动　急性发作期卧床休息，视病情采取适当的体位；病情缓解期指导患者进行呼吸功能锻炼，并按心肺功能及体力强弱进行体育锻炼。

7. 心理护理　关心、体贴患者，使患者了解疾病特点，树立长期与疾病作斗争的思想准备。

> **核心提示**　慢支并发阻塞性肺气肿是肺心病最常见的病因。肺、心功能代偿期为原发病的表现；失代偿期主要表现为呼吸衰竭和右心衰竭。并发症有肺性脑病、酸碱失衡及电解质紊乱、消化道出血等。治疗原则是积极控制感染，保持气道通畅，对症处理和病因治疗，强心药的使用原则是快速、小剂量应用，用药前纠正缺氧和低钾血症，用药过程中注意观察不良反应。护理措施包括维持呼吸道通畅、合理吸氧、水肿的护理、并发症的观察与护理、饮食及心理护理。

第十节　血气胸患者的护理

一、血　胸

1. 病因病理　胸膜腔内出血多来自肺、肋间或胸廓内血管、心脏、胸腔内大血管损伤。血胸可致血容量减少和肺受压萎陷，致呼吸循环功能障碍。

2. 临床表现　①小量血胸无明显症状，胸部 X 线肋膈角消失。②中量、大量急性出血，低血容量性休克症状。胸膜腔积液征象，气管向健侧移位，伤侧浊音，心界移向健侧，呼吸音减弱或消失。③血胸并发感染：高热、寒战、疲乏、出汗等。

3. 辅助检查　胸部 X 线显示，胸膜腔内大片积液阴影，纵隔向健侧移位，合并气胸时显示液平面。

4. 治疗要点

(1) 非进行性血胸：小量积血自行吸收，量多时行胸膜腔穿刺或胸膜腔闭式引流。

(2) 进行性血胸：立即剖胸止血，补充血容量。

(3) 凝固性血胸：出血停止后数日内剖胸清除积血和血块。

5. 护理措施

(1) 提供舒适的环境，做好心理护理，注意补充营养、维生素等。

(2) 出血的护理：出血量少时，严密观察，少量凝固性血胸，通过理疗多可吸收；如有进行性出血，及时行手术止血，监测中心静脉压，防止休克的发生。

二、气　胸

气胸分为闭合性气胸、开放性气胸和张力性气胸。

1. 病因和病理

(1) 闭合性气胸：肋骨骨折的并发症，肋骨断端刺破肺表面，空气漏入胸膜腔所致。空气经肺或胸壁的伤道进入胸膜腔，伤道闭合，气体不再进入，气胸趋于稳定。伤侧肺部分萎陷，胸膜腔内压仍小于大气压。

(2) 开放性气胸：刀刃锐器、弹片、火器致穿透伤，胸膜腔经胸壁伤口与外界大气相通，空气可随呼吸自由出入胸膜腔。伤侧胸膜腔内压等于大气压，肺萎陷；纵隔向健侧移位，出现纵隔扑动，影响静脉回流致呼吸、循环功能障碍。

(3) 张力性气胸：较大肺泡破裂/肺裂伤、支气管破裂，裂口与胸膜腔相通且成活瓣，空气只能进入不能排出，积气不断增多，压力升高大于大气压。伤侧肺萎陷，纵隔向健侧移位挤压健侧肺，产生呼吸和循环严重障碍。积气可在高压下被挤入纵隔并扩散至皮下组织，形成颈部、面部、胸部等处皮下气肿。

2. 临床表现

(1) 闭合性气胸：大量气胸者胸闷、胸痛、气促，气管向健侧移位，伤侧鼓音、呼吸音减弱或消失。

(2) 开放性气胸：气促、发绀、呼吸困难、休克。胸部及颈部皮下可触及捻发音，伤侧胸部鼓音，呼吸音减弱或消失，气管、心脏向健侧移位。

(3) 张力性气胸：极度呼吸困难、大汗淋漓、发绀、烦躁不安、昏迷、休克等。气管向健侧移位，伤侧胸部饱胀、肋间隙增宽，呼吸幅度减小，皮下气肿，叩诊鼓音、呼吸音消失。

3. 辅助检查　胸部X线：①闭合性气胸：不同程度的胸膜腔积气。②开放性气胸：伤侧肺明显萎缩，气胸、气管和心脏等纵隔明显移位。③张力性气胸：胸膜腔大量积气、肺萎缩，气管和心影移至健侧。

4. 治疗要点

(1) 闭合性气胸：小量气胸无需治疗；大量气胸行胸膜腔穿刺，必要时胸腔闭式引流。

(2) 开放性气胸：紧急封闭伤口，将开放式气胸变为闭合性气胸；抽气减压；清创、缝合伤口；剖胸探查(疑有胸腔内脏器损伤、活动性出血时)；防治并发症。

(3) 张力性气胸：致死的危急重症，立即排气减压(部位：伤侧第2肋间锁骨中点连线处)；胸膜腔闭式引流术(积气最高部位放置引流管)；剖胸探查；应用抗生素防感染。

5. 护理措施

(1) 一般护理：卧床休息，避免增加胸腔内压的活动；多食粗纤维食物，避免便秘。

(2) 胸腔闭式引流的护理

1) 严格无菌：闭式胸腔引流装置应全部灭菌；使用中按无菌操作进行安装，防止感染。

2) 安置密封：引流管、接管和整个装置均需密封，防止漏气或滑脱。水封瓶长玻管要放在水面下3～4cm。

3) 保持引流通畅：血压平稳后取半卧位，鼓励患者深呼吸和有效咳嗽，定时挤压引流管，并防止折曲、受压，水封瓶要安放在低于引流口胸腔出口平面40～80cm处。

4) 妥善固定：引流固定前留足长度；搬运或下床活动防止衔接脱落；一旦胸腔引流管脱落立即捏闭引流口创缘，再用凡士林纱布、厚纱布及胶布封闭引流口；若不慎引流管接头分离，则立即用两把血管钳夹闭引流管近端，或用手将其折叠后捏紧。

5) 观察：观察引流液的性状、量、引流速度，并做好详细记录；水柱随呼吸上下波动4～6cm，表示引流管通畅；若无波动则看有无呼吸困难，如无呼吸困难为肺膨胀良好，已无残腔；有呼吸困难则可能是导管堵塞；观察气体排出情况，胸腔内积气有气体排出；若无气泡排出有可能肺已复张，但大量积气无气体排出时，应检查安置有无故障。

6) 拔管：胸膜腔引流管置管48～72小时后。临床观察引流瓶中无气体逸出，引流液颜色变浅，24小时引流量小于50ml，脓液少于10ml，胸部X线摄片显示肺膨胀良好无漏气，患者无呼吸困难或气促，即可拔管。拔管时先嘱患者深吸气后屏气，迅速拔除引流管并同时立即用凡士林纱布盖住引流口，随后包扎固定。

6. 健康指导　积极治疗原发病；在气胸痊愈后1个月内，避免进行剧烈运动，避免屏气、剧咳；保持大便通畅；出现胸闷、突发胸痛气急提示气胸复发，应及时就医。

> **核心提示**　气胸分为闭合性气胸、开放性气胸和张力性气胸。治疗时小量气胸无需治疗，大量气胸行胸膜腔穿刺，必要时胸腔闭式引流。

开放性气胸需将开放式气胸变为闭合性气胸，抽气减压，清创、缝合伤口；张力性气胸需立即排气减压（部位：伤侧第2肋间锁骨中点连线处）。胸腔闭式引流的护理注意：引流管、接管和整个装置均需密封，防止漏气或滑脱。水封瓶长玻管要放在水面下3～4cm。定时挤压引流管，并防止折曲、受压，水封瓶要安放在低于引流口胸腔出口平面40～80cm处。水柱随呼吸上下波动4～6cm，表示引流管通畅；若无波动则看有无呼吸困难，如无呼吸困难为肺膨胀良好，已无残腔；有呼吸困难则可能为导管堵塞；拔管时先嘱患者深吸气后屏气，迅速拔除引流管并同时立即用凡士林纱布盖住引流口，随后包扎固定。

第十一节 慢性呼吸衰竭患者的护理

慢性呼吸衰竭是由于慢性呼吸系统疾病引起的肺通气和（或）换气功能严重障碍，以致不能进行有效的气体交换，导致缺氧伴（或不伴）二氧化碳潴留，从而引起一系列生理功能和代谢紊乱的临床综合征，称为慢性呼吸衰竭。静息状态下呼吸海平面大气压下的空气，动脉血氧分压（PaO_2）低于8.0kPa（60mmHg）①，或伴有二氧化碳分压（$PaCO_2$）高于6.7kPa（50mmHg），即为呼吸衰竭。按动脉血气分析，分为Ⅰ型（即低氧血症型）呼吸衰竭和Ⅱ型（即低氧血症伴高碳酸血症型）呼吸衰竭。

（一）病因

慢性呼吸衰竭常为支气管、肺疾病所引起，如慢性阻塞性肺病、重症肺结核、肺间质性纤维化、肺尘埃沉着病等。胸廓病变和胸部手术、外伤、广泛胸膜增厚、胸廓畸形亦可引起。

（二）临床表现

除原发病的症状外，主要是缺氧和二氧化碳潴留所致的多脏器功能紊乱的表现。

1. 呼吸困难 是呼吸衰竭最早、最突出的症状，表现为频率、节律和幅度的改变。

2. 发绀 是缺氧的典型症状，红细胞增多者更明显。

3. 精神神经症状 轻度缺氧有智力或定向力障碍，严重缺氧嗜睡、意识模糊、昏迷；轻度二氧化碳潴留出现躁动不安、昼睡夜醒，重者出现精神错乱、狂躁、昏迷、抽搐等症状，称“肺性脑病”。

4. 呼吸循环系统症状 早期呼吸及心率增快，血压升高，周围血管扩张如多汗、皮肤潮红、结膜充血水肿、浅表静脉充盈，后期心率缓慢、心律失常、血压下降，循环衰竭。

5. 消化和泌尿系统症状 上消化道出血、黄疸、蛋白尿、氮质血症等。

（三）有关检查

动脉血气分析显示：PaO_2＜8.0kPa（60mmHg），$PaCO_2$＞6.7kPa（50mmHg），血氧饱和度＜75%，血pH降低。

（四）治疗原则

呼吸衰竭治疗的原则是保持呼吸道通畅条件下，改善缺氧和纠正二氧化碳潴留，以及代谢功能紊乱，积极处理原发病和诱因，防治并发症。

1. 建立通畅的气道 在氧疗和改善通气之前，必须采取各种措施，保持呼吸道通畅。

2. 氧疗 Ⅰ型呼吸衰竭，PaO_2在6.7～8.0kPa（50～60mmHg），氧流量可提高到2～4L/min，若PaO_2在5.3～6.7kPa（40～50mmHg），短期内可经面罩吸入流量高达4～6L/min的氧。注意不可长期吸入高浓度氧，以免引起氧中毒。Ⅱ型呼吸衰竭一般采用低流量（1～2L/min）、低浓度（25%～29%）持续鼻导管、鼻塞或经呼吸机给氧。

3. 增加通气量、减少二氧化碳潴留 可应用呼吸兴奋剂，严重患者行机械通气。

4. 控制感染，纠正酸碱平衡失调及电解质紊乱。

（五）护理诊断/问题

1. 气体交换受损 与肺通气或换气功能障碍有关。

2. 清理呼吸道无效 与呼吸道感染、痰多而黏稠、咳嗽无力有关。

3. 急性意识障碍 与缺氧、二氧化碳潴留导致中枢神经系统抑制有关。

4. 自理缺陷 与长期患病、反复急性发作致身体每况愈下及重度呼吸困难有关。

5. 语言沟通障碍 与人工气道及持续机械通气使语言表达障碍有关。

6. 潜在并发症 休克、上消化道出血、电解质紊乱和酸碱失衡。

（六）护理措施

1. 病情监测 安置患者于呼吸监护病房，取半卧位。监测生命体征、意识状态、皮肤黏膜色泽、尿量变

①1mmHg=0.133kPa。

化等，持续心电监护，配合进行血气分析监测。

2. 饮食护理 指导患者进高热量、高蛋白、高维生素、易消化、少刺激的流质、半流质饮食或软食，鼓励患者多饮水，加强口腔护理。神志不清或昏迷者给予鼻饲。如有上消化道出血，可暂时禁食，必要时遵医嘱静脉补充营养。

3. 遵医嘱氧疗 对Ⅱ型呼吸困难患者应低浓度、低流量、鼻导管持续给氧，以免过快纠正缺氧引起呼吸中枢抑制。如配合使用呼吸器和呼吸中枢兴奋剂可稍提高给氧浓度。观察氧疗效果，给氧过程中若呼吸困难缓解、心率减慢、发绀减轻，表示氧疗有效；若呼吸过缓或意识障碍加深，须警惕 CO_2 潴留。

4. 保持呼吸道通畅 及时清除气道分泌物，必要时遵医嘱使用祛痰剂和支气管舒张剂。

5. 遵医嘱使用呼吸兴奋剂（如尼可刹米）、抗生素等，观察药物疗效及不良反应。呼吸兴奋剂应用过程中，如出现恶心、呕吐、烦躁、颜面潮红、肌肉颤动或肢体抽搐，提示药物过量，应及时报告医生，及时减量或停药；烦躁、失眠者，慎用地西泮等镇静剂，禁用吗啡等中枢镇静剂，防止呼吸中枢被抑制。

6. 做好机械通气患者的护理。

7. 心理护理 关心、体贴患者，对建立人工气道和使用呼吸机治疗的患者，要通过语言或非语言方式交流、抚慰患者。鼓励家属表达对患者的关心和爱护，给予精神上的支持。

> **核心提示** 慢性呼吸衰竭根据动脉血气分析，分为Ⅰ型呼吸衰竭和Ⅱ型呼吸衰竭。除原发病的症状外，主要是缺氧和二氧化碳潴留所致的多脏器功能紊乱的表现。呼吸困难是呼吸衰竭最早、最突出的症状。治疗原则是保持呼吸道通畅条件下，改善缺氧纠正二氧化碳潴留，以及代谢功能紊乱，积极处理原发病和诱因，防治并发症。主要护理措施：病情监测，神志不清或昏迷者给予鼻饲，根据血气分析调整氧气的流量和浓度，保持呼吸道通畅，遵医嘱使用呼吸兴奋剂，禁用吗啡等中枢镇静剂。

附一：充血性心力衰竭患者的护理

充血性心力衰竭是指心脏的泵血功能减退，致使心排血量不能满足全身循环及组织代谢，静脉回流受阻，脏器淤血，动脉血流灌注不足，从而引起一系列代偿、失代偿的临床症状和体征。

（一）病因

主要是心肌病变引起的心肌收缩力减弱（如心肌炎、风湿性心脏病、严重贫血等）或心脏负荷过重引起继发性心肌收缩力下降（如先天性心脏病、肺炎、急性肾炎、血容量过多等）。常见诱发因素有急性感染，输液、输血过量或过速，过度劳累，情绪变化，手术，严重失血及各种心律失常等。

（二）临床表现与诊断

1. 循环系统主要表现 心率增快、心音明显低钝及心脏扩大，可出现奔马律，颈静脉怒张或肝颈静脉回流征阳性；呼吸系统主要表现为呼吸困难、呼吸频率增快，不能平卧，并有咳嗽、气促，有肺水肿时可出现咳白色或粉红色泡沫痰，肺部可闻及湿性啰音或哮鸣音；其他表现，如肝脏在短期内迅速增大，极度烦躁不安，面色苍白，尿少或无尿等。

2. 年长儿心衰同成人心衰 左心衰竭表现烦躁、端坐呼吸、咳粉红色泡沫痰、发绀、肺泡水泡音等肺循环淤血的表现；右心衰竭表现：颈静脉怒张、肝大、水肿等体循环淤血的表现。

3. 临床诊断指征 ①安静时心率增快，婴儿＞180次/分、幼儿＞160 次/分，不能用发热或缺氧解释；②呼吸困难，青紫突然加重，安静时呼吸＞60 次/分；③肝大超过肋缘下 3cm 或在短时间内较前增大；④心音明显低钝或出现奔马律；⑤突然烦躁不安、面色苍白或发灰，而不能用原发疾病解释；⑥尿少和下肢水肿，已除外营养不良、肾炎、维生素 B_1 缺乏等原因。以前 4 项为主要指标。

（三）治疗原则

采取综合措施，除吸氧、镇静外，还要尽快改善心肌收缩功能、减轻心脏负荷、应用快速强效利尿剂及血管扩张剂等，积极祛除病因和诱因，并给予促进心肌代谢的药物。

（四）护理

1. 护理诊断/问题

（1）心排血量减少：与心肌收缩力下降有关。

（2）体液过多：与心功能下降、循环淤血有关。

（3）气体交换受损：与肺淤血有关。

2. 护理措施

（1）一般护理：休息的原则依心力衰竭的程度而定，避免患儿烦躁、哭闹及各种刺激，采取半卧位。

（2）饮食护理：鼓励患儿多吃蔬菜、水果，保持排便通畅。轻者给予低盐饮食，每日钠的摄入量不应超过 0.5g；重者给予无盐饮食。少食多餐，奶头孔应稍大，吸吮困难者用滴管喂，必要时鼻饲。

（3）用药护理：每次应用洋地黄制剂前应测量脉

搏，必要时听心率，如患儿服药后出现呕吐，要与医生联系，当出现心率过慢、心律失常等毒性反应时，应停服洋地黄类药物并及时报告医生采取相应措施；根据利尿药的作用时间安排给药，尽量在清晨或上午给药，用药期间应鼓励患儿进食含钾丰富的食物，同时应观察低钾血症的表现；用血管扩张剂时，密切观察心率和血压的变化，避免血压过度下降。

(4) 病情观察：密切观察患儿呼吸、脉搏、心音、心率等变化，必要时遵医嘱心电监护。

3. 健康指导　介绍心力衰竭的原因和诱因、护理要点，指导家长及患儿根据病情不同适当安排休息。注意营养，防治感冒。先天性心脏病患儿要尽早手术治疗。

> **核心提示**　急性心力衰竭是由于心脏的泵血功能减退，引起静脉血回流受阻，脏器淤血；动脉血液灌流不足，不能满足机体组织代谢的需要，从而引起一系列代偿或失代偿的临床症状和体征。临床上左心衰竭主要为肺循环淤血；右心衰竭为体循环淤血。其急救与护理要点为：加强心肌收缩功能，减轻心脏前、后负荷，祛除病因与诱因等。

附二：急性呼吸衰竭患者的护理

急性呼吸衰竭简称呼衰，指累及呼吸中枢和(或)呼吸器官的各种疾病导致呼吸功能障碍，从而出现的低氧血症或低氧血症与高碳酸血症并存的临床综合征。

(一) 病因

急性呼吸衰竭分中枢性呼吸衰竭和周围性呼吸衰竭两大类。前者是因病变累及呼吸中枢引起(如颅内感染、颅内出血、脑损伤、脑肿瘤、颅内压增高等)；后者是因呼吸器官的严重病变或呼吸肌麻痹所致(如喉头水肿、气管炎、肺炎、肺不张、肺水肿、肺气肿、支气管异物、呼吸肌麻痹、胸廓病变、气胸及胸腔积液等)。

(二) 临床表现

1. 呼吸系统表现　周围性呼吸衰竭主要表现为呼吸频率改变及辅助呼吸肌活动增强；中枢性呼吸衰竭主要表现为呼吸节律紊乱。

2. 缺氧及二氧化碳潴留可引起全身各系统改变　皮肤及黏膜出现青紫；腹胀，甚至肠麻痹；心率增快、血压升高，严重者可出现心律失常；尿中出现蛋白、红细胞等；早期烦躁、易激惹、视力模糊，继之出现神经系统抑制症状，严重者可有惊厥、颅内压增高及脑疝等表现。

(三) 治疗原则

积极祛除病因，改善通气功能，纠正水、电解质和酸碱平衡紊乱，维持重要脏器功能。

(四) 护理

1. 护理诊断/问题

(1) 气体交换受损：与肺通气或换气障碍有关。

(2) 清理呼吸道无效：与呼吸道分泌物黏稠、无力咳嗽和呼吸功能受损有关。

(3) 不能维持自主呼吸：与呼吸肌麻痹及呼吸中枢功能障碍有关。

2. 护理措施

(1) 营养供给：鼓励患儿多饮水，给予易消化、营养丰富的流质或半流质饮食，少量多餐，病情严重不能进食者，可遵医嘱给予静脉补充营养。

(2) 保持呼吸道通畅：鼓励清醒患儿用力咳痰，对无力咳痰患儿每2小时翻身1次。对咳嗽无力、昏迷、气管插管或气管切开的患儿，及时给予吸痰，吸痰前应充分给氧，吸痰时间不宜过长。痰液黏稠者可用湿化器，并可遵医嘱加入解痉、化痰和抗炎药物。同时遵医嘱使用支气管扩张剂和地塞米松等缓解支气管痉挛和气道黏膜水肿的药物。

(3) 给氧及人工辅助呼吸的护理：可采用鼻导管、口鼻罩法、氧气头罩法、氧气帐法等给氧。应用人工辅助呼吸机时要有专人监护，明确使用机械通气的指征，使用呼吸机的过程中应检查各项参数是否符合要求等。

(4) 病情观察：密切观察患儿的生命体征，及时进行血气分析，必要时心电监护。密切观察有无中毒性肠麻痹、心力衰竭等并发症的发生。

3. 健康指导　向患儿家长介绍呼吸衰竭的有关知识，呼吸衰竭缓解后指导家长积极做好预防和治疗原发病，并针对不同的原发病进行相应的健康指导。

> **核心提示**　急性呼吸衰竭指累及呼吸中枢和(或)呼吸器官的各种疾病导致呼吸功能障碍。临床治疗与护理措施：积极祛除病因、改善通气功能，纠正水、电解质和酸碱平衡紊乱，维持重要脏器功能。

第十二节　急性呼吸窘迫综合征患者的护理

急性呼吸窘迫综合征(ARDS)是指肺内、外严重疾病导致以肺毛细血管弥漫性损伤、通透性增强为基础，以肺水肿、透明膜形成和肺不张为主要病理变化，以进行性呼吸窘迫和难治性低氧血症为临床特征的急性呼吸衰竭综合征。ARDS 是急性肺损伤发展到后期的应有表现。该病起病急骤，发展迅猛，预后极差，病死率高达 50%以上。

一、病　　因

创伤、感染、休克是发生 ARDS 的三大诱因，占 70%～85%，多种致病因子或直接作用于肺，或作用于远离肺的组织造成肺组织的急性损伤，而引起相同的临床表现。直接作用于肺的致病因子如胸部创伤、误吸、吸入有毒气体，各种病原微生物引起的严重肺部感染和放射性肺损伤等；间接的因素有败血症、休克、肺外创伤、药物中毒、输血、出血坏死型胰腺炎等。

二、临床表现

临床特征为以往无心肺疾病史，在引起 ARDS 的基础疾病的救治过程中，出现急性进行性呼吸窘迫。表现为呼吸用力、深快、达 28 次/分以上，伴明显的发绀，常用的吸氧疗法不能缓解。早期体征可无异常或仅在双肺闻及少量细湿啰音，后期肺部啰音增多并可有管状呼吸音。

三、实验室及其他检查

1. X 线胸片　早期可无异常，或呈轻度间质改变，表现为边缘模糊的肺纹理增多。继之出现斑片状以至融合成大片状的浸润阴影，大片阴影中可见支气管充气征。

2. 动脉血气分析　典型的改变为 PaO_2 降低，$PaCO_2$ 降低，pH 升高。

四、治疗原则及预后

ARDS 是一种急性危重病，宜在严密监护下治疗。纠正缺氧为首要的治疗措施，一般需要高浓度给氧，并应尽早应用呼气末气道内正压或持续气道内正压进行机械通气。

五、护理措施

1. 病情观察　监护生命体征和意识状态。尤其是呼吸和发绀状况的变化。

2. 配合治疗

(1) 纠正缺氧：采取有效措施，尽快提高 PaO_2。一般需高浓度给氧，使 $PaO_2 \geqslant 60mmHg$ 或 $SaO_2 \geqslant 90\%$。轻度者可使用面罩给氧，但多数患者需使用机械通气。

(2) 一般认为 ARDS 早期不宜补胶体液，因其可渗入间质加重肺水肿。若血清蛋白浓度低，在 ARDS 后期可输入人体白蛋白、血浆等胶体液，以提高胶体渗透压。

3. 肾上腺皮质激素　一般主张早期、大剂量、短程治疗。

4. 应及时补充高热量和高蛋白、高维生素饮食，可通过鼻饲或全胃肠外营养使机体有足够的能量供应，避免代谢功能和电解质紊乱。

> **核心提示**　急性呼吸窘迫综合征(ARDS)是指肺内、外严重疾病导致以肺毛细血管弥漫性损伤、通透性增强为基础，以肺水肿、透明膜形成和肺不张为主要病理变化。临床特征为以往无心肺疾病史，在引起 ARDS 的基础疾病的救治过程中，出现急性进行性呼吸窘迫。表现为呼吸用力、深快、达 28 次/分以上，伴明显的发绀，常用的吸氧疗法不能缓解。纠正缺氧为首要的治疗措施，一般需要高浓度给氧，并应尽早应用呼气末气道内正压或持续气道内正压进行机械通气。

习题训练

A_1 型题

1. 某肺炎患儿在治疗期间出现严重腹胀，肠鸣音消失是由于
   A. 消化功能紊乱　　B. 低钠血症
   C. 中毒性肠麻痹　　D. 低钾血症
   E. 中毒性脑病
2. 小儿支气管肺炎与支气管炎的主要鉴别要点是
   A. 咳嗽　　B. 血白细胞计数增高
   C. 呼吸急促
   D. 支气管肺炎肺部有固定的湿啰音，支气管炎无
   E. 哮喘
3. 肺炎患儿的护理措施不正确的是
   A. 控制输液速度和量　　B. 雾化吸入稀释痰液
   C. 憋喘较重时采用平卧位
   D. 鼓励患儿多饮水　　E. 观察病情变化
4. 引起婴幼儿肺炎最常见的病原菌是
   A. 肺炎链球菌　　B. 溶血性链球菌 A 组
   C. 溶血性链球菌 B 组　　D. 大肠埃希菌

E. 金黄色葡萄球菌

5. 重症肺炎小儿存在
A. 代谢性酸中毒 B. 呼吸性酸中毒
C. 代谢性酸中毒和呼吸性酸中毒
D. 代谢性碱中毒 E. 呼吸性碱中毒

6. 婴幼儿易患呼吸道感染的免疫特点是
A. 血清中 IgA 缺乏 B. 分泌型 IgA 缺乏
C. 血清中 IgG 缺乏 D. 血清中 IgM 缺乏
E. 细胞免疫功能低下

7. 肺炎患儿,病室温度和湿度应保持在
A. 16～18℃,30％ B. 20～22℃,40％
C. 24～26℃,70％ D. 22～24℃,80％
E. 18～22℃,55％～65％

8. 支气管肺炎患儿宜采取的体位是
A. 头侧平卧位 B. 去枕平卧位
C. 左侧卧位 D. 右侧卧位
E. 头高位或半卧位

9. 疱疹性咽峡炎的主要临床表现是
A. 发热 B. 头痛
C. 咽部充血,有疱疹 D. 乏力
E. 食欲差,呕吐

10. 引起疱疹性咽峡炎的主要病原体是
A. 流感病毒 B. 肺炎链球菌
C. 大肠埃希菌 D. 柯萨奇病毒 A
E. 腺病毒

11. 小儿急性感染性喉炎的主要临床表现不包括下列哪一项
A. 急起犬吠样咳嗽 B. 声嘶
C. 喉鸣 D. 吸气性呼吸困难
E. 呼气性呼吸困难

12. 呼吸系统疾病最常见的症状是
A. 咳嗽、咳痰 B. 肺源性呼吸困难
C. 胸痛 D. 咳血
E. 水肿

13. 金属音调的咳嗽提示
A. 支气管肺癌 B. 支气管扩张
C. 气管异物 D. 肺结核
E. 肺脓肿

14. 咳嗽与咳痰的主要护理诊断是
A. 体温过高 B. 体液过多
C. 清理呼吸道无效 D. 气体交换受损
E. 焦虑

15. 下列哪种情况适合做胸部叩击护理
A. 肋骨骨折 B. 长期卧床患者
C. 低血压 D. 肺水肿患者
E. 咯血

16. 对于痰液过多且无力咳痰者,为防止窒息,护士在翻身前首先应
A. 指导患者有效咳嗽 B. 给患者吸痰
C. 给患者吸氧 D. 给患者雾化吸入
E. 慢慢移动患者

17. 关于痰液的体位引流哪些不正确
A. 引流通常在餐后半小时进行,每日 1～3 次
B. 根据病变部位采取适当的体位
C. 每次引流时间 15～20 分钟
D. 为加强引流效果,引流时辅以胸部叩击
E. 痰液黏稠者,引流前可进行雾化吸入

18. 我国引起大咯血的主要病因是
A. 支气管哮喘 B. 慢性支气管炎
C. 肺结核 D. 肺癌
E. 二尖瓣狭窄

19. 大咯血患者发生窒息时,首要的护理措施是
A. 保持呼吸道通畅 B. 立即吸氧
C. 输血 D. 迅速补液
E. 禁食

20. 大量咯血指的是
A. 24 小时咳血量大于 400ml
B. 一次咳血量大于 200ml
C. 24 小时咳血量大于 200ml
D. 一次咳血量大于 300ml
E. 24 小时咳血量大于 300ml

21. 咯血患者最主要的护理诊断是
A. 恐惧 B. 有窒息的危险
C. 体液不足 D. 疼痛
E. 清理呼吸道无效

22. 咯血患者饮食护理错误的是
A. 大咯血者暂禁食
B. 少量咯血者进少量或温凉的流质饮食
C. 可饮用浓茶 D. 多饮水
E. 多食富含纤维素的食物

23. 支气管哮喘常见的诱因或病因是
A. 情绪改变 B. 呼吸道感染
C. 电离辐射 D. 过敏因素
E. 大气污染

24. 哮喘的典型症状是
A. 反复发作的吸气性呼吸困难
B. 反复发作的呼气性呼吸困难
C. 一过性混合性呼吸困难
D. 逐渐加重的咳嗽、咳痰
E. 逐渐加重的呼吸困难

25. 控制哮喘急性发作的首选药物是
A. 氨茶碱 B. 泼尼松

C. 沙丁胺醇　　D. 色甘酸钠
E. 酮替芬
26. 当前防治哮喘最有效的药物是
A. 糖皮质激素　　B. β_2受体激动剂
C. 抗胆碱能药物　　D. 茶碱类
E. 肥大细胞膜稳定剂
27. 慢性支气管炎最突出的症状是
A. 长期反复咳嗽、咳痰　　B. 反复发热
C. 咳大量脓痰　　D. 反复咯血
E. 常有喘息
28. 慢性支气管炎急性发作期患者的主要治疗是
A. 吸氧　　B. 控制感染
C. 解痉、平喘　　D. 祛痰
E. 镇咳
29. 关于慢性支气管炎患者的治疗，下列哪项不妥
A. 注意气候变化，进行保暖
B. 急性发作期以抗感染治疗为主
C. 喘息明显者应给予解痉、平喘药物
D. 缓解期应常规服用抗生素预防感染
E. 缺氧明显者可给予低流量吸氧
30. 慢支并发阻塞性肺气肿，主要表现为在原有症状基础上出现了
A. 感染发热　　B. 发绀
C. 咳多量脓痰
D. 逐渐加重的呼吸困难
E. 喘息加重
31. 引起阻塞性肺气肿最主要的原因是
A. 慢性肺源性心脏病　　B. 慢性支气管炎
C. 自发性气胸　　D. 肺部急性感染
E. 呼吸衰竭
32. 慢性肺源性心脏病最常见的病因是
A. 支气管哮喘　　B. 支气管扩张
C. 慢性阻塞性肺疾病　　D. 重症肺结核
E. 慢性阻塞性肺气肿
33. 肺心病的发病机制是
A. 肺血管床减少　　B. 血液黏稠度升高
C. 肺动脉高压形成　　D. 缺氧性肺血管收缩
E. 血容量增多
34. 肺心病急性加重期的治疗关键是
A. 纠正缺氧
B. 利用呼吸机改善呼吸功能
C. 控制心力衰竭
D. 积极控制感染、解除支气管痉挛、改善通气功能
E. 纠正电解质紊乱
35. 肺心病急性加重期患者在治疗过程中出现二联律，可能提示
A. 低氧血症　　B. 利尿剂过量
C. 血管扩张剂剂量过大　D. 洋地黄中毒
E. 生命垂危
36. 下列哪项不是肺心病的主要护理诊断
A. 气体交换受损　　B. 清理呼吸道无效
C. 潜在并发症：肺性脑病　D. 活动无耐力
E. 疼痛
37. 支气管扩张及肺脓肿患者痰液的典型表现是
A. 少量黏液痰　　B. 草绿色痰
C. 红棕色胶冻状痰　　D. 灰黑色痰液
E. 痰液静置后出现分层现象
38. 支气管扩张患者的典型临床表现不包括
A. 反复咯血　　B. 慢性咳嗽
C. 咳大量脓性痰
D. 痰静置后出现分层现象
E. 剧烈胸痛
39. 肺炎球菌肺炎最突出的护理诊断是
A. 疼痛　　B. 体温升高
C. 气体交换受损　　D. 清理呼吸道无效
E. 营养不良
40. 肺炎最常见的病原体是
A. 细菌　　B. 病毒
C. 支原体　　D. 衣原体
E. 军团菌
41. 治疗肺炎球菌肺炎首选的药物为
A. 头孢菌素　　B. 林可霉素
C. 青霉素　　D. 红霉素
E. 链霉素
42. 肺炎球菌肺炎患者发热时的热型常为
A. 稽留热　　B. 回归热
C. 间歇热　　D. 弛张热
E. 不规则热
43. 肺炎球菌肺炎患者并发感染性休克时应采取什么体位
A. 平卧位　　B. 半卧位
C. 侧卧位　　D. 仰卧中凹位
E. 头高脚低位
44. 闭合性气胸患者体检时下列哪项描述是不正确的
A. 伤侧胸廓饱满　　B. 气管向患侧移位
C. 伤侧胸部叩诊呈鼓音
D. 伤侧胸部呼吸音减弱
E. 伤侧胸部呼吸动度降低
45. 张力性气胸首要的处理措施是
A. 气管插管辅助呼吸
B. 输血、补液抗休克

C. 立即排气，降低胸膜腔内压力

D. 剖胸探查　E. 气管切开辅助呼吸

46. 护士巡视病房时发现患者闭式胸膜腔引流管脱出，首先要

A. 立即报告医生

B. 用无菌凡士林纱布、厚层纱布封闭引流口

C. 把脱出的引流管重新插入

D. 给患者吸高浓度氧　E. 急送手术室处理

47. 闭式胸膜腔引流后的护理，错误的操作是

A. 引流瓶内短管与引流管相接，长管开放

B. 患者取半卧位　C. 保持引流管通畅

D. 引流瓶不能高于患者胸腔平面

E. 观察记录引流液的量及性质

48. 开放性气胸急救首要的处理是

A. 充分给氧　B. 肋间插管引流

C. 迅速封闭胸壁伤口　D. 气管插管辅助呼吸

E. 注射呼吸中枢兴奋剂

49. 开放性气胸主要的病理生理变化是

A. 反常呼吸运动　B. 皮下气肿

C. 纵隔移位　D. 纵隔摆动

E. 肺萎缩

50. 外伤性血气胸最简便可靠的诊断依据是

A. 呼吸困难、发绀　B. 气管移位

C. 胸部X线检查见有液平面

D. 胸穿抽出血液和气体

E. 胸部超声探查见有液平面

51. 下列哪个体征属于吸气性呼吸困难

A. 三凹征

B. 双肺布满哮鸣音

C. 肺部叩诊实音

D. 肺部听诊有散在的湿啰音

E. 胸膜摩擦音

52. 常在临终前发生的呼吸是

A. 潮式呼吸　B. 间停呼吸

C. 叹气样呼吸　D. 库斯莫尔呼吸

E. 以上都是

53. 急性呼吸窘迫综合征的缩写是

A. ARDS　B. SARS

C. SLE　D. MODS

E. AIDS

54. 下列有关急性呼吸窘迫综合征的说法哪个不正确

A. 纠正缺氧为首要的治疗措施

B. 一般需要低浓度给氧

C. 主要表现为急性进行性呼吸窘迫

D. 可发生于成人，也可发生于儿童

E. 此患者应尽早进行机械通气

55. 张力性气胸急救时首先应

A. 伤侧锁骨中线第2肋间行胸膜腔穿刺，尽快排气减压

B. 迅速封闭胸壁伤口　C. 清创处理

D. 气管切开　E. 加压吸氧

56. 以下哪种病变出现气管向患侧移位

A. 一侧胸腔积液　B. 慢性脓胸

C. 损伤性血胸　D. 闭合性气胸

E. 张力性气胸

57. 损伤性血胸患者胸腔内积血不凝固的原因是

A. 出血量太大　B. 胸腔内存在抗凝物质

C. 凝血因子减少

D. 肺及膈肌的去纤维化作用

E. 胸腔内渗出液的稀释作用

58. 气胸患者闭式胸膜腔引流的装置哪项错误

A. 锁骨中线第2肋间插管

B. 长玻璃管口在水面下3cm

C. 短玻璃管与大气相通　D. 整个装置均需密闭

E. 水封瓶距离引流口30cm

A_2 型题

59. 患儿，8岁，发热、咳嗽、咽喉部不适2周，以干咳为主，肺部体征不明显，青霉素治疗无明显效果，该患儿可能的诊断是

A. 大叶性肺炎　B. 葡萄球菌肺炎

C. 支原体肺炎　D. 流行性感冒

E. 呼吸道合胞病毒肺炎

60. 患者，男，33岁。因支气管扩张入院，入院后情绪低落，不喜欢和护士交流，家人探望时特别高兴，希望家人常来探望，这种需要属于

A. 生理需要　B. 安全需要

C. 心理需要　D. 归属和爱的需要

E. 认知需要

61. 男孩，3岁半，在玩耍豆子时突然发生严重的呼吸困难、发绀8分钟而来院急诊。查体：呈吸气性呼吸困难，并有“三凹征”。应首先考虑

A. 气管内异物　B. 张力性气胸

C. 支气管哮喘　D. 急性支气管炎

E. 急性胸膜炎

62. 患者，女，65岁，慢性支气管炎、肺气肿病史多年，剧烈咳嗽后突然出现呼吸困难，左胸剧痛且逐渐加重，最可能出现了

A. 气胸　B. 慢支急性发作

C. 急性心肌梗死　D. 支气管肺癌

E. 心包积液

63. 护士发现某支气管扩张患者咯血约300ml后突然呼吸极度困难，喉部有痰鸣音，表情恐怖，张口瞪

目，两手乱抓，首先要做的是

A. 立即通知医师　B. 立即气管切开

C. 立即清除呼吸道积血　D. 使用呼吸兴奋剂

E. 立即吸氧

64. 患者，女，76 岁，既往有肺心病史 10 年，近 2 日来感头痛、恶心、烦躁，血压 160/95mmHg、心率 120 次/分，护士对其护理措施最主要的是

A. 呼吸兴奋剂应用　B. 改善通气、氧疗

C. 合理休息、饮食　D. 强心、利尿剂静注

E. 地西泮静脉注射

65. 患者，男，患肺心病 10 年，入院后第 5 天患者出现头痛、恶心、神志恍惚、夜间兴奋，最可能并发了

A. 呼吸衰竭　B. 肺性脑病

C. 消化道出血　D. 酸碱失衡

E. 急性感染

66. 患者，23 岁，咳嗽、咳脓痰 8 年，间歇咳血，体检左下肺背部可闻及固定的湿性啰音，有杵状指，诊断首先考虑

A. 慢性肺脓肿　B. 支气管扩张

C. 肺结核　D. 肺心病

E. 支气管肺癌

67. 某肺炎患者，66 岁，体质较差，抗感染及一般对症治疗效果不明显，为防止病情恶化，应特别注意观察

A. 白细胞数量的多少　B. 血压是否下降

C. 呼吸系统症状是否加重

D. 肺部体征的变化　E. 体温是否升高

68. 患者，44 岁，哮喘病史 7 年，近几天每当给爱犬洗澡后即出现咳嗽、咳痰伴喘息发作，护士为其进行健康教育时应指出其可能的过敏原是

A. 花粉　B. 尘螨

C. 狗毛　D. 病毒感染

E. 受凉

69. 患者，男，65 岁，有慢性咳嗽史 14 年，今日感冒后病情加重，夜间咳嗽频繁，痰量多。查体：神清，口唇轻度发绀，桶状胸，双肺叩诊过清音，呼吸音低，动脉血气分析：PaO_2 90mmHg，$PaCO_2$ 49mmHg，经治疗后病情缓解，此患者在家休息时最重要的措施是

A. 做腹式呼吸加强膈肌运动

B. 避免吸入有害气体

C. 保持室内清洁无尘

D. 长期家庭氧疗

E. 做定量行走锻炼改善肺功能

70. 老年患者以肺气肿、Ⅱ型呼吸衰竭收入院，入院第一天晚上，因咳嗽、痰多、呼吸困难而不能入睡，不正确的护理措施是

A. 给镇咳和镇静药，帮助入睡

B. 减少夜间操作，保证患者睡眠

C. 给低流量持续吸氧

D. 减少白天睡眠时间和次数

E. 和患者一同制定白天活动计划

71. 患者，男，肺心病 4 年，长期卧床，久病体弱，最近咳嗽、咳痰加重，痰量多、不黏稠，护士应采取哪种方式促进排痰

A. 指导有效咳嗽　B. 拍背与震荡胸壁

C. 体位引流　D. 机械吸痰

E. 湿化呼吸道

72. 某肺心病患者近 3 日来呼吸困难加重，血气分析示 PaO_2 52mmHg，$PaCO_2$ 67mmHg，此时给氧宜采用

A. 高浓度高流量间歇给氧

B. 乙醇湿化给氧

C. 低浓度低流量持续给氧

D. 高压给氧

E. 高浓度低流量持续给氧

73. 患者，28 岁，患支气管扩张 12 年，咳嗽、咳脓性痰，痰量约 50ml/d，下列处理不当的是

A. 体位引流　B. 加强营养

C. 长期应用抗生素　D. 给予祛痰剂

E. 给予雾化吸入

74. 患者，诊为慢性呼吸衰竭，近日因咳嗽、咳痰、呼吸困难加重，又出现神志不清、发绀、多汗，血气分析 PaO_2 50mmHg，$PaCO_2$ 62mmHg，应给予患者

A. 高浓度（45%～53%）、高流量（4～6L/min）持续给氧

B. 高浓度（45%～53%）、高流量（4～6L/min）、间歇给氧

C. 低浓度（25%～29%）、低流量（1～2L/min）持续吸氧

D. 一般浓度（25%～29%）、一般流量（2～4L/min）、间歇给氧

E. 面罩给氧

75. 患者，男，68 岁，因近日咳嗽、咳痰、气促明显，后又出现神志不清、发绀而入院。既往有肺气肿病史。动脉血气分析 pH 7.31，PaO_2 52mmHg，$PaCO_2$ 61mmHg，该患者可能出现了

A. 肺心病　B. 肺炎

C. 左心衰竭　D. 呼吸衰竭

E. 肺癌

76. 患者，女，34 岁，胸部外伤后呼吸困难，面色青紫，脉搏快，体检时见胸壁有一约 3cm 长开放性伤

口，呼吸时伤口处发出“嘶嘶”声音，伤侧呼吸音消失，叩诊呈鼓音。首先考虑为

A. 闭合性气胸　B. 开放性气胸
C. 张力性气胸　D. 损伤性血胸
E. 机化性血胸

77. 患者，男，34 岁，右第 4～7 肋骨骨折，呼吸极度困难，发绀，出冷汗。检查：血压 8.7/5.3kPa（65/40mmHg），右胸饱满，气管向左侧移位，叩诊鼓音，颈、胸部有广泛皮下气肿，首要的处理方法是

A. 立即开胸探查　B. 胸腔穿刺排气减压
C. 输血、补液　D. 气管插管辅助呼吸
E. 吸氧

78. 患者，男，60 岁，行肺段切除术后 2 小时，患者自觉胸闷、呼吸急促，测血压、脉搏均正常，见水封瓶内有少量淡红色液体，水封瓶长玻璃管内的水柱不波动。考虑为

A. 呼吸中枢抑制　B. 急性肺水肿
C. 胸腔内出血　D. 引流管阻塞
E. 肺已复张

79. 患者，男，36 岁，车祸中外伤其左腋下，出现烦躁不安，呼吸困难，口唇发绀，左腋下胸壁有伤口，呼吸时能听到空气出入伤口的吹风样响声，气管向健侧移位，患侧胸部叩诊鼓音。该患者的急救措施首先是

A. 输血输液　B. 使用抗生素
C. 开胸手术　D. 闭式胸膜腔引流
E. 迅速封闭伤口

80. 患者，男，开胸手术后行闭式胸膜腔引流已 48 小时。水封瓶长玻璃管内的水柱波动消失，嘱患者咳嗽时水柱有波动出现，提示

A. 肺膨胀良好　B. 引流管有堵塞
C. 患侧肺不张　D. 呼吸道不通畅
E. 并发支气管胸膜瘘

81. 某患者因肺切除术后行闭式胸腔引流，在翻身时，胸腔导管不慎脱出，此时首要措施是

A. 将引流管重新插入
B. 用无菌敷料将伤口堵闭
C. 手指捏紧引流口皮肤　D. 急呼医生处理
E. 在第 2 肋间插入粗针头

82. 张力性气胸患者行闭式胸膜腔引流时，导管安放位置应是患侧的

A. 第 2 肋间锁骨中线处
B. 第 7、8 肋间腋中线处
C. 第 6、7 肋间腋前线处
D. 第 5、6 肋间腋中线处
E. 第 9、10 肋间腋后线处

83. 患者，女，49 岁，胸部外伤致开放性气胸，出现明显呼吸困难和发绀。给予立即封闭胸壁伤口，行闭式胸膜腔引流术。该患者闭式胸膜腔引流护理中，促使胸内气体排出的措施是

A. 取半卧位
B. 水封瓶低于引流口 60cm
C. 保持长玻璃管在水面下 3cm
D. 鼓励患者咳嗽和深呼吸
E. 定时挤捏引流管

84. 11 个月患儿，发热、咳嗽 2 天，以肺炎收入院。入院第 2 天，突然烦躁不安、呼吸急促、发绀。查体：体温 38℃，呼吸 70 次/分，心率 186 次/分，心音低钝，两肺细湿啰音增多，肝肋下 3.5cm。该患儿治疗措施最关键的是

A. 大剂量使用镇静剂　B. 间断吸氧
C. 使用利尿剂
D. 使用洋地黄快速制剂
E. 吸痰清理呼吸道

85. 患儿，9 个月，支气管肺炎，晚上突然烦躁不安、喘憋加重。呼吸 55 次/分，心率 175 次/分，心音低钝，两肺细湿啰音增多，肝脏比前增大 6cm，患儿可能发生了

A. 急性心力衰竭　B. 急性脓胸
C. 血气胸　D. 肺大疱
E. 肺不张

86. 患者，女，25 岁。哮喘患者，护士在进行护理措施时，哪项不宜使用

A. 超声雾化吸入　B. 蒸汽吸入
C. 湿化吸氧　D. 多饮水、清淡饮食
E. 给予药物治疗

87. 5 个月小儿患肺炎，体温 39.9℃，突发两眼上翻、尖叫、惊厥、前囟门紧张，该患儿发生了哪项并发症

A. 呼吸衰竭　B. 低血糖
C. 高热惊厥　D. 中毒性脑病
E. 婴儿手足搐搦症

88. 9 个月女婴，3 天前上感后出现咳嗽，呼气性呼吸困难伴喘息，肺部叩诊呈鼓音，听诊两肺布满哮鸣音，诊断应考虑

A. 气管异物　B. 低钙血症
C. 中毒性肺炎　D. 哮喘性支气管炎
E. 呼吸衰竭

89. 患儿 4 岁，发热，体温 40℃，咳嗽，两肺可闻及固定湿啰音，诊断为小儿肺炎，对该小儿的护理应特别注意

A. 卧床休息
B. 给予营养丰富的饮食

C. 加强口腔护理　D. 保持呼吸道通畅
E. 多饮水

90. 患儿，生后3天，发热、鼻塞。体检：体温39.8℃，咽部充血，诊断为“上感”。对该患儿的护理措施应首选
A. 解开过厚衣被散热　B. 口服退热药
C. 用退热栓降温　D. 用0.5%麻黄碱滴鼻
E. 用50%乙醇擦浴

91. 患儿，2岁，因肺炎入院，经治疗后症状好转，又突然高热，呼吸困难，右肺叩诊浊音。该患儿可能并发
A. 急性心力衰竭　B. 呼吸衰竭
C. 中毒性脑病　D. 中毒性心肌炎
E. 脓胸

92. 患儿，7岁，发热、咳嗽4天。体温：38℃，呼吸：26次/分。肺部有少量细湿啰音，痰液黏稠，不易咳出。该患儿的主要护理措施是
A. 立即物理降温
B. 给予适量止咳药
C. 室内湿度应保持40%
D. 嘱患儿勿进食过饱
E. 定时雾化吸入、排痰

93. 患者，男。咳嗽、咳痰、痰液黏稠不易咳出，护士应采取的排痰方法是
A. 超声雾化吸入　B. 胸部叩击
C. 指导有效咳嗽　D. 体位引流
E. 机械吸痰

94. 患者，女，诊断为支气管扩张，咯血300ml后情绪紧张，胸闷气促，护士对此提出的主要护理诊断是
A. 活动无耐力　B. 有窒息的危险
C. 指导有效咳嗽　D. 营养失调
E. 机械吸痰

95. 患者，女，19岁。咽痛、鼻塞、流涕伴轻度声音嘶哑2天就诊，临床诊断为“急性上呼吸道感染”。下列护理不正确的是
A. 注意呼吸道隔离　B. 防止交叉感染
C. 病情观察　D. 使用多种抗菌药物
E. 避免疲劳、受凉等

96. 患者，男，33岁。因支气管哮喘入院，入院后第8天，患者咳嗽、咳痰加重，体温升高，可能是并发了
A. 感染　B. 呼吸衰竭
C. 自发性气胸　D. 肺气肿
E. 肺性脑病

97. 患者，男。发热、咳嗽、咳铁锈色痰、胸痛2天，胸部X线显示右下肺有大片均匀致密阴影。患者可能的临床诊断是
A. 支原体肺炎　B. 葡萄球菌肺炎
C. 肺炎链球菌肺炎　D. 衣原体肺炎
E. 克雷伯杆菌肺炎

98. 老年患者，临床诊断“肺气肿”，患者在进行腹式呼吸和缩唇呼气训练时，不正确的是
A. 由鼻吸气
B. 气体经缩窄的口缓慢呼出
C. 由口呼气
D. 患者适合做深而慢的腹式呼吸
E. 吸气时腹肌收缩，腹肌下陷

99. 患者，女，67岁。慢性阻塞性肺疾病，呼吸27次/分，唇发绀，血气分析pH 7.31、PaO_2 50mmHg、$PaCO_2$ 61mmHg，此时最有效的护理措施是
A. 使用呼吸兴奋剂　B. 机械吸痰
C. 调节室内温度　D. 吸低浓度低流量氧
E. 饮食护理

100. 患儿，3岁，肺炎，其护理诊断为体温过高，主要相关因素是
A. 面部皮肤发红　B. 呼吸急促
C. 大汗淋漓　D. 心跳加快
E. 测量体温高于正常值

101. 患者，女，23岁，诊断为“支气管哮喘”，每年春天症状加重，为预防哮喘的反复发作，患者应选用下列哪种药物
A. 二羟丙茶碱　B. 泼尼松
C. 沙丁胺醇气雾剂　D. 氨茶碱
E. 色甘酸钠

102. 患者，女，63岁，因呼吸困难加重，夜间尤甚，气促更明显，心悸，食欲不振入院，临床诊断为“肺源性心脏病”，护士应着重询问的病因是
A. 慢性阻塞性肺疾病　B. 支气管哮喘
C. 重症肺结核　D. 支气管扩张
E. 肺炎

103. 患者，男，23岁，因昨晚淋雨后，今晨高热咳嗽、一侧胸痛就诊，护士在收集此患者的健康资料时，应注意询问
A. 胸片检查结果　B. 白细胞的个数
C. 痰的颜色　D. 胸痛与呼吸的关系
E. 以上都是

104. 患者因胸部受伤急诊入院，经吸氧，呼吸困难无好转，有发绀、休克。查体：左胸饱满，气管向右移位，左侧可触及骨擦音，叩之鼓音，听诊呼吸音消失，皮下气肿明显，诊断首先考虑是
A. 肋骨骨折　B. 张力性气胸
C. 肋骨骨折并张力性气胸
D. 血心包　E. 闭合性气胸

105. 患者,女,67岁,诊断为慢性肺源性心脏病。患者入院后的治疗原则是
A. 强心为主,利尿为辅
B. 强心为主,抗感染为辅
C. 积极控制感染为主
D. 利尿为主,强心为辅
E. 利尿为主,抗感染为辅

106. 患者,男,20岁,右胸刀刺伤1小时,关于进行性血胸,下列哪种征象不准确
A. 脉搏逐渐增快,血压持续下降
B. 胸膜腔闭式引流量等于200ml/h
C. 经输血补液后,血压升高后又迅速下降
D. 血红蛋白、红细胞计数和血细胞比容连续复查,持续降低
E. 胸膜腔穿刺未抽出血液,但胸片提示胸膜腔阴影进行性增大

107. 患者,男,33岁,右胸车祸伤1小时。呼吸困难,发绀。查体:脉搏130次/分,血压76/50mmHg,右前胸可及皮下气肿,右胸叩鼓音,右肺呼吸音消失。最可能的诊断是
A. 张力性气胸　B. 闭合性气胸
C. 创伤性血胸　D. 创伤性休克
E. 多发性肋骨骨折

108. 患儿,男,7岁,6小时前由货车上跌下,伤后即有呼吸困难,并逐渐加重。入院查体:脉搏130次/分,血压10.7/6.7kPa,呼吸22次/分,颜面发绀,吸气性呼吸困难,颈部、上胸部有皮下气肿,气管向左移位,右侧呼吸音消失。急救措施是
A. 立即输血补液抗休克
B. 抗休克同时开胸探查
C. 胸腔闭式引流排气减压
D. 大量吸氧　E. 呼吸机辅助呼吸

109. 患者,男,74岁。慢性肺源性心脏病病史12年,近几天,患者因呼吸道感染后出现神志恍惚,白天嗜睡,夜间兴奋,食欲不振,今晨出现肌肉抽搐,昏迷状态,抢救无效死亡,其死亡的主要原因是
A. 循环衰竭　B. 心力衰竭
C. 肺性脑病　D. 电解质紊乱
E. 呼吸衰竭

110. 患者,男,44岁,因外伤后出现进行性呼吸窘迫,低氧血症,无明显的体征,用普通的给氧方式不能缓解,最可能的诊断为
A. 急性肺水肿　B. 心力衰竭
C. AIDS　D. ARDS
E. 张力性气胸

111. 患者,男,23岁,因煤矿瓦斯爆炸造成重度烧伤,表现为突发性、进行性呼吸窘迫,气促、发绀,伴有烦躁、焦虑表情、出汗等,临床诊断为ARDS,下列关于ARDS的叙述不正确的是
A. ARDS的病理改变是肺毛细血管和肺泡上皮的严重挫伤
B. 本病起病急骤,发展迅猛,如不及早诊治,其病死率高达50%以上
C. 积极抗感染抗休克
D. 实行机械通气并使用吸气末正压
E. 应用肾上腺皮质激素治疗,以早期、大量、短程为原则

112. 患者,女,12岁,反复发作的呼气性呼吸困难2年,引起呼气性呼吸困难的最常见病因是
A. 支气管异物　B. 支气管哮喘
C. 肺结核　D. 肺炎
E. 大量胸水

113. 患者,男,34岁,诊断为支气管扩张,护士采取的排痰方法主要是
A. 指导有效咳嗽　B. 超声雾化吸入
C. 药物祛痰　D. 体位引流
E. 机械吸痰

114. 患者,男,23岁,支气管哮喘3年,患者治疗中使用的药物可能不包括
A. 沙丁胺醇　B. 糖皮质激素
C. 氨茶碱　D. 异丙托溴铵
E. 环磷酰胺

115. 患儿,6个月,支气管肺炎,突然出现呼吸急促、烦躁不安,吸气时胸骨上窝、锁骨上窝明显凹陷。心率190次/分,心音低钝,出现奔马律,肝大在肋下3cm,该患儿可能并发了
A. 感染性心内膜炎　B. 肺不张
C. 气胸　D. 肺结核
E. 急性心力衰竭

116. 患者,男,68岁,长期咳嗽咳痰,活动时有气促。近日出现双下肢水肿,食欲不振。查体:桶状胸、颈静脉怒张、肝大,患者可能并发了
A. 感染性心内膜炎　B. 右心衰竭
C. 气胸　D. 支气管扩张
E. 急性左心衰竭

A_3 型题

(117～119题共用题干)

患者,女,23岁,受凉后打喷嚏、鼻塞、流涕,开始清水样,2～3天变稠,可伴有咽痛,无发热及全身症状。

117. 可能的临床诊断是
A. 急性支气管炎　B. 普通感冒
C. 病毒性咽炎　D. 肺炎

E. 扁桃体炎

118. 患者感染主要由何引起

A. 军团菌　B. 病毒
C. 支原体　D. 衣原体
E. 细菌

119. 针对此患者下列哪项说法不正确

A. 多饮水
B. 以休息、对症治疗为主
C. 注意呼吸道隔离，防止交叉感染
D. 使用多种抗菌药物治疗
E. 避免疲劳、受凉等诱因

（120～122 题共用题干）

患者，男，22 岁。近 2 天因感冒而咳嗽，咳少量黏液痰，痰稠不易咳出，体温 37℃，双肺呼吸音粗糙，有散在的干性啰音。

120. 此患者的主要护理诊断为

A. 体温过高　B. 清理呼吸道无效
C. 活动无耐力　D. 气体交换受损
E. 有窒息的危险

121. 患者促进排痰的主要方法为

A. 体位引流　B. 雾化吸入
C. 机械吸痰　D. 气管切开
E. 气管插管

122. 患者的临床诊断可能是

A. 肺炎　B. 急性上呼吸道感染
C. 急性支气管炎　D. 慢性支气管炎
E. 支气管哮喘

（123、124 题共用题干）

患者，李先生，60 岁，既往有肺心病史 10 年，昨日突然出现极度呼吸困难、口唇发紫、烦躁不安，今晨又出现昏迷、血压下降、心律失常。

123. 对李先生保持气道通畅最好的方法是

A. 机械吸痰　B. 湿化空气
C. 气管插管　D. 控制感染
E. 叩击胸部

124. 如果李先生做空气分析检查，结果显示 PaO_2 3.5kPa，$PaCO_2$ 10kPa，pH 7.30，护士应判断李先生为

A. 代谢性酸中毒代偿期
B. 代谢性酸中毒失代偿
C. 呼吸性酸中毒失代偿期
D. 呼吸性酸中毒代偿期
E. 呼吸性碱中毒

（125～127 题共用题干）

患者，王先生，65 岁，因慢性支气管炎、肺部感染、呼吸衰竭入院。查体：气促，不能平卧，痰液黏稠呈黄色，不易咳出。血气分析：氧分压 5.3kPa，二氧化碳分压 10.8kPa。

125. 给予氧疗时，氧浓度和氧流量应为

A. 29%，2L/min　B. 33%，3L/min
C. 37%，4L/min　D. 41%，5L/min
E. 45%，6L/min

126. 王先生排痰，以下哪种措施好

A. 超声雾化吸入　B. 定时翻身拍背
C. 鼓励用力咳嗽　D. 鼻导管吸痰
E. 体位引流

127. 护士巡视时发现患者烦躁不安，呼吸急促，球结膜充血。此时应该

A. 使用镇静剂　B. 加大氧流量
C. 使用呼吸兴奋剂　D. 降低氧浓度
E. 做好气管切开的准备

（128～130 题共用题干）

患者，樊先生，26 岁，自述气候变化而出现咳嗽、咳痰、胸闷、呼气性呼吸困难、烦躁不安伴哮鸣音、发绀明显，视诊桶状胸，诊断为支气管哮喘。

128. 护士对樊先生的饮食护理中不恰当的是

A. 摄入富于营养的流质饮食
B. 摄入高维生素流食
C. 鼓励患者多进食
D. 多饮水，清淡饮食
E. 忌食易过敏食物，如鸡蛋、牛奶、虾等

129. 如果对其进行预防性治疗常选用

A. 泼尼松　B. 氨茶碱
C. 色甘酸钠　D. 沙丁胺醇
E. 二丙酸倍氯米松气雾剂

130. 护士应了解樊先生目前最主要的护理问题为

A. 气体交换受损　B. 有体液不足的危险
C. 恐惧　D. 知识缺乏
E. 活动无耐力

（131～133 题共用题干）

患者，男，37 岁，支气管扩张，入院后咯血 1 次，咯血量约为 300ml，患者出现面色苍白、皮肤湿冷、血压下降。

131. 患者可能发生了

A. 失血性休克　B. 感染性休克
C. 窒息　D. 心力衰竭
E. 气胸

132. 护理措施不正确的是

A. 迅速建立静脉通道
B. 嘱患者咯血时要屏气
C. 头偏向一侧　D. 保持呼吸道通畅
E. 吸氧

133. 饮食护理正确的是
A. 大咯血暂禁食　B. 普通饮食
C. 低脂饮食　D. 温凉流质饮食
E. 低盐饮食

(134～137 题共用题干)

患者，女，平素体健。受凉后高热、咳嗽、咯痰 3 天，右侧胸痛，呼吸时加重，因呼吸困难入院。查体：体温 39.2℃，心率 82 次/分，鼻翼扇动，右下肺语颤增强，叩诊浊音，可闻及湿啰音，患者食欲不振，心情不好。

134. 患者的护理诊断不包括
A. 体温过高　B. 清理呼吸道无效
C. 活动无耐力　D. 气体交换受损
E. 有窒息的危险

135. 患者的临床诊断可能是
A. 肺炎链球菌肺炎　B. 支气管哮喘
C. 慢性支气管炎　D. 支气管扩张
E. 心力衰竭

136. 护士在观察病情中应特别注意
A. 窒息的表现　B. 瞳孔的变化
C. 心理的变化　D. 血压的变化
E. 心律的变化

137. 该患者治疗首选的抗菌药物是
A. 青霉素　B. 红霉素
C. 环丙沙星　D. 四环素
E. 阿奇霉素

(138～140 题共用题干)

患者，女，23 岁，婴幼儿期有支气管肺炎病史，这次以"咳大量脓痰，反复咯血"入院。

138. 最可能的临床诊断是
A. 支气管扩张　B. 支气管哮喘
C. 支气管肺炎　D. 肺结核
E. 肺癌

139. 患者的痰液静置后会出现
A. 铁锈色　B. 粉红色
C. 分层现象　D. 砖红色
E. 棕色

140. 主要的护理诊断是
A. 营养失调　B. 有感染的危险
C. 清理呼吸道无效　D. 活动无耐力
E. 气体交换受损

(141～144 题共用题干)

患者，男，33 岁，婴幼儿期有麻疹病史，这次以"咳大量脓痰，反复咯血"入院。

141. 查体时下列哪项体征最不可能出现
A. 背部闻及固定而持久的局限性湿啰音
B. 可伴有哮鸣音
C. 早期肺部可能无体征
D. 肺实变征
E. 杵状指

142. 患者最适合的排痰方法是
A. 体位引流　B. 指导有效咳嗽
C. 雾化吸入　D. 机械吸痰
E. 拍背与胸部叩击

143. 为明确诊断，最佳辅助检查为
A. 血常规　B. 支气管造影
C. 支气管镜检查　D. 血气分析
E. CT 检查

144. 关于支气管扩张患者的影像学检查哪项描述最不可能
A. X 线表现为轨道征
B. 卷发样阴影
C. CT 检查显示成串成簇的囊状扩张
D. 感染时阴影内出现液平面
E. 右下肺显示片状炎性阴影

(145～147 题共用题干)

患儿，女，7 岁。在吃海鲜时，突然发生阵发性咳嗽、咳痰、呼气性呼吸困难。

145. 最可能的临床诊断是
A. 支气管扩张　B. 支气管哮喘
C. 支气管肺炎　D. 肺结核
E. 肺癌

146. 此时患者最主要的护理诊断是
A. 有窒息的危险　B. 焦虑
C. 清理呼吸道无效　D. 活动无耐力
E. 气体交换受损

147. 患者发病最可能的诱因是
A. 食物　B. 尘螨
C. 情绪紧张　D. 花粉
E. 病毒感染

(148～150 题共用题干)

患儿，女，7 岁。在花园游玩时突然发生阵发性咳嗽、咳痰，呼气性呼吸困难，诊断为支气管哮喘。

148. 对该病的描述不正确的是
A. 此病属于单基因遗传性疾病
B. 受环境和遗传因素双重影响
C. 是全球性疾病
D. 主要症状是反复发作的呼气呼吸困难
E. 我国儿童患病率高于成人

149. 控制哮喘急性发作首选的药物是
A. 沙丁胺醇　B. β_2受体激动剂
C. 糖皮质激素　D. 色甘酸钠
E. 异丙托溴铵

150. 患者发病最可能的诱因是
A. 尘螨 B. 食物
C. 情绪紧张 D. 花粉
E. 病毒感染

(151～153 题共用题干)

患者，女，23 岁。昨晚受凉后出现寒战高热、咳嗽、咳痰，全身肌肉酸痛，右侧胸痛，咳嗽时加重。

151. 患者最可能的临床诊断是
A. 肺炎链球菌肺炎 B. 支气管哮喘
C. 急性支气管炎 D. 肺结核
E. 肺癌

152. 主要的护理诊断是
A. 有窒息的危险 B. 焦虑
C. 体温过高 D. 活动无耐力
E. 气体交换受损

153. 治疗首选抗菌药物是
A. 青霉素 G B. 红霉素
C. 阿奇霉素 D. 林可霉素
E. 头孢拉啶

(154～156 题共用题干)

患者，女，23 岁。昨晚受凉后出现寒战高热、咳嗽、咳痰，全身肌肉酸痛，右侧胸痛，咳嗽时加重。查体：急性面容，面颊绯红，X 线显示右肺下叶炎症浸润阴影。

154. 患者确诊的依据是
A. 胸部 X 线 B. 支气管镜检查
C. 支气管造影 D. 血常规
E. 病原菌检测

155. 此患者的护理措施不正确的是
A. 迅速降温 B. 卧床休息
C. 补充足够的热量，多饮水
D. 密切观察病情，注意防治休克
E. 可采取体位引流进行排痰

156. 患者最严重的并发症
A. 感染性休克 B. 呼吸衰竭
C. 高热痉挛 D. 自发性气胸
E. 肺性脑病

(157～159 题共用题干)

患者，男，33 岁。昨晚淋雨后出现高热、咳嗽、咳铁锈痰入院，入院后 3 天，体温下降，血压下降，意识模糊。查体：体温 37℃、心率 117 次/分、呼吸 29 次/分，口唇发绀。

157. 患者最可能的临床诊断是
A. 肺结核 B. 支气管哮喘
C. 急性支气管炎 D. 休克性肺炎
E. 肺癌

158. 目前主要的护理合作性问题是
A. 体温过高 B. 气体交换受损
C. 清理呼吸道无效 D. 并发症：感染性休克
E. 营养失调

159. 主要的护理措施是
A. 遵医嘱使用抗菌药物
B. 卧床休息 C. 注意饮食
D. 抗休克原则处理好体位、吸氧及静脉输液问题
E. 对症止咳祛痰

(160～162 题共用题干)

患儿，5 岁，发热、咳嗽 4 天。体温：40℃，呼吸：24 次/分。肺部有少量细湿啰音，痰液黏稠，不易咳出。

160. 应对该患儿立即采取的护理措施是
A. 调节病室的温、湿度 B. 取舒适的平卧位
C. 进行雾化吸入 D. 进行物理降温
E. 翻身、拍背、吸痰

161. 该患儿入院时，对其家长的健康指导特别重要的是
A. 介绍肺炎的病因 B. 指导合理喂养
C. 说明保持患儿安静的重要性
D. 示范帮助患儿翻身的操作
E. 讲解肺炎的预防

162. 该患儿住院期间护士应重点观察患儿以下哪些
A. 睡眠状况 B. 进食多少
C. 大小便次数 D. 咳嗽频率及轻重
E. 脉搏、呼吸的改变

(163～165 题共用题干)

患儿，女，6 个月，发热、咳嗽 3 天，1 天来咳嗽加重入院。查体：体温 38.5℃，呼吸 62 次/分，心率 160 次/分，两肺叩清，散在湿啰音，肝肋下 3cm。

163. 该患儿的临床诊断为
A. 支气管肺炎
B. 支原体肺炎，心力衰竭
C. 腺病毒肺炎
D. 支气管肺炎，心力衰竭
E. 以上都不是

164. 该患儿的护理诊断不正确的是
A. 气体交换受损 B. 清理呼吸道无效
C. 营养失调 D. 体温过高
E. 心排血量减少

165. 关于患儿的治疗原则错误的是
A. 抗病毒用利巴韦林
B. 用药时间应持续到体温正常后 5～7 天
C. 并发脓胸应及时进行穿刺引流
D. 积极改善通气
E. 用药时间应持续到体温正常后立即停止

（166～168 题共用题干）

患儿，女，3 个月，因咳嗽 3 天、气促伴发绀 1 小时入院，体检：体温 39℃，呼吸 70 次/分，心率 168 次/分，心音低钝，肝肋下 3cm，诊断为支气管肺炎伴心力衰竭。

166. 患儿休息宜采取下列何种体位
   A. 半卧位　　B. 头低卧位
   C. 侧卧位　　D. 端坐位
   E. 平卧位
167. 对患儿采取的护理措施下列哪项不妥
   A. 少食多餐　　B. 给患儿吸氧
   C. 减慢输液速度　　D. 给予超声雾化吸入
   E. 帮助患儿勤翻身变换体位
168. 该患儿首要的护理诊断/问题是
   A. 心排血量减少　　B. 有体液不足的危险
   C. 活动无耐力　　D. 体温升高
   E. 低效性呼吸型态

（169～171 题共用题干）

患者，男，67 岁，患慢性支气管炎并发阻塞性肺气肿 15 年，近日因受凉病情加重，发热，咳脓痰，严重呼吸困难，明显发绀，出现嗜睡。

169. 患者此次发病的诱因主要是
   A. 季节变化　　B. 气候突变
   C. 缺氧　　D. 急性上呼吸道感染
   E. 抵抗力低下
170. 此时首先考虑其并发了
   A. 肺性脑病　　B. 肺部感染
   C. 自发性气胸　　D. 肺栓塞
   E. 右心衰竭
171. 患者不可能出现的体征是
   A. 桶状胸　　B. 肺部叩诊呈过清音
   C. 呼吸音减弱
   D. 肺下界和肝浊音界下降
   E. 主动脉瓣区第二心音亢进

（172～174 题共用题干）

患者，男，66 岁。因慢性阻塞性肺疾病、呼吸衰竭入院。护理体检：气促，不能平卧，痰黏稠呈黄色，不易咳出。血气分析示氧分压 45mmHg，二氧化碳分压为 67mmHg。

172. 给其氧疗时，氧浓度和氧流量应为
   A. 29%，2L/min　　B. 33%，3L/min
   C. 37%，4L/min　　D. 41%，6L/min
   E. 45%，8L/min
173. 帮助患者排痰，哪种措施较好
   A. 超声雾化吸入　　B. 定时翻身拍背
   C. 鼓励用力咳嗽　　D. 机械吸痰
   E. 体位引流
174. 护士对患者进行的护理不正确的是
   A. 呼吸兴奋剂静脉滴注时不宜过快
   B. 鼓励患者多饮水
   C. 卧床休息，减少不必要的活动
   D. 可用可待因镇咳
   E. 保持呼吸道通畅

（175～177 题共用题干）

患者，男，76 岁。慢性阻塞性肺疾病 12 年，因今晨剧烈咳嗽后突然出现右侧剧烈胸痛，呼吸困难加重，右胸叩诊鼓音。

175. 应考虑并发了
   A. 肺性脑病　　B. 肺部感染
   C. 自发性气胸　　D. 肺栓塞
   E. 右心衰竭
176. 患者应立即做的检查是
   A. 血气分析　　B. 血常规
   C. 支气管镜检查　　D. 支气管造影
   E. 胸部 X 线
177. 实施的护理措施不正确的是
   A. 绝对卧床休息
   B. 避免用力、屏气等增加腹压的活动
   C. 血压平稳者取半卧位
   D. 卧床期间，协助患者每 2 小时翻身 1 次
   E. 给予低浓度吸氧

（178～180 题共用题干）

患者，女，73 岁，有慢性支气管炎病史 18 年。2 天前受凉后出现咳嗽、咳痰加重、发热，伴有呼吸困难、胸闷。查体：口唇发绀，颈静脉怒张，双肺散在湿啰音，肝大，双下肢可见凹陷性水肿。

178. 护士给予氧流量及浓度正确的是
   A. 高浓度、高流量间断吸氧
   B. 高浓度、高流量持续吸氧
   C. 高浓度、高流量高压吸氧
   D. 低浓度、低流量间断吸氧
   E. 低浓度、低流量持续吸氧
179. 患者目前的主要临床诊断是
   A. 慢性肺源性心脏病　　B. 肺部感染
   C. 自发性气胸　　D. 肺栓塞
   E. 右心衰竭
180. 首选的治疗措施为
   A. 绝对卧床休息
   B. 避免用力、屏气等增加腹压的活动
   C. 强心、利尿治疗
   D. 控制呼吸道感染，改善呼吸功能
   E. 使用呼吸兴奋剂

(181～183 题共用题干)

患者，女，73 岁，有慢性阻塞性肺疾病病史 18 年，2 天前受凉后再次出现咳嗽、咳痰、发热，伴有呼吸困难、胸闷。查体：口唇发绀，颈静脉怒张，双肺散在湿啰音，肝大，双下肢可见凹陷性水肿。经治疗病情好转。

181. 此患者在治疗中慎用镇静剂，以避免
   A. 肺性脑病　B. 肺部感染
   C. 自发性气胸　D. 肺栓塞
   E. 右心衰竭

182. 护士进行健康教育，回家后首先应做到
   A. 加强腹式呼吸　B. 长期家庭氧疗
   C. 积极锻炼身体　D. 避免感染
   E. 环境温湿度要适宜

183. 指导患者做呼吸功能锻炼，正确的是
   A. 加强胸式呼吸，用鼻吸气，用口呼气
   B. 加强腹式呼吸，用鼻吸气，用口呼气
   C. 加强胸式呼吸，用口吸气，用鼻呼气
   D. 吸气与呼气时间比 3∶1 或 2∶1
   E. 呼气时，腹肌放松，腹部鼓起

(184～187 题共用题干)

患者，女，49 岁。胸部外伤致开放性气胸，出现呼吸困难和发绀，给予立即封闭胸壁伤口，行闭式胸膜腔引流术。该患者胸膜腔引流护理中。

184. 促使胸膜腔内气体排出的措施是
   A. 取半卧位
   B. 水封瓶低于引流口 60cm
   C. 保持长玻璃管在水面下 3cm
   D. 鼓励患者咳嗽和深呼吸
   E. 定时挤捏引流管

185. 导管安放位置应是患侧的
   A. 锁骨中线外侧第 2 肋间为穿刺点
   B. 第 7、8 肋间腋中线　C. 第 6、7 肋间腋前线
   D. 第 5、6 肋间腋中线　E. 第 10 肋间腋后线

186. 判断引流管是否通畅的最简单方法是
   A. 检查患者的呼吸音是否正常
   B. 检查引流管是否扭曲
   C. 检查引流瓶中是否有引流液
   D. 看引流管是否有液体引出
   E. 观察水封瓶中长管内水柱的波动

187. 护士在巡视病房时，发现引流管衔接处脱节，应立即做出的处理是
   A. 更换胸腔引流管　B. 引流管重新连接
   C. 钳闭引流管近端　D. 拔除胸腔引流管
   E. 通知医生，等待处理

(188～190 题共用题干)

患者，男，28 岁，胸部外伤致右侧第 5 肋骨骨折并发气胸，呼吸极度困难，发绀，出冷汗，检查：血压 80/60mmHg，气管向左侧移位，右胸廓饱满，叩诊呈鼓音，呼吸音消失，颈胸部有广泛皮下气肿等。医生采用闭式胸膜腔引流治疗。

188. 造成患者极度呼吸困难、发绀的主要原因是
   A. 健侧肺受压迫　B. 纵隔向健侧移位
   C. 静脉血液回流受阻
   D. 伤侧胸腔压力不断升高
   E. 广泛皮下气肿

189. 护士在巡视病房时，发现引流管衔接处脱节。应立即做出的处理是
   A. 引流管需重新连接　B. 更换胸腔引流管
   C. 钳闭引流管近端　D. 拔除胸腔引流管
   E. 通知医生，等待处理

190. 最可能的诊断是
   A. 张力性气胸　B. 闭合性气胸
   C. 开放性气胸　D. 创伤性气胸
   E. 血气胸

(191、192 题共用题干)

患者，女，43 岁。支气管哮喘，入院后护士遵医嘱使用氨茶碱，患者出现血压降低、心律失常。

191. 引起此症状的原因是
   A. 氨茶碱静脉滴注速度过快
   B. 使用药物不正确　C. 此药物只能口服
   D. 此药物应和其他药物联合使用
   E. 出现心衰并发症

192. 控制症状首选药物是
   A. β_2 受体激动剂　B. 茶碱类
   C. 糖皮质激素　D. 色甘酸钠
   E. 抗胆碱药

(193～195 题共用题干)

方小姐，25 岁，护士。发热 3 日，今晨起呼吸困难，鼻导管吸氧未见好转。查体：体温 39℃，脉搏 110 次/分，呼吸 28 次/分，血压 110/70mmHg。双肺闻及细湿啰音及管状呼吸音。动脉血气分析：PaO_2 50mmHg、$PaCO_2$ 45mmHg。胸部 X 线：双肺可见密度增高的大片状阴影。临床诊断为急性呼吸窘迫综合征。

193. 该患者最主要的护理诊断是
   A. 气体交换受损　B. 清理呼吸道无效
   C. 焦虑　D. 活动无耐力
   E. 知识缺乏

194. 给患者氧疗时应采取
   A. 吸入高浓度、高流量氧
   B. 低浓度、低流量间断给氧
   C. 低浓度、低流量持续给氧

D. 短期高压给氧　E. 不需给氧

195. 最有效的通气方式是

A. 间歇正压通气　B. 间歇指令通气

C. 压力支持通气　D. 持续气道正压通气

E. 呼气末正压通气

A_4 型题

（196～200 题共用题干）

患者，女，72 岁。慢性阻塞性肺疾病 12 年，因今晨剧烈活动后突然出现左侧剧烈胸痛，呼吸困难加重，左胸叩诊鼓音，呼吸运动减弱。

196. 应考虑可能并发了

A. 肺性脑病　B. 肺部感染

C. 自发性气胸　D. 肺栓塞

E. 右心衰竭

197. 查体时应该查到的体征不包括

A. 右肺叩诊过清音

B. 气管右侧移位

C. 气管左侧移位

D. 右侧呼吸音粗并有少量干啰音

E. 左肺呼吸音消失

198. 紧急处理的原则是

A. 排气减压　B. 积极控制感染

C. 纠正缺氧　D. 肺功能锻炼

E. 手术治疗

199. 如患者气胸量少，呼吸困难较轻，心肺功能尚好，应采取排气的方法是

A. 患侧锁骨中线外侧第 2 肋间为穿刺点穿刺抽气

B. 胸腔闭式引流术　C. 化学性胸膜固定术

D. 肺叶切除术　E. 手术治疗

200. 关于排气治疗的护理不正确的是

A. 每次抽气量不宜超过 1000ml，每天或隔天抽气 1 次

B. 胸腔闭式引流管应保持通畅

C. 引流瓶应放在低于患者胸部且不易踢到的地方

D. 引流瓶液平面应低于引流管胸腔出口平面 60cm

E. 患侧锁骨中线外侧第 3 肋间为穿刺点

（201～205 题共用题干）

患者，男，33 岁，婴幼儿期有麻疹病史，这次以“咳大量脓痰，反复咯血”入院。

201. 最可能的临床诊断是

A. 支气管扩张　B. 支气管哮喘

C. 支气管肺炎　D. 肺结核

E. 肺癌

202. 患者的痰液静置后不会出现

A. 上层为泡沫

B. 中层为浑浊黏液

C. 分层现象

D. 下层为坏死组织沉淀

E. 中层为坏死组织沉淀

203. 如患者入院后突然鲜血从口鼻涌出，随即烦躁不安，极度呼吸困难，唇指发绀，最关键的抢救措施是

A. 给高浓度的氧　B. 气管插管

C. 解除呼吸道梗阻　D. 注射呼吸兴奋剂

E. 排气减压

204. 此时患者最主要的护理诊断是

A. 有窒息的危险　B. 焦虑

C. 清理呼吸道无效　D. 活动无耐力

E. 气体交换受损

205. 患者大咯血后，应采取的饮食是

A. 流质饮食　B. 低盐饮食

C. 温凉的流质饮食　D. 暂禁食

E. 低脂饮食

（206～210 题共用题干）

患者，女，28 岁，妊娠 6 个月，支气管扩张 6 年，这次以“咳大量脓痰，反复咯血”入院。

206. 该患者的病因描述不正确的是

A. 患者有童年麻疹、百日咳等病史

B. 婴幼儿期支气管-肺组织感染是支气管扩张最常见的原因

C. 多基因遗传性病

D. 病变多呈慢性经过，起病多在小儿或青年期

E. 支气管扩张可能与机体免疫功能失调有关

207. 如患者的胸片提示病变部位在左肺上叶的前面肺节，体位引流的合适体位是

A. 右侧卧位　B. 左侧卧位

C. 患侧卧位　D. 头低脚高位

E. 右侧卧位，床脚抬高

208. 关于体位引流的描述哪项不正确

A. 引流前 15 分钟遵医嘱使用支气管扩张药物

B. 引流在饭后进行

C. 每天 1～3 次，每次 15～20 分钟

D. 咯血患者不宜采取头低位引流

E. 引流中应密切观察病情的变化

209. 如今晨查房时孕妇突然出现大咯血，患者头晕、乏力、面色苍白，此时护士应注意

A. 瞳孔的变化　B. 意识的变化

C. 心理的变化　D. 血压的变化

E. 心律的变化

210. 不宜使用的药物是
A. 垂体后叶素 B. 巴曲酶
C. 氨甲苯酸 D. 6-氨基己酸
E. 参三七

(211～215 题共用题干)

患儿，女，7 岁。在饭店吃海鲜时，突然发生阵发性咳嗽、咳痰，呼气性呼吸困难。

211. 最可能的临床诊断是
A. 支气管扩张 B. 支气管哮喘
C. 支气管肺炎 D. 呼吸衰竭
E. 自发性气胸

212. 此时患者最主要的护理诊断是
A. 有窒息的危险 B. 营养失调
C. 清理呼吸道无效 D. 体液过多
E. 气体交换受损

213. 如给患者快速静脉注射氨茶碱，会出现
A. 口干和皮疹 B. 周围神经炎
C. 心律失常和低血压 D. 听力下降
E. 视神经炎

214. 目前控制哮喘发作最有效的药物是
A. 沙丁胺醇 B. 茶碱类
C. 糖皮质激素 D. 色甘酸钠
E. 抗胆碱药

215. 患者吸入糖皮质激素后，必须立即用清水充分漱口，为了
A. 防止耐药 B. 药物充分吸收
C. 减轻局部反应 D. 防止血压下降
E. 防止口苦或口干

(216～219 题共用题干)

患儿，女，4 岁。在花园玩时突然发生阵发性咳嗽、咳痰，呼气性呼吸困难，诊断为支气管哮喘。

216. 对该病的描述不正确的是
A. 多基因遗传性疾病
B. 受环境和遗传因素双重影响
C. 脱离变应原是防治哮喘最有效的方法
D. 糖皮质激素是当前控制哮喘发作最有效的药物
E. 茶碱类目前治疗哮喘效果不好

217. 针对该患儿的情况，护士采取的护理措施不正确的是
A. 告知患儿应避免接触变应原
B. 消除焦虑
C. 采取清淡、易消化、足够热量的饮食
D. 鼓励患儿少饮水
E. 指导患儿掌握正确的吸入技术

218. 如果患儿病情稳定，为了预防哮喘发作，护士对患儿进行健康教育不正确的是
A. 避免摄入引起过敏的食物
B. 避免强烈的精神刺激
C. 预防呼吸道感染 D. 可以养宠物
E. 学会自我监测病情

219. 如果患儿病情稳定，为了预防哮喘发作，可服用
A. 沙丁胺醇 B. 茶碱类
C. 糖皮质激素 D. 色甘酸钠
E. 抗胆碱药

(220～223 题共用题干)

患者，女，23 岁。昨晚受凉后出现寒战高热、咳嗽、咳痰，全身肌肉酸痛，右侧胸痛，咳嗽时加重。

220. 患者最可能的临床诊断是
A. 自发性气胸 B. 支气管哮喘
C. 急性支气管炎 D. 肺炎链球菌肺炎
E. 肺癌

221. 主要的护理诊断是
A. 有窒息的危险 B. 焦虑
C. 体温过高 D. 活动无耐力
E. 气体交换受损

222. 治疗首选抗菌药物是
A. 青霉素 G B. 红霉素
C. 阿奇霉素 D. 林可霉素
E. 头孢拉啶

223. 患者如需确诊，需做下列哪项检查
A. 胸部 X 线 B. 支气管镜检查
C. 支气管造影 D. 血常规
E. 病原菌检测到肺炎链球菌

(224～228 题共用题干)

患者，男，38 岁，平素体健。昨晚淋雨后出现寒战高热、咳嗽、咳痰，全身肌肉酸痛，右侧胸痛，咳嗽时加重。诊断为肺炎。

224. 该患者最可能的病原体是
A. 支原体 B. 衣原体
C. 金黄色葡萄球菌 D. 克雷伯杆菌
E. 肺炎链球菌

225. 如患者做胸部 X 线，最可能的结果是
A. 多种形态的浸润影，节段性分布
B. 多发性浸润病灶和空洞
C. 肺叶或肺段炎症浸润或实变阴影
D. 环形透亮区 E. 囊状阴影

226. 患者入院后经治疗未见好转，出现体温下降、头晕、心动过速、血压下降，此时最主要的护理诊断
A. 有窒息的危险
B. 潜在的并发症：感染性休克
C. 清理呼吸道无效

D. 活动无耐力

E. 气体交换受损

227. 首要的护理措施为

A. 支持疗法　　B. 抗菌治疗

C. 抗感染性休克，配合医生抢救

D. 病情观察　　E. 给予高流量吸氧

228. 此时护士采取的护理措施不正确的是

A. 心电监护　　B. 采取中凹体位

C. 迅速建立静脉通道　　D. 限制饮水

E. 给予高流量吸氧

（229～232 题共用题干）

患者，男，67 岁，患慢性支气管炎并发阻塞性肺气肿 15 年，近日病情加重，发热，咳脓痰，严重呼吸困难，明显发绀，出现嗜睡。

229. 患者此次发病的主要诱因可能是

A. 季节变化　　B. 气候突变

C. 缺氧　　D. 急性上呼吸道感染

E. 抵抗力低下

230. 此时患者最可能并发了

A. 肺栓塞　　B. 肺部感染

C. 右心衰竭　　D. 肺性脑病

E. 自发性气胸

231. 如给患者做血气分析，氧分压为 45mmHg，二氧化碳分压为 62mmHg。其吸氧最适宜的流量是

A. 1～2L/min　　B. 3～5L/min

C. 4～6L/min　　D. 6～8L/min

E. ＞8L/min

232. 如患者出现肺动脉瓣区第二心音亢进的体征，提示

A. 呼吸衰竭　　B. 肺性脑病

C. 肺动脉高压　　D. 右心衰竭

E. 左心衰竭

（233～236 题共用题干）

患者，男，66 岁。因慢性阻塞性肺疾病、呼吸衰竭入院。护理体检：气促，不能平卧，痰黏稠呈黄色，不易咳出。血气分析示：氧分压 45mmHg，二氧化碳分压为 67mmHg。

233. 给其氧疗时，氧浓度和氧流量应为

A. 29%，2L/min　　B. 37%，3L/min

C. 39%，4L/min　　D. 45%，6L/min

E. 60%，8L/min

234. 帮助患者排痰，哪种措施较好

A. 超声雾化吸入　　B. 定时翻身拍背

C. 鼓励用力咳嗽　　D. 机械吸痰

E. 体位引流

235. 护士巡逻时，发现患者烦躁不安，神志恍惚，球结膜充血，应考虑并发了

A. 呼吸衰竭　　B. 左心衰竭

C. 使用呼吸兴奋剂　　D. 肺性脑病

E. 急性呼吸窘迫综合征

236. 如患者在应用呼吸机和呼吸兴奋剂时出现恶心、呕吐、烦躁、颜面潮红、肌肉颤动，应考虑

A. 继发感染　　B. 加大氧流量

C. 呼吸兴奋剂过量　　D. 呼吸性碱中毒

E. 气道阻塞

（237～241 题共用题干）

患者，女，73 岁，有慢性支气管炎病史 18 年。2 天前受凉后再次出现咳嗽、咳痰、发热，伴有呼吸困难、胸闷。查体：口唇发绀，颈静脉怒张，双肺散在湿啰音，肝大，双下肢可见凹陷性水肿。

237. 护士给患者吸氧应选择

A. 高浓度、高流量间断吸氧

B. 高浓度、高流量持续吸氧

C. 高浓度、高流量高压吸氧

D. 低浓度、低流量间断吸氧

E. 低浓度、低流量持续吸氧

238. 患者目前的主要护理诊断是

A. 有窒息的危险

B. 潜在的并发症：感染性休克

C. 清理呼吸道无效　　D. 活动无耐力

E. 气体交换受损

239. 首选的治疗措施为

A. 绝对卧床休息　　B. 控制心力衰竭

C. 氧疗治疗

D. 积极控制呼吸道感染，改善呼吸功能

E. 使用呼吸兴奋剂

240. 护士如给患者使用尼可刹米，正确的护理不包括

A. 静脉滴注速度不宜过快

B. 患者是否出现头晕、烦躁不安

C. 慎用镇静剂、催眠剂

D. 静脉滴注速度宜过快，浓度宜大

E. 使用呼吸兴奋剂剂量不宜过大

241. 如患者遵医嘱使用洋地黄类药物中出现绿视，护士应该

A. 立即停止输液　　B. 立即报告医生

C. 考虑洋地黄中毒　　D. 立即进行心电监护

E. 遵医嘱补充钾剂

（242～245 题共用题干）

患者，男，76 岁。有慢性阻塞性疾病病史 13 年，1 周前病情突然加重，出现咳嗽咳痰、呼吸困难，入院治疗中，患者病情再次加重，出现烦躁不安，头痛，甚至嗜睡。

242. 患者第一次病情加重的原因最可能的是
A. 季节变化　B. 气候突变
C. 缺氧　D. 急性上呼吸道感染
E. 抵抗力低下

243. 此时患者最可能并发了
A. 肺栓塞　B. 肺部感染
C. 右心衰竭　D. 肺性脑病
E. 自发性气胸

244. 患者应慎用
A. 呼吸兴奋剂　B. 抗菌药物
C. 平喘药物　D. 解痉药物
E. 镇静剂

245. 如患者体格检查时出现口唇发绀，颈静脉怒张，双肺散在湿啰音，肝大，双下肢可见凹陷性水肿，此时，护理错误的是
A. 给予高纤维素、易消化饮食
B. 尿少时应限制钠的摄入量
C. 使用排钾利尿剂时注意补钾
D. 积极控制呼吸道感染，纠正缺氧
E. 患者烦躁时随时使用镇静剂

（246～250 题共用题干）

患者，某女，34 岁，胸外伤后呼吸困难，发绀，脉快，体检时见胸壁有一约 3cm 长开放性伤口，呼吸时伤口处发出"嘶嘶"声音，伤侧呼吸音消失，叩诊呈鼓音。

246. 首先考虑为
A. 闭合性气胸　B. 开放性气胸
C. 张力性气胸　D. 损伤性血胸
E. 机化性血胸

247. 首要的处理方法是
A. 将开放性气胸变为闭合性气胸
B. 胸腔穿刺排气减压　C. 输血、补液
D. 气管插管辅助呼吸　E. 立即开胸探查

248. 患者行闭式胸腔引流见水封瓶内有少量淡红色液体，水封瓶长玻璃管内的水柱不波动。考虑为
A. 呼吸中枢抑制　B. 肺水肿
C. 胸腔内出血　D. 引流管阻塞
E. 肺已复张

249. 在搬动患者时，双重夹闭引流管目的是
A. 防止引流管脱落　B. 防止水柱内水反流
C. 防止空气进入　D. 防止肺部感染
E. 固定引流瓶

250. 促使胸内气体排出的措施是
A. 取半卧位
B. 水封瓶低于引流口 60cm
C. 保持长玻璃管在水面下 3cm
D. 鼓励患者经常咳嗽和深呼吸
E. 鼓励患者深吸气和腹式呼吸

参考答案

A_1 型题

1. C　2. D　3. C　4. A　5. C　6. B　7. E　8. E　9. C　10. D　11. E　12. A　13. A　14. C　15. B　16. B　17. A　18. C　19. A　20. D　21. B　22. C　23. D　24. B　25. C　26. A　27. A　28. B　29. D　30. D　31. B　32. C　33. C　34. D　35. D　36. E　37. E　38. E　39. B　40. A　41. C　42. A　43. D　44. B　45. C　46. B　47. A　48. C　49. D　50. D　51. A　52. B　53. A　54. B　55. A　56. B　57. D　58. E

A_2 型题

59. C　60. D　61. A　62. A　63. C　64. B　65. B　66. B　67. B　68. C　69. A　70. A　71. B　72. C　73. C　74. C　75. D　76. B　77. B　78. D　79. E　80. A　81. C　82. A　83. D　84. D　85. A　86. A　87. C　88. D　89. D　90. A　91. E　92. E　93. A　94. B　95. D　96. A　97. C　98. E　99. D　100. E　101. E　102. A　103. E　104. C　105. C　106. B　107. A　108. C　109. C　110. D　111. D　112. B　113. D　114. E　115. E　116. B

A_3 型题

117. B　118. B　119. D　120. B　121. B　122. C　123. C　124. C　125. A　126. A　127. D　128. C　129. C　130. A　131. A　132. B　133. A　134. E　135. A　136. D　137. A　138. A　139. C　140. C　141. D　142. A　143. E　144. E　145. B　146. C　147. A　148. A　149. B　150. D　151. A　152. C　153. A　154. E　155. E　156. A　157. D　158. D　159. D　160. D　161. C　162. E　163. D　164. C　165. E　166. A　167. E　168. C　169. D　170. A　171. E　172. A　173. A　174. D　175. C　176. E　177. E　178. E　179. A　180. D　181. A　182. B　183. B　184. D　185. A　186. E　187. C　188. D　189. C　190. A　191. A　192. A　193. A　194. A　195. E

A_4 型题

196. C　197. C　198. A　199. A　200. E　201. A　202. E　203. C　204. A　205. D　206. C　207. E　208. B　209. D　210. A　211. B　212. E　213. C　214. C　215. C　216. E　217. D　218. D　219. D　220. D　221. C　222. A　223. E　224. E　225. C　226. B　227. C　228. D　229. D　230. D　231. A　232. C　233. A　234. A　235. D　236. C　237. E　238. E　239. D　240. D　241. C　242. D　243. D　244. E　245. E　246. B　247. A　248. D　249. C　250. D

第四章 传染性疾病患者的护理

知 识 点

第一节 传染病总论

一、传染过程的表现

病原体感染人体后，由于病原体的致病力和机体的免疫力不同，因而产生了感染过程的不同表现，感染过程的表现如下：

1. 病原体被清除。

2. 隐性感染 又称亚临床感染，临床上无明显症状体征。大多数传染病以隐性感染最常见。

3. 显性感染 又称临床感染，显性感染后可获得特异性免疫力，少数成为恢复期病原携带者。

4. 病原携带状态 按病原体种类不同分为带病毒者、带菌者及带虫者；各种携带者都可因排出病原体而成为传染源。

5. 潜伏性感染 当机体免疫力下降时，可导致机体发病，潜伏性感染期，病原体一般不排出体外，不会成为传染源。

上述5种感染的表现形式可在一定条件下相互转化，一般而言，隐性感染最多见，其次是病原携带状态，显性感染比例最小。

二、传染病的基本特征

传染病的基本特征：有病原体（为最主要特征，具有诊断意义）；有传染性；有流行性、季节性、地方性；感染后免疫性。

三、传染病流行的三个环节

传染病流行的三个环节：传染源（患者、病原携带者、动物源）、传播途径、人群易感性。

四、影响流行过程的因素

影响流行过程的因素：受自然因素和社会因素的影响。

五、传染病的临床分期

1. 潜伏期 是指病原体侵入人体到出现临床症状为止的一段时间。潜伏期长短不一，是确定传染病检疫期的重要依据。

2. 前驱期 从起病至该病出现临床症状为止的时期，表现为非特异性的全身反应，持续1～3天。多数传染病在本期已有较强的传染性。

3. 症状明显期 不同传染病出现其各自特征性症状。此期易出现并发症。

4. 恢复期 症状及体征逐渐消失。器官功能逐渐恢复。可遗留后遗症。

5. 复发与再燃。

六、传染病的预防

针对流行过程中的3个环节，采取预防措施。

1. 管理传染源 对传染病患者做到早发现、早诊断、早报告、早隔离、早治疗。

(1) 对甲类传染病（鼠疫、霍乱），城镇要求2小时内上报，农村不超过6小时。

(2) 对乙类传染病（传染性非典型肺炎、艾滋病、病毒性肝炎、狂犬病、登革热、肺结核、伤寒和副伤寒、白喉等）城镇要求12小时内上报，农村不超过24小时。

(3) 对丙类传染病（流行性感冒、风疹、丝虫病等）在监测点按乙类传染病方法报告。

2. 切断传播途径 了解各种传染病的传播途径，卫生处理和消毒是切断传染病传播的关键步骤。

3. 保护易感人群

(1) 增强非特异性免疫力。

(2) 增强特异性免疫力。

(3) 接种疫苗。

七、小儿传染病的护理管理

建立预诊制度，避免和减少交叉感染的机会。严格执行消毒隔离制度，及时报告疫情，密切观察病情变化、服药反应、治疗效果、并发症，做好抢救准备。促进休息与营养：保持病室安静、舒适；给予易消化、营养丰富的饮食。预防和控制院内感染：正确洗手和勤洗手是防止微生物传播和预防院内感染最重要的方法。加强心理护理，开展健康教育。

第二节 麻疹患者的护理

麻疹是由麻疹病毒引起的急性呼吸道传染病。临床特征以发热、流涕、咳嗽、眼结膜炎、口腔黏膜斑及全身皮肤斑丘疹为主要表现。麻疹具有高度传染性,麻疹患者是唯一的传染源。

一、病 原 学

麻疹病毒属副黏液病毒科,只有一个血清型,为RNA病毒。麻疹病毒在外界生活能力不强,含病毒的飞沫在室内空气中传染性一般不超过2小时,对日光和消毒剂较敏感;低温下可生存较久,0℃时约为1个月;不耐热,55℃时15分钟即被破坏。麻疹疫苗需低温保存。

二、流行病学

1. 传染源 患者为唯一的传染源,从接触麻疹患者后至出疹后5天均有传染性。

2. 传播途径 病毒随飞沫排出,直接到达易感者的呼吸道或眼结膜而致感染。

3. 易感人群 未患过麻疹,也未接种麻疹疫苗者均为易感者。病后有较持久的免疫力。

4. 流行特点 一年四季均可发病,以春冬季多见。由于母体内的抗体能经胎盘传给胎儿,因而麻疹多见于6个月以上的小儿,6个月至5岁小儿发病率最高。

三、发病机制

当易感者接触含有麻疹病毒的飞沫后,病毒侵入呼吸道、上皮细胞及局部的淋巴结内复制,同时有少量病毒侵入血液而形成第一次病毒血症;病毒被单核-吞噬细胞系统吞噬,在该处大量繁殖后再次进入血液,发生第二次病毒血症,临床上出现高热和出疹。病毒血症持续至出疹后第2日。

四、临床表现

1. 潜伏期 10~14天,有精神委靡、烦躁不安。

2. 前驱期 持续3~4天,主要表现类似上呼吸道炎症,如发热、卡他症状(咳嗽、流涕、喷嚏、畏光流泪、结膜充血、眼睑水肿)、麻疹黏膜斑。

3. 出疹期 于第4日左右开始出疹,一般持续3~5天。皮疹首先开始于耳后发际,渐延至前额、面颈、躯干、四肢及手、脚心。皮疹初为淡红色的斑丘疹,直径2~4mm,疹间皮肤正常。面部水肿,眼分泌物增多,流脓涕,称为麻疹面容。

4. 恢复期 体温下降,皮疹按出疹顺序消退,同时有糠麸样脱屑及淡褐色色素沉着。

5. 并发症 肺炎、中耳炎、喉炎、气管炎及支气管炎、脑炎等。

五、辅助检查

前驱期取患儿鼻咽部分泌物及痰,可见多核巨细胞;尿中检测包涵体细胞;出疹前1~2天酶联免疫吸附试验可检测到血清中麻疹IgM抗体。

六、治疗原则

尚无特异性治疗,主要是对症治疗、中药透疹及并发症治疗。

七、护 理

1. 护理诊断/问题

(1) 体温过高:与病毒血症及继发感染有关。

(2) 皮肤完整性受损:与麻疹病毒感染及继发细菌感染有关。

(3) 营养失调:低于机体需要量,与食欲下降、高热消耗增多有关。

(4) 有传播感染的危险:与呼吸道排出麻疹病毒有关。

(5) 潜在并发症:肺炎、脑炎等。

2. 护理措施

(1) 高热的护理:出疹期不宜用药物或物理方法强行降温,否则不利于出疹,体温升至39.5℃以上时,可用透疹剂擦涂四肢或用小剂量退热镇静剂。

(2) 加强皮肤护理:勤剪指甲防抓伤皮肤继发感染;每日用温水擦浴(忌用肥皂);及时评估透疹情况。

(3) 饮食护理:麻疹期间切不可忌口,给予清淡、易消化、富含热量和维生素的流质或半流质饮食,水分要充足,少量多餐。

(4) 防止呕吐物或泪水流入外耳道发生中耳炎;及时清除鼻痂,翻身拍背协助痰排出,保持呼吸道通畅;加强口腔护理,多喝白开水,常用生理盐水或2%硼酸溶液含漱。

(5) 病情观察:密切观察体温、皮疹及有无并发症表现,若发现问题,及时报告医生。

八、预 防

1. 隔离患儿、切断传播途径 对患儿采取呼吸道隔离直至出疹后5天,有并发症者应住院隔离治疗,隔离期延至出疹后10天。医务人员接触患儿前后应洗手、更换隔离衣或在空气流动处停留30分钟以上。

2. 保护易感人群 ①主动免疫:对易感者接种麻疹减毒活疫苗;②被动免疫:接触患者后5日内注射

人血丙种球蛋白，可防止发病，6 日后注射可减轻症状。

核心提示　麻疹由麻疹病毒引起的急性呼吸道传染病，临床特征为发热、流涕、咳嗽、结膜炎、口腔黏膜疹及全身斑丘疹。护理措施主要是退热，加强皮肤黏膜护理，保证营养和预防传播与并发症的发生。

第三节　水痘患者的护理

水痘是由水痘-带状疱疹病毒引起的一种传染性极强的儿童期出疹性疾病。临床特点是皮肤黏膜出现瘙痒性疱疹，呈分批出现的斑疹、丘疹、水疱和结痂并存。原发感染为水痘，潜伏再发为带状疱疹。

一、病　原　学

水痘-带状疱疹病毒属疱疹病毒亚科，病毒核心为线形双链 DNA。在外界抵抗力较弱，不耐热和酸，在痂皮中不能存活。

二、流 行 病 学

1. 传染源　水痘患者是唯一的传染源。

2. 传播途径　通过直接接触、飞沫、空气传播。

3. 易感人群　一般为 1～6 岁，传染性极强，接触后 94%发病。

4. 发病季节　一年四季均可发生，以春初、冬末季高发。

三、发 病 机 制

病毒经上呼吸道侵入机体，在呼吸道黏膜中复制，而后进入血流，到达单核-吞噬细胞系统内再次增殖后释放入血流，引起病毒血症而发病。初次感染该病毒时引起水痘，病愈后病毒可长期潜伏在脊髓后根神经节内，少数在青春期或成年后，受冷热、药物等刺激作用，病毒被激活，再次发病，表现为带状疱疹。

四、临 床 表 现

潜伏期 10～21 天，一般 2 周左右。

1. 前驱期　皮疹出现前 24 小时可有类似上呼吸道感染的表现。

2. 出疹期　皮疹出现时特点。

(1) 连续分批出现，按斑丘疹、疱疹、脓疱、结痂的顺序演变。

(2) 四世同堂：疾病高峰期丘疹、新旧水疱和结痂同时存在。

(3) 皮疹呈向心性分布。

(4) 疱疹仅限于皮肤的表皮层，愈后不留瘢痕。重症水痘出疹 1 周后体温仍高达 40～41℃，疱疹呈离心性分布，四肢多，疱疹内液呈血性，皮肤黏膜可出现瘀点、瘀斑，病死率高。

3. 并发症　继发皮肤细菌感染、水痘脑炎、水痘肺炎等。

五、辅 助 检 查

继发感染者，血常规白细胞总数增高。新鲜水疱底部刮取物检查可发现多核巨细胞和核内包涵体。

六、治 疗 原 则

无合并症的水痘无需特殊处理，只需对症治疗。

七、护　　理

1. 护理诊断/问题

(1) 皮肤完整性受损：与水痘-带状疱疹病毒感染引起的皮肤损害有关。

(2) 有传播感染的危险：与患儿排出传染性病毒有关

2. 护理措施

(1) 治疗配合：皮肤瘙痒时，可用温水洗浴，局部涂 0.25%冰片炉甘石洗剂；疱疹破溃时可涂 1%甲紫，或用抗生素软膏预防继发感染。禁用肾上腺皮质激素。

(2) 观察病情：注意体温变化、观察皮疹特点，注意有无并发感染。

3. 生活的护理

(1) 加强隔离和消毒：隔离患儿至皮疹全部结痂为止；保持室内温暖和空气流通；正确处理患儿分泌物、排泄物。

(2) 加强皮肤护理：如剪短患儿指甲，戴连指手套，勤换内衣。

八、预　　防

1. 隔离患儿、切断传播途径　对患儿采取隔离措施，至皮疹全部结痂为止，已经接触的易感者应检疫 3 周。患儿室内空气流通，进行消毒，患儿的用具衣物要暴晒或定期消毒，流行期间避免易感儿到公共场所。

2. 保护易感人群

(1) 主动免疫：接触水痘后立即给予注射即可预防发病，凡使用激素或恶性病患儿在接触水痘后均应立即注射。

(2) 被动免疫：对使用大剂量激素、免疫功能受损和恶性病患者，在接触水痘 72 小时内可给水痘-带状疱疹免疫球蛋白肌内注射，可起到预防作用。

核心提示 水痘是一种传染性极强的儿童期出疹性疾病。临床特点是皮肤黏膜出现瘙痒性水疱疹，全身症状轻微。护理措施主要是退热、加强皮肤护理和预防传播。

第四节 流行性腮腺炎患者的护理

流行性腮腺炎是由腮腺炎病毒引起的急性呼吸道传染病，临床特征为发热及腮腺非化脓性肿痛，还可累及其他腺体组织及脏器。

一、病原学

腮腺炎病毒属副黏液病毒，为RNA病毒。在外界抵抗力弱，紫外线照射可迅速灭活，一般室温下2～3日即可失去传染性。

二、流行病学

1. 传染源 早期患者和隐性病例，腮腺肿大前6天和腮腺肿大后9天内有高度传染性。

2. 传播途径 通过飞沫经呼吸道传播，通过唾液污染物及尿液等直接接触传播。

3. 易感人群 普遍易感，最常见学龄期儿童。

4. 流行特点 全年均可发病，以春、冬季为主，在儿童集体机构中易造成暴发流行。

三、发病机制

该病毒对神经组织和腺体有易亲和性，当病毒从呼吸道侵入人体后，在上呼吸道上皮细胞内繁殖，引起局部炎症和免疫反应。然后，增殖的病毒进入血液循环，引起腮腺炎、脑炎、颌下腺炎等，临床上出现不同器官的相继受累。

四、临床表现

部分患儿有发热、头痛、乏力、纳差等前驱症状，后出现腮腺肿大，特点是以耳垂为中心，向前、后、下发展，局部皮肤紧张发亮，触之有弹性感，表面皮肤不红，可有灼热及疼痛，张口和咀嚼时疼痛加剧。可有颌下腺肿大，少数可发生脑膜炎、睾丸炎、卵巢炎等。

五、辅助检查

病程早期血清和尿液淀粉酶增高，外周血白细胞正常或稍降低，淋巴细胞相对增多。也可检测血清中特异性IgM抗体和抗原。

六、治疗原则

本病为自限性疾病，抗病毒治疗无效，主要是对症治疗。

七、护理

1. 护理诊断/问题

(1) 疼痛：与腮腺炎症肿胀有关。

(2) 体温过高：与病毒感染有关。

(3) 潜在并发症：胰腺炎、脑膜炎、睾丸炎。

(4) 有传播感染的可能：与病毒排出有关。

2. 护理措施

(1) 减轻疼痛：经常用温盐水漱口，不会漱口的幼儿应帮助其多饮水。做好饮食护理，给予富有营养、易消化的半流质或软食。不可给予酸、辣、硬而干燥的食物。腮腺局部冷敷，也可用如意金黄散调茶水或食醋敷于患处。

(2) 降温：高热采用物理或药物降温，同时鼓励患儿多饮水。

(3) 病情观察：密切观察病情变化，注意有无并发症的症状和体征。

八、预防

1. 隔离患儿、切断传播途径 患儿居室要通风，进行空气消毒，患儿用物要暴晒或定期消毒，流行期间托幼机构宜采用紫外线进行空气消毒，避免易感儿到公共场所。

2. 保护易感人群

(1) 主动免疫：可采用减毒活疫苗进行皮内、皮下接种。

(2) 被动免疫：给予腮腺炎免疫球蛋白。

核心提示 本病是由腮腺炎病毒引起的小儿常见急性呼吸道传染病。临床特征为发热及腮腺非化脓性肿痛。护理措施主要是退热、减轻疼痛和预防传播。

第五节 病毒性肝炎患者的护理

一、概述

病毒性肝炎是由多种肝炎病毒引起的以肝脏炎症和坏死病变为主的全身性疾病。按病原学分类，目前已确定的有甲型病毒性肝炎、乙型病毒性肝炎、丙型病毒性肝炎、丁型病毒性肝炎及戊型病毒性肝炎。甲型和戊型肝炎主要表现为急性肝炎，一般为自限性疾病，多可完全恢复；乙型、丙型、丁型肝炎大多呈慢性感染，少数可发展为肝硬化，甚至发生肝细胞癌。

二、临床表现及辅助检查

1. 急性肝炎

(1) 急性黄疸型肝炎：起病急，有畏寒、发热、乏力、厌食、恶心等症状，约1周后尿色深黄，继而巩膜及皮肤出现黄疸，肝脾均可肿大，肝区触诊叩痛明显，经2～3周后黄疸逐渐消退，精神、食欲好转，肝肿大消退，病程1～2个月。

(2) 急性无黄疸型肝炎：起病稍缓，一般症状轻，大多数不热，无黄疸，其他症状和体征与急性黄疸型肝炎相似，但发病率高。

2. 慢性肝炎　病程超过半年者，称为慢性肝炎。

(1) 慢性迁延性肝炎：由急性肝炎迁延而至，病程达半年以上而病情未好转，仍有食欲不振、乏力、肝肿大等。

(2) 慢性活动性肝炎：病程超过1年，症状和体征及肝功能检查均有明显异常，主要症状为乏力、纳差、蜘蛛痣、黄疸、肝质地较硬、脾肿大等，治疗后部分患者可恢复或稳定，部分患者发展为坏死性肝硬化。

3. 重型肝炎

(1) 临床表现：黄疸迅速加深、肝脏进行性缩小、有出血倾向、中毒性鼓肠或少量腹水、肝性脑病、肝肾综合征。

(2) 辅助检查：重型肝炎由于大量肝细胞坏死，ALT随黄疸迅速加深反而下降，呈酶胆分离现象。重型肝炎时血清胆红素常超过171mmol/L。凝血酶原活动度(PTA)＜40％是诊断重型肝炎的重要依据，也是判断预后的敏感指标。

(3) 分型：根据病情及病程分为以下三型。

1) 急性重型肝炎(暴发型肝炎)：病情发展迅猛，起病2周内出现极度乏力、严重消化道症状及肝性脑病表现。

2) 亚急性重型肝炎：起病15日以上出现极度乏力、明显消化道症状，易发生坏死后肝硬化。

3) 慢性重型肝炎。

(4) 诱发因素：起病后未适当休息、精神刺激、营养不良、嗜酒、服用损害肝脏药物、妊娠、合并感染等。

三、治疗要点

病毒性肝炎目前缺乏可靠的特效治疗。各型肝炎的治疗原则均以足够的休息、营养为主，辅以适当药物，避免饮酒、过劳和损害肝脏药物。

四、护理诊断

1. 体温过高。
2. 活动无耐力。
3. 营养失调。

五、护理措施

1. 休息　休息是治疗肝炎的重要措施。强调早期卧床休息，在发病1个月内，除进食、洗漱、排便外，均卧床休息。症状好转、黄疸减轻、肝功能改善后，可逐渐增加活动量。肝功能正常1～3个月后，恢复日常活动及工作，仍应避免过劳及重体力活动。

2. 饮食　合理的营养、适宜的饮食也是治疗急性肝炎的重要措施。消化道症状较明显者，给予易消化、清淡的饮食，保证摄入足够的热量、蛋白质及维生素，摄入不足时可静脉输入10％葡萄糖及维生素C。病情好转、食欲改善，应防止营养过剩。

3. 用药　按医嘱应用保肝药，特别应禁用损害肝脏药物。

4. 皮肤护理　黄疸型肝炎患者可有皮肤瘙痒。应穿着布制柔软、宽松的内衣，常换洗。每日用温水擦拭全身，不用有刺激性的肥皂与化妆品。瘙痒重者可给予局部涂擦止痒剂。及时修剪指甲，避免搔抓引起皮肤破损。

六、健康教育

加强疾病预防知识宣传教育，控制传染源，切断传播途径，保护易感人群。甲肝和戊肝重点切断粪-口途径，搞好卫生；严格限制献血者，注意饮食，新生儿出生后24小时内立即接种乙肝疫苗。对患者说明休息、合理饮食对康复的重要性，保持乐观情绪，指导患者配合治疗。

> **核心提示**　病毒性肝炎是由多种肝炎病毒引起的以肝脏炎症和坏死病变为主的全身性疾病。按病原学分类，目前已确定的有甲型病毒性肝炎、乙型病毒性肝炎、丙型病毒性肝炎、丁型病毒性肝炎及戊型病毒性肝炎。休息、合理的营养、适宜的饮食是治疗急性肝炎的重要措施。病毒性肝炎目前缺乏可靠的特效治疗。各型肝炎的治疗原则均以足够的休息、营养为主，辅以适当药物，避免饮酒、过劳和损害肝脏药物。

第六节　艾滋病患者的护理

艾滋病是获得性免疫缺陷综合征的简称。由人免疫缺陷病毒(HIV)所引起的慢性致命性传染病。

一、病原学与流行病学

1. 病原学　引起艾滋病为人免疫缺陷病毒

(HIV),此病毒属于反转录病毒科慢性病毒亚科,目前有两型,即HIV-1和HIV-2,两者均为单链RNA病毒。HIV在外界的抵抗力不强,对热较为敏感,但对紫外线、γ射线不敏感。

2. 流行病学

(1) 传染源:患者及无症状病毒携带者是本病的传染源,特别是后者更具危险性。病毒主要存在于血液、精液、子宫和阴道分泌物中。

(2) 传播途径

1) 性接触传染:为本病的主要传播途径,同性恋、异性恋均可传播。

2) 注射及血源途径:药物依赖者共用针头,或输入含病毒的血液制品。

3) 感染本病的孕妇可在妊娠期间、产程中传染给婴儿。

(3) 人群易感性:高危人群包括同性恋或性乱交者、静脉药瘾者、血友病及多次输血者、HIV感染的母亲所生婴儿。

二、艾滋病分期及临床表现

本病潜伏期较长,为2～10年,HIV感染人体后的进展过程可分为4期。

Ⅰ期(急性感染期):HIV感染后出现类似血清病样症状,可有发热、全身不适、头痛、厌食、关节肌肉痛和全身淋巴结肿大等。此症状较轻,易忽略。

Ⅱ期(无症状感染期):本期由原发HIV感染或急性感染症状消失后延伸而来。没有任何症状,血清中能检出HIV以及HIV核心蛋白和包膜蛋白的抗体,具有传染性。此期可持续2～10年或更长。

Ⅲ期(持续性全身淋巴结肿大综合征):除腹股沟淋巴结以外全身其他部位两处或两处以上淋巴结肿大,淋巴结直径在1cm以上、质地柔韧、无压痛、能自由活动。淋巴结一般持续肿大3个月以上,无自觉症状。

Ⅳ期(艾滋病期):是艾滋病感染的最终阶段。此期临床表现复杂,因免疫功能严重缺陷,易发生机会性感染和恶性肿瘤。可累及全身各个系统及器官,出现各种严重的病变。机会性感染:以肺孢子菌肺炎最常见,且是患者的主要死亡原因。继发肿瘤:以卡氏肉瘤最多见。神经系统病变:约有60%艾滋病患者有头痛、癫痫、下肢瘫痪、进行性痴呆等。

三、辅助检查

1. 血常规及免疫学检查 可有不同程度贫血、白细胞总数减少,淋巴细胞总数明显减少。免疫学检查:T淋巴细胞减少和淋巴细胞计数下降。

2. 血清学检查 抗-HIV和HIV抗原检查。

3. HIV RNA的检测 患者血浆或脑脊液标本中检测HIV RNA,有助于诊断、判断疗效及预后。

四、治疗要点

抗病毒治疗是目前治疗的重要手段,至今无特效药。

五、护理诊断

1. 有感染的危险 与免疫功能缺陷有关。

2. 营养失调。

3. 恐惧。

六、护理措施

1. 隔离 艾滋病患者应在执行体液/血液隔离的同时实施保护性隔离。

2. 休息与活动 在急性感染期和艾滋病期应卧床休息,以减轻症状,无症状感染期可以正常工作,但避免疲劳。

3. 用药护理 早期抗病毒治疗可减少机会性感染,注意药物的副作用。

4. 饮食护理 高热量、高维生素、高蛋白饮食,保证营养,增强抵抗力。

5. 病情观察 有无肺部、胃肠道、中枢神经系统、皮肤黏膜等机会性感染的发生。

七、健康教育

坚持洁身自爱,不卖淫、嫖娼,避免婚前、婚外性行为;严禁吸毒,不与他人共用注射器。不要擅自输血和使用血制品,要在医生的指导下使用;不要借用或共用牙刷、剃须刀、刮脸刀等个人用品。受艾滋病感染的妇女避免怀孕、哺乳。使用避孕套是性生活中最有效的预防性病和艾滋病的措施之一。要避免直接与艾滋病患者的血液、精液、乳汁和尿液接触,切断其传播途径。

核心提示 艾滋病是获得性免疫缺陷综合征的简称。由人免疫缺陷病毒(HIV)所引起的慢性致命性传染病。HIV本身并不会引发任何疾病,但可终生传染,临床表现为各种机会感染,某些肿瘤的发生,无特效疗法,治疗以抗病毒、应用免疫调节剂、治疗机会感染和肿瘤、对症、支持、中医中药等综合治疗。

第七节 流行性乙型脑炎患者的护理

流行性乙型脑炎简称乙脑,是由乙脑病毒引起的以脑实质炎症为主要病变的中枢神经系统急性传染病。

一、病原与流行病学

病原体是乙脑病毒，猪是本病的最主要传染源；本病主要是通过感染乙脑病毒的蚊虫叮咬人传播。

人群易感性：主要见于10岁以下的儿童，成人感染后大多数为隐性感染。感染后可获得持久免疫力，本病发生有严格的季节性，我国主要流行于夏、秋季，即7、8、9月份。

二、临床表现

潜伏期10～15日，典型的临床经过分为4期。

1. 初期 病程1～3日。起病急，体温在1～2日内升高至39～40℃，伴头痛、恶心、呕吐，多有精神怠倦或嗜睡，少数患者可有颈强直或抽搐。

2. 极期 病程第4～10日。初期症状逐渐加重，主要表现为脑实质损害症状明显。

(1) 高热：为乙脑必有的症状，多呈稽留热型。发热越高，热程越长，病情越重。

(2) 意识障碍：为本病的主要症状，患者全身症状加重，出现明显的神经症状和体征，意识障碍加重，嗜睡、昏睡、谵妄或昏迷。昏迷越深，持续时间越长，病情越重。

(3) 惊厥或抽搐：是病情严重的表现，频繁抽搐可加重缺氧、脑实质损伤，导致呼吸衰竭。

(4) 呼吸衰竭：多发生于深度昏迷患者。可表现为中枢性呼吸衰竭；表现为呼吸节律不规则及幅度不均，可为双吸气、叹息样、潮式呼吸等。

高热、抽搐和呼吸衰竭是乙脑极期的严重症状，三者相互影响，呼吸衰竭是本病最严重的表现和主要死亡原因。

(5) 神经系统症状和体征：常有浅反射减弱或消失，深反射先亢进后消失。出现病理反射。常有脑膜刺激征。其他神经受损，如吞咽困难、语言障碍、瘫痪、震颤、大小便失禁等。

3. 恢复期 多数患者于病程8～11日后进入恢复期，体温逐渐下降，神志、语言、表情、运动渐恢复，2周左右完全恢复。少数重症者积极治疗后大多数于6个月内恢复。

4. 后遗症期 6个月后仍有神经精神症状称后遗症。如积极治疗也可有不同程度的好转。

5. 并发症 以支气管肺炎最常见，其次为肺不张、败血症、尿路感染等。

三、辅助检查

1. 血常规 白细胞总数及中性粒细胞增高。

2. 脑脊液 压力增高，外观清亮或微混，白细胞计数增高，分类以中性粒细胞稍多。糖正常或偏高，氯化物正常、蛋白轻度增加。

四、治疗要点

本病目前尚无特效治疗，以对症支持治疗为主。

1. 对症治疗

(1) 发热：物理降温为主，药物降温为辅，高热伴频繁抽搐者可用亚冬眠疗法。

(2) 惊厥或抽搐：惊厥或抽搐发作时，将患者置于仰卧位，头偏向一侧，保持呼吸道通畅。

(3) 脑水肿者，常用20%甘露醇静脉滴注或推注脱水治疗。

(4) 脑实质病变所致惊厥者，地西泮为首选药，还可用水合氯醛等。吸痰、吸氧，必要时行气管切开。

2. 其他治疗 肾上腺皮质激素，可减轻炎症反应，减轻脑水肿。抗菌药物，已合并细菌感染者可选用适当抗菌药物。

3. 恢复期及后遗症的治疗 应注意进行功能训练，包括吞咽、语言、肢体功能；可针灸、按摩、理疗、体疗等。

五、预　防

应采取以防蚊、灭蚊和预防接种为主的综合预防措施。

1. 管理传染源 加强对猪的管理，流行季节前对猪进行疫苗接种，能有效地控制乙脑在人群中的流行。

2. 切断传播途径 防蚊、灭蚊是预防本病的主要措施。

3. 保护易感人群 对易感人群进行乙脑疫苗预防接种，应在乙脑开始流行前1个月完成，接种对象为10岁以下儿童。

六、护理措施

1. 虫媒隔离。

2. 休息与环境 患者应卧床休息，病房有防蚊设备和灭蚊措施。患者置于光线暗、安静病房，各种检查、护理、治疗操作集中进行等。

3. 病情观察 注意患者的意识状态，瞳孔大小、对光反射、血压改变、呼吸频率、节律、幅度的改变，以早期发现脑疝的表现。

4. 对症护理和配合治疗 发热的患者应以物理降温为主，高热伴惊厥者亚冬眠疗法。防治惊厥或抽搐，遵医嘱给予镇静剂、脱水剂、吸痰、吸氧等。保持呼吸通畅、吸氧，按医嘱给呼吸兴奋药，气管插管、气管切开或应用人工呼吸器的患者给予相应护理。

七、健康教育

进行预防乙脑知识教育，特别强调防蚊、灭蚊和接受疫苗接种对预防乙脑的重要作用。

核心提示 流行性乙型脑炎简称乙脑，是由乙脑病毒引起的以脑实质炎症为主要病变的中枢神经系统急性传染病。猪是本病的最主要传染源；本病主要是通过感染乙脑病毒的蚊虫叮咬人传播。高热、抽搐和呼吸衰竭是乙脑的严重症状，呼吸衰竭是本病最严重的表现和主要死亡原因。防蚊、灭蚊是预防本病的主要措施，对易感人群应进行乙脑疫苗预防接种，接种对象为10岁以下儿童。

第八节　猩红热患者的护理

猩红热是乙型A组溶血性链球菌引起的急性传染病，临床以发热、咽炎、草莓舌、全身慢性鲜红色皮疹和皮疹退后片状蜕皮为特征。

一、病因及发病机制

乙型A组溶血性链球菌产生红疹毒素，侵入机体后，主要产生3种病变：化脓性病变、中毒性病变和变态反应性病变。

二、流行病学

传染源为患者及带菌者，飞沫传播，普遍易感，但以3～7岁儿童发病率高。全年均可发生，春季多见。

三、临床特点

1. 潜伏期　一般2～5日。

2. 前驱期　起病急，畏寒、高热，多为持续性；咽部红肿、扁桃体发生化脓性炎症。

3. 出疹期

(1) 皮疹：皮疹多在发热后第2天出现，始于耳后、颈部、上胸部，24小时迅速波及全身；分布均匀，针尖大小的丘疹，压之褪色，触之有砂纸感，疹间无正常皮肤，伴有痒感。

(2) 特殊体征：腋下、肘窝、腹股沟处可见帕氏线、口周苍白圈、杨梅舌。

(3) 脱屑期：皮疹48小时达到高峰，然后体温下降，皮疹按出疹顺序开始脱屑，躯干为糠皮样脱屑，手掌足底可见大片状脱皮，呈“手套”、“袜套”状，无色素沉着。

(4) 并发症：主要是变态反应性疾病。

四、辅助检查

白细胞总数增高，胞质中有中毒颗粒及空泡；咽拭子培养可见乙型溶血性链球菌。

五、治疗要点

首选青霉素G治疗，对青霉素过敏或耐药者可选红霉素或第一代头孢菌素。

六、护理措施

1. 发热护理　急性期患者绝对卧床休息2～3周，以减少并发症，忌用冷水或乙醇擦浴。

2. 保持皮肤清洁，勤剪指甲，避免抓伤皮肤继发感染；温水清洗皮肤（禁用肥皂水）。

3. 急性期应给予营养丰富的含大量维生素且易消化的流质、半流质饮食，恢复期给予软食，鼓励患者进食。

4. 预防传播　呼吸道隔离至症状消失后1周；连续咽拭子培养3次阴性即可解除隔离；有并发症者隔离至治愈；对密切接触者要医学观察7天，并可口服磺胺类药物或红霉素3～5天，预防疾病。

核心提示 猩红热是乙型A组溶血性链球菌引起的急性传染病，临床以发热、咽炎、草莓舌、全身慢性鲜红色皮疹和疹退后片状蜕皮为特征。对密切接触者要医学观察7天，并可口服磺胺类药物或红霉素3～5天，预防疾病。

第九节　细菌性痢疾患者的护理

细菌性痢疾是由痢疾杆菌引起的常见急性肠道传染病。简称“菌痢”。

一、病原与流行病学

1. 病原体　为痢疾杆菌，属志贺菌属，革兰染色阴性。痢疾杆菌可产生内毒素和外毒素。

2. 流行病学

(1) 传染源：为已经感染发病的患者和不发病的带菌者。

(2) 传播途径：经消化道传播，以污染手为媒介的传播是散发病例的主要传播途径；食物、水源被污染引起食物性暴发流行和水源性暴发流行。

(3) 人群易感性：人群普遍易感，病后或获一定的免疫力，但短暂且不稳定，故易反复感染。

3. 流行特征　以夏、秋季多见。

二、临床表现

(一) 急性菌痢

急性菌痢分两型，即普通型和中毒型，后者又分为休克型和脑型。

1. 普通型　起病急，发热，体温可达到39℃，可伴寒战，继之腹痛、腹泻，大便每日十多次至数十次，初为稀便，1～2日后转为黏液脓血便，每次量不多，里急后重明显。腹泻次数多，可引起脱水、酸中毒及电解质紊乱。

2. 中毒型　儿童多见，起病急骤，病情凶险，突然畏寒、高热(体温可达40℃以上)，反复惊厥、嗜睡、昏迷，迅速发生循环衰竭和呼吸衰竭，而肠道症状轻微或缺如，镜检可见白细胞及红细胞。

中毒型根据临床表现分为休克型和脑型。休克型主要表现为感染性休克，并可出现心、肾功能不全表现。脑型主要表现为有脑水肿、脑疝表现，重者呼吸衰竭而死亡。

(二) 慢性菌痢

急性细痢反复发作或迁延不愈，超过2个月即称为慢性菌痢。发生因素有：急性期治疗不及时、不彻底，营养不良，免疫功能低下，原有慢性胃肠道疾病等。

三、辅助检查

1. 血常规　白细胞总数及中性粒细胞轻至中度增高，慢性菌痢可有轻度贫血。

2. 粪常规　外观为黏液脓血便，镜检可见大量脓细胞或白细胞，少量红细胞。

3. 粪便细菌培养　粪便培养出痢疾杆菌为确诊的依据。

4. 乙状结肠镜或纤维结肠镜检查，以助于慢性菌痢的诊断。

四、治疗要点

1. 一般及对症治疗　脱水者口服或静脉补液，高热患者可用退热药物或物理降温。腹痛剧烈者可给予解痉药。

2. 病原治疗　喹诺酮类是目前较理想的治疗药物。

3. 高热和惊厥的治疗　高热者给退热药及物理降温，惊厥者可用地西泮、水合氯醛灌肠等。严重者可用亚冬眠疗法。

五、护理措施

1. 环境与体位　严格执行消化道隔离，急性期患者，全身症状明显者卧床休息，避免精神紧张、烦躁，必要时按医嘱给予镇静剂。

2. 饮食　频繁泻、吐者暂禁食，给静脉补液。能进食者给少渣、少纤维素、高蛋白、高热量、易消化的流食或半流食，忌食生冷及刺激性食物。保持水、电解质平衡：可采用口服补液，脱水严重者，按医嘱静脉补充液体及电解质。

3. 配合治疗　排便频繁者，每天坐浴，局部涂凡士林油膏，保持肛周清洁干燥。

4. 遵医嘱使用抗生素治疗，常用的有喹诺酮类、磺胺类等，注意胃肠道过敏、粒细胞减少等不良反应。

5. 高热时及时物理降温或按医嘱使用退热药物，高热惊厥者可遵医嘱使用冬眠疗法或亚冬眠疗法，反复惊厥者可用镇静剂。

6. 根据每天出入量情况及血液生化检查结果补水、电解质，避免发生脱水、电解质紊乱。轻者可口服补液，重者静脉补液。

7. 积极防治脑水肿，防止呼吸衰竭。

六、健康指导

搞好饮水、食品、粪便的卫生管理及防蝇工作，改善环境卫生条件。指导建立良好的个人卫生习惯，饭前便后要洗手，杜绝不洁饮食，保持家居环境卫生。流行期间可口服多价痢疾活菌苗，提高机体免疫力，严格执行消化道隔离。

> **核心提示**　细菌性痢疾是由痢疾杆菌引起的常见急性肠道传染病。主要临床表现为腹痛、腹泻、里急后重、黏液脓血便及发热等全身中毒症状，严重者可出现休克、中毒性脑病，治疗原则以抗菌消炎、对症为主。急性菌痢经治疗1周左右痊愈，少数转变为慢性菌痢。

第十节　流行性脑脊髓膜炎患者护理

流行性脑脊髓膜炎简称流脑，是由脑膜炎奈瑟菌(又称脑膜炎球菌)引起的化脓性脑膜炎。临床主要表现为突发高热，剧烈头痛，频繁呕吐，皮肤黏膜瘀点、瘀斑及脑膜刺激征，严重者可有败血症、休克及脑实质损害，脑脊液呈化脓性改变。

一、病原学

脑膜炎球菌属于奈瑟菌属。细菌对外界抵抗力弱，对于干燥、寒冷、热及一般消毒剂和常用抗生素均敏感，温度低于30℃或高于50℃时皆易死亡。

二、流行病学

1. 传染源　本病的传染源是带菌者和患者。

2. 传播途径 病原菌主要经飞沫直接从空气中传播，属于呼吸道传播。

3. 人群易感性 普遍易感，以6个月至2岁的婴幼儿发病率最高，病后可产生持久的免疫力，再次患病者罕见。

4. 流行特征 全年均可发病，但多见于春、冬季节，从每年11月至次年5月，流行高峰为3、4月份。

三、发病机制

1. 普通型流脑败血症期间，细菌侵袭皮肤血管内皮细胞，迅速繁殖并释放内毒素，通过吞噬细胞释放的炎症因子作用于小血管和毛细血管，引起局部出血、坏死、细胞浸润和血栓栓塞，临床表现为皮肤黏膜瘀点、瘀斑；脑膜炎期间，脑膜和脊髓膜血管内皮细胞在炎症介质的作用下充血、水肿、出血、坏死，通透性增加，血管周围纤维蛋白、中性粒细胞和血浆外渗，引起脑脊髓膜化脓性炎症及颅内压升高。

2. 暴发休克型与脑膜炎球菌释放内毒素引起急性微循环障碍有关。

四、临床表现

潜伏期1～10天，一般为2～3天。

1. 普通型 最常见，占全部病例的90%以上。

(1) 前驱期(上呼吸道感染期)：多数患者此期症状不明显。

(2) 败血症期：起病急，突发寒战、高热、体温39～40℃，伴头痛、精神委靡、全身乏力及关节疼痛、食欲不振、呕吐等毒血症状。婴幼儿常表现为哭闹、拒食、烦躁不安、皮肤感觉过敏和惊厥。70%～90%的患者于发病后数小时出现皮肤、睑结膜或软腭黏膜瘀点或瘀斑，大小1～2mm至1～2cm，鲜红色，随后变成紫红色，严重者发展至全身皮肤，且迅速融合成大片皮下出血，中央因血栓形成而呈紫黑色坏死或大疱，是本期特征性表现。

(3) 脑膜炎期：败血症期的毒血症状及体征仍持续存在，高热持续不退，出现明显的中枢神经系统症状，头痛加剧、喷射状呕吐频繁、烦躁不安、畏光、颈后部及全身疼痛。由于神经根受刺激而出现脑膜刺激征阳性。

(4) 恢复期：经治疗后体温逐渐降至正常，瘀点和瘀斑消失。症状好转，神经系统检查也渐恢复正常，一般在1～3周内痊愈。

2. 暴发型 本型起病急骤，病势凶险，儿童多见，病死率高。可分为三型。

(1) 休克型：突发剧烈寒战、高热，严重者体温不升，伴呕吐、头痛及严重的全身毒血症状。全身皮肤黏膜广泛瘀点、瘀斑，可迅速增多并融合成大片，伴中央坏死。循环衰竭为本型的突出特征。

(2) 脑膜脑炎型：以脑膜脑实质损害为主要表现。除高热、全身毒血症状、瘀斑外，严重颅内高压为本型突出症状。

(3) 混合型：为最严重的类型，同时有休克及脑膜脑炎的表现，病死率极高。

五、实验室及其他检查

1. 血象 白细胞计数显著增高，多在20×10^9/L以上，中性粒细胞在80%以上，可出现中毒颗粒和空泡。并发DIC时血小板显著下降。

2. 脑脊液检查 早期仅有压力升高，外观正常。若临床上表现为脑膜炎，则脑脊液压力随病情发展明显增高，外观变浑浊如米汤水样或呈脓性，白细胞数明显升高超过10×10^8/L，以中性粒细胞为主；蛋白含量高，糖和氯化物明显减少。

3. 细菌学检查 是确诊的重要方法。

4. 免疫学检查 用酶联免疫或放射免疫等方法测定流脑患者脑脊液中脑膜炎球菌特异多糖抗原和血清特异抗体，是近年来开展的快速诊断方法。

六、治疗要点

1. 普通型

(1) 一般治疗：早期诊断，就地执行呼吸道隔离措施。维持足够液体量及电解质平衡。

(2) 病原治疗：由于耐药菌株的出现，应早期、足量应用细菌敏感又能透过血-脑屏障的抗生素。青霉素G为高效、低毒、价廉的杀菌药物，国内尚无报道有明显耐药。

2. 暴发型

(1) 休克型：病原治疗尽早使用有效抗生素，如青霉素、氯霉素或头孢菌素。抗休克治疗：①补充血容量；②纠正酸中毒；③应用血管活性药物；④肾上腺糖皮质激素；⑤抗DIC的治疗。

(2) 脑膜脑炎型：减轻脑水肿，防治脑疝及呼吸衰竭是本型流脑的治疗重点。

七、常用护理诊断

1. 体温过高 与脑膜炎双球菌感染导致败血症有关。

2. 组织灌注无效 与内毒素导致微循环障碍有关。

3. 潜在并发症 惊厥、脑疝、呼吸衰竭。

4. 有皮肤完整性受损的危险 与意识障碍、内毒素损伤皮肤小血管有关。

八、护理措施

1. 休息和体位　重症患者应绝对卧床休息，治疗护理操作要集中进行，尽量减少搬动患者，避免惊厥的发生。呕吐时，患者头偏向一侧。颅内高压的患者需抬高头部。腰椎穿刺后，协助患者去枕平卧 6 小时。

2. 呼吸衰竭的护理　及时吸痰，保持呼吸道通畅；给予吸氧；准备好各种抢救物品和药品，如吸痰器、气管插管或气管切开包、呼吸兴奋剂等，做好抢救的准备。

3. 皮肤护理

(1) 重点保护出现瘀点、瘀斑的部位，病变局部不宜穿刺。

(2) 水疱发生溃破时，可用无菌生理盐水清洗，涂以抗生素软膏保护，以防止继发感染。

(3) 瘀点、瘀斑在吸收过程中常有刺痒感，应修剪并包裹患者指甲，避免抓破皮肤。

(4) 昏迷患者应定时翻身、拍背，翻身时避免推、拉、拽等动作，预防擦伤皮肤。定时按摩受压部位，以防压疮发生，也可用气垫、空心圈等加以保护。

(5) 床褥保持清洁、平整，内衣裤应柔软、宽松、勤换洗，防止大小便后浸渍。

九、健康指导

1. 对患者的指导　讲解流脑的临床过程及预后等，教育患者及时就诊，按呼吸道隔离。隔离至症状消失后 3 天，隔离期一般不少于 7 天，以防疫情扩散。

2. 预防疾病指导　开展多种形式的卫生宣传教育。在流行前期有计划地开展群众性卫生运动，搞好环境和个人卫生，注意室内通风换气，勤晒衣被和儿童玩具，可以达到预防传播的目的。

3. 保护易感人群　流行季节前对流行区 6 个月至 15 岁的易感人群应用脑膜炎球菌多糖体菌苗进行预防接种(剂量为 0.5ml 皮下注射 1 次)，可明显降低发病率。

> **核心提示**　流行性脑脊髓膜炎简称流脑，是由脑膜炎奈瑟菌(又称脑膜炎球菌)引起的化脓性脑膜炎。临床主要表现为突发高热，剧烈头痛，频繁呕吐，皮肤黏膜斑点、瘀斑及脑膜刺激征，严重者可有败血症、休克及脑实质损害。脑脊液呈化脓性改变，早期仅有压力升高，外观正常。若临床上表现为脑膜炎，则脑脊液压力随病情发展明显增高，外观变浑浊如米汤水样或呈脓性，白细胞数明显升高超过 10×10^8/L，以中性粒细胞为主；蛋白含量高，糖和氯化物明显减少。

第十一节　肺结核患者的护理

肺结核是结核分枝杆菌感染引起的肺部慢性传染病，占各器官结核病的 80% 以上。临床上常有低热、乏力、消瘦等全身症状，以及咳嗽、咳痰、咯血等呼吸系统表现。

一、病因及发病机制

结核杆菌属分枝杆菌，因其涂片染色具有抗酸性，又称抗酸杆菌，分为人型、牛型及鼠型等，引起人类结核病的主要为人型。

结核杆菌对外界理化因素的抵抗力较强。在阴湿处能生存 5 个月以上，在干燥的痰标本内可存活 6～8 个月，但在阳光下暴晒 2 小时、紫外线照射 10～20 分钟，煮沸 1 分钟可杀灭。70% 乙醇溶液接触 2 分钟，5%～12% 甲酚皂(来苏)接触 2～12 小时，亦可杀菌。将痰直接吐在纸上直接焚烧是最简单的灭菌方法。

排菌患者是肺结核的主要社会传染源，主要传播途径是呼吸道飞沫感染。人体感染结核杆菌后，仅在抵抗力下降或细胞介导的变态反应增高时方可发病。

二、临床类型

1. 原发型肺结核(Ⅰ型)　多发生于儿童或边远山区，农村初次进入城市的成人。人体初次感染结核菌后在肺内形成的病灶，并引起淋巴管炎及淋巴结炎。肺部的原发病灶、淋巴管炎及局部淋巴结炎，统称为原发综合征。多数无症状，或仅有轻微类似感冒的症状，如低热、轻咳等，历时数周即好转。X 线典型征象为哑铃型阴影。

2. 血型播散型肺结核(Ⅱ型)　由结核菌侵入血循环引起。成人多见，急性粟粒型肺结核起病急，有全身毒血症状，常伴有结核性脑膜炎，X 线显示双肺在浓密的网状阴影上，满布境界清晰的粟粒状阴影，直径约 2mm，大小及密度均大体相等；亚急性或慢性血型播散型肺结核，是少量结核菌分批经血循环进入肺部，其血型播散灶常大小不均匀、新旧不等，在双肺上中部呈对称性分布，无显著中毒症状，患者可无自觉症状。

3. 浸润型肺结核(Ⅲ型)　是肺结核中最常见的一种类型，多见于成人，病灶多位于上肺野，X 线显示渗出和浸润征象，可有不同程度的干酪样病变和空洞形成。

4. 慢性纤维空洞型肺结核(Ⅳ型)　属于肺结核晚期，痰中常有结核菌，为结核病的重要传染源。X 线显示肺纹理垂柳状阴影，单侧或双侧肺有厚壁空洞。

5. 结核性胸膜炎（Ⅴ型） 结核菌可由肺部病灶直接蔓延，也可经淋巴或血行到胸膜。青少年多见，有干性和渗出性两个阶段。前者主要表现为胸痛，听诊有胸膜摩擦音；后者主要表现为呼吸困难，有胸腔积液的体征。X线显示病变部位均匀致密阴影，可随体位变换而改变。

三、临床表现

1. 全身症状 起病缓慢，病程长。常有午后低热、乏力、盗汗、食欲减退、消瘦等，女性患者可有月经失调或闭经。重者有高热。

2. 呼吸系统症状 通常为干咳或带少量黏稠痰，继发感染时，痰呈黏液脓性。约1/3患者有不同程度咯血，痰中带血多因炎性病灶的毛细血管扩张所致；中等量以上咯血，则与小血管损伤或来自空洞的血管瘤破裂有关；大咯血时可发生失血性休克，偶因血块阻塞大气道引起窒息。病变累及壁层胸膜时可引起胸痛，随呼吸及咳嗽而加重。慢性重症肺结核时，呼吸功能减退，常出现渐进性呼吸困难，甚至缺氧发绀。

3. 体征 早期多无异常体征。若病变范围较大，患侧呼吸运动减弱，叩诊呈浊音，听诊呼吸音减低，或为支气管肺泡呼吸音。锁骨上、下及肩胛间区叩诊略浊，咳嗽后偶可闻及湿啰音。肺部病变发生广泛纤维化或胸膜粘连增厚时，患侧胸廓下陷、肋间隙变窄、气管移位，对侧可有代偿性肺气肿征。

四、有关检查

1. 痰结核菌检查 痰中找到结核菌是确诊肺结核的主要依据。

2. X线检查 早期诊断肺结核和分辨肺结核临床类型的重要方法，可判断病情发展及治疗效果。

3. 结核菌素试验 测定人体是否受过结核菌感染。目前通用的结素有旧结素（OT）和结核菌纯蛋白衍生物（PPD）。试验时通常在左前臂屈侧中部皮内注射5ml(5U)，48～72小时后测量皮肤硬结直径，小于5mm为阴性，5～9mm为弱阳性，10～19mm为阳性，20mm以上或局部有水疱、坏死为强阳性。结核菌素试验阳性仅表示曾有结核感染，并不一定现在患病，但3岁以下强阳性者，提示有新近感染的活动性结核病。结核菌素试验阴性除表示没有感染外，尚应考虑人体免疫力及变态反应暂时受抑的情况，如应用糖皮质激素、免疫抑制剂，或营养不良，患麻疹、百日咳及严重肺结核和各种危重患者。

五、诊断要点

根据病史、体格检查，胸部X线及痰结核菌检查，即可诊断。

六、治 疗

1. 抗结核药物治疗 ①原则为早期、联合、适量、规律、全程；②常用杀菌药有异烟肼、利福平、链霉素、吡嗪酰胺，抑菌药有对氨基水杨酸、乙胺丁醇等；③化疗方法包括两阶段疗法和间歇疗法；④化疗方案有长期疗法和短期疗法。常规疗法使用异烟肼、链霉素和对氨基水杨酸12～18个月；短程化疗是联用异烟肼、利福平等2个以上杀菌药，总疗程为6～9个月。

2. 对症治疗 重症结核伴高热者，可在有效抗结核治疗的同时加用糖皮质激素；结核性胸膜炎中等量以上积液，应胸腔穿刺抽液解除压迫症状和减轻全身症状，必要时加用糖皮质激素，以促进渗液的吸收，减少胸膜粘连的发生；中等或大咯血时，静脉使用垂体血管紧张素等药物止血，无效时可通过纤维支气管镜行局部止血或手术治疗。

七、护理诊断/问题

1. 知识缺乏 缺乏肺结核治疗、传染和预防的知识。

2. 体温过高 与结核毒血症状有关。

3. 营养失调 低于机体需要量，与肺结核导致机体消耗增加、食欲减退、营养摄入不足有关。

4. 潜在并发症 窒息、慢性肺源性心脏病。

八、护理措施

1. 休息与活动 有明显毒血症状、活动性肺结核、咯血等应卧床休息，宜采取患侧卧位，以利于健侧通气和防止病灶向健侧播散。轻症及恢复期患者不必限制活动。

2. 饮食护理 指导患者进高热量、高蛋白、高维生素、易消化的饮食。

3. 心理护理 向患者讲解疾病的知识及治疗的进展，并给予帮助和心理支持。

4. 用药护理 鼓励患者坚持规律、全程化疗，防止治疗失败而产生耐药结核菌。观察药物不良反应：①异烟肼可引起周围神经炎、皮疹、肝功能损害。避免与抗酸药同服。②利福平可引起胃肠道不适、肝功能损害、皮疹和发热等，应定期检查肝功能。③链霉素可引起听力障碍、眩晕、肾功能损害等，用药前和用药后1～2个月进行听力检查，定期检查尿常规和肾功能。④吡嗪酰胺可引起肝功能损害、高尿酸血症等，应定期复查肝功能。⑤乙胺丁醇可引起球后视神经炎，故用药前、后检查视觉灵敏度和颜色的鉴别力，每1～2个月1次。⑥对氨基水杨酸可引起胃肠道反应、肝功能损害，应定期复查肝功能。

5. 对症护理　结核毒血症状一般在化疗 1～2 周内即可消失。胸痛者取患侧卧位，指导患者采用减轻疼痛的方法，必要时遵医嘱使用镇痛药。有盗汗症状者，用温毛巾擦干身体汗液，及时更换内衣、被单等。咯血的护理见本节常见症状的护理。

6. 预防感染　①控制传染源；②消毒隔离，切断传播途径，如痰菌阳性患者的痰、日用品及周围的东西要正确处理和消毒，注意个人卫生，严禁随地吐痰等；③保护易感人群，如接种卡介苗，在开放性肺结核患者的家庭内，对结核菌素试验阴性且与患者密切接触的成员、结核菌素试验新近转为阳性的儿童，可服用异烟肼 6～12 个月进行预防。

九、健 康 教 育

1. 疾病知识指导　向患者和家属讲解坚持化疗的重要性；指导患者和家属了解结核病防治、呼吸道隔离、家庭消毒的方法。

2. 生活指导　加强营养，提高机体抵抗力；指导患者合理安排休息与活动，避免劳累、呼吸道感染，保证充足的睡眠。

3. 保健指导　定期随访，复查胸片和肝、肾功能，以了解药物疗效及身体恢复情况。

核心提示　将痰直接吐在纸上焚烧是最简单的消灭结核杆菌的方法。排菌患者是肺结核的主要社会传染源，主要传播途径是呼吸道飞沫感染。常有低热、发力、消瘦等全身症状和咳嗽、咳痰、咯血等呼吸系统表现。痰中找到结核菌是确诊肺结核的主要依据。化疗原则为早期、联合、适量、规律、全程。休息采取患侧卧位。进高热量、高蛋白、高维生素、易消化饮食。鼓励患者坚持规律、全程化疗，防止治疗失败而产生耐药结核菌，观察药物的不良反应。

附一：肠结核患者的护理

(一) 临床表现

1. 腹痛　多位于右下腹，呈隐痛或钝痛。进餐可诱发或加重，排便后可缓解。

2. 腹泻与便秘交替　溃疡型肠结核主要表现为腹泻，每日排便 2～4 次，呈糊状或稀水状，不含黏液和脓血，无里急后重。病变严重而广泛时，腹泻次数增多，可达每日 10 余次，此外，可间断有便秘，粪便呈羊粪状，隔数天再有腹泻；增生型肠结核多以便秘为主。

3. 全身症状　常有结核毒血症状。溃疡型肠结核较明显，也可同时存在结核性腹膜炎、肺结核的相关表现。增生型肠结核偶有低热，多不伴有肠外结核症状。

4. 腹部肿块　见于增生型肠结核，肿块位于右下腹，有压痛，比较固定，质地中等硬度。若溃疡型肠结核合并有局限性腹膜炎，病变肠管与周围组织粘连，或同时有肠系膜淋巴结结核时也可出现肿块。

5. 并发症　晚期患者常有肠梗阻、瘘管形成，也可并发结核性腹膜炎，偶见急性肠穿孔。

(二) 有关检查

1. 血液检查　血常规表现中度贫血、红细胞沉降率明显加快。

2. 粪便检查　粪便一般无黏液脓血，镜下可见少量脓细胞与红细胞。粪便浓缩找结核杆菌若为阳性，对痰菌阴性者有诊断意义。

3. 胃肠钡餐造影或钡剂灌肠检查　溃疡性肠结核钡剂在病变肠段呈激惹征象，排空快，充盈不佳。增生型肠结核可见肠段增生性狭窄、钡剂充盈缺损及肠壁僵硬等。

4. 结肠镜检查　可直接观察全结肠和回肠末段，确定病变范围及性质，并做活组织病理检查，为本诊断的可靠依据。

5. 其他　结核菌素试验呈强阳性者对本病诊断有帮助。

(三) 治疗原则

治疗目的是消除症状、改善全身情况、促进病灶愈合及防止并发症。

1. 抗结核化疗　多采用短程化疗，疗程为 6～9 个月，治疗方案与肺结核相同。

2. 对症治疗　腹痛可用颠茄、阿托品，摄入不足或腹泻严重者应补充液体、钾盐，以保持水与电解质、酸碱平衡。

3. 手术治疗　只限于有合并症者，包括肠梗阻、肠穿孔、慢性穿孔瘘管形成及肠道大量出血者。

(四) 护理诊断/问题

1. 腹痛　与结核杆菌侵犯肠黏膜后致炎性病变有关。

2. 营养失调　低于机体需要量，与结核杆菌感染及病程迁延致慢性消耗有关。

3. 便秘　与肠道狭窄、梗阻或胃肠功能紊乱有关。

4. 腹泻　与溃疡型肠结核、腹膜炎所致肠功能紊乱有关。

(五) 护理措施

1. 合理休息 活动性肠结核患者需卧床休息,病情稳定时,可逐步增加活动量。

2. 饮食护理 摄入高热量、高蛋白、高维生素易于消化的食物。有脂肪泻患者应少食乳制品及富含脂肪的食物;腹泻患者应少食易发酵的食物,如豆制品、牛奶及含粗纤维较多食物等。

3. 监测病情 观察患者的生命体征,腹痛的程度、性质及部位等,及早发现并发症的发生。应每周测量患者体重,了解其营养状况。

4. 用药护理 遵医嘱给予抗结核药物,让患者及家属了解有关抗结核药物的用法、作用及主要不良反应。

5. 心理护理 向患者讲解症状出现的原因及有关肠结核病的知识,使患者认识到此病经过坚持治疗是可治愈的,帮助患者消除顾虑,树立战胜疾病的信心。

6. 消毒隔离 患者用过的餐具与用品应进行消毒处理,对有开放性肺结核患者应采取隔离措施。

(六) 健康教育

1. 预防肠外结核 积极进行肺结核的早期诊断与治疗,对于开放性肺结核患者,应嘱其不要吞咽痰液。结核患者用过的物品与餐具都应进行消毒处理。教育群众注意饮食卫生。

2. 督导用药 应向患者本人或家属宣传教育,指导患者坚持规则治疗与全程治疗。嘱家属督促患者一定要按时、按剂量服药,帮助患者及家属制定切实可行的用药计划。定期门诊复查。

核心提示 结核杆菌通过经口感染、血行播散和直接蔓延三条途径侵犯肠道。肠结核主要发生部位是回盲部,其病理改变有溃疡型、增生型和混合型。肠结核的典型表现有右下腹疼痛,进餐可诱发或加重,排便后可缓解。溃疡型肠结核主要表现为腹泻,增生型肠结核多以便秘为主,且常出现右下腹肿块。常见并发症为肠梗阻和瘘管形成。粪便浓缩找结核杆菌阳性时,对痰菌阴性者有诊断意义。结肠镜检查加活组织病理检查,对于确定病变范围及性质十分重要。本病多采用短程(6~9个月)抗结核化学药物治疗。

附二:骨结核患者的护理

(一) 概述

骨与关节结核以脊柱最多见,其次是膝、髋、肘、肩、腕关节。好发于青少年及儿童。

1. 病因病理 常继发于肺结核以及全身其他部位结核,在身体抵抗力减弱时引起单纯性骨结核或单纯性滑膜结核,病变发展将形成全关节结核。局部病理改变为结核性炎性浸润、肉芽增生、干酪样坏死及寒性脓肿形成,滑膜、骨质、关节软骨被破坏,晚期可导致病理性脱位或骨折、肢体畸形或残废。

2. 临床表现 病变活动期可出现较明显的结核中毒症状;局部表现有疼痛、关节肿胀、畸形、功能障碍、寒性脓肿及窦道。

3. 辅助检查

(1) 实验室检查:贫血,血沉增速,混合感染时血白细胞增多。

(2) X线片或CT检查:可了解病变进展情况及程度等。

4. 治疗要点

(1) 提高机体抵抗力。

(2) 局部制动或适当的休息。

(3) 合理使用抗结核药物。

(4) 非手术治疗不能控制病变发展,或有明显死骨、较大脓肿、经久不愈的窦道,或合并截瘫等,应在积极手术前准备下行结核病灶清除术或关节融合术。

(二) 常见骨关节结核

1. 脊柱结核 占全身关节结核的首位。在脊柱结核中,腰椎结核发生率最高。中心型椎体结核多见于10岁以下的儿童,好发于胸椎,病变进展快,整个椎体被压缩成楔形,可压迫脊髓引起截瘫。边缘型椎体结核多见于成人,腰椎好发,病变局限于椎体的上下缘,很快侵犯至椎间盘及相邻的椎体,椎间盘破坏是本型的特征。

(1) 脊柱结核起病缓慢,局部最早出现的表现是疼痛,活动、劳累、咳嗽可使疼痛加重。腰椎结核患者从地拾物时,不能弯腰,需挺腰、屈膝、屈髋、下蹲才能取物,后期患者有腰大肌脓肿形成,可在腰三角、髂窝或腹股沟处摸到脓肿,脓肿破溃后出现窦道,可有米汤样脓液或干酪样坏死物质流出。脊柱结核的脓液、死骨、干酪样坏死物、破坏的椎体和椎间盘都可压迫脊髓引起瘫痪。

(2) 辅助检查

1) X线检查可见椎骨中心或边缘骨质破坏和椎间隙狭窄。同时在颈椎侧位片可见椎前软组织影增宽,气管前移。

2) 胸椎正位片可见椎旁球形或梭形软组织影;腰椎正位片可见一侧腰大肌阴影模糊,或腰大肌阴影增宽。

3) CT检查可以清晰显示病灶部位有无空洞和死骨形成。

4) MRI可发现早期病变及脊髓受压情况。

(3) 全身治疗包括注意休息、加强营养及抗结核药物治疗；局部治疗包括卧硬板床、制动、固定；手术治疗有脓肿切开排脓术、病灶清除术及矫形手术等3种。

2. 髋关节结核　儿童多见，单侧居多。后期可产生寒性脓肿与病理性脱位。寒性脓肿可以流注到腹股沟的内侧，也可流向后方，成为臀部寒性脓肿。

(1) 髋关节结核起病缓慢，早期即有患髋轻度疼痛，休息后会好转，重者出现跛行。在小儿则表现为夜啼，患儿常诉膝关节疼痛而延误诊断。晚期会在腹股沟内侧或臀部出现寒性脓肿，破溃后成为慢性窦道。股骨头破坏会形成病理性脱位。

(2) 辅助检查

1) X线摄片早期病变可见骨质疏松、进行性关节间隙变窄与边缘性骨质破坏；后期出现死骨、空洞、股骨头破坏或消失，病理性骨折。

2) CT、MRI检查可显示早期微小病变而获得早期诊断。

(3) 全身治疗与局部治疗同样重要。抗结核药物治疗一般维持2年；有屈曲畸形者应做皮牵引，畸形矫正后上髋人字石膏3个月，一般都能控制病情。全关节结核，早期行病灶清除术，术后皮牵引；晚期行病灶清除术同时行关节融合术，病变已静止、关节纤维性强直、稍有活动即出现疼痛者，可行关节融合术或全关节置换术。有明显畸形者可行矫形截骨术。

3. 膝关节结核　膝关节结核仅次于脊柱结核，儿童和青少年多见。

(1) 临床表现：起病时以滑膜结核多见，病变发展缓慢，以炎性浸润和渗出为主，膝关节肿胀和积液；膝关节结核可有结核中毒症状；膝部疼痛活动时加重，休息后减轻；膝关节呈梭形肿胀，现“鹤膝”畸形；浮髌试验阳性；日久可引起膝关节屈曲挛缩；病变静止或愈合后呈纤维性强直。

(2) 辅助检查

1) X线检查可帮助诊断。

2) CT、MRI可发现普通X线片不能显示的病灶，特别是MRI具有早期诊断的价值；关节镜检查对早期滑膜结核有重要的诊断意义。

(3) 膝关节结核的治疗

1) 全身治疗包括休息、营养及抗结核药物治疗。

2) 单纯滑膜结核行关节穿刺抽液，并注入抗结核药物；滑膜肥厚，抽液注药效果欠佳者，可行滑膜切除术，术后继续在关节腔内注射抗结核药物。

3) 单纯骨结核可行病灶清除术，同时植骨，术后石膏固定3个月；全关节结核早期行病灶清除术，不论手术与否，局部制动十分重要，固定时间不少于3个月。

4. 护理措施

(1) 非手术治疗与术前护理

1) 高热及全身情况较差者应卧床休息，按医嘱用抗结核药物。

2) 患肢制动，有利于缓解疼痛，防止病灶扩散，防止病理性脱位或骨折。保持肢体功能位，防止关节畸形。避免脱位或骨折等意外损伤。

3) 对窦道换药时应严格无菌操作，避免混合感染。同时注意消毒隔离工作。

(2) 术后护理

1) 监测生命征，注意肢端颜色、温度、感觉、运动和毛细血管充盈时间。

2) 术后继续用药至少3～6个月。

3) 脊柱结核术后预防截瘫最重要，在搬动患者或给患者翻身时，要保持身体动作协调一致，颈椎结核术后尚需专人牵引头部保护，对已发生截瘫的患者按截瘫常规护理，防止截瘫并发症。

4) 术前戒烟，控制呼吸道感染，术后鼓励患者深呼吸，有效咳嗽、咳痰，雾化吸入，无禁忌者可翻身拍背，应用有效抗生素等防治肺部感染；保持床面清洁、平整、舒适，骨隆突部位加软垫，防止压疮。

5) 指导患者加强功能锻炼，瘫痪患者给予肌肉、关节按摩，防止关节僵硬，但被动运动要适量，避免损伤。

附三：肾结核病患者的护理

肾结核是由结核分枝杆菌引起的慢性、破坏性肾病变，在泌尿系结核中最为常见。单侧肾结核占90%，双侧约占10%。

(一) 临床表现

肾结核的主要表现不在肾脏而在膀胱。

1. 膀胱刺激征　尿频为肾结核最早出现的症状，然后出现尿急、尿痛，为肾脓尿刺激膀胱黏膜所致。晚期膀胱结核致膀胱挛缩会加重尿频，甚至出现假性尿失禁。尿频、尿急、尿痛的症状一旦发生，则症状不易缓解，呈慢性发展过程。

2. 血尿及脓尿　血尿以终末血尿居多，为膀胱结核溃疡出血引起；肾结核灶侵蚀血管引起的全程肉眼血尿较少见。肾结核患者均有不同程度的脓尿，严重者尿呈米汤样或为脓血尿。

3. 其他　一般情况下患者腰部表现多不明显，当破坏严重的巨大脓肾、肾积水或继发感染蔓延至肾周围时，才出现腰部钝痛及肿块。全身表现在早期多不明显，严重或晚期患者可出现结核中毒症状。肾功能严重损害可出现尿毒症等。

(二) 辅助检查

1. 尿液检查 尿蛋白及红、白细胞增多；尿沉渣抗酸染色找结核分枝杆菌；无菌条件下取中段尿做结核分枝杆菌培养，有助于诊断。

2. X线检查 平片可见钙化、结石及肾形态；泌尿系统造影(排泄性肾盂造影和逆行性肾盂造影)，可见典型的肾盏、肾盂、输尿管虫蚀样破坏与肾空洞；如全肾广泛破坏时肾功能低下或丧失，排泄性肾盂造影则不能较好地显示结核性破坏病变。

3. B超检查 可了解肾形态、大小及有无积水与积脓。

4. 膀胱镜检查 可直视膀胱病变，必要时可取活体组织做病理检查。

(三) 治疗要点

肾结核早期可经充分休息、加强营养和选用抗结核药物等非手术治疗措施而治愈。经正规抗结核治疗无效、病肾破坏严重、输尿管及膀胱变形萎缩明显时，则酌情选用肾病灶清除术、肾部分切除术、肾切除术、输尿管狭窄段切除术及挛缩膀胱扩大术等。

(四) 护理措施

1. 非手术治疗的护理

(1) 加强营养，给予易消化的高蛋白、高热能、高维生素饮食。避免劳累，充分休息，指导患者适当进行户外活动，以增强体质。

(2) 早期肾结核患者可通过系统、正规地服用抗结核药物而治愈。

(3) 由于服药时间较长等因素，患者常不能坚持按时、足量地服药，以致影响治疗结果，因此，应指导、监督患者严格执行治疗方案。

(4) 使用抗结核药物期间应加强观察，注意药物的不良反应，发现异常及时告知医师并协助处理。

2. 手术治疗的护理

(1) 根据手术计划，适时做好手术前准备工作：肾结核手术前需用抗结核药物准备，如全肾切除至少需药物准备2周以上，肾病灶清除术及肾部分切除术需药物准备3～6个月；加强营养，提高患者的手术耐受力，手术前做好术前常规护理工作。

(2) 肾结核手术后，应参照肾损伤手术后的护理内容进行。

(3) 指导患者手术后继续服用抗结核药物3～6个月，以防结核复发。

附四：结核性脑膜炎患者的护理

结核性脑膜炎简称结脑，是结核杆菌侵犯脑膜所引起的炎症。本病多见于婴幼儿，是小儿结核病中最严重的一型，病死率及后遗症发生率较高。

(一) 发病机制及病理

小儿神经系统发育不成熟、血脑屏障功能较差、免疫功能不完善，入侵的结核菌易经血性播散而引起结核性脑膜炎。脑膜出现结核性炎症反应，大量渗出物积聚于脑底部，易包围挤压脑神经引起损害，出现脑神经障碍的症状。

(二) 临床表现

1. 早期(前驱期) 主要是性格改变，出现与以往不同的性格，如烦躁好哭、精神呆滞、少言懒动、易倦易怒、不喜欢游戏。

2. 中期(脑膜刺激期) 主要是颅内压增高的表现，如头痛、呕吐、惊厥及脑膜刺激征阳性。

3. 晚期(昏迷期) 上述症状加重，并且意识逐渐进入昏迷。常伴有水、电解质代谢紊乱。最终因颅内压增高导致脑疝死亡。

(三) 护理措施

1. 室内环境安静，避免声光刺激，护理操作尽量集中进行。

2. 饮食护理 给予高热量、高蛋白质、高维生素饮食，宜少量多餐；昏迷不能吞咽者可鼻饲，必要时静脉输液和营养支持。

3. 皮肤黏膜护理 保持皮肤清洁、床单干燥整洁，每日清洁口腔2～3次，防止发生压疮；呕吐患儿要做好口腔护理；昏迷及瘫痪患儿应勤翻身拍背；昏迷眼睑不能闭合者，应涂眼膏并用纱布覆盖，以保护角膜。

4. 观察病情 观察生命体征、意识、瞳孔等变化，以及早发现和处理颅内高压或脑病；观察抗结核药物和降颅压药物的不良反应，发现问题及时处理。

(四) 健康指导

讲解结核病的防治知识，坚持按医嘱应用抗结核药物，并注意药物毒副作用，制定合理的作息时间，避免与开放性肺结核患者接触，对留有肢体瘫痪后遗症的患儿，积极进行康复训练。

核心提示　小儿结核病以原发性肺结核最常见，主要是通过呼吸道传播。结核性脑膜炎是结核病死亡的主要原因。对于结核性脑膜炎患儿，由于病程长、病情重，除应早期、规律、联合、适量、全程、分段应用抗结核药物外，还应注意药物的毒副作用。对昏迷及瘫痪患者要做好皮肤护理。加强营养，耐心做好患儿及家长的思想工作，消除焦虑情绪。

习题训练

A_1 型题

1. 城镇医疗机构发现疑似麻疹病例时，几小时内报告
   A. 24～48 小时　B. 12 小时以内
   C. 24 小时以内　D. 6 小时以内
   E. 1 周内
2. 传染病的基本特征是
   A. 有传染性、传播途径、免疫性
   B. 有病原体、流行性、传染性
   C. 有病原体、传染性、流行性、地方性、季节性、免疫性
   D. 有传染性、免疫性、流行性、地方性、季节性
   E. 有传染性、免疫性、流行性
3. 某传染病在一个较小范围内短时间突然出现大批同类病例，称为
   A. 流行　B. 大流行
   C. 散发　D. 暴发
   E. 显性感染
4. 关于隐性感染的说法不正确的是
   A. 病理变化重　B. 临床无任何症状
   C. 大多数传染病患者以隐性感染最常见
   D. 隐性感染后可获得对该病的特异性免疫
   E. 少数患者可成为病原携带者
5. 传染病在某一地区流行后，人群感染状态的一般规律是
   A. 显性感染多　B. 隐性感染多
   C. 潜在性感染多　D. 健康带菌者多
   E. 病原体被清除
6. 下列出疹性传染病最早出疹的疾病是
   A. 麻疹　B. 天花
   C. 风疹　D. 水痘
   E. 百日咳
7. 麻疹典型皮疹出现的顺序是
   A. 额面部、耳后发际、颈部、躯干、四肢、手掌，足底
   B. 耳后发际、额面部及颈部、躯干、四肢、手掌，足底
   C. 额面部、颈部、躯干、四肢、手掌，足底
   D. 耳后发际、躯干、四肢、手掌，足底
   E. 面部、躯干、四肢
8. 患麻疹后，下列护理哪项不正确
   A. 卧床休息至皮疹消失
   B. 出疹期间应该用药物进行降温
   C. 保持皮肤的整洁干燥
   D. 清淡、易消化的饮食
   E. 小儿应多喝热水及热汤
9. 麻疹最常见的并发症是
   A. 支气管炎　B. 心肌炎
   C. 喉炎　D. 肺炎
   E. 麻疹脑炎
10. 麻疹并发肺炎患儿应隔离至出疹后
    A. 10 天　B. 8 天
    C. 7 天　D. 6 天
    E. 14 天
11. 关于传染病患者的皮肤护理哪项不正确
    A. 观察皮疹的特点，如形态、大小、分布部位等
    B. 出疹期可用肥皂水擦洗皮肤
    C. 将患者指甲剪短，切勿抓破皮肤
    D. 瘙痒较重者，可用炉甘石洗剂等涂擦局部
    E. 皮肤保持清洁干燥
12. 传染病区别于其他疾病的最基本特征是
    A. 有病原体　B. 有传染性
    C. 有流行性　D. 有地方性和季节性
    E. 有免疫性
13. 下列方法中，能将 HAV 彻底杀灭的是
    A. 60℃，4 小时　B. 100℃，5 分钟
    C. 20%乙醚，3 分钟　D. 100℃，3 分钟
    E. 70%乙醇溶液，3 分钟
14. 甲型病毒性肝炎传播的主要途径是
    A. 血液传播　B. 粪-口传播
    C. 飞沫传播　D. 母婴传播
    E. 唾液传播
15. 甲型病毒性肝炎的潜伏期
    A. 1 周　B. 2 周
    C. 5～45 天　D. 30～80 天
    E. 15～150 天

16. 无并发症的水痘患儿应隔离至
A. 1周　B. 出疹后3天
C. 15～45天　D. 疱疹全部结痂
E. 疱疹开始结痂
17. 乙型肝炎患者血液污染的针头刺破某人的皮肤后,宜采取的措施是
A. 注射丙种球蛋白　B. 应用干扰素
C. 立即注射乙肝疫苗　D. 碘酊消毒
E. 注射高价乙肝免疫球蛋白
18. 目前预防乙型病毒性肝炎的主要措施是
A. 定期体检筛查慢性乙肝病毒携带者
B. 做好血制品的管理　C. 隔离患者
D. 乙肝疫苗预防接种
E. 丙种球蛋白被动免疫
19. 病毒性肝炎急性期患者最恰当的饮食是
A. 低蛋白、高糖类饮食　B. 高热量、低脂饮食
C. 高蛋白、少盐饮食
D. 高糖类、高维生素饮食
E. 清淡、易消化的饮食
20. 流行性乙型脑炎的主要传染源是
A. 牛　B. 蚊虫　C. 猪
D. 流行性乙型脑炎患者　E. 牛奶
21. 流行性乙型脑炎的主要传播途径是
A. 牛　B. 蚊虫　C. 猪
D. 流行性乙型脑炎患者
E. 牛奶
22. 流行性乙型脑炎最主要的3种凶险症状是
A. 高热、意识障碍、呼吸衰竭
B. 意识障碍、呼吸衰竭、循环衰竭
C. 高热、抽搐、呼吸衰竭
D. 高热、抽搐、循环衰竭
E. 抽搐、呼吸衰竭、循环衰竭
23. 流行性乙型脑炎患者必有的症状是
A. 高热　B. 神经精神症状
C. 抽搐　D. 循环衰竭
E. 呼吸衰竭
24. 流行性乙型脑炎最主要的死亡原因是
A. 高热　B. 惊厥抽搐
C. 循环衰竭　D. 呼吸衰竭
E. 支气管肺炎
25. 流行性乙型脑炎患者最常见的并发症是
A. 病毒性心肌炎　B. 呼吸衰竭
C. 支气管肺炎　D. 肺性脑病
E. 应激性溃疡
26. 预防流行性乙型脑炎的主要措施是
A. 症状护理　B. 加强猪的管理
C. 疫苗接种　D. 保护易感人群
E. 防蚊、灭蚊
27. 艾滋病的主要传播途径是
A. 性接触传染　B. 共用针头注射
C. 人工授精　D. 被污染的针头刺伤
E. 同性恋
28. 下列关于HIV的描述,错误的是
A. 属反转录病毒　B. 属双链DNA病毒
C. 具有嗜淋巴细胞性　D. 具有嗜神经性
E. 对热敏感
29. 下列关于HIV的描述,错误的是
A. 对外界的抵抗力弱　B. 对热敏感
C. 对化学消毒剂敏感　D. 对紫外线敏感
E. 干燥暴露2小时即灭活
30. 目前认为艾滋病的传播途径,不包括的是
A. 静脉滥用毒品者　B. 输血及血制品
C. 性传播　D. 母婴垂直传播
E. 昆虫叮咬传播
31. 艾滋病患者肺部感染最多见的是
A. 肺炎球菌　B. 肺孢子菌肺炎
C. 结核菌　D. 白色念珠菌
E. 巨细胞病毒
32. 目前预防艾滋病的关键措施是
A. 加强患者的管理,早期进行抗病毒治疗
B. 及时发现患者
C. 及时发现病毒携带者
D. 切断传播途径　E. 保护易感人群
33. 结核病最主要的传播途径是
A. 飞沫　B. 尘埃
C. 食物和水　D. 皮肤接触
E. 毛巾或餐具
34. 确诊肺结核的重要依据为
A. 典型的症状体征　B. 结核菌素试验
C. 贫血　D. 痰中找到结核杆菌
E. X线检查找到病灶
35. 急性细菌性痢疾患者出现里急后重感提示病变侵及
A. 乙状结肠　B. 直肠
C. 回盲部　D. 升结肠
E. 降结肠
36. 下列表现中,不符合急性细菌性痢疾特点的是
A. 急性起病　B. 腹痛、腹泻
C. 里急后重　D. 右下腹压痛
E. 肠鸣音亢进
37. 慢性细菌性痢疾是指病程超过
A. 1周　B. 2周

C. 1 个月　　D. 3 个月
E. 6 个月

38. 急性细菌性痢疾的首选药物是
A. 青霉素　　B. 四环素
C. 阿奇霉素　　D. 喹诺酮类
E. 头孢菌素类

39. 脑膜炎球菌的主要致病因素是
A. 内毒素
B. 直接致组织细胞坏死
C. 神经毒素
D. 外毒素
E. 变态反应致细胞病变

40. 流行性脑脊髓膜炎(流脑)的主要传播途径是
A. 空气、飞沫传播　　B. 接触传播
C. 动物传播　　D. 食物和水传播
E. 蚊子传播

41. 普通型流脑的临床分期为
A. 初期、极期、恢复期
B. 前驱期、极期、缓解期、恢复期
C. 前驱期、败血症期、脑膜炎期、恢复期
D. 脑膜炎期、恢复期
E. 前驱期、脑膜炎期、恢复期

42. 流脑患者最常见的皮疹是
A. 药物疹　　B. 丘疹
C. 斑丘疹　　D. 玫瑰疹
E. 瘀点和瘀斑

43. 护士为一位乙型肝炎患者进行肌内注射后,在处理用物的过程中不慎被注射器针头刺破皮肤,下列处理最适宜的是
A. 碘酊消毒　　B. 应用干扰素
C. 立即注射乙肝疫苗　　D. 注射丙种球蛋白
E. 注射高价乙肝免疫球蛋白

A_2 型题

44. 患者,女,33 岁,3 天前出现发热、乏力、恶心、食欲不振,查体:巩膜轻度黄染,肝肋下 1cm,质软,该患者的诊断首先应考虑为
A. 伤寒　　B. 急性食物中毒
C. 病毒性肝炎　　D. 肝硬化
E. 钩体病

45. 患者,女,44 岁,主因"发热、尿黄 3 天",门诊以"病毒性肝炎(甲型)"收治入院。对于该患者应采取的隔离是
A. 严密隔离　　B. 消化道隔离
C. 呼吸道隔离　　D. 虫媒隔离
E. 接触隔离

46. 患者,女,39 岁,因发热 2 天,伴乏力、尿黄,诊断为"急性黄疸型肝炎"。该患者目前最主要的治疗措施是
A. 卧床休息　　B. 保肝药物治疗
C. 抗病毒治疗　　D. 消化道隔离
E. 免疫治疗

47. 患者,女,55 岁,诊断为"急性黄疸型肝炎"。此时该患者最恰当的饮食措施是
A. 高蛋白、高糖类饮食
B. 低热量、低脂饮食
C. 高蛋白、低脂饮食
D. 高糖类、高维生素饮食
E. 清淡、易消化的饮食

48. 患儿,男,5 岁,诊断为"肺结核",患者肺结核的临床分型可能是
A. 原发性肺结核　　B. 血行播散性肺结核
C. 浸润型肺结核　　D. 结核性胸膜炎
E. 纤维空洞性肺结核

49. 患者,男,26 岁,低热、盗汗、乏力,诊断为"肺结核",患者的临床治疗原则是
A. 早期、联合、规律、适量、全程
B. 早期、单一、规律、适量、全程
C. 早期、联合、规律
D. 早期、联合、适量、全程
E. 联合、规律、适量、全程

50. 患者,男,44 岁,1 个月前因胃癌手术,术中输血 300ml。近半个月出现乏力、食欲不振,入院诊断为"急性丙型肝炎"。你认为该患者感染丙肝的最可能途径是
A. 血液传播　　B. 粪-口途径
C. 日常生活密切接触　　D. 垂直传播
E. 飞沫传播

51. 患儿,男,5 岁,诊断为"原发性肺结核",原发综合征典型的 X 线胸片表现是
A. 云雾状阴影　　B. 团块状阴影
C. 哑铃状"双极影"　　D. 斑点状阴影
E. 粟粒状阴影

52. 患儿,男,5 岁,诊断为"水痘",关于水痘的叙述,以下哪项不正确
A. 水痘是由水痘带状疱疹病毒引起的
B. 以全身出现水疱疹为特征
C. 感染水痘后一般可持久免疫,但可发生带状疱疹
D. 水痘只通过飞沫传染
E. 四季可发病,以春、冬季为高

53. 小儿,3 岁,于入院前曾与水痘患儿接触,应采取的措施是

A. 多饮水，合理饮食　　B. 静脉点滴抗生素
C. 进行检疫　　D. 隔离
E. 晒太阳

54. 患者，男，9 岁，因突起高热 2 天，昏迷、抽搐 3 小时收治入院，诊断为"流行性乙型脑炎"。该患者最关键的护理措施是
A. 密切观察病情
B. 遵医嘱给予药物降温
C. 保持呼吸道通畅
D. 保持室内空气清新
E. 减少光声刺激

55. 患者，男，20 岁，4 年前发现 HIV 抗体(＋)，40 余天前无明显诱因出现发热，体温波动在 38～38.5℃，伴咳嗽、咳痰，入院诊断为"卡氏肺孢子虫肺炎"。目前该患者的艾滋病分期最可能的是
A. 潜伏期
B. 急性感染期
C. 无症状感染期
D. 持续性全身淋巴结肿大综合征期
E. 典型艾滋病期

56. 患者，男，24 岁，主因发热、腹痛、腹泻、脓血样便 2 天，以"细菌性痢疾"收入院。患者每日排便 5 次以上，下列有关肛周皮肤的护理措施，不恰当的是
A. 用柔软纸擦　　B. 用温水坐浴
C. 用乙醇消毒肛周皮肤　　D. 内衣柔软清洁
E. 局部涂以凡士林软膏

57. 患者，男，7 岁，在街边进食后出现发热、腹痛、腹泻，以"细菌性痢疾"收入院。下列各项饮食护理，不恰当的是
A. 少量多餐　　B. 少纤维饮食
C. 高蛋白、高脂肪饮食补充能量
D. 忌食生冷食物　　E. 忌食刺激性食物

58. 患儿，女，5 岁，头痛、高热 2 小时，伴呕吐、抽搐，以"流行性脑脊髓膜炎"入院。查体：体温 39.4℃，心率 108 次/分。关于患者下列各项护理措施不恰当的是
A. 乙醇擦浴降温
B. 仰卧位，头偏向一侧
C. 保持环境安静，减少刺激
D. 保持呼吸道通畅
E. 遵医嘱给予甘露醇

59. 患儿，女，9 岁，畏寒、高热、头痛、呕吐 3 小时，以"流行性脑脊髓膜炎"收入院，查体可见：体温 39.8℃，心率 104 次/分，全身广泛性瘀点。该患者皮肤护理措施中不当的是
A. 用海绵垫保护瘀点、瘀斑处皮肤
B. 避免压迫瘀点、瘀斑处皮肤
C. 按摩瘀点、瘀斑处皮肤，促进血液循环
D. 防止尿液浸渍瘀点、瘀斑处皮肤
E. 定期观察瘀点、瘀斑处皮肤

60. 患者，男，29 岁，肺结核病史 1 年，最近出现肢体远端感觉异常，引起此症状的原因可能是
A. 异烟肼药物副作用
B. 链霉素药物副作用
C. 利福平药物副作用
D. 吡嗪酰胺药物副作用
E. 对氨基水杨酸药物副作用

A_3/A_4 型题

(61～63 题共用题干)

7 岁小儿，因发热、耳垂下肿痛 1 天就诊。查体：体温 38.5℃，患儿腮腺以耳垂为中心向前、后、下肿痛，局部皮肤紧张发亮、灼热和触痛，但不发红。初步诊断：流行性腮腺炎。

61. 该患儿的护理诊断及合作性问题不包括
A. 疼痛
B. 体温过高
C. 有传播感染的危险
D. 潜在并发症：脑膜脑炎
E. 体液过多

62. 对该患儿实施隔离直至
A. 体温退至正常
B. 腮腺肿胀消退后 3 日
C. 腮腺疼痛消失
D. 食欲好转
E. 咽拭子培养 3 次阴性

63. 对该班易感染学生检疫的时间是
A. 1 周　　B. 2 周
C. 3 周　　D. 4 周
E. 5 周

(64～66 题共用题干)

4 岁患儿，主因皮肤水疱疹 1 天就诊。查体：体温 38.5℃，躯干部可见散在红色斑丘疹和疱疹，疱疹周围有红晕。初步诊断：水痘。

64. 患儿目前首要的护理诊断是
A. 体温过高　　B. 皮肤完整性受损
C. 营养失调　　D. 有感染的危险
E. 有体液不足的危险

65. 该患儿首要的护理措施是
A. 物理降温　　B. 卧床休息
C. 静脉补液　　D. 局部涂消炎药
E. 清洁皮肤

66. 患儿治疗后能上幼儿园的标准是
A. 体温正常　B. 食欲增加
C. 皮疹全部结痂　D. 皮肤瘙痒消失
E. 咽部充血消退

（67～69 题共用题干）

患者，男，30 岁。患浸润型肺结核 2 年，给链霉素 0.5g 肌内注射，2 次/日，口服异烟肼、利福平治疗半年，近来自诉耳鸣，听力下降。

67. 出现耳鸣，听力下降的原因可能是
A. 肺结核临床症状
B. 链霉素对听神经损害
C. 异烟肼对听神经损害
D. 利福平对听神经损害
E. 异烟肼对周围神经损害

68. 对此患者的健康教育不正确的是
A. 应注意休息，避免疲劳
B. 患者应坚持规律全程药物治疗
C. 定期复查，防治药物副作用
D. 告知患者乙胺丁醇对周围神经有损害
E. 告知患者异烟肼对周围神经损害

69. 患者的健康指导不正确的是
A. 严禁随地吐痰，接触痰液后无需洗手
B. 患者的餐具煮沸消毒
C. 书籍在烈日下暴晒 6 小时以上
D. 外出可戴口罩，避免疲劳
E. 坚持规律、长期、全程服药

（70、71 题共用题干）

患者，男，37 岁。因突然咳血痰而来门诊，胸部 X 线片示右上肺薄壁空洞及周围有少许渗出病灶。给予利福平＋异烟肼＋乙胺丁醇治疗。

70. 该患者属哪种肺结核
A. 原发性肺结核　B. 浸润型肺结核
C. 血型播散性肺结核　D. 纤维空洞性肺结核
E. 结核性胸膜炎

71. 为确诊患者是否为开放性肺结核，应做哪项检查
A. 胸部 X 线　B. 痰液结核杆菌培养
C. OT 试验　D. 胸部 CT
E. 胸部磁共振

（72～74 题共用题干）

患儿，女，6 岁，发热 1 天后出现皮疹，躯干多，四肢少，为红色斑丘疹，数小时后变成小水泡，痒感重，部分结痂。

72. 护士考虑该患儿可能是
A. 麻疹　B. 水痘
C. 猩红热　D. 腮腺炎
E. 幼儿急疹

73. 水痘患者作为唯一的传染源，其具有传染性的时段为
A. 潜伏期
B. 出疹期
C. 出疹前 10 天至出疹后 5 天
D. 出疹前 5 天至第一批疹退
E. 出疹前 1～2 天至全部疱疹结痂

74. 患儿在家隔离治疗。因皮疹痒，哭闹不安，护士给予家长正确的指导是
A. 局部涂 2%碘酊　B. 局部涂液体石蜡
C. 局部涂地塞米松霜　D. 局部涂炉甘石洗剂
E. 局部涂金霉素鱼肝油

（75～78 题共用题干）

患者，男，34 岁，公司经理。1 个月前出现低热，伴乏力、纳差，因工作繁忙未诊治，近 1 周以来，上述症状明显加重，不思饮食，食后即吐，查体：体温 37.2℃，重病容，皮肤重度黄染，并可见多处瘀斑，腹水征（＋），被诊断为“亚急型重型肝炎”。

75. 导致该患者发展为重型肝炎的最可能原因是
A. 原有肝脏疾病　B. 过度劳累
C. 服用对肝有损害的药物
D. 肝炎病毒的重叠感染　E. 肝炎病毒的变异

76. 下列表现中，该患者不可能出现的是
A. 肝肿大　B. ALT＜300U/L
C. PTA 在 40%以下　D. 胆碱酯酶下降
E. 肝性脑病

77. 下列护理措施中，不正确的是
A. 绝对卧床休息
B. 给予低盐、低脂饮食
C. 给予富含维生素的高蛋白饮食
D. 密切观察患者的生命体征及意识
E. 严格记录 24 小时出入量

78. 下列药物中，不宜选用的是
A. 青霉素　B. 四环素
C. 头孢曲松　D. 头孢拉定
E. 环丙沙星

（79～86 题共用题干）

患者，女，23 岁，8 月份去西安旅游，在宾馆住宿时被蚊虫叮咬，第 2 天出现发热、头痛、恶心、呕吐，症状逐渐加重，因神志不清 1 天急诊入院，经查后确诊为流行性乙型脑炎。

79. 下列脑脊液检查结果，符合该患者特点的是
A. 外观浑浊，白细胞显著增加
B. 外观清亮，白细胞计数轻度增加
C. 蛋白轻度升高，糖和氯化物正常
D. 蛋白明显升高，糖和氯化物明显降低

E. 蛋白、糖和氯化物均明显升高

80. 检查发现患者呼之不应，双侧瞳孔等大等圆，对光反射迟钝，此时患者的意识状态为

A. 嗜睡　　B. 意识模糊

C. 昏睡　　D. 浅昏迷

E. 深昏迷

81. 患者体温 40.3℃，心率 94 次/分，呼吸 30 次/分，颈强直(+)，球结膜水肿，肺部呼吸音粗，可闻及痰鸣音，下列处理措施错误的是

A. 吸氧，必要时气管切开

B. 翻身拍背、体位引流

C. 遵医嘱给予安乃近快速降温

D. 遵医嘱给予甘露醇脱水治疗，30 分钟内脱水完毕

E. 保持室内空气新鲜

82. 患者如果治疗无效死亡，死亡的原因最可能的是

A. 高热　　B. 惊厥

C. 心力衰竭　　D. 颅内压增高

E. 呼吸衰竭

83. 该患者确诊为流行性乙型脑炎的最主要依据是

A. 血培养　　B. 骨髓培养

C. 脑脊液常规检查　　D. 脑脊液涂片检查

E. 特异性 IgM 抗体

84. 该患者最易出现的并发症是

A. 呼吸衰竭　　B. 循环衰竭

C. 支气管肺炎　　D. 窒息

E. 应激性溃疡

85. 下列关于流行性乙脑的描述不正确的是

A. 流行性乙脑是由乙型脑炎病毒引起

B. 蚊虫为主要传播媒介

C. 流行于夏季

D. 高热、惊厥、呼吸衰竭为乙脑的严重症状

E. 呼吸衰竭表现为周围性呼吸衰竭

86. 护士对患者及家属进行乙脑的健康教育不正确的是

A. 流行季节使用驱蚊剂　　B. 加强对猪的管理

C. 恢复期有瘫痪症状的患者应进行康复训练

D. 乙脑流行性季节出现高热、头痛应考虑乙脑的可能性

E. 患者感染 1 次后不可能获得持久免疫

(87～90 题共用题干)

患儿，男，6 岁，突然发热、腹痛、腹泻 2 天，每天排便 15 次以上，粪便为黏液脓血便。入院查体：体温 39.9℃，血压 110/70mmHg，神清，双侧瞳孔等大等圆，左下腹压痛。入院诊断为“细菌性痢疾”。

87. 该患儿此次患病的主要传播途径为

A. 呼吸道传播　　B. 消化道传播

C. 血液传播　　D. 飞沫传播

E. 接触传播

88. 该患者目前的临床分型为

A. 急性轻型　　B. 急性普通型

C. 急性重型　　D. 中毒型菌痢休克型

E. 中毒型菌痢脑型

89. 确诊前，为该患者采集便标本时，下列注意事项不需要的是

A. 采集脓血部分　　B. 可连续多次取样

C. 标本应立即送检　　D. 注意标本保温

E. 不要被尿液污染

90. 病程中该患者突然出现呼吸不规则，体温 40.2℃，双侧瞳孔不等大，且忽大忽小，连续惊厥 2 次，惊厥后神志不清，此时应立即采取的措施为

A. 加快补液速度

B. 遵医嘱给予 20%甘露醇静脉滴注

C. 加大抗菌药剂量

D. 给予退热剂降温

E. 严密隔离

(91～95 题共用题干)

患者，女，2 岁，发热、头痛 2 天入院。体温 40.5℃，血压 100/70mmHg，呼吸规整，神志清，双侧瞳孔等大等圆，对光反射灵敏，全身散在瘀点，颈抵抗(+)，凯尔尼格征(+)，诊断为“流行性脑脊髓膜炎”。

91. 流脑的流行病学特点哪项是不正确的

A. 带菌者和患者是传染源

B. 经呼吸道传播

C. 经消化道传播

D. 流行期的带菌群以 A 群为主

E. 发病常无明显的季节性

92. 下列不属于流行性脑脊髓膜炎的特点是

A. 高热、头痛、呕吐

B. 皮肤有瘀点及瘀斑

C. 脑膜刺激征(+)

D. 脑脊液压力高，外观浑浊

E. 脑脊液清亮，无细菌

93. 该患者目前所处的临床类型是

A. 轻型　　B. 普通型

C. 重型　　D. 极重型

E. 暴发型

94. 为该患者取血标本做血培养检查时，下列注意事项中不恰当的是

A. 标本应立即送检

B. 最好床旁培养

C. 在使用抗生素之前送标本

D. 多次送检
E. 标本无法及时送检时可放入冰箱中保存

95. 病程中患者出现面色苍白、四肢厥冷、发绀、皮肤呈花斑状、脉搏细速、血压测不出，对该患者的处理措施中不恰当的是
A. 立即给患者吸氧
B. 立即建立静脉通路
C. 按呼吸道隔离要求隔离患者
D. 遵医嘱大量补液
E. 患者平卧位休息

（96～100 题共用题干）

患者，男，20 岁，3 月份初发病，起病急，寒战、高热，伴头痛、肌肉酸痛 2 天就诊。体检：神志清，体温 39.4℃，颈项强直（±），皮肤有瘀点，咽部略充血，心、肺、腹无异常，凯尔尼格征（—）。血白细胞 20×10^9/L，中性粒细胞 85%，腰穿脑脊液：压力高、米汤样，细胞数明显增多，蛋白增多，糖、氯化物减少。

96. 最可能的诊断是
A. 脑型疟疾　B. 流行性乙型脑炎
C. 流行性出血热　D. 结核性脑膜炎
E. 流行性脑脊髓膜炎

97. 流行性脑脊髓膜炎的综合性预防措施正确的是
A. 早期发现和隔离治疗患者
B. 流行期间儿童可以到拥挤的公共场所
C. 对接触者不必给予处置
D. 密切接触者需观察 3 天
E. 隔离期不少于 15 天

98. 患者如果诊断为暴发型流脑（休克型），下列哪项护理措施不妥
A. 高热患者不宜用乙醇降温
B. 及时吸痰，保持呼吸道通畅
C. 意识障碍者，取平卧位
D. 按医嘱使用有效抗菌药物
E. 在瘀点、瘀斑处不宜穿刺

99. 暴发型流脑休克型治疗哪项是错误的
A. 控制感染　B. 控制 DIC
C. 纠正休克　D. 冬眠疗法
E. 先脱水治疗，后进行腰椎穿刺

100. 近几年开展的流脑快速诊断方法是
A. 脑脊液检查　B. 细菌培养
C. 血常规检查　D. 临床表现为主
E. 血清免疫学检查

（101～104 题共用题干）

患者，女，32 岁，因畏寒、发热、厌油、恶心、呕吐、食欲不振、乏力就诊，入院诊断为甲型肝炎。

101. 对该患者应采用哪种隔离
A. 严密隔离　B. 消化道隔离
C. 呼吸道隔离　D. 接触性隔离
E. 保护性隔离

102. 对患者采取的隔离措施哪项不妥
A. 不同病种患者应分室居住
B. 密切接触患者时须穿隔离衣
C. 病室应有防蝇设备
D. 不同病种患者可借阅书报
E. 不同病种患者不可交换食品

103. 患者要将自己的病情告知外地的家人，她的信件应做何处理
A. 高压蒸汽灭菌　B. 紫外线照射
C. 甲醛熏蒸柜熏蒸　D. 过氧乙酸擦拭
E. 含氯消毒液喷雾

104. 护士接触患者后刷手的顺序正确的是
A. 前臂、腕部、手背、手掌、指缝、指甲
B. 手指、指甲、指缝、手背、手掌、腕部、前臂
C. 前臂、腕部、指甲、指缝、手指、手背、手掌
D. 手掌、腕部、手指、指甲、指缝、手背
E. 腕部、前臂、手掌、手背、手指、指甲

（105～108 题共用题干）

患者，男，54 岁，因咯血入院，入院后 1 小时突然咯血 300ml，患者胸闷气短、双手乱抓，表情痛苦。

105. 应立即采取的关键措施是
A. 高流量吸氧　B. 输血
C. 静注垂体后叶素　D. 去除呼吸道梗阻
E. 使用呼吸兴奋剂

106. 患者入院前低热 2 周，咯血 3 天，疑诊肺结核，最具诊断价值的检查为
A. 血沉　B. 肺功能
C. 胸部 CT　D. 细菌学检查
E. 结核菌素试验

107. 患者抗结核治疗 3 个月，出现视力减退，视野缩小，应停下列哪种药物
A. 异烟肼　B. 利福平
C. 吡嗪酰胺　D. 乙胺丁醇
E. 链霉素

108. 如患者确诊为浸润型肺结核，最重要的治疗是
A. 卧床休息　B. 加强营养
C. 合理化疗　D. 预防咯血
E. 肝脏保护

（109～112 共用题干）

患者，男，39 岁。近 5 个月来无明显原因出现颈部、腋下淋巴结肿大，伴顽固性腹泻，每日数十次稀便，体重明显下降达 9kg，1 年前在国外居住期间，因手术而输血 300ml，术后无特殊反应。

109. 该患者应首先考虑的疾病为
A. 肠结核　B. 淋巴瘤
C. 艾滋病　D. 病毒性肝炎
E. 恶性组织细胞病

110. 为明确诊断，首选的检查是
A. 血沉和血常规　B. 痰细菌学培养
C. HIV 抗体检测　D. 淋巴结穿刺或活检
E. 骨髓穿刺涂片

111. 患者担心会传染给妻子，但妻子的相关检查正常。下列健康教育中正确的是
A. 正常性交妻子不会被传染
B. 吃饭时不用共同的餐具
C. 避免皮肤接触
D. 性生活时带安全套
E. 避免接吻

112. 入院第 3 天，患者突然出现剧烈腹痛，查体：腹肌紧张，明显压痛、反跳痛，考虑最可能的原因是
A. 胰腺炎　B. 消化性溃疡
C. 肠痉挛　D. 脾破裂
E. 急性阑尾炎

（113～116 题共用题干）

1 岁半男婴，发热 3 天伴咳嗽，流鼻涕。眼结膜充血水肿。半天前患儿耳后、颈部有稀疏的不规则红色斑丘疹，疹间皮肤正常。体温 40℃，心肺无异常。

113. 该患儿最有可能的临床诊断是
A. 水痘　B. 麻疹
C. 流行性出血热　D. 幼儿急疹
E. 风疹

114. 护士告诉家长患儿疹退后的皮肤改变，正确的是
A. 无色素沉着，无脱屑
B. 有色素沉着，无脱屑
C. 无色素沉着，有脱屑
D. 有色素沉着，有脱屑
E. 有色素沉着，有瘢痕

115. 为防止病情的恶化，该患儿应隔离至出疹后
A. 1 天　B. 5 天
C. 10 天　D. 12 天
E. 14 天

116. 如患儿合并肺炎，应隔离至出疹后
A. 5 天　B. 10 天
C. 17 天　D. 21 天
E. 14 天

（117～121 题共用题干）

患者，男，20 岁，因高热 2 天、伴意识障碍半小时入院，诊断为“流行性乙型脑炎”。查体：体温 39.9℃，心率 117 次/分，呼吸 36 次/分，对光反射迟钝，肺部可闻及干、湿啰音，颈项强直（+）。

117. 此疾病的主要传染源是
A. 猪　B. 蚊子
C. 牛　D. 昆虫
E. 食物

118. 该患者此时正处于病程的
A. 初期　B. 极期
C. 缓解期　D. 恢复期
E. 后遗症期

119. 此期患者可出现的 3 个最主要的凶险症状是
A. 高热、意识障碍、呼吸衰竭
B. 意识障碍、呼吸衰竭、循环衰竭
C. 高热、抽搐、呼吸衰竭
D. 高热、抽搐、循环衰竭
E. 抽搐、呼吸衰竭、循环衰竭

120. 在巡视患者的过程中，发现患者出现肢体发紧，双眼凝视，首先考虑患者可能发生了
A. 意识丧失　B. 脑疝
C. 惊厥　D. 小脑损害
E. 中枢性呼吸衰竭

121. 下列处理措施中错误的是
A. 立即置患者于仰卧位，头偏向一侧
B. 松解衣服和领口
C. 将包纱布的压舌板置于上、下臼齿之间
D. 按住患者的上、下肢，以免坠床和意外伤害
E. 保持病室安静

（122～126 题共用题干）

患者，女，5 岁，起病急，畏寒、高热、伴头痛、恶心、呕吐，高热后第 2 天患儿耳后、颈部出现皮疹，迅速波及全身，皮疹压之褪色，触之砂状感。

122. 患儿可能的诊断是
A. 猩红热　B. 风疹
C. 麻疹　D. 水痘
E. 流行性出血热

123. 患者皮疹消失后，皮肤会出现什么改变
A. 皮疹消退处继续发红　B. 皮疹处有结痂
C. 按出疹顺序退屑　D. 退疹后有色素沉着
E. 皮肤无任何变化

124. 治疗猩红热的特效药物为
A. 青霉素　B. 红霉素
C. 头孢他啶　D. 环丙沙星
E. 四环素

125. 此病感染的病原体是
A. 草绿色链球菌
B. 金黄色葡萄球菌
C. 表皮葡萄球菌

D. 乙型A组溶血链球菌

E. 白色念珠菌

126. 对此患儿的护理不正确的是

A. 保持皮肤清洁，避免抓破皮肤

B. 禁用肥皂水清洁皮肤

C. 防止并发症，观察血压变化

D. 呼吸道隔离至症状消失1周后

E. 对和患儿密切接触的人群无需进行临床医学观察

参考答案

A_1 型题

1. B　2. C　3. D　4. A　5. D　6. C　7. B　8. B　9. D
10. A　11. B　12. B　13. B　14. B　15. C　16. D
17. E　18. D　19. E　20. C　21. B　22. C　23. A
24. D　25. C　26. E　27. A　28. B　29. D　30. E
31. B　32. A　33. A　34. D　35. B　36. D　37. B
38. D　39. A　40. A　41. C　42. E　43. E

A_2 型题

44. C　45. B　46. A　47. E　48. A　49. A　50. A
51. C　52. D　53. D　54. C　55. E　56. C　57. C
58. A　59. C　60. A

A_3/A_4 型题

61. E　62. B　63. C　64. A　65. A　66. C　67. B
68. D　69. A　70. D　71. B　72. B　73. E　74. D
75. B　76. A　77. C　78. B　79. B　80. D　81. C
82. E　83. E　84. C　85. E　86. E　87. B　88. B
89. D　90. B　91. C　92. E　93. B　94. E　95. E
96. E　97. A　98. C　99. E　100. E　101. B　102. D
103. C　104. A　105. D　106. D　107. D　108. C
109. C　110. C　111. D　112. C　113. B　114. D
115. B　116. B　117. A　118. B　119. C　120. C
121. D　122. A　123. C　124. A　125. D　126. E

第五章　皮肤和皮下组织疾病患者的护理

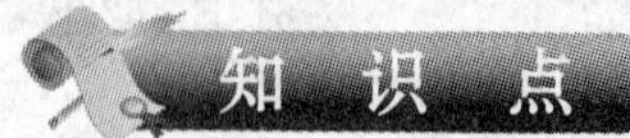

第一节　疖患者的护理

疖是一个毛囊及其所属皮脂腺的急性化脓性感染。

一、病　　因

疖的发生与皮肤不洁、擦伤、局部摩擦、环境温度较高或人体抗感染能力低下相关。常发生于毛囊和皮脂腺丰富的部位，如头、面部、颈部、背部、腋部及会阴部等。致病菌多为金黄色葡萄球菌和表皮葡萄球菌。

二、临床表现

疖初起时，局部皮肤出现红、肿、痛的小结节，以后逐渐增大呈圆锥形隆起，数日后结节中央因组织坏死而变软，出现黄白色脓栓，脓栓脱落、脓液流尽后，局部炎症即可消退愈合。疖一般无全身症状，但若发生在血液丰富的部位，机体抵抗力低下时，可出现全身中毒症状，表现为畏寒、发热、头痛和全身不适等。

发生在面部“危险三角区”的疖(上唇疖、鼻疖)如被挤压或处理不当时，感染容易沿内眦静脉和眼静脉进入颅内，引起化脓性海绵状静脉窦炎，出现延及眼部及其周围组织的进行性红肿和硬结，伴疼痛和压痛，并有寒战、发热、头痛、呕吐、意识异常甚至昏迷，病死率很高。

三、治　　疗

早期局部涂以2%碘酊，或采用热敷、理疗(超短波或红外线)，外敷软膏等方法促使炎症消退。顶部出现脓点，可用针头、刀尖将脓栓剔出，禁忌挤压。脓肿有波动感时，及时切开引流。全身反应严重的患者，应用抗生素，注意休息，补充维生素，适当加强营养。

第二节　痈患者的护理

痈是多个相邻毛囊及其所属皮脂腺或汗腺的急性化脓性感染，或由多个疖融合而成。

一、病　　因

痈的发生与皮肤不洁、擦伤、人体抵抗力低下有关。多见于成年人，常发生在皮肤较厚的颈部和背部。致病菌以金黄色葡萄球菌为主。

二、临床表现

痈呈一片稍隆起的紫红色浸润区，质地坚韧，界限不清，中央有多个脓栓，破溃后呈蜂窝状，其内含坏死组织和脓液。痈可向周围和深部组织发展，伴区域淋巴结肿痛。此时患者多伴有全身症状，严重者可致全身性化脓性感染而危及生命。

三、治　　疗

初期只有红肿时治疗同疖。面部痈应减少说话和咬嚼动作。范围大、中央坏死组织较多者，应及时手术切开排脓，清除坏死组织。但唇痈不宜采用。

全身治疗包括休息、加强营养和及时给予足量、有效抗生素。

第三节　急性蜂窝织炎患者的护理

急性蜂窝织炎是指皮下、筋膜下、肌间隙或深部疏松结缔组织的一种急性弥漫性化脓性感染。

一、病　　因

常因皮肤或软组织损伤而引起。致病菌多为乙型溶血性链球菌，其次为金黄色葡萄球菌、大肠埃希菌或其他类型链球菌，亦可为厌氧菌。

二、临床表现

病变表浅者，局部红肿、剧痛、边界不清，中央部位常出现缺血性坏死，若病变部位的组织疏松则疼痛较轻；病变深者表面皮肤红肿不明显，但有局部组织肿胀和深压痛，全身症状明显。口底、颌下、颈部等处的急性蜂窝织炎，可发生喉头水肿而压迫气管，引起呼吸困难甚至窒息。厌氧菌所致的急性蜂窝织炎常发生在会阴部或下腹部伤口处，表现为进行性的皮肤、皮下组织及深筋膜坏死，脓液恶臭，局部有捻发音。

三、治　　疗

早期局部抬高、制动；湿热敷，理疗。改善全身营养状况，及时应用有效抗生素。经上述处理仍不能局限的病变，应尽早做切开引流和清除坏死组织。对厌氧菌感染者，用3%过氧化氢溶液冲洗伤口和湿敷。口底、颌下的急性蜂窝织炎张力特别高，应尽早切开减压，以防喉头水肿、窒息死亡。

第四节　手部急性化脓性感染患者的护理

手部急性化脓性感染包括甲沟炎、脓性指头炎、腱鞘炎、滑囊炎和掌深间隙感染。临床上以甲沟炎、脓性指头炎较多见。

一、病　　因

1. 甲沟炎　是甲沟或其周围组织的化脓感染。常发生在微小刺伤、挫伤、倒刺逆剥或指甲剪得过深等损伤而引起，致病菌主要为金黄色葡萄球菌。

2. 脓性指头炎　是手指末节掌面皮下组织的化脓性感染，常发生于指尖或指末节皮肤受伤后，亦可由甲沟炎加重所致。主要的致病菌为金黄色葡萄球菌。

二、临床表现

1. 甲沟炎　发病初期，指甲一侧皮肤组织红肿，并伴有轻微疼痛，有的可自行或经过治疗后消退；有的感染还可蔓延至甲根部的皮下及对侧甲沟，形成半环形脓肿。如不及时切开减压引流，脓肿向下蔓延可形成指甲下脓肿。甲沟炎多无全身症状。

2. 脓性指头炎　初起，指尖有针刺样疼痛，以后指头肿胀、发红、疼痛剧烈，当指动脉受压，疼痛转为搏动样跳痛，患肢下垂时加重。多伴有全身症状。如不及时治疗，常可引起指骨缺血性坏死，形成慢性骨髓炎，伤口经久不愈。

三、治疗原则

1. 感染初期、未形成脓肿者

(1) 甲沟炎：局部热敷、理疗、外敷鱼石脂软膏等。

(2) 脓性指头炎：患肢抬高，避免下垂而加重疼痛。余同甲沟炎。

2. 形成脓肿者

(1) 甲沟炎：已有脓肿者，可在甲沟处作纵形切开引流。甲床下积脓者，应拔除指甲，注意勿损伤甲床。

(2) 脓性指头炎：出现指头跳痛，应及时切开减压引流。以防引起指骨缺血性坏死和骨髓炎。

(3) 根据病情，酌情应用抗生素。

第五节　急性淋巴管炎和急性淋巴结炎患者的护理

急性淋巴管炎是指致病菌经组织的淋巴间隙进入淋巴管，引起淋巴管及其周围组织的急性炎症。分为网状淋巴管炎和管状淋巴管炎。网状淋巴管炎即为丹毒，管状淋巴管炎分为浅、深两种。

急性淋巴结炎是急性淋巴管炎扩散至局部淋巴结或化脓性感染经淋巴管蔓延至所属区域淋巴结，引起淋巴结及其周围组织的急性化脓性炎症。

一、病　　因

急性淋巴管炎致病菌多从破损的皮肤、黏膜或其他感染病灶侵入。致病菌常为乙型溶血性链球菌、金黄色葡萄球菌等。常见于四肢，而以下肢为多。网状淋巴管炎即丹毒，致病菌常为β溶血性链球菌，好发于小腿和面部。

急性淋巴结炎多由急性淋巴管炎扩散或化脓性感染经淋巴管蔓延至淋巴结所致，好发部位为颈部、腋窝和腹股沟。

二、临床表现

1. 局部表现

(1) 网状淋巴管炎(丹毒)：起病急、进展快，先有畏寒、发热、头痛、恶心、呕吐等全身症状，继之局部出现片状红疹，颜色鲜红，中央较淡、边界清楚稍隆起，有烧灼样痛，红肿区有时可发生水疱。随后中央红色消退、脱屑，颜色转为棕黄；一般不化脓，易复发。反复发作可使淋巴管受阻而发生象皮肿。

(2) 管状淋巴管炎：浅淋巴管炎，在病灶表面出现一条或多条“红线”，硬而有压痛。深淋巴管炎不出现红线，但患肢肿胀、压痛。

(3) 急性淋巴结炎：轻者仅有局部淋巴结肿大、压痛，重者与周围软组织分界清晰，表面皮肤正常。重者多个淋巴结融合形成肿块，疼痛剧烈，局部皮肤出现红、肿、热、痛。

2. 全身表现　常伴有全身不适、寒战、发热、头痛、乏力和食欲不振等全身症状。

三、治　　疗

积极治疗原发病灶，及时应用有效抗生素，以促进炎症消退。急性淋巴管炎局部可外敷黄金散等；急性淋巴结炎形成脓肿后，应切开减压引流。

丹毒应抬高患肢，全身应用足量抗生素，局部消炎、消肿、止痛。因具有传染性，故予以接触隔离。

第六节 皮肤和皮下组织疾病患者的护理

一、心理护理

由于感染后肿胀及疼痛，患者常有焦虑、恐惧等表现。护士应主动与患者沟通，并向其讲解有关本病的相关知识、治疗措施及预后等，使其积极配合治疗。

二、病情观察

(1) 观察局部症状，注意病情变化，尤其对手部感染在炎症进展期疼痛反而减轻者，应警惕腱鞘组织坏死或骨髓炎的发生。对于脓肿切开者，应观察伤口引流情况，引流物的性状、色及量等。经久不愈的创面，应定时做脓液细菌培养及X线摄片检查，以防止感染扩散。

(2) 严密监测体温、脉搏、血压的变化，及时发现和处理全身性感染。

三、局部护理

1. 患部制动 抬高患肢，促进静脉和淋巴回流以减轻肿胀。防止局部受压，必要时加以固定、制动，有利于炎症局限和减轻疼痛。

2. 局部用药 浅表的急性感染在未形成脓肿阶段可选用中西药进行积极治疗，以促进局部血液循环、肿胀消退和感染局限；感染伤口创面则需换药处理。

3. 物理疗法 炎症早期可以采取局部热敷或采用超短波、红外线辐射等物理疗法，以改善局部血循环，促使炎症吸收、消退或局限。

4. 创面换药 操作宜轻柔、仔细，尽量使患者放松。必要时换药前适当应用止痛剂；对敷料粘贴于创面者，可用无菌生理盐水浸泡患指敷料后换药，以减轻疼痛。

5. 手术治疗 当脓肿形成后应及时切开引流使脓液排出。部分感染尚未形成脓肿，但局部炎症严重、全身中毒症状明显者，也应作局部切开减压，引流渗出物，以减轻局部和全身症状，避免感染扩散。深部脓肿可在B超、X线引导下作穿刺引流。

四、全身护理

1. 支持治疗 提供安静、舒适的环境，保证患者的休息和睡眠。供给含丰富能量、蛋白质和维生素的饮食，补充水分和电解质，以维持体液平衡和营养状况。明显摄入不足者，可提供肠内或肠外营养支持；严重贫血、低蛋白血症或白细胞减少者，予以适当输血或补充血液成分。

2. 对症处理 疼痛剧烈者，指导患者自我缓解疼痛的方法，如听音乐、看书等，以分散其注意力。按医嘱及时、准确使用镇静、止痛剂。体温过高时，可用物理降温或镇静退热药物。体温过低时应注意保暖。

3. 抗生素 根据细菌学检查及药物敏感试验结果调整抗生素种类，正确合理使用抗生素。

4. 中医药治疗 可服用清热解毒类中药。

五、功能锻炼

炎症开始消退时，指导患者活动患处附近的关节，以免局部固定过久而影响关节功能。亦可同时按摩、理疗，尽早恢复其功能。

六、健康教育

(1) 宣传感染知识，增强患者保健意识，如注意个人卫生，加强机体抵抗力，避免损伤发生。

(2) 了解面部的疖肿不应挤压的原因及丹毒易传染等情况。

(3) 对于手部的任何微小损伤，如扎伤、逆剥伤等都应用碘伏消毒、无菌纱布包扎，以防发生感染。手部的轻度感染应及早就诊，以免延误。日常重视手的保护，保证手部清洁，剪指甲不宜过短。

核心提示 红、肿、热、痛和功能障碍是皮肤和皮下组织化脓性感染的典型症状。其主要护理措施为抬高患肢，局部制动、热敷、理疗、外敷中药，脓肿形成者做切开引流；全身使用抗生素，加强支持疗法，做好对症处理等。浅层急性淋巴管炎在皮肤上出现一条或数条红线，自原发病灶向近心端延伸，硬且有压痛。发生在鼻、上唇等面部危险三角区的疖，如受挤压易引起颅内化脓性海绵状静脉窦炎。颌下及颈部急性蜂窝织炎可引起喉头水肿而压迫气管，导致呼吸困难甚至窒息。丹毒不化脓、好复发且易传染，故应予床边隔离。脓性指头炎出现指头跳痛，应及时切开减压引流，以防引起指骨缺血性坏死和骨髓炎，但唇痈不宜切开。

习题训练

A_1 /A_2 型题

1. 疖和痈常见的致病菌是
   A. 铜绿假单胞菌　B. 溶血性链球菌
   C. 大肠埃希菌　D. 金黄色葡萄球菌
   E. 脆弱拟杆菌
2. 疖与痈的本质区别在于
   A. 致病菌不同　B. 感染范围不同
   C. 有无全身症状　D. 治疗方法不同
   E. 好发部位不同
3. 下列哪种急性化脓性感染需在出现波动前尽早切开引流
   A. 甲沟炎　B. 脓性指头炎
   C. 面部疖肿　D. 急性蜂窝织炎
   E. 唇痈
4. 下列哪一种感染有接触传染性，应予隔离
   A. 丹毒　B. 痈
   C. 急性蜂窝织炎　D. 疖
   E. 急性淋巴结炎
5. 下列有关丹毒的描述哪项欠妥
   A. 好发于小腿，局部皮肤红肿
   B. 有烧灼样痛　C. 常有化脓
   D. 容易复发　E. 红疹边界清楚
6. 患者，女，25 岁，患颌下蜂窝组织炎入院，颈部肿胀明显，护理观察中应特别注意下列哪项
   A. 呼吸　B. 血压
   C. 脉搏　D. 体温
   E. 神志
7. 患者，男，50 岁，下肢急性蜂窝织炎伴全身化脓性感染，需抽血作血培养及抗生素敏感试验，最佳抽血时间应是
   A. 抗生素输入后　B. 发热间歇期
   C. 寒战时　D. 静脉滴注抗生素时
   E. 高热时
8. 面部"危险三角区"的疖挤压易致
   A. 面部蜂窝织炎　B. 结膜炎
   C. 海绵状静脉窦炎　D. 面部丹毒
   E. 全身感染
9. 多个相邻毛囊及其皮脂腺的急性化脓性炎症称
   A. 疖　B. 痈
   C. 丹毒　D. 急性蜂窝组织炎
   E. 急性淋巴管炎
10. 脓性指头炎若不及时处理可发生
    A. 甲下脓肿　B. 甲沟炎
    C. 化脓性腱鞘炎　D. 化脓性滑囊炎
    E. 骨坏死和骨髓炎
11. 患者，男，37 岁，右前臂伤口感染后于近侧出现两条"红线"，硬而有压痛，通常是
    A. 急性蜂窝织炎　B. 血栓性静脉炎
    C. 浅部淋巴管炎　D. 右前臂丹毒
    E. 深部淋巴管炎
12. 脓性指头炎手术切开的时机是
    A. 疼痛加剧　B. 肿胀明显
    C. 出现波动　D. 出现跳痛
    E. 有全身不适

A_3 /A_4 型题

（13～15 题共用题干）

患者，男，15 岁，患上唇疖 1 周，红肿明显。1 天前出现寒战、高热、头痛、昏迷，眼结膜充血水肿，眼球突出。

13. 首先应考虑并发了
    A. 面部蜂窝织炎　B. 结膜炎
    C. 海绵状静脉窦炎　D. 面部丹毒
    E. 脓毒血症
14. 出现此并发症最可能的原因是
    A. 局部挤压　B. 睡眠欠佳
    C. 未应用抗生素　D. 机体抵抗力低
    E. 未予湿敷
15. 此感染常见的致病菌是
    A. 大肠埃希菌　B. 金黄色葡萄球菌
    C. 铜绿假单胞菌　D. 溶血性链球菌
    E. 脆弱拟杆菌

（16～18 题共用题干）

李某，男，45 岁，糖尿病病史 6 年，因肩部疼痛，红、肿前来就诊，查体：左侧肩部一略隆起的紫红色浸润区，质韧，界不清，中央部表面有多个脓栓，体温 38.5℃，脉搏 78 次/分，血压 120/90mmHg。

16. 该患者可能的诊断为
    A. 肩部蜂窝织炎　B. 肩部痈
    C. 肩部丹毒　D. 肩部脓肿
    E. 肩部皮下坏疽
17. 此时宜给予下列何种治疗
    A. 注意休息，加强营养　B. 应用抗菌药物
    C. 必要时用镇痛剂
    D. 给予胰岛素并控制饮食
    E. 以上各项均宜
18. 如红肿范围扩大，中央部破溃呈蜂窝状，坏死组织

多，体温升高至39.2℃时，最宜采取的措施是
A. 加大抗生素用量　B. 湿热敷
C. 肌内注射退烧药　D. 外敷鱼石脂膏
E. 切开排脓

（19、20题共用题干）

患者，男，68岁，上唇一毛囊尖处出现红肿、疼痛的结节，顶部有黄色小脓栓形成。

19. 错误的处置是
A. 减少说话和咀嚼　B. 外敷鱼石脂膏
C. 口服抗生素　D. 挤出脓栓以利引流
E. 硫酸镁湿热敷

20. 不采用此处置的原因是为了避免引起
A. 疼痛加剧　B. 面部蜂窝织炎
C. 海绵状静脉窦炎　D. 面部丹毒
E. 眼结膜炎

（21、22题共用题干）

患者，男，20岁，左足痛伴发热2天就诊。检查：左脚趾甲沟部红肿破溃，疼痛重，压痛明显。体温38.5℃，血白细胞计数为20×10^9/L，中性粒细胞为89%。

21. 该患者的诊断是
A. 左足蜂窝织炎　B. 左脚趾坏疽
C. 左足部丹毒　D. 左脚趾甲沟炎
E. 淋巴管炎

22. 若已形成甲下脓肿，应采取的措施是
A. 局部热敷、理疗　B. 拔除趾甲
C. 甲下放引流　D. 乙醇浸泡
E. 挤出脓液

（23～28题共用题干）

患者，女，40岁，3天前右手示指末节指腹不慎刺伤，仅用胶布粘贴，未做其他处理。今示指皮肤苍白，肿胀明显，自感有搏动性跳痛，患肢下垂时尤重，伴发热、全身不适。

23. 该患者正确的诊断为
A. 脓性指头炎　B. 甲沟炎
C. 手指丹毒　D. 化脓性腱鞘炎
E. 甲周围炎

24. 目前对该患者的首要处理措施是
A. 乙醇浸泡指头　B. 静点抗生素
C. 立即切开引流　D. 局部热敷
E. 拔除指甲

25. 采取此处理措施的理由是
A. 示指皮肤苍白　B. 肿胀明显
C. 出现跳痛　D. 出现波动
E. 有全身不适

26. 该病若治疗不及时易发生
A. 甲沟炎　B. 肌腱坏死
C. 甲下脓肿　D. 掌中间隙感染
E. 指骨坏死

27. 对该患者的护理措施中以下哪项不正确
A. 抬高患肢　B. 局部制动
C. 加强换药　D. 适当应用镇痛剂
E. 按摩手指促进炎症消散

28. 对患者的健康指导不包括
A. 保持手部清洁　B. 预防手部损伤
C. 刺伤后创可贴包扎　D. 伤后及时消毒清创
E. 手部感染及时就诊

参考答案

A_1/A_2 型题

1. D　2. B　3. B　4. A　5. C　6. A　7. E　8. C　9. B　10. E　11. C　12. D

A_3/A_4 型题

13. C　14. A　15. B　16. B　17. E　18. E　19. D　20. C　21. D　22. B　23. A　24. C　25. C　26. E　27. E　28. C

第六章　妊娠、分娩和产褥期疾病患者的护理

知　识　点

第一节　女性生殖系统解剖生理

一、骨　　盆

(一) 骨盆的组成与分界

1. 组成　骨盆由左右两块髋骨和一块骶骨及尾骨组成。

2. 分界　以耻骨联合上缘、骶岬及两侧髂耻线的连线为界，将骨盆分为大骨盆(假骨盆)和小骨盆(真骨盆)两部分。真骨盆是胎儿娩出的通道，称骨产道，与分娩关系密切。

(二) 骨盆的平面及径线

1. 入口平面　呈横椭圆形。

(1) 入口前后径(真结合径)：平均值约为11cm，是胎先露部进入骨盆入口的重要径线。

(2) 入口横径：平均值约为13cm。

(3) 入口斜径：平均值约为12.75cm。

2. 中骨盆平面　最狭窄，呈纵椭圆形。

(1) 中骨盆前后径：平均值约为11.5cm。

(2) 中骨盆横径：也称坐骨棘间径，平均值约为10cm。

3. 出口平面　由两个不在同一平面且具有共同底边的三角形组成。

(1) 出口前后径：平均值约为11.5cm。

(2) 出口横径：也称坐骨结节间径，平均值约为9cm。

(3) 出口前矢状径：平均值约为6cm。

(4) 出口后矢状径：平均值约为8.5cm。若出口横径稍短，而出口后矢状径较长，两径之和≥15cm时，一般大小的胎头可通过后三角区经阴道娩出。

(三) 骨盆轴与骨盆倾斜度

1. 骨盆轴　连接骨盆各假想平面中点的曲线为骨盆轴。此轴上段向下向后，中段向下，下段向下向前；分娩时，胎儿沿此轴娩出，故又称产轴。

2. 骨盆倾斜度　指妇女直立时骨盆入口平面与地平面所成的角度，一般为60°。

(四) 骨盆底组织

由三层筋膜和肌肉组成，封闭骨盆出口，具有承载并保持盆腔脏器正常位置的作用。

会阴：为阴道口和肛门之间的软组织，厚3～4cm，由外向内逐渐变窄呈楔形，表面为皮肤及皮下脂肪，内层为会阴中心腱，又称会阴体。妊娠期会阴组织变软有利于分娩。分娩时保护会阴，可防止裂伤。

二、外 生 殖 器

外生殖器包括阴阜、大小阴唇、阴蒂和阴道前庭。

大阴唇皮下含有大量脂肪，丰富的弹力纤维及静脉丛，损伤后易形成血肿。

前庭大腺(巴氏腺)：位于大阴唇后部，左右各一，如黄豆大小，腺管开口于小阴唇与处女膜之间的沟内。性兴奋时分泌黄色黏液润滑阴道。正常情况检查不能触及此腺。感染时腺管口阻塞，形成脓肿或囊肿。

三、内 生 殖 器

内生殖器包括阴道、子宫、输卵管及卵巢。后两者合称子宫附件。

1. 阴道

(1) 功能：是性交器官、经血排出和胎儿娩出的通道。

(2) 位置和形态：连接子宫与外阴的通道。前壁长7～9cm，后壁长10～12cm。阴道上端环绕子宫颈形成前、后、左、右穹隆。后穹隆较深，临床意义大，其顶端与直肠子宫陷凹底部贴接，后者为腹腔最低部分，当盆腔内脏器官出血或积液时，可经后穹隆穿刺或引流。

(3) 组织结构：阴道壁由黏膜、平滑肌和弹力纤维组成，故有较大的伸展性；富有静脉丛，受损后易形成血肿。黏膜表面由复层鳞状上皮细胞覆盖，受性激素影响有周期性变化。黏膜无腺体，但能渗出少量液体，是白带的组成部分。

2. 子宫

(1) 功能:产生月经;孕育胎儿的场所;分娩时主要的产力是子宫收缩。

(2) 位置和形态:子宫位于盆腔中央,呈前倾前屈位,形如倒置的梨形。成人子宫长 7～8cm,宽 4～5cm,厚 2～3cm;重约 50g;容积为 5ml。子宫分为宫底部、宫体部、宫角部和宫颈。子宫颈下 1/3 突入阴道内,称宫颈阴道部。宫腔呈上宽下窄的三角形。宫颈内腔呈梭形,称子宫颈管。宫体与宫颈之间的狭窄部位称子宫峡部。非孕时子宫峡部长约 1cm,妊娠后逐渐拉长,至妊娠末期可达 7～10cm,形成子宫下段。子宫峡部的上端因在解剖上较狭窄又称解剖学内口,下端因黏膜组织在此处由子宫腔内膜转变为子宫颈黏膜,又称组织学内口。

(3) 组织结构

1) 浆膜层:即覆盖子宫体底部及前后面的腹膜。

2) 肌层:为子宫壁最厚的一层。肌束排列交错,肌层中含血管,子宫收缩时,血管被压迫而止血。

3) 黏膜层(子宫内膜):从青春期开始,其表面2/3层受卵巢激素影响发生周期性变化,称功能层;余下1/3,无周期性变化,称基底层。月经期功能层脱落,由基底层修复。

子宫颈管黏膜上皮为高柱状上皮,能分泌黏液,受卵巢激素影响有周期性变化。宫颈阴道部上皮为复层鳞状上皮,宫颈外口鳞状上皮与柱状上皮交界处为子宫颈癌好发部位。

(4) 子宫韧带

1) 圆韧带:起自两侧子宫角前面,向前下斜行,经腹股沟管,终止于大阴唇上端。其作用是维持子宫前倾位。

2) 阔韧带:为一对翼形腹膜皱襞,自子宫两侧向外延伸达盆腔侧壁,其上缘内侧 2/3 包盖输卵管;外侧 1/3 自输卵管伞端延伸到盆壁,形成骨盆漏斗韧带(卵巢悬韧带)。其作用是维持子宫在盆腔正中位。

3) 主韧带(宫颈横韧带):位于阔韧带下部,子宫颈两侧和骨盆侧壁之间,固定子宫颈于正常位置。

4) 子宫骶骨韧带:自宫颈侧后方绕过直肠,到达第 2、3 骶椎前面筋膜,左右各一。其作用是将宫颈向后上方牵引,间接使子宫保持前倾位。

3. 输卵管

(1) 功能:是精子与卵子相遇并结合的场所;有输送受精卵的功能。

(2) 位置和形态:输卵管为一对细长而弯曲的管道,长 8～14cm。内侧端与子宫角相通连,外侧端游离,开口于腹腔。输卵管由内向外分为间质部、峡部、壶腹部、伞部。间质部管腔狭窄而短,长约 1cm;峡部管腔狭窄,长 2～3cm;壶腹部在峡部外侧,管腔较宽大,长 5～8cm;伞部呈漏斗状,开口于腹腔,有"拾卵"作用。

(3) 组织结构:输卵管壁从外到内分为浆膜层、肌层、黏膜层。肌层收缩产生节律性蠕动;黏膜层由单层柱状上皮组成,部分上皮细胞有纤毛,纤毛摆动及平滑肌蠕动输送孕卵。

4. 卵巢

(1) 功能:具有生殖和内分泌功能。

(2) 位置和形态:位于子宫两侧,输卵管下方,是女性性腺,成年妇女卵巢约为 4cm×3cm×1cm,重5～6g。青春期后开始排卵,绝经期后逐渐萎缩变小、变硬。

(3) 组织结构:卵巢外有包膜,内分皮质和髓质两部分。皮质内含数以万计卵泡及致密结缔组织;髓质居中心,内含丰富血管、淋巴管、神经和疏松结缔组织。

内生殖器的邻近器官有尿道、膀胱、输尿管、直肠和阑尾。它们相互毗邻、相互影响。

四、女性一生各阶段的生理特点

(一) 新生儿期

出生后 4 周内为新生儿。女婴乳房可稍肿大或少量泌乳;阴道可有少量血性分泌物。短期内会自行消失。

(二) 儿童期

从出生 4 周至 12 岁左右为儿童期。生理特点为:儿童身体体格持续发育,但生殖器官仍为幼稚状态;10 岁后,卵巢中有少量卵泡发育,但尚未成熟。乳房和生殖器开始发育。

(三) 青春期

从月经初潮至生殖器官发育成熟的时期为青春期。世界卫生组织(WHO)规定青春期为 10～19 岁。其生理、心理特点为:

1. 全身发育 体型渐变成成人。

2. 第一性征(生殖器官)发育 内外生殖器官由幼稚型变为成人型。卵巢内有不同发育阶段的卵泡,性激素分泌增加,但整个生殖系统的功能尚未完善。

3. 女性第二性征出现 音调变高、乳房丰满、阴毛及腋毛生长,皮下脂肪增多,骨盆发育,横径大于前后径,呈女性化。

4. 月经来潮 月经初潮是青春期开始的一个重要标志,但初潮后月经周期多不规律。

5. 心理、社会特点 依赖家庭和父母,具有幼稚性;又具有成人独立的意识,易对异性产生好感,同时情绪不太稳定、易冲动。故应多关心,给予正确的引导。

(四) 性成熟期

性成熟期也称生育期。约自 18 岁开始,持续 30 年左右。生理特点为:周期性排卵和规律的月经来潮;具有生殖功能,生育活动最旺盛。

(五) 围绝经期

围绝经期也称更年期。一般始于 40 岁,历时长短不一。主要表现为卵巢功能逐渐减退,月经不规则,直至绝经,生殖器官开始逐步萎缩,丧失生育能力。

(六) 老年期

一般 60 岁以后的妇女称老年期妇女。其生理特点为:卵巢功能已衰竭,雌激素水平低落,致使第二性征退化,生殖器官进一步萎缩老化及骨代谢失常,易发生骨折。

五、卵巢的周期性变化及性激素功能

(一) 卵巢的周期性变化

1. 卵巢功能　一是产生卵子并排卵;二是合成并分泌甾体激素和多肽激素。

2. 卵巢的周期性变化

(1) 卵泡的发育成熟:新生儿出生时,卵巢的皮质内有数以万计未发育的卵泡。青春期开始在垂体促性腺激素的作用下,原始卵泡开始发育并逐渐成熟。

(2) 排卵:排卵多发生于下次月经来潮前的 14 日左右,卵子可由两侧卵巢轮流排出,也可由一侧卵巢连续排出。

(3) 黄体的形成及萎缩:排卵后卵泡膜的血管破裂出血,形成血体;同时,残留在卵泡腔的卵泡细胞增大,形成黄体,在排卵后 7～8 天黄体发育达最高峰,直径 1～2cm;若卵子未受精,黄体在排卵后 9～10 天开始退化,形成白体;若卵子受精,黄体继续发育成为妊娠黄体,到妊娠 10 周后开始萎缩。

(二) 卵巢性激素功能

主要分泌雌激素、孕激素和少量雄激素等(表 6-1)。

1. 雌激素　人体内雌激素主要有雌二醇(E_2)、雌酮及其代谢产物雌三醇(E_3)。

2. 孕激素　人体内孕激素以孕酮为主,代谢产物为孕二醇。

表 6-1　雌、孕激素的生理功能

	雌激素	孕激素
子宫平滑肌对缩宫素的敏感性	增强	降低
内膜	增生期	由增生期转为分泌期
宫颈	松弛,分泌增加,变稀	闭合,分泌减少,变稠
输卵管	加强收缩	抑制收缩
阴道上皮	增生角化变厚,糖原增加	细胞脱落
乳腺	腺管增生	腺泡发育
卵泡发育	促进卵泡发育	
下丘脑	正、负反馈	负反馈
水钠潴留	促进	减少
代谢影响	骨中钙的沉积,脂代谢	基础体温升高 0.3～0.5℃

3. 雄激素　可促进蛋白质合成和骨骼的发育,促进阴毛、腋毛的生长。

六、子宫内膜的周期性变化及月经

(一) 子宫内膜的周期性变化

1. 增生期　月经周期第 5～14 天。

2. 分泌期　月经周期第 15～28 天。

3. 月经期　月经周期第 1～4 天。

(二) 月经

月经是指随卵巢的周期性变化,子宫内膜周期性脱落及出血。是生殖功能成熟的标志之一。

1. 月经初潮　月经第一次来潮称初潮。初潮年龄多在 13～15 岁之间,初潮的早、迟受多种因素影响,如身体素质、营养状况、遗传、环境气候等。

2. 月经周期　两次月经第 1 天相间隔的天数为月经周期。一般为 28～30 天,周期长短因人而异,但每个妇女的月经周期有自己的规律性。

3. 月经期(经期)　月经持续的时间,一般为 2～7 天。每次月经的出血量约 50ml,一般不超过 80ml。

4. 月经血的特征　月经血呈暗红色,其主要特点是不凝固。经血除血液成分外,还有子宫内膜碎片、子宫颈黏液及脱落的阴道上皮细胞。

5. 月经期症状　一般无特殊症状,有些妇女可出现下腹坠胀、腰酸、头痛、疲倦、精神不振、乳房胀痛、腹泻或便秘等,但一般不影响工作和生活。

七、性周期的调节

女性生殖系统的周期性变化称性周期。最明显的表现是月经，因此性周期又称月经周期。性周期的调节是在下丘脑、垂体、卵巢轴的神经内分泌系统之间进行的。

下丘脑-垂体-卵巢轴（HPOA），主要作用是控制女性发育、正常月经和性功能，参与机体内环境和物质代谢的调节。

在下丘脑促性激素释放激素（GnRH）的控制下，腺垂体分泌 FSH 和 LH，卵巢性激素依赖于 FSH 和 LH 的作用，而子宫内膜的周期性变化又受卵巢分泌的性激素调控。

性腺轴的功能调节通过神经调节和激素反馈调节实现。使下丘脑兴奋，分泌性激素增多者为正反馈；反之，使下丘脑抑制，分泌性激素减少者称负反馈。大量雌激素抑制下丘脑分泌 FSH-RH（负反馈），同时又兴奋下丘脑分泌 LH-RH（正反馈）。大量孕激素对 LH-RH 呈抑制作用（负反馈）。

核心提示　骨盆由左右两块髋骨和一块骶骨及尾骨组成。真、假骨盆以耻骨联合上缘、骶岬上缘及两侧髂耻线的连线为界；真骨盆有 3 个平面即骨盆入口平面、出口平面和中骨盆平面；坐骨棘为胎先露下降程度的重要标志，骶岬为骨盆内测量对角径的重要标志；女性内生殖器包括阴道、子宫、输卵管及卵巢；子宫位于骨盆中央，呈前倾前屈位，形如倒置的梨形；子宫的位置靠 4 对韧带及其盆底组织维持。卵巢具有生殖和内分泌功能。在卵巢雌、孕激素的影响下，子宫内膜出现相应的周期性变化，即增生期、分泌期、月经期。

第二节　正常妊娠妇女的护理

一、受精及受精卵的植入及发育

(一) 妊娠

妊娠是胚胎和胎儿在母体内发育成长的过程。卵子受精是妊娠的开始，胎儿及其附属物自母体内排出是妊娠的终止。临床上习惯以末次月经第一天为妊娠的开始，全过程共 10 个妊娠月，40 周。

(二) 获能

精子获能的主要部位是子宫和输卵管。

(三) 受精、着床

(1) 精子与卵子相结合的过程称受精。受精部位在输卵管壶腹部。

(2) 着床：囊胚侵入子宫内膜的过程称着床（植入），约在受精后第 6～7 日开始，第 11～12 日结束。植入部位多在子宫体上部的前壁或后壁。

二、胎儿发育

妊娠 8 周末前称胚胎，为主要器官分化发育时期。9 周起称胎儿。

孕 8 周末胚胎初具人形，B 超检查可见胎心搏动。此期若发生病毒感染、服用某些药物或接受射线可引起胎儿畸形。

孕 12 周末胎儿身长约 9cm，体重约 20g。外生殖器已经形成。

孕 16 周末胎儿身长约 16cm，体重约 100g。从外生殖器可确定胎儿性别，部分孕妇自觉有胎动。

孕 20 周末胎儿身长约 25cm，体重约 300g。在孕妇腹壁可听到胎心音。

孕 24 周末胎儿身长约 30cm，体重约 700g。内脏器官已发育，皮下脂肪开始沉积，皮肤仍呈皱缩状。

孕 28 周末胎儿身长约 35cm，体重约 1000g。此时出生后能啼哭，会吞咽，可呼吸，出生后易患特发性呼吸窘迫综合征。

孕 32 周末胎儿身长约 40cm，体重约 1700g。生活力尚可，出生后注意护理可存活。

孕 36 周末胎儿身长约 45cm，体重约 2500g。皮下脂肪发育好，指（趾）甲已达指（趾）端，出生后能啼哭、吸吮，生活能力良好。此时出生基本可存活。

孕 40 周末身长约 50cm，体重约 3000g。男性胎儿睾丸已降至阴囊内，女性胎儿大小阴唇发育良好。出生后哭声响亮，吸吮力强，生活能力强。

三、蜕　膜

卵子受精后，子宫内膜形成蜕膜。

(一) 底蜕膜

底蜕膜是与囊胚及滋养层接触的子宫蜕膜。以后发育成为胎盘的母体部分。

(二) 包蜕膜

包蜕膜是覆盖在囊胚表面的蜕膜。随囊胚逐渐突向宫腔，由于蜕膜高度伸展，缺乏营养而逐渐退化，约在妊娠 12 周与壁蜕膜贴近并融合，子宫腔消失，包蜕膜与真蜕膜逐渐融合，于分娩时这两层膜已无法分开。

(三) 真蜕膜

真蜕膜是底蜕膜及包蜕膜以外覆盖子宫腔的蜕膜，亦即壁蜕膜。

四、胎儿附属物的形成及其功能

(一) 胎盘

胎盘是胎儿与母体间进行物质交换的重要器官，是胚胎与母体组织的结合体。

1. 构成 由底蜕膜、叶状绒毛膜和羊膜构成。

(1) 羊膜：是胎盘的最内层，构成胎盘的胎儿部分。是胚胎时期羊膜囊扩大的囊壁，附着于绒毛膜板表面的半透明薄膜，光滑，无血管、神经及淋巴。

(2) 叶状绒毛膜：是胎盘的主要部分。在受精卵着床后，滋养层迅速分裂增生，内层为细胞滋养细胞，外层为合体滋养细胞。胚外中胚层，与滋养层细胞共同组成绒毛膜。与底蜕膜相接触的绒毛，因营养丰富发育良好，称为叶状绒毛膜。胎盘表面其余部分绒毛因缺乏血液供应而萎缩退化，称平滑绒毛膜，与羊膜共同组成胎膜。

(3) 底蜕膜：是胎盘的母体部分。底蜕膜表面覆盖一层来自固定绒毛的滋养层细胞与底蜕膜共同形成绒毛间隙的底，称为蜕膜板，从此板向绒毛膜方向伸出一些蜕膜间隔，一般不超过胎盘全层 2/3，将胎盘母体面分成肉眼可见的 20 个左右的母体叶。

2. 形态 胎盘约在妊娠 12 周末形成。足月妊娠胎盘呈圆形或椭圆形，直径 16～20cm，厚 1～3cm，中间厚，边缘薄，重 450～650g。胎盘分母体面与胎儿面，母体面与子宫壁紧贴呈暗红色，约有 20 个胎盘小叶。胎儿面覆有羊膜，光滑、呈灰白色。表面有血管分布。脐带附着胎儿面中央或稍偏。

3. 血液循环 胎儿与母体血循环并不直接相通，隔着胎盘屏障，要靠渗透、扩散等作用进行物质交换。

4. 胎盘的功能

(1) 气体交换：胎儿通过胎盘与母体以简单扩散方式交换，吸收氧气，排出二氧化碳。

(2) 供应营养物质。

(3) 排除胎儿代谢产物。

(4) 防御功能：因母体免疫球蛋白(IgG)通过胎盘进入胎儿体内而获得抗体，使胎儿出生后短时间内具有一定免疫力。各种病毒及分子量小、对胎儿有害的药物，可通过胎盘进入胎儿体内，引起胎儿畸形甚至死亡。某些病原体可在胎盘形成病灶，感染胎儿。

(5) 合成功能：主要合成激素和酶。合成的激素有：

1) 绒毛膜促性腺激素(HCG)：于受精后 10 天左右，可用放射免疫测定法由母体血清中测出，是进行早孕诊断最敏感的方法之一。妊娠 8～10 周血清浓度达高峰，12 周后下降，产后 2 周消失。

2) 胎盘生乳素：妊娠 5～8 周在母血中用放射免疫法可测出，主要功能是促进蛋白质合成，促进胎儿生长及孕妇乳腺腺泡发育，为产后泌乳作准备。

3) 雌激素：母血中雌激素含量随妊娠进展而增加，孕 32 周后中度上升，孕 36 周后快速上升，临床上常以孕妇的血和尿中雌三醇含量推测胎儿胎盘功能。

(6) 免疫功能：胎盘产生免疫抑制物质，使母体不产生排斥反应。

(二) 胎膜

胎膜由绒毛膜和羊膜组成。

外层为绒毛膜，在发育过程中，因缺乏营养供应，绒毛逐渐退化萎缩而变平滑，称平滑绒毛膜。至妊娠晚期与羊膜紧贴，但能与其分开。胎膜内层为羊膜，与覆盖胎盘、脐带的羊膜层相连。

(三) 羊水

1. 概念 羊膜腔内的液体称羊水。妊娠足月时，羊水量 800～1000ml，pH 约为 7.20，略浑浊，不透明，内含胎脂、毳毛、上皮细胞、激素和酶。

2. 功能

(1) 保护胎儿：使胎儿在宫腔内有一定活动度，防止胎儿与羊膜粘连，缓冲外力碰撞。

(2) 保护母体：减少母体对胎动的感觉，分娩时羊水传导宫缩压力扩张宫颈；破膜后羊水可冲洗阴道减少感染机会。

(四) 脐带

妊娠足月时平均长约 50cm，外层为羊膜，内有 2 条脐动脉、1 条脐静脉及胶样结缔组织。脐带是母体与胎儿气体交换、营养物质供应和代谢产物排泄的重要通道，一旦受压，血运受阻，可致胎儿窘迫，甚至危及胎儿生命。

五、妊娠期母体的生理及心理变化

(一) 生殖系统

1. 子宫

(1) 子宫体：宫体增大、变软。孕 12 周后子宫超出盆腔；足月时体积可达 35cm×22cm×25cm，容积达 5000ml，重量达 1000g。孕晚期子宫略向右旋。

(2) 子宫峡部：非孕时长 1cm，妊娠末期逐渐形成子宫下段，临产后长达 7～10cm，成为软产道的一部分。

(3) 子宫颈：局部肥大、充血、变软，呈紫蓝色，黏液分泌增多，形成较稠的黏液栓。

2. 输卵管、卵巢 输卵管充血、水肿、变长。卵巢略增大，妊娠期不排卵。

3. 外阴、阴道 外阴色素沉着，组织松软。阴道黏膜呈紫蓝色，皱襞增多，伸展性增强；阴道分泌物增多，酸度增高，可防止致病菌生长。

（二）乳房

乳腺管及腺泡增生，乳房增大，乳头、乳晕色素沉着，乳晕上的皮脂腺肥大形成散在的结节状小隆起，称蒙氏结节。孕末期，乳头可挤出少许黄色乳汁，称初乳。

（三）血液循环系统

1. 血容量及血液成分 妊娠期6～8周血容量开始增加，32～34周达高峰，增加30%～45%，其中血浆增加多于红细胞增加，出现血液稀释。妊娠期因纤维蛋白原和球蛋白含量增高，使血液黏稠度增加，处于高凝状态。妊娠后期白细胞可增加至$(10～15)\times10^9/L$，血沉也增快。

2. 心脏及心排血量 妊娠后期子宫增大而使膈肌上抬，心脏向左前上方移位，大血管扭曲，在心尖区及肺动脉瓣区可听到柔和的吹风样收缩期杂音。产后逐渐消失。由于血容量及新陈代谢增加，心排血量增加，心率加快，每分钟约增加10～15次。

3. 血压 妊娠期收缩压无明显变化，舒张压因外周血管扩张而降低，脉压稍增大。

4. 静脉压 随妊娠月份增加，回流入下腔静脉的血量增多，加之妊娠子宫的压迫，下肢、外阴和直肠的静脉压升高，可出现下肢及外阴静脉曲张或痔。孕妇长时间仰卧位时，妊娠子宫压迫下腔静脉，使回心血量和搏出量均减少，可发生仰卧位低血压综合征。

（四）泌尿系统

妊娠期肾小球滤过率增加，肾小管对葡萄糖再吸收能力未相应增加，可有少量蛋白及糖从尿中排出。受孕激素影响，肾盂及输尿管轻度扩张、蠕动减弱，尿液滞留，易导致感染，尤以右侧多见。

（五）呼吸系统

妊娠早期孕妇有过度通气现象，有利于提供孕妇和胎儿所需的氧气。妊娠后期以胸式呼吸为主，气体交换保持不减。呼吸次数在妊娠期变化不大，但呼吸较深。

（六）消化系统

妊娠早期（停经6周左右），约50%的妇女出现不同程度的早孕反应。

（七）内分泌系统

妊娠期间卵巢内的卵泡不再发育成熟，也无排卵。垂体催乳激素逐渐增量，分娩前达高峰，与其他激素协同作用，促进乳腺发育，为产后泌乳作准备。

（八）其他

孕妇面颊、乳头、乳晕、腹白线、外阴等处出现色素沉着。随妊娠子宫增大，孕妇腹壁皮肤弹力纤维过度伸展而断裂，使腹壁皮肤出现紫色或淡红色不规则平行的裂纹，称妊娠纹。

妊娠13周前体重无明显变化。以后平均每周增加350g，直至妊娠足月时体重平均增加12.5kg。

（九）心理变化

1. 孕妇常见的心理反应 惊讶和震惊、矛盾心理、接受、情绪不稳定、内省。

2. 孕妇的心理调节 美国心理学家鲁宾（Rubin，1984）提出妊娠期孕妇为接受新生命的诞生，维持个人及家庭的功能完整，必须完成4项孕期母性心理发展任务：

（1）确保自己及胎儿能安全顺利地度过妊娠期。

（2）促使家庭重要成员接受新生儿。

（3）学习为孩子贡献自己。

（4）情绪上与胎儿连成一体。

六、妊娠诊断

临床将妊娠全过程分为3个时期：妊娠12周末以前称早期妊娠；第13～27周末称中期妊娠；第28周及其以后称晚期妊娠。

（一）早期妊娠

1. 临床表现

（1）停经：月经周期正常的育龄妇女，一旦月经过期10天或以上，应首先考虑早期妊娠的可能。哺乳期妇女月经未恢复，也可能再次妊娠。

（2）早孕反应：约半数妇女在停经6周左右有嗜睡、困倦、择食、头晕、恶心、呕吐等现象，称早孕反应，也叫妊娠反应。一般于妊娠12周左右自行消失。

（3）尿频：子宫增大压迫膀胱可引起尿频。妊娠12周后子宫升入腹腔，尿频症状消失。

（4）乳房的变化：初产妇较经产妇明显。妊娠6～8周，乳房受雌激素及孕激素影响逐渐增大，乳晕着色，乳晕周围有深褐色蒙氏结节显现。

（5）妇科检查：阴道和子宫颈充血、变软，呈紫蓝色。子宫峡部更软，双合诊时感到子宫颈和子宫体似不相连，称“黑加征（Hegar sign）”。子宫体增大变软，孕7周的子宫如鹅蛋大；孕10周的子宫如橙子大；妊娠12周后在耻骨联合上可扪及宫底。

2. 辅助检查

(1) 妊娠试验：包括血 HCG 定量和尿 HCG 定性的检查。现多用试纸检测。在白色显示区呈现上下两条红线为阳性。

(2) 超声波检查：孕 6 周后就可以通过 B 超探测到孕囊，孕 8 周以后可探测到胎儿心跳，并可探及胚芽。应用超声多普勒法在增大的子宫区内，探测到有节律、单一高调的胎心音，节律在 150～160 次/分，可确诊为早孕活胎，最早在孕 7 周。

(3) 宫颈黏液检查：镜检见成行排列的椭圆体，则早期妊娠的可能性大。

(4) 黄体酮撤退试验：利用孕激素在体内突然撤退可引起子宫出血的原理，用黄体酮 10～20mg 肌内注射，每日 1 次，连用 3～5 天，如停药后 3～7 天内有阴道出血，可以排除妊娠，如停药后 7 日仍未见阴道流血，则早期妊娠的可能性大。

(5) 基础体温测定：双相型体温的妇女，如停经后高温相持续 18 天不下降，早期妊娠可能性大。如持续 3 周以上，早孕可能性更大。

(二) 中、晚期妊娠

1. 临床表现

(1) 病史：有早孕经过，感觉腹部增大，可感觉胎动。

(2) 子宫增大：宫体随妊娠周数的增加而逐渐增大，宫底逐渐升高，腹部检查时可以根据手测宫底高度及尺测耻骨联合上子宫长度来初步推断妊娠周数见表 6-2。

表 6-2　不同妊娠周数的尺测子宫长度和手测宫底高度

妊娠周数	尺测耻上子宫长度(cm)	手测子宫底高度
12 周		耻骨联合上 2～3 横指
16 周		脐耻之间
20 周	18(15.3～21.4)	脐下 1 横指
24 周末	24(22.0～25.1)	脐上 1 横指
28 周末	26(22.4～29.0)	脐上 3 横指
32 周末	29(25.2～32.0)	脐与剑突之间
36 周末	32(29.8～34.5)	剑突下 2 横指
40 周末	同 32 周或略高	脐与剑突之间或略高

(3) 胎动：妊娠 18～20 周开始，孕妇可自觉胎动，每小时 3～5 次，随妊娠周数的增加胎动趋于频繁。检查腹部时可触及胎动。

(4) 胎心音：妊娠 18～20 周时经孕妇腹部可听到胎心音，似钟表的“嘀嗒”声，每分钟 120～160 次。

(5) 胎体：妊娠 20 周后，经腹部可触及胎体。妊娠 24 周后，触诊可区分胎头、胎背、胎臀及胎儿肢体。

2. 实验室检查及其他检查

(1) 超声检查：B 超可显示胎儿数目、胎儿大小、胎方位、胎动、羊水等的图像，测定胎头双顶径，观察胎体有无体表畸形，超声多普勒可探测胎心音、胎动音、胎盘血流音。

(2) 胎儿心电图：妊娠 12 周以后可经腹壁显示胎儿的心电图形。

七、胎产式、胎先露、胎方位

(一) 胎产式

胎体纵轴与母体纵轴的关系称胎产式。两纵轴平行者称纵产式，两纵轴垂直者称横产式。

(二) 胎先露

最先进入骨盆入口的胎儿部分称胎先露。纵产式有头先露及臀先露，横产式有肩先露。头先露可分为枕先露、前囟先露、额先露及面先露，临床上最多见为枕先露。

(三) 胎方位(胎位)

胎儿先露部的指示点与母体骨盆的关系称胎方位。枕先露以枕骨、臀先露以骶骨、肩先露以肩胛骨为指示点。例如，枕先露时，胎儿枕骨位于母体骨盆左前方，为枕左前位。只有枕前位是正常胎位，其余均为异常胎位。

> **核心提示**　精子与卵子相结合的过程称受精；胎儿附属物有胎盘、胎膜、羊水、脐带；妊娠期母体器官生理变化最大的是子宫；孕 6～8 周血容量开始增加，32～34 周达高峰，增加 30%～45%，其中血浆增加多于红细胞增加，出现血液稀释。

妊娠全过程分为 3 个时期：妊娠 12 周末以前称早期妊娠，第 13～27 周末称中期妊娠，第 28 周及其以后称晚期妊娠。早期妊娠症状有停经、早孕反应、尿频、乳胀。胎体纵轴与母体纵轴的关系称胎产式；最先进入骨盆入口的胎儿部分称胎先露；胎儿先露部的指示点与母体骨盆的关系称胎方位。

第三节　正常分娩妇女的护理

一、决定分娩的因素

(一) 分娩定义

妊娠满 28 周及以后，胎儿及其附属物从母体临产发动至全部娩出的过程，称分娩。妊娠满 28 周至不满 37 足周间分娩者，称早产。妊娠满 37 周至不满 42 足周间分娩者，称足月产。妊娠满 42 周及其以后分娩者，称过期产。

(二) 决定分娩的因素

决定分娩的四因素是产力、产道、胎儿和产妇的精神心理因素，若各因素均正常并能相互适应，胎儿顺利经阴道娩出，为正常分娩。

1. 产力 将胎儿及其附属物从子宫内逼出的力量，称产力。产力包括子宫收缩力、腹肌及膈肌收缩力、肛提肌收缩力。

(1) 子宫收缩力：是分娩的主要力量，贯穿于整个分娩过程中。临产后的子宫收缩力(简称宫缩)能迫使宫颈管缩短直至消失，宫口扩张、胎先露下降、胎儿及其附属物娩出。临产后的正常宫缩具有以下特点：

1) 节律性：每次宫缩均由弱变强，持续一定时间，再由强到弱，直至消失进入间歇期。

2) 对称性：正常宫缩起自两侧子宫角部，迅速向子宫底中央集中，左右对称。

3) 极性：指宫缩以子宫底部最强、最持久，向下移行逐渐减弱。

4) 缩复作用：宫缩时，子宫体部肌纤维缩短、变宽，收缩后肌纤维遂又松弛，但不能恢复到原有的长度，经过反复收缩，肌纤维越来越短，这种现象称缩复作用。

(2) 腹肌和膈肌收缩力(腹压)：是第二产程的重要辅助力量。宫口开全后，产妇屏气用力使腹压增高，协同宫缩促使胎儿、胎盘娩出。

(3) 肛提肌收缩力：可协助胎先露完成内旋转、仰伸和胎盘娩出。

2. 产道 是胎儿娩出的通道，分骨产道和软产道两部分。

(1) 骨产道：骨产道大小、形状与分娩关系密切。如前所述。

(2) 软产道：由子宫下段、子宫颈、阴道和盆底软组织构成。

1) 子宫下段的形成：由于子宫上下段的肌壁厚薄不同，在两者间的子宫内面有一环状隆起，称为生理性缩复环。

2) 宫颈的变化：①宫颈管消失：初产妇多是宫颈管先消失，宫颈外口后扩张；经产妇则多是颈管消失与宫颈外口扩张同时进行。②宫口扩张：临产后宫口扩张主要是子宫收缩及缩复向上牵拉的结果；随着产程进展，宫口开全时，妊娠足月的胎头方能通过。③骨盆底、阴道及会阴的变化：破膜后胎先露部下降直接压迫骨盆底，阴道黏膜皱襞展平使腔道加宽。

3. 胎儿

(1) 胎儿大小：是决定分娩难易的重要因素之一，胎头是胎体的最大部分，也是通过产道最困难的部分。

1) 胎头颅骨：由顶骨、额骨、颞骨各 2 块和枕骨 1 块构成。颅骨间的空隙称颅缝。两顶骨间为矢状缝；枕骨与顶骨间为人字缝。两颅缝交界的空隙较大处为囟门。两额骨与两顶骨空隙为前囟门，呈菱形。两顶骨与枕骨间空隙为后囟门，呈三角形。胎头有一定的可塑性，分娩时颅骨可稍微变形或重叠，缩小头颅的体积，有利于阴道分娩。

2) 胎头径线：双顶径为两顶骨隆突间的距离，B 超可测定此值，判断胎儿大小，妊娠足月时平均 9.3cm，枕下前囟径为自前囟门中心至枕骨隆突下方的距离，平均 9.5cm，枕额径为自鼻根至枕骨隆突间的距离，平均 11.3cm；枕颏径是自颏骨下方至后囟门顶部的距离，平均 13.3cm。

(2) 胎位：纵产式时容易通过产道。枕先露在分娩中颅骨重叠，周径变小，利于胎头娩出；臀先露时，胎臀软且小，不能使阴道充分扩张，而后出胎头无机会变形，使后出胎头困难。肩先露为横产式，妊娠足月活胎不能通过产道，对母儿威胁较大。

(3) 胎儿畸形：如脑积水使胎头或胎体过大，通过产道时会发生困难。

4. 精神心理因素 分娩对于产妇是一种持久而强烈的应激源。可以产生生理上及精神心理上的应激。当初产妇获得分娩的负面信息，致使临产后出现紧张、焦虑、不安的情绪。这些情绪会使机体产生一系列变化，导致子宫缺氧、收缩乏力、宫口扩张缓慢、胎先露部下降受阻、产程延长，产妇体力消耗过多；同时也促使产妇交感神经兴奋，血压升高，使胎儿缺氧，导致胎儿窘迫。

二、枕先露的分娩机制

分娩机制是指胎儿先露部通过产道时，为适应骨盆各平面的形态和大小，被动地进行一系列适应性转动，以其最小径线通过产道的全过程。临床以枕左前位为最常见，以此为例说明分娩机制。

1. 衔接(入盆) 指胎头双顶径进入骨盆入口平面，胎头颅骨最低点接近或达到坐骨棘水平。经产妇多在分娩开始后衔接，初产妇多数在预产期前 2～3 周内衔接。若初产妇分娩已经开始而胎头仍未衔接，应警惕有无头盆不称。

2. 下降 胎头沿骨盆轴前进的动作，称下降。贯穿于分娩的全过程。临床上常以胎先露下降程度，作为产程进展的判断标准之一。

3. 俯屈　在下降过程中，胎头遇盆底阻力发生俯屈，使胎头以最小径线继续下降通过产道。

4. 内旋转　胎头为适应骨盆形态，枕部向母体骨盆前方旋转45°，此动作于第一产程末完成。

5. 仰伸　胎头下降达阴道外口时，枕骨下部以耻骨弓为支点，在产力作用下发生仰伸，使胎头顶、额、鼻、口、颏相继娩出。

6. 复位及外旋转　胎头娩出后，枕部向左旋转45°，称复位；继续向左旋转45°，称外旋转。

7. 胎儿娩出　外旋转完成后，前肩先从耻骨弓下娩出；胎体稍侧屈，后肩于会阴前缘娩出；此后胎身和四肢相继娩出。

三、分娩的临床经过

(一) 先兆临产

1. 假临产　其特点是宫缩持续时间短且不恒定，间歇时间长而不规则，强度不加强，不伴宫颈管消失和宫颈口扩张，常在夜间出现，白天消失，给予镇静剂可以抑制。

2. 胎儿下降感　由于胎先露下降入盆，使宫底下降，初孕妇有胎儿下降感，感觉上腹部较前舒适，进食增多，呼吸轻快。

3. 见红　分娩发动前24～48小时内，因宫颈口附近的胎膜与该处的子宫壁分离，毛细血管破裂经阴道排出少量血液，与宫颈黏液相混经阴道排出，称见红。是分娩即将开始比较可靠的征象。

(二) 临产诊断

临产是指分娩开始，标志是出现规律且逐渐增强的子宫收缩，持续30秒或以上，间歇5～6分钟，同时伴进行性宫颈管消失、宫口扩张和胎先露下降。

(三) 产程分期

分娩的全过程从规律性子宫收缩开始至胎儿、胎盘娩出为止，称总产程。初产妇总产程为13～18小时，经产妇为6～9小时。临床上将总产程分为3个产程：

1. 第一产程(宫颈扩张期)　从规律宫缩开始到宫口开全(直径10cm)。初产妇需11～12小时；经产妇需6～8小时。

2. 第二产程(胎儿娩出期)　从宫口开全到胎儿娩出，初产妇需1～2小时，经产妇约需数分钟至1小时。

3. 第三产程(胎盘娩出期)　从胎儿娩出到胎盘娩出，需5～15分钟，一般不超过30分钟。

(四) 各产程的临床表现

1. 第一产程的临床表现

(1) 规律宫缩：产程开始时，宫缩间歇时间长(5～6分钟)，持续时间短(约30秒)。随着产程进展，宫缩持续时间渐长，且收缩力不断增强，间歇时间逐渐缩短，到宫口接近开全时，宫缩可持续1分钟以上，间歇仅1～2分钟。

(2) 宫口扩张：宫颈管逐渐缩短、消失，宫口逐渐扩张到开全。潜伏期是从规律宫缩开始到宫口扩张至3cm，约需8小时(最大时限为16小时)；活跃期是从宫口扩张3cm至宫口开全，此期宫口扩张速度明显加快，约需4小时(最大时限为8小时)。

(3) 胎先露下降：在宫口扩张的同时，伴有胎先露下降，下降程度以坐骨棘平面为标志。

(4) 胎膜破裂：当羊膜腔内压力增加到一定程度时，胎膜自然破裂。多发生在宫口近开全时。羊水流出约100ml。若破膜超过12小时尚未分娩者，酌情给予抗炎药物预防感染。

2. 第二产程的临床表现

(1) 产妇屏气用力：宫缩增强，宫口开全，产妇有排便感，有屏气和向下用力的动作。

(2) 会阴变化：会阴渐膨出变薄，肛门松弛。

(3) 胎儿下降及娩出：宫缩时胎头露出阴道口，露出部分不断增大，间歇时又缩回阴道内，称胎头拨露。经几次拨露后，胎头双顶径已越过骨盆出口始终显露于阴道口不再回缩，称胎头着冠。此后，胎头仰伸、复位、外旋转、前肩后肩相继娩出，胎身娩出，随后羊水涌出。

3. 第三产程的临床表现

(1) 子宫收缩。

(2) 胎盘娩出及阴道流血：胎儿娩出后，宫腔容积突然缩小，因胎盘不能相应缩小而与子宫壁发生错位导致胎盘剥离。胎盘剥离的临床征象为：①宫体变硬，宫底上移；②阴道少量流血；③阴道口外露的脐带自行下移延长；④在耻骨联合上方按压子宫下段时，子宫体上升而脐带并不回缩。

四、分娩期妇女的护理

(一) 入院后护理常规

1. 测生命体征　每4～6小时测量一次并记录，在宫缩间歇时测血压。

2. 沐浴　可进行擦浴或淋浴，更换清洁衣服，然后送产妇至待产室。

3. 外阴清洁及备皮　剃净阴毛，勿划破皮肤，清洁外阴时勿使肥皂水流入阴道。

4. 灌肠 用温热肥皂水灌肠。灌肠时间：初产妇宫口开大 4cm 以内、经产妇宫口开大 2cm 以内，均在子宫收缩不强时进行。灌肠可清除肠道下段的粪便，避免临产时粪便排出造成污染；同时可刺激宫缩，加速产程进展。阴道出血、胎膜已破、胎位异常、剖宫产史、先兆早产、胎儿窘迫、重症妊娠高血压疾病、妊娠合并心脏病等产妇，禁忌灌肠。

(二) 护理评估

1. 健康史 了解产妇本次妊娠的情况、临产情况、孕产史、月经史、既往史。

2. 身心状况

(1) 产科情况：宫缩持续与间歇的时间、宫缩强度；宫口扩张程度；胎先露下降程度；胎膜破裂时间及羊水颜色、性状；胎心音的频率、节律、强度。

(2) 心理状况：了解产妇对分娩知识的认识，思想顾虑，情绪、心理活动。

(3) 辅助检查资料：围生保健卡、产前检查记录、相关化验检查，如胎儿监护仪描记的宫缩曲线、胎心曲线、血和尿常规等。

(三) 护理诊断/问题

1. 疼痛 与子宫收缩有关。

2. 焦虑 与缺乏分娩知识，担心分娩能否顺利进行有关。

3. 潜在并发症 胎儿窘迫。

(四) 护理措施

1. 减轻疼痛 允许产妇以适当方式表达疼痛的感受；指导与帮助产妇采用减轻疼痛的措施，如深呼吸、按摩下腹部、压迫腰骶部、交谈或回忆美好事物等分散产妇注意力。

2. 心理调适 热情接待产妇，介绍医院环境及用物；让产妇说出内心感受，宣传分娩知识，树立分娩信心；告知产程进展情况；做好生活护理，满足产妇需求。

3. 第一产程护理

(1) 休息与活动：告知产妇在宫缩不强且未破膜时，可在待产室内适当走动。初产妇宫口近开全或经产妇宫口扩张 4cm 时，应卧床取左侧卧位。

(2) 饮食：鼓励产妇少量多餐，注意补充热量和水，保持体力。

(3) 大、小便：临产初期如无禁忌证，应予灌肠。鼓励产妇每隔 2～4 小时排尿 1 次，防止膀胱充盈影响胎先露下降和宫缩。

(4) 观察产程进展

1) 观宫缩、听胎心：临产后在宫缩间歇时，每 1～2 小时听胎心 1 次；宫缩频繁时，每 15～30 分钟听 1 次。肛门检查，了解宫口扩张及胎先露下降情况。

2) 注意破膜时间：破膜后，立即听胎心音、观察羊水性状，若头先露者羊水混有胎粪，提示胎儿窘迫；若破膜后胎头尚未入盆或臀位者，嘱产妇绝对卧床休息，并抬高臀部，以防脐带脱垂；破膜超过 12 小时者，遵医嘱给予抗生素。

3) 定时绘制产程图：产程图主要项目是连续记录宫口扩张曲线和胎先露下降曲线，可判断产程进展是否正常，并能指导产程处理。

4) 接生准备：初产妇宫口开全、经产妇宫口开大 3～4cm，即准备接生。

(五) 接产的护理配合

1. 巡回护士

(1) 保持合适体位：产妇入分娩室后仰卧于产床，准备接生。

(2) 消毒外阴：产妇仰卧，双腿屈曲分开，臀下置清洁便盆。先用无菌肥皂水棉球按顺序擦洗小阴唇、大阴唇、阴阜、阴蒂、大腿内上 1/3、会阴和肛门周围。然后以消毒纱布球堵于阴道口，以防冲洗液进入阴道，用温开水冲洗干净，之后用消毒纱布球擦干，最后用碘伏溶液消毒，顺序同前；取出臀下便盆，臀下铺无菌巾。

(3) 物品准备：开启产包，准备会阴切开包、局部麻醉用物、新生儿用物、氧气、吸痰管、急救车等。开启红外线辐射台。

(4) 指导产妇屏气用力：指导产妇在宫缩开始时，双手拉住床旁的把手，深吸一口气，并随宫缩加强向下屏气用力；宫缩间歇时，全身放松休息。

(5) 观察：观察产妇的表现及产程、孕妇神态、宫缩持续时间、间歇时间，勤听胎心音，每隔 10 分钟听 1 次；密切注意阴道口胎头娩出的情况。当胎儿娩出后，立即记录分娩时间、新生儿性别及测量产妇血压。遵医嘱注射子宫平滑肌兴奋药。

1) 接产要领：协助胎头俯屈，让胎头以最小径线在宫缩间歇时缓慢地通过阴道口，是预防会阴撕裂的关键，还必须正确娩出胎肩，胎肩娩出时也要注意保护好会阴。

2) 接产步骤：接产者站在产妇右侧。当胎头拨露使阴唇后联合紧张时，开始保护会阴。

3) 会阴切开：会阴过紧或胎儿过大，估计分娩时会阴撕裂不可避免者，或母儿有病理情况急需结束分娩者，应行会阴切开术。常用会阴左侧后-侧切开术、会阴正中切开术。

(6) 新生儿护理

1) 保暖：分娩室保持适当的温度与湿度，新生儿娩出后，剪断脐带后即擦干身上的羊水和血迹，放在已开启的红外线辐射台上处理。

2）呼吸道：新生儿娩出后，立即吸除口、鼻腔内的黏液、羊水，以保持其呼吸道通畅。

3）新生儿 Apgar 评分：出生后 1 分钟的心率、呼吸、肌张力、喉反射及皮肤颜色 5 项标准进行评分，每项 2 分，共 10 分。7 分以上只需进行一般处理；4～7 分缺氧较严重，需清理呼吸道、人工呼吸、吸氧、用药等措施才能恢复；4 分以下严重，需紧急抢救，行喉镜在直视下气管内插管并给氧。应在出生后 5 分钟、10 分钟时再次评分。1 分钟评分反映在宫内的情况，而 5 分钟及以后评分则反映复苏效果，与预后关系密切。

4）新生儿体检：脐带结扎后，测量身长、体重，听诊心肺，检查有无畸形、产伤。用抗生素眼药水滴眼。记录单上打上新生儿左足印及产妇右手拇指印，给新生儿系上标明姓名、性别、体重、出生时间、母亲姓名和床号的腕带，并将有同样记录的挂牌挂在包被上。

5）早吸吮：在新生儿出生后 30 分钟内，首次吸吮乳头，增进母婴情感，促进乳汁分泌。

(7) 第三产程、产后 2 小时巡回护士的配合

1）预防产后出血：胎肩娩出后即给予缩宫素 10U 加于 25%葡萄糖溶液 20ml 内静脉注射，以加强子宫收缩，减少出血。亦可常规肌内注射缩宫素 10U。

2）产后观察：第三产程结束后，产妇在产房内观察 2 小时，注意其子宫收缩情况，阴道出血量，外阴、阴道有无血肿，膀胱是否充盈，测量血压、脉搏等。

2. 协助接生护士

(1) 接生准备：按手术要求，洗手、穿手术衣、戴消毒手套。铺接生的消毒巾。需会阴切开者，备好会阴切开物品。必要时给予产妇导尿。

(2) 协助保护会阴、娩出胎儿：站在产床右侧，指导产妇把握屏气用力的时机，在胎头拨露、会阴后联合膨胀时，开始保护会阴。保护方法：右手垫消毒巾，肘关节支于床上，拇指与其他四指分开，利用手大鱼际肌托起会阴部，宫缩时向内上方托起，左手持纱布轻压胎头，帮助胎头俯屈及缓慢下降，宫缩间歇时放松。胎头即将仰伸时，右手保护会阴并嘱咐产妇宫缩时张口哈气，宫缩间歇时略向下用力，以左手协助胎头仰伸，缓慢娩出胎头。之后，右手继续保护会阴，左手从鼻根向下挤抹胎儿口鼻内黏液和羊水，然后协助胎头复位和外旋转，继而左手轻轻下压胎头，使前肩娩出，再上托胎头，助后肩娩出，此时方可松开保护会阴的右手。用双手扶持胎体，使其取侧位娩出胎体及下肢，再清理呼吸道。将弯盘置会阴处接血，然后在距脐轮 15cm 处，用两把止血钳夹住脐带并在两钳间剪断。

(3) 脐带处理：70%乙醇消毒脐根周围，在距脐根约 0.5cm 处，用粗棉线结扎第一道，于第一道结扎线外约 0.5cm 处再结扎第二道。于第二道结扎线外 0.5cm 处剪断脐带；用棉签蘸 2.5%碘酊或 20%高锰酸钾液消毒断端。然后用无菌纱布覆盖包扎。

(4) 协助胎盘、胎膜娩出及检查是否完整：胎盘剥离及排出方式有胎儿面娩出式和母体面娩出式两种。在确定胎盘已剥离后，接生者左手轻压宫底，右手轻轻牵拉脐带，让产妇稍向下用力，当胎盘娩出至阴道口时，双手托住胎盘向一个方向旋转、并向下外牵引，使胎盘、胎膜完整娩出。将胎盘铺平，检查母体面胎盘小叶有无缺损，再查胎儿面边缘有无断裂血管，及时发现副胎盘，之后提起胎盘检查胎膜是否完整，若发现异常情况及时报告医师。

(5) 协助检查软产道：检查外阴、阴道和宫颈有无裂伤，如有裂伤，立即协助缝合。

五、分娩期镇痛及麻醉

（一）分娩镇痛的方法

分娩时的剧烈疼痛可以引起产妇一系列内分泌的改变，血管收缩，胎盘血流量减少，对母儿造成不良影响。为减轻分娩疼痛的影响，分娩镇痛随之产生。

1. 分娩镇痛的必备条件

(1) 对母儿影响少。

(2) 易于给药，起效快，作用可靠。

(3) 不影响宫缩频率和强度。

(4) 产妇清醒，能参与和配合分娩过程。

(5) 产后恢复快，可立即进食。

2. 分娩镇痛的方法

(1) 精神预防性镇痛法：导乐分娩。

(2) 针灸、电磁刺激（TANS、HANS）、穴位注射等。

(3) 药物镇痛：地西泮、哌替啶、曲马朵、芬太尼等。

(4) 静脉麻醉：氯胺酮等。

(5) 吸入麻醉：氧化亚氮（笑气）、恩氟烷（安氟醚）、异氟烷（异氟醚）。

(6) 局部麻醉：宫颈旁阻滞、阴部神经阻滞。

(7) 椎管内麻醉：连续硬膜外阻滞、腰麻-硬膜外联合阻滞、微导管连续蛛网膜下腔麻醉、产妇自控硬膜外麻醉等。

（二）分娩镇痛的护理

1. 协助产妇摆好体位，配合分娩镇痛顺利实施。

2. 迅速开放静脉通道，根据情况随时调节滴速。

3. 观察生命体征变化，每 15 分钟测血压、脉搏、

呼吸1次并记录。

4. 严密观察宫缩情况及胎心变化，根据宫缩适时肛诊。

5. 第二产程指导产妇正确使用腹压，预备接生物品，常规消毒。产后肌内注射缩宫素20U。

6. 分娩后留产房观察2小时，注意血压、阴道流血、宫缩及膀胱充盈情况。

核心提示 决定分娩的四因素是产力、产道、胎儿和精神心理因素。分娩期妇女入院后应常规测量生命体征、沐浴、外阴清洁及备皮、灌肠(有禁忌证者例外)。先兆临产的征象有"假临产"、胎儿下降感和见红。临产开始的标志为有规律且逐渐增强的子宫收缩，持续30秒以上，间歇5～6分钟，伴进行性宫颈管消失、宫口扩张和胎先露下降。初产妇总产程为13～18小时，经产妇为6～9小时。第一产程主要表现为规律性宫缩、宫口扩张、胎先露下降、胎膜破裂，此期应指导产妇休息、活动、饮食和大小便，观察宫缩频率、强度、节律及胎心、破膜等情况；第二产程表现为产妇屏气用力、胎儿下降及娩出，此期应继续观察产程进展、指导产妇屏气、做好接生准备、完成接生工作；第三产程表现为子宫收缩、胎盘娩出及阴道流血。此期应协助胎盘娩出并检查胎盘的完整性、预防产后出血、做好新生儿护理。分娩镇痛的方法常用的有7种，可根据具体情况来选择。

第四节 正常产褥妇女的护理

产妇全身各器官(除乳腺外)，从胎盘娩出至恢复或接近正常未孕状态所需的时间，称为产褥期，一般为6周。

一、产褥期生理

1. 生殖系统

(1) 子宫：子宫是产褥期变化最大的器官。

1) 子宫复旧：胎盘娩出后，随着肌纤维不断缩复，子宫体积不断缩小，产后10日子宫降入盆腔内，在腹部扪不到宫底，产后6周恢复至非妊娠期大小。

2) 子宫内膜的修复：形成新的子宫内膜约需3周，胎盘附着处全部修复约需6周。

3) 子宫颈：产后7～10天宫颈内口关闭，产后4周，宫颈完全恢复至正常形态。

(2) 阴道、外阴及其他：产后阴道不能完全恢复至未孕状态，一般变为宽阔，皱襞少。黏膜皱襞约于产后3周重新出现。外阴水肿2～3天自行消退，裂伤或切口缝合术后3～5天愈合，处女膜撕裂形成处女膜痕。卵巢不排卵。

(3) 盆底组织：盆底肌及筋膜在分娩时过度扩张致弹性减弱，且伴有肌纤维部分断裂。

2. 乳房的变化 主要变化是泌乳。初乳是指产后7日内分泌的乳汁，含β胡萝卜素，呈淡黄色，含较多有形物质，故质稠。蛋白质(尤其是分泌型IgA)含量较多，脂肪及乳糖含量较少，极易消化，是新生儿早期理想的天然食物。

(1) 产后激素水平变化：胎盘生乳素在6小时内消失；孕激素在几日后下降；雌激素在产后5～6日内下降至基线。

(2) 影响产后泌乳的因素：①低雌激素、高催乳激素水平；②吸吮的刺激；③产妇营养、睡眠、情绪和健康状况。

3. 血液循环系统

(1) 血细胞：产后红细胞计数和血红蛋白值增高，中性粒细胞和血小板数也增多，淋巴细胞的比例下降，一般于产后1～2周恢复至正常水平。产后一段时间，产妇血液处于高凝状态。

(2) 血沉：于产后3～4周降至正常。

(3) 血容量：妊娠期血容量增加，于产后2～3周恢复至未孕状态。产后3天内，因子宫胎盘循环停止，使循环血容量增加15%～25%，特别是产后24小时，心脏负担加重。

4. 消化系统 妊娠期胃酸分泌减少，一般在产后1～2周恢复正常。

5. 泌尿系统 妊娠期体内潴留过多水分，在产后主要由肾脏排出，尿量增多。妊娠期肾盂及输尿管生理性的扩张，一般在产后4～6周恢复。

6. 内分泌系统 雌激素和孕激素产后1周降至未孕水平。胎盘生乳素于产后3～6小时已不能测出。不哺乳者产后6～10周恢复月经，平均10周恢复排卵。哺乳者平均4～6个月恢复排卵，月经恢复前可有排卵。

7. 腹壁 紫红色妊娠纹变为白色，不能消退。产后腹壁明显松弛，需6～8周恢复。

8. 产褥期妇女的心理调适

(1) 依赖期。

(2) 依赖-独立期：产后3～14天。此期产妇表现出较为独立的行为，学习和练习护理自己的孩子，亲自喂奶而不要帮助。但这一时期也容易产生压抑，产妇可有哭泣等表现，及时的护理、指导和帮助能纠正这种压抑。

(3) 独立期。

二、产褥期妇女的护理

(一) 护理评估

1. 健康史　注意了解产妇孕产次、分娩方式、有无产后出血史、肝炎等传染病史；着重了解本次妊娠、分娩情况。

2. 身心状况

(1) 生命体征：①体温：多数正常，若产程延长或过度疲劳，24 小时内可略升高，但不超过 38℃，胀奶时可达 38.5℃，但很快下降。②脉搏：略慢，60～70 次/分。③呼吸：深、慢，由妊娠期的胸式呼吸变为胸腹式呼吸，14～16 次/分。④血压：平稳，妊娠高血压疾病产妇血压降低明显。

(2) 乳房：产后可出现乳房胀疼、乳头皲裂、乳汁分泌不足等情况。

(3) 子宫复旧及产后宫缩痛：妊娠子宫自胎盘娩出后逐渐恢复至未孕状态的过程，称子宫复旧。包括子宫体肌纤维的缩复、子宫内膜再生、子宫颈复原和血管的变化。产后宫缩痛指产褥早期，因宫缩引起下腹部阵发性疼痛。一般在产后 1～2 天出现，持续 2～3 日后自然消失。经产妇比初产妇多见。

(4) 恶露：产后随子宫蜕膜的脱落，血液、坏死蜕膜组织经阴道排出称恶露。可分为：①血性恶露：色鲜红，含大量血液，量多，时有小血块，有少量胎膜及坏死蜕膜组织。②浆液恶露：色淡红，含少量血液，有较多的坏死蜕膜组织、子宫颈黏液、阴道排液。③白色恶露：色较白，黏稠，含大量白细胞、坏死蜕膜组织、表皮细胞及细菌等。

(5) 褥汗：大量多余的组织间液需要排泄，使皮肤排泄功能旺盛，大量出汗。尤其是睡眠和初醒时明显，产后 1 周好转。

(6) 其他：可出现尿潴留、便秘、会阴切口胀痛或伤口不愈合等。

(7) 心理状况：产妇初为人母，可表现出喜悦和兴奋，也会哭闹或因照顾新生儿造成睡眠不足等小事而伤心流泪，情绪波动大。

(二) 护理诊断/问题

1. 知识缺乏　缺乏产褥期保健、母乳喂养、新生儿护理知识。

2. 有感染的危险　与产后生殖器官防御功能下降、生殖道创面有关。

3. 疼痛　与子宫复旧、会阴切口有关。

(三) 护理措施

1. 产褥期常规护理

(1) 测量生命体征：每日 2 次，若体温超过 37.5℃，每 4 小时测 1 次，直至正常。产妇入母婴室后立即测脉搏、血压，2 小时后复测，无异常每日 2 次。若脉搏快，注意有无出血及感染；若血压异常及时报告医师。

(2) 饮食：产妇进食高蛋白、高热量、高维生素、易消化饮食，多饮汤类以利乳汁分泌。一般产后当天进半流食，产后 1 天普食，餐间酌情加点心。

(3) 休息和活动：鼓励产妇产后 24 小时下床活动，以利于子宫复旧、恶露排出、大小便通畅，并可促进盆底肌肉张力及腹壁肌肉张力的恢复，预防下肢静脉血栓的形成，但不能从事重体力劳动或长时间站立及蹲位活动。

(4) 排便、排尿：产后 4 小时提醒及鼓励产妇排尿，以免膀胱膨胀影响宫缩。若排尿困难，可试用诱导、热敷、针灸、使用药物等方法，无效者给予导尿。产后多吃蔬菜、水果，早日下床活动防止便秘。

(5) 观察子宫复旧、恶露、会阴伤口情况：产后 2 小时内定时观察 4 次，产后 2～24 小时每 4 小时 1 次，以后早晚各 1 次。观察前排空膀胱，观察后按摩子宫，促进宫缩，同时观察恶露的量及性状、会阴切口情况。

(6) 会阴护理：用消毒液擦洗会阴或行会阴冲洗每日 2 次。每次护理时更换消毒会阴垫。会阴切口应单独擦洗。会阴伤口水肿，应以 95%乙醇纱布或 50%硫酸镁湿敷，出现硬块、红肿、波动感、伤口裂开应及时通知医生。会阴伤口一般于产后 3～5 天拆线。切口感染或愈合不佳，可在产后 7～10 天开始用高锰酸钾坐浴。

(7) 个人和环境卫生：勤擦浴，勤换衣裤。哺乳前后洗手，卧室要清洁温暖、空气流通。

(8) 心理调适：真诚地关心、照顾产妇、婴儿，取得产妇的信任。指导产妇正确对待各种心理及社会因素，稳定产妇情绪。同时做好家属的工作，使产妇安心休养。

2. 哺乳指导及乳房护理

(1) 宣传母乳喂养的优点。

(2) 指导产妇掌握正确喂养方法。

1) 哺乳时间：产后 30 分钟内开始哺乳，按需哺乳可促进乳汁分泌。最初哺乳时间为 3～5 分钟，以后逐渐增加到 15～20 分钟。哺乳期以 10 个月至 1 年为宜。

2) 乳房护理：哺乳前洗净双手并用温开水擦洗乳房及乳头；乳胀时可用温热毛巾湿热敷按摩乳房；乳汁不足者，可增加哺乳次数，保持精神愉快，多进营养食物。不宜哺乳者，指导其回奶。乳头皲裂轻者，在哺乳后局部涂鱼肝油铋剂，下次哺乳前洗净，重者停止哺乳。

3）哺乳体位：可采用坐位或卧位，注意乳房不要堵住新生儿鼻孔，吸空一侧乳房后再吸另一侧。喂完后将婴儿竖抱，轻拍背部1～2分钟，排出胃内空气以防吐奶。

4）乳房异常情况护理

A. 乳头凹陷：可用吸引器吸引使之突出，再用手指牵拉乳头，使其不再回缩。仍未纠正者，则可用玻璃乳罩间接哺乳。

B. 乳汁不足：首先产妇宜保持精神愉快；保证充足的睡眠；多食营养丰富的汤类食物。其次是定时哺乳及掌握正确的哺乳方法，通过婴儿吸吮乳头，可促进垂体生乳素的分泌，使乳汁更快分泌。每次哺乳后吸净乳汁，也有利于乳汁的分泌。

C. 乳头皲裂：多发生在初产妇。轻者仍可继续哺乳，每次哺乳后局部涂敷10%复方安息香酊或10%鱼肝油铋剂，下次哺乳前洗净。严重皲裂或哺乳时有剧痛者应暂停哺乳。乳头皲裂有引起乳腺炎的可能，所以更应注意保持两乳清洁，使用合适的乳罩，勤换乳罩及内衣。

D. 退奶：产后立即退奶可用雌激素、溴隐亭，也可用皮硝退奶，如芒硝250g，分装两个纱袋于两乳，并用胸罩托住布带扎紧。退奶期间应适当减少汤类食物。

3. 促进舒适，缓解疼痛

(1) 乳房胀痛：最常见发生在产后2～7天内。按乳房护理措施处理。

(2) 会阴切口疼痛：告诉产妇，在坐、起立前先缩紧臀肌，可以减轻或避免疼痛；取侧卧位，也可减轻疼痛；排便后用温水冲洗会阴，既可减轻疼痛，又可增加舒适感。

(3) 产后痛：告知产妇产后痛是由宫缩引起，以经产妇、剖宫产术后多见，一般在产后迅速发生，3～4天可自行消失。

4. 预防感染及产后出血

(1) 注意体温情况。

(2) 观察子宫复旧及恶露：每日测宫高，观察恶露性状（颜色、气味）、量，了解有无感染征象。

(3) 保持外阴清洁干燥：用消毒液冲洗或擦洗外阴每日2～3次，并消毒会阴垫。有伤口者排大便后要冲洗，取健侧卧位。

(4) 预防出血：加强巡视，严密监测血压、脉搏、阴道出血量、子宫收缩及膀胱充盈情况，及时发现出血征象。告知产妇出血的常见原因及预防、监测措施，共同配合防止并发症。严密观察宫缩情况，一旦发现子宫复旧不良，及时通知医生并寻找原因。按医嘱给予缩宫素。

（四）健康教育及计划生育指导

1. 产后保健指导　鼓励产妇提出产后保健的有关问题，给予解答并纠正其错误观点；指导产妇加强产后营养的方法；告知早期下床活动的意义；教会产妇自我护理会阴和观察子宫复旧的方法。

2. 产后锻炼　产后锻炼有利于子宫复旧，腹肌、盆底肌张力恢复和体型健美。产后24小时即开始做抬腿、仰卧起坐，产后2周可作胸膝卧位，预防或纠正后倾位子宫。

3. 计划生育指导　产褥期内禁止性交，产后6周，无特殊情况可恢复性生活，并采取避孕措施。不哺乳者可采取药物避孕，哺乳者宜用工具避孕。

4. 产后检查　嘱产妇在产后6周携带婴儿一同回医院做健康检查。

三、新生儿护理

（一）正常新生儿的生理特点及护理

1. 正常新生儿的生理特点　孕龄达到37周至不足42周，出生体重大于或等于2500g的新生儿，称足月新生儿。从胎儿出生断脐到满28日内称为新生儿期，最初7日为新生儿早期。

(1) 体温：新生儿体温调节中枢尚未发育完整，皮下脂肪薄，保温能力差，体表面积相对较大，散热快，易受外环境温度影响而波动。

(2) 呼吸：新生儿呼吸浅而快，40～60次/分，且时有节律不均的呼吸，两日后降至20～40次/分。以腹式呼吸为主。

(3) 循环：心率为120～140次/分，易受啼哭、吸乳等多种因素影响而波动较大。

(4) 消化：新生儿胃容量小，呈水平位，入口较宽，但因食管无蠕动，贲门括约肌不发达，故哺乳后容易发生溢乳。新生儿出生后24小时内排出黏稠黑绿色的胎便。哺乳后，大便渐变为黄色，呈糊状，每日3～5次。

(5) 啼哭：新生儿娩出后即对外界环境的改变产生本能反应而啼哭。随着大脑皮质和感觉器官的发育，啼哭成为新生儿生理心理需要的表达方式，饥饿、过暖、刺激、疼痛、不适等都可引起啼哭。

(6) 皮肤：新生儿皮肤角质层薄，易受损而发生感染。出生时全身覆盖有胎脂。约有半数的新生儿出生后24～48小时出现全身性红斑，开始时为丘疹，第2天逐渐加重，成为红斑，多数第3天消失，不需治疗。

(7) 排尿：第一次排尿在出生后12～24小时内，注意观察尿量、颜色。

(8) 血液：新生儿血流分布多集中于躯干及内脏，

故肝、脾易触及，四肢容易发冷及出现发绀。新生儿红细胞、白细胞计数均较高。

(9) 几种特殊生理状态

1) 生理性黄疸：50%～75%的新生儿生后2～3天出现黄疸，第4～6天达高峰，第10～14天消退，主要是胆红素来源增加及肝脏酶发育不成熟等。

2) 乳房肿大与阴道出血(假性月经)：无论男婴女婴，因受母亲雌激素的影响在出生后头3天可见乳房肿大，甚至有乳汁样液体分泌，2～3周后自然消退，不需治疗。少数女婴在出生后第1周内阴道会有乳白色分泌物，甚至出现少量流血，持续1～3日自行停止。

3) 生理性体重下降：在出生后2～4日出现生理性体重下降，比出生时下降6%～9%，一般不超过10%，4日后开始回升，7～10日时恢复到出生时体重。

4) 脱水热：多发生于产后2～3天，体温突然升高达38℃以上，系由于室温过高或包被过多，新生儿通过皮肤蒸发和出汗散热减少，吃奶较少致体内水分不足，血液浓缩而发热，称"脱水热"。通风、降低室温、减少包被、补充水分，体温可很快降至正常。

2. 护理措施

(1) 维持正常体温

1) 环境：房间光线充足、空气流通，室温20～24℃，相对湿度55%～65%。

2) 保暖：体温低于36℃，可利用母体体温、增加包被、热水袋等保暖方法。

3) 测体温：每日测体温2次，如体温低于36℃或高于37.5℃，应每4小时测1次。

(2) 保持呼吸道通畅

1) 避免阻塞呼吸道：经常检查鼻孔是否通畅，清除鼻孔的分泌物。避免将物品阻于新生儿口鼻或按压其胸部。

2) 注意呕吐情况：新生儿取侧卧位。每次哺乳后，应将婴儿抱起轻轻拍背1～2分钟，避免呕吐。呕吐较多时应推迟哺乳。

3) 观察呼吸和面色：如面色青紫或苍白、呼吸急促、啼哭异常，提示呼吸不通畅。应先清理呼吸道，必要时给予吸氧。

(3) 测体重：新生儿出生后即应测体重，以后每天测1次。

(4) 预防感染

1) 建立清洁、消毒与隔离制度：接触新生儿前后应洗手，预防交叉感染；病室定期清洁消毒；严格探视制度；新生儿患有传染性疾病应采取消毒隔离措施；推荐使用一次性尿布和布单。

2) 沐浴：每日1次，可评估新生儿情况、清洁皮肤、预防感染、促进舒适，还可促进亲子互动。

3) 眼耳口鼻护理：保持眼部清洁，如有分泌物，可用0.25%氯霉素溶液滴眼或红霉素眼药膏外涂，每日2次。

4) 脐部护理：断脐后24小时内，注意脐带断端有无出血。一般脐带于生后3～7天脱落。护理原则是保持脐部清洁干燥，每天沐浴后用75%乙醇溶液擦净残端及脐轮周围，避免浸湿及弄脏。如脐部有脓性分泌物、脐轮有炎症表现，可用2.5%碘酊擦拭脐带残端及脐轮周围，并遵医嘱使用抗生素。

5) 皮肤及臀部护理：胎脂可于生后6小时，或第1次沐浴时用消毒植物油轻轻擦去。及时更换尿布，大便后用温水洗净臀部，擦干后涂5%鞣酸软膏。

6) 预防接种：①卡介苗接种：凡新生儿出生12小时后，或难产儿出生48小时无禁忌证时，即可接种卡介苗。体重在2500g以下的早产儿、体温在37.5℃以上的新生儿及伴有严重腹泻、呕吐、皮疹及病危抢救儿皆应暂缓接种。②乙肝疫苗接种：正常新生儿于出生后24小时内，可进行第一次乙肝疫苗接种。

(二) 手术产新生儿的护理

1. 护理评估

(1) 健康史：了解母亲是否属高危妊娠，有无宫内窘迫，分娩方式及施行何种手术助产，是否使用麻醉剂和镇静剂。

(2) 身体状况：①新生儿Apgar评分；②重点评估体温、呼吸、肤色、啼哭、呕吐、表情及四肢活动情况，囟门是否饱满；③了解大小便情况及哺乳情况。

2. 护理措施

(1) 预防颅内出血

1) 保持绝对安静：减少干扰，头肩略垫高，3天内不沐浴，换尿布动作轻柔。

2) 遵医嘱给药：给予维生素K、维生素C等止血药物。

3) 观察病情：观察呼吸、面色、哭声及四肢活动，注意有无呕吐、抽搐、发绀等。

4) 补充营养：如母乳不足，可添加母乳库奶，必要时静脉补液。

(2) 呼吸道保持通畅：取侧卧位，及时清理呼吸道分泌物和呕吐物。

(3) 预防感染：应及早使用抗生素。

(4) 头皮损伤、头颅血肿的护理：头皮水泡或破损者，局部可涂1%甲紫。头颅血肿多不需特殊处理，但应防止揉擦，避免穿刺。初期可冷敷，肌内注射维生素 K_1 10mg，每日1～2次，共3天。

四、母乳喂养

(一) 纯母乳喂养的概念

纯母乳喂养是指除给孩子哺喂母乳外，不给孩子其他食品及饮料，包括水(除药物、维生素、矿物质滴剂外)，也可吃挤出的母乳。

(二) 母乳喂养的优点

母乳喂养的优点有：①母乳是婴儿最好的食品和饮料，富含营养，最容易被消化吸收，适合婴儿生长发育。②含有丰富的免疫物质，能增强婴儿的抵抗力。③有利于联络母子之间的情感，婴儿与母亲皮肤的频繁接触，母亲的爱抚与照顾，可促进婴儿的心理和智力发育。④有利于母亲的产后康复和健康，婴儿的吸吮动作通过神经反射，能促进子宫收缩，减少产后出血，促使子宫尽快恢复正常；母乳喂养还可抑制排卵，推迟月经复潮，并且能减少母亲乳腺癌和卵巢癌的发病率。⑤无菌、温度适宜、喂养方便、经济省时，对家庭和社会都有好处。

(三) 促进母乳喂养成功的措施

具体措施包括：①有书面喂养的母乳规定，并常规地传达到全体卫生人员；②对全体卫生人员进行必要的技术培训；③把母乳喂养的好处及处理方法教给孕妇；④帮助母亲在产后半小时内开始母乳喂养；⑤指导母亲如何喂奶，以及需要与其婴儿分开的情况下如何保持泌乳；⑥除母乳外，禁止给新生儿吃任何食物或饮料，除非有医学指征；⑦母乳喂养期间实行24小时母婴同室；⑧鼓励按需哺乳(即指不定时喂养)；⑨不应给母乳喂养的婴儿吸人工乳头，或用奶头安慰剂；⑩促进母乳喂养支持组织的建立，并将出院的母亲转给这些组织。

核心提示　产褥期时间一般为6周，产褥期变化最大的器官是子宫，形成新的子宫内膜约需3周，胎盘附着处全部修复的时间约需6周。产后3天内，特别是产后24小时，心脏负担加重；产后一段时间血液处于高凝状态。随子宫蜕膜的脱落，血液、坏死蜕膜组织经阴道排出称恶露。产后应加强巡视，严密监测血压、脉搏、阴道出血量、子宫收缩及膀胱充盈情况，及时发现出血征象。

新生儿期生理状态有生理性黄疸、假性月经、生理性体重下降、脱水热。新生儿护理措施为维持正常体温、保持呼吸道通畅、测体重、预防感染、脐部护理、接种卡介苗和乙肝疫苗等；手术产新生儿护理重点是预防颅内出血、呼吸道保持通畅、预防感染和做好头皮损伤和头颅血肿护理。母乳喂养的优点：富含营养和免疫物质，容易消化吸收、增强婴儿的抵抗力；有利于联络母子间的情感、促进婴儿的心理和智力发育；有利于母亲的产后康复和健康；喂养方便、经济、省时，应采取有关措施促进母乳喂养。

第五节　自然流产患者的护理

妊娠不足28周、胎儿体重不足1000g而终止者，称流产。根据发生时间分早期流产(妊娠不足12周)和晚期流产(妊娠满12周而不足28周)。又可分为自然流产和人工流产。本节主要介绍自然流产。

(一) 病因

染色体异常是流产的主要原因。接触有害物质，母体全身疾病如感染，严重贫血，心、肝、肾疾病，生殖器官畸形，盆腔肿瘤，甲低，创伤等均可导致流产。

(二) 症状

主要症状是停经后阴道流血和下腹痛。早期流产一般先有阴道流血，后有腹痛。晚期流产常常先有腹痛，后有阴道流血。

(三) 临床类型

根据发展过程分为先兆流产、难免流产、不全流产、完全流产。还包括稽留流产、习惯性流产、流产合并感染3种特殊类型。

1. 先兆流产　停经后，少量阴道流血，下腹轻微胀痛或无腹痛。妇科检查：宫颈口未开，子宫大小与停经月份相符，妊娠试验阳性，B超提示胚胎存活，如出血停止、腹痛消失，则妊娠继续。

2. 难免流产　流产已不可避免，阴道流血增多，下腹痛加剧，宫口已开，子宫符合妊娠月份(破水者子宫小于停经月份)。B超提示胚胎多死亡。

3. 不全流产　指妊娠产物部分排出体外，部分组织残留于宫腔，阴道出血多或持续不止，易导致休克，宫口已开，有时可见胎盘组织堵塞宫颈口，子宫小于停经月份。

4. 完全流产　指妊娠产物已完全排出，阴道出血停止，宫口关闭，子宫恢复正常大小。

5. 稽留流产　指胚胎或胎儿已死亡，滞留宫腔内尚未自然排出者。可有先兆流产症状，胎动消失，宫口关闭，子宫小于停经月份。

6. 习惯性流产　指自然流产连续3次或3次以上者。

7. 流产感染　流产过程中，若阴道流血时间过长，有组织残留于宫腔内，有可能引起宫腔感染，严重时扩展到盆腔、腹腔甚至全身，并发盆腔炎、腹膜炎、脓毒症及感染性休克等。各类型流产的主要临床表现及鉴别见表 6-3。

表 6-3　各类型流产的主要临床表现及鉴别

类型	病史			妇科检查	
	出血量	下腹痛	组织排出	宫口	子宫大小
先兆流产	少	无/轻	无	闭	与孕周相符
难免流产	中—多	加剧	无	扩张	基本相符
不全流产	多	减轻	部分排出	扩张/堵塞	小于孕周
完全流产	少或无	无	完全排出	闭	正常/略大

(四) 治疗原则

1. 先兆流产　保胎。无胚胎异常、胎儿存活者，注意监测症状、B 超及 HCG 变化。

2. 难免流产　尽早使胚胎、胎盘组织完全排出。早期行刮宫术；晚期用缩宫素、米索前列醇引产等。

3. 不全流产　立即刮宫或钳刮，有休克者刮宫的同时进行抗休克治疗。

4. 完全流产　不做特殊处理。

5. 稽留流产　行凝血功能检查。凝血正常者，用雌激素治疗 5 日，增加子宫肌对缩宫素的敏感性；子宫小于 12 周者行刮宫术，子宫大于 12 周者用缩宫素或米索引产。凝血异常者，先纠正凝血功能，再做处理。

6. 习惯性流产　详细检查明确病因。早期补充黄体酮或 HCG 至 10 周或超过以往流产的月份；宫颈内口松弛者，于孕 14～18 周行“宫颈内口环扎术”，并于分娩前拆线。

7. 流产感染　原则是积极控制感染，尽快清除宫内残留物。出血不多，先抗感染再行清宫；出血多时，抗感染抗休克的同时行清宫术。严禁搔刮宫腔。脓肿时手术引流，必要时切除子宫。

(五) 护理措施

(1) 稳定其情绪，增强保胎信心。

(2) 妊娠不能再继续者，积极采取措施，及时做好终止妊娠的准备。

(3) 预防感染：监测患者体温、血象及阴道流血、分泌物的性质，加强会阴部护理。

(4) 健康指导。

(5) 病因明确者，应积极接受对因治疗。宫颈内口松弛者应在未妊娠前作宫颈内口松弛修补术，如已妊娠，则可在妊娠 14～16 周时行子宫内口缝扎术。

第六节　异位妊娠患者的护理

(一) 概念

受精卵着床于子宫体腔以外，称异位妊娠，习称宫外孕。可发生在输卵管、卵巢、腹腔、子宫颈等部位，以输卵管妊娠最常见。输卵管妊娠以壶腹部最多，其次为峡部，伞部和间质部最少。

(二) 病因

慢性输卵管炎最常见。另外，输卵管手术、宫内节育器避孕失败而受孕、输卵管发育不良、输卵管功能异常、辅助生殖技术等也是异位妊娠的原因。

(三) 临床表现

1. 停经。

2. 腹痛　为主要症状。患者突感下腹一侧撕裂样疼痛，伴恶心、呕吐；盆腔积血较多时可有肛门坠胀感，严重者为全腹疼痛，血液刺激膈肌时疼痛可放射至肩胛部。

3. 阴道出血　多为不规则点状出血。

4. 晕厥与休克　与阴道出血不成正比。

5. 腹部检查　下腹部有明显的压痛、反跳痛，尤以患侧为剧。若出血较多时，叩诊有移动性浊音。个别患者下腹部可触及包块。

6. 盆腔检查　宫颈举痛或摇摆痛为输卵管妊娠的主要体征之一。后穹隆饱满，有触痛。子宫稍大（与停经月份不符）、较软。出血多时，子宫有漂浮感。患侧附件区、子宫后侧方或在子宫直肠陷窝可触及包块。

7. 辅助检查　阴道后穹隆穿刺是一种既简单又可靠的诊断方法，若抽出暗红色不凝固血，可诊断腹腔内有积血；妊娠试验阳性对异位妊娠诊断有一定价值；B 超检查若宫腔内未见孕囊而在宫旁见低回声区或孕囊提示宫外妊娠可能；子宫内膜病理检查，若仅见蜕膜未见绒毛有助于异位妊娠的诊断；腹腔镜检查适用于尚未破裂或流产的早期患者。

(四) 结局

(1) 输卵管妊娠流产。

(2) 输卵管妊娠破裂。

(3) 陈旧性异位妊娠。

(4) 继发腹腔妊娠。

(五) 治疗原则

以手术治疗为主，出血多、休克的急症患者，在积极纠正休克的同时急症手术。非手术治疗适用于出血少或无明显内出血者，包括中医治疗和化学药物治疗。

(六) 护理措施

1. 手术治疗患者的护理

(1) 护士在严密监测患者生命体征的同时，做好术前准备。

(2) 加强心理护理。

2. 非手术治疗患者的护理

(1) 护士密切观察患者生命体征，并重视患者的主诉。

(2) 随时观察患者阴道出血量、腹痛程度等症状的发展，及时给予相应的护理。

(3) 患者应卧床休息，避免腹部压力增大。

> **核心提示** 妊娠早期出血主要包括流产和异位妊娠。症状包括停经、阴道流血、下腹痛，妊娠试验阳性。流产是外出血，表现与阴道流血量成正比，B超有子宫内妊娠征象；异位妊娠是腹腔内出血，最主要症状是腹痛，表现与阴道流血量不成正比，B超有子宫外妊娠征象；出血多时可有休克表现。重点评估内出血、生命体征、意识状态、皮肤颜色和温度、尿量等，以全身情况作为主要评估指标。补充血容量纠正休克是护理的重点。

第七节 早产患者的护理

早产是指在满28孕周至不足37孕周的分娩。

一、临床表现

早产与足月产相仿，可分为两个阶段：

(1) 先兆早产：出现宫缩，至少10分钟1次，每次持续30秒，历时1小时以上。

(2) 难免早产：规律性宫缩，间歇期渐短、持续时间渐长，且强度不断增加，情况与足月妊娠临床相仿。

二、治疗原则

先兆早产的处理原则为保胎，难免早产重点在于避免创伤性分娩、新生儿窒息，以及为出生后的复苏和保暖做好充分准备。

三、护 理

(一) 先兆早产护理

1. 卧床休息 左侧卧位，以提高子宫胎盘血流量，使子宫肌松弛，减少宫缩。

2. 遵医嘱应用药物抑制宫缩 常用药物有硫酸镁和β_2肾上腺素能受体兴奋剂(目前用以治疗早产的有硫酸沙丁胺醇、利托君)。

(二) 难免早产护理

(1) 遵医嘱于分娩前2～3天应用药物促胎肺成熟(常用地塞米松5mg，肌内注射，每日3次，连续2～3日)。应用维生素K预防新生儿颅内出血。

(2) 吸氧。

(3) 避免创伤性分娩，行会阴切开预防颅内出血。

(4) 做好新生儿窒息复苏与保暖准备。新生儿按早产儿护理。

(三) 健康教育

向孕妇讲解早产的原因及预防措施，孕期定期进行产前检查。治疗生殖道感染，避免劳累和碰撞腹部，孕晚期禁止性生活。积极治疗妊娠期高血压疾病、多胎妊娠、前置胎盘、羊水过多等。因宫颈松弛而早产者，于孕16～20周(在前次早产孕周之前)施行宫颈环扎术。

> **核心提示** 早产是指在满28孕周至不足37孕周的分娩。先兆早产的护理要点是卧床休息和遵医嘱应用药物抑制宫缩。因宫颈松弛而早产者，于孕16～20周行宫颈环扎术。

第八节 过期妊娠患者的护理

妊娠达到或超过42周，称为过期妊娠。过期妊娠的胎儿围产病率和死亡率增高，并随妊娠延长而加剧，初产妇过期妊娠胎儿较经产妇者危险性增加。

(一) 临床表现

1. 胎盘功能衰退 羊水量减少，胎盘老化，供给胎儿的氧气和营养逐渐减少，对缺氧的耐受力变差，故当临产子宫收缩较强时，过期胎儿就容易发生窘迫，甚至在子宫内死亡。

2. 胎盘功能正常 胎儿巨大或因颅骨坚硬，囟门与颅缝缺乏伸缩性，不利于胎头变形，易发生分娩困难，胎儿颅内出血和母体产道损伤。

(二) 处理原则

凡妊娠确已过期者，应终止妊娠。

(三) 护理

(1) 向孕妇讲解过期妊娠对母儿的危害，使之配合终止妊娠。

(2) 改善胎盘功能：取左侧卧位休息，增加营养，吸氧。

(3) 终止妊娠：方法应根据宫颈是否成熟以及胎盘功能及胎儿情况而定。宫颈成熟者可采用人工破膜。如胎盘功能不良或胎儿有危险者，则不论宫颈是否成熟均应行剖宫产。

(4) 新生儿按高危儿护理。

核心提示 过期妊娠对母儿均不利，凡妊娠确已过期者，应终止妊娠，新生儿按高危儿护理。

第九节 前置胎盘、胎盘早剥患者的护理

一、前置胎盘

(一) 概念及分类

孕 28 周后胎盘附着于子宫下段，甚至胎盘下缘达到或覆盖宫颈内口，其位置低于胎儿先露部，称为前置胎盘。分为完全性前置胎盘、部分性前置胎盘、边缘性前置胎盘。

(二) 临床表现

妊娠晚期或临产时，突发性、无诱因、无痛性阴道流血是典型症状；贫血、休克；胎位异常。

并发症：产后出血；植入性胎盘；贫血及感染；围生儿预后不良。

(三) 治疗原则

抑制宫缩，止血、纠正贫血及预防感染。

二、胎盘早剥

(一) 概念

妊娠 20 周后或分娩期，正常位置的胎盘在胎儿娩出前，部分或全部从子宫壁剥离，称胎盘早剥。

(二) 病理类型

其基本病理变化为底蜕膜出血。

1. 显性出血 胎盘后血液沿着胎膜与宫壁之间，从宫颈经阴道向外流出。

2. 隐性出血 胎盘后血液不能外流而积聚于胎盘与宫壁之间形成血肿，使宫底逐渐升高。

3. 混合性出血 血液在胎盘后越积越多，可冲开胎盘边缘经宫颈向外流出。血液向羊膜腔内渗透，使羊水呈血性；血液渗入子宫肌层，甚至达浆膜层时，子宫表面呈蓝色瘀斑，称子宫胎盘卒中。严重剥离时，组织释放凝血活酶，进入母体循环内，激活凝血系统，导致弥散性血管内凝血(DIC)，发生产后大量出血。

(三) 临床表现

妊娠晚期突发的持续性腹痛和阴道出血，是胎盘早剥主要症状。胎盘早剥最常见于重度妊娠期高血压疾病。

1. Ⅰ度 胎盘剥离面＜胎盘面积的 1/3。主要症状：阴道出血，量较多，暗红，伴轻度或不伴腹痛，贫血程度与外出血相符。腹部检查：腹部压痛不明显。子宫大小与妊娠月份相符，胎位清楚，胎心率多正常。

2. Ⅱ度 胎盘剥离面 1/3 左右。主要症状：突发的持续性腹痛、腰酸、腰背痛，程度与胎盘后积血量正相关，严重时伴恶心呕吐及休克表现。以内出血为主，贫血程度与外出血不相符。腹部检查：子宫硬，压痛，以胎盘剥离处最为显著。

3. Ⅲ度 剥离面＞胎盘面积的 1/2。主要症状：休克，子宫板样硬，宫底明显升高，胎儿死亡。

4. 并发症 弥散性血管内凝血、产后出血、急性肾功能衰竭、羊水栓塞。

(四) 治疗原则

胎盘早剥一旦确诊，应积极终止妊娠。

三、前置胎盘、胎盘早剥的护理

(一) 大出血需立即终止妊娠者

(1) 立即开放静脉通道，在输血输液纠正休克的同时，做好终止妊娠准备工作(参见本章妊娠早期出血性疾病的护理)及新生儿的抢救工作。

(2) 预防产后出血、感染和肾衰竭等并发症。胎儿娩出后，应立即给予宫缩剂、按摩子宫以促进宫缩，使用抗生素，监测生命体征和尿量。

(3) 需剖宫产者做好手术准备，经阴道分娩者行人工破膜，胎盘早剥者用附带包裹腹部，静脉滴注缩宫素。

(二) 期待疗法

目的是在保证母体安全的前提下，等待胎儿达到或接近足月以提高胎儿存活率。适用于阴道出血量不多，全身情况良好，胎儿存活，妊娠不满 36 周的前置胎盘患者。护理措施如下：

1. 一般护理 绝对卧床休息，取左侧卧位。加强营养指导，高蛋白、高维生素饮食，并给予足够水分。减少刺激，严禁肛查。

2. 病情观察 严密观察生命体征，注意阴道流血情况。观察胎心的变化，必要时胎心监护，并指导患者自测胎动。

3. 治疗配合

(1) 遵医嘱用药：①抑制宫缩，常用硫酸镁静脉滴注；②抗生素预防感染；③止血；④促胎儿肺成熟，如反复出血，孕周已达35～36周，需提前终止妊娠者，用地塞米松促胎儿肺成熟；⑤纠正贫血。

(2) 做好配血、备血准备，并备好抢救药品、仪器。

(3) 间断吸氧，3次/天，20～30分钟/次，以增加胎儿供氧。

4. 心理护理 帮助患者解除恐惧心理，告诉患者出血的原因及治疗方案，缓解患者的紧张情绪，使其配合治疗。

5. 健康教育 加强孕期的管理和宣传，防止多产，避免多次人工流产、引产而造成宫腔感染，减少子宫内膜损伤和子宫内膜炎。

核心提示 妊娠晚期出血主要包括前置胎盘及胎盘早剥。妊娠晚期或临产时无痛性阴道流血是前置胎盘典型症状；妊娠晚期突发的持续性腹痛和阴道出血是胎盘早剥的主要症状。B超检查是确诊依据。胎盘早剥最常见于重度妊娠期高血压疾病。两者均易并发产后出血和休克，胎盘早剥还易发生弥散性血管内凝血、急性肾功能衰竭。胎盘早剥和出血多的前置胎盘患者，要在抢救休克同时终止妊娠；出血少、不足月的前置胎盘患者，应采取期待疗法。

第十节 妊娠期高血压疾病患者的护理

妊娠期高血压疾病是妊娠特有的疾病。多发生在妊娠20周后，临床以高血压、蛋白尿和水肿为主要表现，严重时出现抽搐、昏迷，导致母儿死亡。是导致孕产妇死亡的重要原因。

一、高危因素

初产妇、年龄<18岁或>40岁、慢性高血压、慢性肾炎、糖尿病、双胎、羊水过多、营养不良、社会经济状况差等。

二、基本病理变化

全身小血管痉挛→全身各系统、脏器灌流减少。小动脉痉挛→造成管腔狭窄→周围阻力增大→毛细血管内皮细胞损伤→通透性增加→体液和蛋白渗漏。

三、分类及临床表现(表6-4)。

表6-4 妊娠期高血压分类

分类		临床表现
妊娠期高血压		血压≥140/90mmHg，妊娠期首次出现，并于产后12周恢复正常；尿蛋白(－)；患者可伴有上腹部不适或血小板减少，产后方可确诊
子痫前期	轻度	血压≥140/90mmHg，孕20周以后出现；尿蛋白≥300mg/24h(＋)。可伴有上腹不适、头痛等症状
	重度	血压≥160/110mmHg；尿蛋白≥2.0g/24h或(＋＋)；血肌酐>106μmol/L；血小板<100×10^9/L；微血管病性溶血(血LDH升高)；血清ALT或AST升高；持续性头痛或其他脑神经或视觉障碍、持续性上腹不适
子痫		子痫前期孕妇抽搐不能用其他原因解释
慢性高血压并发子痫前期		高血压孕妇妊娠20周以前无尿蛋白，若出现蛋白≥300mg/24h；高血压孕妇20周前突然尿蛋白增加，血压进一步升高或血小板<100×10^9/L
妊娠合并慢性高血压		血压≥140/90mmHg，孕前或孕20周前或孕20周后首次诊断高血压，并持续到产后12周后

1. 高血压 是指持续血压升高至收缩压≥140mmHg或舒张压≥90mmHg，血压升高至少应出现两次以上，间隔≥6小时。

2. 蛋白尿 以24小时尿蛋白定量≥300mg，或至少间隔6小时的两次随机尿液检查中尿蛋白浓度为0.1g/L(定性＋)。当尿蛋白5g/24h定义为尿蛋白(＋＋＋＋)；蛋白尿的多少标志着妊高征疾病的严重程度。

3. 水肿 体重异常增加是常见首发症状，孕妇体重突然增加≥0.9kg/周或≥2.7kg/月是子痫前期的信号。水肿特点：自踝部逐渐向上延伸的凹陷性水肿，休息后不缓解。水肿分度：＋，膝以下；＋＋，延及大腿；＋＋＋，延及外阴及腹壁；＋＋＋＋，全身水肿或伴腹水。

4. 子痫抽搐 前驱症状短暂，发展迅速。表现为抽搐、面部充血、口吐白沫、深昏迷；随之深部肌肉僵硬，很快发展成典型的全身高张阵挛惊厥、有节律的肌肉收缩和紧张，持续1～1.5分钟，其间患者无呼吸动作；此后抽搐停止，呼吸恢复，但患者仍昏迷，最后意识恢复，但易激惹、烦躁等。

5. 辅助检查

(1) 血液检查：可有血细胞比容升高、血黏度增高、凝血功能异常等。

(2) 尿液检查:尿比重(≥1.020 提示尿液浓缩)、尿常规、尿蛋白等。

(3) 肝肾功能:ALT、AST 升高,白蛋白降低,白/球蛋白比值倒置等;血清肌酐、尿素氮、尿酸升高,肌酐升高与病情严重程度相平行。

(4) 眼底检查:视网膜小动脉痉挛变细、视盘水肿、视网膜出血等。

(5) 其他:心电图、血气分析、电解质和胎儿情况等检查。

四、治疗原则

争取母体可完全恢复健康;胎儿生后可存活;以对母儿影响最小的方式终止妊娠。

(一) 妊娠期高血压

注意休息(取左侧卧位);使用镇静药物(如地西泮);密切监护母儿状态,如测血压 1 次/日、尿蛋白 1 次/2 日;间断吸氧;摄入足够蛋白质、维生素、钙。严重水肿者限制食盐摄入。

(二) 子痫前期

应住院治疗,防止子痫及并发症发生。治疗原则为休息、镇静、解痉、降压、合理扩容和必要时利尿,密切监测母胎状态及适时终止妊娠。

(三) 子痫

控制抽搐,纠正缺氧和酸中毒,控制血压,抽搐控制后终止妊娠。

1. 控制抽搐,降低颅压。

2. 血压过高时给予降压药。

3. 纠正缺氧和酸中毒。

4. 终止妊娠 抽搐控制后 2 小时可考虑终止妊娠。对于早发性高血压治疗效果较好者,可适当延长孕周,但须严密监护孕妇和胎儿。

5. 加强护理 保持环境安静,避免声光刺激;吸氧,防止口舌咬伤;防止窒息;防止坠地受伤;有条件者心电监护,密切观察体温、脉搏、呼吸、血压、神志、尿量等。

6. 防止并发症 早发现心力衰竭、脑出血、肺水肿、HELLP 综合征、肾功能衰竭、DIC 等并发症,并积极处理。

五、护　　理

(一) 用药护理

1. 解痉药物 首选硫酸镁,可控制子痫抽搐及防止再抽搐;预防重度先兆子痫发展为子痫。可静脉给药结合肌内注射。

(1) 用法:每日总量为 25～30g。①静脉给药:首次负荷剂量 25%硫酸镁 20ml 加于 10%葡萄糖溶液 20ml 中,缓慢静脉注射,5～10 分钟推完;继之 25%硫酸镁 60ml,加入 5%葡萄糖溶液 500ml 静脉滴注,滴速为1～2g/h;②根据血压情况,决定是否加用肌内注射,用法为 25%硫酸镁 20ml 加 2%利多卡因 2ml,臀肌深部注射,每日 1～2 次。

(2) 毒性反应:膝反射减弱或消失,全身肌张力减退、呼吸困难、复视、语言不清,严重者可出现呼吸肌麻痹,甚至呼吸、心跳停止。

(3) 注意事项:①定时检查膝腱反射是否减弱或消失;②呼吸不少于 16 次/分;③尿量不少于 25ml/h;④备钙剂;⑤有条件时监测血镁浓度;⑥肾功能不全时应减量或停药,现硫酸镁多静脉用药。

2. 镇静 常用地西泮。具有较强的镇静、抗惊厥、肌肉松弛作用,对胎儿及新生儿的影响较小。冬眠药物(哌替啶 100mg,氯丙嗪 50mg,异丙嗪 50mg)可广泛抑制神经系统,有助于解痉降压,控制子痫抽搐,估计 6 小时内分娩者禁用。

3. 降压药物 对于血压 160/110mmHg,或舒张压≥110mmHg 或平均动脉压≥140mmHg 者,以及原发性高血压、妊娠前高血压已用降压药者,须应用降压药物。

4. 扩容 一般不主张应用扩容剂,仅用于严重的低蛋白血症、贫血,可选用人血蛋白、血浆、全血等。

5. 利尿 一般不主张应用利尿药物,仅用于全身性水肿、急性心力衰竭、肺水肿、血容量过多且伴有潜在性肺水肿者。常用利尿剂有呋塞米、甘露醇(心力衰竭者禁用甘露醇)。

(二) 终止妊娠的准备工作及母儿抢救

适时终止妊娠是处理妊高征的主要措施之一。

1. 终止妊娠指征 ①子痫前期患者经积极治疗 24～28 小时仍无明显好转者;②子痫前期患者孕周已超过 34 周;③子痫前期患者孕龄不足 34 周,胎盘功能减退,胎儿已成熟者;④子痫前期患者,孕龄不足 34 周,胎盘功能减退,胎儿尚未成熟者,可用地塞米松促胎肺成熟后终止妊娠;⑤子痫控制后 2 小时,可考虑终止妊娠。

2. 终止妊娠的方式

(1) 引产:病情控制后,宫颈条件成熟,短时间内可经阴道分娩。第一产程严密观察进展,第二产程缩短产程,第三产程预防产后出血,一旦出现病情加重或产程延长立即剖宫产。

(2) 剖宫产：适用于有产科指征者，宫颈条件不成熟，不能在短时间内经阴道分娩、胎盘功能明显减退，或已有胎儿窘迫征象者。

3. 护理 ①手术分娩者，应做好术前准备、术后护理；②阴道分娩者，要密切观察产程变化，新生儿按高危儿护理；③配合医生做好母儿抢救工作。

(三) 必要时吸氧

持续低流量吸氧，流量1～2L/min。

(四) 病情观察

(1) 观察生命体征，每4小时监测血压1次，有条件者使用监护仪。

(2) 加强胎心监护。

(3) 观察有无阴道出血、腹痛等。

(4) 观察尿量，记录出入量。

(五) 子痫护理

子痫为妊娠期高血压疾病的严重阶段，直接关系到母儿安危。

(1) 遵医嘱用硫酸镁2.5～5g加入25%葡萄糖静脉注射(≥5分钟)，续之以1～2g/h的速度静脉滴注，控制抽搐。

(2) 单间专人护理，保持病房环境安静，减少一切刺激(如声、光)，有利于孕妇睡眠。

(3) 做好抢救物品的准备工作，配合医生进行紧急处理。

(4) 保持输液管道通畅，子痫发作时，应将患者头偏向一侧。必要时用舌钳将舌拉住，防止舌后堵塞呼吸道，造成窒息。注意及时吸出鼻腔和口腔分泌物。

(5) 昏迷者，应禁食、禁水，取出义齿，加强口腔护理。

(6) 持续低流量吸氧，流量1～2L/min。

(7) 保留尿管，详细记录出入量。

(六) 健康教育

(1) 孕妇每周测体重2次，如体重每周增加超过0.5kg者，应注意有无隐性水肿。

(2) 加强产前检查，减少一切不良刺激，如情绪紧张、劳累或思想压力过大，都会影响血压的变化。正确对待目前的事实，消除不必要的顾虑。

> **核心提示** 妊娠期高血压疾病以妊娠期特有的高血压、蛋白尿和水肿为特点，并以其作为分类依据，全身小血管痉挛为其基本病理生理变化。子痫前期治疗原则：休息、镇静、解痉、降压、合理扩容和必要时利尿，密切监测母胎状态及适时终止妊娠。解痉首选硫酸镁，可控制子痫抽搐及防止再抽搐，使用硫酸镁时应注意检查膝腱反射，监测呼吸、尿量，并备钙剂。

第十一节 羊水量异常患者的护理

一、羊水过多

(一) 概念、分类、临床表现及处理原则

1. 概念及分类 凡在妊娠期羊水量超过2000ml者称为羊水过多。羊水增多较慢，大多在较长时期内形成，称为慢性羊水过多；少数在数日内羊水急剧增多，称为急性羊水过多。

2. 病因 20%～50%合并胎儿畸形，其中以中枢神经系统和上消化道畸形最常见。多胎妊娠、孕妇和胎儿的各种疾病，如糖尿病、ABO或Rh血型不合、妊娠期高血压疾病、急性肝炎、孕妇严重贫血等，可引起羊水过多。

3. 临床表现

(1) 急性羊水过多：少见，多发生在妊娠20～24周，孕妇呼吸困难，不能平卧，甚至发绀，孕妇表情痛苦，腹部疼痛，引起下肢及外阴部水肿及静脉曲张。

(2) 慢性羊水过多：约占98%，多发生在妊娠28～32周，多数孕妇能适应，常在检查时发现宫高、腹围均大于同期孕妇。胎位不清，有时扪及胎儿部分有浮沉感，胎心遥远或听不到。

(3) 并发症：易并发妊娠期高血压疾病、胎位异常、早产。破膜后因子宫骤然缩小，可引起胎盘早剥，破膜时脐带可随羊水滑出造成脐带脱垂。产后子宫过大易引起宫缩乏力，导致产后出血。

(4) 辅助检查：B超检查，单一最大羊水暗区垂直深度超过7cm即可考虑为羊水过多。若用羊水指数法，则>18cm为羊水过多。

4. 处理原则 对羊水过多的处理，主要取决于胎儿有无畸形和孕妇症状的严重程度。羊水过多合并胎儿畸形者，处理原则为及时终止妊娠。羊水过多合并正常胎儿，应据羊水过多的程度与胎龄决定处理方法。症状严重孕妇无法忍受(胎龄不足36周)，应穿刺放羊水，缓解症状。

(二) 护理

护理的目的主要是改善压迫症状和防治并发症。

1. 改善压迫症状

(1) 呼吸困难，压迫症状严重的孕产妇应取半卧

位并吸氧。

(2) 抬高下肢，增加静脉回流，减轻水肿和下肢静脉曲张。

(3) 低盐饮食，遵医嘱酌情使用镇静剂。

(4) 症状严重的孕妇可考虑经腹壁羊膜腔穿刺放羊水。

2. 防治并发症

(1) 嘱孕妇多卧床休息，采取左侧卧位。勿刺激乳头及腹部，以防诱发宫缩导致早产。

(2) 勿食过咸食物，多食水果、蔬菜，保持大便通畅，以防用力排便时导致胎膜破裂。

(3) 如发生自然破膜，应立即平卧，抬高臀部，以防脐带脱垂。

(4) 如子宫张力过高，应协助医生在B超下行羊膜腔穿刺放羊水，放水速度不宜过快，以500ml/h为宜，一次放水量不超过1500ml。破膜引产时，应配合医师采用高位破膜缓慢放水，并严密观察胎心音、血压、脉搏情况及孕妇有无腹痛和流血，以防胎盘早剥。

(5) 产前备血，做好抢救大出血的准备。胎儿娩出后，腹部立即加压沙袋，加用宫缩剂，预防产后出血。

二、羊水过少

妊娠足月时羊水量少于300ml称为羊水过少。

(一) 病因

(1) 母体因素。

(2) 胎儿畸形，以先天性泌尿系统畸形最多见。

(3) 胎盘功能异常。

(4) 羊膜病变。

(5) 胎膜早破。

(二) 临床表现

孕妇于胎动时感觉腹痛，检查时发现宫高、腹围小于同期正常妊娠孕妇，子宫的敏感度较高，临产后阵痛剧烈，宫缩不协调，宫口扩张缓慢，产程延长。羊水过少胎儿可发生肺发育不全、胎儿生长受限、胎儿宫内窘迫与新生儿窒息。

(三) 治疗原则

监测羊水量的变化，怀疑羊水过少者，积极寻找原因，必要时及时终止妊娠。

(四) 护理措施

(1) 向孕妇及其家属介绍羊水过少的可能原因。教会孕妇胎动的监测方法和技巧。

(2) 观察孕妇的生命体征，定期测量宫高、腹围和体重，判断病情进展。

(3) 及时终止妊娠者做好阴道助产或剖宫产的准备。

(五) 健康教育

(1) 出院后注意休息，加强营养。

(2) 指导产妇再次受孕应进行遗传咨询和产前检查。

核心提示　羊水量超过2000ml者称羊水过多，妊娠足月时羊水量少于300ml称为羊水过少。羊水过多的孕妇20%～50%合并胎儿畸形，以中枢神经系统和上消化道畸形最常见。对羊水过多的处理，主要取决于胎儿有无畸形和孕妇症状的严重程度。羊水过多合并胎儿畸形的处理原则为及时终止妊娠。羊水过多的正常胎儿，应据羊水过多的程度与胎龄而定处理方法。

第十二节　多胎和巨大胎儿患者的护理

一、多胎妊娠的护理

多胎妊娠是指一次妊娠同时有两个或两个以上的胎儿。

(一) 分类

(1) 双卵双胎。

(2) 单卵双胎。

(二) 临床表现

(1) 早孕反应较重，子宫大于妊娠孕周，孕妇自诉多处有胎动。

(2) 宫底高度大于正常孕周，腹部可触及两个胎头、多个肢体，胎动的部位不固定且胎动频繁，过度增大的子宫压迫下腔静脉，常引起下肢水肿、静脉曲张等。

(三) 治疗原则

加强孕期的管理，增加产前检查的次数，进入分娩期，密切观察产程进展和胎心变化。若双胎为双头位可行阴道自然分娩；非头位双胎以剖宫产为宜。

(四) 护理措施

(1) 建议孕妇加强营养，注意休息，尤其是妊娠最后3个月。增加孕期检查次数。

(2) 有分娩先兆时，应立即住院观察，指导产妇配合，第一个胎儿娩出后，立即断脐，助手协助扶正第二个胎儿的胎位并固定，保持纵产式。为防止产后出血发生，第二个胎儿娩出后立即肌内或静脉注射催产素，腹部放置沙袋，防止腹压骤降引起休克。

二、巨大胎儿的护理

体重达到或超过 4000g 的胎儿，称为巨大胎儿。

(一) 高危因素

糖尿病孕妇；孕妇营养过剩、肥胖、体重过重等。

(二) 临床表现

(1) 孕期体重增长迅速。

(2) 孕妇常在妊娠后期出现呼吸困难，自觉腹部沉重及两肋胀痛。

(三) 处理原则

(1) 发现糖尿病，积极治疗，并于妊娠 36 周后，根据胎儿成熟度、胎盘功能检查及糖尿病控制情况，择期引产或行剖宫产。

(2) 不宜长时间试产。估计胎儿体重大于 4500g，以剖宫产终止妊娠为宜。

(四) 护理措施

(1) 密切监测产程的进展。

(2) 分娩后检查新生儿的健康状况，注意观察新生儿有无低血糖的表现。

(3) 向产妇及家属解释与新生儿健康相关的问题及照顾方法。

第十三节　胎儿窘迫患者的护理

胎儿窘迫是指胎儿在宫内有缺氧征象，危及胎儿健康和生命者。胎儿窘迫是一种综合症状，主要发生在临产过程，也可发生在妊娠后期。发生在临产过程者，可以是发生在妊娠后期的延续和加重。

(一) 病因病理

1. 胎儿窘迫的病因　主要包括母体因素；胎儿因素；脐带、胎盘因素。

2. 胎儿窘迫的基本病理变化　缺血、缺氧引起的一系列变化。

(二) 临床表现

胎儿窘迫的主要表现为胎心音改变、胎动异常及羊水胎粪污染或羊水过少，严重者胎动消失。根据其临床表现，可以分为急性和慢性胎儿窘迫。急性胎儿窘迫多发生在分娩期，主要表现为胎心率加快或减慢，宫缩压力试验或缩宫素压力试验等出现频繁的晚期减速或变异减速；羊水胎粪污染和胎儿头皮血 pH 下降，出现酸中毒。慢性胎儿窘迫可致胎儿生长受限，多发生在妊娠末期，往往延续至临产并加重，主要表现为胎动减少或消失，胎心监护基线平直，胎儿生长受限，胎盘功能减退，羊水胎粪污染等。羊水胎粪污染可分为 3 度：Ⅰ度为浅绿色，Ⅱ度为黄绿色并浑浊，Ⅲ度为棕黄色，稠厚。

(三) 治疗原则

(1) 急性胎儿窘迫者，积极寻找原因并给予及时纠正，如宫颈未完全扩张，胎儿窘迫情况不严重者，给予吸氧，嘱产妇左侧卧位，如胎心率变为正常，可继续观察；如宫口开全，胎先露部已达坐骨棘平面以下 3cm，应尽快助产经阴道娩出胎儿；如因缩宫素使宫缩过强造成胎心率减慢，应立即停止使用，继续观察，病情紧迫或经上述处理无效者，立即剖宫产结束分娩。

(2) 慢性胎儿窘迫者，应根据孕周、胎儿成熟度和窘迫程度决定处理方案。

(四) 护理措施

(1) 孕妇左侧卧位，间断吸氧。严密监测胎心变化。

(2) 做好术前准备，如宫口开全，胎先露部已达坐骨棘平面以下 3cm，应尽快助产娩出胎儿。

(3) 做好新生儿抢救和复苏的准备。

(4) 提供相关信息，将真实情况告知孕产夫妇，有助于减轻焦虑，必要时陪伴他们，对他们的疑虑给予适当的解释。对于胎儿不幸死亡的父母，应安排一个远离其他婴儿和产妇的单人房间，陪伴或安排家人陪伴。

(五) 健康教育

(1) 指导产前检查，教会孕妇自数胎动。

(2) 高危妊娠应酌情增加检查次数，有异常征象及时汇报并及时处理。

> **核心提示**　胎儿窘迫主要表现为胎心音改变、胎动异常及羊水胎粪污染，严重者胎动消失。胎心率＞160 次/分或＜120 次/分，为胎儿窘迫的主要征象。胎动频繁或减少，是胎儿窘迫的一个重要指标。慢性胎儿窘迫仅表现为胎儿发育迟缓或胎盘功能障碍。

第十四节　胎膜早破及脐带脱垂患者的护理

一、胎膜早破

(一) 定义

胎膜早破是指胎膜于临产前自然破裂。常引起子宫收缩，导致早产。

(二) 病因

1. 营养因素　缺乏维生素C、锌及铜，引起胎膜张力下降而破裂。

2. 生殖道感染　可由细菌、病毒、弓形体引起胎膜炎，导致胎膜张力下降而破裂。

3. 胎先露不能衔接　先露高浮、头盆不称、胎位异常可使胎膜受压不均，导致破裂。

4. 羊膜腔压力增高　见于多胎妊娠、羊水过多等。

5. 宫颈口松弛。

6. 机械刺激。

(三) 临床表现

孕妇突感较多液体自阴道流出，可混有胎粪，继而少量间断排出，腹压增加时羊水流出。肛门检查触不到前羊水囊，上推胎儿先露部流液量增多。

(四) 并发症

胎膜早破易导致早产，脐带脱垂和宫内感染。

(五) 处理原则

胎膜早破的处理原则视孕周和胎儿情况而定。

(1) 如孕周＜37周，无感染，应尽量延长孕期(在此期间应绝对卧床休息或抬高臀部，防治感染，并促胎儿成熟)。

(2) 如已达37周，无头盆不称、胎位异常和脐带脱垂等，可等待自然临产。

(3) 若有感染，无论胎儿大小，均应及时终止妊娠。

(4) 破膜后少做肛查，破膜超过12小时应用抗生素；超过24小时还未临产，应予引产。

二、脐带脱垂

(一) 定义

胎膜破裂后，脐带脱出于阴道或外阴部，称脐带脱垂，若胎膜未破，脐带位于先露部的前方或一侧，称脐带先露，又呈隐性脐带脱垂。

(二) 病因

骨盆狭窄、头盆不称、胎位异常及羊水过多等。

(三) 临床表现

脐带先露可因脐带一过性受压出现胎心率异常。脐带脱垂时若脐带受压于胎先露与骨盆之间，引起胎儿缺氧，甚至胎心完全消失。血运受阻超过7分钟，易导致胎儿死亡。

(四) 并发症

脐带脱垂直接导致胎儿窘迫、死胎，增加手术产率。

(五) 处理原则

脐带脱垂者，如有脐带搏动，应抬高臀部，吸氧；如宫口开全，头已入盆，手术助产；如宫口未开全，立即剖宫产结束分娩；如无脐带搏动，说明胎儿死亡，则等待自然分娩。

三、护　理

(一) 护理评估

1. 健康史　询问健康史，了解有无胎位不正或头盆不称、多胎、羊水过多、孕后期腹部受撞击、性交、胎膜感染等胎膜早破和胎先露衔接不良、留有空隙等脐带脱垂的好发因素，确定胎膜破裂的时间，妊娠周数，是否有宫缩和感染征象。

2. 身体状况

(1) 胎膜早破：观察阴道液体流出情况，是否有腹压增加后液体流出。肛查触不到羊膜囊，上推胎儿先露可见液体自阴道流出。

(2) 脐带脱垂：观察胎心率，有无胎心率增加、减慢或不规则，变换体位或抬高臀部后胎心率是否得到改善。未破膜者，肛查可触及搏动的条索状物；已破膜者，阴道检查能触及或看到部分脐带。

3. 辅助检查

(1) 阴道液pH测定：pH＞7.0可确诊胎膜破裂。

(2) 阴道液涂片检查：吸取阴道穹隆液体、置玻片上烘干、镜检、见羊齿状结晶，或染色后见胎儿上皮细胞及毳毛，提示阴道液中含有羊水，可确诊胎膜早破。

(3) 胎心监护：胎心率呈变异减速，说明脐带受压。

(二) 护理诊断/问题

1. 有感染的危险　与胎膜破裂后下生殖道病原

体上行感染有关。

2. 有胎儿受伤的危险 与脐带脱垂和早产儿肺部不成熟有关。

(三) 护理措施

1. 生活护理 说明卧床休息的重要性，取得患者合作。加强巡视，协助孕妇做好生活护理。

2. 防止脐带脱垂，促进围生儿健康，破膜后立即听胎心，记录破膜的时间，观察羊水的量、性状和颜色，检查胎位及胎先露高低。监测子宫收缩、胎心，发现异常及时通知医生。告知孕妇破膜后立即平卧，抬高臀部，禁止坐起或行走，尽快送医院。一旦发现脐带脱垂，如果宫口开全，先露部较低，立即协助接产；宫口未开全，立即让孕妇取头低臀高位，戴无菌手套，一手置阴道内上推先露，做好剖宫产及新生儿窒息抢救的准备。

3. 防止感染 密切观察体温变化、羊水性状和气味，监测血常规。做好外阴护理，每日擦洗 2 次，指导孕妇使用消毒的会阴垫并及时更换，勤换内衣裤。病室定时消毒、通风。发现羊膜炎及时协助医生结束分娩。

4. 减轻焦虑 向患者及家属说明目前的情况及治疗护理措施的意义；抢救过程中医务人员要保持镇静，说明发生的情况及采取的措施。

5. 健康教育 指导孕妇注意营养、卫生，及时纠正异常胎位，临产前 2 个月禁止性交，防止腹部受撞击，破膜后立即平卧，抬高臀部，尽快送医院。

> **核心提示** 胎膜早破和脐带脱垂是分娩期常见并发症。胎膜早破可引起早产、脐带脱垂和宫内感染。增加手术产率。因此，一旦发生，应立即听胎心，观察记录破膜的时间、羊水性状和颜色，平卧，抬高臀部，尽快送医院。

第十五节 妊娠合并疾病患者的护理

一、妊娠合并心脏病

妊娠和分娩期间心脏负担加重，容易发生心力衰竭甚至死亡。妊娠合并心脏病在我国孕产妇死因中居第二位。其发病率为 1%～4%。

(一) 妊娠与心脏病的相互影响

1. 妊娠、分娩及产褥期对心脏病的影响 妊娠 32～34 周、分娩期及产褥期的最初 3 天内是心脏病孕妇最危险的时期。

(1) 妊娠期：妊娠后血容量逐渐增加，至 32～34 周达高峰，比未妊娠时增加 30%～45%。心脏每分钟搏出量增加 20%～30%，心率增快 10 次/分左右。

(2) 分娩期：在第一产程中，每次宫缩约有 500ml 血液被挤入周围循环，回心血量增加，心排血量也增加。第二产程时，除宫缩外，腹肌和骨骼肌也参加活动，使周围阻力更为加重。分娩时屏气，肺循环压力增高，同时腹压加大，使内脏血液涌向心脏，故第二产程时心脏负担最重。第三产程胎儿娩出后，子宫迅速缩小，腹腔内压力骤减，血液淤滞于内脏，引起回心血量急剧减少。同时，产后胎盘循环停止，排空的子宫收缩，大量血液从子宫突然进入血循环中，可使回心血量增多。两者所引起的血流动力学改变，致心脏负担加重，容易引起心力衰竭。

(3) 产褥期：产后 24～48 小时内，除子宫缩复，多量血液进入体循环外，同时，组织内原来潴留的大量液体也开始回到血循环，故血容量显著增加，心脏负担仍未减轻，到产后 4～6 周才恢复到非孕时的水平。

2. 心脏病对妊娠的影响 心脏病不影响受孕，其对母儿的影响，取决于心脏病的病变程度及心脏代偿功能、医护技术等。如果发生心力衰竭，则给母儿带来不同程度的影响。胎儿因为长期宫内缺氧，易造成宫内发育迟缓、死胎、死产、早产等严重后果。

(二) 临床表现与诊断

正常妊娠可以出现心悸、气短、水肿和心动过速等症状，心界可轻微增大，心脏各瓣膜区可闻及收缩期杂音。妊娠还可使原有心脏病的某些体征发生变化，增加了心脏病的诊断难度。应注意以下有意义的诊断依据。

1. 病史 孕前有无心脏病史及心衰史。

2. 症状 有劳力性呼吸困难、夜间端坐呼吸、咯血、胸闷胸痛等心功能异常的症状。

3. 体征 Ⅲ级或Ⅲ级以上收缩期杂音，舒张期杂音，心脏扩大，严重心律失常。

4. X 线、心电图及超声心动图 X 线可有心界扩大，心房或心室扩大。心电图可有心肌受损或心律失常。超声心动可提示有心脏结构上的异常和收缩、舒张功能的受损。

(三) 防治原则

1. 孕前 有器质性心脏病的育龄妇女，最好能明确心脏病的病因、病变程度、病程、心脏代偿功能及能否手术纠正等，以决定是否可以妊娠。

2. 孕期 病情不允许者，应于妊娠 12 周以前做人工流产，并严格避孕。充分休息；高蛋白、高维生素、低盐饮食，限制体重；早检查勤检查提前入院；及早控制感染；预防贫血及妊娠期高血压疾病；早期心衰者药物治疗。

3. 分娩期　妊娠晚期应提前选择适宜的分娩方式。

(1) 经阴道分娩及分娩期处理：心功能Ⅰ～Ⅱ级，胎儿不大，胎位正常，宫颈条件良好者，可考虑在严密监护下经阴道分娩。

1) 第一产程：安慰及鼓励产妇，消除紧张情绪。规律宫缩后可给予哌替啶镇痛，分娩时采取半卧位，避免仰卧。

2) 第二产程：要避免屏气加腹压，应行会阴侧切术，尽可能缩短第二产程。

3) 第三产程：胎儿娩出后，产妇腹部放置沙袋，以防腹压骤降而诱发心衰。防止产后出血，可静脉滴注或肌内注射缩宫素，禁用麦角新碱。

(2) 剖宫产：对胎儿偏大、产道条件不佳及心功能Ⅲ～Ⅳ级者，均应择期剖宫产。剖宫产逐渐成为心脏病孕妇分娩的主要方式。

4. 产褥期　产后1周内继续应用抗生素预防感染。

(四) 护理措施

1. 妊娠期

(1) 加强产前检查，接受孕期指导；心功能Ⅲ级或以上者，均应住院治疗。在预产期前2～3周住院待产。

(2) 饮食指导：提供高蛋白、含铁量高的饮食，妊娠4个月起限制钠盐摄入量，每天不超过4～5g。

(3) 保证充足睡眠：每天至少10小时睡眠的时间外，有条件者白天安排2次休息机会。避免情绪过度激动，强调保证休息的重要性。

(4) 药物治疗：除补充铁和维生素以外，按病情需要给予强心剂及抗生素。静脉输液速度以20～30滴/分为宜，以免诱发肺水肿。观察药物疗效及毒性反应。

(5) 积极防治诱发心衰的因素：心房颤动、上呼吸道感染、妊娠期高血压疾病、重度贫血、产后发热和过度劳累等。

(6) 加强监护措施：评估心脏功能，尤其注意识别早期心衰症状，以便及时处理。轻微活动后即有胸闷、气急及心悸，休息时心率＞110次/分，呼吸＞20次/分，半夜常有胸闷而需起床到窗口呼吸新鲜空气等现象，应警惕早期心力衰竭。

(7) 心理护理：为患者及家属提供有关心脏病的资料，促进他们对疾病的理解，减少焦虑心理，同时为其提供有关分娩准备的指导，增强自信心。

2. 分娩期　第二产程心脏负担重，极容易发生心衰，因此，要保证孕妇保持安静，尽量减少体力消耗，积极防治心衰。

(1) 专人守护，严密观察产程进展，监测胎心和产妇一般情况，尤其需注意有无呼吸困难、咳嗽及肺底啰音等，完善各项记录。

(2) 采取半卧位，氧气吸入。

(3) 产程开始即予抗生素预防感染，适当使用镇静剂，配合止痛措施，使产妇保持安静。出现心衰症状时，立即配合使用强心苷及急诊手术准备。

(4) 宫口开全后，应行会阴侧切术，选用胎头吸引术、产钳术等助产，缩短第二产程，及早结束分娩。

(5) 胎儿娩出后，产妇腹部放置沙袋，以防腹压突然下降而发生心力衰竭。

(6) 产后立即皮下注射吗啡0.01g或苯巴比妥钠0.2g，必要时加缩宫素(禁用麦角新碱)，需要输血、补液时，应控制输注速度。

(7) 需剖宫产手术者，应做好术前准备。

3. 产褥期

(1) 产后3日内，尤其24小时内易发生心衰，故产妇应绝对卧床及密切监护。

(2) 产后应用广谱抗生素1周，预防感染。

(3) 产后哺乳：心功能Ⅰ～Ⅱ级可哺乳，心功能Ⅲ～Ⅳ级不宜哺乳。

4. 健康教育　心功能Ⅰ～Ⅱ级可以妊娠。孕期应加强产前检查。凡心脏病变较重，心功能Ⅲ～Ⅳ级，或有心衰史、严重心律失常、风湿活动等不宜妊娠，一旦妊娠应及早终止，终止妊娠最好在妊娠12周以内。

二、妊娠合并急性病毒性肝炎

病毒性肝炎是严重危害人类健康的传染病。病原主要包括甲型、乙型、丙型和戊型。其中乙型肝炎病毒感染最常见。妊娠期间尤易感染。是孕产妇死亡的主要原因之一。

(一) 妊娠、分娩与肝炎的相互影响

1. 妊娠对病毒性肝炎的影响　妊娠期间由于孕期需要的营养物质增加，妊娠和分娩的负担，孕期雌、孕激素大量增加使肝脏负担加重，容易感染病毒性肝炎，且发生重度或急性重型肝炎的概率显著增加。

2. 肝炎对母婴的影响

(1) 妊娠合并甲型肝炎(HAV)：围生儿死亡率明显升高。

(2) 妊娠合并乙型肝炎(HBV)：流产、畸形、早产、死胎、死产、新生儿窒息率及新生儿死亡率明显增

高。对母体的影响：早期加重妊娠反应；晚期易并发妊娠期高血压疾病、DIC、产后出血，且孕妇病死率高。

(二) 母婴传播

1. 妊娠合并甲型肝炎 HAV主要经粪-口途径传播。HAV不能通过胎盘传给胎儿，故孕期患病不必人工流产或引产。但妊娠晚期，在分娩过程中可使新生儿感染。

2. 妊娠合并乙型肝炎 母婴传播是HBV传播的主要途径之一。在我国占婴儿感染的1/3。有宫内传播、产时传播、产后传播3种途径，以产时传播为主。

(三) 临床表现及诊断

1. 妊娠合并甲型肝炎 接触史，其症状与非孕妇相同，发病较急，除有消化道症状及黄疸外，血清学检查中抗HAV-IgM阳性则可确诊。

2. 妊娠合并乙型肝炎

(1) 有消化系统症状(恶心、呕吐)及乏力、黄疸等，起病急。

(2) 血清ALT升高。

(3) 血清病毒学检测指标：乙肝表面抗原(HBsAg)、乙肝e抗原(HBeAg)、核心抗体(抗HBc)，乙肝病毒DNA(HBV-DNA)。

3. 应用血清学诊断乙肝病毒胎内感染应注意以下3项依据

(1) 新生儿脐血清HBsAg阳性可为参考指标。

(2) 新生儿脐血清HBcAb-IgM阳性即可确定宫内感染。

(3) 如有条件测脐血清，乙肝病毒DNA阳性，更可确诊。

(四) 治疗原则

1. 妊娠期轻症肝炎 休息、营养、高蛋白低脂肪饮食，预防感染。

2. 妊娠期重症肝炎 ①保护肝脏；②预防及治疗肝性脑病；③预防及治疗DIC；④预防及治疗肾功能衰竭。

3. 妊娠期合并病毒性肝炎的产科处理

(1) 妊娠期：早期妊娠合并乙型肝炎时应行人工流产，甲肝也应行人工流产。中晚期妊娠不主张终止妊娠。

(2) 分娩期：普通型肝炎孕妇根据是否有产科指征决定是否剖宫产；重型肝炎在短期内行保肝治疗及纠正凝血功能后及时行剖宫产；胎儿小，宫颈条件好或宫口已开大、估计短时能分娩者可以经阴道分娩，分娩时积极做好输血准备，防止产道撕裂及胎盘残留。

(3) 产褥期：产褥感染可使肝炎病情迅速恶化，故产时应用对肝脏无害的抗生素。产褥期严密观察病情及肝功能变化，给予相应治疗以防变为慢性。产妇不应哺乳。

(五) 护理措施

1. 妊娠期

(1) 指导患者休息：急性期应卧床。病情好转后，适当活动，以不疲乏为宜。

(2) 饮食：鼓励患者进高蛋白、高维生素、高糖类、低脂饮食。妊娠合并重症肝炎者予以低脂肪、低蛋白、高糖类流质或半流质饮食，并予以大量维生素。

(3) 遵医嘱应用保肝药物治疗。

(4) 多与患者沟通，做好心理护理：向孕妇及家属介绍肝炎与母婴的相互影响和利害关系，以及隔离可避免传染别人的意义，使患者及家属理解和配合，解除孕产妇的思想顾虑。

2. 分娩期

(1) 隔离：安排好产妇，隔离待产室、产房，所有用物严格消毒。

(2) 分娩过程中，严密观察产程，注意产妇的休息和进食，保护产力，防止滞产；重点是防治出血和感染，备血、用维生素K_1，尽可能地避免产道损伤；胎儿娩出后即给宫缩剂，促进宫缩，减少出血。用对肝肾无损害的广谱抗生素。

(3) 产后观察阴道出血、宫缩、血压、脉搏、神志、尿量等情况。

3. 产褥期

(1) 预防新生儿感染：新生儿娩出后留脐血查乙肝表面抗原。新生儿注射乙肝疫苗。乙肝表面抗原阳性者，出生后6小时内注射乙肝高价免疫球蛋白。

(2) 产后回乳：向产妇及家属讲明不宜哺乳的道理，并指导其护理和人工喂养婴儿的方法。回奶时禁止使用对肝脏有损害的雌激素，可口服生麦芽或芒硝外敷乳房进行退奶。

(3) 指导产后应用避孕套避孕，禁用避孕药。

(4) 术后禁用哌替啶等镇痛药，以免加重肝脏负担使病情加剧。

4. 预防 如孕妇曾接触甲肝患者，应于2周内肌内注射丙种球蛋白，剂量为0.02～0.05mg/kg。乙型肝炎母婴传播的预防措施有以下几种：

(1) 预防HBV的母婴传播应从妊娠前着手。患急性肝炎妇女至少应于肝炎痊愈2年后怀孕。

(2) 为阻断乙型肝炎的母婴传播，针对乙肝病毒阳性的孕妇，于妊娠 28 周起每 4 周进行 1 次 HBIG(200U)肌内注射，直至分娩，可以起到较好的宫内阻断作用。

(3) 对新生儿出生后进行联合免疫可以起到较好的效果。

(4) 急性肝炎患者产后均不宜哺乳；乙肝病毒携带者，一般认为母血 HBsAg、HBeAg、抗 HBc 三项阳性不宜哺乳，乳汁 HBV-DNA 阳性者不宜哺乳，目前主张只要新生儿接受免疫，仅 HBsAg 阳性母亲可以哺乳。

核心提示　心脏病孕妇最危险的时期：妊娠 32～34 周、分娩期及产褥期的最初 3 天内。早期心衰表现为轻微活动后即有胸闷、气急及心悸，休息时心率、呼吸次数增多、端坐呼吸等现象。妊娠合并心脏病处理重点是防治心衰。出现心衰时半卧位休息、吸氧、利尿、强心、抗生素、除诱因、分娩期缩短产程。妊娠合并乙型肝炎的治疗以隔离和卧床休息，清淡及低脂肪饮食，保肝药物的应用为主。妊娠早期人工流产。分娩与产褥期必须注意防止出血和感染、密切注意临床症状及肝功能检测结果，防止病情发展；主张对 HBsAg 阳性孕妇所生的婴儿用 HBIG 和乙肝疫苗联合免疫。急性肝炎产妇产后不宜哺乳，乙肝产妇产后 HBV 检查，除 HBsAg 阳性外，其他指标阳性者不宜哺乳。

第十六节　高危妊娠患者的护理

(一) 概念及范畴

1. 概念　凡有可能导致难产或给母儿造成一定危害的妊娠称高危妊娠。高危孕妇分娩的新生儿称为高危儿。

2. 范畴　①孕妇年龄<18 岁或>35 岁；②孕妇身长<145cm 者；③孕妇体重≤40kg 或≥80kg 者；④多年不孕经治疗后受孕者；⑤有异常妊娠、分娩史者：如自然流产、异位妊娠、死胎、死产、难产、新生儿死亡、新生儿先天性畸形等；⑥有妊娠并发症者：如妊娠期高血压疾病、双胎、羊水过多、前置胎盘、胎盘早剥、过期妊娠、胎儿宫内发育迟缓等；⑦有妊娠合并症者：如心脏病、肝炎、贫血、糖尿病等；⑧妊娠早期接触大量有害物质；⑨胎盘功能减退；⑩本次妊娠可能发生难产者：如双胎、胎位异常、骨盆异常、头盆不称、子宫瘢痕等；⑪生殖器肿瘤、盆腔手术史。

3. 高危儿　①早产儿、过期儿；②出生体重不足 2500g；③小于或大于孕龄；④出生 1 分钟 Apgar 评分 0～3 分；⑤产时感染；⑥手术产儿；⑦新生儿兄弟姐妹有严重的新生儿病史或新生儿期死亡。

(二) 临床表现

具有原发病表现及胎盘功能减退表现，如胎动减少、胎心异常变化、羊水粪染、胎儿发育迟缓等。

(三) 特殊检查

1. 孕龄与胎儿发育情况的估计

(1) 确定孕龄：可根据末次月经推算预产期，如末次月经记不清或以往月经不规则者，可根据早孕反应、胎动出现的时间、宫底高度及胎儿大小而加以综合分析推断。

(2) 了解胎儿发育情况：①测量宫底高度、腹围及体重，估计胎儿大小及妊娠周数；②B 超测量胎头双顶径、股骨长度等，动态观察胎儿发育情况。

2. 胎儿成熟度的测定

(1) 孕龄及胎儿发育情况。

(2) B 超测胎头双顶径：胎头双顶径>8.5cm，提示胎儿成熟。

(3) 羊水检查：卵磷脂/鞘磷脂(L/S)值≥2，表示肺成熟；测定肌酐≥2mg，表示肾成熟；测定胆红素<0.02，表示肝成熟；脂肪细胞>20%，表示皮肤成熟。

3. 胎盘功能检查

(1) 雌三醇(E_3)测定：尿中 E_3 值正常为>15mg/24h，如连续多次<10mg/24h 或较前次值下降 40%以上为异常，表明胎盘功能减退，胎儿有危险。

(2) 血清胎盘生乳素(HPL)测定：孕晚期正常值 4～11mg/L，如孕 35 周以后<4mg/L 或突然降低 50%，表示胎盘功能减退。

4. 胎儿电子监护　晚期减速——提示胎盘功能减退；变异减速——提示脐带受压。

(四) 处理原则

高危妊娠处理原则是积极预防和治疗引起高危妊娠的病因及对症处理，降低围生期死亡率，保护母儿健康。

(五) 护理

1. 一般护理　注意休息、取左侧卧位，增加营养，给高热量、高蛋白、足够维生素、矿物质及微量元素饮食。

2. 提高胎儿对缺氧的耐受力　定期吸氧，每日 3～4 次，每次 30 分钟；可在 10%葡萄糖溶液 500ml 中加入维生素 C 2g，缓慢静脉滴注，每日 1 次，5～7 天为 1 个疗程。也可加能量合剂。

3. 预防早产 考虑高危妊娠处理方案的同时，应在保证母儿安全的基础上，尽量避免早产，减少围生儿死亡率。

4. 加强胎儿监护、严密观察胎心及胎动变化 胎动为胎儿在宫内健康状况的一种标志。胎动减少提示胎儿宫内缺氧。对高危妊娠孕妇应作胎动计数，每天早、中、晚计数3次，每次1小时，3次之和×4即为12小时胎动次数。>30次/12h表示正常，<20次/12h表示胎儿宫内缺氧。如胎动逐渐减少，表示缺氧在加重。12小时内无胎动，即使胎心仍可听到，也应引起高度警惕。

5. 适时终止妊娠。

6. 阴道分娩者，应注意缩短第二产程，同时做好抢救新生儿的准备。

7. 加强高危儿的产时及产后监护。

> **核心提示** 凡有可能导致难产或给母儿造成一定危害的妊娠称高危妊娠。其范围广，几乎包括所有的病理产科。对高危孕妇加强管理和监护，是提高母儿健康水平、降低围生儿死亡率的重要措施。处理原则是积极预防和治疗引起高危妊娠的病因和对症处理，降低围生期死亡率，保护母儿健康。

第十七节 异常分娩患者的护理

在分娩过程中，产力、产道、胎儿及精神心理因素中，任何一个或一个以上的因素发生异常及相互不能适应，而使分娩进展受到阻碍，称异常分娩或难产。

一、产力异常

(一) 概念及分类

产力异常主要指宫缩异常。在分娩过程中，宫缩的节律性、对称性及极性不正常或强度、频率有改变，称宫缩异常。可分为宫缩乏力和宫缩过强两类，每类分为协调性和不协调性两种。以协调性宫缩乏力最为常见。

(二) 病因

常见原因：头盆不称或胎位异常、子宫局部因素、精神因素、内分泌失调、药物影响。

(三) 临床表现

1. 子宫收缩乏力

(1) 主要临床特点

1) 协调性子宫收缩乏力(低张性子宫收缩乏力)：宫缩具有正常的节律性、对称性和极性，但收缩力弱，宫腔压力低，持续时间短，间歇期长且不规律。早期对胎儿影响不大。

2) 不协调性子宫收缩乏力(高张性子宫收缩乏力)：宫缩的极性倒置，兴奋点来自一处或多处，节律不协调。宫缩时子宫下段强，间歇期子宫壁不能完全松弛，收缩不协调，属无效宫缩。多为原发性宫缩乏力，可出现胎儿窘迫。

(2) 共同特征：产程延长或停滞，产程曲线异常一般分为以下8种情况。

1) 潜伏期延长：初产妇潜伏期正常约需8小时，此时超过16小时。

2) 活跃期延长：初产妇活跃期正常约需4小时，此时超过8小时。

3) 活跃期停滞：进入活跃期后，宫颈口不再扩张达2小时以上。

4) 第二产程延长：第二产程初产妇超过2小时，经产妇超过1小时尚未分娩。

5) 第二产程停滞：第二产程达1小时胎头下降无进展。

6) 胎头下降延缓：活跃晚期至宫口扩张9～10cm，胎头下降速度<1cm/h。

7) 胎头下降停滞：活跃晚期胎头停留在原处不下降达1小时以上。

8) 滞产：总产程超过24小时。

2. 子宫收缩过强

(1) 协调性子宫收缩过强：宫缩的节律性、对称性和极性均正常，仅子宫收缩力过强、过频。若产道无阻力，宫口迅速开全，分娩在短期内结束，宫口扩张速度初产妇>5cm/h，总产程不足3小时，称急产。

(2) 不协调性子宫收缩过强

1) 强直性子宫收缩：表现为产妇烦躁不安，持续性腹痛、拒按。胎位触不清，胎心听不清，病理性缩复环等先兆子宫破裂征象。

2) 子宫痉挛性狭窄环：是指子宫壁某部肌肉呈痉挛性不协调性收缩所形成的环状狭窄，持续不放松。多发生在子宫上下段交界处，也可在胎体某一狭窄部，以胎颈、胎腰处常见。临床表现为：持续性腹痛、烦躁不安，宫颈扩张缓慢，胎先露部下降停滞。阴道检查可触及狭窄环，且不随宫缩上升。

(四) 治疗原则

1. 协调性子宫收缩乏力 首先应找原因，检查有无头盆不称与胎位异常，了解宫颈扩张及胎先露下降情况。

(1) 第一产程

1) 一般处理：消除精神紧张，多休息，多进食，补充营养和水分，排空膀胱等。

2）加强宫缩：经一般处理无效，确诊为协调性宫缩乏力，产程无明显进展，可选用下列方法加强宫缩：①人工破膜：宫颈扩张3cm或以上，无头盆不称，无脐带先露，胎头已衔接者，可行人工破膜。②缩宫素静脉滴注：适用于协调性宫缩乏力，宫口扩张3cm，胎心良好，胎位正常，头盆相称者；专人观察产程进展，监测宫缩、胎心等。③地西泮静脉注射：松弛宫颈平滑肌，软化宫颈，促宫口扩张；适用于宫口扩张缓慢或宫颈水肿时。

3）经上述处理，若产程仍无进展或出现胎儿窘迫，应及时行剖宫产。

（2）第二产程：若无头盆不称，出现宫缩乏力时，应加强宫缩；若胎头双顶径已过坐骨棘平面，等待自然分娩或会阴侧切等助产；若胎儿未衔接或伴胎儿窘迫，应行剖宫产术。

（3）第三产程：预防产后出血，加强宫缩。

2. 不协调性子宫收缩乏力　调节宫缩，恢复宫缩节律性及极性。可给予强镇静剂（如哌替啶100mg肌内注射）等，保证产妇充分休息。协调性恢复之前，禁用缩宫素。若经上述处理未能纠正，或伴胎儿窘迫，或伴有头盆不称，均应行剖宫产术。

3. 强直性子宫收缩　一经确诊，给予宫缩抑制剂，处理无效，应行剖宫产术。

4. 子宫痉挛性狭窄环　寻找原因，及时纠正。可给予镇静剂哌替啶或吗啡，也可用宫缩抑制剂消除异常宫缩。经处理无好转，或伴胎儿窘迫征象，立即行剖宫产。

（五）护理

1. 生活护理　改善全身状况，鼓励产妇进食，必要时适当补液；保证足够的休息，必要时给予镇静药，如地西泮10mg缓慢静脉注射或哌替啶50mg肌内注射。鼓励产妇排尿，必要时可给予导尿。

2. 病情观察　严密观察宫缩、胎心、宫口扩张、先露下降、破膜和羊水情况并绘制产程图。

3. 治疗配合

（1）对协调性宫缩乏力的产妇，协助医生采用加强宫缩的措施。

1）人工破膜：破膜后胎头下降紧贴子宫下段及宫颈反射性引起宫缩加强。

2）缩宫素的应用：用缩宫素2.5～5U加入5%葡萄糖500ml内缓慢滴注，开始滴速8～10滴/分，以后根据宫缩的情况调节滴速，但最快不超过40滴/分。注意事项：应用前事先穿刺好静脉，调好滴速，然后再加入缩宫素摇匀，并需专人看护，严密观察产程和胎儿情况。如第二产程出现协调性宫缩乏力，也可加强宫缩，并做好新生儿抢救的准备工作。如第二产程延长，先露在坐骨棘水平以下，可行胎头吸引术或产钳助产。

（2）对不协调性宫缩乏力的产妇：调节宫缩，给予吸氧、镇静休息，恢复协调性宫缩。当恢复协调性宫缩后，再按协调性宫缩乏力处理。

（3）防止急产：有急产史的产妇应提前住院待产。发现宫缩过强时，左侧卧位、吸氧，及时通知医师，做好接产和抢救新生儿准备。产后仔细检查软产道有无裂伤。途中分娩及未消毒者，严格消毒外阴，注意检查胎盘和软产道，必要时探查宫腔。给予抗生素预防感染；新生儿还要加用维生素K_1。

（4）第三产程：预防产后出血及感染。

4. 心理护理　多陪伴在产妇身旁，给予心理上的支持，减轻疼痛和焦虑。

二、产道异常

产道包括骨产道及软产道，是胎儿经阴道娩出的通道。产道异常以骨产道异常多见。

（一）骨产道异常

1. 分类

（1）骨盆入口平面狭窄：称扁平骨盆，最常见。骶耻外径<18cm，入口前后径<10cm，对角径<11.5cm。可分为3级：临界性、相对性和绝对性狭窄。

（2）中骨盆及骨盆出口平面狭窄：称漏斗骨盆。骨盆入口正常，中骨盆及骨盆出口平面均明显狭窄，坐骨棘间径<10cm，坐骨结节间径<8cm，坐骨结节间径与出口后矢状径之和<15cm。常见于男型骨盆。

（3）横径狭窄骨盆：骶耻外径值正常，但髂棘间径及髂嵴间径均缩短。

（4）骨盆三个平面狭窄：骨盆外形属女性骨盆，三个平面径线均小于正常值2cm或更多，称均小骨盆。多见于身材矮小、体型匀称的妇女。

（5）畸形骨盆：骨软化症骨盆，偏斜骨盆。

2. 临床表现及诊断

（1）病史：有无佝偻病、脊柱和关节病变以及外伤史等。

（2）查体：身材矮小，悬垂腹，脊柱畸形；入口狭窄常致胎位异常；测量宫高、腹围，估计胎儿大小；进行骨盆外测量，了解骨盆大小；做胎头跨耻征检查，估计头盆是否相称。

（3）产程异常：产程延长或停滞。

（4）阴道检查：是临床诊断狭窄骨盆及决定分娩

方式最主要的方法。

3. 对母儿的影响 骨盆狭窄阻碍胎头入盆，常致胎位异常，易致胎膜早破、脐带脱垂及继发宫缩乏力，或因宫缩过强而发生子宫破裂。产程延长可引起产后感染和产后出血。胎头压迫软产道过久，以致形成生殖道瘘及新生儿产伤。

4. 处理原则 明确狭窄骨盆的类别和程度，了解胎位、胎儿大小、胎心、宫缩，结合年龄、产次、既往分娩史综合判断，决定分娩方式。具体如下：①明显骨盆狭窄：择期行剖宫产术；②入口平面轻度狭窄：严密监护下可试产，若试产 2～4 小时，产程进展不顺利，或伴胎儿窘迫，应及时行剖宫产术结束分娩；③中骨盆平面狭窄：胎头双顶径达坐骨棘水平以下，可阴道助产，否则行剖宫产；④骨盆出口平面狭窄：原则不试产。

(二) 软产道异常

软产道异常所致的难产少见。造成梗阻性难产者可行剖宫产。

(三) 护理措施

1. 剖宫产结束分娩 对明显畸形骨盆、骨盆入口明显狭窄、中骨盆及出口狭窄、胎位不正以及试产失败者，需行剖宫产。应协助医生做好术前准备。

2. 试产 对骨盆入口相对狭窄的产妇，如胎儿不大、产力好，可以试产，试产过程中的护理应注意：

(1) 保证良好产力：鼓励产妇进食、饮水，防止脱水和酸中毒。

(2) 卧床休息，禁灌肠。

(3) 根据情况，协助产妇取适当体位，如胎头未衔接、胎位异常胎膜已破者抬高床尾，预防脐带脱垂。

(4) 专人守护，严密观察产程变化，勤听胎心，注意宫缩、产程有无进展或胎位异常，勿用镇静剂，试产时间为 2～4 小时。试产过程中如有异常应立即告知医师。

(5) 破膜后立即听胎心音，观察羊水性状。

(6) 注意子宫破裂的先兆。

3. 预防感染 无论阴道或手术分娩，产后、术后常规给予宫缩剂、抗生素，保持外阴清洁，定时做外阴擦洗，预防产后出血和感染。

4. 监护 产后仔细检查新生儿有无异常，并按手术新生儿重点监护。

5. 心理护理 多与产妇交谈，随时让产妇了解目前的状况及产程进展，树立信心，配合医护处理，如需要手术者给产妇讲清手术的必要性，减少产妇的焦虑和担心。

6. 健康教育 对有头盆不称、胎先露高浮的产妇，应指导其预防胎膜早破、脐带脱垂的方法，并告知需提前住院待产；一旦发生胎膜破裂，需立即住院。产后保持外阴清洁、干燥，以防感染。

三、胎 儿 异 常

(一) 常见胎位异常

1. 持续性枕后位、枕横位

(1) 概念及原因：在分娩过程中，胎头以枕后位或枕横位衔接。在下降过程中，胎头枕部因强有力的宫缩绝大多数向前转 135°或 90°，转为枕前位自然分娩。仅有 5%～10%胎头枕骨持续不能转向前方，直至分娩后期仍然立于母体骨盆的后方或侧方，致使分娩发生困难者，称为持续性枕后位或持续性枕横位。常见原因为中骨盆小、宫缩乏力等。

(2) 临床表现

1) 临产后胎头衔接较晚或俯屈不良，出现协调性宫缩乏力及宫颈扩张缓慢。产妇自觉肛门坠胀及排便感；宫颈前唇水肿，产妇疲劳；第二产程延长。腹部检查：胎背偏向母体后方或侧方，对侧可明显触及胎儿肢体。阴道检查：枕后位，感到盆腔后部空虚；查明矢状缝、前囟、后囟的方向和位置判断胎位。

2) B 超检查：枕横位见枕骨和眼眶分别位于骨盆 3 点和 9 点处；枕后位见眼眶位于前半部。

(3) 处理原则

1) 第一产程：严密观察产程，注意胎头下降、宫颈扩张程度、宫缩强弱及胎心变化。宫缩欠佳，尽早静脉滴注缩宫素。产程无明显进展、胎头较高或出现胎儿窘迫，应考虑行剖宫产。

2) 第二产程：进展缓慢，应行阴道检查。胎头双顶径位置较低时可徒手转胎头，或自然分娩，或阴道助产。胎头位置较高疑有头盆不称，需行剖宫产术。

3) 第三产程：易发生产后宫缩乏力，肌内注射宫缩剂，以防产后出血。同时注意预防感染等。

2. 臀位

(1) 分类及危害：臀位是最常见的异常胎位，包括足先露、单臀先露和混合臀先露，足先露危害最大。易发生胎膜早破、脐带脱垂、胎儿窘迫、新生儿窒息、臂丛神经损伤及颅内出血等。围生儿死亡率较高。

(2) 临床表现及诊断：腹部检查：宫底部可触及圆而硬、有浮球感的胎头，耻骨联合上方可触到胎臀，胎心在脐左/右上方最清。阴道检查：可触及胎臀、胎足或胎膝，应与颜面部、胎手相鉴别。B 超检查可确诊。

(3) 处理原则

1) 妊娠期：妊娠 30 周前，多能自行转为头先露。30 周后仍为臀先露应予以矫正。

2）分娩期

A. 剖宫产指征：狭窄骨盆、软产道异常、胎儿体重大于 3500g、胎儿窘迫、胎膜早破、脐带脱垂、妊娠合并症、高龄初产、有难产史、不完全臀先露等。

B. 决定经阴道分娩的处理：①第一产程：产妇侧卧，少做肛查，不灌肠。一旦破膜，立即听胎心；了解有无脐带脱垂。监听胎心。当宫口开大 4～5cm 时，使用“堵”外阴方法，待宫口及阴道充分扩张后再让胎臀娩出。②第二产程：初产妇做会阴侧切术。共有 3 种分娩方式。脐部娩出后，应在 2～3 分钟娩出胎头，最长不超过 8 分钟。③第三产程：防止产后出血、预防感染等。

3. 肩先露——横位　胎体横卧于骨盆入口之上，先露部为肩。是对母儿最不利的胎位。

病理性缩复环：宫缩增强，子宫上段越来越厚。子宫下段被动扩张越来越薄，由于子宫上下段肌壁厚薄相差悬殊，形成环状凹陷，并随宫缩逐渐升高，甚至可高达脐上，形成病理性缩复环，是子宫破裂的先兆。

(二) 胎儿发育异常

1. 巨大胎儿　指胎儿体重≥4000g。患糖尿病者应予积极治疗。产前疑有巨大儿者，应作 B 超测定胎儿胸径和双顶径，以预测肩难产。分娩期有明显头盆不称，尤其是过期产，应行剖宫产术。第三产程预防产后出血。

2. 脑积水　过多的脑脊液潴留于脑室内外，而使颅腔体积增大所致。可致头围过大，故常发生分娩梗阻，如处理不及时，可能造成子宫破裂而危及母体生命。B 超探测是主要诊断方法。脑积水的胎儿无生存价值，确诊后，应立即终止妊娠。

(三) 护理措施

1. 妊娠期　在孕 30 周后仍为臀位或横位，应协助医师纠正。

(1) 胸膝卧位：利用重心促其回转，每日早晚各 1 次，每次 15 分钟。1 周后复查。

(2) 艾灸至阴穴：孕妇先排空膀胱，松解裤带，取坐或平卧位，同时灸两侧至阴穴，每日 1～2 次，每次 15 分钟。

(3) 外倒转术：如孕 32～34 周仍是臀位时可采用外倒转术。

(4) 无法纠正者：近预产期少活动，禁性生活，提前住院。

2. 分娩期　进行综合评估，选择适当的分娩方式。

(1) 剖宫产：足月横位、高龄初产、骨盆小、胎儿较大、足先露等，应做剖宫产准备。

(2) 阴道分娩的护理：决定经阴道分娩时，应做好新生儿抢救的准备。

1）若因宫缩乏力而产程进展缓慢，确定骨盆无明显头盆不称，可静脉滴注缩宫素加强宫缩。

2）持续性枕后位：产妇不要过早用力，预防宫颈水肿和滞产。

3）臀位：产妇卧床休息，少肛查，禁灌肠，预防胎膜早破和脐带脱垂。堵臀，一直堵到胎臀已下降，臀与足皆露于阴道口，每当宫缩时，患者向下屏气用力十分强烈，感到有堵不住的趋势时，表明宫口已开全，软产道已充分扩张，应准备接生。第二产程应导尿排空膀胱后，做会阴侧切，根据具体情况做臀助产。

3. 第三产程　常规检查软产道，如有裂伤及时缝合。预防产后出血和感染，给予子宫兴奋剂和抗生素。为预防新生儿颅内出血，出生后 3 日内每日肌内注射维生素 K_1。

核心提示　导致异常分娩的因素有产力、产道、胎儿及精神心理因素，互相影响。异常分娩的基本表现是产程异常。产程进展标志是宫口扩张和胎头下降。在分娩过程中，必须仔细观察产程，绘制产程图，结合病史、体格检查，综合分析，及时发现下列情况：产妇出现全身衰竭症状；宫口扩张延缓或阻滞；胎头下降受阻；胎膜早破；胎儿窘迫。找到病因是单一因素还是多个因素，有无头盆不称，综合分析后选择对母儿最有利的处理。

第十八节　产后出血患者的护理

产后出血是指胎儿娩出后 24 小时内出血量超过 500ml。多发生在产后 2 小时内，是引起产妇死亡的主要原因之一。

一、原　　因

(一) 子宫收缩乏力

子宫收缩乏力是最常见的原因，产妇患有全身性疾病、产程延长或子宫局部因素影响正常的子宫收缩所致。

(二) 胎盘因素

胎儿娩出后 30 分钟，胎盘尚未娩出者称胎盘滞留。包括胎盘剥离不全、胎盘剥离后的滞留、胎盘胎膜残留、胎盘粘连、胎盘植入或胎盘嵌顿等。

(三) 软产道损伤

分娩时各种因素导致会阴、阴道、宫颈、子宫下段裂伤而引起持续性出血。

(四) 凝血功能障碍

较少见，产妇有血液病或妊娠并发症，可影响凝血或导致 DIC。

二、临床表现

主要表现为阴道流血过多和因失血引起的贫血、休克等。胎儿娩出后立即发生阴道出血，应考虑软产道损伤；胎儿娩出数分钟之后，出现阴道出血与胎盘因素有关；胎盘娩出后出血多，为子宫收缩乏力或胎盘胎膜残留。持续性阴道流血，无凝血块为凝血功能障碍；阴道流血不多，但产妇失血表现明显，伴阴道疼痛应考虑阴道血肿。

三、处理原则

针对原因迅速止血、补充血容量纠正休克及防治感染。子宫收缩乏力引起出血，加强宫缩是有效方法；软产道损伤引起的出血，及时准确缝合可有效止血；胎盘因素引起的出血及时取出胎盘；凝血功能障碍引起的出血，针对不同的原因和疾病种类进行处理。

四、护　理

(一) 护理评估

1. 健康史　了解产妇的既往史，是否有出血性疾病、重症肝炎、子宫肌瘤等；是否多次人工流产及产后出血史、本次妊娠有无并发症，如羊水过多、多胎妊娠、妊高症、前置胎盘、胎盘早剥等；有无产程延长，大量使用镇静剂、麻醉剂等。

2. 身体状况　评估产妇有无眩晕、口渴、恶心、呕吐、烦躁不安及面色苍白、出冷汗、脉搏细速、呼吸急促等出血性休克的表现。评估产后出血量，有无贫血、休克、感染、尿频或肛门坠胀感、排尿疼痛、精神紧张等。根据出血情况判断出血原因：

(1) 胎盘娩出前出血：胎儿娩出过程中或娩出后即出现鲜红色血液持续性自阴道流出，多为软产道损伤所致；如宫缩时阴道流血停止，松弛时量增多，胎盘娩出延迟，为胎盘因素所致。

(2) 胎盘娩出后出血：如果检查胎盘胎膜娩出完整，则可排除胎盘胎膜残留引起的出血。如果腹部触诊宫体柔软，出血呈间歇性、暗红色，按摩后宫缩好转，出血明显减少，为产后子宫收缩乏力所致。如果为持续性阴道流血，血不凝，并伴有注射部位出血、鼻出血及其他部位出血，多为凝血功能所致。

(3) 隐性出血：阴道出血量少，失血的症状与外出血不成比例，且宫底不断升高且柔软，按压宫底时有大量血块和血液自阴道涌出，为宫腔内积血。

(二) 护理诊断/问题

1. 潜在并发症　出血性休克。

2. 有感染的危险　与失血后抵抗力降低及手术操作有关。

3. 恐惧　与大量出血，担心危及生命安全有关。

(三) 护理措施

1. 早期发现出血，预防休克　加强观察，产后 24 小时内定时观察和仔细测量宫底高度、子宫硬度及阴道出血量、膀胱充盈情况；监测生命体征，观察产妇的面色、四肢温度等与失血有关的表现，如有失血性表现立即通知医生。尤其产后 2 小时内，每半小时观察并记录。准备好急救物品，使产妇平卧、保暖、吸氧，遵医嘱尽快输液输血，并记出入量，纠正酸中毒等。

2. 协助医生迅速止血　根据出血原因采取止血措施。

(1) 子宫收缩乏力：加强宫缩的方法有腹部按摩子宫、子宫收缩剂、压迫法和手术止血。常用子宫收缩剂有缩宫素、麦角新碱(心脏病患者慎用)等。

(2) 胎盘滞留：立即行人工剥离胎盘术取出胎盘。植入性胎盘做好腹部手术的准备。

(3) 软产道损伤：协助医生及时缝合止血。

(4) 凝血功能障碍：去除病因，改善凝血功能，输新鲜血液，纠正酸中毒、抗休克等。

3. 缓解恐惧　护士保持镇静，陪伴、安慰产妇，适当向患者和家属解释有关病情和治疗护理措施，使其配合治疗。

4. 预防感染　止血过程中严格无菌操作。每日会阴消毒 2 次，观察恶露的颜色、气味和会阴伤口的情况。监测体温变化，每日测体温 4 次。定时进行血常规化验，发现情况及时通知医生。病室内注意通风和消毒，保持环境清洁。

5. 增强活动耐力　注意卧床休息，保持心情舒畅。协助做好生活护理。给予高蛋白、高维生素、高热量、易消化的饮食。贫血严重者静脉输血、补充铁剂等。

(四) 健康教育

向产妇讲解正常分娩过程，教会自我观察恶露变化，发现异常及时就诊。指导会阴护理和哺乳方法，合理安排活动和休息。

> **核心提示**　产后出血是产后常见并发症，发生在产后 2 小时内，预后与失血量、产妇体质、失血速度有关。产后出血的原因有子宫收缩乏力、

胎盘因素、软产道损伤和凝血功能障碍，子宫收缩乏力是主要出血原因，凝血功能障碍最少见且难以控制。有时产后出血多种原因并存，要注意鉴别。要特别注意隐性出血。产后出血要注意早期预防。一旦出血要立即开放静脉通道迅速输血输液，并协助医生止血。

第十九节　羊水栓塞患者的护理

羊水栓塞指分娩过程中，羊水进入母体血循环引起突发肺栓塞、休克、DIC 及多脏器功能衰竭等一系列严重症状的综合征。

一、临床表现

临床经过可分为急性休克期、出血期和肾功能衰竭期 3 个阶段。多数起病突然，开始出现烦躁不安、恶心、呕吐、气急等先兆症状，继而出现呛咳、呼吸困难、发绀等进入休克昏迷状态，严重者数分钟内迅速死亡。不在短期内死亡者可出现出血不止、血不凝及身体其他部位出血，继而出现肾功能衰竭表现。

二、处理原则

及时处理过敏和急性肺动脉高压引起的低氧血症及呼吸功能衰竭等，并积极预防 DIC 及肾功能衰竭。

三、护　　理

(一) 护理评估

1. 健康史　仔细评估与发病关系密切的诱因，如胎膜破裂、子宫收缩过强、缩宫素应用不当、前置胎盘、胎盘早剥、子宫破裂等。

2. 身体状况　急性休克期为破膜后突然呛咳、呼吸困难、胸闷、发绀、心率快、血压下降、肺部湿啰音、休克及昏迷；出血可出现持续性大量阴道流血或广泛性出血且血不凝；肾功能衰竭期出现少尿、无尿及尿毒症等症状。产妇感到恐惧无助，家属为母儿的生命安全感到恐惧不安，协助血小板、凝血酶原时间、纤维蛋白原定量等凝血功能检查，X 线胸部摄片、心电图检查。

(二) 护理措施

1. 解除肺动脉高压　半卧位或抬高头肩部卧位，加压给氧。做好气管插管或气管切开的准备。遵医嘱迅速给药，解除气管及支气管痉挛，抗心力衰竭、抗过敏。严密观察生命体征变化。留置导尿管，记录出入量，发现异常及时通知医生。

2. 维持有效循环　抗休克，维持静脉通道通畅。

3. 防止凝血功能障碍　动态观察阴道流血量、性状、凝血时间、穿刺部位、止血时间等。早期肝素抗凝，晚期输鲜血、抗纤溶药物治疗。

4. 产科观察及护理　观察产程和胎儿情况，做好手术前的准备，病情好转后即结束分娩。对产后出血不止者，纠正休克的同时，做好子宫切除手术前准备。

5. 严格无菌操作　产后大剂量抗生素抗感染。

(三) 健康教育

加强调理帮助恢复体力。保持会阴清洁，教会哺乳技能。帮助失去胎儿的妇女消除思想忧虑，共同商讨避孕方法，2 年内避免再次怀孕。

核心提示　羊水栓塞是产后严重并发症。发病急、死亡率高。分娩过程中要注意与发病关系密切的诱因。羊水栓塞分急性休克期、出血期、急性肾功能衰竭 3 个阶段。治疗护理过程中解除肺动脉高压；维持有效循环，抗休克，维持静脉通道通畅；防止凝血功能障碍并做好产科观察及护理。

第二十节　子宫破裂患者的护理

一、概　　念

分娩期或妊娠晚期子宫体部或子宫下段发生裂伤，称子宫破裂。子宫破裂是产科最严重的并发症，威胁母儿生命。

二、分　　类

子宫破裂按发生原因分为自然破裂和创伤性破裂，按发生时间分为妊娠期破裂和分娩期破裂，按破裂程度分为完全破裂和不完全破裂。

三、病　　因

1. 梗阻性难产　见于骨盆狭窄、头盆不称、胎位异常、胎儿异常等。

2. 子宫瘢痕　剖宫产、子宫修补术等子宫原有瘢痕，在临产后收缩牵拉或宫腔内压力增高而发生断裂。

3. 宫缩剂使用不当　在分娩前肌内注射缩宫素或过量静脉滴注缩宫素，前列腺素栓剂及其他子宫收缩剂使用不当或子宫对宫缩剂过于敏感，均可引起子宫收缩过强，加之胎先露下降受阻可发生子宫破裂。

4. 手术创伤　多发生于不适当或粗暴的阴道手术助产。

四、临床表现

子宫破裂分为先兆子宫破裂和子宫破裂两个阶段，其症状与破裂的时间、部位、范围、内出血量、胎儿及胎盘排出情况及子宫收缩的程度有关。

(一) 先兆子宫破裂

产妇自诉下腹部疼痛难忍，拒按，烦躁不安，呼叫不已，呼吸急促，脉搏加快。强有力的子宫收缩，使子宫形成病理性缩复环，并随宫缩逐渐上升，子宫呈葫芦形，子宫下段压痛明显，胎动频繁、胎心率改变及膀胱受压、血尿的出现。

(二) 子宫破裂

产妇突感下腹部撕裂样的剧痛，之后腹部疼痛缓解，子宫收缩停止，产妇暂时感到舒适，但随着血液、羊水及胎儿进入腹腔，很快出现全腹持续性疼痛，面色苍白，出冷汗，脉搏细数，呼吸急促，血压下降等休克征象。腹部检查：完全子宫破裂则全腹压痛、反跳痛明显，在腹壁可清楚扪及胎体及其旁有缩小的子宫，胎心消失。不完全破裂时，子宫轮廓清楚，宫体一侧可触及逐渐增大且有压痛的包块，可形成阔韧带血肿。

五、处理原则

(一) 先兆子宫破裂

立即采用有效措施抑制子宫收缩，尽快行剖宫产术结束分娩。

(二) 子宫破裂

在积极抢救休克的同时，无论胎儿是否存活，均应尽快做好剖宫产术前准备，取出胎儿及附属物，并行子宫修补术或子宫切除术。术后给予大剂量抗生素控制感染。

六、护理

(一) 评估

1. 健康史 询问有无子宫手术史、宫缩剂使用不当及难产手术操作史等。

2. 身心状况 评估产妇宫缩的强度、间歇时间、腹部疼痛的程度、性质、产妇有无排尿困难及病理性缩复环，监测胎心及胎动，了解有无胎儿窘迫的表现。

3. 心理状况 产妇有无烦躁不安、恐惧、焦虑等。

(二) 护理诊断/问题

1. 疼痛 与强直性子宫收缩、病理性缩复环或子宫破裂血液刺激腹膜有关。

2. 组织灌注无效 与子宫破裂后大量出血有关。

3. 预感性悲哀 与切除子宫及胎儿死亡有关。

(三) 护理措施

1. 减轻疼痛，防止子宫破裂

(1) 观察子宫收缩和腹部外形，及时发现先兆子宫破裂征象：如静脉滴注缩宫素应立即停止，并通知医生。

(2) 吸氧、建立静脉通道，以缓解胎儿窘迫并预防产妇休克，同时做好术前准备。

(3) 给予抑制子宫收缩的药物。

(4) 安慰产妇，护送其去手术室，移动产妇力求平稳，减少刺激。

2. 抢救休克，维持生命体征 取中凹位或平卧位，迅速建立静脉通道，输液、输血、吸氧、保暖。术前及术后密切观察和记录血压、脉搏、呼吸、意识、阴道流血等情况。

3. 心理护理 同情和理解死胎或子宫切除产妇及家属的悲伤、怨恨情绪，帮助其尽快从中解脱出来，树立生活的信心。

4. 健康指导 加强产前检查，有梗阻性难产因素的产妇提前住院。宣传计划生育，防止多次刮宫和分娩。子宫破裂后行修补术者，避孕 2 年后再孕，且不宜采用宫内节育器避孕。

> **核心提示** 子宫破裂是产科最严重的并发症，按发展过程分为先兆子宫破裂和子宫破裂两个阶段。先兆子宫破裂有病理性缩复环、下腹部疼痛、胎心率改变及血尿四大临床表现。子宫破裂产妇腹部剧痛，并出现休克征象。先兆子宫破裂首先抑制子宫收缩，尽快行剖宫产术结束分娩；子宫已经破裂，在抢救休克的同时，尽快做好剖宫产术前准备。子宫破裂护理措施为减轻疼痛、防止子宫破裂、抢救休克、维持生命体征及心理护理。

第二十一节 产褥感染患者的护理

一、疾病概要

(一) 产褥感染、产褥病率的概念及关系

1. 产褥感染 分娩时及产褥期生殖道受病原体感染引起局部和全身的炎性变化。发病率约 6%，是产妇死亡的四大原因之一。

2. 产褥病率 分娩 24 小时以后至 10 天内用口表每天测量 4 次，体温有 2 次达到或超过 38℃。

3. 两者相互关系 产褥感染仅限生殖道感染，重者表现为全身的炎症。产褥病率既包括产褥感染，也包

括生殖道以外的其他感染，如泌尿系感染、上呼吸道感染及乳腺感染等。

(二) 感染的来源

感染来源多为需氧菌和厌氧菌的混合感染。包括：①自身感染：当机体抵抗力降低时，由孕产妇生殖道或其他部位寄生的病原体致病；②外来感染：产妇接触被污染衣物、用具、各种手术诊疗器械等造成的感染。

(三) 临床表现及治疗原则

1. 临床表现

(1) 急性外阴、阴道、宫颈炎：局部切口或撕裂伤口感染。会阴部红、肿、疼痛、触痛，针孔流脓；阴道与宫颈黏膜充血、溃疡、脓性分泌物增多。

(2) 急性子宫内膜炎、子宫肌炎：最常见。①轻型：低热，恶露量多、浑浊、有臭味，下腹疼痛，宫底压痛、质软；②重型：高热、头痛、寒战，下腹压痛，恶露不多。

(3) 急性盆腔结缔组织炎、急性输卵管炎：寒战、高热、下腹疼痛，积脓时可扪及边界不清的包块。

(4) 急性盆腔腹膜炎及弥漫性腹膜炎：炎症局限于盆腔腹膜，为急性盆腔腹膜炎。如炎症扩散到腹腔引起弥漫性腹膜炎，出现高热、寒战，下腹或全腹疼痛及压痛、反跳痛、肌紧张。

(5) 血栓性静脉炎：常于产后1～2周后出现弛张热，下腹疼痛和压痛。下肢血栓性静脉炎可引起下肢疼痛、水肿、皮肤发白，习称“股白肿”。

(6) 脓毒血症及脓毒症。

2. 治疗原则　根据药敏试验选用抗生素。轻者选用青霉素、链霉素等抗生素；重者选用广谱高效抗生素，同时支持治疗。

二、护　　理

(一) 护理评估

1. 健康史　评估有无体质虚弱、营养不良、孕期贫血、孕晚期性生活、胎膜早破、羊膜腔感染、慢性疾病、产程延长、产科手术操作、产前产后出血过多、机体抵抗力下降等。

2. 身体状况　评估产妇全身情况、伤口愈合及子宫复旧情况，触摸宫底高度、硬度及有无压痛及疼痛程度。观察恶露量、颜色、性状、气味等。

3. 心理状况　了解产妇的情绪及心理状态，是否存在沮丧、烦躁与焦虑情绪。

4. 辅助检查

(1) 白细胞、中性粒细胞明显升高。

(2) 红细胞沉降率显著升高。

(3) 宫腔分泌物细菌培养或阴道拭子细菌培养找到病原体。

(二) 护理诊断/问题

1. 体温过高　与生殖道创面及全身感染有关。

2. 疼痛　与子宫内膜炎、子宫肌炎及伤口感染有关。

3. 焦虑　与缺乏疾病相关知识有关。

(三) 护理措施及健康教育

1. 体温过高的处理

(1) 观察生命体征、意识及全身情况；恶露的颜色、性状与气味，子宫复旧，会阴伤口，有异常及时通知医生。

(2) 体温超过39℃以上的给予物理降温，鼓励产妇多饮水，必要时静脉补液；嘱产妇少量多餐，摄入高热量、高蛋白、高维生素、易消化的饮食；加强口腔、皮肤的清洁护理。

(3) 做好生殖道分泌物的细菌培养及药物敏感试验，遵医嘱正确使用抗生素。

2. 减轻疼痛

(1) 向产妇解释疼痛的原因，关心、安慰产妇；安置半卧位；会阴侧切者取健侧卧位，保持切口干燥、清洁。

(2) 用0.1%苯扎溴铵擦洗或冲洗会阴部每日两次；会阴水肿者，局部用50%硫酸镁湿热敷；下肢血栓性静脉炎者，抬高患肢，局部保暖和热敷。

3. 减轻焦虑　引导患者说出焦虑的原因和心理感受，向产妇及家庭成员解释病情、治疗和预后情况，消除顾虑，树立信心，配合治疗。

4. 健康教育　指导产妇出院后依然合理活动与休息，保证营养平衡全面；做好口腔、皮肤、乳房、会阴的清洁；教会哺乳及新生儿护理技能；懂得各避孕方法的适应证。

> **核心提示**　产褥感染是产后常见并发症，是产妇死亡的四大原因之一。产褥感染多为需氧菌和厌氧菌的混合感染。最常见的是急性子宫内膜炎、子宫肌炎。治疗原则是根据药敏试验选用抗生素，积极有效地控制感染并纠正全身情况。

第二十二节　晚期产后出血患者的护理

分娩24小时后，在产褥期内发生的子宫大量出血，称晚期产后出血。以产后1～2周发病最常见，亦有迟至产后6周发病者。

(一) 病因

1. 胎盘、胎膜残留 这是最常见的原因，多发生于产后10天左右。

2. 蜕膜残留 蜕膜剥离不全。

3. 子宫胎盘附着部位复旧不全。

4. 剖宫产术后子宫伤口裂开。

5. 感染 以子宫内膜炎为多见。

6. 肿瘤 产后滋养细胞肿瘤、子宫黏膜下肌瘤等均可引起晚期产后出血。

(二) 临床表现

1. 胎盘、胎膜残留 表现为血性恶露持续时间延长，以后反复出血或突然大量流血。

2. 蜕膜残留 宫腔刮出物病理检查可见坏死蜕膜，混以纤维素、玻璃样变的蜕膜细胞和红细胞，但不见绒毛。

3. 子宫胎盘附着面 表现为突然大量阴道流血，检查发现子宫大而软，宫口松弛，阴道及宫口有血块堵塞。

4. 剖宫产术后 子宫伤口裂开多发生在术后2～3周，出现大量阴道流血，甚至引起休克。

(三) 治疗原则

给予足量广谱抗生素、子宫收缩剂、支持疗法及中药治疗和手术治疗。

(四) 护理措施

1. 预防

(1) 术前预防：剖宫产时做到合理选择切口，合理缝合。

(2) 产后应仔细检查胎盘、胎膜。

(3) 预防感染：术后应用抗生素，严格无菌操作。

2. 失血性休克患者的护理 为患者提供安静的环境。严密观察出血征象及生命体征。

3. 耐心向患者及家属讲解晚期产后出血的有关知识及抢救治疗计划。

第二十三节 产科手术妇女的护理

一、会阴切开缝合术患者的护理

(一) 术前用物准备

会阴切开剪刀或钝头直剪刀，有齿镊、无齿镊，持针器，三角、圆形缝针，丝、肠缝线，注射器、治疗碗各一，止血钳2～3把，带尾纱布块，生理盐水，0.5%～1%普鲁卡因。

(二) 操作步骤

(1) 患者取膀胱截石位，常规消毒外阴，铺巾，用75%乙醇溶液消毒切口处皮肤。

(2) 用0.5%普鲁卡因作阴部神经阻滞麻醉。术者将左手示、中指放入阴道和先露之间，右手持剪刀，于子宫收缩时从会阴后联合中线间左侧45°方向剪开会阴，长4～5cm，注意局部止血。

(3) 胎盘娩出后，阴道内填塞带尾纱布块，记录塞入的纱布数量。

(4) 检查并暴露切口顶端，在顶端上1cm处开始用肠线缝黏膜层第一针，连续缝合到处女膜缘打结。缝合时对齐各层组织，不留死腔，松紧适宜。

(5) 缝闭，取出带尾丝纱布，清点数量，检查切口侧的阴道和肛门外，排除肠线穿透直肠黏膜或血肿。

(三) 护理措施

(1) 术前护理：严密观察产程，正确掌握会阴切开时机。

(2) 术后保持外阴清洁，每日常规擦洗2次，排便后及时擦洗，更换消毒会阴垫。

(3) 会阴伤口肿胀、疼痛者，局部应用50%硫酸镁湿热敷，或95%乙醇湿敷，配合烤灯效果更好，但要防止烫伤。

(4) 术后观察伤口，嘱患者向健侧卧位，如有异常情况，通知医生，以便及时处理。

(5) 正常伤口5天拆线。

核心提示 会阴切开缝合术是最常用的产科手术。常用术式有会阴侧切开和会阴正中切开两种。会阴侧切开是从会阴后联合中线间左侧45°方向剪开会阴，长4～5cm。会阴正中切开是从会阴后联合中线间垂直方向剪开会阴全层，长2.5～3cm，此法出血少，易缝合，但应避免发生会阴裂伤。会阴切开后嘱患者健侧卧位。正常伤口5天拆线。

二、胎头吸引术与产钳术患者的护理

(一) 术前用物准备

胎头吸引器(接20cm的硬质橡皮管)、50ml注射器或电动吸引器、止血钳等；产钳、润滑剂、会阴切开缝合术的物品、新生儿急救用药及导尿包。

(二) 适应证

(1) 妊娠合并症孕妇、第二产程延长达2小时或胎头拨露于阴道口达半小时而未能娩出者。

(2) 有剖宫产史或子宫瘢痕者。

(3) 有胎儿窘迫征象。

(4) 产妇有心脏病、妊娠高血压综合征或因临产后宫缩乏力，需缩短第二产程。

(5) 持续性枕后位、持续性枕横位。

产钳术的适应证：除胎头吸引术的适应证外，还有吸引失败者和臀位产后出头困难者。

(三) 操作步骤

1. 胎头吸引术

(1) 放置胎头吸引器：产妇取膀胱截石位，导尿，阴道检查宫口是否开全、胎膜是否破裂，胎头高低及胎方位。作会阴切开术。吸引器开口处涂润滑油。在一手引导下，将吸引器慢慢送入阴道，紧贴胎儿头颅顶部，避开颅囟。调整吸引器牵引柄，使其与胎头矢状缝方向一致，作为旋转胎头的标志。

(2) 抽气：用50～100ml注射器接上胎头吸引器的橡皮管，分数次从橡皮管抽出空气共150～180ml，造成适当负压(27kPa)，并用止血钳将橡皮管夹紧，等待2～3分钟，使胎头在负压下形成产瘤。

(3) 牵引：先行牵引，若无滑脱或漏气现象，即可在子宫收缩时沿产轴方向牵引；边牵引边旋转至枕前位，子宫收缩间歇期暂停；当胎头枕部抵达耻骨联合下缘时，将吸引器逐渐上提，使胎头仰伸，同时注意保护会阴；待胎头即将娩出时放开止血钳，解除负压，取下吸引器；娩出胎头后，胎肩、胎身娩出同自然分娩，术中勤听胎心音。牵引如滑脱，可重复放置，一般不超过2次。全部牵引时间不宜超过20分钟，以免对胎儿造成不利影响。如牵引失败，可考虑改用产钳术或剖宫产术。

2. 产钳术

(1) 术前准备：同胎头吸引术。

(2) 放置产钳：以左手持左叶产钳置胎头右侧，即放右叶。

(3) 合拢锁扣：两叶放置适当，锁扣很容易吻合，锁柄也自然对合，胎头矢状缝应位于两钳叶中间，检查钳叶与胎头之间有无软组织或脐带夹入。

(4) 牵引：宫缩时合拢钳柄，向下、向外缓慢牵拉。注意保护会阴。

(5) 取下产钳：胎头额部牵出后松解产钳，先取位于上方的右叶，再取位于下方的左叶，取出时应顺胎头慢慢滑出。

(四) 护理

(1) 解释阴道助产术的目的和必要性，减轻或消除产妇的恐惧心理。以取得配合。

(2) 备齐用物。

(3) 牵引时嘱产妇使用腹压，当胎头枕骨在耻骨弓下缘时，嘱产妇不用腹压，仅在宫缩间歇时向下屏气。

(4) 密切观察产妇一般情况及胎心音，做好物品供应。

(5) 胎儿娩出后，协助清理呼吸及Apgar评分。协助医生进行各项抢救。评估有无头颅血肿、头皮损伤、颅内出血等情况。注射子宫收缩剂。

(6) 产后立即配合检查及缝合会阴切口或软产道的损伤。

(7) 术后保持外阴清洁，嘱产妇向健侧卧位。用0.1%苯扎溴铵棉球消毒外阴，每日2次，排便后也需擦洗。及时更换会阴垫。

(8) 每天检查会阴伤口，切口肿胀疼痛，用50%硫酸镁湿热敷，或95%乙醇局部湿敷。

(9) 新生儿按手术产婴儿护理，并密切观察有无产伤。

核心提示　胎头吸引术是将胎头吸引器置于胎头，形成负压后吸住胎头，通过牵引协助胎儿娩出的一种助产手术。放置胎头吸引器前作会阴切开术，放置注意勿夹住阴道软组织、宫颈或脐带等，并调整吸引器牵引柄，使之与胎头矢状缝方向一致，作为旋转胎头的标志。抽气150～180ml，造成适当负压27～40kPa。牵引如滑脱，可重复放置，一般不超过2次。全部牵引时间不宜超过20分钟。如牵引失败，可考虑改用产钳术或剖宫产术。产钳术是利用产钳牵拉胎头以娩出胎儿的手术，适用于胎头吸引术失败或臀位产。

第二十四节　妇科常用局部护理技术

(一) 会阴擦洗

1. 目的　保持会阴及肛门部清洁，促进患者舒适和会阴部伤口的愈合，防治生殖系统和泌尿系统的逆行感染。

2. 适应证　长期卧床生活不能自理者；妇科手术后留置导尿管者；正常分娩后的产妇；产褥期会阴有切开者；陈旧性会阴裂伤修补术后；急性外阴炎者。

3. 用物准备　一次性会阴垫1块，治疗巾1块、浸有1∶5000高锰酸钾溶液的棉球若干个、无菌纱布2块、干棉球若干个、清洁卫生巾1块、会阴擦洗盘1个、卵圆钳1把、长镊子1把。

4. 注意事项 有尿管者，要将尿道口周围反复擦洗干净，还要留意尿管是否通畅。

(二) 阴道灌洗

1. 适应证 慢性宫颈炎、阴道炎局部治疗，经腹全子宫切除术或阴道手术的术前准备，腔内放疗后的常规冲洗等。

2. 禁忌证 月经期、妊娠期、产褥期、阴道流血者禁用。

3. 物品准备 冲洗桶、橡皮管、冲洗头；1∶5000 高锰酸钾、0.2%苯扎溴铵、1%乳酸或 0.5%醋酸溶液等。

4. 操作步骤 协助患者取膀胱截石位，臀下铺橡皮单，上置便盆。冲洗桶距床面 70cm 左右。右手持冲洗头柄部，先冲洗外阴，然后将冲洗头插入阴道深部，边冲洗边在阴道内转动冲洗头；冲洗完毕后，夹紧橡皮管，取出冲洗头和窥阴器，嘱患者坐起，待阴道内残留的药液流出后，用干纱布擦干外阴，整理用物。

(三) 会阴湿热敷

1. 适应证 多用于会阴水肿、血肿、伤口硬结及早期感染等患者。

2. 物品准备 50%硫酸镁溶液或 95%乙醇，6 层纱布 2 块，棉垫 1 块，橡皮布，凡士林纱布，治疗碗，长镊 2 把，热源。

3. 操作步骤 将药液碗置热原上加热，排尿后洗净外阴，擦干并涂以凡士林，覆盖 1 块消毒纱布，纱布垫浸入溶液中，用长镊拧至半干，铺开敷于患处。每次热敷时间 20～30 分钟，每日 2～3 次。

(四) 阴道、子宫颈上药

1. 适应证 各种阴道炎和急、慢性宫颈炎。

2. 物品准备 窥阴器、长镊、纱布、带尾线大棉球、长棉签及药物。

3. 操作步骤 先做阴道冲洗，再用窥阴器暴露宫颈，擦净分泌物。

(1) 纳入法：栓剂、片剂、丸剂可直接放入后穹隆。或用带尾线大棉球将药片顶在子宫颈顶部，线尾留在阴道外口处，12～24 小时取出棉球。片剂患者可自己上药，方法：临睡前洗净双手，戴指套或一次性手套；分开小阴唇，用示指将药片沿阴道后壁推至深处。

(2) 涂搽法：用长棉签蘸取药液，均匀涂布在子宫颈或阴道病变处。

(3) 喷撒法：粉剂适用。可用喷粉器喷撒，或用带尾线大棉球蘸药粉，在暴露宫颈后将棉球顶于宫颈深处，线尾留在阴道口外，12～24 小时后取出棉球。

(五) 坐浴

1. 适应证 外阴炎、外阴瘙痒、尿道炎、子宫脱垂、外阴和阴道手术的术前准备。

2. 禁忌证 月经期、阴道流血、孕妇产后 7 日内。

3. 物品准备 坐浴盆、40℃左右温水、高锰酸钾、0.5%醋酸、4%碳酸氢钠溶液等。

4. 注意事项 排空膀胱，将整个臀部和外阴部浸泡于药液中，一般浸泡 20～30 分钟。

习题训练

A_1/A_2 型题

1. 女性正常骨盆入口前后径平均值为
   A. 8cm　B. 9cm　C. 10cm　D. 11cm　E. 12cm
2. 从骶尾骨到坐骨棘之间的韧带是
   A. 主韧带　B. 子宫骶骨韧带　C. 骨盆漏斗韧带　D. 骶结节韧带　E. 骶棘韧带
3. 有关成人子宫的叙述正确的是
   A. 长 8～14cm
   B. 子宫底两侧与输卵管相通
   C. 容积 50ml　D. 峡部位于宫颈部
   E. 宫腔呈下宽上窄的三角形
4. 下列有关前庭大腺的描述错误的是
   A. 如黄豆大小
   B. 能分泌黏液润滑阴道口
   C. 属于女性性腺
   D. 位于大阴唇后部，阴道口两侧
   E. 可形成脓肿或囊肿
5. 骨盆最小平面的范围，前面是耻骨联合下缘，两侧为坐骨棘，后面为
   A. 第 4～5 骶椎间　B. 第 3～4 骶椎间
   C. 骶岬　D. 骶骨下端
   E. 骶尾关节
6. 关于生殖器解剖的叙述，下列错误的是
   A. 阴道黏膜由复层鳞状上皮所覆盖，无腺体
   B. 子宫颈阴道部亦为鳞状上皮覆盖
   C. 宫颈管黏膜为高柱状上皮所覆盖，有腺体
   D. 宫颈外口鳞-柱状上皮交界处为宫颈癌好发部位
   E. 子宫峡部黏膜与宫颈黏膜相同

7. 关于阴道的描述错误的是
A. 阴道上宽下窄　B. 阴道后穹隆较深
C. 阴道黏膜有腺体
D. 受激素的影响有周期性变化
E. 损伤后易形成血肿

8. 某妇女，G_2P_1，2 年前行剖宫产术剖出一女婴。现前来妇科检查，其宫颈正常，宫颈外口形状应该呈
A. 圆形　B. 椭圆形
C. 横裂状　D. 纵裂状
E. 不规则形

9. 初产妇临产后 4 小时胎头仍未入盆，此时测量骨盆哪条径线最有价值
A. 髂嵴间径　B. 骶耻外径
C. 髂棘间径　D. 坐骨棘间径
E. 坐骨结节间径

10. 孕激素的生理作用是
A. 提高子宫对缩宫素的敏感性
B. 使宫颈黏液分泌增多
C. 使阴道上皮细胞增生角化
D. 使乳腺管增生
E. 使基础体温升高 0.3～0.5℃

11. 黄体发育达高峰，大约在排卵后
A. 7～8 天　B. 9～10 天
C. 11～12 天　D. 13～14 天
E. 15～16 天

12. 如卵子未受精，其黄体于排卵后开始萎缩的时间是
A. 6～8 天　B. 7～8 天
C. 9～10 天　D. 10～11 天
E. 12～13 天

13. 有关月经的描述错误的是
A. 经血一般不凝　B. 经期 3～7 天
C. 月经期抵抗力降低
D. 月经周期为本次月经干净至下次月经来潮
E. 是女性性成熟的标志

14. 垂体产生的性功能调节激素有
A. 雌、孕激素　B. 雌、孕激素及雄激素
C. 雌、孕激素及促卵泡素
D. 促卵泡素、促黄体素
E. 雌、孕激素及催乳素

15. 某产妇胎儿死亡，产后需退奶，可给予
A. 雌激素　B. 孕激素
C. 雄激素　D. 促卵泡素
E. 促黄体素

16. 受精卵着床开始于受精后第
A. 3～4 天　B. 4～5 天
C. 5～6 天　D. 6～8 天
E. 8～9 天

17. 胎盘在妊娠几周末形成
A. 12 周　B. 14 周
C. 16 周　D. 18 周
E. 20 周

18. 目前常用的胎盘功能检查方法是测定血、尿和羊水中的
A. 皮质醇　B. 孕二醇
C. 雌二醇　D. 雌三醇
E. 醛固酮

19. 关于胎盘功能的描述正确的是
A. 能防止一切细菌通过　B. 能防止胎儿受压
C. 仅能合成雌激素　D. 能防止胎儿早产
E. IgG 可以通过胎盘传给胎儿

20. 正常足月妊娠时羊水的量约为
A. 300ml　B. 800ml
C. 1000ml　D. 2000ml
E. 2500ml

21. 某孕妇，月经周期为 28 天，末次月经不清。自觉胎动天数不清，无明显早孕反应。查体：用尺测量宫底距耻骨联合上缘 26cm。问：此女为妊娠哪一期
A. 20 周末　B. 24 周末
C. 28 周末　D. 32 周末
E. 36 周末

22. 某女士，妊娠 28 周，产前检查均正常，咨询监护胎儿情况最简单的方法，应指导其采用
A. 胎儿听诊　B. 自我胎动计数
C. 称体重　D. B 超检查
E. 激素测定

23. 下述属于横产式的胎先露是
A. 面先露　B. 肩先露
C. 顶先露　D. 臀先露
E. 枕先露

24. 妊娠 24 周末，宫底高度位于
A. 脐上一横指　B. 脐下一横指
C. 脐上二横指　D. 剑突下三横指
E. 脐与剑突之间

25. 常用来推算预产期的依据是
A. 末次月经开始的第一天
B. 早孕反应开始的第一天
C. 孕早期的妇科检查结果
D. 开始感觉胎动的时间
E. 测量宫底的高度

26. 不属于产前检查常规内容的是

A. 全身检查　　B. 肛查
C. 推算预产期　　D. 询问病史
E. 了解上一次检查结果

27. 妊娠早期黑加征是指
A. 子宫增大变软　　B. 子宫呈球形
C. 宫颈充血变软，呈紫蓝色
D. 宫底在耻骨联合上可触及
E. 子宫峡部软、宫颈和宫体似不相连

28. 妊娠晚期孕妇休息时宜采取的体位是
A. 仰卧位　　B. 半卧位
C. 左侧卧位　　D. 自由体位
E. 头脚各抬高 15°

29. 中晚期妊娠的表现，不包括
A. 半数妇女有早孕反应
B. 子宫增大使腹部逐渐膨隆
C. 孕 18～20 周自感胎动
D. 孕 18～20 周起在腹壁听到胎心
E. 孕 20 周后在腹壁触到胎体

30. 了解胎儿肺成熟度，可测定羊水的
A. 肌酐比值　　B. 胆红素比值
C. 淀粉酶比值　　D. 脂肪细胞比值
E. 卵磷脂/鞘磷脂比值

31. 正常的胎心音为
A. 60～80 次/分　　B. 80～110 次/分
C. 110～120 次/分　　D. 120～160 次/分
E. 160～180 次/分

32. 孕 30 周后正常的 12 小时胎动计数不得少于
A. 3 次　　B. 5 次
C. 10 次　　D. 20 次
E. 30 次

33. 某孕妇现妊娠 34 周，由于长时间仰卧位，出现了血压下降的表现，其主要原因是
A. 回心血量增加　　B. 回心血量减少
C. 脉压增加　　D. 脉压减少
E. 脉率增快

34. 孕妇忘记末次月经，但肯定提前不少时间分娩。娩出婴儿身长 35cm，体重 1000g，皮下脂肪少，指(趾)甲已长出。估计孕周可能性最大为
A. 16 周末　　B. 20 周末
C. 24 周末　　D. 28 周末
E. 32 周末

35. 某孕妇怀孕前月经规律，现妊娠满 36 周，孕期进展顺利。目前胎儿身长约是
A. 50cm　　B. 45cm
C. 40cm　　D. 35cm
E. 30cm

36. 孕妇 30 岁，妊娠 2 个月。常规作骨盆外测量，测得的数值最小是
A. 髂棘间径　　B. 髂嵴间径
C. 骶耻外径　　D. 粗隆间径
E. 坐骨结节间径

37. 正常情况下初产妇第一产程为
A. 6～8 小时　　B. 11～12 小时
C. 16～20 小时　　D. 18～20 小时
E. 20～24 小时

38. 产程中观察先露下降程度的标志是
A. 耻骨联合　　B. 骶尾关节
C. 坐骨结节水平　　D. 坐骨棘水平
E. 骶骨岬

39. 产妇临产的重要标志是
A. 有排便感　　B. 规律性宫缩
C. 胎膜破裂　　D. 胎先露下降
E. 宫口开全

40. 临产时会阴保护开始于
A. 宫口开全时　　B. 阴道口见胎头时
C. 胎头拨露使会阴后联合紧张时
D. 胎头着冠时　　E. 双顶径出阴道口时

41. 正常分娩经过，下述正确的是
A. 初产妇第二产程 1～2 小时完成
B. 第三产程平均 30 分钟完成
C. 见红是临产的唯一标志
D. 胎盘以母体面娩出多见
E. 宫缩时胎心率不加快

42. 分娩时主要产力是
A. 腹肌收缩力　　B. 肛提肌收缩力
C. 盆底肌收缩力　　D. 子宫收缩力
E. 骨骼肌收缩力

43. 胎头双顶径足月时平均值约为
A. 7.5cm　　B. 8cm
C. 8.3cm　　D. 8.7cm
E. 9.3cm

44. 胎儿娩出后 5 分钟，阴道少量流血，外露脐带自行延长，应判断为
A. 胎盘部分剥离　　B. 胎盘全部剥离
C. 软产道损伤　　D. 胎盘未剥离
E. 已进入第三产程

45. 分娩即将开始的最重要的标志是
A. 阴道分泌物增多　　B. 胎儿下降感
C. 见红　　D. 出现不规律宫缩
E. 破膜

46. 有关分娩的临床经过，叙述错误的是
A. 规律宫缩由弱到强

B. 宫口扩张分潜伏期和活跃期
C. 潜伏期约需 8 小时
D. 活跃期平均 4 小时
E. 胎膜多在临产前破裂

47. 胎头在进行内旋转动作时，除宫缩外，下列哪项为主要参与因素
A. 腹肌收缩力　B. 膈肌收缩力
C. 胎儿胸锁乳突肌收缩　D. 肛提肌收缩力
E. 会阴深横肌收缩

48. 在正常分娩中，胎头娩出后的第一个动作是
A. 外旋转　B. 内旋转
C. 仰伸　D. 复位
E. 衔接

49. 新生儿娩出后 1 分钟内情况是：心率 92 次/分，无呼吸，四肢稍屈，刺激咽喉部稍有反应，但无咳嗽，躯干红，四肢紫。新生儿 Apgar 评分应得
A. 10 分　B. 8 分
C. 6 分　D. 4 分
E. 2 分

50. 产后腹部检查时，如果扪不到子宫底，大约在产后第几天
A. 第 1 天　B. 第 3 天
C. 第 5 天　D. 第 7 天
E. 第 10 天

51. 产褥期护理错误的是
A. 产妇应预防便秘，多食蔬菜
B. 产后 2 小时鼓励产妇下床活动
C. 产妇不从事重体力劳动
D. 鼓励产妇多饮水　E. 产妇多汗应经常更衣

52. 胎盘附着面的子宫内膜完全修复需到产后
A. 2 周　B. 3 周
C. 4 周　D. 5 周
E. 6 周

53. 某女士，第一胎，足月顺产，阴道分娩。会阴Ⅰ度裂伤，产后 2 天裂伤缝合处水肿明显。会阴护理措施中正确的是
A. 冲洗阴道、会阴　B. 外用消炎药膏
C. 50%硫酸镁湿敷伤口　D. 坐浴，2 次/日
E. 取伤口侧卧位

54. 初产妇，阴道分娩后 5 天，乳汁少，以下鼓励母乳喂养的措施中，错误的是
A. 母婴同室
B. 多进营养丰富的汤汁饮食
C. 两次哺乳间给婴儿加少量糖水
D. 增加哺乳次数　E. 精神愉快、睡眠充足

55. 新生儿对麻疹有一定的免疫力，主要是通过胎盘从母体获得
A. sIgA　B. IgD
C. IgE　D. IgM
E. IgG

56. 我国现阶段采用的围生期的规定指
A. 围生期Ⅰ：从妊娠满 28 周至产后 1 周
B. 围生期Ⅱ：从妊娠满 20 周至产后 4 周
C. 围生期Ⅲ：从妊娠满 28 周至产后 4 周
D. 围生期Ⅳ：从胚胎形成至产后 1 周
E. 围生期Ⅴ：从胚胎形成至产后 4 周

57. 围生期保健的意义不包括
A. 降低孕产妇死亡率　B. 降低围生儿死亡率
C. 减少病残儿出生率　D. 减少新生儿出生率
E. 提高母儿生活质量

58. 重度妊娠期高血压疾病患者，首选的治疗方法是
A. 降压　B. 利尿
C. 解痉　D. 镇静
E. 扩容

59. 前置胎盘与胎盘早剥的相同点是
A. 症状相同　B. 腹部体征相同
C. 阴道出血量相同
D. 出血多，输血、输液纠正休克相同
E. 并发症相同

60. 输卵管妊娠和阑尾炎的主要鉴别点是
A. 右下腹痛　B. 下腹反跳痛明显
C. 停经　D. 白细胞增多
E. 停经后阴道少量流血伴休克

61. 胎盘早期剥离，最常见于
A. 心脏病　B. 贫血
C. 肝炎　D. 妊娠期高血压疾病
E. 慢性肾炎

62. 妊娠 10 周，阵发性腹痛及大量阴道流血，并有失血性休克。应首先考虑
A. 先兆流产　B. 难免流产
C. 不全流产　D. 完全流产
E. 过期流产

63. 子痫孕妇的护理措施不正确的是
A. 应安排在近护士办公室的小房间内
B. 光线明亮　C. 空气新鲜
D. 减少刺激　E. 安装监护装置

64. 前置胎盘的最主要表现是
A. 先露部下降受阻
B. 妊娠晚期无痛性阴道流血
C. 子宫下段可闻及胎盘杂音
D. 宫底高度与孕周相符
E. 胎位不易查清

65. 妊高征患者最主要死亡原因是
A. 妊高征心脏病 B. 脑出血
C. 胎盘早期剥离 D. 产后循环衰竭
E. 肝包膜下出血

66. 过期儿指胎龄为
A. >40 周 B. ≥42 周
C. >42 周 D. ≥41 周
E. ≥43 周

67. 一名孕妇因为妊娠高血压接受硫酸镁治疗，护士必须要评估孕妇的
A. 尿检测指标 B. 血小板计数
C. 桡动脉脉搏 D. 呼吸频率
E. 水肿

68. 怀孕 2 个月出现难免流产，首选的治疗原则是
A. 注射缩宫素 B. 保胎
C. 抗生素抗感染 D. 尽快清宫
E. 大量雌激素止血

69. 最简便的判断胎儿宫内安危状况的方法是
A. 胎动计数 B. 电子监护
C. B超检查 D. NST
E. E_3测定

70. 孕妇，25 岁，停经 60 天，阴道出血 2 天，有组织排出，诊为不全流产、休克。下述处理不正确的是
A. 卧床休息 B. 立即输血输液
C. 可待自然排出 D. 做好清宫准备工作
E. 化验血常规

71. 孕妇，18 岁，初产妇，妊娠 34 周因有先兆子痫收入院。护士要仔细观察的子痫表现是
A. 抽搐、昏迷 B. 舒张压
C. 尿蛋白 D. 上腹痛、头痛
E. 水肿

72. 孕妇，29 岁，初产妇，妊娠 32 周。3 周内阴道流血 2 次，略多于月经量，不伴腹痛，血压 100/70mmHg，心率 96 次/分，宫高 30cm，腹围 85cm，近宫底部可触到软而不规则的胎儿部分，胎心 144 次/分。应考虑的诊断是
A. 腹腔妊娠 B. 难免早产
C. 前置胎盘 D. 胎盘早剥
E. 葡萄胎

73. 孕妇，孕 37 周，前置胎盘，臀位。先露浮，胎心 166 次/分，骨盆正常，阴道大量流血，血压 75/55mmHg。恰当的护理是
A. 期待疗法 B. 人工破膜
C. 开通静脉通道，准备剖宫产
D. 臀位牵引术 E. 缩宫素滴注引产

74. 孕妇，第 1 胎，孕 38 周。患妊娠高血压综合征（轻度）。已临产，宫缩痛时大声呼叫。检查宫口开大 2cm，先露头，S－2，未破膜。下列护理措施中错误的是
A. 监测血压及自觉症状
B. 用 0.2%肥皂水灌肠
C. 宫缩痛时按摩下腹部
D. 多安慰鼓励产妇
E. 遵医嘱给予镇静剂

75. 一初产妇的产程，下列异常的是
A. 总产程 14 小时
B. 活跃期 4 小时
C. 第一产程 12 小时
D. 第二产程 2 小时 15 分钟
E. 第三产程 15 分钟

76. 处理不协调性宫缩乏力的首选措施是
A. 肌内注射盐酸哌替啶 B. 温肥皂水灌肠
C. 行人工破膜
D. 静脉滴注缩宫素加强宫缩
E. 静脉滴注补充能量

77. 妊娠 25 周发现孕妇为臀先露，应采取的措施是
A. 胸膝卧位
B. 激光或艾灸至阴穴
C. 外倒转术
D. 等待 3～4 周复查再处理
E. 中药转胎

78. 活跃期延长是指活跃期超过
A. 5 小时 B. 6 小时
C. 8 小时 D. 10 小时
E. 12 小时

79. 宫缩乏力的产妇，产后要特别注意的情况是
A. 饮食及睡眠 B. 血压
C. 阴道流血 D. 体温
E. 大便

80. 孕妇，28 岁，初产妇，G_3P_0，足月临产 16 小时。宫口开大 8cm，产程缓慢，胎心 140 次/分，胎头矢状缝与坐骨棘间径一致，枕骨在母体右侧，S＋1。下列诊断正确的是
A. 右枕前位 B. 持续性右枕横位
C. 持续性左枕横径 D. 持续性右枕后位
E. 持续性左枕后位

81. 孕妇，30 岁，38 周妊娠，臀位，入住产科病房。产妇在床边排尿时突然阴道流羊水，量多。下列护理措施中不恰当的是
A. 安置产妇卧床休息，抬高臀部
B. 立即听胎心
C. 协助去 B超室做检查

D. 观察羊水的性状与量
E. 记录破膜时间、胎心、羊水性状

82. 孕妇，25 岁，因孕 39 周，见红 20 小时，阵发性腹痛 4 小时入院。入院时宫口开大 1cm，入院后 4、8、12、16 小时宫口开大分别为 3cm、5cm、7cm、开全，开全后 1 小时胎儿娩出，10 分钟后胎盘娩出。该患者可诊断为
A. 潜伏期延长　B. 活跃期延长
C. 活跃期停滞　D. 第二产程延长
E. 滞产

83. 胎膜早破是指胎膜破裂发生在
A. 临产前　B. 临产后
C. 宫口开至 5cm 左右
D. 宫口近开全时
E. 第一产程末

84. 胎膜早破的原因以下哪项是错误的
A. 羊水过多　B. 宫口松弛
C. 剧烈咳嗽　D. 尿频尿急
E. 多胎妊娠

85. 有关胎膜早破，下述哪项是错的
A. 阴道持续性流液
B. 阴道排液呈弱酸性
C. 肛查时触不到羊水囊
D. 阴道液涂片镜检，可见羊齿植物叶状结晶
E. 羊膜镜观察胎儿先露部无前羊水囊

86. 胎膜早破最严重的并发症是
A. 产时感染　B. 早产
C. 脐带脱垂　D. 产后出血
E. 宫缩乏力

87. 下列哪项不是先兆子宫破裂的征象
A. 子宫呈强直性收缩　B. 产妇疼痛不安
C. 呼吸急促，脉快，血压下降
D. 病理缩复环的出现　E. 血尿

88. 子宫破裂的原因不包括
A. 子宫本身的病变　B. 子宫瘢痕
C. 子宫收缩剂使用不当　D. 胎先露下降受阻
E. 尿潴留

89. 产后出血是指
A. 胎儿娩出后 24 小时内阴道流血量达到或超过 500ml
B. 胎盘娩出后 24 小时内阴道流血量达到或超过 500ml
C. 胎儿娩出后 24 小时后阴道流血量达到 500ml
D. 24 小时后阴道流血量达到 500ml
E. 产后 24 小时内阴道流血量达到或超过 500ml

90. 引起产后出血最常见的原因是
A. 产道裂伤　B. 胎盘剥离不全
C. 子宫收缩乏力　D. 凝血功能障碍
E. 滞产

91. 关于产后出血的诊断检查，下列正确的是
A. 评估产后出血量
B. 监测生命体征，测血压
C. 腹部检查
D. 胎盘检查
E. 以上都对

92. 患者，36 岁，妊娠足月临产，顺产体重 3000g 男婴后 40 分钟，胎盘仍未娩出，出现间歇性阴道出血，量较多，色暗红。其出血原因最可能是
A. 软产道损伤　B. 胎盘粘连
C. 子宫收缩乏力　D. 凝血功能障碍
E. 胎儿过大

93. 产妇，26 岁，第一胎，孕 39 周，顺产分娩一男婴，体重 4200g，胎儿娩出后随即阴道大量流血及血块，其出血原因最可能是
A. 软产道损伤　B. 胎盘剥离不全
C. 子宫收缩乏力　D. 凝血功能障碍
E. 子宫破裂

94. 初产妇，孕 39 周，产程进展 24 小时，宫口开大 4cm，肌内注射缩宫素 10U，宫缩持续不缓解，胎心 100 次/分，趾上有压痛，腹部有一环状凹陷，应考虑为
A. 胎盘早剥　B. 先兆子宫破裂
C. 高张性宫缩乏力来源　D. 子宫收缩过强
E. 痉挛性子宫

95. 羊水栓塞最早出现的症状是
A. 急性心衰　B. 急性肝衰
C. 急性肾衰　D. 急性呼吸衰竭
E. 急性 DIC

96. 孕 40 周产妇，给予缩宫素引产 4 小时后，产妇主诉腹痛难忍。查体，子宫下端压痛明显，伴血尿。诊断先兆子宫破裂。首选的护理措施是
A. 配血备皮　B. 通知家属
C. 陪伴产妇　D. 停缩宫素
E. 吸氧保暖

97. 患者，女，25 岁，急产，胎儿娩出后产妇突然发生呼吸困难，紧张，迅速出现循环衰竭、休克及昏迷。该患者最大的可能是
A. 休克　B. 子痫
C. 虚脱　D. 羊水栓塞
E. 心衰

98. 王某，女，28 岁，G_1P_0，停经 39 周，阴道不自主流水 8 小时，疑为胎膜早破。护士立刻给予抬高臀

部是为了防止

A. 早产　　B. 感染
C. 脐带脱垂　　D. 胎位异常
E. 子宫破裂

99. 乙肝病毒表面抗原阳性的孕妇开始接种乙肝免疫球蛋白的时间是

A. 孕 28 周　　B. 孕 32 周
C. 孕 36 周　　D. 无需接种
E. 孕 34 周

100. 乙型肝炎母婴传播途径中不正确的是

A. 胎盘传播
B. 分娩时产道血液传播
C. 分娩时产道羊水传播
D. 乳汁传播
E. 粪便传播

101. 以下不宜妊娠的是

A. 女方患心脏病，但心功能正常
B. 夫妇双方为乙肝病毒携带者
C. 女方患单纯性卵巢囊肿
D. 有子宫肌瘤剔除手术史
E. 女方患肝病，肝功不良

102. 心脏病患者现妊娠 38 周，出现急性心衰，最好的处理方法是

A. 立即终止妊娠
B. 控制心衰后终止妊娠
C. 控制心衰后继续妊娠
D. 控制心衰后剖腹取胎
E. 边控制心衰，边终止妊娠

103. 促使心脏病孕妇死亡的主要原因是

A. 心脏病病程长
B. 产程中用力过度致心衰
C. 孕妇年龄大
D. 心衰与感染
E. 产后哺乳致心衰

104. 李某，女，30 岁，初孕妇，孕 20 周，有风心病史，无心衰史。自诉受凉后出现胸闷、气急、咳嗽，夜间不能平卧。检查心率 120 次/分，下肢水肿(+)。正确的处理是

A. 静脉滴注缩宫素引产
B. 控制心衰后剖宫产
C. 积极控制心衰，继续妊娠
D. 控制心衰后静脉滴注缩宫素
E. 立即行人工流产术

105. 林某，女，31 岁，第 1 胎，妊娠合并心脏病，孕 38 周，临产后心功能Ⅱ级。下列护理措施正确的是

A. 取左侧卧位
B. 可在室内作适当活动
C. 常规静脉输液补充营养
D. 协助医师缩短第二产程
E. 产后可注射麦角新碱

106. 王某，女，30 岁，合并乙型肝炎，4 小时前自然临产，下列防止新生儿感染乙肝的指导和护理错误的是

A. 为了避免产妇有被遗弃感，可以与其他产妇同住
B. 新生儿隔离 4 周
C. 产后不易采用避孕药避孕
D. 积极给新生儿免疫接种乙肝疫苗
E. 注意不得使用雌激素回奶

107. 关于胎儿窘迫的描述下列哪项错误

A. 缺氧早期可胎动频繁
B. 胎儿窘迫多发生在临产过程中
C. 羊水中混有胎粪，提示胎儿一定缺氧
D. 缺氧早期胎心率＞160 次/分
E. 慢性胎儿窘迫可仅表现为胎儿发育缓慢

108. 胎儿窘迫的处理下列哪项是错的

A. 吸氧　　B. 产妇改变体位
C. 静脉给二联药物　　D. 给酸性药物
E. 必要时结束分娩

109. 下列哪项不是头颅血肿的特点

A. 出血部位在颅骨骨膜下
B. 出血不超过骨缝
C. 娩出时已存在
D. 波动感
E. 产后 2～3 天出现

110. 一新生儿出生后全身皮肤呈青紫色，呼吸表浅，心率减退，110 次/分，但肌张力好，对刺激有反应，对该新生儿的首先处理是

A. 清理呼吸道　　B. 保暖
C. 刺激呼吸　　D. 用呼吸中枢兴奋药
E. 给氧

111. 一新生儿重度窒息，经过积极抢救后，目前情况尚好，送婴儿室后下述哪项不是新生儿复苏后的护理内容

A. 继续保暖
B. 注意面色、哭声及呼吸
C. 测血压
D. 保持呼吸道通畅
E. 继续给氧

112. 产褥感染是指分娩时及产褥期的

A. 泌尿系统感染　　B. 乳腺炎
C. 上呼吸道感染　　D. 生殖道感染

E. 风湿热

113. 产褥感染最常见的是
A. 急性子宫内膜炎子宫肌炎
B. 急性盆腔结缔组织炎　C. 急性输卵管炎
D. 腹膜炎　E. 栓塞性静脉炎

114. 产褥病率的主要原因是
A. 乳腺炎　B. 泌尿道感染
C. 上呼吸道感染　D. 产褥感染
E. 手术切口感染

115. 某产妇，会阴侧切后 4 天，体温 38℃，咳嗽、肺部有湿啰音、恶露无臭味、子宫无压痛、母乳喂养良好、会阴伤口愈合佳。考虑诊断
A. 呼吸道感染　B. 产褥感染
C. 乳腺炎　D. 子宫内膜炎
E. 泌尿道炎

116. 产褥感染的来源，错误的是
A. 产妇阴道或肠道的细菌
B. 妊娠末期性交　C. 医务人员呼吸道
D. 产科器械　E. 注射缩宫素

117. 产褥感染处理原则，错误的是
A. 选择有效的抗生素　B. 纠正全身一般情况
C. 半卧位以利引流
D. 禁用宫缩剂，避免感染扩散
E. 血栓性静脉炎应卧床休息

118. 关于产褥感染，下列哪项是错误的
A. 常见的致病菌是厌氧菌和需氧菌
B. 它可引起败血症、感染性休克
C. 急性盆腔结缔组织炎可扪及边界清楚的肿块
D. 急性子宫内膜炎恶露量多而浑浊，有臭味
E. 栓塞性静脉炎常于产后 1～2 周发病

119. 有关产褥感染的防治，下列哪项是错误的
A. 严格无菌操作　B. 尽量减少肛查次数
C. 保持会阴清洁　D. 增强机体抵抗力
E. 产前、产时常规用抗生素

120. 在护理产褥感染的产妇过程中，哪一种体位最为恰当
A. 俯卧位　B. 平卧位
C. 半卧位　D. 头低足高位
E. 侧卧位

121. 张某，女，26 岁，G_1P_0，剖宫产后 5 日，体温持续为 38～39℃，拟诊为产褥感染。最有价值的诊断依据是
A. 咳嗽，双肺可闻及干湿性啰音
B. 乳腺肿胀，可扪及硬结
C. 宫底脐下一横指有压痛，恶露血性浑浊
D. 伤口发红
E. 尿频、尿急、尿痛

122. 产妇，35 岁，剖宫产一女活婴，产后 1 周，寒战高热，右下肢持续性疼痛，恶露增多，头晕乏力，体温 39℃，心率 120 次/分，血压 110/75mmHg，此患者诊断为
A. 盆腔结缔组织炎　B. 子宫肌炎
C. 急性输卵管炎　D. 急性腹膜炎
E. 血栓性静脉炎

123. 关于产褥感染的护理，下述哪项不妥
A. 产妇取平卧位
B. 进行床边隔离
C. 高热患者，可物理降温
D. 产妇出院后严格消毒所用卧具和用具
E. 产妇体温达 38℃时，暂停哺乳

124. 会阴侧切的适应证，错误的是
A. 第二产程延长者
B. 早产儿小，都不必行会阴侧切术
C. 手术助产时
D. 外阴坚韧、水肿
E. 妊娠合并心脏病缩短第二产程者

125. 关于会阴切开缝合的护理错误的是
A. 伤口第 1～2 天肿痛者可用 50%硫酸镁湿热敷
B. 可用 75%乙醇溶液局部湿敷消肿
C. 保持外阴清洁，用消毒液擦洗外阴，每日 2 次
D. 伤口有化脓者即拆线扩创引流
E. 正常伤口 5 天拆线

126. 用胎头吸引术助产时，全部牵引的时间不宜超过
A. 5 分钟　B. 10 分钟
C. 15 分钟　D. 20 分钟
E. 25 分钟

127. 王某，第一胎，因第二产程延长进行胎头吸引术，2 次滑脱，其比较妥当的处理是
A. 等待自然分娩　B. 再行胎头吸引术
C. 产钳术　D. 剖宫产术
E. 以上都可以

128. 阴道灌洗液的最佳温度
A. 31～33℃　B. 34～36℃
C. 41～43℃　D. 44～46℃
E. 47～49℃

129. 阴道灌洗 1 次冲洗液量为
A. 300～400ml　B. 500～1000ml
C. 900～1100ml　D. 1100～1200ml
E. 1300～1500ml

130. 进行阴道灌洗时，灌洗桶距床面高度为
A. 40cm　B. 50cm

C. 60cm　　D. 70cm
E. 80cm

131. 会阴局部进行热敷,每次敷的时间为
A. 3～5 分钟　　B. 6～10 分钟
C. 20 分钟以内　　D. 15～30 分钟
E. >30 分钟

132. 关于阴道灌洗的方法下列哪项错误
A. 患者取膀胱截石位
B. 水温 40℃左右
C. 冲洗桶高于床面约 70cm
D. 先冲洗阴道深部,再冲洗外阴
E. 月经期、妊娠期、产褥期、阴道流血者禁止冲洗

133. 坐浴一般浸泡时间为
A. 5～10 分钟　　B. 10～15 分钟
C. 10～20 分钟　　D. 20～30 分钟
E. 30～40 分钟

134. 某护士在向一位高龄产妇祝贺时说:"恭喜您晚产一男婴。"产妇听后很不高兴,其原因可能是
A. 态度生硬　　B. 距离太远
C. 环境嘈杂　　D. 没有诚意
E. 用词不当

135. 孕妇,28 岁,孕 35 周。突然阴道流血如经量,无腹痛,即到社区卫生服务中心咨询。此时,未确诊是否为前置胎盘,应做的检查是
A. 阴道检查　　B. B 超检查
C. 后穹隆穿刺检查　　D. 血常规检查
E. 再次腹部检查

136. 张某,女,27 岁,第一胎,足月顺产。当胎儿娩出后,阴道即出血约为 500ml,血液呈鲜红色,很快凝成血块,此时胎盘尚未娩出,根据上述情况,考虑出血的原因最可能是
A. 宫缩乏力　　B. 软产道损伤
C. 胎盘滞留　　D. 胎盘残留
E. 凝血功能障碍

137. 胎膜早破采用期待疗法的孕妇,为促进胎儿肺成熟应用的药物是
A. 雌激素　　B. 孕激素
C. 雄激素　　D. 盐皮质激素
E. 糖皮质激素

A_3/A_4 型题

(138～142 题共用题干)

李某,末次月经 2010 年 2 月 20 日,现妊娠 36 周。四步触诊法检查结果为宫底是圆而硬有浮球感的胎头部分,耻骨联合的上方为软而宽、形态不规则的胎儿部分,胎背位于母体腹部右侧略朝向前方。

138. 目前估计胎儿身长约是
A. 50cm　　B. 45cm
C. 40cm　　D. 35cm
E. 30cm

139. 该孕妇预产期是
A. 2010 年 12 月 27 日　　B. 2010 年 11 月 27 日
C. 2010 年 12 月 4 日　　D. 2010 年 11 月 26 日
E. 2010 年 12 月 26 日

140. 胎方位是
A. 枕左前　　B. 枕右前
C. 骶左前　　D. 骶右前
E. 肩右前

141. 胎心最清楚部位是
A. 脐右下方　　B. 脐右上方
C. 脐左下方　　D. 脐左上方
E. 脐周

142. 低于正常值的径线是
A. 髂棘间径 26cm　　B. 髂嵴间径 27cm
C. 骶耻外径 17cm　　D. 粗隆间径 30cm
E. 坐骨结节间径 9cm

(143～145 题共用题干)

产妇陈某,今晨经阴道分娩一女婴,产程顺利。

143. 为预防尿潴留的发生,应指导她产后第一次排尿在产后
A. 4 小时内　　B. 5 小时内
C. 6 小时内　　D. 7 小时内
E. 8 小时内

144. 分娩第二天,乳房胀痛,无红肿,首选的护理措施是
A. 用吸奶器吸奶　　B. 用生麦芽煎汤喝
C. 少喝汤水　　D. 让新生儿多吮吸
E. 芒硝敷乳房

145. 产后检查时间是在产后
A. 2 周　　B. 4 周
C. 6 周　　D. 8 周
E. 10 周

(146～148 题共用题干)

王某,女,26 岁,少量阴道流血 7 天。今晨起床突然剧烈腹痛伴恶心,呕吐,肛门下坠,头晕。于上午 9 时急诊入院,查体:血压 80/60mmHg,面色苍白,全腹压痛,移动性浊音阳性。妇科检查:宫颈着色,举痛,宫体后位,稍大,软且压痛明显,右侧附件区压痛明显。辅助检查:尿 HCG 阳性。

146. 临床诊断首先考虑
A. 异位妊娠　　B. 难免流产
C. 不全流产　　D. 腹膜炎
E. 盆腔炎

147. 上述患者首选的辅助检查是
A. 血 HCG　　B. B超
C. 后穹隆穿刺　　D. 腹腔镜
E. 刮宫

148. 上述患者目前最主要的护理措施是
A. 病情观察　　B. 治疗配合
C. 生活护理　　D. 心理护理
E. 健康教育

(149～151 题共用题干)

张某，女，27 岁，第 1 次怀孕，现妊娠 33 周。跌倒后腹部剧烈疼痛，伴少量阴道流血来诊。接诊护士检查：血压 90/60mmHg，心率 110 次/分，子宫大小如孕 36 周样，腹壁板硬，压痛明显，胎心 100 次/分。

149. 最可能诊断为
A. 早产　　B. 前置胎盘
C. 胎盘早剥　　D. 先兆子宫破裂
E. 晚期先兆流产

150. 为明确诊断，首选的检查方法是
A. 阴道检查　　B. 电子监护
C. B超检查　　D. X 线检查
E. 宫腔镜检查

151. 该患者明确诊断后检查宫口未开，估计医生会选择的治疗措施是
A. 保胎　　B. 缩宫素引产
C. 开通静脉通道，立即剖宫产
D. 止血、对症处理，病情稳定后终止妊娠
E. 人工破膜，宫口开全后阴道助产

(152～154 题共用题干)

曾某，女，28 岁，初产妇，妊娠 41 周、规律宫缩 10 小时入院。检查：髂棘间径 25cm，骶耻外径 20cm，坐骨结节间径 7cm。枕右前位，胎心 134 次/分。阴道检查：双坐骨棘内突，宫口开大 4cm，先露 0，2 小时后产妇呼叫，腹痛难忍，检查宫缩 1～2 分钟 1 次，持续 60 秒，胎心 99 次/分，脐下有明显环状凹陷，子宫下段膨隆。压痛明显，宫口开大 4cm，先露 0。

152. 此时产程受阻的原因是
A. 宫缩乏力　　B. 胎位异常
C. 胎儿过大　　D. 入口和中骨盆狭小
E. 中骨盆和出口狭小

153. 临床诊断不包括
A. 子宫痉挛性狭窄环　　B. 漏斗骨盆
C. 先兆子宫破裂　　D. 活跃期停滞
E. 胎儿窘迫

154. 立即采取的护理措施是
A. 吸氧，准备行剖宫产术
B. 吸氧，准备行会阴切开术
C. 吸氧，准备行产钳助产术
D. 吸氧，应用止疼药物
E. 静脉滴注缩宫素，加速分娩

(155～157 题共用题干)

某女，32 岁，G_2P_0，孕 40 周，妊娠合并子宫肌瘤，阴道分娩，胎盘娩出后阴道出血量多，暗红色。查：宫底高，子宫软，产道无裂伤，血自宫腔流出，有血块，胎盘完整，患者面色苍白，神志淡漠，血压下降。

155. 其病因可能是
A. 子宫收缩乏力　　B. 凝血功能障碍
C. 胎盘残留　　D. 产道损伤
E. 胎盘粘连

156. 最主要的护理诊断是
A. 恐惧　　B. 组织灌注量不足
C. 有感染的危险　　D. 活动无耐力
E. 气体交换受阻

157. 除给宫缩剂外首选处理的方法是
A. 止血剂　　B. 抗炎
C. 迅速按摩子宫止血　　D. 子宫腔纱布填塞
E. 髂内动脉结扎

(158、159 题共用题干)

王女士，30 岁，孕 12 周。下腹阵发性疼痛，阴道排出一大块肉样组织，仍有阴道大量出血，呈贫血貌。妇科检查：宫口已开，有组织堵塞宫口，子宫较孕周小。

158. 其诊断首先考虑可能为
A. 稽留流产　　B. 先兆流产
C. 不全流产　　D. 难免流产
E. 感染性流产

159. 下列护理中哪项是正确的
A. 取头高脚低位
B. 通知医生来后再进行抢救
C. 需要输血者让患者家属去取血
D. 将术中刮出物送病理检查
E. 术后认真测量 1 次血压、脉搏、呼吸

(160～162 题共用题干)

患者，27 岁，已婚，自述停经 50 天，少量阴道出血 5 天，2 小时前突然下腹剧痛，伴肛门坠胀感，晕厥 1 次，前来急诊。既往身体健康，月经正常。查：痛苦面容，脸色苍白，血压 80/50mmHg，脉搏 110 次/分，下腹明显压痛，反跳痛。妇科检查：子宫颈口闭，有举痛，后穹隆饱满并触痛，子宫稍大、软，子宫左侧扪到触痛明显的包块。化验：白细胞 7×10^9/L。

160. 此患者最可能是
A. 不全流产　　B. 异位妊娠
C. 难免流产　　D. 先兆流产

E. 急性盆腔炎

161. 在护理措施中，不正确的是

A. 保暖，氧气吸入　　B. 密切监测生命体征

C. 取半卧位　　D. 迅速静脉输液，备血

E. 做好腹部手术常规准备

162. 为了明确诊断，首选的检查是

A. 阴道后穹隆穿刺术

B. 腹腔镜检查

C. 病理检查

D. 阴道分泌物悬滴法检查

E. 宫颈刮片

(163、164 题共用题干)

孕妇，初孕，妊娠 36 周，两天来阴道持续流液，阴道检查触不到前羊水囊，液体不断从宫口流出，临床诊断为胎膜早破。

163. 此孕妇不可能出现的并发症是

A. 胎儿窘迫　　B. 早产

C. 流产　　D. 宫腔感染

E. 脐带脱垂

164. 下列哪项不能预防该妇女胎膜早破的发生

A. 妊娠最后 2 个月禁止性交

B. 加强产前检查

C. 孕期不宜过度劳累

D. 及时纠正异常胎位

E. 胎位异常应休息，并给予灌肠

(165～167 题共用题干)

曹女士，26 岁，初孕妇，妊娠 20 周。第一次前来产前检查，自诉日常活动后感到乏力、心悸、气急。经检查确认为妊娠合并心脏病、心功能Ⅱ级。

165. 根据曹女士的情况，为防止心力衰竭，妊娠期监测的时间应重点放在

A. 24～36 周　　B. 28～30 周

C. 32～34 周　　D. 35～36 周

E. 37～40 周

166. 曹女士的自我保健措施，不妥的是

A. 休息时取右侧卧位

B. 每日保持 10 小时睡眠

C. 保持排便 1 次/日

D. 减少到公共场所活动

E. 增加产前检查次数

167. 在严密监测下，曹女士妊娠至 38 周临产，分娩期护理措施错误的是

A. 消除产妇紧张情绪

B. 氧气吸入，必要时半卧位

C. 监测心功能、胎心情况

D. 第二产程鼓励屏气用力

E. 产后禁用麦角新碱

(168、169 题共用题干)

杨女士，28 岁，已育一子。现停经 52 天，医生诊断为“早孕”，准备进行“人工流产加置宫内节育器”术。

168. 哪项不属于手术巡回护士的配合工作

A. 做好心理护理，以安定情绪

B. 检查心、肺、肝

C. 供应手术者需要的物品

D. 将吸管接于负压吸引器上

E. 观察受术情况

169. 人工流产加放置金属节育器后，护士告知受术者无异常情况下，节育器放置时间为

A. 1～4 年　　B. 5～8 年

C. 9～11 年　　D. 12～14 年

E. 15～20 年

(170、171 题共用题干)

王女士，24 岁，平常月经规律。停经 40 天，阴道出血 2 天，突发腹痛，伴恶心、呕吐、晕厥就诊。检查：体温 36.4℃，心率 120 次/分，血压 80/50mmHg，面色苍白，表情痛苦。双合诊：后穹隆饱满，宫颈举痛明显，子宫未检清，右侧宫旁可触到触痛明显包块。

170. 根据患者情况，对该患者进一步确诊最适宜的方法是

A. 妊娠试验　　B. 超声波检查

C. 血常规检查　　D. 阴道镜检查

E. 阴道后穹隆穿刺

171. 该患者的护理措施哪项是错误的

A. 配合抢救　　B. 做好阴道手术准备

C. 注意保暖　　D. 给氧吸入

E. 去枕平卧

(172～174 题共用题干)

黄女士，足月分娩一重度窒息男婴，经抢救后复苏。产妇娩出胎盘后，阴道出血呈间歇性，约 600ml，色暗红。检查子宫软，按摩后子宫变硬，阴道出血量明显减少。

172. 该产妇产后出血的主要原因是

A. 产后宫缩乏力　　B. 胎盘胎膜滞留

C. 宫颈裂伤　　D. 会阴、阴道裂伤

E. 凝血功能障碍

173. 以上病例，在新生儿窒息的抢救中，错误的是

A. 新生儿置于抢救台，取侧卧位

B. 气管插管，吸净黏液

C. 加压供氧，30 次/分

D. 自动呼吸后，改一般供氧

E. 脐静脉给药纠正酸中毒

174. 以上新生儿窒息复苏后，为防止再窒息，错误的护理措施是

A. 保持安静、继续保暖　B. 每天进行沐浴

C. 治疗与护理集中进行

D. 观察新生儿面色、呼吸

E. 适当延期哺乳

（175、176 题共用题干）

患者，女，27 岁，已婚，自述停经 50 天，少量阴道出血 5 天，2 小时前突然下腹剧痛，伴肛门坠胀感，晕厥 1 次，前来急诊。既往身体健康，月经正常。查体：痛苦面容，脸色苍白，血压 80/50mmHg，心率 110 次/分，下腹明显压痛，反跳痛。妇科检查：子宫颈口闭，有举痛，后穹隆饱满并触痛，子宫稍大、软，子宫左侧扪到触痛明显的包块。

175. 此患者最大可能是

A. 不全流产　B. 异位妊娠

C. 难免流产　D. 先兆流产

E. 急性盆腔炎

176. 在护理措施中，不正确的是

A. 保暖，氧气吸入　B. 密切监测生命体征

C. 取半卧位　D. 迅速静脉输液，备血

E. 做好腹部手术常规准备

（177～179 题共用题干）

第一胎，产钳助产，产后 4 天，产妇自述发热，下腹微痛。查体：体温 38℃，双乳稍胀，无明显压痛，子宫脐下二指，轻压痛，恶露多而浑浊，有臭味，余无异常发现。

177. 首先考虑的疾病为

A. 乳腺炎　B. 慢性盆腔炎

C. 急性胃肠炎　D. 肾盂肾炎

E. 急性子宫内膜炎

178. 在护理中，告知产妇取哪种卧位为恰当

A. 俯卧位　B. 平卧位

C. 半卧位　D. 头低足高位

E. 侧卧位

179. 在护理中，应采取哪种隔离

A. 保护　B. 床边

C. 呼吸道　D. 严密

E. 消化道

（180、181 题共用题干）

某妇女，35 岁，患"子宫肌瘤"入院，准备在硬膜外阻滞麻醉下做"全子宫切除术"。

180. 在术前 1 天的准备中，不正确的是

A. 皮肤准备

B. 阴道冲洗，应在子宫颈、阴道穹隆部涂 1%甲紫

C. 晚饭减量，进软食，午夜后禁食

D. 晚上可口服镇静安眠药

E. 睡前予肥皂水灌肠

181. 在术后护理中不正确的是

A. 去枕平卧 4 小时

B. 按常规监测生命体征直至正常

C. 术后第 2 天，取半卧位

D. 当天禁食，术后 1～2 天进流食

E. 留置导尿管 1～2 天

（182、183 题共用题干）

25 岁已婚妇女，停经 60 天，阴道少量流血 2 天，伴有轻度下腹疼痛，检查宫口闭，子宫如孕 2 个月大，血常规化验正常，既往孕 2 个月流产 1 次，思想顾虑重。

182. 本例应诊断为

A. 先兆流产　B. 难免流产

C. 不全流产　D. 稽留流产

E. 习惯性流产

183. 处理要点不妥的是

A. 以保胎防止流产为原则

B. 卧床休息

C. 减少不必要阴道检查

D. 精神紧张者给予镇静剂

E. 尽早排出宫腔妊娠物

（184、185 题共用题干）

初孕妇，20 岁，妊娠 32 周，1 周来自感头痛、头晕，在医院门诊检查时示血压 160/110mmHg（21.3/14.6kPa），尿蛋白（＋），水肿（＋＋＋），医生劝其住院，因家庭经济困难，医生给予降压利尿等药物治疗，并告知有异常及时来院就诊。

184. 患者回家治疗的第二天晨起，突然头痛加重，眼花、恶心、呕吐，急送医院，认为该患者潜在的并发症是

A. 脑出血　B. 肾功能衰竭

C. 子痫　D. DIC

E. 高血压

185. 入院后 3 小时，患者子痫发作，为防止舌咬伤，应该采取哪项紧急抢救措施

A. 去枕平卧

B. 在上、下磨牙之间放置开口器械或缠以纱布的压舌板

C. 放置床档

D. 放入单人暗室

E. 立即用解痉药物

（186、187 题共用题干）

孕妇，28 岁，已婚 1 年，既往体健，第 1 次怀孕。骨盆测量正常。孕 32 周产前检查复诊时发现"中度妊高征"。

186. 其妊娠的危险因素为

A. 异常孕产史　B. 个人情况不良
C. 妊娠合并症　D. 妊娠并发症
E. 异常产科情况

187. 此孕妇住院治疗，教会她监测胎儿宫内情况的最简单、有效的方法为

A. 测宫高　B. 测腹围
C. 测体重　D. 听诊胎心
E. 胎动计数

（188、189 题共用题干）

产妇强某，30 岁，于 2010 年 11 月 24 日分娩一女婴，体重 4000g，胎儿娩出后，阴道持续不断地流出能自凝的新鲜血，出血时子宫收缩良好。

188. 此产妇阴道出血的原因可能是

A. 胎盘粘连　B. 宫缩乏力
C. 凝血功能障碍　D. 软产道损伤
E. 胎盘胎膜部分残留

189. 在治疗护理中应采取的措施是

A. 按摩子宫　B. 应用宫缩剂
C. 缝合裂伤　D. 肌内注射阿托品
E. 保持会阴清洁干燥

（190、191 题共用题干）

一产妇，28 岁，孕 40^{+1} 周，下腹坠痛 10 分钟入院。入院后，产妇宫缩逐渐加强，胎膜自破，娩出一活男婴，重 3300g，总产程 28 小时 35 分钟，胎儿刚娩出，产妇突发抽搐、呛咳、呼吸困难，测不到血压。

190. 该产妇的最主要护理诊断是

A. 有胎儿窘迫的危险
B. 组织灌注量的改变
C. 气体交换受损
D. 焦虑，恐惧
E. 有感染危险

191. 哪项不是对该产妇采取的有效措施

A. 立即予以吸氧　B. 抬高上半身
C. 开放静脉通道　D. 测体温
E. 立即测血压

（192～194 题共用题干）

一产妇，产后 4 天，发冷、发热，测体温 39.5℃，心肺(一)，宫底在脐下二指可触及，子宫体轻压痛，恶露量较多，有臭味。

192. 该产妇患了哪种疾病

A. 急性子宫内膜炎　B. 产后上呼吸道感染
C. 产褥病率　D. 产后败血症
E. 产后血栓性静脉炎

193. 对该产妇应采取哪种护理措施，有利于炎症的局限

A. 指导产妇半卧位或抬高床头
B. 指导产妇平卧位
C. 指导产妇清洗，流质饮食
D. 指导产妇多饮水
E. 抗感染治疗

194. 产褥感染产妇病情观察中下列哪项是错误的

A. 严密监测子宫的复旧情况
B. 监测恶露的颜色、量、气味
C. 监测白细胞尤其是中性粒细胞是否升高
D. 乳腺有无肿胀
E. 指导产妇平卧位

（195、196 题共用题干）

初产妇，26 岁，妊娠 29 周，因胎心、胎动消失 1 周入院，经人工破膜及缩宫素静点娩出一死婴，胎盘娩出后阴道流血持续不止，无凝血块，使用宫缩剂无效，检查胎盘胎膜完整，软产道无损伤。

195. 此例出血的原因可能是

A. 宫缩乏力　B. 软产道损伤
C. 胎盘部分残留　D. 凝血功能障碍
E. 宫内感染

196. 下一步应做何处理

A. 按摩子宫，注射宫缩剂
B. 检查、缝合软产道
C. 清宫
D. 查凝血功能，纠正凝血异常
E. 抗感染治疗

（197～200 题共用题干）

初产妇，26 岁，39 周妊娠，顺产一女婴，胎盘娩出后 5 小时，阵发性阴道流血，量多、色暗红。检查宫底在脐上三指，质软，膀胱胀满。

197. 出血的原因是

A. 产道损伤　B. 产后宫缩乏力
C. 胎盘残留　D. 凝血功能障碍
E. 尿潴留

198. 下列哪项处理是错误的

A. 排空膀胱
B. 注射宫缩剂
C. 按摩子宫，排出宫腔积血
D. 肥皂水灌肠刺激子宫收缩
E. 观察生命征、出血量

199. 经处理后出血量减少，但仍有持续少量出血、色鲜红，进一步处理应是

A. 检查软产道　B. 行清宫术
C. 静滴缩宫素　D. 按摩子宫
E. 不需处理

200. 经检查发现宫颈两侧有 2cm 长的裂伤口，应如何处理

A. 查凝血功能　　B. 纠正凝血异常
C. 缝合宫颈裂伤　　D. 不需处理
E. 行清宫术

(201～205 题共用题干)

初孕妇，32 岁，宫内孕 41 周，临产后因产程进展缓慢，静脉点滴缩宫素 18 小时，宫口开 5cm，胎先露 S−1，产妇腹痛难忍、大叫、烦躁不安，腹部呈葫芦状。

201. 该产妇最可能的诊断是
A. 胎盘早剥　　B. 先兆宫破
C. 子宫破裂　　D. 协调性宫缩过强
E. 不协调性宫缩过强

202. 本患者发病的可能原因是
A. 高龄孕妇　　B. 过期妊娠
C. 产程进展缓慢　　D. 宫缩剂使用不当
E. 巨大儿

203. 如何处理
A. 等待宫口开全后手术助产
B. 给哌替啶纠正异常宫缩
C. 抑制宫缩，尽快行剖宫产
D. 等待自然分娩
E. 立即行手术助产结束分娩

204. 在处理的过程中，该产妇突感一阵剧烈腹痛，继之，头晕、心慌、面色苍白，血压 60/30mmHg，腹部疼痛拒按。产科检查：宫缩消失，胎心听不到，胎体触诊清楚，该产妇目前的诊断是
A. 先兆宫破　　B. 子宫破裂
C. 胎盘早剥　　D. 宫缩乏力
E. 休克

205. 此时应如何处理
A. 抑制宫缩，尽快行剖宫产
B. 纠正休克，尽快行剖腹探查术
C. 静脉滴注缩宫素加强宫缩
D. 纠正休克，等待自然分娩
E. 手术助产尽快结束分娩

(206、207 题共用题干)

某 24 岁妇女，孕 40 周，G_1P_0，有规律宫缩入院，查体：胎心 140 次/分，宫口开全，阴道检查，胎头矢状缝与骨盆横径一致，小囟门在 3 点处，大囟门在 9 点处。

206. 应诊断为何种胎位
A. LOA　　B. LOT
C. LOP　　D. ROA
E. ROT

207. 胎头枕部应向哪个方向旋转才能娩出
A. 逆时针旋转 90°　　B. 顺时针旋转 90°
C. 逆时针旋转 45°　　D. 顺时针旋转 45°
E. 不需旋转

(208～210 题共用题干)

初产妇，从产后 2 天起，连续 3 天发热，伴下腹阵痛，查体：体温在 37.5℃，子宫底脐下三指，无压痛，会阴伤口无肿痛及压痛，恶露暗红色，无臭味，双乳肿胀且有硬结。

208. 该产妇发热的原因是
A. 会阴伤口感染　　B. 乳汁淤积
C. 乳腺炎　　D. 产褥感染
E. 上呼吸道感染

209. 该产妇腹痛的原因是
A. 产后尿潴留　　B. 产后子宫内膜炎
C. 子宫复旧不良　　D. 产后宫缩痛
E. 卵巢囊肿蒂扭转

210. 进一步的处理是
A. 应用抗生素　　B. 口服回奶药
C. 鼓励哺乳　　D. 盆腔 B 超检查
E. 剖腹探查

(211、212 题共用题干)

初产妇，停经 39 周伴下腹部阵发性胀痛 10 小时入院。入院查：子宫处于持续紧张状态，间歇期不放松，产妇呼痛不已。胎心音 160 次/分，LOA、已入盆。肛查：宫口开 1cm，未破膜，先露 S0，入院后观察 2 小时，产程无进展。

211. 此产妇初步评估为
A. 协调性宫缩乏力　　B. 不协调性宫缩乏力
C. 潜伏期延长　　D. 协调性宫缩过强
E. 不协调性宫缩过强

212. 首选护理措施
A. 肌内注射哌替啶　　B. 肥皂水灌肠
C. 人工破膜　　D. 静脉滴注缩宫素
E. 立即剖宫产

(213、214 题共用题干)

初产妇，足月临产 18 小时，宫口开大 6cm 且停滞已 3 小时。宫缩 25″/7～8′，宫底 32cm，胎儿头矢状缝在右斜径上，小囟门在 7 点处(仰卧位)，S0、骶骨平直，坐骨棘较突，坐骨切迹略小于二横指。

213. 此产妇产程停滞的原因是
A. 骨盆入口狭窄　　B. 高张性宫缩乏力
C. 巨大儿　　D. 均小骨盆
E. 中骨盆狭窄

214. 其处理原则是
A. 肥皂水灌肠
B. 静脉滴注缩宫素
C. 剖宫产
D. 等待宫口开全后阴道助产

E. 等待自然分娩

(215、216 题共用题干)

产妇，孕 1 产 0，足月临产 14 小时，产程进展缓慢，产妇心神不宁，疲惫不堪。胎心 144 次/分，宫口开 7cm，胎头矢状缝与坐骨棘间径一致，枕骨在母体右侧 S+1，已破膜。

215. 其胎方位是下列哪项

A. 右枕前位　B. 持续性右枕横位

C. 持续性左枕横位　D. 持续性左枕后位

E. 持续性右枕后位

216. 其护理诊断不包括下列哪项

A. 焦虑　B. 有胎儿受伤的危险

C. 疲乏　D. 有感染的危险

E. 组织灌注量改变

(217、218 题共用题干)

孕妇，32 岁，孕 1 产 0，孕 28 周，反复多次阴道出血，流血量大，未诉腹痛，产科检查：胎心 140 次/分，腹部无压痛。

217. 此患者可能的临床诊断是

A. 完全性前置胎盘　B. 部分性前置胎盘

C. 边缘性前置胎盘　D. 轻型胎盘剥离

E. 重型胎盘剥离

218. 此患者接受期待疗法护理不包括

A. 保证休息，减少刺激

B. 禁止做阴道检查，可以做肛查

C. 加强营养，多食高蛋白、含铁丰富的食物

D. 监测胎儿宫内状态

E. 预防感染

(219、220 题共用题干)

某女，25 岁，第一胎，妊娠 38 周，诉头痛、胸闷 1 周入院，血压 170/100mmHg，尿蛋白(＋＋)，下肢水肿(＋＋)，诊断为“妊娠高血压综合征”收治入院。

219. 该病的基本病例变化是

A. 水钠潴留　B. 肾小球坏死

C. 全身小动脉痉挛　D. 胎盘绒毛退行性变

E. 弥散性血管内凝血

220. 该患者治疗时首选的药物是

A. 肝素　B. 氯丙嗪

C. 甘露醇　D. 硫酸镁

E. 利血平

(221、222 题共用题干)

产妇，产后 10 天，无任何妊娠合并症。

221. 其宫底的位置应在

A. 脐上一横指　B. 脐下一横指

C. 脐耻连线中点　D. 耻骨联合上一横指

E. 耻骨联合下

222. 该产妇的恶露颜色应该是

A. 鲜红色　B. 淡红色

C. 白色　D. 暗红色

E. 黄绿色

(223～225 题共用题干)

初产妇，孕 36^{+4} 周，宫缩为 30～40″/3～4′，查：宫口开大 1cm，S0，已破膜，羊水Ⅲ°，胎监显示 OCT 阳性。

223. 针对该产妇，应采取的措施是

A. 立即进行剖宫产　B. 吸氧后继续观察

C. 静脉滴注缩宫素　D. 鼓励产妇屏气用力

E. 继续严密观察

224. 出生后，新生儿 Apgar 评分为 4 分，首选的措施是

A. 药物治疗　B. 清理呼吸道

C. 保暖　D. 建立呼吸

E. 维持正常循环

225. 对该新生儿正确的抢救措施是

A. 胸外心脏按压的频率是 120～160 次/分

B. 人工呼吸的频率是 20～30 次/分

C. 抢救床的温度应恒定在 24～26℃

D. 出生后立即擦干体表羊水及血迹

E. 胸外心脏按压的深度为 4～5cm

(226、227 题共用题干)

某女，27 岁，孕 1 产 0，孕期检查情况正常，因临产入院待产，现临产 4 小时，检查：血压正常，宫缩 30″/4～5′，胎心 140 次/分，肛查宫口开大 2cm，未破膜，头先露在坐骨棘水平。

226. 此时护理措施，不正确的是

A. 给予半流质饮食

B. 创造温馨待产环境

C. 劝导产妇绝对卧床休息

D. 指导产妇排尿 1/4 小时

E. 在宫缩间歇时听胎心，每间隔 1～2 小时听 1 次

227. 临产 12 小时后，产妇进入第二产程，检查：宫缩 45″/1′，听取胎心应间隔

A. 10 分钟　B. 15 分钟

C. 20 分钟　D. 25 分钟

E. 30 分钟

(228、229 题共用题干)

某女，29 岁，孕 1 产 0，妊娠 39 周，阵发性腹痛 3 小时入院。检查：单臀位，胎儿体重 3000g，骨盆测量正常。

228. 对该孕妇错误的处理原则是

A. 臀位、初产妇均应剖宫产

B. 可阴道分娩

C. 注意胎头双手上举
D. 阴道分娩时注意严密监测胎儿情况
E. 注意后出胎头的娩出

229. 臀位最易发生的并发症是
A. 胎膜早破、脐带脱垂
B. 胎儿窘迫
C. 产褥感染
D. 产后出血
E. 宫颈裂伤

（230、231 题共用题干）

某女，36 岁，孕 3 产 0，人流 2 次，现妊娠 36 周，反复少量无痛性阴道出血 10 余天，查：血压 90/60mmHg，宫缩 20″/5～6′，强度弱，骶左前位，胎心 140 次/分。

230. 用于诊断的最佳辅助检查方法是
A. 腹部 CT　B. 腹部 X 线检查
C. 腹部 B 超检查　D. 羊膜腔造影
E. 阴道检查

231. 最有诊断价值的病史为
A. 反复无痛性阴道出血
B. 人工流产史
C. 高龄初产妇
D. 胎方位异常
E. 体检结果

（232～234 题共用题干）

某女，26 岁，孕 3 产 0，现妊娠 32 周，突然阴道出血 200ml，曾 2 次人流。查血压 110/70mmHg，腹部柔软，无压痛，宫高脐剑间，头先露，浮，胎心率 140 次/分。

232. 考虑诊断为
A. 早产　B. 流产
C. 前置胎盘　D. 胎盘早剥
E. 先兆子宫破裂

233. 首选检查是
A. 腹部 B 超　B. 阴道后穹隆穿刺术
C. CT 检查　D. 阴道穹隆扪诊
E. 腹部 X 线检查

234. 处理措施应该选择
A. 立即剖宫产
B. 期待疗法
C. 择期剖宫产
D. 羊水穿刺测 L/S 比值
E. 静脉点滴缩宫素

参考答案

A_1/A_2 型题

1. D　2. E　3. B　4. C　5. D　6. E　7. C　8. A　9. B
10. E　11. A　12. C　13. D　14. D　15. A　16. D
17. A　18. D　19. E　20. B　21. C　22. B　23. B
24. A　25. A　26. B　27. E　28. C　29. A　30. E
31. D　32. C　33. B　34. D　35. B　36. E　37. B
38. D　39. B　40. C　41. A　42. D　43. E　44. B
45. C　46. E　47. D　48. D　49. D　50. E　51. B
52. E　53. C　54. C　55. E　56. A　57. D　58. C
59. D　60. E　61. D　62. C　63. B　64. B　65. B
66. B　67. D　68. D　69. A　70. C　71. A　72. C
73. C　74. B　75. D　76. A　77. D　78. C　79. C
80. B　81. C　82. B　83. A　84. D　85. B　86. C
87. C　88. E　89. A　90. C　91. E　92. B　93. A
94. B　95. D　96. D　97. D　98. C　99. A　100. E
101. E　102. B　103. D　104. C　105. D　106. A
107. C　108. D　109. C　110. A　111. C　112. D
113. A　114. D　115. A　116. E　117. D　118. C
119. E　120. C　121. C　122. E　123. A　124. B
125. B　126. D　127. C　128. C　129. B　130. D
131. D　132. D　133. D　134. E　135. B　136. B
137. E

A_3/A_4 型题

138. B　139. B　140. D　141. B　142. C　143. A
144. D　145. C　146. A　147. C　148. B　149. C
150. C　151. C　152. E　153. A　154. A　155. A
156. B　157. C　158. C　159. D　160. B　161. C
162. A　163. C　164. E　165. C　166. A　167. D
168. B　169. E　170. E　171. B　172. A　173. A
174. B　175. B　176. C　177. E　178. C　179. B
180. B　181. A　182. A　183. E　184. C　185. B
186. D　187. E　188. D　189. C　190. C　191. D
192. A　193. A　194. E　195. D　196. D　197. B
198. D　199. A　200. C　201. B　202. D　203. C
204. B　205. B　206. B　207. A　208. B　209. D
210. C　211. B　212. A　213. E　214. C　215. B
216. E　217. A　218. B　219. C　220. D　221. E
222. B　223. A　224. B　225. D　226. C　227. A
228. A　229. A　230. C　231. A　232. C　233. A
234. B

第七章　新生儿与新生儿疾病患儿的护理

知　识　点

第一节　正常足月新生儿及早产儿的特点及护理

一、概　　述

新生儿是指从出生后脐带结扎开始到生后满 28 天的婴儿。围生期是指产前、产时、产后的一个特殊时期，在我国，一般是指从妊娠 28 周至生后 7 天的时期。由于新生儿娩出后机体内外环境发生了巨大变化，各器官的生理功能尚未成熟，适应能力差，是小儿时期发病率和病死率最高的阶段。

新生儿的分类如下。

1. 根据胎龄分类

(1) 足月儿：指胎龄满 37 周至未满 42 周出生的新生儿。

(2) 早产儿：指胎龄不足 37 周出生的新生儿。

(3) 过期产儿：指胎龄满 42 周以上的新生儿。

2. 根据出生体重分类

(1) 正常体重儿：出生体重在 2500～4000g 之间的新生儿。

(2) 低出生体重儿：出生 1 小时内体重不足 2500g 者，常见于早产儿和小于胎龄儿。

(3) 巨大儿：出生体重大于 4000g 的新生儿者，包括正常和有疾病者。

3. 根据体重和胎龄关系分类

(1) 小于胎龄儿：指出生体重在同胎龄儿平均体重的第 10 百分位以下者。

(2) 适于胎龄儿：指出生体重在同胎龄儿平均体重的第 10～90 百分位者。

(3) 大于胎龄儿：指出生体重在同胎龄儿平均体重的第 90 百分位以上者。

4. 高危儿　指已经发生或可能发生危重疾病而需要特殊监护的新生儿。包括以下几种情况：①母亲有糖尿病史，孕期有阴道流血史、感染史、孕期吸烟，吸毒、酗酒史等；②异常分娩史，如胎盘早剥、前置胎盘等；③母亲年龄过小（＜16 岁）或过大（＞35 岁）；④出生时异常的新生儿，如脐带绕颈、生后窒息等。

二、正常足月新生儿的特点及护理

（一）正常足月新生儿

正常足月新生儿是指胎龄大于或等于 37 周，小于 42 周；体重大于或等于 2500g，小于 4000g；无畸形和疾病的活产婴儿。

1. 外观特点　正常新生儿皮肤红润，皮下脂肪丰满，胎毛少，头发分条清楚，有光泽；耳壳软骨发育良好；乳房可扪到结节＞4mm；足底纹理遍及整个足底；指（趾）甲超过或达到指端；男婴睾丸已下降至阴囊，女婴大阴唇可覆盖小阴唇。

2. 皮肤黏膜及脐　新生儿皮肤薄嫩，血管丰富，易损伤而引起感染。脐带生后 1～7 天脱落。

3. 呼吸系统　新生儿鼻腔狭窄，黏膜血管丰富，炎症时易堵塞。胸腔小，呼吸肌薄弱，呼吸中枢不成熟，以腹式呼吸为主。呼吸节律不规律，频率为 40 次/分左右。

4. 消化系统　胃呈水平位，贲门括约肌发育较差，幽门括约肌发育较好，易发生溢乳和呕吐。出生后 12 小时内开始排胎粪，若超过 24 小时还未见胎粪排出，应检查有无消化道畸形。

5. 血液系统　出生时血液中血红蛋白量偏高（150～220g/L），白细胞数较高[$(15\sim20)\times10^9$/L]，血红蛋白和白细胞计数在 1 周后开始下降。

6. 泌尿系统　新生儿肾小球滤过率低，浓缩功能差，肾脏对酸、碱的调节能力有限，易出现水肿、脱水、症状和代谢性酸中毒。生后 24 小时内排尿，如生后 48 小时仍无尿，需要检查原因。

7. 神经系统　新生儿脑相对较大，足月儿出生时已具备觅食反射、吸吮反射、握持反射、拥抱反射等原始神经反射，而巴宾斯基征、凯尔尼格征等在新生期可呈阳性反应。

8. 免疫系统　新生儿特异性和非特异性免疫功能均不成熟。胎儿可通过胎盘从母体获得免疫球蛋白 IgG，而免疫球蛋白 IgA 和 IgM 则不能通过胎盘，因此新生儿易患呼吸道和消化道感染。

9. 体温调节　新生儿体温中枢发育不完善，体温调节功能差，皮下脂肪较薄，体表面积相对较大，容易散热；其产热主要依靠棕色脂肪的代谢。室温过高、进水不足，可发生脱水热；室温过低时则可引起硬肿症。

10. 能量代谢　新生儿每日所需能量取决于维持基础代谢和生长发育的能量消耗。新生儿患病时易发生酸碱失衡，其碳酸氢盐的肾阈值低，肾处理酸负荷的能力不足，故易发生代谢性酸中毒，必须及时纠正。

11. 常见的几种特殊的生理状态

(1) 生理性体重下降：新生儿初生数日内，因丢失水分较多，出现体重下降，但一般不超过10%，生后10天左右恢复到初生时体重。

(2) 生理性黄疸：有50%～90%的新生儿在生后2～3天开始出现黄疸，4～6天达高峰，足月儿10～14天消退，早产儿2～3周消退。

(3) 假月经：少数女婴生后5～7天从阴道流出少量血液，似月经，持续1～3天自止，此因孕母妊娠后期雌激素进入胎儿体内，出生后突然中断所致。

(4) 乳腺肿大：出生后第3～5天，乳腺肿大如蚕豆或鸽蛋，大多于生后2～3周内消退，男女新生儿均可发生。此因孕母雌激素对胎儿影响中断所致，不可强行挤压。

(5) 马牙：新生儿口腔黏膜或齿龈上有黄白色小斑点，俗称"马牙"或"板牙"，于生后数周至数月自行消失，为上皮细胞堆积或黏液腺分泌物积留所致。新生儿两颊部有脂肪垫隆起，俗称"螳螂嘴"，对吸奶有利，切忌切割，以防感染。

(二) 护理

1. 护理诊断

(1) 有窒息的危险：与溢奶和呕吐物吸入有关。

(2) 有体温改变的危险：与体温调节功能不完善、环境温度不良有关。

(3) 有感染的危险：与新生儿免疫功能不完善或脐部感染等有关。

(4) 知识缺乏：家长缺乏护理新生儿的经验。

2. 护理措施

(1) 维持体温稳定：正常足月新生儿室温应保持在22～24℃，相对湿度达55%～65%。新生儿应有适当的保暖措施，保暖方法有头戴帽、母体胸前怀抱、热水袋、婴儿温箱和远红外辐射床等。使用时因人而异，最好使婴儿处于适中温度的环境("适中温度"系指能维持正常体温及皮肤温度的最适宜的环境温度，此温度下，身体耗氧量最少，蒸发散热量最少，新陈代谢最低)。护理操作时不要过分暴露新生儿。

(2) 保持呼吸道通畅：在新生儿娩出后，应迅速清除口、鼻部的分泌物，保持呼吸道通畅；新生儿一般取右侧卧位；避免随意使物品阻挡新生儿口鼻腔或按压其胸部。

(3) 合理喂养：提倡及早哺乳，一般生后半小时左右即可给予母乳，鼓励按需喂奶。无法母乳喂养者，先试喂5%～10%葡萄糖溶液，如无消化道畸形，吸吮吞咽功能良好者可给予配方乳。人工喂养者，奶具专用并消毒，奶汁流速以能连续滴出为宜。

(4) 预防感染：严格执行消毒隔离制度，避免交叉感染；保持脐部清洁干燥；做好皮肤黏膜的护理，体温稳定后，每天沐浴1次，以保持皮肤清洁和促进血液循环。

三、早产儿的特点及护理

(一) 早产儿

早产儿又称未成熟儿，是指胎龄不足37周者，出生体重<2500g，身长<47cm的活产婴儿。

1. 外观特点　哭声低微，皮肤薄嫩多皱纹、发亮有水肿，胎毛多，指(趾)甲未达指(趾)端，四肢肌张力低下，头发细软，乱如绒毛，耳郭软，缺乏软骨，耳舟不清楚，乳腺无结节，足底纹理少，男婴睾丸未下降至阴囊，女婴大阴唇不能覆盖小阴唇。

2. 体温调节　早产儿体温调节功能差，棕色脂肪少，产热少，而体表面积相对较大，故产热不足而散热增加，不能维持正常体温，易发生低体温和寒冷损伤综合征。

3. 呼吸系统　呼吸中枢发育未成熟，易出现呼吸不规则、呼吸暂停(即呼吸停止20秒以上，伴心率减慢<100次/分，并出现发绀及四肢肌张力下降)；肺泡表面活性物质少，易发生肺透明膜病。

4. 消化系统　吸吮能力及吞咽反射差；胃贲门括约肌松弛，胃容量小，易发生溢乳、呛咳。各种消化酶分泌不足，消化力弱，易发生消化功能紊乱。早产儿肝脏不成熟，生理性黄疸较重，持续时间长，易引起核黄疸。

5. 神经系统　神经系统的功能和胎龄密切相关，胎龄愈小，各种反射愈差。早产儿视网膜发育不良，吸入高浓度氧气或长期吸氧可产生视网膜病变，严重者可致失明。

6. 免疫系统　早产儿虽可通过胎盘从母体获得IgG，但与胎龄增长有关，所以早产儿体内IgG含量低，其他免疫功能均较差，容易发生严重感染。

7. 能量和体液代谢　早产儿在生后1周内每日所需的能量较足月儿低，而每日所需的液体较足月儿高。

(二) 护理

1. 护理诊断

(1) 体温过低:与体温调节功能差有关。

(2) 营养失调:低于机体需要量,与摄入不足及消化吸收功能差有关。

(3) 有感染的危险:与免疫功能低下有关。

(4) 不能维持自主呼吸:与呼吸中枢和肺发育不成熟有关。

2. 护理措施

(1) 维持体温稳定:早产儿室的温度应保持在24～26℃,相对湿度55%～65%。应根据早产儿的体重、成熟度及病情,给予不同的保暖措施,一般体重小于2000g者,应尽早置于婴儿暖箱中保暖;体重大于2000g在箱外保暖者,还应给予戴绒布帽,以降低耗氧量和散热量;集中各项护理操作,尽量缩短操作时间。

(2) 合理喂养:最好母乳喂养,无法母乳喂养者以早产儿配方乳为宜。吸吮能力差者可用滴管、胃管喂养和静脉补充高营养液。每天详细记录24小时出入量并准确测体重。早产儿出生后应补充维生素K,预防出血症。

(3) 预防感染:制定严密的消毒隔离制度,防止交叉感染,加强口腔、皮肤及脐部的护理。

(4) 维持有效呼吸:有缺氧症状者给予低流量间断吸氧,吸入氧浓度及时间根据缺氧程度及用氧方法而定,一旦症状改善立即停用,以防氧疗并发症。呼吸暂停者,给予弹足底、托背、吸氧处理,条件允许者放置水囊床垫,利用水振动减少呼吸暂停发生。

(5) 健康教育:鼓励父母尽早探视及参与照顾早产儿,耐心解答父母提出的有关问题;指导并示范护理早产儿的方法,向家长阐明保暖、喂养及预防感染等护理措施的重要性及注意事项;指导早产儿出院后定期门诊检查;生后2周开始使用维生素D制剂,出生后两个月补充铁剂;按期预防接种。

> **核心提示** 正常足月儿由于其脱离母体后机体内外环境发生了巨大变化,而各器官系统发育尚不完善,故需做好保暖、喂养、预防感染等护理工作,早产儿更应加强此项工作。

第二节 新生儿缺氧缺血性脑病患儿的护理

新生儿缺氧缺血性脑病是由于各种围生期因素引起的缺氧、脑血流减少而导致胎儿及新生儿的脑损伤,是新生儿窒息后严重并发症之一。

(一) 病因及发病机制

1. 病因 能造成胎儿或新生儿血氧浓度降低的任何因素均可引起窒息而导致脑组织缺氧缺血性损害,如围生期窒息、反复呼吸暂停、严重呼吸系统疾病等,其中围生期窒息是最主要的原因。

2. 发病机制

(1) 脑组织代谢改变:缺氧时能量减少,脑细胞膜钠泵功能受损,钠、水进入细胞内,造成细胞中毒性水肿,缺氧时钙泵活性减弱,导致钙内流,细胞内Ca^{2+}浓度过高及大量氧自由基产生,进一步加重神经细胞的损伤。

(2) 脑血流改变:缺氧时机体发生潜水反射,为了保证重要生命器官(如脑、心)的血供,脑血管扩张,非重要器官血管收缩,这种自动调节功能使大脑在轻度短期缺氧时不受损伤。如缺氧继续存在,这种代偿机制失败,则直接损害基底神经节、丘脑和脑干。

(二) 临床表现

主要表现为意识障碍、肌张力和原始反射的改变。临床上分三度:

1. 轻度 生后12～24小时内症状最明显,常表现为兴奋、易激惹,肢体及下颌可出现抖动,症状于3～5天后逐渐减轻或消失,预后良好。

2. 中度 生后24～72小时内症状最明显,表现为轻度抑制症状,如嗜睡、反应迟钝、肌张力低下,常伴有惊厥发作,预后不定。

3. 重度 出生至72小时内症状最明显,表现为重度抑制症状如患儿意识不清,常处于昏迷状态;肌张力消失,原始反射消失;瞳孔不等大、对光反应差;前囟隆起,惊厥频繁,甚至出现呼吸衰竭,病死率高,存活者常留后遗症。

(三) 辅助检查

脑型肌酸磷酸激酶(CK-AA)升高,此酶是脑组织损伤程度的特异性酶,头颅CT检查、颅脑超声检查、磁共振成像(MRI)及脑电图检查。

(四) 预防及治疗原则

1. 预防 预防重于治疗,孕妇应定期做产前检查;对高危妊娠孕妇进行产时胎心监护,及早发现胎儿宫内窘迫并进行处理;生后窒息的婴儿要及时复苏。

2. 治疗 控制惊厥、减轻脑水肿、改善脑血流和脑细胞代谢等治疗。

(五) 护理

1. 护理诊断/医护合作性问题

(1) 潜在并发症:颅内压增高。

(2) 有失用综合征的危险：与缺氧缺血后脑损伤导致后遗症有关。

(3) 恐惧(家长)：与病情危重及预后不良有关。

2. 护理措施

(1) 潜在并发症的护理：密切观察病情变化，监测患儿意识状态、肌张力、呼吸、心率等情况；密切观察前囟张力，有无惊厥发生。

(2) 给氧：根据病情选择合适的给氧方式，维持血气、pH 在正常范围。

(3) 遵医嘱合理用药：①镇静：首选苯巴比妥钠；②维持正常循环功能：保证脑血流灌注；③减轻脑水肿：酌情选用甘露醇、呋塞米；④必要时给予碳酸氢钠纠酸。

(4) 有失用综合征的护理：遵医嘱给予脑代谢激活剂，对疑有运动功能障碍者，将其肢体固定于功能位，早期给予患儿动作训练和感知刺激等干预措施，促进脑功能恢复。

(5) 合理喂养：根据病情，喂哺母乳、鼻饲、静脉给予营养。

(6) 健康教育

1) 建议家长尽早给新生儿进行行为神经测定，以早期发现脑损伤引起的异常并采取护理干预。

2) 指导家长对有后遗症的患儿进行智力开发和运动功能的训练，强调出院后继续使用促脑细胞代谢药物等恢复脑细胞功能。

> **核心提示**　新生儿缺氧缺血性脑病是由于围生期各种因素引起的缺氧、脑血流减少而导致胎儿及新生儿的脑损伤，是新生儿窒息后严重并发症之一。重症患儿病死率高，并可遗留神经后遗症。其治疗、护理要点为维持正常呼吸和循环功能，及时控制惊厥、颅内压增高等症状。

第三节　新生儿颅内出血患儿的护理

新生儿颅内出血是由产伤或缺氧引起的脑血管损伤。临床表现主要为神经系统的抑制或兴奋症状，早产儿发病率较高，预后较差。

(一) 病因及发病机制

1. 缺氧缺血　一切在产前、产程中和产后可以引起胎儿或新生儿缺氧、缺血的因素都可导致颅内出血，早产儿多见。缺氧缺血直接损伤毛细血管内皮细胞，使其通透性增加或破裂出血；还会损伤脑血管自主调节功能，形成压力被动性脑血流，当体循环压力升高时，脑血流量增加，导致毛细血管破裂出血。

2. 产伤　分娩过程中胎头所受压力过大，局部压力不均或头颅在短时间内变形过速者均可导致大脑镰、小脑天幕撕裂而致硬脑膜下出血，大脑表面静脉撕裂常伴蛛网膜下腔出血。以足月儿、或巨大儿多见。

3. 其他　快速输入高渗液体、频繁吸引和气胸等均可使血压急剧上升导致颅内出血。

(二) 临床表现

颅内出血的症状和体征与出血部位及出血量有关，包括：①意识形态改变，先兴奋后抑制，如激惹、尖叫、烦躁不安，淡漠、嗜睡、昏迷、木僵状态等；②眼症状：凝视、斜视、眼球上转困难、眼球震颤等；③颅内压增高表现：脑性尖叫、前囟隆起，角弓反张，惊厥等；④呼吸改变：增快或减慢、不规则或呼吸暂停；⑤肌张力：早期增高，以后减低；⑥瞳孔：不等大，对光反射差。

并发症：脑疝、硬脑膜下积液、脑积水以及神经系统后遗症。

(三) 辅助检查

蛛网膜下腔及脑室内出血，脑脊液呈血性，镜检可见皱缩红细胞；头颅 B 超及 CT 检查均可确定出血部位、出血程度，有助于确诊和判断预后。

(四) 预防及治疗原则

1. 预防　加强围生期保健，出生前应防止早产及避免窒息，分娩时尽量避免产伤，必要时作剖宫产。

2. 治疗　①支持疗法；②控制惊厥；③降低颅内压，选用呋塞米，必要时用甘露醇脱水；④使用恢复脑细胞功能的药物；⑤止血及对症处理。

(五) 护理

1. 护理诊断/医护合作性问题

(1) 潜在并发症：颅内压增高。

(2) 低效性呼吸型态：与呼吸中枢受抑制有关。

(3) 营养失调：低于机体需要量，与摄入量减少和呕吐有关。

(4) 焦虑：与家长担心患儿预后有关。

2. 护理措施

(1) 密切观察病情，降低颅内压

1) 绝对卧床休息，保持安静，护理操作要轻、稳、准，尽量减少对患儿移动和刺激，静脉穿刺最好使用留置针，减少反复穿刺。

2) 严密观察患儿生命体征、神志、瞳孔的变化，如有异常(神志不清、呼吸不规则、瞳孔不等大等圆、对光反射减弱或消失)，遵医嘱给予脱水剂。密切观察呼吸型态，及时清除气道分泌物。

3）遵医嘱给予维生素 K_1、酚磺乙胺（止血敏）等药物控制出血，贫血患儿可输少量新鲜血浆或全血。

4）遵医嘱给予地塞米松降低颅内压（慎用甘露醇降颅压）。为防止、减轻后遗症，遵医嘱给予脑代谢激活剂。

（2）保持安静：为防止出血加重和减轻脑水肿，应将患儿头肩部抬高 15°～30°，取侧卧位；绝对静卧，减少搬动，喂乳时不能抱喂；除臀部护理外，免去其他清洁护理，各项护理操作集中进行，动作要轻、稳、准，静脉穿刺最好用留置针，减少反复穿刺。

（3）维持正常呼吸型态：及时清除气道分泌物以保持呼吸道通畅；合理用氧，根据缺氧程度给予用氧，注意用氧的方式和浓度。

（4）保证热量及营养物质的供给：病重者喂乳延迟至生后 72 小时，病情稳定后让患儿自行吸吮或滴管喂养，不能吸吮者可给予鼻饲。根据病情选择合适的喂养方式。输液量不宜过多，总液量按每日 60～80ml/kg 计算，输液速度应慢。

（5）健康教育：向家长介绍病情和预后，给予安慰，减轻家长的焦虑，鼓励坚持治疗和随访，发现有后遗症时，尽早带患儿进行功能训练和智力开发，减轻脑损伤影响。遵医嘱服用脑代谢激活药物，协助脑功能恢复。

核心提示 新生儿颅内出血主要因缺氧或产伤引起，早产儿发病率较高，预后较差。其护理重点为止血，维持正常颅内压，并采取早期干预措施等，以减少后遗症的发生。

第四节 新生儿肺炎患儿的护理

新生儿肺炎是新生儿时期常见病，按病因不同可分为吸入性肺炎和感染性肺炎两大类。

一、吸入性肺炎

（一）病因分类

胎儿在宫内或娩出时吸入羊水所致的肺部炎症称羊水吸入性肺炎；吸入被胎粪污染的羊水，称胎粪吸入性肺炎；出生后因喂养不当、吞咽功能不全、吮乳后呕吐等吸入乳汁而致的肺炎，称乳汁吸入性肺炎。其中以胎粪吸入性肺炎病死率最高。

（二）临床表现

羊水、胎粪吸入者多有宫内窘迫史和（或）出生时窒息史，在复苏或出生后出现呼吸急促或呼吸困难伴发绀、呻吟。胎粪吸入者病情较重，可引起肺不张、肺气肿，甚至呼吸衰竭，肺动脉高压及缺氧缺血性脑病的中枢神经系统表现。乳汁吸入者常有喂乳呛咳，乳汁从口、鼻流出，伴气急、发绀等，严重者可导致窒息。

（三）辅助检查

胸部 X 线检查可见两侧肺纹理增粗伴肺气肿。胎粪吸入者往往有明显阻塞性肺气肿和两肺不规则斑片或粗大结节阴影。

（四）治疗原则

尽快清除吸入物，给氧，保暖，适当限制液量，纠正酸中毒，合理应用抗生素预防继发感染及对症处理。

二、感染性肺炎

（一）病因

细菌、病毒、衣原体等都可以引起新生儿感染性肺炎。病原体的入侵可以发生在宫内、出生时及出生后。宫内感染是胎儿在宫内吸入污染的羊水而致，或胎膜早破时孕母阴道细菌上行导致感染，或母亲在孕期受病毒、细菌感染，病原体通过胎盘血液循环至肺部引起的感染；出生时感染是因分娩过程中吸入污染的产道分泌物或断脐不洁发生的血行感染；出生后感染是由上呼吸道下行感染肺部或病原体通过血循环直接引起肺部感染。

（二）临床表现

宫内感染的患儿出生时常有窒息史，症状多在12～24 小时之内出现；产时感染性肺炎要经过一定的潜伏期；产后感染性肺炎则多在生后 5～7 天发病。主要表现为反应差、哭声弱、拒奶、口吐白沫、呼吸浅促、呼吸不规则、发绀、体温不稳定等，肺部体征不明显。

（三）预防及治疗原则

1. 预防 定期做产前检查，防止胎儿发生宫内缺氧，母亲孕期应预防感染，做好孕期保健，出生后避免呛奶，防止呼吸道、消化道、皮肤等感染。

2. 治疗原则 ①积极控制感染，及早合理应用抗生素；②保持呼吸道通畅，注意保暖、合理喂养和氧疗；③对症处理，防治并发症。

三、新生儿肺炎的护理

（一）护理诊断/问题

1. 清理呼吸道无效 与呼吸急促，咳嗽反射功能不良有关。

2. 气体交换受损 与肺部感染有关。

3. 体温调节无效 与感染后机体免疫反应有关。

4. 潜在并发症 心力衰竭，与严重缺氧、酸中毒有关。

(二) 护理措施

1. 保持气道通畅 ①胎头娩出后立即清除口、咽、鼻黏液，保持呼吸道通畅。无呼吸及疑有胎粪堵塞气道者，立即进行气管插管。②分泌物黏稠者，可行雾化吸入以湿化气道，促进分泌物排出。③经常更换体位，呼吸道分泌物多时可轻拍背部促其排出。④对痰液过多、无力排出者及时吸痰，但应注意勿损伤呼吸道黏膜。哺乳后 1 小时内禁止吸痰，吸痰的次数不能太频，一次吸痰的时间不能太长。

2. 合理用氧，改善呼吸功能 选择与病情相适应的用氧方式，维持有效吸氧，重症并发呼吸衰竭者，给予人工辅助呼吸。保持室内空气新鲜，温湿度适宜。

3. 维持正常体温 体温过高时予以降温，体温过低时予以保暖。

4. 保证营养供给 根据患儿病情采取适当的喂养方法，少量多餐，防止窒息，满足营养供给。

5. 密切观察病情 认真观察病情、做好记录，注意患儿的反应、呼吸、心率等的变化，做好急救准备。同时注意观察有无心力衰竭、气胸或纵隔气肿等并发症的发生。

6. 健康教育

(1) 向家长讲述围生期的有关知识和介绍小儿喂养、保暖等护理要点。

(2) 向家长讲解本病的预防措施和重要性。

> **核心提示** 新生儿肺炎分为吸入性肺炎和感染性肺炎两大类，其治疗和护理要点为保持呼吸道通畅，合理用氧、维持呼吸功能，遵医嘱应用抗感染药物以及合理喂养，维持体温稳定等。

第五节 新生儿败血症患儿的护理

新生儿败血症是指细菌侵入血液循环并在其中生长繁殖及产生毒素，由此造成全身各系统的严重病变。

(一) 病因及发病机制

1. 致病菌 引起新生儿败血症最常见的病原菌在我国是葡萄球菌，其次为大肠埃希菌等革兰阴性杆菌。一般出生前和出生时感染的，发病时间多在 3 天之内，多见于大肠埃希菌等革兰阴性菌；而出生后感染的，发病时间一般是 3 天以后，多见于葡萄球菌。

2. 感染途径 产前感染多为孕母患感染性疾病，细菌可通过胎盘经血行感染胎儿；产时感染多由胎膜早破、产程延长引起；产后感染与细菌从脐部、破损的皮肤黏膜、呼吸道和消化道等侵入有关。

(二) 临床表现

新生儿败血症无特征性表现，早期表现为精神、食欲差，哭声低弱，体重不增（所谓“四不”症状即不吃、不哭、不动、体重不增）和体温不稳定。严重者可出现病理性黄疸、出血倾向、休克征象、中毒性肠麻痹、肝脾肿大、呼吸改变等。易并发化脓性脑膜炎、肺炎等。

(三) 辅助检查

1. 血常规检查 外周血白细胞计数升高或降低，中性粒细胞增高，可见中毒颗粒。

2. 血培养 阳性可确诊，阴性不能排除。应争取在用药前进行。

(四) 预防及治疗

1. 预防

(1) 做好围生期保健，分娩过程中应严格执行无菌操作，对胎膜早破、宫内窒息或产程过长的新生儿应进行预防性治疗。

(2) 产后加强新生儿皮肤黏膜、脐部的清洁，避免感染或损伤。

2. 治疗

(1) 早期、足量、联合、静脉应用敏感抗生素，疗程要足。

(2) 对症和支持疗法；维持水、电解质、酸碱平衡；及时处理局部感染病灶；必要时输入新鲜血、血浆等。

(五) 护理

1. 护理诊断/问题

(1) 体温改变的护理：与细菌感染有关。

(2) 皮肤完整性受损：与脐部、皮肤黏膜感染有关。

(3) 营养失调：低于机体需要量，与摄入不足有关。

(4) 潜在并发症：化脓性脑膜炎、肺炎等。

2. 护理措施

(1) 维持体温恒定：由于体温增高主要为感染所致，因此按医嘱早期、足量、联合、静脉应用抗生素。体温过高时，调节环境温度，松开包被，供给充足的水分，体温即可下降。新生儿不宜给退热药、乙醇擦浴、冷盐水灌肠等刺激性强的降温方法；体温过低时应及时采取保暖措施。

(2) 清除局部感染灶：如有皮肤和皮肤黏膜感染者，应及时换药，处理局部感染灶，促进皮肤早日愈合，防止感染继续蔓延扩散。

(3) 保证营养供给：坚持母乳喂养，少量多次，耐心喂哺；体弱者可鼻饲或静脉营养。

(4) 严密观察病情变化：加强巡视，如患儿出现突然尖叫、呕吐频繁、前囟饱满等化脓性脑膜炎征象时，及时报告医生并配合抢救；同时密切观察有无肺炎及休克表现，如有应及时报告医生。

(5) 健康教育：向家长讲解预防新生儿感染的方法；加强新生儿护理，保持脐部干燥，做好皮肤护理；指导家长学会观察新生儿感染性疾病的征象，做到及早发现，及时诊治。

核心提示 新生儿败血症是指致病菌侵入血液循环并生长繁殖，产生毒素而造成的全身性感染。其治疗和护理要点为控制感染，合理用氧，维持体温正常和营养支持治疗等。

第六节 新生儿寒冷损伤综合征患儿的护理

新生儿寒冷损伤综合征简称新生儿冷伤，也称新生儿硬肿症。是指新生儿期因受寒、早产、感染、缺氧等多种原因引起的皮肤和皮下脂肪变硬和水肿的一种疾病。临床特征为低体温、皮肤硬肿及多器官功能低下，严重者出现多器官功能衰竭。

(一) 病因和发病机制

(1) 体温调节中枢发育不成熟，调节功能差。

(2) 体表面积相对较大，皮下脂肪薄，易于散热。

(3) 能量贮备少，产热不足，以棕色脂肪的化学产热方式为主，缺乏寒战等物理产热方式。

(4) 新生儿皮下脂肪中饱和脂肪酸多，其熔点高，体温低时易于凝固出现皮肤硬肿。

(二) 临床表现

本病多发生在寒冷季节，生后1周内起病，以早产儿多见。表现为：

1. 低体温 体温常＜35℃，重症＜30℃。

2. 皮肤硬肿 皮肤发凉、颜色暗红、硬肿，紧贴皮下组织，不能移动，有水肿者压之凹陷。硬肿发生的顺序是：小腿→大腿外侧→整个下肢→臀部→腹部→面颊→躯干上肢→全身。

3. 多器官功能损害 早期常有心音低钝、心率缓慢、微循环障碍表现；严重时可出现休克、DIC、急性肾衰竭和肺出血等多器官衰竭(MOF)表现。

(三) 实验室检查

血小板计数减少，血糖常降低，可有肌酐、尿素氮增高，凝血酶原时间延长，3P试验阳性，动脉血气分析示pH下降。

(四) 预防及治疗原则

1. 预防

(1) 做好围生期保健工作，加强产前检查，减少早产儿的发生。

(2) 注意保暖，保持适宜的环境温度，产房温度不应低于24℃。

(3) 尽早开始喂养，保证充足的热量供应。

2. 治疗原则 逐渐复温是治疗的关键；加强支持疗法；纠正器官功能衰竭；及时处理肺出血、微循环衰竭、肾衰竭及DIC；合理使用抗生素及对症处理。

(五) 护理

1. 护理诊断/问题

(1) 体温过低：与新生儿体温调节功能低下、寒冷、早产、感染、窒息等有关。

(2) 营养失调：低于机体需要量，与吸吮困难、摄入不足有关。

(3) 有感染的危险：与免疫功能低下有关。

(4) 潜在并发症：肺出血、DIC。

2. 护理措施

(1) 复温：凡体温＞30℃，且肛-腋温差为正值的患儿，可置于30℃的暖箱中，一般经6～12小时左右即可恢复正常体温；体温低于30℃，肛-腋温差为负值的重症患儿，置于比其体温高1～2℃的暖箱中，每小时升高1℃箱温，不超过34℃，于12～24小时内恢复正常体温；亦可采用恒温水浴法、辐射保暖床等快速复温措施。无暖箱时可用热水袋、火炕、母亲怀抱等方法复温。

(2) 保证热量和液体供给：有助于复温和维持正常体温。应尽早喂哺，无力吸吮者用滴管鼻饲，病重者按医嘱静脉补充营养和液体，有明显心、肾功能损害者，应严格控制输液速度和液量。

(3) 预防感染：应做好消毒隔离，防止交叉感染；加强皮肤护理，经常更换体位，防止体位性水肿和坠积性肺炎；尽量减少肌内注射，防止皮肤破损引起感染；密切观察有无感染的征象，并遵医嘱使用抗生素。

(4) 密切观察病情变化：注意生命体征、硬肿范围及程度、尿量、有无出血症状等，做好记录，预防肺出血、DIC，如患儿出现呼吸急促、面色发灰、口鼻流血、肺部湿啰音提示肺出血，应及时报告医生，做好抢救准备。

(5) 健康指导:宣传新生儿寒冷损伤综合征预防知识,指导家长加强护理,注意保暖,保持适宜的环境温度;讲解新生儿生后保暖、预防感染、缺氧、窒息等护理工作的重要性和方法。

核心提示　新生儿寒冷损伤综合征是由于寒冷、早产、感染、缺氧等各种原因引起的皮肤及皮下脂肪变硬和水肿的一种疾病。其治疗护理的要点是积极复温、预防感染和营养支持疗法。

第七节　新生儿黄疸患儿的护理

新生儿黄疸是指新生儿时期发生的血清胆红素浓度过高而引起的皮肤、黏膜、巩膜黄染的现象,严重者可导致胆红素脑病(核黄疸),引起严重后遗症。

一、病因及发病机制

(一) 新生儿胆红素代谢特点

1. 胆红素生成相对较多　由于胎儿时期的低氧分压环境,故红细胞生成较多,出生后环境氧分压提高,红细胞数目相对过多,破坏亦多;新生儿初生时红细胞数目相对较多,其寿命(约 80 天)比成人短,破坏快;旁路胆红素来源多。

2. 肝脏功能不成熟　肝细胞内摄取胆红素必需的 Y、Z 蛋白含量低,对胆红素摄取能力差;肝细胞内尿苷二磷酸葡萄糖醛酸转移酶的含量低及活力不足,不能有效地将未结合胆红素转变为结合胆红素。

3. 肠肝循环特殊性　初生婴儿的肠道内细菌量少,不能将进入肠道的胆红素还原成粪、尿胆原,加之新生儿肠道内 β-葡萄糖醛酸苷酶活性较高,能将结合胆红素水解成葡萄糖醛酸及未结合胆红素,后者经肠壁吸收经门静脉到达肝脏,加重肝脏负担。由于上述特点,新生儿摄取、结合、排泄胆红素的能力,仅为成人的 1%～2%,极易出现黄疸。

(二) 新生儿黄疸的分类

1. 生理性黄疸的特点　由于新生儿胆红素代谢特点,50%～60%的足月儿和 80%的早产儿出现生理性黄疸。其特点为:①一般情况良好;②足月儿生后 2～3 天出现黄疸,4～5 天达高峰,可在 2 周内消退,早产儿可延迟到 3～4 周消退;③血清胆红素值足月儿<205.2μmol/L(12mg/dl),早产儿<256.5μmol/L(15mg/dl)。

2. 病理性黄疸的特点　①黄疸在出生后 24 小时内出现;②黄疸程度重,血清胆红素>205.2～256.5μmol/L,或每日上升超过 34μmol/L(2mg/dl);③黄疸持续时间长(足月儿>2 周,早产儿>4 周);④黄疸退而复现;⑤血清结合胆红素>34μmol/L(2mg/dl)。

血清未结合胆红素浓度增高达到一定程度时,会通过血-脑屏障,使脑神经核黄染、变性,产生神经系统症状,称为核黄疸,患儿可出现喂养困难、肌张力下降、生理反射减弱或消失,继而很快出现双目凝视、角弓反张、前囟隆起、尖叫、惊厥等症状。该症病死率高,存活者可留下智力低下等后遗症。

二、新生儿病理性黄疸常见疾病及临床特点

(一) 感染性

1. 新生儿肝炎　以巨细胞病毒和乙型肝炎病毒感染最常见,黄疸出现晚且渐加重,伴厌食、呕吐、大便色浅、尿色深黄、肝脾肿大及肝功能异常。

2. 新生儿败血症　细菌毒素的侵入加快红细胞破坏、损坏肝细胞所致。黄疸的特点是生理性黄疸后持续不退或生理性黄疸消退后又出现持续性黄疸。

(二) 非感染性

1. 新生儿溶血病　由于母婴血型不合,母亲的血型抗体通过胎盘进入胎儿血循环引起同种免疫性溶血。以母亲为 O 型血、胎儿血型为 A 或 B 型最多见,其次为 Rh 血型不合,临床表现为生后 24 小时内出现黄疸,且逐渐加重,水肿、贫血、肝脾肿大和胆红素脑病。

2. 先天性胆道闭锁　与胎内感染有关,多在出生后 2 周后出现黄疸并逐渐加重;大便由浅黄转为白色,肝脏进行性增大,主要以结合胆红素增高为主。3 个月后可逐渐发展为肝硬化。

3. 母乳性黄疸　其特点是结合胆红素增高,婴儿一般状态良好,停止母乳喂养后 3 天,如黄疸下降即可确诊。目前认为是因为母乳内 β-葡萄糖醛酸苷酶活性过高,使胆红素在肠道内重吸收增加而引起黄疸。

三、预防及治疗原则

(一) 预防

避免滥用输血和人工流产,预防新生儿感染,不使用对肝脏有损害的药物。

(二) 治疗

(1) 生理性黄疸不需治疗,注意新生儿的保暖,适当提早喂养,供给足够的水分和热能,及早排出胎粪,减少胆红素的肠肝循环。

(2) 降低血清胆红素，防止胆红素脑病的发生，可采用蓝光疗法、适当输入血浆和白蛋白、应用肝酶诱导剂（苯巴比妥、尼可刹米），必要时进行换血疗法。

(3) 纠正缺氧及水、电解质和酸碱平衡紊乱。

四、护　理

(一) 护理诊断/问题

1. 潜在并发症　胆红素脑病。

2. 知识缺乏　家长缺乏有关新生儿黄疸护理的知识。

(二) 护理措施

1. 密切观察病情，预防胆红素脑病

(1) 观察皮肤黏膜和巩膜的色泽，根据黄疸的部位和范围，估计血清胆红素的近似值，评价进展情况。

(2) 监测生命体征、吸吮力和肌张力等变化，及时判断有无核黄疸的发生。

(3) 观察大小便情况，若胎粪排出延迟，应予灌肠处理，促进粪便及胆红素的排出。

2. 注意保暖，提早合理喂养　促进肠道正常菌群建立及胎粪排出，减少胆红素的肠肝循环，同时可避免低血糖的发生。

3. 降低血清胆红素浓度

(1) 遵医嘱输入血浆或白蛋白，应用肝酶诱导剂，增加结合胆红素的转化和排泄，预防胆红素脑病。

(2) 必要时进行光照疗法或换血疗法。

4. 去除其他诱因　及时纠正缺氧、酸中毒，预防和控制感染，避免使用引起新生儿溶血或抑制肝酶活性的药物。

5. 健康教育

(1) 宣传孕期保健知识，指导孕母预防感染性疾病。

(2) 对新生儿溶血症，应做好产前咨询及孕妇预防性用药。

(3) 母乳性黄疸较重者，可暂停母乳喂养，待黄疸消退后恢复母乳喂养。

(4) 指导胆红素脑病后遗症的康复治疗和护理。

> **核心提示**　新生儿黄疸分为生理性和病理性黄疸。生理性黄疸是新生儿的一种特殊的生理现象，不需要特殊治疗。新生儿病理性黄疸的治疗与护理要点是病因治疗、光疗、注意保暖和合理喂养等。

第八节　新生儿破伤风患儿的护理

新生儿破伤风，是指破伤风梭状芽孢杆菌经脐部侵入引起的新生儿急性感染性疾病。临床特征为牙关紧闭、“苦笑”面容、呼吸困难、全身肌肉阵发性、强直性痉挛。

一、病因及发病机制

破伤风梭状芽孢杆菌为革兰阳性厌氧菌，广泛存在于土壤、尘土及粪便中。接生时消毒不严，破伤风杆菌即侵入脐部，坏死的脐带残端缺氧使破伤风杆菌生长繁殖并产生破伤风痉挛毒素，此毒素经血液、淋巴传至中枢神经系统，与神经节苷脂结合，引起全身肌肉痉挛。

二、临床表现

潜伏期3～14天，大多为4～8天。此期越短，病情越重，病死率也越高。早期症状为哭闹、张口及吸吮困难，如用压舌板压舌时，用力越大，张口越困难（有助于早期诊断），随后牙关紧闭，面肌痉挛，口角上牵，呈“苦笑”面容，继而躯干及四肢强直、阵发性痉挛，呈角弓反张状，任何轻微刺激即可诱发痉挛发作或加重。呼吸肌、喉肌痉挛可引起呼吸困难、窒息。痉挛发作时患儿神志清楚。

三、预防及治疗原则

1. 预防　重点是实行无菌接生法，接生时要求严格消毒，一旦接生时未严格消毒，须在24小时内将患儿脐带远端剪去一段，并重新结扎，同时肌内注射破伤风抗毒素（TAT）或注射破伤风类毒素。

2. 治疗　尽早应用破伤风抗毒素（TAT）或破伤风免疫球蛋白（TIG）以中和游离的破伤风痉挛毒素；控制痉挛，保证营养和预防感染是治疗成功的关键。

四、护　理

(一) 护理诊断/问题

1. 有窒息的危险　与呼吸肌、喉肌痉挛有关。

2. 有受伤的危险　与反复抽搐有关。

3. 皮肤完整性受损　与脐部感染有关。

4. 营养失调　低于机体需要量，与牙关紧闭、喂养困难有关。

(二) 护理措施

1. 控制痉挛，保持呼吸道通畅

(1) 病室环境：患儿置于单独房间，室内保持绝对安静，光线略暗，避免任何声、光、触等刺激引发痉挛。

各种护理操作和二便护理均在镇静剂使用后发挥最大效力时集中进行，静脉输液应选用静脉留置针，以减少肌肉痉挛的发生。

(2) 及时清除口鼻分泌物，保持呼吸道通畅。

(3) 按医嘱正确使用镇静剂(地西泮、苯巴比妥、水合氯醛等)，及早使用破伤风抗毒素。

(4) 吸氧：有缺氧、发绀者，立即间歇给氧，但避免鼻导管给氧，可选用头罩给氧。

(5) 密切观察病情变化，一旦发生异常，应及时通知医生，及早做好抢救准备。

2. 预防受伤 患儿平卧位，剪短指甲，床栏周周放置软垫，发作期间勿用力按压患儿，防止骨折发生。

3. 清除脐部感染灶 先用3%过氧化氢或1∶4000高锰酸钾溶液清洗脐部，改变脐部无氧环境，再涂以0.3%碘酊，保持脐部清洁干燥。脐周注射破伤风抗毒素3000U，以中和游离的毒素。

4. 保证营养供给 是护理本病的重要措施之一。病初痉挛发作频繁时，应禁食，静脉给予高营养液，或少量多次输全血、血浆、白蛋白等；痉挛减轻后进行鼻饲，并注意避免呕吐和窒息，同时做好口腔护理。

5. 健康教育 ①推广无菌法接生，定期进行预防接种。患儿出生时脐部消毒不严格者，应在出生24小时内重新处置，并肌内注射TAT 1200～3000U；②指导家长做好新生儿脐部护理及出院后患儿的营养。

> **核心提示** 新生儿破伤风的主要特点为全身强直性痉挛和牙关紧闭、“苦笑”面容、呼吸困难。其治疗护理要点为控制感染、止痉、吸氧、保证营养和减少刺激等。此外，由于新生儿疾病症状不典型，病情变化快，应密切观察病情变化，积极配合医生抢救。

第九节 新生儿低钙血症患儿的护理

新生儿低钙血症是指新生儿血清总钙低于1.8mmol/L(7mg/dl)或血清离子钙＜0.9mmol/L(3.5mg/dl)。新生儿易发生低钙血症，是新生儿惊厥的常见原因之一。

(一) 病因

1. 暂时性甲状旁腺功能抑制 见于早期低钙血症。妊娠后期，其血中甲状旁腺素水平高，钙经胎盘主动输入，胎儿血钙的量增加，抑制了甲状旁腺功能；出生后，母体供钙停止，而外源性钙供给不足，导致低钙血症。这是主要原因。

2. 先天性甲状旁腺功能不全 较少见，发病可早可晚，症状持续较久，达3周以上，但大部分患儿随年龄的增长甲状旁腺功能的发育仍可赶上正常婴儿，故仍属暂时性。

3. 出生后磷摄入量过多 见于晚期低钙血症。多见于牛乳喂养的新生儿。

(二) 临床表现

早期低钙血症在生后数小时至2日发病。晚期低钙血症生后72小时至3周末发病。主要是神经肌肉兴奋性增高，患儿出现烦躁不安、惊跳，进奶差，手足抽搐，出现全身惊厥发作。常伴有不同程度的呼吸改变，心率增快和青紫。偶尔出现喉痉挛和呼吸暂停，可引起突然死亡。

(三) 预防及治疗

1. 预防 加强卫生宣传；孕妇及婴儿均应每天定时晒日光，增加营养；孕母妊娠后期应补充钙剂；加强围产期保健，定时产前检查，防止早产；分娩后防止维生素D和钙的缺乏。

2. 治疗 原则为止痉补钙。

(四) 辅助检查

血清总钙＜1.8mmol/L(7mg/dl)，血清游离钙＜0.9mmol/L(3.5mg/dl)，血清磷＞2.6mmol/L(8mg/dl)。心电图QT间期延长(早产儿＞0.2秒，足月儿＞0.19秒)。

(五) 护理

1. 护理诊断/问题 有窒息的危险，与血清钙降低、喉痉挛有关。

2. 护理措施

(1) 止痉补钙：惊厥发作，立即遵医嘱给予止痉药物，如水合氯醛等，缓慢静脉注射10%葡萄糖酸钙，时间不得少于10分钟，一旦发现药液外渗应立即停止注射，给予25%～50%硫酸镁局部湿敷。

(2) 遵医嘱给予维生素D制剂。

(3) 提倡喂养母乳或母乳化奶粉。

(4) 严密观察病情变化，备好抢救物品，避免不必要的操作，防止喉痉挛和惊厥的发生。

(5) 健康教育：鼓励母乳喂养，向家长解释病因及预后，合理搭配营养素，坚持户外活动。

> **核心提示** 新生儿易发生低钙血症，是新生儿惊厥的常见原因之一。主要原因是暂时性甲状旁腺功能抑制。其治疗和护理要点是止痉补钙，坚持母乳喂养，严密观察病情变化。

第十节 新生儿低血糖患儿的护理

新生儿低血糖是指新生儿全血血糖<2.2mmol/L(40mg/dl)者，不考虑出生体重、胎龄和日龄。临床分为暂时性和持续性两大类。

(一) 病因

1. 暂时性低血糖 持续时间较短，不超过新生儿期。①葡萄糖储存不足，见于早产儿、败血症、小于胎龄儿、窒息、先天性心脏病等；②葡萄糖利用增加，多见于母亲患有糖尿病的婴儿等。

2. 持续性低血糖 持续到婴儿期或儿童期，多见于遗传代谢病、胰岛细胞瘤等疾病。

(二) 临床表现

(1) 症状多发生在生后数小时至1周内，表现为嗜睡、拒乳、震颤、呼吸暂停、阵发性青紫、昏迷、眼球异常转动、心动过速，有时有多汗、苍白和体温不升。

(2) 也有的表现为激惹、兴奋和惊厥。

(3) 另有一大部分为无症状性低血糖，尤其多见于早产儿。

(三) 辅助检查

1. 血糖测定 是确诊和早期发现本病的主要手段，对有可能发生低血糖者应于生后第3、6、12、24小时监测血糖。

2. 持续性低血糖者，根据病情测定血胰岛素、胰高血糖素、生长激素等。

(四) 预防及治疗

无症状者，可口服葡萄糖，无效者改为静脉注射；有症状者，应静脉注射葡萄糖；对持续反复低血糖者根据病情需要可增加氢化可的松、胰高血糖素治疗。

(五) 护理

1. 护理诊断/问题

(1) 营养失调：低于机体需要量，与摄入不足、葡萄糖利用增加有关。

(2) 潜在并发症：惊厥。

2. 护理措施

(1) 定期监测患儿血糖，防止低血糖的发生。

(2) 静脉输入葡萄糖时，需监测血糖的变化，及时调整输液速度，保证血糖浓度稳定。

(3) 密切观察病情变化，发现问题及时处理。

(4) 健康教育：向家长讲解有关低血糖的知识，让家长了解低血糖发生时的表现，定期门诊复查。

> **核心提示** 新生儿低血糖分为暂时性和持续性两类，其治疗护理关键是预防低血糖的发生，监测血糖变化，维持血糖稳定。

习题训练

A_1 型题

1. 治疗与护理新生儿硬肿症的首要措施是
   A. 供给足够的热量　B. 供给足够的液体
   C. 逐渐复温　D. 预防各种感染
   E. 加强皮肤护理
2. 护理新生儿颅内出血时下列正确的是
   A. 保持安静，避免刺激
   B. 不断吸痰，保持气道通畅
   C. 给高浓度吸氧以纠正缺氧
   D. 将患儿置于稍凉的环境中
   E. 快速大量静脉输入新鲜血
3. 引起新生儿病理性黄疸的原因不包括
   A. 病毒感染　B. 细菌感染
   C. 血型不合　D. 母乳性黄疸
   E. 新生儿脱水热
4. 新生儿破伤风细菌入侵是通过下列哪种途径
   A. 脐部　B. 呼吸道
   C. 消化道　D. 皮肤
   E. 胎盘
5. 早产儿是指
   A. 胎龄≥28周至<37周的新生儿
   B. 胎龄>26周至<38周的新生儿
   C. 胎龄≥37周至<42周的新生儿
   D. 胎龄≥26周至<37周的新生儿
   E. 胎龄<38周的新生儿
6. 下列哪项不是新生儿特殊的生理状态
   A. 乳腺肿大　B. 上皮珠
   C. 假月经　D. 体重下降15%
   E. 生理性黄疸
7. 新生儿缺氧缺血性脑病的主要原因是
   A. 严重肺部疾病　B. 严重心脏病
   C. 严重失血　D. 低体温
   E. 围生期窒息
8. 新生儿败血症早期最主要的特点是
   A. 高热　B. 皮肤瘀点、瘀斑
   C. 脐部有脓性分泌物　D. 黄疸、肝脾大

E. 缺乏特异症状

9. 下列哪项不是正常新生儿的特点

A. 以腹式呼吸为主

B. 出生时血液中红细胞数和血红蛋白量较低

C. 足月儿一般生后 24 小时内排尿

D. 巴宾斯基征、凯尔尼格征等病理征可呈阳性

E. 体温调节功能差,易发生低体温

10. 与新生儿的护理措施不相符的是

A. 护理操作时要充分暴露新生儿

B. 应有适当的保暖措施,如头戴帽

C. 体温稳定后,每天沐浴 1 次

D. 应迅速清除口、鼻部的分泌物

E. 喂奶后应采取右侧卧位

11. 早产儿的首要护理措施是

A. 保暖 B. 合理喂养

C. 预防感染 D. 预防出血

E. 密切观察

12. 早产儿的喂养方法正确的是

A. 生后半小时内开奶

B. 首选早产儿配方乳

C. 喂乳量以不发生呕吐为宜

D. 采用滴管喂养

E. 喂乳间隔时间为 2～3 小时

13. 新生儿颅内出血不适宜的护理措施是

A. 保持安静,尽量减少搬动

B. 早期快速输入甘露醇降低颅内压

C. 烦躁不安、惊厥时可用镇静剂

D. 可使用维生素 K_1 以控制出血

E. 遵医嘱用脑代谢激活剂

14. 引起新生儿缺氧缺血性脑病的主要原因是

A. 严重呼吸系统疾病 B. 严重先心病

C. 围生期窒息 D. 重度心衰

E. 严重失血

15. 新生儿败血症常见的感染途径是

A. 脐部感染 B. 宫内感染

C. 胎膜早破 D. 羊水穿刺

E. 消化道感染

16. 关于生理性黄疸描述错误的是

A. 血清胆红素<205μmol/L

B. 生后 2～3 天出现黄疸

C. 多于 7～14 天自然消退

D. 早产儿可延迟 3 周消退

E. 表现为食欲下降,哭声低弱

17. 新生儿寒冷损伤综合征复温的原则是

A. 逐步升温,循序渐进

B. 供给足够液量,帮助复温

C. 立即升温,使体温迅速达正常

D. 立即放入 34℃暖箱,逐步升温

E. 保证体温每小时升高 1℃

18. 致新生儿败血症发病率及病死率较高,其最常见的病原菌是

A. 厌氧菌 B. 葡萄球菌

C. 大肠埃希菌 D. 溶血性链球菌

E. 肺炎球菌

19. 下列哪项不属于新生儿颅内出血病情观察的主要内容

A. 神志状态 B. 瞳孔大小

C. 囟门状态 D. 各种反射

E. 饮食情况

20. 早产儿护理时,下列哪项措施不妥

A. 及早输液输血

B. 注意保暖

C. 保持呼吸道通畅,以防窒息

D. 合理营养

E. 防止交叉感染

21. 新生儿生理性体重下降是不超过

A. 12% B. 15%

C. 19% D. 10%

E. 23%

22. 重度新生儿硬肿症复温的要求是

A. 迅速复温

B. 4～8 小时内体温恢复正常

C. 6～12 小时内体温恢复正常

D. 12～24 小时内体温恢复正常

E. 24～48 小时内体温恢复正常

23. 新生儿破伤风最早出现的症状是

A. 发热 B. 牙关紧闭

C. 全身痉挛 D. 角弓反张

E. 呼吸衰竭

24. 新生儿硬肿症的首发部位

A. 上肢 B. 面颊

C. 躯体 D. 臀部

E. 下肢外侧

25. 对新生儿颅内出血的护理,下列哪项是错误的

A. 保持安静,避免各种惊扰

B. 头肩部抬高 15～30℃,以减轻脑水肿

C. 注意保暖,必要时给氧

D. 经常翻身,防止肺部淤血

E. 喂乳时应卧在床上,不要抱起患儿

26. 预防新生儿破伤风的主要措施是

A. 断脐后盖消毒纱布

B. 早期使用破伤风抗毒素

C. 早期使用破伤风免疫球蛋白
D. 及时使用大剂量青霉素
E. 普及新法接生，严格无菌操作

27. 治疗与护理新生儿硬肿症的首要措施是
A. 供给足够的热量
B. 供给足够的液体
C. 逐渐复温
D. 预防各种感染
E. 加强皮肤护理

28. 未成熟儿易出现低体温的主要原因是
A. 代谢率高，产热少
B. 体表面积相对较大，散热快
C. 棕色脂肪多，产热少
D. 肌肉发育差，产热少
E. 体温调节功能强，散热快

29. 护理新生儿颅内出血时下列正确的是
A. 保持安静，避免声、光等刺激
B. 不断吸痰以保持呼吸道通畅
C. 给高浓度吸氧以纠正缺氧
D. 将患儿置于稍凉的环境中
E. 快速大量输入新鲜血

30. 新生儿败血症较少出现的临床表现是
A. 体温不升　B. 哭声无力
C. 黄疸　D. 肝、脾大
E. 水肿

31. 哪项不属于新生儿颅内出血病情观察的主要内容
A. 神志状态　B. 瞳孔大小
C. 囟门状态　D. 各种反射
E. 饮食情况

32. 新生儿硬肿症主要的致病因素是
A. 肺炎　B. 腹泻
C. 黄疸　D. 贫血
E. 寒冷

33. 新生儿生理性黄疸的主要原因是
A. 新生儿胆道狭窄
B. 新生儿胆汁黏稠
C. 新生儿胆囊小
D. 出生后红细胞破坏过多
E. 胆红素生成相对较多

34. 早产儿护理中哪项不妥
A. 预防窒息　B. 及早输液输血
C. 预防感染　D. 合理营养
E. 注意保暖

35. 新生儿败血症最常见的病原菌是
A. 厌氧菌　B. 葡萄球菌
C. 大肠埃希菌　D. 溶血性链球菌
E. 肺炎球菌

36. 关于生理性黄疸描述错误的是
A. 生后 2～3 天开始出现黄疸
B. 表现为食欲下降，哭声低弱
C. 一般 7～14 天自然消退
D. 早产儿可延迟 3 周消退
E. 血清胆红素浓度<205.2μmol/L

37. 新生儿败血症常见的感染途径是
A. 脐部感染　B. 宫内感染
C. 胎膜早破　D. 羊水穿刺
E. 消化道感染

38. 治疗新生儿破伤风，首选的抗生素是
A. 红霉素　B. 青霉素
C. 氯霉素　D. 庆大霉素
E. 新霉素

39. 预防新生儿颅内出血的关键措施为
A. 出生后及时吸氧
B. 及时注射维生素 K
C. 生后积极建立呼吸
D. 加强孕产期保健
E. 保持安静少搬动

A_2 型题

40. 新生儿生后半小时，出生体重 2000g，皮肤毳毛多，头发细软、分条不清，指甲未达到指尖，乳腺无结节，足底无纹理。此新生儿为
A. 早产儿
B. 过期产儿
C. 早产儿、低出生体重儿
D. 正常足月儿
E. 低出生体重儿

41. 一新生儿败血症患儿，护士发现其体温 38.7℃，应采取的有效措施是
A. 给退热药　B. 乙醇擦浴
C. 冷盐水灌肠　D. 加被发汗
E. 松开包被

42. 足月新生儿，日龄 6 天，吃奶好，无发热，生后第 3 天出现皮肤黄染。查体：精神反应好，面部及全身皮肤黄染，前囟平软，心、肺、腹、脐均无异常，血清总胆红素 165μmol/L，考虑为
A. 新生儿败血症　B. 新生儿溶血症
C. 生理性黄疸　D. 新生儿胆道闭锁
E. 新生儿肝炎

43. 新生儿硬肿症的患儿，肛温<30℃，置于暖箱的开始温度为
A. 比体温高 2～4℃
B. 比体温高 1～2℃

C. 比体温高 2～3℃
D. 33℃
E. 34℃

44. 新生儿胎龄 38 周，生后第 2 天出现喂奶困难，呛奶、口吐白沫、口周发绀、鼻扇，呼吸 50 次/分，心率 160 次/分，体温 36.5℃。最可能的诊断是
A. 感染性肺炎　B. 胎粪吸入性肺炎
C. 羊水吸入性肺炎　D. 乳汁吸入性肺炎
E. 以上均不是

45. 新生儿，20 天，发热 3 天，皮肤黄染退而复现 3 天，精神委靡、嗜睡、拒乳、不哭、不动，脐窝有少许脓性分泌物，诊断为新生儿败血症，其首选护理措施是
A. 消除脐部感染灶　B. 少量多次喂水
C. 维持体温稳定　D. 避免声光刺激
E. 立即放入暖箱

46. 女婴，生后第 3 天出现皮肤轻度黄染，一般情况良好，血清胆红素 170μmol/L(10mg/dl)。该女婴可能是
A. 新生儿败血症　B. 新生儿溶血症
C. 先天性胆道闭锁　D. 新生儿肝炎
E. 生理性黄疸

47. 女婴，胎龄 36 周。出生时体重 2000g，体温 36.4℃，心率 130 次/分，心肺无异常，吸吮力弱。该患儿是
A. 新生儿　B. 未成熟儿
C. 新生儿颅内出血　D. 新生儿破伤风
E. 新生儿败血症

48. 新生儿，女，日龄 5 天，食欲及精神较好，母亲在给其换尿布时发现其会阴部有血性分泌物，你认为是
A. 生理现象　B. 肉眼血尿
C. 尿道出血　D. 回肠出血
E. 直肠出血

49. 患儿，日龄 5 天，生后 24 小时内出现黄疸，进行性加重。在蓝光疗法中，下列哪项措施是错误的
A. 使用前调节好箱内的温、湿度
B. 将患儿脱光衣服，系好尿布，戴好护眼罩置入箱中
C. 保持箱内温、湿度相对恒定，使体温稳定于 36.5～37.5℃
D. 进行过程中适当限制液体供给
E. 严密观察病情，注意不良反应

A_3 型题

（50～52 题共用题干）

新生儿日龄 3 天，足月顺产，生后第 2 天出现黄疸，渐加重伴不吃、不哭、不动，查体：重度黄染，精神委靡，心肺检查无明显异常，肝肋下 2cm，脾肋下 1cm，脐部少许脓性分泌物。

50. 初步考虑最可能为
A. 新生儿肺炎　B. 新生儿肝炎
C. 生理性黄疸　D. 新生儿败血症
E. 新生儿溶血症

51. 护理诊断可能性最小的是
A. 皮肤完整性受损
B. 自我形象紊乱
C. 有体温改变的危险
D. 潜在并发症：化脓性脑膜炎
E. 营养失调：低于机体需要量

52. 护理措施中，不必要的是
A. 维持体温稳定　B. 保证营养供给
C. 防止交叉感染　D. 清除局部感染灶
E. 按医嘱使用利尿剂

（53～56 题共用题干）

患儿，生后 8 天，出现全身强直性痉挛，牙关紧闭、“苦笑”面容，双拳紧握、上肢屈曲、下肢伸直，呈角弓反张。

53. 该患儿诊断为
A. 新生儿颅内出血　B. 新生儿破伤风
C. 新生儿败血症　D. 新生儿硬肿症
E. 新生儿核黄疸

54. 该患儿首先的护理问题
A. 有受伤的危险　B. 营养失调
C. 有窒息的危险　D. 有感染的危险
E. 喂养困难

55. 哪项护理措施不妥
A. 病室宜安静
B. 病室光线应明亮
C. 检查操作应尽量集中
D. 操作应在镇静剂发挥最大效果时进行
E. 选用静脉留置针

56. 对该患儿防治要点不包括
A. 推广无菌接生法　B. 应用抗毒素
C. 控制痉挛　D. 控制感染
E. 预防脑疝

A_4 型题

（57、58 题共用题干）

患儿，男，早产，生后 3 天，近日来发现患儿拒乳、反应低下、不哭，体温 31℃，双下肢及臀部皮肤发硬，按之如象皮样，诊断为新生儿寒冷损伤综合征。

57. 该患儿的护理诊断首要问题是
A. 营养失调　B. 有感染的危险
C. 体温过低　D. 皮肤受损
E. 以上都不正确

58. 对该患儿进行复温的原则是
    A. 迅速复温
    B. 逐渐复温，使体温在24小时内恢复正常
    C. 逐渐复温，使体温在12小时内恢复正常
    D. 箱温每小时可提高2℃
    E. 以上都正确

（59～62题共用题干）

女婴，胎龄38周，出生体重3.4kg，身长52cm，皮肤红嫩，胎毛少，头发分条清楚，足底纹理多。该患儿于生后第3天出现皮肤轻度黄染，一般情况良好，血清胆红素170μmol/L(10mg/dl)。

59. 该新生儿分类属于
    A. 足月小样儿　B. 足月儿
    C. 高危儿　D. 早产儿
    E. 低出生体重儿
60. 该女婴发生黄疸的原因最可能是
    A. 新生儿败血症　B. 新生儿溶血症
    C. 先天性胆道闭锁　D. 新生儿肝炎
    E. 生理性黄疸
61. 该女婴的黄疸如何处理
    A. 尽快母乳喂养　B. 遵医嘱光疗
    C. 换血疗法　D. 遵医嘱用白蛋白
    E. 遵医嘱入保温箱
62. 以下哪项不是该患儿的特点
    A. 口腔内出现上皮珠　B. 常以腹式呼吸为主
    C. 呼吸节律不规则　D. 拥抱反射可引出
    E. 心率120～140次/分

（63～65题共用题干）

足月新生儿，男，日龄3天，为第一胎，母乳喂养，生后24小时出现黄疸，皮肤黄染逐渐加重，实验室检查：血红蛋白110g/L。

63. 采集病史时应特别注意询问
    A. 大便颜色　B. 母亲和患儿的血型
    C. 用药史　D. 感染史
    E. 传染病接触史
64. 该患儿最有可能的诊断为
    A. 胆道闭锁
    B. 新生儿生理性黄疸
    C. 新生儿ABO血型不合溶血症
    D. 母乳性黄疸
    E. 新生儿败血症
65. 在疾病过程中，若该患儿出现嗜睡、尖叫、肌张力下降，胆红素上升至386μmol/L，可能发生了
    A. 颅内出血　B. 胆红素脑病
    C. 呼吸衰竭　D. 新生儿化脓性脑膜炎
    E. 低血糖

（66～68题共用题干）

患儿，女，日龄5天。主因拒食、反应差、哭声低2天就诊。患儿2日来拒乳，反应差，哭声弱伴少动、嗜睡。患儿为第一胎、足月顺产，生后无窒息及产伤史，父母体健，非近亲婚配。查体：体温38.5℃，脉搏160次/分，呼吸56次/分。面色苍白，颜面及全身皮肤黄染，皮肤黏膜可见散在出血点。肝肋下3cm，脾肋下1cm。脐部可见脓性分泌物。实验室检查：白细胞20×10^9/L，中性粒细胞0.8，可见核左移及中毒颗粒，血清胆红素增高，余(－)。临床诊断：新生儿败血症。

66. 患儿入院后应首要做的检查是
    A. 血培养　B. 便常规
    C. 血电解质　D. 血清胆红素测定
    E. 心电图
67. 如该患儿体温上升至39.8℃，为其降温可选用的方法是
    A. 退热药
    B. 乙醇擦浴
    C. 冷盐水灌肠
    D. 松开包被，调节环境温度
    E. 以上都不正确
68. 引起该病最常见的病原菌是
    A. 大肠埃希菌　B. 肺炎链球菌
    C. 克雷伯杆菌　D. 腺病毒
    E. 葡萄球菌

（69、70题共用题干）

足月臀位产儿，生后即不安，前囟饱满，唇微发绀，双肺呼吸音清，心率128次/分。

69. 该患儿最可能的诊断是
    A. 维生素D缺乏性手足搐搦症
    B. 化脓性脑膜炎
    C. 新生儿败血症
    D. 新生儿颅内出血
    E. 感染性肺炎
70. 对其进行护理，哪项不正确
    A. 保持安静
    B. 头肩部抬高15°～30°
    C. 必要时给氧
    D. 经常翻身
    E. 喂乳时不要抱起患儿

参考答案

A_1型题

1.C　2.A　3.E　4.A　5.D　6.D　7.E　8.E
9.B　10.A　11.A　12.C　13.B　14.C　15.A
16.E　17.A　18.B　19.E　20.A　21.D　22.D

23. B　24. E　25. D　26. E　27. C　28. B　29. A
30. E　31. E　32. E　33. E　34. B　35. B　36. B
37. A　38. B　39. D

A_2 型题

40. C　41. E　42. C　43. B　44. D　45. C　46. E
47. B　48. A　49. D

A_3 型题

50. D　51. B　52. E　53. B　54. C　55. B　56. E

A_4 型题

57. C　58. C　59. B　60. E　61. A　62. A　63. B
64. C　65. B　66. A　67. D　68. E　69. D　70. D

第八章 泌尿生殖系统疾病患者的护理

知 识 点

第一节 肾小球肾炎患者的护理

一、急性肾小球肾炎

(一) 病因及发病机制

1. 病因 最常见的病因是β-溶血性链球菌A组12型感染引起的一种免疫复合物性肾小球肾炎。

2. 发病机制 目前认为肾炎链球菌作为抗原刺激机体产生大量免疫复合物，免疫复合物随血流沉积到肾小球并激活补体引起一系列免疫损伤和炎症；免疫损伤使肾小球基膜断裂，尿中出现红细胞、蛋白、白细胞及各种管型；肾小球炎症导致肾小球毛细血管腔狭窄甚至闭锁，血流量减少，滤过率降低，引起水钠潴留，临床表现为少尿、水肿和高血压等。

(二) 临床表现

本病好发于儿童，常在发病1～3周前有链球菌前驱感染，如呼吸道感染、皮肤感染等。典型的表现有：

(1) 血尿：为首发症状，起病时几乎均有血尿，50%～70%患者有肉眼血尿。肉眼血尿多在1～2周逐渐消失，镜下血尿可持续1～3个月或更长时间。

(2) 水肿：最常见，初仅累及眼睑及颜面部，晨起重。水肿时伴有少尿，严重无尿。

(3) 高血压：表现为头晕、乏力、恶心、呕吐等，多数在1～2周内随尿量增多，血压降到正常。严重时可有充血性心力衰竭、高血压脑病和急性肾衰竭。

(三) 辅助检查

1. 尿液检查 镜下可见变形的红细胞，还可见红细胞管型，尿沉渣可见上皮细胞、白细胞，并有颗粒管型等。尿蛋白通常为(+)～(++)。

2. 血液检查 红细胞计数及血红蛋白可稍低，白细胞计数正常或增高。血沉增快。

3. 肾功能检查 肾小球滤过率(GFR)呈不同程度的下降，少尿期血尿素氮和肌酐可暂时升高。

4. 血补体测定 发病初期血总补体及C3均下降，于8周内渐恢复正常。

(四) 治疗原则

以卧床休息和对症治疗为主。

1. 一般治疗 急性期应卧床休息，低盐饮食。有氮质血症时，限制蛋白质的摄入。明显少尿的急性肾衰竭者需限制液体的入量，禁食含高钾食物。

2. 治疗感染灶。

3. 对症治疗 利尿消肿、降血压，预防心脑并发症的发生。

4. 透析治疗 发生急性肾衰竭且有透析指征者，应及时给予短期透析治疗以度过危险期。

(五) 护理措施

1. 休息 起病2周内卧床休息，待肉眼血尿消失、水肿消退及血压恢复正常后逐步增加活动量。3个月内避免剧烈活动；血沉正常，尿红细胞<10个/HP后可以上学，但需避免体育活动；尿沉渣细胞计数正常后方可恢复正常活动。

2. 观察病情 急性期限钠、水的摄入，准确记录24小时出入量；定期测体重，评估水肿的进展情况；观察生命体征的变化及患者有无头痛、眼花等症状，预防并发症的发生。

3. 健康教育 本病是自限性疾病，限制患儿活动是控制病情进展的主要措施，出院时向患儿及家长说明继续限制活动及定期复查。

二、慢性肾小球肾炎

(一) 病因及发病机制

1. 病因 大多数病因不清，少数由急性肾炎发展而来。

2. 发病机制 起始因素为免疫介导炎症，非免疫因素也可能起作用。

(二) 临床表现

1. 尿液的改变 蛋白尿、血尿，及尿量一般在每日1000ml以下，夜尿增多。

2. 轻中度水肿。

3. 高血压。

4. 肾功能进行性损害。

(三) 辅助检查

1. 尿液检查　蛋白尿、肉眼或镜下血尿及管型尿，尿比重多在1.020以下，晚期常固定在1.010。

2. 血液检查　晚期血浆白蛋白值降低，血脂升高，内生肌酐清除率下降，血尿素氮、血肌酐上升，血红蛋白下降。

3. B超　双肾对称性缩小。

(四) 治疗原则

防止和延缓肾功能进行性恶化，改善临床症状及防止严重并发症为主要目的。

(1) 应避免体力活动、受凉，防止感染，避免使用对肾有损害的药物。

(2) 低蛋白、低磷饮食。

(3) 水肿高血压的患者应限制盐的摄入。

(4) 利尿、降压、抗凝治疗；血管紧张素转换酶抑制剂除有降压作用外，还可以减少尿蛋白和延缓肾功能恶化的肾脏保护作用。

(五) 护理措施

1. 休息　宜多休息。避免重体力活动。

2. 饮食

(1) 水肿、少尿者，限水、限盐(每日1～3g)。

(2) 低蛋白、低磷饮食：可减轻肾小球内高压、高灌注及高过滤状态，延缓肾小球硬化及肾功能减退，宜采用优质蛋白质饮食，蛋白质的摄入量每日0.6～0.8g/kg。

(3) 饮食中增加糖的摄入，保证足够的热量，并补充多种维生素。

3. 心理护理。

4. 预防控制感染。

5. 观察病情的变化　观察水肿及高血压、贫血的程度；观察尿液的改变及肾功能减退程度；观察有无尿毒症、心脏损害及高血压脑病的征象。

6. 用药指导　坚持长期用药，降压不宜过快、过低，避免使用损害肾脏的药物。

(六) 健康教育

避免过劳、防止受凉，预防感染，坚持用药，不宜自行停药或减量，避免使用对肾脏有损害的药物。女性患者不宜妊娠。

第二节　肾病综合征患者的护理

肾病综合征简称肾病，是多种原因所致的肾小球基膜通透性增高，导致大量蛋白尿等的一种临床症候群。临床具有四大特点：大量蛋白尿、低蛋白血症、高胆固醇血症及不同程度的水肿。

(一) 病因

本病可分为原发性和继发性两类。原发性肾病综合征指原发于肾脏本身的疾病，如急性肾炎、急进性肾炎等疾病过程中发生的肾病综合征；继发性肾病综合征的病因有很多，常见的有糖尿病肾病、狼疮性肾炎、过敏性紫癜等。肾病综合征是多种肾脏疾病的共同表现，不是一种独立疾病。

(二) 临床表现

1. 大量蛋白尿　当肾小球滤过膜的屏障作用受损，滤过膜对血浆蛋白的通透性增高，当原尿中蛋白含量超过肾小管重吸收能力时，导致大量蛋白尿，尿蛋白＞3.5g/d。

2. 低蛋白血症　血浆白蛋白低于30g/L。

3. 水肿　为最常见的症状。低蛋白血症造成血浆胶体渗透压下降是水肿的主要原因。水肿较重，随体位移动，晨起眼睑、头枕部、腰骶部明显，起床后逐渐以下肢为主。严重时遍及全身，并可出现体腔积液。

4. 高脂血症、高血压。

5. 其他　面色苍白、疲乏无力、头晕，常易晕厥。

6. 并发症

(1) 感染：最常见，尤其是呼吸道感染多见，是肾病综合征复发及疗效不佳的主要原因之一。

(2) 血栓及栓塞：肾静脉血栓最为常见。

(3) 电解质紊乱：常见低钠、低钙、低钾血症。

(4) 动脉粥样硬化：长期的高脂血症易引起动脉粥样硬化。

(5) 低血容量性休克。

(6) 急性肾衰竭。

(三) 辅助检查

1. 尿液检查　24小时尿蛋白大于3.5g。

2. 血液检查　白蛋白低于30g/L，血胆固醇及三酰甘油增高。

3. 肾功能检查　内生肌酐清除率正常或降低，血肌酐及尿素氮正常或升高。

4. 肾活检病理检查　可确定病理类型。

(四) 治疗原则

1. 一般治疗　注意休息与饮食(低脂、适当蛋白饮食)。

2. 利尿。

3. 抑制免疫与炎症反应的治疗

(1) 糖皮质激素:起始用量足,减撤药物要慢,维持用药要久。

(2) 细胞毒药物:最常用的药物是环磷酰胺,累积量达到6~8g后停药。其副作用有骨髓抑制、中毒性肝炎、出血性膀胱炎等,并可出现性腺抑制(尤其是男性)。

(3) 环孢素A:主要适用于激素和细胞毒药物治疗无效的难治性肾病综合征。此药价格昂贵,副作用大,而且停药后易复发。

(五) 护理措施

1. 体液过多的护理 ① 适当休息:水肿严重和高血压患者,卧床休息,一般每日可定时下床轻微活动。②水肿严重时应低盐饮食(食盐<3g/d),准确记录出入量。③评估水肿进展情况:测体重1次/日,有腹水者测腹围1次/日。④遵医嘱应用利尿剂。

2. 保证患者的营养 一般选择优质蛋白饮食、少量脂肪、足量的糖类及高维生素的饮食。

3. 保持皮肤的清洁干燥,避免长时间受压,经常更换体位。每日用温水清洗皮肤;水肿严重者尽量避免肌内注射。阴囊水肿时可用丁字带托起。

4. 用药护理 检测血药浓度,观察不良反应。

(六) 健康教育

休息与运动,避免劳累,合理安排饮食,告知患者及家属积极预防感染的重要性,注意个人卫生,减少去公共场所。遵医嘱用药,并知道各种药物的毒副作用,不擅自减量或停用激素,定期复查。

第三节 肾衰竭患者的护理

一、急性肾衰竭患者的护理

急性肾衰竭是指由于各种原因引起肾功能在短期内(数小时或数天)急剧下降的临床综合征,其血肌酐平均每日增加≥44.2μmol/L。

(一) 病因及发病机制

1. 肾前性 任何原因引起的血容量减少,如各种原因引起的大出血、脱水、大面积烧伤等,肾实质无器质性病变。

2. 肾性 由肾实质损害引起。包括急性肾小管坏死、急性肾毒性物质、肾小球疾病、肾血管疾病等。

3. 肾后性 各种原因引起的泌尿道梗阻,如输尿管结石、前列腺增生及肥大、妇科肿瘤压迫等,多为可逆性的,及时解除病因,肾功能可恢复。

(二) 临床表现

1. 少尿型肾衰

(1) 少尿期:一般持续5~7天。该期尿量明显减少;由于肾功能损害突然出现,机体对内环境稳定失调未能及时代偿,因此,尿毒症症状较慢性肾衰竭更为明显。进行性氮质血症,血肌酐的绝对值每日升高≥44.2μmol/L;水电解质酸碱平衡失调,表现为水潴留,代谢性酸中毒,电解质紊乱以高血钾最多见,可有高磷、低钙、低钠等;其他如恶心、呕吐、食欲减退等消化系统症状出现最早;还有高血压、心力衰竭;常伴肺部和尿路感染等。

(2) 多尿期:进行性尿量增多,可出现低钠血症、低钾血症等。

(3) 恢复期:肾功能恢复或基本恢复正常。

2. 非少尿型肾衰 无少尿或无尿的症状,但肾功能受损,症状较少尿型肾衰轻。

(三) 辅助检查

1. 血常规 轻到中度贫血,白细胞增多,血小板减少;血尿素氮和肌酐的增高,血钾升高,血钙降低等。

2. 尿液检查 每日尿量400ml以下;尿常规检查,尿色深,外观浑浊,比重低,尿蛋白定性+~+++,尿沉渣镜检可见肾小管上皮细胞及其管型,颗粒管型及少许红细胞等。

(四) 治疗原则

1. 积极治疗原发病、去除病因。

2. 少尿期 调整饮食、控制液体入量,遵循“量出为入”的原则。予以高糖、适量脂肪及限制蛋白饮食;纠正水电解质酸碱平衡;保守治疗无效时,选择透析治疗。

3. 多尿期 维持水电解质和酸碱平衡,控制氮质血症,防止各种并发症。

4. 恢复期的治疗 无需特殊处理,定期随访肾功能,避免使用肾毒性药物。

(五) 护理措施

1. 一般护理 绝对卧床休息,活动下肢,防止静脉血栓形成,预防压疮。恢复期逐渐增加活动。

2. 饮食 给予高效价优质蛋白饮食,保证热量,维持水的平衡,减少钾的摄入。

3. 病情观察 准确记录24小时液体出入量,观察水肿消长;定期检测生命体征,观察患者有无感染的征象;做好肾功能各项指标的观察;检测有无上消化道出血、心衰、肺梗死、高血压脑病。

二、慢性肾衰竭患者的护理

(一) 病因

1. 原发性肾脏疾病　如肾小球肾炎、慢性肾盂肾炎等。

2. 继发于全身疾病的肾脏疾病　如糖尿病肾病、高血压肾病、狼疮性肾病等。

3. 慢性尿路梗阻性肾病　如结石等。

4. 先天性疾病　如多囊肾、遗传性肾病等。

(二) 临床表现

1. 水、电解质、酸碱平衡失调

(1) 多尿、畏食、呕吐或腹泻,引起脱水;晚期尿量少于400ml/d,出现水肿,高血压甚至于心力衰竭。

(2) 高血钾或低血钾:高血钾多见。

(3) 代谢性酸中毒。

(4) 低钙血症和高磷血症。

2. 各系统中毒症状

(1) 消化系统:食欲减退、腹部不适为最早、最常见的症状。有恶心、呕吐、呃逆、腹泻、消化道出血、口腔尿臭味。

(2) 心血管系统:高血压、心力衰竭(是尿毒症患者最常见的死亡原因)、尿毒症性心包炎、动脉粥样硬化等。

(3) 呼吸系统:酸中毒时呼吸深而长;尿毒症性支气管炎。

(4) 血液系统:贫血为必有的症状、出血倾向、白细胞减少。

(5) 神经、肌肉系统症状:疲乏、失眠、注意力不集中是早期症状之一,其后会出现性格改变、记忆力减退、尿毒症性脑病。

(6) 骨骼系统:肾性骨营养不良症。

(7) 皮肤症状:瘙痒、尿毒症面容。

(8) 内分泌失调:女性患者常有月经不规则甚至闭经,男性常有阳痿现象。此外还有代谢紊乱,如空腹血糖轻度升高,糖耐量异常。

(9) 免疫系统:功能低下时,以肺部和泌尿系统感染常见。

(三) 辅助检查

1. 血常规　血红蛋白多在80g/L以下。

2. 尿常规　尿蛋白+～+++,尿比重低,尿沉渣蜡样管型对诊断有意义。

3. 肾功能检查　血肌酐、尿素氮升高,内生肌酐清除率降低。

4. B超　双肾体积缩小,肾萎缩。

(四) 治疗原则

1. 治疗基础病和使肾衰竭恶化的因素。

2. 延缓慢性肾衰竭的发展　饮食治疗:限制蛋白饮食、保证供应充足的热量、补充多种维生素、限制含钾高的食物,必需氨基酸的应用。每日液体的入量应按前1天出液量加不显性失水500ml来计算。

3. 对症治疗

(1) 高血压:首选血管紧张素转换酶抑制剂。

(2) 积极控制感染,避免使用肾毒性药物。

(3) 纠正水电解质酸碱平衡失调。

(4) 纠正贫血。

4. 透析。

5. 肾移植。

(五) 护理措施

1. 一般护理　休息、营养支持(高维生素、高热量、优质低蛋白、低磷高钙饮食)、心理护理。

2. 病情观察　意识、尿量、生命体征、贫血、电解质、出入量。

3. 对症护理

(1) 注意口腔护理和饮食调节。

(2) 神经系统症状应安置患者于光线较暗的病室,避免刺激,注意安全,使用镇静剂。

(3) 心血管症状降压、控制抽搐、降颅压。

(4) 出血倾向避免使用抑制凝血的药物。

(5) 高钾血症忌进含钾高的食物或药物,忌输库存血。

(六) 健康教育

(1) 强调蛋白质的合理摄入和钠、钾的限制。

(2) 告知患者遵医嘱用药,避免使用肾毒性药物,如氨基糖苷类抗生素。

(3) 定期复查肾功能、血清电解质等,准确记录每日的尿量、血压、体重。

第四节　尿石症患者的护理

一、病　　因

尿路结石是一种不正常的结晶过程,尿中形成结石的盐类呈过饱和状态,尿中抑制结晶形成的物质含量不足和核基质的存在,构成结石形成的主要因素。结石成分多为草酸盐,其次为磷酸盐及尿酸等。虽然尿路结石的形成原因不清,但和下列因素有关。

1. 流行病学因素　包括年龄、性别、职业、社会经济地位、饮食成分和结构、水分的摄入量、气候、代谢、遗传等。

2. 尿液因素

(1) 形成结石物质排出过多:尿液中钙、草酸、尿酸排出量增加。长期卧床,甲状腺功能亢进,特发性高尿钙症,其他代谢异常及肾小管酸中毒等均使尿钙排出增加,痛风,尿持续酸性、慢性腹泻及噻嗪类利尿剂均可使尿酸排出增加。

(2) 尿 pH 改变:尿酸结石和胱氨酸结石在酸性尿中形成。磷酸镁铵及磷酸钙结石在碱性尿中形成。

(3) 尿量减少,使盐类和有机物质的浓度增高。

(4) 尿中抑制晶体形成物质含量减少。

3. 尿路梗阻及尿路感染。

二、临床表现

1. 肾和输尿管的结石 主要表现是与活动有关的疼痛和血尿。其程度与结石的部位、大小、活动、有无并发症及其程度等因素有关。结石越小症状越明显;结石引起肾盂输尿管连接处或输尿管完全梗阻,可引起肾绞痛。疼痛常位于腰部和上腹部,并沿输尿管行径,放射至同侧睾丸或阴唇和大腿内侧。根据结石对黏膜损伤程度的不同,可表现为肉眼血尿或镜下血尿,以后者更常见。结石伴感染时,可有尿频、尿痛等症状;继发急性肾盂肾炎或肾积脓时,可有发热、畏寒等全身症状。

2. 膀胱结石 典型症状为排尿突然中断,改变体位后可继续排尿;且常伴膀胱刺激征。

3. 尿道结石 典型表现为急性尿潴留伴会阴部剧痛,亦可表现为排尿困难,点滴状排尿及尿痛。

三、辅助检查

1. 尿常规检查 可有镜下血尿,伴感染时有脓尿。

2. 肾功能检查。

3. 泌尿系平片 95%以上结石能在平片中发现,应作正侧位摄片。

4. 排泄性尿路造影 可显示结石所致的肾结构和功能的改变。

5. B超 能发现平片不能显示的小结石和透 X 线结石。

四、治疗原则

(一) 肾输尿管结石

1. 保守治疗 结石小于 0.6cm,光滑、无尿道感染、肾功能正常者。

2. 体外冲击波碎石 是目前治疗肾输尿管结石的首选方法。

3. 手术治疗 绝大多数上尿路结石不再需要开放手术,术前必须了解双肾功能,有感染时先行抗感染治疗,入手术室前需做腹部平片,做最后定位。

(二) 膀胱结石

采用手术治疗。

1. 经膀胱镜机械、液电效应、超声、弹道气压碎石 大多数结石均适用于此方法,主要适用于结石小。

2. 耻骨上膀胱切开取石术 对于结石过大、过硬或有膀胱憩室等应采用此方法。

(三) 尿道结石

1. 前尿道结石 在良好的麻醉下,注入无菌液体石蜡,压迫结石近端尿道后,轻轻向远端挤出。

2. 后尿道结石 在麻醉下,用尿道探条将结石轻轻推入膀胱,再按膀胱结石处理。

五、护理措施

(一) 保守治疗

(1) 大量饮水:保持每天的尿量在 2000ml 以上。尤其在睡前及半夜饮水,保持夜间尿液处于稀释状态,减少结晶的形成。

(2) 当结石合并感染时,遵医嘱应用抗生素,注意体温及全身情况的观察。

(3) 肾绞痛的患者,应卧床休息,深呼吸,肌肉放松以减轻疼痛。遵医嘱给予解痉止痛药。

(4) 调节尿液的 pH:根据结石的成分碱化或酸化尿液。

(5) 中西医结合疗法。

(6) 在病情允许的情况下,指导患者进行适当的跳跃运动,有助结石的排出。

(7) 体外冲击波碎石治疗后应注意生命体征、排尿情况及尿液性状的观察,卧床休息 1 周,注意碎石排出的情况。

(8) 根据结石分析结果,指导患者合理饮食。

(9) 根据结石部位,指导体外冲击波碎石治疗后的排石体位。

(二) 手术治疗

1. 术前护理 遵医嘱给予抗生素控制感染。对于输尿管切开取石的患者,入手术室前,应拍摄腹部平片,进行结石定位。

2. 术后护理 鼓励患者多饮水,注意伤口及引流管的护理,肾盂造瘘者,不常规冲洗,以免引起感染。必须冲洗时,应严格无菌观念,低压冲洗。肾盂造口管一般置管 10 日以上,拔管前应先夹管观察,并经造瘘管做肾盂造影,证实尿液通畅方可拔管。拔管后向健侧卧位。肾实质切开及肾部分切除的患者，应绝对卧床休息2周。耻骨上膀胱切开取石术后应保持切口的清洁干燥。

第五节　泌尿系统损伤患者的护理

泌尿系统损伤发生部位多见于男性尿道，在发达地区或战时以肾损伤多见。泌尿系统损伤的主要病理表现是出血和尿外渗。

一、肾　损　伤

(一) 病因

1. 开放性损伤　因刺刀、枪弹、弹片贯穿伤，常伴有胸腹部损伤，伤情往往复杂而严重。

2. 闭合性损伤　因直接暴力或间接暴力所致的损伤。根据损伤的程度分为肾挫伤、肾部分裂伤、肾全层裂伤、肾蒂损伤。

(二) 临床表现

1. 休克。

2. 血尿　肾挫伤时血尿轻微，重度肾损伤则呈肉眼血尿。血尿与损伤的程度不一定呈比例。肾蒂血管断裂、损伤性肾动脉血栓形成、肾盂广泛裂伤、输尿管断裂或被血块阻塞时，血尿可不明显，甚至全无血尿。

3. 疼痛　由于肾实质损伤及肾包膜张力增加，肾周围软组织损伤引起患侧腰腹部疼痛；血块通过输尿管时发生肾绞痛；血液、尿液渗入腹腔或腹部脏器损伤时，出现全腹疼痛及腹膜刺激症状。

4. 腰腹部肿块　肾周围血肿及尿外渗使局部肿胀，形成肿块，有明显的触痛和肌强直。

5. 发热　尿外渗易引起继发感染，形成肾周脓肿或化脓性腹膜炎。

(三) 辅助检查

1. 化验检查　尿中含有多量红细胞；血红蛋白与红细胞压积持续降低说明有活动性出血；血白细胞增高应注意并发感染的可能性。

2. 特殊检查　根据病情选择X线平片、CT、排泄性尿路造影、动脉造影等。

(四) 治疗原则

1. 紧急处理　有严重休克的患者需迅速进行复苏输血，并确定有无合并其他器官损伤。

2. 保守治疗　轻微肾挫伤经短期休息可以自愈，多数肾挫裂伤可用保守法治疗。绝对卧床休息至少2周，密切观察生命体征、血尿颜色及腰腹部肿块的变化情况，补充血容量和热量，早期使用抗生素预防感染，止痛、止血等治疗。

3. 手术治疗　开放性损伤、严重肾裂伤、肾碎裂及肾蒂损伤等尽早手术。

(五) 护理措施

1. 注意休息。

2. 严密监测生命体征。

3. 病情观察　动态观察血尿颜色的变化，定时监测血红蛋白和红细胞比容，定时观察体温计白细胞，以判断有无继发感染。

4. 观察疼痛的部位和程度。

5. 有手术指征者，积极完善术前准备，危重患者尽量少搬动。

二、膀 胱 损 伤

(一) 病因

1. 开放性损伤　锐器或子弹贯穿伤，形成腹壁尿瘘，膀胱直肠瘘、膀胱阴道瘘。

2. 闭合性损伤　直接暴力引起膀胱挫伤，局部出血或形成血肿；严重损伤可引起膀胱破裂，分为腹膜外型与腹膜内型。

3. 医源性损伤　分娩异常、膀胱镜检查、经尿道电切术等。

(二) 临床表现

1. 休克　骨盆骨折合并大出血，膀胱破裂致尿外渗及腹膜炎，伤势严重，常有休克。

2. 排尿困难、血尿　膀胱破裂后，尿液流入腹腔或膀胱周围，有尿意，但不能排尿或仅排出少量血液。

3. 腹痛　尿外渗及血肿引起下腹部剧痛，尿液流入腹腔则引起急性腹膜炎症状。

4. 尿瘘　贯通性损伤可有体表伤口、直肠或阴道漏尿。

(三) 辅助检查

1. 导尿及测漏试验　从导尿管注入灭菌的生理盐水200ml，片刻后吸出，若液体进出量差异很大，提示膀胱有破裂。

2. X线检查　腹部平片可见骨盆骨折。自导尿管注入造影剂时和排出造影剂后拍摄片，造影剂有外漏时，则为膀胱有损伤。

(四) 治疗原则

1. 紧急处理　抗休克治疗；破裂者尽早应用抗生素。

2. 保守疗法 症状轻，膀胱造影显示少量尿外渗，可从尿道插入导尿管持续引流膀胱，保持尿液流出通畅，并使用抗生素预防感染。

3. 手术治疗 膀胱破裂伴有出血和尿外渗，病情严重，需尽早施行手术。

(五) 护理措施

1. 观察生命体征及是否有休克。

2. 尿液的观察及导尿管的护理。

3. 术后造口管的护理

(1) 保持引流管的通畅。

(2) 冲洗导管。

(3) 保护造瘘口周围的皮肤，伤口敷料浸湿时应及时更换，清洁造瘘管周围的皮肤，外涂氧化锌软膏，避免尿液的刺激。

(4) 拔管前和拔管后的护理。拔管时间一般为12天，拔管前先夹管，观察尿道排尿通畅才可拔管，如有排尿困难现象，应延期拔管；拔管后造口有少量漏尿为暂时现象，长期留置者应每隔4～6周，在无菌的条件下更换造瘘口。

三、尿道损伤

尿道损伤多见于男性。男性尿道在解剖上分为前、后两段。前端尿道包括球部和悬垂部，后尿道包括前列部和膜部。尿道损伤多见于球部和膜部。

(一) 病因

尿道损伤可分为开放性及闭合性两类。开放性损伤多见于战伤和锐器损伤，常伴有阴囊、阴茎、会阴部的贯穿伤。闭合性损伤可为挫伤或撕裂伤。经尿道的器械检查或手术引起的损伤多发生在球膜交界或狭窄部远侧；外来暴力引起的闭合性损伤最常见。

(二) 病理

1. 尿道挫伤 尿道内层损伤，仅有水肿和出血，愈合后不会发生尿道狭窄。

2. 尿道裂伤 尿道壁部分全层断裂，可致尿道周围血肿、尿外渗，愈合后瘢痕性尿道狭窄。

3. 尿道断裂 尿道完全离断，断端退缩，分离，血肿、尿外渗明显，可致尿潴留。

(三) 临床表现

休克、疼痛、尿道出血、排尿困难、血肿及尿外渗。

(四) 辅助检查

X线检查：骨盆前后位片显示骨盆是否骨折；必要时进行尿道造影。

(五) 治疗原则

1. 紧急处理 休克者，抗休克处理。骨盆骨折的患者需平卧，不宜随意搬动。尿潴留不易导尿或未能立即手术者，行耻骨上膀胱穿刺。

2. 非手术治疗 应用抗生素；挫伤及轻度裂伤无需特殊治疗；排尿困难或不能排尿、插入尿管成功者，留置尿管引流1～2周。

3. 手术治疗 试插导尿管不成功者，行吻合术。

(六) 护理措施

(1) 密切观察生命体征，防治休克。

(2) 术后常规留置导尿管2～3周，做好引流管的护理，以防泌尿系的感染。

(3) 合并骨盆骨折者，应执行骨盆骨折护理常规。

(4) 尿道狭窄者需定期进行尿道扩张，做好健康教育，确保患者坚持治疗。

第六节　尿路感染患者的护理

尿路感染可分为上尿路感染(主要是肾盂肾炎)和下尿路感染(主要是膀胱炎)。好发于女性。

(一) 病因

尿路感染多由细菌感染引起，最常见的致病菌是肠道革兰阴性杆菌，其中以大肠埃希菌最常见。

(二) 感染途径

1. 上行感染 最常见。

2. 血行感染 少见。

(三) 易感因素

(1) 尿路不通畅：最主要的因素。

(2) 泌尿系统畸形和结构异常。

(3) 尿路器械的使用。

(4) 尿道内或尿道口周围有炎症。

(5) 机体抵抗力差。

(四) 临床表现

1. 膀胱炎 占尿路感染的60%，主要表现为尿频、尿急、尿痛、耻骨弓上不适等，但一般无明显的全身感染症状。常有白细胞尿，约30%有血尿。

2. 急性肾盂肾炎 起病急骤，畏寒、发热、体温可达40℃，常伴头痛、全身不适、疲乏无力、食欲减退、恶心、呕吐等症状；泌尿系有尿路刺激征，还有腰痛、肋脊角压痛或叩击痛。

3. 无症状细菌尿　即患者有菌尿而无任何尿感症状。

(五) 辅助检查

1. 尿常规检查　尿沉渣内白细胞多显著增加，如发现白细胞管型有助于肾盂肾炎的诊断。白细胞＞5个/HP。

2. 尿细菌学检查　尿感诊断的确立，主要依靠尿细菌学检查。

(1) 尿细菌定量培养：尿含菌量≥10^5/ml，为有意义的细菌尿，常为尿感；10^4～10^5/ml，为可疑阳性；＜10^4/ml，则可能是污染。

(2) 尿涂片镜检细菌：是一种快速诊断有意义细菌尿的办法。

(六) 治疗原则

治疗目的是纠正诱因，采用合理的药物消灭细菌，一般首选对革兰阴性杆菌有效的药物；辅以全身支持疗法；鼓励多饮水，每天2000ml以上。

(七) 护理措施

1. 一般护理　卧床休息，不宜从事重体力劳动；进食清淡并含丰富营养的食物，补充多种维生素；多饮水，督促患者2小时排尿1次，以冲洗细菌和炎症物质，减少炎症对膀胱和尿道的刺激；肾区疼痛者，卧床休息，采用屈曲位，尽量不要站立或坐位。

2. 清洁中段尿培养标本的采集

(1) 留取标本前，用肥皂水清洗外阴，不宜使用消毒剂。

(2) 宜在使用抗生素前或停药后5天收集标本，不宜多饮水，并保证尿液在膀胱内停留6～8小时。

(3) 指导患者留取中段尿置于无菌容器内，于1小时内送检，以防杂菌的生长。

(八) 健康教育

注意个人卫生，每天清洗会阴部，局部有炎症时要及时诊治。避免过度劳累，多饮水，少憋尿。

第七节　良性前列腺增生患者的护理

(一) 病因

病因尚不清楚。目前认为高龄及有功能的睾丸是前列腺增生的重要病因。

(二) 临床表现

1. 尿频　是最初症状，夜间较显著。

2. 排尿困难　进行性排尿困难是最重要的症状。

3. 尿潴留。

4. 其他　合并感染时可出现膀胱刺激症状；合并膀胱结石时，症状更为明显，并可伴有血尿；晚期可出现肾积水和肾功能不全。

(三) 辅助检查

1. B超　测量前列腺体积，检查内部结构是否突入膀胱。

2. 尿流动力学检查　常用尿流率、排尿时间、尿道阻力等。

3. 膀胱内残余尿量测定。

4. 膀胱镜检查　能直接看到增大的前列腺，增大程度及其部位。

(四) 治疗原则

梗阻较轻或难以耐受手术治疗的病例可采用非手术疗法或姑息的手术。膀胱残余尿量超过50ml或曾经出现过尿潴留者，应争取早日手术治疗。

(五) 护理措施

1. 术前护理。

2. 术后护理

(1) 观察生命体征。

(2) 术后三腔气囊尿管控制出血。

(3) 膀胱冲洗：生理盐水持续冲洗3～7天，速度依尿色而定，色深则快，色浅则慢；保持通畅，准确记录冲洗量和排出量。

(4) 膀胱痉挛的护理：深呼吸放松腹部肌肉张力。术后留置硬膜外麻醉导管者，按需注射小剂量药物。

(5) 不同手术方式的护理：经尿道切除术(TURP)观察有无TURP综合征，原因是术中大量的冲洗液被吸收使血容量急剧增加，形成低钠血症，患者可在术后几小时内出现烦躁、恶心、呕吐、抽搐、昏迷，严重者出现肺水肿、脑水肿、心力衰竭等，此时应减慢输液速度，给高渗盐水利尿剂、脱水剂对症处理，术后3～5天尿液颜色清，即可拔除导尿管。开放手术：手术方式不同，拔管时间不同；术后10～14天，若排尿通畅，拔除膀胱造口管，凡士林油纱条填塞瘘口。

(6) 预防感染。

(7) 预防并发症：下床活动，避免腹内压增高、便秘，禁止灌肠或肛管排气，以免前列腺窝出血；防压疮。

3. 健康教育

(1) 生活指导，药物或非手术治疗者避免受凉、劳累、饮酒、便秘而引起急性尿潴留；进易消化、含纤维多的食物；术后1～2个月避免剧烈活动。

(2) 康复指导：多饮水，定期化验尿；锻炼肛提肌，恢复尿道括约肌功能，防溢尿现象。

第八节 外阴炎患者的护理

外阴炎是指外阴部皮肤黏膜的炎症。

(一) 病因

阴道分泌物增多或炎症分泌物刺激外阴皮肤；大小便污染，尿瘘、粪瘘、糖尿病尿液刺激等；着化纤内裤；紧身衣致局部透气性差；经期使用卫生巾等。

(二) 临床表现

1. 症状 外阴瘙痒、疼痛、灼热，性交及排尿时加重。

2. 体征 局部充血、肿胀、糜烂、抓痕，重者可有溃疡、湿疹；慢性患者皮肤黏膜增厚，粗糙。

(三) 治疗原则

(1) 去除病因及物理刺激，积极治疗阴道炎、尿瘘、粪瘘、糖尿病。

(2) 注意个人卫生，保持外阴清洁干燥。

(3) 局部治疗：使用1∶5000高锰酸钾溶液坐浴，如有破溃可涂抗生素软膏。

(四) 护理措施

(1) 保持外阴清洁、干燥，尤其在经期、孕期、产褥期，每天清洗外阴，更换内裤。

(2) 对妇女进行外阴清洁及疾病预防知识的教育，不穿化纤内裤和紧身衣，着棉织内衣裤。

(3) 患病期间减少辛辣食物的摄入，避免局部使用刺激性的药物或清洗液。

(4) 局部坐浴时注意溶液的浓度、温度及坐浴时间，月经期免做。

(5) 嘱患者不要搔抓皮肤，避免破溃或合并细菌感染。

第九节 阴道炎患者的护理

(一) 滴虫性阴道炎

1. 病原体 阴道毛滴虫。滴虫改变阴道内的正常pH，使pH增高。除生殖系统外，滴虫还可寄生在女性和男性泌尿系统，月经前后易于感染和复发。

2. 传染途径 ①经性交直接传播；②间接传播；③医源性传播。

3. 临床表现 ①潜伏期：4～28天；②典型症状：稀薄的泡沫状白带增多和外阴瘙痒；③伴发症状：局部灼痛、性交痛、血尿等。滴虫可吞噬精子引起不孕。少数滴虫感染者无以上症状称为带虫者。

4. 辅助检查

(1) 悬滴法：主要的检查方法。

(2) 培养法：适于症状典型而悬滴法未见滴虫者。

5. 治疗和护理措施

(1) 治疗：甲硝唑为特异性药物。①局部用药：先用1%乳酸溶液或0.1%～0.5%醋酸溶液冲洗阴道，再将甲硝唑0.2g置入阴道后穹隆，每晚1次，7天为1疗程。②全身用药：甲硝唑0.4g，每日2次，7天为1疗程；对于难治和复发病例，性伴侣应同时治疗。

(2) 护理措施

1) 做好卫生宣传，保持外阴清洁、干燥，内裤、毛巾等个人专用，宜煮沸5～10分钟以消灭病原体。

2) 取分泌物前24～48小时避免性交、阴道灌洗或局部用药，取出后及时送检并保暖。

3) 告知患者阴道用药方法，注意浓度、温度；经期暂停阴道冲洗、坐浴和阴道用药，用药期间禁酒。

4) 观察用药反应，如胃肠反应、头痛、皮疹、白细胞减少等。妊娠12周前和哺乳期妇女不宜口服用药。

5) 月经干净后要复查滴虫，连续3个月阴性为治愈标准。

(二) 外阴阴道假丝酵母菌病

1. 病原体 80%～90%病原体为白假丝酵母菌，为条件致病菌。酸性环境适宜其生长。该病易在月经前复发。

2. 好发因素 妊娠、糖尿病、大量雌激素治疗、应用避孕药、应用免疫抑制剂、广谱抗生素者、喜穿紧身化纤内裤、肥胖者。

3. 传染途径 ①内源性感染(自身传染)为主要方式；②直接传染；③间接传染。

4. 临床表现 ①主要表现：外阴剧烈瘙痒、灼痛，白色凝乳状或豆渣样阴道分泌物增多。②其他：如尿频、尿痛及性交痛等；妇科检查可见外阴抓痕、白色膜状物附着，严重者可见糜烂及浅表溃疡。

5. 辅助检查 悬滴法和培养法。

6. 治疗和护理措施

(1) 治疗：①消除诱因；②药物治疗：局部用药前用2%～4%碳酸氢钠溶液冲洗阴道，再将咪康唑栓剂、克霉唑栓剂、制霉菌素片/栓剂放入阴道深部，7～10天为1疗程。全身用药可选用伊曲康唑、氟康唑等。

(2) 护理措施：①妊娠期患者只可采用局部用药

方式治疗，可持续治疗至孕 32 周。②男性有症状者也应进行检查和治疗，无症状者无需治疗。③加强健康教育，积极治疗诱因。④应在月经前复查白带，连续 3 次阴性为治愈标准。⑤治疗期间忌酒及辛辣食物。

(三) 老年性阴道炎

1. 病原体　多为化脓菌感染。

2. 易发因素　自然绝经、卵巢切除、盆腔放疗后、卵巢功能早衰、长期闭经、哺乳等。

3. 临床表现　稀薄、淡黄色阴道分泌物增多及外阴瘙痒、灼热感，可见血样脓性白带。

4. 辅助检查　取阴道分泌物检查，排除滴虫及酵母菌；对于血性白带者，应除外恶性肿瘤。

5. 治疗和护理措施

(1) 治疗原则：增加阴道抵抗力及抑制细菌生长。

(2) 局部用药：先用 1%乳酸溶液或 0.1%～0.5%醋酸溶液冲洗阴道，每日 1 次，再将己烯雌酚 0.25mg、抗生素栓 1 枚，每晚放入阴道 1 次，7 日为 1 疗程；顽固病例口服尼尔雌醇。

(四) 细菌性阴道病

1. 病因　为阴道内正常菌群失调所致的一种混合菌感染，但临床及病理特征无炎症改变。正常阴道内以产生过氧化氢的乳酸杆菌占优势。细菌性阴道病时，乳酸杆菌减少，而其他细菌大量繁殖，其中以厌氧菌居多。

2. 临床表现　10%～40%患者无症状，有症状者主要表现为阴道分泌物增多，有鱼腥臭味，尤其性交后加重，可伴外阴瘙痒。

3. 辅助检查　①匀质、稀薄、白色阴道分泌物，常黏附于阴道壁。②阴道 pH＞4.5。③胺臭味试验阳性。④线索细胞阳性。

4. 治疗　首选抗厌氧菌的药物。

(五) 阴道炎的健康指导

1. 注意个人卫生　勤换内衣裤；个人所用盆具、衣物宜用开水烫洗、煮沸或药液浸泡，太阳下暴晒；注意经期、产褥期、人流后的个人卫生；加强对公共设施、医院检查器械和敷料的卫生管理等。

2. 用药指导　介绍药液配制、阴道灌洗、坐浴的方法，注意事项和坚持治疗的重要性。疗程结束后复查。

第十节　宫颈炎患者的护理

(一) 病因

宫颈炎多见于分娩、流产或手术造成宫颈裂伤后，细菌侵入，因宫颈内膜皱襞和腺体多，病原体易潜藏、不易彻底清除，形成慢性炎症。育龄期妇女多见。

(二) 病理

1. 宫颈糜烂　最常见。

(1) 分型：宫颈阴道部表面的鳞状上皮因炎症刺激而脱落，被宫颈管柱状上皮覆盖，外观呈颗粒状红色，称为糜烂。初期为单纯性糜烂，继而发展为颗粒型，乳突型糜烂。

(2) 分度：糜烂面积占宫颈面积 1/3 以内为轻度或Ⅰ度；1/3～2/3 为中度或Ⅱ度；大于 2/3 为重度或Ⅲ度。

2. 宫颈肥大。

3. 宫颈息肉。

4. 宫颈腺囊肿。

5. 宫颈黏膜炎。

(三) 临床表现

主要症状是白带增多，呈乳白色黏液状或黄色脓性，可有接触性出血、继发性不孕，重者有腰酸和下腹下坠感。

(四) 治疗原则

治疗前需排除早期宫颈癌，以局部治疗为主，可采用物理治疗、药物治疗及手术治疗，物理治疗最常用。

1. 药物治疗　适用于糜烂面积小、炎症浸润较浅者。如康妇特栓剂，每晚 1 粒，连用 7～10 天为 1 疗程。

2. 物理治疗　是宫颈糜烂最常用的方法。适用于中、重度糜烂。物理治疗，如电熨、激光、微波等。治疗时间为月经干净后 3～7 天之内。创面的愈合需要 3～4 周，病变较深者，需 6～8 周；物理治疗是目前治疗宫颈炎最常用的有效方法。

物理治疗的注意事项：①术前常规作宫颈刮片细胞学检查，排除早期宫颈癌；有急性生殖器炎症列为禁忌；术后每日会阴擦洗 2 次。②痂皮脱落前，阴道内会有大量黄水流出，术后 1～2 周脱痂时，阴道有少量出血。③术后 2 个月内禁止阴道冲洗、性交和盆浴。④物理治疗有引起术后出血、宫颈狭窄、不孕、感染的可能。⑤治疗后需定期复查，一般两次月经干净后3～7 天复查，观察创面的愈合情况及有无宫颈管狭窄，未治愈可以再次物理疗法。

3. 手术治疗　宫颈息肉可手术摘除。对于宫颈肥大、糜烂面积较广且累及颈管者，可考虑宫颈锥形切除术。

(五) 护理措施

(1) 先做宫颈刮片细胞学检查,以排除宫颈癌。

(2) 宣传健康教育,指导定期检查。

第十一节　盆腔炎患者的护理

盆腔炎指的是女性上生殖道及其周围组织的炎症,按其发病过程及临床表现分为急性盆腔炎和慢性盆腔炎。

一、急性盆腔炎

(一) 高危因素

(1) 宫腔内手术操作后的感染。

(2) 下生殖道感染。

(3) 产后、流产后感染。

(4) 经期卫生不良。

(5) 邻近器官的感染。

(6) 性活动及性卫生不良。

(7) 慢性盆腔炎的急性发作。

(二) 病理

(1) 急性子宫内膜炎及急性子宫肌炎。

(2) 急性输卵管炎、输卵管积脓、输卵管卵巢脓肿。

(3) 急性盆腔腹膜炎。

(4) 急性盆腔结缔组织炎。

(5) 败血症及脓毒血症。

(三) 临床表现

可因炎症的轻重及范围大小而有不同的临床表现。轻者可无症状或很轻微。常见的症状有:下腹疼痛、发热、阴道分泌物增多。

(四) 治疗原则

急性盆腔炎主要以抗生素治疗。

1. 支持治疗　注意休息,加强营养。

2. 抗生素治疗　选用敏感的抗生素,控制感染。

3. 手术治疗　主要用于抗生素治疗不满意的输卵管卵巢脓肿或盆腔脓肿。

(五) 护理措施

(1) 监测生命体征,体温>39℃,给予物理降温。

(2) 协助其半卧位,有利炎症的局限。

(3) 遵医嘱静脉输注抗生素。

(4) 健康教育。

二、慢性盆腔炎

(一) 病因

本病多由急性盆腔炎治疗不彻底、不及时或患者体质较弱,病程迁延而致。

(二) 病理特点

本病的病理特点主要为结缔组织增生及粘连。常见慢性子宫内膜炎、输卵管炎、输卵管积水、附件炎、盆腔结缔组织炎,严重者形成"冰冻骨盆"。

(三) 临床表现

低热、乏力等全身症状;下腹坠胀、腰骶酸痛;月经紊乱、不孕等。

(四) 治疗原则

采用综合性治疗,包括中药治疗、物理治疗、药物治疗、手术治疗等。

(五) 护理措施

指导患者注意个人卫生,加强营养,锻炼身体,避免劳累。遵医嘱执行治疗方案,不中途停药,并提供心理支持。

第十二节　功能失调性子宫出血患者的护理

功能失调性子宫出血简称功血,指由于神经内分泌机制失常引起的异常子宫出血,无生殖系器质性病变存在。功血可分为无排卵型和排卵型两类。其中无排卵型多见。

一、无排卵型功血

(一) 年龄特点

青春期和围绝经期多见。

(二) 临床特点

子宫不规则出血表现为周期紊乱、经期长度不一、出血量多少不等;常伴贫血。

(三) 辅助检查

1. 诊断性刮宫　需全面刮宫,搔刮整个宫腔,刮出物送病理检查。患者子宫内膜在月经周期的任何时间都呈增生期变化。

2. 宫颈黏液检查　宫颈黏液在经前呈典型的羊齿状结晶。

3. **基础体温**　呈单相型。

4. **阴道脱落细胞学**　无周期性变化。

(四) 治疗原则

青春期：止血、调整周期、促进排卵；围绝经期：止血、调整周期、减少经量。

1. **止血措施**　以性激素止血最重要。

(1) 性激素：适用于大量出血患者。要求在性激素治疗6小时内见效，24～48小时内出血基本停止，若96小时以上仍不止血应考虑有器质病变。雌激素适用于青春期功血；孕激素适用于出血量少而淋漓不尽的患者，停药后内膜彻底脱落而止血，也称"药物性刮宫"；雄激素减轻盆腔充血而减少出血量，适用于围绝经期患者，常与孕激素合用。

(2) 一般止血药物：酚磺乙胺、氨甲苯酸、氨甲环酸等，有减少出血的辅助作用。

(3) 刮宫止血：有诊疗双重作用，为非永久性止血措施。适用于围绝经期或已婚患者。

2. **调整月经周期**

(1) 雌、孕激素序贯疗法/人工周期：适用于青春期患者，一般需连用3个周期。

(2) 雌、孕激素合并应用：适用于育龄期和围绝经期患者。临床可选用口服复方避孕药。

3. **促进排卵**　适用于青春期和育龄期患者。常用氯米芬、绒毛膜促性腺激素等。

二、排卵型功血

多发生于生育期妇女。卵巢有排卵，但黄体功能异常。见于以下两种类型。

(一) 分类

1. **黄体功能不足**　月经周期中有卵泡发育及排卵，但黄体期孕激素分泌不足或黄体过早衰退，导致子宫内膜分泌反应不良。

(1) 临床特点：月经周期缩短，常有不孕或早期流产史。

(2) 辅助检查：基础体温呈双相型，但体温上升缓慢且持续时间短；阴道脱落细胞和宫颈黏液结晶都有周期性变化，子宫内膜呈分泌不良表现。

2. **子宫内膜不规则脱落**　月经周期中有卵泡发育及排卵，黄体发育良好，但萎缩过程延长，导致子宫内膜不规则脱落。

(1) 临床特点：经期延长，多发生在产后或流产后。

(2) 辅助检查：基础体温呈不典型双相型，但体温下降缓慢；阴道脱落细胞及宫颈黏液结晶有周期性变化，子宫内膜呈增生期分泌期混合表现。

(二) 治疗原则

主要促使黄体功能健全，或通过反馈作用促使黄体如期萎缩。

三、护理措施

(1) 注意休息，避免过度劳累，鼓励患者进食高蛋白、高维生素及含铁丰富的食物。

(2) 保持外阴的清洁，勤换卫生护垫和内裤。

(3) 出血期间，禁忌性生活。

(4) 遵医嘱使用性激素及抗生素，注意药物的不良反应。

(5) 心理护理：解除患者的思想顾虑。

第十三节　痛经患者的护理

(一) 概念

凡在行经前后或月经期出现下腹坠痛、坠胀或合并头痛、乏力、头晕、恶心等其他不适，影响生活和工作质量者称为痛经。青少年常见，多在初潮后6～12个月发病。

(二) 分类

1. **原发性痛经**　生殖器官无器质性病变。

2. **继发性痛经**　因盆腔器质性疾病，如子宫内膜异位症、盆腔炎或宫颈狭窄等引起。

(三) 病因

原发性痛经主要由于月经来潮时子宫内膜合成和释放前列腺素增加，过多的前列腺素 F_{2a} 使子宫过度收缩，子宫缺血、缺氧引起痛经。

(四) 临床表现

1. **主要症状**　月经期下腹痛，自月经来潮后开始，行经第1天最剧烈，持续2～3天缓解。

2. **疼痛特点**　呈痉挛性，伴恶心、呕吐、腹泻等，严重者面色苍白、出冷汗、昏迷。妇科检查一般无异常，偶触及子宫过度前倾前屈或后倾后屈位。

(五) 治疗原则

以对症治疗为主，给予镇痛、解痉药；口服避孕药有治疗痛经的作用，未婚少女可行雌、孕激素序贯疗法减轻症状，并可配合中医治疗；避免精神刺激和过劳。

(六) 护理措施

1. 健康教育。

2. 缓解症状 腹部热敷，遵医嘱应用止痛剂。

第十四节 围绝经期综合征患者的护理

(一) 概念

围绝经期通常称更年期，是指妇女从性成熟期逐渐进入老年期的过渡时期。此期卵巢功能逐渐衰退至完全消失，月经停止来潮，即绝经。部分妇女在绝经前后出现一系列因性激素减少所致的症候群，称围绝经期综合征。

(二) 临床表现

1. 月经紊乱 多为月经周期不规则，经期、经量不一。

2. 全身症状 潮热、多汗多见，阵发性潮热是最早出现的症状，持续数秒至数分钟，每日数次。患者易激动、多疑、易怒。

3. 泌尿生殖系统症状 外阴瘙痒，阴道干燥、常有性交痛、膀胱炎、压力性尿失禁等。

4. 其他 骨质疏松、肥胖、心血管发病率增高、皮肤皱襞增多、色素沉着等。

(三) 治疗原则

1. 一般治疗 重视心理治疗，锻炼身体；谷维素调节自主神经功能，可给予镇静剂。

2. 雌激素替代治疗 适用于雌激素水平低下所致的症状严重者。尼尔雌醇可有效控制潮热、多汗、阴道干燥和尿路感染，同时配合适量孕激素以拮抗雌激素对子宫内膜的刺激。

(四) 护理措施

1. 心理护理。

2. 饮食指导 补充足够的蛋白质，多食富含钙的食物。

3. 指导正确用药 告知患者激素治疗的目的、剂量、用药方法及可能出现的不良反应。

第十五节 子宫内膜异位症患者的护理

(一) 概念

当具有生长功能的子宫内膜组织出现在子宫体腔以外的其他部位时，称为子宫内膜异位症。

(二) 临床特点

1. 年龄特点 多见于生育年龄妇女，以30～40岁多见。

2. 病变部位 异位的子宫内膜可出现在身体不同部位，大多位于卵巢、骶子宫韧带、直肠子宫陷凹和阴道直肠隔，以卵巢部位最常见。

3. 卵巢内异位的子宫内膜可因反复出血而形成单个或多个囊肿，内含暗褐色黏糊状陈旧血，称为卵巢子宫内膜异位囊肿，也称卵巢巧克力囊肿。

4. 临床表现

(1) 育龄期妇女有继发性、进行性痛经和不孕史。

(2) 妇科检查：典型患者子宫后倾固定，在直肠子宫陷凹或子宫骶骨韧带等部位扪及触痛性结节，在子宫一侧或两侧附件处扪及囊性包块，活动度差，有轻压痛。

5. 辅助检查 腹腔镜检查是目前诊断子宫内膜异位症的最佳方法。

(三) 治疗原则

1. 非手术治疗法 适用于症状轻、有生育要求的年轻患者。①病情较轻者，试给吲哚美辛。②可采用大剂量性激素治疗，诱导闭经，也称假孕疗法。③假绝经疗法选用丹那唑。

2. 手术治疗 适用于年轻有生育要求的妇女特别是药物治疗无效者，可作病灶切除。

(四) 护理措施

1. 心理护理。

2. 症状护理 保持心情舒畅，注意保暖。未生育者宜尽早怀孕。

3. 用药护理 讲解激素治疗期间可出现低热、恶心、乏力、潮热、食欲不振、闭经等症状，应严格遵医嘱服药。服药期间出现少许阴道出血，可遵医嘱加大剂量，解除其顾虑，坚持服药。

第十六节 子宫脱垂患者的护理

(一) 概念

子宫从正常位置沿阴道下降，宫颈外口达坐骨棘水平以下，甚至子宫全部脱出于阴道口以外，称为子宫脱垂。常伴阴道前壁和后壁的脱垂。

(二) 病因

子宫脱垂最主要的原因是分娩损伤，另外，产褥期过早参加体力劳动、长期腹压增加、盆底肌组织发育不良或退行性变等也可引起。

(三) 临床表现和分度

根据患者平卧向下屏气用力时子宫下降的程度，

可分为三度：Ⅰ度：轻型，宫颈外口距处女膜缘＜4cm，未达处女膜缘；重型，宫颈外口已达处女膜缘，但未超出该缘。Ⅱ度：轻型，宫颈口已脱出阴道口，宫体仍在阴道内；重型，宫颈及部分宫体已脱出阴道口。Ⅲ度：宫颈及宫体全部脱出到阴道口外。

Ⅰ度患者多无症状；Ⅱ、Ⅲ度患者常有不同程度的腰骶部疼痛或下坠感，可伴有分泌物增多和大小便异常。

(四) 防治和护理

1. 预防　①正确处理各产程，避免滞产和第二产程延长，提高助产技术，保护好会阴；②积极治疗慢性咳嗽、习惯性便秘等引起腹压增加的疾病；③产妇在产后不应参加重体力劳动，是预防子宫脱垂的关键措施。

2. 治疗　①轻度脱垂或不能耐受手术者，采取一般支持疗法和子宫托进行治疗；②重度脱垂和伴有膀胱、直肠膨出、保守治疗无效者，采用手术治疗。

3. 护理　①指导患者保持大便通畅，防治便秘和呼吸道感染，避免引起腹压增加的各种因素；②指导患者正确使用子宫托，教会患者防止感染的措施；③指导患者及时回纳并保护脱出的组织，用 1∶5000 高锰酸钾溶液坐浴，每日 2 次，每次 20 分钟，脱出物糜烂或溃疡者，局部涂抹己烯雌酚、鱼肝油软膏；④术前护理；⑤术后护理：术后卧床 7～10 天，留置尿管 10～14 天，预防感染；⑥出院指导：术后休息 3 个月，半年内避免重体力劳动，禁止盆浴及性生活。

4. 健康指导　①指导患者增加营养、锻炼身体，增强体质；②多饮水，多食蔬菜和水果，养成良好的排便习惯，防治便秘和泌尿系统感染；③避免长期下蹲、久站、肩挑等重体力劳动。

第十七节　急性乳腺炎患者的护理

(一) 病因

好发于产后 3～4 周，初产妇多见。多为金黄色葡萄球菌感染。

1. 乳汁淤积　为常见原因。

2. 细菌入侵　乳头皲裂使细菌入侵并沿着淋巴管蔓延；婴儿口腔炎或口含乳头睡眠，细菌直接入侵乳管。

(二) 临床表现

1. 局部表现　患侧乳房胀痛，局部红、肿、发热、压痛，常有患侧腋窝淋巴结肿大和压痛。

2. 全身表现　寒战、高热、继之可形成脓肿，严重者会出现脓毒症。

(三) 治疗原则

消除感染，排空乳汁。脓肿形成前以抗生素治疗为主，脓肿形成之后，应及时切开引流。

1. 一般处理　患乳停止哺乳，排空乳汁。局部热敷和理疗，水肿明显者 25%硫酸镁湿热敷。感染严重者或并发乳瘘者，终止泌乳。

2. 应用抗生素　早期足量，选用青霉素或耐青霉素酶的苯唑西林，或根据细菌培养结果选用抗生素。

3. 中药治疗　清热解毒类中药及金黄散或鱼石脂软膏局部外涂。

4. 脓肿的处理　切开引流。切开呈放射状至乳晕处，防损伤乳管致乳瘘的形成；乳晕部脓肿可沿着乳晕边缘作弧形切口；乳房深部或乳房后脓肿可在乳房下缘做弧形切口；分离脓肿的多房间隔以利引流。引流条放在脓腔的最低位，必要时做对口引流。

(四) 护理措施

1. 一般护理　高蛋白、高热量、高维生素、低脂肪饮食，足量的水分，注意休息。

2. 疾病护理

(1) 病情观察：观察生命体征。

(2) 防止乳汁淤积：告知患者此乃预防和治疗的关键。患乳暂停哺乳，定时排空乳汁。

(3) 局部热敷，促进血液循环。

(4) 对症处理：高热者，给予物理降温，必要时应用解热镇痛药物。

(5) 引流护理：脓肿切开后，保持引流通畅，及时更换敷料。

3. 健康指导　避免乳汁淤积是关键，保持清洁，纠正乳头内陷，防止乳头、乳晕破裂，养成良好的哺乳习惯。

习题训练

A_1 型题

1. 关于血尿的描述不正确的是

A. 新鲜尿离心后沉渣每个高倍镜视野红细胞＞3 个为镜下血尿

B. 尿沉渣 12 小时红细胞计数＞50 万为镜下血尿

C. 尿液外观为洗肉水样、血样或有凝血块时，称为肉眼血尿

D. 1L 尿含 10ml 血液即呈现肉眼血尿

E. 血尿发生原因多为肾小球肾炎、肾盂肾炎、结石、肿瘤等

2. 肾炎性水肿一般发生在
A. 双下肢 B. 腹水
C. 胸腔积液 D. 心包积液
E. 眼睑及面部

3. 下列关于蛋白尿描述不正确的是
A. 每日尿蛋白量超过 150mg 称为蛋白尿
B. 24 小时尿蛋白定量比定性检查更可靠
C. 生理性蛋白尿一般持续时间较长
D. 蛋白尿时,排出的尿液表明有细小泡沫,且不易消失
E. 生理性蛋白尿每日不超过 1g

4. 慢性肾炎必有的表现是
A. 轻、中等量尿蛋白 B. 大量蛋白尿
C. 高热 D. 重度高血压
E. 血脂升高

5. 慢性肾炎的基本表现下列不正确的是
A. 大多数有水肿
B. 部分以高血压为首发症状
C. 蛋白尿
D. 常有颗粒管型
E. 血尿素氮、肌酐降低

6. 下列关于尿量的描述不正确的是
A. 正常人 24 小时尿量为 1000～2000ml
B. 24 小时尿量少于 400ml 为少尿
C. 夜尿持续大于 500ml 称为夜尿增多
D. 24 小时尿量大于 2500ml 称为多尿
E. 24 小时尿量少于 100ml 称为无尿

7. 较早反应肾小球滤过功能减退的项目是
A. 血尿素氮测定
B. 血肌酐测定
C. 内生肌酐清除率
D. 酚红排泄试验
E. 尿胆红素定性测定

8. 下列关于肾性高血压的描述不正确的是
A. 指肾病变引起的血压增高
B. 肾实质缺血,肾素-血管紧张素-醛固酮系统被激活可引起肾素依赖高血压
C. 限制水钠的摄入或增加水钠排泄,用血管紧张素转换酶抑制剂可改善高血压
D. 肾性高血压绝大多数是肾素依赖性的
E. 高血压发生或加重是导致肾功能损害的重要因素,故应给予积极的治疗

9. 与急性肾炎发病有关的细菌是
A. 金黄色葡萄球菌 B. 大肠埃希菌
C. 链球菌 D. 肺炎链球菌
E. 流感嗜血杆菌

10. 急性肾炎严重病例多发生于起病后
A. 第 1 周内 B. 第 2 周内
C. 第 3 周内 D. 第 4 周内
E. 第 5 周内

11. 急性肾小球肾炎属于下列哪种性质的疾病
A. 感染后免疫反应性疾病
B. 病毒直接感染肾脏
C. 细菌直接感染肾脏
D. 单侧肾脏化脓性炎症
E. 双侧肾脏化脓性炎症

12. 典型的急性肾小球肾炎患儿,持续时间较久的表现是
A. 水肿 B. 高血压
C. 镜下血尿 D. 肉眼血尿
E. 氮质血症

13. 不属于急性肾小球肾炎的临床特点是
A. 血尿 B. 蛋白尿
C. 水肿 D. 高血压
E. 低蛋白血症

14. 急性肾小球肾炎患者无盐或低盐饮食一直到
A. 血压正常,水肿消退
B. 尿常规正常
C. 尿 12 小时尿细胞计数正常
D. 血沉、补体正常
E. 抗链 O 正常

15. 急性肾小球肾炎患者恢复正常活动的指标
A. 尿常规正常
B. 血压正常
C. 12 小时尿细胞计数正常
D. 血沉、补体正常
E. 肾功能正常

16. 急性肾小球肾炎尿呈浓茶色是由于
A. 酸性尿中红细胞破坏
B. 尿相对密度增高
C. 尿酸盐结晶
D. 饮水少
E. 尿蛋白太高

17. 关于急性肾小球肾炎的休息与活动,以下错误的是
A. 起病 2～3 周内应卧床休息
B. 当肉眼血尿消失、水肿消退、血压正常后可下床活动
C. 血沉正常可恢复上学,避免剧烈运动
D. 血压正常、肉眼血尿消失后可恢复正常活动
E. 尿沉渣细胞计数正常后方可恢复正常活动

18. 急性肾炎的首发症状多为
A. 少尿、无尿　　B. 高血压
C. 心力衰竭　　D. 水肿、血尿
E. 蛋白尿

19. 急性肾炎的主要治疗原则是
A. 休息、低盐饮食及对症治疗
B. 使用细胞毒药物
C. 使用激素治疗
D. 防止和延缓肾功能减退及改善症状
E. 血液透析

20. 各型慢性肾炎均可出现
A. 严重高血压　　B. 显著水肿
C. 大量蛋白尿　　D. 肉眼血尿
E. 肾功能损害

21. 关于慢性肾炎的叙述不正确的是
A. 多数由急性肾炎迁延不愈发展而来
B. 可见蛋白尿、血尿、管型尿
C. 最终发展为慢性肾功能不全
D. 多数病例肾小球内有免疫复合物沉积
E. 尿蛋白量常在 1～3g/d

22. 慢性肾炎患者给予低蛋白、低磷饮食的目的是
A. 控制高血压
B. 预防低钙血症
C. 减轻肾小球内高压、高灌注及高滤过状态
D. 预防高钠血症
E. 减轻肾性水肿

23. 慢性肾小球肾炎的发病机制是
A. 病毒感染　　B. 细菌感染
C. 代谢紊乱　　D. 高蛋白、高血压
E. 免疫介导的炎症反应

24. 原发性肾病综合征最主要的病理生理改变是
A. 大量蛋白尿　　B. 水肿
C. 高胆固醇血症　　D. 低蛋白血症
E. 氮质血症

25. 肾病综合征水肿的主要原因是
A. 蛋白质合成障碍　　B. 高脂血症
C. 低白蛋白血症　　D. 循环血量不足
E. 肾小球重吸收障碍

26. 肾病综合征的临床表现不包括
A. 高度水肿　　B. 高脂血症
C. 大量蛋白尿　　D. 高血压
E. 低蛋白血症

27. 肾病综合征在并发感染中，应特别注意哪种疾病的发生
A. 肺炎　　B. 胃肠炎
C. 原发性腹膜炎　　D. 脑膜炎
E. 尿路感染

28. 慢性肾炎患者的治疗原则是
A. 消除蛋白尿
B. 控制高血压
C. 延缓肾功能进行性衰退
D. 减轻肾小球内高压、高灌注及高滤过状态
E. 消除水肿

29. 慢性肾功能衰竭最早出现的症状是
A. 急性左心衰竭
B. 尿毒症性心肌病
C. 贫血
D. 胃肠道症状如恶心、呕吐等
E. 代谢性酸中毒

30. 急性肾功能衰竭病因分类中下列哪项最常见
A. 肾小球性疾病　　B. 尿路梗阻
C. 肾血管性疾病　　D. 急性肾小管坏死
E. 尿路感染

31. 尿毒症患者纠正酸中毒后发生抽搐，主要原因是
A. 血浆白蛋白降低　　B. 血磷升高
C. 血游离钙降低　　D. 血钾降低
E. 血总蛋白降低

32. 慢性肾功能衰竭后期患者，一旦出现下列哪种情况提示病情严重
A. 少尿，高血钾　　B. 中度贫血
C. 乏力、食欲减退　　D. 呼气有尿味
E. 水肿、低钠血症

33. 慢性肾功能衰竭患者需严格记录出入量，是因为患者
A. 脱水　　B. 水肿
C. 失水或水过多　　D. 低钾血症
E. 低钙血症

34. 尿毒症患者最适宜的饮食是
A. 富含钠、钾
B. 富含钙磷
C. 高热量、高脂肪
D. 高热量、低植物蛋白
E. 高热量、低动物蛋白

35. 肾输尿管结石最突出的表现是
A. 疼痛　　B. 血尿
C. 脓尿　　D. 肾肿大
E. 肾功能不全

36. 肾盂切开取石术后，肾盂造口管护理不妥的是
A. 导管低压冲洗，每次 5ml
B. 导管留置 10 天以上
C. 拔管前做肾盂造影
D. 拔管前 1 天应夹管观察

E. 拔管后向患侧卧位

37. 与泌尿系结石的形成无关的因素是

A. 长期卧床 B. 痛风

C. 尿路梗阻 D. 饮水不足

E. 代谢紊乱

38. 最常见的泌尿系统损伤是

A. 肾损伤 B. 输尿管损伤

C. 膀胱损伤 D. 男性尿道损伤

E. 女性尿道损伤

39. 膀胱术后,每次的冲洗液量一般不超过

A. 5ml B. 10ml

C. 20ml D. 50ml

E. 100ml

40. 膀胱镜检查后患者出现血尿和疼痛,下列哪项处理不妥

A. 给镇静、安定药 B. 给止痛药

C. 卧床休息 C. 嘱少饮水、减少排尿

D. 用抗生素 E. 卧床休息

41. 患者排尿开始时有血尿,以后逐渐变清,表示病变部位在

A. 膀胱 B. 输尿管

C. 前尿道 D. 后尿道

E. 肾脏

42. 关于输尿管结石,下列哪项是错误的

A. 多继发于肾结石

B. 结石常停留或嵌顿于输尿管的狭窄

C. 结石以上输尿管部分常有扩张

D. 结石位于输尿管下 1/3 处

E. 一侧输尿管结石、对侧肾结石,应先处理对肾功能影响较大的肾结石

43. 以下最容易引起急性肾功能衰竭的外伤是

A. 挫伤 B. 扭伤

C. 穿通伤 D. 切割伤

E. 挤压伤

44. 急性肾功能衰竭少尿期患者早期死亡的最常见原因是

A. 感染 B. 高血钾

C. 尿毒症 D. 低血钾

E. 代谢性酸中毒

45. 引起肾盂肾炎患者尿路感染最常见的致病菌是

A. 葡萄球菌 B. 铜绿假单胞菌

C. 大肠埃希菌 D. 克雷伯杆菌

E. 链球菌

46. 良性前列腺增生症最早出现的症状是

A. 尿频及夜尿次数增多 B. 尿线变细

C. 尿失禁 D. 尿不尽

E. 尿潴留

47. 下列关于慢性肾炎患者饮食原则的叙述错误的是

A. 应选择低蛋白、低磷饮食

B. 限制蛋白质每日每千克体重 0.5～0.8g

C. 应精选优质蛋白食物如豆制品

D. 该饮食原则应减轻肾小球内高压、高灌注及高滤过状态

E. 该饮食原则应延缓肾小球硬化和肾功能减退

48. 下列哪项不是诱发慢性肾炎功能恶化的因素

A. 超负荷的蛋白饮食

B. 肾毒性药物的使用

C. 感冒

D. 高血压

E. 长期应用抗血小板的药物

49. 下列检查结果提示肾衰患者进入尿毒症期的是

A. 内生肌酐清除率降至 30ml/min

B. 肾小球滤过率降至 50ml/min

C. 血肌酐达到 445μmol/L 以上

D. 内生肌酐清除率降至 20ml/min

E. 血肌酐达到 707μmol/L 以上

50. 下列关于肾病综合征病因及发病机制的描述,错误的是

A. 肾小球滤过膜对血浆蛋白的通透性增加,当超过近曲小管回吸收量时形成大量蛋白尿

B. “球-管失衡”和肾小球滤过分数下降,导致水钠潴留,形成肾性水肿

C. 白蛋白从尿中丢失,同时原尿中部分白蛋白在近曲小管上皮细胞中被分解,导致低白蛋白血症

D. 低白蛋白血症导致血浆胶体渗透压降低,水分外渗,加上水钠潴留,导致水肿

E. 肝合成脂蛋白增加及脂蛋白分解和外周利用减弱导致高脂血症

51. 引起肾盂肾炎的最主要的感染途径是

A. 血行感染 B. 上行感染

C. 直接感染 D. 下行感染

E. 淋巴感染

52. 老年男性尿潴留最常见的原因是

A. 尿道狭窄 B. 膀胱结石

C. 膀胱肿瘤 D. 膀胱结核

E. 良性前列腺增生

53. 前列腺手术后,预防前列腺窝出血的最主要措施是

A. 使用止血药物 B. 输新鲜血

C. 做好气囊尿管的护理 D. 不做肛管排气

E. 便秘时不灌肠

54. 下列哪项有利于增强生殖道局部防御功能
A. 阴道维持碱性环境
B. 阴道黏膜平坦
C. 宫颈内口松弛
D. 宫颈管分泌黏液不形成黏液栓
E. 子宫内膜周期性剥落

55. 绝经后妇女发现血性白带，除恶性肿瘤外，多见于
A. 宫颈糜烂　　B. 宫颈息肉
C. 子宫内膜炎　　D. 老年性阴道炎
E. 输卵管炎

56. 宫颈糜烂的分度是根据
A. 糜烂深浅　　B. 肥大程度
C. 糜烂面积　　D. 宫颈刮片报告
E. 病理类型

57. 盆腔炎是指
A. 子宫内膜炎　　B. 盆腔结缔组织炎
C. 输卵管卵巢炎　　D. 盆腔腹膜炎
E. 上述炎症的总称

58. 下述何项不是慢性宫颈炎的病理变化
A. 宫颈息肉　　B. 宫颈腺囊肿
C. 宫颈糜烂　　D. 宫颈肌瘤
E. 宫颈肥大

59. 关于阴道炎患者的健康指导不正确的是
A. 保持外阴清洁干燥，勿用手搔抓外阴
B. 经期、产褥期和流产后注意预防感染
C. 待局部症状消失后即可停药
D. 教会患者局部用药的方法
E. 连续3次月经干净后复查白带均阴性方称为治愈

60. 下列假丝酵母菌性阴道炎的诱发因素不正确的是
A. 糖尿病　　B. 脚气
C. 妊娠期　　D. 长期服用抗生素
E. 长期服用激素类药物

61. 功能失调性子宫出血是指
A. 生育期妇女的异常子宫出血
B. 青春期的异常子宫出血
C. 更年期妇女的异常子宫出血
D. 由于神经内分泌功能失调引起的异常出血
E. 子宫病变引起的出血

62. 下列无排卵型功血的临床特点不正确的是
A. 月经周期紊乱　　B. 经期长短不一
C. 出血量多少不等　　D. 多见于育龄期妇女
E. 常继发贫血

63. 下列哪项与黄体功能不全不符
A. 月经周期短
B. 卵泡期延长
C. 易不孕及流产
D. 基础体温呈双相型，高温相小于11天
E. 子宫内膜有分泌现象

64. 月经失调用雄激素治疗时，每月总量不能超过
A. 50mg　　B. 100mg
C. 200mg　　D. 300mg
E. 400mg

65. 关于痛经下列错误的是
A. 原发性痛经在青少年期常见
B. 前列腺素降低
C. 疼痛在行经第1天最剧烈
D. 有时伴有恶心、呕吐
E. 妇科检查一般无异常

66. 关于功血的处理原则哪项不妥
A. 纠正贫血、预防感染
B. 已婚妇女可首选刮宫止血
C. 雌激素适用于青春期功血
D. 孕激素适用于出血量少且淋漓不尽者
E. 围绝经期功血治疗原则为止血、调整周期和促进排卵

67. 下列不属于更年期综合征的是
A. 生殖器官逐渐萎缩
B. 阴道分泌物增多
C. 经期子宫内膜前列腺素过度合成可致痛经
D. 子宫内膜异位引起的痛经
E. 盆腔充血引起痛经

68. 子宫内膜异位症最常见的部位是
A. 卵巢　　B. 子宫直肠陷凹
C. 子宫骶骨韧带　　D. 输卵管
E. 盆腔腹膜

69. 子宫内膜异位症的临床特点是
A. 疼痛发生在月经来潮后的第2～3天
B. 继发性和渐进性痛经
C. 不影响受孕
D. 病灶局限在生殖系统
E. 多发生于40～50岁

70. 关于子宫脱垂的病因，以下说法错误的是
A. 与长期咳嗽、便秘有关
B. 老年妇女盆腔组织萎缩可发生子宫脱垂
C. 产后过早从事重体力劳动可引起子宫脱垂
D. 产妇分娩损伤未能及时修补可致子宫脱垂
E. 不可能发生于未产妇

71. 子宫脱垂是指子宫从正常位置沿阴道下降至
A. 子宫颈外口脱垂于阴道口外
B. 子宫体完全脱垂于阴道口外
C. 子宫颈及子宫体全部脱出于阴道外
D. 子宫颈内口达阴道口，子宫体脱出于阴道口外

E. 子宫颈外口达坐骨棘水平以下，甚至子宫全部脱出于阴道口外

72. 哺乳期间预防急性乳腺炎的主要措施
A. 保持乳头清洁
B. 养成定时哺乳的习惯
C. 每次哺乳后排空乳汁
D. 及时治疗破损的乳头
E. 婴儿睡觉时不含乳头

73. 乳腺炎脓肿形成后，正确的处理是
A. 必须有波动时再切开引流
B. 一般部位脓肿应做轮辐状切口
C. 多房脓肿应做多个切口
D. 乳房后脓肿应反复穿刺抽脓
E. 可在脓肿最低点做对口引流

74. 急性乳腺炎常发生于
A. 产前 3～4 周　B. 产前 1～2 周
C. 产后 1～2 周　D. 产后 3～4 周
E. 产后 5～6 周

A_2 型题

75. 患者，48 岁，女，既往有肾小球肾炎病史。于今日去医院体检发现血压升高，双下肢水肿，诊断为慢性肾小球肾炎急性发作，为迅速缓解症状，下列为最佳的措施是
A. 激素疗法
B. 抗生素治疗
C. 免疫抑制剂的治疗
D. 利尿降压
E. 用细胞毒药物

76. 患者，女，25 岁，水肿、尿少、蛋白尿(＋＋)，红细胞 5～10 个/HP，白细胞 2 个/HP，血压和肾功能正常，诊断为慢性肾炎，其饮食应限制
A. 钙　B. 钠
C. 糖　D. 热量
E. 蛋白质

77. 患者，水肿明显，尿蛋白(＋＋＋＋)，肾功能检查正常。其饮食宜
A. 低盐高糖　B. 低盐高蛋白
C. 低盐低蛋白　D. 低蛋白高糖
E. 高热量高蛋白

78. 患儿，10 岁，因急性肾小球肾炎住院，3 天后出现尿少、水肿加重，伴呼吸困难，查体两肺闻及湿啰音，心律呈奔马律，肝脏增大。患儿可能并发了
A. 高血压脑病　B. 急性肝衰竭
C. 急性肾功能衰竭　D. 急性肺炎
E. 急性心力衰竭

79. 患儿，8 岁，因水肿入院，尿蛋白(＋＋)，血压 120/83mmHg，头痛、头晕，初诊为急性肾小球肾炎，下列哪项处理最重要
A. 无盐饮食　B. 低蛋白饮食
C. 利尿、消肿、降压　D. 记录出入量
E. 注射青霉

80. 患儿，6 岁，4 周前患扁桃体炎。近日眼睑水肿，尿少，有肉眼血尿，血压 135/90mmHg，应考虑的疾病是
A. 急性肾炎　B. 慢性肾炎
C. 单纯性肾病　D. 急性肾衰
E. 急性肾盂肾炎

81. 患儿，8 岁，因高度水肿，尿蛋白(＋＋＋＋)入院，诊断为肾病综合征，治疗首选
A. 青霉素　B. 肾上腺皮质激素
C. 环磷酰胺　D. 白蛋白
E. 利尿剂

82. 患者，50 岁，慢性肾炎史 10 余年，近 1 个月来，水肿加重，恶心、呕吐，全身皮肤瘙痒，结合辅助检查，诊断为慢性肾功能衰竭，根据病情，下列护理措施不妥的是
A. 指导患者恶心时张口呼吸
B. 优质低蛋白饮食
C. 少量多餐
D. 限制钠盐的摄入
E. 嘱患者晚间睡前不要饮水

83. 患者，女，63 岁，有慢性肾炎史，最近去医院检查时发现，血压 180/110mmHg，血红蛋白 80g/L，血尿素氮 16.62mmol/L，肌酐 504.2μmol/L，诊断为慢性肾衰竭，引起该患者贫血最重要的原因是
A. 铁的摄入减少
B. 毒素抑制骨髓造血
C. 毒素使红细胞寿命缩短
D. 毒素抑制红细胞生成素的活性
E. 肾脏产生红细胞生成素减少

84. 患者尿毒症，血肌酐明显增高，近 1 周来夜尿量明显增多，晨起时恶心、呕吐。为减轻晨间呕吐，最有效的护理措施是
A. 饮食少量多餐　B. 加强晨间口腔护理
C. 避免刺激性食物　D. 减少晚餐进食量
E. 睡前饮水

85. 患者，男，54 岁，突然出现尿频、尿急、尿痛及排尿困难，有时排尿突然中断，有终末血尿。该患者应考虑为
A. 肾结石　B. 输尿管结石
C. 膀胱结石　D. 尿道结石
E. 尿路感染

86. 患者，52岁，经常发生肾绞痛血尿，疑为肾结石，需做肾盂静脉造影。造影前准备下列哪项不妥
A. 常规肠道准备　　B. 鼓励饮水
C. 当天禁食早餐　　D. 需做碘过敏试验
E. 检查前排尿

87. 膀胱损伤的患者，症状轻微，膀胱造影显示少量尿外渗，其处理应是
A. 耻骨上膀胱造口　　B. 清除外渗尿液
C. 引流膀胱周围间隙　　D. 修补膀胱裂口
E. 留置导尿管，持续引流膀胱

88. 有一尿道损伤并发尿潴留的患者，顺利插入导尿管后，下一步处理应是
A. 导出尿液后立即拔出导尿管
B. 留置导尿管2～3周
C. 切开会阴，探查尿道
D. 留置导尿管并作膀胱上造口
E. 拔出导尿管并作膀胱上造口

89. 患者，女，患急性肾盂肾炎，治愈出院时护士给予保健指导，其中不妥的是
A. 避免劳累　　B. 禁止盆浴
C. 多饮水、勤排尿　　D. 低盐饮食
E. 坚持体育运动，增强机体抵抗力

90. 急性肾功能衰竭少尿期3天内患者的饮食要求为
A. 高脂、高糖、高蛋白
B. 高蛋白、高糖、高维生素
C. 低蛋白、高脂、低维生素
D. 低蛋白、低糖、多维生素
E. 无蛋白、高糖、多维生素

91. 患者，女，65岁，急性肾功能少尿期出现呼吸困难，软瘫、心律不齐、心动过缓、腹胀，应考虑
A. 高钾血症　　B. 低钾血症
C. 尿毒症　　D. 酸中毒
E. 低血钙

92. 上尿路结石最常见的类型是
A. 草酸钙结石　　B. 尿酸结石
C. 胱氨酸结石　　D. 碳酸钙结石
E. 磷酸镁铵结石

93. 一肾病综合征患儿，有胸水，全身水肿严重，阴囊水肿明显，护理该患儿不宜采用的方法是
A. 避免肌内注射　　B. 衣服柔软
C. 阴囊部用吊带托起　　D. 保持皮肤清洁干燥
E. 让患儿卧于橡胶单上以利清洗

94. 护士给予肾病综合征患者的饮食指导中，错误的是
A. 应多进富含饱和脂肪酸的食物
B. 应尽量摄入动物蛋白
C. 蛋白质摄入量应为正常人量及每日每千克体重1g
D. 水肿时应限制盐的摄入<3g/d
E. 保证摄入的热量为每天每千克体重不少于126～147kJ

95. 一男性患者因前列腺增生造成排尿困难，尿潴留，已16小时未排尿。目前正确的处理是
A. 让患者坐起排尿　　B. 让患者听流水声
C. 行导尿术　　D. 用温水冲洗会阴部
E. 热敷下腹部

96. 患者，女，60岁，近1个月来厌食，皮肤瘙痒。查尿蛋白(+++)，血肌酐808μmol/L，诊断为慢性肾功能不全尿毒症期。护士对其皮肤瘙痒的护理错误的是
A. 用温水擦洗皮肤
B. 洗澡后涂抹润肤霜
C. 勤换内衣
D. 用碱性强的肥皂彻底清洗皮肤
E. 按摩身体受压部位

97. 患者，男，65岁，患有前列腺增生，有进行性排尿困难1年余，解除尿潴留的首选方法是
A. 针刺诱导排尿　　B. 插导尿管
C. 耻骨上膀胱造瘘　　D. 按摩腹部
E. 肌内注射新斯的明

98. 某慢性盆腔炎患者有多年不孕史、痛经史、下腹痛，检查：两侧输卵管增粗，较为理想的治疗方法为
A. 综合疗法　　B. 抗生素治疗
C. 手术治疗　　D. 阴道冲洗
E. 物理治疗

99. 患者，女，63岁，阴道白带多，时而伴有血性，拟诊为老年性阴道炎，治疗过程中除局部抗炎外可加用少量
A. 孕激素　　B. 雌激素
C. 雄激素　　D. 糖皮质激素
E. 垂体促性腺激素

100. 某工厂，滴虫性阴道炎发病率很高，为预防其传播，下列不必要的措施是
A. 改坐厕为蹲厕
B. 改盆浴为淋浴
C. 积极治疗患者及带虫者
D. 预防性使用灭滴灵
E. 相互不借用浴巾

101. 某女，28岁，婚后3年2次自然流产，近1年来月经不调，表现为经期延长，出血量多，基础体温双相，但上升相持续到下次月经来潮前仍不降，月

经来潮第 5 天刮宫仍能见到分泌期内膜，其可能的诊断是

A. 无排卵型功血　B. 子宫内膜炎
C. 黄体萎缩不全　D. 黄体功能不足
E. 子宫黏膜下肌瘤

102. 无排卵型功血大量出血，住院治疗时，要求止血时间是

A. 6 小时内　B. 8 小时内
C. 10 小时内　D. 12 小时内
E. 24～48 小时内

103. 患者，50 岁，尚未绝经，近年来月经不规则，今日来潮，量多，来院求治，经检查诊断为无排卵型功血，对该患者

A. 首选雌激素止血　B. 首选诊断性刮宫
C. 口服止血药　D. 子宫切除术
E. 以上均不对

104. 患者，女，28 岁，月经周期缩短，经期正常，测基础体温呈双相型，但体温上升缓慢，高温相持续 7～8 天，该患者最可能的诊断是

A. 正常妊娠　B. 黄体功能不足
C. 黄体萎缩不全　D. 无排卵性功血
E. 不能确定

105. 患者，女，48 岁，半年前开始出现月经紊乱，并出现潮热、潮红，易激动，妇科检查子宫稍小，其余正常。护士应向其提供的相关性知识是

A. 黄体功能不足　B. 排卵型功血
C. 更年期综合征　D. 黄体萎缩延迟
E. 神经衰弱

106. 患者，女，35 岁，自诉有肿物脱出阴道口 2 年，伴下腹坠胀和腰骶部酸痛。2 年前有难产史，常便秘，诊断为子宫脱垂。该患者子宫脱垂的主要原因是

A. 便秘　B. 营养不良
C. 长期站立　D. 分娩损伤
E. 产后过早锻炼

107. 患者，女，50 岁，自觉阴道口脱出肿物 2 年，妇科检查：宫颈及部分宫体脱出于阴道口外，宫颈肥大，应诊断为

A. 子宫脱垂Ⅰ度轻型　B. 子宫脱垂Ⅰ度重型
C. 子宫脱垂Ⅱ度轻型　D. 子宫脱垂Ⅱ度重型
E. 子宫脱垂Ⅲ度

108. 患者，30 岁，哺乳期患急性乳腺炎，畏寒发热，左侧乳房肿胀疼痛明显，表面皮肤红热，扪及触痛的硬块，未查到脓肿，对患乳的不正确护理是

A. 暂停哺乳　B. 吸净乳房
C. 抬高乳房　D. 切口引流
E. 理疗及外敷药物

A_3/A_4 型题

（109～111 题共用题干）

患儿，男，8 岁，患上呼吸道感染 2 周后，出现食欲减退，乏力、尿少，水肿。体温 37.5℃，血压增高。尿蛋白及红细胞各（+），补体 C3 降低。诊断为急性肾小球肾炎。

109. 该患儿的护理措施哪项正确

A. 严格卧床休息 1～2 周
B. 给予易消化的普食
C. 血尿消失后加强锻炼
D. 每日留取晨尿送标本
E. 严格控制蛋白质的摄入量

110. 该患儿入院后注射青霉素的目的是

A. 控制肾脏疾病　B. 预防并发症
C. 清除先驱感染症状　D. 预防复发
E. 缩短病程

111. 该患儿入院 3 天后，症状加重，呼吸困难，不能平卧，肺部有湿啰音，心音低钝，有奔马律，可能发生了

A. 肺部感染　B. 电解质紊乱
C. 急性心力衰竭　D. 高血压脑病
E. 急性肾功能衰竭

（112～115 题共用题干）

患者，男，10 岁，因尿少、眼睑水肿、肉眼血尿 2 天入院。4 周前曾患脓疱疮。查体：血压 90/60mmHg，眼睑水肿，咽部无充血，心肺未闻及异常，肝脾不大。检查 ASO 增高，血清总补体、C3 降低，尿蛋白++，红细胞满视野，管型 1～2 个/HP。

112. 该患儿最可能的诊断是

A. 单纯性肾病　B. 急性肾小球肾炎
C. 皮肤感染　D. 单纯性肾病
E. 泌尿道感染

113. 如患儿出现头痛、呕吐，首选应注意检测

A. 心率　B. 呼吸
C. 血压　D. 尿量
E. 体温

114. 患儿血压 145/90mmHg，最有可能并发

A. 高血压脑病　B. 化脓性脑膜炎
C. 急性肾功能不全　D. 急性心力衰竭
E. 电解质紊乱

115. 诊断该疾病有价值的辅助检查是

A. 红细胞管型　B. 白细胞管型
C. 颗粒管型　D. 蜡样管型
E. 透明管型

（116～118 题共用题干）

患者，曾有肾小球肾炎的病史，因肉眼血尿入院，

查体：血压 195/105mmHg，眼睑水肿。

116. 以下哪项处理措施对其不适用

A. 降压　　B. 限制钠盐

C. 利尿　　D. 卧床休息

E. 应用糖皮质激素

117. 该患者，其向护士咨询保健知识，错误的指导是

A. 长期低盐饮食　　B. 不宜妊娠

C. 防止受凉　　D. 避免过度劳累

E. 避免应用对肾脏有害的药物

118. 该患者血液检查时可能出现

A. 晚期血浆白蛋白升高

B. 内生肌酐清除率下降

C. 血尿素氮下降

D. 血肌酐下降

E. 血红蛋白上升

（119、120 题共用题干）

患儿，4 岁，全身严重凹陷性水肿。24 小时尿蛋白定量 0.15g/kg，白蛋白 19g/L，血清胆固醇 9.2mmol/L，诊断为肾病综合征。

119. 该患儿不会发生的并发症是

A. 低钾血症　　B. 感染

C. 低钠血症　　D. 心力衰竭

E. 静脉血栓的形成

120. 该患儿护理及治疗正确的是

A. 适当户外活动

B. 饮食不必限盐

C. 尽量避免皮下注射

D. 禁用环磷酰胺

E. 口服泼尼松总疗程不超过 8 周

（121～123 题共用题干）

患儿，4 岁，女，因全身水肿，以肾病综合征收入院。体检：面部、腹壁及双下肢水肿明显。化验检查：尿蛋白（＋＋＋＋），胆固醇升高，血浆白蛋白降低。

121. 该患儿目前最主要的护理诊断是

A. 焦虑　　B. 排尿异常

C. 体液过多　　D. 有继发感染的可能

E. 有皮肤完整性受损可能

122. 目前给予最主要的护理措施是

A. 卧床休息　　B. 无盐饮食

C. 高蛋白饮食　　D. 高脂肪饮食

E. 肌内注射给药

123. 若病情好转，出院时健康指导应强调

A. 介绍本病病因

B. 说明本病的治疗反应

C. 遵医嘱服药，不能随便停药

D. 说明不能剧烈活动的重要性

E. 讲解预防复发的注意事项

（124～127 题共用题干）

患者，男，30 岁，前几天因为其他疾病服用一些中药后出现食欲不振，恶心、呕吐、乏力，无腰痛、尿痛。今早突然水肿伴无尿，尿量小于 100ml/d，辅助检查示：尿蛋白（＋＋＋），尿糖（＋＋＋），肾功能：血尿素氮 17.2mmol/L，肌酐 1100μmol/L，B 超提示：双肾形态、大小正常，肾盂输尿管无扩张。

124. 该患者最可能的诊断是

A. 急性肾盂肾炎

B. 肾病综合征

C. 急性肾衰竭

D. 慢性肾功能不全尿毒症期

E. 慢性肾衰竭

125. 此时应警惕患者容易出现的电解质紊乱是

A. 低钠血症　　B. 高钾血症

C. 低钾血症　　D. 高钠血症

E. 低钙血症

126. 此时，首要的治疗措施是

A. 通过静脉途径补充营养

B. 纠正病因

C. 血液透析

D. 腹膜透析

E. 强心、利尿

127. 经过上述治疗后，患者食欲有所改善，排尿增多，近几日尿量在 800～1400ml/d，患者仍感乏力，以下处理中，不妥的是

A. 控制氮质血症

B. 大量补充液体

C. 维持水、电解质酸碱平衡

D. 检测血清电解质

E. 防治各种并发症

（128～132 题共用题干）

患者，男，65 岁，慢性肾炎 10 余年，近 1 个月来，食欲下降，精神萎靡，乏力，面色深而萎黄，轻度水肿，伴皮肤瘙痒，1 天前发现粪便颜色黑亮似柏油样，辅助检查示：肾功能示血肌酐 810μmol/L，尿素氮 9.3mmol/L。

128. 该患者最可能的诊断是

A. 肾功能不全代偿期

B. 肾功能不全失代偿期

C. 肾功能衰竭期

D. 肾功能不全尿毒症期

E. 氮质血症期

129. 该患者的面容属于

A. 肝病面容　　B. 尿毒症面容

C. 心脏病性面容　D. 甲亢面容
E. 满月面容

130. 下列引起该患者粪便颜色改变的原因中，正确的是
A. 血小板功能异常导致消化道出血
B. 红细胞寿命缩短
C. 肾脏红细胞生成素减少
D. 铁、叶酸缺乏
E. 某些代谢产物抑制骨髓造血功能

131. 下列针对患者的护理措施中，不当的是
A. 高蛋白、高热量、高维生素饮食
B. 嘱患者避免用力搔抓皮肤
C. 应卧床休息，避免过度劳累
D. 使用温和的沐浴液清洁皮肤
E. 积极纠正电解质紊乱

132. 下列治疗中可替代失去功能的肾排泄各种毒物的疗法是
A. 治疗原发病　B. 饮食治疗
C. 必需氨基酸的应用　D. 对症治疗
E. 透析治疗

(133～136 题共用题干)

患者，男，28 岁，突发左上腹、腰部剧痛，呈阵发性，向同侧下腹部、外生殖器及股内侧放射，伴有恶心、呕吐、面色苍白及冷汗。2 小时后化验尿常规，提示镜下血尿。

133. 该患者最可能为
A. 肾、输尿管结石　B. 尿道结石
C. 膀胱癌　D. 膀胱结石
E. 肾结核

134. 目前治疗该疾病最常用的方法是
A. 非手术排石疗法
B. 经皮肾镜取石或碎石术
C. 体外冲击波碎石术
D. 经尿道膀胱(输尿管瓣石术)
E. 开放性手术治疗

135. 该患者如选择体外冲击波碎石术，其术前的护理哪项错误
A. 叮嘱患者术前 3 日禁豆、奶等食品
B. 叮嘱患者碎石时不要移动体位
C. 叮嘱患者术日晨多饮水
D. 叮嘱患者术前晚服缓泻剂
E. 叮嘱患者术日晨应禁食

136. 该患者的护理及合作性问题，哪项不妥
A. 疼痛　B. 排尿异常
C. 体液过多　D. 有感染的危险
E. 潜在并发症：术后出血

(137、138 题共用题干)

患者，女，下腹部受到剧烈撞击后出现轻压痛，导尿有少量血尿，6 小时后，尿量仅 100ml，呈血性，患者腹痛加重，并蔓延至全腹，移动性浊音阳性。

137. 应考虑该患者可能出现
A. 肾挫伤　B. 肾裂伤
C. 膀胱破裂　D. 输尿管损伤
E. 尿道损伤

138. 为明确诊断，可做
A. B 超　B. X 线平片
C. 静脉肾盂造影　D. CT
E. 膀胱注水试验

(139～141 题共用题干)

患者，左腰部撞伤 3 小时，局部疼痛、肿胀，有淡红色血尿，诊断为左肾挫伤，采用非手术治疗。

139. 能反映肾出血情况的是
A. 尿量、尿色　B. 面色意识
C. 腰部疼痛　D. 血压、脉搏
E. 肢体温度

140. 对该患者的护理错误的是
A. 输液、使用止血药
B. 绝对卧床休息
C. 遵医嘱使用抗生素
D. 做好术前准备
E. 血尿消失后即可下床活动

141. 该患者如选择非手术治疗，至少应卧床休息
A. 2 周　B. 1 周
C. 3 周　D. 4 周
E. 5 周

(142～146 题共用题干)

患者，男，30 岁，从高处跌下，会阴部撞击硬物，现在是伤后 3 天，排尿困难，尿道口流血。经检查发热，阴茎、会阴和下腹壁青紫、肿胀，阴囊明显肿大。

142. 该患者应考虑为
A. 会阴部挫伤　B. 下腹部挫伤
C. 前尿道损伤　D. 后尿道损伤
E. 膀胱损伤

143. 其目前应该如何处理
A. 立即以导尿管导尿并留置
B. 耻骨上膀胱造口及引流外渗的尿液
C. 立即行尿道修补手术
D. 用劲排尿
E. 鼓励多饮水

144. 该患者出现的尿外渗现象，局部处理的方法应是
A. 尿外渗部位多处切开引流
B. 理疗

C. 局部热敷
D. 无需处理
E. 局部穿刺抽吸外渗的尿液

145. 其最易造成的并发症是
A. 尿瘘　B. 尿道狭窄
C. 尿失禁　D. 阴茎萎缩
E. 尿道周围脓肿

146. 如出现上题的并发症，其治疗方法，下列哪项不妥当
A. 加强控制感染
B. 经尿道切开或切除瘢痕
C. 经会阴切除瘢痕，做尿道端端吻合
D. 定期尿道扩张
E. 永久性膀胱造口

(147～152 题共用题干)

患者，30 岁，运动后突然出现左上腹部绞痛，疼痛放射到左侧中下腹部，伴恶心、呕吐，尿液呈浓茶色，查体：腹软。左下腹部深压痛，左肾区叩击痛。

147. 该患者最可能的诊断是
A. 左肾结石　B. 左输尿管结石
C. 左肾损伤　D. 左侧腰大肌扭伤
E. 急性肠扭转

148. 患者来就诊时，应首先做的检查是
A. 血常规　B. 尿常规
C. 肾功能　D. B 超
E. 肾动脉造影

149. 为了确诊，应做的检查是
A. 血常规　B. 尿常规
C. CT　D. B 超
E. KUB 平片

150. 当患者出现绞痛发作时，做何处理
A. 大量饮水　B. 解痉止痛
C. 做跳跃运动　D. 应用抗生尿素
E. 急诊手术

151. 若 X 线检查发现结石大小约 0.3cm，则该患者较适宜的治疗方法是
A. 保守治疗　B. 体外冲击波碎石
C. 输尿管肾镜取石　D. 经皮肾镜取石
E. 输尿管切开取石

152. 患者如经保守治疗无效，拟行手术治疗，术前准备中最重要的是
A. 多活动　B. 多饮水
C. 尿常规检查　D. 输液使用抗生素
E. KUB 平片

(153～156 题共用题干)

患者，女，65 岁，糖尿病 10 余年，近半个月来常感乏力，头晕，食欲下降，一日突然晕厥急诊入院，查血浆白蛋白 28g/L，血清胆固醇及三酰甘油升高，肌酐清除率正常，血压 180/120mmHg，双下肢凹陷性水肿。

153. 该患者可能的诊断为
A. 急性肾小球肾炎　B. 慢性肾小球肾炎
C. 肾病综合征　D. 肾盂肾炎
E. 慢性肾衰

154. 为明确诊断应查
A. 24 小时尿蛋白定量　B. 血尿素氮
C. 尿常规　D. 肾功能
E. 尿细菌培养

155. 以下由护士提出的护理诊断中错误的是
A. 有感染的危险
B. 营养失调：低于机体需要量
C. 体液过多
D. 家庭应对无效
E. 有皮肤完整性受损的危险

156. 护士对患者出院前的健康教育中对预防复发极为重要的一项指导是
A. 按时按量服药　B. 避免劳累和感染
C. 定期随访和复查　D. 增强抵抗力
E. 保持乐观情绪

(157～159 题共用题干)

患者，女，27 岁，孕 5 个月余，今日突发畏寒、发热，测体温 39℃，伴疲乏无力，恶心呕吐，下腹部不适，排尿时有烧灼感，门诊查血常规示白细胞计数和中性粒细胞计数均高，尿常规见白细胞管型。查体有肾区叩击痛(+)。

157. 该患者可能的诊断为
A. 下尿路结石　B. 慢性肾炎
C. 急性肾炎　D. 肾病综合征
E. 肾盂肾炎

158. 该患者发病的易感因素是
A. 可能有泌尿系统局部的损伤
B. 机体抵抗力低
C. 可能发生了尿路梗阻
D. 年龄的因素
E. 女性及处于妊娠期内分泌的改变

159. 采集尿标本时其中不当的是
A. 在患者使用抗菌药物前收集标本
B. 保证尿液在膀胱内保留 6～8 小时
C. 指导患者采取中间一段尿置于无菌容器中
D. 取好尿标本后于 1 小时送检
E. 叮嘱患者大量饮水

(160～164 题共用题干)

糖尿病患者，52 岁，近日感觉外阴奇痒，白带增多

呈豆渣样。查体:外阴阴道可见白色膜状物。

160. 该患者首先考虑为
   A. 外阴阴道假丝酵母菌病
   B. 滴虫性阴道炎
   C. 老年性阴道炎
   D. 淋病性阴道炎
   E. 宫颈炎

161. 要想诊断该病,常规进行下列哪项辅助检查
   A. 阴道分泌物温生理盐水悬滴法
   B. 阴道分泌物强碱悬滴法
   C. 阴道分泌物培养法
   D. 阴道上皮细胞涂片
   E. 阴道镜检查

162. 如镜下见到白色假丝酵母菌芽孢和菌丝,常用的阴道冲洗液为
   A. 生理盐水
   B. 2%碳酸氢钠溶液
   C. 1∶5000 高锰酸钾溶液
   D. 碘伏溶液
   E. 0.5%醋酸溶液

163. 护士对该患者进行健康指导,下列说法中错误的是
   A. 夫妻同治
   B. 取分泌物检查前 2 天避免性交、冲洗、上药
   C. 月经期暂停阴道冲洗
   D. 治疗后复查转阴即可停止治疗
   E. 积极治疗糖尿病

164. 患者出现该病的诱因可能是
   A. 糖尿病
   B. 长期使用降血糖药物
   C. 更年期
   D. 不注意个人卫生
   E. 可能有脚气

(165～168 题共用题干)

患者,35 岁,阴道分泌多,伴腰酸及下腹部坠胀感,有急性宫颈炎病史。妇科检查:宫颈呈颗粒状突起,波及面积不到整个宫颈面的 2/3,检查后指套有少量血丝。

165. 该患者的可能诊断是
   A. 颗粒型糜烂轻度　B. 乳突状糜烂轻度
   C. 颗粒状糜烂中度　D. 颗粒型糜烂重度
   E. 乳突型糜烂中度

166. 为排除宫颈癌,首选的检查项目是
   A. 阴道分泌物悬滴检查
   B. 宫颈活检
   C. 阴道镜检查
   D. 宫腔镜检查
   E. 宫颈刮片细胞学检查

167. 对此患者下列哪项是最佳治疗手段
   A. 宫颈锥切术　B. 局部药物腐蚀、消炎
   C. 全身抗炎　D. 物理治疗
   E. 手术切除子宫

168. 护士对患者进行健康指导,下列错误的是
   A. 治疗应在月经干净后的 3～7 天进行
   B. 术前不需做宫颈刮片
   C. 术后注意外阴的清洁干燥
   D. 术后 2 个月禁止性生活
   E. 术后 2 次月经干净后复查

(169～172 题共用题干)

患者,女,30 岁,白带增多半年,妇检发现:阴道壁充血,宫颈光滑,白带呈稀薄泡沫状。

169. 最可能的诊断为
   A. 滴虫性阴道炎
   B. 假丝酵母菌性阴道炎
   C. 老年性阴道炎
   D. 宫颈炎
   E. 子宫内膜炎

170. 为确定诊断,进一步的检查是
   A. 阴道脱落细胞学检查
   B. 阴道分泌物悬滴试验
   C. 尿常规
   D. 三合诊
   E. 诊断性刮宫

171. 如镜检发现滴虫,常用的阴道冲洗液为
   A. 生理盐水
   B. 0.2‰碘伏溶液
   C. 2%碳酸氢钠溶液
   D. 1∶5000 高锰酸钾溶液
   E. 0.5%醋酸溶液

172. 护士对该患者的健康教育的说法不正确的是
   A. 教会患者局部用药的方法
   B. 妊娠 12 周内和哺乳期不宜口服甲硝唑
   C. 注意阴道冲洗液的浓度和温度
   D. 治愈标准为月经干净后连续 3 次复查白带均阴性
   E. 主要传染途径为间接传染,故无需夫妻同治

(173、174 题共用题干)

患者,34 岁,因低热、乏力、伴下腹部坠胀半年,加重半月来诊。1 年前曾于人流术后出现感染史。妇科检查见:子宫后位且活动受限,与周围粘连固定,并有压痛。

173. 该患者最可能的诊断是
   A. 慢性宫颈炎　B. 慢性盆腔炎

C. 急性盆腔炎　D. 盆腔结核
E. 慢性泌尿系炎症

174. 对该患者的治疗不正确的是
A. 其治疗以抗生素治疗为主
B. 加强营养，锻炼身体
C. 宜采用综合治疗
D. 坚持彻底治疗，以防复发
E. 性激素治疗少用

（175～178 题共用题干）

患者，女，51 岁，自诉近 1 年来月经紊乱，月经周期长短不一，23～40 天，经期延长为 5～20 天，经量增多。妇科检查：子宫稍小，双附件无异常。

175. 该患者首先考虑
A. 无排卵性功血　B. 围绝经期综合征
C. 有排卵性功血　D. 子宫肌瘤
E. 宫颈癌

176. 该患者首选的止血措施为
A. 雌激素止血　B. 孕激素止血
C. 刮宫术　D. 雄激素止血
E. 子宫切除术

177. 该患者子宫内膜病理检查结果最可能是
A. 增生期子宫内膜　B. 分泌期子宫内膜
C. 萎缩型子宫内膜　D. 混合型子宫内膜
E. 月经期子宫内膜

178. 对该患者的一般护理措施中，不正确的是
A. 患者应卧床休息，保证充足的睡眠
B. 鼓励患者多食高蛋白、高维生素、含铁量高等营养丰富的食物
C. 认真评估病史，识别诱因
D. 经期勤换会阴垫，常坐浴保持外阴部清洁卫生
E. 按医嘱准确用药

（179～181 题共用题干）

患者于流产后出现月经不调，表现为月经周期正常，经期延长，伴下腹坠胀、乏力，疑诊为黄体萎缩不全。

179. 下列支持该诊断的是
A. 经期伴下腹坠胀
B. 周期正常，经期延长
C. 育龄妇女
D. 月经不规则
E. 流产后的月经不调

180. 为确诊需做诊刮，其时间选择
A. 月经前 3 天
B. 月经的第 3 天
C. 月经周期第 5 天
D. 月经干净后第 3～7 天
E. 可以任何时间

181. 子宫内膜活检报告，支持诊断的是
A. 增殖期子宫内膜
B. 分泌期子宫内膜
C. 增生期、分泌期内膜共存
D. 子宫内膜呈蜕膜样变
E. 内膜呈增生过长的表现

（182～184 题共用题干）

患者，33 岁，孕 1 产 0，12 岁来月经，28～30 天 1 次，每次 5 天，量中等，无痛经。但自人工流产后出现痛经，且逐渐加重。妇科检查：子宫后倾固定，阴道后穹隆处可见紫褐色结节，触痛明显。

182. 该患者最可能的诊断为
A. 阴道炎
B. 盆腔炎
C. 原发性痛经
D. 功能失调性子宫出血
E. 子宫内膜异位症

183. 要想诊断该病，目前最佳的诊断方法是
A. 诊断性刮宫
B. 测定基础体温
C. 宫腔镜检查
D. 腹腔镜检查
E. 子宫输卵管碘油造影

184. 关于该病的预防，下列哪项是错误的
A. 及时矫正宫颈管狭窄或子宫过度后屈
B. 经期避免不必要的盆腔检查
C. 手术操作时防止内膜种植
D. 处女膜或阴道闭锁者应尽早治疗
E. 施行输卵管通液手术应在月经前 3～7 天

参考答案

A_1 型题

1.D　2.E　3.C　4.A　5.E　6.C　7.C　8.D
9.C　10.A　11.A　12.C　13.E　14.A　15.C
16.A　17.D　18.D　19.A　20.E　21.A　22.C
23.E　24.A　25.C　26.D　27.C　28.C　29.D
30.D　31.C　32.A　33.C　34.D　35.A　36.E
37.E　38.D　39.D　40.C　41.C　42.E　43.E
44.B　45.C　46.A　47.C　48.E　49.E　50.B
51.B　52.E　53.C　54.E　55.D　56.C　57.E
58.D　59.C　60.B　61.D　62.D　63.B　64.D
65.B　66.E　67.C　68.A　69.B　70.E　71.E
72.C　73.B　74.D

A_2 型题

75.D　76.E　77.A　78.E　79.C　80.A　81.B

82. E　83. E　84. E　85. C　86. B　87. E　88. B
89. D　90. E　91. A　92. A　93. E　94. A　95. C
96. D　97. B　98. A　99. B　100. D　101. C　102. E
103. B　104. B　105. C　106. D　107. D　108. D

A_3/A_4 型题

109. A　110. C　111. C　112. B　113. C　114. A
115. D　116. E　117. A　118. B　119. D　120. C
121. C　122. A　123. C　124. C　125. B　126. C
127. B　128. D　129. B　130. A　131. A　132. E
133. A　134. C　135. C　136. C　137. C　138. E
139. A　140. E　141. A　142. C　143. B　144. A
145. B　146. E　147. B　148. B　149. E　150. B
151. A　152. E　153. C　154. A　155. D　156. B
157. E　158. E　159. E　160. A　161. B　162. B
163. D　164. A　165. C　166. E　167. D　168. B
169. A　170. B　171. E　172. E　173. B　174. A
175. A　176. C　177. A　178. D　179. B　180. C
181. C　182. E　183. D　184. E

第八章　精神障碍疾病患者的护理

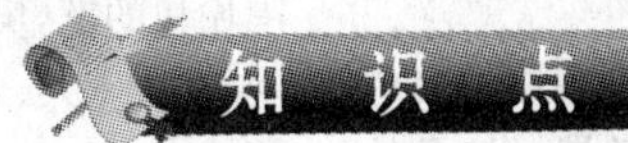

第一节　精神分裂症患者的护理

精神分裂症是一组病因未明的精神疾病，具有思维、情感、行为等多方面的障碍，以精神活动和环境不协调为特征。通常患者意识清晰，智能尚好，部分患者可出现认知功能损害。多起病于青壮年，常缓慢起病，有慢性化和衰退的可能，但部分患者可痊愈。

精神分裂症在欧洲、亚洲的发病率为 0.2%～1% 之间。国内调查发病年龄范围 16～35 岁为最多，发病的年龄与临床类型有关，患病率与经济水平呈负相关。

一、病因和发病机制

精神分裂症的病因尚未阐明，但多数专家都认为精神分裂症的发病与多种生物的、社会的、心理的因素有关。

1. 遗传因素　国内外有关专家调查，证实遗传因素在本病的发生中有一定作用，发现在本病患者近亲中的患病率比一般居民约高出 10 倍，与患者血缘关系越近，发病率越高。在一般人群中精神分裂症的患病率为 0.5%～1%，患者兄弟姐妹间为 8%，双亲之一患有精神分裂症，子女患病率为 14%，父母双方患病，子女患病率为 40%。

2. 个性与心理社会环境因素　部分精神分裂症患者有特殊的个性，如胆怯、孤僻、内向、敏感、多疑、过于严谨和不爱交流等，这种个性偏离正常者称分裂性人格障碍。Mednick 等(1987)提出部分分裂性人格障碍患者以后发展为分裂症的主要影响因素，是围生期损伤、幼年生活不稳定和缺乏父母照顾等。另外，精神分裂症多发生在经济水平低或社会阶层低以及无固定职业的人群中，这可能是由于社会环境差、生活动荡、职业无保障等心理社会应激的负荷大，在遗传素质基础上容易发病。

3. 躯体生物学因素　丹麦精神病学家 Schulsinger 自 1962 年以来，对精神分裂症患者的子女患病的前瞻性调查发现，这一组高危人群长大后是否患精神分裂症与出生时的并发症如窒息、癫痫等有关。提示在遗传相类似的情况下，是否患精神分裂症取决于环境因素的影响，即素质-应激模式。

4. 其他　神经生化病理和大脑结构的变化以及神经发育异常等均与精神分裂症的发病有关。

总之，从现有资料可以看出，精神分裂症是一种具有遗传基础的疾病，环境中的生物、心理和社会环境因素对发病具有一定影响。

二、临床表现

(一) 早期症状

早期精神分裂症的表现常不引人注意，诱因也不明显，症状多种多样，起病形式可表现为急性、亚急性或慢性起病。以类似神经衰弱和性格改变最为常见，如失眠、头痛、头晕、易疲劳、注意力不集中、记忆力减退等。亦可出现强迫、焦虑及恐怖等神经症症状。性格方面的改变表现为对人冷淡，与人交往减少，兴趣范围狭窄，有的患者情绪不稳、多疑、敏感等。

(二) 精神症状

多数精神分裂症的患者经过早期阶段，疾病的基本症状日益明显，其特征性的症状为感知觉和思维障碍，情感、行为不协调和脱离现实环境。

1. 感知觉障碍　精神分裂症最突出的感知觉障碍是幻觉，以幻听最常见。精神分裂症的幻听内容多半是争论性，如两个声音议论患者的好坏；或评论性的，声音不断对患者的所作所为评头品足。如一位 50 多岁的女患者出门买菜，声音讲“大破鞋又出门了”，患者听到后十分气愤，掉头回家，声音马上又说“装洋蒜”；幻听也可以是命令式的；还可以以思维鸣响的方式表现出来。

其他类型的幻觉虽然少见，但也可在精神分裂症患者身上见到。如一位患者拒绝进食，因为她看到家里盘子里装有碎玻璃(幻视)；一位患者感到有人拿手术刀切割自己的身体，并有电流灼伤口的感觉(幻触)等。

精神分裂症的幻觉体验可以非常具体、生动，也可以朦胧模糊，但多会给患者的思维、行动带来显著的影响,如有的患者在幻听的影响下辱骂甚至殴打亲人,有的患者为了躲避幻听的“骚扰”而频频上访。

2. 思维及思维联想障碍

(1) 妄想:原发性妄想是精神分裂症的特征性症状。这种妄想常突然发生,无任何原因,完全不能用患者当时的处境和心理背景来解释,是一种病理性信念。

妄想具有内容荒谬、泛化的特点。最多见的妄想是关系妄想和被害妄想,可见于各个年龄层。涉及的对象从最初与患者有过矛盾的某个人渐渐扩展到同事、朋友、亲人直至陌生人。他的寒暄问候,家常聊天、一举一动都暗有所指。严重者甚至连报纸杂志、广播电视的内容都认为与自己有关。

(2) 被动体验:正常人对自己的精神和躯体活动有着充分的自主权,即能够自由支配自己的思维和运动,并在整个过程中时刻体验到这种主观上的支配感。但在精神分裂症患者中,常常会出现精神与躯体活动自主性方面的问题。患者丧失了支配感,相反,感到自己的躯体运动、思维运动、情感运动、冲动都受人控制的,有一种被人强加的被动体验,常常描述思考和行动身不由己。如有的患者坚信有外力控制干扰和支配他的思想和行为,即被控制感;甚至认为有仪器、电波在操控自己,即影响妄想;有时患者坚信自己的内向体验及隐私、所想的事情已经被人知道,即被洞悉感。被控制感、影响妄想和被洞悉感也是精神分裂症的特征性症状。

(3) 思维联想障碍:思维联想过程缺乏连贯性和逻辑性,是精神分裂症最具特征性的症状。其特点是在意识清楚的情况下,患者的言谈或书写,虽然在文法结构上通顺、正确,但语句之间、概念之间或上下文之间缺乏内在意义上的联系,缺乏中心思想和现实意义,因而不能表达其意义使人感觉到迷惑不解。严重时言语支离破碎,甚至个别语句之间也缺乏联系,称为破裂性思维。有时患者在无外界原因的影响下,思维突然中断,停顿片刻,再表述时,已经更换新的内容,称思维中断。或出现大量思维并伴有明显不自主感,称思维涌现或强制性思维。有些患者用一些普通的词或动作,表示某些特殊的除自己以外别人无法理解的意义,称病理性象征性思维。

(4) 思维贫乏:根据患者言语的量和言语的内容加以判断。语量贫乏,缺乏主动言语,在回答问题时异常简短,多为“是”、“否”,很少加以发挥。同时患者在每次应答问题时总要延迟很长时间。即使患者在回答问题时语量足够,内容却含糊、过于概括,传达的信息量十分有限。

3. 情感障碍 情感淡漠、情感反应与思维内容以及周围环境不协调是精神分裂症的特征性症状。情感淡漠最早期涉及的是较细腻的情感,严重时对巨大痛苦的事情,表现出惊人的平淡,对任何刺激均无动于衷,最后患者可丧失与周围环境的情感联系。在情感淡漠的同时,可出现情感反应与周围环境不协调以及与思维内容不配合,甚至情感倒错,如患者流着泪唱愉快的歌,笑着叙述自己的不幸和痛苦。也有的出现对同一人、事、物产生两种对立的情感,即矛盾情感。

4. 意志与行为障碍

(1) 意志减退:患者在坚持工作、完成学业、料理家务等方面有很大困难,往往对自己的前途毫不关心,没有任何打算,或者虽有计划,却从不实施。活动减少,可以连坐几个小时而没有任何自发活动。有的患者自称“我就喜欢在床上躺着”。患者忽视自己的仪表,不知料理个人卫生。如一位青年男性连续 3 年从来没有换过衣服。另外,有的患者还吃一些不能吃的东西,如肥皂、昆虫、草木等,即意向倒错。

(2) 紧张综合征:包括紧张性木僵和紧张性兴奋两种状态,两者可交替出现,是精神分裂症紧张型的典型表现。在木僵患者中,可出现“蜡样屈曲”和“空气枕头”等紧张综合征。木僵患者有时可以突然出现冲动行为,即紧张性兴奋。

以上思维、情感、意志行为的障碍使患者的精神活动与环境脱离、行为离奇、孤僻离群,加之大多不愿意暴露其病态想法,沉醉在自己的病态体验中,自乐自笑,自言自语,周围人无法了解其内向的喜怒哀乐,即自闭现象。

5. 其他 自知力缺乏、人格解体、言语功能的损害、注意的损害、学习和记忆功能的损害、运动协调性的损害,但无意识障碍和智能障碍。

精神分裂症的症状可因疾病类型、临床阶段有很大程度的不同。在急性期临床常以幻觉、妄想为主,这类症状又称为阳性症状。慢性阶段临床主要症状是思维贫乏、情感淡漠、意志缺乏、孤僻、内向,又称阴性症状。

(三) 临床分型

可根据精神分裂症的临床特征划分为不同的临床类型。不同类型的患者可有不同的转归和预后,不是所有患者都能明确分型。

1. 偏执型 是精神分裂症最常见的类型,发病年龄较晚,多在 30 岁以后,起病较缓慢,临床主要表现为妄想,往往伴有幻觉,尤其是幻听,以言语性幻听最常见。轻者不易被发现,妄想内容以被害妄想、关系妄想最多见,其次是嫉妒妄想、影响妄想等。常伴有幻觉和行为怪异。情感和行为常受幻觉和妄想支配，有时会出现自伤或伤人的行为，部分患者在相当长的时间内，人格变化较轻微，尚能维持日常工作，往往不易早期发现。此型自动缓解少，治疗效果较好。

2. 紧张型　此型逐渐减少，多在青壮年发病，起病较快，以精神运动障碍为突出表现，轻者患者表现运动迟缓、少语、少动。重者患者表现不语不动，不饮不食，对环境变化毫无反应，呈木僵状态。此型肌肉紧张，可处于某种固定姿势不动。这种紧张性木僵和短暂的紧张性兴奋可交替出现或单独出现。患者可表现冲动性行为，如毁物、伤人等，然后仍旧躺下不动。本型可自动缓解，疗效较其他型好。

3. 青春型　多发病于青春期，起病较急，病情进展快，多在2周之内达高峰。以情感改变和联想障碍为突出表现。临床表现为情感肤浅、不恰当、不协调，有时面带微笑却给人以傻笑的感觉，有时又高度自傲，显得不可一世，有时情感喜怒无常、表情做作，扮弄鬼脸，不分场合与对象，开一些幼稚的玩笑。思维凌乱，言语内容松散，呈破裂性思维。行为表现幼稚、怪异、愚蠢，常有兴奋冲动，性欲、食欲等本能活动亢进，以及食虫、脏物等意向倒错症状。有时伴有片段、零乱的妄想和幻觉，内容荒谬，离奇古怪。病情进展迅速，预后欠佳。

4. 单纯型　较少见。本型青少年时期发病，起病缓慢，持续发展，病情自动缓解者少。主要特征为日益加重的孤僻、被动、活动减少、生活懒散、对生活和学习兴趣逐渐丧失、情感淡漠和意志缺乏。早期以神经衰弱症状为主要表现，如易疲劳、失眠、工作效率下降等，常被误认为“性格不开朗”、“不求上进”或“受到打击后意志消沉”等，经过数年后病情发展至严重阶段，出现对外界完全隔离，表现出日益加重的精神衰退等，此时才被引起重视而就诊，治疗效果和预后较差。

5. 其他类型　如未分化型、精神分裂症后抑郁、残留型、衰退型。

三、治疗原则

针对精神分裂症的症状，目前多采用药物治疗。支持性心理以及改善社会心理环境、减少环境中的不良刺激，改善人们的心境亦具有重要意义，一般均与药物治疗相结合进行。在急性期，以药物治疗为主；慢性期，用药减量的同时，加强社会心理康复措施。

1. 抗精神病药物治疗　按作用机制可分为经典药物和非经典药物两类。经典药物又称神经阻滞剂，主要是阻断D_2受体起到抗幻觉妄想的作用，按临床特点分为高效价和低效价两类。前者以氯丙嗪为代表，镇静作用强，抗胆碱能作用明显，对心血管和肝功能影响较大，锥体外系副作用较小，治疗剂量比较大；后者以氟哌啶醇为代表，抗幻觉妄想作用突出，镇静作用弱，心血管及肝脏毒性小，但锥体外系副作用较大。这两种药对精神分裂症的阳性症状疗效肯定，但副作用也较多，使用中存在着患者对药物耐受性和依从性问题。

近年来问世的非经典抗精神病药通过平衡阻滞5-HT与D_2受体，起到治疗作用，不但对幻觉妄想等阳性症状有效，对情感淡漠、意志衰退等阴性症状也有一定疗效。代表药物有奥氮平、氯氮平等，这类药物疗效比经典药物更好，最大的特点是副作用小，因此，不少学者提出应把这类新型药物作为精神分裂症的一线药物。

首发或复发患者抗精神病药物治疗力求系统而规范，强调早期、低剂量起始，逐渐加量、足量、足疗程的全病程治疗原则。一旦确诊应及早开始用药，一般急性期治疗2个月，巩固期4～6个月，第一次发作维持1～2年，第二次或多次发作维持时间应更长一些，甚至是终身服药。不管是急性期还是维持治疗，原则上单一用药。

2. 电抽搐治疗　适用于木僵、兴奋躁动、有自杀、冲动的患者，可快速控制症状。

3. 胰岛素昏迷治疗　对病程短的思维和感知障碍的患者疗效好。

4. 心理治疗　心理治疗是精神分裂症治疗不可缺少的一部分。心理治疗可改善患者的精神症状，提高自知力，增强对治疗的依从性，还可以改善家庭成员之间的关系，促进患者与社会接触，提高人际交往技巧。

四、护理诊断/问题

1. 思维过程改变　与心理冲突、判断力障碍有关。

2. 知觉改变　与不能容忍的精神压力威胁患者自我的完整性和自尊、不能区分自我和环境的界线、严重的焦虑等有关。

3. 有暴力行为的危险　与恐慌状态、愤怒反应等有关。

4. 言语沟通障碍　与思维过程改变有关。

5. 社交活动障碍　与沟通障碍、自我概念紊乱、认知障碍、怪异和不恰当的社会行为对他人的恐慌等有关。

6. 睡眠型态紊乱　与心理压力、幻觉有关。

7. 营养状态改变　低于机体需要，与被害妄想而拒绝进食有关。

8. 自我照顾能力缺失　与个人应对能力失调、认知障碍有关。

9. 家庭应对无效　与家庭重要成员无效应对方

式的运用,家庭重要成员不能表达内疚、愤怒、挫折等感受,家庭对疾病知识的缺乏等有关。

五、护理措施

(一) 一般护理

1. 饮食护理 维持正常的营养代谢,保证成人患者每日入量2500～3000ml。有被害妄想拒绝进食的患者可让其自行选择食物,进食时应缓慢,不可催促。患者的餐具应选用不易破损的制品,防止发生意外。

2. 睡眠护理 良好的睡眠可促进病情恢复,严重的失眠可导致病情恶化,甚至发生意外事件,故护理时必须注意观察患者的睡眠情况。要保证患者充分的睡眠,尽量让患者按作息时间养成良好的睡眠习惯,保持环境安静,避免声光刺激,失眠者可酌情选用安眠药。

3. 个人卫生护理 多数精神分裂症的患者生活懒散,不知整洁,不能自理生活,护士应督促、鼓励和帮助患者处理个人卫生,如洗漱、整理床铺、定期洗澡、更衣和理发等。

4. 做好排泄物的护理 注意观察患者大小便及月经规律,同时加强教育与训练,发现情况及时处理。对于便秘的患者,要鼓励患者多活动、多饮水、多吃水果和含粗纤维的蔬菜。

(二) 心理护理

与患者建立信任关系,提供心理支持,帮助患者认识心理社会因素对疾病的影响,共同探讨解决问题的方法;指导患者学习适应性行为,鼓励患者积极参加集体活动,增加社会交往,建立良好的人际关系。

(三) 用药护理

创造良好的治疗环境,保证治疗的顺利进行和督促患者遵从医嘱完成药物治疗,要设法保证患者把药服下,防止藏药、吐药等行为。严密观察病情和治疗反应,为医疗处理提供依据。对应用抗精神病药物治疗的患者蹲位如厕时,注意直立性低血压的发生。

(四) 安全护理

保证精神分裂症患者的健康和安全是护理工作的重要组成部分。

(1) 重点患者做到心中有数,尤其要注意那些受幻觉、妄想支配,但思维内容不暴露的患者,要严密观察患者的情感反应,通过患者的外显行为,发现患者的异常表现,及时阻止,防止意外发生。

(2) 每30分钟巡视1次,确保患者安全。对有自伤、自杀、伤人、兴奋冲动的患者随时置于护士的监视之下。对自杀倾向的患者设专人护理,24小时在护理人员视线范围内活动;对极度兴奋有可能造成意外的患者必要时要进行保护性约束;对不合作的患者要适当限制其活动范围,防止患者出现私自外出行为。

(3) 加强病房设施的检查,发现问题及时处理。办公室、治疗室、餐厅、浴室、杂物间要随时锁门。患者入院、探视、返院后要认真做好安全检查(包括患者带入的打开包装的液体物品),防止患者将危险物品带入病房。患者需要使用危险物品如刀剪、针时,要在护理人员的协助下完成。要在每日扫床时做好床单位的检查,要及时清除危险物品。

(五) 康复护理

(1) 可根据病情指导患者参加各种工娱治疗、行为矫正治疗、音乐治疗,如折纸、编制花、体疗等。在此过程中要鼓励患者多与其他病友进行交流,从而增强治疗信心。

(2) 康复期患者主要以技能训练为主,为回归社会打下基础,可安排患者参加职业技能训练、社交技能训练、家居技能训练等。

六、健康教育

(1) 向患者和家属介绍有关治疗精神分裂症的基本知识,使其明白按医嘱治疗对预防疾病复发、恶化的重要意义。

(2) 教会患者和家属应对各种危机(如自杀、自伤、冲动或外走)的方法,争取亲友、家庭和社会支持。根据病情安排探视,以帮助患者适应家庭、社会生活。

(3) 向社会公众普及精神卫生知识,使社会对精神病患者多一些宽容和关怀,少一些歧视和孤立。

> **核心提示** 精神分裂症是一组病因未明的精神疾病,具有思维、情感、行为等多方面的障碍,以精神活动和环境不协调为特征。通常患者意识清晰,智能尚好,部分患者可出现认知功能损害。多起病于青壮年,常缓慢起病,有慢性化和衰退的可能,但部分患者可痊愈。精神分裂症是一种具有遗传基础的疾病,环境中的生物、心理和社会环境因素对发病具有一定影响。精神分裂症一旦确诊应及早开始治疗,在急性期,以药物治疗为主;慢性期,用药减量的同时,加强社会心理康复措施。抗精神分裂症药物使用应遵从早期、单一用药、低剂量起始,逐渐加量、足量、足疗程的"全病程治疗"的原则。护理措施:一般护理、心理护理、用药护理、安全护理和康复护理,尤其应特别注意安全护理。

第二节　抑郁症患者的护理

抑郁症是一种常见的情感性障碍，以显著而持久的心境低落为主要临床特征。此种心境低落与处境不相称，其程度可以从闷闷不乐到悲痛欲绝，严重者整个精神活动处于明显的抑制状态，发生木僵，或悲哀痛苦到极点出现自杀观念或行为。

一、病因和发病机制

本病的发生可能与生物、心理和社会因素有关，其中遗传因素起重要作用。家系研究发现，患者亲属中同病率远高于一般人群，且血缘关系越近患病率越高。应激性生活事件和躯体疾病等，对本病的发生可能有诱发作用。本病首次发病前或以后的发病中存在明显的心理社会紧张性刺激，如重大经济损失、自然灾害、家庭成员因重病或突然病故，均可导致抑郁症的发生。在发病前遭受严重负性生活事件的患病率是一般人群的6倍。老年抑郁症最为严重的心理社会因素是丧偶，其他常见的有独居、离退休及性格孤僻等。

二、临床表现

抑郁症发作的临床表现可分为核心症状、心理症状群和躯体症状群三个方面。

(一) 核心症状

核心症状包括情绪低落、兴趣缺乏及乐趣丧失"三主征"，这是抑郁症的关键症状，诊断抑郁状态时至少应包括三种症状中的一个。

1. 情绪低落　主要表现是情绪低沉、苦恼忧伤。情绪的基调是低沉灰暗的。患者自感心情不好，高兴不起来。抑郁症患者常可以将自己在抑郁状态下所体验的悲观、悲伤情绪与丧亲所致的悲哀相区别。在抑郁发作的基础上患者会感到绝望、无助和无用。

2. 兴趣缺乏　是指患者对以前喜爱的活动都毫无兴趣，如文娱、体育活动、业余爱好等。典型者对任何事物无论好坏都缺乏兴趣，离群索居，不愿出屋，不愿见人。

3. 乐趣丧失　无法从生活中体验到乐趣，也称快感缺失。

以上三主征是互相联系的，可以在一位患者身上同时出现，互为因果。

(二) 心理症状群

1. 焦虑　常与抑郁伴发，经常是抑郁症的主要症状之一。主观的焦虑症状可以引发一些躯体症状，如胸闷、心跳加快、尿频、出汗等，躯体症状可以掩盖主观的焦虑体验而成为临床主诉。

2. 自责自罪　患者对自己既往的一些轻微过失或错误痛加责备，认为自己的一些行为让别人感到失望，严重时达到妄想程度。

3. 精神病性症状　主要是妄想和幻觉。内容与抑郁状态和谐的称为与心境相和谐的妄想，如罪恶妄想、无价值妄想。这些妄想一般不具有精神分裂症妄想的特征，如原发性、荒谬性等。

4. 认知症状　主要是注意力和记忆力的下降，这类症状可逆，随治疗的有效而缓解。认知扭曲也是重要特征之一，如对各种事物都作出悲观的解释，将周围一切都看成灰色的。

5. 自杀观念或行为　轻者常会想到与死亡有关的内容，或感到活着没有意思；重者有生不如死的感觉，极力寻求自杀。抑郁症患者最终有10%～15%死于自杀。

6. 精神运动性迟滞或激越　多见于"内源性抑郁"患者。精神运动性迟滞患者在心理上表现为思维发动的迟缓和思维的缓慢。同时会伴有注意力和记忆力的下降。在行为上表现为运动迟缓、工作效率下降。严重者可以达到木僵的程度。

7. 自知力　多数患者自知力完整，主动求治。

(三) 躯体症状群

1. 睡眠紊乱　是最常见的伴随症状之一，早醒也是不少患者的主诉。

2. 食欲紊乱　主要表现为食欲减退和体重减轻。食欲减退的发生率约为70%。

3. 性功能减退　可表现为性欲的减退或完全丧失。

4. 精力丧失　表现为无精打采，疲乏无力，懒惰，不想见人。

5. 晨重夜轻　患者的各种症状在早上起床后表现得尤为严重，至下午和晚间则有所减轻。这是情感性抑郁症中的典型表现。

6. 非特异性躯体症状　有一部分患者常以此类症状作为主诉，如头痛或全身疼痛、周身不适、心慌气短甚至心前区疼痛，常在综合医院就诊被诊断为自主神经功能紊乱。

三、治疗原则

高度的安全意识，严防自杀；充分的药物治疗，足够的剂量和疗程；积极的社会心理干预是本病的治疗原则。

(一) 抗抑郁药物治疗

抗抑郁药物治疗主要用于治疗和预防抑郁状态。

此外，对强迫症、焦虑症、恐怖症亦有治疗效果，总有效率为70%，是目前最常用的抗精神药物之一。

1. 抗抑郁药物分类

(1) 三环类抗抑郁药：丙咪嗪、阿米替林、多塞平等。

(2) 选择性5-羟色胺再摄取抑制剂：氟西汀、帕罗西汀、舍曲林等。

(3) 四环类抗抑郁药：马普替林。

(4) 单胺氧化酶抑制剂：苯乙肼、吗氯贝胺。

2. 用药方法 对急性期抑郁症患者，应根据其症状特点和既往治疗情况选择使用抗抑郁药，主张单一用药，尽可能选用最小的剂量，如疗效不佳时，应逐渐增加剂量至有效治疗量。几乎所有抗抑郁药需治疗2～3周才开始起效，如用药6～8周无效时，应考虑换药，换药时应注意氟西汀需停药5周才能换单胺氧化酶抑制剂，三环类抗抑郁药与单胺氧化酶抑制剂换用时需间隔10～14天。急性期症状控制后，需维持治疗以预防其复发。维持治疗量可采用急性期治疗量，维持治疗时间至少2～3年。多次复发者主张长期维持治疗。

(二) 电抽搐治疗

对于严重抑郁症，有自杀观念或企图及使用抗抑郁药无效的患者，可采用此法治疗。

(三) 心理治疗

本病患者大多有自知力，因此，在药物治疗的同时常需要合并心理治疗。特别对有明显心理社会因素起作用的抑郁症患者，多采用支持性心理治疗、认知疗法、家庭治疗、婚姻治疗等心理治疗方法，给患者提供支持，达到减轻或缓解症状、矫正其不良的认知偏见、改善其行为应对能力、提高其社会适应能力、改善与家人的关系及减少家庭环境对抑郁复发的影响的目的。

四、护理诊断/问题

1. 长期自我贬低 与抑郁心境有关。

2. 有自杀的危险 与严重的抑郁情绪、自杀家族史有关。

五、护理措施

(一) 一般护理

(1) 维持足够的营养，保障休息，帮助患者处理个人卫生。

(2) 增进及充分利用家庭支持系统，鼓励患者参加工娱活动，分散注意力，提高对生活的兴趣。

(3) 指导患者正确认识心理社会压力。

(4) 指导患者学习有关药物知识。

(5) 重建或学习适应性应对方法。

(二) 心理护理

通过倾听、解释、保证、指导、鼓励和安慰等帮助患者正确认识和对待自身疾病，纠正不良人格的弱点，培养健全的心理状态，提高患者对社会环境的适应能力。

(三) 对有自伤、自杀患者的护理

1. 将患者安置在易于观察的病室里，不宜单独居住。加强对病区危险物品的管理，患者服药时应认真检查，防止蓄积藏药，尔后一次大量吞服。

2. 严密观察抑郁症自杀的危险因素 ①严重的抑郁情绪，顽固而持久的睡眠障碍；②伴有自罪妄想，严重自责及紧张激越；③缺乏家庭支持系统；④有抑郁和自杀家族史；⑤有强烈的自杀观念或曾有关自杀史。

3. 严密观察自杀迹象 ①写遗书；②整理旧物；③突然关心他人；④了断社会关系；⑤收藏药品、刀、绳等。

4. 一旦发生自杀、自伤，应立即隔离患者实施抢救。对自伤、自杀后的患者要做好自伤、自杀后的心理疏导，了解心理变化，制定进一步的防范措施。

(四) 用药护理

(1) 确保患者按计划服药，防止积存药物用于自杀。

(2) 做好饮食护理：患者在服用单胺氧化酶抑制剂时，应避免进食奶酪、蚕豆、鸡肝、啤酒等含酪胺食品。如患者摄入含酪胺的食物，可致高血压危象等严重情况的发生。

(3) 密切观察患者服药后的反应，出现不良反应，及时通知医生。当患者有直立性低血压时，指导其在起床或由坐位变站立时动作应缓慢，不宜突然改变体位。

(4) 抗抑郁药物起效的时间在服药后2～3周，应将相关知识告知患者，以免引起焦虑不安。

六、健康教育

(1) 向患者及家属进行抑郁症知识的宣传教育，帮助患者正确地认识疾病的性质和形成原因，消除患者及家属对疾病的错误认识，指导患者和家属建立正确的就医观念。

(2) 指导患者合理安排工作、学习和生活，培养生

活的兴趣和乐趣。

(3) 指导患者家属增加对患者生活和心理上的关心和照顾，减少家庭环境中的应激刺激。

(4) 教育患者和家属能及时识别疾病复发的早期征兆并了解反复发作的危害性，尽早到医院就诊。

核心提示　抑郁症是一种常见的情感性障碍，以显著而持久的心境低落为主要临床特征。此种心境低落与处境不相称。发病可能与生物、心理和社会因素有关，其中遗传因素有重要作用。抑郁症发作的表现可分为核心症状、心理症状群和躯体症状群三个方面。患者有自杀的危险，因此，树立高度的安全意识，严防自杀和积极的心理干预是医护工作的重点。

第三节　焦虑症患者的护理

焦虑症是一种以焦虑、紧张、恐惧的情绪障碍为主，并伴有自主神经症状和运动不安等为特征的一类神经症，患者的焦虑紧张并非由实际的威胁所致，其紧张焦虑的程度与现实情况很不相称。临床上分为广泛性焦虑症和惊恐发作。据统计约有1/3的患者病程在半年至2年，有2/3的患者在2年以上。多数焦虑症的患者有较好的预后。

一、病因和发病机制

焦虑症可能与遗传因素有一定关系，其中惊恐发作的遗传效应较广泛性焦虑更为明显，惊恐发作的一级亲属中约有15%患有此类疾病，为一般居民的10倍，而广泛性焦虑一级亲属中的发病率并不增加。另外，心理社会因素是本病发生的诱发因素，而非特异性。焦虑症患者发病前一段时间发生生活事件显著多于正常人，与患者的基本生活需求未获满足有关。

二、临床表现

焦虑症可发生于任何年龄，以40岁左右女性发病者多。根据发作形式和持续时间的不同有以下两种形式。

(一) 广泛性焦虑

广泛性焦虑即慢性焦虑，是焦虑症最常见的表现形式，主要症状有：

1. 焦虑和烦恼　以经常或持续的无明确对象或固定内容的紧张不安，或对现实生活中的某些问题过分担心和害怕为特征。尽管也知道这是一种主观的顾虑，但患者不能控制，使其颇为苦恼。患者的焦虑程度和持久性与日常生活状况是极不相称的，可表现为预期性焦虑。此外还可出现易激惹，注意力不集中等表现。

2. 运动性不安　可出现肌肉紧张痛和强直，眼睑、面肌或手指震颤，以及搓手顿足，来回走动，坐立不安。此外，还有紧张性头痛，易疲乏、易惊吓，对外界刺激易出现惊跳反应，常有睡眠障碍。

3. 自主神经系统症状　可出现心悸、胸闷、呼吸急促、头晕、多汗、面色苍白或潮红、恶心、呕吐、腹痛、腹泻、尿频、尿急以及月经紊乱、阳痿、早泄等症状。

(二) 惊恐发作

惊恐发作即急性焦虑，是一种在日常生活状态下突如其来的惊恐体验，常有明显的自主神经症状，如剧烈胸痛、心跳、咽喉部有阻塞感和窒息感、头晕、全身发麻和针刺感等，同时伴濒死感和失控感。此种发作历时短暂，一般持续数十分钟可自然缓解。发作后，患者自觉一切如常，但可再次发作。

三、治疗原则

(一) 抗焦虑药物治疗

抗焦虑药物治疗适用于各型神经症、各种心身疾病、睡眠障碍及癫痫等疾病导致的焦虑、紧张、失眠、抽搐的治疗。

1. 抗焦虑药物的分类　目前广泛使用的是苯二氮䓬类，常用的药物有地西泮、劳拉西泮、氯硝西泮、艾司唑仑、阿普唑仑等。此外还有非苯二氮䓬类丁螺环酮。

2. 药物选择　对持续性焦虑状态，应选用长效药物如地西泮、氯硝西泮等；对间断发作的焦虑，宜选用短效药物如劳拉西泮；丁螺环酮适用于急、慢性焦虑状态而无镇静及催眠作用。

3. 用药方法　苯二氮䓬类原则上从小剂量开始，逐渐加量至控制焦虑，疗程一般不超过6周。通常为口服给药，短效药物应1日3次服药；长效药物可1日1次，睡前服用，能减少日间的过度镇静。

4. 不良反应　苯二氮䓬类常见不良反应为倦怠、头晕、嗜睡、乏力等。长期服用可产生耐药性和药物依赖。

(二) 心理治疗

1. 心理教育　教给患者本病的性质，让患者对疾病具有一定的自知力，可降低患者对健康的焦虑，增进在治疗中的合作，坚持长期治疗。

2. 认知行为疗法　包括焦虑控制训练和认知重建。采用想象或现场诱发焦虑，然后进行放松训练，可减轻紧张和焦虑时的躯体症状。对导致焦虑的认知成分，则运用认知重建，矫正患者的歪曲认知，进行矫治。

3. 生物反馈疗法 利用生物反馈信息训练患者放松，以减轻焦虑，对治疗广泛性焦虑或惊恐发作均有效。

四、护理诊断/问题

1. 焦虑 与疑病观念有关。

2. 恐惧 与过分的自我关注、预期恐怖有关。

五、护理措施

(1) 建立信任的护患关系，尊重、关心、同情患者，耐心倾听患者的诉说，尽量满足患者的合理要求。提倡并鼓励患者从事正常的工作、学习和生活，减少空闲和卧床时间。

(2) 改善环境对患者的不良影响，准备好接受治疗的住院环境，尽量排除其他患者的不良干扰，满足患者的合理需求，帮助其尽快适应新的环境，减少压力。

(3) 向患者解释其焦虑症状是功能性的而非器质性的，是可以治愈的，焦虑症状的发生是由于患者过分的自我关注和预期恐怖造成的，不会对身体造成器质性的伤害。

(4) 教导放松技巧：①鼓励患者用语言表达的方式疏泄情绪，表达患者的焦虑感受，护理人员针对患者传达的焦虑情绪，做好自我调适；②督导患者进行放松调适，如在光线柔和的环境里，随着护士的指导语和音乐进行肢体放松、深呼吸或慢跑等；③鼓励其多参加工娱治疗活动，视患者的兴趣、爱好安排，扩展生活领域及兴趣范围，目的是转移注意力，减轻焦虑情绪。

(5) 遵医嘱给予抗焦虑药，指导患者按时按量服药。同时注意观察药物副作用，并做好相应解释工作。

六、健康教育

(1) 告知患者及家属有关焦虑症的相关知识，使他们认识到过分的自我关注和预期恐怖会增加焦虑情绪的发生，正确对待焦虑症状。

(2) 与患者共同探讨其产生焦虑的压力源和诱因，以及焦虑时的行为模式，制定和尝试适合于患者减轻焦虑的应对方式，并加以训练和强化。

> **核心提示** 焦虑症是一种以焦虑、紧张、恐惧的情绪障碍为主，并伴有自主神经系统症状和运动不安等为特点的一类神经症，患者的焦虑紧张并非由实际的威胁所致，其紧张焦虑的程度与现实情况很不相称。临床上分为广泛性焦虑和惊恐发作。治疗主要是应用苯二氮䓬类抗焦虑药，辅以放松疗法。

第四节 强迫症患者的护理

强迫症是一种以强迫观念和强迫动作为主要特征的神经症。患者明知强迫观念和动作是没有必要的、不合理的，但又无法摆脱和控制，因此，感到矛盾和痛苦，这些症状影响了患者的日常工作学习和人际交往。但患者自知力完好，有求医的愿望和要求。

一、病因和发病机制

本病的病因尚不明确，有证据表明与遗传、5-羟色胺系统功能失调相关，同时社会生活压力过大是目前本病的病因学所关注的焦点。

二、临床表现

强迫症常缓慢起病，病程迁延，可达数年或数十年，在此期间病情可有波动，时轻时重，少数患者可自发缓解。如急性起病，诱因明显，且无强迫人格为发病基础，则预后较好。强迫症主要表现为强迫观念和强迫动作。

(一) 强迫观念

强迫观念是一些字句、话语、观念或信念，反复进入患者的意识领域，干扰了正常思维过程，但又无法摆脱。

1. 强迫怀疑 对已做完的事情感到不完善，怕有差错，有不安全感，要反复检查核对。如作业题计算以后要反复检查核对，已经离开又担心门窗没有锁好等。

2. 强迫回忆 由某些无关因素或刺激引发无休止地回忆过去的经历，患者明知没必要，却无法停止。

3. 强迫性穷思竭虑 患者对日常生活中的一些事情或自然现象，寻根究底，反复思索，明知缺乏现实意义，没有必要，但又不能自我控制。有的患者表现为与自己在头脑里欲罢不能地无休止地争辩，分不清孰是孰非。

4. 强迫联想 患者脑子里出现一个观念或一句话，便不由自主地联想起另一个观念或词句。由于观念的出现违背患者的主观意愿，常使患者感到苦恼。

(二) 强迫动作

强迫动作是指反复出现的、刻板的仪式动作，患者明知不合理，但又不得不做，以强迫检查和强迫洗涤最常见，常继发于强迫怀疑。

1. 强迫性洗涤 患者担心怕传染上疾病而反复洗涤甚至要消毒，自己明知没必要，但无法控制。如有的患者甚至对别人坐过的地方都要消毒。

2. 强迫检查 是患者为减轻强迫怀疑引起的焦

虑而采取的措施。

3. 强迫性仪式动作　是一些重复出现的动作，他人看来是不合理的或荒谬可笑的，但却可减轻或防止强迫观念引起的紧张不安。

4. 强迫询问　是患者常常不相信自己，为了消除疑虑或穷思竭虑给患者带来的焦虑，常反复要求他人不厌其烦地给予解释或保证。

5. 强迫意向　患者在做某些事情时，出现一些无法克制的令其感到恐怖害怕的意向和冲动。患者所出现的这些意向，往往同所从事的工作或正在做的事情没有直接和必然的联系。

6. 强迫性计数　患者遇到某些能计数的物体时，出现无法克制的计数行为。

三、治疗原则

(一) 药物治疗

1. 氯米帕明　对强迫症状和伴随的抑郁症状都有治疗作用，一般在达到治疗剂量 2～3 周后开始显现疗效。

2. 选择性 5-羟色胺再摄取抑制剂　包括氟西汀、氟伏沙明、帕罗西汀、舍曲林等均属于治疗强迫障碍的一线药物。

(二) 心理治疗

1. 支持性心理治疗　对强迫症患者进行耐心细致的解释和心理教育，使患者了解其疾病的性质，指导患者把注意从强迫症状转移到日常生活、学习和工作中去，有助于减轻患者的焦虑。

2. 行为疗法　采用暴露疗法和反应防止法。暴露疗法的目的在于减轻强迫症状伴随的焦虑；反应防止法的目的在于减少仪式动作和强迫思维出现的频度。

四、护理诊断/问题

焦虑：与强迫观念和强迫动作有关。

五、护理措施

(1) 与患者建立良好的护患关系，对患者所描述的内心感受和强迫动作表示接纳和认可，鼓励患者倾诉自己内心体验，帮助患者分析强迫症的诱发因素，减轻患者的心理应激反应水平，也可减轻强迫观念和动作的发生频率。

(2) 指导患者树立正确地对待疾病的态度，对待强迫观念和动作采取接受的态度，不加排斥和抵抗。鼓励患者带着症状学习和工作，打破强迫症状的精神交互作用，以降低患者对待疾病的矛盾心理和减轻不舒适的心理感受。

(3) 帮助患者分析和认识强迫症状的主观性，即强迫观念和强迫动作不是由于器质性病变造成的，经恰当治疗，不会给患者的身体造成伤害以消除患者对疾病的不必要的疑虑，减轻患者的焦虑程度。

(4) 帮助患者培养生活乐趣和兴趣，改变对自我要求过高及过分追求完美的性格特征，从根本上增加患者心理上的舒适感受。

(5) 做好安全护理，密切观察情绪变化，及时疏导和安慰，保护患者和他人不受伤害。

1) 密切观察强迫症状行为对躯体的损害情况，采取相应的保护措施。

2) 对自身伤害严重时，立即给予制止，对伤害部位及时进行处理。

3) 掌握患者的心理状况，避免激惹患者，尊重患者的行为模式，采取有效的保护措施，及时疏导和安慰。

4) 对有自杀和伤害他人行为的患者，要严加看守，必要时清除危险物品。

六、健康教育

(1) 向患者和家属进行强迫症疾病性质、对待疾病态度的宣传和教育，使患者和家人树立对待疾病的正确态度。

(2) 向患者和家属解释说明性格特征与强迫症的关系，转移对疾病的过分关注，改善性格特征。

(3) 教会患者和家属对待心理应激的恰当、有效的应对方法。

> **核心提示**　强迫症是一种以强迫观念和强迫动作为主要特征的神经症，患者自知力完好，有求医的愿望和要求。发病与遗传和社会生活压力过大有关。在患者了解、接受症状和护患相互信任的基础上，与其共同参与护理计划的制订，能够使患者感受到被关注、被信任和被支持，可减少患者的焦虑情绪和无助感，促进病情康复。

第五节　癔症患者的护理

癔症又称歇斯底里症，或分离(转换)障碍，是一类由心理因素如重大生活事件、内向冲突、强烈的情绪体验、暗示或自我暗示等作用于易感个体引起的精神障碍。其临床表现为各种各样的躯体症状，意识范围缩小、选择性遗忘或情感暴发等精神症状；症状表现缺乏相应的器质性损害作为其病理基础；症状表现具有做作、夸张、表演性并富有情感色彩；症状的发作和消失可由暗示引起，具有反复发作的特点。任何年龄均可发病，但以年轻女性为多。

一、病因和发病机制

癔症与遗传因素有关,研究认为是一种多因素遗传模式,具有癔症性格特征的人,在心理因素影响下,容易发生癔症。另外,能引起患者强烈情绪体验的事件和处境常常是癔症的发病因素,如工作、家庭中的人际关系矛盾纠纷、特殊事件引起患者委屈、气愤、恼怒、羞愧、悲伤、恐惧等,往往成为第一次发病的直接原因,这类事件和处境可给患者带来创伤性体验,以后可通过触景生情或暗示等而反复发病。

癔症的性格特点有:①自我为中心,处处吸引他人对自己的注意,爱炫耀自己。②情感丰富、肤浅,情感色彩丰富,鲜明强烈,好感情用事,情感不稳定。③暗示性高,暗示性是指在某种环境气氛或情感背景下,对外界的影响和观念无条件地接受的心理现象。癔症者易于接受他人的暗示,因此,癔症可因消除暗示而发作,也可用暗示的方法消除其症状。④富于幻想,想象丰富、生动,给人以难以分辨现实与虚幻的印象。

二、临床表现

癔症的临床表现多种多样,可分为癔症性精神障碍、癔症性躯体障碍和癔症的特殊表现形式三种类型。

(一) 癔症性精神障碍

癔症性精神障碍又称分离性障碍。主要表现为发作性意识范围狭窄,具有发泄特点的急骤情感暴发,选择性遗忘或自我身份识别障碍。这一类型的癔症发病往往与明确的心理因素有关,在发作过程中,患者可发泄被压抑的情绪,获得周围的关心、同情和照顾及继发性好处。癔症性精神障碍根据其临床表现的特点不同又分为以下类型。

1. 意识障碍 主要表现为周围环境意识和自我意识障碍。周围环境意识障碍主要表现为意识范围缩小和意识蒙眬状态。意识范围缩小表现为患者的语言、动作和表情常局限于与发病有关的不愉快体验,对外界其他事物反应迟钝或不予理睬。意识蒙眬状态表现为患者情感体验丰富,表情生动,行为夸张,富于表演色彩。

2. 情感爆发 在与他人剧烈争吵,有强烈情绪体验时发作,可表现为号啕大哭、捶胸顿足、大吵大闹、声嘶力竭、撕衣毁物、撕扯头发或以头撞墙,或在地上打滚。其情感暴发有尽情发泄内心强烈情绪体验的特点,围观的人越多,表现越强烈,一般持续数十分钟后缓解,事后可有部分遗忘。

3. 神游症 表现为患者突然从家中或单位出走到某一地方,其意识范围缩小,但基本生活能力和简单社交能力尚可保持,有的患者忘记了自己的经历和身份,以一新的身份出现。事后对出走的经历完全遗忘。

4. 癔症性遗忘 也称选择性遗忘或界限性遗忘,患者表现为对过去生活过程中的某一段时期的经历遗忘。遗忘的内容往往是患者的心理创伤性体验,癔症性遗忘对患者可起到心理上的自我保护作用,是患者在潜意识中的一种心理防御表现。

5. 癔症性痴呆 也称假性痴呆,患者在强烈的心理应激之后出现的广泛性智能障碍,其智能障碍的表现没有脑器质性病变或其他精神疾病作基础。有的患者智能障碍的表现特别幼稚,语言、表情和行为类似幼儿,称为童样痴呆。

6. 癔症性木僵 在强烈的心理应激后,患者表现为在相当长的时间内身体保持固定的姿势不动,没有语言和随意动作,对光线、声音和疼痛刺激没有反应,双目紧闭,眼睑颤动,强行剥开其眼睑,可见眼球转动,一般持续数十分钟后醒转。

7. 附体状态 在意识蒙眬状态下,患者声称自己是某神或已死的某人,并以神或死人的身份说话或行事。

8. 癔症性精神病 在受到强烈的心理应激后突然发病,患者表现为意识蒙眬状态或意识范围狭窄,错觉和片段幻觉,妄想和思维障碍以及人格解体等精神疾病的症状。症状内容多与心理应激有关,发作时间较上述类型长,但病程很少超过 3 周,可自行缓解,无后遗症状,但可反复发作。

(二) 癔症性躯体障碍

癔症性躯体障碍又称转换性障碍,表现为感觉障碍和运动障碍等转换性症状和躯体内脏障碍等躯体化症状。患者的症状表现缺乏相应的器质性损害作为其病理基础。患者的身体检查、实验室检查及神经系统检查均无特异性阳性体征,其神经症状不符合神经解剖生理特点。癔症性躯体障碍的症状表现可有如下形式。

1. 运动障碍 可表现为动作减少、增多或异常运动。

(1) 痉挛发作:在情绪激动或受到暗示时突然发作,患者突然跌倒,全身僵直,肢体抖动,或倒在床上翻滚,可有撕扯衣物、捶胸顿足等动作。癔症患者的痉挛发作与癫痫发作表现相似,但痉挛发作的患者无口舌咬伤、不会跌伤或大小便失禁,脑电图也无异常改变。持续数十分钟后,症状缓解。

(2) 肢体震颤、抽动和阵挛：患者可有肢体粗大、杂乱颤抖，或不规则抽动，肌阵挛为某一群肌肉的快速抽动，类似舞蹈样动作。

(3) 肢体瘫痪：可表现为单瘫、截瘫和偏瘫。患者大多有躯体方面的诱因，如许多患者是在外伤、手术或躯体疾病后突然发病，患者可表现为不能站立和行走，不能活动。神经系统检查无病理反射，没有肌肉萎缩，无相应的肌张力或腱反射改变。

(4) 癔症性失音：在精神创伤或暗示下发病，表现为患者不能用言语回答问题或表达自己的思想，但可用书写或手势与别人交谈，或只能用耳语或嘶哑的声音交谈，但可正常咳嗽。神经系统和发音器官检查，无器质性病变。

2. 感觉障碍

(1) 感觉过敏：患者对外界一般强度的刺激感受性增高，感觉阈限降低。轻轻地触摸皮肤感觉疼痛难忍，正常的光线刺激感觉耀眼，讲话声音感觉刺耳。

(2) 感觉缺失：表现为局部全身皮肤缺乏感觉，缺失的可为痛觉、触觉、温度感觉，感觉缺失可以身体中线或以关节为界。但患者各种感觉测验的结果矛盾，感觉缺失的部位也不符合正常的神经解剖分布。

(3) 癔症性视觉障碍：可表现为突然发生的弱视、失眠、管窥、同心性视野缩小，视觉器官、视神经、视觉中枢检查无器质性病变存在。

(4) 癔症性失聪：突然发生的听力丧失，无视觉器官损害，电测听和听诱发电位检查正常，听觉障碍为非器质性的。

(5) 癔症球：咽喉部检查正常，患者感觉咽部有异物感或梗阻感。

3. 躯体化障碍　患者长期反复出现各种躯体症状，描述症状时模糊不清，经常变化。常见的主诉症状涉及心血管系统、呼吸系统、消化系统、生殖系统、内分泌系统、运动和感觉器官等，如腹痛、恶心、胀气、呕吐、关节痛、四肢肌肉酸痛、头痛等，以女性多见、相应多次检查均未发现器质性病变。

(三) 癔症的特殊表现形式

1. 流行性癔症　又称癔症的集体发作，多发生于共同生活的群体中，如学校、文化落后闭塞的村镇等。开始时可有单个个体发生癔症，群体中的其他人感受到了发病个体的症状表现，受到情绪上的影响和暗示，相继发生类似的症状，随着发病个体的增多，可在群体中引起紧张恐怖的情绪，更加重了相互暗示的影响，迅速在短期内暴发流行，引起集体癔症发作。

2. 补偿性癔症　多发生于工伤、交通事故、医疗纠纷涉及赔偿中，有的患者表现为原有的受伤症状持久化和加重化，有的患者增加了新的症状，症状的表现既有无意识的成分，也有有意识的影响，症状无器质性损害作为其病理基础。赔偿纠纷结束后，或一次性赔偿终结都可使症状迅速好转。

三、治疗原则

对癔症患者的治疗，要重视初次发病的治疗，其疗效对防止症状反复发作有重要作用；其次对癔症患者的治疗过程中，要尽量避免环境中的消极暗示，如紧张恐怖的情绪的影响，过多人的围观，亲属的过分关注，都不利于症状的治疗和恢复；最后对癔症患者的治疗要重视及时消除病因，让患者了解疾病的性质，正视自身的性格缺陷，改善人际关系，及时融入社会生活，以防止复发。具体治疗有心理治疗和对症治疗两种方法。

(一) 心理治疗

由于癔症是功能性疾病而非器质性疾病，在癔症的发病过程中心理因素起重要作用，所以心理治疗是癔症的主要治疗方法。

1. 暗示疗法　是治疗癔症性感觉障碍和运动障碍的有效方法，尤其适用于急性起病和求治愿望强烈者。暗示疗法有觉醒暗示和催眠暗示两种方式。无论采取何种暗示疗法建立良好的治疗关系，以及患者对医生的信任对疗效都有直接影响。

2. 情感释放　如果患者是因为强烈的情绪体验而发病的，当患者谈及引起情绪反应的事件时，要耐心倾听、适当地引导，让患者发泄其压抑的情绪，对患者的情绪反应要采取接纳的态度，而不应嘲笑，让患者将愤怒、不满、敌对的情绪释放出来。

3. 认知疗法　在进行了详细的体格检查和实验室检查后，让患者了解自己所患疾病的性质是功能性的而非器质性的，是可以治愈的，以消除患者和家属的疑虑、担忧和恐惧，稳定患者和家属的情绪，以减少家属对患者的过分关注和患者对症状的自我关注，对症状的消除是十分必要的。其次，帮助患者认识其性格特征对疾病发生的影响，指导患者克服性格缺陷的途径和方法。

4. 精神分析疗法　对选择性遗忘或癔症性感觉和运动障碍的患者可运用自由联想等方法挖掘患者潜意识中的心理矛盾和冲突，并让患者有所领悟，消除潜意识中心理矛盾冲突对癔症症状的影响。

5. 行为疗法　运用强化的方法对患者症状的改善、好转进行强化鼓励，促进其身体正常功能的恢复。适应于肢体或言语功能障碍的慢性病例。

(二) 对症治疗

1. 药物治疗 某些癔症患者在其症状发作时很难接受心理治疗,因此,要及时地进行对症治疗,缓解症状后再进行相应的心理治疗。如癔症症状发作时或癔症性痉挛发作时,可给予盐酸氯丙嗪 25～50mg,肌内注射;或地西泮 10～20mg,静脉注射。待安静后再接受心理治疗。

2. 物理治疗 针灸或电刺激配合语言暗示对癔症性瘫痪、癔症性失眠、癔症性失聪症状可有较好的治疗效果。

四、护理诊断/问题

1. 营养失调 低于机体需要量,与痉挛发作,震颤、抽动和阵挛有关。

2. 有受伤的危害 与情感暴发和痉挛发作有关。

3. 语言沟通障碍 与癔症性意识障碍、癔症性失音、癔症性精神病有关。

4. 社交障碍 与癔症性意识障碍、癔症性精神病、癔症性神游有关。

5. 躯体移动障碍 与癔症性瘫痪、癔症性木僵有关。

6. 定向力障碍 与癔症性神游症、癔症性意识障碍有关。

7. 突发性意识模糊 与癔症性意识障碍有关。

8. 记忆受损 与阶段性遗忘有关。

9. 有暴力行为的危险 与情感暴发有关。

五、护理措施

(一) 安全护理

(1) 提供安全和安静的环境,减少外界无关人员的围观和关注,为避免消极暗示的影响,不要把同类患者安排在同一病室。

(2) 对情感暴发和癔症痉挛发作、震颤、抽动和阵挛的患者安排专人看护,以免发生自伤和伤人行为。

(3) 对癔症性精神患者和癔症性意识障碍的患者及时配合医生给予药物治疗。

(4) 对癔症性神游和癔症性意识障碍的患者,加强看护,防止走失。

(5) 加强病室内物品和患者个人物品的管理。

(二) 生活护理

(1) 保证患者正常的休息和睡眠。

(2) 补充必要的水分及营养物质,保证患者的营养供给。

(3) 对癔症性瘫痪的患者和癔症性木僵的患者,要注意口腔和皮肤的清洁,定期翻身,防止压疮的发生。

(4) 配合医生的暗示治疗,督促和鼓励患者加强功能锻炼,促进其躯体正常功能的恢复。

(5) 安排患者参加体育锻炼、体力劳动和娱乐活动,提高对生活的兴趣,转移其对症状的自我关注,减少自我暗示影响。

(三) 心理护理

(1) 在与患者的沟通交流过程中,要尊重患者,对患者的症状表现不能嘲笑讽刺,对患者的言行和情绪表现要采取接纳的态度。在护理过程中,鼓励患者表达、释放和发泄其压抑的负性情绪,在这个过程中给予耐心的倾听。

(2) 对恢复期的患者,指导其认识自身的性格特点,提供改善的途径和方法。指导患者正确看待和评价应激事件,改变患者对环境对自身不正确的认识。

(3) 强化患者的社会交往能力,鼓励患者的交往行为,指导患者合理安排工作学习和日常生活,不要过久的接受住院治疗。

(4) 适当满足患者的基本需求,但注意不能因此强化患者获取继发性好处的心理。

六、健康教育

(1) 向患者及家属介绍疾病的相关知识,端正家属对患者的态度,教给家属暗示治疗的原则和方法。

(2) 注意营造一个温馨、和谐和民主的家庭气氛,不要给患者施加更大的压力,尊重关心患者但不要过于强化症状。

(3) 对患者非适应性行为经常予以迁就或不适当强化,均不利于健康。

(4) 教给患者恰当的情绪释放方法,改善不良性格特征,正确看待和评价应激事件对个体的影响,提高个体的心理健康水平。

核心提示 癔症是一类由心理因素作用于易感个体引起的精神障碍。其临床表现为各种各样的躯体症状和意识范围缩小、选择性遗忘或情感暴发等精神症状,但不能查出相应的器质性损害作为其病理基础,具有做作、夸张、表演性并富有情感色彩,症状的发作和消失可由暗示引起,具有反复发作的特点,年轻女性好发。心理治疗是本病的主要治疗方法,护理方面除配合医生做好心理治疗外,还要重点做好生活、安全护理。

第六节 睡眠障碍患者的护理

人类的睡眠和觉醒是与自然界昼夜变化大致同步的一种生物节律。睡眠是大脑的一种高级功能。睡眠障碍是由于情绪因素导致睡眠的质、量或时序的变化,即失眠、过度嗜睡、睡行症及睡眠-醒觉节律障碍。睡眠障碍是精神障碍中十分常见的症状之一,持续存在1个月以上方可确诊,因每个人都可能有短暂的睡眠障碍。

一、睡眠障碍的常见类型

睡眠障碍常见的类型有失眠症、过度嗜睡、睡行症和睡眠-觉醒节律障碍四种,以失眠症最多见。

(一) 失眠症

失眠症是指有充分睡眠机会和良好的睡眠环境的情况下,主诉睡眠始动、维持困难或醒得太早,或长期存在睡眠后不能恢复精力或质量令人不满意,并伴随明显的苦恼或影响到患者的生活质量,并因此可产生对失眠的恐惧、担忧而形成恶性循环。失眠在一般人群中非常常见,有1/3以上的人一生中可能会经历不同形式的失眠。

1. 病因

(1) 环境因素:持续存在的噪声,光线刺激,居住环境拥挤,睡眠环境改变等。

(2) 食物和药物:如患者睡前服用酒类、咖啡、浓茶等刺激性或兴奋性饮品。

(3) 心理因素:因生活中的心理应激刺激引起的紧张、焦虑情绪,长期生活不如意、情感压抑,需要得不到满足,思虑过度,担心失眠等心理因素的影响可导致失眠。

(4) 睡眠节律改变:睡眠时间不固定或夜班工作,而使生物钟节律紊乱,导致失眠症状的发生。

(5) 生理因素:疼痛、咳嗽、瘙痒、过度疲劳等因素影响睡眠,严重者可导致失眠。

2. 临床表现 临床表现为入睡困难,易惊醒,睡眠表浅,梦多早醒,醒后不易入睡,醒后感觉疲乏。患者多有对失眠的恐惧和担忧,因失眠深感痛苦,对睡眠过分的关注,而形成恶性循环,加重睡眠障碍的症状。因失眠原因不同有以下类型:

(1) 适应性失眠(急性失眠):起病与明确的应激有关,病期相对短暂,从数天到数周,在脱离或适应了特定的应激源后失眠即缓解。

(2) 心理生理性失眠:是较高的生理性唤醒水平引起的失眠,伴随清醒时的功能下降。起病形式可以是隐匿的,患者主诉从小时候或成年早期即有失眠;也可以是急性的,由适应性失眠没有及时缓解演变而来。

(3) 矛盾性失眠:也称睡眠感缺失,主诉严重失眠,但没有客观的睡眠异常的证据,日间功能受损的程度也和所诉睡眠缺乏的程度不相符。

3. 诊断 有失眠症的临床表现,并且症状每周至少发生3次,持续1个月以上;失眠症状引起患者的苦恼和担忧,影响精神活动的效率和社会功能;排除躯体疾病和精神障碍导致的继发性失眠。

4. 治疗原则

(1) 心理行为治疗:包括刺激控制、生物反馈、放松疗法、认知行为治疗反意向控制等。改善睡眠环境,帮助患者建立有规律的睡眠节律。

(2) 镇静催眠药物治疗:包括苯二氮䓬类和非苯二氮䓬类药物,使用的原则是按需间断使用,首选半衰期较短的药物,如硝西泮、罗拉、咪达唑仑、唑吡坦、扎兰普隆等,睡前半小时服药,连续使用一般不超过4周。睡眠正常后逐渐停药,如需继续治疗应更换药物品种。对有明显抑郁、焦虑情绪的患者,可试用米氮平等抗抑郁药治疗。

(二) 过度嗜睡

过度嗜睡是指白天睡眠过多,或反复短暂睡眠发作,或觉醒维持困难的状况,并无法用睡眠时间不足来解释,且影响到职业和社会功能。

1. 病因 过度嗜睡作为一种临床症状,常见于发作性睡眠病和病情较重的睡眠呼吸障碍,也可见于脑炎等躯体疾病和抑郁症、精神分裂症等精神疾病。特发性过度嗜睡,其病因不清楚。

2. 诊断 患者每天出现白天睡眠过多或睡眠发作持续1个月以上,并非由于睡眠时间不足所引起,并且需要排除由于发作性睡病及其附加症状,如猝倒、睡眠瘫痪及催眠期幻觉,抑郁症,脑器质性疾病或躯体疾病引起的嗜睡。

3. 治疗原则 了解病因,对因治疗。对特发性过度嗜睡尚无特效的治疗方法,但其预后尚好。发作期间可给予中枢兴奋剂,对部分患者可减轻嗜睡对社会功能的影响,莫达芬尼疗效与哌甲酯相同,而安全性和依赖性可能更有优势。症状改善后及时停药。

(三) 睡行症

睡行症是指在睡眠过程起立,穿衣,行走或做一些简单的活动。睡行症俗称"梦游症",但医学研究发现,睡行症并非发生在梦中,而是发生在非眼球快速运动睡眠的第三与第四期,所以改称为睡行症,多见于男孩。

1. 病因　病因尚不明确，可能与下列因素有关：

(1) 遗传因素：部分患者有阳性家族史，单卵双生子同病率高于双卵双生子的6倍。

(2) 神经系统发育不完善：与大脑皮质发育迟缓有关，儿童期偶有睡行发生，大多青少年时期自行停止。

(3) 心理因素：部分患者在发病期有紧张焦虑情绪，如缺乏安全感、学习压力过大。

2. 临床表现

(1) 意识状态改变：发作时患者呈蒙眬状态，中度浑浊状态。

(2) 在室内或室外走动，还可做一些较为复杂的活动，可讲话，但不清晰，不能回答问题，常在睡眠后的2～3小时发生，持续数分钟到半小时。

(3) 发作后自动回到床上继续睡眠，清醒后不能回忆。

3. 诊断

(1) 睡眠后的2～3小时发生，从睡眠中起床，从事一些简单或复杂的活动，持续数分钟到半小时。

(2) 发作过程中，意识呈蒙眬状态、中度浑浊状态，对外界刺激无相应的反应，醒后不能回忆。

(3) 排除器质性精神障碍或躯体障碍。

4. 治疗　儿童一般不需特殊治疗，在发作时注意看护，防止伤害事故和意外事故的发生，随年龄增长，青春期前后可自行缓解。成年患者应查明原因，针对原发疾病给予治疗。

(四) 睡眠-觉醒节律障碍

睡眠-觉醒节律障碍是指个体睡眠-觉醒节律与患者所在环境的社会要求和大多数人所遵循的睡眠节律不符合，并非是由精神疾病和器质性原因所引起。

睡眠-觉醒节律紊乱多与生活不规律，频繁调换工作班次和倒时差有关。

临床表现为睡眠-觉醒的节律与所处的社会环境中大多数人的睡眠-觉醒节律不同步，在主要的睡眠时间失眠，而在觉醒的时间嗜睡，症状每天发生，并持续1个月以上，或在短时间内反复出现，患者因为症状的存在感到苦恼，影响了正常生活。

治疗上主要是养成有规律思维生活习惯，定时睡眠和调整睡眠节律。

二、护理诊断/问题

1. 睡眠型态紊乱　与睡眠障碍有关。

2. 焦虑　与对睡眠障碍的恐惧担忧有关。

3. 有受伤的危险　与过度嗜睡、睡行症有关。

三、睡眠障碍患者的护理

(一) 对失眠症的护理

(1) 提供良好的睡眠环境，病室保持安静，光线暗淡，温度及湿度适宜，无异味；减少人员走动，需要观察病情时，轻开、关门，轻走动。

(2) 按医嘱安排患者的作息时间，按时睡眠；睡前不宜服用有刺激性和兴奋性作用的食物、饮品；睡前保持情绪稳定，身体放松。

(3) 配合医生，做好心理治疗，帮助患者正确看待失眠对机体的影响，在与患者交流过程中，不要过多的谈及睡眠问题，淡化患者对睡眠的过分关注和对失眠的恐惧担忧，指导患者对失眠症状采取接纳的态度。

(4) 遵医嘱指导患者接受精神药物治疗，及时缓解焦虑与恐惧情绪，并加强对药物的管理。

(5) 控制患者白天睡眠时间，鼓励患者参加各项活动。

(二) 对过度嗜睡患者的护理

(1) 注意观察患者的睡眠情况，记录患者的入睡时间，追踪患者的心理反应。

(2) 针对患者的心理反应，做好心理护理，指导患者不要从事危险工作，避免发生意外。

(3) 注意观察意识状态及焦虑、抑郁、恐惧等情绪的变化。

四、健康教育

(1) 向患者及家属解释疾病的性质，减轻其心理压力，克服睡前焦虑。严格遵守作息时间，每日准时入睡和起床。

(2) 生活要规律，白天多参加社会活动及体育锻炼。

> **核心提示**　睡眠障碍是因情绪因素导致睡眠的质、量或时序的变化，即失眠、过度嗜睡、睡行症及睡眠-醒觉节律障碍，以失眠症最多见。护理时要注意提供良好的睡眠环境，指导克服睡前焦虑，每日准时入睡和起床，睡前不宜服用刺激性饮食，必要时遵医嘱给予精神药物治疗。

第七节　阿尔茨海默病患者的护理

阿尔茨海默病(AD)是一种中枢神经系统原发性退行性变性疾病，是大脑变性疾病中最常见的疾病之一，过去认为本病多发生于60岁之前，故又称为早老性痴呆，而将发病于 60 岁以后的称为老年性痴呆。事实上两者临床表现与病理学改变均相同，故两者实属同一疾病。本病主要临床表现是痴呆综合征，其特点是大脑皮质萎缩，并伴有神经元纤维缠结及老年斑，潜隐起病，病程呈进行性发展。

一、病因和发病机制

1. 病因　本病的病因尚不清楚，可能与遗传和社会心理因素有关。

(1) 遗传：家系研究显示 AD 与一级和二级亲属的痴呆家族史有关。①阿尔茨海默病的一级亲属 10%有痴呆危险性；②90 岁时，一级亲属 23%有痴呆危险性比普通人群高 4.3 倍，并认为是常染色体显性基因遗传，估计外显率为 50%；③父母一方为阿尔茨海默病，患者在 70 岁以前发病，其同胞 85 岁时患病危险性为 50%。

(2) 社会心理因素：病前性格孤僻，兴趣狭窄，重大不良生活事件与 AD 的发病相关。有研究发现晚发 AD 的相关危险因素是营养不良、噪音，早发 AD 相关的危险因素是精神崩溃和躯体活动过少。

2. 发病机制

(1) 大脑皮质萎缩：大脑皮质各区出现萎缩以额叶、颞叶及顶叶受累最多，特别是海马结构。大脑重量减轻。

(2) 神经元改变：神经元数量减少或丧失，皮质神经元脂褐质聚集，星形细胞增生。随着神经元丧失伴有大量的神经元纤维缠结，老年斑及神经炎性斑，这是 AD 的特征性病理改变。这些病理改变多见于萎缩皮质，以颞顶区最明显。

(3) 其他：突触变性和消失、神经元存在颗粒性空泡变性、胆碱能系统受损。

二、临床表现

本病多于 60 岁左右发病，起病隐匿，病情发展缓慢，无明确的起病期，病程进行性发展。

1. 记忆障碍　是 AD 早期突出的症状或核心症状。其特点是近事遗忘先出现，记不住新近发生的事，对原有工作不能胜任。主要累及短时记忆、记忆保存和学习新知识困难。不能完成新的任务，表现为忘心大、好忘事、丢三落四，严重时刚说过的话或做过的事情转眼就忘记。记不住熟人的姓名、电话号码、反复说同样的话或问同样的问题。随着病情的发展，出现远记忆障碍，记不清自己的经历，记不清亲人的姓名及成员间关系和称呼，出门迷路，不知方向和走失，定向力障碍日益明显。随着记忆障碍加重，可出现虚构症状。

2. 言语障碍　患者的言语障碍呈现特定模式，首先出现语义学障碍，表现为找词困难、用词不当、张冠李戴。讲话絮叨，病理性赘述。可出现阅读和书写困难，进而出现命名困难。最初仅限于少数物品，以后扩展到普通常见的物体命名。言语障碍进一步发展为语法错误、错用词类、语句颠倒、胡言乱语、不知所云或缄默不语。

3. 失认和失用　失认是指感觉功能正常，但不能认识或识别物体、地点和面容（不认识镜中自己像）。失用是指理解和运动功能正常，但不能执行运动，表现为不能正确完成系列动作，如先装好烟斗再打火；不能按指令执行可以完成的动作，如不会穿衣服、把裤子套在头上等。

4. 智力障碍　全面的智力减退，包括理解、推理、判断、抽象、概括和计算等认知功能。

5. 人格改变　多见。额叶、颞叶受累的患者常有明显的人格改变，或既往人格特点的发展，或向另一极端偏离。患者变得孤僻，不主动交往，自私，行为和身份与原来的素质和修养不相符合，情绪变化变得容易波动，易激惹，有时欣快，无故打骂人，与病前判若两人。

6. 进食、睡眠和行为障碍　患者常食欲减退，约半数患者出现正常睡眠节律的紊乱或颠倒，白天卧床，晚上则到处活动，干扰他人。动作刻板重复、愚蠢笨拙，或回避交往，表现得退缩、古怪、纠缠他人。

7. 精神症状　疾病早期以高级皮质功能障碍为主，疾病中期可出现各种精神障碍，其中部分是继发于人格改变，有的是认知缺陷所致。

(1) 错觉和幻觉：可出现错认，把照片或镜子中的人错认为真人而与之对话；少数患者出现听幻觉，并与之对话。有的患者出现幻视，多出现在傍晚，应警惕幻视可能是与痴呆重叠的谵妄的症状出现。

(2) 妄想：多为非系统的偷窃、被害、贫穷或嫉妒内容。也可出现持续的系统的妄想，认为居室不是自己的家，家人策划抛弃他，往往会造成家庭护理困难。

(3) 情感障碍：情感淡漠是早期常见症状。部分患者可出现短暂的抑郁心境。还可出现欣快、焦虑和易激惹。

8. 灾难反应　患者主观意识到自己智力缺损，却极力否认，在应激状态下产生继发性激越。如掩饰记忆力减退，患者用改变话题、开玩笑等方式转移对方注意力。一旦被识破或对患者的生活模式加以干预，如强迫患者如厕或更衣，患者就不能忍受而诱发“灾难”反应，即突然而强烈的言语或人身攻击发作。该反应的终止和发作往往都很突然。

9. 神经系统症状　多见于晚期患者，如下颌反射，强握反射，口面部不自主动作如吸吮、撅嘴等。有的患者伴发 Klüver-Bucy 综合征，这是严重的颞叶受损症状，表现为严重视觉失认，不能命名或描述三种所熟悉的东西；乱食症，面前放的东西有往嘴里放的倾向；过多口部行为及性欲改变。

三、心理学检查

心理学检查是诊断有无痴呆及痴呆严重程度的重要方法。我国已经引进和修订了许多国际通用的便捷、快速的筛查工具，具有良好的诊断效度，敏感性和特异性均较好，如简易智力状况检查、长谷川痴呆量表和日常生活能力量表等。

四、治疗原则

本病病因未明，针对病因治疗很难，宜加强护理管理，防治各种并发症及各种意外发生。

（一）促智药或改善认知功能的药物

1. 乙酰胆碱酯酶抑制剂 已知记忆力及认知功能与胆碱能神经系统有密切关系，且发现患者乙酰胆碱酯酶抑制剂活性明显减退。该类药物可延缓阿尔茨海默病患者症状的进展速度，如多奈哌齐（安理申）、艾斯能、石杉碱甲（哈伯因），主要不良反应是消化道症状。

2. 促进脑代谢及推迟痴呆进程 二氢麦角碱有扩张血管作用，促进大脑对葡萄糖和氧的作用，提高大脑神经细胞代谢功能，对痴呆患者警觉性、焦虑、抑郁等有一定改善作用。

（二）对症治疗

主要是针对痴呆伴发的各种精神症状给予抗焦虑药物、抗抑郁药物和抗精神病药物治疗，以消除焦虑、激越、抑郁、失眠、幻觉及攻击性行为紊乱等症状。

五、护理诊断/问题

1. 有受伤的危险 与智力障碍、精神症状有关。

2. 有暴力行为的危险 与人格改变、幻觉、灾难反应有关。

3. 自理能力缺陷 与活动能力下降、言语障碍、失认、失用有关。

4. 睡眠型态紊乱 与睡眠和行为障碍有关。

六、护理措施

（一）基础护理

1. 生活护理 协助患者晨晚间护理、协助洗澡、更衣、修剪指（趾）甲，保持皮肤清洁，防止皮肤感染。

2. 维持正常的营养代谢 提供软食或流质饮食，维持机体水、电解质的平衡。暴饮、暴食患者要控制其进食量；拒绝进食患者鼓励与他人一起进餐，以增进食欲；进食量不够或完全不能进食者，协助喂食，注意喂食速度和进食姿势，以免发生呛咳。

3. 排泄护理 训练定时排泄习惯，大小便失禁患者需及时处理，尿潴留患者诱导排尿或导尿；便秘患者给予缓泻剂。

4. 睡眠护理 创造良好的睡眠环境，晚餐不宜过饱，晚餐后不宜多饮水，不宜参加引起兴奋的娱乐活动；日间增加活动时数，保证夜间睡眠，必要时给予药物辅助。

（二）安全护理

1. 建立舒适、安全的病房环境 确保患者安全，使其获得安全感和归属感。

2. 增加现实感 不随意变更患者病室内的物品陈设。

3. 建立良好的护患关系 介绍病房环境，帮助其确认周围环境，如介绍医务人员，在病室、餐厅、厕所门口张贴醒目标志；尊重患者原有的生活习惯，以便记忆。

4. 床位的安置 安排在重点病室重点照顾，并提供方便患者自理生活的设施；病室布置注意保持对患者适当的感觉刺激；室内采光柔和无危险物品。

5. 环境的安全 注意预防跌倒、骨折、外伤等。提供患者穿着轻便、防滑的软底鞋。在患者进行日常生活料理时，给予足够的时间和耐心协助。

6. 专人陪护 患者外出时须有人陪伴。给患者佩戴身份识别卡（姓名、地址、联系人、电话等），走失时方便寻找。

（三）症状护理

（1）提供关心、问候、周到而耐心的护理，维持患者的尊严。

（2）协助患者制定日常生活时间表，尽量保持生活规律，鼓励患者做力所能及的事，以延缓功能退化。对有收藏废物行为的患者要耐心劝阻，严防吞食异物。

（3）观察病情变化：对长期卧床患者，定时翻身、按摩、进行肢体功能活动，预防发生压疮，卧床者加床档以免坠床。

（4）帮助患者日常活动和个人卫生料理，如穿衣、洗澡、如厕等，对自理能力不足者，按严重程度分别进行生活料理操作训练，由简到繁，重复强化，帮助患者保持现有的自理能力。

(5) 对行为退缩、懒散的患者进行行为训练,鼓励患者参加工娱治疗活动,促进患者记忆和行为等有不同程度的改善。

(6) 对有自杀、自伤或攻击行为的患者,密切观察其情绪变化,及时发现轻生观念和暴力倾向,去除危险因素,主动提供护理,严禁单独活动;必要时采取保护性约束和专人护理。

七、健康教育

(1) 给患者和家属介绍疾病相关知识,指导家属为患者提供日常生活照顾,防止发生并发症。

(2) 教育家属正确认识痴呆患者的心理和生理变化特征,以及如何帮助患者进一步恢复生活功能和社会功能,延缓痴呆进展速度。

(3) 青年期要不断培养个人兴趣爱好和开朗性格。老年期必须坚持学习,坚持体力活动和社会活动,要始终保持积极向上的乐观情绪。

核心提示 阿尔茨海默病(AD)是一种中枢神经系统原发性退行性变性疾病,发病可能与遗传和社会心理因素有关,起病缓慢,临床表现为渐进性发展的痴呆综合征。最早出现的是学习困难和记忆障碍,随着病情的进展可出现人格改变、智力下降、言语障碍、失用、失认、幻觉及睡眠和行为紊乱,最终严重痴呆,卧床不起,多死于并发症。本病目前无特殊治疗,宜加强护理管理,防治各种并发症及各种意外发生。

习题训练

A_1 型题

1. "入芝兰之室,久而不闻其香"属于感觉现象中的
   A. 对比 B. 适应
   C. 感受性 D. 刺激性
   E. 后像
2. 俗话说"人逢喜事精神爽",这种情绪状态属于
   A. 激情 B. 应激
   C. 心境 D. 激动
   E. 热情
3. 以下不属于心身疾病的是
   A. 消化性溃疡 B. 溃疡性结肠炎
   C. 神经性呕吐 D. 性功能障碍
   E. 痴呆症
4. 对于精神科患者,护士更要确保其安全。因此,要求护士自身应具有的素质不包括
   A. 敏锐的观察力 B. 理智的情绪
   C. 管理患者的能力 D. 审慎的思考
   E. 严格操作
5. 对康复期精神病患者药物维持治疗的健康指导错误的是
   A. 指导家属监护患者用药
   B. 帮助患者认识用药的重要性
   C. 教会家属观察患者的精神症状
   D. 根据病情限制患者活动
   E. 指导家属妥善安排患者的活动
6. 某精神分裂症患者,近期发作,出现妄想,妄想是指
   A. 无法摆脱,反复出现的观念
   B. 坚信不疑的病理性信念
   C. 一种先入为主的观念
   D. 一种迷信观念
   E. 暂时不能实现的想法
7. 某精神分裂症患者,出现幻觉,幻觉是指
   A. 对客观事物的异常感觉
   B. 对客观事物的错误认识
   C. 感觉器官歪曲的知觉
   D. 缺乏相应客观刺激的感知体验
   E. 客观事物作用于感觉器官的感知体验
8. 某精神病患者,经常有幻觉,其对此的反应是
   A. 恐惧 B. 隐瞒
   C. 愉快 D. 愤怒、敌对
   E. 根据幻觉的内容不同而表现各异
9. 某精神病患者出现错觉,错觉是指
   A. 对客观事物的错误的感知
   B. 缺乏相应客观刺激的感知体验
   C. 明知不对,却无法摆脱的想法
   D. 以想象的经历来填补空白
   E. 一种病态的想法,不能被说服和纠正
10. 某精神分裂症患者将气球看成太阳,这种表现属于
    A. 妄想 B. 幻觉
    C. 错觉 D. 思维障碍
    E. 自知力障碍
11. 精神病患者,其权利范围下列哪项不正确
    A. 患者有权知道医护人员的姓名
    B. 患者有权了解诊断、治疗和预后
    C. 患者有权在任何时间任何条件下出院
    D. 患者有权保守个人隐私
    E. 患者有权与保护人联系

12. 抑郁症患者可出现的症状是
A. 思维贫乏　B. 愚蠢行为
C. 木僵状态　D. 情感倒错
E. 意志增强
13. 人的个性特征的核心成分是
A. 能力　B. 智力
C. 性格　D. 气质
E. 理想
14. 思维迟缓是
A. 癔症的典型症状
B. 强迫症的典型症状
C. 恐怖症的典型症状
D. 抑郁症的典型症状
E. 精神分裂症的典型症状
15. 精神分裂症最主要的症状是
A. 思维联想障碍　B. 木僵
C. 行为减少　D. 言语增多
E. 意志亢进
16. 精神分裂症的特征性症状是
A. 遗忘　B. 抑郁
C. 易兴奋　D. 被洞悉感
E. 意识范围缩小
17. 精神分裂症患者最有暴力风险的幻听是
A. 议论性幻听　B. 争论性幻听
C. 原始性幻听　D. 评论性幻听
E. 命令性幻听
18. 精神分裂症的幻听中最有诊断价值的是
A. 机械性幻听　B. 功能性幻听
C. 评论性幻听　D. 言语性幻听
E. 要素性幻听
19. 精神分裂症的病因学研究中，目前认为最重要的因素是
A. 遗传因素　B. 环境因素
C. 生化因素　D. 精神因素
E. 脑萎缩
20. 精神分裂症最常见的情感障碍是
A. 焦虑　B. 欣快
C. 情感高涨　D. 情感淡漠
E. 情绪不稳
21. 抑郁症患者在自杀前的典型心理特点是
A. 痛苦　B. 焦虑
C. 恐惧　D. 冲动性
E. 紧张性
22. 癔症患者的性格特点是
A. 孤僻　B. 敏感
C. 固执　D. 冲动任性
E. 富于幻想
23. 癔症患者的特点是
A. 人格衰退
B. 仅见于女性
C. 与病前性格无关
D. 发病与精神因素无关
E. 起病突然，症状多样，易复发
24. 失眠可引起
A. 精神分裂症　B. 焦虑、抑郁
C. 冠心病　D. 高血压
E. 糖尿病
25. 睡眠障碍不包括下列哪种
A. 适应性失眠
B. 矛盾性失眠
C. 白天过度睡眠
D. 心理生理性失眠
E. 其他疾病引起的失眠
26. 阿尔茨海默病的临床表现不包括
A. 痴呆为部分性的
B. 人格改变为典型症状
C. 起病隐匿，进行性发展
D. 以记忆障碍为早期症状
E. 头颅 CT 检查可见脑弥漫性萎缩

A_2 型题

27. 患者，男，45 岁，独自坐着，好像在仔细地的听什么，随后突然开始点头并自语。该患者最可能是
A. 谵妄　B. 幻觉
C. 错觉　D. 关系妄想
E. 精神运动性兴奋
28. 患者，男，22 岁。坚信他的思想变成了声音，不仅自己听见了，坚信别人也听见了，这种症状是
A. 思维鸣响　B. 思维被夺
C. 思维被广播　D. 思维被控制体验
E. 内心被揭露感
29. 患者高热时，将输液管看成是条蛇，此症状是
A. 幻觉　B. 错觉
C. 虚构　D. 错构
E. 感知综合障碍
30. 患者为了得到“硬骨头精神”，将整块排骨吞食，这种表现是
A. 真性幻想　B. 语词新作
C. 夸大妄想　D. 强迫性思维
E. 病理性象征性思维
31. 某患者看见他的哥哥身材像穆铁柱一样高大，脸色像非洲人一样黑，该患者的症状是
A. 错觉　B. 幻觉

C. 视物变形症　　D. 意识模糊
E. 感知综合障碍

32. 某女与同事吵架后，突然倒地，全身挺直，双手乱动，几分钟后，号啕大哭，捶胸顿足，10 分钟后安静下来。其症状是
A. 情感暴发　　B. 情感倒错
C. 情感不协调　　D. 假性痴呆
E. 精神病态

33. 患者，女，56 岁，无明显诱因出现精神失常，表现为能凭空听到已故的亲人呼唤她，叫她也随他们而去，称自己走到哪里那些已故亲人都跟着她。此症状是
A. 歪曲的感觉　　B. 歪曲的知觉
C. 虚幻的感觉　　D. 虚幻的知觉
E. 正常人没有的知觉

34. 患者内心体验缺乏，对切身有关的各种事情表现无动于衷，面部表情呆滞。这种症状称为
A. 情绪低落　　B. 意志减退
C. 情感淡漠　　D. 思维中断
E. 思维贫乏

35. 患者，男，34 岁，某日突然发觉自己的手变大了，汗毛像野兽毛一样浓密，镜子里自己的脸比黑熊还难看，仔细一看，这些情况都恢复到原来的状态。此症状属于
A. 错觉　　B. 视幻觉
C. 运动性幻觉　　D. 心因性幻觉
E. 感知综合障碍

36. 患者，女，30 岁，思维散乱，推理荒谬，话意互不联系，语言支离破碎，令人莫名其妙。此种症状称为
A. 思维奔逸　　B. 思维破裂
C. 思维中断　　D. 强制性思维
E. 思维贫乏

37. 患者，女，19 岁，1 个月来多次撞向汽车轮胎，她解释说这样做是为了投胎，重做新人。此患者的症状属于
A. 病理性象征性思维　　B. 特殊意义妄想
C. 夸大妄想　　D. 迷信
E. 幻想

38. 患者，女，39 岁，近来总认为自己病重无法治疗，一直惶惶不可终日。此患者的症状属于
A. 广泛性焦虑　　B. 嫉妒妄想
C. 被害妄想　　D. 疑病妄想
E. 夸大妄想

39. 患者，男，61 岁，口中常常喃喃自语"我该死，我该死"，每晚席地而卧，上盖一破单被。此患者的症状属于
A. 嫉妒妄想　　B. 罪恶妄想
C. 被害妄想　　D. 影响妄想
E. 夸大妄想

40. 患者，男，40 岁，一日起床后，悄声外出关门，立即从窗缝中窥视尚在熟睡中的妻子，良久不动，旁人问其所为，其回答正在监视老婆是否与人有不轨行为。此患者的症状是
A. 影响妄想　　B. 罪恶妄想
C. 被害妄想　　D. 嫉妒妄想
E. 夸大妄想

41. 患者，女，30 岁，一看到男性即不能自控地想是否要和他谈恋爱、结婚，明知不对也无法自控。这种症状是
A. 见人恐怖　　B. 孤独状态
C. 强迫观念　　D. 焦虑状态
E. 钟情妄想

42. 某运动员，近来越来越易激惹，情绪不稳，曾 3 次殴打对手被罚。且常闻到一股臭鸡蛋味，感觉"在梦里一样"，而且常破口大骂。此现象称为
A. 错觉　　B. 想象
C. 错构　　D. 虚构
E. 嗅幻觉

43. 患者，男，39 岁，常在意识清楚的情况下，头脑中涌现出大量异己的思维，伴不自主感称为
A. 被动体验　　B. 强迫观念
C. 影响妄想　　D. 强制性思维
E. 思维被插入

44. 患者，女，42 岁，向来小心谨慎，只要一拿钱，就重复数个不停，买东西前要先列清单，并反复检查清单，生怕会有遗漏。出门后，门与灯虽已关了，但她仍不放心，一而再，再而三的重复检查。此患者为
A. 强迫意向　　B. 强迫行为
C. 强迫联想　　D. 强迫思想
E. 强迫回忆

45. 患者，男，19 岁，患精神疾病，其社会危害行为发生率最高的是
A. 躁狂症　　B. 抑郁症
C. 精神分裂症　　D. 偏执性精神病
E. 反应性精神病

46. 患者，女，25 岁，述脑子反应快，特别灵活，好像机器加了"润滑油"，思维敏捷，概念一个接一个地不断涌现出来，说话的主题极易随环境而改变（随境转移）。可能患有
A. 反应性精神病　　B. 抑郁症
C. 躁狂症　　D. 偏执性精神病
E. 精神分裂症

47. 患者，女，49岁，以精神障碍住院治疗，近几日睡眠欠佳，下列哪种睡眠障碍最常见
A. 睡行症　　B. 夜惊
C. 失眠症　　D. 发作性睡病
E. 睡眠-觉醒节律障碍

48. 患者，女，21岁，白天总是竭力维持醒觉状态，但无能为力，在进餐、走路时也能入睡，该患者的症状是
A. 嗜睡症　　B. 猝倒症
C. 睡眠瘫痪　　D. 发作性睡病
E. 睡梦中呼吸停止

49. 某精神病患者，住院治疗，护理评估时发现此患者有听幻觉，其常见于
A. 强迫症　　B. 抑郁症
C. 躁狂症　　D. 躯体障碍
E. 精神分裂症

50. 患者，男，35岁，以精神病住院治疗，护理评估时发现思维迟缓，其最常见于
A. 强迫症　　B. 抑郁症
C. 癔症　　D. 癫痫
E. 精神分裂症

51. 患者，男，44岁，以精神病住院治疗，护理评估时发现有强迫症，下列哪项不是强迫症的特点
A. 患者感到痛苦
B. 患者感到正常生活受到干扰
C. 患者常要求治疗
D. 患者能认识到强迫症状来源于自身
E. 常见于精神分裂症

52. 患者，女，25岁，患精神分裂症，护理评估时主要的临床特征是
A. 胡言乱语　　B. 哭笑无常
C. 情感障碍　　D. 行为障碍
E. 思维、情感、行为与客观现实环境互不协调

53. 某精神病患者，遵医嘱服药，其正确的护理是
A. 可让病愈者帮助发药
B. 可让轻型患者自行取药
C. 发药时患者不在，可放其桌上
D. 确定把药发到患者手里即可
E. 发药时护理人员不能离开药盘

54. 某精神病患者，入院后有睡眠障碍，正确的护理是
A. 让患者在白天多睡
B. 入睡前不必限制患者喝各种饮料
C. 对辗转不安者，可用保护带将患者暂时束缚于床上
D. 告诫患者，长期睡眠障碍对身体有害
E. 对夜间装睡者应加强巡视，防止意外事件

55. 睡眠障碍患者，护理评估时不会出现下列哪项表现
A. 入睡困难，易惊易醒
B. 心悸多汗，烦躁易怒
C. 易伤感，易激惹
D. 过分注意身体的细微变化
E. 否认有病，拒绝就医

56. 睡眠障碍患者，其护理措施不包括
A. 与患者建立良好的护患关系
B. 协助患者查找病因
C. 与医生保持一致的解释
D. 说服患者多休息，减少平时外出
E. 对症护理

57. 神经症患者，其特点不包括
A. 起病与心理应激有关
B. 常有相应的个性缺陷
C. 对所患疾病缺乏自知力，拒绝就医
D. 心理治疗有效
E. 多数预后较好

58. 精神病患者，遵医嘱进行电惊厥治疗，其最适用于
A. 木僵及重度抑郁症　　B. 老年精神分裂症
C. 各型精神分裂症　　D. 儿童精神分裂症
E. 身体较差的精神分裂症

59. 精神分裂症患者，有自伤、自杀、杀人毁物的迹象，其最根本的原因是
A. 自知力缺乏　　B. 思维联想障碍
C. 情感不稳　　D. 幻觉
E. 妄想

60. 患者，女，35岁，住院治疗期间，医生给予暗示治疗，它是下列哪种疾病的主要治疗方法
A. 癔症　　B. 焦虑症
C. 神经衰弱　　D. 强迫症
E. 抑郁症

61. 某患儿，住院治疗，护士评估时发现有行为障碍，行为障碍不包括
A. 哭笑无常　　B. 离奇行动
C. 违拗症　　D. 刻板动作
E. 紧张性兴奋

62. 患者，男，56岁，临床表现为痴呆，其常由下列哪种疾病引起
A. 戒断综合征　　B. 阿尔茨海默病
C. 产后抑郁症　　D. 精神分裂症
E. 癔症

63. 患者，男，17岁，高中生，近半年来诉其体内有各种不适，如内脏游走、蚂蚁爬等感觉，不能明确指出具体部位。这种表现属于
A. 错觉　　B. 妄想

C. 触幻觉　　D. 精神运动性兴奋
E. 内感性不适

64. 患者，女，33 岁，每当走向房间的阳台时，总是想到自己飞跃栏杆摔下楼的恐怖场景，明知不会发生，但无法控制，这种表现属于
A. 强迫性思维　　B. 妄想
C. 幻觉　　D. 梦样状态
E. 虚构

65. 患者，男，28 岁，精神分裂症，家属咨询关于婚育的事宜，护士回答不妥的是
A. 发作过于频繁的患者不宜结婚
B. 婚姻法规定，精神分裂症的患者不可以生育
C. 病情最好稳定两年以上，再考虑婚育
D. 有明确家族史的患者最好不要生育
E. 婚前隐瞒病史是不明智的做法，应告知结婚对象

66. 某精神分裂症的患者，总是脱掉鞋子放在窗台上，问其原因，称"站得高，看得远"。此症状称为
A. 病理性象征性思维　　B. 罪恶妄想
C. 语词新作　　D. 诡辩症
E. 夸大妄想

67. 某精神分裂症患者，对医护人员以及其他病员提出的要求总是表现出抗拒，并且反向行动，如请他坐下，他坚持站立。这种精神症状称
A. 木僵　　B. 缄默症
C. 违拗症　　D. 刻板动作
E. 模仿动作

68. 患者，男，45 岁，交谈中护士发现其回答问题反复重复叙述多次，经多次提醒才能转入下一个问题，该症状称为
A. 思维迟缓　　B. 模仿言语
C. 病理性赘述　　D. 刻板言语
E. 思维散漫

69. 患者，男，52 岁，认为配偶对自己不忠，经常检查和逼问配偶并跟踪以求证实，即使事实反复证实配偶清白，也坚信不疑。这种表现属于
A. 被害妄想　　B. 关系妄想
C. 嫉妒妄想　　D. 夸大妄想
E. 被控制感

70. 某精神分裂症患者，经住院治疗后病情基本缓解，出院后能够坚持上班工作，并遵医嘱服药。一日因与同事开玩笑发生口角，一怒之下用水果刀将同事扎伤，并最终致人死亡。此人应承担
A. 完全刑事责任能力
B. 部分刑事责任能力
C. 无责任能力
D. 无行为能力
E. 由其家庭进行经济赔偿

71. 患者，女，55 岁，情绪不稳，遇事总往坏处想，经常惶惶不安，坐立不定，精神十分紧张。这种表现属于
A. 情绪不稳　　B. 抑郁
C. 焦虑　　D. 恐惧
E. 精神运动性兴奋

72. 患者，男，57 岁，近日常常白天卧床，不语、不动、不食，大小便潴留，对外界刺激缺乏反应。这种表现称为
A. 情感低落　　B. 情感淡漠
C. 昏睡　　D. 模仿动作
E. 木僵

73. 患者，女，42 岁，近日常常感到胸闷，怀疑自己患肺癌且病情严重，无法治疗，十多家医院检查结果均正常，但她坚信医生在骗她，仍然要求继续做各种检查。这种症状属于
A. 恐惧　　B. 焦虑
C. 感觉过敏　　D. 夸大妄想
E. 疑病妄想

74. 一位精神分裂症患者面带微笑，向护士诉说"我现在感到很难过"。护士评估该患者属于下列哪一种症状
A. 情感倒错　　B. 情绪障碍
C. 妄想　　D. 超价观念
E. 自知力缺乏

75. 患者，女，30 岁，产下健康女婴 3 天后回家，心情变得越来越易怒和悲伤。最可能的诊断是
A. 癔症　　B. 焦虑症
C. 精神分裂症　　D. 神经衰弱
E. 产后抑郁症

76. 患者，男，34 岁，曾因精神分裂症住院，在某次看电视时告诉家人，电视播音员表扬他是国家的栋梁之才，报纸上也登载表扬内容。该患者的症状是
A. 听幻觉　　B. 错觉
C. 钟情妄想　　D. 关系妄想
E. 病理性象征性思维

77. 患者，女，24 岁，不许任何人碰他的物品，觉得外面很脏，一进家门立刻洗澡，换下衣物用消毒水浸泡，反复洗手。尽管心理不想做，但无法控制。这种症状称为
A. 痴呆　　B. 强迫症状
C. 被害妄想　　D. 关系妄想
E. 思维奔逸

78. 患儿，女，6 岁，因肺炎住院，半夜哭泣，当护士开灯询问事由，诉说看到有坏人在她房间里，原来是

窗外晾晒衣服的投射阴影。这种表现是

A. 妄想　　B. 幻觉

C. 错觉　　D. 梦魇

E. 虚构

79. 患者，女，41岁，出门总是反复返回检查房门是否关好。这种症状称为

A. 违拗症　　B. 强制性思维

C. 矛盾意向　　D. 强迫动作

E. 精神运动性兴奋

80. 患者，女，29岁，总是闻到饭里有异味，坚信是爱人给她碗里投毒，拒食，护士在劝说进食同时首先应采用的措施是

A. 先由他人尝食　　B. 强制喂食

C. 单独用膳　　D. 静脉输液

E. 鼻饲营养

81. 患者，男，28岁，务工返乡，坐30多小时火车后，下车就跑到派出所，诉说自己被人追杀，不敢回家，家人和同事否认其病前有精神异常。最可能的诊断是

A. 癫痫　　B. 强迫症

C. 人格障碍　　D. 精神分裂症

E. 反应性精神病

82. 患者，男，39岁，家住公寓第28层，每当其到阳台晾衣服时，即感头晕、恶心、心悸、手足发颤、出汗、呼吸加快，半年前曾因此而突然晕倒。此人存在的护理问题是

A. 恐惧　　B. 抑郁

C. 焦虑　　D. 愤怒

E. 悲哀

83. 患者，女，49岁，因患乳腺癌于2年前切除了左侧乳腺，最近又发现右侧乳腺癌，需行右侧乳腺切除术，患者得知这一真相后号啕大哭。该患者的主要护理问题是

A. 恐惧　　B. 抑郁

C. 焦虑　　D. 悲哀

E. 愤怒

84. 患者，男，35岁，患有言语缓慢，语量减少，语声甚低，反应迟缓，但思维内容并不荒谬，能够正确反映现实。患者自觉"脑子不灵了"、"脑子迟钝了"、"度日如年"。诊断为抑郁症，其核心症状是

A. 思维迟缓、情感低落

B. 思维贫乏、情感低落

C. 思维迟缓、情感淡漠

D. 思维贫乏、情感淡漠

E. 思维中断、情感高涨

85. 患者，男，58岁，对其他事情没有兴趣。常忘记和客户约会的时间，已熟悉的工作流程，近日也常忘记，他常自编说法，以弥补忘记的事情。情绪易怒、易激动，与病前判若两人。诊断为阿尔茨海默病，此病最先出现的症状是

A. 人格障碍　　B. 记忆障碍

C. 语言障碍　　D. 老年健忘

E. 定向力障碍

86. 患者，女，27岁，诊断为抑郁症，药物治疗1周后没有效果。抗抑郁药起效的时间是

A. 5天　　B. 7天

C. 12天　　D. 17天

E. 21天

87. 患者，男，33岁，首次发作精神分裂症，经药物治疗后症状缓解，自知力部分恢复，家属询问继续服药时间是

A. 医生指导下长期治疗

B. 医生指导下不少于1年

C. 医生指导下不少于2年

D. 医生指导下不少于3年

E. 医生指导下不少于5年

A_3/A_4 型题

（88、89题共用题干）

患者，女，43岁，副教授，家庭完整。近期因母亲重病住院，该女士原来的一些未被重视的表现开始加重，变得更加懒散，沉默寡言，心情郁闷。常独自哭泣，失眠，记忆力下降，并借谈话之机打听自杀的方法。

88. 该女士的护理诊断应是

A. 恐惧　　B. 抑郁

C. 绝望　　D. 悲哀

E. 孤独

89. 对该女士首要的护理措施是

A. 尽早陪患者到精神病专科就诊

B. 关心体贴患者，进行心理疏导

C. 管理好可用作自杀的危险物品

D. 积极与患者沟通，语言简明

E. 向家属介绍抑郁症，取得家庭支持与配合

（90、91题共用题干）

患者，女，30岁，近几个月来乳腺触到一包块，听人说可能是乳腺癌，非常紧张，到处求医，出现心悸、气促、食欲下降，伴失眠、手足震颤、出汗等。

90. 该患者的情绪主要是

A. 恐惧　　B. 抑郁

C. 绝望　　D. 悲伤

E. 愤怒

91. 该病例目前的护理问题不包括

A. 焦虑　　B. 恐惧

C. 个人应对无效　　D. 睡眠型态紊乱

E. 不能有效地进行气体交换

（92、93 题共用题干）

患者，女，24 岁，静坐侧耳，有时面露微笑，有时双手捂耳，面露惊恐或用被蒙头。

92. 该患者存在下列哪种精神症状

A. 躁狂　　B. 幻听

C. 幻视　　D. 被害妄想

E. 行为退缩

93. 该患者诊断为精神分裂症，目前护理问题不包括

A. 饮食及服药问题

B. 安全问题

C. 睡眠及日常生活问题

D. 精神困扰问题

E. 病情缓解后的自卑心理问题

（94、95 题共用题干）

患者，女，已婚，46 岁。最近半年感到有人迫害她，怀疑丈夫和领导串通对她投毒，数次将饭菜拿去检查。

94. 该患者的症状是

A. 罪恶妄想　　B. 夸大妄想

C. 被害妄想　　D. 疑病妄想

E. 嫉妒妄想

95. 入院后患者拒不进食，正确的护理措施是

A. 与他人共同进餐　　B. 静脉输液

C. 强迫进食　　D. 进行鼻饲

E. 注射大剂量氯丙嗪

（96、97 题共用题干）

患者，女，26 岁，半年前因恋爱问题不顺，情绪低落，近一段时间性情明显改变，自我感觉很好，心情舒畅，反复照镜子打扮，手舞足蹈，大肆花钱购物。

96. 该患者的这些症状称为

A. 情感高涨　　B. 欣快

C. 思维奔逸　　D. 易激怒

E. 病理性象征性思维

97. 该患者最可能的诊断是

A. 焦虑症　　B. 抑郁症

C. 躁狂症　　D. 癔症

E. 精神分裂症

（98、99 题共用题干）

患者，女，22 岁，与同事发生争吵时情绪激动，突然倒地，全身僵直，肢体抖动。

98. 该患者的症状是

A. 运动障碍　　B. 感觉障碍

C. 思维障碍　　D. 知觉障碍

E. 情感障碍

99. 护理该患者时护士应采取的态度是

A. 紧张　　B. 焦虑

C. 热情　　D. 镇静

E. 恐惧

（100、101 题共用题干）

患者，男，24 岁，突然动作显著迟缓，整天卧床，不起来吃饭，也不上厕所，叫他推他都无反应，表情呆板。

100. 该患者的症状是

A. 缄默状态　　B. 木僵状态

C. 意志减退　　D. 兴趣减退

E. 违拗症

101. 护理该患者时护士最应注意的是

A. 保证足够入量　　B. 做好基础护理

C. 保证患者安全　　D. 给予正性鼓励

E. 关心体贴患者

（102～105 题共用题干）

患者，女，34 岁，由于下岗，对生活失去信心，同时不能照顾家庭，伴失眠，被诊断为“抑郁症”。

102. 不可能出现的症状是

A. 思维贫乏　　B. 睡眠障碍

C. 兴趣缺乏　　D. 自责和厌世感

E. 言语动作迟缓

103. 护士在接诊该患者时最应注意的是

A. 护士自我介绍

B. 介绍医院专长

C. 让患者放松情绪

D. 直截了当的询问

E. 直接给出明确诊断

104. 通过矫正患者的认知或思维方式来达到治疗目的的心理治疗方法是

A. 行为治疗　　B. 认知疗法

C. 贝克认知疗法　　D. 人本主义治疗

E. 精神分析治疗

105. 最适宜采用认知疗法的疾病是

A. 恐惧症　　B. 人格障碍

C. 适应障碍　　D. 抑郁障碍

E. 精神分裂症

（106～108 题共用题干）

患者，女，38 岁，3 天来不吃饭，只喝水，说有人一直在告诉她饭里有毒，要求家人陪同到派出所报案。

106. 该患者的症状是

A. 知觉障碍　　B. 感觉障碍

C. 被控制感　　D. 思维奔逸

E. 强制性思维

107. 从题干信息还能得知患者可能存在

A. 自知力缺乏　　B. 无故发笑

C. 思维鸣响　　D. 思维贫乏
E. 情感淡漠

108. 患者入院后护士最基础的评估是
A. 基本生理需要是否满足
B. 精神症状严重程度
C. 有无躯体受伤
D. 有无躯体感染
E. 有无冲动行为

（109、110 题共用题干）

患者，女，39 岁，诊断为焦虑症，整日处于惶恐不安中，感觉"太难受了"有自杀企图，服用苯二氮革类药物治疗。

109. 该患者的主要护理问题是
A. 社交障碍　　B. 预感性悲哀
C. 焦虑　　D. 自杀的危险
E. 思维过程的改变

110. 护士在给患者做药物指导时应提示患者
A. 小剂量服用
B. 长期服用
C. 易出现依赖
D. 症状控制后服 6～8 周
E. 症状控制后停药

（111～113 题共用题干）

患者，女，25 岁，在一次与人发生口角时对方声音洪亮，患者自感不是对手。第 2 天起出现无法说话，与人交谈只能用手势表示。能正常咳嗽，耳鼻喉科检查正常。

111. 该患者可能患有
A. 癔症　　B. 恐惧症
C. 焦虑症　　D. 惊恐发作
E. 急性应激性障碍

112. 该患者的表现是
A. 缄默　　B. 违拗症
C. 分离性障碍　　D. 转换性障碍
E. 躯体性障碍

113. 护理该患者时最应注意
A. 转移注意力
B. 建立良好的关系
C. 协助患者料理生活
D. 运用良好的沟通技巧
E. 医、护一定要保持一致

（114～117 题共用题干）

患者，女，19 岁，住院期间与人吵架时突然倒地，哭泣不止，呼吸急促，数分钟后两手手指痉挛、抽搐，引来病友围观。自幼身体多病，受家人溺爱，类似事件多次发生。

114. 该患者最可能的诊断是
A. 癔症　　B. 抑郁症
C. 焦虑症　　D. 人格障碍
E. 精神分裂症

115. 不属于癔症患者的性格特点的是
A. 多疑　　B. 情感丰富
C. 暗示性强　　D. 富于幻想
E. 自我为中心

116. 此时正确的护理措施是
A. 吸氧
B. 安排围观者劝解、安慰
C. 转移到单人房间
D. 牙垫置于上、下磨牙之间
E. 缓慢静脉注射抗惊厥药

117. 患者出院前，关于癔症的健康指导下列哪一项是错误的
A. 多见于 20～30 岁女性
B. 发病与家庭环境及教养有关
C. 多数有癔症性格
D. 临床表现多样化
E. 治疗及预后较差

（118～121 题共用题干）

患者，男，18 岁，高中学生，近 1 年多来性格变化很大，不理睬家人和同学的关心，经常睡懒觉，对老师和同学的嘲笑变得无所谓，诊断为"精神衰弱"。

118. 该患者主要是哪一类精神症状表现
A. 情感淡漠　　B. 情感低落
C. 情感倒错　　D. 意志缺乏
E. 人格障碍

119. 治疗效果差，最近出现了吃饭也需家长催促，不理发、不洗澡，成绩明显下降，多次问其原因，仅回答"头痛"。常夜里起来照镜子，自诉脸变形了。下列除哪项外均符合该患者的精神症状表现
A. 思维贫乏　　B. 意志缺乏
C. 社会性退缩　　D. 感知综合障碍
E. 精神运动性兴奋

120. 该患者诊断精神分裂症应属于哪一种
A. 偏执型　　B. 紧张型
C. 单纯型　　D. 青春型
E. 边缘型

121. 患者的护理问题不包括
A. 睡眠型态紊乱　　B. 头痛
C. 进食自理缺陷　　D. 预感性悲哀
E. 穿着修饰自理缺陷

（122～125 题共用题干）

患者，女，28 岁，第 3 次考研究生仍未被录取，一

年来出现失眠，情绪低落，整天愁眉苦脸，怕见外人，不出门。某天写下遗书，自服安眠药80多片，昏迷不醒被家人发现，急诊住院治疗。

122. 该患者最可能的诊断是
A. 人格障碍 B. 神经衰弱
C. 抑郁症 D. 反应性精神障碍
E. 精神分裂症单纯型

123. 该患者在护理中最应该注意的问题是
A. 外跑 B. 伤人
C. 私自藏药 D. 饮食状况
E. 再次自杀或自伤

124. 考虑该患者一直有自杀的念头，医生准备选择电抽搐治疗，首先需要
A. 取得患者和家属的知情同意
B. 停用所有的抗精神病类药物
C. 完善辅助检查
D. 禁饮食最少6小时
E. 对患者进行全面查体

125. 治疗一段时间后，病情明显改善，准备出院，目前有睡眠障碍的问题，护士帮助其改善睡眠的建议哪项不正确
A. 房间温度适宜 B. 睡前增加活动量
C. 睡前喝牛奶 D. 不在床上看书
E. 睡前不喝咖啡、浓茶、饮酒及服用兴奋性药物

（126～129题共用题干）

患者，男，29岁，觉得大街上人们都在注意他的行动，对他有敌意，房子里有人安装了摄像头，监视他的行动；有时自言自语、自笑；不吃家人做的饭，害怕饭里有毒，要自己亲自做饭；对家人和同学漠不关心，父亲病重住院，患者无动于衷。

126. 该患者可能患了
A. 癔症 B. 焦虑症
C. 抑郁症 D. 精神分裂症
E. 阿尔茨海默病

127. 该患者情感属于
A. 欣快 B. 情感低落
C. 情感淡漠 D. 情感高涨
E. 情感暴发

128. 该患者思维属于
A. 夸大妄想 B. 被害妄想
C. 罪恶妄想 D. 物理妄想
E. 关系妄想

129. 该患者主要护理问题是
A. 社交障碍
B. 预感性悲哀
C. 思维过程改变
D. 穿着或修饰自理缺陷
E. 生活自理能力降低

（130～135题共用题干）

患者，男，68岁，近期记忆受损，难以胜任简单计算，有时想不起亲人的名字和年龄。

130. 该患者最可能是
A. 阿尔茨海默病早期
B. 阿尔茨海默病晚期
C. 老年抑郁症
D. 老年衰退的正常表现
E. 中毒性脑病

131. 轻度阿尔茨海默病的临床表现不包括
A. 患者对新近发生的事容易遗忘
B. 患者认识到自己认知功能缺损并弥补和掩饰
C. 常有时间定向障碍和计算能力减退
D. 人格改变
E. 情绪不稳定

132. 评估患者的记忆能力，提示患者的记忆能力下降，问“今天早晨吃了什么”属下列哪个领域的评估内容
A. 判断能力 B. 言语能力
C. 定向能力 D. 近期记忆能力
E. 远期记忆能力

133. 护士把一打火机放在患者手里并让其说出物体的名字，患者不能说出，只会做点烟的手势，提示病情在进展。属于下列哪一类症状
A. 缄默症 B. 失用症
C. 失读症 D. 失写症
E. 命名性失语

134. 其家属咨询关于阿尔茨海默病的知识，护士的回答不正确的是
A. 多于50岁以后发病
B. 起病隐袭，进行性加重
C. 最早和最突出的症状是远事遗忘
D. 目前无根治方法
E. 预后较差

135. 对该患者的护理错误的是
A. 进行针对性护理
B. 督促患者按时服药
C. 加强智能康复训练
D. 告知患者对所患疾病不要害怕
E. 不纠正患者的错误认知

参考答案

A_1 型题

1. B 2. C 3. E 4. A 5. D 6. B 7. D 8. E
9. A 10. C 11. C 12. C 13. C 14. D 15. A

16. D 17. E 18. C 19. A 20. D 21. D 22. E
23. E 24. B 25. E 26. A

A_2 型题

27. B 28. A 29. B 30. E 31. C 32. A 33. D
34. C 35. E 36. B 37. A 38. A 39. B 40. D
41. C 42. E 43. D 44. B 45. A 46. C 47. C
48. A 49. E 50. B 51. E 52. E 53. E 54. E
55. E 56. D 57. C 58. A 59. A 60. A 61. A
62. B 63. E 64. A 65. B 66. A 67. C 68. C
69. C 70. A 71. C 72. E 73. E 74. A 75. E
76. D 77. B 78. C 79. D 80. A 81. E 82. A
83. D 84. A 85. B 86. C 87. B

A_3/A_4 型题

88. B 89. B 90. A 91. E 92. B 93. E 94. C
95. A 96. A 97. C 98. A 99. D 100. B 101. C
102. A 103. C 104. B 105. D 106. A 107. A
108. A 109. C 110. E 111. A 112. D 113. E
114. A 115. B 116. C 117. E 118. A 119. E
120. C 121. D 122. C 123. E 124. A 125. B
126. D 127. C 128. B 129. C 130. A 131. B
132. D 133. E 134. C 135. D

第十章　损伤、中毒患者的护理

知　识　点

第一节　创伤患者的护理

致伤因素作用于机体,引起组织破坏和功能障碍统称为损伤。

一、病　　因

(1) 机械性损伤(创伤)。

(2) 物理性损伤。

(3) 化学性损伤。

(4) 生物性损伤。

二、创伤分类

1. 按致伤因素分类　可分为烧伤、冷伤、挤压伤、刃器伤、火器伤、冲击伤、爆震伤、毒剂伤、核放射伤及多种因素所致的复合伤等。

2. 按受伤部位分类　一般分为颅脑伤、颌面部伤、颈部伤、胸(背)部伤、腹(腰)部伤、骨盆伤、脊柱脊髓伤和四肢伤等。

3. 按伤后皮肤完整性分类　可分为开放性与闭合性创伤。

(1) 闭合性创伤:皮肤、黏膜完整,无开放性伤口。包括挫伤、扭伤、挤压伤(易致高钾血症和急性肾衰竭)、爆震伤。

(2) 开放性创伤:受伤部位皮肤或黏膜完整性破坏,深部组织与外界相通。包括擦伤、刺伤、切割伤、裂伤、撕脱伤、火器伤。

4. 按伤情轻重分类　一般分为轻、中、重伤。轻伤主要是局部软组织伤;中等伤主要是广泛软组织伤、上下肢开放性骨折、肢体挤压伤、创伤性截肢及一般的腹腔器官伤;重伤指危及生命或治愈后有严重残疾者。

三、病理生理

创伤后机体在局部和全身两方面可发生一系列病理变化,以维持机体自身内环境的稳定。严重创伤性反应超过机体调节功能时,可损害机体本身。

1. 局部反应　局部反应是在多种细胞因子参与下所发生的创伤性炎症反应、细胞增生和组织修复过程。反应的轻重与致伤因素的种类、作用时间、组织损害和性质,以及污染程度和是否有异物存留有关。是非特异性的防御反应,有利于清除坏死组织、杀灭细菌及组织修复。

2. 全身性反应　是因受到严重创伤,机体受刺激所引起的非特异性应激反应及代谢反应,为维持自身稳定所必需。

四、创伤的修复

1. 创伤的修复过程　分为三个阶段:

(1) 纤维蛋白充填期:局部炎症性渗出,伤口内形成纤维蛋白网。此期的功能是止血和封闭创面。

(2) 细胞增生期:新生毛细血管与成纤维细胞构成肉芽组织,再合成胶原纤维,同时上皮细胞增生覆盖,使伤口愈合。

(3) 组织塑形期:肉芽组织退变成以胶原纤维为主的瘢痕组织,再吸收软化。

2. 伤口愈合类型　分为两种。

(1) 一期愈合:又称原发愈合,组织修复以同类细胞为主,仅含少量纤维组织,创缘对合良好,伤口愈合快、功能良好。

(2) 二期愈合:又称瘢痕愈合,组织修复以纤维组织为主,主要通过肉芽组织增生和伤口收缩达到愈合。创口较大,创缘不齐,不同程度地影响结构和功能恢复。

五、临床表现

1. 局部表现

(1) 疼痛:其程度与创伤部位、性质、范围、炎症反应强弱有关。2～3 日后疼痛逐渐缓解,如持续存在,甚至加重,表示可能并发感染。严重创伤并发休克时患者常不诉疼痛;内脏损伤所致的疼痛常定位不确切。

(2) 局部肿胀:因受伤局部出血和创伤性炎症反应所致。局部出现瘀斑、肿胀或血肿,组织疏松和血管丰富的部位,肿胀尤为明显。严重肿胀可致局部组织或远端肢体血供障碍，出现远端苍白、皮温降低等。

(3) 功能障碍：因解剖结构破坏、疼痛或炎症反应所致，如脱位、骨折的肢体不能正常运动。局部炎症也可引起功能障碍，如咽喉创伤后水肿可造成窒息。神经或运动系统创伤所致的功能障碍，对诊断有定位价值。

(4) 伤口或创面：是开放性创伤特有的征象。

按伤口清洁度可分为三类：①清洁伤口：通常指无菌手术切口，也包括经清创术处理的无明显污染的创伤伤口；②污染伤口：指有细菌污染，但未构成感染的伤口。适用于清创术。一般认为伤后 8 小时以内的伤口即属于污染伤口；③感染伤口：伤口有脓液、渗出液及坏死组织等，周围皮肤常红肿。

(5) 伤口出血：指发生在手术或意外伤害性伤口 48 小时内的继发性出血，也可发生在修复期任何时段。

2. 全身表现

(1) 发热：创伤出血或组织坏死分解产物吸收，以及外科术后均可发生吸收热。由创伤性炎症引起的发热，体温一般在 38℃左右。如发生脑损伤或继发感染，患者将出现高热。

(2) 生命体征变化：创伤后释放的炎症介质及疼痛、精神紧张、血容量减少等均可引起脉搏和心率增加，血压稍高或下降，呼吸加深加快等变化。

(3) 其他：因失血、失液，患者可有口渴、尿少、疲倦、失眠等，严重者可发生创伤性休克、急性肾衰竭、成人呼吸窘迫综合征等多系统器官功能衰竭。

六、辅助检查

1. 实验室检查 血常规和红细胞比容可判断失血或感染情况；尿常规可提示泌尿系统损伤和糖尿病；血电解质和血气分析可了解水、电解质、酸碱平衡失调状况及有无呼吸功能障碍；其他血生化检查有助于了解肝肾功能状况。

2. 穿刺和导管检查 各种穿刺技术有较可靠的诊断价值，如胸腹腔穿刺可以判断内脏受损破裂情况；放置导尿管或膀胱灌洗可诊断尿道、膀胱损伤；留置导尿管可观察每小时尿量，以作补充液体、观察休克变化的参考；监测中心静脉压可辅助判断血容量和心功能。

3. 影像学检查 X 线平片可证实骨折、气胸、肺实变、气腹等；超声检查可诊断胸、腹腔内的积血及肝脾包膜的破裂；CT 检查可辅助诊断颅脑损伤和某些腹部实质性器官、腹膜后损伤；MRI 有助于诊断颅脑、脊柱、脊髓等损伤。

七、治疗原则

1. 全身治疗 积极抗休克、保护器官功能、加强营养支持、预防继发性感染和破伤风等支持疗法。

2. 局部治疗

(1) 闭合性损伤：如无内脏合并伤，多不需特殊处理，可自行恢复；如骨折脱位，及时复位，并妥善固定，逐步进行功能锻炼；如颅内血肿、内脏破裂等，应紧急手术。

(2) 开放性损伤：应及早清创缝合。伤口有感染，则应加强换药。

八、护理措施

1. 急救 妥善的现场急救是挽救患者生命的重要保证，并与患者预后密切相关。在紧急情况下，优先处理危及患者生命的紧急问题。救治工作原则：保存生命第一，恢复功能第二，顾全解剖完整性第三。

(1) 抢救生命：优先处理危及生命的紧急情况，如心搏骤停、窒息、活动性大出血、张力性或开放性气胸、休克、腹腔内脏脱出等，并迅速将患者抢救至安全处，避免继续或再次受伤。

(2) 判断伤情：经紧急处理后，迅速进行全面、简略且有重点的检查，注意有无其他创伤情况，并做出相应处理。

(3) 呼吸支持：维持呼吸道通畅，立即清理口腔异物，使用通气道、加压面罩等。

(4) 迅速有效止血：根据条件，以无菌或清洁的敷料包扎伤口。用压迫法、肢体加压包扎、止血带或器械迅速控制伤口大出血。使用止血带止血时，要注意正确的缚扎部位、方法和持续时间，一般每隔 1 小时放松 1 次止血带，避免引起肢体缺血性坏死。

(5) 循环支持：积极抗休克，主要是止痛、有效止血和扩容。立即开放静脉通路，输入平衡液或血浆代用品。血压低于 90mmHg 的休克患者，可使用抗休克裤。

(6) 严密包扎、封闭体腔伤口：颅脑、胸部、腹部伤应用无菌敷料或干净布料包扎，填塞封闭开放的胸壁伤口，用敷料或器具保护有腹腔脱出的内脏。

(7) 妥善固定骨折、脱位：可用夹板或代用品，也可用躯体或健肢以中立位固定伤肢。注意远端血运。已污染的开放性骨折，可于受伤位包扎固定。

(8) 安全转运患者：经急救处理，待伤情稳定、出血控制、呼吸好转、骨折固定、伤口包扎后，专人迅速护送患者到医院。

搬动前对四肢骨折应妥善固定，防止再次损伤和发生医源性损害；疑有脊柱骨折，应三人以平托法或滚动法将患者轻放、平卧于硬板床上，防止脊髓损伤；胸部损伤重者，宜取伤侧向下的低斜坡卧位，以利健侧呼吸；运转途中保持患者适当体位，尽量避免颠簸，患者应头部朝后（与运行方向相反），避免脑缺血突然死亡。保证有效输液，给予止痛、镇静，预防休克，严格监测和创伤评估。

2. 软组织闭合性创伤的护理

(1) 观察病情：注意观察局部症状、体征的发展，密切观察生命体征的变化，注意有无深部组织器官损伤，对挤压伤患者应观察尿量、尿色、尿比重，注意是否发生急性肾衰竭。

(2) 局部制动：抬高患肢 15°～30°以减轻肿胀和疼痛。伤处先行复位，再选用夹板、绷带等固定方法制动，以缓解疼痛，利于修复。

(3) 配合局部治疗：小范围软组织创伤后早期局部冷敷，以减少渗血和肿胀。24 小时后可热敷和理疗，促进吸收和炎症消退。血肿较大者，应在无菌操作下穿刺抽吸，并加压包扎，预防感染。

(4) 促进功能恢复：病情稳定后，配合应用理疗、按摩和功能锻炼，促进伤肢功能尽快恢复。

3. 软组织开放性创伤的护理

(1) 密切观察病情：严密注视伤情变化，警惕活动性出血等情况的发生。观察伤口情况，如出现感染征象时，应配合治疗进行早期处理。注意伤肢末梢循环情况，如发现肢端苍白或发绀、皮温降低、动脉搏动减弱时，报告医生及时处理。

(2) 配合医师进行清创手术：对污染伤口进行清洁处理，防止感染，以使伤口一期愈合。

(3) 加强换药：如伤口有明显感染现象，则应积极控制感染，加强换药。其目的是观察伤口情况；清除分泌物及坏死组织；拆除缝线更换或拔除引流物；促进新生上皮和肉芽组织生长，使伤口尽快愈合。

1) 换药顺序：先清洁伤口，再换污染伤口，最后感染伤口。

2) 换药的次数：一期缝合伤口术后 2～3 日换药 1 次，如无感染至拆线时再换药；分泌物少，肉芽生长良好的伤口，隔日换药；分泌物多、感染重的伤口，每日 1 次或数次。

3) 操作要点：动作要轻巧，外层敷料用手取下、内层敷料用镊子取下，揭取方向与伤口纵向一致。常规消毒，清洁伤口由内向外消毒，污染伤口由外向内消毒。换药操作中应遵循无菌原则。

4) 肉芽组织创面的处理：健康肉芽组织创面：用棉球拭净分泌物后，外敷等渗盐水或凡士林纱布即可，多能自行愈合，如肉芽组织生长过度用剪刀剪平，以棉球压迫止血。

5) 水肿肉芽组织创面：用 5%～10%高渗盐水湿敷，注意患者全身情况，纠正低蛋白血症。

6) 炎性肉芽组织创面：用 0.1%依沙丫啶或优锁溶液湿敷。

(4) 加强支持疗法：根据脱水性质与程度，遵医嘱给予输液、输血，防止水、电解质紊乱，纠正贫血。加强营养，促进创伤的愈合。

(5) 预防感染：依据伤情尽早选用合适的抗生素，达到预防用药的目的。受伤后或清创后应及时用破伤风抗毒素，预防破伤风。

(6) 功能锻炼：病情稳定后，鼓励并协助患者早期活动，指导患者进行肢体功能锻炼，促进功能恢复和预防并发症。

4. 深部组织或器官损伤的护理　疑有颅脑、胸部、腹部和骨关节等任何部位的损伤，除了处理局部，还要兼顾其对全身的影响，加强心、肺、肾、脑等重要器官功能的监测，采取相应的措施防治休克和多器官功能不全，最大限度地降低患者病死率。

5. 健康教育　日常生活中注意交通安全及劳动保护，避免意外损伤的发生。指导患者加强营养，配合治疗，功能锻炼，促进组织和器官功能的恢复。防止因制动引起关节僵硬、肌萎缩等并发症，以促使患部功能得到最大康复。

第二节　烧伤患者的护理

一、概　　述

烧伤是由热力（火焰、热水、蒸汽及高温金属）、电流、放射线以及某些化学物质作用于人体所引起的局部或全身损害，其中以热力烧伤最为常见。

1. 病理生理　热力烧伤的病理变化，取决于温度和作用时间，同时烧伤的发生、发展与个体条件有关。根据烧伤的全身反应及临床过程，临床上将烧伤分为三期：

(1) 休克期：主要是热力作用使毛细血管通透性增加，导致大量血浆外渗至组织间隙及创面，引起有效循环血量锐减，而发生低血容量性休克。是烧伤后 48 小时内导致患者死亡的原因。体液渗出多自烧伤后 2～3 小时开始，6～8 小时最快，至 36～48 小时达高峰，随后逐渐吸收。

(2) 感染期：创面从渗出逐渐转化为吸收为主，加之烧伤使皮肤失去防御功能，创面、组织中的毒素和坏死组织分解产物及细菌所产生毒素吸收入血，引起中毒症状。烧伤越深、面积越大，感染机会越多且越严重。

(3) 修复期：烧伤后，组织在炎症反应的同时已开始了修复过程。浅度烧伤多能自行修复。深Ⅱ度烧伤如无感染等并发症，3～4 周后自愈，留有瘢痕。Ⅲ度烧伤或严重感染的深Ⅱ度烧伤均需以皮肤移植修复。

二、护理评估

1. 烧伤面积估计

(1) 手掌法：以患者本人五指并拢的 1 个手掌面积约为 1%计算，适用于较小面积烧伤的估测或作为九分法的补充。

(2) 中国新九分法：适用于较大面积烧伤的评估。该法将体表面积分为 11 个 9%，另加会阴区的 1%，构成 100%的体表面积(表 10-1)。

表 10-1　人体体表面积中国九分法

部位	成人各部位面积(%)	小儿各部位面积(%)
头颈	9×1＝9(发部 3 面部 3 颈部 3)	9＋(12－年龄)
双上肢	9×2＝18(双手 5 双前臂 6 双上臂 7)	9×2
躯干	9×3＝27(腹侧 13 背侧 13 会阴 1)	9×3
双下肢	9×5＋1＝46(双臀 5 双大腿 21 双小腿 13 双足 7)	46－(12－年龄)

可按以下口诀记忆：3、3、3；5、6、7；5、7、13、21；13、13、会阴 1。分别代表：发部 3、面部 3、颈部 3；双手 5、双前臂 6、双上臂 7；双臀 5、双足 7、双小腿 13、双大腿 21、躯干前 13、躯干后 13、会阴 1。

2. 烧伤深度估计　采用国际通用的三度四分法(表 10-2)将烧伤分为Ⅰ度、浅Ⅱ度、深Ⅱ度和Ⅲ度。Ⅰ度仅伤及表皮浅层。浅Ⅱ度伤及真皮浅层，部分生发层健存。深Ⅱ度伤及真皮深层。Ⅲ度伤及皮肤全层，甚至达到皮下、肌肉及骨骼。其中Ⅰ度、浅Ⅱ度属浅度烧伤；深Ⅱ度和Ⅲ度属深度烧伤。

表 10-2　国际通用三度四分法

深度	局部感觉	临床体征
Ⅰ度(红斑)	轻度红肿、干燥、无水疱	灼痛
浅Ⅱ度(大水疱)	水疱较大、疱壁薄、基底潮湿、鲜红、水肿明显	剧痛、感觉过敏
深Ⅱ度(小水疱)	水疱较小、疱壁厚、基底苍白或红白相间、水肿、可见网状血管栓塞	痛觉迟钝
Ⅲ度(焦痂)	无水疱、焦黄、蜡白、炭化、坚韧、可见树枝状栓塞血管	痛觉消失

3. 烧伤严重程度主要与烧伤深度和面积有关，临床上多采取综合性评估，以利患者分类治疗和效果评价(表 10-3)。

表 10-3　烧伤程度的估计

烧伤面积	烧伤严重程度的分度			
	轻度	中度	重度	特重度
Ⅱ～Ⅲ度面积	＜10%	10%～29%	30%～50%	＞50%
Ⅲ度面积	散在	5%～9%	10%～20%	＞20%

4. 吸入性损伤　以往称为“呼吸道烧伤”，常与头面部烧伤同时发生，系吸入浓烟、火焰、蒸气、热气或吸入有毒、刺激性气体所致。可有呛咳、声嘶、吞咽疼痛、呼吸困难、发绀、肺部哮鸣音等表现，易发生窒息或肺部感染。

5. 化学烧伤

(1) 强酸烧伤：硫酸、盐酸、硝酸烧伤发生率较高，其特点是使组织脱水，蛋白沉淀，凝固，故烧伤后创面迅速成痂，因此，限制了继续向深部侵蚀，界限清楚。

硫酸烧伤创面呈黑色或棕黑色；盐酸者为黄色；硝酸者为黄棕色。此外，颜色改变与创面深浅也有关系，潮红色最浅，灰色，棕黄色或黑色较深。酸烧伤后，由于痂皮掩盖，早期对深度的判断较一般烧伤困难。

(2) 强碱烧伤：常见的碱烧伤有苛性碱、石灰及氨水等，其特点是可使组织脱水；但与组织蛋白结合成复合物后，能皂化脂肪组织，皂化时可产热，继续损伤组织。苛性碱是指氢氧化钠与氢氧化钾，具有强烈的腐蚀性和刺激性。其烧伤后创面呈黏骨或皂状焦痂，色潮红，一般均较深，通常在深Ⅱ度以上，疼痛剧烈，创面凹陷，边缘潜行，往往经久不愈。石灰烧伤创面较干燥，呈褐色，较深。氨水极易挥发释放氨，具有刺激性，吸入后可发生喉痉挛，喉头水肿，肺水肿等吸入性损伤。氨水接触之创面浅度者有水泡，深度者干燥呈黑色皮革样焦痂。磷烧伤创面多较深，可伤及骨骼，创面呈棕褐色，Ⅲ度创面暴露时可呈青铜色或黑色。

三、治疗原则

(1) 小面积浅表烧伤按外科原则，清创、保护创面，防治感染，促进愈合。

(2) 大面积深度烧伤的全身性反应重，其原则是：①早期及时输液，维持呼吸道通畅，积极纠正低血容量休克；②深度烧伤组织是全身性感染的主要来源，应早期切除，自体、异体皮肤移植覆盖；③及时纠正休克，控制感染，同时维护重要器官功能，防治多系统器官功能衰竭；④重视形态、功能的恢复。

四、护理措施

1. 现场救护

(1) 迅速脱离热原：当衣物着火时应迅速脱去；或

就地卧倒打滚压灭、或用各种物体扑盖灭火，最有效的是用大量的水灭火。切忌站立喊叫或奔跑呼救，以防头面部及呼吸道吸入火焰损伤。当气体、固体烫伤时，应迅速离开致伤环境。热液浸渍的衣裤，可冷水冲淋后剪开取下，勿强力剥脱而撕脱水疱皮。小面积烧伤立即用清水连续冲洗或浸泡，既可止痛，又可带走余热。电击伤时迅速使患者脱离电源。酸、碱烧伤，即刻脱去或剪开沾有酸、碱的衣服，以大量清水冲洗为首选，且冲洗时间宜适当延长。如系生石灰烧伤，可先去除石灰粉粒，再用清水长时间地冲洗，以避免石灰遇水产热，加重损伤。磷烧伤时立即将烧伤部位浸入水中或用大量清水冲洗，同时在水中拭去磷颗粒；不可将创面暴露在空气中，避免剩余的磷继续燃烧。创面注意忌用油质敷料，以免磷在油中溶解而被吸收中毒。

(2) 抢救生命：是急救的首要原则，首先处理窒息、心搏骤停等危急情况。对头、颈部烧伤或疑有吸入性损伤时，应备齐氧气和气管切开包等抢救物品，并保持口、鼻腔通畅。必要时气管切开。

(3) 镇静、止痛和预防休克：稳定患者情绪，若病情平稳，口渴者可口服淡盐水，但不能饮白开水。中度以上烧伤转运需途中持续输液。

(4) 保护创面：暴露的体表和创面，应立即用无菌敷料或干净床单覆盖包裹，协助患者调整体位，避免创面受压。

(5) 安全转送：大面积烧伤早期应避免长途转运，休克期最好就近抗休克或加作气管切开，待病情平稳后再转运。途中应建立静脉输液通道，保持呼吸道通畅。抬患者上下楼时，头朝下方；用汽车转运时，患者应取头在后、足在前的卧位，以防脑缺血。

2. 静脉输液的护理 烧伤后2日内，因创面大量渗出而致体液不足，可引起低血容量性休克。快速补液是防治烧伤休克的根本措施。

(1) 补液量计算：伤后第一个24小时补液量按患者每千克(kg)体重每1%烧伤面积(Ⅱ度～Ⅲ度)补液成人1.5ml(小儿1.8ml，婴儿2ml)计算，即第一个24小时补液量=体重(kg)×烧伤面积(%)×1.5ml，另加每日生理需水量2000ml(小儿按年龄或体重计算)，即为补液总量。伤后第二个24小时补液量为第一个24小时计算量的一半，日需量不变。第三个24小时补液量根据病情变化决定。

(2) 液体种类：晶体液以平衡盐溶液为主，胶体液以血浆为首选，面积大的深度烧伤应补给部分全血，也可酌情使用葡聚糖等血浆代用品。晶体和胶体溶液的比例一般为2∶1，特重烧伤应为1∶1。日需要量用5%或10%葡萄糖溶液。上述液体应交替输入。

(3) 液体分配：烧伤后第一个8小时渗出最快，故输入胶体和晶体液总量的1/2，余下的1/2在第二、第三个8小时内输入。日需量，三个8小时内平均分配。

(4) 观察指标

1) 尿量：尿量是判断血容量是否充足的简便而可靠的指标，大面积烧伤患者补液时应常规留置导尿进行观察。成人每小时尿量应大于30ml，有血红蛋白尿时要维持在50ml以上，但儿童、老年人、心血管疾病患者，输液要适当限量。

2) 其他指标：患者安静，成人脉搏在100次/分(小儿140次/分)以下，心音强而有力，肢端温暖，收缩压在90mmHg以上，中心静脉压0.59～1.18kPa(6～12cmH_2O)。

3. 创面护理 创面处理原则是保护创面，减轻损害和疼痛，防止感染。

(1) 早期清创：应在休克纠正以后进行。顺序是头部→四肢→胸腹部→背部→会阴部。先用肥皂水清洗正常皮肤，再用1∶1000苯扎溴铵或碘伏溶液消毒周围皮肤，清洗创面，大水疱抽去液体，疱皮已破者可去除疱皮，然后酌情采用暴露疗法或包扎疗法。清创术后注射破伤风抗毒素，必要时及时使用抗生素。

(2) 包扎疗法的护理：适用于四肢、躯干等部位的小面积烧伤。清创后，创面敷贴一层油质纱布或药液纱布，再覆盖3cm厚的无菌敷料，以适当的压力包扎。包扎后将肢体抬高，观察肢端血运及有无高热、疼痛、臭味等感染征象。一般浅度烧伤在伤后1周，深度烧伤在伤后3～4日更换敷料，期间若外层敷料渗湿可加盖无菌敷料再包扎。但如有感染征象应及时换药；若为铜绿假单胞菌感染，应改暴露疗法。

(3) 暴露疗法护理：适用于头颈部、会阴部烧伤及大面积烧伤或伤后严重感染的患者。护理要求是保持创面干燥，促使创面结痂，并保持痂皮或焦痂完整。采取的措施是创面抹1%磺胺嘧啶银霜；随时用无菌敷料吸附渗液；定时变换体位；每日更换无菌垫单；接触创面时遵守无菌原则；发现痂下感染时去痂引流；大面积烧伤应使用翻身床。

(4) 焦痂的处理：焦痂在早期具有暂时保护创面作用。但溶解脱落前，易引起脓毒症。因此，焦痂宜暴露，涂碘酊，保持干燥，防止受压。一旦脱痂，需及早植皮覆盖创面。

(5) 感染创面的处理：加强烧伤创面的护理，及时清除脓液及坏死组织。局部根据感染特征或细菌培养和药敏试验选择外用药物，已成痂的保持干燥，或采用湿敷、半暴露(薄层药液纱布覆盖)、浸浴疗法清洁创面。待感染基本控制，肉芽组织生长良好，及时植皮促使创面愈合。

(6) 特殊部位烧伤护理：头面部烧伤，注意眼、耳、鼻护理。如及时用棉签拭去眼、鼻、耳分泌物，保持清洁干燥；双眼使用抗生素眼药水或眼药膏，避免角膜干燥而发生溃疡；耳郭创面应防止受压。口腔创面用湿纱布覆盖，加强口腔护理，防止口腔黏膜溃疡及感染。呼吸道烧伤，应保持呼吸道通畅；常规准备气管切开包，及时吸出溶解脱落的坏死组织，以防窒息。会阴部烧伤，应将大腿外展，防止排尿、排便污染创面，接触创面便器应清洁，便后清洁肛周。

4. 防治感染的护理 密切观察生命体征、意识变化、胃肠道反应，注意是否存在脓毒症的表现。对可疑脓毒症的患者，应取创面分泌物，抽血送细菌培养和药物敏感试验。早期足量、联合应用有效抗生素；做好消毒隔离工作；加强创面换药、全身支持和基础护理等。

核心提示 烧伤的严重程度取决于烧伤的面积和烧伤的深度。烧伤面积的估计有手掌法和中国新九分法。烧伤深度分为Ⅰ度、浅Ⅱ度、深Ⅱ度和Ⅲ度，其创面特点各异。大面积烧伤48小时内为休克期，其治疗原则是防治休克、妥善处理创面，促进创面修复、防治脓毒症及其他并发症。护理措施中现场急救和烧伤补液的量、种类、分配和观察指标等及特殊部位烧伤的护理常是考点。

第三节 中暑患者的护理

一、概 述

中暑是指在高温环境下或受到烈日暴晒引起体温调节功能紊乱、汗腺功能衰竭和水、电解质过度丧失所致的疾病。根据发病机制不同，中暑可分为热射病、日射病、热衰竭和热痉挛四种类型。

1. 病因 中暑多在高温作业环境里(一般指室温＞35℃)或在强辐射热或气温虽未达到高温，但湿度较高和通风不良的环境下从事一定时间的劳动，且无足够的防暑降温措施情况下发生。

2. 发病机制 当环境温度较高，潮湿及空气流通不畅，辐射、蒸发、对流及传导4种散热方式均发生障碍时，热量聚集体内而致中暑。特别是年老体弱，慢性病患者以及由于过度疲劳对高温的耐受限度降低时更易发生。

二、护理评估

1. 临床表现

(1) 热衰竭(中暑衰竭)：为最常见的一种。多由于大量出汗导致失水、失钠，血容量不足而引起周围循环衰竭。主要表现为头痛、头晕、口渴、皮肤苍白、出冷汗、脉搏细数、血压下降、昏厥或意识模糊，体温基本正常。

(2) 热痉挛(中暑痉挛)：大量出汗后口渴而饮水过多，盐分补充不足，使血液中钠、氯浓度降低而引起肌肉痉挛。以腓肠肌痉挛最为多见，体温多正常。

(3) 热射病(又称中暑高热)：高温环境下大量出汗仍不足以散热或体温调节功能障碍出汗减少致汗闭，可造成体内热蓄积。早期表现头痛、头昏、全身乏力、多汗，继而体温迅速升高，可达40℃以上，出现皮肤干热，无汗、谵妄和昏迷，可有抽搐、脉搏加快、血压下降、呼吸浅速等表现。严重者可出现休克、脑水肿、肺水肿、弥散性血管内凝血及肝、肾功能损害等严重并发症。

(4) 日射病：由于烈日暴晒或强烈热辐射作用头部，引起脑组织充血、水肿，出现剧烈头痛、头晕、眼花、耳鸣、呕吐、烦躁不安，严重时可发生昏迷、惊厥。头部温度高，而体温多不升高。

2. 实验室检查 电解质检查可以显示低钠、低钾、低氯；有尿肌酸增加、白细胞增加；有的有肾损害或心肌损害的证据。

三、治疗原则

治疗原则为立即将患者脱离高温环境，迅速降温，补充水、电解质，纠正酸中毒，防治脑水肿等。

1. 热衰竭 纠正血容量不足，静脉补充生理盐水及葡萄糖液、氯化钾。一般半小时至数小时可恢复。

2. 热痉挛 给予含盐饮料，若痉挛性肌肉疼痛反复发作，可静脉滴注生理盐水。

3. 热射病 迅速采取各种降温措施，若抢救治疗不及时，病死率高。

4. 日射病 头部用冰袋或冷水湿敷。

四、护理措施

1. 一般护理

(1) 安置患者于通风、阴凉、安静病室，使患者身心放松、安静休息。

(2) 给高热量、高维生素、易消化流质饮食。鼓励多饮含盐清凉饮料。意识障碍已24小时未醒者应插胃管鼻饲，或静脉输液。

(3) 双下肢腓肠肌发作痉挛时，协助患者按摩局部以减轻疼痛。

2. 调整室温 采用电扇、空调、室内置冰块等使室内温度降至22～25℃，低于皮肤温度，以使散热。

3. 症状护理

(1) 高热者可用冰袋或乙醇擦浴;头部戴冰帽,颈、腋下、腹股沟等处放置冰袋。肛温降至38℃时应暂停降温。降温过程要不断按摩患者四肢及躯干,防止皮肤血管收缩,以促进血液循环,加速散热。

(2) 药物降温可与物理降温并用,降温效果会更佳。常用药物为氯丙嗪,其作用有抑制体温调节中枢,扩张血管加速散热,降低器官代谢及耗氧量。

(3) 意识障碍者应头偏向一侧,吸痰,保持呼吸道通畅;保持床铺干燥、平整、定时翻身、按摩受压皮肤、预防压疮;做好口腔、皮肤清洁,预防感染。

(4) 惊厥者遵医嘱应用地西泮静脉或肌内注射,使用开口器以防舌咬伤。

4. 维持水、电解质及酸碱平衡

(1) 观察皮肤弹性、周围血管充盈度及末梢循环情况。监测体温、脉搏、血压及尿量。正确评估脱水性质及程度。

(2) 有周围循环衰竭时应遵医嘱补液(5%生理盐糖液)保证按时完成。监测记录24小时出入量。

(3) 注意纠正钠、钾、氯过低及酸碱紊乱,遵医嘱给药。

5. 加强病情观察,预防并发症

(1) 严密观察生命体征,降温过程每15分钟测肛温1次。

(2) 老年体弱者静脉补液不可过多过快,降温宜缓慢,不宜冰浴以防心力衰竭。

(3) 保持呼吸道通畅,注意患者有无呼吸困难及有无双肺满布湿啰音,以防肺水肿。

(4) 发生剧烈头痛伴呕吐者,应考虑脑水肿,遵医嘱迅速应用脱水剂。

6. 健康教育

(1) 介绍防治知识。在高温环境中发生头晕、心悸、胸闷、恶心、四肢乏力等应考虑中暑的早期。

(2) 加强隔热、通风、遮阳、降温措施。高温作业人员每天摄入0.3%含盐清凉饮料。

(3) 烈日下活动应戴凉帽、穿宽松透气浅色衣服,带防暑药。老年、孕妇或慢性病者尤应注意个人防护。

核心提示 热衰竭是最常见的中暑类型,多应大量丢失水、失钠致血容量不足而引起周围循环衰竭。热痉挛多由盐分补充不足,血中钠、氯浓度降低而引起的以腓肠肌为主的肌肉痉挛。日射病常由于烈日暴晒头部而引起脑组织充血、水肿。此三者体温升高多不明显。热射病是高温下大量出汗仍不足以散热或体温调节功能障碍出汗减少致汗闭而造成的体内热蓄积,体温可达40℃以上,是一种致命性急症。中暑的主要救护措施有迅速采取降温措施、补充水和电解质、纠正酸中毒、防治脑水肿等。

第四节 淹溺患者的护理

淹溺又称溺水,是人淹没于水中,水、泥沙、杂草充满呼吸道或反射性喉痉挛引起的缺氧、窒息。淹溺后窒息合并心脏停搏者称为溺死。

一、概 述

1. 发病原因 无溺水自救能力的落水者,或不熟悉水流和地形的河流池塘而误入险区,以及投水自杀或意外事故均可致淹溺。

2. 发病机制 人淹没于水中,本能地引起反应性屏气,避免水进入呼吸道。由于缺氧,不能坚持屏气而被迫深呼吸,从而使大量水进入呼吸道和肺泡,阻滞气体交换,引起全身缺氧和二氧化碳潴留。呼吸道内的水迅速经肺泡吸收到血液循环。由于淹溺的水所含的成分不同,引起的病变亦有差异。可分为淡水淹溺和海水淹溺。

(1) 淡水淹溺:江、河、湖、池中的水一般属于低渗,统称淡水。水进入呼吸道后影响通气和气体交换;水损伤气管、支气管和肺泡壁的上皮细胞,并使肺泡表面活性物质减少,引起肺泡塌陷,进一步阻滞气体交换,造成全身严重缺氧;淡水进入血液循环,稀释血液,引起低钠、低氯和低蛋白血症;血中的红细胞在低渗血浆中破碎,引起血管内溶血,导致高钾血症,导致心室颤动而致心脏停搏;溶血后过量的游离血红蛋白堵塞肾小管,引起急性肾功能衰竭。

(2) 海水淹溺:海水含3.5%氯化钠及大量钙盐和镁盐。海水对呼吸道和肺泡有化学性刺激作用。肺泡上皮细胞和肺毛细血管内皮细胞受海水损伤后,大量蛋白质及水分向肺间质和肺泡腔内渗出,引起急性非心源性肺水肿。高钙血症可导致心律失常,甚至心脏停搏。高镁血症可抑制中枢和周围神经,导致横纹肌无力、扩张血管和降低血压。

二、护理评估

1. 临床表现

(1) 症状:常出现精神状态改变,烦躁不安、抽搐、昏睡、昏迷和肌张力增加。近乎淹溺者可有头痛或视觉障碍、剧烈咳嗽、胸痛、呼吸困难、咳粉红色泡沫样痰。溺入海水者口渴感明显,最初数小时可有寒战、发热。

(2) 体征：皮肤发绀，颜面肿胀，球结膜充血，口鼻充满泡沫或泥污。呼吸表浅、急促或停止。肺部可闻及干湿啰音，偶尔有喘鸣音。心律失常、心音微弱或消失。腹部膨隆，四肢厥冷。有时可发现头、颈部损伤。

2. 实验室检查

(1) 动脉血气分析和 pH 测定显示低氧血症和酸中毒。淡水淹溺，血钠、钾、氯化物可有轻度降低，有溶血时血钾往往增高，尿中出现游离血红蛋白。海水淹溺，血钙和血镁增高。复苏后血中钙和镁离子重新进入组织，电解质紊乱可恢复正常。

(2) 肺部 X 线表现有肺门阴影扩大和加深，肺间质纹理增深，肺野中有大小不等的絮状渗出或炎症改变，或有两肺弥漫性肺水肿的表现。

三、治疗原则

尽快将溺水者从水中救出，迅速清理呼吸道，保持气道通畅。实施心肺脑复苏。根据病情对症处理。

四、护理措施

1. 现场救护

(1) 尽快将溺水者从水中救出。

(2) 清除口鼻淤泥、杂草、呕吐物等，打开气道。随后将淹溺者腹部置于抢救者屈膝的大腿上，头部向下，按压背部迫使其呼吸道和胃内的水倒出，但不可因倒水时间过长而延误复苏。

(3) 对于心跳和呼吸停止者应进行心肺复苏。

2. 院内救护 进入医院后的处理包括进一步生命支持。所有近乎淹溺者应收住监护病房观察。

(1) 供氧：吸入高浓度氧或高压氧治疗。有条件可使用人工呼吸。

(2) 复温：如患者体温过低，酌情可采用体外或体内复温措施。

(3) 脑复苏：有颅内压升高者应适当过度通气，维持 $PaCO_2$ 在 25～30mmHg。同时，静脉输注甘露醇降低颅内压、缓解脑水肿。

(4) 处理并发症：①淡水淹溺用 3%生理盐水 500ml 静脉滴注，减轻肺水肿；海水淹溺用 5%葡萄糖 500～1000ml 或右旋糖酐 500ml 静脉滴注纠正血液浓缩。②糖皮质激素可防治脑水肿、肺水肿、急性呼吸窘迫综合征，并能减轻溶血反应。③对合并惊厥、心律失常、急性肾衰、肺水肿、急性呼吸窘迫综合征、急性胃肠道出血、电解质紊乱和代谢性酸中毒应进行合理治疗。

> **核心提示** 淡水淹溺血液稀释，血容量增加，引起低钠、低氯和低蛋白血症，溶血导致高钾血症；海水淹溺血液浓缩，可致高钙和高镁血症；淹溺现场救护应迅速清理呼吸道，实施心肺脑复苏。院内救护根据病情对症处理。淡水淹溺静脉滴注 3%生理盐水减轻肺水肿；海水淹溺用 5%葡萄糖或右旋糖酐静脉滴注纠正血液浓缩。

第五节 小儿气管异物的护理

一、概 述

小儿气管与支气管异物是异物因误吸滑入气管和支气管，产生以咳嗽和呼吸困难为主要表现的临床急症。多见于 5 岁以下儿童。

1. 发病原因 儿童多在进食或口含物品时，不慎将异物误吸进入气管和支气管。少数为全麻或昏迷患者的呕吐物误吸所致。

2. 发病机制 异物刚落入时因刺激黏膜而发生剧烈咳嗽反射，时间稍长则分泌物增多，黏膜充血、肿胀；长期存留于气管中的异物因为刺激黏膜发生肉芽组织或纤维将异物包绕，引起支气管堵塞。不完全堵塞时，发生肺气肿；完全堵塞时，形成肺不张。

二、护理评估

1. 临床表现

(1) 异物进入气管和支气管，即发生剧烈呛咳、喘憋、面色青紫和不同程度的呼吸困难，片刻后缓解或加重。

(2) 阵发性、痉挛性咳嗽是气管、支气管异物的一个典型症状。大部分在翻身及安静时均可有阵发性、痉挛性咳嗽，有时呈"空空"音，但发音正常。

(3) 气管异物患儿多有不同程度的呼吸困难，重者可出现"三凹征"、面色发绀等，呼吸时胸廓运动可不对称。气管内异物因上下活动，听诊可闻异物"拍击音"，似金属声。支气管异物主要症状是阵发性咳嗽伴喘息，由于病史时间长，可有肺部感染体征及血象增高。

(4) 常见并发症：肺不张、肺气肿、支气管肺炎。

2. 辅助检查 常用胸部 X 线拍片。如不能确诊，应行支气管镜检查，多能直接发现管腔内异物。

三、治疗原则

治疗原则：及时取出异物，控制感染，保持呼吸道通畅。

四、护理措施

1. 减少患儿哭闹，以免因异物变位，发生急性喉梗阻，出现窒息危及生命。做好手术宣教，使家长了解气管异物的治疗方法，减轻家长焦虑情绪。

2. 术前护理

(1) 准备氧气、气管切开包、负压吸引器、急救药品等。

(2) 密切观察患儿病情，如有烦躁不安、呼吸困难加重，三凹征明显，口唇发绀、出大汗情况应及时通知医生。

(3) 内镜下取出异物，是唯一有效的治疗方法。支气管镜检查术采用全麻，应告知患儿和家长注意事项和要求，检查前需禁食 6～8 小时，吃奶的婴儿为 4 小时。

3. 术后护理

(1) 了解手术经过，包括时间、异物取出情况等；观察有无喉头水肿、纵隔气肿、皮下气肿引起的呼吸困难。内镜检查取出异物后，患儿需在 4 小时后方可进食。

(2) 气管切开术后患儿按气管切开术后常规护理。

> **核心提示** 小儿气管异物时即发生剧烈呛咳、喘憋、面色青紫和不同程度的呼吸困难，听诊可闻异物拍击音。支气管镜检查多能直接发现管腔内异物并取出异物。

第六节 肋骨骨折患者的护理

(一) 概述

1. 发病原因

(1)直接暴力：肋骨骨折多由外来暴力所致。骨折常发生于暴力打击处，使肋骨向内弯曲折断。

(2) 间接暴力：胸部前后受挤压时，肋骨在腋中线附近向外过度弯曲而折断。

2. 发病机制 单根或数根肋骨单处骨折，其上、下有完整的肋骨支持胸廓，对呼吸功能的影响不大。多根、多处骨折因前后端失去支撑，使该部胸廓软化，产生反常呼吸运动(连枷胸)。如果软化区较广泛，呼吸时两侧胸膜腔内压力不平衡，可使纵隔扑动，影响呼吸和循环。

(二) 护理评估

1. 临床表现 局部疼痛，深呼吸、咳嗽或转动体位时疼痛加剧。受伤处胸壁肿胀、压痛、挤压胸部时疼痛加重。骨折移位时可触及骨摩擦音。连枷胸的患者，出现胸壁反常呼吸运动，患者常伴有明显的呼吸困难。刺破肺出现血、气胸表现。

2. 辅助检查 胸部 X 线片可显示骨折断裂线和断端错位，但肋软骨骨折并不显示骨折线征象。并发血、气胸时出现胸膜腔积气、积液征象。

(三) 治疗原则

1. 闭合性单处肋骨骨折 重点是镇痛、固定胸廓和防治并发症。可采用药物或用肋间神经阻滞镇痛。使用多头胸带或宽胶布固定胸部。

2. 闭合性多根多处肋骨骨折 现场急救用坚硬的垫子或手掌施压于胸壁软化部位。应用包扎(小范围)、牵引(范围大)和内固定法(骨折错位较大)固定软化的胸壁。

3. 开放性肋骨骨折 清创胸壁伤口，固定骨折断端，如胸膜腔已穿破，行闭式胸腔引流。手术后应用抗生素。

(四) 护理措施

1. 严密观察病情病化，及早发现并发症做好抢救准备。观察血压、脉搏、呼吸及周身状态的变化。呼吸困难者，给予吸氧。呼吸衰竭时，应加压给氧或用人工辅助呼吸。

2. 保持呼吸道通畅 鼓励患者咳嗽，并协助患者排痰。

3. 外固定的护理 胶布固定要注意有无脱落、过敏。肋骨牵引者，要定时检查，防止布巾钳从肋骨上滑脱。敷料要定时更换防止感染。

> **核心提示** 肋骨骨折以第 4～7 肋骨骨折最多见。局部可有疼痛，深呼吸及咳嗽受限，挤压胸部时疼痛加重。胸部 X 线可确诊。多根多处骨折因胸廓软化，可产生反常呼吸运动(连枷胸)。现场急救应压迫或包扎胸壁软化部位，消除反常呼吸运动。

第七节 四肢骨折患者的护理

一、骨折概述

(一) 定义、病因、分类

1. 定义 骨的完整性或连续性发生部分或完全中断即为骨折。

2. 病因

(1) 直接暴力。

(2) 间接暴力。

(3) 肌肉牵拉作用。

(4) 疲劳性骨折。

(5) 病理性骨折。

3. 分类

(1) 按骨折端与外界是否相通分类

1) 闭合性骨折:骨折处皮肤或黏膜完整,骨折端与外界不通。

2) 开放性骨折:骨折处皮肤或黏膜不完整,骨折端与外界相通。

(2) 按骨折的程度及形态分类

1) 不完全骨折:骨骼连续性没有完全中断,依据骨折形态又分为青枝骨折、裂缝骨折等。

2) 完全骨折:骨骼连续性完全中断,按骨折形态又分为横形骨折、斜形骨折、螺旋形骨折、粉碎性骨折、嵌插骨折、压缩骨折、凹陷骨折和骨骺分离等。

(3) 按骨折处的稳定性分类

1) 稳定性骨折:骨折端不易移位或复位后不易再移位的骨折,如不完全性骨折及横形骨折、嵌插骨折等。

2) 不稳定性骨折:骨折端易移位或复位后易再移位的骨折,如斜形骨折、螺旋形骨折、粉碎性骨折等。

(4) 按骨折后时间长短分类

1) 新鲜骨折:2 周之内的骨折。

2) 陈旧骨折:发生在 2 周之前的骨折,复位及愈合都不如新鲜骨折。

(二) 临床表现

1. 全身表现

(1) 休克:较大的骨折或多发性骨折,可因大量出血和剧烈疼痛,引起失血性休克和神经性休克,如骨盆骨折及大腿骨折。

(2) 发热:一般骨折没有发热,当骨折大量出血后吸收可引起低热,开放性骨折感染可发热。

2. 局部表现

(1) 一般表现:疼痛和压痛、肿胀和瘀斑、功能障碍等。

(2) 骨折专有体征:畸形、反常活动(假关节活动)、骨擦音或骨擦感。

(三) 辅助检查

1. X 线检查 可明确诊断并明确骨折类型及移位情况,检查必须包括正、侧位及邻近关节,并加健侧以便对照。

2. CT、MRI 检查 有的骨折只拍摄 X 线片是不够的,需要 CT 检查以更准确地了解骨折移位情况,如髋臼骨折、脊柱骨折。合并脊髓损伤的患者要用 MRI 检查,可更明确骨折类型和脊髓损伤。

(四) 骨折的并发症

1. 早期并发症

(1) 休克:如股骨干骨折、骨盆骨折易引起失血性休克。

(2) 血管损伤:如肱骨髁上骨折可损伤肱动脉。

(3) 神经损伤:如肱骨干骨折可损伤桡神经,脊椎骨折可引起脊髓损伤。

(4) 内脏损伤:如肋骨骨折可损伤肺、肝、脾,骨盆骨折可损伤膀胱、尿道和直肠等。

(5) 骨筋膜室综合征:常由骨折血肿、组织水肿或石膏管过紧引起。常见于前臂和小腿骨折。主要表现:肢体剧痛、肿胀,指(趾)呈屈曲状活动受限,局部肤色苍白或发绀。

(6) 脂肪栓塞:骨折端血肿张力大,使骨髓腔内脂肪微粒进入破裂的静脉内,可引起肺、脑血管栓塞,病情危急甚至突然死亡。

(7) 感染:开放性骨折易造成化脓性感染和厌氧菌感染,以化脓性骨髓炎多见。

2. 晚期并发症

(1) 关节僵硬:患肢长期固定,关节周围组织浆液纤维性渗出和纤维蛋白沉积,发生纤维性粘连,及关节囊和周围肌肉挛缩所致。

(2) 骨化性肌炎:关节附近骨折,骨膜剥离形成骨膜下血肿,由于处理不当,血肿扩大、机化并在关节附近软组织内骨化,严重影响关节活动。

(3) 愈合障碍:由于整复固定不当、局部血液供应不良可引起延迟愈合或不愈合。

(4) 畸形愈合:整复不好或固定不牢发生错位而愈合。

(5) 创伤性关节炎:发生在关节内骨折易引起创伤性关节炎。

(6) 缺血性骨坏死:如股骨颈骨折时的股骨头坏死。

(7) 缺血性肌挛缩:如发生在前臂掌侧即“爪形手”畸形。

(五) 骨折愈合过程及影响骨折愈合的因素

1. 骨折愈合过程 骨折愈合是一个连续的过程,根据其变化可分为三个阶段。

(1) 血肿机化演进期:此期需要 2～3 周。

(2) 原始骨痂形成期:又称临床愈合期。此期需要 4～8 周。

(3) 骨痂改造塑形期:又称骨性愈合期。此期需 8～12 周。

2. 影响骨折愈合的因素

（1）全身性因素：如年老、体弱、营养不良、各种代谢障碍性疾病等使愈合迟缓或不愈合。

（2）局部性因素：如骨折的部位、类型、程度，治疗与护理不当，骨折端血供不良与周围组织情况差，骨折局部有感染均愈合迟缓或不愈合。

（六）骨折的急救

1. 抢救生命　首先判定有无颅脑、胸、腹合并伤及致命伤，并给予相应的急救措施。

2. 防止进一步损伤或污染　凡有骨折或疑有骨折的患者应予以临时固定处理。外露骨端一般不进行现场复位。特别对可疑脊柱骨折患者，原则是保持脊柱中立位，由三人分别扶托患者的头背、腰臀和双下肢部位，协调动作，平稳置于脊柱固定架或硬板上抬运，切忌背驮、抱持等方法，严禁弯腰扭腰；疑有颈椎骨折或脱位时，专人双手牵引头部使颈椎维持中立位的同时平置患者于硬板上，颈两侧用沙袋固定限制头颈部活动。

3. 迅速转运　经初步抢救，妥善包扎固定后，迅速平稳转送。

4. 开放性骨折　尽早清创并使用抗生素和破伤风抗毒素（TAT），预防感染。

（七）治疗原则

1. 复位　复位是将移位的骨折断端恢复正常或接近正常的解剖关系，重建骨的支架作用，是骨折治疗的首要步骤。分为解剖复位和功能复位。复位方法有手法复位、切开复位和持续牵引复位。

2. 固定　分内固定和外固定。内固定器材多种，常用的有金属丝、接骨板、螺丝钉、髓内钉、加压钢板等。外固定常用方法有小夹板固定、石膏绷带固定和持续牵引固定。

3. 功能锻炼　功能锻炼是骨科患者的重要内容，固定后即可开始功能锻炼，直至痊愈。其目的是防止关节僵硬、肌肉萎缩；防止骨质脱钙，预防骨质疏松。改善局部血液循环，促进骨折痊愈。总的目标是最大限度地恢复功能。功能锻炼的原则是动静结合，主动、被动结合，主动为主、循序渐进。

（八）护理措施

1. 一般护理　加强基础护理，起居生活照顾，卧硬板床，保持床单位的卫生。注意饮食卫生，提供营养丰富易消化饮食，多吃水果蔬菜，适量纤维及多饮水防止便秘及泌尿系感染和结石。

2. 疼痛的护理　骨折患者疼痛原因很多，针对不同原因和时间进行护理。

3. 观察病情　观察患肢变化，注意肿胀、疼痛、制动情况，抬高患肢或功能位。对病情严重的患者要观察全身变化，有无出血、休克等，要密切观察生命体征，发现异常情况，及时报告并遵医嘱进行处理。

4. 预防感染　开放性骨折处理不当易引起感染，预防方法是早期彻底清创，全身应用抗生素，加强营养。

5. 牵引的护理

（1）设置对抗牵引：一般床脚抬高 15～30cm 以形成对抗牵引力量。

（2）观察病情：观察肢体远端颜色、温度、感觉和运动功能，注意肢体血管神经功能，防止操作不当或牵引压迫引起血管神经损伤。

（3）保持有效牵引：防止并及时纠正牵引绳脱轨，牵引重锤拖地等现象。保持牵引的有效性。

（4）定时测量：每日测量肢体长度，两侧对比，防止牵引力量不足或牵引过度。

（5）并发症的护理

1）预防皮肤破溃、压疮：保持床单位整洁，在骨突起处加气垫，多按摩、擦浴。皮肤牵引出现水疱及时处理，必要时改骨牵引。

2）防止牵引针滑脱及针孔感染：钻孔要注意部位和深度，牵引重量不要过大。保持牵引针孔周围皮肤清洁，在针孔处滴 75％乙醇溶液，每日 2 次，无菌敷料覆盖。如针孔感染，应及时处理，必要时拔针换位牵引。

3）防止足下垂、关节僵硬、坠积性肺炎、泌尿系感染和结石等。

6. 石膏绷带护理

（1）石膏干固前禁止搬动和压迫，包扎石膏时严禁指尖按压，要用手掌托扶。石膏在干固前易折断和变形，打好后用软枕垫好，禁止搬动和压迫。可通过提高室温、加强通风、灯泡烘烤、红外线照射等加速石膏干固。

（2）保持石膏清洁：会阴部石膏防止大小便污染。换药窗口在换药前用纱布围好，防止换药或冲洗伤口时污染石膏。石膏如轻微污染，可用湿布擦拭，但不要浸湿石膏。

（3）观察血循环和神经：包好石膏后，患肢抬高，以利于静脉回流，注意观察肢体远端颜色、温度、感觉和运动。防止石膏过紧而发生骨筋膜室综合征。

（4）指导功能锻炼：为早日恢复功能，防止骨质脱钙、肌肉萎缩、关节僵硬等，要分阶段进行功能锻炼。

（5）预防并发症：①压疮；②失用性骨质疏松和关节僵硬；③化脓性皮炎；④骨筋膜室综合征。

7. 小夹板固定护理

(1) 准备合适的夹板及衬垫。

(2) 夹板外绑带松紧合适，以绑带能上下移动1cm为宜，注意适时调整绑带的松紧。

(3) 抬高患肢，利于静脉回流，减轻水肿。

(4) 观察肢体远端，注意温度、颜色、感觉和运动功能。

(5) 在医生指导下功能锻炼。

(6) 并发症的护理：防止骨筋膜室综合征等。

8. 功能锻炼 应分阶段锻炼。

(1) 早期(伤后1～2周)：早期局部肿胀疼痛，主要任务是促血行，消肿胀，防止肌萎缩。运动重点是患肢肌肉舒缩锻炼，固定范围以外的部位在不影响患肢固定情况下进行锻炼。

(2) 中期(伤后2～3周后)：此期患肢肿胀疼痛已消，骨折处已纤维性连接，主要任务是防止肌肉萎缩和关节粘连，运动重点是患肢骨折的远近关节运动为主。

(3) 晚期(伤后6～8周后)：已达骨折的临床愈合，外固定已拆除，任务是促使功能全面恢复，运动以重点关节为主的全身锻炼，此期是功能锻炼的关键阶段，前两期的不足此期予以弥补。

二、四肢骨折患者的护理

(一) 肱骨髁上骨折

肱骨髁上骨折指肱骨内外髁上方约2cm以内的骨折，以儿童多见。

1. 病因 间接外力所致，依据外力作用部位及骨折远端移位情况分为伸直型骨折和屈曲型骨折，前者多见。

(1) 伸直型骨折：跌倒时肘关节处于半屈或伸直位，手掌着地，暴力经前臂传至肱骨下端，引起骨折。易合并肱动、静脉及正中神经、桡神经、尺神经损伤。此型最多见。

(2) 屈曲型骨折：跌倒时肘关节屈曲位，肘后着地，暴力由肘后下方向前上传导引起骨折。骨折远端向前，近端向后移位，较少损伤血管神经，此型少见。

2. 临床表现 肘部肿胀、疼痛、皮下瘀斑、功能障碍。检查局部压痛、假关节活动、可发现骨擦音。畸形表现：屈曲型为肘部向后突出并处于半屈位，肘前方可触及骨折断端；伸直型肘后可触及骨折端。如合并血管、神经损伤出现相应表现，检查时注意观察前臂肿胀程度，桡动脉搏动情况，以及手的感觉和运动功能。晚期注意有无骨化性肌炎、肘内翻畸形甚至缺血性肌挛缩等并发症发生。

X线正位及侧位片，可明确骨折及移位情况。

3. 处理原则

(1) 手法复位石膏托固定：局部肿胀轻，无血管神经损伤的可局麻下手法复位，石膏托固定4～5周。

(2) 骨牵引：伤后时间较长，局部肿胀明显，暂不宜手法复位，先行尺骨鹰嘴牵引，待肿胀消退后再行手法复位石膏托固定。对肿胀不甚严重的，也可卧床休息，抬高患肢，待肿胀消退后再复位固定。

(3) 手术复位内固定：手法复位失败或伴有血管神经损伤的行手术复位交叉克氏针内固定。

(二) 桡骨远端伸直型骨折(Colles骨折)

发生于桡骨远端约3cm内的骨折，以老年人多见。

1. 病因 桡骨远端伸直型骨折是由间接外力所致，跌倒时手掌着地，暴力沿掌腕向上传导至桡骨下端，此处是骨松质和骨密质交界处，正是解剖薄弱部位，极易发生骨折。桡骨远端屈曲型骨折(Smith骨折)少见。

2. 临床表现 局部疼痛、肿胀、压痛、功能障碍，典型的畸形表现，侧面观“餐叉样”畸形，正面观“枪刺刀样”畸形。

X线正侧位片检查，可显示骨折和移位情况。

3. 处理原则

(1) 手法复位外固定：局麻下手法复位，纠正移位后，以小夹板或背侧石膏托固定在屈腕、尺偏、旋前位2周，之后改用中立位固定2周。

(2) 手术复位内固定：对严重粉碎的、手法复位失败的须手术复位螺钉或钢针内固定，很少应用。

(三) 股骨颈骨折

股骨颈骨折多发生于中、老年女性。

1. 病因及分类 病因：间接暴力是引起股骨颈骨折的主要原因，多数情况是走路滑倒时，身体发生扭转，力量传到股骨颈发生骨折。对于老年人由于骨质疏松，暴力不一定很大即可引起骨折。股骨颈骨折后易引起血运障碍，发生股骨头坏死或骨折不愈合。

2. 临床表现 患髋疼痛、患肢活动障碍，不能站立和走路，患肢呈屈曲、内收、缩短、外旋畸形，检查见大转子上移。嵌插骨折畸形不明显，暂时仍可勉强行走，数天后表现加重。

X线检查可显示骨折部位及移位情况。

3. 治疗原则 非手术治疗。

1) 持续皮牵引：适应证是无明显移位外展型骨折或嵌入骨折。

2) 手术治疗：经皮或切开加压螺纹钉固定或人工

股骨头置换或全髋关节置换术。优点在于手术后可早期活动，预防老年人长期卧床的并发症。

（四）股骨干骨折

股骨干骨折是指股骨小转子与股骨髁之间的骨折，多见于青壮年。

1. 病因

（1）直接暴力：重物直接打击、撞击、车轮辗轧，易引起横形或粉碎骨折，周围软组织损伤较重。

（2）间接暴力：自高处坠落、机器扭转引起斜形或螺旋形骨折，周围软组织损伤较轻。

2. 临床表现　局部疼痛、肿胀、功能障碍、畸形，检查时局部有压痛、异常活动、可发现骨擦音。股骨骨折出血较多，患者可出现休克。中下1/3骨折易引起腘动脉、腘静脉和腓总神经损伤。检查时注意肢体远端血运、感觉和运动功能。

X线检查可确定骨折部位、类型及移位情况。

3. 治疗原则

（1）持续牵引、固定

1）皮牵引：适于3岁以下的儿童。采用垂直悬吊牵引，双下肢垂直向上悬吊，牵引重量以使儿童臀部刚好离开床面为宜。

2）骨牵引：适于成人各类型股骨骨折。

（2）手术治疗：采用切开复位内固定，适于非手术治疗失败、伴有血管神经损伤或多发性损伤的患者，不宜长期卧床的老年人可手术治疗。

（五）胫腓骨干骨折

胫腓骨干骨折是指发生在胫骨平台以下至踝以上部分的胫腓骨骨折，是长骨骨折中最多发的一种，多见于青壮年和儿童。

1. 病因

（1）直接暴力：胫腓骨比较表浅易受重物撞击、车轮辗轧等直接暴力引起骨折，常为横折、斜形或粉碎骨折，一般两骨的骨折线在同一平面。因为胫骨和腓骨下段处于皮下，易发生开放性骨折。胫骨下1/3血供少，骨折后愈合差。

（2）间接暴力：少见，可由高处坠落、滑倒引起，多为斜行或螺旋行骨折，如为胫腓骨双骨折，两骨的骨折线不在同一平面。

2. 临床表现　局部疼痛、肿胀、压痛、功能障碍。短缩或成角畸形，异常活动，可发现骨擦音或骨擦感。开放性骨折有骨端外露，如有胫前动脉损伤，足背动脉搏动消失，肢端苍白、冰凉。如有骨筋膜室综合征，出现相应表现。

X线检查可显示骨折部位、类型及移位情况。

3. 治疗原则

（1）非手术治疗

1）手法复位外固定：横形骨折和短斜骨折可手法复位，长腿石膏或小夹板固定。

2）骨牵引治疗：斜形、螺旋形和轻度粉碎骨折可行跟骨结节牵引治疗。

（2）手术治疗：对手法复位失败、严重的开放性或粉碎性骨折行手术治疗。

核心提示　骨折专有体征为畸形、反常活动（假关节活动）、骨擦音或骨擦感。X线是最直接的检查手段。骨折早期及晚期可伴有并发症。治疗原则为复位、固定、功能锻炼。护理措施应特别注意小夹板、石膏绷带及牵引的护理。肱骨髁上骨折易合并肱动、静脉及正中神经、桡神经、尺神经损伤，肘后三点关系正常。Colles骨折典型的畸形为餐叉样和枪刺刀样畸形。股骨颈骨折易发生股骨头坏死。股骨干中下1/3骨折易损伤腘动脉、腘静脉和腓总神经。胫腓骨骨折易引起骨筋膜室综合征。

第八节　骨盆骨折患者的护理

（一）概述

骨盆多为松质骨，骨盆内侧壁血管丰富骨折后引起大量出血，易导致腹膜后血肿和出血性休克。骨盆骨折可引起膀胱、尿道、阴道和直肠损伤。同时还可损伤腰骶神经丛和坐骨神经。病因多由强大暴力挤压或直接撞击，少数由肌肉猛烈收缩引起。

（二）护理评估

1. 临床表现

（1）症状：疼痛、活动障碍等。

（2）体征：耻骨联合、腹股沟及会阴部有压痛和瘀斑。骨盆分离试验和挤压试验阳性。两下肢不等长。

2. 辅助检查

（1）X线检查可显示骨折类型和移位。

（2）CT检查对骶髂关节改变以CT检查更清晰。

3. 并发症　休克、腹膜后血肿、膀胱、直肠和后尿道损伤。

（三）治疗原则

1. 非手术治疗

（1）卧床休息：适用于骨盆单处骨折，骨盆环完整的患者，卧床3～4周。

（2）骨盆兜悬吊牵引：适用于骨盆环一处骨折，尤其耻骨联合分离的患者。

2. 手术治疗

(1) 骨外固定架固定术:适用于骨盆环两处断裂骨折的患者。

(2) 钢板内固定术:适用于骨盆环多处骨折。

(四) 护理措施

1. 密切观察生命体征变化 测量血压、脉搏,了解出血情况,有无休克。

2. 建立静脉补液途径 尽早静脉开放补液或输血。

3. 尽早查X线和CT以明确骨折及类型。

4. 做好排尿、导尿护理 若患者不能排尿,进行导尿。

5. 明确有无腹内脏器损伤 如有腹部疼痛,行诊断性腹腔穿刺。

6. 卧床患者作好生活护理。

7. 牵引及固定患者作好相应的护理。

> **核心提示** 骨盆骨折可引起大量出血,导致腹膜后血肿和出血性休克。也可合并膀胱、尿道、阴道和直肠损伤。耻骨联合、腹股沟及会阴部有压痛和瘀斑。骨盆分离试验和挤压试验阳性。两下肢不等长。

第九节 颅骨骨折患者的护理

(一) 概述

颅骨骨折指颅骨受暴力作用所致颅骨结构改变。

1. 病因 颅盖骨折多由直接暴力作用所致;颅底部的线形骨折多为颅盖骨折延伸到颅底,颅底骨折也可由间接暴力所致。

2. 分类 颅骨骨折按骨折部位分为颅盖与颅底骨折;按骨折形态分为线形与凹陷性骨折;按骨折与外界是否相通,分为开放性与闭合性骨折。

(二) 护理评估

1. 临床表现

(1) 颅盖骨折:线性骨折最常见,伤处可有压痛、肿胀。如骨折线跨越硬脑膜血管沟、上矢状窦时,应警惕有发生硬脑膜外血肿的可能。粉碎、凹陷性骨折,骨折片向颅腔内塌陷,损伤或压迫脑组织可有相应症状和体征。在伤处可触及骨质凹陷,但头皮有血肿时,常不易鉴别。

(2) 颅底骨折:骨折部通过鼻腔、耳道等处与外界相通,属于开放性骨折。

1) 颅前窝骨折:表现为眼眶周围及球结膜下瘀斑("熊猫眼"征),脑脊液鼻漏,可合并嗅神经、视神经损伤。

2) 颅中窝骨折:表现为乳突部皮下和咽黏膜下瘀斑,脑脊液鼻漏或耳漏,可合并面神经、听神经的损伤。

3) 颅后窝骨折:乳突部及枕下区皮下瘀斑,偶尔合并颅神经的损伤。

2. 辅助检查 颅盖骨折X线平片可明确诊断;颅底骨折的诊断主要依靠临床表现、CT检查等做出诊断。

(三) 治疗原则

1. 颅盖骨折 线性骨折不需特殊治疗,但注意有无合并颅内损伤。凹陷性骨折,若凹陷直径超过5cm,深度超过1cm或伴有神经系统症状者,应予手术复位或摘除碎骨片。开放性骨折及早清创、复位、去除碎骨片、并应用抗生素预防感染。

2. 颅底骨折 颅底骨折本身无需特殊治疗,但应观察有无脑损伤,有脑脊液漏者应给予抗生素和破伤风抗毒素预防颅内感染,脑脊液漏一般在2周愈合,如超过1个月不愈,应手术治疗。

(四) 护理措施

1. 脑脊液漏的护理

(1) 体位:床头抬高15°～30°,避免漏出的脑脊液回流入颅内引起逆行性颅内感染,并可借重力作用使脑组织移向颅底贴附在硬膜漏孔区,减少脑脊液漏出,促使局部粘连而封闭漏口,以防止复发,将此体位维持到脑脊液漏停止后3～5天。

(2) 保持局部清洁:每日2次清洁外耳道、鼻腔、口腔;劝告患者勿挖鼻、抠耳。于鼻孔前或外耳道口松松地放置干棉球,随湿随换,24小时计算棉球数,估计脑脊液外漏量。

(3) 禁止耳道、鼻腔滴液、冲洗和堵塞;禁忌腰穿;鼻漏者严禁经鼻腔置胃管、吸痰、鼻导管吸氧。

(4) 避免用力咳嗽、打喷嚏、擤鼻涕及用力排便,避免脑脊液反流。

(5) 按医嘱应用抗生素和被伤风抗毒素。

2. 病情观察 密切观察有无颅内压感染迹象,如体温、脑膜刺激征等;观察脑脊液漏颜色及液量的变化。

> **核心提示** 颅前窝骨折有"熊猫眼"征和脑脊液鼻漏,可合并嗅神经、视神经损伤;颅中窝骨折表现为颞部、乳突部皮下瘀斑,脑脊液鼻漏或耳漏,可合并面神经、听神经的损伤;脑脊液漏护理时抬高床头,禁止耳道、鼻腔滴液、冲洗和堵塞;禁忌腰穿;禁经鼻腔置胃管、吸痰、鼻导管吸氧。

第十节　破伤风患者的护理

(一) 概述

1. 病因　破伤风杆菌广泛存在于泥土和人畜粪便中，是一种革兰染色阳性厌氧芽孢杆菌。破伤风杆菌经体表破损处侵入人体组织，并在缺氧的环境中生长繁殖，产生毒素引起感染。

2. 发病机制　破伤风杆菌产生痉挛毒素与溶血毒素。痉挛毒素经作用于运动神经系统，使其兴奋性增强，导致随意肌紧张与痉挛，引起一系列临床症状和体征。痉挛毒素亦可作用于交感神经系统，使交感神经系统过度兴奋，引起血压升高、心率增快、体温升高、出汗等。而溶血毒素可引起局部组织坏死和心肌损害。

(二) 护理评估

1. 临床表现

(1) 潜伏期：平均为6～12天，最短24小时，最长可达数月。潜伏期越短，预后越差。

(2) 前驱症状：全身乏力、头晕、头痛、失眠、多汗、咀嚼无力、烦躁不安、打呵欠等。以张口不便为特点。常持续12～24小时。

(3) 发作期：在肌肉紧张性收缩(肌强直、发硬)的基础上，呈阵发性强烈痉挛。肌强直按照咀嚼肌(张口困难，牙关紧闭)→面肌(苦笑面容)→颈肌(颈项强直)→胸、腹、背肌(角弓反张)→四肢肌(握拳、屈肘、屈髋、屈膝)→肋间肌、膈肌(呼吸困难、呼吸停止)的顺序发生；在持续性肌肉收缩的基础上，任何轻微的刺激均可诱发强烈的阵发性痉挛、抽搐，持续数秒或数分钟，但意识始终清醒。可并发窒息、骨折、关节脱位、脱水和酸中毒、营养不良、尿潴留和尿路感染、肺部感染等。

2. 辅助检查　伤口渗出物涂片检查可发现破伤风杆菌。

(三) 治疗原则

1. 清除毒素来源　彻底清除坏死组织和异物，用3%过氧化氢溶液冲洗，敞开伤口，充分引流。

2. 中和游离毒素　尽早注射破伤风抗毒素或人体免疫球蛋白。

3. 控制并解除痉挛　是治疗的重要环节。根据病情交替使用镇静及解痉药物。

4. 防治并发症　包括保持呼吸道通畅，给予支持疗法和应用抗生素。

(四) 护理措施

1. 一般护理　将患者安置于隔离病室，保持安静，减少一切刺激，室内温度15～20℃，湿度60%左右。治疗和护理操作要轻巧，尽量集中完成，必要的治疗和护理操作要在注射镇静剂后30分钟内给予。

2. 创口处理　对有伤口的患者，协助医生清创，彻底清除坏死组织和异物，用3%过氧化氢或1∶5000高锰酸钾溶液冲洗和湿敷。

3. 注射破伤风抗毒素(TAT)　早期使用可中和游离的毒素。首次剂量2万～5万U加入5%葡萄糖溶液500～1000ml内静脉滴注，以后每日1万～2万U，共用3～6日。也可用破伤风免疫球蛋白3000～6000U，一般仅做1次深部肌内注射。

4. 镇静、解痉　是治疗破伤风的中心环节。轻者给予地西泮、苯巴比妥钠、10%水合氯醛；重者可用冬眠药物；必要时使用硫喷妥钠和肌肉松弛剂。

5. 保持呼吸道通畅　病情较重者，及早行气管切开，并做好相应护理。

6. 防止感染　常用青霉素，既可抑制破伤风杆菌，又能控制其他需氧菌感染。

7. 支持疗法　提供高热量、高维生素、高蛋白、易消化饮食。不能进食者，给予鼻饲或静脉营养。

8. 严格隔离消毒　患者需专人护理，护理人员应穿隔离衣；器械物品为患者专用，伤口敷料应焚烧，器械需经特殊处理后才能高压灭菌。

9. 预防

(1) 正确处理伤口：是预防破伤风的关键措施。

(2) 预防注射：①主动免疫，按免疫计划注射破伤风类毒素；②被动免疫，伤后12小时内注射破伤风抗毒素(TAT)。

> **核心提示**　破伤风杆菌经伤口侵入人体后可引起破伤风，其产生的痉挛毒素导致了肌肉的持续紧张性收缩和阵发性痉挛，主要表现为张口困难、牙关紧闭、苦笑面容、颈项强直和角弓反张等，常伴阵发性抽搐，但无意识障碍。治疗原则是消除毒素来源、早期使用TAT中和游离毒素、控制和解除痉挛、防止肺部感染及窒息等并发症。防止并发症，其中控制和解除痉挛为治疗的中心环节。患者应隔离，护理操作尽量集中完成，减少刺激。

第十一节 咬伤患者的护理

一、毒蛇咬伤的护理

(一) 概述

1. 病因 蛇咬伤多发生于夏、秋两季。蛇分无毒蛇和毒蛇两类。无毒蛇咬伤只在局部皮肤留下两排对称锯齿状细小齿痕,轻度刺痛,无碍生命。毒蛇咬伤后,其蛇毒可引起严重的全身中毒症状而危及生命。

2. 发病机制 蛇毒是含有多种毒性蛋白质、溶组织酶以及多肽的复合物,按性质及对机体的作用可分为三类:神经毒、血液毒及混合毒素。神经毒素以金环蛇、银环蛇、海蛇等为代表,对中枢神经和神经肌肉节点有选择性毒性作用;血液毒素以竹叶青蛇、五步蛇、蝰蛇等为代表,对血细胞、血管内皮细胞及组织有破坏作用,可引起出血、溶血、休克或心力衰竭等;混合毒素以眼镜蛇、蝮蛇、眼镜王蛇为代表,兼有神经、血液毒素特点,其中眼镜蛇以神经毒素为主,蝮蛇以血液毒素为主。

(二) 护理评估

1. 临床表现

(1) 神经毒类毒蛇咬伤:表现为软弱、疲乏、视物模糊、眼睑下垂、言语不清、吞咽困难、四肢麻木、感觉迟钝、嗜睡、昏迷;呼吸肌受抑制时,出现胸闷、呼吸困难,严重时呼吸停止;有时心肌受抑制而出现血压下降等循环衰竭表现。局部症状较轻,伤口麻木,常不引起注意。

(2) 血液毒类毒蛇咬伤:有全身出血。眼结膜下出血,咯血、呕血、便血和血尿等;严重时,因休克、心力衰竭或急性肾功能衰竭而死亡。伤口剧烈疼痛,随即肿胀,并迅速向上扩散;皮下出现大片瘀斑,有血水疱;伤口内有血性渗出物,有的出血不止;伤口常经久不愈,甚至肢体坏疽造成残疾。

(3) 混合毒类毒蛇咬伤:神经毒和血液毒的症状均较明显,发展也快。

2. 辅助检查 凝血功能和肾功能检查,可见血小板减少,凝血因子Ⅰ减少,凝血酶原时间延长;血肌酐增高,肌酐磷酸激酶增加,肌红蛋白尿等异常改变。

(三) 治疗原则

伤口近端环形结扎伤肢,延缓毒素吸收扩散;局部清创排毒,减少蛇毒吸收;全身用解蛇毒药中和蛇毒。对症及支持疗法,防止并发症。

(四) 护理措施

1. 现场急救

(1) 伤肢制动:毒蛇咬伤后,应立即坐下或卧下。勿奔跑走动,以免毒素加快吸收和扩散。

(2) 环形缚扎:迅速用可以找到的鞋带、布带之类的绳子绑扎伤口的近心端,松紧度掌握在使被绑扎的肢体动脉搏动稍微减弱为宜。

(3) 排除毒液:就地先用大量清水冲洗伤口,用手从肢体的近心端向伤口方向反复挤压,挤出毒液;边挤压边用大量清水冲洗伤口,冲洗挤压排毒须持续20～30分钟。伤口较深者可用尖刀在伤口周围多处切开、深达皮下,再用拔火罐或吸乳器抽吸,促使部分毒液排出。但需注意血液毒类毒蛇咬伤者禁忌多处切开,以防出血不止。也可用嘴吮吸伤口排毒,吸出的毒液随即吐掉,用清水漱口。排毒完成后,伤口要湿敷以利毒液流出。

(4) 转送患者:在运送途中,仍用凉水湿敷伤口,绑扎应每20分钟松开2～3分钟(以免肢端淤血时间过长)。

2. 局部护理

(1) 伤口湿敷及中草药外敷:伤口经急救初步排毒处理后,可用多层纱布浸透高渗盐水或1∶5000高锰酸钾溶液湿敷,有利于引流毒液和消炎退肿。纱布需保持湿润,血污较多时要及时更换敷料,伤肢保持下垂,不可抬高。肢体肿胀处可外敷中草药或南通蛇药片。

(2) 局部阻滞疗法:①普鲁卡因肢体环状阻滞,用0.25%普鲁卡因加地塞米松5mg,在肿胀区上方4～5cm处皮下作环形注射,下肢用100～140ml,上肢用40～60ml,有止痛、消炎、退肿和减轻过敏等作用;②胰蛋白酶局部注射,取胰蛋白酶2000～6000U以0.25%普鲁卡因稀释后,在伤口周围注射,亦可在肿胀上方环形阻滞,以分解蛇毒,可使其失去毒性作用。

3. 全身护理

(1) 解毒措施:内服南通蛇药片或其他蛇药、中草药等。如有条件可注射抗蛇毒血清。在注射前,必须作血清过敏试验。一般采用静脉注射,将抗蛇毒血清1安瓿,以等渗盐水稀释至20～40ml后缓慢静脉注射,小儿和成人剂量相同。如果皮试阳性可疑,可先给地塞米松5mg加入25%葡萄糖20ml中静脉注射,经15分钟后再注射抗蛇毒血清。皮试强阳性者,忌用抗蛇毒血清。

(2) 防治并发症:密切观察神志、血压、脉搏、呼吸和尿量变化,注意有无中毒性休克、急性肾衰、心力衰竭、呼吸衰竭以及内脏出血等严重并发症,每日给予肾上腺皮质激素，能提高机体对蛇毒的耐受性。①若蛇咬伤后 8 小时仍未排尿，经检查并非因血容量不足引起，应考虑急性肾衰的可能，需及早采用甘露醇利尿；②若出现呼吸困难、发绀时，应警惕呼吸衰竭，需及时给氧，使用呼吸兴奋剂，并准备好气管插管及人工呼吸机，必要时紧急插管，行人工呼吸；③若出现呕血、便血或血尿，提示内脏出血，应使用止血剂，如出血过多应予输血。

(3) 补充能量：每日给予足够热量及维生素 B、维生素 C，以增加机体抵抗力。因蛇毒对心、肾的毒性较大，不但不宜大量快速静脉输液，而且在补液过程中应注意心肺功能情况，以防补液过量而发生心力衰竭和肺水肿。

二、犬咬伤的护理

(一) 概述

1. 病因 犬咬伤的发生率较高。若伤人的犬感染狂犬病病毒，则被咬伤者可发生狂犬病，又名恐水症；是由狂犬病病毒引起的一种以侵犯中枢神经系统为主的急性传染病。被病犬咬伤后狂犬病的平均发病率为 15%～20%。

2. 发病机制 狂犬病病毒主要存在于病畜的脑组织及脊髓中，其涎腺和涎液中也含有大量病毒，并随涎液向体外排出。故带病毒的涎液也可经各种伤口、抓伤、舔伤的黏膜和皮肤而进入人体导致感染；狂犬病病毒对神经组织具有强大的亲和力，在入侵伤口处停留 1～2 周若未被灭活，病毒会沿周围传入神经上行到达中枢神经系统，引发狂犬病。

(二) 护理评估

临床表现 受染者是否发病与潜伏期的长短、咬伤部位、伤后处理及机体抵抗力有关。潜伏期短者约 10 天，平均 30～60 天，个别的可长达数月或数年。咬伤越深、部位越接近头面部，其潜伏期越短、发病率越高。

(1) 症状：发病初起，伤口周围麻木、疼痛，逐渐扩散到整个肢体，继之出现发热、烦躁、全身乏力、恐水、怕风、咽喉痉挛、进行性瘫痪，最后可出现昏迷、循环衰竭而死亡等。

(2) 体征：有利齿造成的深而窄的伤口，出血，伤口周围组织水肿。

(三) 治疗原则

犬咬伤后，应尽早处理伤口及注射疫苗。

(四) 护理措施

1. 有效处理伤口

(1) 清创：犬咬伤后伤口小而浅者，仅用碘酊、乙醇进行消毒后包扎即可；其余均应立即行清创术：用大量生理盐水、0.1%苯扎溴胺溶液及 3%过氧化氢溶液反复冲洗伤口，必要时稍扩大伤口，并用力挤压周围软组织，设法将玷污在伤口上的犬的涎液和伤口血液冲洗干净，不予缝合，以利引流。

(2) 用狂犬病免疫球蛋白(20U/kg)在伤口周围作浸润注射。

(3) 伤口的延迟处理：若咬伤 1～2 天或更长时间，或伤口已经结痂，也必须将结痂去掉后按上述方法处理。

2. 尽早免疫注射

(1) 免疫治疗：伤后及早注射狂犬病疫苗进行主动免疫。首次注射疫苗的最佳时间是咬伤后 48 小时内。方法：在伤后第 3、7 天皮内注射 2 点(每点 0.1ml)，第 14、28 天再分别皮内注射 1 点。抗狂犬病血清或狂犬病免疫球蛋白(RIG)能中和体液中游离的狂犬病病毒。若不能排除狂犬病者。应尽早使用。若曾经接受过主动免疫，则咬伤后不需要被动免疫治疗，仅在伤后当天与第 3 天强化主动免疫各 1 次。

(2) 防治感染：常规使用破伤风抗毒素注射液，预防破伤风的发生，应用抗菌药物防止伤口感染的发生。

3. 避免发生窒息，保持气道通畅

(1) 病室管理：保持病室安静，避免光、声、风的刺激，防止患者痉挛发作。

(2) 有序护理：由专人护理，各项护理操作按序，尽量集中进行或在应用镇静药后进行。一旦发生痉挛，立即遵医嘱使用巴比妥类镇静药等。

(3) 保持呼吸道通畅：气道分泌物多时，应及时用吸引器吸出，必要时气管切开或插管。

4. 输液和营养支持护理

(1) 静脉输液：发作期患者因不能饮水和多汗，常呈缺水状态，需静脉输液，维持体液平衡。

(2) 营养支持：病情允许，可通过鼻饲或静脉途径供给机体营养和水分。

5. 预防感染

(1) 加强伤口护理：早期患肢应下垂，严格执行无菌操作规程，注意观察伤口及敷料有无浸湿，及时更换敷料，保持伤口清洁和引流通畅。

(2) 抗感染：遵医嘱按时应用抗菌药物并观察用药效果。

(3) 加强隔离防护：护理人员应穿隔离衣、戴口罩和手套，防止患者伤口内分泌物和唾液中的病毒通过皮肤细小破损处侵入而引起感染。

6. 健康教育

(1) 犬咬伤后可先在咬伤处近端绑扎止血带。

(2) 立即、就地、彻底冲洗伤口是预防狂犬病的关键。用大量清水反复、彻底冲洗伤口，并用力挤压周围软组织，设法将伤口的犬的唾液和血液冲洗干净。

(3) 及时到正规医院处理创面和注射狂犬病疫苗；常规注射破伤风抗毒素。

核心提示 蛇毒分为神经毒、血液毒和混合毒三种。毒蛇咬伤后应就地救护，主要措施是伤肢制动、下垂，在距伤口近心端5cm缚扎，用大量清水冲洗，做多切口排毒。其他护理措施有给予抗生素和TAT，伤口湿敷及中草药外敷，用普鲁卡因或胰蛋白酶局部阻滞，内服蛇药或注射抗蛇毒血清，防治急性肾衰竭、心力衰竭、呼吸衰竭及内脏出血等严重并发症。犬咬伤可发生狂犬病，伤口应立即清创：用大量生理盐水、0.1%苯扎溴胺溶液及3%过氧化氢溶液反复冲洗伤口，必要时稍扩大伤口，并用力挤压周围软组织，不予缝合。及早注射狂犬病疫苗。

第十二节 腹部损伤患者的护理

(一) 概述

1. 分类 按腹壁有无伤口而分为开放性和闭合性两类，两者都可能造成腹腔内器官损伤。单纯性腹壁损伤的病情一般较轻、较稳定，但腹腔内器官损伤的病情常是复杂的、严重的，病死率也较高。

2. 病因 开放性损伤多由刀刺、枪弹等所引起，闭合性损伤常为高处坠落、碰撞、冲击、挤压、拳打脚踢等钝性暴力所致。

(二) 护理评估

1. 临床表现 腹部损伤的主要症状是腹痛。其他临床表现常因伤情不同而有所差别。

(1) 腹痛：腹痛多在伤后立即发生，呈持续性，以上消化道器官破裂最为严重。腹痛部位一般以受伤部位处最重。腹腔积血积液如刺激膈肌，可产生同侧肩背部牵涉痛；如流入盆腔则刺激直肠，常有便意频繁。

(2) 恶心、呕吐：腹腔内器官损伤的早期，常伴有恶心呕吐。上消化道损伤可出现呕血。

(3) 实质脏器破裂：肝、脾、胰、肾等实质性器官破裂的主要变化是腹腔内出血及失血性休克。出血量越多，休克表现越严重。腹腔积血量较多时腹部可出现移动性浊音。在腹腔积血不多时，而休克表现严重，应注意有无合并身体其他器官或组织损伤。

(4) 空腔脏器破裂：胃、肠、胆道、膀胱等中空性器官破裂时，临床表现以急性腹膜炎最为突出。虽然病情严重者可能有休克，但早期仍以腹膜刺激征为主。上消化道器官破裂时，因消化液化学性刺激作用，常出现弥漫性压痛、反跳痛及肌紧张。一般情况下，腹膜刺激征最显著处，也是损伤器官所在处。胃肠破裂常有气腹征，肝浊音界缩小或消失。实质性器官损伤时也有急性腹膜炎表现，但表现多较轻。应注意的是肝、胰破裂时，不但失血性休克明显，同时也可有严重的腹膜刺激征。

2. 辅助检查

(1) 实验室检查：血常规红细胞计数、血红蛋白值、血细胞比容进行性下降，提示有严重出血情况；白细胞计数及中性粒细胞明显增多，提示腹腔感染。血清淀粉酶及尿淀粉酶值的升高，提示胰或十二指肠的损伤。尿常规检查发现血尿，提示泌尿系统器官损伤。

(2) 影像学检查：B超检查对了解肝、脾、肾、胰等实质性器官损伤情况及腹腔积液积气情况有重要作用。X线检查、CT、MRI、腹腔镜等，常能提供有效帮助。

(3) 腹腔穿刺、腹腔灌洗：对判断内脏损伤的准确率可达90%左右。腹腔穿刺无所发现时，考虑腹腔灌洗检查。

(三) 治疗原则

(1) 单纯性腹壁损伤按一般软组织损伤的治疗原则进行处理。

(2) 轻度的单纯性实质性脏器损伤或一时不能确定有无内脏损伤而生命体征平稳者采用非手术治疗。包括：①不随便搬动伤者，以免加重伤情；②为避免掩盖病情，不注射止痛剂；③积极补充血容量，防治休克；④应用广谱抗生素，预防或治疗可能存在的腹腔内感染；⑤禁食，疑有空腔脏器破裂或有明显腹胀时，进行胃肠减压。

(3) 腹内器官破裂或者高度怀疑腹内器官破裂者，经非手术治疗无效或观察期间病情有加重趋势者，须及时进行剖腹探查术。

(四) 护理措施

1. 急救护理 腹部损伤合并其他损伤时，现场急救应分清主次，首先处理危及生命的情况，如心跳呼吸骤停、窒息、大出血、开放性气胸或张力性气胸等；

对已发生休克者应迅速建立通畅的静脉通道，及时补液，必要时输血；对开放性腹部损伤，应妥善处理伤口，及时止血，做好包扎固定。如有肠管脱出，可用消毒或清洁碗覆盖保护后包扎，切勿现场还纳，以防污染腹腔。

2. 非手术治疗的护理

(1) 病情观察：①每 15～30 分钟测量并记录呼吸、脉搏和血压。注意面色苍白、脉搏加快、血压下降等休克表现的出现。②每 30 分钟巡视 1 次，了解腹部症状、体征的变化。尤其是腹部压痛、反跳痛、肌紧张的程度和范围，以及肝浊音界、腹部移动性浊音、肠鸣音的变化情况。③必要时每 1 小时左右对血常规进行 1 次检查。了解红细胞计数、血红蛋白值、白细胞计数及血细胞比容的动态变化。④根据病情发展情况，可重复进行 B 超检查、腹腔穿刺或腹腔灌洗，或 CT 等其他检查。

(2) 卧床与体位：绝对卧床休息，不随意搬动患者，在病情许可情况下宜取半卧位。如需要做 X 线、B 超等影像学检查，应有专人护送。

(3) 注意事项：①腹腔内脏损伤未排除前必须禁饮食，禁忌灌肠。②诊断未明确前禁用吗啡、哌替啶等镇痛药物。③尽早输液和使用足量的抗生素。④一旦决定手术，应及时完成腹部急症手术前准备。

3. 手术前护理　原则上采用急性化脓性腹膜炎手术前护理措施，但须特别注意以下要点：①对多发性损伤的患者，手术前应做好妥善处理。如骨折者先行简单的固定并妥当安置患者体位；颅脑损伤有昏迷事先行气管插管或气管切开并注意维持呼吸道畅通；气胸患者及时行胸腔闭式引流并做好引流管护理等。②对肝、脾破裂及失血性休克者，应边抗休克边手术，不可等待休克好转后手术。手术前迅速建立两路输液通道。如考虑有肝破裂者，宜选择上肢静脉建立输液通路。及时配血且配血量要充足。可先静脉输入平衡盐溶液或 0.9%氯化钠溶液，配血妥当后就立即输入全血。③遵医嘱及时静脉滴注抗生素和甲硝唑。④已确定有腹部内脏损伤者，手术前常需插置胃管行胃肠减压，尤其对中空性器官破裂的患者。⑤腹部内脏损伤严重而合并休克，或者是下腹部器官损伤，手术前应留置尿管。⑥腹腔内大出血者，可做好自体输血的准备，应事先准备过滤装置、抗凝保养液等。但开放性腹部损伤、腹部中空性器官损伤、腹部损伤超过 8 小时者等情况，均不可进行自体输血。

4. 手术后护理　腹部损伤患者行开腹手术后，同样执行急性化脓性腹膜炎的手术后护理原则，并强调以下几项工作：①严密观察手术后病情变化。尤其对有休克的患者，更应注意生命征的动态观察；同时监测血常规、血细胞比容、血清电解质变化情况；观察并记录腹腔引流量和引流液的性状，如引流量较多，或有消化道瘘形成，应延长引流时间，并确保引流通畅。②必须保持输液输血通畅。对手术前、中、后失血较多的患者，手术后还可能继续输血。③遵医嘱继续使用抗生素。④肝、肾损伤的患者，如果伤情较重，又有出血性休克，加之手术切除等因素，会加重肝、肾功能的损害。因此，要采取保护肝、肾功能的措施，重视有关药物对肝、肾的损害作用，并尽量避免使用有毒性的药物。行肝、肾、脾修补术或部分切除术者，手术后还要警惕有继发出血的危险。⑤护理多发性复杂性损伤的患者，应首先考虑主要问题的处理。

> **核心提示**　腹部实质脏器破裂主要表现是腹腔内出血及失血性休克。腹腔穿刺可抽出不凝血。治疗应积极补充血容量，防治休克；空腔脏器破裂表现以急性腹膜炎最为突出，胃肠破裂常有气腹征，肝浊音界缩小或消失，X 线见膈下游离气体。治疗常须及时进行剖腹探查。

第十三节　食物中毒患者的护理

(一) 概述

食物中毒指食用了被有毒有害物质污染的食品或者食用了含有毒有害物质的食品后，出现的急性、亚急性疾病。其中以细菌性食物中毒最多见。

细菌性食物中毒是指人们摄入含有细菌或细菌毒素的食品而引起的食物中毒。常呈暴发或集体发病，有共同的传染源，即被细菌或其毒素污染的食物，夏、秋季多发。

引起食物中毒的病因：

(1) 沙门菌属：是细菌性食物中毒最常见的病原菌之一。主要存在于家畜、家禽及鼠类体内。该菌对外界抵抗力较强，在水、乳类及肉类食品中，能生存几个月。适当的温度(22～30℃)下，能在食物中大量繁殖，加热 60℃、15 分钟即能杀死。沙门菌进入人体肠道后主要引起胃肠道反应。部分患者有畏寒、发热等中毒症状。

(2) 嗜盐菌(副溶血性弧菌)：是多形态杆菌，革兰染色阴性，在含盐的培养基上，生长繁殖良好，故本菌广泛存在于海产品及盐腌制的肉类、蛋类和咸菜中。对热和酸极敏感，加热 56℃，5 分钟即被杀死，在普通食醋中 5 分钟死亡。中毒后主要病变在胃黏膜、空肠及回肠，表现为急性胃肠炎。

(3) 金黄色葡萄球菌(简称金葡菌)：革兰染色阳性球菌，常存在于正常人的皮肤、鼻腔、咽喉部和皮肤患者的感染化脓病灶中，此菌主要污染淀粉类食物、乳制品、蛋类和肉类。食物中毒主要由血浆凝固酶阳性的金葡菌所产生肠毒素引起。该毒素对热的抵抗力极强，加热煮沸30分钟仍保持其毒性。

(4) 大肠埃希菌及副大肠埃希菌：革兰染色阴性杆菌，在正常人肠道内均有存在。一般情况下不致病，但在进食本类细菌污染的食物，而细菌及其毒素甚多时，可以致病。能引起胃肠炎的菌种，目前已确定15组血清型，其中致病性较强的称为“致病性大肠埃希菌”。

(5) 肉毒杆菌：革兰染色阳性，属厌氧菌。广泛存在于自然界，如土壤、家畜粪便、蔬菜中。肉毒杆菌污染火腿、腊肠、罐头或瓶装食品后，在缺氧的条件下，大量繁殖，并产生外毒素。此种毒素是毒力极强的嗜神经毒素。不耐热，煮沸10分钟即可破坏。人食入外毒素污染的食物后引起中毒。毒素经消化道吸收后，选择性的作用于运动神经与副交感神经，抑制神经传导介质的释放。引起肌肉瘫痪。

(二) 护理评估

1. 临床表现 潜伏期短，多在进食被污染的食物后数小时发病。中毒患者一般具有相似的表现，常出现恶心、呕吐、腹痛、腹泻等消化道症状。

(1) 沙门菌属食物中毒：潜伏期一般为4～24小时，短的可2小时，长的可达2～3天。起病急，畏寒、发热伴呕吐、腹痛、腹泻等，大便呈水样便，量多，深黄色或绿色，有恶臭。严重者有脱水征及中毒症状。小儿重症患者可出现昏迷、惊厥等。病程一般3～5天。

(2) 嗜盐菌食物中毒：潜伏期一般为6～20小时。有严重的上腹部绞痛和腹泻，多为水样便，典型者为洗肉水样便。可有脱水表现，病程一般为3～5天。

(3) 金黄色葡萄球菌食物中毒：潜伏期短，通常为2～5小时。恶心、呕吐最为剧烈，呕吐物可含胆汁、黏液或血液。水样腹泻可导致虚脱。体温大多正常或偏高，多于1～2天内恢复。

(4) 致病性大肠埃希菌食物中毒：潜伏期通常为4～6小时。起病急，以腹痛腹泻为主要症状，重症者有发热。

(5) 肉毒杆菌食物中毒：潜伏期6～36小时。以神经系统症状为主，如可咽肌瘫痪、言语及呼吸困难等。体温一般不高，胃肠道症状轻。一般于数日内恢复，病重者可因呼吸中枢麻痹而死亡。

2. 辅助检查 对可疑食物、患者呕吐物及粪便作细菌培养，可获得相同的病原体。疑为葡萄球菌食物中毒及肉毒杆菌食物中毒可做动物实验。

(三) 治疗原则

补液，应用抗生素，对症处理及支持治疗。

(四) 护理措施

1. 一般护理

(1) 卧床休息，按消化道隔离(肉毒杆菌及金黄色葡萄球菌食物中毒例外)。呕吐停止后给予易消化的流质或半流质饮食。

(2) 严密观察病情变化，及时测量体温、脉搏、呼吸、血压并记录，观察吞咽及呼吸情况，有无肌肉瘫痪。有无抗毒血清反应等，缺氧者给予氧气吸入。

(3) 补液和应用抗生素：沙门氏菌属食物中毒可用氯霉素；嗜盐杆菌食物中毒可用氯霉素或四环素等。葡萄球菌食物中毒，以补液疗法和对症支持疗法为主。

(4) 肉毒杆菌食物中毒应早期洗胃，24小时内注射多价抗毒血清，并积极对症治疗。

(5) 注意给患者保暖，做好口腔护理，防止肺部并发症。

2. 对症处理

(1) 呕吐严重者，补充适量电解质溶液，同时可皮下注射阿托品，以缓解症状。呕吐后协助患者清水漱口，并记录呕吐物的量、颜色及性质，留取标本送检。

(2) 腹泻可酌情使用颠茄制剂，记录大便性质、量及颜色，留取标本送检。

(3) 脱水、休克及酸中毒者鼓励患者多饮水，同时按先快后慢、先多后少、先盐后糖、见尿补钾的输液原则补液。同时注意补充碱性药碳酸氢钠。

3. 健康教育

(1) 加强饮食卫生宣教，不吃病死的牲畜或家禽。防止生热食物交叉污染。肉类、海产品等要充分煮熟。

(2) 对屠宰场、食品加工和饮食行业进行卫生监督。

(3) 搞好食堂卫生，对炊事人员进行卫生宣教，并定期进行体检。

> **核心提示** 细菌性食物中毒最常见的病原菌是沙门菌属，常出现恶心、呕吐、腹痛、腹泻等消化道症状。对可疑食物、呕吐物及粪便作细菌培养，可查明病原体。治疗及护理以补液、应用抗生素、对症处理及支持治疗为主。

第十四节　一氧化碳中毒患者的护理

(一) 概述

1. 病因 由于人体短期内吸入过量一氧化碳所致。多见于冬季使用煤炉不当而造成。

2. 发病机制 一氧化碳是含碳物燃烧不完全时产生的一种无嗅、无味气体，吸入后进入血液，和血红蛋白的亲和力比氧气大 240 倍，结合成碳氧血红蛋白后解离速度又比氧合血红蛋白慢 3600 倍，因此，严重影响氧气与血红蛋白的正常结合和携带，导致组织器官缺氧。一氧化碳还可直接抑制组织细胞呼吸，进一步加重缺氧症状。一氧化碳中毒时，脑、心对缺氧最敏感，所以常最先受损。

(二) 护理评估

1. 临床表现 根据临床症状的严重程度及血液中碳氧血红蛋白的含量，将急性 CO 中毒分为轻、中、重三度。

(1) 轻度中毒患者感头痛、头晕、四肢无力、胸闷、耳鸣、眼花、恶心、呕吐、心悸、嗜睡或意识模糊。此时如能及时脱离中毒环境，吸入新鲜空气，症状可较快消失。

(2) 中度中毒除上述症状加重外，患者常出现浅昏迷、脉快、皮肤多汗、面色潮红、口唇呈樱桃红色。此时如能及时脱离中毒环境，给予加压吸氧后，常于数小时后清醒，一般无明显的并发症。

(3) 重度中毒患者进入深昏迷、抽搐、呼吸困难、呼吸浅而快、面色苍白、四肢湿冷、周身大汗，可有大小便失禁、血压下降。最后可因脑水肿、呼吸循环衰竭而死亡。

(4) 迟发性脑病(神经精神后发症)重度中毒患者抢救清醒后，经过 2～60 天的“假愈期”，可出现迟发性脑病的症状。去大脑皮质状态、帕金森病综合征、肢体瘫痪、癫痫、周围神经病变。昏迷时间超过 48 小时者，迟发性脑病发生率较高。

2. 辅助检查

(1) 血液碳氧血红蛋白浓度测定：是重要的诊断和分度指标，但注意采血后及时送检，否则数小时后碳氧血红蛋白会逐渐消失。结果判定：轻度中毒时为 10%～20%，中度中毒时为 30%～40%，重度中毒时为 50%以上。

(2) 脑电图检查：中、重度中毒者脑电图显示低波幅慢波增多。

(3) 心电图：可有 ST-T 改变和心律失常。

(三) 治疗原则

1. 迅速脱离现场 立即将患者转移到空气新鲜处，松解衣服，注意保暖，保持呼吸道通畅。

2. 纠正缺氧 轻、中度中毒患者用面罩和鼻导管高流量给氧，每分钟 5～10L，重度中毒者应给予高压氧治疗，促进碳氧血红蛋白解离和患者苏醒。

3. 对症治疗

(1) 控制高热：采用物理降温，体表用冰袋，头部用冰帽，降低脑代谢率，增加脑对缺氧的耐受性。必要时可用冬眠药物。

(2) 防治脑水肿：应及时使用脱水治疗，最常用 20%甘露醇 250ml 静脉快速滴注，每日 2 次，也可应用呋塞米、肾上腺皮质激素等药物，降低颅内压，减轻脑水肿。

(3) 促进脑细胞功能恢复：补充促进脑细胞功能恢复的药物，常用的有三磷腺苷、细胞色素 c、辅酶 A 和大剂量维生素 C、维生素 B 等。

(4) 防治并发症及迟发性脑病：昏迷期间保持呼吸道通畅，定时翻身以防发生压疮和肺炎，出现低血压、酸中毒等应给予相应处理。急性 CO 中毒患者苏醒后，应该休息观察 2 周，以防迟发性脑病和心脏并发症的发生。

(四) 护理措施

(1) 病情观察定时测量生命体征，观察神志变化，记出入量及重病记录。观察患者有无头痛、喷射性呕吐等脑水肿征象。了解碳氧血红蛋白测定结果。

(2) 迅速给患者吸高浓度(>60%)高流量氧(5～10L/min)，有条件可用高压氧舱治疗。呼吸停止者应做人工呼吸，备好气管切开包及呼吸机。

(3) 高热惊厥应遵医嘱给地西泮静脉或肌内注射，并给予物理降温，头带冰帽，体表大血管处放置冰袋。

(4) 保持呼吸道通畅，平卧位头偏一侧，随时清除口咽分泌物及呕吐物。

(5) 用药护理：脑水肿者遵医嘱给予 20%甘露醇静脉快速滴注，以达脱水目的，并按医嘱静脉滴注 ATP、细胞色素 c 等。

(6) 恢复期护理：患者清醒后仍要休息两周，可加强肢体锻炼，如被动运动、按摩、针灸，以促进肢体功能恢复。

(7) 健康指导

1) 家庭用火炉、煤炉要安装烟筒或排风扇，定期开窗通风。

2) 厂矿应加强劳动防护措施，煤气发生炉和管道要经常维修，定期测定空气中 CO 浓度。

3) 在可能产生 CO 的场所停留，若出现头痛、头晕、恶心等先兆，应立即离开。

核心提示 一氧化碳中毒的典型体征是口唇呈樱桃红色，血液碳氧血红蛋白浓度升高有诊断价值。严重患者可因脑水肿、呼吸循环衰竭而死亡。救护措施是：立即将患者转移至空气清新处，保暖，保持呼吸道通畅，给高浓度或高压氧吸入，控制高热和惊厥，防治脑水肿，使用促进脑细胞代谢药物等。

第十五节　有机磷农药中毒患者的护理

(一) 概述

有机磷农药按毒性大小分为剧毒类、高毒类、低毒类。绝大多数有机磷农药为淡黄至棕色油状液体，一般难溶于水，在酸性环境中较稳定，在碱性条件下易水解而失效，但敌百虫在碱性溶液中则变为毒性更大的敌敌畏。

1. 病因

(1) 职业性中毒：多由于生产有机磷农药的生产设备密闭不严或使用中违反操作规定，防护不完善而造成。

(2) 生活性中毒：多由于误服、误用引起；此外还有服毒自杀及谋杀他人而中毒者。

2. 发病机制　有机磷农药毒性作用是与体内胆碱酯酶迅速结合，形成磷酰化胆碱酯酶而失去酶活性，丧失分解乙酰胆碱的能力，导致乙酰胆碱在体内大量蓄积，引起胆碱能神经先兴奋后抑制，从而产生一系列临床中毒症状。

(二) 护理评估

1. 临床表现

(1) 全身中毒损害：与中毒农药的品种、剂量、进入途径、发生时间有关。

1) 毒蕈碱样症状：出现早，是副交感神经末梢兴奋所致。表现为流涎、恶心、呕吐、腹痛、瞳孔缩小如针尖，视力模糊，支气管分泌物增多，呼吸困难，甚至肺水肿、多汗。

2) 烟碱样症状：由横纹肌运动神经末梢过度兴奋所致。表现为肌纤维震颤，如眼睑、面部、舌肌，逐步到四肢和全身抽搐，患者可有全身紧束感，后期肌力减退、瘫痪，呼吸肌麻痹可引起周围性呼吸衰竭。常因血管收缩伴有脉搏加快、血压升高、心律失常。

3) 中枢神经系统症状：由中枢神经系统突触病变所致。表现为头晕、头痛、烦躁不安、抽搐、意识障碍。严重者因脑水肿死亡。极少数人于症状消失后 2～3 周出现迟发性脑病，表现为下肢瘫痪，四肢肌肉萎缩；有的在中毒后 24～96 小时突然死亡，称为“中间综合征”；均与胆碱酯酶长时间受抑有关。

患者经急救好转后，如突然出现病情反复，再度昏迷，甚至出现肺水肿而死亡，多与洗胃等措施不彻底或过早停药有关。

(2) 局部中毒损害：主要是接触部皮肤的过敏性皮炎，表现为局部皮肤出现红肿、水疱；眼内溅入者可引起结膜充血、瞳孔缩小。

(3) 辅助检查：全血胆碱酯酶活力测定：是诊断有机磷杀虫药中毒、判断中毒程度、疗效及预后估计的主要指标。正常人血胆碱酯酶活力为 100%，低于 80%则属异常。必要时可对呕吐物及呼吸道分泌物作有机磷农药鉴定。

有机磷农药接触史，典型症状和体征，特殊大蒜气味及全血胆碱酯酶活力测定均为诊断重要依据。根据症状轻重，将急性有机磷中毒分为轻、中、重三级：

1) 轻度中毒头晕、头痛、恶心、呕吐、多汗、流涎、视力模糊、瞳孔缩小，全血胆碱酯酶活力一般在 50%～70%。

2) 中度中毒除上述症状外，还出现肌纤维颤动、瞳孔明显缩小、轻度呼吸困难、大汗、腹痛、腹泻、意识清楚或轻度障碍，步态蹒跚。全血胆碱酯酶活力降至 30%～50%。

(4) 重度中毒除上述症状外，发生肺水肿、惊厥、昏迷及呼吸麻痹。全血胆碱酯酶活力降至 30%以下。

(三) 治疗原则

迅速清除毒物；使用解毒药物；对症和支持治疗。

(四) 护理措施

1. 迅速清除未被吸收的毒物

(1) 立即撤离中毒环境，脱去被污染的衣服，用清水或 1%～2%碳酸氢钠溶液(敌百虫除外)彻底冲洗被污染的皮肤、指甲、毛发等。禁用热水和乙醇擦洗。眼部污染者用 2%碳酸氢钠液或生理盐水连续冲洗。

(2) 食入性中毒者立即给予彻底洗胃，宜用粗管将胃内容物尽量抽完，再注入温清水或 2%～4%碳酸氢钠溶液反复洗胃，每次 200～300ml，直到洗出液清澈无农药气味为止。敌百虫禁用碱液洗胃。对硫磷中毒禁用高锰酸钾液洗胃。洗胃后保留胃管 12 小时，反复冲洗，以防洗胃不彻底而发生并发症，洗胃后可从胃管内注入硫酸镁或硫酸钠导泻，禁用油类泻剂。

(3) 迅速建立静脉通路，以便遵医嘱用药。尽快输液可加速毒物从尿中排出，并保持水、电解质和酸碱平衡。

2. 维护呼吸功能，保持呼吸道通畅

(1) 观察患者呼吸情况，发现异常情况，及时通知医生并抢救。

(2) 患者平卧，头偏向一侧。意识不清的患者肩下垫高，颈部伸展，防止舌根后坠导致窒息。

(3) 高流量吸氧每分钟 4～5L，随时清除呼吸道分泌物，保持呼吸道通畅。

(4) 遵医嘱应用阿托品及肾上腺糖皮质激素，防止肺水肿、脑水肿、解除支气管痉挛和喉头水肿。做好气管插管和气管切开器械准备。

3. 维护生命体征的稳定,避免合并症的发生

(1) 密切观察病情,每15分钟检查记录生命体征1次,注意意识状态变化。注意痰量、颜色及性质,为防止肺部感染,鼓励清醒患者有效咳嗽,翻身拍背。

(2) 若咳嗽、胸闷、咯白色或粉红色泡沫痰、双肺满布湿啰音、提示急性肺水肿;若意识障碍伴头痛、剧烈呕吐、抽搐时,提示急性脑水肿;若呼吸节律不规则、频率及深度均改变,提示呼吸衰竭;清醒后若出现惊慌、胸闷、气短、食欲不振、唾液增多,多提示为中间综合征先兆。

(3) 遵医嘱正确使用胆碱酯酶复能剂和抗胆碱药。及时给予输液,正确记录24小时出入液量,注意电解质平衡。

4. 用药的护理

(1) 阿托品应早期、足量、反复给药直到阿托品化,其特征是:瞳孔较前扩大、口干、皮肤干燥、颜面潮红、肺部啰音减少或消失,心率达每分钟90~100次,意识障碍减轻或昏迷者开始苏醒;但也应警惕阿托品中毒,其特征是:瞳孔放大、体温超过39℃、心动过速、谵妄、抽搐甚至昏迷。应立即报告医师,按医嘱停药观察。阿托品对缓解毒蕈碱样症状、对抗呼吸中枢抑制有效,对烟碱样症状和恢复胆碱酯酶活力无作用。

(2) 应尽早使用胆碱酯酶复能剂,首剂足量,重复给药。常用药有碘解磷定、氯磷定等,不可与碱性药配伍(可水解成氰化物)。常见副作用有短暂眩晕、视物模糊、血压升高。剂量过大可致中毒反而抑制胆碱酯酶活性,出现呼吸抑制、肌颤、昏迷。胆碱酯酶复能剂对解除烟碱样症状明显,对已老化的胆碱酯酶无复活作用。

5. 心理护理 鼓励患者诉说内心的痛苦和矛盾,给予疏导和同情、理解,指导患者面对现实,提高耐挫能力。同时注意防范患者再次以其他方式自杀。鼓励家属及亲友给予温情抚慰,创造和谐良好的生活环境,使患者保持稳定的情绪,恢复重新生活的信心。

6. 健康教育

(1) 喷洒农药时要穿质厚的长袖长裤,扎紧袖口、裤管,戴口罩、手套,避免皮肤和药液接触;应隔行或倒退行喷洒,根据风向,顺风喷洒,如发现衣服污染及时更换、清洗皮肤。

(2) 凡接触农药的器物都需用清水反复冲洗。盛过农药的容器绝对不能盛食品。

(3) 喷洒过程中出现头晕、胸闷、流涎、恶心、呕吐等症状,应立即就医。

> **核心提示** 有机磷农药可使胆碱酯酶失活,引起胆碱能神经功能紊乱,临床出现毒蕈碱样和烟碱样症状以及中枢神经系统症状。全血胆碱酯酶活力测定是诊断的主要指标。阿托品可减轻毒蕈碱样症状及对抗呼吸中枢抑制作用,应早期、足量、反复给药直到阿托品化,但也应警惕阿托品中毒;胆碱酯酶复能剂能减轻烟碱样症状及恢复胆碱酯酶活力,但注射剂量过大、过快可致呼吸抑制。

第十六节 镇静催眠药中毒患者的护理

(一) 概述

镇静催眠药中毒是由于服用过量的镇静催眠药而导致的一系列中枢神经系统过度抑制病症。中毒分急性中毒和慢性中毒。急性中毒是指在短期内服用大量这类药物而造成的病症;慢性中毒是患者因长期滥用而产生对药物的耐受性和依赖性,一旦停药,即出现不同程度的药物戒断症状的现象。

1. 病因 镇静催眠药是中枢神经系统抑制药,具有镇静、催眠作用,过多剂量可麻醉全身,包括延髓中枢。

2. 分类 镇静催眠药可分为以下几类:

(1) 苯二氮䓬类:①长效类(半衰期>30小时):氯氮䓬、地西泮、氟西泮。②中效类(半衰期(6~3小时):阿普唑仑、奥沙西泮、替马西泮。③短效类:三唑仑。

(2) 巴比妥类:①长效类:巴比妥、苯巴比妥。②中效类:戊巴比妥、异戊巴比妥、布他比妥。③短效类:司可巴比妥、硫喷妥钠。

(3) 非巴比妥非苯二氮䓬类(中效—短效):水合氯醛、格鲁米特(导眠能)、甲喹酮(安眠酮)、甲丙氨酯(眠尔通)。

(4) 吩噻嗪类(抗精神病药):又可分为三类。脂肪族,如氯丙嗪;哌啶类,如硫利达嗪;哌嗪类,如奋乃静、氟奋乃静、三氟拉嗪。

(二) 护理评估

1. 临床表现

(1) 急性中毒

1) 巴比妥类中毒:一次服用大剂量巴比妥类,引起中枢神经系统抑制,症状与剂量有关。①轻度中毒:嗜睡、情绪不稳定、注意力不集中、记忆力减退、共济失调、发音含糊不清、步态不稳、眼球震颤。②重度中毒:进行性中枢神经系统抑制,由嗜睡到深昏迷。

呼吸抑制由呼吸浅而慢到呼吸停止。心血管功能由低血压到休克。体温下降常见。肌张力松弛，腱反射消失。胃肠蠕动减慢。皮肤可起大疱。长期昏迷患者可并发肺炎、肺水肿、脑水肿、肾衰竭而威胁生命。

2）苯二氮䓬类中毒：中枢神经系统抑制较轻，主要症状是嗜睡、头晕、言语含糊不清、意识模糊、共济失调。很少出现严重的症状如长时间深度昏迷和呼吸抑制等。如果出现，应考虑同时服用了其他镇静催眠药或酒等。

3）非巴比妥非苯二氮䓬类中毒：其症状虽与巴比妥类中毒相似，但各有其特点。①水合氯醛中毒：可有心律失常、肝肾功能损害。②格鲁米特中毒：意识障碍有周期性波动。有抗胆碱能神经症状，如瞳孔散大等。③甲喹酮中毒：可有明显的呼吸抑制，出现锥体束体征，如肌张力增强、腱反射亢进、抽搐等。④甲丙氨酯中毒常有血压下降。

4）吩噻嗪类中毒：最常见的为锥体外系反应，临床表现有以下三类：震颤麻痹综合征；静坐不能；急性肌张力障碍反应，如斜颈、吞咽困难、牙关紧闭等。此外，在治疗过程中尚有直立性低血压、体温调节紊乱等。

（2）慢性中毒

长期滥用大量催眠药的患者可发生慢性中毒，除有轻度中毒症状外，常伴有精神症状，主要有以下三点：

1）意识障碍和轻躁狂状态：出现一时性躁动不安或意识蒙眬状态。言语兴奋、欣快、易疲乏，伴有震颤、咬字不清、步态不稳等。

2）智能障碍：记忆力、计算力、理解力均有明显下降，工作学习能力减退。

3）人格变化：患者丧失进取心，对家庭和社会失去责任感。

（3）戒断综合征：长期服用大剂量镇静催眠药的病患者，突然停药或迅速减少药量时，可发生戒断综合征。主要表现为自主神经兴奋性增高和神经精神症状。

2. 辅助检查　血液、尿液、胃液中药物浓度测定对诊断有参考意义，血清苯二氮䓬类浓度测定对诊断帮助不大，因活性代谢物半衰期及个人药物排出速度不同。

(三) 治疗原则

1. 急性中毒的治疗　维护多个受抑制的器官，使其维持正常功能，直到机体将药物代谢和排出。

（1）清除毒物：洗胃后灌入活性炭吸附，对各种镇静催眠药有效。用呋塞米和碱性液碱化利尿，对长效类苯巴比妥有效。血液透析、血液灌流，对苯巴比妥有效，对苯二氮䓬类无效。

（2）特效解毒疗法：巴比妥类中毒无特效解毒药；氟马西尼是苯二氮䓬类拮抗剂，0.2mg 缓慢静脉注射，需要时重复注射，总量可达 2mg。

（3）治疗并发症：肺炎、皮肤大疱、急性肾功能衰竭等。

2. 慢性中毒治疗　逐步缓慢减少药量，停用镇静催眠药。进行心理治疗。

3. 戒断综合征　用足量镇静催眠药控制戒断症状，稳定后，逐渐减少药量以至停药。

(四) 护理措施

（1）观察病情变化：观察呼吸的变化，注意有无缺氧、呼吸困难、窒息等症状。清醒者鼓励咳嗽、排痰。昏迷患者痰多时给予电动吸痰。呼吸困难、发绀者给予高流量持续给氧。监测患者的体温、肢体温度、末梢循环、皮肤黏膜的湿度和弹性等，及早发现休克先兆。

（2）建立静脉通道：遵医嘱补液，以补充血容量。准确记录 24 小时出入水量和每小时尿量及比重，了解休克的改善程度。补液后血压仍不回升者，给予升压药。

（3）保持床单清洁、干燥、平整，定时翻身并按摩受压处。避免皮肤大疱破溃。

（4）加强营养，给予高蛋白的鼻饲流质或静脉补充营养物质，以提高机体抵抗力。

（5）预防肺部感染：教会患者咳嗽的方法，如经常更换体位、拍打背部促进有效排痰，定期通风，保持室内空气新鲜，冬天注意保暖，防止受凉感冒。减少探视，避免医院感染。

> **核心提示**　镇静催眠药中毒可导致一系列中枢神经系统抑制。巴比妥类中毒症状与剂量有关。苯二氮䓬类中毒主要表现为嗜睡、头晕、言语含糊不清、意识模糊、共济失调。氟马西尼是其特效解毒剂。洗胃后灌入活性炭吸附，对各种镇静催眠药中毒有效。血液透析对苯巴比妥有效，对苯二氮䓬类无效。

第十七节　酒精中毒患者的护理

(一) 概述、病因

酒精中毒系指饮酒过量所致的精神和躯体障碍。酒精中毒是由遗传、身体状况、心理、环境和社会等诸多因素造成的，但就个体而言差异较大，遗传被认为是起关键作用的因素。一次饮用大量的酒精或酒类饮料可引起急性中毒；长期酗酒可引起慢性中毒。一旦停饮，可产生一系列戒断症状。实际上酒精依赖者经常处于中毒状态中。

(二) 护理评估

1. 临床表现

(1) 急性中毒:一次大量饮酒会对中枢神经系统产生先兴奋后抑制作用,重度中毒可使呼吸、心跳抑制而死亡。①兴奋期:此时大脑皮质下级中枢兴奋,面色潮红、精神兴奋、谈话滔滔不绝、哭笑无常、头晕、头疼等。②共济失调期:此时,兴奋状态消失,出现反应迟钝、动作笨拙、步态不稳,甚至失去平衡、意识模糊、胡言乱语。③昏睡期:此时大脑皮质处于高度抑制状态,可以出现面色苍白、口唇发绀、脉搏加快、大小便失禁、昏睡昏迷。此时,如果血中酒精浓度升到87mmol/L左右,常导致呼吸麻痹、呼吸骤停,这是醉酒最常见的死亡原因。

(2) 慢性中毒:长期、过量饮酒引起的实质器官病理变化以及行为障碍。

慢性酒精中毒者可出现面部肌肉血管扩张、营养不良、贫血、周围神经炎、慢性胃炎、酒精性肝病和肝硬化及震颤性谵妄、酒精性心脏病、酒精中毒性痴呆、酒精中毒性 Korsakoff 精神病、酒精中毒性 Wernicke 脑病等精神障碍和脑损害。有的可出现以下肢和躯干运动失调为特征的小脑综合失调征。慢性酒精中毒可因并发症或戒酒不当死亡。①Wernicke 脑病:是维生素 B_1 缺乏所致的营养缺乏性疾病。以精神障碍、眼肌麻痹和共济失调性步态为主要症状。②Korsakoff 精神病:主要表现为近事遗忘、错构症、虚构症、逆行性遗忘,常有定向力特别是时间定向力障碍,但知觉、思维无明显障碍,不少患者可伴有多发性神经炎、肌萎缩、肌肉麻痹,多为慢性病程,往往经久不愈。

(3) 戒断综合征:长期酗酒一旦停饮,可产生一系列戒断症状。①单纯性戒断症状,通常停饮 4～8 小时后可出现坐立不安、出汗、心动过速、震颤、恶心、呕吐、易激动等。②酒精性幻觉反应:表现有出现大量丰富的幻觉,以幻视为主,可伴有幻听和幻触等。③戒断惊厥反应:癫痫样发作。④震颤谵妄,通常停饮 24～48 小时后出现。严重者还可出现震颤谵妄,有时还可有严重的听幻觉和视幻觉、定向障碍、注意缺损和失眠。

2. 辅助检查　血清酒精浓度、肝功、心电图等检查。

(三) 治疗原则

1. 急性中毒

(1) 轻症患者无需治疗,兴奋躁动者必要时加以约束。

(2) 共济失调(如步履不稳)患者,避免活动以免发生外伤。

(3) 昏迷患者应注意是否同时服用其他药物。重点是维持生命脏器的功能。

(4) 严重急性中毒时可用血液透析或腹膜透析促使酒精排出体外。

2. 慢性中毒　戒掉饮酒习惯,改善营养,补充大量 B 族维生素,给予神经、肌肉营养药等。Wernicke 脑病和 Korsakoff 综合征应早期大量使用维生素 B_1,重症患者可同时给予烟酸和其他 B 族维生素;注意维持电解质,尤其是钠平衡和足够的营养。

3. 戒断综合征　注意休息,保证睡眠,加强营养。选择与酒有交叉耐受特性的药物,如地西泮(安定)静脉注射,至症状缓解后给予维持剂量,而后根据病情逐渐递减。出现震颤谵妄,尤其精神症状突出者可给予氟哌啶醇,同时注意维持水电解质平衡并给予充足剂量的维生素 B_1(100～200mg/d)。

(四) 护理措施

1. 催吐或洗胃　酒精经胃肠吸收极快,因而一般不需催吐或洗胃,但如果患者摄入酒精量极大或同时服用其他药物,则可以洗胃。

2. 保持呼吸道通畅　呕吐伴意识障碍者取平卧位头偏向一侧,及时清除呕吐物及呼吸道分泌物,防止窒息。

3. 严密观察病情　对神志不清者要细心观察意识状态,瞳孔及生命体征的变化,并做好记录。特别是有外伤史的患者,要加强意识,瞳孔的观察,必要时行颅脑 CT 检查。

4. 按医嘱使用纳洛酮　纳洛酮为纯阿片受体拮抗剂,是一种安全性高,不良反应小的药物,可使血中酒精含量明显下降,使患者快速清醒。

5. 安全防护　患者多数表现烦躁,兴奋多语,四肢躁动,应加强巡视,使用床栏,必要时给予适当的保护性约束,防止意外发生。

6. 注意保暖　急性酒精中毒患者全身血管扩张,散发大量热量,有些甚至寒战。此时应适当提高室温,加盖棉被等保暖措施,并补充能量。及时更换床单、衣服,防止受凉诱发其他疾病。

7. 心理护理。

> **核心提示**　酒精急性中毒分为兴奋期、共济失调期和昏睡期。慢性中毒可引起酒精中毒性 Wernicke 脑病、Korsakoff 精神病等精神障碍和脑损害。戒断综合征包括酒精性幻觉反应、戒断惊厥反应和震颤谵妄等类型。Wernicke 脑病和 Korsakoff 综合征应早期大量使用维生素 B_1,并戒掉饮酒习惯。

习题训练

A_1/A_2 题型

1. 大面积烧伤患者休克期的主要护理措施是
   A. 处理创面　　B. 镇静止痛
   C. 预防感染　　D. 静脉补液
   E. 保持呼吸道通畅
2. 患者，男，42 岁，足底刺伤后发生破伤风，频繁抽搐，控制痉挛的主要护理措施是
   A. 限制亲友探视
   B. 静脉滴注破伤风抗毒素
   C. 保持病室安静
   D. 按时使用镇静剂
   E. 护理措施要集中
3. 破伤风患者发作期最早出现的表现是
   A. 苦笑面容　　B. 角弓反张
   C. 牙关紧闭　　D. 大汗淋漓
   E. 阵发性抽搐
4. 开放性损伤后预防破伤风最可靠的方法是
   A. 尽早应用抗生素
   B. 清创并注射破伤风抗毒素
   C. 注射破伤风类毒素
   D. 全身支持治疗
   E. 伤口放置引流
5. 开放性损伤后为预防破伤风，用哪种溶液冲洗伤口最好
   A. 3%过氧化氢溶液
   B. 0.9%氯化钠溶液
   C. 蒸馏水
   D. 0.05%呋喃西林溶液
   E. 0.1%苯扎溴铵溶液
6. 救溺水者上岸后应首先采取的急救措施是
   A. 胸外心脏按压　　B. 口对口人工呼吸
   C. 清理呼吸道积水　　D. 静脉注射肾上腺素
   E. 立即送往医院
7. 救治严重腹部损伤患者的首要措施是
   A. 禁用止痛剂　　B. 预防休克
   C. 注射破伤风抗毒素　　D. 禁食、输液
   E. 应用抗生素
8. 骨折急救现场下列哪项措施欠妥
   A. 取清洁布类包扎伤口
   B. 就地取材固定伤肢
   C. 开放性骨折应现场复位
   D. 重点检查有无内脏损伤
   E. 平托法搬移脊柱骨折患者
9. 为防止患肢牵引过度，骨折牵引时应
   A. 定时测定肢体长度
   B. 将床尾抬高 15～20cm
   C. 防止牵引针左右移动
   D. 骨牵引针孔每天消毒
   E. 保持有效牵引
10. 颅底骨折发生脑脊液耳漏的处理正确的是
    A. 取头低卧位
    B. 耳道内放置引流条
    C. 立即用棉球填塞外耳道
    D. 清除外耳道内血污
    E. 用无菌盐水冲洗耳道
11. 下列何种烧伤创面适用包扎疗法
    A. 全身大面积烧伤　　B. 头面部烧伤
    C. 已感染的烧伤创面　　D. 臀、会阴部烧伤
    E. 躯干小面积烧伤
12. 大面积烧伤后休克期液体渗出最快是伤后
    A. 6～8 小时　　B. 8～12 小时
    C. 24～36 小时　　D. 36～48 小时
    E. 48～72 小时
13. 确定一氧化碳中毒的主要依据是
    A. 血氧分压下降
    B. 全血胆碱酯酶活力降低
    C. 血中还原血红蛋白超标
    D. 血碳氧血红蛋白阳性
    E. 血中血红蛋白减少
14. 下列哪一种是闭合性损伤
    A. 刺伤　　B. 裂伤
    C. 切割伤　　D. 挫伤
    E. 擦伤
15. 深Ⅱ度烧伤的损伤深度是
    A. 深至皮肤角质层
    B. 深至皮肤生发层
    C. 达真皮浅层，部分生发层健在
    D. 达真皮深层
    E. 深至皮肤全层
16. 下列不属于骨折晚期并发症的是
    A. 创伤性关节炎　　B. 缺血性骨坏死
    C. 脂肪栓塞　　D. 关节僵硬
    E. 缺血性肌挛缩
17. 为破伤风患者注射破伤风抗毒素的目的是
    A. 中和与神经细胞结合的毒素
    B. 预防心力衰竭
    C. 杀灭伤口中的破伤风杆菌

D. 中和体内游离毒素
E. 对易感人群进行预防接种

18. 下列哪种损伤易引起急性肾功能衰竭
A. 爆震伤　B. 扭伤
C. 挤压伤　D. 切割伤
E. 刺伤

19. 属于开放性损伤的是
A. 挫伤　B. 裂伤
C. 扭伤　D. 爆震伤
E. 挤压伤

20. 开放性损伤最基本的治疗手段是
A. 止血、包扎　B. 伤口清创
C. 外用抗生素　D. 消炎、止痛
E. 全身使用抗生素

21. 多发伤伤员抢救时应当优先处理的是
A. 颅脑损伤　B. 面部出血
C. 气道异物　D. 股骨骨折
E. 头皮裂伤

22. 闭合性损伤的早期处理错误的是
A. 加压包扎　B. 止痛
C. 热敷、理疗　D. 局部制动
E. 抬高患肢

23. 大面积烧伤早期休克的主要原因是
A. 急性体液渗出　B. 剧烈疼痛
C. 极度惊吓　D. 严重感染
E. 应激性溃疡

24. 6 岁患儿，双上肢烧伤，其烧伤面积为
A. 6%　B. 12%
C. 18%　D. 24%
E. 30%

25. 6 岁患儿，双下肢烧伤，其烧伤面积为
A. 12%　B. 15%
C. 36%　D. 40%
E. 46%

26. 浅Ⅱ度烧伤的创面特点是
A. 灼痛、红斑、无水疱
B. 痛觉迟钝、水疱、创面红白相间
C. 剧痛、水疱、创面红肿
D. 不痛、焦痂、有树枝状栓塞血管
E. 不痛、水疱较小、创面红肿

27. 面积为 12% 的胸部浅Ⅱ度烧伤，门诊的处理方法是
A. 药物湿敷　B. 包扎疗法
C. 暴露疗法　D. 浸浴疗法
E. 半暴露疗法

28. 大面积烧伤患者补液，应在第一个 8 小时内快速输入总量的一半，是因为
A. 血管急速扩张　B. 疼痛最剧烈
C. 尿量过多　D. 促进毒素排出
E. 创面渗出最快

29. 患者，女，39 岁，体重 50kg，Ⅱ度烧伤面积 40%，第 1 天补液总量应为
A. 2000ml　B. 3000ml
C. 5000ml　D. 6000ml
E. 6500ml

30. 热衰竭的发生机制是
A. 大量出汗后饮水过多而盐补充不足
B. 烈日暴晒致脑组织充血水肿
C. 散热不足致体内热蓄积
D. 大量出汗致血容量不足
E. 体温调节功能障碍

31. 人体在高温下劳动，大量出汗饮水过多，而盐分不足，可能发生
A. 中暑衰竭　B. 中暑痉挛
C. 中暑高热　D. 日射病
E. 高热危象

32. 热痉挛患者需要补充的是
A. 糖　B. 脂肪
C. 蛋白　D. 水
E. 盐

33. 患者，男，36 岁。夏日中午在田间劳动时，出现胸闷、口渴、面色苍白、出冷汗、体温 37.5℃，血压 85/60mmHg，护理措施错误的是
A. 移患者至阴凉处　B. 患者取平卧位
C. 口服清凉饮料　D. 建立静脉通路
E. 头及四肢冰敷

34. 抢救有机磷农药急性中毒患者首先要达到的护理目标是
A. 缓解身心不适　B. 维持正常生命体征
C. 清除体内毒物　D. 终止毒物接触
E. 迅速阿托品化

35. 有机磷农药中毒抢救时达到“阿托品化”后的症状是
A. 头晕、头痛、腹痛、腹胀
B. 恶心、呕吐、流涎
C. 瞳孔较前扩大、肺部啰音消失
D. 瞳孔缩小、肌肉震颤
E. 呼吸道分泌物增加

36. 急性口服中毒昏迷患者不宜采取的处理是
A. 催吐　B. 洗胃
C. 导泻　D. 利尿
E. 透析

37. 经皮肤黏膜沾染毒物者首先应
A. 脱去污衣,冷水冲洗 B. 立即通知医生
C. 高流量给氧 D. 导泻、利尿
E. 建立静脉通路
38. 下列哪项不是误服有机磷农药中毒超过 6 小时仍应洗胃的理由
A. 洗胃是治疗口服中毒的首要措施
B. 毒物作用使胃肠排空减慢
C. 胃皱襞内仍有毒物残留
D. 部分吸收毒物仍可由胃排出
E. 首次洗胃不彻底
39. 急性吗啡中毒首选的解毒剂为
A. 氟马西尼 B. 纳洛酮
C. 阿托品 D. 氯磷定
E. 亚硝酸钠
40. 有机磷农药口服中毒需反复洗胃的理由是
A. 洗胃是口服中毒最有效的治疗
B. 毒物作用使胃肠蠕动加快
C. 毒物多滞留在胃内
D. 毒物作用使胃排空减慢
E. 口服毒量较少
41. 急性一氧化碳中毒者皮肤黏膜的特征性改变为
A. 发绀 B. 黄染
C. 樱桃红色 D. 苍白
E. 瘀斑
42. 车祸中心跳呼吸骤停且疑有颈部受伤的患者最安全的开放气道方法是
A. 压额抬颏法 B. 下颌推挤法
C. 托颈压额法 D. 仰面抬颈法
E. 气管插管
43. 有机磷农药口服中毒者呕吐物常有
A. 蒜臭味 B. 酚味
C. 刺鼻甜味 D. 苦杏仁味
E. 酒精味
44. 抢救有机磷农药中毒时,能阻断乙酰胆碱受体,抑制胆碱能神经的是
A. 阿托品 B. 利多卡因
C. 氯磷定 D. 碘解磷定
E. 双复磷
45. 可能造成多系统器官功能衰竭的中暑是
A. 中暑高热 B. 中暑痉挛
C. 中暑衰竭 D. 日射病
E. 先兆中暑
46. 最常见的中暑类型是
A. 中暑高热 B. 中暑痉挛
C. 中暑衰竭 D. 日射病
E. 先兆中暑
47. 患者,女,30 岁,昏迷,皮肤黏膜呈樱桃红色。应首先考虑
A. 一氧化碳中毒 B. 食物中毒
C. 亚硝酸盐中毒 D. 有机磷农药中毒
E. 急性心肌梗死
48. 烧伤的现场急救哪项有错误
A. 迅速将伤员移出现场
B. 休克患者立即送医院抢救
C. 做简要的全身检查
D. 烧伤创面行必要包扎
E. 口渴时饮淡盐水
49. 患者误服有机磷农药中毒物洗胃时,每次洗胃液体量为
A. 100～200ml B. 200～300ml
C. 500～600ml D. 800～1000ml
E. 1000～2000ml
50. 患者,男,20 岁,冲突中腹部被人扎伤后,有少量肠管脱出,现场正确的处理是
A. 立即送回腹腔
B. 用清洁碗覆盖后再包扎
C. 用无菌溶液冲洗后送回腹腔
D. 用等渗盐水冲洗后敷料包扎
E. 送往医院后再行处理
51. 换药时创面肉芽组织鲜红,硬实,分泌物不多,触之易出血,正确的处理是
A. 凡士林油纱布覆盖
B. 5%氯化钠溶液湿敷
C. 0.1%依沙吖啶液湿敷
D. 2%硝酸银烧灼
E. 红外线局部照射
52. 破伤风注射 TAT 的目的是
A. 抑制破伤风杆菌生长
B. 杀死伤口内破伤风杆菌
C. 中和体内游离的毒素
D. 控制解除痉挛
E. 中和与神经结合的毒素
53. 换药操作下列哪项是错误的
A. 用手揭去外层敷料和内层敷料
B. 络合碘消毒伤口周围皮肤两次
C. 盐水棉球拭去伤口内分泌物
D. 敷贴药物纱布
E. 盖上灭菌干纱布,固定
54. 破伤风患者病情较重采用人工冬眠的主要目的是
A. 便于护理 B. 降低体温
C. 控制炎症扩散 D. 减少抽搐

E. 防止合并症发生

55. 为使创缘新生上皮生长，下列哪种创面需用剪刀将其肉芽剪平

A. 健康肉芽组织　B. 肉芽水肿

C. 慢性溃疡面肉芽　D. 肉芽生长过度

E. 脓腔伤口肉芽

56. 晨间为多个患者换药时应先换药的伤口是

A. 压疮创面　B. 阑尾术后拆线

C. 破伤风伤口　D. 切开引流的伤口

E. 结肠造瘘口

57. 水肿肉芽创面的处理应用

A. 等渗盐水湿敷　B. 5%高渗盐水湿敷

C. 凡士林纱布敷盖　D. 乙醇纱布敷盖

E. 抗生素液湿敷

58. 头面部烧伤的患者的危险性在于有可能伴有

A. 眼部烧伤　B. 耳部烧伤

C. 食管烧伤　D. 呼吸道烧伤

E. 头皮损伤

59. 患者，男，误服有机磷农药后来院急诊。检查：浅昏迷，血压及脉搏正常，呼气有蒜臭味，瞳孔缩小如针尖，心肺无异常。下列护理措施中错误的是

A. 平卧头偏向一侧

B. 氧气吸入

C. 用2%碳酸氢钠洗胃

D. 留置导尿管

E. 及时清除呼吸道分泌物

60. 有关深Ⅱ度烧伤的描述错误的是

A. 损伤达真皮层，有皮肤附近残留

B. 疱底潮湿，均匀发红

C. 痛觉迟钝，但拔毛有痛感

D. 可无水疱出现

E. 愈合留有瘢痕

61. 毒蛇咬伤手臂后患肢应

A. 抬高　B. 下垂

C. 按摩　D. 热敷

E. 平置

62. 对于中、小面积Ⅱ度烧伤现场急救

A. 就地创面清创

B. 迅速除去衣物创面冷疗

C. 迅速除去衣物创面使用甲紫

D. 不可擅动等待专业人员救援

E. 不能除去衣物以防创面感染

63. 骨折固定后1～2周内功能锻炼的方法是

A. 骨折部以上关节活动

B. 伤肢肌肉进行舒缩活动

C. 骨折部以下关节活动

D. 全身各部肌肉及关节活动

E. 重点关节为主的全面功能锻炼

64. 一个3岁的小孩一边吃东西一边玩，他突然开始咳嗽，很快咳嗽变得无力，皮肤发绀，最可能的原因是

A. 哮喘发作气道受刺激引起

B. 气道异物

C. 咽喉炎

D. 癫痫发作

E. 脓痰阻塞

65. 在救助一位游泳池内溺水的5岁女孩时，发现她脸色苍白没有反应，你应立即

A. 空出呼吸道内积水

B. 立即口对口人工呼吸

C. 做心脏按压

D. 拨打“120”

E. 等待救护人员

66. 胸外伤后，胸壁软化多见于

A. 单根单处肋骨骨折

B. 单根多处肋骨骨折

C. 相邻多根肋骨多处骨折

D. 开放性肋骨骨折

E. 肋骨骨折伴气胸

67. 反常呼吸运动见于

A. 开放性气胸

B. 闭合性气胸

C. 张力性气胸

D. 相邻多根多处肋骨骨折

E. 损伤性血胸

68. 患者，男，17岁，从高处坠落，臀部着地致胸12、腰1椎体压缩性骨折，导致骨折的原因是

A. 直接暴力　B. 间接暴力

C. 肌肉牵拉　D. 骨骼劳损

E. 骨骼疾病

69. 骨折、脱位共有的特殊体征是

A. 畸形　B. 异常活动

C. 骨擦音　D. 弹性固定

E. 关节部位空虚

70. 骨折早期的并发症是

A. 损伤性骨化　B. 骨筋膜室综合征

C. 腕关节僵硬　D. 缺血性肌挛缩

E. 骨不愈合

71. 大量饮酒后出现明显烦躁不安，极度兴奋时可给予

A. 吗啡　B. 地西泮

C. 氯丙嗪　　D. 苯巴比妥
E. 异丙嗪

72. 下肢骨牵引患者的护理,错误的是
A. 抬高床头 15～30cm
B. 定时测定肢体长度
C. 足不抵住床栏
D. 保护牵引针孔的血痂
E. 肢体纵轴与牵引力线一致

73. 骨牵引术,下列哪项护理措施能防止过度牵引
A. 抬高床尾 15～30cm
B. 鼓励功能锻炼
C. 定时测定肢体长度
D. 每天用消毒牵引针孔
E. 保持有效的牵引作用

74. 长期石膏外固定容易引起的并发症是
A. 创伤性关节炎　　B. 骨筋膜室综合征
C. 损伤性骨化　　D. 关节僵硬
E. 缺血性骨坏死

75. 骨折患者及早功能锻炼主要是为了预防
A. 畸形愈合　　B. 关节僵硬
C. 脂肪栓塞　　D. 创伤性关节炎
E. 缺血性骨坏死

76. 骨折诊断中必不可少的检查方法是
A. X 线检查　　B. CT 检查
C. MRI 检查　　D. 血液检查
E. 局部穿刺检查

77. 有机磷农药中毒性脑病的主要表现为
A. 下肢瘫痪　　B. 过敏性皮炎
C. 烦躁不安　　D. 呼吸肌麻痹
E. 脑水肿

78. 污染较重且较深的刺伤的正确处理方法是
A. 清洗伤口,注射抗生素
B. 彻底清创后注射 TAT
C. 包扎伤口前清除异物
D. 用干净布类马上包扎伤口
E. 酒精消毒后包扎伤口

79. 破伤风患者住院期间限制探视的主要目的是
A. 避免亲友受感染　　B. 保护医务人员
C. 预防患者继发感染　　D. 减少对患者的刺激
E. 维持病房良好秩序

80. 开放性损伤后预防破伤风的有效措施是
A. 清创并注射青霉素
B. 清创并注射破伤风抗毒素
C. 注射破伤风类毒素
D. 清创并注射破伤风类毒素
E. 注射人体破伤风球蛋白

81. 患者,男,26 岁,摔伤被汽车撞伤左上腹后出现腹痛、面色苍白、出冷汗、脉细速、血压下降,最可能损伤的脏器是
A. 肝　　B. 胃
C. 脾　　D. 大肠
E. 小肠

82. 患者因煤气中毒处于昏迷状态,大小便失禁。抢救时首要措施是
A. 立即拨打“120”　　B. 急救车送医院
C. 移离现场　　D. 就地人工呼吸
E. 输液、吸氧

83. 不属于“阿托品化”的临床表现是
A. 瞳孔扩大　　B. 颜面潮红
C. 皮肤湿冷　　D. 心率加快
E. 肺部啰音消失

84. 口服不明种类毒物时,一般选用的洗胃液是
A. 甘油液　　B. 温清水
C. 液体石蜡　　D. 1∶5000 高锰酸钾
E. 2%碳酸氢钠

85. 急性有机磷农药中毒引起的毒蕈碱样症状表现是
A. 意识模糊　　B. 血压升高
C. 瞳孔针尖样缩小　　D. 心律失常,心跳加快
E. 全身肌肉抽搐

86. 有机磷中毒患者采取的急救措施不应包括
A. 口服中毒者用清水反复洗胃
B. 2%碳酸氢钠冲洗污染眼部
C. 脱去毒物污染的衣物
D. 大量热水擦洗污染的皮肤
E. 早期足量阿托品

87. 胆碱酯酶复能剂治疗有机磷中毒的作用机制为
A. 解除平滑肌痉挛　　B. 恢复胆碱酯酶活性
C. 防治肺水肿　　D. 解除毒蕈碱样症状
E. 抑制腺体分泌

88. 一氧化碳中毒后较为典型的临床症状是
A. 恶心、呕吐　　B. 血压降低、心率加快
C. 口唇呈樱桃红色　　D. 疲乏、无力
E. 呼吸困难

89. 中暑衰竭患者的主要表现是
A. 高热　　B. 脑水肿
C. 肺水肿　　D. 周围循环衰竭
E. 剧烈头痛

90. 中暑痉挛区别于其他各型中暑的主要特征是
A. 恶心、呕吐　　B. 惊厥
C. 头痛　　D. 全身疲乏
E. 阵发性肌肉痉挛疼痛

91. 患者,男,25 岁,因服用药物中毒,有恶心、呕吐、

腹痛、腹泻、呼吸困难的症状。体格检查发现瞳孔缩小，呼气有蒜臭味。最可能的诊断是

A. 有机磷中毒　　B. 氰化物中毒
C. 吗啡中毒　　D. 乙醇中毒
E. CO中毒

92. 有机磷中毒患者给予抗胆碱药后出现瞳孔较前扩大，口干、皮肤干燥，心率加快，肺部啰音减少或消失，此时症状称为

A. 毒蕈碱样症状　　B. 烟碱样症状
C. 中间型综合征　　D. 阿托品化
E. 阿托品中毒

93. 下列哪项不是阿托品中毒的表现

A. 瞳孔放大　　B. 体温超过39℃
C. 躁动、抽搐　　D. 心动过速
E. 颜面潮红

94. 患者中暑后，出现胸闷、口渴、面色苍白、冷汗淋漓，体温37.5℃，血压88/50mmHg，以下哪项护理措施不妥

A. 移至阴凉通风处　　B. 给清凉饮料
C. 取平卧位　　D. 四肢冰水擦浴
E. 建立静脉通路

95. 患者在食用未洗过的黄瓜半小时后，出现恶心、呕吐、腹痛，无其他症状，目前最合适的排出毒物的方法是

A. 温水洗胃　　B. 饮水并催吐
C. 硫酸镁导泻　　D. 血液透析
E. 持续吸氧

96. 预防职业中毒的最重要措施是

A. 严禁靠近毒物　　B. 多人严守毒物
C. 申请毒物保险　　D. 毒物放入保险箱
E. 严格遵守毒物管理制度

97. 被狗咬伤后注射狂犬病疫苗的最佳时间是

A. 48小时内　　B. 72小时内
C. 7日内　　D. 10日内
E. 30天内

98. 狗咬伤后伤口处理错误的是

A. 伤口应用肥皂水彻底冲洗
B. 伤口过深应扩大伤口
C. 正常狗咬伤后可涂红药水后包扎
D. 伤口不予缝合
E. 头面部伤口周围应注射抗狂犬病毒血清

99. 血液毒素毒蛇咬伤后错误的处理是

A. 立即于咬伤处近心端缚扎
B. 用大量清水冲洗伤口
C. 自上而下挤压伤口排毒
D. 伤口处做多处切开
E. 取胰蛋白酶在伤口周围封闭

100. 抢救急性一氧化碳中毒，下列哪一项无效

A. 纠正缺氧　　B. 防治脑水肿
C. 恢复脑功能　　D. 防治并发症
E. 血液透析

101. 急性重度一氧化碳中毒的治疗首选

A. 换血　　B. 人工冬眠
C. 中枢兴奋剂　　D. 面罩给氧
E. 高压氧舱

102. 苯二氮䓬类中毒的特异解毒药是

A. 尼可刹米　　B. 纳洛酮
C. 氟马西尼　　D. 钙剂
E. 贝美格

103. 下面哪种药物在镇静催眠药中毒抢救中禁用

A. 尼可刹米　　B. 纳洛酮
C. 氟马西尼　　D. 硫酸镁
E. 贝美格

104. 下列镇静催眠药中毒的判断依据中错误的是

A. 近期有明显情绪波动
B. 嗜睡，呼吸缓慢
C. 瞳孔缩小，肌力减弱
D. 呼气中有大蒜臭味
E. 身边发现舒乐安定药瓶

105. 下列哪项不是酒精中毒共济失调期的特点

A. 反应迟钝　　B. 动作不协调
C. 皮肤湿冷　　D. 步态不稳
E. 嗜睡

106. 酒精中毒过度躁动兴奋者，可给

A. 哌甲酯　　B. 氯丙嗪
C. 纳洛酮　　D. 葡萄糖加胰岛素
E. 尼可刹米

107. 海水淹溺者静脉滴注5%葡萄糖溶液的目的是

A. 稀释血液　　B. 防止红细胞溶解
C. 纠正血液稀释　　D. 扩充血容量
E. 治疗高钾血症

108. 下列关于淡水淹溺叙述错误的是

A. 血液稀释　　B. 血容量增加
C. 红细胞溶解　　D. 常引起心室纤颤
E. 多伴高钾血症

109. 化学烧伤的一般处理原则中，以下错误的是

A. 立即用大量清水连续冲洗，时间应较长
B. 马上使用中和剂中和化学物质
C. 早期输液增加并可加利尿剂
D. 磷烧伤创面应湿敷
E. 化学毒物明确者选用相应解毒剂

110. 患者工作中不慎被硫酸烧伤颜面部首先应采取

的措施是
A. 立即送往医院就诊 B. 立即用碱性溶液中和
C. 创面湿敷 D. 大量清水冲洗
E. 打"120"求救

111. 下列哪种烧伤不能立即用大量清水冲洗
A. 电烧伤 B. 磷烧伤
C. 生石灰烧伤 D. 硫酸烧伤
E. 热液烫伤

112. 骨盆耻骨骨折引起尿道破裂属于
A. 闭合性骨折 B. 开放性骨折
C. 病理性骨折 D. 嵌插骨折
E. 粉碎性骨折

113. 患者,男,马车翻车时砸伤下腹部,查体:耻骨联合处压痛,挤压试验阳性,膀胱胀满,橡皮导尿管插入一定深度未引出尿液,导尿管尖端见血迹,此时应考虑
A. 导尿管插入深度不足
B. 导尿管插入方法不对
C. 导尿管阻塞
D. 骨盆骨折合并尿道断裂
E. 骨盆骨折合并膀胱损伤

114. 骨盆骨折最重要的体征是
A. 畸形
B. 反常活动
C. 局部压痛及间接挤压痛
D. 骨擦音及骨擦感
E. 肿胀及瘀斑

115. 骨盆骨折最危险的并发症是
A. 盆腔内出血 B. 膀胱破裂
C. 尿道断裂 D. 骶丛神经损伤
E. 直肠损伤

116. 最常见的食物中毒是
A. 真菌性食物中毒
B. 化学性食物中毒
C. 有毒动植物食物中毒
D. 细菌性食物中毒
E. 原因不明的食物中毒

117. 食物中毒具有以下特征,除了
A. 突然暴发,多以胃肠道症状为主
B. 中毒患者一般具有相似的表现
C. 易集体发病,具有传染性
D. 发病者与某种食物有确切的关系
E. 停止食用污染食物发病即刻停止

118. 小儿将口内含物吸入气管内引起阻塞后应立即
A. 送往医院处理
B. 现场紧急清除异物
C. 拨打"120"求救
D. 口对口吹气
E. 心脏按压

119. 小儿气管内异物最具诊断价值的表现是
A. 面色青紫 B. 呼吸困难
C. 喘鸣、咳嗽 D. 气管拍击声
E. 声音嘶哑

120. 患者,男,31岁,足底刺伤后发生破伤风,频繁抽搐,控制痉挛的主要护理措施是
A. 限制亲属探视
B. 避免声、光刺激
C. 住单人隔离病室
D. 按时用镇静剂,集中护理
E. 静脉滴注破伤风抗毒素

121. 破伤风患者,频繁抽搐,呼吸道分泌物较多,有窒息的危险,为保持呼吸道的通畅,应采取的措施是
A. 吸痰、给氧 B. 环甲膜穿刺
C. 气管切开 D. 气管插管
E. 超声雾化吸入

122. 左足部外伤致一 8cm×12cm 的肉芽组织水肿创面,换药时宜选用的湿敷药液是
A. 等渗盐水 B. 0.02%呋喃西林
C. 0.1%依沙吖啶 D. 优琐溶液
E. 5%高渗盐水

123. 头面部烧伤急救时应特别注意
A. 早用 TAT,预防破伤风
B. 及时清创
C. 保持呼吸道通畅
D. 保护眼角膜
E. 预防休克

124. 已包扎的烧伤创面在下列哪种情况下应立即改为暴露疗法
A. 患者发热 B. 创面疼痛
C. 敷料湿透 D. 敷料渗液呈绿色
E. 白细胞增高

125. 下列那一项属清洁伤口
A. 清创后的伤口
B. 伤后 6~8 小时内的伤口
C. 无菌手术的伤口
D. 消炎后伤口
E. 引流后伤口

126. 实施清创术的最佳时间是在伤后
A. 6~8 小时内 B. 8~10 小时内
C. 10~12 小时内 D. 12~14 小时内
E. 24 小时内

127. 患者,男,18岁,左踝关节扭伤,其局部处理错误的是

A. 局部制动　　B. 抬高患肢

C. 早期局部热敷　　D. 血肿加压包扎

E. 血肿进行性增大需切开止血

128. 3岁男孩,双下肢开水烫伤,有水疱,剧痛,腹部为红斑。该患儿烫伤面积是

A. 20%　　B. 37%

C. 42%　　D. 46%

E. 59%

129. 患者,男,右上腹撞伤后局部疼痛,卧床休息。第3天剧烈咳嗽后腹痛加剧、面色苍白、出冷汗、脉搏细速,该患者的正确诊断是

A. 胃破裂　　B. 十二指肠破裂

C. 小肠破裂　　D. 肝破裂

E. 胰腺损伤

130. 转运伤员时错误的是

A. 病情平稳后转运

B. 休克患者迅速转运

C. 骨折患者应先固定伤肢

D. 开放性伤口要包扎后转运

E. 运送时患者头朝车尾

131. 肉芽组织表面光滑晶亮,呈淡红色,触及不出血,换药时创面应用

A. 3%～5%氯化钠湿敷

B. 凡士林纱布敷盖

C. 抗生素溶液温敷

D. 局部紫外线照射

E. 3%过氧化氢湿敷

132. 诊断颅底骨折最可靠的临床表现是

A. 意识障碍　　B. 头皮皮下出血

C. 脑脊液漏　　D. 颅盖骨质凹陷

E. 脑脊液含血

133. 患者,男,20岁,不慎从高处掉下,头部着地,伤后数小时出现头痛,眼睑青紫,鼻孔有血性水样液体流出,应诊断为

A. 颅前窝骨折　　B. 颅中窝骨折

C. 颅后窝骨折　　D. 鼻骨骨折

E. 面部外伤

134. 患者,女,18岁,学生,从高处坠地,头痛,双眼青紫,口、鼻及外耳道有淡血性液不断流出。护理中错误的是

A. 头抬高15°～30°

E. 保持口腔清洁

C. 禁用鼻饲

D. 用无菌生理盐水冲洗双耳

E. 遵医嘱使用抗生素

135. 多根多处肋骨骨折的最主要后果是

A. 反常呼吸　　B. 胸部活动受限

C. 骨折端摩擦　　D. 妨碍正常呼吸

E. 痰不易咳出

136. 最易骨折的肋骨是

A. 第1、2肋　　B. 第2、3肋

C. 第4～7肋　　D. 第8～10肋

E. 第11、12肋

137. 患者,男,33岁,赴宴时大量饮酒后出现胡言乱语、行走蹒跚、易失去平衡摔倒、动作笨拙、反应迟钝、渐意识模糊,目前患者处于

A. 兴奋期　　B. 共济失调期

C. 昏睡期　　D. 震颤谵妄

E. Wernicke脑病

138. 腹部损伤急救措施中错误的一项是

A. 首先处理威胁生命的损伤

B. 情况不明禁用止痛剂

C. 脱出的肠管勿回纳

D. 休克者取半卧位

E. 疑有内脏损伤者禁食

139. 腹部损伤患者的临床表现,除哪一项外均应考虑腹部脏器伤

A. 早期出现休克

B. 持续性腹痛进行性加重

C. 有明显腹膜刺激征

D. 有便血、呕血、血尿

E. 腹部叩诊为鼓音

140. 下列哪种骨折属于不完全性骨折

A. 横形骨　　B. 裂缝骨折

C. 压缩骨折　　D. 嵌插骨折

E. 斜形骨折

141. 新鲜骨折指伤后多久的骨折

A. 1周内　　B. 2周内

C. 3周内　　D. 4周内

E. 5周内

142. 骨折现场急救措施,下列哪项错误

A. 重点检查有无内脏损伤

B. 开放性骨折应现场复位

C. 就地取材固定伤肢

D. 用清洁布类包扎伤

E. 平托法搬运脊柱骨折患者

143. 骨折患者转运前重要的措施是

A. 手法复位　　B. 止痛

C. 固定伤肢　　D. 保持患肢功能位

E. 抬高或悬吊患肢

144. 缺血性肌挛缩最多见于
A. 肩关节脱位　B. 肘关节脱位
C. 桡骨远端骨折　D. 肱骨髁上骨折
E. 锁骨骨折

145. “餐叉状”畸形见于
A. 肱骨髁上骨折　B. 桡骨远端骨折
C. 胫骨骨折　D. 股骨颈端骨折
E. 肱骨干骨折

146. 影响骨骼愈合的医源性因素
A. 骨折两端的血供情况
B. 骨折断端接触面的大小
C. 软组织嵌入
D. 局部感染
E. 过度牵引

147. 骨折中期功能锻炼应
A. 卧床休息，减少活动
B. 以患肢肌肉舒缩活动为主
C. 活动骨折处远、近侧关节
D. 重点关节为主的全面功能锻炼
E. 参加多种体育活动

148. 骨牵引护理措施，下列哪项有错
A. 设置对抗牵引
B. 牵引针不可左右移动
C. 除去牵引针孔的血痂
D. 维持肢体在整复或功能位
E. 鼓励患者功能锻炼

149. 患者，男，25 岁。工作时不慎从脚手架跌落，致左肱骨、左股骨、骨盆骨折。查：患者意识清楚，面色苍白，左上、下肢明显肿胀、淤血、压痛、不能自主活动，此时护士应特别注意观察的并发症是
A. 休克　B. 神经损伤
C. 骨化性肌炎　D. 骨筋膜室综合征
E. 缺血性骨坏死

150. 患者，男，22 岁。车祸致小腿胫腓骨骨折，行管型石膏固定。现患者患肢剧痛，肢端苍白、触之发凉、足趾活动受限，应考虑
A. 深静脉血栓　B. 血管受压
C. 骨筋膜室综合征　D. 伤口疼痛
E. 神经损伤

151. 患者，男，32 岁。车祸后疑有颈椎骨折，搬运中错误的做法是
A. 三人平抬硬板上送至医院
B. 保持脊柱平直、中立位
C. 头颈两侧置枕限制其活动
D. 搬运时应平稳，勿颠簸
E. 四人平抬，其中一人护头颈

152. 若外伤后出现肘部关节肿胀，检查时下列哪一项有助于鉴别肱骨髁上骨折和肘关节后脱位
A. 肘部疼痛剧烈
B. 肘部明显肿胀
C. 肘后三点失去正常关系
D. 是否可摸到尺骨鹰嘴突
E. 肘关节活动受限

153. 患者，男，18 岁。摔伤致股骨干骨折后行骨牵引治疗。护理中防止过度牵引的措施是
A. 将床尾抬高 15～30cm
B. 保持有效牵引
C. 牵引重量不可随意增减
D. 定时测量肢体长度
E. 足部抵住床栏

154. 易引起骨筋膜室综合征
A. 肱骨髁上骨折
B. 肱骨干骨折
C. 股骨颈骨折
D. 股骨干骨折
E. 胫腓骨骨折

155. 小夹板固定患者的护理中不妥的是
A. 抬高患肢以利消肿
B. 缚夹板的带结以不能上下移动为宜
C. 注意观察患肢的感觉运动及血运情况
D. 可早期进行患肢功能锻炼
E. 嘱咐患者定时复诊

156. 患者，男，55 岁，外伤致胫骨开放性骨折伴大出血，面色苍白，脉细速。现场急救应首先采取的措施是
A. 固定骨折　B. 输血、补液
C. 有效止血　D. 止痛剂
E. 立即转送

157. 患者，男，因下肢挤压伤致血清钾升高，出现心动过缓，心律不齐。应选用的药物是
A. 毛花苷丙　B. 普萘洛尔
C. 利多卡因　D. 0.5%碳酸氢钠溶液
E. 10%葡萄糖酸钙溶液

158. 患者，男，右胫骨骨折行管型石膏固定后 5 小时，诉石膏内非骨折部位疼痛难忍，正确的护理措施是
A. 及时使用止痛药
B. 在疼痛部位石膏开窗
C. 向石膏型内填棉花
D. 继续观察病情变化
E. 鼓励患者功能锻炼

159. 患者，男，肠破裂修补术后第 5 天，体温又上升至

38.5℃，下腹胀痛。排便次数增多，并有尿频、尿急症状。首先考虑的并发症是

A. 泌尿系统感染 B. 盆腔脓肿
C. 膈下脓肿 D. 肠间脓肿
E. 急性肠炎

160. 患者，女，50岁，腹部损伤致肠破裂、腹膜炎。修补术后7天，患者突然表现出上腹痛、呃逆以及季肋部压痛、叩击痛，伴寒战、发热、出汗等全身中毒症状，应考虑是

A. 盆腔脓肿 B. 肠间脓肿
C. 膈下脓肿 D. 腹膜炎复发
E. 吻合口瘘

161. 一年轻女性服大剂量苯巴比妥钠片剂后昏迷，送急诊室。应选用的洗胃溶液是

A. 0.5%～1%硫酸铜
B. 1%盐水
C. 蛋清水
D. 1∶5000 高锰酸钾溶液
E. 2%～4%碳酸氢钠溶液

162. 下列哪一项不是有机磷农药中毒的表现

A. 瞳孔缩小 B. 肌纤维颤动
C. 满肺湿啰音 D. 血压升高
E. 半身瘫痪

163. 踝关节扭伤后为防止皮下出血和组织肿胀，在早期应选用

A. 湿热敷 B. 局部按摩
C. 冰袋冷敷 D. 红外线照射
E. 尽早活动

164. 3岁小儿，头颈及右上肢烫伤后出现大疱，剧痛，其烧伤面积和深度为

A. 浅Ⅱ度18% B. 深Ⅱ度24%
C. 深Ⅱ度27% D. 浅Ⅱ度33%
E. 深Ⅱ度42%

165. 巡视病房时，护士发现破伤风患者李某，角弓反张、四肢抽搐、牙关紧闭，这时应先采取哪种措施

A. 立即给氧气吸入
B. 放置牙垫，防止咬舌
C. 通知医生，前来诊治
D. 注射破伤风抗毒素
E. 立即做人工呼吸

166. 控制烧伤感染的关键措施是

A. 足量快速输液 B. 密切观察病情
C. 早期大量抗生素 D. 正确处理创面
E. 室内适宜的温度和湿度

167. 下列哪种是正确的脊柱骨折患者的运送方法

A. 用软担架搬运 B. 一人抱持搬运
C. 二人抱持搬运 D. 一人背负搬运
E. 三人平托放于硬板搬运

168. 跌倒时手掌撑地造成伸直型桡骨远端骨折，其患处的典型表现是

A. 垂腕畸形 B. 方肩畸形
C. 杜加试验阳性 D. "枪刺"畸形
E. 肘后三角关系失常

169. 患者，男，64岁，饮酒30余年，约500ml/d。半年前无明显诱因出现走路不稳，记忆力下降，易跌倒。无意识障碍，无二便失禁，无抽搐，未予治疗。近日病情加重，写字、系扣等精细动作完全笨拙。考虑为慢性酒精中毒的

A. Wernicke脑病 B. Korsakoff精神病
C. 酒精中毒性幻觉症 D. 震颤谵妄
E. 单纯性戒断症状

170. 患者，男，38岁，于22年前开始喝酒，每日多达1斤多。5年前，不喝酒遂出现乏力，心悸，手足颤抖。家人强烈劝其戒酒，便撒谎骗钱，想尽办法找酒喝。近7天来，患者出现不睡觉，不吃饭，光喝酒，为一点小事与妻子发生争吵，疑妻有外遇，用锤子砸自己脑袋及胸脯，自言自语，说在家里看见鬼，亲戚来家里，说联合起来害他。考虑为慢性酒精中毒的

A. Wernicke脑病 B. Korsakoff精神病
C. 酒精中毒性幻觉症 D. 震颤谵妄
E. 单纯性戒断症状

171. 患者，男，40岁，与朋友聚餐时先后喝下1斤多白酒。当晚送回卧室休息。1个多小时后其妻发现丈夫面色苍白，口唇发绀，喊不应答。考虑为

A. 急性酒精中毒兴奋期
B. 急性酒精中毒共济失调期
C. 急性酒精中毒昏睡期
D. Wernicke脑病
E. Korsakoff精神病

172. 患者，男，56岁，饮酒30余年，近期出现记忆障碍，尤其容易忘记自己刚说过的话和刚经过的事，弄不清事情发生的前后次序，且常虚构从未发生的事。考虑为

A. Wernicke脑病
B. Korsakoff精神病
C. 酒精中毒性幻觉症
D. 震颤谵妄
E. 单纯性戒断症状

A_3/A_4型题

（173～176题共用题干）

患者，男，38岁，6天前于工地干活时脚被锈钉子

扎伤，仅自行清洗包扎，未做其他特殊处理。现全身肌肉强直性收缩，阵发性痉挛，诊断为破伤风。

173. 发生破伤风的主要原因是由于
A. 伤口感染化脓
B. 未注射破伤风抗毒素
C. 未及时正确处理伤口
D. 机体抵抗力下降
E. 未及时用抗生素

174. 欲控制患者痉挛，下列哪一项护理措施无关
A. 保持病室安静
B. 护理措施要集中进行
C. 按时使用镇静剂
D. 限制亲友探视
E. 及时用抗生素

175. 对此患者行隔离治疗，限制亲友探视的目的是
A. 维持病房良好秩序
B. 避免亲友受感染
C. 预防患者继发感染
D. 保护医务人员
E. 减少对患者的刺激

176. 此病易导致患者死亡的常见原因是
A. 休克　B. 窒息
C. 肺部感染　D. 心脏损害
E. 脱水、酸中毒

(177、178 题共用题干)

患者，男，38 岁，半小时前于建筑工地干活时右手被割伤，伤口约 3cm，肌腱外露，来院时出血已止，伤口污染较重，创缘肿胀。

177. 正确的处理是
A. 消毒后包扎
B. 冲洗、消毒后包扎
C. 消毒后缝合
D. 冲洗、消毒后油纱条填塞
E. 清创后注射破伤风抗毒血清

178. 为防止破伤风发生，伤口宜用下列哪种溶液冲洗
A. 0.05%呋喃西林液　B. 5%氯化钠溶液
C. 3%过氧化氢溶液　D. 生理盐水
E. 0.1%苯扎溴铵溶液

(179～186 题共用题干)

患者，男，36 岁，10 天前务农时右脚被镰刀割伤，污染较重，自行清洗包扎。现突然出现张口困难，继之牙关紧闭、苦笑面容，角弓反张，呼吸急促，声响及触碰患者可诱发全身痉挛，患者神志清楚，不发热。

179. 引起该病的致病菌是
A. 破伤风杆菌　B. 铜绿假单胞菌
C. 变形杆菌　D. 大肠埃希菌
E. 产气荚膜杆菌

180. 该患者最早出现的临床表现
A. 牙关紧闭　B. 苦笑面容
C. 角弓反张　D. 全身痉挛
E. 呼吸急促

181. 该表现是由哪一肌肉强烈收缩所致
A. 咀嚼肌　B. 面肌
C. 颈项肌　D. 背、腹肌
E. 呼吸肌群

182. 该患者治疗过程中最重要的环节是
A. 处理局部创口　B. 中和体内毒素
C. 控制解除痉挛　D. 全身支持疗法
E. 减少患者刺激

183. 为此应采取的措施是
A. 伤口切开引流
B. 注射破伤风抗毒素
C. 全身支持疗法
D. 按时给镇静、解痉药
E. 护理措施集中

184. 若给该患者注射破伤风抗毒素，其目的是
A. 中和与神经结合的毒素
B. 杀死破伤风杆菌
C. 清除毒素来源
D. 中和体内游离的毒素
E. 抑制破伤风杆菌生长

185. 本病对机体威胁最大的是
A. 肌肉断裂　B. 心力衰竭
C. 尿潴留　D. 营养障碍
E. 持续的呼吸肌痉挛

186. 治疗此患者应首选的抗生素是
A. 青霉素　B. 甲硝唑
C. 罗红霉素　D. 左氧氟沙星
E. 头孢呋辛钠

(187～194 题共用题干)

患者，女，35 岁。因服农药自杀被家人发现后急送入院。曾腹痛、恶心，并呕吐一次，吐出物有大蒜味，现神志不清，呼之不应，检查：体温 36.5℃，脉搏 60 次/分，呼吸 30 次/分，血压 110/80mmHg，皮肤湿冷，肌肉颤动，瞳孔针尖样，对光反射弱，口唇青紫、流涎，两肺较多哮鸣音和散在湿啰音，腹平软，肝脾未触及。诊断为：有机磷农药中毒。其家属不能准确地说出毒物的名称及性质。

187. 该患者的临床表现中下列哪项不属于毒蕈碱样症状
A. 腹痛、恶心，呕吐　B. 肌肉颤动
C. 口唇青紫、流涎　D. 瞳孔针尖样

E. 两肺较多湿啰音

188. 该患者不宜采取的处理是

A. 洗胃　B. 催吐

C. 导泻　D. 利尿

E. 透析

189. 目前抢救该患者首先要达到的护理目标是

A. 维持正常生命体征

B. 缓解身心不适

C. 清除体内毒物

D. 迅速阿托品化

E. 防止并发症

190. 此时护士的正确处理方法是

A. 请家属立即查清毒物名称后洗胃

B. 抽出胃内容物送检并洗胃

C. 待清醒后用催吐法排出毒物

D. 鼻饲牛奶或蛋清水保护胃黏膜

E. 用盐水清洁灌肠以减少毒物吸收

191. 该患者宜采用的洗胃液是

A. 清水

B. 1∶5000 高锰酸钾溶液

C. 牛奶、蛋清水

D. 2%碳酸氢钠

E. 茶叶水

192. 下列哪项与该患者抢救的成败无关

A. 抢救开始时间

B. 清除毒物是否彻底

C. 毒物进入体内的方式

D. 解毒剂应用是否足量

E. 防治并发症的措施是否有效

193. 护士为该患者洗胃后仍保留胃管 12 小时的目的主要是为了

A. 防止呕吐误吸　B. 防止洗胃不彻底

C. 注入泻药　D. 便于喂流质食物

E. 便于抽胃液分析

194. 该患者发生率最高的并发症是

A. 呼吸衰竭　B. 循环衰竭

C. 急性胃出血　D. 急性腹膜炎

E. 脑水肿

(195～201 题共用题干)

患者,女,45 岁。误服敌百虫 100ml,不久即出现腹痛、恶心,呕吐,流涎、多汗、肌肉颤动,视力模糊,呼吸困难,昏迷,双瞳缩小,满肺湿啰音。

195. 其中毒的发病机制是

A. 肾上腺素过多　B. 去甲肾上腺素过多

C. 胆碱酯酶失活　D. 乙酰胆碱失活

E. 谷丙转氨酶过多

196. 该患者首先应采取的措施是

A. 洗胃　B. 催吐

C. 导泻　D. 利尿

E. 透析

197. 该中毒患者忌用的洗胃液是

A. 温清水

B. 生理盐水

C. 1∶5000 高锰酸钾

D. 2%碳酸氢钠

E. 牛奶、蛋清水

198. 若给予抗胆碱药阿托品后出现瞳孔较前扩大,颜面潮红,口干、皮肤干燥,心率加快,每分钟 90～100 次,肺部啰音消失。此现象称为

A. 中间型综合征　B. 阿托品化

C. 毒蕈碱样症状　D. 烟碱样症状加重

E. 阿托品中毒

199. 约半小时左右,患者突然出现躁动、抽搐,体温高达 39.5℃,可能发生下列哪种情况

A. 脑出血　B. 脑水肿

C. 阿托品中毒　D. 阿托品量不足

E. 中间型综合征

200. 给予碘解磷定治疗,其作用机制为

A. 恢复胆碱酯酶活性

B. 解除毒蕈碱样症状

C. 抑制腺体分泌

D. 解除平滑肌痉挛

E. 防治肺水肿

201. 患者治愈出院时,护士对其进行的健康教育中应除外下列哪项

A. 讲解安全防护知识

B. 妥善保管农药

C. 有可能病情反复

D. 严格执行安全操作规程

E. 防止农药泄漏

(202～209 题共用题干)

患者,女,37 岁,体重 50kg,因面部、颈部、胸、腹部,两前臂、两手及右小腿和右足部Ⅱ、Ⅲ度烧伤入院,并有严重呼吸道烧伤,入院时神志清楚,但表情淡漠,呼吸困难,血压 82/60 mmHg,血红蛋白尿。

202. 其烧伤总面积为

A. 33.8%　B. 40%

C. 41%　D. 42%

E. 43%

203. 该烧伤患者休克的主要原因是

A. 创面剧烈疼痛　B. 大量体液渗出

C. 极度惊吓　D. 严重感染

E. 呼吸道烧伤

204. 目前首要的护理措施是
A. 镇静止痛　B. 清理创面
C. 防止感染　D. 保持呼吸道通畅
E. 保证液体输入

205. 该患者第一天补液总量应为
A. 2000ml　B. 3000ml
C. 5000ml　D. 6000ml
E. 6500ml

206. 补液时总量的一半应在第一个8小时内快速输入，是因为伤后8小时
A. 疼痛最剧烈　B. 尿量最多
C. 创面渗出最快　D. 血管扩张急速
E. 加速毒素排出

207. 补液期间判断血容量是否补足的最简便、直观的指标是
A. 尿量　B. 脉搏
C. 血压　D. 体温
E. 中心静脉压

208. 为预防急性肾衰竭，该患者尿量应至少保持在每小时多少以上
A. 30ml　B. 40ml
C. 50ml　D. 80ml
E. 100ml

209. 若此患者烧伤创面继发铜绿假单胞菌感染，护士揭开敷料可见脓液特点是
A. 无臭的黄色稠厚脓液
B. 脓液淡红色，稀薄，量多
C. 脓液稠厚，有粪臭味
D. 脓液呈淡绿色，有甜腥味
E. 脓液，有腐臭味

(210～212题共用题干)

患者，男，38岁，左胸被汽车撞伤，左前胸壁有部分软化区，随呼吸运动波动。触之有压痛，呼吸困难。

210. 该患者初步判断发生了
A. 闭合性气胸　B. 开放性气胸
C. 张力性气胸　D. 损伤性血胸
E. 相邻多根多处肋骨骨折

211. 首先应采取的急救措施是
A. 应用止痛药物
B. 气管切开给予辅助呼吸
C. 胸壁软化区加压包扎
D. 胸腔穿刺排气减压
E. 开胸探查

212. 采取此措施的主要作用为
A. 有效止痛　B. 消除反常呼吸
C. 有利于咳痰　D. 防止纵隔摆动
E. 方便患者活动

(213～215题共用题干)

患者，男，26岁，左季肋部被汽车撞伤6小时，现腹痛、面色苍白、出冷汗。检查：血压68/45mmHg，脉搏120次/分，左侧腹部压痛明显，腹肌紧张不明显。

213. 最可能损伤的脏器是
A. 肝　B. 胃
C. 脾　D. 大肠
E. 小肠

214. 明确诊断后应立即采取的措施是
A. 严密观察病情变化
B. 快速输血输液
C. 应用升压药物
D. 抗休克同时紧急手术
E. 将患者送往手术室

215. 对该患者的护理措施欠妥的是
A. 严密观察血压、脉搏
B. 开放静脉通路
C. 给予吗啡止痛
D. 防治休克
E. 快速输血输液

(216～220题共用题干)

患者，女，腹部撞伤3小时，患者面色苍白，四肢厥冷，血压70/50mmHg，脉率140次/分，全腹轻度压痛、反跳痛和肌紧张，腹部透视无异常。

216. 患者应考虑为
A. 胃肠破裂
B. 肝脾破裂
C. 肾脏破裂
D. 严重腹壁软组织挫伤
E. 腹膜后血肿

217. 该患者最不会出现的临床表现是
A. 面色苍白　B. 脉搏细速
C. 肝浊音界缩小　D. 移动性浊音
E. 腹膜刺激征

218. 救治该患者的首要措施是
A. 禁食、输液　B. 积极抗休克
C. 应用抗生素　D. 禁用止痛剂
E. 持续胃肠减压

219. 观察治疗期间以下哪项护理措施欠妥
A. 避免活动
B. 禁用止痛剂
C. 给予流质饮食
D. 观察生命体征
E. 注意腹部症状变化

220. 若行腹腔穿刺抽出不凝固血液，其积血不凝的主要原因是

A. 凝血因子生成障碍

B. 凝血酶原降低

C. 血液被腹膜渗液稀释

D. 腹膜的脱纤维作用

E. 出血量大，速度快

（221～223 题共用题干）

患者，男，48 岁，4 小时前中上腹部被钝物击伤后出现持续性腹痛，初为中上腹痛，渐波及全腹，程度加重。呕吐 1 次。体检：痛苦面容，被动体位。腹部微凹，腹式呼吸受限，全腹有触痛、反跳痛及肌紧张，肠鸣音消失。体温 38.8℃，心率 110 次/分，血压 103/75mmHg。腹部 X 线透视见膈下游离气体。

221. 该患者应考虑

A. 空腔脏器破裂

B. 实质脏器破裂

C. 肾脏破裂

D. 严重腹壁软组织挫伤

E. 腹膜后血肿

222. 下列哪一项最支持该诊断

A. 痛苦面容，被动体位

B. 全腹压痛、反跳痛及肌紧张

C. X 线透视见膈下游离气体

D. 腹痛程度加重

E. 肠鸣音消失

223. 观察期间错误的护理措施是

A. 禁饮食，补液

B. 避免过多活动

C. 持续胃肠减压

D. 使用抗生素

E. 疼痛剧烈时给予吗啡

（224～226 题共用题干）

患者，女，28 岁。3 日前被汽车撞伤左上腹，当时腹痛伴局部压痛，今日上厕所时突然腹痛加剧，心悸，头晕。查：面色苍白，四肢湿冷。腹稍隆，腹式呼吸减弱，全腹有压痛、反跳痛、肌紧张，肠鸣音减弱，移动性浊音（+）。体温 38.5℃，脉搏 108 次/分，血压 90/70mmHg，腹穿抽出不凝固血液。

224. 该患者应首先考虑

A. 肝破裂　　B. 脾破裂

C. 胰腺损伤　　D. 小肠破裂

E. 结肠破裂

225. 以下对明确诊断最有意义的是

A. 腹膜刺激征

B. 肠鸣音减弱

C. 腹穿抽出不凝固血液

D. 移动性浊音（+）

E. 左上腹痛伴压痛

226. 下列不应有的护理诊断是

A. 疼痛　　B. 循环血量不足

C. 体温过高　　D. 自理能力下降

E. 体液过多

（227～229 题共用题干）

患者，女，28 岁，在用燃气热水器洗澡时突然昏倒，面色潮红，口唇呈樱桃红色。

227. 首先应采取的措施是

A. 移患者至空气新鲜处

B. 高流量吸氧

C. 人工呼吸

D. 高压氧舱治疗

E. 心肺复苏

228. 其发病机制是

A. CO 引起血液凝固性发生改变

B. CO 破坏红细胞膜

C. CO 破坏血红蛋白结构

D. CO 与血红蛋白结合形成碳氧血红蛋白

E. CO 对脑细胞造成不可逆损伤

229. 治疗时最好的氧疗措施是

A. 间断吸氧

B. 低流量持续吸氧

C. 高流量间歇吸氧

D. 入高压氧舱

E. 氧气湿化瓶内加乙醇

（230～236 题共用题干）

患者，男，36 岁，在高温环境下持续工作 12 小时而出现头痛、头晕、乏力、多汗等症状，不久体温迅速升高到 41℃，并伴颜面潮红、皮肤干热、无汗、昏迷、休克。

230. 该患者有可能发生了

A. 中暑衰竭　　B. 中暑痉挛

C. 中暑高热　　D. 日射病

E. 先兆中暑

231. 其主要的发病机制是

A. 大量出汗致血容量不足

B. 大量出汗后饮水过多而补盐不足

C. 大量出汗不足以散热致体内热蓄积

D. 强烈热辐射引起脑组织充血、水肿

E. 过度疲劳对高温的耐受限度降低

232. 首要的护理措施是

A. 脱离高温环境　　B. 迅速吸氧、降温

C. 补充水、电解质　　D. 防治脑水肿

E. 抗休克

233. 此时最佳的降温措施应为
A. 人工冬眠
B. 药物、物理降温并用
C. 戴冰帽
D. 冰盐水灌肠
E. 静滴冰盐水

234. 药物降温时常用药物为
A. 氯丙嗪　　B. 异丙嗪
C. 阿司匹林　　D. 冬眠合剂
E. 对乙酰氨基酚

235. 护理中用冰袋和乙醇擦浴降温，肛温降至多少时应暂停降温
A. 28℃　　B. 32℃
C. 35℃　　D. 38℃
E. 39℃

236. 安置患者于通风、阴凉、安静病室，室内温度宜为
A. 12～16℃　　B. 18～20℃
C. 20～25℃　　D. 25～28℃
E. 28～30℃

(237～239 题共用题干)

患者，女，22 岁，因在闷热且通风不良车间内持续工作 8 小时，出现头痛、头晕、出冷汗、口渴、意识不清而入院。检查：患者皮肤苍白湿冷，血压 70/50mmHg，脉搏细速，体温 37.5℃，心率 120 次/分。

237. 首先应考虑是
A. 中暑衰竭　　B. 中暑痉挛
C. 中暑高热　　D. 日射病
E. 先兆中暑

238. 其主要的发病机制是
A. 大量出汗致血容量不足
B. 大量出汗后饮水过多而补盐不足
C. 大量出汗不足以散热致体内热蓄积
D. 强烈热辐射引起脑组织充血、水肿
E. 过度疲劳对高温的耐受限度降低

239. 此时首先考虑的护理诊断是
A. 体温过高　　B. 体液不足
C. 清理呼吸道无效　　D. 有感染的危险
E. 知识缺乏

(240～242 题共用题干)

患者，女，32 岁，误服农药中毒半小时而出现头晕、头痛、多汗、流涎、恶心、呕吐、腹痛、腹泻等症状。体格检查：意识清楚，两肺湿啰音，呼吸有蒜臭味。

240. 下列那一项对中毒的诊断最有价值
A. 头晕、头痛　　B. 多汗、流涎
C. 腹痛、腹泻　　D. 两肺湿啰音
E. 呼吸有蒜臭味

241. 为判断患者中毒程度需检测
A. 呼吸道分泌物有机磷浓度
B. 呕吐物中有机磷的含量
C. 尿中三氯乙醇的含量
D. 血中胆碱酯酶活力
E. 肝、肾功能

242. 利用氯磷定抢救患者的作用机制是
A. 恢复胆碱酯酶的活力
B. 对抗呼吸中枢抑制
C. 减轻汗液过多排出
D. 消除毒蕈碱样症状
E. 阻断胆碱能受体

(243～247 题共用题干)

患者，男，35 岁，中午在田间喷洒农药时突然昏倒在地，家人将其急送入院。检查：意识消失，皮肤湿冷，瞳孔缩小如针尖大，角膜反射消失，两肺布满湿啰音。血压 90/60mmHg，呼吸 24 次/分。

243. 该患者有可能发生了
A. 中暑衰竭　　B. 心肌梗死
C. 脑出血　　D. 日射病
E. 有机磷农药中毒

244. 对该诊断最有支持力的证据是
A. 意识消失　　B. 皮肤湿冷
C. 两肺布满湿啰音　　D. 瞳孔缩小如针尖
E. 在田间喷洒农药

245. 若要确定诊断，最有价值的检查是
A. 全血胆碱酯酶活力测定
B. 碳氧血红蛋白测定
C. 脑血管造影
D. 心电图
E. 头颅 CT 检查

246. 以下对该患者的处理不恰当的是
A. 立即脱去患者的外衣
B. 用清水反复洗胃
C. 用清水反复冲洗皮肤及头发
D. 给予阿托品和氯磷定
E. 持续鼻导管给氧

247. 给予阿托品和氯磷定后患者病情好转，意识转清醒，但突然患者出现烦躁不安、谵妄、瞳孔扩大，患者最可能发生了
A. 病情反复　　B. 短暂性脑缺血
C. 阿托品中毒　　D. 阿托品化
E. 脑梗死

(248～250 题共用题干)

患者，男，62 岁，清晨邻居发现其昏睡不醒，急送入院，查：意识不清，面色苍白，口唇樱桃红色，血压 90/

50mmHg,体温39℃,呼吸28次/分,心率112次/分,追问病史卧室内生有火炉。

248. 该患者最可能的诊断是

A. 酒精中毒　　B. 一氧化碳中毒

C. 食物中毒　　D. 心肌梗死

E. 有机磷中毒

249. 下列给予的护理措施中,不正确的是

A. 密切观察神志变化

B. 及时给予甘露醇

C. 给予物理降温

D. 测定碳氧血红蛋白

E. 给予持续低流量吸氧

250. 患者经抢救好转后出院,半个月后突然出现一侧肢体瘫痪,导致瘫痪最可能的原因是

A. 迟发性脑病　　B. 短暂性脑缺血

C. 脑血栓形成　　D. 脑出血

E. 阿托品中毒

(251、252题共用题干)

患者,女,22岁,在家用燃气热水器洗澡时突然摔倒,人事不省。患者面色潮红,口唇呈樱桃红,脉快,多汗,神志不清伴发热。

251. 患者最可能的诊断是

A. 心肌梗死　　B. 中暑高热

C. 休克　　D. 脑损伤

E. CO中毒

252. 确诊的首选检查是

A. 脑部CT

B. 心电图

C. 脑电图检查

D. 全血胆碱酯酶活力测定

E. 血液碳氧血红蛋白测定

(253、254题共用题干)

患者,男,50岁,一氧化碳中毒已昏迷1小时,呼吸浅促、面色苍白、四肢湿冷、血压下降,心率120次/分。急诊入院。

253. 对此患者的治疗要点为

A. 终止毒物接触　　B. 防治脑水肿

C. 高压氧治疗　　D. 促进脑功能恢复

E. 防治迟发性脑病

254. 遵医嘱给患者用20%甘露醇250ml静脉滴注的目的是

A. 控制高热　　B. 防治迟发性脑病

C. 纠正缺氧　　D. 防治脑水肿

E. 促进脑功能恢复

(255、256题共用题干)

有机磷农药中毒患者就诊时神志模糊,瞳孔缩小,烦躁不安,多汗,流涎、全身肌肉可见细微颤动,脉搏加快、血压升高。

255. 下面哪项是有机磷的毒蕈碱样症状

A. 神志模糊

B. 烦躁不安

C. 多汗,流涎

D. 脉搏加快、血压升高

E. 全身肌肉细微颤动

256. 为防止呕吐误吸应该采取的护理措施是

A. 温水洗胃

B. 给硫酸镁导泻

C. 平卧,头偏向一侧

D. 建立静脉通路

E. 20%甘露醇静脉滴注

(257～260题共用题干)

建筑工人,32岁,在烈日下劳动时出现头痛、头晕、耳鸣、胸闷、恶心,四肢无力、体检:体温38.5℃,脉搏124次/分,血压60/50mmHg,面部红热,额头灼烫。

257. 该患者可能发生了

A. 热衰竭　　B. 热痉挛

C. 热射病　　D. 休克

E. 日射病

258. 目前最重要的措施是

A. 给清凉饮料

B. 四肢温水擦浴

C. 头部用冰袋冷敷

D. 静脉滴注葡萄糖盐水

E. 监测血压

259. 经过降温、补液均不见症状减轻,现出现意识障碍、痉挛,体温41℃,主要的原因是

A. 血容量不足　　B. 补盐不足

C. 脑水肿　　D. 汗腺衰竭

E. 耐受力降低

260. 患者恢复后,给患者做健康指导时应除外下列哪项

A. 劳动时戴凉帽遮阳

B. 了解中暑的早期表现

C. 多喝含盐清凉饮料

D. 劳动前多吃含糖的食物

E. 必要时服用防暑药

(261、262题共用题干)

患者,男,18岁,右膝挫裂伤10天,创面约12cm×5cm,有较多坏死组织及脓液

261. 给患者换药时下列哪项操作是错误的

A. 外层敷料可用手揭除

B. 内层敷料用镊子揭去
C. 双镊操作，一把接触伤口
D. 盐水棉球拭去伤口内脓液
E. 粘贴胶布与肢体纵轴平行

262. 该创面应选用下列哪种溶液湿敷
A. 生理盐水　B. 5%氯化钠
C. 0.1%依沙吖啶　D. 0.02%呋喃西林
E. 3%过氧化氢

(263～266 题共用题干)

患儿，6岁。玩耍时不慎跌倒，手掌撑地。自觉右肘上部疼痛剧烈。检查见右肘后突畸形，压痛、肿胀明显，肘后三角关系正常，被动活动时哭闹。

263. 患儿受伤的原因为
A. 直接暴力　B. 间接暴力
C. 肌肉牵拉　D. 骨骼劳损
E. 骨骼疾病

264. 该患儿最可能的诊断是
A. 肘关节脱位　B. 肱骨髁上骨折
C. 肱骨髁干骨折　D. 桡骨上端骨折
E. 桡骨小头半脱位

265. 除了X线外，做出骨折诊断的主要依据是
A. 局部剧烈疼痛　B. 右肘后突畸形
C. 肘部肿胀明显　D. 跌倒时手掌撑地
E. 肘后三角关系正常

266. 检查患儿要特别注意有无
A. 皮肤划伤　B. 肱动脉损伤
C. 肌腱断裂　D. 合并脱位
E. 伤口感染

(267～271 题共用题干)

患儿，6岁，体重20kg，在家玩耍时不慎打翻开水瓶，双下肢被开水烫伤后皮肤出现大水疱、皮薄，疼痛明显，水疱破裂后创面为红色。

267. 对于该患儿的现场处理不正确的是
A. 迅速脱离热源
B. 脱去小儿裤子
C. 双下肢用大量自来水冲洗
D. 创面涂抹酱油以减少瘢痕
E. 尽快送往医院

268. 该患儿的烧伤面积为
A. 20%　B. 40%
C. 46%　D. 50%
E. 70%

269. 该患儿烧伤后第一个24小时应补的晶体和胶体液量为
A. 1040ml　B. 1140ml
C. 1240ml　D. 1340ml
E. 1440ml

270. 此患儿的烧伤深度为
A. Ⅰ度　B. 浅Ⅱ度
C. 深Ⅱ度　D. Ⅲ度
E. 无法判断

271. 患儿应采用的饮食是
A. 高蛋白、低维生素　B. 低热量、低脂肪
C. 高蛋白、高热量　D. 高蛋白、低热量
E. 高脂肪、低维生素

(272、273 题共用题干)

患者，女，14岁，因车祸伤及头部致左外耳道流血、流液，行头颅CT检查后诊断为：左侧中颅底骨折。

272. 下列护理措施中错误的是
A. 床头抬高15～30cm
B. 枕部垫无菌巾
C. 禁忌堵塞耳道
D. 禁止腰椎穿刺
E. 用抗生素溶液冲洗耳道

273. 禁止这样做的目的是
A. 预防颅内血肿　B. 降低颅内压力
C. 避免脑疝形成　D. 预防颅内感染
E. 减少脑脊液外漏

(274、275 题共用题干)

患者，男，39岁，因醉酒骑摩托车摔伤头部后出现头痛伴面部表情丧失1天入院。查体：神志清楚，声音嘶哑，问答合理，典型"面具脸"表现，左颞顶部一处头皮血肿，双侧外耳道出血。

274. 应诊断为
A. 颅前窝骨折　B. 颅中窝骨折
C. 颅后窝骨折　D. 鼻骨骨折
E. 面部外伤

275. 依据临床表现可知其损伤的颅神经是
A. 嗅神经　B. 视神经
C. 面神经　D. 听神经
E. 三叉神经

(276～278 题共用题干)

患者，女，46岁。车祸中致左小腿胫腓骨双骨折，复位后石膏固定，今晨右小腿持续性剧痛。拆除石膏见：右小腿肿胀严重；右足趾发绀、呈屈曲状，压痛，被动活动时剧痛；足背动脉搏动消失。

276. 该患者可能出现了
A. 缺血性肌挛缩　B. 深静脉血栓
C. 神经损伤　D. 骨筋膜室综合征
E. 脂肪栓塞

277. 其发生的主要原因是
A. 骨折时损伤腓总神经

B. 骨折端刺破局部血管
C. 骨折端移位影响血液循环
D. 局部血肿压迫
E. 软组织水肿或石膏包扎过紧

278. 最适当的处理是
A. 抬高患肢
B. 立即切开筋膜室减压
C. 按摩患肢
D. 高压氧治疗
E. 石膏内填塞棉花

(279～282 题共用题干)

患者，男，12 岁，摔伤左小腿，即感左小腿疼痛，不能活动，未发现有活动性出血和骨质外露。

279. 现场应首先采取的措施是
A. 手法复位　B. 口服止痛剂
C. 固定伤肢　D. 保持患肢功能位
E. 抬高患肢

280. 下列哪一项与该措施的目的无关
A. 利于将来复位　B. 减轻疼痛
C. 防止休克　D. 避免再损伤
E. 便于搬运

281. 首选的检查项目是
A. X 线摄片　B. CT 检查
C. B 超　D. 血常规
E. 磁共振成像

282. 行 X 线检查见左胫骨中下段 1/3 斜形完全性骨折，该骨折不属于
A. 闭合性骨折　B. 开放性骨折
C. 新鲜骨折　D. 完全骨折
E. 不稳定性骨折

(283～287 题共用题干)

患者，女，70 岁。雪后出门时不慎滑倒，左臀部着地致左髋部疼痛，不能站立。检查：左髋部肿胀，有压痛，左下肢屈曲、外旋、短缩畸形。入院后给予皮牵引治疗。

283. 该患者的诊断是
A. 左股骨颈骨折　B. 左股骨干骨折
C. 左髋关节脱位　D. 尾骨骨折
E. 骨盆粉碎骨折

284. 最有诊断意义的表现是
A. 左髋部疼痛　B. 局部肿胀
C. 局部压痛　D. 不能行走
E. 患肢畸形

285. 皮牵引护理中，错误的一项是
A. 保持有效牵引　B. 保持患肢中立
C. 定时测量肢体长度　D. 尽早减轻牵引重量
E. 密切观察肢端血液循环

286. 此种骨折最常见的远期并发症是
A. 关节僵硬　B. 缺血性肌挛缩
C. 创伤性关节炎　D. 缺血性骨坏死
E. 延迟愈合

287. 患者牵引固定后 1～2 周内患肢功能锻炼的方法是
A. 伤肢肌肉进行舒缩活动
B. 髋部以下关节活动
C. 髋关节内收活动
D. 髋关节外展活动
E. 髋关为主的全面功能锻炼

(288、289 题共用题干)

患者，男，40 岁，因车祸发生脾破裂、失血性休克，准备手术。

288. 在等待配血期间，静脉输液宜首选
A. 5%葡萄糖溶液
B. 5%葡萄糖等渗盐水
C. 平衡盐溶液
D. 林格液
E. 5%碳酸氢钠溶液

289. 在下列抗休克措施中，错误的是
A. 吸氧，输液　B. 置热水袋加温
C. 平卧位　D. 测每小时尿量
E. 测中心静脉压

(290、291 题共用题干)

患者，男，37 岁，因汽车急刹车，前额撞在前排椅背上致鼻孔流血水，眼眶青紫淤血，球结膜下充血，嗅觉消失，视力减退。

290. 考虑发生了
A. 颅前窝骨折　B. 颅中窝骨折
C. 颅后窝骨折　D. 鼻骨骨折
E. 眼眶软组织挫伤

291. 患者同时合并有哪组颅神经损伤
A. 嗅神经、视神经　B. 嗅神经、动眼神经
C. 面神经、动眼神经　D. 面神经、视神经
E. 嗅神经、三叉神经

(292～294 题共用题干)

患者，男，46 岁。左上腹被汽车撞伤后即出现腹部剧痛、头晕、心慌、呕吐，查体：面色苍白、出冷汗，腹稍胀，腹式呼吸减弱，压痛以左上腹为著，腹膜刺激征(＋)，移动性浊音(＋)，肝浊音界存在，肠鸣音消失，脉搏 120 次/分，血压 80/50mmHg。

292. 该患者被诊断为闭合性腹部损伤，考虑最可能损伤的脏器为
A. 肝脏　B. 脾脏

C. 胃　　D. 胰腺

E. 膀胱

293. 下列哪一项检查对协助诊断无意义

A. 血常规　　B. B超

C. CT　　D. 腹腔穿刺

E. 胃镜

294. 该患者术前准备应除外

A. 备皮、配血　　B. 常规实验室检查

C. 术前常规禁饮食　　D. 术前通便灌肠

E. 药物皮肤过敏试验

(295～297 题共用题干)

患者,女,25 岁,应失恋服安定片自杀,被家人发现后急送医院,现患者出现意识模糊、言语含糊不清、共济失调。

295. 首先应采取的措施是

A. 催吐　　B. 洗胃

C. 导泻　　D. 灌肠

E. 透析

296. 该患者抢救中禁用的药物是

A. 氟马西尼　　B. 贝美格

C. 尼可刹米　　D. 硫酸镁

E. 纳洛酮

297. 苯二氮䓬类中毒的特异解毒药是

A. 纳洛酮　　B. 尼可刹米

C. 贝美格　　D. 氟马西尼

E. 钙剂

(298～302 题共用题干)

患者,男,23 岁,因车祸左小腿疼痛活动受限 2 小时入院。检查:左小腿肿胀,短缩,局部有压痛,不能活动,可触及骨擦感。皮肤擦伤、渗血。体温 37℃,脉搏 100 次/分,血压 90/60mmHg。

298. 对诊断最有帮助的体征是

A. 小腿肿胀　　B. 局部有压痛

C. 小腿疼痛　　D. 短缩、骨擦感

E. 皮肤擦伤、渗血

299. 手法复位后长腿石膏固定,如患者诉伤肢疼痛,错误的处理是

A. 报告医师处理

B. 抬高患肢以利静脉回流

C. 向石膏内填塞棉花

D. 打开石膏检查并给止痛药

E. 密切观察肢端血运

300. 肢体长期石膏固定,未进行功能锻炼,易导致的并发症是

A. 骨折延期愈合　　B. 骨化性肌炎

C. 关节僵硬　　D. 缺血性肌挛缩

E. 创伤性关节炎

301. 骨折牵引术的作用不包括

A. 骨折复位　　B. 骨折固定

C. 防止骨质脱钙　　D. 矫正畸形

E. 解除肌肉痉挛

302. 牵引术后护理错误的是

A. 鼓励功能锻炼

B. 牵引针孔的血痂不应去除

C. 牵引肢体远端应抵住床尾栏杆

D. 维持肢体在整复或固定的位

E. 每日 1～2 次用 70%乙醇溶液消毒骨牵引针孔

(303、304 题共用题干)

患儿,男,2 岁,入院前 2 小时服必嗽平 1 片后出现呛咳、发绀。体检:呼吸 70 次/分,颜面、躯干发绀,吸气性呼吸困难,咽充血。左肺呼吸音低,颈部可闻及拍击音。心率 130 次/分,律齐,心音稍低。腹部未见异常。

303. 初步诊断为

A. 小儿肺炎　　B. 小儿先心病

C. 小儿气管异物　　D. 小儿气管炎

E. 小儿心肌炎

304. 为明确诊断最有价值的检查是

A. 胸部 X 线　　B. 支气管镜

C. 胸部 CT　　D. 胸腔穿刺

E. 剖胸探查

参考答案

A_1/A_2 型题

1. D　2. D　3. C　4. B　5. A　6. C　7. B　8. C
9. A　10. D　11. E　12. A　13. D　14. D　15. D
16. C　17. D　18. C　19. B　20. B　21. C　22. C
23. A　24. C　25. D　26. C　27. B　28. E　29. C
30. D　31. B　32. E　33. E　34. D　35. C　36. A
37. A　38. A　39. B　40. D　41. C　42. B　43. A
44. A　45. A　46. C　47. A　48. B　49. B　50. B
51. A　52. C　53. A　54. D　55. D　56. B　57. B
58. D　59. C　60. B　61. B　62. B　63. B　64. B
65. A　66. C　67. D　68. B　69. A　70. B　71. B
72. A　73. C　74. D　75. B　76. A　77. A　78. B
79. D　80. B　81. C　82. C　83. C　84. B　85. C
86. D　87. B　88. C　89. D　90. E　91. A　92. D
93. E　94. D　95. B　96. E　97. A　98. C　99. D
100. E　101. E　102. C　103. D　104. D　105. C
106. B　107. A　108. D　109. B　110. D　111. C
112. B　113. D　114. C　115. A　116. D　117. C
118. B　119. D　120. D　121. C　122. E　123. C

124. D　125. C　126. A　127. C　128. B　129. D
130. B　131. A　132. C　133. A　134. D　135. A
136. C　137. B　138. D　139. E　140. B　141. B
142. B　143. C　144. D　145. B　146. E　147. C
148. C　149. A　150. C　151. A　152. C　153. D
154. E　155. B　156. C　157. E　158. B　159. B
160. C　161. D　162. E　163. C　164. A　165. B
166. D　167. E　168. D　169. A　170. C　171. C
172. B

A_3/A_4 型题

173. C　174. E　175. E　176. B　177. E　178. C
179. A　180. A　181. A　182. C　183. D　184. D
185. E　186. A　187. B　188. B　189. C　190. B
191. A　192. C　193. B　194. A　195. C　196. A
197. D　198. B　199. C　200. A　201. C　202. B
203. B　204. D　205. C　206. C　207. A　208. C
209. D　210. E　211. C　212. D　213. C　214. D
215. C　216. B　217. C　218. B　219. C　220. D
221. A　222. C　223. E　224. B　225. C　226. E
227. A　228. D　229. D　230. C　231. C　232. A
233. B　234. A　235. D　236. C　237. A　238. A
239. B　240. E　241. D　242. A　243. E　244. D
245. A　246. B　247. C　248. B　249. E　250. A
251. E　252. E　253. C　254. D　255. C　256. C
257. E　258. C　259. C　260. D　261. E　262. C
263. B　264. B　265. B　266. B　267. D　268. B
269. E　270. B　271. C　272. E　273. D　274. B
275. C　276. D　277. E　278. B　279. C　280. A
281. A　282. B　283. A　284. E　285. D　286. D
287. A　288. C　289. B　290. A　291. A　292. B
293. E　294. D　295. B　296. D　297. D　298. D
299. C　300. C　301. C　302. C　303. C　304. B

第十一章　肌肉骨骼系统和结缔组织疾病患者的护理

知　识　点

第一节　腰腿痛和颈肩痛患者的护理

一、概　　述

颈肩痛是指颈、肩、肩胛等处疼痛，可伴有一侧或两侧上肢痛、颈脊髓损害症状；腰腿痛是指下腰、腰骶、骶髂、臀部等处的疼痛，可伴有一侧或两侧下肢痛、马尾神经症状。

1. 病因分类　腰腿痛、颈肩痛的病因繁多，创伤、炎症、肿瘤和先天性疾病等四大基本原因，可囊括在内。

2. 疼痛性质及压痛点

(1) 疼痛性质

1) 局部疼痛，部位局限，多有明显压痛点。

2) 牵涉痛或感应痛，亦称为反射痛。疼痛部位较模糊，可伴有客观体征。

(2) 压痛点：组织疾病压痛点常有特定的部位，深部结构病变不如软组织明显，仅在体表处有深压痛或叩痛。

二、颈椎病患者的护理

1. 护理评估

(1) 健康史

1) 年龄因素：中、老年居多。

2) 急、慢性颈椎损伤因素常能促进颈椎病发生。

3) 先天性颈椎畸形、颈椎管狭窄易发生颈椎病。

(2) 身体状况

1) 神经根型颈椎病：主要表现颈痛，颈部僵硬，上肢麻木抽痛等。体征可见颈肌痉挛，有压痛，颈、肩关节活动受限。上肢相应区域感觉异常。上肢牵拉试验阳性，压头试验也可为阳性。

2) 脊髓型颈椎病：表现在上肢及手部麻木。精细活动失调，握力减退；或下肢麻木。行走不稳；躯干部可有束胸感；病情加重时出现排便排尿功能障碍。查体可见感觉障碍平面，肌力减退，四肢腱反射活跃或亢进，腹壁、提睾及肛门反射减退或消失，Hoffmann 征、髌阵挛、Babinski 征阳性等。

3) 椎动脉型颈椎病：主要表现颈性眩晕、头痛，突然猝倒。视觉障碍、耳鸣、听力降低。眩晕的发作与颈部活动关系密切。

4) 交感神经型颈椎病：表现出一系列交感神经兴奋或抑制的症状。如面部或躯干麻木发凉，痛觉迟钝；易出汗或无汗；心动过速或过慢，心律不齐；血压升高或降低；耳鸣、听力下降；视力下降；失眠、记忆力下降等症状。

(3) 影像学检查

1) 拍颈椎 X 线平片。

2) CT，MRI。

3) 椎动脉造影。

(4) 治疗

1) 非手术治疗。

2) 手术治疗。

(5) 心理状态：症状发作会造成严重不适，慢性病程会影响学习、生活、工作，常表现焦虑；对手术恐惧，对术后预期效果担心。

2. 护理诊断及合作性问题　①焦虑或恐惧。②不舒适，疼痛。③躯体移动障碍。④知识缺乏。⑤潜在并发症：失用性肌萎缩；手术后呼吸困难；呼吸、泌尿系感染等。

3. 护理措施

(1) 非手术治疗患者的护理：心理护理；注意休息，避免劳累；纠正不良的工作体位和睡眠姿势；颌枕带牵引的护理。

(2) 手术前护理：做好骨科手术前常规准备。指导适应手术卧位的练习；前路手术者，手术前 2～3 天进行推移气管训练；备好合适的颈围。

(3) 手术后护理：①伤口护理。②观察呼吸变化，床头备气管切开包。③防治喉头水肿。④预防肺部感染。⑤防止植骨块脱落移位。⑥鼓励早期进行四肢功能锻炼。⑦头颈胸石膏固定者，按石膏固定常规护理；截瘫者则按截瘫患者常规护理。⑧做好健康指导。

三、腰椎间盘突出症患者的护理

1. 护理评估

(1) 健康史：①好发年龄为 20～50 岁；②急、慢性腰部损伤史；③其他因素：孕妇、家族发病、腰骶椎先天性异常。

(2) 身体状况：①腰痛或伴坐骨神经痛。②腰部活动受限；腰椎侧弯；病变椎间隙、棘突旁侧有深压痛、叩痛，并向下肢后侧放散；感觉、腱反射异常，肌力下降；直腿抬高试验及加强试验阳性。③中央型突出或巨大型突出者有马尾神经受压综合征的表现。

(3) 其他检查：X线平片、CT或MRI。

(4) 治疗

1) 非手术治疗。

2) 手术治疗。

(5) 心理状态：疼痛、长时间卧床、症状反复发作、对手术疗效顾虑等，均可致焦虑反应。

2. 护理诊断及合作性问题　①焦虑；②不舒适：腰腿痛；③躯体移动障碍；④知识缺乏；⑤潜在并发症：下肢静脉血栓形成、肌肉萎缩、手术后神经根粘连等。

3. 护理措施

(1) 非手术治疗的护理：①心理护理；②卧床休息的护理；③持续骨盆水平牵引的护理；④硬脊膜外隙封闭的护理。

(2) 手术前护理：训练床上使用便器；做好手术前常规准备。

(3) 手术后护理：①体位；②伤口及引流的护理；③功能活动练习；④做好健康指导。

四、肩周炎

肩关节周围炎是肩关节囊、滑囊、肌腱及肩周肌的慢性损伤性炎症，简称肩周炎。

1. 病因　多为继发性。中老年人多由于软组织退行性变及对外力承受力减弱引起。此外，肩部的急、慢性损伤或因上肢外伤、手术或其他原因长期固定肩关节亦是诱发因素。

2. 临床表现　早期肩部疼痛，逐渐加重，可放射至颈部和上臂中部；夜间明显，影响睡眠。后期肩关节僵硬，逐渐发展，直至各个方向均不能活动。检查肩关节活动受限，以外展、外旋和后伸受限最明显。三角肌有轻度萎缩，斜方肌痉挛。

3. 治疗　疼痛明显者口服或外用非甾体类消炎药。指导患者作被动肩关节牵拉训练以恢复关节活动度。

4. 护理措施

(1) 肩关节功能锻炼：坚持有效的肩关节功能锻炼。早期被动作肩关节牵拉训练恢复关节活动度。后期坚持按计划自我锻炼。常用的方法包括：爬墙外展、爬墙上举、弯腰垂臂旋转及滑车带臂上举等。

(2) 日常生活能力训练：随着肩关节活动范围的逐渐增加，指导患者进行日常生活能力训练，如穿衣、梳头、洗脸等。

第二节　骨和关节化脓性感染患者的护理

一、急性血源性骨髓炎患者的护理

1. 病因病理　在某种损伤使肢体局部抵抗力下降或某种疾病使全身抵抗力下降的情况下，身体其他部位感染病灶内细菌，如金黄色葡萄球菌(最常见)、化脓性链球菌、大肠埃希菌等经血行致骨髓、骨质、骨膜的急性化脓性感染，称急性血源性骨髓炎。常见于8～12岁的儿童。发病部位多在胫骨、股骨、肱骨等长管状骨的干骺端。因干骺端血管网丰富，血流缓慢，细菌易于沉积；且靠近关节易受损伤使局部抵抗力下降，易发生感染。干骺端急性感染后形成脓肿，可由3条途径扩散蔓延：①穿过骨皮质形成骨膜下脓肿。骨组织的感染及骨膜被脓肿剥离而造成骨的缺血，使病变区可能形成死骨。骨膜下脓肿经骨小管(哈佛管)蔓延至骨干骨髓腔。②干骺端病灶直接扩散至骨髓腔而形成弥漫性骨髓炎，感染可沿骨小管蔓延至骨膜下间隙，形成骨膜下脓肿。骨膜下脓肿破裂后，即可引起软组织感染或形成窦道。③干骺端脓肿穿入附近关节，继发化脓性关节炎。

2. 临床表现　①发病急骤，早期就出现高热、寒战、脉快、头痛、食欲减退等全身中毒症状。严重时发生感染性休克，出现烦躁或昏迷。②早期表现患处持续性剧痛及深压痛，患肢活动受限。数日后，骨膜下脓肿形成或已破入软组织中，出现明显的局部红肿，或有波动感。③脓液穿破皮肤可形成窦道。合并化脓性关节炎时出现关节积液及关节红肿等。发病1～2周后易发生病理性骨折。延误诊治或身体抵抗力低下，易转归为慢性骨髓炎。

3. 辅助检查　①早期即出现血白细胞计数及中性粒细胞明显升高，中性粒细胞比例一般在90%以上；血细菌培养可能阳性。②早期局部分层穿刺，可能在骨膜下或骨质内抽出脓性血性浑浊液。③X线摄片在早期无异常发现。2～3周后可见骨破坏征象及骨膜反应。④CT检查可见骨膜下脓肿，并可发现较小的骨脓肿及软组织脓肿。

4. 治疗要点　早期诊断，早期有效的处理，是提高治疗效果的关键。①加强支持疗法，提高机体抵抗力。②早期联用大剂量有效抗生素。③患肢制动可减轻疼痛，防止发生肢体痉挛畸形和病理性骨折、脱位。可给予局部皮牵引或石膏托固定。④尽早行开窗引流术，即在病灶处骨皮质开窗减压，于窗洞内放置两根导管做持续冲洗及引流，近端导管供滴入抗生素冲洗液，远端导管用于负压吸引引流。

5. 护理问题 ①焦虑；②体温过高；③疼痛；④有伤口引流异常的危险；⑤躯体移动障碍；⑥皮肤完整性受损；⑦潜在并发症：化脓性关节炎、脓毒症或感染性休克、病理性骨折、肢体畸形等。

6. 护理措施 ①加强心理护理。②观察生命征及神志变化，观察伤口引流情况，注意邻近关节有无红、肿、热、痛或积液表现，注意大剂量用药的毒副作用。③患肢制动，但应进行肌肉等长收缩，以免肌肉萎缩和关节僵硬。④物理降温，可减少水分与营养消耗，并预防高热惊厥。⑤给予高蛋白、高糖、高维生素饮食；静脉补液，必要时少量多次输新鲜血。⑥遵医嘱正确应用抗生素，掌握给药途径、用药时间、配伍禁忌、副作用等，一般在体温正常后继续用药2～3周。⑦按医嘱做好导管持续冲洗及负压引流，即每日经骨窗内滴入抗生素溶液1500～2000ml，其中抗生素剂量相当于每日全身用量的1～2倍；滴入瓶应高于床面60～70cm，引流瓶低于床面50 cm；24小时连续冲洗引流，直至体温正常；注意保持引流通畅，记录引流出入液量，及时更换伤口敷料。⑧预防压疮，有窦道形成时加强局部皮肤的护理。⑨急性炎症控制后，指导患者进行适当功能锻炼，防止肌萎缩。病情痊愈，X线片见局部骨包壳坚固时才可负重活动。注意防止跌倒致病理性骨折。

二、化脓性关节炎

急性化脓性关节炎为化脓性细菌引起的关节急性炎症。血源性者在儿童发生较多，受累的多为单一的肢体大关节，如髋关节、膝关节及肘关节等。如为火器损伤，则根据受伤部位而定，一般膝、肘关节发生率较高。

1. 病因 急性化脓性关节炎的致病菌多为葡萄球菌，其次为链球菌。淋病奈瑟菌，肺炎链球菌则少见。细菌侵入关节的途径可为血源性、外伤性或由邻近的感染病灶蔓延。血源性感染亦可为急性发热的并发症，如麻疹、猩红热、肺炎等，多见于儿童。外伤性引起者，多属于开放性损伤，尤其是伤口没有获得适当处理的情况下容易发生。邻近感染病灶如急性化脓性骨髓炎，可直接蔓延至关节。

2. 临床表现及诊断 化脓性关节炎急性期主要症状为中毒的表现，患者突有寒战、高热，全身症状严重，小儿患者则因高热可引起抽搐。局部有红肿疼痛及明显压痛等急性炎症的表现。关节液增加，有波动，在表浅关节如膝关节更为明显，有髌骨飘逸征。患者常将膝关节置于半弯曲位，使关节囊松弛，以减轻张力。如长期屈曲，必将发生关节屈曲挛缩，关节稍动即有疼痛，有保护性肌肉痉挛。如早期适当治疗，全身症状及局部症状逐渐消失，如关节面未被破坏，可恢复关节全部或部分功能。

诊断主要根据病史，临床症状及体征，在疑有血源性化脓性关节炎患者，应作血液及关节液细菌培养及药物敏感实验。X线检查在早期帮助不大，仅见关节肿胀；稍晚可有骨质脱钙，因软骨及骨质破坏而有关节间隙狭窄，晚期可发生关节骨性或纤维强硬及畸形等，有新骨增生现象，但死骨形成较少。

急性化脓性关节炎应与急性化脓性骨髓炎、风湿性关节炎、结核性关节炎以及类风湿性关节炎相区别。

3. 治疗

1）治疗原则是早期诊断，及时正确处理，以保全生命与肢体，尽量保持关节功能。

2）全身治疗与急性化脓性骨髓炎相同，如为火器伤，应做好初期外科处理，预防关节感染。

3）局部治疗包括关节穿刺，患肢固定及手术切开引流等。如为闭合性者，应尽量抽出关节液，如为渗出液或浑浊液，即用温热盐水冲洗清亮后，再注入抗生素，每日进行1次，如为脓汁或伤后感染，应及早切开引流，将滑膜缝于皮肤边缘。关节腔内不放引流物，伤口亦可用抗菌药物滴注引流法处理，或局部湿敷，尽快控制感染。

4）患肢应予适当固定或牵引，以减轻疼痛，避免感染扩散，并保持功能位置，防止挛缩畸形或纠正已有的畸形。一旦急性炎症消退或伤口愈合，即开始关节的自动及轻度的被动活动，以恢复关节的活动度，但亦不可活动过早或过多，以免症状复发。

4. 术后护理措施

(1) 按时测量体温、脉搏、呼吸，一般每4小时1次，通过体温曲线观察发热情况。高热患者应采用药物或物理降温。使用退热剂时应密切观察病情变化，一般应用剂量不宜过大，以防虚脱。

(2) 保持固定效果，限制患肢活动以减轻疼痛，并防止病理性骨折和关节畸形。

(3) 及时止痛，适当给予必要的镇静剂、镇痛剂。做好心理护理，解除患者对疾病的紧张心理，树立战胜疾病的信心。

(4) 使用大量抗生素，除了应注意观察药物不良反应外，还要警惕发生双重感染。

(5) 局部开窗或钻孔冲洗引流护理

1）密切观察引流物的质、量及颜色，并及时记录。严格交接班，保持出入量的平衡。

2) 避免冲洗引流管扭曲、受压。输入管的输液瓶应高于患肢60～70cm，引流管宜与一次性负压引流袋相连，并保持负压状态。引流袋位置应低于患肢50cm。

3) 及时更换冲洗液，及时倾倒引流液。严格无菌操作，引流袋每日更换，避免发生逆行感染。

4) 如发现滴入不畅或引流物流出困难，应立即检查是否有血块堵塞或管道受压扭曲，及时排除故障。

5) 冲洗液中抗生素可根据细菌培养和药物敏感试验选用，冲洗时应合理调节滴速，随着冲洗液颜色的变淡逐渐减量，直至引流液变得澄清为止。

6) 长期卧床者，应注意防止肺部感染、压疮及泌尿道感染。

5. 健康教育

(1) 注意休息，劳逸结合。

(2) 保持皮肤清洁卫生，防止感染。

(3) 遵照医嘱，按时服药。

(4) 定期门诊随访。

(5) 如有红肿等感染现象立即就诊。

第三节　脊柱及脊髓损伤患者的护理

一、脊柱骨折

1. 病因病理　脊椎骨折可发生于颈椎、胸椎或腰椎。多因间接暴力所致，常造成椎体压缩或粉碎性骨折，严重时合并关节突脱位或脊髓损伤。直接暴力多为火器伤，平时少见。按暴力作用的方向可分为屈曲型（最多见）、过伸型、屈曲牵拉型（常伴有椎间关节脱位、半脱位）及垂直压缩型；按骨折后稳定性可分为稳定性脊柱骨折和不稳定性脊柱骨折。

2. 临床表现　局部疼痛、肿胀、脊柱活动受限，骨折处棘突有明显压痛和叩痛，胸、腰椎骨折常有后突畸形。合并截瘫时损伤脊髓平面以下感觉、运动、反射障碍；颈椎骨折可致高位截瘫，除引起四肢瘫痪外，还可出现呼吸困难，第4颈椎以上损伤可能引起呼吸骤停。

3. 辅助检查　X线或CT、MRI检查有助骨折部位、程度、脊髓损伤情况的判断。

4. 搬运　脊椎骨折急救时应特别注意搬动患者的方法，以免加重损伤。应由3人分别托扶患者的头背、腰臀及双下肢部位，协调动作，平稳置于硬板上抬运。始终保持脊柱中立位，切忌背驮、抱持等方法，以免脊柱扭曲、旋转致骨折处移位而损伤脊髓。疑有颈椎骨折或脱位时，须另加1人用双手牵引头部使颈椎维持中立位，平置患者于硬板上，在头颈两侧填塞沙袋或布团以限制头颈活动；也可使用颈围或颈托，限制颈部活动。

5. 治疗要点　治疗原则：①颈椎骨折压缩或移位较轻者，用颌枕吊带卧位牵引；较重者用持续颅骨牵引。一般牵引4～6周，待X线片复查，复位良好即可改用头颈胸石膏固定3个月。②胸腰椎体压缩程度在1/3以内者，应平卧硬板床，骨折处垫厚枕，使脊柱过伸，在3日后逐渐进行腰背肌后伸锻炼，6～8周后带围腰逐渐下床活动；椎体压缩显著而后突畸形明显者，可用高低桌或双踝悬吊进行复位，复位后随即做石膏背心固定3个月。③伴有脊髓损伤者，宜及早切开复位并行椎板切除术等，必要时考虑适当内固定或脊柱植骨融合术以稳定脊柱。若病情严重，存在严重并发伤，待病情稳定后再行手术。

二、脊髓损伤

1. 病因病理　脊髓损伤是脊椎骨折、脱位的严重并发症，当脊髓或马尾神经受到压迫或损伤后，可引起瘫痪。若损伤平面以下的感觉、运动、反射及括约肌功能部分丧失，为不完全瘫痪；若这些功能完全丧失为完全瘫痪。骨折在胸腰椎引起脊髓损伤出现下肢瘫痪为截瘫；如颈髓损伤，双上肢也出现瘫痪，称为四肢瘫痪。按脊髓损伤的程度，可分为脊髓震荡（脊髓休克）、脊髓挫伤、脊髓断裂、脊髓受压及马尾神经损伤。

2. 临床表现　①脊髓震荡：损伤后短暂的功能障碍，表现为弛缓性瘫痪，损伤平面以下的感觉、运动、反射及括约肌功能丧失，数分钟至数小时或稍长时间逐渐恢复，直至完全恢复，一般不留后遗症。②脊髓挫伤及脊髓受压：伤后出现损伤平面以下的感觉、运动、反射及括约肌功能部分或完全丧失，可以是双侧，也可以是单侧，双侧多在同一平面。其预后取决于脊髓损伤的程度、受压解除的时间，一般2～4周后逐渐演变为痉挛性瘫痪，肌张力增高，腱反射亢进，出现病理性锥体束征。③脊髓断裂：损伤平面以下的感觉、运动、反射及括约肌功能完全丧失。④脊髓圆锥损伤：第1腰椎骨折可损伤脊髓圆锥，表现为会阴部皮肤鞍状感觉消失、括约肌功能及性功能障碍，而双下肢的感觉和运动功能保持正常。⑤截瘫指数：将瘫痪程度进行量化，“0”代表功能完全正常或接近正常；“1”代表功能部分丧失；“2”代表功能完全丧失或接近完全丧失。一般根据肢体自主运动、感觉及大小便的功能情况等3项指标的结果，相加后即为患者的截瘫指数。

3. 辅助检查　①X线检查：尽早拍摄X线片，了解骨折、脱位及移位情况。②CT、MRI可显示脊髓损伤、受压及椎管内软组织情况。

4. 常见并发症　有瘫痪、呼吸系统并发症、泌尿系感染和结石、压疮、体温失调及腹胀、便秘等。

5. 治疗要点　脊髓损伤的治疗原则是妥善固定脊柱，防止脊髓进一步损伤；尽早解除骨折、脱位及血肿等对脊髓的压迫，这是保证脊髓功能恢复的关键；减轻脊髓的水肿（应用肾上腺皮质激素、脱水利尿及高压氧治疗等）。

6. 护理评估　了解损伤发生的时间、原因、部位、急救措施及搬运方法等，了解功能丧失情况，有无压疮及心理状态等；评定截瘫指数。

7. 护理问题　①恐惧。②生活自理缺陷。③有皮肤完整性受损的危险。④低效性呼吸状态。⑤清理呼吸道无效。

8. 护理措施

(1) 心理护理：要加强心理支持，关心、体贴患者，使其能正视现实，增强治疗信心。

(2) 生活护理：及时照顾好患者洗漱、饮食及排尿排便等日常生活，逐渐训练及提高患者的生活自理能力；鼓励患者逐渐锻炼，尽量做到生活自理。外伤性截瘫在3个月左右即可练习起坐、使用拐杖或轮椅下地活动。

(3) 饮食护理：供给富含营养的易消化食物，应多吃蔬菜水果，鼓励患者增加每日饮水量。

(4) 截瘫并发症护理：①高热护理：室内保持适宜的温、湿度；给予乙醇擦浴、冰袋、冰帽等物理降温及药物降温；多饮水。②皮肤和肢体护理：截瘫患者极易发生压疮，故必须及早预防。床单应保持平整、干燥、清洁；在躯体骨骼隆突部位要用气圈垫好；每2小时左右变换体位1次；翻身时用50%乙醇溶液按摩受压皮肤，涂撒滑石粉保持局部干燥。如果出现压疮，应积极换药处理，防止创面增深和扩大。③呼吸道护理：给患者进行健康教育，如每日做深呼吸练习，吸烟者应立即戒烟等。痰液黏稠排出不畅者给拍背、使用化痰药物或雾化吸入，可同时使用抗生素。对上颈椎损伤、出现呼吸衰竭、呼吸道感染，痰液不易咳出或已有窒息者应做气管切开，并做好相应的护理。有呼吸困难者可考虑人工辅助呼吸。④泌尿道护理：尿潴留患者应在无菌条件下给予留置导尿。每日记录尿量，做好导尿管护理。持续导尿2周后，改为每4～6小时定时开放1次，逐渐训练反射性膀胱舒缩功能，以免发生膀胱挛缩。留置导尿期间，每日应做膀胱冲洗。鼓励患者多饮水，预防泌尿系感染和结石。⑤消化道护理：鼓励患者自行排便。肠胀气时给予腹部按摩、肛管排气或灌肠等。便秘时可服用液状石蜡、番泻叶等缓泻剂，必要时通便灌肠或以手指挖出干结粪块。每日定时做肛门按摩，刺激括约肌舒缩活动，有助于排便反射功能的恢复。

第四节　关节脱位患者的护理

一、概　　述

1. 分类　①按脱位后时间长短：分为新鲜性脱位和陈旧性脱位，脱位后时间在3周以内者为新鲜脱位，超过3周者为陈旧脱位。②按有无伤口通入关节内：分为闭合性脱位和开放性脱位。③按脱位程度：分为全脱位和半脱位。④按远侧骨端关节面移位方向：分为前脱位、后脱位、侧方脱位等。

2. 病因　①外伤史：以暴力因素所致的创伤性脱位多见，包括间接暴力或直接暴力。此外，创伤性脱位损伤关节囊、关节周围韧带，如处理不当易形成关节周围软组织松弛或薄弱，以后再受到轻微外力即可发生脱位，称习惯性脱位。②骨关节疾病史：关节结核或化脓性关节炎等疾病可使关节结构破坏，逐渐导致关节病理性脱位。③先天性因素：胚胎发育不良、胎位不正等因素可造成先天关节脱位。

3. 临床表现　①一般表现：脱位的关节疼痛、肿胀、活动功能丧失。②特征表现：畸形；弹性固定；关节部位空虚。

4. X线检查　X线检查，可以明确有无脱位及其类型，并了解有无合并骨折等。

5. 并发症　①常合并关节内、外骨折。②可能有关节附近重要血管损伤。③牵拉和压迫可致附近神经麻痹。④晚期可能发生骨化性肌炎或创伤性关节炎等。

6. 治疗要点　①复位：主要采取手法复位。对合并关节内骨折、软组织嵌入、陈旧性脱位及手法复位失败者，可行手术切开复位。②固定：复位后以适当外固定使关节处于稳定位置2～3周，以便使受伤的关节囊、韧带、肌肉等软组织顺利修复愈合，避免习惯性脱位或骨化性肌炎。③功能锻炼：复位后固定期间注意指导患者进行关节周围肌肉的舒缩活动和患肢其他关节的主动运动。解除固定后逐渐进行以病变关节为重点的主动功能练习，可酌情给予药物熏洗及理疗等。

二、常见关节脱位

1. 肩关节脱位　肩关节盂小而浅，肱骨头大而圆，其活动范围大而稳定性差，故肩关节脱位最常见。在上臂外展外旋位时，受间接或直接暴力冲击，常会发生前脱位。局部表现为疼痛，不能活动，呈“方肩畸形”，原关节盂处空虚。杜加试验（Dugas征）阳性，摄X线片了解有无合并骨折。治疗常采用“足蹬法”或

"回旋法"复位；复位后伤肢贴胸壁，屈肘 90°悬托固定于胸前约 3 周；正确进行功能锻炼。

2. 肘关节脱位　肘关节脱位的发生率仅次于肩关节脱位。常因跌倒时手掌着地，间接暴力使肘过伸而发生后脱位。有时可合并尺骨冠状突骨折、肱骨内上髁骨折、正中神经或尺神经损伤等。除脱位一般表现外，肘部明显畸形，前方为突破关节囊的肱骨远端，后方为移位的尺骨鹰嘴，患肘处于半伸位弹性固定。肘后三点关系失常。X 线片可了解移位情况及有无骨折等。一般用手法复位多能成功，随即以长臂石膏托固定肘关节于 90°功能位约 3 周。指导患者进行患肢功能锻炼。

3. 髋关节脱位　髋关节脱位以后脱位多见。因髋关节在屈曲、内收位时，股骨头关节面大部分向后暴露于髋臼之外，髋关节囊后下壁又缺乏韧带支持而显得薄弱，故膝部受到向后的外力打击时，传导的间接暴力易使股骨头向后脱臼。临床表现为患髋疼痛，活动障碍。患肢短缩，髋关节在屈曲、内收、内旋畸形状态弹性固定。检查见大转子上移，臀部异常隆起且可触到移位的股骨头。X 线片可了解脱位情况及有无合并骨折等。一般需在腰麻或全麻下以提拉法或旋转法进行复位，复位后将患肢在伸直、轻度外展位持续皮牵引固定 3～4 周，严禁屈曲、内收、内旋动作，以免再脱位。指导患者正确进行功能锻炼，即固定期间活动足、踝关节，并做股四头肌舒缩活动。牵引解除后仍需卧床锻炼数日，再逐渐下床扶杖活动，但 3 个月内避免患肢负重，防止股骨头缺血性坏死及受压变形等。

三、护　理

1. 护理问题　①疼痛。②躯体移动障碍。③执行治疗方案无效。④潜在并发症 关节功能障碍，血管、神经损伤。

2. 护理措施　①做好解释与安慰工作，消除患者精神紧张或心理负担。②受伤初期、复位与固定后或术后注意观察伤肢远端皮肤色泽、温度、感觉和指(趾)活动情况，触摸动脉搏动并与健侧相比较。如有异常，及时与医师联系。③遵医嘱给镇静、止痛药物。当患者生活自理能力差，活动有障碍时，应采取有效措施给予帮助，并指导患者进行功能锻炼。④受伤关节早期可冷敷，以减轻局部组织渗血和肿胀；2～3 日后改热敷，以促进积血和水肿吸收，促进损伤组织修复。患肢抬高，以利静脉回流，减轻肿胀。后期必要时配合理疗或使用中药洗剂、擦剂或熨剂。⑤维持受伤关节的功能位固定，执行外固定（石膏、牵引）有关护理措施。

第五节　风湿性疾病常见症状

一、概　　述

风湿性疾病泛指累及骨关节及其周围组织，如肌腱、滑膜、筋膜等的一组疾病。临床表现为关节疼痛，肿胀，活动功能障碍。病因各不相同，有免疫性如类风湿关节炎；代谢性如痛风；退化性如骨关节炎；内分泌性如肢端肥大症；地理环境性如大骨节病；感染性如乙肝病毒所致的关节炎等多种。

风湿病的共同临床特点为：

(1) 多为慢性起病，病程较长，甚至终生。

(2) 病程中发作与缓解交替出现。

(3) 同一疾病的临床表现有很大个体差异。

(4) 对治疗的个体差异较大。

二、关节疼痛、肿胀及功能障碍

疼痛是最主要的症状，以关节痛最常见。是风湿病患者就诊的主要原因。特点因病而异，主要有：

1. 起病　一般均缓慢（痛风例外）。

2. 疼痛性质　痛风的关节痛固定剧烈；风湿性关节炎的关节痛多为游走性。

3. 与关节活动的关系　活动可使骨关节炎疼痛加剧；使类风湿关节炎缓解。

4. 疼痛累及部位　骨关节炎常累及远端指间关节；类风湿关节炎多影响腕、掌指及近端指间关节且对称性强；痛风发作则多不对称。

5. 伴随症状及演变　风湿性关节炎伴红肿热，但无关节破坏；类风湿关节炎会逐步出现关节损伤畸形、僵直；退行关节炎一般无周身症状；类风湿关节炎常伴发热、乏力、体重减轻等全身症状；系统性红斑狼疮伴有多脏器损害表现。

三、多器官系统损害症状

1. 累及器官多　一般风湿性疾病常有多器官损害，累及的部位有：皮肤、肺、胃肠道、心脏、肾脏、神经、血液等。

2. 病种不同，表现不同　风湿性关节炎患者在四肢可发现环形红斑、肘关节附近有皮下小结；系统性红斑狼疮多数面部出现对称性皮疹，部分人有狼疮性肾炎，可因胃肠道受累引起吞咽困难、便秘，因肺部受累引起呼吸困难等。

> **核心提示**　风湿性疾病与感染，免疫，代谢，内分泌、环境、遗传、肿瘤等因素有关。疼痛是风湿性疾病最主要的症状，其中关节痛最常见；风湿性疾病常累及皮肤、肺、胃肠道、心脏、肾脏、神经、血液等器官。

第六节　类风湿关节炎患者的护理

类风湿关节炎(RA)是一种以累及周围关节为主的多系统性、炎症性的自身免疫性疾病。临床上以慢性,对称性,周围型多关节炎为主要特征。患者女性多于男性,年龄较轻。

一、病因和发病机制

1. 病因　尚无定论,可能与下列因素有关。

(1) 感染因子:某些细菌、支原体、病毒等感染与RA关系密切。

(2) 遗传因素:本病的发病有家族聚集倾向。

(3) 性激素:雌激素促进RA的发生,孕激素可减轻病情或防止RA的发生。

2. 发病机制　现认为是细菌、病毒、支原体等可疑病原体感染人体后,在某些诱因如潮湿、寒冷、创伤的作用下引起自身免疫反应,侵及滑膜和淋巴细胞,尤其是80%患者体内产生一种“类风湿因子”的IgM型自身抗体,该因子作为自身抗原又和体内变性的IgM形成免疫复合物沉积在滑膜上,再激活补体,产生多种过敏因素,导致关节滑膜炎症,加重软骨和骨质破坏。

二、临床表现

1. 全身表现　起病缓慢,早期可有乏力、不适、发热、纳差、手足发冷等。

2. 关节症状　主要是关节囊内滑膜炎症。

(1) 部位:主要侵犯小关节,以双手近端指间关节、指掌关节、腕关节最常见,其次是足趾、膝、踝、肘、髋关节。

(2) 晨僵:晨僵是RA的突出表现。晨起,病变关节出现半至数小时僵硬如胶黏着样感,适度活动后渐轻,称为“晨僵”,其程度及持续时间可作为判断病情活动的指标。

(3) 关节疼痛和肿胀:关节疼痛是最早出现的症状。多呈持续性、双侧对称性,但时轻时重。

(4) 畸形或功能障碍:急性发作期由于关节囊内滑液增多及关节外软组织肿胀形成梭状指,后期病变关节骨质破坏,周围肌腱、韧带受损,使关节不能保持正常位置,形成特征性尺侧偏向畸形,活动受限,关节破坏、僵直、畸形。

3. 关节外症状　10%～25%患者在关节隆突部及经常受压处如鹰嘴突、腕部、踝部出现类风湿结节,直径数毫米至数厘米,质硬、轻压痛或无压痛,对称分布、不易消散;类风湿结节提示病情活动。可伴低热、贫血、淋巴结肿大、体重减轻及出现肺、心包、血管等多脏器受损等表现。

三、有关检查

1. 血液检查　轻中度贫血,血沉增快是炎症活动的指标。

2. 免疫学检查　80%患者类风湿因子阳性,急性期C反应蛋白增高。

3. X线检查　早期表现关节周围软组织肿胀,关节附近骨质疏松、关节间隙狭窄,严重者关节粘连、畸形。对诊断及疾病分期,观察演变,均极其重要。

四、诊断要点

根据对称性、多发性、慢性小关节炎、关节疼痛、肿胀、功能障碍伴“晨僵”,结合类风湿因子阳性及手指X线片的改变可以做出诊断。

五、治疗要点

无特殊治疗法。治疗目的在于控制炎症、缓解关节疼痛、晨僵及关节外症状,控制病情、保持关节功能、防止畸形。常用方法如下。

1. 一般治疗　急性期卧床休息、注意饮食;恢复期注意功能锻炼或加强理疗。

2. 药物治疗　主要是:①非甾体类抗炎药:如阿司匹林、吲哚美辛。可减轻关节肿痛发热。②免疫抑制剂:可通过调节免疫机制影响疾病进展及活动。使用非甾体类抗炎药效果不好者可使用免疫抑制剂如甲氨蝶呤、环磷酰胺、硫唑嘌呤、苯丁酸氮芥等,尤以甲氨蝶呤已成为类风湿关节炎不可不用的药物。③肾上腺糖皮质激素:不能作为首选药,因效果不持久,对发病机制无影响,长期使用副作用严重。

3. 手术治疗　关节置换和滑膜切除术可以改善关节功能。

六、护理诊断/问题

1. 疼痛　与关节滑膜炎症及肌肉的痉挛有关。

2. 生活自理能力缺陷　与疼痛、关节强直畸形、肌肉萎缩等有关。

3. 功能障碍性悲哀　与关节功能丧失、疗效不佳、依赖他人及缺乏周围理解有关。

4. 个人应对无效　与自理能力缺乏、疾病迁徙有关。

七、护理措施

1. 密切观察病情　观察患者关节疼痛强度及关节肿痛畸形的情况、患者自理能力和心理状况,以便进行针对性的护理。观察药物疗效和副作用,评估用药效果。

2. 注意活动和休息 保存或促进关节功能,急性活动期卧床休息,指导患者不要长时间采取屈曲体位以免关节挛缩致残,症状缓解后应尽早下床或做床上主动或被动锻炼;缓解期根据受累关节不同指导患者做需要的锻炼或日常生活训练;锻炼中注意活动量的适度性、合理性,持之以恒,配合使用热敷、理疗、按摩等物理疗法。

3. 缓解疼痛 评估并去除诱发因素;活动期关节肿胀明显时应卧床并采取正确体位;遵医嘱用消炎止痛药并安排需要的活动性治疗,评估其疗效和副作用;松弛治疗和物理治疗。

4. 训练患者自理 评估患者日常生活能力及疾病对其生活的影响,制定合适的措施及训练方法;采取解除或减轻疼痛的措施,如清晨起床时可行 15 分钟温水浴或用热水泡手,必要时给止痛剂等;关节功能障碍者进行有针对性的日常生活能力训练。

5. 用药护理 类风湿关节炎是一种慢性病,用药时间长,药物副作用多,应指导患者按照治疗计划定期、定量服药,不可随意加、减药量,或者停药。用药期间应密切观察药物副作用,如胃肠道反应、消化道出血、白细胞减少等。使用金制剂和青霉胺时观察有无皮疹、蛋白尿、血尿,并定期做血尿常规检查。

6. 心理护理 与患者进行良好沟通交流,介绍疾病基本知识和疗效显著的成功病例;鼓励患者间交流;鼓励患者自强,指导患者调整心态,消除悲哀,树立生活信心;鼓励家庭、亲属的关心和支持。

7. 健康教育 向患者及家属介绍相关知识和防治措施,避免各种诱因;解释休息、维持关节功能、生活自理的重要性,教会患者如何锻炼;监督患者坚持服药,定期复查。

核心提示 类风湿关节炎是一种以关节滑膜炎为特征的,慢性全身性自身免疫性疾病。近侧的指间关节最常发病。晨僵的程度和持续时间及皮下小结的出现,可反映疾病的活动性。免疫学检查类风湿因子阳性。治疗原则为控制炎症,缓解症状,保护关节功能,降低关节畸形率。护理措施包括病情观察、休息、缓解疼痛、用药护理、心理护理。向患者和家属强调功能锻炼的重要性,并教会锻炼的方法。

第七节 系统性红斑狼疮患者的护理

系统性红斑狼疮(SLE)是一种累及全身多系统多器官,血清中出现多种自身抗体的自身免疫性疾病,青年女性多见。

一、病因和发病机制

1. 病因不清

(1) 遗传因素:SLE 的发病有家族聚集倾向。

(2) 性激素:育龄女性的患病率与同龄男性之比为 9∶1。

(3) 环境因素:目前认为可能是病毒、性激素、日光、药物等因素作用于易感基因形成多种自身抗体所致。

2. 发病机制 自身抗体,其中以抗核抗体(ANA)最多,它们的作用使体液和细胞免疫出现紊乱,继而引起自体免疫发生,导致皮肤、关节肌肉、内脏多处组织炎症性损伤。

二、病理改变

病理改变主要为炎症和炎症性病变,以血管炎症病变为主。结缔组织广泛的纤维蛋白样变性及淋巴细胞、浆细胞浸润,坏死性血管炎,受损器官的炎症区可见苏木紫小体。

三、临床表现

起病可暴发,或呈急性或隐匿性,病程迁徙,反复发作,可以单一器官受累,也可多器官系统同时受累,肾衰竭和感染是主要的致死原因。

1. 发热 无一定热型。初期仅低热,急性活动期可有高热。

2. 皮肤损害 80%患者可见。蝶形红斑是最具有特征性的皮肤改变。表现为鼻梁和双颧颊部呈蝶形分布的红斑。表面光滑,有时可见鳞屑,病情缓解期红斑可消退,留有棕黑色色素沉着。亦可以有盘状红斑、斑丘疹及紫斑等其他皮疹表现。

3. 关节肌肉疼痛 90%关节受累。多为近端指间关节,腕、足、膝、踝关节;对称分布且很少畸形;50%伴有肌痛,但很少肌萎缩。

4. 内脏损害 几乎都有肾脏损害,表现为肾小球肾炎或肾病综合征;部分有肺、心、消化系统或神经系统损害,心血管以心包炎最常见,中枢神经系统脑损害最多见。其他表现为胸膜炎、肺部感染、心包炎、急腹症、消化道出血、肝肿大、黄疸、抽搐、偏瘫、昏迷等。出现中枢神经系统损害预示病变活动、病情危重、预后不良。血液系统常见正色素细胞性贫血。

四、有关检查

1. 血液检查 多数有贫血,50%患者有白细胞减少,1/3 患者有血小板计数减少;血沉增快。血液或骨髓中可查到狼疮细胞。

2. 免疫学检查 ①抗 Sm 抗体和抗双链 DNA 抗体是系统性红斑狼疮的标志抗体，特异性高，但敏感性低；②抗核抗体（ANA）阳性率高，但特异性不高；③补体 CH50、C3、C4，降低，提示狼疮活动，阳性率为 70%。

3. 免疫病理检验 肾穿刺组织活检对治疗和预后估计有价值。

五、治疗要点

1. 一般治疗 活动期患者应注意卧床休息，慢性期或病情稳定者可适当活动，但要注意劳逸结合；注意预防感染，一旦感染应积极治疗；夏天穿长袖衣服戴帽子，减少暴露部位，避免日晒。

2. 药物治疗

(1) 糖皮质激素：尽管糖皮质激素有不少副作用，但仍是目前治疗 SLE 的首选药。用于急性暴发性狼疮，脏器受损，急性溶血性贫血，血小板减少性紫癜等。通常采用泼尼松，每日 1mg/kg，根据病情调整剂量。4～6 周病情好转后缓慢逐渐减量，防止反跳。

(2) 非甾体抗炎药：均为口服药，主要用于发热，关节、肌肉酸痛，而无明显血液病变的轻症患者，常用的有阿司匹林、吲哚美辛、布洛芬等。

(3) 抗疟药：主要治疗盘状狼疮，通常用磷酸氯喹每日 250～500mg，其衍生物排泄缓慢，可在体内蓄积，引起视网膜退行性病变，故应定期查眼底。

(4) 免疫抑制剂：应用于易复发但因严重副作用而不能使用激素者。常用的有环磷酰胺、硫唑嘌呤、长春新碱等。此类药毒性较大，使用中应定期查血象、肝功能。

六、护理诊断/问题

1. 疼痛 与关节、肌肉等处自身免疫复合物沉积有关。

2. 皮肤完整性受损 与皮肤黏膜自身免疫复合物沉积损害有关。

3. 预感性悲哀 与久治不愈，容貌改变，事业婚姻受挫有关。

4. 感染危险 与免疫功能紊乱，长期应用激素和免疫抑制剂有关。

5. 知识缺乏 与缺少对本病的自我护理知识有关。

七、护理措施

1. 注意活动与休息 急性期及活动期卧床休息，缓解期可适当活动。

2. 饮食护理 饮食以高蛋白，富含维生素，营养丰富，易消化的食物，避免刺激性食物。忌食含有补骨脂素的食物，如芹菜、香菜、无花果等。肾功能损害者，应给予低盐饮食，适当限水，并记录 24 小时出入量；尿毒症患者应限制蛋白的摄入；心脏明显受累者，应给予低盐饮食；消化功能障碍者应给予无渣饮食。

3. 缓解关节肌肉疼痛 ①观察疼痛关节、肌肉部位及疼痛性质、程度，活动期应卧床休息，采取舒适体位，使关节处于功能位，不要把膝部支起，不要枕高枕。②合理饮食（见饮食护理）。③遵医嘱给止痛药或肾上腺糖皮质激素、早餐前服药，指导使用缓解疼痛方法，如精神放松、分散注意力或局部按摩、热敷等。

4. 保护皮肤黏膜完整 ①观察患者皮肤、口腔黏膜损害的范围、性质及程度，判断有无感染。及时向患者及家属解释诱发或加重皮肤黏膜损害的危险因素及预防措施。②病房应舒适、温湿度适宜，挂厚窗帘以免日光直射患者，病室内紫外线消毒时应使患者回避；避免在烈日下活动，必要时穿长袖衣及长裤、戴宽边帽或撑伞以避免日光照射。③保持皮肤清洁卫生。皮损处可用清水冲洗，用 30℃左右温水湿敷红斑处，每日 3 次，每次 30 分钟，可促进局部血循环，有利鳞屑脱落。忌用碱性肥皂，避免使用化妆品或其他化学药品，以防止局部皮肤受刺激引起过敏。④维护口腔黏膜完整，保持口腔清洁。晨起、睡前及进食后均用消毒液漱口，以防感染。有口腔溃疡患者漱口后可用中药冰硼散或锡类散等涂敷。口腔感染的患者应针对不同病因，选用合适的漱口液，细菌性感染可用 1∶5000呋喃西林液漱口、局部涂碘甘油；真菌感染可用 1%～4%碳酸氢钠液漱口，可用 2.5%制霉菌素甘油涂口腔患处。

5. 脱发患者的护理 避免染发、烫发、卷发。每周用温水洗头 2 次，边洗边按摩，不宜次数过多。梅花针轻刺头皮可有生发效果，每天 2 次，每次 15 分钟左右。应说明脱发不是永久的，可剪成短发，或用头巾、帽子、假发等，以免影响患者形象。

6. 预防和及时发现感染 向患者及家属说明易感染的原因、易感染部位（口腔、皮肤黏膜、肺部）及预防措施（详见本病护理措施中的“保护皮肤黏膜完整”），如有咳嗽、咳痰、胸痛、体温升高达 38℃以上，或皮肤黏膜红肿等应及时报告医师，并协助处理。

7. 用药护理 指导患者遵医嘱用药，勿随意减药、停药。激素类药物勿擅自停药或减量以免造成疾病治疗“反跳”。非甾体类抗炎药胃肠道反应多，宜饭后服，具有肾毒性，伴肾炎者禁用。抗疟药的衍生物排泄缓慢，可在体内蓄积，引起视网膜退行性病变，故应定期查眼底。免疫抑制剂毒性较大，可导致胃肠不适、脱发、肝病、神经炎、骨髓抑制等，因此，使用中应定期查血象、肝功。

8. 心理护理　由于病程长及可影响面貌改变，致患者思想负担重、痛苦，以及因神经系统损害和长期应用肾上腺糖皮质激素而产生精神行为异常。加强与患者沟通，指导患者面对现实，调整情绪。观察患者情感、行为的变化，以防自伤或伤人；避免在患者面前使用"狼疮"一词，以免患者恐惧或自卑；适时告知患者由于诊断、治疗进步，大部分患者能长期生存，并介绍治疗成功的患者与之交谈，增强患者战胜疾病的信心；鼓励患者的亲属、朋友，多给患者情感支持。

八、健康教育

1. 介绍本病的基本知识　帮助患者了解疾病，树立信心，配合治疗。

2. 介绍药物知识　帮助患者注意药物反应和服法，按医嘱服药，尤其避免肾毒性药物。

3. 介绍预防感染的方法　预防皮肤、口腔及其他部位的感染。

4. 介绍如何避免诱发因素　如避免阳光照射、避免劳累、避孕或在指导下妊娠，如何洗脸、剪指甲、用化妆品等。

> **核心提示**　系统性红斑狼疮是一种自身免疫性疾病。有发热、皮肤黏膜损害、关节肌肉症状及肺脏、心脏、消化道、肾脏、血液等多器官受损的表现。肾衰竭和感染是主要的死亡原因。血液中可查到多种自身抗体。糖皮质激素是目前治疗SLE的首选药物，用药期间不可擅自停用或减量，以免病情"反跳"。应做好饮食、皮肤黏膜护理和用药护理等。

第八节　骨质疏松症患者的护理

骨质疏松症(OP)是一种以低骨量和骨组织微结构破坏为特征导致骨质脆性增加和易于骨折的代谢性骨病。可分为原发性和继发性两类。继发性者的原发病应明确，常由内分泌代谢疾病(如性腺功能减退症、甲亢、甲旁亢、Cushing 综合征、1 型糖尿病等)或全身性疾病(如器官移植术后、肠吸收不良综合征、神经性厌食、肌营养不良症、慢性肾衰竭、骨髓纤维化、白血病、系统性红斑狼疮、营养不良症等)引起。原发性者又可分为两种亚型，即Ⅰ型和Ⅱ型。Ⅰ型即绝经后疏松症(PMOP)，发生于绝经后女性，其中多数患者的骨转换率增高，亦称高转换型 OP；Ⅱ型(老年型)OP 多见于 60 岁以上的老年人，女性的发病率为男性的 2 倍以上。本节主要介绍原发性骨质疏松症。

一、病因和发病机制

正常成熟骨的代谢主要以骨重建形式进行。在调节激素和局部细胞因子等的协调作用下，骨组织不断吸收旧骨，生长新骨。如此周而复始地循环进行，形成了体内骨转换的相对稳定状态。成年以后，骨转换的趋势是：①随着年龄的增加，骨代谢转换率逐年下降，故骨矿密度(BMD)或骨矿含量(BMC)逐年下降。正常情况下，每年的 BMC 丢失速度约 0.5%。②老年男性的 BMC 下降速率慢于老年女性，因为后者除老年因素外，还有雌激素缺乏因素的参与。③BMC的丢失伴有骨微结构的紊乱和破坏，当骨量丢失到一定程度时，骨的微细结构发生变化，有的结构(如骨小梁)无法维持正常形态，发生骨小梁的变窄、变细、弯曲、错位甚至断裂(微损害，微骨折)。有的被全部吸收，形成空洞；骨皮质变薄、小梁骨数目减少，脆性增加，直至发生自发性压缩性骨折(如椎体)或横断性骨折(如股骨颈、桡骨远端)。

二、临床表现

1. 腰背疼痛　轻者无任何不适，较重患者常述腰背疼痛或全身骨痛。骨痛通常为弥漫性，无固定部位，检查不能发现压痛区(点)。常于劳累或活动后加重，负重能力下降或不能负重。四肢骨折时肢体活动明显受限，局部疼痛加重，有畸形或骨折阳性体征。

2. 身材缩短或驼背　常见于椎体压缩性骨折，可单发或多发，有或无诱因，患者发现或被人发现身材变矮。严重者伴驼背，但罕有神经压迫症状和体征。骨质疏松患者的腰椎压缩性骨折常导致胸廓畸形，后者可出现胸闷、气短、呼吸困难，甚至晕厥等表现，易并发上呼吸道和肺部感染。

3. 骨折　常因轻微活动或创伤而诱发，弯腰、负重、挤压或摔倒后发生骨折。多发部位为脊柱、髋部和前臂，其他部位亦可发生，如肋骨、盆骨、股骨甚至锁骨和胸骨等。脊柱压缩性骨折多见于 PMOP 患者，骨折发生后出现突发性腰痛，卧床而取被动体位。髋部骨折以老年性骨质疏松症患者多见，通常以摔倒或挤压后发生。骨折部位多在股骨颈部(股骨颈骨折)。如患者长期卧床，又加重骨质丢失。常因并发感染、心血管病或慢性衰竭而死亡。幸存者伴活动受限，生活自理能力明显下降或丧失。

三、诊断与鉴别诊断

1. 诊断方法和标准　详细的病史和体检是临床诊断的基本依据，但骨质疏松症的确诊有赖于 X 线片检查或 BMD 测定。

2. 鉴别诊断 通常采用排他法进行鉴别。原发性骨质疏松症的诊断必须排除各种继发性可能后，方可成立。

(1) 内分泌性骨质疏松症：根据需要，选择必要的生化或特殊检查逐一排除。甲状旁腺功能亢进症(简称甲旁亢)者的骨质改变主要为纤维囊性骨炎，早期可仅表现为低骨量或骨质疏松症，测定血 PTH、血钙和血磷一般可予鉴别，如仍有困难可行特殊影像学检查或动态实验。其他内分泌疾病均因本身的原发病表现较明显，鉴别不难。

(2) 血液系统疾病：血液系统肿瘤的骨损害有时可酷似甲旁亢，此时有赖于血 PTH、相关蛋白(PTHrP)和肿瘤特异标志物等鉴别。

(3) 结缔组织疾病：成骨不全的骨损害特征是骨脆性增加，多数是由Ⅰ型胶原基因缺陷所致，其临床表现依缺陷的类型和程度而异，轻者可仅表现为骨质疏松而无明显骨折，必要时要借助 X 线片、生化标志物测定或Ⅰ型胶原蛋白基因突变分析鉴别。

四、治疗与预防措施

1. 基础措施

(1) 调整生活方式：①富含钙、低盐和适量蛋白质的均衡膳食。②注意适当户外运动，有助于骨健康的体育锻炼和康复治疗。③避免嗜烟、酗酒和慎用影响骨代谢的药物等。④采取防止跌倒的各种措施，加强自身和环境的保护措施。

(2)骨健康基本补充剂

1) 钙剂：我国营养学会制定成人每日钙摄入推荐量 800mg(元素钙量)是获得理想骨峰值、维护骨骼健康的适宜剂量，如果饮食中钙供应不足可选用钙剂补充，绝经后妇女和老年人每日钙摄入推荐量为 1000mg。我国老年人平均每日从饮食中获钙约 400mg，故平均每日应补充的元素钙量为 500～600mg。

2) 维生素 D：有利于钙在胃肠道的吸收。维生素 D 缺乏可导致继发性甲状旁腺功能亢进，增加骨吸收，从而引起或加重骨质疏松。成年人推荐剂量为 200U(5μg)/d，老年人因缺乏日照以及摄入和吸收障碍常有维生素 D 缺乏，故推荐剂量为 400～800U (10～20μg)/d。有研究表明补充维生素 D 能增加老年人肌肉力量和平衡能力，因此降低了跌倒的危险，进而降低骨折风险。维生素 D 用于治疗骨质疏松症时，应与其他药物联合使用。临床应用时应注意个体差异和安全性，定期监测血钙和尿钙，酌情调整剂量。

2. 药物治疗 药物治疗的适应证：已有骨质疏松症(T≥－2.5)或已发生过脆性骨折；或已有骨量减少(－2.5＜T＜－1.0)并伴有骨质疏松症危险因素者。

(1) 抗骨吸收药物

1) 双磷酸盐药类：有效抑制破骨细胞活性、降低骨转换。大样本的随机、双盲、对照临床试验研究表明，阿仑磷酸盐(福善美)可明显提高腰椎和髋部骨密度，显著降低椎体及髋部等部位骨折发生的危险。为了减轻双磷酸盐药对食管的刺激性，空腹服药，并饮清水 200～300ml，半小时内不能平卧，可取坐位。

2) 降钙素类：能抑制破骨细胞的生物活性和减少破骨细胞的数量。可预防骨量丢失并增加骨量。目前应用于临床的降钙素类制剂有两种：鲑鱼降钙素和鳗鱼降钙素类似物。

3) 选择性雌激素受体调节剂(SERMs)：有效抑制破骨细胞活性，降低骨转换至妇女绝经前水平。大样本的随机、双盲、对照临床试验研究表明，每日一片雷诺昔芬(60mg)能阻止骨丢失，增加骨密度，明显降低椎体骨折发生率，是预防和治疗绝经后骨质疏松症的有效药物。该药只用于女性患者，其特点是选择性地作用于雌激素的靶器官，对乳房和子宫内膜无不良作用，能降低雌激素受体阳性浸润性乳腺癌的发生率，不增加子宫内膜增生及子宫内膜癌的危险。对血脂有调节作用。少数患者服药期间会出现潮热和下肢静脉栓塞的危险性，故有静脉栓塞病史及有血栓倾向者如长期卧床和久坐期间禁用。

4) 雌激素类：此药物只能用于女性患者。雌激素类药物能抑制骨转换，阻止骨丢失。临床研究已充分证明雌激素或孕激素补充疗法(ERT 或 HRT)能降低骨质疏松性骨折的发生，是防止绝经后骨质疏松的有效措施。基于对激素补充治疗利与弊的全面评估，建议激素补充治疗遵循以下原则：①适应证：有绝经症状(潮热、出汗等)和(或)骨质疏松症和(或)骨质疏松危险因素的妇女，尤其提倡绝经早期开始使用，受益更大且风险更小。②禁忌证：雌激素依赖性肿瘤(乳腺癌、子宫内膜癌)、血栓性疾病、不明原因阴道出血及活动性肝病和结缔组织病慎用。③有子宫者应用雌激素时应配合适当剂量的孕激素制剂，以对抗雌激素对子宫内膜的刺激，已行子宫切除的妇女应只用雌激素，不加孕激素。④激素治疗的方案、剂量、制剂选择及治疗期限等应根据患者情况个体化。应用最低有效剂量。坚持定期随访和安全性检测(尤其是乳腺和子宫)。⑤是否继续用药应根据每位妇女的特点每年进行利弊评估。

(2) 促进骨形成药物：随机、双盲、对照试验证实，小剂量重组人甲状旁腺素(rhPTH)有促进骨形成的作用，能有效地治疗绝经后严重骨质疏松，增加骨密度，降低椎体和非椎体骨折发生的危险，因此，适用于严重骨质疏松症患者。一定要在专业医师指导下应用。治疗时间不宜超过 2 年。一般剂量是 20g/d，肌内注射，用药期间要监测血钙水平，防止高钙血症的发生。

(3) 其他药物

1) 活性维生素D：适当剂量的活性维生素D能促进骨形成和矿化，并抑制骨吸收。有研究表明，活性维生素D对增加骨密度有益，能增加老年人肌肉力量和平衡能力，降低跌倒的危险，进而降低骨折风险。老年人更适宜选用活性维生素D，它包括1α-羟维生素D(α-骨化醇)和1,25-双羟维生素D(骨化三醇)两种，前者在肝功能正常时才有效，后者不受肝、肾功能的影响。应在医生指导下使用，并定期检测血钙和尿钙水平。骨化三醇剂量为0.25～0.5μg/d，α-骨化醇为0.25～0.75μg/d。在治疗骨质疏松症时，可与其他抗骨质疏松药物联合应用。

2) 中药：经临床证明有效的中成药亦可按病情选用。

3) 植物雌激素：尚无有力的临床证据表明目前的植物雌激素制剂对治疗骨质疏松症有效。

五、护理措施

1. 生活护理　注意保暖及寒冷刺激，平时洗用的水宜温；冷暖交替时，注意衣服的添减，睡卧时盖好衣被，避免风寒侵袭；多走平地，勿持重物。睡硬板床，鼓励患者多进行户外活动，多晒太阳，应注意减少和避免患者受伤的可能性。

2. 饮食护理　①应摄入足够的钙。老年人从膳食中摄取丰富的钙，才能满足骨中钙的正常代谢，一般每日应不少于850mg。若已发生了骨质疏松症，则每日应不少于1000～2000mg。而且食物中的钙磷比值要高于2∶1，才有利于骨质疏松症的预防和治疗。②膳食要富含蛋白质和维生素C，高蛋白膳食可明显增加钙的吸收。膳食中若缺乏蛋白质，骨有机质生成不良，若缺乏维生素C则影响基质形成。因此，必须供给充足的蛋白质和维生素C。每日供给优质蛋白60～70g，维生素C 300mg以上。这些蛋白质主要从鱼、虾、奶及黄豆制品中获得。维生素C可通过食用富含维生素C的蔬菜和水果获取。③简易食疗：鲜牛奶1杯，每晨服用，长期坚持；虾皮30～50g，与鸡蛋1～2只搅拌均匀，放入蒸锅中蒸熟佐饭吃，常食有效；豆腐200g，鲜虾100g，加姜、盐等调料置锅内同炖熟，每日食用等。

3. 运动护理　①每日坚持体操锻炼，如扩胸运动、深呼吸运动、伸背运动、下肢后提运动、收腹运动和下肢外展运动等，早晚各1次，每次约20分钟。②坚持步行500～1500m，每日1～2次。③每日还可参加气功、太极拳、舞剑等活动。

4. 心理护理　针对不同患者的具体病情，给予必要安慰，适当说明，耐心解释，以解除他们肉体痛苦所带来的精神痛苦和顾虑，减轻思想负担，帮助正确认识和对待疾病，并争取亲属配合，增加治疗效果。

六、健康教育

要使患者了解疾病的形成原因，同时让患者重视饮食疗法。

(1) 不吸烟、不喝酒，合理调配膳食，忌辛燥、苦寒，宜甘润、甘温之品。

(2) 适量的体育锻炼，但要注意预防损伤，循序渐进、有规律、有节奏地进行力所能及的活动，对老年患者加强安全防护教育。

(3) 多晒太阳，可帮助钙的有效吸收和利用，如有胃肠吸收障碍的患者，可肌内注射维生素D。

(4) 其他疾病激发引起本病者，应积极治疗原发病，如肾上腺皮质功能亢进、甲状腺功能亢进、甲状旁腺功能亢进等。

习题训练

A_1/A_2 型题

1. 间歇性跛行常见于
   A. 血栓闭塞性脉管炎
   B. 下肢外伤恢复期
   C. 下肢静脉曲张早期
   D. 急性下肢深静脉血栓形成
   E. 血栓性静脉炎
2. 血栓闭塞性脉管炎的营养障碍期最主要的临床表现是
   A. 肢端发黑、干性坏疽　B. 间歇性跛行
   C. 持续性静息痛　D. 游走性静脉炎
   E. 患肢末端溃疡经久不愈
3. 不属于诱发骨质疏松的病因是
   A. 膳食结构中缺乏钙、磷或维生素D等物质
   B. 妇女在停经后缺乏雌激素的分泌
   C. 妊娠或哺乳期妇女会大量流失钙
   D. 长期大量的饮酒、咖啡、吸烟
   E. 长期服用补充维生素的药物
4. 下列系统性红斑狼疮患者皮肤护理措施中错误的是
   A. 常用清水清洗　B. 忌用碱性皂液
   C. 忌用化妆品　D. 避免阳光照射
   E. 10℃冷水湿敷

5. 系统性红斑狼疮的皮肤损害最常见的部位是
A. 暴露部位 B. 口腔
C. 胸部 D. 腹部
E. 下肢

6. 类风湿关节炎应用非甾体类消炎止痛药的机制是
A. 抑制滑膜炎
B. 抑制体内前列腺素的合成
C. 抑制 T 细胞功能
D. 抑制 B 细胞功能
E. 抑制细胞内二氢叶酸还原酶

7. 病变累及骨、关节及肌腱、滑囊、筋膜等周围软组织的一组疾病是
A. 风湿性疾病 B. 类风湿关节炎
C. 骨关节炎 D. 骨质疏松症
E. 骨筋膜室综合征

8. 类风湿关节炎病因不明，一般认为有关的因素是
A. 遗传、雌激素、阳光照射等因素
B. 感染、潮湿、寒冷及创伤等
C. 物理性损伤因素
D. 化学性损伤因素
E. 精神性损伤因素

9. 风湿关节炎最基本的病理改变是
A. 关节滑膜炎 B. 血管炎
C. 周围神经病变 D. 骨质增生
E. 软骨增生

10. 脊柱骨折急救搬运的基本原则是
A. 始终保持脊柱中立位 B. 始终卧硬板转运
C. 不可背驮运送 D. 不可抱持运送
E. 不可坐位检查和运送

11. 脊柱骨折最常见的形态是
A. 裂缝骨折 B. 楔形骨折
C. 压缩骨折 D. 螺旋形骨折
E. 凹陷骨折

12. 下列哪项是骨折早期并发症
A. 血管、神经损伤 B. 关节僵硬
C. 创伤性关节炎 D. 缺血性肌挛缩
E. 延迟愈合

13. 骨折固定后 1～2 周内功能锻炼的方法是
A. 骨折部以上关节活动
B. 伤肢肌肉进行舒缩活动
C. 骨折部以下关节活动
D. 全身各部肌肉及关节活动
E. 重点关节为主的全面功能锻炼

14. 新鲜骨折是指伤后
A. 2 周内 B. 3 周内
C. 4 周内 D. 5 周内
E. 6 周内

15. 脊柱骨折患者急救运送方法，下列哪种是正确的
A. 用软担架搬运
B. 三人平托放于硬板搬运
C. 二人抱持搬运
D. 一人抱持搬运
E. 一人背负搬运

16. 肘关节后脱位的特征表现是
A. 活动障碍 B. 疼痛
C. 肘后三角关系失常 D. 肿胀及淤血
E. 尺神经麻痹

17. 关节脱臼复位后，一般需外固定时间为
A. 1 周 B. 2～3 周
C. 4～5 周 D. 5～6 周
E. 8 周

18. 急性血源性骨髓炎最早病灶部位多在
A. 干骺端 B. 骨骺端
C. 骨髓腔 D. 骨皮质
E. 骨膜下

19. 急性血源性骨髓炎护理中不妥的是
A. 患肢必须给予固定
B. 物理降温、预防惊厥
C. 高蛋白质、高糖、高维生素饮食
D. 体温正常后，还应继续用抗生素
E. 体温正常后可下床活动

20. 急性血源性骨髓炎常见于
A. 30～40 岁妇女 B. 10 岁以下儿童
C. 20～30 岁青年男性 D. 60 岁以上老人
E. 中年男性

21. 关于脱位的特殊表现是
A. 疼痛、畸形、活动障碍
B. 疼痛、活动障碍、关节空虚
C. 活动障碍、关节空虚、畸形
D. 弹性固定、疼痛、畸形
E. 畸形、弹性固定、关节空虚

22. 骨膜三角多见于
A. 脂肪肉瘤 B. 骨肉瘤
C. 皮质旁肉瘤 D. 骨髓瘤
E. 骨巨细胞瘤

23. 以下能确诊为关节脱位的是
A. 关节疼痛 B 骨擦音或骨擦感
C. 反常活动 D. "方肩"畸形
E. 关节功能丧失

24. 急性血源性骨髓炎的晚期特点是
A. 骨质破坏
B. 死骨形成

C. 形成局限性脓肿
D. 新骨形成和骨性死腔
E. 骨坏死并化脓

25. 下列有关骨质疏松症的说法,错误的是
A. 原发性骨质疏松症是自然衰老过程中,骨骼系统的退行性改变
B. 特发性骨质疏松症是由于疾病或药物损害骨代谢所诱发的骨质疏松
C. 骨质疏松会导致病理性骨折
D. 男、女约在40岁时便开始出现与年龄有关的骨持续性丢失
E. 骨重建中,骨破坏多于骨新建,则导致骨质疏松

26. 患者,女,45岁,面部有严重的蝶形红斑,关节疼痛,最近查出尿毒症,患者情绪低落,对治疗与护理不配合。当前最重要的护理措施是
A. 禁止日光浴
B. 清水洗脸
C. 心理疏导,增强战胜疾病信心
D. 高蛋白饮食
E. 告知患者疾病的诱因

27. 患者,女,29岁,面部有蝶形红斑,严重关节疼痛,最近查血红蛋白90g/L。乏力,Sm抗体阳性,抗双链DNA抗体阳性,需要首先解决的护理问题是
A. 乏力　B. 疼痛
C. 皮肤完整性受损　D. 有感染的危险
E. 输营养液

28. 刘某,27岁,因全身关节痛,面部蝶形红斑,查血抗体,确诊为SLE,健康教育的重点是避免日光直射,原因是
A. 紫外线可致雌激素作用增强
B. 紫外线是本病的重要诱因
C. 紫外线直接破坏细胞
D. 紫外线加重关节滑膜炎
E. 紫外线直接损害骨髓

29. 患者,女,35岁。患系统性红斑狼疮5年,一直服用药物治疗,最近主诉视力下降,可能因为服用了
A. 阿司匹林　B. 吲哚美辛
C. 抗疟药　D. 布洛芬
E. 地塞米松

30. 王某,65岁,患有关节炎2年,初期为腕掌指关节疼痛,后期有膝关节疼痛,最近两手指在掌指关节处偏向尺侧形成关节活动障碍,影响患者的日常生活。该患者锻炼时不正确的方法是
A. 循序渐进　B. 长时间锻炼
C. 热敷可改善血液循环　D. 保持关节的功能位
E. 必要时给予消炎止痛剂

31. 患者,女,23岁,1周前睡眠不好,服用氯丙嗪,出现乏力、发热,体温38℃,面部蝶形红斑,Sm抗体阳性,抗双链DNA抗体阳性,查患者口腔有白色点状物质,需进行口腔护理,可选用哪种漱口液
A. 1%～4%碳酸氢钠溶液
B. 2%～3%硼酸溶液
C. 1%～3%过氧化氢溶液
D. 0.1%醋酸溶液
E. 0.08%甲硝唑溶液

32. 患者,女,38岁,农民,面部水肿,疲倦、乏力半个月,双侧面颊和鼻梁部有蝶形红斑,表面光滑,指掌部可见充血红斑。实验室检查:血沉65mm/L,尿蛋白(+++),抗核抗体(+),抗Sm抗体(+)。最可能的诊断是
A. 急性肾炎　B. 急性肾盂肾炎
C. 慢性肾炎　D. 系统性红斑狼疮
E. 干燥综合征

33. 患者,女,60岁。2年前无明显诱因出现双腕、双手关节和双膝、踝、足、趾关节肿痛,伴晨僵,时间约10分钟,疼痛以夜间明显,影响行动。实验室检查:血沉55mm/L,RF(+)。关节X线检查:双手骨质疏松,腕部关节间隙变窄。最可能的诊断是
A. 系统性红斑狼疮　B. 干燥综合征
C. 类风湿关节炎　D. 骨性关节炎
E. 银屑病关节炎

34. 患者,女,15岁。学生,主因双肘、腕、手指近端指间关节肿痛3年。加重2个月,以类风湿关节炎收入院。经休息、药物治疗后,现在病情缓解,下一步最主要的护理是
A. 嘱咐患者卧床休息,避免疲劳
B. 指导患者进行功能锻炼,要循序渐进
C. 向患者做饮食指导,增进营养
D. 向患者介绍如何观察药物疗效
E. 介绍预防药物不良反应的方法

35. 患者,男,28岁,1周前受凉后出现发热,体温37.5℃,咽痛,颌下淋巴结肿大,轻度心悸气短,伴关节疼痛,以肩、肘、腕为主,血沉80mm/h,血白细胞10.5×10^9/L,免疫学检查异常,可能的诊断是
A. 风湿热　B. 风湿性关节炎
C. 系统性红斑狼疮　D. 风湿性心脏病
E. 类风湿关节炎

36. 患者,男,60岁。患关节炎2年,初期为腕掌指关

节疼痛，后期有膝关节疼痛，最近两手指在掌指关节处偏向尺侧形成关节活动障碍，影响患者的日常生活，查C反应蛋白升高，说明目前疾病处在

A. 康复期　　B. 稳定期

C. 活动期　　D. 比较轻微阶段

E. 非常严重阶段

37. 患者，女，60岁，诊断为脊髓型颈椎病下列陈述中不当的是

A. 可引起截瘫

B. 可导致大小便失禁

C. 早期可行按摩、牵引治疗

D. 早期应积极手术治疗

E. MRI可见脊髓受压

38. 一9岁男孩，有近期胫骨骨折史。突发高热、寒战、右下肢近膝关节处剧痛，活动受限。检查：局部深压痛，白细胞 $20\times10^9/L$。最有可能的诊断是

A. 骨结核　　B. 膝关节缺血性坏死

C. 化脓性骨髓炎　　D. 一过性滑膜炎

E. 急性血源性骨髓炎

39. 患者，女，30岁，汽车撞伤左侧大腿，致股骨中段闭合性骨折，行骨牵引复位固定。牵引术后，下列哪项护理能防止牵引过度

A. 将床尾抬高15～30cm

B. 每天用70%乙醇溶液滴牵引针孔

C. 定时测定肢体长度

D. 保持有效的牵引作用

E. 鼓励功能锻炼

40. 李某，35岁，颈5、颈6骨折合并四肢瘫痪，无感染灶，出现高热，下列措施中哪项不适宜

A. 冰水灌肠　　B. 冰水擦浴

C. 通风　　D. 药物降温

E. 调节室温

41. 患者，男，29岁，骑自行车摔伤左肩到医院就诊。检查见左侧方肩畸形，肩关节空虚，弹性固定，诊断为肩关节脱位。复位后用三角巾悬吊。指导患者进行垂臂、甩肩锻炼的时间是

A. 复位固定后即开始　　B. 复位固定1周后

C. 复位固定2周后　　D. 复位固定3周后

E. 复位固定4周后

42. 患者，男，60岁。诊断为脊髓型颈椎病，入院第2天行颈椎前路手术，手术后患者出现呼吸困难的原因不包括

A. 伤口出血　　B. 喉头水肿

C. 术中损伤脊髓　　D. 引流液过多

E. 植骨块脱落

43. 患者，男，68岁，近2个月来出现下肢麻木，行走困难。患者最可能患了下列哪型颈椎病

A. 神经根型颈椎病　　B. 脊髓型颈椎病

C. 椎动脉型颈椎病　　D. 交感神经型颈椎病

E. 复合型颈椎病

44. 患者，男，28岁，诊断为腰椎间盘突出症，行髓核摘除术后第1天，患者应开始下列哪项锻炼

A. 腰背肌锻炼　　B. 直腿抬高练习

C. 股四头肌等长收缩　　D. 转移训练

E. 下床活动

45. 李某，男，34岁，出现右下肢放射性疼痛5个月，体检：右足底针刺觉减退，跟腱反射未引出，小腿三头肌肌力减退，该患者最可能的诊断为

A. 椎管内肿瘤　　B. 末梢神经炎

C. 腰椎滑脱　　D. L_4/L_5 椎间盘突出

E. L_5/S_1 椎间盘突出

46. 患者，女，17岁，出现肘关节红、肿、热、痛1周，周围白细胞计数为 $24\times10^9/L$，该患者可诊断为

A. 肘关节类风湿性关节炎

B. 肱骨外上髁炎

C. 肘关节化脓性关节炎

D. 肘关节结核

E. 肘关节骨性关节炎

47. 患者，女，18岁。右股骨下端肿块2个月，表面静脉怒张，皮温略高。X线平片显示右股骨下端有边界不清的骨质破坏区，骨膜增生呈放射状阴影。最可能的诊断是

A. 骨髓炎　　B. 骨结核

C. 骨肉瘤　　D. 骨巨细胞瘤

E. 骨转移癌

48. 类风湿关节炎关节病变的特点是

A. 大关节受累

B. 多数不遗留关节畸形

C. 游走性疼痛

D. 主要累及小关节的对称性多关节炎

E. 关节肿胀

49. 关于系统性红斑狼疮患者的护理，下列各项错误的是

A. 嘱患者激素类药物不可擅自减、停药

B. 脱发患者可戴假发适当遮掩

C. 多吃芹菜、无花果等利于疾病恢复

D. 禁忌日光浴

E. 急性期应卧床休息

50. 类风湿关节炎的护理措施中重要的是

A. 绝对卧床休息

B. 关节疼痛减轻后及时进行活动

C. 限制关节运动
D. 抬高头部
E. 抬高膝部

51. 类风湿关节炎活动期的标志是
A. 自发痛　B. 梭状指
C. 晨僵　D. 压痛
E. 畸形

52. 系统性红斑狼疮(SLE)患者皮肤护理,下列哪项不妥
A. 常用清水清洗　B. 忌用碱性肥皂
C. 忌用化妆品　D. 避免阳光暴晒
E. 10℃水局部湿敷

53. 系统性红斑狼疮面部典型皮损的特点是
A. 盘状红斑　B. 环行红斑
C. 蝶形红斑　D. 网状红斑
E. 丘疹状红斑

54. 下列哪项指标常提示狼疮活动
A. 总补体增高　B. C3 降低
C. IgG 降低　D. α_2 球蛋白降低
E. γ 球蛋白增高

55. 系统性红斑狼疮发病中可能起作用的因素是
A. 雄激素　B. 雌激素
C. 生长激素　D. 肾素
E. 血管紧张素

56. 关于风湿性疾病的临床特点叙述不正确的一项是
A. 受累的部位为关节及周围软组织
B. 多呈慢性经过
C. 同一疾病表现大致相同
D. 多有病情发作与缓解交替
E. 对治疗反应的个体差异很大

57. 风湿性疾病是指
A. 过敏性疾病
B. 嗜酸粒细胞增多的一类疾病
C. 病毒感染的一类疾病
D. 血尿酸增多的一组疾病
E. 累及关节及周围软组织的一大类疾病

58. 对口服非甾体抗炎药的患者,应重点观察的不良反应是
A. 皮疹　B. 胃肠道反应
C. 口腔炎　D. 肝损害
E. 骨髓抑制

59. 与系统性红斑狼疮发病无关的一项是
A. 长期应用糖皮质激素
B. 家族遗传倾向
C. 性激素水平
D. 感染或饮食成分变化
E. 服用异烟肼等药物

60. 系统性红斑狼疮最常见的皮肤损害部位是
A. 颈部　B. 暴露部位
C. 胸部　D. 腹部
E. 关节部位

61. 系统性红斑狼疮最常损害的脏器是
A. 心　B. 肾
C. 胃肠　D. 神经
E. 肺

62. 系统性红斑狼疮患者主要的临床表现是
A. 心包炎　B. 肾炎
C. 狼疮性肺炎　D. 淋巴结肿大
E. 皮肤黏膜与关节表现

63. 目前治疗系统性红斑狼疮的主要药物是
A. 阿司匹林　B. 泼尼松
C. 氯喹　D. 环磷酰胺
E. 雷公藤

64. 系统性红斑狼疮患者护理要注意的问题不包括
A. 关节肿痛者让关节处于功能位
B. 每天用消毒液漱口 5 次
C. 脱发者每周温水洗头 2 次
D. 不在患者面前说"狼疮"二字
E. 出现消化道反应者应及时停用激素

65. 关于类风湿关节炎不正确的叙述是
A. 是一种炎症性自身免疫疾病
B. 以对称性腕、掌指及近端指间关节病变为特征
C. 非甾体类药物可改善症状
D. 免疫抑制剂可控制发展
E. 糖皮质激素药可达根治目的

66. 类风湿关节炎与风湿性关节炎不同的临床特征是
A. 活动明显受限
B. 后期有关节畸形
C. 常对称性、多发性出现
D. 侵犯四肢小关节
E. 常有脏器受损表现

67. 与类风湿关节炎的诊断无关的检查结果是
A. 抗链"O"增高　B. 类风湿因子阳性
C. 血红蛋白降低　D. 血沉增快
E. C 反应蛋白增高

68. 类风湿关节炎的临床表现不包括
A. 关节疼痛　B. 晨起后关节僵硬
C. 指间关节梭形肿胀　D. 手部掌指关节畸形
E. 高热

69. 不属于类风湿关节炎的关节特征是
A. 以手足小关节为主
B. 呈多发性、对称性
C. 晨僵明显

D. 肿痛发作与缓解交替出现
E. X 线检查早期可见关节纤维化和骨性强直

70. 鼓励类风湿关节炎患者缓解期进行关节功能锻炼的目的是
A. 保持关节功能位　B. 防止疾病活动
C. 延缓关节破坏　D. 减少晨僵发生
E. 避免肌肉萎缩、关节废用

71. 判断类风湿关节炎炎症活动的指标不包括
A. 晨僵　B. 手指关节半脱位
C. 血沉增快　D. 类风湿结节
E. 类风湿因子阳性

72. 类风湿关节炎缓解期最重要的护理是
A. 观察病情变化　B. 避免疲劳
C. 给予营养丰富的饮食　D. 避免精神刺激
E. 指导医疗体育锻炼

73. 患者，女，患者因全身关节痛，面有蝶形红斑，查血抗 Sm 抗体(＋)，确诊为系统性红斑狼疮，医嘱避免日光直射，病室紫外线消毒时应回避，外出穿长袖上衣及长裤，戴帽或撑伞遮阳。原因是
A. 紫外线可使雌激素作用增强
B. 紫外线是本病重要诱因
C. 紫外线直接破坏细胞
D. 紫外线加重关节滑膜炎
E. 紫外线直接损害骨髓

74. 患者，女，36 岁。因风湿性关节炎引起关节疼痛，在服用阿司匹林时，护士嘱其饭后服用的目的是
A. 减少对消化道的刺激
B. 提高药物的疗效
C. 降低药物的毒性
D. 减少对肝的损害
E. 避免尿少时析出结晶

75. 某患者双手掌指关节肿胀疼痛 3 年，晨起有胶黏着感，活动后渐缓，查血类风湿因子(＋)，诊断为类风湿性关节炎，为保持关节功能应注意
A. 长期卧床休息
B. 进食高热量、高蛋白饮食
C. 小夹板固定
D. 长期服抗生素防感染
E. 坚持进行关节功能锻炼

76. 患者，男，26 岁，患系统性红斑狼疮，面部有较严重的蝶形红斑，且有脱发及糖皮质激素治疗引起的容貌改变，该患者最主要的护理诊断是
A. 疼痛　B. 活动无耐力
C. 自我形象紊乱　D. 知识缺乏
E. 焦虑

77. 患者，女，头晕乏力半年，手足关节痛 3 年余，查体双手指间肌肉萎缩，手指向尺侧偏，X 线显示关节腔变窄，关节半脱位，抗链“O”300U，血沉 380mm/h。此患者最可能的诊断是
A. 退行性骨关节病　B. 类风湿性关节炎
C. 先天性关节畸形　D. 风湿性关节炎
E. 系统性红斑狼疮

78. 患者，男，患系统性红斑狼疮，经住院治疗症状基本缓解，此时护士对患者的健康指导，错误的是
A. 每日用肥皂水洗脸
B. 远离紫外线，禁止进入紫外线消毒室
C. 禁用化妆品
D. 外出时戴遮阳帽或遮阳伞
E. 局部用温水湿敷，每日 3 次

79. 患者，女，26 岁，已婚。入院诊断系统性红斑狼疮。体温 38.5℃，面部蝶形红斑、有少许鳞屑，胸腹部检查无异常。现每日用泼尼松 45mg 治疗。不正确的护理措施是
A. 预防感染，紫外线消毒病房每日 2 次
B. 患者床位安置在没有阳光直射的地方
C. 忌食芹菜、香菜等含补骨脂素食物
D. 适当使用化妆品掩饰红斑
E. 避免使用普鲁卡因等药物

80. 患者，女，32 岁。双手关节呈梭状肿胀、疼痛，晨僵明显，诊断“类风湿关节炎”。缓解其关节僵硬、疼痛，不宜采用的方法是
A. 局部热敷　B. 按摩
C. 局部制动　D. 热水浸泡
E. 红外线、超短波疗法

81. 患者，女，类风湿关节炎病史 5 年。近几日来手、足及膝关节肿胀，疼痛加重，活动后疼痛减轻，伴有食欲不振，乏力等不适。其护理措施不应包括
A. 卧床休息
B. 取平卧位，脊背挺直
C. 足底放护足板
D. 维持膝关节屈曲位
E. 必要时使用夹板

82. 某系统性红斑狼疮的女患者，病史两年，有发热和关节肿痛，面部发现紫红色斑块并有少量蛋白尿发生。请问下列哪项护理措施不恰当
A. 清水洗脸
B. 避免使用肾脏损害药物
C. 房间内挂厚窗帘遮光
D. 经常检查口腔和皮肤病损情况
E. 多食芹菜、香菜类绿叶蔬菜

83. 患者，女，因红斑狼疮面部红斑显著，经常自惭形秽并因害怕服用激素体形改变而拒绝用药。她目

前主要的护理问题是

A. 预感性悲哀　　B. 知识缺乏

C. 皮肤完整性受损　　D. 药物副作用

E. 战胜疾病信心不足

A_3/A_4 型题

(84～86 题共用题干)

患者，女，28 岁，4 年来全身各大小关节疼痛，伴有晨僵，活动后减轻，拟诊为类风湿关节炎。

84. 下列关于类风湿关节炎的描述不正确的是

A. 基本病变是滑膜炎

B. 发病与自身免疫有关

C. 已有皮下结节示病情活动

D. 类风湿因子常(+)

E. 不引起脏器损害

85. 该病关节病变的特点以下哪项不对

A. 多对称

B. 关节可畸形

C. 发作时疼痛

D. 关节周围软组织可受累

E. 远端指间关节最常受累

86. 以下何药不作为该患者首选

A. 雷公藤　　B. 布洛芬

C. 阿司匹林　　D. 泼尼松

E. 环磷酰胺

(87～89 题共用题干)

患者，女，20 岁，腕、踝关节疼痛及脱发 1 年，今晨在海边游泳时发现面部出现紫色红斑，遂就医。查体：头发稀疏，面颊及颈部均有不规则圆形红斑，口腔有溃疡。化验：血中查出狼疮细胞。

87. 如果从血中查出抗 Sm 抗体阳性，应考虑何病

A. 风湿性关节炎　　B. SLE

C. 类风湿关节炎　　D. 脂溢性皮炎

E. 痛风

88. 如脱发加重，以下护理措施哪项不妥

A. 温水洗发　　B. 每周洗发两次

C. 洗发时，边洗边按摩　　D. 梅花针轻刺头皮

E. 烫发可使毛发增生

89. 患者返家后健康指导以下哪项不妥

A. 介绍本病基本知识

B. 告知有关药物知识

C. 病情缓解亦不能怀孕

D. 避免日晒、劳累

E. 保持乐观情绪

(90～92 题共用题干)

患者，女，70 岁，独居。双手腕、掌指、指间关节疼痛、肿胀，时轻时重，约 25 年，诊断为"类风湿关节炎"。护理体检发现患者双手天鹅颈样畸形，饮食起居困难。

90. 评估患者致病因素不包括

A. 遗传因素　　B. 自身免疫反应

C. 寒冷潮湿环境　　D. 疲劳、精神创伤

E. 日光照射

91. 目前最主要的护理诊断是

A. 疼痛、关节痛

B. 自理缺陷

C. 功能障碍性悲哀

D. 有失用综合征的危险

E. 焦虑

92. 关于健康教育内容，错误的一项是

A. 告知疾病的性质、疗程和治疗方案

B. 坚持按医嘱服药

C. 绝对卧床休息，由别人料理生活

D. 避免各种诱发因素

E. 每日定时做主动运动

(93、94 题共用题干)

患者，女，36 岁。患类风湿关节炎 2 年。近几日来感到关节疼痛、肿胀明显且伴压痛晨起发僵，有胶黏感，手指近端呈梭状，但能自己吃饭、洗漱等，情绪尚可，经常述说自己孩子的学习情况。

93. 最可能的护理诊断是

A. 关节功能障碍　　B. 体温过高

C. 疼痛：关节痛　　D. 自理缺陷

E. 预感性悲哀

94. 护理措施不妥的一项是

A. 鼓励指导患者坚持做全身运动

B. 晨起用热水泡手

C. 理疗

D. 睡眠时注意维持功能姿势

E. 适当给予患者生活帮助

(95、96 题共用题干)

老年孤寡女性，患类风湿关节炎多年，现仍有反复的关节疼痛。目前双手有尺侧偏向性畸形，握物困难，运动受限，严重影响日常做饭洗漱等生活能力，因此，产生悲观厌世情绪。

95. 该患者目前的护理问题不包括

A. 活动无耐力　　B. 疼痛

C. 生活自理能力缺乏　　D. 个人应对无效

E. 功能障碍性悲哀

96. 下列哪种措施对此患者不合适

A. 卧床休息，减少活动

B. 服用止痛药

C. 每天晨起用热水泡手 15 分钟

D. 进行日常必要的生活训练

E. 动员社会给予帮助

(97～100 题共用题干)

患者，女，23 岁，大学生，因患系统性红斑狼疮住院两次，本次住院面部红斑明显，伴有乏力、食欲减退等。

97. 她的皮肤红斑主要是什么原因造成的
A. 日晒过多　B. 皮肤过敏
C. 长期使用免疫抑制剂　D. 青春痤疮
E. 免疫复合物沉积

98. 住院期间患者常照镜子叹气，不肯与人接触，对父母流露出害怕将来后果的思想，她的心理状态可诊断为
A. 精神抑郁症　B. 孤僻综合征
C. 预感性悲哀　D. 恐惧症
E. 性格脆弱

99. 护士采取下列哪项措施是不恰当的
A. 常常和患者沟通，耐心听她的倾诉
B. 尽量不提"狼疮"一词
C. 让亲属常来看望
D. 鼓励出门时用遮盖霜将红斑遮盖
E. 保持心情舒畅

100. 患者病好后询问能否怀孕，护士怎样对患者做生育指导
A. 绝育
B. 最好使用避孕药
C. 病情稳定可以怀孕
D. 妊娠中可以使用肾上腺皮质激素
E. 妊娠前 3 个月停用一切药物

(101～103 题共用题干)

患者，女，31 岁，工人。因腕及掌指关节肿痛，伴双膝关节疼痛、行走困难而入院。入院血液检查：血沉 70mm/h，白细胞总数 4.1×10^{9}/L，红细胞计数 3.6×10^{12}/L，血红蛋白 110g/L。免疫学检查 C3、C4 均增高，RF(＋)，尿蛋白(－)，伴有晨僵。

101. 患者最可能的疾病诊断是
A. 类风湿关节炎　B. 风湿性关节炎
C. 系统性红斑狼疮　D. 干燥综合征
E. 骨性关节炎

102. 此期患者的护理措施是
A. 卧床休息，保持正确的体位
B. 遵医嘱给予消炎止痛剂
C. 腰椎滑脱
D. L_4/L_5 椎间盘突出
E. L_5/S_1 椎间盘突出

103. 治疗类风湿关节药物的不良反应不包括
A. 胃肠道不适　B. 皮肤黏膜出血
C. 骨髓抑制　D. 骨髓活跃
E. 肝功异常

(104～107 题共用题干)

患者，男，14 岁。后仰摔伤左肘关节，局部疼痛、肿胀、功能障碍。体检：左肘关节明显肿胀、压痛、尺骨鹰嘴向后突出，肘关节半屈位，肘后三角关系破坏。

104. 该患者最有可能的诊断为
A. 左肘关节前脱位　B. 左肘关节后脱位
C. 左肱骨髁上骨折　D. 左尺骨鹰嘴骨折
E. 左桡骨小头脱位

105. 首选的检查是
A. X 线摄片　B. B 超
C. CT　D. 核素扫描
E. 关节腔穿刺

106. 一旦确诊，首选的处理方法是
A. 切开复位　B. 手法复位
C. 骨牵引复位　D. 皮牵引复位
E. 外展支架固定，消肿后切开复位

107. 复位后行长石膏托固定肘关节于
A. 屈曲 30°位　B. 屈曲 60°位
C. 屈曲 90°位　D. 屈曲 120°位
E. 伸直位

(108～111 题共用题干)

患者，女，30 岁，农民。面部水肿，疲倦、乏力半个月，双侧面颊和鼻梁部有蝶形红斑，表面光滑，指掌部可见充血红斑。实验室检查：血沉 65mm/L，尿蛋白(＋＋＋)，抗核抗体(＋)，抗 Sm 抗体(＋)。

108. 该病可能的诊断是
A. 蛋白尿　B. 狼疮肾炎
C. 系统性红斑狼疮　D. 慢性肾炎
E. 肾病综合征

109. 需采取的护理措施是
A. 皮肤护理
B. 饮食可以吃无花果
C. 多在阳光下活动
D. 洗脸时涂一些营养霜
E. 饮食宜浓厚

110. 针对病情，目前护士应教育患者重点注意
A. 肾功能变化，定期复查
B. 有无消化道出血
C. 体温变化
D. 血红蛋白变化
E. 血白细胞变化

111. 治疗过程中患者出现了胃肠不适、脱发、肝功酶增高，白细胞 11×10^{9}/L，可能发生了
A. 激素副作用

B. 免疫抑制剂的不良反应
C. 肝炎
D. 胃炎
E. 感染

（112～118 题共用题干）

患者，男，高处坠落后出现严重呼吸困难、四肢不能活动。查体：颈部压痛，四肢瘫痪，高热，有较重痰鸣音。X 线摄片提示 C_4～C_5 骨折，合并脱位。

112. 对该患者应首先采取下列哪项措施
A. 手术复位固定　B. 使用呼吸兴奋剂
C. 气管切开　D. 吸氧
E. 吸痰

113. 若患者行颅骨牵引，出现感染迹象时应及时采取的措施是
A. 针眼或牵引部位涂抗生素药膏
B. 观察牵引针眼或牵引部位有无破损
C. 每日用生理盐水消毒针眼或牵引部位 2 次
D. 静脉输入大量抗生素
E. 局部再次手术治疗

114. 导致其呼吸困难的最主要原因为
A. 腹胀引起膈肌上移　B. 呼吸肌麻痹
C. 水肿压迫呼吸中枢　D. 痰液堵塞气道
E. 气管受压

115. 应如何搬运患者
A. 一人背起患者搬运
B. 一人抱起患者搬运
C. 二人搬运，其中一人抬头，一人抬腿
D. 三人将患者平托到木板上搬运
E. 四人搬运，三人将患者平托到木板上，一人固定头颈部

116. 减轻脊髓水肿和继发性损伤应可采取
A. 地塞米松 10～20mg 口服，每日 3 次，维持 2 周左右
B. 20%甘露醇 250ml 静脉滴注，每日 2 次，连续 5～7 天
C. 输液或输血，维持动脉血压在 90mmHg 以上
D. 卧硬板床
E. 枕颌吊带卧位牵引

117. 脊髓出现下列哪项改变会造成不可逆的瘫痪
A. 脊髓休克　B. 脊髓震荡
C. 脊髓断裂　D. 脊柱骨折
E. 脊椎脱位

118. 若为预防该患者因气道分泌物阻塞而并发坠积性肺炎及肺不张的措施主要是
A. 翻身叩背　B. 辅助咳嗽排痰
C. 吸痰　D. 人工机械通气
E. 雾化吸入

（119～124 题共用题干）

患者，男，22 岁。踢足球时向后跌倒，摔伤右肩部来诊。检查见右肩部方肩畸形，肩关节空虚，弹性固定，Dugas 征阳性。

119. 可能的诊断是
A. 肘关节脱位　B. 肩关节脱位
C. 肩锁关节脱位　D. 肩峰骨折
E. 肱骨外科颈骨折

120. 首选的处理方法是
A. 手法复位外固定　B. 切开复位内固定
C. 骨牵引复位　D. 悬吊牵引复位
E. 皮牵引复位

121. 复位成功的标志是
A. 畸形消失
B. 骨性标志恢复解剖关系
C. 关节被动活动恢复正常
D. 肿胀消失
E. X 线检查显示复位

122. 复位后正确的固定方法是
A. 小夹板固定　B. 外展支架固定
C. 三角巾悬吊　D. 石膏夹板固定
E. 皮牵引固定

123. 若该患者合并骨折，最多见的是
A. 锁骨骨折　B. 肩峰骨折
C. 关节骨折　D. 肱骨外科颈骨折
E. 肱骨大结节骨折

124. 该患者若过早去除外固定，则容易出现
A. 患肢变形　B. 方肩畸形
C. 肱骨头滑出　D. 习惯性脱位
E. 粘连性肩关节炎

（125～127 题共用题干）

患者，男，26 岁。患风心病、心房颤动 7 年。近年来，活动后感心悸、气促、乏力及下肢水肿。医生给地高辛等药物治疗。

125. 应用地高辛的目的是
A. 扩张支气管　B. 消除心律失常
C. 增强心肌收缩力　D. 扩张冠状动脉
E. 减慢心率

126. 地高辛的每日维持量为
A. 0.125～0.5mg　B. 0.5～1.5mg
C. 1.5～2.0mg　D. 2.0～2.5mg
E. 2.5～3.0mg

127. 患者服药期间出现下列哪种情况，不应考虑地高辛中毒
A. 胃肠道反应

B. 黄视、绿视、幻觉的出现

C. 尿量增加

D. 患者心率突然明显增快

E. 房颤突然转为规则心律

(128、129 题共用题干)

患者,男,49 岁,患风湿性心瓣膜病。因感染,心功能Ⅲ级入院,给予抗感染和抗心衰治疗。近日,出现乏力、腹胀、心悸,心电图显示 u 波增高。

128. 目前患者出现的并发症是

A. 高钾血症　　B. 低钾血症

C. 高钠血症　　D. 低钠血症

E. 代谢性酸中毒

129. 患者出院后,预防链球菌感染的措施是

A. 坚持锻炼,防止呼吸道感染

B. 注意个人卫生,多休息

C. 高营养饮食,限制钠盐摄入

D. 减轻心理压力,增强康复信心

E. 定期复查,必要时做痰细菌培养

(130～132 题共用题干)

患者,女,36 岁,慢性风湿性心脏病二尖瓣狭窄病史。近日,轻度活动即感心悸、气促。

130. 评估此患者心功能分级属于

A. Ⅰ级　　B. Ⅱ级

C. Ⅲ级　　D. Ⅳ级

E. 不能确定

131. 此患者并发心律失常,最常见的类型为

A. 室性早搏　　B. 房性早搏

C. 阵发性心动过速　　D. 心房纤维颤动

E. 房室传导阻滞

132. 遵医嘱给予洋地黄治疗时,评估疗效有效的指标是

A. 心率减慢　　B. 心率加快

C. 尿量减少　　D. 血压下降

E. 视力模糊

(133、134 题共用题干)

患者,女,47 岁,患风湿性心脏病二尖瓣狭窄 6 年多。近日,上呼吸道感染后出现心力衰竭表现,乏力,稍事活动即心慌、憋气,伴有食欲不振,肝区胀痛,双下肢轻度水肿,双肺底湿啰音,心率 128 次/分。

133. 护士应如何指导患者的休息

A. 活动不受限制

B. 从事轻体力活动

C. 增加睡眠时间,可起床做轻微活动

D. 卧床休息,限制活动量

E. 严格卧床休息,采取半卧位

134. 经地高辛治疗后,患者出现明显食欲减退、恶心、呕吐、视力模糊,心率 50 次/分,心律不齐。应考虑出现以下哪种情况

A. 心力衰竭加重　　B. 颅压增高

C. 洋地黄中毒　　D. 心源性休克

E. 低钾血症

(135、136 题共用题干)

患者,男,72 岁,近日来腰背部疼痛,弯腰,咳嗽、大便用力时加剧,患者主诉仰卧或坐位时减轻,有胸闷,气短,夜间加重。初步诊断为骨质疏松症。

135. 该患者出现的骨质疏松症最常见的主要症状

A. 骨折　　B. 腰背部疼痛

C. 呼吸系统障碍　　D. 驼背

E. 脊柱压缩变形

136. 该患者治疗服用二磷酸盐时,为减轻对食管的刺激应

A. 服用维生素 D

B. 服用性激素药物

C. 空腹服药,饮清水 200～300ml,不能平卧

D. 可以平卧位

E. 可以喝饮料或进食

参考答案

A_1/A_2 型题

1. A　2. C　3. E　4. E　5. A　6. B　7. A　8. B
9. A　10. A　11. C　12. A　13. B　14. A　15. B
16. C　17. B　18. A　19. E　20. B　21. E　22. B
23. D　24. D　25. B　26. C　27. B　28. B　29. C
30. B　31. A　32. D　33. C　34. D　35. A　36. C
37. C　38. E　39. C　40. A　41. D　42. D　43. B
44. B　45. D　46. C　47. C　48. D　49. C　50. B
51. C　52. E　53. C　54. B　55. B　56. C　57. E
58. B　59. A　60. B　61. B　62. E　63. E　64. E
65. E　66. B　67. B　68. A　69. E　70. E　71. B
72. E　73. B　74. A　75. E　76. C　77. B　78. B
79. A　80. C　81. A　82. E　83. B

A_3/A_4 型题

84. E　85. C　86. E　87. B　88. E　89. C　90. E
91. B　92. C　93. C　94. C　95. A　96. A　97. A
98. C　99. D　100. C　101. A　102. B　103. D
104. C　105. A　106. B　107. C　108. B　109. A
110. A　111. B　112. E　113. A　114. B　115. E
116. B　117. C　118. C　119. B　120. A　121. E
122. C　123. E　124. D　125. C　126. A　127. B
128. A　129. A　130. C　131. D　132. A　133. D
134. C　135. B　136. C

第十二章　肿瘤患者的护理

知　识　点

第一节　肿瘤概述

一、肿 瘤 概 论

(一) 病因

1. 外源性因素　①物理因素:如X线、紫外线、长期局部机械刺激、热辐射、慢性炎性刺激等;②化学因素:如亚硝胺类、氨基偶氮类、真菌毒素类等;③生物因素:如病毒、寄生虫等。

2. 内源性因素　①遗传因素;②内分泌因素;③免疫因素;④其他,如性别和年龄、精神因素等。

(二) 病理与分类

1. 良性肿瘤　分化成熟,生长缓慢,呈膨胀性生长,无转移。有时可转变为恶性肿瘤。

2. 恶性肿瘤　分化不成熟,生长旺盛,呈浸润性、破坏性生长,有转移。包括癌与肉瘤。

3. 临界性肿瘤　有些肿瘤生物学特点及表现可以介乎良性与恶性之间,如腮腺混合瘤。

(三) 临床表现

1. 良性肿瘤　多无全身表现。局部以肿块为主,肿块呈圆形或椭圆形,界限清楚、表面光滑、可活动,一般无压痛。随着时间的延长,可产生局部压迫症状。

2. 恶性肿瘤

(1) 局部表现:①肿块,是实体肿瘤的常见症状,增长迅速,表面凹凸不平,界限不清楚,肿块质地坚硬,不易推移,可有触痛。②疼痛,为恶性肿瘤的常见症状,也是促使患者就医的重要原因。③溃疡,为恶性肿瘤表面组织坏死及继发感染所形成,易出血,分泌物有恶臭。④出血,因溃疡或癌肿侵蚀血管所致。可表现为血痰、咯血、呕血、便血及血尿等。⑤梗阻,当肿瘤增长到一定的体积阻塞或压迫空腔脏器,引起的相应临床表现。⑥转移症状,通过直接浸润、淋巴、血行和种植性转移途径,引起相应的局部症状。

(2) 全身表现:出现乏力、消瘦、发热、贫血等,最终全身衰竭,出现恶病质。

(四) 诊断

1. 警惕早期症状和体征　如持续性消化不良、吞咽时哽噎感、排便习惯的改变、久治不愈的溃疡、持续性干咳、痰中带血丝、不明原因的阴道出血、不明原因的消瘦或贫血、身体任何部位的肿块或痣发生明显变化等,应高度重视。

2. 辅助检查

(1) 影像学检查:包括X线检查、CT、MRI、超声波、放射性核素显像等。

(2) 内腔镜检查:是目前诊断消化道、呼吸道、泌尿道等空腔脏器肿瘤广泛采用的方法,它能够直视病变,并采取病变组织进行病理学检查。

(3) 免疫诊断方法与生化诊断方法:如甲胎蛋白(AFP)可作为原发性肝癌定性诊断依据,癌胚抗原(CEA)用于结肠癌的诊断及预后和手术后复发的判断,碱性磷酸酶有助于肝癌、骨肉瘤的诊断等。

(4) 病理学检查:为诊断肿瘤的最可靠方法。①细胞病理学检查:如脱落细胞学检查、穿刺细胞学检查;②组织病理学检查:如对术前或术中切取的肿瘤组织进行检查。

(五) 分期

1. 早、中、晚分期法　①早期:肿瘤体积小,局限于原发部位,无转移,多无临床症状;②中期:肿瘤体积增大,癌肿可侵犯邻近组织器官,有区域淋巴结转移,有一定的临床症状;③晚期:癌肿广泛侵及周围组织及器官,症状、体征明显,全身情况差,甚至出现恶病质。

2. TNM分期　①T,反映原发肿瘤的范围,分为T_1、T_2、T_3、T_4;②N,指有无区域淋巴结转移,分为N_0、N_1、N_2、N_3;③M,指有无远处转移,无远处转移为M_0,有远处转移为M_1。

(六) 治疗原则

良性肿瘤手术切除即可,恶性肿瘤应采取以手术为主的综合性治疗。

1. 手术治疗 目前仍是治疗实体肿瘤的首选方法。

(1) 根治性手术:适用于早、中期恶性肿瘤。手术切除癌肿所在器官的大部分或全部,并连同部分周围组织和区域淋巴结。

(2) 姑息性手术:对于部分晚期不能行根治性手术的恶性肿瘤,可采取肿瘤旷置、肿瘤部分切除等方法,以缓解临床症状,减轻患者的痛苦,延长患者的生存期。

2. 放射治疗 简称放疗。对放射线高度敏感的造血和淋巴系统肿瘤、生殖腺肿瘤等,可采用放疗;对放射线中度敏感的鼻咽癌、乳癌、食管癌、肺癌等,可采用放疗作辅助治疗;对放射线低度敏感的胃肠道腺癌、骨肉瘤等,不宜放疗。

3. 化学药物治疗 简称化疗。给药途径有静脉注射、口服、瘤内注射、局部灌注、导向治疗及化疗泵持续灌注等方法。为减少复发,多采用联合用药和间歇性、多个疗程用药的方法。

4. 免疫治疗 ①特异性免疫治疗:如接种自体瘤苗;②非特异性免疫治疗:如接种卡介苗、短小棒状杆菌、麻疹疫苗等,也可用转移因子、干扰素、胸腺素、白细胞介素Ⅱ等。

5. 中医治疗 配合化疗、放疗或手术后治疗,可减轻不良反应和改善全身状态。

(七) 预防

1. 一级预防 病因预防,其目标是防止癌症的发生。

2. 二级预防 临床前预防,早发现、早诊断、早治疗,其目标是提高治愈率和生存率。

3. 三级预防 临床期预防或康复性预防,选择最佳诊疗方案,尽早消灭癌症,促进康复,提高生活质量,延长生存期,甚至重返社会。其目标是防止病情恶化和并发症。

二、护 理

(一) 护理评估

1. 健康史 了解患者的年龄、病程、环境、家族史、癌前病变或相关病史。

2. 身体状况 包括一般状况和肿块状况。

3. 心理状况 患者及家属的心理状况、家庭及社会的支持情况。

4. 辅助检查 如影像学、实验室及病理学等方面的检查结果。

(二) 护理措施

1. 心理护理 以轻松的语态讲解肿瘤知识、治疗方法和成功病例等。尽量解答患者提出的问题,并鼓励患者表达内心感受,对他们的恐惧表示理解,指导患者使用放松技术,减轻和消除患者的焦虑和恐惧感,提高应对与适应疾病的能力和与肿瘤作斗争的信心。

2. 改善营养 指导患者进食高蛋白、高热量、高维生素、易消化的饮食,鼓励多饮水。必要时可给予肠内、肠外营养支持。恶心、呕吐严重者,可给予止吐药。

3. 减轻疼痛 保持环境安静、清洁、整齐,做到言语温和、室内光线轻柔、体位舒适,以增强患者的舒适感。指导患者采取分散注意力、放松技术、按摩等方法来缓解疼痛;疼痛严重者,遵医嘱给予止痛药物。

4. 预防感染 保持病室清洁、空气新鲜;严格无菌操作;做好口腔护理,皮肤护理,会阴部及导尿管护理。放疗、化疗最严重的并发症是骨髓抑制,应定期检查血象,如白细胞低于 $3\times10^9/L$,应停止用药,并使用升白细胞药物,限制探视;如白细胞低于 $1\times10^9/L$,应采取保护性措施;遵医嘱应用抗生素。

5. 放疗患者的皮肤护理 照射前应向患者说明保护照射野皮肤的重要性,指导患者选择柔软、宽松、吸湿性强的内衣。照射野皮肤应保持干燥、清洁,避免摩擦、搔抓、冷热刺激和日光照射,禁用肥皂、刺激性消毒剂或化妆品等,也不可粘贴胶布。放疗的皮肤反应分为:一度(干反应),皮肤红斑,有烧灼和刺痒感;可涂 0.2%薄荷淀粉或羊毛脂等止痒。二度(湿反应),皮肤渗出、糜烂,有严重的灼伤感;局部暴露,保持干燥,可用无刺激抗生素软膏、2%甲紫或氢化可的松霜外涂。三度,皮肤溃疡或坏死,经久难愈,应给予换药治疗。

6. 静脉注入抗癌药物的护理 ①给药前,应了解药品的给药速度、配伍及药物的不良反应,备好急救药。②抗癌药物要现用现配,并在规定时间内用完。③要选择合适的血管进行穿刺,注射药物前要先注射生理盐水,以确保针头在血管内,严防化疗药物渗出;如有药液外渗,应立即停止输注,回抽渗液,渗漏处注入解毒药或利多卡因、地塞米松等,并行冷敷。④注射药物后,应注射生理盐水 10～20ml,以减轻化疗药物对血管的刺激;若进行较长时间化疗,应有计划地、两臂交替、由远及近地使用外周静脉,最好采用留置针或中心静脉插管。

核心提示 肿瘤主要的局部表现是肿块、疼痛、溃疡、出血、梗阻,晚期可出现恶病质。组织病理学检查为诊断肿瘤最可靠的方法。手术是治疗实体肿瘤最有效的方法。护理要点是提供高营养饮食,遵医嘱给予止痛药物;放化疗者,每周检查1次血常规,当白细胞减少时,停止化疗,用升白细胞药物,必要时行保护性隔离,做好皮肤、黏膜护理;化疗者应做好静脉用药的护理。

第二节 原发性支气管肺癌患者的护理

原发性支气管肺癌简称肺癌,起源于支气管黏膜和腺体,是肺部最常见的恶性肿瘤。

(一) 病因

与吸烟、长期接触职业性致癌因子、空气污染、电离辐射、肺部慢性疾病、家族遗传、机体免疫功能降低及内分泌失调等因素有关。

(二) 分类

1. 按解剖学分类 分为中央型肺癌和周围型肺癌,周围型肺癌为发生在段支气管以下的癌肿,以腺癌多见。

2. 按细胞分化程度、形态特征和生物学特点分类 ①鳞状上皮癌:简称鳞癌,为最常见的肺癌,多见于老年男性。与吸烟密切相关,生长慢,以淋巴转移为主,转移晚,手术生存率高。②小细胞未分化癌:简称小细胞癌,为肺癌中恶性度最高的一种,肿瘤生长快,转移早,对放疗和化疗敏感。③大细胞未分化癌:简称大细胞癌,恶性率较高,转移较小细胞癌晚,手术切除机会较大。④腺癌,女性多见,恶性度介于鳞癌和小细胞癌之间,对放化疗敏感性较差。

(三) 临床表现

1. 由原发肿瘤引起的症状 ①刺激性咳嗽,最常见的早期症状,无痰或少量黏液痰,肿瘤引起远端支气管狭窄,呈高音调金属音的特征性阻塞性咳嗽。继发感染时,痰量多,为黏稠脓性。②咯血,多为痰中带血或间断血痰,如侵蚀大血管,可引起大咯血。③局限性喘鸣。④胸闷、气急,当肿瘤阻塞或压迫支气管,转移至胸膜、心包或膈麻痹、上腔静脉阻塞及肺部广泛受累时,均可引起胸闷、气急。⑤消瘦或恶病质。⑥发热,肿瘤坏死或肿瘤导致阻塞性肺炎所致,抗生素疗效不佳。

2. 肿瘤局部扩展引起的症状 ①肿瘤直接侵犯胸膜、肋骨和胸壁或压迫肋间神经,可引起不同程度的胸痛;②癌肿侵犯或压迫食管引起咽下困难;③压迫或侵犯喉返神经引起声音嘶哑;④癌肿侵犯纵隔,压迫上腔静脉时,出现头面部、颈部和上肢水肿以及胸前部淤血和静脉曲张;⑤位于肺尖部的肺癌,称上沟肺癌(Pancoast 瘤),可压迫颈部交感神经引起Horner综合征,表现为病侧眼睑下垂、瞳孔缩小、眼球内陷,同侧额部与胸壁无汗或少汗。

3. 有癌肿远处转移的症状 ①转移至脑,出现头痛、呕吐、眩晕、共济失调、脑神经麻痹、一侧肢体无力等,重者出现颅内高压的症状;②转移至骨骼,有局部疼痛和压痛;③转移至肝时,可有厌食,肝区疼痛,肝肿大、黄疸和腹水等;④右锁骨上淋巴结、腋下淋巴结常因淋巴转移而肿大。

4. 癌肿作用于其他系统引起的肺外表现 包括内分泌、神经肌肉、结缔组织、血液系统和血管的异常改变,又称副癌综合征。如肥大性肺性骨关节病;分泌促性腺激素引起男性乳房发育;分泌促肾上腺皮质激素样物,引起Cushing综合征;分泌抗利尿激素引起稀释性低钠血症;神经肌肉综合征;高血钙症等。

(四) 有关检查

1. 胸部X线和CT检查 中央型肺癌主要表现为单侧性不规则的肺门肿块,若有支气管梗阻,可见肺不张;周围型肺癌表现为边界毛糙的结节状或团块状阴影;若肿瘤坏死液化可见空洞。

2. 痰细胞检查 痰中找到癌细胞即可明确诊断。

3. 支气管镜检查 诊断中央型阳性率高,可直接观察肿瘤大小、部位及范围,并可取或穿刺组织作病理学检查,亦可经支气管取肿瘤表面组织或取支气管内分泌物进行细胞学检查。

(五) 治疗原则

以手术治疗为主,结合放射、化学药物、中医中药以及免疫治疗等方法。①早期肺癌:小细胞肺癌多选用化疗和放疗加手术,非小细胞肺癌首选手术治疗,然后化疗和放疗。②化学药物治疗,治疗小细胞肺癌的主要方法,鳞癌次之,腺癌效果最差,常用的化疗药物有环磷酰胺、盐酸氮芥、多柔比星、长春新碱、顺铂、甲氨蝶呤等。③放射治疗,分为根治性和姑息性两种方法。小细胞肺癌效果最好,鳞癌次之,腺癌效果最差。④介入性治疗,对缓解患者症状和控制肿瘤的发展有较好效果。

(六) 护理诊断/问题

1. 气体交换受损 与肿瘤阻塞支气管、继发感染有关。

2. 营养失调 低于机体需要量，与疾病消耗、手术、化疗、放疗有关。

3. 焦虑 与担心疾病的预后等有关。

4. 疼痛、胸痛 与癌肿浸润、压迫或转移有关。

5. 活动无耐力 与消瘦及治疗的副作用有关。

(七) 护理措施

1. 心理护理 向患者和家属介绍疾病知识、治疗方案等，认真回答患者提出的各种问题。关心、同情患者，动员家属给予情感和经济方面的支持。

2. 饮食护理 提供高热量、高蛋白、高维生素-易消化饮食，不能进食者鼻饲或静脉补充营养。

3. 对症护理 呼吸困难者取半坐卧位，必要时吸氧，大量胸腔积液者，协助胸腔穿刺。胸痛的护理：

(1) 指导患者采取减轻疼痛的方法：如放松技术、穴位按压等。

(2) 遵医嘱使用止痛药物：①可采用 WHO 推荐的三阶段止痛方案。第一阶段：非阿片类，如阿司匹林、布洛芬；第二阶段：弱阿片类，如可待因、曲马朵、布桂嗪；第三阶段：强阿片类，如吗啡，能控制患者痛苦的最小剂量为宜。②24 小时按规律用药，而不是在患者疼痛发作或加重时用药。③首选口服，尽量避免肌内注射。

4. 治疗配合 手术治疗者做好术前准备和术后护理。遵医嘱使用化疗药物，观察药物不良反应，常见副作用有胃肠道反应、骨髓抑制、局部刺激、出血性膀胱炎、肝功能损害等。治疗前 2 小时避免进餐，有恶心、呕吐时减慢滴速；定期观察血象，了解有无骨髓抑制；静脉给药时防止药物外漏。

(八) 健康教育

向社会宣传吸烟、大气污染等对肺部健康的危害，号召人们戒烟、防治大气污染。成年人出现反复呼吸道感染、经久不愈的咳嗽咳血痰等，应及早到医院进行有关检查。积极防治慢性肺部疾病。

> **核心提示** 原发性支气管肺癌起源于支气管黏膜和腺体。有原发肿瘤引起的症状、肿瘤局部扩展引起的症状、癌肿远处转移的症状、癌肿作用于其他系统引起的肺外表现。刺激性咳嗽，最常见的早期症状。痰中找到癌细胞即可明确诊断。早期肺癌首选手术治疗，小细胞肺癌多选用化疗和放疗加手术，非小细胞肺癌首选手术治疗，然后化疗和放疗。疼痛者可采用 WHO 推荐的三阶段止痛方案。

第三节　食管癌患者的护理

(一) 病因和病理

食管癌的病因目前还尚未明确，与不良的饮食习惯，如饮食粗硬、过热、进食过快及免疫、遗传等因素有关。食管癌以胸中段较多见，下段次之，上段较少。组织学类型，绝大部分食管癌属鳞状上皮细胞癌，其次是腺癌。大体可分髓质型、蕈伞形、溃疡型、缩窄型四种。

(二) 临床表现

1. 早期 食管癌早期无明显症状，但可出现咽下食物哽咽感、胸骨后刺痛感、烧灼感及食管内异物感等非特异性症状。

2. 进展期 典型症状是进行性吞咽困难。由于长时间的进食障碍，患者逐渐出现体重减轻、脱水、贫血、低蛋白血症。

3. 晚期 有恶病质，可出现癌肿侵犯症状，如侵犯喉返神经，可发生声音嘶哑；侵犯气管，出现气管、食管瘘；此外，可有锁骨上淋巴结肿大、肝脏肿大和胸腹腔积液等体征。

4. 辅助检查 ①食管脱落细胞学检查：阳性率可高达 90%，适用于普查；②X 线钡剂食管造影；③食管镜检查：可同时作病理学检查，是最可靠的检查方法；④CT 检查。

(三) 治疗原则

手术治疗为主，配合放疗和化疗。常用的根治性手术方式是食管癌切除食管胃吻合术、食管癌切除结肠代食管术；对无条件行根治术者，可行姑息性手术如食管造瘘术、胃造瘘术，以解决患者的进食困难，延长生存期。

(四) 护理

1. 术前护理 ①做好心理护理。②遵医嘱输液，必要时输注血浆、白蛋白等，维持水、电解质和酸碱平衡，改善营养状况。③胃肠道准备，术前禁饮食、冲洗食管、放置胃管和十二指肠营养管；准备行结肠代食管者，应做好肠道准备。④呼吸道准备，严格戒烟，教会患者做腹式深呼吸、咳嗽排痰等。⑤练习侧卧位、床上排便。

2. 术后护理

(1) 卧位：全麻清醒、血压和脉搏平稳后，取半卧位。

(2) 观察病情：包括生命体征、意识、尿量、周围循环、切口等情况，尤其有无出血、肺不张和肺炎、吻合口瘘、乳糜胸等并发症的表现。

(3) 维持呼吸与循环：遵医嘱吸氧、输液。

(4) 保持呼吸道通畅：鼓励患者做深呼吸和有效咳嗽，给予叩背，协助排痰，必要时雾化吸入、吸痰。

(5) 禁饮食和胃肠减压：一般术后禁饮食 3～5 日，做好胃肠减压护理，肠蠕动恢复、肛门排气后拔除胃管。

(6) 饮食和营养：拔除胃管后，可经十二指肠营养管先滴入少量盐水，次日开始滴入 41～43℃的营养液，每次 300ml，滴速 70～80 滴/分，如无不适可逐渐增加到 2500ml/d；术后第 10 天经口进流食，并可拔除十二指肠营养管；术后 2 周进无渣半流质；3 周可进普通饮食。

(7) 做好胸膜腔闭式引流的护理。

(8) 并发症的观察和护理：①出血，一旦发现，应迅速建立静脉通路，遵医嘱输液、输血、使用止血药物等，防止失血性休克。②吻合口瘘，为食管癌术后最严重的并发症，多发生在术后 5～10 日；患者有胸部剧痛、呼吸困难、胸腔积脓及全身中毒症状，应立即通知患者禁饮食，配合胸膜腔闭式引流、营养支持疗法及使用抗菌药物等。③乳糜胸，表现为胸腔积液征象，因大量营养液丢失，患者很快陷入衰竭状态，应配合医生进行胸膜腔闭式引流、肠外营养、应用抗菌药物等，多需做好手术治疗准备。

核心提示　食管癌早期可出现非特异性表现，典型的症状是进行性吞咽困难。晚期可出现邻近器官受压症状、转移症状和恶病质。目前以手术治疗为主。护理要点：术前应做好心理护理；维持水、电解质、酸碱平衡和改善营养状况；禁饮食、冲洗食管、放置胃管和十二指肠营养管，准备行结肠代食管术者应做好肠道准备；做好呼吸道准备；训练侧卧位、床上排便等。术后应取半卧位；观察病情，注意有无并发症表现；输液、给氧；保持呼吸道通畅；做好胃肠减压和胸腔闭式引流护理；做好饮食和营养护理；观察和处理并发症。

第四节　胃癌患者的护理

胃癌是我国最常见的恶性肿瘤之一，发病年龄以中老年居多，55～70 岁为高发年龄段。胃癌的发生是一个多步骤、多因素进行性发展的过程。

(一) 病因和发病机制

1. 环境因素　胃癌的发生可能与地区、土壤和水源中所含微量元素种类、含量、金属成分比例、酸碱度、工业废物污染、农药杀虫剂的应用及生活习惯等有关。

2. 饮食因素　盐腌、烟熏食物，以及过多摄入食盐易促成亚硝酸盐的生成，诱发胃癌。高热、油煎炸食物、发霉的食物所含的黄曲霉素，吸烟、饮酒等也与胃癌有关。

3. 幽门螺杆菌感染　是胃癌重要的危险因素。

4. 遗传因素　在胃癌发病中起一定的作用。

5. 癌前病变　胃癌的癌前病变包括慢性萎缩性胃炎、胃息肉、残胃炎及胃溃疡。

(二) 临床表现

1. 早期胃癌　大多数可无任何症状及体征，部分患者表现类似慢性胃炎及溃疡病的非特异性消化不良表现。

2. 进展期胃癌　随着病情的进展可出现由胃癌引起的症状和体征。

(1) 上腹痛：是进展期胃癌最早出现的症状。开始表现为上腹部饱胀不适，而后出现隐痛。最后疼痛逐渐加重、持续而不能缓解。

(2) 消化道症状：恶心、呕吐，食欲减退常很突出，并伴有逐渐消瘦、体重进行性下降。

(3) 呕血与黑便。

(4) 其他症状：胃壁受累时可有易饱感；贲门癌累及食管下段时可出现吞咽困难；胃窦癌引起幽门梗阻时出现严重恶心、呕吐；溃疡性胃癌可有黑便和呕血；转移癌转移到相应脏器引起相应表现。

(5) 体征：可触及肿块，多位于上腹部偏右，有压痛，呈坚实可移动结节状。癌肿转移可出现相应脏器受累的体征。

3. 并发症　大出血、幽门或贲门梗阻以及胃穿孔等是胃癌的主要并发症。

(三) 有关检查

1. 血常规检查　有缺铁性贫血的表现，如血红蛋白降低，血沉可增快。

2. 粪便隐血试验　呈持续阳性。

3. X 线钡餐检查　对胃癌的诊断很有帮助。

4. 内镜检查　胃镜检查结合黏膜活检，对胃癌具有确诊价值。

(四) 诊断要点

有消化系统的症状和体征，结合 X 线钡餐检查和胃镜加活组织检查即可确诊。

(五) 治疗原则

1. 手术治疗 外科手术切除加区域淋巴结清扫是目前唯一有可能根治胃癌的方法，其效果取决于胃癌的分期、浸润的深度和扩散的范围。

2. 化学治疗 常用于辅助手术治疗，早期胃癌不伴有任何转移灶者，手术后一般不化疗。有转移淋巴结癌灶的早期胃癌及全部进展期胃癌均需辅以化疗。

3. 其他疗法

(1) 内镜下治疗：内镜下激光照射或内镜冷冻法等可用于治疗早期胃癌。

(2) 支持治疗：静脉高营养疗法常用于辅助治疗。

(3) 免疫治疗：可用免疫增强剂，如卡介苗、左旋咪唑等提高患者免疫力。

(六) 护理诊断/问题

1. 疼痛 上腹痛，与癌细胞浸润有关。

2. 营养失调 低于机体需要量，与腹痛、恶心呕吐、厌食引起的摄入物减少及消化吸收障碍有关。

3. 预感性悲哀 与患者知道疾病的预后有关。

(七) 护理措施

1. 休息 早期胃癌经过治疗后可从事轻工作，中、晚期患者则需卧床休息。

2. 饮食护理 给予适合患者口味的高热量、高蛋白、易消化的饮食，少量多餐；如有幽门梗阻需禁食，必要时行胃肠减压；对化疗患者应多鼓励患者进食，必要时遵医嘱给予静脉营养。

3. 疼痛护理 遵医嘱给予止痛剂，评估止痛效果。

4. 心理护理 应给予患者心理支持。

5. 预防感染 应鼓励癌症晚期患者进行深呼吸和有效咳痰，定时更换体位，以防止肺炎及肺不张的发生。保持患者口腔、皮肤的清洁，尽量避免患者与患呼吸道感染的人群接触。

(八) 健康教育

(1) 指导患者多食新鲜蔬菜、瓜果，不食用熏烤和盐腌食物，不食霉变食物，防止暴饮暴食。

(2) 积极治疗与胃癌有关的疾病，如萎缩性胃炎、胃息肉、胃溃疡等。

> **核心提示** 胃癌是我国最常见的恶性癌肿之一，居消化道肿瘤死亡原因的首位。慢性萎缩性胃炎、胃息肉、残胃炎、胃溃疡是胃癌的癌前病变，应注意积极治疗。早期胃癌多无特异性的临床表现，进展期胃癌最早出现的症状是上腹痛，其主要并发症有上消化道出血、幽门或贲门梗阻以及胃穿孔，手术治疗是目前可能治愈胃癌的唯一方法。

第五节 原发性肝癌患者的护理

原发性肝癌（简称肝癌）是指原发于肝细胞或肝内胆管细胞发生的癌。为我国常见恶性肿瘤之一，其病死率在消化系统恶性肿瘤中列第三位，仅次于胃癌和食管癌。

(一) 病因和发病机制

1. 病毒性肝炎 目前认为乙型肝炎、丙型肝炎病毒是肯定的促癌因素。

2. 肝硬化 乙型、丙型肝炎后的大结节性肝硬化更容易发展成肝癌。

3. 黄曲霉毒素 黄曲霉毒素污染所致的霉玉米及霉花生能致肝癌。

4. 遗传因素 肝癌具有家族性发病倾向。

5. 其他 池塘中蓝绿藻产生的藻类毒素为强致癌植物，也可污染水源，饮用被污染的水可致肝癌。

(二) 临床表现

原发性肝癌起病隐匿，早期缺乏典型表现，经甲胎蛋白(AFP)普查检出的早期患者，可无任何症状和体征，称为亚临床肝癌。出现症状而就诊时多进入中晚期，主要表现如下：

1. 肝区疼痛 常局限于右上腹肝区。呈持续性胀痛或钝痛，肿瘤侵犯膈肌，疼痛可放射至右肩。

2. 消化道症状 有食欲减退、腹胀、恶心、呕吐、腹泻等。

3. 全身性症状 可有乏力、进行性消瘦、低热等，晚期可出现恶病质，若引起胆道梗阻可出现黄疸。

4. 肝硬化征象 肝癌伴有肝硬化门脉高压者，常有脾大、腹水、上消化道出血、贫血等症状，腹水增加迅速，一般为漏出液。有些患者伴蜘蛛痣及肝掌。

5. 肝大 肝脏常呈进行性增大，质地坚硬，表面凹凸不平，呈结节状，边缘不规则，可有触痛。

6. 转移灶症状 若发生肺、骨、胸腔等处转移，可产生相应症状，可有胸水征，局部压痛或神经受压症状。

7. 并发症

(1) 上消化道出血：肝癌患者常伴有肝硬化或门静脉、肝静脉癌栓，导致门静脉高压，引起食管胃底静脉曲张破裂出血。也可因胃肠道黏膜糜烂、凝血功能障碍等引起出血。

(2) 肝性脑病：常是肝癌的终末期并发症，是导致肝癌患者死亡的主要原因。

(3) 肝癌结节破裂出血：结节破裂仅限于肝包膜下，可有局部疼痛，约 10% 的肝癌患者因癌结节破裂出血而死亡。

(4) 继发感染：由于长期消耗及放疗、化疗引起的副反应等导致患者抵抗力低下，易发生继发感染如肺炎、脓毒症、肠道感染等。

(三) 有关检查

1. 甲胎蛋白(AFP)测定　AFP 是诊断肝细胞癌最特异性的标志物，目前广泛应用于肝癌的普查、诊断、判断疗效和预测复发。

2. γ-谷氨酰转移酶同工酶Ⅲ　在原发性和转移性肝癌可升高，阳性率达 90%。

3. B 超检查　对早期定位诊断有较大价值、结合 AFP 检测，已广泛用于普查肝癌，有利于早期诊断。

4. CT 扫描　可显示直径为 2cm 以上的肿瘤，是目前诊断小肝癌和微小肝癌的最佳方法。

5. X 线肝血管造影　腹腔动脉和肝动脉造影能显示直径在 1cm 以上的癌结节，常用于小肝癌的诊断。

6. 肝穿刺活检　在超声或 CT 引导下用细针穿刺癌结节，吸取癌组织检查，癌细胞阳性者即可确诊。

7. 剖腹探查　上述方法不能明确诊断时，可考虑采用。

(四) 诊断要点

有肝病病史的中年人，特别是男性，如有不明原因的肝区疼痛、消瘦、进行性肝大等表现；AFP 测定持续升高；超声检查、放射性核素肝扫描具有肝癌特征的占位性病变；超声或 CT 引导下行肝穿刺活检或腹腔镜或剖腹病理已证实者。

(五) 治疗原则

1. 手术治疗　手术切除仍是目前根治原发性肝癌的最佳方法。

2. 放射治疗　目前趋向于放射治疗合并化疗。

3. 化学治疗　常用化疗药物多柔比星、顺铂、氟尿嘧啶等静脉给药。肝动脉栓塞化疗已成为肝癌非手术治疗中的首选方法。

4. 其他治疗　中医治疗、免疫治疗。

5. 并发症治疗　肝癌结节破裂时，应手术结扎肝动脉、紧急肝动脉栓塞等治疗，合并感染者及时给予抗菌药物。

(六) 护理诊断/问题

1. 疼痛　肝区疼痛，与肝癌增长致肝包膜张力增大；肝癌转移至其他组织有关。

2. 营养失调　低于机体需要量，与疼痛、化疗所致胃肠道反应及恶性肿瘤对机体的慢性消耗有关。

3. 潜在并发症　肝性脑病、消化道出血、继发感染。

4. 有感染的危险　与长期消耗及化疗、放疗致白细胞减少、抵抗力下降有关。

5. 预感性悲哀　与患者知道疾病的预后有关。

(七) 护理措施

1. 疼痛护理　教会患者一些放松技巧，如深呼吸等；鼓励患者参加转移注意力的活动，有严重疼痛的患者，应与医师协商遵医嘱给予止痛药物。

2. 心理护理　应主动关心和帮助患者，多与患者沟通交流，了解其心理活动并及时地作出适当的反应。

3. 饮食护理　提供适当热量、高蛋白、高维生素、易消化的食物，促进肝组织修复，有肝性脑病倾向者，应减少蛋白质摄入，以免诱发肝性脑病。鼓励进食，以提高抵抗力，有利于化疗、放疗的顺利进行。定期评估营养状况，及时调整饮食计划。

4. 肝动脉栓塞化疗的护理

(1) 饮食与营养：术后禁食 2～3 天，以减轻恶心、呕吐。进食初期可摄入流质饮食并少量多餐。因术后肝缺血可影响蛋白质合成，应密切监测血浆蛋白，如少于 30g/L，静脉输注白蛋白，适量补充葡萄糖液，并维持水、电解质平衡。

(2) 止痛：术后 48 小时内可给予止痛药，以减轻腹痛。

(3) 预防并发症：鼓励患者深呼吸、排痰，以预防肺部感染。

5. 观察病情　密切观察抗肿瘤治疗的效果及病情的进展，如肝区疼痛、肝脏的大小变化；有无黄疸、发热、腹水、恶心、呕吐等症状；有无肝性脑病、出血性休克等并发症表现。发热为肝动脉栓塞化疗后正常反应，但持续高热应向医生报告。若发现肝性脑病等前驱症状如精神错乱、行为异常时，应及时通知医师。

(八) 健康教育

宣传和普及有关肝癌的预防知识，注意饮水、饮食卫生。

指导患者保持乐观情绪，建立积极的生活方式。

坚持饮食原则，保证营养摄入，戒烟、酒，减轻对肝的损害，提高机体抗病能力。

按医嘱服药，忌服损害肝脏的药物。患者出院时，应对患者及其家属进行有关肝癌自我护理方法及并发症预防的知识教育，学会自我监测病情，如有异常情况出现，及时就诊。

核心提示 原发性肝癌是指原发于肝细胞或肝内胆管细胞的癌症。乙型肝炎病毒、丙型肝炎病毒是目前认为肯定的促癌因素。乙型、丙型肝炎后的大结节性肝硬化，是原发性肝癌的重要病因。进行性加重的右上腹持续疼痛，是本病最重要的临床表现。AFP是诊断肝细胞癌最特异性的标志物，目前广泛应用于肝癌的普查、诊断、判断疗效和预测复发。CT是目前诊断小肝癌和微小肝癌的最佳方法，MRI对判断子瘤、癌栓有重要价值，在超声或CT引导下穿刺癌结节，检查癌细胞阳性者对本病有确诊价值。手术切除肿瘤是目前根治原发性肝癌的最佳方法，肝动脉栓塞化疗已成为肝癌非手术治疗中的首选方法。

第六节 胰腺癌患者的护理

(一) 病因病理

1. 病因 尚不清楚，可能与吸烟、高蛋白和高脂饮食、糖尿病、慢性胰腺炎、遗传等有关。

2. 病理 胰腺癌致死率高。胰腺癌以导管细胞腺癌多见；壶腹部癌以腺癌为主。

(二) 临床表现

1. 上腹痛和上腹饱胀不适 最常见、首发。早期上腹钝痛、胀痛，可放射至后腰部。胰体部癌腹痛为主要症状，夜间明显；晚期癌腹痛加剧，日夜疼痛。

2. 黄疸 最主要的症状和体征，进行性加重，大便陶土色。

3. 消化道症状 食欲不振、腹胀、消化不良等。晚期可致上消化道梗阻或出血。

4. 乏力和消瘦 初期即有。

(三) 治疗要点

1. 手术治疗 胰头癌治疗的有效方法。

(1) 根治性手术：Whipple术(即胰头十二指肠切除术，适用于无远处转移的壶腹周围癌)、保留幽门的胰头十二指肠切除术、左半胰切除术、全胰切除术。

(2) 姑息性手术：不能手术切除或不能耐受手术者，行内引流术。

2. 辅助治疗 放化疗、免疫疗法、中药等。

(四) 护理措施

1. 术前护理 心理护理；止痛、改善营养状态；控制血糖、感染；肠道准备。

2. 术后护理

(1) 预防休克发生：观察、记录生命体征、伤口渗血、引流液；补充水、电解质、维生素K和维生素C，止血药。

(2) 控制血糖在8.4～11.2mmol/L。

(3) 引流管护理：妥善固定，保持通畅，观察记录引流液色、质、量等，如呈血性，有内出血可能，含胃液、胆汁等可为吻合口瘘。

(4) 控制感染。

(5) 营养支持：禁食2～3天，拔管后逐步过渡。

(6) 并发症的观察和护理

1) 胰瘘：有腹痛、腹胀、发热、腹腔引流液淀粉酶增高。典型者伤口流出清亮液体，周围皮肤糜烂疼痛。早期持续吸引引流，氧化锌软膏保护皮肤。

2) 胆瘘：术后5～10日，有发热、疼痛、胆汁性腹膜炎。T形管引流减少，腹腔引流管或腹壁切口胆汁样液体溢出。保持T形管引流通畅、观察记录引流液、做好皮肤保护。

3) 出血：有呕血、黑便、腹痛、出汗、脉速、血压下降等表现。量少者应用止血药、输血，量大者手术。

4) 胆道感染：多为逆行感染，有腹痛、发热、败血症等表现。进食后取坐位15～30分钟；应用抗生素、利胆药物。

3. 健康教育 ≥40岁、短期内持续性上腹痛、闷胀、食欲减退、消瘦者，进一步胰腺检查；合理饮食；定期放化疗；定期复查。

第七节 大肠癌患者的护理

大肠癌包括结肠癌和直肠癌，是胃肠道常见的恶性肿瘤，发病率仅次于胃癌，占胃肠道癌的第二位。好发于40～60岁。

(一) 病因病理

大肠癌的分布，在我国以直肠癌最为多见，乙状结肠癌次之。其他部位依次为盲肠、升结肠、横结肠和降结肠。直肠癌中，低位直肠癌多见，约占直肠癌的3/4，绝大多数癌肿可在直肠指检时触及。

1. 病因 大肠癌的确切发病原因目前尚不清楚，一般认为与下列因素有关：①个人饮食及生活习惯：长期高脂、高动物蛋白食物能使粪便中甲基胆蒽物质增多，可诱发大肠癌。少纤维食品使粪便通过肠道速度减慢，致癌物质与肠黏膜接触时间延长，增加致癌作用。②大肠慢性炎症性疾病史：如溃疡性结肠炎、克罗恩病及血吸虫病等。③其他癌前疾病史：如家族性肠息肉病、大肠腺瘤。④家族遗传史。

2. 病理分型　肿瘤的大体形态可分为肿块型、浸润型和溃疡型。病理类型有：①腺癌，占大肠癌的大多数。②黏液癌，预后较腺癌差。③未分化癌，易侵入小血管和淋巴管，预后最差。

3. 转移途径　大肠癌以直接浸润、淋巴转移、血行转移及种植转移4条途径扩散转移。

(二) 临床表现

1. 结肠癌　①最早出现的症状是排便习惯与粪便性状改变。②腹痛。③晚期可发生慢性不全性结肠梗阻。左侧结肠癌有时以急性完全性结肠梗阻为首先表现。④腹部肿块，肿块质地坚硬，呈结节状。⑤由于癌肿溃烂、慢性失血、感染、毒素吸收等，患者可出现贫血、消瘦、乏力、低热等，晚期可出现肝肿大、黄疸、水肿、腹水、直肠前凹肿块、锁骨上淋巴结肿大及恶病质等。一般右侧结肠癌以全身中毒症状、贫血、腹部肿块为主要表现；左侧结肠癌则以慢性肠梗阻、便秘、腹泻、血便等症状为显著。

2. 直肠癌　①患者可出现直肠刺激症状。②肠管狭窄时，可出现粪便变形、变细，或不全性肠梗阻的表现。③癌肿侵犯前列腺、膀胱，可出现尿频、尿痛、血尿等；侵犯骶前神经可出现骶尾部剧烈持续性疼痛；晚期可有腹水、肝大、黄疸、贫血、消瘦、水肿、恶病质等表现。④直肠指检是直肠癌的首选检查方法，多数直肠癌患者经直肠指检可触及肿瘤，因此凡有血便、大便习惯改变、大便变形等症状的患者，均应行直肠指检。

(三) 辅助检查

粪便隐血检查（大规模普查或对高危人群的初筛手段）、内镜检查（确诊大肠癌最有效、最可靠的方法）、影像学检查（包括钡剂灌肠X线检查、B超检查、CT检查等）、肿瘤标记物，如癌胚抗原及其他相关检查。

(四) 治疗要点

以手术切除为主的综合治疗。

1. 手术治疗

(1) 结肠癌根治性手术：切除范围包括癌肿所在的肠袢及其系膜和区域淋巴结。①右半结肠切除术：适用于盲肠、升结肠、结肠肝曲的癌肿。②横结肠切除术：适用于横结肠癌。③左半结肠切除术：适用于横结肠脾曲、降结肠癌。④乙状结肠癌的根治切除术：适用于乙状结肠癌。

(2) 结肠癌解除急性肠梗阻的手术：在胃肠减压、纠正水电解质紊乱及酸碱失衡等适当的手术前准备后，早期手术处理。

(3) 直肠癌根治术：切除的范围应包括癌肿、足够的两端肠段、已侵犯的邻近器官的部分或全部、四周可能被浸润的组织及全直肠系膜和淋巴结。手术方式包括局部切除（适用于早期瘤体小、局限于黏膜或黏膜下层、分化程度高的直肠癌）；腹会阴部联合直肠癌根治术（Miles手术，主要适用于腹膜反折以下的直肠癌，但需于左下腹行永久性人工肛门）；经腹直肠癌切除术（直肠前切除术或Dixon手术，是目前应用最多的直肠癌根治术，适用于距肛缘5cm以上的直肠癌，要求远端切缘距癌肿下缘3cm以上，术后保留正常肛门）；经腹直肠癌切除、近端造口、远端封闭手术（Hartmann手术，适用于全身一般情况很差，不能耐受Miles手术，急性梗阻不宜行Dixon手术的直肠癌患者）及其他手术（如直肠癌侵犯子宫时，可一并切除子宫，称为后盆腔脏器清扫；直肠癌侵犯膀胱，行直肠和膀胱或直肠、子宫和膀胱切除时称全盆腔清扫）。

(4) 直肠癌姑息性手术：晚期患者发生排便困难或肠梗阻时，行乙状结肠双腔造口。

2. 化学治疗　作为大肠癌根治性手术的辅助治疗，可提高5年生存率。

3. 放射治疗　作为直肠癌手术切除的辅助疗法，有提高疗效的作用，手术前放疗可提高手术切除率、降低患者手术后复发率；手术后放疗适用于直肠癌晚期患者、手术未达到根治或手术后局部复发的患者。

4. 其他治疗　如电灼、液氮冷冻和激光凝固、烧灼等局部治疗或放置金属支架，以改善症状；中医药治疗、基因治疗、导向治疗、免疫治疗等。

(五) 护理问题

①焦虑或恐惧。②营养失调：低于机体需要量。③有皮肤完整性受损的危险。④知识缺乏。⑤自我形象紊乱。⑥ 社交障碍。⑦ 潜在并发症：手术后腹腔、盆腔或切口感染，尿潴留及泌尿系感染，肠吻合口瘘，造瘘口出血、坏死、狭窄、脱出或回缩，排便失禁等。

(六) 护理措施

1. 手术前护理

(1) 心理护理：关心患者，根据病情做好安慰、解释工作。对需做结肠造口的患者要让其了解手术后对消化功能并无影响，并解释造口的部位，以及有关护理知识。

(2) 加强营养支持：给予患者高蛋白、高热量、富含维生素及易消化的少渣饮食。必要时可少量多次输血以纠正贫血、低蛋白血症。出现肠梗阻的患者应及时纠正水、电解质及酸碱平衡紊乱。

(3) 肠道准备：手术前清洁肠道，使结肠排空，尽量减少肠腔内细菌数量，减少手术中污染，防止手术后腹胀和切口感染，有利于吻合口愈合，是大肠癌手术前护理的重点。①传统肠道准备法：手术前 3 日进少渣半流质饮食，手术前 2 日起进流质饮食，以减少粪便的产生，有利于肠道清洁；手术前 3 日口服肠道抗菌药物，如卡那霉素、新霉素、链霉素及甲硝唑等，抑制肠道细菌；手术前 3 日开始口服或肌内注射维生素 K；手术前 1 日口服 1 次缓泻剂，以排出肠道内积存的粪便；手术前 2 日晚用 1%～2%肥皂水灌肠 1 次，手术前 1 日晚及手术日晨清洁灌肠，灌肠时，宜选用粗细合适的橡胶肛管，轻柔插入，禁用高压灌肠，以防刺激肿瘤导致癌细胞扩散；若患者有慢性肠梗阻症状，应适当延长肠道准备的时间。②全肠道灌洗法：为免除灌肠造成癌细胞扩散的可能，可选用全肠道灌洗法。于手术前 12～14 小时开始口服 37℃左右等渗平衡电解质溶液，引起容量性腹泻，以达到彻底清洗肠道的目的。一般灌洗全过程需 3～4 小时，灌洗液量不少于 6000ml。年老体弱，心、肾等重要器官功能障碍和肠梗阻的患者不宜选用。③口服甘露醇肠道准备法：该法较简便，患者于手术前 1 日午餐后服，0.5～2.0 小时内口服 5%～10%的甘露醇 1500ml 左右，因甘露醇为高渗性溶液，口服后可保留肠腔水分不被吸收，并能促进肠蠕动，产生有效腹泻，达到清洁肠道的效果。本法不需服用泻剂和灌肠，也基本不改变患者饮食，对患者影响较小。对年老体弱、心肾功能不全者禁用。

(4) 坐浴及阴道冲洗：直肠癌患者手术前 2 日每晚用 1∶5 000 高锰酸钾溶液坐浴；女性直肠癌患者遵医嘱于手术前 3 日每晚冲洗阴道，以备手术中切除子宫及阴道。

(5) 手术日晨放置胃管和留置导尿管：手术前常规放置胃管，有肠梗阻症状的患者应及早放置胃管，减轻腹胀；留置导尿管可排空膀胱，预防手术时损伤膀胱，并可预防手术后尿潴留。

(6) 其他：协助医师做好手术前各项检查；常规准备手术中使用的抗肿瘤药物。

2. 手术后护理

(1) 密切观察病情：每半小时观察患者的意识并测量血压、脉搏、呼吸 1 次，做好记录。

(2) 体位：病情平稳时，宜改为半卧位，以利引流。

(3) 饮食：禁饮食，持续胃肠减压，通过静脉补充水、电解质及营养。准确记录 24 小时出入液量，防止体液失衡。手术后 2～3 日肠蠕动恢复、肛门或人工肛门排气后可拔除胃管，停止胃肠减压，进流质饮食。给流质后无不良反应，可逐步改为半流质饮食，手术后 2 周左右可进普食。食物以高蛋白、高热量、富含维生素及易消化的少渣食物为主。

(4) 引流管及局部伤口护理：要保持腹腔及骶前引流管通畅，避免受压、扭曲、堵塞，防止渗血、渗液潴留于残腔；密切观察并记录引流液的色、质、量等，一般骶前引流管放置 5～7 日，当引流管引流量少、色清时，方可拔除。密切观察引流管口处情况，注意有无红肿、压痛等感染现象，保持敷料干燥、清洁，如敷料湿透时，应及时更换。

(5) 留置导尿管护理：直肠癌根治术后，导尿管一般放置 1～2 周，必须保持其通畅，防止扭曲、受压，观察尿液情况。并详细记录；做好导尿管护理，每日冲洗膀胱 1 次，尿道口护理 2 次，防止泌尿系感染；拔管前先试行夹管。每4～6小时或患者有尿意时开放，以训练膀胱舒缩功能，防止排尿功能障碍。

(6) 排便护理：大肠癌手术后尤其是 Dixon 手术后患者，可出现排便次数增多或排便失禁，应指导患者调整饮食；进行肛门括约肌舒缩练习；便后清洁肛门，并在肛周皮肤涂抹氧化锌软膏以保护肛周皮肤。

(7) 结肠造口(人工肛门)护理：造口护理是手术后护理的重点。①造瘘口局部护理：用凡士林或 0.9%氯化钠溶液纱布外敷结肠造口，外层敷料渗湿后应及时更换，防止感染。注意造口肠管有无因张力过大、缝合不严、血运障碍等因素造成回缩、出血、坏死。手术后 1 周或造口处伤口愈合后，每日扩张造瘘口 1 次，防止造口狭窄。注意患者有无肠梗阻症状，若进食后 3～4 日未排便，可用液状石蜡或肥皂水经结肠造口做低压灌肠，注意橡胶肛管插入造口不超过 10cm，压力不能过大，以防肠道穿孔。②保护腹壁切口：手术后 2～3 日肠功能恢复后，结肠造口排出粪样物增多。一般宜取造口侧的侧卧位，并用塑料薄膜将腹壁切口与造口隔开，以防流出的稀薄粪便污染腹壁切口而引起感染；及时清除流出的粪液，造口周围皮肤涂氧化锌软膏，以防粪液刺激造成皮肤炎症及糜烂。③正确使用造口袋(肛袋)：患者起床活动时，协助患者配带造口袋。应选择袋口合适的造口袋，用有弹性的腰带固定造口袋；患者可备 3～4 个造口袋用于更换。使用过的造口袋可用中性洗涤剂和清水洗净，用 0.1%氯己定溶液浸泡 30 分钟，擦干、晾干备用，也可使用一次性造口袋。④饮食指导：注意饮食卫生，避免食物中毒等原因引起腹泻；避免食用产气性食物、有刺激性食物或易引起便秘的食物，鼓励患者多吃新鲜蔬菜、水果。

(8) 手术并发症的观察和护理：①切口感染及裂开：观察患者体温变化及局部切口情况，保持切口清洁、干燥，及时更换敷料。加强支持，促进伤口愈合。Miles手术后患者，适当限制下肢外展，以免造成会阴部切口裂开；会阴部可于骶前引流管拔除后，开始用温热的1：5 000高锰酸钾溶液坐浴，每日2次；手术后常规使用抗生素预防感染。②吻合口瘘：常发生于手术后1周左右。应注意观察患者有无腹膜炎的表现，有无腹腔内或盆腔内脓肿的表现，有无从切口渗出或引流管引流出稀粪样肠内容物等。对有大肠吻合口的手术后患者，手术后7～10日内严禁灌肠，以免影响吻合口的愈合。若发生瘘，应保持充分、有效地引流，若引流不畅，必要时可手术重新安置引流管；使用有效抗生素控制感染；给予全胃肠外营养以加强营养支持。若瘘口大、渗漏粪液较多，伴有腹膜炎或盆腔脓肿者，则必须再次手术，以转流粪便。

第八节　肾癌患者的护理

(一) 病因病理

肾癌的高发年龄为50～60岁，男女之比为2：1，可经血行和淋巴转移。肾盂癌多发于40～70岁，常有早期淋巴转移。肾母细胞瘤又称肾胚胎瘤，约75%的病例发生于1～5岁，转移途径与肾癌相同，早期侵犯肾周围组织，但很少侵犯到肾盂和肾盏内。

(二) 临床表现

(1) 血尿：间歇性无痛性肉眼血尿是肾癌的主要症状及早期症状。

(2) 肿块及疼痛：晚期肾癌可有腰部肿块，且伴隐痛或钝痛；肾癌破坏肾内血管，凝血块堵塞输尿管时可出现绞痛。

(3) 全身表现：发热、高血压、红细胞增多症等；晚期可出现恶病质及肿瘤转移表现。

(三) 辅助检查

(1) 实验室检查：血中肾素和红细胞生成素增高。

(2) 影像学检查：X线尿路造影检查，肾癌显示肾盏、肾盂变形、狭窄、充盈缺损；B超、CT、MRI可显示肿瘤及其向周围浸润情况。

(四) 治疗要点

根治性肾切除术是肾癌最主要的治疗方法。

(五) 护理措施

除按肿瘤患者的护理常规和围手术期护理常规进行护理外，肾癌手术后参照肾切除术后护理常规护理。

第九节　膀胱癌患者的护理

(一) 病因病理

流行病学调查发现，膀胱癌除与长期吸烟、喝咖啡、食用糖精，长期服用镇痛药非那西丁，长期使用环磷酰胺，以及慢性膀胱炎症、结石刺激等有关系外，可能还与长期接触化工染料、橡胶塑料制品、油漆、洗涤剂等有关。膀胱癌多见于50～70岁的男性，95%以上为上皮性。按其生长方式分为原位癌、乳头状癌和浸润性癌。淋巴转移常见，血行转移多在晚期。

(二) 临床表现

(1) 血尿：间歇性无痛性肉眼血尿是膀胱癌主要症状及早期症状。

(2) 排尿异常：膀胱癌可伴有尿频、尿急、尿痛，这是由于肿瘤坏死、溃疡和合并感染所致。当膀胱癌增大堵塞膀胱口时可发生排尿困难或尿潴留。

(3) 肿块及疼痛：膀胱癌晚期可引起下腹部肿块和腰骶部疼痛。

(三) 辅助检查

(1) 实验室检查：膀胱癌尿脱落细胞学检查可找到癌细胞。

(2) 膀胱镜检查：为膀胱癌最重要的检查方法，能直接观察到肿瘤的部位、数目、大小、形态等，并可取活组织检查。

(四) 治疗要点

以手术切除为主，常用的手术分为经尿道手术、膀胱切开肿瘤切除术、膀胱部分切除术及全膀胱切除术等，应根据肿瘤的性质、分期及患者的身体状况选择适当的手术方法。行膀胱全切除术者，需行尿流改道及重建手术，即输尿管皮肤造口术或肠管代膀胱术。放疗及化疗用以配合手术。

(五) 护理措施

除按肿瘤患者的护理常规和围手术期护理常规进行护理外，膀胱肿瘤患者还应做好以下护理工作：

1. 手术前护理　膀胱全切后肠管代膀胱术的患者，按结肠直肠手术进行肠道准备；女患者术前3日开始冲洗阴道，每日 1～2 次；手术日早晨常规插胃管。

2. 手术后护理

(1) 对手术后留置导尿管和耻骨上膀胱造瘘管的患者，应做好相应的常规护理。

(2) 膀胱全切回肠代膀胱的患者，应密切观察和记录左、右输尿管支架管及回肠代膀胱引流管引流的尿液，以了解双肾及回肠代膀胱功能。输尿管支架管一般术后 2 周拔除；代膀胱内留置的乳胶管一般术后 1 周拔除。同时观察和记录各残腔引流管的引流量和性质，以判断有无内出血发生，残腔引流管术后 2～3 日引流液减少时可拔除。回肠造口周围皮肤每日消毒 1 次，涂抹氧化锌软膏以保护皮肤。选用 2 个合适的造口尿袋交替使用，当患者起床活动时将尿袋固定到大腿上。应定时测定血电解质浓度和血 pH，以便及早发现和纠正电解质紊乱和酸中毒。

(3) 膀胱全切、输尿管皮肤造口术后，应经常观察成形皮肤乳头的血运情况，如出现回缩、颜色变紫等血运障碍表现，立即报告医师处理。造口管皮肤及尿袋的护理同回肠代膀胱术。

(4) 对需膀胱内灌注化疗药物的患者，应将用蒸馏水或等渗盐水稀释的化疗药物，经尿管缓慢注入膀胱内，每 15 分钟变换 1 次体位，保留 2 小时后排出。

(5) 告知患者膀胱癌易复发，术后 3 年内应定期复查。

第十节　乳腺癌患者的护理

(一) 病因

1. 性激素紊乱　雌酮、雌二醇、催乳素已证实有致癌作用，在更年期长期服用雌激素可能增加乳腺癌的危险性。

2. 遗传因素　有乳腺癌家族史的女性，发病相对危险性较高。

3. 乳房良性疾病　乳腺纤维腺瘤、乳管内乳头状瘤等可恶变。

(二) 临床分期

1. 分期　①一期：癌肿直径小于 3cm，与皮肤无粘连，完全位于乳房组织内，局部淋巴结无转移；②二期：癌肿直径在 3～5cm，与皮肤、胸肌有粘连，但尚能推动，同侧腋窝有散在而活动的淋巴结；③三期：癌肿直径大于 5cm，与皮肤及胸肌广泛粘连，且皮肤常有溃疡，同侧腋窝或锁骨上、下有融合成团的淋巴结，但尚能推动；④四期：癌肿广泛扩散，与皮肤、胸壁、胸肌紧密粘连，同侧腋窝淋巴结融合固定，或有远处转移。

2. 转移途径　①局部扩散：癌细胞可沿乳腺导管和筋膜间隙直接蔓延浸润皮肤、胸肌筋膜；②淋巴转移：为最主要的转移途径，尤以腋下淋巴结转移为最常见，且较早出现；③血行转移：最常见的远处转移为肺，其次为骨骼、肝脏、软组织等。

(三) 护理评估

1. 健康史　包括家族史、既往史、月经史、生育史、哺乳史等。

2. 临床表现

(1) 乳房肿块：为乳腺癌的首要表现，多见于乳房外上象限。单发、无痛、质硬、表面不光滑、与周围组织界限不清，多在无意中发现。

(2) 乳房外形改变：①当癌细胞侵犯乳房悬韧带，致使皮肤凹陷称“酒窝征”；②皮下淋巴回流受阻时，出现“橘皮样”改变；③晚期皮肤溃破，形成溃疡或出现“卫星结节”。

(3) 乳头改变：当癌细胞侵及乳管时，引起乳头内陷。外上象限癌肿会造成乳头抬高。

(4) 疼痛：早期多无疼痛，仅部分患者可有不同程度的疼痛。

(5) 区域淋巴结肿大：患侧腋窝淋巴结肿大，表现为少数、散在、质硬、无痛、可推动，逐渐增多融合成团，并固定。如大量癌细胞侵犯腋窝淋巴结，可使淋巴管受阻，引起患侧上肢水肿。

(6) 血运转移症状：肺转移时可有咳嗽、胸痛、气急；骨骼转移时可出现骨痛、病理性骨折；肝转移时出现肝大、黄疸。

(7) 特殊乳癌表现

1) 炎性乳癌：又称弥漫性乳癌，主要表现为乳房红肿和明显疼痛，一般无明显肿块，貌似急性炎症。癌肿发展迅速，转移出现早且广泛，恶性程度高，预后极差。

2) 乳头湿疹样癌(Paget 病)：临床表现类似慢性湿疹，刺痒、灼痛，乳头或乳晕皮损表现为淡红色、有鳞屑，并可有糜烂、溃疡，有些病例有乳头渗液。

3. 特殊检查。

4. 心理社会状况　应了解患者的年龄、职业、文化程度、婚姻状况、家庭及社会背景，以及个人、亲属对疾病相关知识的了解和对治疗、预后的支持程度。

(四) 治疗

1. 手术治疗　①乳癌根治术：治疗乳癌的基本手术方式，适用于Ⅰ、Ⅱ期及部分Ⅲ期乳癌患者；②乳癌扩大根治术：适用于癌肿在中央及内侧者；③乳癌改良根治术：术后乳房外观效果较好，适用于临床Ⅰ、Ⅱ

期的病例，是目前最常用的手术方式；④单纯乳房切除术：适用于原位癌、微小癌和年老体弱不适合做根治术的患者，或乳癌已趋晚期但局部病灶尚能切除者；⑤保留乳房的乳癌切除术：适用于Ⅰ、Ⅱ期的乳癌患者。

2. 化疗　是乳癌综合治疗的一个不可缺少的手段。可在术前、术中和术后进行全身性或区域性辅助治疗，但常在手术后2周开始。

3. 放疗　是治疗乳癌的又一重要方法。术前为了降低和消灭癌细胞的活力，防止术中播散，使不能手术病例成为可手术病例，可采用放疗方法，对手术时已有转移的患者均应在术后进行放疗，对晚期有转移者可采用姑息性放疗。

4. 内分泌治疗　包括手术切除内分泌腺体、放射卵巢去势和内分泌药物治疗。

5. 免疫疗法　有特异性免疫和非特异性免疫疗法。

(五) 护理

1. 护理诊断/问题

(1) 恐惧、焦虑：与对癌症的恐惧、对手术的惧怕及对器官缺失、外形改变的忧虑有关。

(2) 潜在并发症：患侧上肢水肿、皮下积液、皮瓣坏死、感染。

(3) 自我形象紊乱：与乳房切除有关。

(4) 知识缺乏：缺乏术后患肢功能锻炼的知识。

2. 护理措施

(1) 术前护理：①一般护理，提供安静舒适的环境，保证其睡眠与休息，指导进食高营养易消化食物，并保持排便通畅；②心理护理；③术前准备，完善有关检查，做好手术区皮肤的准备。

(2) 术后护理：①体位：手术结束后取平卧位，待生命体征平稳后可取半卧位。②密切观察病情，包括生命体征、伤口渗血渗液、患侧肢体血运情况等。③预防术侧肢体水肿：适当抬高患肢，避免在术侧肢体静脉穿刺、测血压。④伤口护理：注意包扎松紧度是否合适；皮瓣下负压引流是否通畅，观测引流液性质。⑤功能锻炼：通常于术后24小时指导患者开始患侧手指、手腕活动；3～5天后开始肘部活动；1周后可行肩部活动；10～12天可以进行全范围关节活动。⑥饮食护理：以高热量、高蛋白质、富含维生素的食物为主，以促进组织生长和伤口愈合。

(3) 出院指导：向患者讲解合理饮食和康复知识，教会其乳房自我检查方法，嘱其定期复诊，遵医嘱按时化疗、放疗及术后5年内应避免妊娠，并告诉家属注意患者心理及病情的变化，警惕肿瘤的复发。

核心提示　乳腺癌以无痛性乳房小肿块为首发症状，多位于外上象限。特征性表现有皮肤“酒窝征”、“橘皮样”改变、乳头内陷或抬高。腋窝淋巴转移为主要的转移方式。治疗以手术为主，辅以放疗、化疗等综合治疗。护理要点：严密观察生命体征、伤口渗血渗液、患侧肢体血运情况，避免在术侧肢体行静脉穿刺、测血压，定期检查皮瓣下负压引流是否通畅，观测引流液性质，并正确指导患者进行功能锻炼。

第十一节　子宫肌瘤患者的护理

(一) 病因

一般考虑与体内雌激素水平过高或长期刺激有关。30～50岁妇女多见。

(二) 类型

①肌壁间肌瘤，最常见；②浆膜下肌瘤；③黏膜下肌瘤。子宫肌瘤多位于子宫体部，以多发性子宫肌瘤多见。

(三) 临床表现

症状与肌瘤的位置、大小和生长速度有关。

(1) 月经改变：最常见。黏膜下肌瘤和大的肌壁间肌瘤明显。如经量增多、经期延长等。

(2) 继发症状：如贫血、不孕、尿频、便秘等。

(3) 腹部包块、腰酸、下腹坠胀、疼痛、白带增多或排液有异味。

(4) 妇科检查：子宫不规则增大或均匀性增大，质硬。

(四) 治疗原则

综合患者的年龄、生育要求、肌瘤大小、位置、临床症状考虑。

(1) 随访观察：适用于肌瘤较小、症状不明显或近绝经的妇女，每3～6个月定期复查。

(2) 药物治疗：适用于子宫小于妊娠2个月大小，症状不明显，尤其近绝经期或不能耐受手术者。常用雄激素，如丙酸睾酮；也可采用他莫昔芬治疗月经明显增多者，其不良反应为围绝经期综合征症状，如潮热、多汗、急躁、阴道干燥等。

(3) 手术治疗：①肌瘤切除术：适用于年轻又希望保留生育功能的患者；②子宫切除术：适用于子宫大于2.5个月妊娠大小，临床症状明显，或保守效果较差、不需保留生育功能的患者。卵巢外观正常者应保留。

第十二节　子宫颈癌患者的护理

(一) 病因

确切病因不明。一般认为与早婚、早育、宫颈糜烂、性生活过早、性紊乱、单纯疱疹病毒Ⅱ、HPV 感染有关。年龄分布呈双峰状，发病有年轻化趋势。

(二) 病理

1. 发病部位　多发生于移行带区，即宫颈外口的鳞柱交界部。病理类型多为鳞癌，其次为腺癌。根据癌组织的发生发展分为不典型性增生、原位癌、浸润癌 3 个阶段。

2. 大体类型　可见外生型、内生型、溃疡型、宫颈管型，以外生型最多见。

3. 转移途径　以直接蔓延和淋巴转移为主，直接蔓延最常见。

(三) 临床表现

①早期症状：接触性出血，白带增多或阴道排液；②晚期症状：阴道出血、大量阴道排液、脓血性白带等，严重者可呈恶病质表现。

(四) 辅助检查

①宫颈刮片细胞学检查：普查、发现癌前期病变和早期宫颈癌常用的方法；②宫颈和宫颈管活体组织检查：是确诊癌前期病变和宫颈癌的最可靠方法；③碘试验：可识别宫颈病变的危险区（碘不着色区），不具有特异性。

(五) 治疗原则

以手术和放射治疗（简称放疗）为主。①手术方式：多主张采用子宫根治术及盆腔淋巴清扫术，卵巢正常者应保留。②放疗：包括全身放疗和腔内放疗。早期病例主张以腔内照射为主，体外照射为辅，晚期患者则以体外照射为主，常可引起放射性直肠炎、膀胱炎等并发症。

(六) 预防

普及防癌知识，提倡晚婚、晚育。指导患者注意个人卫生和性生活卫生。积极开展普及防癌普查工作，做到“三早”。积极防治慢性宫颈炎等疾病，指导患者严密随诊。

第十三节　子宫内膜癌患者的护理

(一) 病因

确切病因不明。可能与子宫内膜长期受雌激素刺激有关。易发生于肥胖、高血压、糖尿病以及未婚、少育、未育、有癌症史的妇女。50 岁以上多见。

(二) 病理

病变多在子宫底部内膜，以双侧子宫角部附近多见，其次为后壁。

(1) 分为弥漫型和局限型，以腺癌为主。生长缓慢，转移较晚，预后较好。

(2) 转移途径：以淋巴转移和直接蔓延为主，淋巴转移是最主要转移途径。

(三) 临床表现

①典型症状：绝经后不规则阴道流血，出血量一般不多；②其他症状：脓血样阴道排液，可有臭味，晚期可有下肢痛和腰骶部疼痛等；③妇科检查：子宫增大、质软，绝经后子宫不萎缩而较饱满。

(四) 辅助检查

①分段诊刮：是目前早期诊断子宫内膜癌最常用的方法；②B 超检查、宫腔镜检查和细胞学检查等。

(五) 治疗原则

手术治疗为首选方案，手术方式为全子宫＋双附件切除术，有转移者行盆腔淋巴清扫术；不能耐受手术或晚期、复发患者可行放疗、化疗及高效孕激素、抗雌激素制剂等综合治疗。

第十四节　卵巢肿瘤患者的护理

(一) 良、恶性卵巢肿瘤的鉴别

1. 良性肿瘤　生育期多见，病程长，肿块增长缓慢；一般情况较好，多无不适，有并发症时有腹痛；肿块多为单侧、囊性，表面光滑，与子宫无粘连、活动；多无腹水。

2. 恶性肿瘤　青春期和绝经后多见，病程短，肿块增长迅速；多有腹胀和腹痛，晚期呈恶病质；肿块多为双侧、实性或半实性，表面结节状凹凸不平、固定。常有腹水，多为血性，可查到癌细胞。

(二) 常见种类

卵巢体积虽小，但卵巢肿瘤组织形态最复杂。卵巢恶性肿瘤死亡率也高居妇科恶性肿瘤之首。

(1) 良性卵巢肿瘤：如浆液性囊腺瘤、黏液性囊腺瘤、成熟畸胎瘤（皮样囊肿）等。黏液性囊腺瘤是人体中生长最大的肿瘤；皮样囊肿是最常见的卵巢良性肿瘤；卵泡膜细胞瘤可分泌雌激素，有女性化作用；纤维瘤患者伴有腹水或胸腔积液、腹水者称梅格斯综合征(Meigs syndrome)。

(2) 恶性卵巢肿瘤:如浆液性囊腺癌、黏液性囊腺癌、未成熟畸胎瘤等。浆液性囊腺癌最多见。无性细胞瘤对放疗特别敏感;内胚窦瘤可产生甲胎蛋白(AFP),多见于儿童和青少年,高度恶性,易早期转移;颗粒细胞瘤是最常见的功能性肿瘤,低度恶性,分泌雌激素,有女性化作用;库肯勃瘤(Krukenberg turmor)指来源于胃肠道的高度恶性肿瘤,预后极差。

(3) 卵巢瘤样病变:如卵泡囊肿、黄体囊肿、黄素囊肿、多囊卵巢、巧克力囊肿等。

(三) 转移途径

主要通过直接蔓延和腹腔种植方式转移。横膈为淋巴转移的好发部位。

(四) 并发症

(1) 蒂扭转:最常见,是妇科常见的急腹症。体位突然改变、妊娠期、产后易发生,典型症状为突发一侧下腹剧痛,常伴有恶心、呕吐甚至休克。多发生于蒂长、活动度大、中等大小、重心偏于一侧的肿瘤。蒂由骨盆漏斗韧带、卵巢固有韧带和输卵管组成。

(2) 破裂:有自发性和外伤性两种。当破裂时,囊液流入腹腔,可引起剧烈腹痛和不同程度的腹膜刺激征。轻者仅感轻度腹痛。

(3) 感染:较少见,表现为高热、腹痛、肿块、腹部压痛、肌紧张和白细胞增多等。

(4) 恶变:肿瘤增长迅速、尤其是双侧性时,应疑为恶变。

(五) 治疗原则

良性肿瘤以手术切除为主,直径小于5cm的囊肿可随诊。卵巢肿瘤的并发症多属急腹症,一旦确诊应立即手术。恶性肿瘤采用以手术治疗为主,放疗、化疗为辅的综合治疗。

(六) 健康教育

(1) 预防高危因素:宣传卵巢癌高危因素,加强高蛋白、富含维生素A的饮食,避免高胆固醇食物。高危妇女应预防性口服避孕药。

(2) 开展普查普治:30岁以上妇女每年1次妇检,高危人群每半年1次。

(3) 早期发现及处理:卵巢肿瘤直径大于5cm者,应及时手术切除。青春期前、绝经后或生育年龄口服避孕药的妇女,若发现卵巢肿大,应考虑为卵巢肿瘤。

(4) 随访时间:术后1年内,每月1次;术后第2年,每3个月1次;术后第3年,每6个月1次;3年以上者,每年1次。

> **核心提示**　子宫肌瘤是妇科最常见的良性肿瘤,主要临床表现为月经改变、白带增多、腹部包块,可继发不孕,手术治疗有肌瘤切除术和子宫切除术两种。子宫颈癌是妇科最常见的恶性肿瘤,病理类型以鳞癌为主,主要转移途径为直接蔓延和淋巴转移,典型症状为接触性出血,普查常用宫颈刮片细胞学检查,确诊依靠活体组织检查,治疗以手术和放疗为主。子宫内膜癌以腺癌为主,主要通过淋巴转移,典型症状为不规则阴道流血,确诊依靠分段诊刮,治疗以手术为主。卵巢肿瘤组织学类型最复杂,主要通过直接蔓延和腹腔种植方式转移,常见并发症包括蒂扭转、破裂、感染和恶性变,一旦确诊应首选手术治疗。

第十五节　绒毛膜癌患者的护理

一、绒毛膜癌(简称绒癌)

绒毛膜癌是一种高度恶性肿瘤,可继发于葡萄胎、流产、足月分娩、异位妊娠等各种形式的妊娠,继发于葡萄胎者最常见。

二、葡萄胎与绒癌两者之间的关系

1. 发病时间　葡萄胎清宫后6个月以内发病者一般考虑为侵蚀性葡萄胎;1年以上发病者考虑为绒毛膜癌;6个月至1年之间发病者两者均有可能,需借助病理学检查来确诊。

2. 先行妊娠　侵蚀性葡萄胎只可能来源于葡萄胎;绒毛膜癌可来源于各种形式的妊娠,如葡萄胎、足月分娩、流产、异位妊娠等,继发于葡萄胎者最多见。

3. 相同点　两者均以不规则阴道出血为主要表现;体内HCG异常增高;两者都可发生肺、脑、阴道、肝、肾等部位的转移,肺转移最常见,脑转移是患者的主要死因;化疗是两者最主要的治疗手段。

三、病　　理

绒毛膜癌多数发生在子宫。①界清、质软而脆,常伴出血、坏死、感染;②镜下滋养细胞极度不规则增生;③绒毛结构消失。

四、临床表现

1. 原发灶表现。

2. 转移灶表现　①肺转移:最常见;②阴道转移:

可见紫蓝色结节，易大出血；③肝转移：预后不良；④脑转移：为主要死因。

五、诊断要点

(1) 葡萄胎清宫术后2周以上或子宫切除8周以上，HCG值仍不下降，应考虑到侵蚀性葡萄胎和绒癌的可能。

(2) 足月分娩、流产、异位妊娠后不规则阴道出血、体内HCG值异常增高，一般考虑为绒癌。

(3) 确诊需依靠病理学检查。

六、治疗原则及护理措施

1. 治疗原则 以化疗为主，手术和放疗为辅。化疗患者的护理措施见第七部分。

2. 转移灶患者的护理

(1) 阴道转移患者的护理：①尽量卧床休息，观察出血情况；②禁止不必要的检查，减少刺激；③备好抢救药品和物品并配血备用；④发生破溃出血时，积极配合医生抢救；⑤用长纱条填塞阴道止血，24～48小时内取出，同时做好输液、输血和抢救准备工作；⑥遵医嘱应用抗生素预防感染。

(2) 肺转移患者的护理：①卧床休息，呼吸困难者半卧位并吸氧；②遵医嘱给予镇静剂和化疗药物；③大量咯血时，取头低患侧卧位，轻击背部，排出积血；④配合医生止血和抗休克。

(3) 脑转移患者的护理：①尽量卧床休息，观察颅内压增高症状；②遵医嘱静脉输液，控制补液量和速度；③采取措施防止外伤发生；④做好腰穿等检查的配合。

3. 随访时间 第1年内每月1次，1年后每3个月1次持续至3年，以后每年1次，共5年。随访内容同葡萄胎。

七、化疗患者的护理

(一) 护理措施

重点是药物不良反应的护理和用药注意事项。

1. 一般护理 保持病室清洁、通风，定期消毒。做好生活护理，促进患者舒适。做好心理护理，减轻患者焦虑，增强患者治疗的信心。

2. 消化道反应的护理

(1) 口腔护理：保持口腔清洁，用软毛刷刷牙，进食前后用盐水或呋喃西林溶液漱口，给予温凉的流质或软食，鼓励患者多饮水和进食。溃疡严重者进食前15分钟给予丁卡因溶液涂敷溃疡面，进食后漱口，并用甲紫、锡类散等局部涂抹。

(2) 止吐护理：给予高蛋白、高维生素、低脂、清淡饮食，少量多餐，同时创造良好就餐环境。用药前后给予止吐剂，合理安排用药时间，必要时静脉补液，防止水、电解质紊乱。

(3) 观察病情：观察呕吐物和大小便的颜色、形状和量的变化，并及时送检。

3. 造血功能障碍的护理 遵医嘱隔日查白细胞和血小板计数，当白细胞计数低于3×10^9/L、血小板低于50×10^9/L时，应通知医生停药；白细胞低于1×10^9/L，应采取保护性隔离，防止感染。

4. 其他 皮肤色素沉着、脱发，不必停药。出现皮疹及时治疗。

5. 预防感染 ①室内定期消毒，减少探视，禁止带菌者入室；②严格无菌操作；③遵医嘱给予抗生素；④提高饮食质量，根据患者需要输新鲜血、浓缩白细胞或血小板成分。

(二) 注意事项

1. 测量体重 化疗开始前常规测量体重，以后每半月1次，以便正确计算和调整剂量。

2. 药物使用 严格“三查七对”，正确溶解和稀释药物，保证剂量准确。现用现配，不宜放置过久。常温下从配制至使用一般不超过1小时，避免阳光直射。

3. 合理使用和保护静脉 注意保护静脉，从远端开始使用。用药前用等渗盐水冲洗，然后再注入化疗药物。一旦药物外渗，应立即停药，用生理盐水或硫代硫酸钠皮下注射以稀释药物，并用冰袋冷敷。用药过程中注意控制给药速度，以减少对静脉的刺激。

4. 腹腔内化疗者 注意经常变换卧位，以提高药物治疗效果。

5. 动脉插管者 应绝对卧床休息，控制滴速。出现不良反应时，应用生理盐水保持动脉灌注通畅。拔管后用沙袋压迫包扎24～48小时，防止穿刺处出血，并注意防止感染。

第十六节　葡萄胎及侵蚀性葡萄胎患者的护理

一、葡萄胎

(一) 概念

葡萄胎是指妊娠后胎盘绒毛滋养细胞增生，绒毛呈水泡状，因水泡间相连成串，形如葡萄而得名，也称为水泡状胎块。

(二) 病理

1. 肉眼观 子宫膨大，宫腔内充满水泡，内含黏性液体。

2. 组织学特点　①滋养细胞增生；②绒毛间质水肿；③间质内胎源性血管消失。

3. 黄素化囊肿　多双侧，表面光滑、色黄、壁薄，囊液清亮，葡萄胎清除后自然消失。

(三) 临床表现

1. 停经后不规则阴道流血　最常见。多在停经2～4个月后发生。

2. 子宫异常增大、变软。

3. 卵巢黄素化囊肿　一般不产生症状，偶因急性扭转而致急性腹痛。

4. 妊娠呕吐及妊高征征象　出现妊娠呕吐较早，持续时间长，症状严重，孕24周前即可发生妊高征征象。

5. B超示无妊娠囊、胎儿结构及胎心搏动征，孕5个月时摸不到胎体，无胎心、胎动。

(四) 防治原则

1. 清除宫腔内容物　葡萄胎确诊后应及时清除宫腔内容物，一般采用吸刮术。

(1) 应在输液、配血准备下进行。

(2) 待子宫缩小后轻柔刮宫，选取宫腔内近种植部位组织分别送检。

(3) 术时用缩宫素静点，应在宫口扩大后给药，以防引起肺栓塞和转移。

(4) 子宫大于妊娠12周者，一般吸刮2次，1周后行第2次刮宫，每次均行病理检查。

2. 子宫切除术　年龄超过40岁者，可直接切除子宫。

3. 预防性化疗　适用于：①年龄大于40岁；②葡萄胎排出前HCG值异常升高；③葡萄胎清除后，HCG下降缓慢；④子宫明显大于停经月份、黄素化囊肿直径＞6cm；⑤第2次刮宫仍有滋养层细胞高度增生；⑥出现可疑转移灶；⑦无条件随访者。

4. 随访

(1) 随访时间：每周1次HCG定量测定至正常。前3个月内仍每周复查1次；此后3个月每半月1次；然后每月1次持续半年；第2年起改为每半年1次。共随访2年。

(2) 随访内容：检测HCG；有无异常阴道流血、咳嗽、咯血及其他转移灶症状；妇科检查；盆腔B超及X线胸片检查。

(3) 避孕措施：应严格避孕1年，最好用阴茎套，不宜用宫内节育器和避孕药。

二、侵蚀性葡萄胎

(一) 概念

1. 侵蚀性葡萄胎　指葡萄胎组织侵入子宫肌层或转移至子宫外。

2. 临床特点　来源于良性葡萄胎，多数在葡萄胎清除后6个月内出现不规则阴道流血，子宫复旧延迟。

(二) 病理

(1) 大体可见子宫肌壁内水泡状物或血块。

(2) 镜检滋养细胞超常增生及分化不良。

(3) 有绒毛结构。

(三) 临床表现

1. 原发灶表现。

2. 转移灶表现　①肺转移：最常见；②阴道转移：可见紫蓝色结节，易大出血；③肝转移：预后不良；④脑转移：为主要死因。

(四) 诊断要点

(1) 葡萄胎清宫术后2周以上或子宫切除8周以上，HCG值仍不下降，应考虑到侵蚀性葡萄胎和绒癌的可能。

(2) 确诊需依靠病理学检查。

(五) 治疗原则及护理措施

1. 治疗原则　以化疗为主，手术和放疗为辅。化疗患者的护理措施见第三部分。

2. 转移灶患者的护理

(1) 阴道转移患者的护理：①尽量卧床休息，观察出血情况；②禁止不必要的检查，减少刺激；③备好抢救药品和物品并配血备用；④发生破溃出血时积极配合医生抢救；⑤用长纱条填塞阴道止血，24～48小时内取出，同时做好输液、输血和抢救准备工作；⑥遵医嘱应用抗生素预防感染。

(2) 肺转移患者的护理：①卧床休息，呼吸困难者半卧位并吸氧；②遵医嘱给予镇静剂和化疗药物；③大量咯血时，取头低患侧卧位，轻击背部，排出积血；④配合医生止血和抗休克。

(3) 脑转移患者的护理：①尽量卧床休息，观察颅内压增高症状；②遵医嘱静脉输液，控制补液量和速度；③采取措施防止外伤发生；④做好腰穿等检查的配合。

3. 随访时间　第1年内每月1次，1年后每3个月1次持续至3年，以后每年1次，共5年。随访内容同葡萄胎。

三、化疗患者的护理

(一) 护理措施

重点是药物不良反应的护理和用药注意事项。

1. 一般护理　保持病室清洁、通风，定期消毒。

做好生活护理，促进患者舒适。做好心理护理，减轻患者焦虑，增强患者治疗的信心。

2. 消化道反应的护理

(1) 口腔护理：保持口腔清洁，用软毛刷刷牙，进食前后用盐水或呋喃西林溶液漱口，给予温凉的流质或软食，鼓励患者多饮水和进食。溃疡严重者进食前15分钟给予丁卡因溶液涂敷溃疡面，进食后漱口，并用甲紫、锡类散等局部涂抹。

(2) 止吐护理：给予高蛋白、高维生素、低脂、清淡饮食，少量多餐，同时创造良好就餐环境。用药前后给予止吐剂，合理安排用药时间，必要时静脉补液，防止水、电解质紊乱。

(3) 观察病情：观察呕吐物和大小便的颜色、形状和量的变化，并及时送检。

3. 造血功能障碍的护理 遵医嘱隔日查白细胞和血小板计数，当白细胞计数低于 3×10^9/L、血小板低于 50×10^9/L，应通知医生停药，白细胞低于 1×10^9/L、应采取保护性隔离，防止感染。

4. 其他 皮肤色素沉着、脱发，不必停药。出现皮疹及时治疗。

5. 预防感染 ①室内定期消毒，减少探视，禁止带菌者入室；②严格无菌操作；③遵医嘱给予抗生素；④提高饮食质量，根据患者需要输新鲜血、浓缩白细胞或血小板成分。

(二) 注意事项

1. 测量体重 化疗开始前常规测量体重，以后每半个月1次，以便正确计算和调整剂量。

2. 药物使用 严格"三查七对"，正确溶解和稀释药物，保证剂量准确。现用现配，不宜放置过久。常温下从配制至使用一般不超过1小时，避免阳光直射。

3. 合理使用和保护静脉 注意保护静脉，从远端开始应用。用药前用等渗盐水冲洗，然后再注入化疗药物。一旦药物外渗，应立即停药，用生理盐水或硫代硫酸钠皮下注射以稀释药物，并用冰袋冷敷。用药过程中注意控制给药速度，以减少对静脉的刺激。

4. 腹腔内化疗者 注意经常变换卧位，以提高药物治疗效果。

5. 动脉插管者 应绝对卧床休息，控制滴速。出现不良反应时，应用生理盐水保持动脉灌注通畅。拔管后用沙袋压迫包扎24～48小时，防止穿刺处出血，并注意防止感染。

核心提示 葡萄胎以滋养细胞增生、血HCG异常增高为特点，临床特征是停经后不规则阴道流血、子宫异常增大等，一旦确诊应立即清宫，高危病例应行预防性化疗，随访2年。侵蚀性葡萄胎和绒癌均属恶性肿瘤，要注意从病因、病理特点、转移部位、治疗原则等方面将两者加以鉴别。两者最主要的治疗手段均为化疗。化疗期间要重点做好患者药物不良反应的观察和处理，预防感染。注意事项：定期测量体重，严格各项无菌操作，正确药物配制，注意保护静脉，腹腔内化疗者应经常变换卧位，动脉插管者应绝对卧床休息。

第十七节 白血病患者的护理

白血病是造血干细胞的恶性克隆性疾病，其特征为骨髓或其他造血组织中白血病细胞大量异常增生，并进入外周血液中浸润、破坏机体其他器官或组织，产生症状和体征。白血病细胞大多是未成熟和形态异常的白细胞，正常造血功能受抑制。临床上常有贫血、发热、出血和肝、脾、淋巴结不同程度肿大等表现，外周血液中可出现幼稚细胞。

一、白血病的分类

(1) 根据白血病细胞的成熟程度和自然病程分为急性和慢性两大类。急性白血病起病急，骨髓及外周血中多为原始及幼稚细胞，病情发展迅速，预后差，自然病程仅数月。慢性白血病起病缓慢，白血病细胞多为成熟和较成熟的细胞，病情发展亦缓慢，自然病程可达数年。

(2) 根据受累的细胞系列将急性白血病又分为急性淋巴细胞白血病和急性非淋巴细胞白血病。慢性白血病又分为慢性粒细胞性白血病和慢性淋巴细胞性白血病。

我国急性白血病比慢性白血病多见，成年人以急性粒细胞白血病最多见，儿童以急性淋巴细胞白血病多见。男性多于女性。

二、病因及发病机制

白血病的病因尚未完全清楚，可能与下列因素有关。

1. 病毒。

2. 放射 X射线，γ射线，电离辐射可致白血病已经被肯定。

3. 化学因素 多种化学物质或药物可诱发白血病。苯及其衍生物已经被认为可致白血病，氯霉素等亦可致白血病。

4. 遗传因素 白血病发病机制复杂，各种原因导致基因突变，形成白血病细胞株，人体免疫功能缺陷，使已形成的细胞不断增殖，最终导致白血病。

三、急性白血病患者的护理

1. 临床表现

(1) 贫血：是早期表现，呈进行性发展，主要原因是正常红细胞生成减少和出血。

(2) 发热：半数患者以发热为早期表现，热型不定，常伴有畏寒、出汗，多由感染引起。感染的主要原因是成熟粒细胞缺乏，以口腔炎最多见，肺部、泌尿道感染及肛周脓肿亦常见，严重时可致败血症，是致死原因之一。

(3) 出血：可遍及全身，以皮肤、口腔、鼻腔和子宫出血多见，颅内出血是白血病致死的主要原因之一，可表现为头痛、呕吐、瞳孔不等大、瘫痪，甚至昏迷或突然死亡。出血主要原因是血小板减少。

(4) 白血病细胞浸润表现：①四肢关节和骨骼疼痛，胸骨下段压痛对白血病具有一定的诊断意义。②急淋白血病多有肝、脾和淋巴结肿大。③皮肤浸润表现为弥漫性斑丘疹，牙龈可增生、肿胀。④中枢神经系统白血病：缓解期白血病细胞可浸润脑膜或中枢神经系统，出现头痛、呕吐、视力模糊、瘫痪等症状。以急淋白血病最常见。

2. 有关检查

(1) 血象：多数患者白细胞总数增高，甚至可$>100\times10^9/L$，分类计数可见原始细胞或幼稚细胞占30%～90%。红细胞和血小板减少。

(2) 骨髓象：是诊断白血病的重要依据。一般增生明显活跃或极度活跃，主要细胞为原始细胞，占非红细胞的30%以上。

(3) 其他：血清和尿液中尿酸浓度增高是由于大量白血病细胞破坏所致。

3. 诊断要点　据临床表现有贫血、出血、感染、骨骼疼痛及肝、脾淋巴结肿大。辅以血象和骨髓象检查可诊断。

4. 治疗要点

(1)对症治疗：感染、出血是白血病最主要的致死原因，要积极治疗。①感染：做咽拭子或血培养选择敏感抗生素。有条件可输注浓缩粒细胞。②出血：血小板计数少于$20\times10^9/L$应输浓缩血小板悬液或新鲜血液。③贫血：严重贫血者输浓缩红细胞或全血。④预防尿酸肾病：大量白血病细胞破坏可产生尿酸结石，引起肾小管阻塞，严重者致肾功能衰竭。应多饮水，并给予别嘌呤醇以抑制尿酸合成。

(2) 常用化疗药物及方案：见表12-1。

表12-1　急性白血病常用的联合化疗方案

治疗方案	药物剂量(mg)	用法	完全缓解率
急淋白血病			
VP	VCR 1～2	第1天，每周1次静脉注射	儿童80%，成人50%
VLDP	P 40～60	每日分次口服	
	VCR 1～2	第1天，每2周3次，静脉滴注	儿童92%
	DAUN 45	第1～3天，每周3次，静脉滴注	成人77.8%
	L-ASP 5000～10000U	第16天开始，每日1次，静脉滴注	
	P 40～60	每日分次口服，共35天	
MVLD	MTX 50～100	第1天1次，静脉滴注	对难治性及复发性病例为79%
	VCR 1～2	第2天1次，静脉滴注	
	L-ASP 20000U	第2天1次，静脉滴注	
	DXM 6.75	每日分次口服，共10天	
急非淋白血病			
DA	DAUN 40	第1～3天每日1次，静脉注射	35%～85%
	Ara-C 150	第1～7天每日1次，静脉滴注	
HOAP	H 4～6	第1～7天每日1次，静脉注射	60%左右
	VCR 2	第1天，静脉注射	
	Ara-C 150	第1～7天每日1次，静脉滴注	
	P 40～60	每日分次口服	

化疗方法：急性白血病的化疗过程分为诱导缓解和巩固强化两个阶段。①诱导缓解：是指从化疗开始到完全缓解阶段。其目的是迅速大量地杀灭白血病细胞，恢复机体正常造血，患者症状体征消失，血象和

骨髓象恢复正常，即达到完全缓解。目前多采用联合化疗，延缓抗药性的产生。②巩固强化：目的是继续消灭体内残存的白血病细胞，防止复发，延长缓解期，争取治愈。可用原诱导方案或轮换使用多种药物。急淋白血病共计治疗3～4年，急非淋白血病共计治疗1～2年。

(3) 中枢神经系统白血病的防治：常用药物是甲氨蝶呤，在缓解前或后鞘内注射，可同时注入地塞米松。也可用阿糖胞苷鞘内注射。需同时做头颅和脊髓放射治疗。

(4) 骨髓移植：目前主张在第一次完全缓解时进行移植，患者年龄控制在50岁以下。

5. 护理诊断/问题

①体温过高 与继发细菌感染及白细胞核蛋白代谢亢进有关；②活动无耐力：与贫血、组织缺氧及感染发热消耗增多有关；③组织完整性受损：与血小板减少有关；④有感染的危险：与白细胞减少有关；⑤有颅内出血的危险：与血小板减少有关；⑥恐惧：与缺乏有关疾病疗效的知识有关；⑦预感性悲哀：与白血病久治不愈有关；⑧知识缺乏：缺乏对急性白血病的相关知识。

6. 护理措施

(1)休息：急性期卧床休息，适当活动；缓解期可照常工作，但避免劳累。

(2) 饮食：需要高热量、高蛋白、高维生素饮食。向患者及家属说明化疗期间保证足够营养可帮助化疗顺利进行。

(3) 病情观察：询问患者有无恶心、呕吐及进食情况，疲乏无力感有无改善。观察体温、脉率、口腔、鼻腔、皮肤有无出血，血象、骨髓象变化，记出入量。

(4) 化疗不良反应的护理

1) 局部血管反应：某些化疗药物如柔红霉素、长春新碱、多柔比星等多次静脉注射可引起静脉炎，注射速度宜慢，在静脉注射后要用生理盐水冲洗静脉，以减轻药物刺激。若发生静脉炎，需及时使用普鲁卡因局部封闭，或冷敷，静脉休息数天直至静脉炎痊愈，否则可造成静脉闭塞。静脉注射时要轮换使用血管，并从远端血管开始逐渐上移。药液外溢皮下可引起局部组织炎症甚至坏死，处理同静脉炎。

2) 骨髓抑制：抗白血病药物在杀伤白血病细胞的同时也会损伤正常细胞，在化疗期间必须定期查血象、骨髓象，以便观察疗效及骨髓受抑制情况。

3) 胃肠道反应：某些化疗药物可以引起恶心、呕吐等，应避免在化疗前后1小时进食。

4) 其他：长春新碱可引起末梢神经炎、手足麻木感，停药后可逐渐消失。柔红霉素、三尖杉碱类药物可引起心肌及心脏传导损害，用药时要缓慢静脉滴注，注意听心率、心律，复查心电图。氨甲蝶呤可引起口腔黏膜溃疡，亚叶酸钙可对抗其毒性作用，可遵医嘱使用。环磷酰胺可引起脱发及出血性膀胱炎致血尿，嘱患者多饮水，有血尿必须停药。

(5) 心理护理：观察患者情绪反应，鼓励患者说出关心的问题，给予耐心的解释开导；指导患者进行自我心理调节，尽可能为患者提供娱乐活动；鼓励患者家属参与护理过程。

(6) 贫血、出血、感染的护理详见血液病常见症状护理。

7. 健康教育 ①避免接触各种致病因素。②注意休息，加强营养，保持乐观情绪。③注意个人卫生，保护皮肤黏膜免受损伤，预防感染、出血。④坚持缓解期巩固维持治疗，指导患者按医嘱用药，定期复查血象。

四、慢性白血病患者的护理

慢性白血病按细胞类型分为粒细胞、淋巴细胞、单核细胞三型，我国以慢性粒细胞白血病(简称慢粒)多见。慢粒多见于中年人，男性多于女性。慢淋多见于50岁以后，男性略多于女性。

1. 临床表现

(1) 慢性粒细胞性白血病：起病缓慢，早期常无症状，随着病情的发展出现乏力、低热、多汗或盗汗、体重减轻等表现。脾脏肿大为最突出的体征，质硬无压痛。半数患者肝脏中度肿大，浅表淋巴结一般无肿大。慢性期持续1～4年后，70%患者进入加速期，表现为原因不明高热、虚弱、脾脏迅速肿大及贫血、出血等；几个月到1～2年进入急变期，表现同急性白血病。

(2) 慢性淋巴细胞白血病(简称慢淋)：起病缓慢。淋巴结肿大常为就诊的首要原因。肿大的淋巴结无压痛，较坚实，可移动。早期可出现疲乏、无力，随后出现食欲减退、消瘦、低热等。晚期易发生贫血、出血、感染，尤其呼吸道感染。

2. 有关检查

(1) 血象：慢粒白细胞计数明显增多，可达$100\times10^9/L$以上，以中、晚幼粒细胞为主，原始及早幼粒细胞<10%。慢淋以小淋巴细胞为主。

(2) 骨髓象：呈现细胞增生明显至极度活跃，以较成熟的细胞为主。

3. 诊断要点 根据临床表现及血象、骨髓象检查结果诊断。

4. 治疗要点

(1) 化疗

1) 白消安：又称马利兰，为最常用的药物。白消安毒副作用主要是骨髓抑制，还可引起皮肤色素沉着、阳痿或停经等。

2) 羟基脲：是目前治疗慢粒的首选药。较白消安药效作用迅速，持续时间短。

3) 靛玉红：用药约 2 个月白细胞可降到正常范围，本药副作用有腹泻、腹痛、便血等症状。

(2) α 干扰素：用 α 干扰素治疗慢粒慢性期患者效果较好，约 70%患者可获缓解。该药起效慢，需使用数月。副作用有发热、恶心、纳差、血小板减少及肝功能异常。

(3) 骨髓移植：异基因骨髓移植需在慢粒慢性期缓解后尽早进行，移植成功者可获得长期生存或治愈。

(4) 其他治疗：脾放射，脾肿大明显而化疗效果不佳时，可做脾区放射治疗。服用别嘌呤醇且每日饮水 1500ml 以上，可以预防化疗期间细胞破坏过多、过速引起的尿酸肾病。

(5) 慢粒急性变的治疗：按急性白血病的化疗方法治疗。

5. 护理诊断/问题　①有感染的危险：与慢粒正常粒细胞减少有关。②活动无耐力：与慢粒贫血有关。③知识缺乏：缺乏慢粒疾病知识。④潜在并发症：加速期至急变期。

6. 护理措施

(1) 休息与活动：治疗期间要注意休息，尤其贫血较重患者(血红蛋白 60g/L 以下)，以休息为主，不可过劳。

(2) 饮食：进食高蛋白、高维生素食品，如瘦肉、鸡、新鲜蔬菜及水果，每日饮水 1500ml 以上。

(3) 症状护理：定期洗澡，注意口腔卫生，少去人多的地方，以预防感染。脾大显著，易引起左上腹不适，可采取左侧卧位。

(4) 药物护理：遵医嘱给患者服用白消安(或羟基脲)，定期复查血象，以不断调整剂量。白消安可引起骨髓抑制、皮肤色素沉着、阳痿、停经。向患者说明药物副作用，使之能与医护人员配合，坚持治疗。

(5) 病情观察：注意观察患者有无原因不明的发热、骨痛、贫血、出血加重及脾脏迅速肿大，有变化应及时就诊，以便及早得到治疗。

7. 健康教育　应向患者及家属讲解疾病知识，便于积极主动自我护理。帮助患者建立长期养病生活方式，缓解后可以工作或学习，但不可过劳，要安排好休息、锻炼、睡眠、饮食，按时服药，定期门诊复查，保持情绪稳定；家庭应给予患者精神、物质多方面支持。出现贫血、出血加重、发热、脾脏增大时，要及时去医院检查，以防急性变发生。本病治疗后平均生存时间为 3～4 年，15%患者可存活 5 年以上，起病后 1～4 年间 70%慢粒患者可进入加速期至急性变期，急性变疗效差，多数患者于几周或几个月内死亡。

> **核心提示**　白血病的病因主要是病毒、放射因素、化学因素等。急性白血病的临床表现为贫血、发热、出血和组织器官浸润；治疗方法有对症治疗和化学治疗、骨髓移植等；护理中应严密观察化疗药物的不良反应。慢性白血病早期常无症状，随着病情的发展出现乏力、低热、多汗或盗汗、体重减轻等表现；大多数患者有胸骨中下段压痛，脾脏肿大为最突出的体征；治疗药物首选羟基脲。

第十八节　骨肉瘤患者的护理

骨肉瘤是最常见的原发性恶性骨肿瘤。恶性程度高，预后差。发病年龄以 10～20 岁青少年多见。其组织学特点是瘤细胞直接形成骨样组织或未成熟骨，故又称骨肉瘤。

一、临床表现

早期症状为疼痛，可发生在肿瘤出现以前，起初为间断性疼痛，渐转为持续性剧烈疼痛，尤以夜间为甚。骨端近关节处可见肿块，触之硬度不一，有压痛，局部皮温高，静脉怒张，可伴有病理性骨折。肺转移发生率较高。

二、辅助检查

X 线检查示骨质表现为成骨性、溶骨性或混合性破坏，病变多起干骺端。因肿瘤生长及骨膜反应可见三角状新骨，称 Codman 三角，或垂直呈放射样排列，称日光射线现象。

三、治疗原则

骨肉瘤采用综合治疗。术前大剂量化疗，然后作根治性瘤段切除、灭活再植或植入假体的保肢手术；无保肢条件者行截肢术，术后仍需作大剂量化疗。

四、护理措施

1. 化疗护理

(1) 改善营养状况：鼓励患者增加经口饮食，摄入蛋白质、能量和维生素丰富的食物。对经口摄入不足者，应根据医嘱提供肠内或肠外营养支持，并实施相应的护理措施。

(2) 化疗患者的护理：手术前后实施大剂量化疗，

有利于骨肉瘤的根治。化疗药物的主要不良反应包括：胃肠道反应、骨髓抑制、肝功能受损、心肌受损、感染、溃疡等。因此，在患者接受大剂量化疗过程中，应加强护理。

1）化疗期间的护理：化疗药物一般经静脉给药，药物应现配现用，避免搁置过久，降低疗效。联合使用多种药物时，每种药物之间应用等渗溶液间隔。化疗药物对血管的刺激性较大，要注意保护血管，防止药液外渗。一旦药液外渗，应立即停止静脉滴注，局部用50%硫酸镁湿敷等，防止皮下组织坏死。

2）化疗后的观察和护理：①胃肠道反应：最常见，可在化疗前半小时给予止吐药物，以预防恶心、呕吐。②骨髓抑制：定期检查血常规，一般用药后7～10天，即可有白细胞和血小板的下降。若白细胞降至3×10^9/L、血小板降至80×10^9/L，应停止用药，给予患者支持治疗。③脱发：可在头部放置冰袋降温，减少毛囊部血运，降低头部皮下组织的血药浓度，预防脱发。④定期检查肝、肾功能以及心电图。鼓励患者多饮水，尿量保持在每日3000ml以上。

2. 截肢术后的护理

(1) 体位：术后24～48小时应抬高患肢，预防肿胀。下肢截肢者，每小时俯卧20～30分钟，并将残肢以枕头支托，压迫向下；仰卧位时，不可抬高患肢，以免造成膝关节的屈曲挛缩。

(2) 观察和预防术后出血：注意安排截肢术后肢体残端的渗血情况，伤口引流液的性质和引流量。若出血量较大，应立即扎止血带止血，并告知医师，配合处理。

(3) 幻肢痛：绝大多数截肢患者在术后相当长的一段时间内感到已切除的肢体仍然有疼痛或其他异常感觉，称为幻肢痛。疼痛多为持续性，尤以夜间为甚，属精神因素性疼痛。应用放松疗法等心理治疗手段逐渐消除幻肢感。对于持续时间长的患者，可轻叩残端，或用理疗、封闭、神经阻断的方法消除幻肢痛。

(4) 残肢功能锻炼：一般术后2周，伤口愈合后开始功能锻炼。方法是：用弹性绷带每日反复包扎，均匀压迫残端，促进软组织收缩；残端按摩、拍打及蹬踩，增加残端的负重能力。制作临时义肢，鼓励患者拆线后尽早使用，可消除水肿，促进残端成熟，为安装义肢做准备。

五、健康教育

让患者树立战胜疾病的信心，坚持按计划接受综合治疗。制定康复锻炼计划，指导患者正确使用各种助行器，如拐杖、轮椅等，尽快适应新的行走方式。定期复诊。

> **核心提示** 骨肉瘤患者早期出现疼痛症状，进行性加剧，伴有骨折发生。X线检查示骨质病变多起自干骺端，可见三角状新骨，称Codman三角。骨肉瘤采用综合治疗方案。手术后进行放化疗，无保肢条件者行截肢术。重点掌握化疗及截肢术后的护理。

第十九节　颅内肿瘤患者的护理

颅内肿瘤又称脑瘤，包括来源于脑组织、脑膜、脑血管、脑垂体、脑神经及残余胚胎组织的原发性肿瘤，以及来自颅外其他部位恶性肿瘤转移至颅内的继发性肿瘤。原发性肿瘤以神经胶质瘤最为常见，其次为脑膜瘤、垂体腺瘤、听神经瘤等。颅内肿瘤约半数为恶性肿瘤，发病部位以大脑半球最多，其次是鞍区、小脑脑桥角、小脑等部位。无论是良性还是恶性肿瘤，随着肿瘤的增大破坏或者是压迫脑组织，并使颅内压增高，造成脑疝而危及患者生命。

一、临床表现

因病理类型和所在部位不同，有不同的临床表现，但颅内压增高和局灶症状是其共同的表现。

1. 颅内压增高　约90%以上的患者出现颅内压增高症状和体征，通常呈慢性、进行性加重过程。随着肿瘤增大，若未得到及时治疗，轻者引起视神经萎缩，患者视力减退，重者引起脑疝。

2. 局灶症状与体征　随不同部位的肿瘤对脑组织浸润破坏、直接刺激和压迫不同，引起的症状各异，如一侧肢体运动和感觉障碍、精神异常、视觉障碍、共济失调等；鞍区肿瘤会引起视力改变和内分泌功能障碍；临床上可根据局灶症状判断病变部位。位于脑干等重要部位的肿瘤早期即出现局部症状，而颅内压增高症状较晚。

二、辅助检查

1. 影像学检查　包括头颅X线摄片、脑血管造影、脑室造影以及超声波、CT和MRI检查。CT和MRI是目前最常用的辅助检查，对确定肿瘤部位和大小、脑室受压和脑组织移位、瘤周脑水肿范围有重要意义。

2. 血清内分泌激素检查　垂体腺瘤临床上出现内分泌功能障碍的表现，血清内分泌激素检查有助于确诊。

三、治疗原则

手术治疗：手术切除肿瘤是主要的治疗方法，辅以化疗和放疗。神经导航、微创外科技术在神经外科的应用，拓宽了手术适应证和范围。晚期患者亦可采用姑息性手术治疗，如脑室引流、去骨瓣减压术等以缓解颅内高压。

四、护理措施

(一) 术前护理

1. 颅内压增高护理　严格卧床休息，采取床头抬高 15°～30°的斜坡卧位，利于颅内静脉回流，降低颅内压。避免剧烈咳嗽和用力排便，防止颅内压骤然升高导致脑疝的发生。便秘时可使用缓泻剂，禁止灌肠。

2. 预防意外损伤　评估患者生活自理的能力以及颅内压增高与癫痫发作的危险因素，采取相应的预防措施，防止跌倒及撞伤。

3. 皮肤准备　按头颅手术要求准备。要求患者手术前每日清洗头发，术前 1 天检查头部皮肤是否有破损或毛囊炎，手术前 2 小时剃光头发后，需要消毒头皮，戴上手术帽。

(二) 术后护理

1. 体位　全麻未清醒的患者，取平卧位头转向一侧或侧卧位，手术侧向上以避免切口受压。对于意识不清或躁动患者需要加床档保护。生命体征平稳后抬高床头 15°～30°，以利颅内静脉回流，手术后体位要避免压迫减压窗，引起颅内压增高。为患者翻身时，应有人扶持头部，使头颈躯干成一直线，防止头颈部过度扭曲或震动。幕下开颅取去枕侧卧位或侧俯卧位。后组脑神经受损，吞咽功能障碍者取侧卧位，以免造成误吸。巨大占位性病变清除后，因颅腔留有较大空隙，24 小时内手术区保持高位，以免突然翻动时发生脑和脑干移位。

2. 严密观察病情　观察生命体征、意识、瞳孔、肢体活动状况等并按 Glasgow 昏迷计分法进行评分和记录，患者取半卧位，抬高头部以减少漏液。注意切口敷料及引流情况，观察有无脑脊液漏，一旦发现有脑脊液漏，应及时通知医生。为防止颅内感染，头部包扎使用无菌绷带，枕上垫无菌治疗巾并经常更换，定时观察有无渗血和渗液。严密观察并及时发现手术后颅内出血、感染、癫痫以及应激性溃疡等并发症。

3. 保持呼吸道通畅　颅后窝手术或听神经瘤手术易发生舌咽、迷走神经功能障碍，患者咳嗽及吞咽反射减弱或消失，气管内分泌物不能及时排出，极易并发肺部感染。因此积极采取保持呼吸道通畅的措施，如翻身、拍背、雾化吸入、吸痰，必要时做好气管切开的准备。

4. 营养和补液　手术后 24 小时患者意识清醒，吞咽、咳嗽反射恢复可进流质饮食，以后逐渐过渡到普通饮食。昏迷患者需要鼻饲解决营养问题，鼻饲后勿立即搬动患者，以免引发呕吐和误吸。

5. 创腔引流的护理　手术后创腔引流瓶(袋)放置于头旁枕上或枕边，高度与头部创腔保持一致，以保证创腔内一定的液体压力，可避免脑组织移位。手术 48 小时后，可将引流瓶(袋)略放低，以期较快引流出腔内残留的液体，使脑组织膨出，以减少残腔，避免引流放置局部积液造成颅内压增高。3～4 日后，一旦血性脑脊液转清，即可拔除引流管，以免形成脑脊液漏。

6. 手术后并发症的观察和护理

(1) 癫痫：手术后因脑损伤、脑缺氧、脑水肿等因素而诱发癫痫，癫痫发作时采取保护性措施，立即松解患者衣领，头部偏向一侧，保持呼吸道通畅，使用牙垫防止舌咬伤，保障患者安全。保持病室安静减少外界刺激，禁止口腔测量体温的方法，应按时服用抗癫痫药，控制症状发作。

(2) 尿崩症：垂体腺瘤等手术累及下丘脑影响抗利尿激素分泌，患者出现多尿、多饮、口渴。每日尿量大于 4000ml，尿比重低于 1.005。在给予垂体后叶素治疗时，应准确记录出入液量，根据尿量的增减和血清电解质含量调节用药剂量。

五、健康教育

颅内肿瘤患者一般均需接受化疗和放疗，向患者和家属介绍后续治疗的必要性和方法。术后有功能障碍者，应与患者和家属制订康复计划。定期复查。

> **核心提示**　颅内肿瘤分为原发性和继发性两类，原发性肿瘤以神经胶质瘤最为常见。颅内压增高和局灶症状是患者共同的临床表现。手术切除肿瘤是主要的治疗方法，辅以化疗和放疗。掌握术前、术后护理措施及术后并发症癫痫和尿崩症的护理要点。

习题训练

A_1/A_2 型题

1. 肿瘤患者化疗或放疗期间，最主要的观察项目是
   A. 脱发程度　　B. 食欲不振
   C. 恶心呕吐　　D. 皮肤损害
   E. 血白细胞和血小板计数
2. 恶性肿瘤的 TNM 分期法中“N”表示
   A. 预后情况　　B. 淋巴结
   C. 恶性程度　　D. 原发肿瘤

E. 远处转移

3. 放疗引起局部皮肤红斑、灼痛时,错误的护理措施是

A. 保持清洁干燥　B. 避免内衣摩擦

C. 不宜日光直射　D. 禁止热敷、冷敷

E. 局部涂碘酊

4. 恶性肿瘤患者化疗期间,白细胞降至 3×10^9/L 以下,处理首先应

A. 加强营养　B. 减少用药量

C. 少量输血　D. 服生血药

E. 暂停用药

5. 化疗药物静脉注射时有溢出,下列处理哪项应禁忌

A. 立即停止给药　B. 及早热敷

C. 硫代硫酸钠局封　D. 普鲁卡因局部注射

E. 等渗盐水局部注射

6. 可确诊肿瘤性质的诊断方法是

A. CT　B. B超

C. 动脉造影　D. 内镜检查

E. 病理活检

7. 为预防肿瘤放疗局部的皮肤反应

A. 局部使用2%甲紫

B. 局部使用0.2%薄荷淀粉

C. 局部理疗

D. 每天用肥皂清洁皮肤

E. 保持局部清洁干燥

8. 可用于原发性肝癌普查的方法是

A. CT　B. B超

C. X线造影　D. MRI

E. AFP测定

9. 肿瘤的定性检查方法是

A. 磁共振　B. CT扫描

C. B型超声　D. 病理检查

E. 核素检查

10. 恶性肿瘤最早出现的常见症状是

A. 疼痛　B. 肿块

C. 出血　D. 溃疡

E. 梗阻

11. 以下哪项不是恶性肿瘤的晚期表现

A. 消瘦　B. 乏力

C. 食欲亢进　D. 贫血

E. 发热

12. 良性肿瘤不具备以下哪项性质

A. 生长速度较慢　B. 多有完整包膜

C. 多呈浸润性生长　D. 无转移

E. 一般不危及患者生命

13. 下列关于肿瘤化疗的护理叙述不正确的是

A. 药液必须新鲜配制

B. 药液不可溢出静脉外

C. 若出现药液外渗,应立即热敷

D. 用后的注射器和空药瓶应单独处理

E. 每周检查白细胞和血小板计数

14. 下列有关恶性肿块特征的描述不正确的是

A. 边界不清楚　B. 表面高低不平

C. 早期出现疼痛　D. 质地坚硬

E. 固定、不活动

15. 韩某,女,45岁,右侧乳房扪及3cm×1cm肿块,质硬,无压痛,尚能活动,同侧腋窝淋巴结不大,最佳诊治方法为

A. 密切观察　B. 中药

C. 切除活检　D. 热敷

E. 口服丙酸睾酮

16. 王某,女,胃癌术后化疗,患者恶心、呕吐、消瘦、纳差,血红蛋白98.0g/L,血清总蛋白53g/L,护理诊断是

A. 呕吐　B. 恶心

C. 低蛋白血症　D. 食欲不振

E. 营养失调

17. 艾某,男,59岁,食管癌行化疗,查白细胞 2.95×10^9/L,食欲不振,消瘦,错误的措施是

A. 暂停放疗

B. 给予生血药

C. 遵医嘱输入新鲜血液

D. 其妻子患上呼吸道感染,为安慰患者应劝其探视

E. 遵医嘱使用抗生素

18. 与肺癌发病关系最密切的因素是

A. 长期吸烟　B. 大气污染

C. 职业性致病因素　D. 免疫缺陷

E. 遗传因素

19. 肺癌出现最早的症状是

A. 胸闷气促　B. 胸痛

C. 呼吸困难　D. 发热

E. 阵发性刺激性呛咳

20. 对持续痰中带血丝的就诊患者,应首先考虑

A. 支气管哮喘　B. 支气管扩张

C. 慢性支气管炎　D. 肺气肿

E. 原发性支气管肺癌

21. 早期发现肺癌一般简单有效的方法是

A. 痰脱落细胞检查　B. 血甲胎蛋白测定

C. 血沉　D. 纤维支气管镜检查

E. 颈淋巴结活检

22. 多见于老年人且与吸烟关系最密切的肺癌类型是

A. 鳞状上皮细胞癌　B. 小细胞未分化癌

C. 大细胞未分化癌　　D. 腺癌
E. 肺泡癌

23. 女性多发的肺癌类型是
A. 鳞状上皮细胞癌　　B. 小细胞未分化癌
C. 大细胞未分化癌　　D. 腺癌
E. 肺泡癌

24. 对肺癌晚期患者出现剧烈疼痛,护士给予药物止痛治疗时应注意
A. 用药应个体化
B. 给强效镇痛药
C. 鼓励患者忍耐至极限再给止痛药
D. 首选静脉给药
E. 尽量肌内注射给药

25. 食管手术后最严重的并发症是
A. 肺炎、肺不张　　B. 吻合口瘘
C. 吻合口狭窄　　D. 乳糜胸
E. 出血

26. 下列哪项不是食管癌的早期症状
A. 食管内异物感　　B. 进食时易梗噎
C. 胸骨后烧灼感　　D. 咽部干燥感
E. 进行性吞咽困难

27. 护理食管癌根治术后患者,应特别注意
A. 做好心理护理　　B. 维持体液平衡
C. 严格控制进食时间　　D. 保持大小便通畅
E. 鼓励早期活动

28. 适用于食管癌普查的检查方法是
A. 钡餐X线检查　　B. CT
C. 食管镜　　D. 脱落细胞学检查
E. MRI

29. 张某,男,65岁,以往进食时偶发梗噎感,胸骨后刺痛,食后症状消失,近来自觉吞咽困难,明显消瘦,乏力,首先考虑
A. 食管炎　　B. 食管癌
C. 食管息肉　　D. 胃癌
E. 胃、十二指肠溃疡

30. 下列哪项是食管癌的典型症状
A. 进行性厌食　　B. 进食时易梗噎
C. 胸骨后烧灼感　　D. 胸痛、声音嘶哑
E. 进行性吞咽困难

31. 食管癌术后乳糜胸出现的时间是
A. 24小时内　　B. 1～2天
C. 2～10天　　D. 2周以后
E. 4周以后

32. 食管癌切除应包括肿瘤上下端的长度是
A. 3cm　　B. 5cm
C. 7cm　　D. 8cm
E. 9cm

33. 食管癌的好发部位是
A. 食管颈段　　B. 胸食管上段
C. 胸食管中段　　D. 胸食管下段
E. 食管腹段

34. 早期胃癌诊断的最有效方法是
A. B超　　B. CT
C. X线钡餐造影　　D. 胃液分析
E. 纤维胃镜

35. 早期胃癌的诊断标准是
A. 胃癌仅局限于黏膜和黏膜下层,不论有无淋巴结转移
B. 胃癌仅局限于黏膜和黏膜下层,且无淋巴结转移
C. 胃癌仅局限于黏膜层,且有淋巴结转移
D. 胃癌直径<5mm,且无淋巴结转移
E. 胃癌直径<10mm,且无淋巴结转移

36. 高度可疑恶变的情况是
A. 慢性萎缩性胃炎
B. 多年溃疡病出现腹痛规律改变伴消瘦
C. 大便隐血试验阳性
D. 胃溃疡
E. 胃息肉

37. 毕Ⅱ式胃大部切除术后最严重的并发症是
A. 吻合口出血　　B. 吻合口梗阻
C. 吻合口瘘　　D. 十二指肠残端破裂
E. 肠粘连

38. 胃大部切除术后1小时内的护理措施不包括
A. 监测生命体征　　B. 胃管护理
C. 静脉补液　　D. 处理切口疼痛
E. 检查肠鸣音

39. 瘢痕性幽门梗阻最突出的临床表现是
A. 上腹膨隆　　B. 消瘦
C. 胃型　　D. 上腹有振水音
E. 大量呕吐宿食

40. 消化性溃疡并发急性穿孔的患者行非手术治疗时,最重要的护理措施是
A. 镇静止痛
B. 有效的胃肠减压
C. 取半卧位
D. 按医嘱及时使用抗生素
E. 输液维持体液平衡

41. 胃十二指肠溃疡急性大出血的主要临床表现是
A. 突发上腹部剧烈疼痛　B. 呕血、黑便
C. 肠鸣音消失　　D. 腹膜刺激征
E. 呕吐宿食

42. 胃癌最好发的部位是
A. 胃小弯 B. 贲门部
C. 胃窦部 D. 胃底部
E. 胃体部

43. 幽门梗阻患者的术前护理措施中可减轻胃黏膜水肿的是
A. 术前禁食
B. 营养支持
C. 纠正水、电解质、酸碱失衡
D. 加强口腔卫生
E. 术前 3 日温盐水洗胃

44. 幽门梗阻患者长期呕吐可引起的水、电解质、酸碱失衡类型是
A. 低氯低钾代谢性碱中毒
B. 低氯高钾代谢性碱中毒
C. 低氯低钾代谢性碱中毒
D. 高氯低钾代谢性酸中毒
E. 低氯高钾代谢性酸中毒

45. 确诊胃癌最可靠的方法是
A. 胃液分析 B. 纤维胃镜
C. X 线钡餐 D. 大便隐血试验
E. 胃液脱落细胞检查

46. 胃大部切除术后 48 小时内，除生命体征外应重点观察的是
A. 神志 B. 伤口敷料
C. 肠鸣音 D. 腹胀
E. 胃管引流液

47. 男性患者，毕Ⅱ式胃大部切除术后 1 周，出现上腹部胀痛，恶心呕吐，呕吐物为胆汁，不含食物，呕吐后症状减轻首先应考虑
A. 胃潴留 B. 吻合口梗阻
C. 倾倒综合征 D. 输出段回肠袢梗阻
E. 输出段空肠袢梗阻

48. 男性患者，因瘢痕性幽门梗阻入院择期行 Billroth Ⅱ式胃大部切除术，术后 6 日，右上腹突然剧痛，并出现压痛、反跳痛、腹肌紧张。应考虑
A. 胃出血 B. 吻合口梗阻
C. 输入段梗阻 D. 输出段梗阻
E. 十二指肠残端破裂

49. 男性患者，胃大部切除手术后 1 周，进食后出现上腹饱胀，呕吐物为食物，无胆汁，最可能发生的并发症是
A. 十二指肠残端破裂
B. 吻合口梗阻
C. 吻合口近端空肠段梗阻
D. 吻合口远端空肠段梗阻
E. 倾倒综合征

50. 男性患者，30 岁。胃大部切除术后 2 周，进食后 10～20 分钟出现上腹饱胀，恶心、呕吐、头晕、心悸、出汗、腹泻等。应考虑并发了
A. 吻合口炎症 B. 吻合口梗阻
C. 倾倒综合征 D. 低钾血症
E. 消化道出血

51. 诊断早期原发性肝癌最有价值的方法是
A. 甲胎蛋白(AFP) B. 剖腹探查
C. 肝穿刺活组织检查 D. 腹腔镜检查
E. 癌胚抗原测定

52. “小肝癌”是指其直径
A. ≤1 cm B. ≤2cm
C. >2cm，≤5cm D. >5cm，<10cm
E. ≥10cm

53. 多数原发性肝癌患者的首发症状
A. 发热 B. 贫血
C. 消瘦 D. 黄疸
E. 肝区疼痛

54. 关于 AFP 正确的说法是
A. 阳性者可确诊肝癌
B. 阴性者即可排除肝癌
C. 部分肝炎或肝硬化患者可出现阳性
D. 所有原发性肝癌患者均为阳性
E. 所有继发性肝癌患者均为阴性

55. 原发性肝癌最早、最常见的转移途径是
A. 肝内血行转移 B. 淋巴转移至肝门
C. 转移至锁骨下淋巴结 D. 直接胸腔转移
E. 邻近脏器转移

56. 原发性肝癌最有效的治疗方法是
A. 放射治疗 B. 抗癌药物局部治疗
C. 手术治疗 D. 免疫治疗
E. 激光治疗

57. 预防原发性肝癌最重要的措施是
A. 防止饮水污染 B. 防止粮食霉变
C. 防治乙型病毒性肝炎 D. 不吃腌制食物
E. 防治寄生虫感染

58. 对确诊肝癌最有价值的检查是
A. B 超检查 B. 放射性核素扫描
C. 肝血管造影 D. CT 检查
E. 肝穿刺活检

59. 肝叶切除术后患者出现嗜睡、烦躁不安、黄疸、少尿等，应考虑
A. 胆瘘 B. 肝性脑病
C. 内出血 D. 胰瘘
E. 膈下脓肿

60. 关于原发性肝癌患者术前护理,下列哪项是不妥的
A. 贫血者,输血
B. 低蛋白血症者,输清蛋白
C. 肌内注射维生素 K_1
D. 测量腹围
E. 给予高脂、高蛋白、高维生素饮食
61. 患者,男,45 岁。已确诊为原发性肝癌晚期,无明显诱因突发右上腹痛,面色苍白,大汗。应首先考虑
A. 胃溃疡穿孔　B. 十二指肠穿孔
C. 肝癌破裂　D. 胆绞痛
E. 肾绞痛
62. 患者,女,52 岁。B 超检查发现肝占位性病变 1 周,查肝功能正常。下列哪项检查最有助于原发性肝癌的诊断
A. CEA　B. AFP
C. γ-GT　D. CA19-9
E. AKP
63. 与原发性肝癌的发生有关的肝病是
A. 乙型肝炎　B. 脂肪肝
C. 肝血管瘤　D. 肝囊肿
E. 肝脓肿
64. 原发性肝癌的主要转移部位是
A. 肝内　B. 肺
C. 左锁骨上淋巴结　D. 骨
E. 腹腔内种植
65. 对原发性肝癌有重要价值的是
A. 癌胚抗原测定　B. 血胆红素测定
C. 丙氨酸氨基转移酶测定　D. 碱性磷酸酶测定
E. 甲胎蛋白测定
66. 肝脏结构和功能的基本单位是
A. 肝细胞　B. 肝窦
C. 肝小叶　D. Kupffer 细胞
E. 汇管区
67. 半肝以上切除术后护理措施不正确的是
A. 不宜过早活动
B. 取半卧位,避免剧烈咳嗽
C. 需间断吸氧 3～4 天
D. 有效止痛
E. 早期活动促进肠蠕动
68. 半肝以上切除术后过早活动会引发
A. 肝脏缺血　B. 肝脏缺氧
C. 低氧血症　D. 肝断面出血
E. 腹内压增高
69. 肝癌术后护理,哪项是不正确的
A. 专人护理　B. 常规吸氧
C. 严密观察病情变化　D. 早期下床活动
E. 避免过早起床活动
70. 肝癌术前护理措施不正确的是
A. 实施有效的心理护理
B. 适量输入新鲜血
C. 有腹水适量补充蛋白
D. 合并食管静脉曲张早期留置胃管
E. 术前 3 天进行必要的肠道准备
71. 预防肝癌肝叶切除术后肝性脑病的措施不包括
A. 术前使用护肝药物
B. 术前应用维生素 K
C. 术前用酸性液灌肠
D. 术后吸氧
E. 保持大便通畅
72. 胰头癌典型的表现是
A. 进行性加重的黄疸
B. 消化道梗阻和出血
C. 发热、乏力、消瘦
D. 上腹痛和上腹饱胀不适
E. 消化不良,腹泻
73. 与胰腺癌发病密切相关的因素是
A. 饮酒　B. 吸烟
C. 高血脂　D. 高血压
E. 炎症
74. 胰腺癌最常见的首发症状为
A. 消化道梗阻和出血
B. 发热、乏力
C. 上腹痛和上腹饱胀不适
D. 黄疸
E. 腹泻
75. 治疗胰腺癌的有效根治方法
A. 早期手术　B. 胆管-空肠吻合术
C. 化学治疗　D. 放射治疗
E. 药物治疗
76. 胰腺癌发生黄疸的患者应静脉补充
A. 甲硝唑　B. 阿托品
C. 西咪替丁　D. 维生素 K
E. 生长抑素
77. 胰腺癌患者术前胃肠道准备
A. 禁食和胃肠减压
B. 口服庆大霉素
C. 给予吗啡止痛
D. 应用抗胆碱药物抑制胃酸分泌
E. 抗休克治疗
78. 结肠癌最早出现的症状是
A. 排便习惯及粪便性状改变

B. 腹痛 C. 腹部包块

D. 肠梗阻症状 E. 全身中毒症状

79. 下列哪种情况被公认为是结肠癌的癌前期病变

A. 回盲部疾病 B. 克罗恩病

C. 血吸虫性肠炎 D. 结肠息肉

E. 溃疡性结肠炎

80. 结肠癌中最多见的为

A. 腺癌 B. 未分化癌

C. 类癌 D. 鳞状细胞癌

E. 印戒细胞癌

81. 直肠癌最主要的病理类型为

A. 鳞状细胞癌 B. 棘细胞癌

C. 基底细胞癌 D. 腺癌

E. 类癌

82. 直肠癌多见于

A. 直肠与乙状结肠交界处

B. 直肠壶腹部

C. 腹膜返折平面以上的直肠内

D. 齿状线附近

E. 直肠上 1/3 部分

83. 有关结肠癌,下列哪项是正确的

A. 结肠癌是胃肠道常见的恶性肿瘤

B. 结肠癌大多数为鳞状上皮癌

C. 结肠癌以血运转移为主

D. 左半结肠癌在临床上常出现梗阻症状

E. 右半结肠癌在临床上常出现贫血

84. 下列哪种疾病与结肠癌关系密切

A. 回盲部结核 B. 家族性结肠息肉病

C. 溃疡性结肠炎 D. 血吸虫性肠炎

E. 克罗恩病

85. 结肠癌最好发的部位是

A. 乙状结肠 B. 升结肠

C. 横结肠 D. 结肠肝曲

E. 降结肠

86. 直肠癌血行播散最常见侵犯的脏器为

A. 肺 B. 肝

C. 骨髓 D. 子宫

E. 前列腺

87. 结肠癌的最早临床表现为

A. 持续性腹胀、腹痛 B. 贫血、体重减轻

C. 粪便带脓血或黏液 D. 腹部扪及包块

E. 以上都不是

88. 结肠癌最应重视的早期症状是

A. 腹痛

B. 贫血

C. 排便习惯改变

D. 粪便带脓血或黏液

E. 肿块

89. 右半结肠癌不常见的症状体征为

A. 腹泻、脓血、黏液便 B. 肠梗阻症状

C. 贫血、消瘦、低热 D. 营养不良

E. 右腹触及肿块

90. 左半结肠癌的主要临床表现为

A. 腹部隐痛不适 B. 大便改变

C. 腹部肿块 D. 营养不良

E. 急慢性肠梗阻

91. 提高直肠癌诊断率的主要措施为

A. 粪便隐血试验 B. 钡剂灌肠试验

C. 直肠指检 D. 乙状结肠镜检查

E. CEA 测定

92. 能较早发现大肠癌术后复发的检查是

A. 纤维结肠镜 B. 钡剂灌肠造影

C. 癌胚抗原检查 D. 直肠指检

E. 大便隐血试验

93. 疑为直肠癌的患者,首先应做的检查是

A. X 线钡灌肠摄片 B. 乙状结肠镜

C. 腹部 B 超 D. 大便细菌培养

E. 直肠指检

94. 中年人便血及排便习惯改变应首先进行的检查是

A. 纤维结肠镜检 B. 钡剂灌肠

C. 直肠镜检 D. 直肠指检

E. 大便常规

95. 能为直肠癌定性的检查是

A. 病理检查 B. 肛门指诊

C. 肛门镜检 D. 乙状结肠镜检

E. X 线检查

96. 对直肠癌预后和复发有判断价值的是

A. 甲胎蛋白测定 B. 癌胚抗原测定

C. EB 病毒抗体 D. 碱性磷酸酶测定

E. 乳酸脱氢酶测定

97. 患者,男,工人,半年来时有腹泻与便秘,3 个月来腹部有隐痛,近 2 天大量便鲜血,直肠指检和腹部触诊没有发现肿物,X 线钡剂灌肠,降结肠壁僵直,可见充盈缺损。诊断为

A. 乙状结肠癌 B. 直肠壶腹癌

C. 降结肠癌 D. 溃疡性结肠炎

E. 右半结肠结核

98. 章先生,近 3 个月来排便次数增多,每天 3～4 次。黏液脓血便,有里急后重感。首选的检查方法是

A. B 超 B. X 线钡剂灌肠

C. 直肠指检 D. 纤维结肠镜

E. 血清癌胚抗原

99. 大肠癌术后错误的护理是
A. 术后定时测血压、脉搏,禁饮食
B. 行胃肠减压的患者,术后第3日如无腹胀即可拔除胃管
C. 术后7～10日内应尽量清洁灌肠,促进吻合口愈合
D. 直肠癌根治术后会阴部切口多做一期缝合,并安置引流管做负压吸引
E. 导尿管至少应留置5～7日,直至能自主排尿为止

100. 下列哪项不是结肠癌手术的常规准备
A. 全身支持疗法　B. 口服肠道抗菌药物
C. 术前1日口服泻药　D. 术日晨清洁灌肠
E. 放置胃管行胃肠减压

101. 大肠癌术前肠道准备的内容是
A. 口服肠道消炎药
B. 灌肠
C. 清洁灌肠
D. 口服肠道消炎药及清洁灌肠
E. 口服大量盐溶液

102. 对人工肛门患者护理,下列哪项不妥
A. 左侧卧位
B. 保护腹部切口不污染
C. 用氧化锌软膏保护瘘口周围皮肤
D 肛袋用后洗净、消毒
E. 肛袋应坚持长期使用

103. 肛管手术后,能促进炎症吸收、缓解肛门括约肌痉挛的护理措施是
A. 保持大便通畅　B. 早期适当活动
C. 温水肛门坐浴　D. 保持局部清洁
E. 避免仰卧位置

104. 直肠癌根治术后,人工肛门开放初期,患者宜采取的体位是
A. 左侧卧位　B. 右侧卧位
C. 平卧位　D. 俯卧位
E. 仰卧中凹位

105. 直肠癌术后人工肛门开放的时间是术后
A. 1天　B. 3天
C. 5天　D. 7天
E. 9天

106. 患者,男,54岁,外伤性肠穿孔修补术后2天肠蠕动未恢复,腹胀明显,其护理哪项最重要
A. 半卧位　B. 禁食,输液
C. 胃肠减压　D. 肛管排气
E. 针刺穴位

107. 患者,男,48岁,患结肠癌,拟行左结肠癌根治术,术前几日开始服用肠道消炎药
A. 1日　B. 2日
C. 3日　D. 4日
E. 5日

108. 患者70岁,有冠心病史,可疑直肠癌,准备进行直肠指检。采用何种体位为宜
A. 仰卧位　B. 蹲位
C. 侧卧位　D. 截石位
E. 膝胸位

109. 患者,65岁,1个月来大便带血,消瘦,拟行直肠镜检查。应采用的卧位是
A. 膝胸卧位　B. 左侧卧位
C. 截石位　D. 蹲位
E. 平卧位

110. 右半结肠癌区别于左半结肠癌的临床表现特点是
A. 腹部肿块　B. 慢性不全肠梗阻
C. 贫血　D. 便秘
E. 粪便性质改变

111. 左半结肠癌区别于右半结肠癌的临床表现特点是
A. 腹部肿块　B. 慢性不全肠梗阻
C. 贫血　D. 便秘
E. 粪便性质改变

112. 预防肠造口狭窄正确的措施是
A. 定量肠造口灌肠
B. 定时肠造口肛管排气
C. 定时肠造口扩肛
D. 定时肠造口清洁
E. 术后肠造口尽早开放

113. 大肠癌的发病与哪种因素无关
A. 高脂肪饮食和腌制食品
B. 进食粗纤维食物较多
C. 患有慢性溃疡性结肠炎
D. 患多发性家族性息肉病
E. 患大肠血吸虫性肉芽肿

114. 直肠癌早期的临床表现为
A. 便血　B. 便秘
C. 直肠刺激征　D. 粪便变细
E. 腹水

115. 直肠癌的临床表现不包括
A. 排便习惯改变　B. 肠鸣音亢进
C. 贫血　D. 消瘦
E. 黄疸

116. 术前消化道准备的目的不包括
A. 防止手术野被污染

B. 防止麻醉及手术时呕吐
C. 减轻术后腹胀
D. 保持消化道内清洁
E. 防止术后尿潴留

117. 人工肛门的护理下列哪项不正确
A. 左侧卧位
B. 术后 1 日开放造瘘口
C. 保护造瘘口周围皮肤
D. 必要时定期以手指扩张瘘口，以防狭窄
E. 教会患者使用人工肛门袋

118. 左半结肠癌临床表现特点是
A. 腹部肿块　B. 贫血、消瘦
C. 腹泻　D. 血便
E. 肠梗阻

119. 泌尿系肿瘤早期共有的主要症状
A. 血尿　B. 排尿异常
C. 肿块　D. 疼痛
E. 全身表现

120. 膀胱癌最重要的检查方法是
A. 实验室检查　B. X 线尿路造影检查
C. B 超　D. 膀胱镜检查
E. CT

121. 膀胱肿瘤血尿的特点为
A. 镜下血尿
B. 疼痛伴血尿
C. 先有尿频、尿急、尿痛，后有血尿
D. 肉眼全程血尿并常终末加重
E. 排尿困难伴血尿

122. 下列哪项检查前需做膀胱镜检查
A. KUB
B. 静脉排泄性尿路造影
C. 逆行尿路造影
D. B 超
E. CT

123. 膀胱癌最常见的病理类型为
A. 大细胞癌　B. 移行上皮癌
C. 腺癌　D. 黏液细胞癌
E. 小细胞癌

124. 良性肿瘤与恶性肿瘤的区别是
A. 细胞分化成熟　B. 呈浸润性生长
C. 可发生转移　D. 生长速度快
E. 疼痛

125. 大肠癌最常见的转移途径为
A. 直接蔓延　B. 淋巴转移
C. 动脉转移　D. 静脉转移
E. 种植转移

126. 早期直肠癌患者，行直肠癌根治术(Miles 手术)，术后患者拒绝见人，其护理诊断是
A. 自我形象紊乱　B. 绝望
C. 悲哀　D. 焦虑
E. 不合作

127. 马某，女，41 岁，患乳癌准备行乳癌根治性手术。术前患者最关心的健康宣教内容是
A. 手术方式和手术效果
B. 术前备皮、用药的重要性
C. 手术室的环境和设备
D. 术后疼痛和不适的处理
E. 术后上肢功能锻炼的方法

128. 结肠癌最先转移到
A. 肺　B. 肝脏
C. 脑　D. 肾
E. 脊柱

129. 乳癌根治术后，为预防皮下积液及皮瓣坏死的主要措施是
A. 半卧位
B. 引流管持续负压吸引
C. 加压包扎伤口
D. 抬高同侧上肢
E. 局部沙袋压迫

130. 以下哪项是乳癌早期的主要临床特征
A. 橘皮样改变　B. 无痛性肿块
C. 乳头溢血　D. 乳头内陷
E. 同侧腋窝淋巴结肿大粘连

131. 第Ⅰ、Ⅱ期乳癌的主要治疗方法是
A. 乳癌根治术　B. 放射疗法
C. 免疫疗法　D. 激素疗法
E. 化学疗法

132. 指导妇女自查乳房，以下哪项方法是错误的
A. 注意双侧乳房是否对称
B. 乳头有无凹陷
C. 表面有无橘皮样变化
D. 表面皮肤有无凹陷
E. 以手指抓捏乳房找出肿块

133. 以下哪项是晚期乳癌的特征
A. 乳头溢液
B. 酒窝征
C. 腋窝淋巴结融合固定
D. 肿块 3cm 左右
E. 肿块表面高低不平

134. 不属于乳腺癌潜在并发症的是
A. 焦虑　B. 患侧上肢水肿
C. 皮下积液　D. 皮瓣坏死

E. 感染

135. 乳癌根治术后预防皮瓣坏死的措施中,无关的是

A. 取平卧位,抬高患肢 B. 加压包扎伤口

C. 引流管接负压吸引 D. 局部用沙袋压迫

E. 早期患侧肩部制动

136. 乳腺癌病变发展过程中最常见的转移部位是

A. 肺 B. 肝

C. 腋窝淋巴结 D. 锁骨下淋巴结

E. 胸骨旁淋巴结

137. 关于急性乳腺炎早期的护理,哪项不妥

A. 患侧暂停授乳 B. 抬高乳房

C. 局部冷敷 D. 吸净积乳

E. 及早断乳

138. 乳腺癌患者饮食护理中不妥的是

A. 高热量饮食

B. 高蛋白质饮食

C. 流质饮食

D. 富含维生素的食物为主

E. 高脂肪饮食

139. 乳癌术后功能锻炼,指导患者开始患侧手指、手腕活动应在

A. 术后 4 小时 B. 术后 6 小时

C. 术后 8 小时 D. 术后 12 小时

E. 术后 24 小时

140. 急性乳腺炎的主要病因是

A. 局部抵抗力下降 B. 乳汁淤积

C. 乳腺组织发育不良 D. 哺乳次数过多

E. 乳腺分泌障碍

141. 乳腺癌患者皮肤出现"酒窝征"的原因是

A. 粘连

B. 肿物压迫

C. 并发炎症

D. 癌肿侵及 Cooper 韧带

E. 癌细胞堵塞表浅淋巴管

142. 哺乳期妇女预防急性乳房炎的主要措施是

A. 保持乳头清洁 B. 养成定时哺乳习惯

C. 每次授乳排空乳汁 D. 及时治疗破损乳头

E. 婴儿睡觉时不含乳头

143. 急性乳腺炎多发于

A. 妊娠期 B. 青春期

C. 初产妇产后哺乳期 D. 绝经期

E. 以上都不对

144. 早期胰腺癌首选的治疗方法是

A. 胰头十二指肠切除术

B. 化疗

C. 放疗

D. 栓塞治疗

E. 中西医结合治疗

145. 下列不符合炎性乳腺癌特点的是

A. 多见于年轻妇女哺乳期

B. 病变发展缓慢

C. 整个乳房肿大、红热、发硬

D. 转移早

E. 预后差

146. 陈某,女,右侧乳房内有多个结节状肿块,质韧,边界不清,月经来潮时乳房胀痛,首先考虑

A. 乳癌 B. 乳房纤维瘤

C. 乳管内乳头状瘤 D. 乳房囊性增生病

E. 乳房结核

147. 侯某,女,26 岁,1 个月前顺产一男婴,乳房肿痛,体温 38.9℃,患侧腋窝淋巴结肿大,压痛,应诊断为

A. 乳癌 B. 急性乳腺炎

C. 乳房肿块 D. 乳房纤维腺瘤

E. 乳管内乳头状瘤

148. 郑某,女,45 岁,乳头无痛性溢血性液体,检查未触及肿块,首先考虑的是

A. 乳癌 B. 乳房纤维腺瘤

C. 乳房囊性增生病 D. 乳管内乳头状瘤

E. 乳房脂肪瘤

149. 梁某,女,45 岁,右侧乳腺发现一无痛性肿块,生长速度快,质硬,与周围分界不清,同侧腋窝淋巴结肿大,应考虑

A. 急性乳腺炎 B. 乳癌

C. 乳腺囊性增生病 D. 乳腺纤维腺瘤

E. 乳管内乳头状瘤

150. 患者,女,50 岁,右乳癌根治术后上肢活动受限。护士指导其患侧肢体康复锻炼,应达到的目的是

A. 手能摸到同侧耳朵 B. 肩能平举

C. 肘能屈伸 D. 手摸到对侧肩部

E. 手经头摸到对侧耳朵

151. 患者,女,30 岁,因乳癌做根治术,并经化疗,出院前进行健康指导,以下哪项对预防复发最重要

A. 加强营养 B. 参加体育活动增强体质

C. 5 年内避免妊娠 D. 经常自查乳房

E. 定期来院复查

152. 李某,女,产后 4 周体温升高,左侧乳房疼痛,局部红肿,有波动感,最主要的处理措施是

A. 全身应用抗生素 B. 托起患侧乳房

C. 33%硫酸镁湿敷 D. 局部物理疗法

E. 及时切开引流

153. 患者，女，20 岁，乳房肿块，边缘清晰，活动度大，生长缓慢，最可能的是

A. 乳管内乳头状瘤　B. 乳腺癌

C. 乳腺纤维腺瘤　D. 乳腺炎性肿块

E. 乳腺囊性增生病

154. 患者，女，30 岁，经前乳房胀痛及出现肿块，经后自行消退，应考虑为

A. 乳腺癌　B. 乳房纤维腺瘤

C. 乳腺肉瘤　D. 乳腺囊性增生病

E. 乳管内乳头状瘤

155. 下列关于宫颈癌的发病错误的是

A. 年龄分布呈双峰状

B. 与婚育情况密切相关

C. 发病年龄有老龄化趋势

D. 与包皮垢长期刺激有关

E. 与慢性宫颈炎和病毒感染有关

156. 预防宫颈癌的措施中哪项不正确

A. 提倡晚婚晚育少育

B. 有接触性出血应及早就医

C. 定期开展防癌普查，要求每 2 年 1 次

D. 积极防治慢性宫颈炎

E. 普及宣传防癌知识

157. 宫颈癌的早期临床表现是

A. 接触性出血　B. 阴道大出血

C. 阴道米汤样分泌物　D. 腰骶部疼痛

E. 尿频带血

158. 子宫内膜癌的主要治疗方法是

A. 药物高效孕激素　B. 抗癌药物

C. 放疗　D. 手术治疗

E. 随访观察

159. 子宫肌瘤患者，出现月经过多症状与下列哪项最为密切

A. 肌瘤大小　B. 肌瘤部位

C. 肌瘤数目　D. 肌瘤变性

E. 以上都是

160. 某女士，30 岁，已婚，月经正常，妇科检查发现，阴道宫颈无异常，子宫大小正常，于子宫右侧附件区扪及一拳头大小、表面光滑、活动的囊性肿物，最大的可能是

A. 卵巢恶性肿瘤　B. 卵巢良性肿瘤

C. 宫颈肌瘤　D. 子宫肌瘤

E. 早期妊娠

161. 子宫内膜癌最早出现的症状是

A. 阴道排液量增多

B. 绝经后阴道不规则出血

C. 宫腔积脓

D. 下腹疼痛

E. 低热

162. 张某，孕 38 周，曾有子宫肌瘤史，今晨突感急性腹痛，伴有发热无宫缩，最有可能的诊断是

A. 肌瘤囊性变性　B. 肌瘤恶性变性

C. 早产　D. 肌瘤红色变性

E. 以上都是

163. 某 63 岁妇女，绝经 10 年，近日有少量不规则阴道出血，妇检发现子宫大、软且饱满，应考虑为

A. 子宫肥大　B. 宫颈癌

C. 子宫内膜癌　D. 老年性阴道炎

E. 卵巢癌

164. 患者，女 38 岁，左下腹肿块多年，如孕 12 周大小，囊性，近日，B 超提示卵巢肿瘤，昨天排便后突感左下腹持续性疼痛，继而肿块稍有增大，拒按，可能性最大的是

A. 囊肿破裂　B. 蒂扭转

C. 囊内感染　D. 囊内出血

E. 恶性变

165. 患者，女，35 岁，普查发现多发性子宫肌瘤，大如孕 50 天，但无临床症状，心情沉重，前来咨询关于女性生殖器肿瘤的有关情况，下列回答中哪项不合适

A. 子宫肌瘤是女性生殖道肿瘤中发病率最高的良性肿瘤

B. 子宫肌瘤目前无症状，不必忧虑，但必须定期随访

C. 随访手段之一是定期作 CA125 测定

D. 如果肌瘤迅速增大，超过如孕 2 个半月大小，再考虑手术治疗

E. 子宫肌瘤恶变率很低暂不手术是安全的

166. 患者术后腹胀护理措施中不正确的是

A. 腹部热敷　B. 嘱患者多活动

C. 必要时给予灌肠　D. 嘱患者禁食水

E. 嘱患者饮热水及热流食

167. 下列有关外阴部手术术前准备错误的是

A. 术前 3 天开始阴道冲洗

B. 术前 1 天作普鲁卡因、青霉素过敏试验

C. 术前 1 天清洁灌肠

D. 术前晚给予镇静剂

E. 术日晨留置导尿管

168. 张某，女，29 岁，因头盆不称行剖宫产术，术后护理措施不正确的是

A. 去枕平卧 8 小时

B. 检测生命体征至正常

C. 术后留置尿管 1～2 天

D. 术后第 2 天指导患者取半卧位
E. 留置尿管期间指导患者多饮水以稀释尿液

169. 患者，女，35 岁，因重度宫颈糜烂行宫颈物理治疗术，下列注意事项不恰当的是
A. 治疗时间在月经干净后 3～7 天
B. 术后 2 个月内禁性生活、盆浴和阴道冲洗
C. 告知患者术后 2 周内阴道内会流出黄水
D. 有多量阴道流血亦属正常，无需就诊
E. 术后 1 个月、2 个月各复查 1 次

170. 葡萄胎患者的临床表现中哪项不符合
A. 停经后不规则阴道流血
B. 子宫大于妊娠周数
C. 无胎动及胎心
D. 无妊娠剧吐
E. 妇检触及卵巢黄素囊肿

171. 葡萄胎清宫术后要求随访时间是
A. 1 年　B. 2 年
C. 3 年　D. 4 年
E. 5 年

172. 患者，女，28 岁，因葡萄胎行清宫术，术后定期随访中，下列哪项是不适当的
A. β-HCG 测定　B. 阴道细胞学检查
C. 胸片　D. 盆腔 B 超
E. 妇科检查

173. 绒癌最常见的转移部位是
A. 阴道　B. 肺
C. 脑　D. 消化道
E. 肾

174. 恶性滋养细胞肿瘤最常见的转移途径是
A. 淋巴转移
B. 血行转移
C. 由宫腔经输卵管至腹腔
D. 穿破浆膜层进入腹腔
E. 经宫颈黏膜下至阴道

175. 葡萄胎患者术后避孕的最佳方法是
A. 宫内节育器避孕
B. 口服避孕药避孕
C. 针剂避孕药
D. 工具避孕如阴茎套、阴道隔膜
E. 埋入法避孕

176. 患者，女，25 岁，因病切除子宫，病理检查见子宫肌壁内有水泡样组织，镜下见增生的滋养细胞，该患者的诊断为
A. 葡萄胎　B. 侵蚀性葡萄胎
C. 绒毛膜癌　D. 子宫内膜异位症
E. 子宫内膜炎

177. 下列恶性肿瘤对化疗最敏感的是
A. 卵巢癌　B. 绒毛膜癌
C. 宫颈癌　D. 子宫内膜癌
E. 外阴癌

178. 下列关于葡萄胎的治疗不正确的是
A. 葡萄胎一经确诊，应迅速清宫
B. 葡萄胎清宫术后 1 周，需再进行第 2 次刮宫
C. 2 次清宫的结果均应送病理检查
D. 葡萄胎清宫术后应严格避孕 2 年
E. 术后随访至尿妊娠试验阴性即可停止随访

179. 确诊宫颈癌的可靠方法是
A. 宫颈刮片
B. 宫颈和颈管活检
C. 阴道脱落细胞检查
D. 宫颈锥形切除送病检
E. 阴道镜检查

180. 葡萄胎患者随访时间至少
A. 半年　B. 1 年
C. 2 年　D. 3 年
E. 4 年

181. 恶性葡萄胎与绒毛膜癌的主要鉴别点是
A. 继发良性葡萄胎后的时间
B. 症状轻重
C. 体内 HCG 浓度高低
D. 有无黄素囊肿
E. 病理切片中有无绒毛结构

182. 处理良性葡萄胎患者时，下述哪项不正确
A. 一旦确诊，即行吸宫术
B. 吸宫术中预防子宫穿孔
C. 40 岁以上疑癌变者可考虑行子宫切除术
D. 应取水泡送病检
E. 均做预防性化疗

183. 急性白血病出血的主要原因是
A. 弥散性血管内凝血　B. 血小板减少
C. 血小板功能异常　D. 凝血因子减少
E. 感染毒素对血管的损伤

184. 绒癌最常见的转移部位是
A. 肝　B. 肺
C. 阴道　D. 脑
E. 胃肠道

185. 妇科恶性肿瘤死亡率居首位的是
A. 外阴痛　B. 宫颈癌
C. 子宫内膜癌　D. 卵巢癌
E. 绒毛膜癌

186. 卵巢恶性肿瘤特点不符合的是
A. 发展缓慢

B. 早期常无症状，一旦出现腹胀疾病可能已至晚期
C. 死亡率居妇科恶性肿瘤之首
D. 肿块表面高低不平，与周围组织粘连
E. 晚期出现消瘦、贫血等恶病质表现

187. 关于葡萄胎患者的处理方法，下列说法正确的是
A. 若阴道出血量不多，可暂观察
B. 有大量出血者应立即行清宫术，并于清宫前滴注缩宫素以减少术中出血
C. 卵巢黄素化囊肿均需手术切除
D. 所有患者均需预防性化疗
E. 所有患者均定期随访

188. 绒毛膜癌的治疗原则是
A. 手术为主，化疗为辅 B. 化疗为主，手术为辅
C. 手术为主，放疗为辅 D. 放疗为主，手术为辅
E. 放疗为主，化疗为辅

189. 下列实验室检查中与葡萄胎随访有关的是
A. T_3 B. AFP
C. HCG D. CA125
E. HBsAg

190. 确诊宫颈癌最可靠的辅助检查方法是
A. 宫颈刮片细胞学检查
B. 碘试验
C. 宫颈和宫颈管活体组织检查
D. 阴道镜检查
E. B型超声

191. 卵巢恶性肿瘤的治疗原则是
A. 手术为主，化疗、放疗为辅
B. 化疗为主，手术、放疗为辅
C. 放疗为主，化疗、手术为辅
D. 化疗、放疗为主，手术为辅
E. 手术、放疗为主，化疗为辅

192. 葡萄胎清宫时应注意
A. 预防患者过度紧张
B. 预防人工流产综合征
C. 讲解有关疾病知识
D. 讲解术后注意事项
E. 预防出血过多、穿孔、感染

193. 年龄超过 40 岁且子宫小于妊娠 14 周大小的葡萄胎患者，处理的方法是
A. 可以直接切除子宫 B. 切除附件
C. 直接化疗 D. 清宫后放疗
E. 先行止血治疗

194. 葡萄胎患者黄素化囊肿的处理正确的是
A. 一般情况下不需要处理
B. 一经发现应立即切除
C. 当发生黄素囊肿扭转时应手术切除一侧卵巢
D. 一经发现应在 B 超下行穿刺术
E. 应切除囊肿及同侧卵巢

195. 葡萄胎患者严密随诊的原因是
A. 有恶变的可能 B. 出院时未痊愈
C. 可能再次复发 D. 血 HCG 未降至正常
E. 需观察阴道出血情况

196. 具有恶变倾向的葡萄胎患者主要是
A. 年龄大于 50 岁
B. 葡萄胎排出前 HCG 值异常升高
C. 子宫明显大于停经月份
D. 卵巢黄素化囊肿大于 5cm
E. 重复葡萄胎者

197. 正常情况下，葡萄胎清除后 HCG 降至正常范围的平均时间是在
A. 4 周 B. 6 周
C. 9 周 D. 12 周
E. 15 周

198. 关于绒毛膜癌的病理改变，正确的是
A. 增生的滋养细胞未侵及子宫肌层
B. 不伴有远处转移
C. 不伴有滋养细胞出血、坏死
D. 滋养细胞增生规则
E. 绒毛结构消失

199. 患子宫颈癌且有大量米汤样或恶臭样阴道排液者，可用于擦洗阴道的溶液是
A. 1∶2000 高锰酸钾
B. 苯扎溴铵(新洁尔灭)
C. 氯已定(洗必泰)
D. 1∶5000 高锰酸钾
E. 1∶3000 高锰酸钾

200. 子宫肌瘤巨大可压迫输卵管导致
A. 腹痛 B. 腰痛
C. 不孕 D. 继发性贫血
E. 白带增多

201. 肺癌压迫上腔静脉可能出现的症状是
A. 同侧膈肌麻痹
B. 声带麻痹、声音嘶哑
C. 面部、颈部、上肢和上胸部静脉怒张
D. 血性胸膜腔积液
E. 持续性剧烈胸痛

202. 乳房纤维腺瘤的主要临床表现是
A. 乳房胀痛 B. 乳头溢液
C. 乳房肿块 D. 乳头凹陷
E. 双侧乳房不对称

203. 乳癌常见而最早转移的淋巴结是
A. 同侧腋下淋巴结
B. 锁骨下淋巴结
C. 锁骨上淋巴结
D. 胸骨旁淋巴结
E. 对侧腋下淋巴结

204. 肺癌的早期症状是
A. 食欲减退　B. 持续性胸痛
C. 咳嗽、痰中带血　D. 大咯血
E. 出现 Horner 综合征

205. 颅内肿瘤最好发的部位是
A. 大脑半球　B. 鞍区
C. 小脑　D. 脑干
E. 小脑脑桥角

206. 肾癌最早出现的临床表现是
A. 乏力　B. 腰痛
C. 尿频　D. 发热
E. 血尿

207. 膀胱癌最具意义的临床症状是
A. 尿急、尿频、尿痛　B. 排尿困难
C. 活动后血尿　D. 无痛性肉眼血尿
E. 贫血、水肿

208. 泌尿系统最常见的肿瘤是
A. 肾癌　B. 膀胱癌
C. 阴茎癌　D. 肾细胞癌
E. 前列腺癌

209. 结肠癌患者手术治疗前的肠道准备正确的是
A. 全身应用抗生素　B. 术前口服维生素 K
C. 术前晚肥皂水灌肠　D. 术前应禁食 3 天
E. 无论是否合并肠梗阻均需清洁灌肠

210. 右半结肠癌的临床特点是
A. 晚期有排便习惯改变
B. 右腹肿块及消瘦、低热、乏力等全身症状为主
C. 以便秘、便血的症状为主
D. 早期有腹胀、腹痛等肠梗阻症状
E. 腹泻为进食后加重，排便后减轻

211. 诊断直肠癌最重要且简便易行的方法是
A. 血清癌胚抗原(CEA)测定
B. 大便潜血试验
C. 直肠指检
D. 纤维结肠镜检查
E. CT 检查

212. 成人排便次数增加且大便为黏液带血便应考虑
A. 一期内痔　B. 血栓性外痔
C. 肛裂　D. 直肠癌
E. 肛瘘

213. 关于大肠癌患者术前行全肠道灌洗术，以下说法正确的是
A. 温度约为 25℃
B. 量约 300ml
C. 灌洗速度先慢后快
D. 灌洗全过程应控制在 2 小时内
E. 年迈体弱，心、肾等脏器功能障碍以及肠梗阻者，不宜灌肠

214. 以下哪项检查可作为大肠癌高危人群的初筛方法
A. 内镜检查　B. X 线钡剂灌肠
C. CEA 测定　D. 直肠指检
E. 粪便隐血试验

215. 结肠癌最早出现的临床表现多为
A. 排便习惯及粪便性状改变
B. 腹痛
C. 肠梗阻症状
D. 腹部肿块
E. 贫血

216. 直肠癌最常见的临床症状是
A. 直肠刺激症状　B. 黏液血便
C. 肠梗阻症状　D. 会阴部持续性剧痛
E. 贫血

217. 对于直肠癌患者，当癌肿距齿状线 5cm 以上时，宜采取的手术方式为
A. 经腹会阴联合直肠癌根治术
B. 短路手术
C. 结肠造瘘术
D. 经腹直肠癌切除术
E. 肿瘤切除、乙状结肠造瘘、不保留肛门

218. 人工肛门的护理方法正确的是
A. 禁忌扩张造口
B. 及时结肠灌洗，训练排便习惯
C. 造口袋内排泄物超过 3/4 时应更换造口袋
D. 肛门袋宜长期持续使用，少更换
E. 根据患者体型、体重选择造口袋大小

219. 贲门胃癌的突出表现是
A. 嗳气、反酸　B. 营养障碍
C. 大量呕吐宿食　D. 食欲缺乏
E. 胸骨后疼痛和进行性哽咽感

220. 胃癌根治术后顽固性呃逆的护理，下列说法不正确的是
A. 立刻拔除胃管　B. 压迫眶上缘
C. 穴位针灸　D. 让患者放松
E. 遵医嘱给予镇静或解痉药

221. 毕Ⅱ式胃大部切除术后并发吻合口梗阻时的呕

吐特点是
A. 呕吐胃内容物，不含胆汁
B. 呕吐食物和胆汁
C. 频繁呕吐，量少不含胆汁
D. 呕吐量大，呕吐物为带酸臭味的宿食
E. 呕吐物带臭味

222. "皮革胃"多见于
A. 早期胃癌　B. 结节型胃癌
C. 溃疡局限型胃癌　D. 溃疡浸润型胃癌
E. 弥漫浸润型胃癌

223. 胃肠道手术后留置胃管时，可以拔管的指征是
A. 肠鸣音恢复　B. 引流胃液转清
C. 术后 48～72 小时　D. 肛门排气后
E. 无腹胀、呕吐

224. 诊断早期胃癌最有效的途径是
A. 超声检查　B. 纤维胃镜
C. X 线钡餐造影　D. 腹部 CT
E. EHP 检查

225. 对于采取负压引流的肠瘘患者，准确的护理措施为
A. 负压调节越大越好
B. 禁忌冲洗
C. 一旦堵管必须拔除，不宜更换
D. 准确记录引流量
E. 引流管宜固定牢靠，堵管时不宜转动

226. 胰头癌的最主要症状和体征是
A. 上腹痛　B. 上腹部肿块
C. 消化不良、腹泻　D. 乏力和消瘦
E. 黄疸进行性加重

227. 壶腹周围癌患者最早出现的临床表现是
A. 黄疸　B. 寒战、发热
C. 贫血消瘦　D. 消化道症状
E. 上腹痛及腰背痛

228. 胰腺癌常好发于
A. 胰体、尾部　B. 胰颈、体部
C. 全胰腺　D. 胰头、颈部
E. 胰尾

229. 资料表明，肺癌的一个最重要致病因素是
A. 长期接触放射性物质
B. 长期接触致癌物质
C. 长期吸入污染的空气和烟尘
D. 长期大量吸烟
E. 长期接触石棉等物质

230. 肺癌的早期症状为
A. 食欲减退　B. 持续性胸痛
C. 咳嗽、痰中带血　D. 大咯血
E. 出现 Horner 综合征

231. 肺癌患者的术前指导正确的是
A. 减少抽烟　B. 避免腹式呼吸
C. 保持口腔清洁　D. 锻炼浅而快的呼吸
E. 避免将胸腔引流的方法告知患者以免引起焦虑和恐惧

232. 下列肺癌患者术后呼吸道护理措施中错误的是
A. 吸氧
B. 定时给患者拍背
C. 鼓励患者浅快呼吸
D. 鼓励患者咳嗽
E. 对气管插管者应严密观察其导管的位置

233. 全肺切除术后患者，正确的护理措施是
A. 24 小时补液量为 3000ml
B. 输液速度为 50 滴/分
C. 取全患侧卧位
D. 取 1/4 侧卧位
E. 胸腔引流管一般呈开放状态

234. 肺段切除术后患者应取的体位是
A. 平卧位　B. 头低足高仰卧位
C. 健侧卧位　D. 1/4 侧卧位
E. 患侧卧位

235. 与原发性肝癌的发生关系最密切的疾病是
A. 甲型肝炎　B. 乙型肝炎
C. 肝脓肿　D. 中毒性肝炎
E. 肝棘球蚴病

236. 原发性肝癌主要转移的部位是
A. 肝内　B. 淋巴结
C. 左锁骨上淋巴结　D. 骨
E. 腹腔内种植

237. 肝癌患者最常见和最主要的症状是
A. 肝区疼痛　B. 低热
C. 腹胀、乏力　D. 食欲缺乏
E. 消瘦

238. 为明确肝内占位病变的性质，下列检查项目最有意义的是
A. 谷丙转氨酶　B. 谷草转氨酶
C. 甲胎蛋白　D. 癌胚抗原
E. 乳酸脱氢酶

239. 治疗早期原发性肝癌，最有效的方法是
A. 手术切除　B. 肝动脉插管化疗
C. 肝动脉栓塞治疗　D. 放射治疗
E. 局部注射酒精疗法

240. 肝癌介入治疗后穿刺肢体应制动的时间为
A. 1 小时　B. 2 小时
C. 4 小时　D. 6 小时

E. 1天

241. 肝癌患者术前肠道准备最主要的目的是
A. 预防术中污染　B. 有利切口愈合
C. 预防术后血氨增高　D. 预防术后肠道感染
E. 预防腹腔脓肿的形成

242. 患者，男，48岁，以急性白血病入院化疗，化疗后第7天，复查血象：血小板计数为15×10^9/L，此时最主要的护理措施是预防和观察
A. 口腔溃疡　B. 药物不良反应
C. 脑出血　D. 尿道出血
E. 尿酸性肾病

243. 患者，女，28岁，诊断为急性白血病，突然出现头痛、呕吐、视物模糊，提示
A. 脑膜炎　B. 脑炎
C. 颅内出血　D. 失血性休克
E. 中枢神经系统白血病

244. 一位绒毛膜癌化疗的患者，家属为了配合治疗，咨询护士给患者吃何种饮食，护士指导的饮食为
A. 进食低脂肪、高维生素、易消化的饮食
B. 进食高蛋白、低维生素、易消化的饮食
C. 进食高热量、高维生素、一般饮食
D. 进食高蛋白、高维生素、易消化的饮食
E. 进食低蛋白、高维生素、易消化的饮食

245. 患者，女，44岁，因月经紊乱、腹围增大、胃肠胀气伴腹痛，来院就诊，医生诊断为：卵巢癌。因肿瘤过大或伴有腹水，患者出现压迫症状，如心悸、气促，护士指导患者应采取的体位是
A. 右侧卧位　B. 仰卧位
C. 左侧卧位　D. 坐位
E. 截石位

246. 患者，女，44岁，医生诊断为卵巢癌，需手术治疗，护士在为患者联系配血，配血量要达到
A. 200～600ml　B. 300～400ml
C. 600～700ml　D. 800～1000ml
E. 1500～2000ml

247. 一位卵巢癌患者，今日手术，术后需保留尿管，护士正确的护理应为
A. 2天擦洗尿道口及尿管1次
B. 每天擦洗尿道口及尿管3次
C. 每天擦洗尿道口及尿管2次
D. 每天擦洗尿道口及尿管4次
E. 隔天擦洗尿道口及尿管1次

248. 患者，女，45岁，被诊断为宫颈癌。今日行手术，护士在做饮食指导时告知患者
A. 手术当日流食，次日可以进食半流食
B. 手术当日禁食，次日可以进流食
C. 手术当日及次日均禁食
D. 手术当日禁食，次日可以进流食
E. 手术后禁食3天，静脉补充能量

249. 患者，女，50岁，被诊断为宫颈癌，准备手术，护士为其肠道准备改为无渣饮食，时间应为
A. 术前3日　B. 术前2日
C. 术前4日　D. 术前5日
E. 术前7日

250. 患者，女，55岁，宫颈癌手术后2天，患者询问护士其尿管何时可拔出，护士的回答是
A. 3天　B. 5天
C. 14天　D. 4天
E. 6天

251. 患者，女，65岁，宫颈癌晚期需行子宫动脉栓塞化疗，术后穿刺点护士应协助医生
A. 加压包扎2小时　B. 加压包扎4小时
C. 加压包扎24小时　D. 加压包扎6小时
E. 加压包扎8小时

252. 患者，女，49岁，子宫肌瘤手术后，护士为其做出院指导时告知患者术后按时随访，首次随访时间是
A. 术后2个月　B. 术后1个月
C. 术后6个月　D. 术后1年
E. 术后3个月

253. 患者，女，46岁，体检B超发现子宫浆膜下肌瘤。询问护士该肌瘤最常见的临床表现，护士告知
A. 下腹部包块　B. 不孕
C. 腰酸　D. 月经量过多
E. 白带增多

254. 患者，女，52岁，体检B超发现子宫内膜下肌瘤，询问护士该肌瘤最常见的临床表现，护士告知
A. 下腹部包块　B. 不孕
C. 腰酸　D. 月经量过多
E. 白带增多

255. 一位子宫肌瘤患者，行子宫全切术后，护士为其进行术后指导，告知患者术后阴道残端肠线吸收，可致阴道少量出血，大约在术后
A. 28～29天出现　B. 21～22天出现
C. 14～15天出现　D. 3～4天出现
E. 7～8天出现

256. 患者，女，39岁，医生诊断为子宫肌瘤，护士告知可能与女性激素刺激子宫肌瘤细胞核分裂、促进肌瘤生长有关，此激素是
A. 雌激素　B. 孕激素
C. 雄激素　D. 肾上腺素
E. 黄体生成素激素

257. 某女，40 岁。外阴右侧疼痛伴发热 2 天，体检：体温 39.2℃，右侧大阴唇后部触及 4cm×5cm×4cm 囊性肿物，有触痛，表团皮肤红肿，诊断为右侧前庭大腺脓肿，下列治疗方案中正确的是

A. 全身抗生素治疗
B. 脓肿剥除＋抗生素应用
C. 脓肿切开引流并造口术＋抗生素应用
D. 脓肿切开引流术＋抗生素应用
E. 局部应用抗生素

258. 患者，女，40 岁。经妇科检查发现宫颈肥大，质地硬，有浅溃疡，整个宫颈段膨大如桶状。可考虑宫颈癌的类型是

A. 外生型　B. 内生型
C. 溃疡型　D. 颈管型
E. 增生型

259. 患者，女，36 岁，近一段时间出现不规则阴道出血，经量增多，并感到阴道排液也增多，并有恶臭，建议作

A. 阴道分泌物悬滴检查
B. 子宫颈活体组织检查
C. 分段诊断性刮宫
D. 阴道侧壁涂片
E. 内诊检查

260. 患者，女，65 岁，主诉外阴部有一块皮肤特别痒，手一抓即出血，经妇科检查发现：外阴局部变白，组织脆而易脱落，有血性分泌物。常采用的诊断方法是

A. B 超检查　B. 阴道镜检查
C. 抽血化验　D. 活体组织病理检查
E. 宫腔镜检查

261. 作为女性，应每月自查乳房 1 次，自检时间应在

A. 月经周期开始　B. 月经期中间
C. 月经干净后 5～7 天　D. 月经干净后 1 月
E. 两次月经中间

262. 患者，女，54 岁，行乳癌根治术后，患者化疗期间，白细胞降至 4×10^9/L 以下，处理应首选

A. 加强营养　B. 减少用药量
C. 输血　D. 改变用药方案
E. 暂停用药，服生血药

263. 患者，女，30 岁，经前乳房胀痛及出现肿块，月经后自行消退，应考虑为

A. 乳腺癌　B. 乳房纤维腺瘤
C. 乳腺肉瘤　D. 乳房囊性增生病
E. 乳管内乳头状瘤

264. 王某，女，20 岁，乳房肿块，边缘清晰，活动度大，生长缓慢。最常见是

A. 乳管内乳头状瘤　B. 乳腺结核
C. 乳腺纤维腺瘤　D. 乳腺炎性肿块
E. 乳腺囊性增生病

265. 患者，女，45 岁，发现右乳房无痛性肿块 6 天，对侧乳房正常；体检时发现右乳房外上象限可扪及 2.3cm×2.0cm 肿块，质硬、活动度不大，可能的诊断是

A. 乳房纤维腺瘤　B. 乳癌
C. 乳房囊性增生病　D. 乳腺结核
E. 乳管内乳头状瘤

266. 李某，女，22 岁，1 周前偶然发现左乳有一无痛性肿块。查体发现肿块位于左乳内上象限，光滑，活动度大，质韧，双侧未扪及肿大淋巴结。该患者应采取的治疗措施是

A. 口服他莫昔芬
B. 局部热敷
C. 肿块切除，送术中病理检查
D. 乳腺腺叶切除
E. 乳房切除

267. 患者，女，55 岁，发现右侧腋窝淋巴结肿块 2 个月。查体：双侧乳房、锁骨上及颈部均未发现异常，活检证实为淋巴结转移癌，最可能的组织来源是

A. 甲状腺　B. 乳腺
C. 肝　D. 肺
E. 脊椎

268. 患者，男，57 岁，食管癌切除、食管胃吻合术后第 5 天，出现高热、寒战、呼吸困难、胸痛，白细胞 20×10^9/L，高度怀疑发生了

A. 肺炎、肺不张　B. 吻合口瘘
C. 吻合口狭窄　D. 乳糜胸
E. 出血

269. 某女，40 岁，近 2 个月来间断出现左侧乳头血性溢液，局部乳房无明显红、肿、热、痛，挤捏乳头时血性溢液增多，乳房内未扪及肿块。首先考虑的疾病是

A. 乳房纤维腺瘤　B. 乳腺囊性增生病
C. 乳管内乳头状瘤　D. 乳癌
E. 急性乳房炎

270. 患者，女，35 岁。近 1 年来右侧乳房经常出现胀痛，于月经前疼痛加剧，月经来潮后减轻，体检：右侧乳房可扪及多个大小不一的结节状和片状肿块，质韧而硬，与周围乳腺组织分界不明显，并随月经周期而变化。首先考虑的疾病是

A. 乳癌　B. 乳房纤维腺瘤
C. 急性乳房炎　D. 乳管内乳头状瘤

E. 乳腺囊性增生病

271. 患者,男,58岁,20年前曾患肺结核,近2个月来出现刺激性咳嗽,痰中带血丝,伴左胸痛、发热,X线片示右上肺4cm×3cm大小的阴影,边缘模糊,周围毛刺,痰液找癌细胞3次均为阴性。应考虑的诊断为

A. 肺结核 B. 肺囊肿
C. 非良性肿瘤 D. 肺脓肿
E. 肺癌

272. 患者,女,50岁,发热、头痛、呕吐18天,左侧肢体无力6天,发病初有皮肤感染史。实验室检查:周围血白细胞12×10^9/L,中性粒细胞0.76,为明确诊断必做的检查是

A. 头颅X线平片 B. 头颅MRI
C. 头颅CT B. 脑血管造影
E. 脑脊液检查

273. 张某,男,42岁,B超、CT均提示右肾癌,病史中提示与肾癌发病相关的信息是

A. 曾是潜水员 B. 14岁开始吸烟至今
C. 父亲有高血压 D. 有尿道结石病史
E. 喜饮酒

274. 患者,男,56岁,反复发生黏液稀便、腹泻、便秘4个月,脐周及下腹部隐痛不适,腹平软,无压痛及肿块,粪便隐血试验(+)。发病以来,体重下降,该患者最应该考虑

A. 左半结肠癌 B. 右半结肠癌
C. 肠息肉 D. 肠结核
E. 直肠癌

275. 患者,男,48岁,近3个月来排便次数增多,每天3~4次,黏液脓血便,有里急后重感。首选的有助于确诊的检查方法是

A. B超 B. X线钡剂灌肠
C. 直肠指检 D. 纤维结肠镜
E. 血清癌胚抗原

276. 患者,男,70岁。有吸烟史40年,行腹部手术,术后最重要的护理措施是

A. 取半卧位,减少患者活动量
B. 协助床上活动,鼓励深呼吸,咳嗽排痰
C. 加强营养
D. 保证液体的摄入
E. 全身或局部抗生素治疗

277. 患者,女,62岁,胃癌,血压150/95mmHg,中度贫血,消瘦,术前准备不必要的项目是

A. 纠正贫血 B. 改善营养状态
C. 检测肝功能 D. 血压降至正常
E. 血生化检查

278. 患者,女,36岁,胃大部切除术后4天,体温38.5℃,切口疼痛,应考虑

A. 外科热 B. 切口感染
C. 腹腔感染 D. 肺部感染
E. 膈下脓肿

279. 患者,男,47岁,胃溃疡伴瘢痕性幽门梗阻。行毕Ⅱ式胃大部切除术后第8天,突发上腹部剧痛,呕吐频繁,每次量少,不含胆汁,呕吐后症状不缓解。体检:上腹部偏右有压痛,首先考虑并发了

A. 吻合口梗阻 B. 倾倒综合征
C. 十二指肠残端破裂 D. 急性输入性梗阻
E. 输出性梗阻

280. 患者,男,39岁,患胃病9年余。行毕Ⅱ式胃大部切除术后第5日,突发上腹剧痛,腹部有明显压痛、反跳痛和腹肌紧张,首先考虑并发了

A. 吻合口出血 B. 急性输入袢梗阻
C. 倾倒综合征 D. 吻合口梗阻
E. 十二指肠残端破裂

281. 王某,女,60岁,胃癌伴瘢痕性幽门梗阻,行毕Ⅱ式胃大部切除术后1个月,进食后上腹部饱胀,恶心、呕吐,伴胆汁和食物,首先考虑的并发症是

A. 吻合口梗阻 B. 急性输入袢梗阻
C. 输出袢梗阻 D. 倾倒综合征
E. 十二指肠残端破裂

282. 患者,女,49岁,十二指肠溃疡急性穿孔。行毕Ⅱ式胃大部切除术后第1天,护士查房时胃管内吸出咖啡色胃液约280ml。正确的处理是

A. 继续观察,不需特殊处理
B. 加快静脉输液速度
C. 应用止血药
D. 胃管内灌注冰盐水
E. 马上做好手术输血的准备

283. 患者,女,50岁,胰腺癌术后第1天,表情痛苦,心率加快,血压升高,后患者诉伤口疼痛严重。此时,首先给予的措施是

A. 鼓励患者忍受疼痛 B. 立即给予止痛药
C. 给予止痛指导 D. 继续观察
E. 分散患者注意力

284. 患者,男,50岁,胸部CT检查示右下肺叶直径3.4cm,不规则高密度肿块阴影,同侧肺门淋巴结肿大,直径约1.1cm,支气管纤维镜检查为鳞癌,行全肺切除术。该患者术后第1日,血压120/80mmHg,心率88次/分,呼吸22次/分,体温37.5℃,尿颜色和量正常,下列护理措施中正确的是

A. 保持胸腔引流管通畅使之呈全开放状态
B. 控制钠盐摄入

C. 尽快引流其胸腔积血积液,预防感染
D. 取健侧卧位
E. 输液速度控制在50滴/分左右

285. 急性白血病患者易感染的最主要原因是
A. 缺少白蛋白
B. 缺少红细胞
C. 白血病细胞浸润
D. 缺乏成熟中性粒细胞
E. 缺乏血小板

286. 某患者表现为贫血、出血及高热,经化验确诊为急性白血病,患者发热的主要原因是
A. 核蛋白代谢亢进　B. 感染
C. 严重出血　D. 抗原-抗体反应
E. 坏死物质被吸收

287. 急性白血病化疗诱导缓解后患者发生头痛、呕吐、视力障碍,甚至瘫痪。这是发生了
A. 中枢神经系统白血病　B. 脑出血
C. 脑血栓形成　D. 脑膜炎
E. 蛛网膜下腔出血

288. 急性白血病患者化疗期间要保护静脉,其原因主要是
A. 避免败血症　B. 避免出血
C. 防止血管充盈不佳　D. 利于长期静脉注射
E. 避免静脉炎

289. 白血病患者口腔护理的主要目的是
A. 去除口腔异味　B. 擦除血痂
C. 增进食欲　D. 预防感染
E. 使患者舒适

290. 对于接受化疗的白血病患者,最重要的护理措施是
A. 防止感染
B. 缓解疼痛
C. 消除患者不良心理状态
D. 鼓励患者摄入蛋白饮食
E. 观察患者缓解的表现

291. 白血病患者突然出现剧烈头痛、呕吐、视物模糊等症状,常提示可能发生了
A. 败血症　B. 脑膜炎
C. 脑炎　D. 脑出血
E. 消化道大出血

292. 下列哪项不是白血病发病的原因
A. 病毒感染　B. 放射
C. 化学因素　D. 遗传因素
E. 免疫功能亢进

293. 诊断急性白血病的主要依据是
A. 出血、贫血、感染三大症状
B. 肝、脾、淋巴结肿大
C. 全血细胞减少
D. 白细胞数剧增或剧减
E. 骨髓象见较多原始、早幼白细胞

294. 急性白血病最主要的致死原因
A. 神经系统受浸润　B. 化疗毒性反应
C. 内脏出血　D. 继发感染
E. 严重贫血

295. 白血病患者化疗时,最严重的药物不良反应是
A. 脱发　B. 口腔溃疡
C. 腹泻　D. 粒细胞减少
E. 恶心

296. 鉴别再生障碍性贫血和急性白血病最主要的检查项目是
A. 血小板计数　B. 周围血找幼红细胞
C. 周围血找幼粒细胞　D. 网织红细胞计数
E. 骨髓检查

297. 急性白血病出血的主要原因是
A. 感染　B. 毛细血管破裂
C. 弥散性血管内凝血　D. 血小板减少
E. 凝血因子缺乏

298. 急性白血病的临床特征是
A. 发热、贫血、出血　B. 全血细胞减少
C. 肝、脾、淋巴结肿大　D. 恶病质
E. 发热、贫血、出血、白血病细胞浸润

299. 白血病护理,下列哪项不妥
A. 注意病室消毒,预防感染
B. 定时清洁口、鼻腔,清除血痂,防止感染
C. 加强皮肤护理,防止破损
D. 重视心理护理,避免不良刺激
E. 加强营养,增强体质

300. 慢性粒细胞白血病最突出的临床表现是
A. 程度不等的发热　B. 反复出血
C. 进行性贫血　D. 显著脾大
E. 广泛的淋巴结肿大

301. 急性白血病患者的远期护理目标是
A. 精神负担减轻
B. 出血和感染减少或不发生
C. 舒适感增加
D. 达到长期缓解
E. 活动耐力增强

302. 有关化疗静脉给药的用药护理错误的是
A. 药物应现配现用
B. 注意保护静脉
C. 药液外漏,应立即热敷
D. 静脉推药过程中要反复试抽回血
E. 药液外渗,可用0.5%普鲁卡因局部封闭

303. 白血病最重要的护理措施是预防和观察
A. 口腔溃疡　　B. 脑出血
C. 药物不良反应　　D. 尿道出血
E. 尿酸性肾病

304. 有关白血病的护理措施不妥的一项是
A. 注意病室消毒，预防感染
B. 定时口、鼻腔清洁，清除血痂
C. 加强皮肤护理，防止破损
D. 重视心理护理，避免不良刺激
E. 鼓励患者多饮水，保证每日尿量在1500ml以上

305. 区别再障与白血病的主要依据是
A. 有无肝、脾、淋巴结肿大
B. 血液白细胞的多少
C. 骨髓增生情况
D. 周围血中有无原始及幼稚细胞
E. 脑脊液的变化

306. 苏先生，50岁。患慢性白血病3年，近日来出现原因不明的高热、胸骨疼痛难忍，脾迅速增大。此情况需考虑
A. 类白血病反应　　B. 脾功能亢进
C. 急性白血病　　D. 慢粒急性变
E. 白血病细胞浸润

307. 患者，女，27岁。感冒后持续高热、咳嗽、胸痛、鼻出血、面色苍白，抗生素治疗无效。体检：胸骨压痛，右中肺叩诊浊音，闻及湿啰音，肝脾肋下触及。化验：全血细胞减少，胸片显示右中肺片状渗出性改变。应高度怀疑患有
A. 急性白血病　　B. 肺炎
C. 败血症　　D. 再生障碍性贫血
E. 淋巴瘤

308. 张先生，30岁。因高热出血苍白1周拟诊急性白血病。最有助于诊断的表现是
A. 肝、脾、淋巴结肿大　B. 胸骨压痛
C. 四肢关节痛　　D. 皮肤结节
E. 黏膜增生肿胀

309. 吴女士，39岁。化疗药物注入过程中发生药液外漏，错误的护理措施是
A. 穿刺远端最细静脉
B. 先注入生理盐水，再用化疗药
C. 减慢注射速度并不断回抽
D. 外渗局部立即冷敷
E. 更换注射部位

310. 某白血病患者，活动后突然头痛、呕吐、视力模糊、意识不清。护理措施不妥的是
A. 绝对卧床　　B. 头部置冰帽
C. 头略低保证脑供氧　D. 吸氧
E. 迅速建立静脉通路

A_3/A_4 型题

（311、312题共用题干）

宋先生，46岁。慢性肝病11年，普查发现AFP>400μg/L，肝、肾功能正常，诊断为早期肝癌。

311. 下列哪项检查对定位最有帮助
A. 肝动脉造影　　B. 肝核素扫描
C. 腹部平片　　D. B超或CT
E. 腹腔镜

312. 如果发现肝右叶6cm占位性病变，最理想的治疗措施是
A. 力争手术切除　　B. 局部外放射治疗
C. 联合化学治疗　　D. 免疫治疗
E. 中医治疗

（313、314题共用题干）

男性患者，68岁。因腹泻、便秘交替出现2个月就诊，大便稀并带有黏液血便，疑患直肠癌收住院。

313. 该患者首选的检查是
A. CEA检查　　B. 内镜检查
C. 直肠指检　　D. 化验检查
E. X线钡剂灌肠检查

314. 如明确诊断并准备行Miles手术，错误的术前准备是
A. 术前2日进流质
B. 术前1日服缓泻剂
C. 术前3日口服肠道吸收的抗生素
D. 术日晨留置导尿管
E. 术前3日应用维生素K

（315～317题共用题干）

男性患者，70岁。有长期便秘史，突然腹痛、腹胀2日，未吐，少量黏液便1次，未排气，2年前曾有类似发作，查体可见全腹高度膨胀，左下腹可见巨大肠型，有轻度压痛、反痛，肠鸣音亢进。

315. 该患者的医疗诊断可能为
A. 直肠癌　　B. 乙状结肠癌
C. 麻痹性肠梗阻　　D. 乙状结肠扭转
E. 小肠扭转

316. 对该患者最重要的观察内容是
A. 生命体征　　B. 脱水征象
C. 肠绞窄征象　　D. 感染征象
E. 血常规

317. 下列针对患者的处理措施不正确的是
A. 禁食　　B. 胃肠减压
C. 应用抗生素　　D. 补液
E. 大量灌肠

（318～320题共用题干）

汪先生，64岁，因大便次数增多、排黏液脓血便2

个月来院诊治，怀疑为直肠癌收入院。

318. 首先应进行的检查是
A. 直肠指检 B. 直肠镜检查
C. 血清癌胚抗原测定 D. 大便潜血试验
E. X线钡剂灌肠

319. 患者入院3天后，确诊为腹膜折返以下的低分化直肠癌，拟行Miles手术，下列术前胃肠道准备措施中，不正确的是
A. 术前1日禁食
B. 术前口服肠道不吸收的抗生素
C. 补充维生素K
D. 术前2～3天口服缓泻药
E. 术前晚、术日晨清洁灌肠

320. 手术后的护理，以下不正确的是
A. 保持胃管引流通畅
B. 结肠造瘘口开放后取右侧卧位
C. 造瘘口周围皮肤涂氧化锌软膏
D. 若有排便不畅可扩肛或灌肠
E. 避免进食产气食物

(321、322题共用题干)

孙先生，53岁。间歇性无痛性肉眼血尿2个月，近期常有尿频、尿急。询问病史得知患者做油漆工20余年。

321. 该患者最有可能是
A. 肾癌 B. 肾盂癌
C. 肾母细胞瘤 D. 膀胱癌
E. 前列腺癌

322. 为了确诊，最可靠的检查方法是
A. 实验室检查 B. X线尿路造影检查
C. 膀胱镜检查 D. B超
E. CT

(323～325题共用题干)

王某，女，55岁，右乳房外上象限可扪及2cm×3cm肿块，质硬，尚能活动，皮肤有"橘皮样"变，被诊为乳癌。

323. 上述患者乳癌根治术后，为预防皮下积液及皮瓣坏死的主要措施是
A. 半卧位 B. 加压包扎伤口
C. 抬高同侧上肢 D. 局部沙袋压迫
E. 引流管持续负压吸引

324. 患者术后出院，给予康复指导，错误的是
A. 继续功能锻炼
B. 定期乳房自查
C. 按时来院复查
D. 盼子心切，5年内可以妊娠
E. 遵医嘱服药

325. 乳癌较早的转移途径是
A. 组织液 B. 血液
C. 淋巴 D. 种植转移
E. 直接蔓延

(326、327题共用题干)

患者，女，45岁，偶然发现左乳房肿块，直径约2cm，质较硬，无压痛，与皮肤有少许粘连。左侧腋下可扪及1cm大小肿大的淋巴结。

326. 下列关于该患者的术后护理措施，不正确的是
A. 抬高患侧上肢 B. 患侧胸壁加压包扎
C. 保持引流管通畅 D. 早期活动患肢
E. 不在患肢测血压

327. 患者术后进行功能锻炼的方法正确的是
A. 术后2天进行腕部活动
B. 术后6天进行肘部活动
C. 术后6天进行肩关节活动
D. 术后8天进行上肢外展活动
E. 术后10～12天进行全范围关节活动

(328～330题共用题干)

患者，女，28岁，未婚，左侧乳房出现无痛性肿块，边界不清，质地坚硬，直径为4cm。同侧腋窝2个淋巴结肿大，无粘连，诊断为乳癌，需手术治疗。

328. 该患者的乳癌分期为
A. 第一期 B. 第二期
C. 第三期 D. 第四期
E. 晚期

329. 此患者术前备皮范围是
A. 胸部、同侧腋下及颈部
B. 胸部、同侧腋下
C. 胸部、同侧腋下及上臂
D. 胸部、上臂
E. 胸部、双侧腋下

330. 上述患者乳癌根治术后，为预防皮下积液及皮瓣坏死的主要措施是
A. 半卧位 B. 加压包扎伤口
C. 抬高同侧上肢 D. 局部沙袋压迫
E. 引流管持续负压吸引

(331～334题共用题干)

患者，女，45岁，孕2产1，月经正常，接触性出血，妇科检查：宫颈重度糜烂，阴道脱落细胞涂片发现细胞核大，深染，核不规则，核染色质颗粒粗，分布不均，胞质少。

331. 该患者最可疑的诊断是
A. 宫颈癌 B. 子宫内膜癌
C. 子宫肌瘤 D. 卵巢癌
E. 老年性阴道炎

332. 要进一步确诊为宫颈癌最可靠的方法是
A. 碘试验　　B. 阴道B超
C. 阴道镜检查　　D. 分段诊刮
E. 宫颈及颈管多点活体组织检查

333. 如果患者经检查确诊为宫颈癌，妇科检查发现宫体前位，宫颈、阴道为癌组织浸润，宫旁浸润达盆壁，其临床分期为
A. $Ⅰ_a$期　　B. $Ⅱ_b$期
C. $Ⅲ_a$期　　D. $Ⅲ_b$级
E. Ⅳ期

334. 诊断确立后，患者要求及时治疗，下列哪项治疗最恰当
A. 子宫全切术
B. 扩大性子宫全切术
C. 放射治疗
D. 广泛子宫全切术＋盆腔淋巴清扫
E. 扩大性子宫切除术＋盆腔淋巴清扫

(335～337题共用题干)

患者，60岁，绝经10年，阴道不规则出血1个月余，体形肥胖，尿糖(＋)，妇科检查：外阴阴道萎缩不明显，宫体稍大，软，附件(－)。

335. 该患者最可能的诊断是
A. 宫颈癌　　B. 子宫内膜癌
C. 子宫肌瘤　　D. 老年性阴道炎
E. 子宫肥大

336. 为进一步确诊，需做的检查项目是
A. 双合诊　　B. 三合诊
C. 宫颈刮片　　D. 分段诊断性刮宫
E. B超

337. 主要的治疗手段是
A. 化疗　　B. 放射治疗
C. 手术治疗　　D. 激素治疗
E. 中药治疗

(338～341题共用题干)

张某，女，28岁，停经12周，阴道不规则流血2周，量不多，自诉血中偶伴有水泡。妇科检查，子宫如孕4个月大，双附件区可触及鹅卵大囊性肿物，活动可、表面光滑。

338. 本病例最可能的诊断是
A. 双胎妊娠
B. 葡萄胎
C. 异位妊娠
D. 妊娠合并卵巢囊肿
E. 双卵巢巧克力囊肿

339. 一旦以上诊断明确，首选的处理方法是
A. 化疗　　B. 清宫术
C. 全子宫切除术　　D. 放疗
E. 继续观察，暂不处理

340. 患者经过治疗后，即将出院，护士告知的项目哪项不恰当
A. 治疗后应避孕2年
B. 出院后要注意休息，加强营养
C. 出院1个月后还要回医院化疗
D. 出院后应定期随访，至少随访2年
E. 如有不适，随时来诊

341. 下列不属于随访的内容是
A. 询问有无咳嗽、咯血等
B. 定期检查HCG
C. 胸部X线检查
D. 必要时行头颅CT
E. 定期诊断性刮宫

(342、343题共用题干)

某急性白血病患者，皮肤有多处瘀斑，伴有牙龈及鼻腔出血。

342. 护理该患者时，应避免
A. 定时翻身　　B. 高蛋白饮食
C. 剥去鼻腔内的血痂　　D. 鼻腔涂液体
E. 局部冷敷

343. 该患者的口腔护理措施中哪项是错误的
A. 用凡士林涂口唇
B. 用湿棉球擦拭口腔
C. 用牙签剔牙
D. 用无刺激性漱口液漱口
E. 牙龈出血时局部用止血粉

(344、345题共用题干)

患者，女，24岁，已婚未生育，停经2个月余，阴道不规则出血1周。自测尿妊娠阳性，血HCG高于正常妊娠月份，B超提示子宫大于正常妊娠月份。双侧卵巢有黄素化囊肿。

344. 可能的诊断为
A. 异位妊娠　　B. 先兆流产
C. 葡萄胎　　D. 不全流产
E. 难免流产

345. 此患者确诊后首先应行
A. 消除宫腔内容物　　B. 子宫全切术
C. 预防性化疗　　D. 手术切除卵巢
E. 遵医嘱给予止血药物

(346、347题共用题干)

李某，子宫肌瘤手术的患者，术后要保持导尿管的通畅，勿折、勿压，注意观察尿量及性质。

346. 术后尿量至少每小时在
A. 100ml以上　　B. 50ml以上

C. 30ml 以上　　D. 80ml 以上

E. 200ml 以上

347. 术后常规拔除尿管的时间是术后

A. 4 天　　B. 3 天

C. 2 天　　D. 12 小时

E. 4 小时

(348～349 题共用题干)

患者,女,25 岁,停经 43 天,面色苍白,急性失血性病容,急诊入院。体检:血压 80/50mmHg,腹部有明显压痛及反跳痛,阴道后穹隆穿刺有不凝血液。

348. 下列关于阴道穿刺术描述正确的是

A. 术前排空膀胱

B. 手术体位为仰卧位

C. 穿刺部位为宫颈阴道交界下方 2cm

D. 穿刺深度为 4～5cm

E. 出血时用止血药

349. 下列关于阴道后穹隆穿刺术护理要点描述正确的是

A. 术后注意观察患者病情变化

B. 如误入直肠只能更换针头和注射器,不必重新消毒

C. 如误入直肠,只需更换针头和注射器,不必重新消毒

D. 抽出血液凝固者,为腹腔内血液

E. 抽出物为脓液,丢弃

(350～352 共用题干)

患者,男,50 岁,进行性进食困难半年,X 线钡餐透视诊断为食管癌。

350. 此患者最初症状应是

A. 食管内异物感　　B. 吞咽困难

C. 持续性胸背部痛　　D. 声音嘶哑

E. 喝水时呛咳

351. 为了解肿瘤向外扩展情况,该患者还需要进行的检查是

A. B 超　　B. 拍胸部正侧位片

C. CT　　B. 食管纤维镜检

E. 食管拉网

352. 癌症患者术后护理错误的是

A. 术后 48 小时内吸氧

B. 适当止痛

C. 尽量避免咳嗽

B. 病情平稳后取半卧位

E. 拔除胸腔引流管后尽早下床

(353～355 题共用题干)

患者,男,58 岁,近 3 个月来咳嗽,痰中带血,经抗感染、对症治疗后症状改善,但胸片示右肺门旁 3cm×3cm 左右肿块影,边缘模糊,右肺尖有钙化,吸烟,10 年前曾患右上肺结核,已治愈,平素体健。

353. 为确诊最恰当的检查方法是

A. 再次痰液检查找癌细胞

B. 经胸壁穿刺活检

C. 支气管纤维镜检查

D. 胸部 CT

E. 纵隔镜检查

354. 该患者确诊为中央型肺癌,行右全肺叶切除术加淋巴结切除术,最不可能发生的并发症是

A. 出血　　B. 感染

C. 肺不张　　D. 肺水肿

E. 腹泻

355. 该患者手术后第 1 天,其护理措施中错误的是

A. 协助患者深呼吸及咳嗽

B. 适当给予止痛剂

C. 24 小时补液控制在 2000ml 内

D. 取头低仰卧位引流排痰

E. 患者生命体征平稳后,协助其床旁活动

(356～358 题共用题干)

患者,女,75 岁,肠癌手术后 1 周清流饮食后出现腹痛、腹胀等腹膜刺激征,后经检查证实为肠瘘,拟再次行肠段部分切除吻合术。

356. 手术之前准确的护理措施是

A. 禁忌灌肠

B. 肠内外营养结合支持治疗

C. 全身使用抗生素

D. 消除瘘口周围油膏

E. 仅需经肛门清洁灌肠

357. 手术后饮食治疗的原则是

A. 高脂、高热量、高维生素饮食

B. 低脂、高糖、低渣饮食

C. 高蛋白、高糖、粗纤维饮食

D. 高脂、高蛋白、高维生素饮食

E. 适量蛋白、低糖、无渣饮食

358. 该患者手术后正确的活动指导为

A. 尽早活动

B. 在瘘口封闭后活动

C. 鼓励早期下床

D. 绝对卧床休息 2 周以上

E. 以主动活动为主

(359～363 题共用题干)

患者,女,45 岁,突发左上腹部刀割样剧痛 5 小时,伴恶心、呕吐来院急诊。体检:体温 36.1℃,血压 85/55mmHg,脉搏 116 次/分。患者呈急性面容,表情痛苦,蜷曲位,不愿移动。腹式呼吸减弱,全腹有明显

的压痛和反跳痛，以上腹部最为明显，腹肌紧张，呈“木板样”强直，肝浊音界缩小，肠鸣音消失。既往有胃溃疡病史。

359. 首先考虑的疾病是
A. 急性胆囊炎穿孔　B. 胃溃疡急性穿孔
C. 坏疽性阑尾炎　D. 绞窄性肠梗阻
E. 急性胰腺炎

360. 为明确诊断，首选的检查是
A. 胃镜检查　B. 腹部X线检查
C. 胃酸测定　D. B型超声
E. CT

361. 该病的诱发因素中，下列与之无关的是
A. 服用降压药　B. 刺激性食物
C. 过度劳累　D. 情绪激动
E. 服用激素类药物

362. 在患者的护理措施中不正确的是
A. 半卧位　B. 禁饮食
C. 持续胃肠减压　D. 静脉输液
E. 应用抗菌药物

363. 该患者非手术治疗时的护理，不正确的是
A. 定时测量血压、脉搏　B. 准确记录出入液量
C. 有效的胃肠减压　D. 禁食，静脉输液
E. 可少量饮水

(364～368 题共用题干)

患者，女，58 岁。患十二指肠溃疡 6 年。今晨起突然排出大量柏油样黑便，并出现恶心、头晕、心悸、无力，由家人送至医院急诊。查体：体温 36.2℃，血压 85/50mmHg，脉搏 115 次/分；患者面色苍白、出冷汗、四肢湿冷，腹部稍胀，上腹部有轻度压痛，肠鸣音亢进。初步考虑患者有十二指肠溃疡大出血。

364. 考虑该患者有十二溃疡大出血的主要依据是
A. 恶心
B. 头晕、心悸、无力
C. 血压下降、脉搏细速
D. 排大量柏油样便
E. 面色苍白、出冷汗、四肢湿冷

365. 十二指肠溃疡大出血的常见部位是
A. 十二指肠球部　B. 十二指肠水平部
C. 十二指肠降部　D. 十二指肠升部
E. 十二指肠与空肠交界处

366. 初步估计该患者的失血量为
A. 300ml　B. 400ml
C. 500ml　D. 800ml
E. 1000ml

367. 目前，该患者最主要的护理问题是
A. 焦虑、恐惧　B. 体液不足
C. 疼痛　D. 有感染的危险
E. 营养障碍

368. 该患者应采取何种体位
A. 高坡半卧位　B. 低坡半卧位
C. 双凹位　D. 头低足高位
E. 头高足低位

(369～373 题共用题干)

患者，男，68 岁，患胃溃疡 9 年余。近 1 个月来，上腹部胀满不适，反复呕吐带酸臭味的宿食，呕吐后患者自觉胃部较舒适。体检：皮肤干燥、弹性差，唇干；上腹部膨隆，可见胃型和蠕动波，手拍上腹部可闻及振水声。经检查后拟行手术治疗而收治入院。

369. 胃溃疡的好发部位是
A. 贲门部　B. 幽门部
C. 胃大弯　D. 胃小弯
E. 胃窦部

370. 该患者发生了
A. 胃溃疡穿孔　B. 胃溃疡复发
C. 肠梗阻　D. 合并十二指肠溃疡
E. 瘢痕性幽门梗阻

371. 下列哪项符合胃溃疡的临床特点
A. 餐后痛
B. 进食后疼痛不能缓解
C. 疼痛节律较十二指肠溃疡明显
D. 抗酸治疗后容易复发
E. 易并发急性大出血

372. 该患者行手术治疗的主要原因是
A. 长期患胃溃疡
B. 合并胃溃疡穿孔
C. 合并溃疡大出血
D. 合并瘢痕性幽门梗阻
E. 胃溃疡疑有恶变

373. 目前该患者最主要的护理问题是
A. 疼痛　B. 焦虑与恐惧
C. 知识缺乏　D. 有感染的危险
E. 体液不足与营养失调

(374～378 题共用题干)

患者，男，45 岁，1 个月前觉上腹不适，疼痛，食欲减退，并有反酸、嗳气，服抗酸药未见好转，3 天前出现黑便，近 1 个月来体重下降 4kg。

374. 初步考虑最可能的诊断是
A. 胃溃疡　B. 胃出血
C. 胃癌　D. 胃息肉
E. 萎缩性胃炎

375. 为尽快明确诊断，首选下列哪项检查
A. 胃酸测定　B. 胃镜检查

C. X线钡餐　　D. B型超声波
E. 粪便隐血试验

376. 该病的发生与下列哪项因素无关
A. 进食腌制食物　　B. 胃溃疡
C. 遗传　　D. 内分泌紊乱
E. 幽门螺杆菌感染

377. 若发生血性转移，最常见的转移部位是
A. 肝　　B. 肺
C. 胰　　D. 肾
E. 骨

378. 若行手术治疗，术前准备不包括
A. 备皮　　B. 配血
C. 洗胃　　D. 肠道清洁
E. 口服肠道不吸收的抗菌药物

（379～384题共用题干）

王某，40岁，6个月前无明显诱因发现粪便表面有时带血及黏液，伴大便次数增多，每日3～4次，时有便不尽感，曾于当地医院按“慢性细菌性痢疾”治疗，发病以来体重下降3kg。

379. 该患者应疑为
A. 左半结肠癌　　B. 直肠癌
C. 结肠炎　　D. 慢性痢疾
E. 直肠息肉

380. 经直肠指诊，距肛缘约10cm，触及一肿块，应考虑采取何种术式
A. Miles手术　　B. 直肠息肉摘除术
C. Dixon手术　　D. 乙状结肠造口术
E. 左半结肠切除术

381. 对该患者术前作肠道准备的方法中错误的是
A. 术前3日进少渣半流质饮食
B. 口服肠道抗生素
C. 术前12～14小时开始口服等渗平衡电解质液
D. 口服灌洗液的速度应先慢后快
E. 直至排出的粪便呈无渣、清水样为止

382. 术后5天，患者仍无排便，以下措施错误的是
A. 口服缓泻剂
B. 鼓励患者多饮水
C. 轻轻顺时针按摩腹部
D. 低压灌肠
E. 增加饮食中的膳食纤维含量

383. 若患者术后7天出现下腹痛，体温升高达38.9℃，下腹部中度压痛、反跳痛，应高度怀疑术后出现了哪种并发症
A. 切口感染　　B. 吻合口瘘
C. 吻合口狭窄　　D. 尿潴留
E. 肠粘连

384. 该患者出院前的饮食指导，错误的是
A. 高纤维　　B. 高蛋白
C. 高热量　　D. 高维生素
E. 低脂

（385～390题共用题干）

患者，男，53岁，腹痛腹胀，呕吐胃内容物及胆汁3小时。近4个月来时有腹胀，大便带黏液，大便次数增加，每日2～3次，无排便不尽及里急后重感。体检：体温36℃，心率90次/分，血压115/70mmHg，腹膨隆，未见肠型，腹软，右下腹可触及一斜行肿块，质韧压痛，腹部透视见一气液平面。白细胞计数9×10^9/L，中性粒细胞比例0.75，发病以来，患者体重减轻5kg，睡眠欠佳。

385. 根据该患者的症状，初步考虑为
A. 幽门梗阻　　B. 胆道梗阻
C. 急性胃肠炎　　D. 肠梗阻
E. 急性胰腺炎

386. 该患者的症状最可能是由以下何种原因引起
A. 阑尾周围脓肿　　B. 结肠结核
C. 结肠肿瘤　　D. 回盲部肠套叠
E. 肠扭转

387. 该患者目前存在的护理诊断，不正确的是
A. 体液不足
B. 疼痛
C. 自我形象紊乱
D. 营养失调，低于机体需要量
E. 睡眠型态紊乱

388. 针对该患者的处理原则是
A. 口服液体石蜡通便　　B. 低压灌肠
C. 紧急手术解除梗阻　　D. 抗结核治疗
E. 解痉止痛

389. 针对该患者的术前准备，错误的是
A. 生命体征平稳可取半坐卧位
B. 合理输液并记录出入量
C. 禁食
D. 胃肠减压
E. 从胃管注入等渗平衡溶液清洁肠道

390. 若在术后8天拔除腹腔引流管，2天后患者出现腹部持续性疼痛，体温升高达39℃，肠鸣音减弱。应考虑患者并发了
A. 肠麻痹　　B. 肠痉挛
C. 吻合口瘘　　D. 粘连性肠梗阻
E. 肿瘤破裂

（391～395题共用题干）

患者，男，50岁，胃溃疡史8年，近1个月来上腹

不适、疼痛、反酸、嗳气等症状明显加重，体重下降3kg，经胃镜检查确诊为胃癌，拟行胃大部切除术。

391. 下列疾病中，不可能为胃癌癌前病变的是
A. 胃下垂　B. 萎缩性胃炎
C. 胃息肉　D. 胃溃疡
E. 胃炎

392. 腌制食品中含有的哪种物质与胃癌的发生密切相关
A. 脂肪含量高　B. 氯化铀的含量高
C. 亚硝酸盐　D. 含防腐剂
E. 含添加剂

393. 胃癌的早期表现是
A. 无明显症状　B. 上腹部绞痛
C. 黑便　D. 呕吐
E. 体重明显下降

394. 若行手术治疗，术前不洗胃的原因是
A. 避免引起胃出血
B. 避免引起急性胃扩张
C. 避免引起胃穿孔
D. 避免洗胃造成癌细胞的脱落种植
E. 避免患者出现虚脱

395. 关于胃管的护理，下列不正确的是
A. 妥善固定和防止滑脱
B. 保持通畅
C. 观察引流的颜色、性质和量
D. 若胃管堵塞可用大量生理盐水冲洗
E. 胃肠蠕动恢复后可拔胃管

（396～399 题共用题干）

杨某，男，16 岁，发现股骨下端有包块肿物，开始常为隐痛，间断性，后进展为剧烈的持续疼痛，肿瘤部位疼痛伴有关节活动受限，夜间尤甚，疼痛不因休息和一般止疼剂而缓解。诊断为骨肉瘤，住院准备手术。

396. 骨肉瘤患者最常见的症状是
A. 肿块　B. 疼痛
C. 病理性骨折　D. 肺转移
E. 压痛

397. 目前，患者最佳的治疗方案是
A. 采用手术治疗　B. 截肢手术
C. 化疗　D. 放射治疗
E. 采用综合治疗

398. 进行 X 线检查，不可能见到的影像为
A. 股骨下端干骺端破坏　B. 可见 Codman 三角
C. 骨质疏松　D. 不规则钙化
E. 肿块的骨化形成

399. 该患者手术后，提示复发的实验室检查指标是
A. 碱性磷酸酶降至正常但以后又有升高
B. 骨髓抑制
C. 谷丙转氨酶升高
D. 碱性磷酸酶降低
E. 谷丙转氨酶降低

（400～402 题共用题干）

患者，男，47 岁。近日自觉左侧肢体运动和感觉障碍，且走路蹒跚不稳，入院检查，头颅 X 线摄片、CT 和 MRI 检查后，确诊为颅内肿瘤。

400. 患者最常见的临床表现是
A. 意识障碍　B. 颅内压增高
C. 脑水肿　D. 内分泌功能障碍
E. 视力障碍

401. 术前护理颅内压增高的措施可采取
A. 头低足高位
B. 头高足低位
C. 床头抬高 15°～30°的斜坡卧位
D. 平卧位
E. 俯卧位

402. 患者术后可以进流质饮食的情况是
A. 患者有饥饿感
B. 意识清醒，吞咽、咳嗽反射恢复
C. 肛门排气后
D. 有肠鸣音
E. 可以下地活动时

参考答案

A_1/A_2 型题

1. E　2. B　3. E　4. E　5. B　6. E　7. E　8. E　9. D
10. B　11. C　12. C　13. C　14. C　15. C　16. E
17. D　18. A　19. E　20. E　21. A　22. A　23. D
24. A　25. B　26. E　27. C　28. D　29. B　30. E
31. C　32. B　33. C　34. E　35. A　36. B　37. D
38. E　39. E　40. B　41. B　42. C　43. E　44. A
45. B　46. E　47. E　48. E　49. B　50. C　51. C
52. C　53. E　54. C　55. A　56. C　57. C　58. E
59. B　60. E　61. C　62. B　63. A　64. A　65. E
66. C　67. E　68. D　69. D　70. D　71. B　72. A
73. B　74. C　75. A　76. D　77. B　78. A　79. D
80. A　81. D　82. B　83. A　84. B　85. A　86. B
87. E　88. C　89. B　90. E　91. C　92. C　93. E
94. D　95. A　96. B　97. C　98. C　99. C　100. E
101. D　102. E　103. C　104. A　105. B　106. C
107. C　108. C　109. B　110. A　111. B　112. C
113. B　114. C　115. B　116. E　117. B　118. E
119. A　120. D　121. D　122. C　123. B　124. A
125. B　126. A　127. A　128. B　129. B　130. B

131. A 132. E 133. C 134. A 135. A 136. C
137. E 138. E 139. E 140. B 141. D 142. C
143. C 144. A 145. B 146. D 147. B 148. D
149. B 150. E 151. C 152. E 153. C 154. D
155. C 156. C 157. A 158. D 159. B 160. B
161. B 162. D 163. C 164. B 165. C 166. D
167. E 168. A 169. D 170. D 171. B 172. B
173. B 174. B 175. D 176. B 177. B 178. E
179. B 180. C 181. E 182. E 183. B 184. B
185. D 186. A 187. E 188. B 189. C 190. C
191. A 192. E 193. A 194. A 195. A 196. D
197. C 198. E 199. D 200. C 201. C 202. C
203. A 204. C 205. A 206. E 207. D 208. B
209. B 210. B 211. C 212. D 213. E 214. E
215. A 216. B 217. D 218. B 219. E 220. A
221. A 222. E 223. D 224. B 225. D 226. E
227. A 228. D 229. D 230. C 231. C 232. C
233. D 234. C 235. B 236. A 237. A 238. C
239. A 240. D 241. C 242. C 243. C 244. D
245. D 246. D 247. C 248. B 249. A 250. C
251. C 252. B 253. A 254. D 255. E 256. B
257. C 258. B 259. C 260. D 261. C 262. E
263. D 264. C 265. B 266. C 267. B 268. B
269. C 270. E 271. E 272. C 273. B 274. B
275. D 276. B 277. D 278. B 279. D 280. E
281. C 282. A 283. C 284. C 285. D 286. B
287. A 288. D 289. D 290. A 291. D 292. E
293. E 294. D 295. D 296. E 297. D 298. E
299. B 300. D 301. D 302. C 303. B 304. B
305. C 306. D 307. A 308. B 309. A 310. C

A_3/A_4 型题

311. D 312. A 313. C 314. C 315. D 316. C
317. E 318. A 319. E 320. B 321. D 322. C
323. E 324. D 325. C 326. D 327. E 328. B
329. C 330. E 331. A 332. E 333. D 334. C
335. B 336. D 337. C 338. B 339. B 340. C
341. E 342. C 343. C 344. C 345. A 346. B
347. D 348. A 349. A 350. A 351. C 352. C
353. C 354. E 355. D 356. D 357. B 358. B
359. B 360. B 361. A 362. A 363. E 364. D
365. A 366. D 367. B 368. C 369. D 370. E
371. A 372. D 373. E 374. C 375. B 376. D
377. A 378. C 379. B 380. C 381. D 382. D
383. B 384. A 385. D 386. C 387. D 388. C
389. E 390. C 391. A 392. C 393. A 394. D
395. D 396. B 397. E 398. C 399. A 400. B
401. C 402. B

第十三章　血液、造血器官及免疫疾病患者的护理

知　识　点

第一节　血液、造血器官及免疫疾病概述

一、造血器官和血细胞

1. 造血器官　造血器官包括骨髓、肝、脾、淋巴结以及分布在全身各处的淋巴组织和单核-吞噬细胞系统。胚胎早期，肝脾为机体主要的造血器官；胚胎后期至出生后，骨髓为人体主要造血器官。5～7岁以前全身骨髓都为红骨髓，20岁左右红骨髓仅限于扁骨及长骨的骨骺端。其余骨髓腔内的红骨髓逐渐为黄骨髓所取代。但当机体需要大量血细胞时，黄骨髓可以转变为红骨髓而参与造血。肝、脾造血功能在出生后基本停止，在造血功能应激情况下，肝、脾能够重新恢复造血，称为髓外造血。

2. 血细胞　由骨髓造血干细胞分化生成，是血液的重要组成部分，包括红细胞、白细胞和血小板。红细胞进入血液循环后的平均寿命为120天，其主要功能为结合与输送 O_2 和 CO_2。白细胞包括中性、嗜酸、嗜碱粒细胞及单核、淋巴细胞。白细胞具有变形、趋化、游走与吞噬等特性，是机体防御系统的重要组成部分。其中，中性粒细胞主要功能是吞噬异物尤其是细菌，是机体抵御入侵细菌的第一道防线；单核细胞的功能是清除死亡和不健康的细胞及微生物，是机体抵御入侵细菌的第二道防线；嗜酸粒细胞具有抗过敏及寄生虫作用；淋巴细胞参与机体的免疫功能。血小板主要参与机体的止血与凝血过程，寿命为8～11天。

二、血液病的分类

1. 红细胞疾病　包括各种贫血、溶血、红细胞增多症。

2. 白细胞疾病　有粒细胞缺乏症、白血病、淋巴瘤、骨髓增生异常综合征等。

3. 出血性疾病　包括血小板异常的疾病（如原发性血小板减少性紫癜）、凝血功能障碍性疾病（如血友病）和血管壁异常（如过敏性紫癜）。

三、血液病常见症状及护理

1. 贫血　是指单位容积的外周血液中血红蛋白浓度、红细胞计数和（或）血细胞比容低于相同年龄、性别和地区正常值低限的一种常见临床症状。其中以血红蛋白浓度的降低最为重要，我国血红蛋白测定值成年男性低于120g/L、成年女性低于110g/L为贫血。

（1）常见原因

1）失血：急、慢性失血可引起贫血，如消化性溃疡、钩虫病等常见。

2）红细胞破坏过多：各种溶血性贫血，如遗传性球形红细胞增多症。

3）红细胞生成减少：缺乏造血物质致缺铁性贫血等；各种原因致骨髓造血功能障碍致再生障碍性贫血；促红细胞生成素减少致肾性贫血。

（2）临床表现

1）一般表现：疲乏、困倦、软弱无力为贫血最常见和最早出现的症状。皮肤、黏膜苍白是贫血最突出的体征。以甲床、口唇及睑结膜苍白多见。

2）神经、肌肉系统表现：神经肌肉缺氧常出现乏力、头晕、耳鸣、头痛、记忆力减退、注意力不集中等，严重者晕厥、神志模糊、感觉障碍。

3）呼吸、循环系统表现：中度以上贫血表现为心悸、气短，活动后明显加重。心尖部及肺动脉瓣区可闻及收缩期杂音。严重贫血可造成心脏扩大，最终导致贫血性心脏病，此时不活动也表现有呼吸困难。重度贫血还可诱发心绞痛。

4）消化系统表现：食欲不振、恶心、呕吐、腹胀、腹泻或便秘。

5）泌尿系统表现：多尿、夜尿增多，低比重尿、蛋白尿等。

6）内分泌紊乱表现：性功能减退及女性月经不调或闭经。

（3）分度：临床上将贫血分为轻度（血红蛋白＞90g/L）、中度（血红蛋白60～90g/L）、重度（血红蛋白30～59g/L）、极重度（血红蛋白＜30g/L）。

(4) 实验室检查:血红蛋白测定是确定贫血的可靠指标,网织红细胞计数可作为判断贫血疗效的早期指标。

(5) 护理诊断/问题

1) 活动无耐力:与贫血致全身组织缺氧有关。

2) 营养失调:低于机体需要量,与各种原因导致造血物质摄入不足、消耗增加或丢失过多有关。

(6) 护理措施

1) 休息与运动:指导患者合理休息与活动,注意劳逸结合,重症贫血者绝对卧床休息,减轻氧耗,缓解心肺负担。

2) 饮食:给予高蛋白、高维生素,富含铁、维生素 B_{12}、叶酸等的食物,宜清淡、易消化。

3) 观察病情:注意全身情况,尤其是心血管和神经系统变化,如有问题,积极配合医生处理。

4) 做好各种检查的准备及配合。

5) 保持皮肤、口腔、会阴部清洁卫生以防感染。

6) 严重贫血患者应予常规吸氧以改善组织缺氧状态

2. 出血或出血倾向 指自发性出血或轻微损伤后出血不止。

(1) 常见原因

1) 血管壁功能异常:遗传性出血性毛细血管扩张症、过敏性紫癜等。

2) 血小板异常:特发性血小板减少性紫癜、白血病等。

3) 凝血异常:血友病、DIC 等。

(2) 临床表现

1) 出血部位:以皮肤、黏膜、牙龈、鼻出血较常见;关节腔、内脏出血常表现为关节肿痛、呕血、便血、血尿等;严重时可发生颅内出血,表现为剧烈头痛、呕吐等,可危及生命。多部位出血是血液病出血的特点。

2) 伴随症状:口腔黏膜出现血疱,提示血小板明显减少,是严重出血的征兆;呕血、黑便提示消化道出血;大量出血者伴有头晕、乏力、心悸、血压下降、大汗淋漓等休克现象;突然出现意识障碍、视物模糊、呼吸急促、喷射状呕吐、颈项强直提示颅内出血。

(3) 实验室检查包括出血时间、凝血时间、血小板计数、血块回缩试验,激活的部分凝血活酶时间(APTT)、凝血酶时间、毛细血管脆性试验等。

(4) 护理诊断/问题

有损伤的危险:出血,与血小板减少、血管壁异常、凝血因子缺乏有关。

(5) 护理措施

1) 保持环境安静,出血时向患者或家属解释病情,配合止血,稳定情绪。

2) 血小板计数低于 50×10^9/L 时应减少活动,注意休息,防止受伤。严重出血或血小板低于 20×10^9/L 者应绝对卧床休息,保持床单平整、衣服柔软舒适。

3) 给高蛋白、高维生素、易消化软食或半流质少渣饮食,禁止过硬过粗糙的食物,防止口腔黏膜及消化道出血。

4) 保持皮肤清洁,避免搔抓。尽量少用注射药物,必须使用时在注射后用消毒干棉球按住局部数分钟或十几分钟以上直至止血。

5) 牙龈和鼻腔是出血的好发部位,切忌用牙签剔牙,用软毛刷刷牙,防牙龈出血。牙龈渗血时可用肾上腺素棉片或明胶海绵贴敷止血。用液状石蜡涂抹口唇以防干裂;不可挖鼻,也不可用力擤鼻涕,可涂液状石蜡保持鼻黏膜湿润。鼻腔少量出血可用消毒干棉球或肾上腺素棉球填塞压迫止血,也可局部冷敷。大量出血时用碘仿纱条填塞或用单气囊、双腔鼻导管压迫止血。

6) 肢体出血时,抬高肢体,限制活动,也可用局部压迫止血。

7) 严密观察病情:如出现呕血、黑便、头晕,提示有消化道出血;出现视物模糊、头晕、头痛、呼吸急促、喷射性呕吐,甚至昏迷,提示脑出血,应立即通知医生,配合抢救。

3. 继发感染 由于机体免疫力降低以及营养不良,血液病患者容易发生感染。主要原因是由于正常的白细胞数量减少和质量改变,不能抵抗细菌的侵袭而发生感染。常见于白血病、再生障碍性贫血、淋巴瘤等。继发感染是白血病最常见的死亡原因之一。

(1) 临床表现

1) 致病菌:最常见为革兰阴性杆菌,长期应用抗生素者,易引起真菌感染。

2) 感染部位,多见于口腔黏膜、咽及扁桃体、肺部、泌尿道及肛周皮肤,严重时可发生败血症。发热是继发感染最常见的症状。

(2) 护理诊断/问题:体温过高,与感染有关。

(3) 护理措施

1) 休息:注意休息,高热者卧床休息,减少氧的消耗,保持病房安静、整洁、舒适,温湿度适宜。

2) 补充营养和水分:给予高热量、高蛋白、高维生素的清淡食物,加强营养,增加机体抵抗力。鼓励患者多饮水,发热时至少每日饮水 2000ml 以上以补充水分的消耗,必要时遵医嘱静脉补液。注意饮食卫生,忌食生冷食物。

3) 皮肤护理:穿透气、棉质衣服,嘱患者定期洗澡更衣,保持皮肤清洁,排便后用 1∶5000 高锰酸钾溶液坐浴,防止肛周感染。女患者每日清洗会阴部。

4）口腔护理：指导患者保持口腔卫生，每餐前后及睡前用生理盐水、3%碳酸氢钠液或朵贝尔溶液漱口，用抗生素或化疗药物时，可用碳酸氢钠溶液漱口，防真菌感染。不可用牙签剔牙。

5）病情观察：严密观察感染征象，每4小时测体温1次，如体温升高、咳嗽、咳痰、腹泻、口腔溃疡、咽痛等，随时与医师联系。遵医嘱给抗生素，并密切观察疗效及副作用。体温＞38℃时，给予物理降温，有出血倾向者禁用乙醇擦浴。高热者遵医嘱给予退热剂，鼓励多饮水，及时擦干汗液。

核心提示　贫血、出血或出血倾向、继发感染是血液系统疾病的常见症状。贫血时血红蛋白、红细胞、血细胞比容均低于正常值。以血红蛋白浓度为主要诊断依据。我国成年男性血红蛋白低于120g/L、女性低于110g/L，即可诊断为贫血。贫血者应注意休息，必要时吸氧，给予高营养饮食，做好皮肤、口腔、会阴部护理；出血或出血倾向者，应在生活、注射治疗等方面防止出血；继发感染要多饮水，保持个人卫生，做好皮肤、口腔护理；体温过高者给予降温处理。

第二节　缺铁性贫血患者的护理

缺铁性贫血是由于体内储存铁缺乏，影响血红蛋白合成所引起的一种小细胞低色素性贫血。

(一) 病因及发病机制

(1) 铁丢失过多：慢性失血最常见，如溃疡病、痔、月经过多、钩虫病等。

(2) 铁的需要量增加而摄入相对不足：如婴幼儿、青少年及妊娠、哺乳期妇女。

(3) 铁吸收不良：如胃及十二指肠切除、慢性萎缩性胃炎可使铁吸收不良而发生缺铁性贫血。

(二) 临床表现

(1) 一般贫血的表现：乏力、头痛、头晕、心悸、气促伴皮肤黏膜苍白，心率增快。

(2) 组织缺铁表现：如舌炎、口角炎、吞咽困难或梗阻感，皮肤干燥皱缩，毛发无光泽易脱落，指(趾)甲扁平甚至呈"反甲"。小儿可出现神经痛和末梢神经炎、行为异常、烦躁、注意力不集中。部分患者有异食癖，吃生米、泥土、石子等。

(3) 原发病表现：如消化性溃疡、肿瘤导致的黑便、腹部不适等。

(三) 相关检查

(1) 血象：呈小细胞低色素性贫血，血红蛋白降低。

(2) 骨髓象：中度增生，主要是中、晚幼红细胞增生活跃。

(3) 血清铁和血清铁蛋白降低；总铁结合力升高。血清铁蛋白检查可准确反映体内储存铁情况，低于12μg/L作为缺铁的依据。

(四) 治疗要点

(1) 去除病因：查明贫血原因后积极治疗，纠正病因后贫血才能彻底痊愈而不再复发。

(2) 补充铁剂：包括含铁丰富的食物和药物。药物首选口服铁剂，以硫酸亚铁最常用，0.3g/次，3次/天。口服铁剂可同服维生素C，100mg，3次/天。胃酸缺乏者可同服稀盐酸促进铁吸收。口服铁剂不能耐受或病情要求迅速纠正贫血等情况可使用注射铁剂。常用右旋糖酐铁肌内注射，成人首剂50mg，深部肌内注射，如无不良反应，次日改为100mg/d，严格掌握剂量，避免过量导致铁中毒。

(五) 护理诊断/问题

(1) 活动无耐力：与贫血致组织缺氧有关。

(2) 营养失调：低于机体需要量，与体内铁不足有关。

(3) 有感染的危险：与严重贫血有关。

(4) 知识缺乏：缺乏缺铁性贫血预防知识。

(六) 护理措施

(1) 休息：根据贫血程度合理安排休息与活动，活动量以不感到疲劳、不加重症状为度。重度贫血者要卧床休息。

(2) 饮食：给予高热量、高蛋白、高维生素、含铁丰富、易消化的食物。改变饮食习惯，不挑食、不偏食，鼓励患者多吃含铁丰富的食物，如动物肉类、肝脏、血、海带、黑木耳等。

(3) 遵医嘱给予铁剂治疗：①铁剂应用1周后血红蛋白开始上升，网织红细胞数增加可作为有效的指标，8～10周可达正常，但仍需继续服3～6个月以补足体内储存铁，以免复发。②铁剂饭后与维生素C同服，可减轻消化道副作用，利于铁吸收。③避免与咖啡、茶、蛋类、牛奶、植物纤维同时服用，否则不利于铁的吸收。④服用液体铁剂时应用吸管，以免牙齿色素沉着。⑤告诉患者服用铁剂时出现黑便属正常现象。⑥注射铁剂应深层肌内注射，以减轻疼痛，少数患者可有局部疼痛、淋巴结肿痛、过敏反应，严重者可发生过敏性休克，注射后10分钟至6小时内注意观察副作用。

(4) 健康指导：开展预防缺铁性贫血的卫生宣教，强调婴儿正确的喂养方法，妊娠期和哺乳期妇女应通过食物补充铁剂，必要时应用铁剂。介绍疾病基本知识，指导患者合理饮食，不偏食，正确服用铁剂和定期复查。

核心提示 缺铁性贫血是由于体内储存铁缺乏，导致血红蛋白合成减少而引起的一种小细胞低色素性贫血。其主要原因是由于铁的摄入不足、吸收障碍和丢失过多。治疗主要是病因治疗和补充铁剂，进食含铁多的食物和药物。铁剂要饭后服用，避免与咖啡、茶、蛋类、牛奶、植物纤维同时服用。用药后1周血红蛋白开始上升，网织红细胞数增加可作为治疗有效的指标。

第三节　巨幼红细胞贫血患者的护理

巨幼红细胞性贫血(MA)是指由于叶酸和(或)维生素 B_{12} 缺乏或某些影响核苷酸代谢药物的作用，导致红细胞核脱氧核糖核酸(DNA)合成障碍所引起的贫血。

(一) 病因及发病机制

(1) 叶酸缺乏

1) 需要量增加：婴幼儿、青少年、妊娠及哺乳期女性需要量增加而未及时补充；恶性肿瘤、溶血性贫血、慢性感染、甲状腺功能亢进症、白血病等消耗性疾病的患者，叶酸的需要量也增加。

2) 吸收不良：小肠(尤其是空肠)的炎症、肿瘤及手术切除后，长期腹泻、酗酒，以及某些药物的应用如甲氨蝶呤、乙胺嘧啶、异烟肼、苯妥英钠等，均可导致叶酸吸收不良。

3) 摄入减少：主要与食物加工方法不当有关，如腌制食物，烹煮时间太长或温度过高可致食物中的叶酸大量破坏；其次是偏食，如食物中缺少新鲜蔬菜与肉蛋制品。

4) 排出增加：如血液透析、酗酒。

(2) 维生素 B_{12} 缺乏

1) 摄入减少：常见于绝对素食、偏食等。由于维生素 B_{12} 每天需要量极少且可由肠肝循环再吸收，因此所造成的维生素 B_{12} 缺乏常需较长时间后才出现。

2) 吸收障碍：为维生素 B_{12} 缺乏最常见的原因。其包括先天性因素或后天性原因使内因子分泌减少或体内产生内因子抗体，导致内因子缺乏而使维生素吸收减少。

3) 其他：严重肝病可影响维生素 B_{12} 的储备；麻醉药氧化亚氮(N_2O)可影响维生素 B_{12} 的血浆转运和细胞内的转换与利用。

(二) 临床表现

(1) 血液系统的表现：起病多缓慢，除了贫血的一般表现外，20%左右的患者(多为重症者)伴有全血细胞减少，出现反复感染和出血。部分患者可出现轻度黄疸。

(2) 消化系统的表现：胃肠道黏膜萎缩可引起食欲不振、恶心、腹胀腹泻或便秘。口腔黏膜、舌乳头萎缩，舌面呈“牛肉样舌”，可伴舌痛。

(3) 神经系统的表现和精神症状：可有末梢神经炎、深感觉障碍、共济失调；小儿生长发育迟缓。少数患者可出现肌张力增强、腱反射亢进和锥体束征阳性；患者味觉、嗅觉降低、视力下降；重者可有大、小便失禁。叶酸缺乏者有易怒、妄想等精神症状；维生素 B_{12} 缺乏者有抑郁、失眠、记忆力下降、谵妄、幻觉甚至精神错乱、人格变态等。

(三) 辅助检查

(1) 血象：呈大细胞性贫血，MCV、MCH均增高，网织红细胞计数可正常。严重者全血细胞减少。

(2) 骨髓象：增生活跃，以红系增生为主，可见各阶段巨幼红细胞。

(3) 血清叶酸和维生素 B_{12} 浓度测定：为诊断叶酸及维生素 B_{12} 缺乏的重要指标。用放射免疫法测定：血清叶酸浓度 $<6.8\mu mol/L$ ($<3\mu g/ml$)、红细胞叶酸浓度 $<227\mu mol/L$ ($100\mu g/L$)和血清维生素 B_{12} 浓度 $<74pmol/L$ ($<100\mu g/L$)均有诊断意义。

(4) 其他：胃液分析、内因子抗体测定、维生素吸收试验等，对恶性贫血的临床诊断有参考价值。

(四) 治疗要点

(1) 病因治疗：为巨幼细胞性贫血得以有效治疗或根治的关键。

(2) 补充性药物治疗

1) 叶酸：叶酸缺乏者给予叶酸口服，直至血象完全恢复正常。因胃肠道功能紊乱而吸收障碍者，可用四氢叶酸钙每天1次肌内注射。若伴有维生素 B_{12} 缺乏，单用叶酸治疗可加重神经系统症状，故必须同时加用维生素 B_{12}。

2) 维生素 B_{12}：对维生素 B_{12} 缺乏者，可给予维生素 B_{12} 肌内注射；若无吸收障碍者，可口服维生素 B_{12} 片剂，直至血象恢复正常。若有神经系统表现者，还需维持性治疗半年到1年。恶性贫血患者则需终身性维持治疗。

(3) 其他:若患者同时存在缺铁或在治疗过程中出现缺铁的表现时,应及时补充铁剂。

(五) 常用护理诊断/问题

(1) 营养失调:低于机体需要量,与叶酸、维生素 B_{12} 摄入不足、吸收不良以及需要量增加有关。

(2) 活动无耐力:与贫血引起的组织缺氧有关。

(六) 护理措施

(1) 饮食护理

1) 改变不良的饮食习惯:建议进食富含叶酸和维生素的食品,如叶酸缺乏者应多吃绿色蔬菜、水果、谷类和动物肉类等;维生素 B_{12} 缺乏者要多吃动物肉类、肝、肾、禽蛋及海产品。

2) 减少食物性叶酸的破坏:烹调时不宜温度过高或时间过长,且烹煮后不宜久置。提倡急火快炒、灼菜、凉拌或加工成蔬菜沙拉后直接食用。

3) 改善食欲:可建议少量多餐、细嚼慢咽,进食温凉、清淡的软食。出现口腔炎或舌炎的患者,应注意保持口腔清洁,饭前、饭后用朵贝尔液或生理盐水漱口,以减少感染的机会并增进食欲。口腔溃疡面可涂溃疡膜等。

(2) 用药护理:遵医嘱正确用药,并应注意药物疗效及不良反应的观察与预防。肌内注射维生素 B_{12} 偶有过敏反应,甚至休克,要善于观察并及时处理。一般情况下,有效治疗后 1～2 天,患者食欲开始好转;2～4天后网织红细胞增加,1 周左右达高峰并开始出现血红蛋白上升,2 周内白细胞和血小板可恢复正常。4～6 周后血红蛋白恢复正常,半年到 1 年后患者的神经症状得到改善。

(3) 生活护理:预防受伤,末梢神经炎、四肢麻木无力者,应注意局部保暖、避免受伤。出现共济失调者,行走要有人陪伴。

(4) 向易患人群(婴幼儿及妊娠、哺乳妇女)及偏食者进行卫生宣教。

核心提示　巨幼细胞性贫血(MA)是指由于叶酸和(或)维生素 B_{12} 缺乏或某些影响核苷酸代谢药物的作用,导致细胞核脱氧核糖核酸(DNA)合成障碍所引起的贫血。其中90%为叶酸和(或)维生素 B_{12} 缺乏引起的营养性巨幼细胞性贫血。骨髓象:骨髓增生活跃,以红系增生为主,可见各阶段巨幼红细胞典型血象呈大细胞性贫血。纠正不良的饮食习惯,采取科学合理的烹调方式与方法。婴幼儿要及时添加辅食。

第四节　再生障碍性贫血患者的护理

再生障碍性贫血简称再障,是由多种因素引起的骨髓造血功能衰竭导致全血细胞减少的一组综合征。临床表现为进行性贫血、出血、感染及外周血中全血细胞减少。

(一) 病因及发病机制

(1) 病因:原发性再障的原因不明。继发性再障致病因素有①药物及化学物质:氯霉素最常见,其次为解热镇痛药以及抗癌药、磺胺药等。化学物质苯及其衍生物(如油漆、染料、杀虫剂等)。②物理因素:X线、放射性元素等。③生物因素:常见病毒感染,如肝炎病毒、流感病毒、风疹病毒等。

(2) 发病机制:①造血干细胞缺陷(种子学说);②造血微环境受损(土壤学说);③免疫学说。

(二) 临床表现

临床上以进行性贫血、出血和继发感染为主要表现。肝、脾、淋巴结多无肿大(表 13-1)。

(1) 重型再障:起病急,进展快,以出血、感染为主要表现,贫血进行性加重。出血部位广泛,除皮肤黏膜外,常有内脏出血,半数以上有颅内出血而危及生命。感染不易控制,常引起败血症。半数以上患者在数月至 1 年内死亡,死亡原因为脑出血及严重感染。

(2) 非重型再障:此型多见,起病缓,进展慢,以贫血为主要表现。出血较轻,主要见于皮肤及黏膜,除女性有子宫出血外,很少有内脏出血。感染以呼吸道多见,合并严重感染者少。少数病例病情恶化可演变为急性再障,预后极差。

表 13-1　重型再障与非重型再障的鉴别

判断指标	重型再障(SAA)	非重型再障(NSAA)
起病与进展	起病急,进展快	起病缓,进展慢
首发症状	感染、出血	贫血为主,偶有出血
感染的表现严重程度	重	轻

续表

判断指标	重型再障(SAA)	非重型再障(NSAA)
持续高热	突出而明显,难以有效控制	少见且易于控制
败血症	常见,主要死因之一	少见
感染部位	依次为呼吸道、消化道、泌尿生殖道和皮肤黏膜	上呼吸道、口腔牙龈
主要致病菌	革兰阴性杆菌、金葡菌、真菌	革兰阴性杆菌及各类球菌
出血的表现严重程度	重,不易控制	轻,易控制
出血部位	广泛,除皮肤黏膜外多有内脏出血,甚至颅内出血而致死	以皮肤、黏膜为主,少有内脏出血
贫血的表现	重,症状明显,易发生心衰	轻,少有心衰发生

(三) 有关检查

(1) 血象:显示红细胞、白细胞、血小板及网织红细胞均减少。

(2) 骨髓象:重型再障骨髓增生低下,红系、粒系及巨核细胞显著减少,淋巴细胞、浆细胞分类值增高;非重型再障骨髓增生不良,三系均降低。

(四) 治疗要点

(1) 对症治疗:纠正贫血、止血和控制感染。

(2) 非重型再障治疗:首选用药为雄激素,作用机制为刺激肾脏产生促红细胞生成素,对骨髓有直接刺激红细胞生成作用。常用丙酸睾酮及其衍生物,需治疗 3～6 个月,判断疗效指标为网织红细胞或血红蛋白升高。

(3) 重型再障治疗:可用免疫抑制剂,或进行骨髓移植。

(五) 护理诊断/问题

(1) 活动无耐力:与贫血导致组织缺氧有关。

(2) 有感染的危险:与白细胞减少有关。

(3) 有损伤的危险:与血小板减少有关。

(六) 护理措施

(1) 合理安排休息与活动:急性再障者需绝对卧床休息以减少出血。慢性再障轻、中度贫血者适当休息,避免劳累,如活动中出现心悸、气短应立即停止活动;重度贫血者以卧床休息为主。

(2) 出血及感染的护理:详见血液病常见症状护理。

(3) 脑出血护理:血小板低于 20×10^9/L,应卧床休息,禁止头部剧烈活动,以防颅内出血。观察患者神志、意识、瞳孔及生命体征的变化,一旦出现头痛、呕吐、视物模糊、意识障碍等颅内出血征兆,立即与医师联系。置患者于平卧位,头部置冰袋或冰帽,高流量吸氧,保持呼吸道通畅,建立静脉通路,按医嘱用药。输新鲜血、浓缩血小板悬液止血效果好。

(4) 用药护理:雄激素治疗需 3～6 个月后见效,应鼓励患者坚持治疗,注意观察其副作用,如须毛增多、痤疮、女性闭经、肝损害、水肿等。此外,注射时需深部缓慢分层注射,以便于吸收,并注意轮换注射部位。

(5) 心理护理:多与患者交谈,针对急慢性再障患者的不同的心理状态做好解释工作,鼓励患者正确面对疾病;说明通过治疗,可控制病情,鼓励家属共同参与治疗和护理,消除不良情绪,积极配合治疗。

(6) 健康指导:教育患者不滥用药物,如氯霉素、磺胺药、解热镇痛药等,要在医生指导下使用。出院后要坚持治疗,预防出血、感染,定期门诊复查。

> **核心提示** 再生障碍性贫血以进行性贫血、出血和继发感染为主要表现,多无肝、脾、淋巴结肿大,治疗用药首选雄激素,重点做好用药护理和颅内出血的护理。

第五节 血友病患者的护理

血友病是因遗传性凝血因子缺乏而引起的一组出血性疾病。包括血友病 A、血友病 B 及遗传性凝血因子Ⅺ缺乏症,其中以血友病 A 最为常见。

(一) 病因和发病机制

(1) 病因:遗传性疾病,不同类型血友病的发病基础与其所缺乏的凝血因子种类有关(血友病 A、B 及遗传性凝血因子Ⅺ缺乏症分别缺乏凝血因子Ⅷ、凝血因子Ⅸ和凝血因子Ⅺ)。

(2) 遗传规律:血友病 A、B 均属 X 连锁隐性遗传性疾病,其遗传规律为:男性患者与正常女性结婚,其女儿100%为携带者，儿子均为正常人，正常男性与携带者女性结婚，其儿子有50%为血友病患者，女儿有50%为携带者。

(二) 临床表现

(1) 出血：出血的轻重主要与血友病类型及相关因子缺乏程度有关。血友病A出血较重，血友病B则较轻。

血友病的出血多为自发性或轻度外伤(如碰伤、切割、扭伤、针刺或注射等)、小手术(如拔牙)后出现局部持久的缓慢渗血。其出血具有以下特征：①生来俱有，伴随终生，但罕有出生时脐带出血；②常表现为皮下软组织或肌肉出血；③负重关节如膝、踝关节等反复出血甚为突出，最终致关节肿胀、僵硬、畸形，可伴骨质疏松、关节骨化及相应肌肉萎缩(血友病关节)。

(2) 血肿压迫症状：血肿压迫周围神经可致局部疼痛、麻木及肌肉萎缩；压迫血管可致相应供血部位缺血性坏死或淤血、水肿；口腔底部、咽后壁、喉及颈部出血可致呼吸困难甚至窒息。

(三) 辅助检查

(1) 筛查试验：凝血时间(CT)和活化部分凝血活酶时间(APTT)延长，凝血酶原消耗(PCT)不良及简易凝血活酶生成试验(STGT)异常。

(2) 确诊试验：凝血活酶生成试验(TGT)及纠正试验，可确定3种血友病的诊断与鉴别诊断。

(3) 特殊检查：凝血因子Ⅷ:C、凝血因子Ⅺ抗原及活性测定；基因诊断。

(四) 治疗原则

(1) 一般治疗：止血的治疗。

(2) 替代疗法：补充凝血因子，如新鲜的冷冻血浆、冷沉淀物等。

(3) 药物治疗：去氨加压素。

(4) 其他：如基因治疗、外科治疗。

(五) 护理诊断/问题

(1) 有损伤的危险：出血，与凝血因子缺乏有关。

(2) 有废用综合征的危险：与反复关节腔出血有关。

(六) 护理措施

(1) 预防出血

1) 告知患者不要过度负重或做剧烈的接触性运动，如：拳击、足球，不要穿硬底鞋或赤脚走路，使用刀、剪、锯等工具时应戴手套。

2) 尽量避免手术治疗，必须手术时，术前应根据手术的大小补充足够量的凝血因子，避免或减少各种不必要的穿刺或注射，必须时，拔针后局部按压5分钟以上，直至出血停止，禁止使用静脉留置套管针，以免针刺点出血。

3) 注意口腔卫生，防龋齿，少食带骨、刺的食物，以免刺伤口腔或消化道黏膜。

(2) 出血的护理：按医嘱实施或配合止血处理，对于咽喉部出血或血肿形成者，为避免血肿压迫呼吸道而引起窒息，应协助患者取侧卧位或头偏向一侧，必要时用吸引器将血块吸出，并做好气管插管或气管切开的准备。

(3) 病情观察：监测患者出血情况的变化，以判断病情，定期监测血压脉搏，观察患者有无出血症状、肌肉及关节血肿等引起的表现，及时发现急重症患者，及时报告医生，并配合紧急抢救。

(4) 用药护理：遵医嘱用药，避免使用阿司匹林等有抑制凝血机制作用的药物，输注凝血因子时应在取回后立即输注，输注冷沉淀物或冷冻血浆时，应在37℃温水中解冻、融化，并以患者能耐受的速度快速输入。输注的过程中密切观察有无输血反应。

(5) 关节的护理：针对病变关节进行科学合理的康复训练，是预防患者发生关节失用的重要措施。急性期为避免出血加重、促进关节腔内出血的吸收，应予以局部制动并保持肢体功能位；在肿胀未完全消退、肌肉力量未恢复前，切勿使患肢负重，在关节腔出血控制后，帮助患者做好受累关节的主动或被动运动，以促进受累关节功能的恢复。

(6) 健康指导：重视遗传咨询、婚前检查和产前诊断，是减少血友病发病率的重要措施。为了减少血友病患儿的诞生，女性携带者均应进行产前诊断，一般可于13～16周进行羊水穿刺，确定胎儿性别及基因表型，以明确是否为胎儿血友病，决定是否终止妊娠。

核心提示　血友病是因遗传性凝血因子缺乏而引起的一组出血性疾病，自发性出血或轻度外伤后持久的缓慢渗血是本病的主要临床表现。重点是出血的预防和护理以及做好健康指导，重视遗传咨询、婚前检查和产前诊断，是减少血友病发病率的重要措施。

第六节　特发性血小板减少性紫癜患者的护理

特发性血小板减少性紫癜(ITP)，是一种因血小板免疫性破坏，导致外周血中血小板减少的出血性疾病。

(一) 病因及发病机制

ITP 的病因未明,可能与如下因素有关。

(1) 感染:细菌或病毒感染与 ITP 发病相关,尤其是上呼吸道感染。

(2) 免疫因素:血小板相关抗体或抗血小板抗体等自身抗体的形成,导致血小板破坏增多使血小板数目减少。

(3) 脾:是自身抗体产生的主要部位,也是血小板被破坏的主要场所。

(4) 其他因素:慢性型 ITP 多见于 40 岁以下的女性,可能与体内雌激素水平较高有关。

(二) 临床表现

(1) 急性型:半数以上见于儿童,起病前 1～2 周常有上呼吸道或病毒感染史。起病急,常有畏寒、发热及全身广泛出血。出血表现为皮肤、黏膜瘀点、瘀斑,甚至血肿或血疱。可有鼻腔、牙龈、消化道、泌尿生殖系出血,颅内出血是本病致死的主要原因。病程多在 4～6 周恢复。

(2) 慢性型:以 40 岁以下成年女性多见。起病缓慢,出血症状较轻,表现为反复发作的皮肤及黏膜瘀点、瘀斑,可伴轻度脾脏肿大,有的女性患者仅以月经过多为主要表现。每次发作常持续数周或数月,可迁延多年。

(三) 有关检查

(1) 血象:血小板计数减少,急性型常低于 $20\times10^9/L$,慢性型常为$(30\sim80)\times10^9/L$。

(2) 骨髓象:巨核细胞数正常或增加;有血小板形成的巨核细胞显著减少(<30%)。

(3) 其他:束臂试验阳性、出血时间延长。

(四) 治疗要点

(1) 一般治疗:血小板明显减少、出血严重者应卧床休息,感染时应使用抗生素。

(2) 糖皮质激素为本病首选治疗用药。

(3) 脾脏切除:机制是减少血小板破坏及抗体的产生。切除脾脏后约 70%可获疗效。适应证为糖皮质激素治疗 3～6 个月无效,或需大剂量(30mg/d)维持者。

(4) 免疫抑制剂:一般不作首选,用于以上治疗无效或疗效差者,可与糖皮质激素合用以提高疗效及减少糖皮质激素的用量。

(5) 输血或输血小板:仅用于严重出血者、血小板低于 $20\times10^9/L$ 者、脾脏切除术前准备。输新鲜血或浓缩血小板悬液有较好的止血效果。

(6) 其他:中药、达那唑、止血药等。

(五) 护理诊断/问题

(1) 组织完整性受损:与血小板减少有关。

(2) 有感染的危险:与糖皮质激素治疗有关。

(3) 潜在并发症:颅内出血。

(六) 护理措施

(1) 出血情况的监测:注意出血部位、范围、出血量及出血是否停止,还要注意患者的自觉症状、情绪反应、生命体征及神志变化。定期检查血小板计数。及时发现新发生出血或内脏出血。

(2) 心理护理:加强心理疏导,消除不良情绪。鼓励患者说出所关心的问题,耐心解释,消除顾虑。一旦发生严重出血,护士应沉着冷静,以熟练的护理给患者以安慰。

(3) 用药护理

1) 观察糖皮质激素的疗效及副作用,如痤疮、多毛等。并向患者说明长期用药易合并感染、高血压、糖尿病,用药期间定期检查血压、尿糖及血白细胞计数。

2) 免疫抑制剂要注意骨髓造血功能抑制、末梢神经炎、出血性膀胱炎等副作用,必要时停药。

3) 避免使用可能引起血小板减少或抑制其功能的药物,如阿司匹林、双嘧达莫等。

> **核心提示** 特发性血小板减少性紫癜的病因主要是感染和免疫因素;临床表现,急性型以畏寒、发热、全身广泛出血为主,慢性型为反复发作的皮肤及黏膜出血;糖皮质激素为本病首选治疗用药;护理措施侧重于用药的护理,即注意观察应用糖皮质激素和免疫抑制剂的疗效及不良反应。

第七节 过敏性紫癜患者的护理

过敏性紫癜是一种常见的血管变态反应性出血性疾病。本病多见于儿童及青少年,男性略多于女性(1.4∶1～2∶1),以春秋季发病居多。

(一) 病因

(1) 感染:为最常见的原因,包括细菌,特别是β溶血性链球菌引起的上呼吸道感染、猩红热及其他局灶性感染;病毒(如麻疹、水痘、风疹病毒)以及肠道寄生虫感染等。

(2) 食物:主要是机体对某些动物性食物中的异

性蛋白质过敏所致，如鱼、虾、蟹、蛋及乳类等。

(3) 药物：抗生素类、磺胺类、异烟肼、阿托品、噻嗪类利尿药、解热镇痛药(如水杨酸类、保泰松、吲哚美辛)及奎宁类等。

(4) 其他：寒冷刺激、花粉、尘埃、昆虫咬伤、疫苗接种等。

(二) 发病机制

发病机制尚未十分明确。可能是上述致敏因素促发机体产生Ⅰ型和(或)Ⅲ型变态反应(与免疫复合物形成、局部沉积及补体激活后炎性物质的产生有关)的结果。

(三) 临床表现

多为急性起病，病前 1～3 周常有发热、咽痛、乏力及食欲不振等上呼吸道感染的表现，随后则可出现本病典型的临床表现。根据受累部位及其临床表现的不同，可分为下列 5 种类型：

(1) 单纯型(紫癜型)：是最常见的一种临床类型。主要表现为皮肤的瘀点、紫癜。多局限于四肢，以下肢及臀部尤其下肢伸侧最为多见，分布呈对称性，可分批出现；其形状大小不等，以瘀点为多，严重者紫癜可融合成大血疱，中心呈出血性坏死。

(2) 腹型：为最具潜在危险的类型。除皮肤瘀点或紫癜外，最常见的表现是腹痛，多位于脐周、下腹或全腹，呈突发的阵发性绞痛，可伴恶心、呕吐、腹泻、便血、肠鸣音活跃或亢进，无明显腹肌紧张及反跳痛，严重者可发生脱水或并发消化道大出血而出现周围循环衰竭。

(3) 关节型：除皮肤紫癜外，关节部位血管受累常可出现关节肿胀、疼痛、压痛和功能障碍。多见于膝、踝、肘及腕关节，上述关节症状可反复发作，疼痛有时可呈游走性。关节症状一般在数月内消失，无后遗症或关节畸形。

(4) 肾型：是病情最为严重的一种临床类型。多在紫癜发生后 1 周左右出现血尿，或伴蛋白尿、管型尿。少数患者可出现水肿、高血压和肾功能不全。多数患者在 3～4 周内恢复，也有反复发作迁延数月者。少数发展为慢性肾炎或肾病综合征，甚至尿毒症。

(5) 混合型：具备两种以上类型的特点，称为混合型。

除以上常见类型及其临床表现以外，少数患者还可因病变累及眼部、脑及脑膜血管，而出现视神经萎缩、虹膜炎、视网膜出血及水肿、中枢神经系统症状、体征等。

(四) 实验室及其他检查

(1) 血常规：白细胞计数轻度至中度增高，伴嗜酸粒细胞增多，血小板计数正常。

(2) 尿液检查：肾型或混合型可有血尿、蛋白尿、管型尿。

(3) 粪便潜血试验：消化道出血者，粪便潜血试验阳性。

(4) 其他：半数以上患者束臂试验阳性，毛细血管镜检查可见毛细血管扩张、扭曲及渗出性炎症。出血时间及凝血各项试验均正常。

(五) 治疗要点

(1) 病因防治：寻找并去除致病因素。

(2) 药物治疗

1) 一般性药物的应用：抗组胺类药物的应用，如异丙嗪、阿司咪唑、氯苯那敏(扑尔敏)等，辅助性应用大剂量维生素 C 、曲克芦丁及静脉注射钙剂等。

2) 糖皮质激素的应用：对腹型和关节型疗效较好，对紫癜型及肾型疗效不明显，常用泼尼松，重者可用氢化可的松或地塞米松静脉注射。

3) 免疫抑制剂的应用：上述治疗效果不佳者可酌情使用免疫抑制剂，如环磷酰胺或硫唑嘌呤等。

4) 对症及其他治疗：腹型患者可皮下注射解痉剂，如阿托品或山莨菪碱以缓解腹痛，发生上消化道出血者按上消化道出血的常规进行处理：禁食、制酸与止血，必要时输血。肾型患者特别是以肾病综合征为主要表现者，可联合应用糖皮质激素、免疫抑制剂及抗凝剂。

(六) 常用护理诊断/问题

(1) 有损伤的危险：出血，与血管壁的通透性和脆性增加有关。

(2) 疼痛：腹痛、关节痛，与局部过敏性血管炎性病变有关。

(3) 潜在并发症：慢性肾炎、肾病综合征、慢性肾衰竭。

(4) 知识缺乏：缺乏有关病因预防的知识。

(七) 护理措施

(1) 避免诱因：与本病发病有关的药物或食物，详见本病病因部分的有关内容。

(2) 生活护理：根据具体病情，调整休息与饮食。

1) 卧床休息：对于发作期患者均应增加卧床休息，避免过早或过多的行走性活动。

2) 饮食指导：除了注意避免过敏性食物的摄取外，发作期可根据病情选择清淡、少刺激、易消化的软食或半流饮食。若有消化道出血，应避免过热饮食，必要时禁食。

(3) 治疗配合与护理：遵医嘱正确、规律给药。用药前做好患者的解释工作，以取得患者的充分理解和配合。若使用糖皮质激素，应向患者及家属讲明可能出现的不良反应，特别是感染的问题。应加强护理，预防感染的发生。用环磷酰胺时，嘱患者多饮水，注意观察尿量及尿色改变。对出血严重或禁食者，应建立静脉通道，遵医嘱静脉补液，做好配血与输血的各项护理。

(4) 病情观察：密切观察患者出血的进展与变化，了解有无新发出血、肾损害、关节活动障碍等表现，患者的自觉症状，皮肤瘀点或紫癜的分布有无增多或消退；有无水肿以及尿量、尿色的变化等。对于腹痛的患者，注意评估疼痛的部位、性质、严重程度及其持续时间，有无伴随症状。

(5) 对症护理：协助患者采取舒适体位，如腹痛者宜取屈膝平卧位等；关节肿痛者要注意局部关节的制动与保暖，必要时可遵医嘱使用解痉剂或消炎止痛剂，注意药物疗效及不良反应的观察与预防。

核心提示 过敏性紫癜是一种常见的血管变态反应性出血性疾病。主要表现为皮肤瘀点或紫癜，可伴有腹痛、便血、关节痛、血尿及血管神经性水肿和荨麻疹等过敏表现，多见于儿童及青少年，感染为最常见的原因。血小板计数正常；肾型或混合型可有血尿、蛋白尿、管型尿；消化道出血者粪便潜血试验阳性。半数以上患者束臂试验阳性，出血时间及凝血各项试验均正常。护理最重要的是防治病因。

第八节 弥散性血管内凝血(DIC)患者的护理

弥散性血管内凝血(DIC)是在许多疾病基础上，凝血及纤溶系统被激活，导致全身微血栓形成，凝血因子大量消耗并继发纤溶亢进，引起全身出血及微循环衰竭的临床综合征。

(一) 病因

(1) 感染性疾病：最多见，包括革兰阴性菌或阳性菌引起的感染及败血症，如脑膜炎球菌、铜绿假单胞菌、金黄色葡萄球菌等；病毒感染，如肾综合征出血热等；立克次体感染，如斑疹伤寒；其他病原体感染，如系统性真菌感染、钩端螺旋体病、脑型疟疾等。

(2) 恶性肿瘤：常见的有急性白血病、淋巴瘤、前列腺癌、胰腺癌、肝癌、肾癌等。

(3) 手术及创伤：富含组织因子的器官如脑、前列腺、胰腺、子宫及胎盘等，可因手术及创伤等释放组织因子，诱发 DIC。大面积烧伤、严重挤压伤、骨折及蛇咬伤也易致 DIC。

(4) 病理产科：如胎盘早剥、羊水栓塞、感染性流产、死胎滞留、重症妊娠高血压等疾病。

(5)医源性因素：主要与药物、手术、放疗及化疗、不正常的医疗操作有关。

(6) 全身各系统疾病：恶性高血压、肺心病、急性胰腺炎、重症肝炎、异型输血、糖尿病酮症酸中毒、系统性红斑狼疮、中毒、移植物抗宿主病等。

(二) 发病机制

任何因素只要可以引起组织凝血活酶释放或激活都有可能导致 DIC 的发生。在 DIC 发生过程中，促使各种细胞中组织因子的异常表达和释放，是重要的启动机制。凝血酶与纤溶酶的形成，是引发血管内微血栓形成、凝血因子减少及纤溶亢进等病理生理改变的关键及主要机制。

从病理生理角度来看，DIC 的发生与发展过程可分为高凝血期、消耗性低凝血期、继发性纤溶亢进期 3 个阶段。

(三) 临床表现

DIC 的临床表现可因原发病、DIC 类型、分期不同而有较大差异。

(1) 出血倾向：是 DIC 最常见的症状之一。为自发性、多发性出血，部位可遍及全身，多见于皮肤、黏膜、伤口及穿刺部位；其次为某些内脏出血，如咯血、呕血、尿血、便血、阴道出血，严重者可发生颅内出血。

(2) 低血压、休克或微循环衰竭：为一过性或持续性血压下降，早期即出现肾、肺、大脑等器官功能不全，表现为肢体湿冷、少尿、呼吸困难、发绀及神志改变等。

(3) 微血管栓塞：皮肤黏膜栓塞可使浅表组织缺血、坏死及局部溃疡形成；内脏栓塞常见于肾、肺、脑等，可引起急性肾衰竭、呼吸衰竭、颅内高压等，从而出现相应的症状和体征。

(4) 微血管病性溶血：可表现为进行性贫血，贫血的程度与出血量不成比例，偶见皮肤、巩膜黄染。

(四) 辅助检查

血小板计数减少、凝血酶原时间延长、纤维蛋白原定量减少、抗凝血酶Ⅲ含量及活性降低；3P 试验阳性、D-二聚体水平升高或阳性。

(五) 治疗要点

(1) 去除诱因，治疗原发病。

(2) 抗凝疗法：肝素，是 DIC 首选的抗凝疗法。急性或暴发型 DIC 通常选用肝素钠 10 000～

30 000U/d，一般为 15 000 U/d 左右静脉滴注；目前临床常用低分子肝素 75U/(kg · d)，1 次或 2 次皮下注射，连续用药 3～5 天。

(3) 补充凝血因子和血小板：适用于血小板和凝血因子明显减少，且已进行基础病变及抗凝治疗，但 DIC 仍未有效控制的患者。

(4) 抗纤溶治疗：适用于继发性纤溶亢进为主的 DIC 晚期，一般应在已进行有效原发病治疗、抗凝治疗及补充凝血因子的基础上应用。

(六) 常用护理诊断/问题

(1) 有损伤的危险：出血，与 DIC 所致的凝血因子被消耗、继发性纤溶亢进、肝素应用等有关。

(2) 潜在并发症：休克、多发性微血管栓塞、多器官功能衰竭。

(七) 护理措施

(1) 一般护理：卧床休息，根据病情采取合适的体位，如休克者可取中凹位，呼吸困难者可取半卧位；注意保暖；加强皮肤护理，预防压疮；协助排便，必要时保留尿管；遵医嘱进流食或半流食，必要时禁食。给予吸氧。

(2) 病情观察：严密观察病情变化，及时发现休克或重要器官功能衰竭。定时监测患者的生命体征，注意意识状态的变化，记录 24 小时尿量，观察皮肤颜色、温度、末梢感觉，有无各器官栓塞的症状和体征，如肺栓塞表现为突然胸痛、呼吸困难、咯血；脑栓塞引起头痛、抽搐、昏迷等；肾栓塞可引起腰痛、血尿、少尿或无尿。甚至发生急性肾衰竭；胃肠道黏膜出血、坏死可引起消化道出血；皮肤栓塞可出现手指、足趾、鼻、颈、耳部发绀，甚至引起皮肤干性坏死等。注意出血的部位、范围及其严重程度，多部位的出血或渗血，特别是手术伤口、穿刺点和注射部位的持续渗血，是发生 DIC 的特征。

(3) 用药护理：遵医嘱正确用药，严格掌握药物剂量如肝素，严密观察治疗效果，监测凝血时间等实验室各项指标，随时按医嘱调整剂量，预防不良反应。

> **核心提示**　DIC 是在许多疾病基础上，凝血及纤溶系统被激活，导致全身微血栓形成，凝血因子大量消耗并继发纤溶亢进，引起全身出血及微循环衰竭的临床综合征，出血倾向是 DIC 最常见的症状，可出现多器官功能的衰竭。治疗原则是治疗原发病、抗凝、抗纤溶及补充凝血因子，护理措施主要是出血的观察和护理。多部位的出血或渗血，特别是手术伤口、穿刺点和注射部位的持续渗血，是发生 DIC 的特征。

附：骨髓穿刺术的护理

1. 穿刺目的　协助诊断血液病、传染病和寄生虫病；了解骨髓造血情况，为化疗和应用免疫抑制剂作参考；骨髓腔输液、输血、给药或骨髓移植。

2. 术前准备　①向患者说明穿刺的目的、过程，以取得合作。②测定出血及凝血时间。③做普鲁卡因皮试。④准备治疗盘 1 套、骨髓穿刺包 1 个（内含骨髓穿刺针、针头、洞巾、纱布等），准备好麻醉药、无菌手套、载玻片、培养基、酒精灯、火柴、胶布等。

3. 术中配合　①协助患者摆好体位：胸骨或髂前上棘穿刺时取仰卧位，胸骨穿刺者于背后垫枕头。髂骨上棘穿刺时，侧卧位或俯卧位。棘突穿刺时坐位，尽量弯腰使棘突暴露。②常规消毒、戴手套、铺洞巾，皮下至骨膜麻醉后进行穿刺，吸取少许骨髓液，并将骨髓液立即滴于载玻片上推片，制成数张骨髓片。同时吸取 1～2ml 骨髓液，留取培养标本送检。③术中观察患者面色、脉搏及有无其他不适。④穿刺后将无菌纱布盖于针孔上并按压数分钟，用胶布固定。

4. 术后护理　平卧休息 4 小时，观察穿刺部位有无出血，术后 24 小时内禁沐浴。

习题训练

A_1 型题

1. 贫血是指单位容积的外周血液中
   A. 红细胞数或血红蛋白量低于正常
   B. 红细胞数和血红蛋白量低于正常
   C. 红细胞数和红细胞比容低于正常
   D. 红细胞数和网织红细胞数低于正常
   E. 红细胞数、血红蛋白浓度和(或)红细胞比容低于正常

2. 严重贫血时出现晕厥、神志不清是什么原因
   A. 脑血栓形成　　B. 短暂脑缺血发作
   C. 颈椎病　　D. 短暂癫痫
   E. 脑缺氧

3. 各种贫血的护理诊断中最常用的是
   A. 营养失调　　B. 有感染的危险
   C. 活动无耐力　　D. 气体交换受损
   E. 心排血量减少

4. 成熟红细胞的主要功能是
   A. 参与人体对入侵异物的反应过程

B. 输送氧和二氧化碳
C. 止血、凝血
D. 分化增殖
E. 参与物质代谢

5. 贫血最常见和最早出现的症状是
A. 头晕　B. 心悸
C. 食欲减退　D. 气短
E. 乏力

6. 评估贫血最主要的实验室检查方法是
A. 红细胞计数及血红蛋白测定
B. 血涂片染色
C. 网织红细胞计数
D. 血白细胞计数
E. 骨髓检查

7. 重度贫血时血红蛋白低于
A. 120g/L　B. 110g/L
C. 90g/L　D. 60g/L
E. 30g/L

8. 血液病患者最应警惕发生的情况是
A. 皮肤黏膜血肿　B. 呼吸道出血
C. 消化道出血　D. 泌尿生殖道出血
E. 颅内出血

9. 小细胞低色素贫血常见于
A. 巨幼细胞贫血　B. 缺铁性贫血
C. 溶血性贫血　D. 失血性贫血
E. 再生障碍性贫血

10. 饮食中含铁量最少的是
A. 奶类　B. 海带
C. 动物血　D. 香菇
E. 瘦肉

11. 硫酸亚铁的口服方法是
A. 每 8 小时 1 次　B. 每 6 小时 1 次
C. 3 餐饭前　D. 3 餐饭后
E. 睡前 1 次

12. 铁剂在饭后服用的理由是
A. 减少对胃肠道的刺激
B. 防止过敏反应
C. 防止肝脏损害
D. 有利于铁的吸收
E. 有利于铁的利用

13. 有利于口服铁剂吸收的维生素是
A. 维生素 B_1　B. 维生素 B_{12}
C. 维生素 E　D. 维生素 C
E. 维生素 K

14. 能与铁剂同饮或同服的食物是
A. 植物纤维　B. 浓茶
C. 肉类　D. 牛奶
E. 咖啡

15. 口服铁剂最常见的不良反应是
A. 过敏反应　B. 胃肠道反应
C. 铁中毒　D. 肝脏损害
E. 继发感染

16. 最常见的贫血是
A. 再生障碍性贫血　B. 缺铁性贫血
C. 溶血性贫血　D. 急性失血性贫血
E. 巨幼细胞贫血

17. 引起婴幼儿缺铁性贫血的原因有多种，但最主要原因是
A. 体内储铁不足
B. 铁的摄入不足
C. 生长发育快，需铁量增加
D. 某些疾病的影响
E. 铁丢失过多

18. 缺铁性贫血患者不可能出现的护理诊断或合作性问题是
A. 活动无耐力
B. 营养失调：低于机体需要量
C. 潜在并发症：药物副作用
D. 潜在并发症：出血及感染
E. 焦虑

19. 缺铁性贫血最常见的病因是
A. 慢性失血　B. 铁吸收不良
C. 铁摄入不足　D. 铁利用不良
E. 慢性溶血

20. 治愈缺铁性贫血的关键措施是
A. 铁剂治疗　B. 增加营养
C. 少量输血　D. 病因治疗
E. 使用激素

21. 铁在人体的吸收部位主要是
A. 胃　B. 十二指肠
C. 食管　D. 结肠
E. 盲肠

22. 缺铁性贫血的特征性表现
A. 皮肤、黏膜苍白
B. 头晕、耳鸣、眼花、记忆力减退、注意力不集中、嗜睡
C. 体力活动后心悸、气急
D. 食欲不振、恶心、腹胀
E. 皮肤干燥、皱缩，毛发干枯、易脱落，反甲，指甲薄易裂

23. 注射铁剂的注意事项不包括
A. 常规肌内注射

B. 采用"Z"型注射法
C. 避免药液外渗
D. 剂量计算准确
E. 重者可致过敏性休克

24. 关于口服铁剂的护理，下列哪项是错误的
A. 宜饭后或餐中服用
B. 避免与浓茶、咖啡同服
C. 服铁剂期间，大便会变成黑色
D. 在血红蛋白完全正常后可停服铁剂
E. 口服液体铁剂时，要用吸管

25. 缺铁性贫血是
A. 正细胞正色素性贫血
B. 大细胞低色素性贫血
C. 小细胞正色素性贫血
D. 小细胞低色素性贫血
E. 大细胞正色素性贫血

26. 巨幼细胞性贫血的治疗主要是补
A. 铁剂　　B. 钾盐
C. 叶酸　　D. 蛋白质
E. 钙剂

27. 巨幼红细胞性贫血特有的表现
A. 红细胞减少　　B. 疲乏无力
C. 食欲不振　　D. 心率增快
E. 神经、精神症状

28. 营养性巨幼细胞性贫血的病因大多是由于缺乏
A. 维生素 B_{12}　　B. 铁
C. 叶酸　　D. 锌
E. 烟酸

29. 营养性巨幼细胞性贫血的血清叶酸浓度低于多少有诊断意义
A. 6.81μmol/L　　B. 7.82μmol/L
C. 5.32μmol/L　　D. 8.68μmol/L
E. 8.18μmol/L

30. 关于营养性巨幼细胞性贫血的描述错误的是
A. 为大细胞性贫血
B. 绝大多数是由于缺乏叶酸所致
C. 多与食物烹调方法不当和偏食有关
D. 恶性贫血与内因子缺乏有关
E. 恶性贫血常见

31. 急性再生障碍性贫血的患者预防感染的有效措施是
A. 支持疗法　　B. 抗生素
C. 输白细胞　　D. 保护性隔离
E. 输血

32. 长期无保护，接触 X 线可造成
A. 表皮灼伤　　B. 恶病质
C. 骨髓抑制　　D. 营养不良
E. 骨脱钙

33. 可引起再生障碍性贫血的常见药物是
A. 异丙嗪　　B. 氯霉素
C. 保泰松　　D. 环磷酰胺
E. 阿司匹林

34. 再生障碍性贫血的原因是
A. 造血原料缺乏　　B. 红细胞生成减少
C. 骨髓造血功能衰竭　　D. 失血过多
E. 红细胞内在缺陷

35. 再生障碍性贫血一般不出现
A. 面色苍白
B. 皮肤紫癜
C. 肛周感染
D. 肝、脾、淋巴结肿大
E. 全血细胞减少

36. 丙酸睾酮不可能引起
A. 肝功能损害　　B. 毛发增多
C. 体重增加　　D. 骨髓造血功能抑制
E. 注射局部硬结

37. 慢性再障最早出现的临床表现是
A. 贫血　　B. 出血
C. 感染　　D. 消瘦
E. 黄疸

38. 急性型再生障碍性贫血早期最突出的表现是
A. 出血和感染　　B. 进行性贫血
C. 进行性消瘦　　D. 肝、脾、淋巴结大
E. 黄疸

39. 再生障碍性贫血患者应绝对卧床休息的标准为血小板数低于
A. $50\times10^9/L$　　B. $40\times10^9/L$
C. $30\times10^9/L$　　D. $20\times10^9/L$
E. $10\times10^9/L$

40. 治疗慢性再障的首选药物是
A. 糖皮质激素　　B. 雄激素
C. 雌激素　　D. 白消安
E. 环磷酰胺

41. 丙酸睾酮肌内注射，不正确的方法是
A. 深部注射　　B. 缓慢注射
C. 分层注射　　D. 更换部位注射
E. 局部冷敷注射

42. 雄激素治疗慢性再生障碍性贫血 3～6 个月后首先升高的是
A. 白细胞　　B. 血红蛋白
C. 血小板数　　D. 网织红细胞数
E. 红细胞数

43. 血友病A的主要临床表现是
A. 关节疼痛　B. 自发性出血
C. 外伤后出血　D. 僵硬
E. 关节畸形

44. 治疗血友病最有效的止血方法是
A. 局部压迫止血　B. 糖皮质激素
C. 补充凝血因子　D. 氨甲苯酸
E. 去氨加压素

45. 有关血友病A的叙述错误的是
A. X连锁隐性遗传　B. 临床上最少见
C. 男发病,女性传递　D. 主要表现为出血
E. 缺乏凝血因子Ⅷ

46. 特发性血小板减少性紫癜患者的最重要的护理措施是观察和预防
A. 胃肠道出血　B. 脑出血
C. 鼻出血　D. 血管神经性水肿
E. 感染

47. 特发性血小板减少性紫癜最主要的发病机制是
A. 骨髓生成巨核细胞数目减少
B. 免疫反应
C. 毛细血管脆性增加
D. 脾破坏血小板增多
E. 血小板功能异常

48. 哪项不符合急性特发性血小板减少性紫癜的表现
A. 多见于儿童
B. 多有畏寒、发热
C. 可见皮肤、黏膜出血
D. 可见内脏出血
E. 脾肿大和贫血显著

49. 特发性血小板减少性紫癜最常见的出血部位为
A. 皮肤黏膜　B. 消化道
C. 泌尿道　D. 生殖道
E. 颅内

50. 治疗特发性血小板减少性紫癜急性型的首选方案是
A. 输血及输入血小板
B. 使用止血剂
C. 使用糖皮质激素
D. X线脾区照射
E. 作脾切除

51. 禁用于特发性血小板减少性紫癜的药物是
A. 泼尼松　B. 阿司匹林
C. 红霉素　D. 地西泮
E. 阿莫西林

52. 急性特发性血小板减少性紫癜实验室检查结果正常的项目是
A. 出血时间　B. 凝血时间
C. 血小板计数　D. 毛细血管脆性试验
E. 血块收缩时间

53. 特发性血小板减少性紫癜患者长期服用糖皮质激素,不会引起
A. 库欣综合征　B. 高血压
C. 血糖增高　D. 易发生感染
E. 便秘

54. 过敏性紫癜最常见的类型是
A. 紫癜型　B. 腹型
C. 关节型　D. 肾型
E. 混合型

55. 过敏性紫癜的病因不包括
A. 细菌、病毒、寄生虫等感染
B. 鱼、虾、乳类等异性蛋白质食物过敏
C. 药物过敏
D. 花粉、昆虫咬伤、寒冷
E. 以上都是

56. DIC的治疗要点不包括
A. 抗凝治疗
B. 去除诱因,治疗原发病
C. 补充凝血因子和血小板
D. 抗纤溶治疗
E. 化疗

57. 最常见诱发弥散性血管内凝血(DIC)的病因
A. 大面积烧伤　B. 感染性疾病
C. 恶性肿瘤　D. 羊水栓塞
E. 毒蛇咬伤

58. 弥散性血管内凝血早期最常见的临床表现是
A. 贫血　B. 出血
C. 休克　D. 肺栓塞
E. 低血压

59. 弥散性血管内凝血的确诊除外
A. 3P实验和血浆FDP
B. 血小板
C. D-二聚体
D. 凝血酶原
E. 血浆蛋白原定量

60. 抗纤溶治疗适用于弥散性血管内凝血的
A. 早期　B. 中期
C. 晚期　D. 后期
E. 消耗性低凝期

A_2 型题

61. 患者,女,36岁。长期月经过多,临床表现为疲乏无力、头晕、心慌、记忆力减退,最重要的诊断贫血的表现是

A. 皮肤黏膜苍白　B. 低热
C. 脉搏加快　D. 呼吸急促
E. 心尖部收缩期杂音

62. 患者,4 岁,红细胞 1.1×10^{12}/L,血红蛋白 28g/L,该小儿可能是
A. 正常血象　B. 轻度贫血
C. 中度贫血　D. 重度贫血
E. 极重度贫血

63. 患者,40 岁,乏力,皮肤黏膜苍白,入院后应首先作哪项检查
A. X 线　B. 心电图
C. 骨髓穿刺　D. 血常规
E. 叶酸和维生素 B_{12}

64. 皮肤白皙的贫血患者就诊,护士评估患者时最能反映贫血的部位是
A. 面颊皮肤　B. 手背皮肤
C. 耳郭皮肤　D. 舌面
E. 睑结膜、甲床、口唇黏膜

65. 患者,女,28 岁。诊断缺铁性贫血,经口服铁剂后血红蛋白已恢复正常。为补足体内储存铁,有关继续铁剂治疗的正确疗程是
A. 1 个月　B. 3 个月
C. 6 个月　D. 3~6 个月
E. 先服 1 个月,6 个月时再服 1 个月

66. 患者,男,25 岁,患溃疡病 5 年,经常胃出血,血常规血红蛋白 90g/L、红细胞 3.8×10^{12}/L,确诊为缺铁性贫血,此病的原因是
A. 慢性失血　B. 缺乏白蛋白
C. 缺乏维生素 B_{12}　D. 缺乏胃蛋白酶
E. 缺乏叶酸

67. 患者,女,48 岁,头晕、乏力、面色苍白 1 年余,体检除贫血貌外,其余无阳性体征。既往月经量过多。血常规示:血红蛋白 75g/L,红细胞 2.5×10^{12}/L,白细胞 4.2×10^{9}/L,网织红细胞 0.06,肝肾功能正常,血清铁降低,总铁结合力增高。该患者可能的诊断是
A. 再生障碍性贫血　B. 缺铁性贫血
C. 巨幼细胞性贫血　D. 溶血性贫血
E. 肾性贫血

68. 患者,女,35 岁,主因头晕、心悸、乏力、面色苍白半月入院,诊断为缺铁性贫血。护士为患者作饮食指导,不正确的是
A. 膳食要均衡,避免偏食或挑食
B. 养成良好的饮食习惯,定时、定量进餐
C. 多食含铁多的食物,如动物内脏、海带、木耳等
D. 为增加铁剂的吸收,饭后应多喝浓茶、咖啡或牛奶
E. 多食富含维生素的食物

69. 患者,女,缺铁性贫血。口服铁剂治疗,服药 3 天发现大便颜色变黑,非常恐惧。此时护士应如何向患者解释
A. 药物引起的胃出血,停药后自愈
B. 并发消化道出血
C. 病情发生变化,应查找原因
D. 和饮食有关
E. 属于口服铁剂后的正常现象

70. 患者,女,28 岁,宫内妊娠 32 周,食欲不振、恶心、面色苍白、乏力。诊断缺铁性贫血。遵医嘱给右旋糖酐铁注射液 50mg 肌内注射。护士在执行时哪项不正确
A. 采用"Z"形注射法
B. 抽取药液后更换针头
C. 按照正确方法一滴排气
D. 经常更换注射部位
E. 不在皮肤暴露部位注射

71. 患者,男,缺铁性贫血,护士在为患者做用药指导时,不正确的是
A. 铁剂会引起胃肠道不良反应,应饭后或餐中服用
B. 服用铁剂时,应避免与咖啡、浓茶等一起服用
C. 服用铁剂期间,粪便会变黑,属于正常现象
D. 口服液体铁剂时要使用吸管
E. 为避免铁剂过量,症状改善后要及时停药

72. 患者,25 岁,乏力、头晕 3 个月。诊断:缺铁性贫血。平时偏食,护士在为其进行健康指导,重要的是
A. 按时服药,定期复查
B. 规律饮食,荤素结合
C. 多食含铁多的食物,不得偏食
D. 服用铁剂时,可多吃富含维生素的食物
E. 避免与抑制铁剂吸收的食物和药物同服

73. 患者,女,50 岁,半年来头晕、乏力,经检查诊断为缺铁性贫血。护士给患者进行口服铁剂治疗的指导,哪项是错误的
A. 从小剂量开始以减少胃肠道反应
B. 与维生素 C 同服可增加疗效
C. 服药后常出现粪便发黑
D. 血象恢复正常后可马上停药
E. 服药 2 小时内禁止饮浓茶

74. 患者,女,28 岁,宫内妊娠 32 周,面色苍白、头晕、乏力。诊断:缺铁性贫血。其主要原因是
A. 铁的摄入不足　B. 慢性失血致贫血

C. 铁的吸收不良　　D. 铁的利用障碍
E. 铁的需要量增加

75. 患者，女，41岁，诊断缺铁性贫血，行口服铁剂治疗，最早可观察到的有效指标是
A. 红细胞数量增多
B. 血红蛋白量增多
C. 网织红细胞计数升高
D. 红细胞比容恢复
E. 红细胞大小不等现象消失

76. 营养师为血液病患者制定的菜谱中，有瘦肉、蛋黄、猪肝、西红柿、菠菜、蚕豆。你认为此菜谱最适合哪种血液病
A. 急性白血病
B. 缺铁性贫血
C. 再生障碍性贫血
D. 特发性血小板减少性紫癜
E. 过敏性紫癜

77. 缺铁性贫血患儿，血红蛋白为78g/L。为改善贫血症状，患儿应吃下列哪种食物为最佳
A. 牛奶及乳制品
B. 鱼、虾及高热量饮食
C. 动物肝脏及高蛋白饮食
D. 海带、紫菜及高蛋白饮食
E. 紫皮茄子及高蛋白饮食

78. 患者，女，近3个月以来头晕，时有牙龈出血，月经量过多，血常规检查血红蛋白86g/L，应优先选择
A. 凝血时间　　B. 出血时间
C. 骨髓检查　　D. 心电图检查
E. 脑部CT检查

79. 患儿面色蜡黄，手有震颤，经血常规检查得：红细胞 3.1×10^{12}/L，血红蛋白78g/L，血片中以大红细胞为多，红细胞形态大小不等。应首先考虑为
A. 营养性缺铁性贫血
B. 营养性巨幼红细胞性贫血
C. 营养性混合性贫血
D. 生理性贫血
E. 溶血性贫血

80. 8个月女婴，面黄来诊，自幼羊乳喂养，未加辅食，诊断为营养性巨幼红细胞贫血。下述哪项处理最重要
A. 增加辅助食品
B. 使用维生素 B_{12}、叶酸
C. 口服铁剂
D. 口服维生素C
E. 输血

81. 患者，男，59岁。胃癌术后2年，半年来疲乏无力，皮肤黏膜苍白，心悸、气急，血涂片检查以大红细胞为主。初步诊断巨幼细胞性贫血，为明确诊断还应进一步做哪项检查
A. 血常规　　B. 骨髓穿刺
C. 叶酸　　D. 维生素 B_{12}
E. 胃液分析

82. 患者，男，30岁，妊娠36周，主因乏力、食欲不振、腹胀1月，双下肢指端麻木1周入院，查体：体温36.5℃，心率100次/分，呼吸20次/分，血压130/70mmHg，面色苍白，双下肢指端感觉减退。初步诊断营养性巨幼红细胞性贫血。护士在为患者做生活护理时应注意
A. 注意双下肢局部保暖，防止受伤
B. 每晚睡前用热水泡脚，以促进睡眠
C. 患者要绝对卧床休息
D. 为避免受凉，调节室温24～26℃
E. 必要时可用热水袋保暖

83. 患者，男，头晕、乏力、心悸，入院后行血常规检查，外周血象示大细胞性贫血，可能的诊断
A. 缺铁性贫血　　B. 巨幼细胞性贫血
C. 再生障碍性贫血　　D. 白细胞
E. 溶血性贫血

84. 9个月男婴，面黄来诊，未添加辅食，入院诊断营养性巨幼红细胞性贫血。在对患儿护理时下列哪项措施不妥
A. 恢复期加服铁剂
B. 尽可能延长母乳喂养时间
C. 治疗首选维生素 B_{12} 和叶酸
D. 添加辅食
E. 严重时可输血

85. 患者，女，25岁。患慢性再障3年，近2周来乏力、牙龈出血加重，伴发热、咳嗽。其护理诊断或合作性问题应除外
A. 组织完整性受损
B. 营养失调：低于机体需要量
C. 体液过多
D. 活动无耐力
E. 潜在并发症：感染

86. 某再生障碍性贫血患者，正接受丙酸睾酮治疗。用药指导正确的是
A. 该药吸收快，需要深部肌内注射
B. 如用药1个月见效，即可停药
C. 副作用少，可适当加大用量
D. 长期用药不损害肝功能
E. 需经常更换注射部位以防注射处发生肿块

87. 患者，男，45岁，突然发热，体检发现贫血貌，实验室检查示外周血象见全血细胞减少，网织红细胞

明显减少，骨髓象提示骨髓增生低下，该患者最可能的诊断是

A. 白血病　　B. 巨幼细胞性贫血

C. 缺铁性贫血　　D. 再生障碍性贫血

E. 脾功能亢进

88. 患者，女，60 岁，怀疑再生障碍性贫血，其诊断的主要依据是

A. 有无肝、脾、淋巴结肿大

B. 血液白细胞的多少

C. 骨髓增生情况

D. 周围血中有无原始及幼稚细胞

E. 脑脊液的变化

89. 患者，男，每次运动后出现皮肤黏膜散在瘀点，实验室检查：白细胞 5.8×10^9/L，红细胞 4.5×10^{12}/L，血小板 260×10^9/L，出血时间 2 分钟，凝血时间 14 分钟，怀疑血友病，为进一步明确诊断还需要做哪项检查

A. 部分凝血活酶时间

B. 纤维蛋白原

C. 凝血酶时间

D. 凝血活酶生成实验

E. 凝血酶原时间

90. 某男性血友病患者与健康女性结婚后，其子女可能是

A. 携带男　　B. 携带女

C. 健康女　　D. 患男

E. 患女

91. 患者，女，31 岁，特发性血小板减少性紫癜患者，经足量糖皮质激素治疗半年无效，针对这一情况，下一步治疗多选用

A. 脾切除　　B. 免疫抑制剂

C. 血浆置换　　D. 输新鲜血

E. 雄激素

92. 患者，女，28 岁。下肢有紫癜，无其他部位出血。血常规检查：血小板减少。应首选的检查项目是

A. 抗核抗体　　B. 出血时间

C. 骨髓穿刺　　D. 凝血时间

E. 血清肌酐

93. 患者，女，20 岁，主因双下肢皮肤黏膜散在出血点 10 天入院，诊断：特发性血小板减少性紫癜。对患者的护理不妥的是

A. 眼底出血时警惕颅内出血

B. 避免粗硬食物，以免黏膜损伤

C. 指导患者应避孕

D. 血小板在 50×10^9/L 以下，不要进行强体力活动

E. 告知患者本病预后较差

94. 患儿，男，8 岁。上呼吸道感染不久发现下肢和臀部皮肤分批出现瘀斑、瘀点，大小不等，呈紫红色，高出皮面。1 周后又出现蛋白尿、管型尿、血尿。血常规检查血小板计数、出血时间及凝血时间均正常。患儿可能患了

A. 特发性血小板减少性紫癜

B. 白血病

C. 过敏性紫癜

D. 弥散性血管内凝血

E. 血友病

95. 患者，女，28 岁，产后 3 天，出现高热持续不退，阴道出血量增加。经检查确诊为弥散性血管内凝血。进行有效救治的前提和基础是

A. 抗凝治疗　　B. 去除诱因、治疗原发病

C. 补充凝血因子　　D. 抗纤溶治疗

E. 支持治疗

A_3 型题

（96、97 题共用题干）

患者，女，28 岁，患胃溃疡 10 年，经常黑便，近来出现头晕、乏力、苍白，经检查血红蛋白 90g/L，红细胞 3.5×10^{12}/L，确诊为缺铁性贫血。

96. 此种贫血的发生机制是

A. 蛋白质太少　　B. 缺乏维生素 B_{12}

C. 缺乏叶酸　　D. 缺乏胃酸

E. 储存铁缺乏

97. 应用硫酸亚铁治疗有效的早期表现是

A. 面色红润　　B. 心跳变慢

C. 网织红细胞增加　　D. 血压升高

E. 食欲好转

（98～100 题共用题干）

患者，男，38 岁。2 年前因胃溃疡曾做过"胃切除术"，近半年来常头晕、心悸、体力渐下降，诊断为缺铁性贫血。

98. 该患者贫血的原因可能是

A. 铁摄入不足　　B. 铁需要量增加

C. 铁吸收不良　　D. 铁不能利用

E. 慢性失血

99. 患者采取口服铁剂(硫酸亚铁)治疗，错误的护理措施是

A. 宜于进餐时或进餐后服用

B. 禁饮茶

C. 如有消化道反应，可与牛奶同服

D. 血红蛋白恢复正常后，仍应继续治疗数月

E. 宜从小剂量开始，逐渐加至全量

100. 目前该患者最主要的护理诊断是

A. 知识缺乏
B. 活动无耐力
C. 营养失调:低于机体需要量
D. 有受伤的危险
E. 有感染的危险

(101～103 题共用题干)

患儿,男,8 岁,诊断缺铁性贫血,2 个月来口服铁剂治疗效果不佳,遵医嘱给予注射铁剂治疗。

101. 治疗中不可能出现的副作用是
A. 面部潮红　B. 恶心
C. 局部疼痛　D. 荨麻疹
E. 肝功能损害

102. 铁中毒常见症状不包括
A. 发热　B. 头晕
C. 恶心、呕吐　D. 腹痛、腹泻
E. 消化道出血

103. 注射铁剂时发生了过敏性休克,抢救的主要药品是
A. 阿托品　B. 肾上腺素
C. 去甲肾上腺素　D. 地塞米松
E. 间羟胺

(104、105 题共用题干)

患儿,9 个月,生后牛乳喂养,未曾添加辅食,近日来,面色苍白,食欲减退,肝肋下 2cm,血红蛋白 70g/L,红细胞 3.5×10^{12}/L,红细胞体积小,中央淡染区扩大。

104. 该患儿应考虑下列哪种疾病
A. 营养性巨幼红细胞性贫血
B. 营养性缺铁性贫血
C. 感染性贫血
D. 生理性贫血
E. 溶血性贫血

105. 下列哪项措施是正确的
A. 口服叶酸　B. 口服维生素 C
C. 口服铁剂　D. 肌注维生素 B_{12}
E. 输血

(106～108 题共用题干)

患儿,5 个月,单纯羊乳喂养,未加辅食。近来,面色蜡黄,表情呆滞,行为倒退,有轻微震颤,血常规检查:血红蛋白 90g/L,红细胞 2×10^{12}/L,血清维生素 B_{12} 降低 。

106. 对该患儿的诊断是
A. 缺铁性贫血　B. 再生障碍性贫血
C. 巨幼红细胞性贫血　D. 白血病
E. 都不正确

107. 该患儿最适宜的治疗是给予
A. 输血　B. 铁剂+维生素 C
C. 维生素 B_{12}+叶酸　D. 泼尼松
E. 补钙剂

108. 预防该疾病应强调
A. 预防感染　B. 多晒太阳
C. 按时添加辅食　D. 培养良好饮食习惯
E. 加强体格锻炼

(109～112 题共用题干)

1 岁患儿,母乳喂养,未加辅食,约 2 个月前发现患儿活动少,不哭、不笑、面色蜡黄,手及下肢颤抖。检查发现肝脾增大,血红细胞 1×10^{12}/L,血红蛋白 50g/L。

109. 该患儿可能为
A. 轻度贫血　B. 中度贫血
C. 重度贫血　D. 极重度贫血
E. 溶血性贫血

110. 对该患儿下列处理哪些是错误的
A. 主要用铁剂治疗
B. 主要用维生素 B_{12} 治疗
C. 预防交叉感染
D. 必要时可少量输血
E. 可同时服维生素 C

111. 该患儿的诊断可能是
A. 营养性缺铁性贫血
B. 营养性巨幼红细胞性贫血
C. 再生障碍性贫血
D. 急性白血病
E. 生理性贫血

112. 该病主要病因是
A. 缺乏维生素 B_{12}　B. 缺乏维生素 C
C. 缺乏叶酸　D. 缺乏烟酸
E. 缺乏铁剂

(113～117 题共用题干)

某患者因发热体温 39℃、全身有小出血点、头晕、乏力入院,经医院查血红蛋白 80g/L,红细胞 3×10^{12}/L,白细胞 3×10^{9}/L,血小板 70×10^{9}/L。骨髓检查示多部位增生不良,确诊为再生障碍性贫血。

113. 本病发生机制是
A. 铁吸收不良　B. 缺蛋白
C. 骨髓造血组织减少　D. 缺维生素 B_{12}
E. 缺叶酸

114. 本病发热的原因是
A. 营养不良　B. 缺乏成熟中性粒细胞
C. 缺氧　D. 出血
E. 细胞代谢旺盛

115. 本病引起死亡的主要原因是
A. 颅内出血　B. 肾衰

C. 缺氧　　D. 感染
E. 心衰

116. 入院后因高热出现抽搐，此时最适宜的降温措施是
A. 温水擦浴　　B. 乙醇擦浴
C. 口服阿司匹林退热　D. 冰盐水灌肠
E. 头部和大血管处放置冰袋

117. 患者经雄激素治疗 5 个月后有效，首先升高的是
A. 红细胞数　　B. 白细胞数
C. 网织红细胞数　　D. 血清铁蛋白
E. 血小板数

（118～120 题共用题干）

患者，女，23 岁。高热不退、全身皮肤黏膜出现大片的瘀点、瘀斑，肝脾不大。实验室检查：全血细胞减少。患者情绪烦躁，经常在父母面前哭泣，诉说自己近几日常做噩梦。

118. 确诊需进一步检查的项目是
A. 血象　　B. 骨髓象
C. 血涂片　　D. 凝血象
E. 血培养

119. 该女士目前存在的主要心理问题是
A. 焦虑　　B. 预感性悲哀
C. 孤独　　D. 绝望
E. 无能为力

120. 针对该患者的心理护理，下列哪项是不正确的
A. 护士应鼓励患者表达出内心的悲观情绪
B. 向患者介绍已经缓解的典型病例
C. 告知患者长期的情绪低落、焦虑会引起内环境的失衡，而加重病情
D. 组织病友之间进行养病交流
E. 告知患者病情较重，应正确面对

（121～125 题共用题干）

患者，男，于拔牙后出现牙齿持续渗血不止，实验室检查：凝血时间 15 分钟，简易凝血活酶生成试验 20 秒。

121. 可能的诊断是
A. 血友病　　B. 牙周病
C. 牙龈炎　　D. 牙髓炎
E. 白血病

122. 如果血友病诊断成立，主要的治疗措施是
A. 肌内注射止血剂
B. 补充凝血因子
C. 局部压迫止血
D. 口服糖皮质激素
E. 基因治疗

123. 遵医嘱给冷沉淀或冰冻血浆静脉输注，输前应如何进行解冻
A. 常温下放置，直至完全融化
B. 放在温水中慢慢解冻
C. 放在热水中迅速解冻
D. 放在 37℃水浴箱中
E. 煮沸融化

124. 解冻后的冷沉淀或冰冻血浆在常温下放置时间不得超过几小时
A. 2 小时　　B. 4 小时
C. 6 小时　　D. 8 小时
E. 12 小时

125. 为了预防和减轻出血，下列哪项护理措施是不正确的
A. 为减轻反复穿刺的痛苦，可使用静脉留置套管针
B. 尽可能避免或减少穿刺和注射
C. 避免使用阿司匹林等药物
D. 穿刺或注射拔针后必须按压 5 分钟以上，直至不出血为止
E. 尽可能不要穿硬底鞋或赤脚走路

（126～128 题共用题干）

患者，男，50 岁，因皮肤黏膜出血而入院，诊断特发性血小板减少性紫癜。

126. 为预防和减少患者皮肤黏膜出血，护士在护理患者时错误的是
A. 勤剪指甲，避免搔抓皮肤
B. 不用剃须刀刮胡须
C. 及时用手指或其他方法剥去鼻腔内血痂
D. 不用硬牙刷刷牙，不用牙签剔牙
E. 牙龈及鼻出血时局部用肾上腺素湿润棉片贴敷或填塞

127. 血小板低于多少，要求绝对卧床休息
A. $100\times10^9/L$　　B. $50\times10^9/L$
C. $30\times10^9/L$　　D. $20\times10^9/L$
E. $10\times10^9/L$

128. 患者康复出院，对患者进行健康指导，错误的是
A. 按时服药，定期复查
B. 服用非甾体类消炎药物如阿司匹林等时，要饭后服用
C. 糖皮质激素要按医嘱服用，不得随意自行增减
D. 保持大便通畅
E. 防止受凉，预防感冒

（129～131 题共用题干）

患者，女，35 岁，诊断特发性血小板减少性紫癜 2 年，平素月经量多。3 天前感冒后出现全身广泛瘀点、瘀斑。查体：贫血貌，血红蛋白 60g/L，红细胞 3.0×

10^{12}/L，血小板 20×10^9/L。脾脏轻度肿大。

129. 入院后护士要重点观察患者有无
   A. 呕血、黑便　B. 皮肤瘀斑加重
   C. 血尿　D. 剧烈头痛、意识障碍
   E. 咯血

130. 患者糖皮质激素治疗无效时，首选哪项治疗
   A. 加大糖皮质激素的用量
   B. 脾切除手术
   C. 免疫抑制剂
   D. 输血
   E. 达那唑

131. 患者的饮食下列哪项不妥
   A. 高热量、高蛋白、高维生素的食物
   B. 禁忌辛辣、刺激性食物
   C. 禁忌坚硬、多刺的食物
   D. 普食
   E. 软食或流食

（132～134 题共用题干）

患儿，9 岁，2 周前患上呼吸道感染，经休息和对症治疗后好转，昨天洗澡时发现全身皮肤黏膜出现大片瘀点、瘀斑，尤以双下肢为重，晨起出现发热、牙龈出血而来诊，查体：体温 37.8℃，脉搏 90 次/分，呼吸 18 次/分，心肺腹无阳性体征，胸骨无压痛，脾脏不大。实验室检查：血红蛋白 90g/L，红细胞 4.0×10^{12}/L，血小板 10×10^9/L，出血时间延长。门诊以急性特发性血小板减少性紫癜收住院。

132. 入院后行骨髓穿刺术，骨髓象提示
   A. 红系增生活跃，以中、晚幼红细胞为主，细胞体积小
   B. 红系增生为主，可见各阶段巨幼红细胞
   C. 红系增生为主，可见大量幼稚红细胞，形态正常
   D. 骨髓增生低下，三系细胞均减少
   E. 幼稚巨核细胞比例增多，以小型为主

133. 护士对患者进行出血的监测时，重点监测
   A. 皮肤黏膜出血　B. 意识状态
   C. 内脏出血　D. 颅内出血
   E. 生命体征

134. 一旦发现有颅内出血，护士应立即
   A. 给患者吸氧
   B. 通知医生
   C. 患者取平卧位，头偏向一侧
   D. 建立静脉输液通道
   E. 保持呼吸道通畅

（135～137 题共用题干）

患者，男，20 岁，阵发性腹痛、黑便 2 日。体检：双下肢可见散在皮肤瘀点，双膝关节肿胀，活动受限，腹软，右下腹压痛。血象：血小板计数 140×10^9/L，尿常规：蛋白(＋)，红细胞 2 个/HP，透明管型 0～3 个/HP。

135. 分诊护士应判断该患者最可能的疾病是
   A. 急性胃肠炎　B. 上消化道出血
   C. 过敏性紫癜　D. 消化性溃疡
   E. 急性肾炎

136. 分诊护士正确的处理
   A. 住院治疗　B. 门诊观察
   C. 回家观察　D. 进一步检查
   E. 骨髓穿刺

137. 该患者属于哪一型
   A. 紫癜型　B. 腹型
   C. 关节型　D. 肾型
   E. 混合型

A_4 型题

（138～141 题共用题干）

患者，女，50 岁，主因头晕、乏力、皮肤黏膜苍白 2 个月，加重伴食欲不振、腹胀 1 周入院，体检：体温 36.6℃、心率 102 次/分、呼吸 20 次/分、血压 110/60mmHg，精神差，面色苍白，易怒。血常规检查：红细胞 2.9×10^{12}/L，血红蛋白 82g/L。

138. 入院后为进一步确诊应首先做哪项检查
   A. 心电图　B. 血电解质
   C. 超声波　D. 骨髓象
   E. CT

139. 骨髓象提示：骨髓增生活跃，以红系为主，可见各阶段巨幼红细胞，铁染色增多，患者可能的诊断是
   A. 缺铁性贫血　B. 溶血性贫血
   C. 巨幼细胞性贫血　D. 急性白血病
   E. 再生障碍性贫血

140. （假设）患者诊断为巨幼细胞性贫血，护士在为患者进行饮食指导时，不正确的是
   A. 多食蔬菜、水果
   B. 多食谷类和动物肉类
   C. 为了易于食物的吸收，烹调食物时时间尽可能长一些
   D. 最好急火快炒、灼菜、凉拌或加工成蔬菜沙拉直接食用
   E. 少食多餐，细嚼慢咽

141. 药物治疗 1 周后，患者突然出现四肢麻木无力，可能发生什么情况
   A. 维生素 B_{12} 过敏
   B. 末梢神经炎
   C. 脑梗死

D. 低血钾反应

E. 急性炎症性脱髓鞘性多发性神经病

(142～145 题共用题干)

患者，女，42 岁，乏力、头晕、皮肤黏膜苍白 2 个月入院，实验室检查：血白细胞 3.8×10^9/L，红细胞 2.6×10^{12}/L，血细蛋白 6.7g/L，血小板 320×10^9/L，血清铁蛋白 10μg/L。初步诊断：缺铁性贫血。患者既往有消化性溃疡病史。

142. 该患者的主要护理诊断是

A. 营养失调：低于机体需要量

B. 舒适的改变

C. 有受伤的危险

D. 活动无耐力

E. 有感染的危险

143. 遵医嘱给铁剂治疗，护士向患者做服药指导，不正确的是

A. 药物宜餐中或饭后服用，以减少胃部不适

B. 用药后大便颜色会变黑，属于正常现象

C. 服药时避免与牛奶、咖啡和茶同服

D. 可同时服用维生素 C 等酸性药物或食物

E. 因患者有溃疡病史，可同时服用西咪替丁以减少胃部不适

144. 经积极治疗，血清铁蛋白达到多少即可以停药

A. 18μg/L B. 28μg/L

C. 38μg/L D. 48μg/L

E. 50μg/L

145. (假设)患者口服铁剂后胃肠道反应严重，遵医嘱改为注射铁剂治疗，注射时要注意

A. 按常规肌内注射法进行注射

B. 注射时要做到一滴排气

C. 首次注射前要先做皮肤过敏试验

D. 首次注射用 0.5ml 做深部肌内注射

E. 直接注射药物全量

(146～150 题共用题干)

患者，男，49 岁，胃大部切除术后 2 年。近半年来头晕、疲乏无力，2 个月来发现面色苍白、食欲不振、言语错乱、行为异常，经检查：白细胞 3.5×10^9/L，红细胞 3.0×10^{12}/L，血红蛋白 50g/L。

146. 该患者可能的诊断是

A. 缺铁性贫血 B. 巨幼细胞性贫血

C. 再生障碍性贫血 D. 生理性贫血

E. 慢性白血病

147. 为进一步明确诊断，还需要做哪项检查

A. 心电图 B. 超声波

C. 骨髓穿刺 D. CT

E. 胃镜

148. (假设)患者确诊为巨幼细胞性贫血，其病因主要是

A. 叶酸吸收不良 B. 叶酸排出增加

C. 铁摄入不足 D. 维生素 B_{12} 摄入不足

E. 维生素 B_{12} 吸收障碍

149. 其治疗主要是

A. 口服叶酸 B. 口服烟酸

C. 口服维生素 B_{12} D. 肌内注射维生素 B_{12}

E. 肌内注射铁剂

150. 护士为患者做饮食指导，错误的是

A. 多食新鲜蔬菜 B. 多食动物性食品

C. 少食多餐 D. 细嚼慢咽

E. 食物要尽可能煮的软、烂一些

(151～155 题共用题干)

患者，男，65 岁，主因发热、头晕、乏力、全身散在出血点入院，查体：体温 39℃，心率 94 次/分，血压 110/65mmHg，精神差，面色苍白，恐惧心理。经查血红蛋白 70g/L，红细胞 3.1×10^{12}/L，白细胞 3.0×10^9/L，血小板 50×10^9/L。骨髓检查示多部位增生不良，确诊为再生障碍性贫血。

151. 为了减轻患者的恐惧心理，经医护人员和家属商量后决定对患者隐瞒病情，该做法侵犯了患者的

A. 隐私权 B. 医疗权

C. 保密权 D. 知情权

E. 平等权

152. 针对该患者的病情，目前首要观察的重点是

A. 体温的变化

B. 神志的变化

C. 有无内脏出血

D. 皮肤黏膜有无新的出血点

E. 血压的变化

153. (假设)患者入院第 5 天，突然出现头痛剧烈、恶心、呕吐，继之昏迷不醒，该患者发生了什么情况

A. 消化道出血 B. 颅内出现

C. 败血症 D. DIC

E. 脑炎

154. 首先对患者进行的紧急救治措施是

A. 吸氧

B. 快速静脉滴注 20%甘露醇

C. 输注新鲜血或血小板

D. 止吐治疗

E. 糖皮质激素

155. 此时患者应采取的卧位是

A. 平卧位

B. 中凹位

C. 侧卧位

D. 头高脚低位，抬高床头 15°～30°

E. 去枕平卧，头偏向一侧

（156～160 题共用题干）

患者，女，38 岁，皮肤散在出血点、瘀斑 3 个月，加重 2 天入院，检查：血红蛋白 80g/L，红细胞 2.7×10^{12}/L，血小板 50×10^{9}/L，骨髓象提示：骨髓增生低下，粒、红细胞减少。

156. 患者可能的诊断

A. 急性白血病　B. 多发性骨髓瘤

C. 缺铁性贫血　D. 急性淋巴瘤

E. 再生障碍性贫血

157. 入院后对患者行口腔护理，下列错误的是

A. 进行口腔护理时，动作要轻柔

B. 剔牙时可使用牙线或牙签

C. 指导患者进食时要细嚼慢咽，防止损伤口腔黏膜

D. 进餐前后、睡前、晨起用漱口液漱口

E. 指导患者使用软毛牙刷刷牙

158. 患者经雄性激素治疗，会出现什么不良反应

A. 骨髓抑制　B. 消化道反应

C. 脱发　D. 末梢神经炎

E. 毛发增多，声音变粗

159. （假设）患者夜间突然出现鼻部出血不止，作为当班护士，你该如何进行紧急处理

A. 静脉输注止血药

B. 肌内注射凝血酶

C. 局部热敷

D. 用 0.1%肾上腺素棉球局部填塞

E. 局部冷敷

160. 患者进行后鼻腔填塞止血后，下列护理哪项是正确的

A. 每天定时滴入无菌液状石蜡

B. 一般填塞后保留 24 小时

C. 患者出现呼吸困难时，可自行取出填塞物，以减轻呼吸困难

D. 局部可以辅以热敷

E. 为减轻呼吸困难可给予吸氧

（161～166 题共用题干）

患者，男，48 岁，1 周前受凉后出现发热，经退热治疗效果不佳，继之双下肢及腹部皮肤黏膜出现出血点和大片瘀斑，关节疼痛。查体体温 39.3℃，心率 108 次/分，呼吸 22 次/分，血压 100/60mmHg，面色苍白，精神差，急性痛苦面容，恐惧心理，实验室检查：血红蛋白 40g/L，红细胞 1.0×10^{12}/L，白细胞 1.5×10^{9}/L，血小板 8×10^{9}/L，骨髓象示多部位增生极度低下。诊断为：重型再生障碍性贫血。

161. 患者入院后，护士应立即将其放置于

A. 普通病房　B. 重症监护病房

C. 单人病房　D. 隔离病房

E. 层流洁净病房

162. 针对患者高热，下列护理措施哪项是错误的

A. 每 4 小时测量 1 次体温

B. 乙醇擦浴

C. 鼓励患者多饮水

D. 头部冷敷

E. 遵医嘱使用退热剂

163. 下列为患者制定的护理诊断中哪项不正确

A. 体温过高　B. 恐惧

C. 出血　D. 预感性悲哀

E. 潜在并发症：颅内出血

164. 护士在护理患者时哪项不妥

A. 设专人护理，严密观察病情变化

B. 定时监测生命体征、神志、瞳孔变化

C. 做好口腔、皮肤护理

D. 下地时护士要在旁守候

E. 输液时要注意保护静脉

165. 下列哪种药物会引发再生障碍性贫血

A. 青霉素　B. 氯霉素

C. 地塞米松　D. 氨茶碱

E. 红霉素

166. （假设）患者于治疗后第 5 天口腔出现真菌感染，进行口腔护理时常选用的漱口液是

A. 1%～3%过氧化氢溶液

B. 2%～3%硼酸

C. 1%～4%碳酸氢钠

D. 生理盐水

E. 0.1%醋酸

（167～170 题共用题干）

患者，男，18 岁，因间断多关节肿痛 10 年，再发 1 天入院。患者自幼年始常于活动后出现膝、踝、腕关节肿痛，有时伴大腿肿痛，经输血治疗可好转，2 天前运动后于昨晚出现右腕关节肿痛，剧烈难忍，辗转不安。查体：体温 36.8℃，心率 68 次/分，呼吸 20 次/分，血压 110/80mmHg，神志清楚，表情痛苦，右侧腕关节肿胀，质硬，压痛明显，局部可见淤血。实验室检查：血白细胞 9.8×10^{9}/L，血红蛋白 110g/L，血小板 108×10^{9}/L，活化凝血酶原时间 50 秒，血浆凝血酶原时间 14 秒，凝血因子Ⅷ：C1%。

167. 该患者可能的诊断是

A. 风湿性关节炎　B. 类风湿关节炎

C. 系统性红斑狼疮　D. 血友病

E. 多发性骨髓瘤

168. 患者目前存在的护理问题主要是
A. 疼痛:关节痛
B. 恐惧
C. 有损伤的危险:出血
D. 活动无耐力
E. 有失用综合征的危险

169. 对患者进行关节的护理,下列哪项不妥
A. 局部制动并保持肢体功能位
B. 在肿胀未完全消退、肌肉力量未恢复前切勿使患肢负重
C. 在关节腔出血控制后,做好受累关节的主动或被动运动,以促进受累关节功能的恢复
D. 局部冷敷
E. 局部热敷

170. (假设)遵医嘱给患者输注新鲜冰冻血浆,正常输注速度
A. 40 滴/分　B. 50 滴/分
C. 60 滴/分　D. 80 滴/分
E. 100 滴/分

(171～175 题共用题干)

患者,女,30 岁,间断皮肤黏膜散在出血点、月经量增多半年,加重伴鼻出血 1 天入院。查体:精神好,四肢皮肤黏膜散在出血点,生命体征平稳。实验室检查血红蛋白 9g/L,血小板 50×10^9/L。出血时间延长,初步诊断:特发性血小板减少性紫癜。

171. 为进一步明确诊断还需要做下列哪项检查
A. 束臂试验　B. 抗血小板抗体
C. 血小板相关补体　D. 骨髓象
E. 凝血时间

172. 其治疗首选
A. 糖皮质激素　B. 脾切除
C. 免疫抑制剂　D. 脾动脉栓塞
E. 输血或血小板

173. 下列哪项不是糖皮质激素的不良反应
A. 库欣综合征　B. 诱发感染
C. 胃肠道反应或出血　D. 骨质疏松
E. 嗜睡

174. (假设)患者情绪激动后突然出现剧烈头痛、恶心、呕吐(呈喷射状),随之意识丧失,患者可能出现什么情况
A. 电解质紊乱昏迷　B. 脑血栓形成
C. 脑出血　D. 低血容量休克
E. 胃溃疡出血

175. 此时,护士应立即做什么
A. 吸氧
B. 建立两路静脉输液通路
C. 备齐急救器械和药品
D. 通知值班医生
E. 置患者于平卧位

(176～180 题共用题干)

患者,女,25 岁,患有特发性血小板减少性紫癜 2 年,不能坚持规律用药,1 周前感冒发热后出现皮肤黏膜出血点未在意,2 小时前患者打喷嚏时突然出现鼻出血不止而入院,查体:面色苍白,双下肢大腿伸侧可见大片的瘀斑。

176. 入院后首先进行的处理
A. 局部冷敷
B. 局部热敷
C. 用凡士林油纱条行后鼻腔填塞
D. 安慰患者
E. 肌内注射凝血酶

177. 首先应做的检查是
A. 心电图　B. 血常规
C. 出凝血时间　D. 束臂试验
E. 凝血因子

178. 患者化验结果:血红蛋白 45g/L,血小板 1.0×10^9/L,应紧急采取的治疗
A. 输注新鲜全血　B. 输注血小板
C. 输注悬浮红细胞　D. 输注新鲜冰冻血浆
E. 输注冷沉淀

179. 对该患者实施的护理措施中,错误的一项是
A. 护理操作宜轻柔　B. 减少或避免肌内注射
C. 少吃坚硬食物　D. 及时剥去鼻腔内血痂
E. 保持鼻黏膜湿润

180. (假设)患者主诉头疼,护士要注意重点评估哪项内容
A. 意识状态　B. 生命体征
C. 瞳孔　D. 脑膜刺激征
E. 皮肤黏膜

(181～185 题共用题干)

患者,女,24 岁,2 周前感冒后出现双下肢及臀部散在出血点,未在意,6 小时前出现腹痛、腹泻,大便呈黑色柏油样便而入院。体检:体温 36.5℃,心率 90 次/分,血压 110/70mmHg,焦虑不安,实验室检查:白细胞 10.6×10^9/L,红细胞 3.8×10^{12}/L,血红蛋白 110g/L,血小板 120×10^9/L,束臂试验阳性,出凝血时间正常。

181. 该患者可能的诊断
A. 特发性血小板减少性紫癜
B. 生理性贫血
C. 消化道出血
D. 过敏性紫癜
E. 白血病

182. 治疗的原则
A. 寻找并去除致病因素
B. 对症治疗
C. 糖皮质激素治疗
D. 中医中药治疗
E. 免疫抑制剂治疗

183. 主要护理诊断是
A. 活动无耐力　　B. 疼痛:腹痛
C. 焦虑　　D. 有损伤的危险:出血
E. 体液不足

184. (假设)患者诊断过敏性紫癜成立,该患者属于
A. 紫癜型　　B. 关节型
C. 腹型　　D. 肾型
E. 混合型

185. 预防过敏性紫癜复发的重要措施是
A. 避免接触与发病有关的药物和食物
B. 注意个人卫生
C. 避免食用不洁食物
D. 注意休息、营养和运动
E. 预防上呼吸道感染

(186~190 题共用题干)

患者,女,70 岁,患脊髓炎 10 年,双下肢瘫痪、卧床 6 年多,糖尿病 4 年,发热伴尿频 1 周入院。体检:体温 40℃,心率 110 次/分,呼吸 32 次/分,血压 85/50mmHg,意识清晰,精神委靡,贫血貌,双肺可听到散在湿啰音,颜面部及双下肢水肿明显,双上肢及侧胸壁多处瘀斑,采血及注射部位瘀斑严重。实验室检查:尿常规白细胞(+++);血常规红细胞 0.94×10^{12}/L,血红蛋白 46g/L,白细胞 2.1×10^{9}/L,血小板 24×10^{9}/L;BS 7.15mmol/L;活化凝血酶原时间 45.7 秒;D-二聚体 600μg/L,血钾 2.76mmol/L,B 超示腹水。初步诊断:弥散性血管内凝血,感染中毒性休克。

186. 下列哪项是发生 DIC 时的特征
A. 出血的部位、范围扩大
B. 血压下降
C. 尿量减少
D. 穿刺点和注射部位持续性渗血
E. 意识障碍

187. 该患者发病的主要原因是
A. 感染　　B. 糖尿病酮症酸中毒
C. 创伤　　D. 贫血
E. 药物

188. 关于弥散性血管内凝血的检查说法错误的是
A. 血小板计数减少或进行性下降
B. 血浆纤维蛋白原含量进行性下降
C. 3P 实验阳性
D. 凝血酶原时间延长
E. 抗凝血酶Ⅲ含量及活性上升

189. 弥散性血管内凝血首选的抗凝疗法是
A. 抗血小板聚集药物　B. 活血化瘀药物
C. 低分子右旋糖酐　D. 阿司匹林
E. 肝素

190. (假设)遵医嘱给新鲜冰冻血浆 600ml 输注,输注的速度为
A. 2~3ml/min　　B. 3~5ml/min
C. 4~6ml/min　　D. 5~10ml/min
E. 6~12ml/min

参考答案

A_1 型题

1.E 2.E 3.C 4.B 5.A 6.A 7.D 8.E 9.B 10.A 11.D 12.A 13.D 14.C 15.B 16.B 17.B 18.D 19.A 20.D 21.B 22.A 23.A 24.D 25.D 26.C 27.E 28.C 29.A 30.E 31.D 32.C 33.B 34.C 35.D 36.D 37.A 38.A 39.D 40.B 41.E 42.D 43.B 44.C 45.B 46.B 47.E 48.E 49.A 50.C 51.B 52.B 53.E 54.A 55.E 56.E 57.B 58.B 59.D 60.D

A_2 型题

61.A 62.E 63.D 64.E 65.D 66.A 67.B 68.D 69.E 70.C 71.E 72.C 73.D 74.E 75.C 76.B 77.C 78.C 79.B 80.B 81.B 82.A 83.B 84.B 85.C 86.E 87.D 88.C 89.D 90.B 91.A 92.C 93.E 94.C 95.B

A_3 型题

96.E 97.C 98.C 99.C 100.C 101.E 102.A 103.B 104.B 105.C 106.C 107.C 108.C 109.C 110.A 111.B 112.A 113.C 114.B 115.A 116.E 117.C 118.B 119.A 120.E 121.A 122.B 123.D 124.C 125.A 126.C 127.D 128.B 129.D 130.B 131.D 132.E 133.D 134.B 135.C 136.A 137.E

A_4 型题

138.D 139.C 140.C 141.D 142.A 143.E 144.E 145.D 146.B 147.C 148.E 149.D 150.E 151.D 152.A 153.B 154.B 155.E 156.E 157.B 158.E 159.D 160.A 161.D 162.B 163.C 164.D 165.B 166.C 167.D 168.A 169.E 170.E 171.D 172.A 173.E 174.C 175.D 176.C 177.B 178.B 179.D 180.C 181.D 182.A 183.D 184.E 185.A 186.D 187.A 188.E 189.E 190.D

第十四章　内分泌、营养及代谢疾病患者的护理

知识点

第一节　内分泌、营养及代谢疾病概述

一、内分泌系统

(一) 内分泌系统的结构和功能

1. 内分泌腺和激素分泌细胞

(1) 内分泌腺

1) 下丘脑：可以合成、释放促激素和抑制激素，这些激素主要对腺垂体起调节作用。除视神经上核及脑室旁核分泌抗利尿激素（ADH）及缩宫素储藏于神经垂体外，下丘脑分泌的促激素有：促甲状腺激素释放激素（TRH）、促性腺激素释放激素（GnRH）、促肾上腺皮质激素释放激素（CRH）、生长激素释放激素（GHRH）、催乳素释放因子（PRF）、促黑（素细胞）激素释放因子（MRF）等。下丘脑释放的抑制激素有：生长激素释放抑制激素（GHRIH），又称生长抑素（SS）；催乳素释放抑制因子（PIF）；促黑（素细胞）激素释放抑制因子（MIF）。

2) 垂体：分为腺垂体和神经垂体。在下丘脑神经激素及其相应靶腺激素等调节支配下，腺垂体分泌下列激素：促甲状腺激素（TSH）、促肾上腺皮质激素（ACTH）、黄体生成素（LH）、尿促卵泡素（FSH），LH及FSH又称促性腺激素，对周围相应的靶腺合成及释放激素起调节作用；神经垂体中贮藏的ADH促进肾远曲小管及集合管对水分的重吸收作用。

3) 甲状腺：合成与分泌甲状腺激素（T_4）及三碘甲状腺激素（T_3），促进能量代谢、物质代谢和生长发育；甲状腺滤泡旁细胞分泌降钙素抑制骨钙的再吸收，降低血钙水平。

4) 甲状旁腺：分泌甲状旁腺激素（PTH）。PTH的作用：促进破骨细胞活动，增加骨钙的再吸收；促进肾小管对钙的再吸收，减少尿钙排出。

5) 胰岛：分泌胰岛素和胰高血糖素。胰岛素的作用：促进葡萄糖的利用及肝糖原的合成，抑制糖异生，促进三羧酸循环而使血糖下降；促进脂肪、蛋白质、DNA和RNA等的合成，抑制脂肪、糖原及蛋白质的分解从而调节血糖以维持其稳定。胰高血糖素促进肝糖原分解和糖异生，促进脂肪、蛋白质分解使血糖升高，对胰岛素有拮抗作用。

6) 性腺：男性性腺为睾丸，主要分泌雄性激素；其作用是刺激男性性器官发育和男性第二性征的出现，并维持其成熟状态，促进蛋白质的合成、骨骼生长、红细胞生成，以及促进曲细精管上皮生成精子等；女性性腺为卵巢，主要分泌雌激素和孕激素。雌激素的主要作用是刺激女性性器官的发育和第二性征的出现，并维持其正常状态；孕激素主要为黄体酮，由黄体所分泌，作用于子宫内膜，使其在增生期基础上进入分泌期，准备受精卵着床及正常妊娠的进行，并促进乳腺生长发育，还有制热作用，使排卵后基础体温升高，在水钠代谢方面有抗醛固酮作用。

7) 肾上腺：分肾上腺皮质和髓质。肾上腺皮质分泌糖皮质激素、盐皮质激素和性激素。皮质醇参与物质代谢，能抑制蛋白质的合成，促进其分解，使脂肪重新分布，有抑制免疫功能、抗炎、抗过敏、抗病毒和抗休克作用。醛固酮促进肾远曲小管和集合管重吸收钠、水和排出钾。性激素具有促进蛋白质合成及骨骺愈合的作用。肾上腺髓质分泌肾上腺素和去甲肾上腺素。肾上腺素作用于α和β受体，使皮肤、黏膜、肾血管收缩；骨骼肌动脉和冠状动脉扩张，改善心肌供血，提高心肌兴奋性；扩张支气管平滑肌；参与体内物质代谢。去甲肾上腺素主要作用于α受体，有强烈收缩血管的作用，使血压升高。

(2) 弥散性神经-内分泌细胞系统：包括除神经组织以外的神经内分泌细胞。这些细胞主要分布于胃、肠、胰和肾上腺髓质，主要合成和分泌肽类与胺类旁分泌激素。

(3) 组织的激素分泌细胞：绝大多数组织均含有合成和分泌激素的细胞。

2. 激素及激素的作用　激素是内分泌细胞分泌的微量活性物质，由血液输送到远处组织器官并通过受体而发挥调节作用的化学信使。

(1) 激素的降解与转换：激素通过血液、淋巴液和细胞外液而转运到靶细胞部位发挥作用，并经肝肾和靶细胞代谢降解而灭活。

(2) 激素的作用机制：激素要发挥作用，首先必须转变成具有活性的激素，如 T_4 转变为 T_3，以便与其特异性受体结合。

(3) 激素与神经系统、免疫系统的相互联系：神经系统主要借助下丘脑与内分泌腺建立起神经-内分泌调节联系。免疫系统的免疫应答、免疫调节和免疫监视等功能均与神经-内分泌系统有密切的联系。一方面，神经-内分泌系统调控着免疫功能；另一方面，免疫应答的信息和免疫效应物又对神经-内分泌系统有明显影响。

(4) 激素间的相互调节：机体内的任何一种激素的合成和分泌都受另一种激素的调控，除反馈环内的激素调节作用外，其他激素往往直接或间接影响其分泌。激素间的调节可分为两种形式：一种激素调节多种激素的分泌和多种激素调节一种激素的分泌。

(二) 内分泌系统疾病

1. 功能减退的原因

(1) 内分泌腺破坏：可因自身免疫病(如1型糖尿病、桥本甲状腺炎、Addison病等)、肿瘤、出血、梗死、炎症、坏死、反射损伤、手术切除等引起。

(2) 内分泌腺激素合成缺陷：如生长激素、生长激素释放激素基因缺失或突变等。

(3) 内分泌以外的疾病：如肾实质破坏性疾病。

2. 功能亢进的原因

(1) 内分泌肿瘤：如垂体各种肿瘤、甲状腺瘤、胰岛素瘤、嗜铬细胞瘤等。

(2) 内分泌腺瘤1型、2A型、2B型。

(3) 异位内分泌综合征。

(4) 激素代谢异常。

(5) 医源性内分泌紊乱。

3. 激素敏感性缺陷 表现为对激素发生抵抗，主要有受体和(或)受体后缺陷，使激素不能发挥正常作用。

二、营养和代谢

(一) 营养和代谢的生理

1. 营养物质的供应和摄取 人体所需要的营养物质包括水、矿物质、糖类、脂肪、蛋白质和维生素六大类。营养物质主要来自食物，少数可在体内合成。

2. 营养物质的消化、吸收、代谢和排泄 食物在胃肠道经消化液、酶、激素等作用转变为氨基酸、单糖、短链和中链脂肪酸、甘油与水、盐、维生素等一起被吸收入血，中性脂肪和多数长链脂肪酸则经淋巴入血，到达肝和周围组织被利用，以合成物质或提供能量。糖、脂肪、蛋白质、水和无机元素等中间代谢一系列复杂的生化反应受基因控制，从酶、激素和神经内分泌三方面进行调节。同时也受代谢底物的质和量、辅因子、体液组成、离子浓度等反应环境以及中间和最终产物的质和量等因素的调节。中间代谢所产生的物质，除被机体储存或重新利用外，最后以水、二氧化碳、含氮物质或其他代谢产物的形式，经肺、肾、肠、皮肤黏膜等排出体外。

(二) 营养病和代谢病

1. 营养病 机体对各种营养物质有一定的需要量、允许量和耐受量。营养病可因一种或多种营养物质不足、过多或比例不当而引起。根据发病的原因可分为原发性和继发性两大类。①原发性营养失调：是由于摄取营养物质不足、过多或比例不当引起。如摄取蛋白质不足可引起蛋白质缺乏症；摄取能量超过机体消耗可引起单纯性肥胖症。②继发性营养失调：是由于器质性或功能性疾病所致的营养失调。常见原因有进食障碍、消化吸收障碍、物质合成障碍、机体需要营养物质增加而供应不足、排泄失常等。

2. 代谢病 是指由于中间代谢某个环节障碍为主所致的疾病，由于原发器官疾病为主所致的代谢障碍则归入该器官疾病的范围。代谢病致病因素可分为①先天性代谢缺陷和遗传因素：多由于细胞内酶系统缺陷或膜转运异常所致，具有遗传倾向。②环境因素：不合适的食物、药物、理化因素、创伤、感染、器官疾病、精神疾病等，是造成代谢障碍的主要原因。如大手术后氮代谢负平衡，慢性肾衰竭时的钙磷代谢障碍以及常见的水、电解质和酸碱平衡紊乱等。

三、内分泌与代谢疾病常见症状及护理

1. 身体外形的改变 身体外形的改变多与脑垂体、甲状腺、甲状旁腺、肾上腺或部分代谢性疾病有关。包括面容、体形和身高、体态、毛发、皮肤、黏膜色素等的异常变化。

(1) 评估

1) 皮肤黏膜色素沉着：是由于表皮基底层的黑色素增多，以致皮肤色泽加深。主要是促肾上腺激素(ACTH)分泌增加。导致色素沉着的常见内分泌疾病有原发性慢性肾上腺皮质功能减退症、Cushing病、异位ACTH综合征。临床表现为全身皮肤呈弥漫性棕褐色，在皮肤受压、受摩擦部位、皮肤皱褶、瘢痕及肢体的伸侧面明显。

2) 消瘦和肥胖：体重受诸多因素的影响，如遗传因素、神经精神因素、躯体疾病、营养状况、代谢类型和多种激素等。消瘦是指体重低于标准体重的10%以上。引起消瘦的疾病有1型与2型糖尿病(非肥胖型)、肾上腺皮质功能减退症、嗜铬细胞瘤、内分泌腺

的恶性肿瘤、神经性厌食症等。肥胖是体重超过标准体重的20%。常见原因及临床表现:①摄入过多、消耗过少是导致肥胖的主要原因。②代谢性疾病:甲状腺功能低下、肾上腺皮质增生、垂体功能不全等。

3) 毛发改变:全身性多毛见于先天性肾上腺皮质增生、Cushing病等。主要原因是皮质醇增多时雄性激素分泌增多。影响毛发脱落的激素主要是糖皮质激素。睾丸功能减退、肾上腺皮质和卵巢功能减退、甲状腺功能减退等均可引起毛发脱落。患者可表现为头发干燥、稀疏、脆弱,睫毛和眉毛脱落,男性胡须生长缓慢。

4) 面容的变化:如肢端肥大症患者可表现为脸部增长、下颌增大、颧骨突出、嘴唇增厚、耳鼻长大等;甲状腺功能减退症的黏液性水肿患者出现面颊及眼睑水肿、表情淡漠的"假面具样面容";甲状腺功能亢进患者出现眼裂增宽、眼球突出、表情惊愕的"甲亢面容"以及Cushing综合征患者的满月脸等。

5) 身材过长与矮小:如成年男性身高超过200cm、女性超过185cm,称为巨人症,见于发育成熟前腺垂体功能亢进;成人男性身高低于145cm、女性身高低于135cm为体格异常矮小,见于垂体功能减退和小儿甲状腺功能减退时的呆小症。

(2) 辅助检查:包括垂体功能、甲状腺功能、甲状旁腺功能、肾上腺皮质功能有无异常,胰岛素水平是否变化等。X线检查、CT和MRI对某些内分泌疾病有定位价值,B超检查可用于甲状腺、肾上腺、胰腺、性腺和甲状旁腺肿瘤的定位。

(3) 常见护理诊断/问题:自我形象紊乱,与疾病引起的身体外形改变等因素有关。

(4) 护理措施

1) 提供心理支持:评估患者对其身体变化的感觉及认知,尊重患者需要有一段否认期来调节对身体外形改变的心理适应,多与患者接触和交流,鼓励患者表达其感受,交流时语言要温和,耐心听取患者的诉说,建立信任的护患关系;鼓励患者表达因形象改变带来的感受,注意关注患者的心理,向患者讲解疾病的相关知识,给患者提供有关疾病的资料和患有相同疾病并已治疗成功的患者资料,并给予耐心的解释,说明身体外形的改变是疾病发生、发展过程的表现,只要积极配合检查和治疗,部分改变可以恢复正常。使其明确治疗效果及病情转轨,消除其紧张情绪,树立自信心。必要时安排心理医生给予心理指导。

2) 提供修饰技巧:指导患者采取合适的方法改善自身形象,增加患者心理的舒适度和美感。如甲亢患者外出时戴有色眼镜,以保护眼睛免受刺激;肥胖患者选择合体的衣着,毛发稀疏的患者外出时戴假发或帽子等。

3) 促进患者社会交往:鼓励家属主动参与患者的护理。多与患者沟通交流,互相表达内心的感受,给患者精神支持。帮助患者接受身体外观的改变,鼓励患者加入社区中的支持团体,教育家人和周围人群勿歧视患者,避免伤害其自尊;注意患者的言行举止,预防自杀行为的发生。

2. 性功能异常　包括生殖器官发育迟缓或发育过早、性欲减退或丧失;女性月经紊乱、溢乳、闭经或不孕;男性阳痿或乳房发育等。

(1) 评估

1) 病史:评估患者性功能异常的发生过程、主要症状、性欲改变情况,女性患者的月经及生育史,有无不育、早产、流产、死胎、巨大儿等,男性患者有无阳痿等。

2) 身体评估:有无皮肤干燥、粗糙,毛发脱落、稀疏或增多,女性闭经、溢乳,男性乳房发育;外生殖器的发育是否正常,有无畸形。

3) 实验室检查:测定性激素水平有无变化。

(2) 常用护理诊断/问题:性功能障碍,与内分泌功能紊乱有关。

(3) 护理措施

1) 评估性功能障碍的型态:提供一个隐蔽的舒适环境和恰当的时间,鼓励患者描述目前的性功能、性生活与性生活型态,使患者以开放的态度讨论问题。

2) 提供专业指导:①尊重患者,护士应该接受患者讨论问题时所呈现的焦虑,对患者表示尊重、理解和支持。②鼓励患者说出使其烦恼的有关性爱或性功能方面的问题,给患者讲解所患疾病及用药治疗对性功能的影响,使患者积极配合治疗。③提供可能的信息咨询服务,如专业医师、心理咨询师、性咨询门诊等。④鼓励患者与配偶交流彼此的感受,并一起参加性健康教育及阅读有关性教育的材料。⑤女性患者若有性交疼痛,可建议使用润滑剂。润滑剂以水性为佳。

核心提示　皮肤黏膜色素沉着,是由于表皮基底层的黑色素增多,以致皮肤色泽加深。临床表现为全身皮肤呈弥漫性棕褐色,在暴露部位极易出现。消瘦是指体重低于标准体重的10%以上。体重超过标准体重的20%称为肥胖。全身性多毛见于先天性肾上腺皮质增生、Cushing病等。影响毛发脱落的激素主要是糖皮质激素。甲状腺功能减退症的患者出现"假面具样面容";甲状腺功能亢进患者出现"甲亢面容"以及Cushing综合征患者的满月脸。护理重点是做好患者的心理护理。性功能异常要评估患者性功能异常的发生过程、主要症状、性欲改变情况,女性患者的月经及生育史,有无不育、早产、流产、死胎、巨大儿等,男性患者有无阳痿,并给予专业指导。

第二节 单纯性甲状腺肿患者的护理

单纯性甲状腺肿是指由多种原因引起的非炎症性或非肿瘤性肿大，一般不伴有甲状腺功能异常的临床表现。甲状腺可呈弥漫或多结节肿大。本病可呈地方性分布，当人群单纯甲状腺肿的患病率超过10%时，称为地方性甲状腺肿。女性发病率是男性的2～3倍。

(一) 病因及发病机制

(1) 地方性甲状腺肿：碘缺乏是引起该病的主要原因，故又称碘缺乏性甲状腺肿，多见于山区和远离海洋的地区。由于土壤、水源、食物中含碘量很低，不能满足机体对碘的需要，导致甲状腺激素的合成不足，反馈性刺激垂体分泌过多的TSH，刺激甲状腺增生肥大。

(2) 散发性甲状腺肿：病因较为复杂，外源性因素包括致甲状腺肿物质、药物和摄碘过多。目前认为患者体内产生的甲状腺生长免疫球蛋白仅能刺激甲状腺细胞生长，但不引起甲状腺激素合成增加而出现单纯性甲状腺肿。内源性因素有先天性甲状腺激素合成障碍，而引起甲状腺肿。

(3) 生理性甲状腺肿：在青春发育、妊娠、哺乳期，机体对甲状腺激素需要量增加，可出现相对性缺碘而出现甲状腺肿。

(二) 临床表现

主要表现为甲状腺轻度或中度肿大，表面平滑、质软、无压痛，亦无其他症状。重度肿大的甲状腺可出现压迫症状，如压迫气管可引起咳嗽、呼吸困难；压迫食管可引起吞咽困难；压迫喉返神经引起声音嘶哑；胸骨后甲状腺肿压迫上腔静脉可出现面部青紫、水肿，颈部与胸部浅静脉扩张。

(三) 辅助检查

(1) 血液检查：血清 T_4 正常或偏低，T_3、TSH正常或偏高。

(2) 甲状腺摄 ^{131}I 率及 T_3 抑制试验：摄 ^{131}I 率增高但无高峰前移，可被 T_3 所抑制。

(3) 甲状腺扫描：可见弥漫性甲状腺肿，常呈均匀分布。

(四) 治疗要点

主要取决于病因，其治疗措施如下：

(1) 补充碘剂：由于碘缺乏所致者，应补充碘剂。WHO推荐的成人每日碘的摄入量为150μg。在地方性甲状腺肿流行地区可采用碘化食盐防治。成年人，特别是结节性甲状腺肿患者应避免大剂量碘治疗，以免诱发碘甲亢。由于摄入致甲状腺肿物质所致者，在停用后甲状腺肿一般可自行消失。

(2) 甲状腺肿的治疗：一般不需要治疗。甲状腺肿大明显的患者，可采用左甲状腺素或干甲状腺片口服。有压迫症状时，应积极采取手术治疗。

(五) 常见护理诊断/问题

(1) 自我形象紊乱：与患者甲状腺肿大、颈部外形改变有关。

(2) 潜在并发症：呼吸困难、声音嘶哑、吞咽困难等。

(六) 护理措施

(1) 一般护理：注意劳逸结合，适当休息。指导患者多食海带、紫菜等海产品及含碘丰富的食物，避免过多食用花生、萝卜等抑制甲状腺激素合成的食物。

(2) 病情观察：观察患者甲状腺肿大的程度、质地，有无结节及压痛，颈部增粗的进展情况及有无局部压迫的表现。

(3) 用药护理：指导患者遵医嘱准确服药，不能随意增加或减少。观察甲状腺素治疗的效果和不良反应。如患者出现心动过速、呼吸急促、食欲亢进、怕热多汗、腹泻等甲状腺功能亢进症表现时，应及时通知医师并进行相应的处理。碘剂补充应适量，以免碘过量引起自身免疫性甲状腺炎和甲状腺功能减退症。

(4) 心理护理：患者可因颈部增粗而出现自卑心理及挫折感；由于缺乏疾病的相关知识，而怀疑肿瘤或癌变产生焦虑，甚至恐惧心理。护理中应向患者阐明单纯性甲状腺肿的病因和防治知识，使患者认识到经补碘等治疗后甲状腺肿可逐渐缩小或消失，消除患者的自卑与挫折感，树立信心。

(5) 健康指导

1) 饮食指导：指导患者摄取含碘丰富的食物，并适当食用碘盐，以预防缺碘所致地方性甲状腺肿；避免摄入阻碍甲状腺激素合成的食物，如卷心菜、花生、菠菜、萝卜等。

2) 用药指导：指导患者按医嘱服药，每日碘摄入量适当，必要时可用尿碘监测碘营养水平。对需长期使用甲状腺制剂患者，应告知其要坚持长期服药，以免停药后复发。教会患者观察药物疗效及不良反应。避免摄入阻碍甲状腺激素合成的药物，如硫氰酸盐、保泰松、碳酸锂等。

3) 防治指导：在地方性甲状腺肿流行地区，开展宣传教育工作，指导患者补充碘盐，该方法是预防缺碘性地方性甲状腺肿最有效的措施。对青春发育期、妊娠期、哺乳期人群，应适当增加碘的摄入量。

核心提示　单纯性甲状腺肿是指非炎症和非肿瘤原因引起的不伴有临床甲状腺功能异常的甲状腺肿。甲状腺可呈弥漫或多结节肿大。本病可呈地方性分布，碘缺乏是引起该病的主要原因，主要表现为甲状腺轻度或中度肿大，表面平滑、质软、无压痛，重度肿大的甲状腺可出现压迫症状，辅助检查血清 T_3、T_4 正常，摄^{131}I 率增高但无高峰前移，治疗主要取决于病因，可补充碘剂和口服左甲状腺素片，护理方面要做好健康指导。

第三节　甲状腺功能亢进症患者的护理

甲状腺功能亢进症简称甲亢，是指由多种病因导致甲状腺本身产生甲状腺激素过多而引起的甲状腺毒症。最常见的甲亢是弥漫性甲状腺肿伴甲状腺功能亢进症(Graves 病)。

(一) 病因及发病机制

女性多见。各年龄组均可发病，以 20～40 岁为多，病因和发病机制尚未完全阐明，以明确以下因素：

(1) 遗传因素：有明显的遗传倾向，并与一定的人类白细胞抗原(HLA)类型有关。

(2) 免疫因素：在患者的血清中存在甲状腺细胞 TSH 受体的特异性自身抗体，即 TSH 受体抗体。在外周血及甲状腺内 T 淋巴细胞数量增多，功能发生改变，GD 浸润性突眼主要与细胞免疫有关。

(3) 诱发因素：细菌感染、创伤、精神刺激、劳累等因素破坏机体免疫稳定性，使有遗传性免疫监护和调节功能缺陷者发病。

(二) 临床表现

1. T_3、T_4 过多综合征

(1) 高代谢症群：怕热多汗、皮肤温暖而湿润、低热、易疲乏，体重锐减。

(2) 精神、神经系统：神经过敏、多语多动、失眠、紧张易怒、注意力分散、记忆力下降，甚至有幻觉、精神分裂症等。

(3) 心血管系统：心悸、气促，静息或睡眠时仍增快是特征性表现，重者出现期前收缩、房颤等心律失常，甚至心力衰竭。收缩压升高，脉压增宽。

(4) 消化系统：食欲亢进而体重锐减是本病特征性表现之一，还有消化吸收不良、腹泻等。

(5) 肌肉运动系统：不同程度的肌无力、肌萎缩，常感下蹲和坐位起立困难。

(6) 血液系统：白细胞计数偏低，可伴血小板减少性紫癜，部分患者有轻度贫血。

(7) 生殖系统：女性月经失调、闭经，男性阳痿。

2. 甲状腺肿　呈弥漫性、对称性肿大，表面光滑、质软，局部可触及震颤，并听到血管杂音。

3. 眼征

(1) 单纯性突眼(良性突眼)：由于交感神经兴奋性增加，眼外肌群及上睑肌张力增高所致，随着治疗可恢复。突眼度≤18mm，可无自觉症状，仅眼征阳性：①瞬目减少；②上眼睑挛缩，眼裂增宽；③双眼向下看时，由于上眼睑不能随眼球下落，出现白色巩膜；④眼球向上看时，前额皮肤不能皱起；⑤两眼看近物时，眼球辐辏不良。

(2) 浸润性突眼(恶性突眼)：与自身免疫有关，眼球后水肿、淋巴细胞浸润，突眼度＞18mm，患者主诉怕光、复视、视力减退，可合并眼肌麻痹；由于眼球高度突出致角膜外露，易受外界刺激，引起充血、水肿、感染，重则失明。

4. 特殊类型

(1) 胫骨前黏液性水肿：多呈对称性，严重时呈象皮腿。少见，与自身免疫有关。

(2) 淡漠型甲亢：多见于老年人。起病隐匿，主要表现为嗜睡乏力、反应迟钝、心动过缓，症状多不典型，有时仅有厌食、腹泻等消化道表现；或以慢性肌病、甲亢性心脏病表现为主。

(3) 甲状腺危象：是甲亢急性恶化的表现，可危及生命。

1) 发病原因：可能与交感神经兴奋，垂体-肾上腺皮质轴应激反应减弱，短时间大剂量 T_3、T_4 释放入血有关。

2) 主要诱因：有感染、手术、放射性碘治疗、严重精神创伤、严重的药物反应、过量服用 TH 制剂、严重躯体疾病等。

3) 临床表现：①高热 39℃以上；②脉速(140～240 次/分)，伴房颤；③厌食、恶心、呕吐、腹泻、大汗淋漓，甚至因失水而休克；④焦躁不安，继而嗜睡或谵妄、昏迷；⑤可伴有心力衰竭、肺水肿。

(三) 辅助检查

(1) 血清游离 T_3、T_4 (FT_3、FT_4)：不受血甲状腺结合球蛋白(TBG)影响，直接反映甲状腺功能状态，是临床诊断甲亢的首选指标。

(2) 血清总 T_3、T_4：为甲状腺功能基本筛选试验。不受外来碘干扰，甲亢时增高。T_3、T_4 受血清甲状腺结合球蛋白(TBG)的影响,妊娠等因素使 TBG 变化时不应依靠此项检查作诊断。

(3) 血清促甲状腺激素(TSH)测定:明显降低时有助于诊断。尤其对亚临床型甲亢和亚临床型甲减的诊断有重要意义。

(4) 甲状腺^{131}I摄取率:增高,正常 2 小时为 5%～25%,24 小时为 20%～45%。甲亢患者吸碘高峰前移。妊娠、哺乳期禁测。

(5) 基础代谢率测定值增高:基础代谢率(%)=清晨静息状态下[脉率+脉压(mmHg)]－111,正常值为－10%～10%。在禁食 12 小时,睡眠 8 小时以上,静卧空腹状态下测。

(6) T_3抑制试验:口服一定剂量T_3后再做摄^{131}I率,甲亢时不受抑制,而单纯性甲状腺肿者受抑制,故此试验可作为甲亢与单纯性甲状腺肿的鉴别。老人及心脏病倾向者禁用。

(7) 甲状腺激素释放激素(TRH)兴奋试验:甲亢时T_3、T_4增高,反馈抑制 TSH,故 TSH 不受 TRH 兴奋;TRH 给药后 TSH 增高可排除甲亢。本试验安全,可用于老人及心脏病患者。

(8) 甲状腺自身抗体测定:甲状腺刺激抗体(TSAb)阳性有助于 Graves 病诊断。

(四) 治疗要点

(1) 一般治疗:适当休息。给予高热量、高蛋白、高维生素及矿物质丰富的饮食等。禁止摄入刺激性的食物和饮料。精神紧张、不安或失眠较重者,可给予镇静剂。

(2) 甲状腺功能亢进症的药物治疗

1) 抗甲状腺药物治疗:常用的抗甲状腺药物分为硫脲类和咪唑类两类。硫脲类有甲硫氧嘧啶(MTU)及丙硫氧嘧啶(PTU);咪唑类有甲巯咪唑(MMI,他巴唑)和卡比马唑(CMZ,甲亢平)。①适应证:症状轻、甲状腺较小;年龄<20 岁、妊娠(以丙硫氧嘧啶为宜)、年老体弱等不宜手术者;术前准备;术后复发的辅助治疗等。②副作用:主要为粒细胞减少和药疹。多于初治 2～3 个月及复治 1～2 周内发生。

2) 复方碘口服溶液:仅用于术前准备和甲状腺危象。

3) β受体阻滞剂:用于改善甲亢初治期的症状,近期疗效显著(普萘洛尔 10～40mg,每日 3～4 次)。此药可与碘剂合用于术前准备,也可用于^{131}I治疗前后及甲状腺危象时。

(3) 放射性^{131}I治疗:^{131}I被甲状腺摄取后释放β射线,破坏甲状腺组织细胞。β射线在组织内的射程仅有 2mm,不会累及邻近组织。适应证:①中度甲亢;②年龄在 25 岁以上;③经抗甲状腺药物治疗无效或对其过敏者;④合并心、肝、肾等疾病不宜手术或不愿手术者。禁忌证:①妊娠、哺乳期妇女;②年龄在 25 岁以下;③严重心、肝、肾衰竭或活动性肺结核患者;④外周血白细胞在 3.0×10^9/L 以下者;⑤重症浸润性突眼;⑥甲状腺危象。主要并发症为甲状腺功能减退、放射性甲状腺炎,并可诱发甲状腺危象。

(4) 手术治疗:甲状腺次全切除术的治愈率可达 70%以上。适用于甲状腺较大、结节性甲状腺肿、怀疑恶变等。

(5) 甲状腺危象的防治:去除诱因,积极治疗甲亢是预防危象发生的关键,尤其要注意积极防治感染和做好充分的术前准备。一旦发生则需积极抢救①抑制 TH 合成与释放:首选 PTU。②选 PTU、碘剂、β受体阻滞剂和肾上腺糖皮质激素等。③支持治疗:应在监护心、肾、脑功能条件下,迅速纠正水、电解质和酸碱平衡紊乱,补充葡萄糖、热量和多种维生素等。④对症治疗:包括供氧、防治感染,高热者给予物理降温。⑤待危象控制后,应根据具体病情,选择适当的甲亢治疗方案,并防止危象再次发生。

(五) 护理诊断/问题

(1) 焦虑:与甲状腺素的毒性作用和患者对疾病缺乏认识有关。

(2) 睡眠型态紊乱:与甲状腺素的毒性作用引起交感神经兴奋性增高有关。

(3) 营养失调:低于机体需要量,与机体代谢率增高而消化吸收障碍有关。

(4) 知识缺乏:缺乏疾病保健知识和用药知识。

(5) 潜在并发症:甲状腺危象。

(六) 护理措施

(1) 为患者创造舒适的休息环境,避免强光、噪声刺激;重者或有心律失常者应绝对卧床。

(2) 指导患者合理饮食:给予高热量、高蛋白、高维生素及富含钾、钙的食物,限制高纤维素饮食。主食应足量,可以增加奶类、蛋类、瘦肉类等优质蛋白以纠正体内的负氮平衡,多摄取新鲜蔬菜和水果。给予充足的水分,每天饮水量 2000～3000ml 以补充出汗、腹泻、呼吸加快等所丢失的水分,但对并发心脏疾病者应避免大量饮水,以防因血容量增加而诱发水肿和心力衰竭。不吃含碘丰富的食物,如海带、紫菜等。避免辛辣刺激的食物及浓茶、咖啡、酒等兴奋性饮品,不吸烟。

(3) 做好眼部护理:突眼角膜暴露者,外出时应戴墨镜;睡眠时抬高头部,并限制饮水,以减轻眼球后软组织水肿和眼压增高。眼睛不能闭合者，睡前应戴眼罩或涂抗生素眼膏，盖纱布，防止角膜干燥。

(4) 预防甲状腺危象的发生：密切观察体温、脉搏、呼吸、血压及心率，避免一切不良刺激。发生危象时，遵医嘱给予镇静剂，持续低流量吸氧；给予高热量、高蛋白、高维生素饮食，补充足够的液体；采取物理降温措施，必要时人工冬眠降温。

(5) 用药护理：向患者说明药物治疗的目的、时间、方法、不良反应等，嘱患者不要随意中断或更换药物。药物副作用主要是粒细胞减少，故在服药的最初1～2个月每周查血象1次，如白细胞低于4.0×10^9/L，要注意预防感染，如白细胞低于3.0×10^9/L或中性粒细胞低于1.5×10^9/L，应停药。

(6) 心理护理：关心、体贴患者，态度和蔼，避免用刺激性语言。告知患者突眼和甲状腺肿大等体态变化将随疾病控制而得到改善，以解除患者焦虑、自卑等不良情绪。焦虑严重者可按医嘱给予镇静剂。

(7) 健康教育：讲解甲亢发病的基本知识和防治要点，及甲状腺危象的诱因和预防措施。指导患者合理安排工作和休息，避免过度紧张和劳累，保持情绪稳定，与周围的人建立良好的人际关系。指导患者合理饮食。介绍抗甲状腺药物的作用、用法，及坚持全疗程服药的重要性，并让患者了解药物的副作用和处理方法。指导突眼者眼部护理。

甲亢病程转归有3种：①20%～30%患者经治疗后缓解，多为轻型甲亢。②35%～40%呈波动性进展，慢性病程，经久不愈，此型常有家族史。③35%甲亢患者虽经治疗，病情仍有加重，发生各种并发症而恶化，可死于甲状腺危象。

核心提示　甲亢以高代谢综合征、甲状腺肿大及眼征为主要表现特征，严重的并发症为甲状腺危象。常用的抗甲状腺药物有硫脲类（甲硫氧嘧啶、丙硫氧嘧啶）、咪唑类（甲巯咪唑、卡比马唑），服用抗甲状腺药物者每周查1次血象，每隔1～2个月做甲状腺功能测定。对甲状腺危象应消除诱因，尤其是治疗感染和充分术前准备。护理要点：心理护理，指导合理饮食、观察病情变化、指导合理用药。

第四节　甲状腺功能减退症患者的护理

甲状腺功能减退症简称甲减，是由多种原因导致的低甲状腺激素血症或机体对甲状腺激素抵抗而引起的全身性低代谢综合征。其病理特征为黏液性水肿。

(一) 病因及发病机制

(1) 原发性甲减：约占成人甲减的90%～95%，是甲状腺本身疾病所引起的。主要病因包括自身免疫性甲状腺炎；手术、放射性^{131}I治疗引起甲状腺破坏；摄碘过量诱发甲状腺炎；锂盐、硫脲类等抗甲状腺药物所致。

(2) 继发性甲减：由于垂体或下丘脑疾病导致TSH不足而继发甲减。常见原因有肿瘤、手术、放疗或产后垂体缺血性坏死等。

(3) TH抵抗综合征：由于TH在外周组织发挥作用缺陷而引起的一种甲状腺功能减退症。

(二) 临床表现

(1) 一般表现：乏力、怕冷、体重增加、记忆力减退、反应迟钝、嗜睡、精神抑郁等。体检可见表情淡漠，面色苍白，眼睑、颜面和皮肤水肿，皮肤干燥发凉、粗糙脱屑、声音嘶哑、毛发稀疏、眉毛外1/3脱落。重症者呈痴呆、幻觉、木僵、昏睡或惊厥。

(2) 各系统表现

1) 心血管系统：心肌黏液性水肿导致心肌收缩力减弱、心动过缓、心排血量下降。

2) 消化系统：患者有厌食、腹胀、便秘等，严重者可出现麻痹性肠梗阻或黏液水肿性巨结肠。

3) 内分泌系统：表现为性欲减退，女性患者常有月经过多或闭经。部分患者有溢乳。男性患者可出现阳痿。

4) 肌肉与关节：肌肉软弱乏力，可有暂时性肌强直、痉挛、疼痛等，部分肌肉可出现进行性肌萎缩。

5) 血液系统：可因甲状腺激素缺乏引起血红蛋白合成障碍或铁、叶酸、维生素B_{12}吸收障碍导致贫血。

(3) 黏液性水肿昏迷：见于病情严重者。其诱发因素有寒冷、感染、手术、严重躯体疾病、中断甲状腺激素替代治疗和使用麻醉、镇静剂等。临床表现为嗜睡，低体温（<35℃），呼吸减慢，心动过缓，血压下降，四肢肌肉松弛，反射减弱或消失，甚至昏迷、休克、心肾功能不全而危及患者生命。

(三) 辅助检查

(1) 血常规检查有轻、中度贫血；生化检查有胆固醇、三酰甘油增高。

(2) 甲状腺功能检查：血清TSH增高，FT_4减低是诊断本病的必备条件；血清TT_4降低，TT_3、FT_3常正常；甲状腺^{131}I率降低。

(3) TRH兴奋实验：用于病变部位鉴定。静脉注射TRH后，血清TSH不增高提示垂体性甲减；延迟升高提示下丘脑性甲减；TSH在增高的基础上进一步增高，提示原发性甲减。

(四) 治疗要点

本病一般不能治愈，需终身替代治疗。

(1) 替代治疗：首选左甲状腺素($L\text{-}T_4$)口服。从小剂量开始，逐渐增加至维持量，注意个体差异，避免剂量过大诱发加重冠心病，引起骨质疏松。

(2) 黏液性水肿昏迷的治疗

1) 立即补充甲状腺激素。首选$L\text{-}T_3$静脉注射，至患者症状改善、清醒后改为口服。

2) 保温，给氧，保持呼吸道通畅，必要时行气管插管或气管切开。

3) 氢化可的松200～300mg/d持续静脉滴注，待患者清醒及血压稳定后逐渐减量。根据需要补液，但入液量不宜过多。

4) 控制感染，治疗原发病。

(五) 常见护理诊断/问题

(1) 排便异常：便秘，与代谢率降低及体力活动减少引起肠蠕动减慢有关。

(2) 体温过低：与机体基础代谢率降低有关。

(3) 潜在并发症：黏液性水肿、昏迷。

(六) 护理措施

(1) 一般护理

1) 饮食护理：给予高蛋白、高维生素、低钠、低脂肪饮食，细嚼慢咽，少食多餐。食物注意色、香、味，以增加患者的食欲。桥本甲状腺炎所致的甲状腺功能减退症者应避免摄取含碘食物和药物，以免诱发黏液性水肿。

2) 保持大便通畅：指导患者每天定时排便，以养成规律排便的习惯。并为卧床患者创造良好的排便环境。教会患者促进排便的技巧，如适当按摩腹部或用手指进行肛周按摩，以促进胃肠蠕动和引起便意。鼓励患者每日进行适度的活动，如散步、慢跑等。多食粗纤维食物，如蔬菜、水果和全麦制品，每天摄入足够的水分，1000～3000ml，以保证大便通畅，必要时遵医嘱给予轻泻剂，并注意观察大便的次数、性质、量的改变。

3) 调节室温至22～23℃之间，加强保暖。避免病床靠近门窗，以免患者受凉。

4) 皮肤护理：注意每日观察皮肤弹性与水肿情况，观察皮肤有无发红、发绀、起水泡或破损等。如有皮肤干燥、粗糙时，可局部涂抹乳液和润肤油以保护皮肤。洗澡时避免使用肥皂。协助患者按摩受压部位，经常翻身或下床活动，避免血液循环不良而造成压疮。

(2) 病情观察：观察神志、体温、脉搏、呼吸、血压的变化及全身黏液性水肿情况，每日记录患者体重。

(3) 心理护理：评估患者有无焦虑、抑郁等心理反应，安排安静及安全的环境，以真挚、诚恳的态度与患者沟通，关心患者；鼓励患者倾诉自己的思想，说出对自己外观及性格改变的感受，及时给予鼓励，使患者保持乐观的情绪和受到重视。鼓励患者家属及亲友与患者沟通，理解患者的行为，提供心理支持，使患者感到温暖和关怀，从而增强自信心。制定活动计划，鼓励患者做简单的家务事，多参与社交活动，并多与患有同疾病且病情已经改善的病友交流，以降低社交障碍的危机。

(4) 用药护理

1) 指导患者按时服药，观察药物疗效及服用过量的症状。如出现多食消瘦、脉搏＞100次/分、发热、大汗、情绪激动等情况时，提示用药过量，应及时报告医师。

2) 替代治疗最佳的效果为血TSH恒定在正常的范围。长期替代者应每6～12个月检测1次。

3)对有心脏病、高血压、肾炎的患者，应特别注意剂量的调整，不能随意增减剂量。

4) 服用利尿剂时，需记录24小时出入液量。

(5) 黏液性水肿昏迷的护理

1) 建立静脉输液通道，按医嘱给予急救药物。

2) 保持呼吸道通畅，吸氧，必要时配合气管插管或气管切开。

3) 监测生命体征和动脉血气的变化，记录24小时出入量。

4) 注意保暖，避免局部热敷，以免烫伤和加重循环不良。

核心提示 甲状腺功能减退症，是由多种原因导致的低甲状腺激素血症或机体对甲状腺激素抵抗而引起的全身性低代谢综合征。其病理特征为黏液性水肿。主要病因包括自身免疫性甲状腺炎；手术、放射性^{131}I治疗引起甲状腺破坏；摄碘过量诱发甲状腺炎；锂盐、硫脲类等抗甲状腺药物所致。临床表现主要为乏力、怕冷、体重增加、记忆力减退、反应迟钝、嗜睡、精神抑郁等以及各系统的损害，严重的并发症为黏液性水肿昏迷，治疗主要是替代疗法。护理的重点是注意保暖，预防诱发因素，给予高蛋白、高维生素、低钠、低脂肪饮食，保持大便通畅。严密观察病情，按时按量服用药物，不得随意增减，做好黏液性水肿昏迷患者的观察与护理。

第五节　库欣综合征患者的护理

库欣综合征是各种原因所致皮质醇分泌增多引起的综合征的总称，其中以垂体促肾上腺皮质激素(ACTH)分泌亢进所引起的库欣病(Cushing 病)最多见。主要表现为满月脸、向心性肥胖、多血质、皮肤紫纹、痤疮、高血压等。

(一) 病因及发病机制

库欣综合征以垂体促肾上腺皮质激素微腺瘤引起促肾上腺皮质激素分泌增多，导致肾上腺皮质增生和原发性肾上腺皮质腺瘤多见，约占 70%。此外，长期大量使用糖皮质激素治疗某些疾病可引起医源性类库欣综合征。

(二) 病理生理和临床表现

高皮质醇血症是本病主要病理生理学基础。皮质醇过量会引起全身代谢紊乱，多器官功能障碍和对感染的抵抗力降低，导致临床综合征的发生。

(1) 脂肪代谢障碍：体内脂肪重新分布，四肢脂肪向面部及躯干转移，形成向心性肥胖——满月脸、水牛背、球型腹等，但四肢相对瘦小。向心性肥胖是本病的特征。

(2) 蛋白质代谢异常：蛋白质分解代谢亢进，消耗过多，形成负氮平衡，皮肤菲薄如纸；毛细血管脆性降低易出血；皮肤薄加之毛细血管显露致面颈部发红呈多血质面容；皮下弹性纤维断裂、微血管扩张显露形成宽大皮肤紫纹，易出现于股、臀、腹、乳房下、腋窝周围等部位。病程久者肌肉萎缩、疲乏无力、骨质疏松、组织修复能力差、对感染的抵抗力低。儿童患者生长受抑制。

(3) 糖代谢障碍：大量皮质醇促进肝糖原异生，减少外周组织对葡萄糖的利用，并拮抗胰岛素的作用，使血糖升高，葡萄糖耐量减低，部分患者出现继发性糖尿病，称类固醇性糖尿病。

(4) 电解质代谢紊乱：大量皮质醇有储钠、排钾作用。

(5) 心血管病变：高血压常见，与肾素-血管紧张素系统激活，对血管加压反应增强、血管舒张系统受抑制及皮质醇可作用于盐皮质激素受体等因素有关。长期高血压可并发左心室肥大、心力衰竭和脑卒中。患者脂肪代谢紊乱，对心血管系统产生不利影响，是冠心病发病的独立危险因素。

(6) 感染：长期皮质醇分泌增多使免疫功能减弱，患者容易发生各种感染。

(7) 性功能障碍：女性月经紊乱、男性化，出现痤疮、多毛、不育。

(8) 神经精神改变：高皮质醇血症引起中枢神经系统功能紊乱，患者情绪不稳定、失眠、抑郁、妄想、狂躁，甚至出现精神病。

(9) 造血系统改变：皮质醇刺激骨髓，使红细胞计数和血红蛋白含量增高，且患者皮肤菲薄而呈多血质面容。

(10) 皮肤色素沉着。

(三) 有关检查

(1) 皮质醇及其代谢产物测定：血皮质醇及 24 小时尿游离皮质醇、尿 17-羟皮质类固醇(17-OHCS)增高。皮质醇昼夜节律消失，正常人清晨 8～9 时最高，午夜最低，本病皮质醇昼夜节律紊乱。

(2) 小剂量地塞米松抑制试验：正常时垂体 ACTH 分泌受血中皮质醇浓度的反馈调节，利用外源性生理剂量地塞米松对垂体的抑制作用，可了解下丘脑-垂体-肾上腺轴功能是否正常。对比给药前后血、尿皮质醇及其代谢产物水平，明显受抑制者(抑制 50%以上)为正常，不受抑制(未达上述指标)应考虑高皮质醇血症的存在，需行进一步检查。

(3) 大剂量地塞米松抑制试验：高皮质醇血症时，当下丘脑-垂体-肾上腺轴的关系尚存在时，其反馈调节可被大剂量地塞米松抑制到对照值的 50%以下，说明病变在垂体或下丘脑，如不被抑制，则说明皮质醇或 ACTH 分泌是自主性的，病变在肾上腺或由于异源 ACTH 分泌肿瘤所致。

(4) ACTH 测定：原发于肾上腺的肿瘤，ACTH 被抑制而明显降低，库欣综合征时为正常高限或增高，异源 ACTH 综合征则明显升高。

(5) 影像学检查：垂体 CT、MRI，肾上腺超声检查、CT 等有助于肿瘤定位诊断。

(四) 治疗要点

应根据不同病因选择相应的治疗手段，如能手术者尽量手术切除，不能手术者可放疗、应用肾上腺皮质激素阻滞药。

(1) Cushing 病：本病可选择手术、放疗、药物 3 种治疗方法。经蝶窦切除微腺瘤为近年治疗本病的首选方法，摘除腺瘤后可治愈，少数患者手术后可复发。

(2) 肾上腺肿瘤：肾上腺腺瘤经检查明确部位后，手术切除可根治。肾上腺腺癌应尽量早期手术治疗，配合药物治疗，以减少肾上腺皮质激素的产生量。

(3) 不依赖 ACTH 小结节性或大结节性双侧肾上腺增生：作双侧肾上腺切除术，术后作激素替代治疗。

(4) 异源 ACTH 综合征：应积极治疗原发疾病。

(五) 护理诊断/问题

(1) 活动无耐力：与蛋白质分解过多、肌肉萎缩有关。

(2) 体液过多：与盐皮质激素分泌过多导致水钠潴留有关。

(3) 自我形象紊乱：与皮质醇增多症所致的形象改变有关。

(4) 有感染的危险：与蛋白质分解过多、抵抗力下降有关。

(5) 有受伤的危险：与疾病所致皮肤菲薄、骨质疏松有关。

(六) 护理措施

(1) 病情观察：监测体温变化，注意感染的征象；评估水肿情况；监测体重变化；记录 24 小时出入量、血电解质浓度和心电图变化；观察全身症状、体征及精神状态的变化。

(2) 饮食护理：给予高蛋白、高维生素、低糖、低脂、低盐，富含钾、钙的饮食。高血糖者，应给予糖尿病饮食。

(3) 保持水、电解质、酸碱平衡：根据病情减少液体入量；建议患者坐位时适当抬高下肢，以减轻下肢水肿。

(4) 适当活动：鼓励患者做一些力所能及的活动，以增强日常自理活动的能力，减缓肌肉萎缩的进程。同时要嘱咐患者，感到疲劳时，应适当休息，且活动范围及活动量均不宜过大。

(5) 心理护理：鼓励患者表达自己的感受，耐心倾听患者的倾诉；对于患者的情绪反应给予理解，避免刺激性的言行；安慰患者，当激素水平控制正常后，症状即可消失；嘱患者的亲友关心、体贴患者，与护士一起帮助患者树立战胜疾病的信心，使其积极配合治疗；同时劝慰患者要勇于面对现实，提高自尊感。

(6) 预防感染：对患者的日常生活进行指导，如保持皮肤、口腔、会阴等清洁卫生；注意保暖，预防上呼吸道感染；保持病室通风，并定期进行紫外线消毒；保持床单清洁、干燥。

(7) 防止外伤、骨折：由于骨质疏松易造成骨折，应尽量减少外伤的危险，如保持地面干燥、无障碍物，以减少患者摔倒的危险；经常巡视，及时满足患者生活需求；嘱患者穿柔软宽松的衣裤，在活动中避免范围过大、运动量过强。

(8) 健康教育：为患者讲解本病各种症状、体征出现的原因以及各种治疗护理措施的重要性，使其能够自觉坚持饮食、活动、自我保护及治疗、用药等要求。为了解体内激素水平，需定期复查。教会患者自我身心调适，增强患者的自信心和自尊感。

核心提示 库欣综合征是由多种原因引起皮质醇分泌增多导致的综合征的总称，多由促肾上腺皮质激素(ACTH)分泌亢进所引起，高皮质醇血症是本病主要病理生理学基础。皮质醇过量会引起全身代谢紊乱、抵抗力降低。向心性肥胖(满月脸、水牛背、球形腹、四肢相对瘦小)是本病的特征，易出现血糖升高、高血压。给予高蛋白、高维生素、低糖类、低脂、低钠，含钾、钙丰富的食物，预防和控制水肿、低钾血症和高血糖。指导患者改善自身形象，鼓励患者加入社区中的支持团体，增强其自信心和自尊感。

第六节 糖尿病患者的护理

糖尿病是由遗传和环境因素相互作用引起胰岛素分泌或作用的缺陷，引起以慢性高血糖为特征的代谢紊乱。除引起糖代谢紊乱，还有脂肪、蛋白质、水及电解质等一系列代谢紊乱。典型表现为“三多一少”，即多尿、多饮、多食，消瘦乏力。久病可引起多系统损害，导致眼、肾、神经、心脏、血管等组织的慢性进行性病变，导致功能缺陷和衰竭。

(一) 临床分型

(1) 1 型糖尿病(曾称作胰岛素依赖型糖尿病，IDDM)：因胰岛 B 细胞破坏引起胰岛素绝对缺乏，胰岛呈现病毒性炎症或自身免疫破坏，可产生胰岛细胞抗体，主要见于年轻人，易发生酮症酸中毒，需用胰岛素治疗。

(2) 2 型糖尿病(曾称作非胰岛素依赖型糖尿病，NIDDM)：有家族性发病倾向，多见于 40 岁以上成人，超体重者占多数，常对胰岛素发生抵抗，应激情况下可发生酮症，必要时也需用胰岛素控制血糖。

(3) 其他特殊类型糖尿病：继发性糖尿病相对少见，病因明确包括 B 细胞功能遗传性缺陷、胰岛素作用遗传性缺陷、胰腺外分泌疾病、内分泌病、药物或化学品所致糖尿病、感染、不常见的免疫介导糖尿病、其他可能与糖尿病相关的遗传性综合征。

(4) 妊娠期发生糖耐量减低：称为妊娠期糖尿病。至于发生糖耐量降低(IGT)的患者中已证明有 1/3 可发展为糖尿病，不作为一个亚型，经干预治疗可减少临床糖尿病的发生率。

(二) 病因及发病机制

不同类型的糖尿病其病因不同。概括而言，引起糖尿病的病因可归纳为遗传因素及环境因素两大类。发病机制可归纳为不同病因导致胰岛 B 细胞分泌胰岛素缺陷和(或)外周组织胰岛素利用不足，而引起糖、脂肪及蛋白质等物质代谢紊乱。

(1) 1 型糖尿病：分 6 个阶段。

1) 第 1 期——遗传学易感性：研究发现，1 型糖尿病与某些特殊的人类组织相容性抗原(HLA)类型有关；但易感基因只赋予个体对本病的易感性，其发病依赖于多个易感基因的共同参与和环境因素的影响。

2) 第 2 期——启动自身免疫反应：病毒感染是重要的启动胰岛 B 细胞的自身免疫反应的环境因素之一。已知与 1 型糖尿病有关的病毒有萨科奇 B_4 病毒、腮腺炎病毒、风疹病毒、巨细胞病毒、脑炎心肌炎病毒等。人类对病毒诱发糖尿病的易感性受遗传基因控制。病毒感染可直接损伤胰岛组织引起糖尿病，也可能损伤胰岛组织后诱发自身免疫反应，进一步损伤胰岛组织引起糖尿病。

3) 第 3 期——免疫学异常：目前认为 1 型糖尿病在发病前常经过一段糖尿病前期，这时患者循环中会出现一组自身抗体，主要包括胰岛细胞自身抗体(ICA)、胰岛素自身抗体(IAA)和谷氨酸脱羧酶自身抗体(GAD_{65})等。

4) 第 4 期——进行性胰岛 B 细胞功能丧失：此期出现胰岛素分泌第 1 相降低，B 细胞数量减少，血糖逐渐升高。

5) 第 5 期——临床糖尿病：此期患者有明显高血糖，出现糖尿病的部分或典型症状。

6) 第 6 期——在 T_1DM 发病数年后，多数患者胰岛 B 细胞完全破坏，胰岛素水平较低，失去对刺激物的反应，糖尿病的临床表现明显。

(2) 2 型糖尿病

1) 遗传易感性：T_2DM 有较强的遗传性，它不是一个单一的疾病，可由多基因变异引起，在病因和表现型上均有异质性。

此外，其发病也与环境因素有关，包括人口老龄化、营养因素、中心性肥胖、体力活动不足、都市化程度、子宫内环境以及应激、化学毒物等。

“节约基因型”学说认为，人类在进化、生存的斗争中，逐渐形成“节约基因”，使人在食物不足的环境下，节约能量，以适应恶劣环境。当食物充足时，此基因继续起作用，过多能量堆积使人肥胖，致胰岛素分泌缺陷和胰岛素抵抗，成为诱发糖尿病的潜在因素之一。

2) 胰岛素抵抗和 B 细胞功能的缺陷：胰岛素抵抗(IR)是指机体对一定量胰岛素生物学反应低于预计正常水平的一种现象。IR 和胰岛素分泌缺陷(包括两者的相互作用)是普通 T_2DM 发病机制的 2 个要素，有不同程度的差别。IR 可引起一系列后果，由于胰岛素对靶组织的生理效应降低，胰岛素介导下骨骼肌、脂肪组织对葡萄糖的摄取、利用和储存的效应减弱，同时对肝葡萄糖输出(HGO)的抑制作用减弱，HGO 增加，为克服这种缺陷，胰岛 B 细胞代偿性分泌更多胰岛素以维持糖正常代谢，但随着病情的进展，仍然不能使血糖恢复正常水平，最终导致高血糖。另一变化是胰岛素分泌异常。正常人静脉注射葡萄糖所诱导的胰岛素分泌呈双峰。第一相高峰在头 10 分钟，随后下降，如继续持续滴注葡萄糖，在随后的 90 分钟逐渐形成第二个峰，胰岛素分泌率持续增长，达平顶后维持一段时间。T_2DM 患者胰岛素分泌反应缺陷，第一分泌相缺失或减弱，第二个胰岛素高峰延迟，并维持在较高浓度而不能回到基线水平，因而一些患者可能在餐后出现低血糖。随着病情的进展，血糖可逐渐升高。

3) IGT(糖耐量减低)和 IFG(空腹血糖调节受损)：IGT 是葡萄糖不耐受的一种类型，现普遍视为糖尿病前期。IFG 指一类非糖尿病性空腹高血糖，其血糖浓度高于正常，但低于糖尿病的诊断值。IGT 和 IFG 两者均代表了葡萄糖的稳态和糖尿病高血糖之间的中间代谢状态，表明其稳态(调节)受损。目前认为 IGT 和 IFG 均为发生糖尿病的危险因素，是发生心血管病的危险标志。

4) 临床糖尿病：此期可无明显症状，或逐渐出现症状，或出现糖尿病并发症的表现，血糖肯定升高，并达到糖尿病的诊断标准。

(三) 病理生理

糖尿病时，葡萄糖在肝、肌肉和脂肪的利用减少以及肝糖输出增多是发生高血糖的主要原因。脂肪代谢方面，由于胰岛素不足，脂肪组织摄取葡萄糖及从血浆移除三酰甘油减少，脂肪合成减少。脂蛋白酯酶活性降低，血游离脂肪酸和三酰甘油浓度升高。近来研究认为，脂代谢障碍有可能是糖尿病及其并发症的原发性病理生理变化。此外，在胰岛素极度缺乏时，脂肪组织大量动员分解，产生大量酮体，若超过机体对酮体的氧化利用能力时，大量酮体堆积形成酮症或发展为酮症酸中毒。其他还有蛋白质合成降低、分解代谢加速，导致负氮平衡。

(四) 临床表现

1 型糖尿病多在 30 岁以前的青少年期起病，少数可在30岁以后的年龄起病。起病急，症状明显，如不给予胰岛素治疗，有自发酮症倾向，以至出现糖尿病酮症酸中毒。2型糖尿病多发生在40岁以上成年人和老年人，但近年来发病趋势趋向低龄化，尤其在发展中国家，在儿童中发病率上升。患者多肥胖，体重指数常高于正常。起病缓慢，部分患者可长期无代谢紊乱症状，通过体检而发现，随着病程延长可出现各种慢性并发症。

1. 代谢紊乱综合征

(1) 多饮、多食、多尿和体重减轻：由于血糖升高引起渗透性利尿导致尿量增多，而多尿致失水，使患者口渴而多饮水。为补充丢失的糖分，维持机体活动，患者常善饥多食。由于机体不能利用葡萄糖，且蛋白质和脂肪消耗增加，引起消瘦、疲乏无力、体重减轻。

(2) 皮肤瘙痒：由于高血糖及末梢神经病变导致皮肤干燥和感觉异常，患者常有皮肤瘙痒。女性患者可因尿糖刺激局部皮肤，出现外阴瘙痒。

(3) 其他症状：有四肢酸痛、麻木、腰痛、性欲减退、阳痿不育、月经失调、便秘等。

2. 急性并发症

(1) 糖尿病酮症酸中毒(DKA)：糖尿病代谢紊乱加重时，脂肪动员和分解加速，大量脂肪酸在肝经β氧化产生大量乙酰乙酸、β-羟丁酸和丙酮，三者统称为酮体。血液酮体积聚超过正常水平时出现酮血症和酮尿，临床上统称为酮症。乙酰乙酸和β-羟丁酸均为较强的有机酸，大量消耗体内储备碱，若代谢紊乱进一步加剧，血酮继续升高，超过机体的处理能力时即发生代谢性酸中毒，称为糖尿病酮症酸中毒。

1) 诱因：1型糖尿病患者有自发DKA倾向，2型糖尿病患者在一定诱因作用下也可发生DKA。常见的诱因：胰岛素不足或治疗中断、感染、饮食不当、妊娠和分娩、手术、创伤、麻醉、严重刺激引起应激状态等。

2) 临床表现：早期酮症阶段仅多尿、多饮、疲乏等，继之出现食欲减退、恶心、呕吐，伴头痛、嗜睡、呼吸深快并有烂苹果味，后期严重脱水、皮肤干燥且弹性差、眼球内陷、尿少、血压下降，甚至休克，严重者嗜睡、昏迷。

3) 实验室检查：尿：尿糖、尿酮体强阳性。部分患者有蛋白尿和管型尿。血糖多为16.7～33.3mmol/L(300～600mg/dl)，有时可达55.5mmol/L(1000mg/dl)以上；血酮体升高，多在4.8mmol/L(50mg/dl)以上；CO_2结合力降低，轻者为13.5～18.0mmol/L，重者在9.0mmol/L以下；血钾正常或偏低，治疗后可出现低血钾；血钠、血氯降低；血尿素氮和肌酐常偏高；血清淀粉酶和白细胞也升高。

(2) 高渗性非酮症糖尿病昏迷：简称高渗性昏迷，是糖尿病急性代谢紊乱的另一种临床类型，多见于50～70岁老年2型糖尿病患者，发病前多无糖尿病病史或症状轻微，是一种极为严重的急症。

1) 常见诱因：感染、急性胃肠炎、胰腺炎、脑血管意外、严重肾脏疾病、血液或腹膜透析治疗、静脉内高营养、不合理限制水分，以及某些药物的使用如糖皮质激素、免疫抑制剂、噻嗪类利尿剂等所致。少数从未诊断糖尿病者因输入葡萄糖，或因口渴而大量引用含糖饮料等可诱发。

2) 表现：患者有严重高血糖、脱水及血渗透压增高，而无显著的酮症酸中毒。起病时先有多尿、多饮，但多食不明显，或反而食欲减退，失水程度随病情进展而加重，出现神经、精神症状，表现为嗜睡、幻觉、定向障碍、昏迷。病死率高达40%。

3) 实验室检查：尿，尿糖呈强阳性，早期尿量明显增多，晚期尿少甚至尿闭。血糖常高至33.3mmol/L(600mg/dl)，血钠高可至155mmol/L，血浆渗透压可高达330～460mmol/L。无或轻度酮症，血尿素氮及肌酐升高，白细胞明显升高。

(3) 感染：疖、痈等皮肤化脓性感染多见，可致败血症或脓毒血症。足癣、甲癣、体癣等皮肤真菌感染也较常见，肾盂肾炎和膀胱炎为泌尿系最常见的感染，尤其多见于女性，常反复发作，易转为慢性肾盂肾炎。女性患者常合并真菌性阴道炎。肺结核发病率高，进展快，易形成空洞。

3. 慢性并发症 糖尿病的慢性并发症可累及全身各个器官。其并发症可单独出现，也可以不同组合同时或先后出现，多数患者死于心、脑血管动脉粥样硬化。

(1) 血管病变：大血管病变导致冠心病、心肌梗死、出血或缺血性脑血管病，四肢动脉硬化致肢端坏疽；微血管病变导致肾小球血管硬化，视网膜血管病变。糖尿病肾病是1型糖尿病患者死亡的主要原因。

(2) 神经病变：以周围神经病变最常见。周围神经病变表现为肢端感觉异常，有手套、袜套感，针刺、烧灼感或蚁行感，伴有痛觉过敏，继而肢体疼痛，夜间、寒冷时加重；通常为对称性，下肢较上肢严重。自主神经病变可致尿潴留、神经性膀胱、胃肠功能失调及直立性低血压。

(3) 眼部病变：有视网膜出血、水肿，甚至剥离，导致视物模糊、失明。还可有白内障、青光眼。

(4) 糖尿病足：WHO将糖尿病足定义为与下肢远端神经异常和不同程度的周围血管病变相关的足部(踝关节或踝关节以下)感染、溃疡和(或)深层组织破坏。其主要临床表现为足部溃疡与坏疽，是糖尿病患者致残的主要原因之一。常见的诱因有：趾间或足部皮肤瘙痒而搔抓致皮肤溃破、水疱破裂、烫伤、碰撞伤、修脚损伤及新鞋磨破伤等。自觉症状有：冷感、酸麻、疼痛、间歇性跛行。由于神经营养不良和外伤的共同作用，可引起营养不良性关节炎，好发于足部和下肢各关节，受累关节有广泛骨质破坏和畸形。

(五) 实验室及其他检查

(1) 尿糖测定：尿糖阳性是目前诊断糖尿病的重要线索，但尿糖阴性不能排除糖尿病的可能。每日4次尿糖定性检查和24小时尿糖定量检查有助于诊断。

(2) 血糖：空腹及餐后2小时血糖升高是诊断糖尿病的主要依据。测定空腹血糖≥7.0mmol/L，或随机血糖或餐后2小时血糖≥11.1mmol/L，可诊断糖尿病。空腹血糖正常范围为3.9～6.0mmol/L。

(3) 口服葡萄糖耐量试验(OGTT)：清晨空腹饮服75g葡萄糖。分别于服糖前和服糖后的0.5、1、2、3小时取血(共5次)，并同时留尿一并送检。OGTT 2小时血浆葡萄糖<7.7mmol/L为正常糖耐量。≥7.8mmol/L、<11.1mmol/L为糖耐量减低，≥11.1mmol/L应考虑糖尿病。

(4) 糖化血红蛋白(AIc)和糖化血浆清蛋白测定：糖化血红蛋白(AIc)可反映取血前8～12周血糖的总水平，是糖尿病控制情况的监测指标之一。糖化血浆清蛋白可反映糖尿病患者近2～3周内血糖总的水平，也是糖尿病近期病情监测的指标。

(5) 血浆胰岛素和C肽测定：有助于了解胰岛B细胞功能。

(6) 其他：病情未控制的糖尿病患者。可有高三酰甘油血症、高胆固醇血症，高密度脂蛋白、胆固醇常减低。

(六) 诊断要点

连续两次空腹血糖≥7.0mmol/L；或有明显三多一少症状，随机血糖≥11.1mmol/L(200mg/dl)；或OGTT中的2小时血糖≥11.1mmol/L(200mg/dl)，但需另一天再次证实，即可诊断糖尿病。连续两次指不在同一天内的两次，空腹是指至少8小时无热量摄入，随机是指一天当中的任意时间而不在意上次进餐时间。

(七) 治疗要点

治疗目标是通过控制饮食、运动疗法和药物治疗，达到控制血糖、纠正代谢异常、消除症状、防治并发症，从而提高生活质量的目的，因此治疗是终身的。

1. 健康教育　是最重要的基本治疗措施之一。

2. 饮食治疗　指导患者合理饮食，是糖尿病治疗的最基本措施，可减轻胰岛B细胞负担，降低血糖。以控制总热量为原则，强调定时、定量。

(1) 总热量：根据患者标准体重和工作性质计算每日所需总热量，成人休息状态下每千克体重应给予热量105～126kJ(25～30kcal)，轻体力劳动者126～146kJ(30～35kcal)，中等体力劳动者146～167kJ(35～40kcal)，重体力劳动者167kJ(40kcal)以上。儿童、孕妇、乳母、营养不良及消耗性疾病者，可酌情增加10%～20%的总热量。肥胖者热量酌减。

(2) 食物营养成分分配：将总热量换算成三大营养物质，其中，糖类占50%～60%，200～300g/d；蛋白质占15%～20%，每日0.8～1.2g/kg；脂肪占25%～30%，每日0.6～1.0g/kg。

(3) 三餐热量分配：根据饮食习惯，可分配为1/3、1/3、1/3或1/5、2/5、2/5。

(4) 饮食调配注意事项：限制糖的摄入；1/3的蛋白质应来自动物蛋白；少吃含胆固醇高的食物，如动物内脏、全脂牛奶、蛋黄等，限制动物脂肪摄入；食盐量每日不超过6g，高血压者应少于3g。提倡食用富含纤维素的食物，每日饮食中纤维素含量不少于40g。注意照顾患者的饮食习惯。

3. 运动治疗　是糖尿病三大基本疗法之一，运动能促进糖代谢及提高胰岛素在周围组织中的敏感性。①原则：因人而异，循序渐进，相对定时、定量，适可而止。②种类：根据患者的年龄、病情、类型安排不同的运动，如做操、慢跑、快走、游泳等有氧运动，有心、脑血管或严重微血管病变者，应慎重安排活动。③时间和强度：运动开始的时间应在餐后1小时，持续时间为30～60分钟，运动强度以运动时心率来衡量，心率(次/分)=170－年龄。

4. 药物治疗

(1) 口服降糖药

1) 磺脲类：直接刺激胰岛B细胞释放胰岛素，改善胰岛素受体和(或)受体后缺陷，增强靶细胞对胰岛素的敏感性。适用于轻中度型糖尿病，尤其是胰岛素水平较低或分泌延迟者。常用药物有格列本脲(优降糖)、格列齐特(达美康)、格列吡嗪(美吡达)、格列喹酮(糖适平)等，餐前半小时服用。

2) 双胍类：对胰岛无刺激作用，主要通过增加外周组织对葡萄糖的摄取和利用，抑制葡萄糖异生及肝糖原分解而起降低血糖作用。适合超重的2型糖尿病。常用药物有苯乙双胍(降糖灵)、二甲双胍(甲福明)等，进餐时或进餐后服用，肾功能异常、老年人不宜使用。

3）葡萄糖苷酶抑制剂：抑制小肠α-葡萄糖苷酶活性，减慢葡萄糖吸收，降低餐后血糖。常用阿卡波糖（拜唐苹），与餐同服。

（2）胰岛素

1）适应证：1型糖尿病、2型糖尿病急性并发症：酮症酸中毒、非酮症高渗性昏迷；对口服降糖药无效的2型糖尿病；糖尿病合并应激及其他情况。

2）剂型：根据作用时间分为速效（普通）、中效和长效制剂。速效制剂可以皮下注射，亦可静脉注射，中、长效制剂均为皮下注射。

3）剂量及其调整：使用胰岛素需严格个体化。一般开始使用时，先用速效胰岛素制剂，小量开始，逐渐增量。根据病情轻重，开始可按0.2～1.0U/kg计算一日总量，早、中、晚餐前或睡前分别皮下注射。再根据三餐前血糖或尿糖水平，调整胰岛素用量，每3～4天调整1次用量，每次调整2～4U，至血糖水平达到空腹5～6.7mmo/L，餐后2小时≤8.3mmo/L为宜。血糖维持稳定水平后，可继续用速效制剂维持治疗，或改为中、长效制剂。

（3）酮症酸中毒的处理

1）迅速降低血糖：小剂量持续静脉滴注速效胰岛素，4～6U/h，每2小时依据血糖调整胰岛素剂量。先在生理盐水中加入速效胰岛素静脉滴注，当血糖降至13.9mmol/L后，改为5%葡萄糖或5%葡萄糖盐液，按照每3～4g葡萄糖加1U胰岛素计算的剂量持续给予，至尿酮体消失。

2）补液：迅速补充大量液体，纠正严重脱水，是抢救糖尿病酮症酸中毒首要的、极其关键的措施。遵循快速补液原则。

3）纠正电解质紊乱：酮症酸中毒时体内有不同程度的缺钾，在监测血钾水平及保证患者有尿的情况下，持续补钾1周。

4）纠正酸中毒：轻症患者经输液和调整胰岛素治疗后，酸中毒可逐渐纠正，不必补碱。当血pH<7.0或血碳酸氢根降至5mmol/L，给予碳酸氢钠输注。

5）防治诱因和处理并发症：包括休克、严重感染、心力衰竭、心律失常、肾衰竭、脑水肿和急性胃扩张等。

（八）护理诊断/问题

（1）营养失调：低于机体需要量，与糖、蛋白质、脂肪代谢紊乱有关。

（2）知识缺乏：缺乏用药和自我管理知识。

（3）有感染的危险：与机体抵抗力降低有关。

（4）潜在并发症：酮症酸中毒、低血糖。

（九）护理措施

（1）加强糖尿病患者的知识教育，提高患者的生活质量。教育内容包括糖尿病的发病、性质、治疗目标和自我管理方法，使患者能控制饮食、规律生活、运动锻炼、合理用药，以稳定的情绪和开朗的心情正确对待糖尿病。

（2）并发症的预防和护理

1）病情观察：密切观察血糖、尿糖变化。了解患者有无感觉异常、感染及破损，特别注意检查足部皮肤。有无咳嗽、咳痰，有无腹痛及排尿异常。评估患者的营养状况、卫生状况。

2）控制血糖：严格遵守饮食治疗的规定，按时按量服用降糖药物，不得私自停减药物。

3）预防感染：注意个人卫生，加强口腔、皮肤、会阴部的清洁，勤洗澡、更衣。及时处理发热及其他感染症状。室内通风，定期消毒；注意保暖，避免接触上呼吸道感染者。

4）足部护理：不穿袜口过紧的袜子，选择软底宽头的鞋，不穿高跟鞋。每晚用温水洗足，水温不宜过高，保持趾间干燥。穿鞋前检查鞋中有无异物，经常检查足部有无外伤、鸡眼、趾甲异常等，趾甲不要修剪过短以免损伤甲沟。

5）酮症酸中毒患者的护理：①应卧床休息。②持续低流量吸氧。③迅速建立静脉通道。④密切监测生命体征的变化。⑤清醒患者可多饮水，重症患者可先输生理盐水，当血糖降至13.9mmol/L左右时，以速度为4～6U/h输入加胰岛素的5%葡萄糖；同时，注意补钾和碱性药物以纠正电解质和酸碱平衡紊乱。⑥正确留取血、尿标本，及时送检。

6）低血糖的护理：当患者出现饥饿感、心慌、出冷汗、面色苍白、头晕、四肢无力或颤抖，或睡眠中突然觉醒，皮肤潮湿多汗等，严重者出现抽搐、昏迷等提示低血糖反应。应立即给予糖分补充，解除脑细胞缺糖症状。轻症者，可给予约合15g糖的糖水、含糖饮料或饼干、面包等，15分钟以后测血糖，如仍低于2.8mmol/L，继续补充以上食物一份。如病情严重，神志不清者，应立即给予静脉注射50%葡萄糖40～60ml，或静脉滴注10%葡萄糖溶液。患者清醒后改为进食米、面食物，以防再度昏迷。

（3）用药的护理

1）口服降糖药：磺脲类主要副作用有低血糖反应，与用药剂量过大、饮食不配合等因素有关。其他包括皮疹、恶心、呕吐、消化不良、皮肤瘙痒等。双胍类主要副作用是口干苦、金属味、厌食、恶心等胃肠道反应，心、肝、肾功能不全时易诱发乳酸性酸中毒。

2）胰岛素治疗：是一种替代治疗。胰岛素使用时注意①胰岛素的保存：未开封的胰岛素放置在冰箱内4～8℃冷藏保存，正在使用的胰岛素在常温下（不超过28℃）可使用28天，无需放入冰箱，应避免过冷、过热、太阳直晒，否则可因蛋白质凝固变性而失效。②剂量准确：用1ml注射器抽取；混合使用时先抽取短效胰岛素，再抽取长效胰岛素。③注射时间：一般中、长效胰岛素和进餐关系不大，但速效制剂必须在进餐前半小时注射。④注射部位选择：选择皮下脂肪较多的部位，如上臂外侧、臀部、大腿前外侧、腹部等，注意轮换注射部位和进针角度。⑤胰岛素的不良反应：低血糖反应、过敏反应、注射部位皮下脂肪萎缩或增生。

（十）健康教育

糖尿病教育是糖尿病治疗手段之一。良好的健康教育可充分调动患者的主观能动性，使其积极配合治疗。首先对患者的糖尿病知识进行评估，根据评估结果制定详细的计划，包括：①饮食控制；②自测尿糖；③口服药物及胰岛素的应用；④运动疗法；⑤预防感染；⑥自我保护；⑦定期复查等方面，目的在于提高患者自我管理能力，提高患者的生命质量。

预后：取决于血糖控制情况及有无并发症的发生。1型糖尿病者多死于肾衰竭，而2型糖尿病者多死于心脑血管疾病。

核心提示　糖尿病的临床特征为多尿、多饮、多食、消瘦乏力。长期患病可并发血管病变、神经病变、视网膜病变和感染等，其中心血管病变是最严重而突出的并发症。糖尿病肾病是1型糖尿病患者的主要死亡原因；糖尿病性视网膜病变是糖尿病患者失明的主要原因之一。糖尿病酮症酸中毒是糖尿病最常见的急性并发症。空腹及餐后2小时血糖升高是诊断糖尿病的主要依据。饮食治疗是各种类型及各种程度糖尿病的最基本治疗措施，以控制总热量为原则，给予低糖、低脂、适量蛋白质、高纤维素、高维生素饮食。使用胰岛素治疗时需注意：剂量准确；按时注射（普通胰岛素于饭前30分钟皮下注射，鱼精蛋白锌胰岛素在餐前1小时皮下注射）；注射部位要按顺序轮流选择；混合注射胰岛素时，先抽普通胰岛素，再抽中长效胰岛素；预防和处理低血糖反应。

第七节　痛风患者的护理

痛风又称高尿酸血症，是指人体内嘌呤代谢障碍、血尿酸增高伴组织损伤的一组疾病，其发病的先决条件是血尿素增高，尿酸为嘌呤代谢的最终产物，主要由细胞代谢分解的核酸和其他嘌呤类化合物以及食物中的嘌呤经酶的作用分解而来。其临床特点为：高尿酸血症、痛风性急性关节炎反复发作、痛风石沉积间质性肾炎，严重者呈关节畸形及功能障碍，常伴有尿酸性尿路结石。

（一）病因及发病机制

痛风的生化标志是高尿酸血症，但只有当高尿酸血症的患者出现尿酸盐结晶沉积关节炎和（或）肾病、肾结石时，才称之为痛风。原发性痛风多有阳性家族史，属多基因遗传缺陷，且常伴有肥胖、原发性高血压、动脉粥样硬化、冠心病、糖尿病，与胰岛素抵抗关系密切。与发病有关的因素主要有以下两个方面：

（1）尿酸生成过多：在嘌呤代谢过程中，各环节都有酶参与调控。当嘌呤核苷酸代谢酶缺陷和（或）功能异常时，则引起嘌呤合成增加而导致尿酸水平升高。若限制嘌呤饮食5天后，如每天尿酸排出超过3.57mmol（600mg）可认为尿酸生成过多。

（2）尿酸排泄减少：尿酸排泄障碍是引起高尿酸血症的重要因素，包括肾小球尿酸滤过减少、肾小管对尿酸的分泌下降和（或）重吸收增加，以及尿酸盐结晶在泌尿系统沉积。

（二）临床表现

多见于中老年男性、绝经期后妇女。发病前常有漫长的高尿酸血症病史。

（1）无症状期：仅有血尿酸持续性或波动性增高。

（2）急性关节炎期：为痛风的首发症状，是尿酸盐结晶、沉积引起的炎症反应。表现为突然发作的单个（偶尔双侧）或多关节红、肿、热、痛和功能障碍，可有关节腔积液，伴发热、白细胞增多等全身反应。常在夜间发作，因疼痛而惊醒，最易受累部位是趾关节，依次为踝、膝、腕、指、肘等关节。初次发作常呈自限性，一般经1～2天或数周自然缓解，缓解时局部偶可出现特有的脱屑和瘙痒表现。缓解期可数月、数年乃至终身。

急性关节炎多于春秋发病，酗酒、过度疲劳、关节受伤、关节疲劳、手术、感染、寒冷、摄入高蛋白和高嘌呤食物等为常见的发病诱因。

（3）痛风石及慢性关节炎期：痛风石为痛风的特征性损害，是尿酸盐沉积所致。痛风石可存在于任何关节、肌腱和关节周围软组织，一般以耳轮、跖趾、指间和掌指处多见。痛风石通过破溃皮肤排出白色尿酸盐结晶，瘘管周围组织呈慢性肉芽肿不易愈合，但很少继发感染。痛风石的形成与高尿酸血症的程度以及持续时间密切相关。

(4) 肾病变:包括痛风肾病和尿酸性尿路结石。痛风肾病是痛风特征性病理变化之一,为尿酸盐结晶沉积引起慢性间质性肾炎,进一步累及肾小球血管床,可出现蛋白尿、夜尿增多、等渗尿,进而发生高血压、氮质血症等肾功能不全表现;尿酸性尿路结石为尿酸盐结晶在肾形成的结石,可出现肾绞痛、血尿等表现。

(5) 高尿酸血症与代谢综合征:高尿酸血症常伴有肥胖、原发性高血压、高脂血症、2 型糖尿病、高凝血症、高胰岛素血症为特征的代谢综合征。

(三) 辅助检查

(1) 血、尿尿酸测定:血尿酸,男性>420μmol/L(7.0mg/dl),女性>350μmol/L(6.0mg/dl)则可确定为高尿酸血症。限制嘌呤饮食 5 日后,每日尿尿酸排出量>3.57mmol/L(600mg),可认为尿酸生成增多。

(2) 滑囊液检查:急性关节炎期行关节腔穿刺,抽取滑囊液检查,在旋光显微镜下可见白细胞内有双折光现象的针形尿酸盐结晶。

(3) 其他检查:X 线检查可出现骨质的穿凿样、凿孔样、虫蚀样等缺损,为痛风的 X 线特征;CT、MRI 检查可发现关节内的痛风石。

(四) 治疗要点

目前尚无有效办法根治原发性痛风。防治目的:①控制高尿酸血症,预防尿酸盐沉积;②迅速终止急性关节炎发作;③防止尿酸结石形成和肾功能损害。

(1) 一般治疗:调节饮食,控制总热量摄入;限制嘌呤食物,严禁饮酒;适当运动,减轻胰岛素抵抗,防止超重和肥胖;多饮水,增加尿酸的排泄;避免使用抑制尿酸排泄的药物;避免各种诱发因素和积极治疗相关疾病等。

(2) 急性痛风性关节炎期的治疗

1) 秋水仙碱:为治疗痛风急性发作的特效药,一般服药后 6～12 小时症状减轻,24～48 小时内 90%患者症状缓解。应尽早使用,对制止炎症、止痛有特效。

2) 非甾体抗炎药:常用的药物有吲哚美辛、双氯芬酸、布洛芬、美洛昔康、罗非昔布等,效果不如秋水仙碱,但较温和,发作超过 48 小时也可用。禁止同时服用两种以上非甾体抗炎药,症状消退后减量。

3) 糖皮质激素:上述两类药无效或禁忌时使用,该类药物的特点是起效快、缓解率高,但易出现症状"反跳",一般不用。

(3) 发作间歇期和慢性期处理:治疗的目的是使血尿酸维持在正常水平。①促进尿酸排泄药:常用的有丙磺舒、磺吡酮、苯溴马隆。用药期间要多饮水,服用碳酸氢钠每天 3～6g。②抑制尿酸合成药:目前只有别嘌呤。③其他:保护肾功能,剔出较大痛风石。

(4) 继发性痛风的治疗:除治疗原发病外,对痛风的治疗原则相同。

(5) 无症状性高尿酸血症治疗:积极寻找病因和相关因素,如利尿剂的应用、体重增加、饮酒、高血压、血脂异常等。

(五) 护理诊断/问题

(1) 疼痛:关节痛,与尿盐结晶、沉积在关节引起炎症反应有关。

(2) 潜在并发症:肾衰竭。

(六) 护理措施

(1) 一般护理

1) 休息与体位:注意休息,避免过度劳累。急性关节炎期,除关节红、肿、热、痛和功能障碍外,患者常有发热,应绝对卧床休息,抬高患肢,避免受累关节负重。也可在病床上安放支架支托盖被,减少患部受压。待关节疼痛缓解 72 小时后,方可恢复活动。

2) 皮肤护理:痛风石严重时因局部皮肤菲薄,注意患处皮肤的保护,保持患处清洁,避免摩擦、损伤,防止溃疡的发生。

(2) 饮食护理

1) 控制总热量:因痛风患者大多肥胖,热量不易过高,因此应控制总热量在 5020～6276kJ/d(1200～1500kcal/d)。其中蛋白质控制在 1g/(kg · d),糖类占总热量的 50%～60%,应尽量避免进食蔗糖或甜菜糖,因为它们分解代谢后一半成为果糖,而果糖能增加尿酸生成。

2) 限制高嘌呤食物:患者应禁食动物内脏、鲤鱼、鱼卵、小虾、沙丁鱼、蛤、蟹、鹅、酵母等,限制食用肉类、菠菜、蘑菇、黄豆、扁豆、豌豆等。

3) 增加碱性食物摄入:碱性食物可使患者尿液呈碱性,增加尿酸在尿中的可溶性,促进尿酸的排出。应指导患者进食牛奶、鸡蛋、马铃薯、各类蔬菜、柑橘类水果等碱性食物。

4) 鼓励患者多饮水:多饮水可稀释尿液,增加尿酸的排出。应保证患者液体摄入总量达到 2500～3000ml/d,使排尿量达到 2000ml 以上,防止结石的形成。为防止尿液浓缩,可酌情让患者在睡前或夜间饮水。

5) 禁酒:饮酒易使体内乳酸堆积,乳酸对尿酸的排泄有竞争性抑制作用。故饮酒可使血清尿酸含量明显升高，诱使痛风发作。另外，慢性少量饮酒，还可刺激嘌呤合成增加，使血尿酸水平升高。故应戒酒。

(3) 病情观察：①观察关节疼痛的部位、性质、间隔时间，有无午夜因剧痛而惊醒等；②观察患者受累关节有无红、肿、热和功能障碍；③有无过度疲劳、寒冷、潮湿、紧张、饮酒、饱餐、脚扭伤等；④有无痛风石的体征，了解结石的部位及有无症状；⑤观察患者的体温变化，有无发热等；⑥监测血、尿尿酸的变化。

(4) 减轻疼痛的护理：避免受累关节负重，可在病床上安放支架支托盖被，减少患部受压，疼痛缓解 72 小时后方可恢复活动。手、腕或肘关节受累时，为减轻疼痛，可用夹板固定制动，也可在受累关节给予冰敷或 25% 硫酸镁湿敷，消除关节的肿胀疼痛。

(5) 用药护理：指导患者正确用药，观察药物疗效，及时处理不良反应。

1) 秋水仙碱：对于制止炎症、止痛有特效。该药一般口服，但常有胃肠道反应。若患者一开始口服即出现恶心、呕吐、水样腹泻等严重的胃肠道反应，可采取静脉用药。但静脉用药可产生严重的不良反应，如肝损害、骨髓抑制、DIC、脱发、肾衰竭、癫痫样发作甚至死亡。应用时需谨慎，必须严密观察。一旦出现不良反应，应及时停药。有骨髓抑制、肝肾功能不全、白细胞减少者禁用；孕妇及哺乳期间不可使用；治疗无效者，不可重复用药。此外，静脉使用秋水仙碱时，切勿外漏，以免造成组织坏死。

2) 排尿性药物：可引起皮疹、发热、胃肠道刺激等不良反应。用药期间，嘱患者多饮水，口服碳酸氢钠等碱性药物。

3) 应用 NSAIN 时，注意观察有无活动性消化溃疡或消化道出血发生。

4) 别嘌醇：不良反应除有皮疹、发热、胃肠道反应外，还有骨髓抑制、肝肾损害等，在肝肾功能不全者，宜减半量使用。

5) 糖皮质激素：应观察疗效，密切注意有无症状的"反跳"现象，若同时口服秋水仙碱，可防止症状"反跳"。

(6) 心理护理：患者由于疼痛影响进食和睡眠，疾病反复发作导致关节畸形和肾功能损害，思想负担重，常表现情绪低落、抑郁、孤独，护士应向其宣教痛风的有关知识，讲解饮食与疾病的关系，并给予精神上的安慰和鼓励。

(7) 健康指导

1) 知识宣教：给患者及家属讲解疾病的有关知识，说明本病是一种终生性疾病，但经积极有效治疗，患者可维持正常生活和工作。嘱其保持心情愉悦，避免情绪紧张；生活要有规律；肥胖者应减轻体重；应防止受凉、劳累、感染、外伤等。

2) 饮食指导：教导患者严格控制饮食，避免高嘌呤和高蛋白的食物，禁酒，每天至少饮水 2000ml，特别是在用排尿酸药时更应多饮水，有助于尿酸随尿液排出。

3) 运动指导：鼓励患者定期且适度运动，并教导患者掌握保护关节的技巧：①运动后疼痛超过 1～2 小时，应暂停此项运动。②尽量使用大块肌肉完成运动，如能用肩部负重不用手提，能用手臂者不用手指。③交替完成轻、重不同的工作，不要让同一肌群长时间持续进行较重工作。④经常改变姿势，保持受累关节舒适，若有局部发热和肿胀，尽可能避免活动该关节。

4) 病情监测：教导患者自我检查，如平时定期触摸耳郭及手足关节处是否产生痛风石；嘱患者定期复查尿酸，门诊随访。

核心提示　痛风是指人体内嘌呤代谢障碍、血尿素增高伴组织损伤的一组疾病。急性关节炎为痛风的首发症状，表现为突然发作的单个(偶尔双侧)或多关节红、肿、热、痛和功能障碍，可有关节腔积液，伴发热、白细胞增多等全身反应；痛风石为痛风的特征性损害，是尿酸盐沉积所致。秋水仙碱为治疗痛风急性发作的特效药，一般服药后 6～12 小时症状减轻，24～48 小时内 90% 患者症状缓解。应尽早使用，对制止炎症、止痛有特效。护理的重点是严格控制饮食，避免高嘌呤和高蛋白的食物，禁酒，每天至少饮水 2000ml，特别是在用排尿酸药时更应多饮水；运动时注意保护关节，防止受凉、感冒、劳累、外伤等。

第八节　营养不良/蛋白质热量摄入不足患者的护理

营养不良又称蛋白质能量营养不良，是因喂养不当或疾病原因引起能量和(或)蛋白质摄入不足或吸收障碍所致的一种慢性营养缺乏症。多见于 3 岁以下小儿。

(一) 病因

(1) 长期摄入不足：如母乳不足又未及时添加辅

食、喂养方法不当或不良的饮食习惯等。

(2) 消化吸收障碍:慢性腹泻、先天性消化道畸形等均能影响食物的消化和吸收。

(3) 需要量增多:急、慢性传染病后的恢复期、双胎、早产、生长发育快速时期等均可因需要量增多而造成营养素供给相对不足。

(4) 消耗量过大:急性发热性疾病、甲状腺功能亢进、糖尿病、恶性肿瘤等均可使营养消耗过多。

(二) 临床表现

(1) 体重不增:为营养不良的最初表现,继之体重下降,皮下脂肪逐渐减少或消失,消瘦明显。皮下脂肪消失的顺序为:腹部→躯干→臀部→四肢→面颊部。

(2) 体格生长速度减慢直至停顿,病程长者身高也低于正常同龄儿。病情重者出现老人面容、皮包骨样、肌张力低下、智力及运动功能发育迟缓。

(3) 各系统器官可有不同程度功能紊乱,常发生呕吐、腹泻,精神委靡、反应差,体温低,循环不良,血压低,心率慢。血浆蛋白明显降低者可出现全身性水肿。

婴幼儿营养不良根据病情可分为 3 度,见表 14-1。

表 14-1 婴幼儿营养不良的分度

	Ⅰ度(轻)	Ⅱ度(中)	Ⅲ度(重)
体重低于正常均值	15%~25%	25%~40%	>40%
腹壁皮下脂肪厚度	0.8~0.4cm	<0.4cm	消失
身长(高)	正常	稍低于正常	明显低于正常
皮肤颜色及弹性	正常或稍苍白	苍白、弹性差	弹性消失
肌张力	基本正常	降低,肌肉松弛	低下、肌肉萎缩
精神状态	正常	烦躁不安	委靡、烦躁或抑制

(三) 辅助检查

血清白蛋白浓度、多种血清酶活性、血糖、血清胆固醇等均可降低,转铁蛋白较白蛋白减低更敏感,各种维生素及矿物质缺乏等。

(四) 预防及治疗原则

(1) 预防:合理喂养,及时添加辅食,纠正不良饮食习惯,合理安排生活制度,预防各种传染病和纠正消化道畸形。

(2) 治疗:①尽早发现营养不良,去除病因,治疗原发病;②调整饮食,补充营养物质;③促进消化,改善代谢功能;④及时处理腹泻、脱水、电解质紊乱、酸中毒、低血糖等各种紧急情况;⑤控制继发感染,治疗并发症。

(五) 护理诊断/问题

(1) 营养失调:低于机体需要量,与能量、蛋白质摄入不足或消耗过多有关。

(2) 有感染的危险:与机体免疫功能低下有关。

(3) 生长发育迟缓:与营养物质缺乏,不能满足生长发育的需要有关。

(4) 潜在并发症:营养性贫血、自发性低血糖。

(六) 护理措施

(1) 饮食调整:调整饮食的原则为由少到多、由稀到稠,循序渐进直至恢复正常饮食。①选择易消化吸收又含有高热量、高蛋白与富含维生素的食物。②根据营养不良的程度、消化吸收能力和病情选择适当的喂养方法。对于轻度营养不良的患儿,开始每日可供给能量 250~330kJ/kg(60~80kcal/kg),以后逐渐递增。对于中、重度营养不良小儿,能量供给从每日 165~230kJ/kg(45~55kcal/kg)开始,逐渐少量增加;若消化吸收功能较好时,可逐渐增加到每日 500~727kJ/kg(120~170kcal/kg),并按实际体重计算所需能量。③食欲差者按医嘱给助消化药物,如胃蛋白酶、胰酶等;食欲极差者给胰岛素 2~3U,皮下注射,每日 1 次,注射前口服20~30g 葡萄糖,防止发生低血糖。④对重度营养不良患儿可按医嘱输新鲜血浆或白蛋白,以增强机体抵抗力。

(2) 预防感染:保持皮肤、口腔清洁;保持室内空气新鲜,温、湿度适宜,注意保暖,预防呼吸道感染;注意饮食卫生,防止消化道感染;采用保护性隔离措施,避免交叉感染。

(3) 预防低血糖:①保证营养物质的摄入,不能进食者可按医嘱静脉输入葡萄糖溶液;②密切观察病情,尤其在夜间或清晨,如患儿出现头晕、出汗、肢体冷、脉弱、血压下降、神志不清等,提示发生低血糖,应立即按医嘱静脉输入 25%~50%葡萄糖溶液。

(4) 健康教育:①向家长介绍营养不良的病因及预防方法;②介绍科学喂养,指导母乳喂养、混合喂养、人工喂养的具体执行方法,纠正小儿不良的饮食习惯;③加强小儿体格锻炼,合理安排生活作息制度,保证充足睡眠;④按时进行预防接种,预防感染性疾病。

核心提示 营养不良是因喂养不当或疾病原因引起能量和(或)蛋白质摄入不足或吸收障碍所致的一种慢性营养缺乏症,多见于3岁以下小儿。常见的病因有长期摄入不足,消化道疾病或畸形引起消化和吸收障碍,体重不增为营养不良的最初表现,继之体重下降,皮下脂肪逐渐减少或消失,消瘦明显。掌握营养不良的饮食调整原则为由少到多、由稀到稠,循序渐进、逐渐补充,并积极预防感染和低血糖。

第九节 维生素D缺乏性佝偻病患者的护理

维生素D缺乏性佝偻病,是由于维生素D不足导致体内钙、磷代谢失常所致的一种慢性营养缺乏疾病。多见于3岁以下小儿,为我国儿童重点防治的四病之一。

(一) 病因

(1) 日光照射不足:是引起本病最主要的因素。体内维生素D的主要来源之一,是皮肤内7-脱氢胆固醇经紫外线照射可合成内源性维生素D_3,但日光中的紫外线经常被尘埃、烟雾、衣服或普通玻璃遮挡或吸收,影响其作用。小儿在户外活动过少、寒冷季节出生等原因导致日光照射不足,内源性维生素合成减少。

(2) 维生素D摄入不足:人体日常大约每日需400~800U维生素D,但婴儿每天从食物中得到的维生素D很少,远不能满足正常需要,因此婴儿必须于生后第2个月开始另外添加维生素D,未及时添加易造成不足。食物中钙、磷含量不足或比例不适宜,亦可导致佝偻病的发生。如人乳中钙、磷比例适宜,其比例为2∶1,易于吸收;而牛奶含钙、磷虽多,但磷过高,吸收较差,故牛奶喂养儿的佝偻病发病率比人乳喂养儿高。

(3) 疾病与药物的影响:无论是从食物中摄取的维生素D还是皮肤中的维生素D都不具生物活性,它们均需在肝细胞内先经25-羟化酶系统作用,使其转变为25-(OH) D_3,再经肾脏1-羟化酶系统作用,进一步变为1,25-$(OH)_2$ D_3方具有最强的抗佝偻病的生物学活性,因此胃肠道、肝、胆、肾等疾病或长期使用激素可导致维生素D吸收及利用障碍。

(4) 生长过快:早产或多胎儿体内储存的维生素D不足,出生后生长速度较快,对维生素D需要量增多,可出现缺乏。

(二) 发病机制

维生素D缺乏时,肠道对钙磷吸收减少,血钙、血磷降低。血钙降低刺激甲状旁腺素分泌增加,使旧骨脱钙增加,使血钙维持正常,但甲状旁腺素抑制肾小管对磷的重吸收并使尿磷排出增加,血磷降低,结果导致钙磷乘积降低,骨样组织钙化不良,成骨细胞代偿性增生,局部骨样组织堆积,碱性磷酸酶分泌增多,而产生佝偻病的骨骼病变和一系列症状、体征和血生化改变。

(三) 临床表现

1. 活动期可分为初期和激期

(1) 初期:多于生后3个月左右起病,主要表现为神经、精神症状,如易激惹、烦躁、睡眠不安、易惊、夜啼等,并伴有多汗,婴儿常摇头擦枕而出现枕秃,此期无明显骨骼改变。

(2) 激期:除上述神经、精神症状更为显著外,主要为骨骼改变和运动功能发育迟缓。

1) 此期骨骼改变显著。①头部:3~6个月出现颅骨软化;6个月后因骨样组织堆积可出现方颅,前囟大,闭合迟,可迟至2~3岁才闭合;乳牙萌出牙延迟。②胸部:肋软骨与肋骨交界处可触到圆形隆起,以第7~10肋骨最明显,称为肋骨串珠;膈肌附着处的胸廓受牵拉而内陷,形成肋膈沟;此外可因肋骨下缘外翻,肋骨骺端内陷,胸骨外突形成鸡胸、剑突处内陷形成漏斗胸等。③四肢及脊柱:由于骨样组织增生出现"手镯"、"足镯"征,下肢长骨缺钙,且因承受重力作用,加以关节处韧带松弛,造成"O"形或"X"形腿,脊柱后突或侧弯等。

2) 运动功能发育落后:由于肌肉、韧带松弛所致。

3) 神经、精神发育迟滞:大脑皮质功能异常,条件反射形成缓慢,语言发育落后。

2. 恢复期 经治疗后临床症状逐渐好转至消失,精神活泼,肌张力恢复正常。血清钙、血磷、碱性磷酸酶渐恢复正常,X线检查骨骼改变逐渐好转。

3. 后遗症期 多见于3岁以后的小儿,临床症状消失,血生化、骨骼X线检查恢复正常,仅遗留不同程度骨骼畸形。

(四) 辅助检查

(1) 血生化:血钙正常或稍低,血磷低,钙磷乘积常<30,碱性磷酸酶增高。

(2) X线检查:长骨干骺端增宽,临时钙化带模糊呈杯口样、毛刷样改变,骨密度减低。

(五) 预防及治疗原则

(1) 预防：孕母应从妊娠后期(7～9个月)开始预防，如多晒太阳，食用富含维生素D和钙、磷、蛋白质的食品；小儿出生后要多晒太阳，提倡母乳喂养，按时添加辅食，培养良好的饮食习惯；新生儿生后2周开始，每日补充预防量维生素D 400U。

(2) 治疗

1) 活动期：改善营养，及时添加辅食，给予含维生素D丰富的食物，多晒太阳，多到户外活动；正确使用维生素D制剂，初期给予维生素D每日2000～10 000U，激期给予维生素D每日10 000～20 000U，口服为主，疗程1个月，并适当补充钙剂。

2) 恢复期：口服预防量维生素D，多到户外活动。

3) 后遗症期：已有骨骼畸形者应加强体格锻炼，严重畸形可考虑外科手术矫形。

(六) 护理诊断/问题

(1) 营养失调：低于机体需要量，与日光照射不足、维生素D摄入过少有关。

(2) 潜在并发症：维生素D过量中毒、感染、骨骼畸形。

(3) 知识缺乏：患儿家长缺乏有关佝偻病的预防和护理知识。

(七) 护理措施

(1) 生活护理：增加日光照射是最有效的方法。在不影响保暖的情况尽量暴露皮肤，每日接受日光照射由10分钟开始逐渐延长至2小时，平均每天户外活动应在1小时以上。

(2) 补充维生素D：①供给维生素D及含钙丰富的食物，提倡母乳喂养，及时添加辅食，增加富含维生素D及矿物质的食物；②接受日光照射；③按医嘱口服维生素D于1个月后改为预防量(每日400～800U)，使用中应预防维生素D中毒，若患儿出现厌食、烦躁、呕吐、腹泻等中毒症状时，应及时通知医生，考虑停药。

(3) 补充钙剂：按医嘱用钙剂：对3个月以内的患儿及有手足搐搦症病史者，在大剂量使用维生素D前2～3天至用药后2周应加服钙剂，以防诱发抽搐。

(4) 防治骨骼畸形：活动期应尽量避免久坐、立、行，护理操作应轻柔，以防发生骨折。已有骨骼畸形者，可采用主动或被动运动的方法纠正。胸部畸形可做俯卧位抬头展胸运动，下肢畸形可做肌肉按摩，畸形严重者可手术矫治。

(5) 健康教育

1) 介绍佝偻病的预防方法：鼓励孕母多晒太阳，多进食富含维生素D、钙、磷和蛋白质的饮食；提倡母乳喂养，按时添加辅食，多晒太阳；新生儿出生2周后，每日给预防量维生素D 400～800U至2岁。

2) 讲解护理佝偻病患儿的注意事项，指导患儿加强体格锻炼和示范骨骼畸形的矫正方法。

核心提示 维生素D缺乏性佝偻病多见于3岁以下小儿。日光照射不足是引起本病最主要的因素。临床上将佝偻病分为初期、激期、恢复期和后遗症期。活动期除神经、精神症状加重外，主要表现为骨骼改变和运动功能发育迟缓。应正确使用治疗量的维生素D制剂和钙剂，多晒太阳，给予富含维生素D的食物，后遗症期应注意矫正骨骼畸形，严重者可考虑外科手术矫形。

第十节 维生素D缺乏性手足搐搦症患者的护理

维生素D缺乏性手足搐搦症主要是由于维生素D缺乏，血钙低，导致神经肌肉兴奋性增高，出现惊厥、喉痉挛或手足搐搦等表现。多见于婴儿期，冬春季多发。

(一) 病因及发病机制

血清离子钙降低是引起惊厥、喉痉挛、手足搐搦的直接原因。当血清总钙浓度低于1.75～1.88mmol/L，或离子钙浓度低于1.0mmol/L，即可出现症状。春季接受日光照射增加，或开始用维生素D治疗时，骨脱钙减少，肠道吸收钙不足，而骨骼加速钙化，大量钙沉积于骨，使血钙降低，促发本病。发热、感染、饥饿时组织细胞分解释放磷，使血磷增加，易诱发本病。

(二) 临床表现

(1) 惊厥：多突然发生四肢、面肌抽动，两眼上翻，神志不清，持续数秒或数分钟不等。发作时间长者可因缺氧而发绀，发作停止后患儿多入睡，醒后活泼如常。发作可数日1次或1日数次，甚至数十次，不发热。

(2) 手足搐搦：突发的手足痉挛呈弓状。双手腕部屈曲，手指伸直，拇指向掌心内收，强直痉挛，呈“助产士手”；足部踝关节伸直，足趾向下弯曲呈“芭蕾舞足”。

(3) 喉痉挛：为最危险的发作形式，婴儿多见。突发喉部肌肉及声门痉挛，出现呼吸困难、发绀、吸气性喉鸣，有时突发窒息可导致死亡。

(4) 隐性体征：当患儿低血钙接近临界水平时，虽然没有典型发作的症状，但可通过刺激神经肌肉引出以下神经肌肉兴奋性增高的体征：如面神经征、腓反射、陶瑟征。①面神经征：用手指或叩诊锤叩击患儿颧弓与口角的面颊部，可引起同侧眼睑及口角抽动者为阳性；②腓反射：叩击膝下外侧腓骨小头处的腓神经，可见足向外侧收缩者为阳性；③陶瑟征：用血压计袖带包裹上臂充气后，使血压维持在收缩压和舒张压之间，2 分钟内该手出现痉挛状。

(三) 预防及治疗原则

(1) 预防：预防维生素 D 缺乏是减少本病发生的关键，要多给婴儿晒太阳，及时添加辅食，合理应用维生素 D 制剂，预防血钙浓度降低是防止本病发生的主要环节。

(2) 治疗应首先用镇静剂控制惊厥、喉痉挛等危急症状，尽快补充钙剂，症状控制后给予维生素 D，使钙磷代谢恢复正常。

(四) 护理诊断/问题

(1) 有窒息的危险：与喉痉挛或惊厥时呼吸道分泌物阻塞有关。

(2) 有受伤的危险：与惊厥有关。

(3) 营养失调：低于机体需要量，与维生素 D 缺乏、血钙下降有关。

(4) 知识缺乏：家长缺乏相关疾病的护理知识。

(五) 护理措施

(1) 预防窒息：①惊厥发作时，应就地抢救，松开患儿衣领将头转向侧位，以免误吸而窒息。②喉痉挛发作时应立即将舌头拉出口外，及时清除口鼻分泌物，保持呼吸道通畅，必要时行气管插管或气管切开。

(2) 控制惊厥及喉痉挛：立即按医嘱用药。①镇静剂：苯巴比妥肌内注射，10%水合氯醛保留灌肠或地西泮肌内或静脉注射；②钙剂：可用 10%葡萄糖酸钙 2～10ml 加 10%葡萄糖溶液 10～20ml，缓慢静脉注射(10 分钟以上)或静脉滴注；③一般 2 周后开始应用足量的维生素 D。

(3) 预防外伤：①防坠床：病床两侧加床档防止坠床；②防舌咬伤，用开口器或在上、下磨牙之间放纱布包裹的压舌板。

(4) 健康教育：向患儿家长介绍本病的原因及预后，减轻家长的心理压力；讲解患儿抽搐时的正确处置方法，如就地抢救、保持安静、松解衣扣、放置适当，并及时联系医护人员救助；指导家长在患儿出院后多晒太阳，合理喂养，遵医嘱补充维生素 D 和钙剂，防止本病复发。

> **核心提示**　维生素 D 缺乏性手足搐搦症多见于婴儿期，冬春季多发。由于甲状旁腺代偿功能不足导致血清离子钙降低，神经肌肉兴奋性增高而引起惊厥、喉痉挛、手足搐搦。发作时应首先用镇静剂控制惊厥、喉痉挛等危急症状，尽快补充钙剂，症状控制后给予维生素 D。护理重点：按医嘱给予抗惊厥药物和钙剂，采取妥善措施预防窒息和外伤，做好出院指导，向家长讲解惊厥、喉痉挛发作时的正确处理方法。

习题训练

A_1 型题

1. 可以对钙磷代谢起调节作用的激素为
   A. 促甲状腺激素　　B. 甲状腺激素
   C. 甲状旁腺激素　　D. 肾上腺皮质激素
   E. 生长激素

2. 具有促进物质代谢及促进生长发育功能的激素是
   A. 皮质醇　　B. 胰岛素
   C. 甲状腺激素　　D. 生长激素
   E. 甲状旁腺激素

3. 下列属于肾上腺分泌的激素是
   A. 缩宫素　　B. 胰岛素
   C. 糖皮质激素　　D. 降钙素
   E. 性激素

4. 分泌黄体生成素的腺体是
   A. 垂体　　B. 性腺
   C. 甲状腺　　D. 甲状旁腺
   E. 肾上腺素

5. 消瘦是指体重较理想体重至少下降
   A. 5%以上　　B. 8%以上
   C. 10%以上　　D. 12%以上
   E. 15%以上

6. 肥胖是指体重至少超过理想体重的
   A. 5%　　B. 8%
   C. 10%　　D. 15%
   E. 20%

7. 治疗病因未明的内分泌代谢疾病，主要采用的治疗

方法是

A. 激素替代　B. 纠正功能紊乱

C. 手术　D. 放疗

E. 化疗

8. 成人基础代谢率+45%,甲状腺功能应判定为

A. 正常　B. 轻度甲亢

C. 中度甲亢　D. 重度甲亢

E. 功能低下

9. 清晨起床前测量的脉搏与血压值(mmHg)计算基础代谢率的公式是

A. 脉搏数(/分)+收缩压-111

B. 脉搏数(/分)+舒张压-111

C. 脉搏数(/分)+脉压-111

D. 脉搏数(/分)-脉压+111

E. 脉搏数(/分)+ 脉压+111

10. 地方性甲状腺肿的主要原因是

A. 碘缺乏　B. TH 合成障碍

C. TH 分泌障碍　D. TH 需求量增加

E. 以上均不是

11. 单纯性甲状腺肿实验室检查

A. T_4正常或偏高,T_3、TSH 正常或偏低

B. T_4正常或偏低,T_3、TSH 正常或偏高

C. T_4、T_3偏低,TSH 偏高

D. T_4、T_3偏高,TSH 偏低

E. T_3偏高,T_4、TSH 正常或偏低

12. 单纯性甲状腺肿的甲状腺局部表现,不包括

A. 表面光滑、质软　B. 大小不等的结节

C. 弥漫性对称性肿大　D. 出现压迫症状

E. 闻及血管杂音

13. 抗甲状腺药物硫脲类、咪唑类的主要不良反应是

A. 粒细胞减少　B. 血小板减少

C. 血红蛋白降低　D. 肝功受损

E. 过敏反应

14. 采用放射性^{131}I治疗甲亢患者时发生甲亢危象的原因是

A. ^{131}I破坏甲状腺时甲状腺素也短暂释放

B. ^{131}I增强甲状腺素活性

C. ^{131}I治疗时促甲状腺素分泌增加

D. ^{131}I直接使甲状腺素合成增加

E. ^{131}I间接使甲状腺素合成增加

15. 甲亢患者的饮食指导,下列哪项不妥

A. 高蛋白、高热量　B. 多种维生素

C. 低盐、低脂肪　D. 禁饮浓茶、咖啡

E. 禁饮酒和辛辣食物

16. Graves 病的临床表现,下列哪项不正确

A. 弥漫性甲状腺肿　B. 突眼

C. 胫骨前黏液性水肿　D. 指端粗厚

E. 甲状腺结节

17. Graves 病的典型体征

A. 弥漫性甲状腺肿大伴血管杂音

B. 弥漫性甲状腺肿大伴触痛

C. 甲状腺肿大、质硬,表面不光滑

D. 放射性核素扫描为热结节

E. 放射性核素扫描为冷结节

18. 甲亢患者大便次数多,是因为

A. 肠蠕动过快　B. 甲状腺素过少

C. 高热　D. 饮水过多

E. 进食纤维素过多

19. 甲亢患者最主要的护理诊断是

A. 知识缺乏　B. 营养失调

C. 体液不足　D. 焦虑

E. 睡眠型态紊乱

20. 下列属于甲亢患者特征性表现的是

A. 怕热多汗、多食消瘦　B. 大便呈糊状

C. 大便有不消化食物　D. 肠鸣音亢进

E. 大便次数多

21. 甲亢代谢率增高征候群不包括

A. 食欲亢进　B. 体重增加

C. 低热　D. 多汗

E. 腹泻

22. 甲亢所致甲状腺肿大最有鉴别意义的是

A. 弥漫性对称性肿大　B. 有震颤和杂音

C. 表面光滑　D. 质地柔软

E. 随吞咽上下移动

23. 放射性^{131}I治疗甲亢的最主要并发症是

A. 甲状腺癌变　B. 诱发甲亢危象

C. 粒细胞减少　D. 突眼恶化

E. 甲状腺功能减退

24. 甲状腺危象的首选药物是

A. 甲巯咪唑　B. 卡比马唑

C. 普萘洛尔　D. 丙硫氧嘧啶

E. 甲硫氧嘧啶

25. 有关淡漠型甲状腺功能亢进症的叙述正确的是

A. 多见于青年人　B. 有明显的高代谢症状

C. 甲状腺对称性肿大　D. 可听到血管杂音

E. 神志淡漠、躁动、嗜睡

26. 下列哪项是甲状腺功能亢进的特征性临床表现

A. 突眼　B. 手指震颤

C. 怕热多汗　D. 消瘦

E. 甲状腺肿大

27. 妊娠期甲状腺功能亢进的治疗措施正确的是

A. 终止妊娠,行手术治疗

B. 丙硫氧嘧啶＋甲状腺素片
C. 大剂量普萘洛尔＋丙硫氧嘧啶
D. 放射性^{131}I治疗
E. 首选丙硫氧嘧啶

28. 下列哪项不是甲状腺功能减退的临床表现
A. 少言懒动　B. 心动过缓
C. 性欲减退　D. 凹陷性水肿
E. 体温偏低

29. 甲状腺功能亢进症周期性瘫痪患者一般不会出现
A. 低血钾　B. 肌无力
C. 呼吸困难　D. 四肢瘫痪
E. 出血倾向

30. 抗甲状腺药物治疗的疗程为
A. 3～6个月　B. 6～12个月
C. 12～18个月　D. 18～24个月
E. 24～36个月

31. 甲状腺功能亢进症患者突眼的护理措施错误的是
A. 外出时戴墨镜　B. 限制水盐摄入
C. 给予湿润眼睛　D. 睡前涂抗生素眼膏
E. 睡眠时压低头部

32. 婴幼儿起病的甲状腺功能减退症又称为
A. 侏儒症　B. 呆小症
C. 佝偻病　D. 小儿麻痹症
E. 肥胖症

33. 黏液性水肿可见于
A. 甲状腺功能减退症　B. 甲状腺功能亢进症
C. 2型糖尿病　D. 肝硬化
E. 慢性肾炎

34. 下列哪项不是甲状腺功能减退症患者的实验室检查特点
A. 甲状腺^{131}I摄取率降低
B. 血清TT_3、TT_4降低
C. 血清FT_3、FT_4降低
D. 血清TSH降低
E. 血糖降低

35. 甲状腺功能减退的常见病因，错误的是
A. 放射性^{131}I治疗　B. 甲状腺手术切除
C. 桥本甲状腺炎　D. 地方性甲状腺肿
E. 遗传因素

36. 下列哪项是甲状腺功能低下的特征性表现
A. 黏液性水肿　B. 体重增加
C. 精神抑郁　D. 记忆力减退
E. 腹泻

37. 甲状腺功能减退症患者替代治疗首选
A. 甲巯咪唑　B. 丙硫氧嘧啶
C. 左甲状腺素　D. 阿司匹林
E. 糖皮质激素

38. 皮质醇增多症患者的饮食错误的是
A. 低钠　B. 低糖
C. 低热量　D. 低蛋白
E. 高钾

39. 皮质醇增多症患者脂肪代谢障碍可出现的特征性体征是
A. 皮肤菲薄形成紫纹　B. 向心性肥胖
C. 脊椎变形　D. 痤疮、多毛
E. 轻度水肿

40. 皮质醇增多症患者蛋白质代谢障碍可出现的特征性体征是
A. 皮肤菲薄形成紫纹　B. 向心性肥胖
C. 肌肉萎缩　D. 痤疮、多毛
E. 轻度水肿

41. 糖尿病常见的并发症不包括
A. 神经病变　B. 动脉粥样硬化
C. 视网膜病　D. 淋巴结病
E. 肾病

42. 1型糖尿病的发生主要是由于
A. 老年人肾小球排糖少
B. 吃糖过多短期内无法排出
C. 胰岛素分泌绝对不足
D. 肝糖原快速分解释放大量糖入血
E. 老年人肾小管重吸收糖多

43. 糖尿病患者出现强烈饥饿感、心悸、手颤、出汗，可能是由于
A. 合并胃溃疡　B. 糖尿病加重
C. 合并高血压　D. 出现低血糖
E. 合并甲亢

44. 治疗糖尿病的基本措施是
A. 加强运动　B. 认真对待
C. 定期查血糖　D. 药物治疗
E. 控制饮食

45. 关于1型糖尿病的描述，下列哪项错误
A. 多见于青少年
B. 起病较急
C. "三多一少"症状常较显著
D. 血糖波动小而稳定
E. 对胰岛素敏感

46. 配制混合胰岛素时，必须先抽吸速效胰岛素是为了避免
A. 发生中和反应
B. 放置时间太久，产生氰化物
C. 增加胰岛素的不良反应
D. 剩余速效胰岛素速效特性丧失

E. 降低鱼精蛋白胰岛素的药效

47. 糖尿病酮症酸中毒的特征性表现为
A. 呼吸加深加速 B. 皮肤黏膜干燥
C. 昏迷 D. 二氧化碳结合力下降
E. 呼气有烂苹果味

48. 下列哪项不是糖尿病酮症酸中毒的诱因
A. 感染 B. 外伤及手术
C. 妊娠及分娩 D. 饮食不当
E. 胰岛素过量

49. 体态肥胖的成年 2 型糖尿病患者初治首选措施是
A. 饮食控制 B. 多休息
C. 口服双胍类降糖药 D. 口服磺脲类降糖药
E. 注射胰岛素

50. 应用长效胰岛素发生低血糖反应的时间常在
A. 清晨注射后半小时 B. 午饭前
C. 下午 D. 晚餐前
E. 夜间

51. 胰岛素最主要的副作用是
A. 过敏性休克 B. 血管神经性水肿
C. 荨麻疹 D. 皮下脂肪萎缩
E. 低血糖

52. 诊断糖尿病的主要方法是
A. 尿糖测定 B. 空腹血糖测定
C. 血清 C 肽测定 D. 血胰岛素测定
E. 口服葡萄糖耐量试验

53. 糖尿病最严重而突出的病变是
A. 酮症酸中毒 B. 非酮症高渗性昏迷
C. 心、脑血管病变 D. 糖尿病肾病
E. 感染

54. 糖尿病最常见的神经病变是
A. 脑 B. 脊髓
C. 周围神经 D. 动眼神经(Ⅲ)
E. 展神经(Ⅵ)

55. 糖尿病最主要的护理诊断是
A. 焦虑
B. 有感染的危险
C. 知识缺乏
D. 营养失调:高于(或低于)机体需要量
E. 潜在并发症

56. 糖尿病的基础治疗是
A. 饮食治疗 B. 口服降糖药物治疗
C. 胰岛素治疗 D. 对症治疗
E. 运动治疗

57. 1 型糖尿病死亡的主要原因是
A. 酮症酸中毒
B. 高渗性非酮症糖尿病昏迷
C. 心、脑血管病变
D. 糖尿病肾病
E. 感染

58. 治疗糖尿病酮症酸中毒,不宜的措施是
A. 小剂量胰岛素静脉滴注
B. 积极补液
C. 抗生素应用
D. 积极补碱纠正酸中毒
E. 积极治疗诱因

59. 下列哪项不是糖尿病患者多饮、多食、多尿的原因
A. 由于血糖增高,葡萄糖不能被利用,携带大量的水分从肾脏排出即成多尿
B. 由于多尿失水而出现口渴、多饮
C. 由于胰岛素不足,体内不能利用糖,患者常多食、多饮
D. 蛋白质、脂肪消耗增多
E. 由于葡萄糖代谢紊乱而引起多饮、多食、多尿

60. 治疗痛风的特效药物是
A. 秋水仙碱 B. 糖皮质激素
C. 非甾体类药物 D. 别嘌呤
E. 丙磺舒

61. 急性痛风患者的首发表现是
A. 高血压 B. 高血脂
C. 关节畸形 D. 糖尿病
E. 急性关节炎

62. 痛风患者发病的诱因,错误的是
A. 酗酒
B. 情绪激动
C. 关节受伤
D. 摄入高蛋白和高嘌呤食物
E. 感染

63. 痛风患者每天的饮水量至少
A. 1000ml B. 1500ml
C. 2000ml D. 2500ml
E. 3000ml

64. 营养不良的患儿最早出现的症状是
A. 水肿 B. 体重不增
C. 体重下降 D. 皮下脂肪消失
E. 精神委靡

65. 中度营养不良的表现是
A. 体重减轻>40%
B. 皮下脂肪消失
C. 身高稍低于正常
D. 肌张力低下,肌肉萎缩
E. 精神委靡、烦躁或抑郁

66. 小儿营养不良时，皮下脂肪最先减少的部位是
A. 胸部　B. 面部
C. 腹部　D. 腰部
E. 大腿

67. Ⅱ度营养不良患儿体重低于正常均值的
A. 10%～15%　B. 15%～20%
C. 20%～25%　D. 25%～40%
E. 40%以上

68. 重度营养不良时小儿体重低于正常均值的
A. 15%～25%　B. 10%～15%
C. 25%～40%　D. 20%～45%
E. 40%以上

69. Ⅲ度营养不良患儿，腹壁皮下脂肪厚度应是
A. 0.7～0.8cm　B. 0.5～0.6cm
C. 0.3～0.4cm　D. 0.1～0.2cm
E. 完全消失

70. 迁延不愈的营养不良患儿，有时可引起突然死亡的并发症是
A. 低血钙　B. 低血糖
C. 维生素A缺乏　D. 继发感染
E. 低蛋白血症

71. 营养不良患儿常伴有多种维生素缺乏症，其中以哪种最常见
A. 维生素A　B. 维生素B_1
C. 维生素C　D. 维生素D
E. 维生素B_{12}

72. 婴儿营养不良最常见的病因是
A. 先天不足　B. 喂养不当
C. 缺乏锻炼　D. 疾病影响
E. 免疫缺陷

73. 维生素D缺乏性佝偻病骨样组织堆积的表现是
A. 漏斗胸　B. 鸡胸
C. 肋膈沟　D. 方颅
E. "O"形腿

74. 佝偻病的预防措施不正确的是
A. 提倡母乳喂养　B. 及时添加辅食
C. 经常口服钙片　D. 多晒太阳
E. 注意母亲孕期营养

75. 母乳喂养儿佝偻病的发病率较牛乳喂养儿低的主要原因是母乳中
A. 含钙低　B. 含磷低
C. 含酪蛋白多　D. 含维生素D少
E. 钙、磷比例适当

76. 维生素D缺乏性佝偻病活动期的主要表现为
A. 前囟过大　B. 出牙延迟
C. 骨骼改变　D. 肌张力低下
E. 神经精神症状

77. 维生素D的预防剂量一般为每日
A. 200～400U　B. 400～800U
C. 1000～2000U　D. 5000～10 000U
E. 10 000～20 000U

78. 佝偻病患儿维生素D治疗期间出现食欲不振、烦躁、呕吐、便秘，应警惕
A. 肠炎　B. 钙剂过量
C. 消化功能紊乱　D. 维生素D过量中毒
E. 维生素D治疗的正常反应

79. 佝偻病颅骨软化多发生的年龄是
A. 3个月以内　B. 3～6个月
C. 7～8个月　D. 8～10个月
E. 1岁左右

80. 为预防佝偻病应服用维生素D预防量至
A. 6个月　B. 1岁
C. 2岁　D. 3岁
E. 4岁

81. 口服维生素D治疗佝偻病，一般持续多久改为预防量
A. 1个月　B. 2个月
C. 3个月　D. 6个月
E. 到骨骼体征消失

82. 佝偻病患儿早期的临床表现主要是
A. 睡眠不安、多汗、枕秃　B. 颅骨软化
C. 方颅　D. 前囟晚闭
E. 出牙延迟

83. 3～4个月佝偻病患儿可见哪项体征
A. 颅骨软化　B. 方颅
C. 郝氏沟　D. 肋骨串珠
E. "O"形腿

84. 母乳喂养患佝偻病较人工喂养少的原因是因为母乳中
A. 含维生素D较多　B. 含钙多
C. 含磷多　D. 钙、磷比例适宜
E. 以上都不是

85. 佝偻病活动初期的主要表现是
A. 方颅　B. 肋骨串珠
C. 臀部　D. 肌张力低下
E. 易激惹、多汗

86. 腹泻患儿"有皮肤完整性受损的危险"，下列护理哪项不妥
A. 会阴皱褶处不能经常清洗
B. 便后用温水清洗臀部并拭干
C. 选用柔软、清洁的尿布
D. 更换尿布时动作轻柔

E. 避免使用塑料布包裹

87. 小儿易患佝偻病的病因是
A. 肝肾功能发育不良
B. 消化酶分泌不足
C. 胃肠发育不成熟
D. 吸吮能力弱,食物耐受力差
E. 生长发育快,需维生素D多

88. 小儿惊厥发作时,应首先做哪项护理
A. 立即送入抢救室
B. 立即松解衣领,平卧,头侧位
C. 将舌轻轻向外牵拉
D. 手心和腋下放入纱布
E. 置牙垫于上下磨牙之间

89. 下列哪项不是佝偻病活动初期的表现
A. 多汗　B. 易激惹
C. 枕秃　D. 夜啼
E. 肋骨串珠

90. 导致婴幼儿佝偻病最主要的原因是
A. 生长过速　B. 甲状旁腺功能不全
C. 接受日光照射不足　D. 慢性肝肾疾病
E. 慢性胃肠道疾病

91. 维生素D缺乏性手足搐搦症发生喉痉挛多见于
A. 新生儿　B. 婴儿
C. 幼儿　D. 学龄前儿童
E. 学龄儿童

92. 婴儿手足搐搦症的发病机制与佝偻病的不同点是
A. 钙吸收不良　B. 磷吸收障碍
C. 维生素D缺乏　D. 甲状旁腺反应迟钝
E. 发病年龄较小

93. 维生素D缺乏性手足搐搦症发生惊厥时,治疗首选
A. 注射维生素D　B. 补充钙剂
C. 应用镇静剂　D. 应用呼吸兴奋剂
E. 给氧

94. 维生素D缺乏性手足搐搦症惊厥发作时,下列处理原则哪项是正确的
A. 立即肌内注射维生素D_2或D_3
B. 迅速给服大剂量维生素D
C. 快速静脉推注10%葡萄糖酸钙
D. 缓慢静脉推注10%葡萄糖酸钙
E. 大量维生素D和钙剂同时使用

95. 引起惊厥、喉痉挛、手足搐搦的直接原因是
A. 维生素D缺乏　B. 维生素A缺乏
C. 血清磷降低　D. 血清离子钙降低
E. 血清钾降低

A_2型题

96. 患者,女,28岁,诊断单纯性甲状腺肿,下列哪种食物不能食用
A. 海带　B. 紫菜
C. 菠菜　D. 木耳
E. 西红柿

97. 患者,男,30岁,颈部增粗2月,经查血清T_4偏低,血清T_3和TSH正常,可能的诊断是
A. 甲状腺功能减退　B. 单纯性甲状腺肿
C. 甲状腺功能亢进　D. 桥本甲状腺炎
E. 自身免疫性甲状腺炎

98. 患者,女,14岁,发现颈部增粗1个月,经查:甲状腺功能正常,甲状腺扫描可见弥漫性甲状腺肿。确诊为生理性甲状腺肿大。其原因主要是
A. 缺碘　B. 碘过量
C. TH合成障碍　D. TH分泌障碍
E. TH需要量增加

99. 患者,女,38岁,确诊单纯性甲状腺肿大,给予左甲状腺素片口服治疗。1周前出现心悸、怕热出汗、食欲亢进,易怒。该患者可能发生
A. 单纯性甲状腺肿大复发
B. 并发心脏病
C. 甲状腺功能减退
D. 甲状腺功能亢进
E. 甲状腺危象

100. 患者,女,20岁。因甲状腺肿大就诊,查甲状腺Ⅱ度肿大,无结节,TSH在正常范围,甲状腺功能正常。应诊断为
A. 甲亢　B. 单纯性甲状腺肿
C. 慢性甲状腺炎　D. 甲减
E. 亚急性甲状腺炎

101. 某患者怕热、多汗、心率快数年,食量大,但逐渐消瘦,检查发现FT_4及FT_3增高,昨天突然体温达40℃,心率150次/分,恶心、呕吐、腹泻,大汗且持续昏睡,急诊为甲状腺功能亢进症伴甲状腺危象,其原因是
A. 甲状腺素大量破坏
B. 机体消耗大量甲状腺素
C. 腺垂体功能亢进
D. 大量甲状腺素释放入血
E. 下丘脑功能亢进

102. 患者,女,25岁。有明显基础代谢增高及交感神经兴奋症状,体检:突眼,甲状腺Ⅱ度肿大,质软,无压痛,可闻及血管杂音。最可能的诊断是
A. 毒性弥漫性甲状腺肿　B. 单纯性甲状腺肿
C. 慢性甲状腺炎　D. 甲减
E. 亚急性甲状腺炎

103. 患者,女,30岁,疲乏无力、多汗怕热,爱发脾气,

体重减轻，诊断为甲状腺功能亢进。护士为其进行饮食指导时，应告诉患者避免食用

A. 高热量、高蛋白食物　B. 含碘丰富的食物
C. 低纤维素食物　D. 富含钾、钙的食物
E. 豆腐、豆浆等豆制品

104. 患者，女，45岁，患甲状腺功能亢进伴突眼1年。近2个月，突眼恶化，结膜充血、水肿明显。护士在做健康指导时，告诉患者保护眼睛的护理措施，但除外

A. 外出时戴茶色眼镜
B. 常用眼药水湿润眼睛
C. 正常摄入水、钠
D. 睡眠时抬高头部
E. 眼睛不能闭合时睡前戴眼罩

105. 患者，男，18岁，甲亢患者，首选的治疗是

A. 抗甲状腺药物治疗　B. 手术治疗
C. 放射性^{131}I治疗　D. 镇静剂
E. 复方碘口服液

106. 患者，男，65岁，经检查诊断为甲亢性心脏病，治疗首选

A. 复方碘溶液　B. 大剂量普萘洛尔
C. 抗甲状腺药物　D. 放射性^{131}I治疗
E. 行甲状腺切除手术

107. 患者，女，25岁，甲亢患者，合并妊娠8个月，宜采用的治疗

A. 大剂量硫脲类药物　B. 手术治疗
C. 大剂量β受体阻断剂　D. 大剂量丙硫氧嘧啶
E. 放射性核素治疗

108. 患者，女，45岁，确诊甲亢1年，经服用咪唑类药物治疗后症状好转，最近发现甲状腺较以前增大，下列哪项处理最适宜

A. 加用普萘洛尔　B. 加用甲状腺素片
C. 手术治疗　D. 停止用药
E. 加用碘剂

109. 患者，男，32岁，因发现颈部增粗、突眼3个月，心悸、腹泻1个月来诊，考虑甲状腺功能亢进，最可靠的检查是

A. 基础代谢率测定
B. 甲状腺^{131}I摄取率测定
C. 甲状腺激素浓度测定
D. TSAb测定
E. 抗甲状腺抗体测定

110. 患者，男，35岁，甲状腺功能亢进患者，停用甲巯咪唑的指征

A. 全身酸痛、出汗
B. 突眼加重
C. 胃肠道症状加重、肝大
D. 心悸、头晕、抽搐
E. 白细胞数$<3\times10^9$/L

111. 患者，女，28岁，妊娠7个月，发现甲状腺增大，经检查确诊为妊娠合并甲亢，禁用下列哪项治疗

A. 硫脲类　B. 手术治疗
C. ^{131}I治疗　D. 慎用普萘洛尔
E. 咪唑类

112. 患者，女，甲状腺功能亢进患者，每天的饮水量

A. 500～1000ml　B. 1000～1500ml
C. 1500～2000ml　D. 2000～3000ml
E. 3000～3500ml

113. 患者，确诊甲状腺功能亢进1年，给予甲巯咪唑治疗，2周前因上呼吸道感染，未能按时服药，2小时前出现发热(体温39.2℃)、恶心、呕吐、腹泻、呼吸困难、烦躁不安急诊入院，可能的诊断

A. 甲亢性心脏病　B. 甲亢危象
C. 甲状腺功能减退　D. 急性胃肠炎
E. 上呼吸道感染

114. 患者，女，30岁，发现颈部增粗、突眼、眼睑不能闭合2个月，初步诊断甲状腺功能亢进。其主要的护理诊断

A. 知识的缺乏
B. 营养失调：低于机体需要量
C. 活动无耐力
D. 身体意象紊乱
E. 潜在并发症：甲亢危象

115. 患者，女，45岁，近两年疲乏无力，下肢水肿，反应迟钝，记忆力下降。查体语速减慢，动作迟缓，淡漠，心音低钝，心率缓慢，双下肢非凹陷性水肿。该患者最可能的诊断是

A. 甲状腺功能亢进症　B. 糖尿病
C. 心力衰竭　D. 慢性肾炎
E. 甲状腺功能减退症

116. 某患者因食欲不振、疲乏无力、水肿就诊，经检查诊断为甲状腺功能减退症，其基本治疗应该选用

A. 胰岛素　B. 甲巯咪唑
C. 左甲状腺素　D. 放射性^{131}I治疗
E. 手术治疗

117. 患者，男，30岁，近1年逐渐出现颜面，胸背及腹部肥胖，四肢消瘦，腹部，大腿内侧皮肤紫纹。测血压150/95mmHg，查血糖12.2mmol/L，尿中17-羟皮质类固醇25mg/24h。该患者应诊断为

A. 糖尿病　B. 高血压病
C. 库欣综合征　D. 甲状腺功能亢进症
E. 腺垂体功能减退症

118. 患者，女，50 岁，半年来出现向心性肥胖、高血压、高血糖、腹部及大腿皮肤紫纹。腹部 CT 检查示肾上腺皮质肿瘤。该患者的治疗应首选
A. 糖皮质激素治疗
B. 垂体瘤切除术
C. 垂体放射治疗
D. 肾上腺皮质肿瘤摘除手术
E. 二甲双胍治疗

119. 某糖尿病患者在家注射速效胰岛素，出现极度饥饿、软弱、手抖、出汗，头晕等，此时应当
A. 让患者卧床休息至症状消失
B. 让患者平卧并协助活动四肢
C. 立即给一些糖块口服
D. 立即打电话询问保健医生
E. 立即送至附近医院

120. 某 2 型糖尿病患者，体态肥胖，"三多一少"症状不太明显，血糖偏高，长期采用饮食控制、休息、口服降糖药，但血糖仍高，对此下列哪项处理最恰当
A. 改用胰岛素治疗　B. 增加运动疗法
C. 加大降糖药剂量　D. 加强血糖自我监测
E. 住院进一步检查

121. 患者，女，患糖尿病 5 年，近日出现糖尿病酮症酸中毒，其呼吸特点为
A. 呼吸浅慢　B. 叹息样呼吸
C. 呼吸音响异常　D. 深长呼吸
E. 浮浅性呼吸

122. 一个由警察送来急诊的昏迷患者，无法询问病史，但患者呼吸时有烂苹果味，可拟诊何病
A. 酒醉　B. 有机磷农药中毒
C. 糖尿病酮症酸中毒　D. 蛛网膜下隙出血
E. 癔症

123. 某糖尿病患者经常发生发热、腰痛、尿频、尿痛、尿急，经医院确诊为糖尿病合并肾盂肾炎。其病情反复发作的原因是
A. 身体衰弱　B. 尿中有糖
C. 膀胱结石　D. 前尿道有损伤
E. 会阴部疾病

124. 某 1 型糖尿病患者，查餐后 2 小时血糖15mmol/L (270mg/dl)。给胰岛素静脉滴注。静脉滴注时患者自觉多汗、手抖、饥饿，应考虑其原因是
A. 低血压　B. 低血糖
C. 静脉滴注速度过快　D. 药物过敏
E. 精神紧张

125. 患者，15 岁，身高 150cm，体重 35kg，"三多一少"症状明显，空腹血糖及尿糖均显著增高，诊断为 1 型糖尿病。住院后采用速效胰岛素治疗，其饮食总热量应
A. 按实际体重计算再酌增
B. 按实际体重计算再酌减
C. 按标准体重计算
D. 按标准体重计算再酌增
E. 按标准体重计算再酌减

126. 1 型糖尿病患者，在治疗过程中出现心悸、出汗、饥饿感、意识模糊。护士应立即采取的措施是
A. 使用胰岛素
B. 报告值班医生
C. 做心电图检查
D. 静脉注射 50％葡萄糖
E. 静脉滴注生理盐水并等待医嘱

127. 糖尿病患者使用胰岛素治疗的不正确做法是
A. 采用 1ml 或专用注射器
B. 局部应严密消毒
C. 经常更换注射部位
D. 应注意胰岛素有效期
E. 胰岛素应冷冻保藏

128. 患者，女，43 岁，身高 150m，体重 61kg，因外阴瘙痒就诊。血糖为 12mmol/L，尿糖(＋＋)，血常规无异常。最适合患者的处理是
A. 单纯控制饮食
B. 控制饮食＋双胍类药物
C. 控制饮食＋磺脲类药物
D. 控制饮食＋胰岛素
E. 控制饮食＋噻唑烷二酮类

129. 患者，男，61 岁，颜面水肿，空腹血糖 12.8mmol/L，尿糖(＋＋)，尿蛋白(＋)，曾不规则治疗。目前降糖治疗宜首选
A. 单纯控制饮食
B. 控制饮食＋双胍类药
C. 控制饮食＋磺脲类
D. 控制饮食＋胰岛素
E. 控制饮食＋噻唑烷二酮类

130. 患者，男，56 岁。糖尿病患者，不规则服药治疗，近几日感尿频、尿痛，昨日起突然神志不清。查血糖 28mmol/L，尿素氮 7.8mmol/L，血钠148mmol/L，尿糖(＋＋＋)，尿酮(＋＋)。其诊断为
A. 低血糖昏迷
B. 糖尿病酮症酸中毒
C. 乳酸性酸中毒
D. 高渗性非酮症糖尿病昏迷
E. 急性脑血管病

131. 患者，女，67 岁，患 2 型糖尿病 21 年。社区护士

入户体检时发现下肢水肿，随到门诊查尿蛋白（＋＋），尿糖（＋＋＋），血糖 13.1mmol/L，血尿素氮和肌酐尚正常，提示患者可能已合并

A. 肾小球血管硬化　B. 冠状动脉粥样硬化
C. 肾动脉粥样硬化　D. 周围神经病变
E. 自主神经病变

132. 患者，男，29 岁，1 型糖尿病患者，其主要的病因是
A. 受体病　B. 自身免疫
C. 精神刺激　D. 进食过多甜食
E. 过度劳累

133. 患者，男，50 岁，较肥胖，发现糖尿病 10 年，视物模糊 5 年，近期出现失明，其主要原因是
A. 增殖性视网膜病变　B. 微血管瘤
C. 硬性渗出　D. 视网膜小静脉扩张
E. 白内障

134. 患者，女，31 岁，妊娠 5 个月，发现尿糖（＋），口服葡萄糖耐量试验结果：空腹 6.6mmol/L，餐后 2 小时血糖 10.6mmol/L，既往无糖尿病。可能的诊断为
A. 肾性糖尿病　B. 糖尿病合并妊娠
C. 妊娠期糖尿病　D. 继发性糖尿病
E. 特殊类型糖尿病

135. 患者，女，50 岁，糖尿病病史 11 年，双足趾端麻木、大腿皮肤刺痛 3 个月。查体：双足痛觉减退，空腹血糖 14.1mmol/L，血酮体（－），应考虑的慢性并发症是
A. 周围神经病变　B. 自主神经病变
C. 视网膜病变　D. 脑血管病变
E. 肾脏病变

136. 患者，男，45 岁。轻度肥胖。无明显口渴、多饮和多尿现象，体检发现空腹血糖 6.8mmol/L，为明确是否有糖尿病，应检查
A. 糖化血红蛋白
B. 口服葡萄糖耐量试验
C. 餐后 2 小时血糖
D. 24 小时尿糖定量
E. 复查空腹血糖

137. 患者，男，56 岁，主因口渴、多饮、多食、多尿、体重减轻 3 个月，检查空腹血糖 9.5mmol/L，餐后 2 小时血糖 14.1mmol/L。可能的诊断
A. 1 型糖尿病　B. 2 型糖尿病
C. 继发性糖尿病　D. 特殊类型糖尿病
E. 糖尿病酮症

138. 患者，男，68 岁，高血压 20 年，体检发现血尿酸 527μmol/L。引起高尿酸血症的重要因素是
A. 尿酸排泄减少　B. 尿酸生成过多
C. 尿酸重吸收增加　D. 尿酸盐结晶沉积
E. 尿酸排泄障碍

139. 一迁延不愈的营养不良患儿，凌晨护士巡视时发现面色苍白、四肢厥冷、神志不清、脉搏减慢。应首先考虑为
A. 感染性休克　B. 心力衰竭
C. 呼吸衰竭　D. 低血糖症
E. 低钙血症

140. 患儿，5 岁，曾患佝偻病。现查体见：鸡胸、严重的“O”形腿。该患儿的治疗原则是
A. 多晒太阳
B. 多作户外活动
C. 给予治疗量维生素 D
D. 维生素 D 和钙剂同时用
E. 可考虑矫形手术治疗

141. 1 岁 10 个月小儿，多汗、夜间哭闹、烦躁、前囟未闭、鸡胸、“X”形腿，最主要的护理措施是
A. 补充维生素 D　B. 补充叶酸
C. 补充维生素 B_{12}　D. 补充铁剂
E. 使用抗生素

142. 重症佝偻病伴消化功能紊乱的患儿，给予维生素 D 突击疗法，于末次注射几个月后改预防量口服
A. 1 个月　B. 2 个月
C. 3 个月　D. 4 个月
E. 5 个月

143. 患儿，3 岁，因惊厥反复发作入院。为防止该患儿惊厥时外伤，以下处理哪项错误
A. 将纱布放在患儿的手中
B. 移开床上一切硬物
C. 用约束带捆绑四肢
D. 床边设置防护栏
E. 压舌板裹纱布置上下齿之间

144. 10 个月患儿，诊断为重症佝偻病，用维生素 D 突击疗法，已满 3 个月，其预防量每日应给维生素 D
A. 200U　B. 300U
C. 400U　D. 500U
E. 600U

145. 患儿，8 个月。因佝偻病、中度等渗性脱水入院，经输液治疗后脱水纠正，出现面肌抽动，首先考虑
A. 低血糖症　B. 低钙血症
C. 低钾血症　D. 低镁血症
E. 低钠血症

146. 患儿，10 个月，因高热惊厥入院，经治疗痊愈，准

备出院。对其家长健康指导的重点是
A. 合理喂养的方法
B. 体格锻炼的方法
C. 惊厥预防及急救措施
D. 预防接种的时间
E. 小儿体检的时间

147. 患儿,6个月,人工喂养。平时多汗,睡眠不安,突然出现惊厥,查血钙1.3mmol/L。在静脉补钙前应采取的紧急处理是
A. 做人工呼吸　B. 口服钙剂
C. 肌内注射苯巴比妥　D. 肌内注射维生素D_3
E. 使用脱水剂

148. 患儿,4个月,人工喂养。家属发现患儿间断手足痉挛1周,查血钙值1.5mmol/L,可能的诊断
A. 维生素D缺乏性手足搐搦症
B. 维生素D缺乏性佝偻病
C. 小儿营养不良
D. 低钙血症
E. 癫痫

149. 患儿,8个月,维生素D缺乏性手足搐搦症,护理诊断"有窒息的危险",其危险因素主要是
A. 气道被分泌物堵塞　B. 呼吸肌麻痹
C. 有物品阻塞口鼻　D. 喉肌痉挛
E. 神志不清引起舌后坠

150. 患儿,5个月,诊断维生素D缺乏性手足搐搦症,频繁发生惊厥,为预防窒息发生,护士的做法不妥的是
A. 惊厥发作时,应就地抢救
B. 松开患儿衣领将头转向侧位
C. 及时清除口鼻分泌物
D. 为防止外伤,应按压好患儿的四肢
E. 必要时行气管插管或气管切开

A_3 型题

(151～154题共用题干)

患者,男,15岁,发现颈部增粗2个月,查体:甲状腺Ⅱ度肿大,表面光滑,质软、无压痛,无血管杂音,血FT_4、FT_3、TSH均正常,诊断生理性甲状腺肿。

151. 该患者发病的主要原因
A. 碘缺乏　B. 碘过量
C. TH需要量增加　D. TH合成障碍
E. TH分泌障碍

152. 护士为患者做健康指导时,告知患者应多食下列哪种食物
A. 萝卜　B. 花生
C. 卷心菜　D. 菠菜
E. 紫菜

153. 下列哪些食物不宜吃
A. 含碘盐　B. 紫菜
C. 海带　D. 萝卜
E. 海蜇

154. WHO推荐的成人每天的碘摄入量为
A. 50μg　B. 100μg
C. 150μg　D. 200μg
E. 250μg

(155～157题共用题干)

患者,女,33岁。自述全身乏力,心慌,怕热,每日大便3～4次,某医院诊为甲亢。经治疗病情好转后自行停药,半年后心率增快,上述症状又复出现,且体重下降5kg。护士体检发现患者情绪激动,目光炯炯有神,甲状腺Ⅱ度肿大,质软,局部可闻及杂音,心率120次/分。

155. 患者最可能发生的问题是
A. 伴发糖尿病　B. 甲亢复发
C. 伴发心脏病　D. 出现甲减
E. 发生亚急性甲状腺炎

156. 护理中不正确的措施是
A. 嘱患者不能随便中断治疗或自行变更药物剂量
B. 应用普萘洛尔
C. 嘱用药维持时间1.5～2年
D. 嘱患者多吃含碘丰富的食物
E. 不宜紧张和劳累

157. 患者应采用的治疗是
A. 继续服用抗甲状腺药物
B. 补碘
C. 补碘加少量甲状腺片
D. 补甲状腺片
E. 泼尼松治疗

(158～160题共用题干)

患者,女,28岁。因重度甲状腺功能亢进症入院,择期手术治疗。术前准备期间,患者因害怕手术而焦虑不安。

158. 用以评估甲亢病情程度的主要表现是
A. 情绪变化　B. 脉率和脉压
C. 体重和食欲　D. 突眼程度
E. 甲状腺大小

159. 该患者目前最主要的护理诊断是
A. 焦虑
B. 营养失调:低于机体需要量
C. 有角膜完整性受损的危险
D. 自我形象紊乱
E. 不舒适

160. 下述护理措施中不妥的一项是
A. 不安排与重患者同住一室
B. 避免刺激性语言
C. 不回答有关于手术的询问
D. 介绍与治疗成功的患者交谈
E. 酌情给予镇静剂

(161～163 题共用题干)

患者，女，32 岁，患甲状腺功能亢进症 2 年，应用抗甲状腺药物控制良好。因子宫肌瘤入院准备手术切除。护士在做术前教育时发现患者紧张，焦虑，心率达 110 次/分。术前 1 日，患者烦躁不安，自觉四肢无力，心慌气短，多汗；护理体检体温 39℃，心率 142 次/分，心律不齐，心率大于脉率。

161. 根据评估结果，患者目前存在的最严重的护理问题是
A. 焦虑　B. 知识缺乏
C. 睡眠型态紊乱　D. 体温过高
E. 合作性问题：甲状腺危象

162. 根据病情进行护理时，以下哪项护理措施不妥
A. 绝对卧床休息
B. 持续低流量吸氧
C. 迅速物理降温，避免使用异丙嗪等药物降温
D. 监测生命体征变化
E. 去除诱发因素

163. 该病的诱发因素主要是
A. 感染　B. 情绪激动
C. 精神紧张　D. 手术
E. 口服过量 TH 制剂

(164～166 题共用题干)

患者，女，18 岁，心慌、怕热多汗、体重下降 3 个月，双手有细颤，突眼，甲状腺Ⅱ度弥漫性肿大，质地软，有血管杂音。心率 108 次/分，双肺呼吸音清，考虑 Graves 病。

164. 为进一步明确诊断。首选要检查
A. 甲状腺摄^{131}I 率　B. 血 TSH、FT_3、FT_4
C. 抗甲状腺抗体　D. 甲状腺 B 型抗体
E. 甲状腺放射核素扫描

165. 甲状腺亢进症浸润性突眼的原因主要是
A. 上睑肌的痉挛回缩
B. 交感神经兴奋
C. 眼球后组织的浸润水肿
D. 眼球后新生物
E. 眼球肿胀

166. 下列不属于 Graves 病患者单纯性突眼的表现是
A. 眼球向前突出
B. 瞬目减少
C. 眼睑肿胀、肥厚，结膜充血、水肿
D. 双眼向上看时，前额皮肤不能皱起
E. 双眼看近物时，眼球集合不良

(167～169 题共用题干)

某甲状腺功能亢进患者，应用抗甲状腺药物治疗 11 个月时，白细胞计数 1.8×10^9/L，中性粒细胞 0.30。

167. 宜采用的措施是
A. 继续原治疗方案，密切观察白细胞变化
B. 继续原治疗方案，加用升白细胞的药物
C. 停用抗甲状腺药物，密切观察白细胞变化
D. 停用抗甲状腺药物，加用升白细胞的药物
E. 抗甲状腺药物过量，加服甲状腺片

168. 抗甲状腺药物因白细胞减少而停药，因此在治疗时，白细胞总数不能低于
A. 2.0×10^9/L　B. 2.5×10^9/L
C. 3.0×10^9/L　D. 3.5×10^9/L
E. 4.0×10^9/L

169. 服用抗甲状腺药物前 3 个月，应间隔多长时间复查 1 次血象
A. 1 天　B. 3 天
C. 1 周　D. 2 周
E. 1 月

(170～172 题共用题干)

患者，女，40 岁，确诊甲状腺功能亢进 2 年。平素不能规律用药，1 周前受凉后出现发热、心悸，2 小时前突然呼吸困难，恶心、呕吐，烦躁不安、大汗淋漓，测体温 39.5℃，心率 140 次/分，呼吸 30 次/分，血压 110/60mmHg。

170. 该患者发生了什么情况
A. 甲状腺危象　B. 甲状腺功能减退
C. 心律失常　D. 急性胃炎
E. 急腹症

171. 该患者发病的主要诱因是
A. 不能规律用药　B. 感染
C. 劳累　D. 情绪激动
E. 饮食不规律

172. 护理患者时下列哪项不正确
A. 嘱患者绝对卧床休息，给予平卧位
B. 立即吸氧，建立静脉输液通路
C. 给予物理降温，头部冷敷或乙醇擦浴
D. 备好急救物品
E. 密切观察神志及生命体征变化

(173～175 题共用题干)

患者，男，30 岁，患甲状腺功能亢进症。突然出现双下肢不能动。检查：双下肢膝腱反射减退，无肌萎缩。血钾测定 2.3mmol/L。

173. 最可能的是出现下列哪种情况
A. 慢性甲亢性肌病　B. 周期性瘫痪
C. 周围神经炎　D. 重症肌无力
E. 癔症
174. 患者应多食哪类食物
A. 高钾、低钠　B. 低钾、低钠
C. 高钾、高钠　D. 高钾、高糖
E. 高钾、高糖
175. 诱发周期性瘫痪的诱因下列哪项除外
A. 感染　B. 饮酒
C. 过度劳累　D. 情绪激动
E. 大量糖类摄入
(176～178 题共用题干)
患者，男，50 岁，心悸、手抖 2 年，加重 1 个月。体检：心率 110 次/分，血压 160/70mmHg，消瘦，皮肤潮湿，甲状腺可触及，可闻及血管杂音，颈静脉怒张，心界不大。心律绝对不齐，心音强弱不等。
176. 该患者可能的诊断是
A. 冠心病　B. 扩张性心脏病
C. 高血压性心脏病　D. 甲亢性心脏病
E. 老年退行性心脏病
177. 该患者首选的治疗是
A. 抗甲状腺药物
B. 行甲状腺次全切除术
C. 放射性^{131}I 治疗
D. 先药物治疗，病情控制后行手术治疗
E. 先药物治疗，病情控制后行放射性^{131}I 治疗
178. 针对并发症，应给予
A. 常规剂量洋地黄
B. β-肾上腺素能受体阻滞剂
C. 小剂量洋地黄，酌情 β-肾上腺素能受体阻滞剂
D. 胺碘酮
E. 洋地黄加胺碘酮
(179～181 题共用题干)
患者，女，16 岁，心慌、多汗、手颤 2 个月，无明显突眼，甲状腺Ⅰ度弥漫性肿大，血 FT_3、FT_4 增高，TSH 降低，肝、肾功能正常。血白细胞 6.5×10^9/L。诊断为甲状腺功能亢进。
179. 对该患者的治疗首选
A. 抗甲状腺药物治疗
B. 放射性^{131}I 治疗
C. 甲状腺部分切除术
D. 抗甲状腺药物治疗后手术切除
E. 抗甲状腺药物治疗后放射性^{131}I 治疗
180. 抗甲状腺药物常见不良反应不包括
A. 粒细胞减少　B. 发热
C. 皮疹　D. 中毒性肝炎
E. 胃肠道反应
181. 护士给甲状腺功能亢进患者健康指导错误的是
A. 保持身心愉悦，情绪稳定
B. 避免精神刺激或过度劳累
C. 上衣领宜宽松，避免压迫甲状腺
D. 经常按摩甲状腺以促进吸收
E. 按时服药，不得随意减量和停药
(182～184 题共用题干)
患者，女，35 岁，轻度肥胖，1 年来乏力、畏寒、懒言、少动、便秘、月经稀少，并伴有下肢和颜面水肿。
182. 为明确诊断，下列哪项检查最重要
A. 甲状腺功能测定
B. 肾上腺皮质功能测定
C. 肾功能测定
D. 性激素测定
E. 血常规测定
183. 该患者最可能的诊断是
A. 原发性慢性肾上腺皮质功能减退症
B. 甲状腺功能亢进
C. 甲状腺功能减退
D. Cushing 综合征
E. 腺垂体功能减退症
184. 下列哪项检查不符合甲状腺功能减退
A. 血胆固醇增高
B. 甲状腺^{131}I 摄取率减低
C. FT_3、FT_4 低于正常
D. 血清 TSH 升高
E. 尿 17-羟皮质类固醇/24h 升高
(185～188 题共用题干)
患者，女，38 岁，肥胖、乏力、高血压，双侧大腿外侧皮肤出现紫纹 3 年，查体：血压 165/95mmHg，向心性肥胖，满月脸，双下肢凹陷性水肿。实验室检查：血糖 7.6mmol/L，尿游离皮质醇/24h 明显增高，尿 17-羟皮质类固醇/24h 升高，血钾 2.8mmol/L。
185. 患者最可能的诊断
A. 单纯性肥胖　B. Cushing 病
C. 糖尿病　D. Addison 病
E. 腺垂体功能减退症
186. 该患者的饮食宜
A. 低钠、低钾、高蛋白、高糖类
B. 低钠、低钾、高蛋白、低糖类
C. 低钠、高钾、高蛋白、高糖类
D. 低钠、高钾、高蛋白、低糖类
E. 高钠、低钾、高蛋白、低糖类

187. 该患者应多食下列哪种食物
A. 柑橘类　　B. 谷类
C. 腌制品　　D. 牛奶
E. 青菜

188. 该患者护理诊断“体液过多”，与下列哪种因素有关
A. 长期高血压　　B. 心力衰竭
C. 皮质醇增多　　D. 低钾
E. 血糖增高

(189～191 题共用题干)

患者，女，60 岁，糖尿病患者，口服降糖药控制血糖不满意，加用皮下注射胰岛素。

189. 关于胰岛素治疗，下列不妥的是
A. 胰岛素剂量需严格个体化
B. 从小剂量开始，逐渐增量
C. 老年人胰岛素治疗时血糖控制标准可适当放宽
D. 优先选用中长效制剂
E. 血糖控制不稳时，可每 3～4 天调整 1 次剂量

190. 下列哪一部位不可注射胰岛素
A. 上臂外侧　　B. 大腿前及外侧
C. 脐周及膀胱区　　D. 臀部和腰部
E. 腹部两侧

191. 使用胰岛素治疗中应告知患者警惕
A. 低血糖反应　　B. 酮症酸中毒发生
C. 胃肠道反应　　D. 过敏反应
E. 肾功能损害

(192～194 题共用题干)

患者，男，18 岁。患 1 型糖尿病多年，因感冒、体温 39℃、食欲减退、恶心、呕吐及腹痛而入院。

192. 护理体检发现该患者呈嗜睡状态，呼吸加深加快，皮肤干燥。考虑患者最可能发生
A. 急性脑炎　　B. 急性肠炎
C. 急性胃炎　　D. 低血糖
E. 酮症酸中毒

193. 该患者因血糖控制不满意，每餐加用胰岛素 2 个单位，患者自述注射胰岛素后 4～5 小时，有头晕、心慌、出汗、软弱无力感。应首先考虑
A. 过敏反应　　B. 心律失常
C. 自主神经功能紊乱　　D. 低血糖
E. 周围神经炎

194. 有关该患者的饮食治疗，错误的是
A. 告知饮食与糖尿病的关系
B. 按规定食谱供给饮食
C. 感到饥饿时，应稍增饭量
D. 出院前学会挑选和调配饮食
E. 不得随便吃甜食

(195、196 题共用题干)

患者，女，39 岁，患 1 型糖尿病多年，近 1 周尿频、尿急、尿痛而全身乏力、食欲不振、恶心、呕吐、皮肤黏膜干燥。体检：体温 38.5℃、心率 126 次/分、呼吸 26 次/分、血压 85/50mmHg，神志清楚，情绪紧张。实验室检查：血白细胞 14.6×10^9/L，血糖 30.1mmol/L，血酮 5.7mmol/L。CO_2 结合力 19mmol/L，尿糖(+++)。

195. 该患者发生了什么征象
A. 急性肾炎　　B. 低血糖反应
C. 糖尿病酮症酸中毒　　D. 高渗性昏迷
E. 败血症

196. 该患者的护理诊断中哪项不正确
A. 体温升高　　B. 恐惧
C. 体液不足　　D. 活动无耐力
E. 酮症酸中毒

(197～199 题共用题干)

患者，女，65 岁，因患糖尿病 10 年而长期接受胰岛素治疗，尿糖基本控制在(+～++)，昨晚因多食后，今早尿糖(+++)，自行增加了 12U 胰岛素，1 小时后突感心悸、饥饿、出冷汗，随即昏迷。

197. 该患者入院后，为明确诊断，你认为首先应做哪项检查
A. 血糖　　B. 尿糖
C. 血酮　　D. 血 pH
E. 尿酮

198. 该患者可能的诊断是
A. 高渗性昏迷　　B. 低血糖反应
C. 酮症酸中毒　　D. 低血容量休克
E. 败血症

199. 应立即给该患者进行下列哪项处理措施
A. 静脉注射 50%葡萄糖 40～60ml
B. 静脉注射小剂量胰岛素
C. 静脉注射氯化钾
D. 静脉注射 5%碳酸氢钠
E. 静脉注射复方氯化钠溶液

(200、201 题共用题干)

患者，男，67 岁，近 2 个月表情呆滞，常嗜睡，今晨突然呼之不应，急诊入院。查：血糖 18.4mmol/L，血钠 200mmol/L，血钾 5.0mmol/L，血酮 2.0mmol/L，血 pH 7.36，血浆渗透压 460mmol/L，CO_2 结合力 27mmol/L。

200. 患者最有可能的诊断是
A. 低血糖昏迷
B. 糖尿病酮症酸中毒昏迷
C. 高渗性非酮症糖尿病昏迷

D. 脑血栓形成

E. 乳酸性酸中毒昏迷

201. 该患者的护理措施哪项是错误的

A. 严密观察精神、神经症状

B. 在中心静脉压的监护下调整补液速度

C. 加强口腔护理与皮肤护理

D. 快速输注生理盐水以补充血容量

E. 预防各种并发症

(202～204 题共用题干)

患者，女，27 岁，近来食欲减退、多饮、多尿、烦渴、皮肤黏膜干燥。空腹血糖 25mmol/L，尿糖(+++)，酮体强阳性，CO_2 结合力 18mmol/L。

202. 该患者可能的诊断

A. 1 型糖尿病

B. 2 型糖尿病

C. 糖尿病酮症酸中毒

D. 高渗性非酮症糖尿病昏迷

E. 低血容量休克

203. 针对病情，护士如何对患者行休息指导

A. 绝对卧床休息　　B. 适量运动

C. 大量运动　　D. 运动疗法

E. 可下地活动

204. 空腹血糖测定是指至少多长时间没有热量的摄入

A. 4 小时　　B. 6 小时

C. 8 小时　　D. 10 小时

E. 12 小时

(205～207 题共用题干)

患者，女，25 岁，患 1 型糖尿病 3 年，近 2 日出现恶心、呕吐、不能正常进食，突然发生昏迷。

205. 可能的诊断

A. 糖尿病酮症酸中毒昏迷

B. 低血糖昏迷

C. 乳酸性酸中毒昏迷

D. 高渗性非酮症糖尿病昏迷

E. 低血容量休克

206. 低血糖的诊断标准

A. 血糖值<3.8mmol/L

B. 血糖值<3.1mmol/L

C. 血糖值<3.0mmol/L

D. 血糖值<2.8mmol/L

E. 血糖值<2.0mmol/L

207. 发生低血糖的急救措施不妥的是

A. 口服糖水

B. 进食含糖的饮料

C. 含化糖果

D. 立即注射 50%葡萄糖 40～60ml

E. 快速静脉点滴胰岛素

(208～211 共用题干)

患者，男，56 岁，多饮、多食、多尿、体重减轻 3 个月，查空腹血糖 9.5mmol/L，餐后 2 小时血糖 14.1mmol/L。诊断为 2 型糖尿病。

208. 糖尿病最主要的病理生理改变是

A. 胰高血糖素分泌过多

B. 葡萄糖耐量减低

C. 胰岛素分泌相对或绝对不足

D. 生长激素分泌增高

E. 糖皮质激素分泌旺盛

209. 对糖尿病的诊断首选

A. 24 小时尿糖定量测定

B. 餐后 2 小时血糖测定

C. 糖化血红蛋白测定

D. 口服葡萄糖耐量试验

E. 胰岛素释放试验

210. 2 型糖尿病的基础治疗措施是

A. 饮食治疗　　B. 胰岛素治疗

C. 双胍类降血糖药　　D. 磺脲类降血糖药

E. 双胍类加磺脲类联合治疗

211. 反映糖尿病病情控制的指标是

A. 口服葡萄糖耐量试验

B. 尿糖定性试验

C. 空腹及餐后 2 小时血糖

D. 血清胰岛素水平

E. 血清胰岛素细胞抗体

(212～214 题共用题干)

患者，女，60 岁，糖尿病病史 20 年，2 天前发热，腹泻后突然出现抽搐昏迷。入院后查体：血糖 33.1mmol/L，血钠 160mmol/L，血浆渗透压 340mmol/L，尿酮体阴性。

212. 该患者最可能的诊断是

A. 感染中毒性休克

B. 脑血管意外

C. 糖尿病酮症酸中毒

D. 高渗性非酮症糖尿病昏迷

E. 感染中毒性脑病

213. 遵医嘱给予静脉滴注胰岛素治疗，常用剂量是

A. 0.05U/(kg·h)　　B. 0.1U/(kg·h)

C. 0.15U/(kg·h)　　D. 0.2U/(kg·h)

E. 0.3U/(kg·h)

214. 正在使用中的胰岛素在常温下(不超过 28°)可以保存

A. 7 天　　B. 14 天

C. 21 天　　D. 28 天

E. 1个月

（215～218题共用题干）

患者，女，28岁，妊娠8个月，身高163cm，体重70kg，体检时发现空腹血糖7.6mmol/L，餐后血糖16.7mmol/L，尿糖（＋＋＋），酮体（－）。

215. 该患者可能的诊断是
A. 1型糖尿病　B. 应激性高血糖
C. 妊娠期糖尿病　D. 糖耐量减低
E. 2型糖尿病

216. 该患者的治疗首选
A. 控制饮食　B. 运动治疗
C. 口服降糖药　D. 胰岛素
E. 无需治疗

217. 护士给患者进行饮食指导，每天的饮食总热量是
A. 1160～1450kcal　B. 1450～1740kcal
C. 1740～2030kcal　D. 2030～2320kcal
E. 2320～2610kcal

218. 糖尿病患者食物中的糖类应占总热量的
A. 30%～40%　B. 40%～45%
C. 45%～50%　D. 50%～60%
E. 60%～70%

（219～221题共用题干）

患者，男，52岁，近期饮啤酒、进食海鲜较多。出现全身关节疼痛7～8天，发热。体温38℃左右，查体：右脚踇指关节、双踝关节及双肘关节肿胀，局部发红，温度高。实验室检查：白细胞13.5×10^9/L，血沉43mm/h，尿酸720μmol/L，肘关节穿刺液可见白细胞内有尿酸盐结晶。

219. 该患者可能的诊断是
A. 风湿性关节炎　B. 痛风
C. 滑膜炎　D. 化脓性关节炎
E. 类风湿关节炎

220. 下列常见的诱因除外
A. 酗酒　B. 关节疲劳
C. 寒冷　D. 摄入高嘌呤食物
E. 情绪激动

221. 护士在指导患者进行运动和关节保护，下列不妥的是
A. 运动后疼痛超过1～2小时，应暂时停止此项运动
B. 使用大肌群负重
C. 交替完成轻、重不同的工作
D. 经常改变姿势，保持受累关节舒适
E. 使用小肌群负重

（222～224共用题干）

2岁小儿，体重8kg，面色苍白，皮肤弹性差，四肢、面部皮下脂肪减少，腹部皮下脂肪0.3cm，肌肉松弛，精神、食欲差。

222. 此患儿的医疗诊断是
A. 营养性缺铁性贫血
B. 营养不良
C. 维生素D缺乏性佝偻病
D. 低血糖
E. 以上均不是

223. 该患儿的护理诊断错误的是
A. 生长发育迟缓
B. 有感染的危险
C. 营养失调：低于机体需要量
D. 有窒息的危险
E. 潜在的并发症：自发性低血糖

224. 该患儿的护理措施错误的是
A. 促进消化，增加食欲
B. 能量供给应从80～100kcal/kg开始
C. 预防感染
D. 给予充足的维生素
E. 防止低血糖

（225～228题共用题干）

1岁半小儿，有肋骨串珠、肋膈沟、手镯及脚镯征，下肢为"O"形腿，长骨X线片干骺端呈毛刷状及杯口状改变。

225. 最可能的医疗诊断是
A. 软骨营养不良　B. 佝偻病初期
C. 佝偻病激期　D. 佝偻病恢复期
E. 佝偻病后遗症期

226. 最主要的护理诊断是
A. 知识缺乏　B. 体温过高
C. 潜在并发症　D. 有感染的危险
E. 营养失调：低于机体需要量

227. 最主要的护理措施是
A. 增加户外活动
B. 按医嘱补充维生素D
C. 预防维生素D中毒
D. 给家长进行健康指导
E. 预防骨骼畸形和骨折

228. 对患儿母亲进行护理指导时，下列哪项不妥
A. 合理喂养，及时添加辅食
B. 多晒太阳
C. 按医嘱给口服维生素D
D. 多给患儿进行站立等运动锻炼
E. 密切观察病情变化

（229～231题共用题干）

10个月患儿，因惊厥发作多次来院诊治。患儿系

人工喂养，体质较弱。昨日起突然发生惊厥，表现为两眼上翻，肢体抽搐，意识不清，小便失禁，每次发作约持续 1 分钟左右而自然缓解，抽搐停止后一切活动如常。检查：体温 37℃，除见方颅、枕秃外，其他无特殊发现。

229. 该患儿正处于疾病的哪一期
A. 佝偻病初期　B. 佝偻病激期
C. 佝偻病恢复期　D. 佝偻病后遗期
E. 营养不良

230. 控制惊厥首选的镇静剂为
A. 地西泮　B. 氯丙嗪
C. 苯妥英钠　D. 苯巴比妥
E. 水合氯醛

231. 该患儿护理措施不正确的是
A. 保持室内安静
B. 保持呼吸道通畅
C. 保证能量供应
D. 每 2 小时测体温、心率
E. 防止骨折发生

（232、233 题共用题干）

患儿，4 个月，睡眠时常烦躁哭闹，难以入睡，诊断为佝偻病，给予维生素 D_3 30 万 U，肌内注射后突然发生全身抽搐 3 次，每次 20～60 秒，发作停止时精神如常，体重 6kg，体温 37.2℃；有枕秃及颅骨软化，血清钙 1.68mmol/L。

232. 该患儿现在抽搐的主要原因是
A. 缺乏维生素 D　B. 血清钙减少
C. 热性惊厥　D. 癫痫发作
E. 碱中毒

233. 对该患儿的护理应首先采取
A. 继续补充维生素 D
B. 降低患儿体温
C. 在病床两侧加床档
D. 尽快给予葡萄糖酸钙
E. 及时纠正碱中毒

（234、235 题共用题干）

3 个月婴儿，冬季出生，人工喂养。近日来夜啼、睡眠不安、头部多汗，查体可见枕秃，未见骨骼畸形，X 线无异常。

234. 该患儿应考虑为
A. 佝偻病早期　B. 佝偻病活动期
C. 佝偻病恢复期　D. 佝偻病后遗症期
E. 佝偻病激期

235. 该患儿若选用口服给药法，维生素 D 的治疗量应持续
A. 5 个月　B. 4 个月
C. 3 个月　D. 2 个月
E. 1 个月

（236、237 题共用题干）

患儿 11 个月，因睡眠不安、多汗、易惊来院就诊。体检可见明显方颅、肋骨串珠，诊断为佝偻病活动期。

236. 该患儿最适合的治疗方法是
A. 大剂量维生素 D
B. 大剂量钙剂
C. 先用维生素 D 后用钙剂
D. 先用钙剂后用维生素 D
E. 在使用维生素 D 的同时适当补充钙剂

237. 对患儿母亲进行护理指导时，下列提法哪项不妥
A. 合理喂养，及时添加辅食
B. 多抱患儿到外面晒太阳
C. 按医嘱给服鱼肝油
D. 多给患儿进行站立等运动锻炼
E. 密切观察病情变化

（238～240 共用题干）

4 个月小儿，人工喂养，未添加维生素 D 制剂，很少户外活动，平时易惊、多汗、睡眠少，今晨突然两眼上翻、手足抽动。查体：枕后有乒乓球感。

238. 为明确诊断，下列哪项实验室检查最有意义
A. 血沉　B. 血磷
C. 血钙　D. 血糖
E. 碱性磷酸酶

239. 导致该患儿抽搐的直接原因是
A. 钙、磷比例失调　B. 维生素 D 缺乏
C. 维生素 D 过量　D. 甲状旁腺功能亢进
E. 低血钙导致神经肌肉兴奋性增高

240. 最紧急的护理措施是
A. 多晒太阳
B. 按医嘱口服维生素 D
C. 按医嘱用止痉剂迅速控制惊厥，同时补钙
D. 及时添加富含维生素 D 的食物
E. 遵医嘱肌内注射维生素 D

A_4 型题

（241～246 题共用题干）

患者，女，48 岁，平素常有怕热、多汗、心悸、失眠、心动过速。诊断为甲状腺功能亢进。

241. 该患者不宜饮用的饮料
A. 咖啡　B. 汽水
C. 温开水　D. 橘子水
E. 牛奶

242. 甲状腺功能亢进患者卧床休息的指征
A. 甲亢伴突眼　B. 甲亢伴肝大
C. 甲亢伴心衰　D. 甲亢伴心动过速

E. 甲亢伴贫血

243. 该患者行基础代谢率测定，下列哪项准备不妥
A. 测前1日向患者解释
B. 测前晚口服地西泮，以促进睡眠
C. 测前1日晚饭后开始禁食
D. 用推车送患者至测试室
E. 测量当日晨起不做任何活动

244. (假设)入院后第4天，患者突然出现烦躁不安、高热、呕吐、大汗、心率加快、血压升高。此时患者可能出现了什么征象
A. 甲亢性心脏病　B. 淡漠型甲亢
C. 黏液性水肿　D. T_3型甲亢
E. 甲状腺危象

245. 可能诱发患者出现甲状腺危象的主要原因是
A. 感染　B. 饥饿
C. 疲劳　D. 大量出汗
E. 睡眠不足

246. 为该患者采取的护理措施中，下列哪项不妥
A. 立即置于光线较暗的抢救室
B. 物理降温、止吐
C. 建立静脉输液通路
D. 大量喝开水和浓茶
E. 严密观察病情变化

(247～250题共用题干)

患者，女，40岁，乏力、多汗、心悸半年，加重1周而入院。查体：体温37.8℃，心率110次/分，呼吸28次/分，甲状腺弥漫性肿大，质软，表面光滑，有血管杂音和震颤，突眼2级。实验室检查：FT_3和FT_4增高，TSH降低。初步诊断：甲状腺功能亢进症。

247. 护士在为患者做饮食健康指导时错误的是
A. 多食含碘多的食物
B. 少食含碘多的食物
C. 多食蛋类、瘦肉和蔬菜水果
D. 减少粗纤维食物的摄入
E. 禁用浓茶和咖啡

248. 甲亢患者用药过程中常做血常规的原因是
A. 会出现心衰
B. 会出现全血细胞减少
C. 会出现白细胞减少
D. 会出现血小板减少
E. 会出现甲状腺肿

249. 护理甲亢患者时哪项是正确的
A. 绝对卧床休息
B. 积极参加各种活动
C. 增加粗纤维食物的摄入
D. 高钠饮食
E. 注意保护眼睛

250. 甲亢患者潜在的急性并发症是
A. 甲状腺功能减退　B. 甲状腺危象
C. 全身感染　D. 失明
E. 心血管病变

(251～255题共用题干)

患者，女，40岁，主因发热、全身及颈部疼痛3天入院。2周前曾感冒。查体：甲状腺Ⅱ度肿大，质地韧硬，触痛明显，心率110次/分，皮肤潮湿，双手平伸有细震颤(＋)。

251. 该患者可能的诊断是
A. 颈椎病　B. 帕金森病
C. 甲状腺功能减退　D. 甲状腺功能亢进
E. 生理性甲状腺肿

252. 针对患者疾病知识的缺乏，护士在告知患者时不妥的是
A. 进食高热量、高蛋白、高维生素的食物
B. 每天饮水至少2000～3000ml
C. 上衣领宜宽松，避免压迫甲状腺
D. 多食粗纤维食物，预防便秘
E. 多食新鲜蔬菜、水果

253. 护理患者的过程中，应重点评估
A. 意识　B. 生命体征
C. 甲状腺　D. 食欲
E. 皮肤黏膜

254. (假设)患者口服药物治疗无效，首选
A. 联合β受体阻滞剂　B. 加服碘剂
C. 甲状腺次全切除术　D. 放射性^{131}I治疗
E. 应用免疫抑制剂

255. 放射性^{131}I治疗后常见并发症是
A. 甲状腺功能减退　B. 甲状腺危象
C. 放射性甲状腺炎　D. 加重突眼
E. 声音嘶哑

(256～259题共用题干)

患者，女，28岁，心慌、多汗2个月余就诊。查体：甲状腺Ⅱ度肿大，可闻及血管杂音，心率120次/分，FT_3、FT_4均升高，TSH 0.1U/ml。医疗诊断：甲状腺功能亢进。

256. 判断甲亢病情控制和治疗效果的重要指标
A. 体重增减，食量大小　B. 脉率快慢，脉压大小
C. 腺体软硬，大小　D. 出汗多少
E. 手颤有无

257. 碘剂治疗甲亢，用于下列哪组情况
A. 甲亢危象，术前准备
B. 甲亢危象，妊娠
C. 应激

D. 甲亢性心脏病、甲亢危象
E. Graves 眼病，术前准备

258. 护士应如何为患者制定合理的休息与活动计划
A. 严格卧床休息
B. 加强运动，增强抵抗力
C. 维持充足的睡眠
D. 正常活动和工作
E. 适量活动，以不感到疲劳为原则

259. (假设)患者服用甲巯咪唑治疗 4 周后，症状明显减轻，化验白细胞 3.2×10^9/L，中性粒细胞 0.55 (55%)，此时最合理的方案是
A. 立即停药，观察白细胞计数与分类的变化
B. 可选择手术治疗
C. 可选择放射性 ^{131}I 治疗
D. 加用升白细胞药物，密切观察白细胞的变化
E. 加用糖皮质激素

(260～263 题共用题干)

患者，女，29 岁，甲状腺功能亢进病史 3 年，曾规律用药治疗 2 年，症状消失。已停药 1 年。目前妊娠 32 周，妊娠以来出现心慌、多汗、消瘦，未使用任何抗甲状腺药物。近 1 周症状加重而来诊。查心率 124 次/分，FT_3、FT_4 均明显升高，TSH 小于 0.05U/L。

260. 该患者目前的治疗首选
A. 甲巯咪唑　　B. 丙硫氧嘧啶
C. ^{131}I 治疗　　D. 手术治疗
E. 终止妊娠

261. 妊娠期甲状腺功能亢进症治疗措施，禁用
A. 甲巯咪唑　　B. 丙硫氧嘧啶
C. 普萘洛尔　　D. ^{131}I 治疗
E. 手术治疗

262. 下列哪项不符合甲状腺危象的表现
A. 高热达 39℃以上　　B. 心率>140 次/分
C. 厌食　　D. 恶心、呕吐、腹泻
E. 白细胞总数和中性粒细胞减低

263. 在抢救甲状腺危象时首选下列哪种药物
A. 普萘洛尔　　B. 糖皮质激素
C. 甲巯咪唑　　D. 丙硫氧嘧啶
E. 复方碘液

(264～268 题共用题干)

患者，女，50 岁，2 年来渐出现精神不振、疲乏无力、反应迟钝。近半年双下肢水肿，食欲不振，便秘，近日出现颜面及眼睑水肿、嗜睡而来诊。查体：表情淡漠，贫血貌，体温 35.5℃，心率 60 次/分，血压 110/60mmHg，实验室检查血红蛋白 10g/L，FT_3、FT_4 降低，TSH 明显升高，三酰甘油增高，肝肾功能及血电解质正常。

264. 该患者可能的诊断是
A. 甲状腺功能亢进症　　B. 甲状腺功能减退症
C. 慢性肾炎　　D. 缺铁性贫血
E. 特发性水肿

265. 甲状腺功能减退常见护理诊断不正确的是
A. 便秘
B. 体温过低
C. 活动无耐力
D. 营养失调：低于机体需要量
E. 潜在并发症：黏液性水肿昏迷

266. 对患者进行饮食指导，正确的是
A. 高钠、高脂肪、高蛋白、高维生素
B. 高钠、低脂肪、高蛋白、高维生素
C. 低钠、低脂肪、低蛋白、高维生素
D. 高钠、低脂肪、低蛋白、高维生素
E. 低钠、低脂肪、高蛋白、高维生素

267. (假设)患者突然出现神志不清，呼之不应。查体：浅昏迷状态，体温不升，呼吸 15 次/分，心率 50 次/分，血压 85/50mmHg，四肢松弛，反射消失。患者可能发生了什么情况
A. 脑血管意外　　B. 黏液性水肿昏迷
C. 尿毒症昏迷　　D. 高渗性昏迷
E. 酸中毒昏迷

268. 护士应如何进行紧急处理
A. 立即通知医师　　B. 建立静脉输液通路
C. 吸氧　　D. 监测生命体征
E. 备好急救药品和器械

(269～272 题共用题干)

患者，女，67 岁。糖尿病病史 10 年，因外阴瘙痒，轻度口干，伴胸闷、心前区不适 3 个月来诊。平素怕冷、便秘。体检：肥胖、面部及眼睑水肿，头发、眉毛干枯、稀疏。心率 60 次/分，律齐，心音低钝，心界位于左锁中线外 0.5cm，肝肋下三指，肝颈回流征(+)，双下肢颈前黏液性水肿。空腹血糖 8.5mmol/L，FT_3、FT_4减低，TSH 升高，三酰甘油升高。

269. 遵医嘱给予替代治疗，护士给患者行药物指导，不妥的是
A. 不可随意增量和减量
B. 不可随意停药或变更剂量
C. 注意观察服药过量的症状
D. 服药期间注意监测白细胞变化
E. 替代治疗效果最佳的指标是血 TSH 恒定在正常范围

270. 同时给患者服用利尿剂，要注意记录
A. 24 小时出入液量　　B. 水肿消退情况
C. 心率、心律的变化　　D. 尿量

E. 体重

271. 长期替代治疗的患者，需要多长时间检测 1 次 TSH

A. 1～3 个月　　B. 3～6 个月
C. 6～12 个月　　D. 1～2 年
E. 2 年以上

272. (假设信息)患者服药 6 个月，突然出现多食消瘦、体重减轻、心律失常、发热、大汗。可能发生了什么情况

A. 药物过量　　B. 甲状腺功能亢进
C. 低血糖　　D. 酮症酸中毒
E. 低血钾

(273～276 题共用题干)

患者，女，35 岁，因食欲亢进、疲乏无力就诊。查体见满月脸，水牛背，双大腿内侧紫纹。查血糖 17.5mmol/L，尿 17-羟皮质类固醇 26mg/24h。

273. 该患者最可能的诊断是

A. 库欣综合征　　B. 2 型糖尿病
C. 单纯性肥胖　　D. 抑郁症
E. 甲状腺功能减退症

274. 下列哪种食物和水果患者不易多食

A. 南瓜　　B. 橘子
C. 香蕉　　D. 牛奶
E. 咸菜

275. (假设)患者突然出现呼吸困难，端坐呼吸，大汗，面色青紫，咳粉红色泡沫痰，查体血压 160/100mmHg，呼吸 38 次/分，心率 120 次/分，双肺广泛湿啰音，患者发生了什么情况

A. 急性心肌梗死　　B. 急性左心衰竭
C. 高血压危象　　D. 急性呼吸衰竭
E. 类固醇性糖尿病

276. 患者应立即采取的卧位是

A. 平卧位，头偏向一侧　B. 侧卧位
C. 半卧位　　D. 端坐位，双腿下垂
E. 头高脚低位

(277～280 题共用题干)

患者，女，36 岁，因突然发生四肢软瘫伴头晕而来诊。体检：神志清楚，全身皮肤较黑，多痤疮，口周有小须，毳毛增生。胸腹部脂肪肥厚，下腹可见紫纹。空腹血糖 9.6mmol/L，尿 17-羟皮质类固醇 21mg/24h。

277. 患者可能的诊断是

A. 原发性醛固酮增多症
B. Cushing 综合征
C. 肾上腺肿瘤
D. 糖尿病
E. 单纯性肥胖

278. 患者发生四肢软瘫的主要原因是

A. 低钾　　B. 低钙
C. 高钾　　D. 高钙
E. 皮肌炎

279. 患者护理诊断“有受伤的危险”，其主要问题是

A. 与低钾导致的乏力有关
B. 与低钙导致的骨质疏松有关
C. 与蛋白质代谢障碍导致的肌肉萎缩有关
D. 与头晕有关
E. 与血糖升高有关

280. (假设)患者经积极治疗，病情好转出院，出院前护士给患者及家属做健康指导，不妥的是

A. 注意休息，少去人多的地方，避免感染
B. 注意观察体温的变化，定期检查血常规，注意有无感染征象
C. 鼓励患者多摄取富含钾、钙和维生素 D 的食物
D. 为预防水肿应多食高钠和高糖类的食物
E. 指导患者正确用药，并掌握药物疗效和不良反应的观察

(281～284 题共用题干)

患者，女，40 岁，多饮、多食、多尿，血糖增高 20 年，诊断为糖尿病，予胰岛素治疗，1 个月前因气功治疗而停用胰岛素，3 天前出现极度口渴、恶心、呕吐伴心悸、气急而入院。查：体温 36℃、心率 88 次/分、呼吸 28 次/分、血压 120/80mmHg，神志清楚，消瘦，皮肤干燥。实验室检查：白细胞 8.9×10^9/L，血糖 26mmol/L，血酮体 2.69mmol/L，尿糖(+++)。CO_2 结合力 13mmol/L，血 pH 7.40。

281. 患者目前可能发生的紧急情况是什么

A. 高渗性非酮症糖尿病昏迷
B. 糖尿病乳酸酸中毒
C. 糖尿病神经病变
D. 糖尿病酮症酸中毒
E. 糖尿病大血管病变

282. 此时护士应首先做好哪项工作

A. 立即通知医生
B. 立即建立静脉输液通路
C. 立即吸氧
D. 床旁监测血糖的变化
E. 密切观察病情变化

283. (假设)患者诊断为糖尿病酮症酸中毒，在最初的 1～2 小时，补液量应为

A. 生理盐水 1000ml　　B. 5%葡萄糖 1000ml
C. 生理盐水 500ml　　D. 5%葡萄糖 1500ml
E. 5%葡萄糖生理盐水 1500ml

284. 患者康复出院，护士应做好哪项健康指导
A. 规律生活、按时用药
B. 血糖控制后可停药
C. 尽可能多参加大量体育锻炼
D. 可以自行根据血糖调整用药
E. 空腹血糖最好控制在 11.1mmol/L

（285～288 题共用题干）

患者，女，48 岁，有糖尿病病史 18 年，昨日因高热、咳嗽后突然感到极度口渴、厌食、恶心、呼吸增快，继之四肢厥冷、脉细速、血压下降，随后意识不清。

285. 该患者可能的诊断是
A. 糖尿病低血容量性休克
B. 高渗性非酮症糖尿病昏迷
C. 糖尿病低血糖反应
D. 糖尿病酮症酸中毒
E. 糖尿病周围神经病变

286. 入院后首先为患者做哪项检查
A. 急查血糖　B. 急查尿糖
C. 急查血常规　D. 急查心电图
E. 急查电解质

287. 此时应立即进行哪项治疗
A. 静脉注射生理盐水
B. 静脉注射 50%葡萄糖
C. 静脉滴注胰岛素
D. 静脉注射呼吸兴奋剂
E. 静脉使用升压药

288. （假设）该患者失水、失钠纠正后，当血糖已下降至 13.9mmol/L，改静脉滴注 5%葡萄糖溶液 1000ml，应同时输入多少胰岛素
A. 8U　B. 16U
C. 20U　D. 24U
E. 32U

（289～292 题共用题干）

患者，男，25 岁。确诊糖尿病 10 年，一直使用胰岛素治疗，未规律监测。近 2 个月以来每于晨起出现眼睑及颜面部水肿，查：尿常规示尿蛋白（+++），白细胞0～3 个/HP，尿糖（++）。

289. 该患者的可能的诊断是
A. 肾盂肾炎　B. 胰岛素性水肿
C. 糖尿病肾病　D. 急性肾炎
E. 慢性肾炎

290. 护理该患者时护士要重点评估下列哪项内容
A. 颜面部水肿　B. 尿量
C. 血糖　D. 尿糖
E. 肾脏功能

291. 该患者属于糖尿病肾损害的哪一期
A. Ⅰ期　B. Ⅱ期
C. Ⅲ期　D. Ⅳ期
E. Ⅴ期

292. （假设）患者出现尿量减少，每天尿量 400ml，应警惕
A. 高钾　B. 低钾
C. 高钠　D. 低钠
E. 低钙

（293～297 题共用题干）

患者，女，50 岁，身高 160cm，体重 45kg，主因多饮、多食、多尿、体重减轻半年，测空腹血糖 9.5mmol/L、餐后 2 小时血糖 14.6mmol/L，尿糖（+++），尿酮体（－），医疗诊断：2 型糖尿病。

293. 该患者的首要护理诊断是
A. 营养失调：低于机体需要量
B. 营养失调：高于机体需要量
C. 知识的缺乏
D. 潜在并发症：低血糖
E. 潜在并发症：酮症酸中毒

294. 护士在为患者制定饮食计划时，每天所需的总热量应
A. 根据实际体重计算不增减
B. 根据理想体重计算不增减
C. 根据实际体重计算再酌加 5kcal
D. 根据理想体重计算再酌加 5kcal
E. 根据理想体重计算再酌减 5kcal

295. 该患者休息状态下每天所需的热量是
A. 1200～1500kcal　B. 1500～1800kcal
C. 1800～2100kcal　D. 2100～2400kcal
E. 2400～2700kcal

296. 食物中糖类、蛋白质、脂肪各占总热量的比例
A. 50%～60%、15%、30%
B. 30%～50%、15%、30%
C. 30%～60%、30%、25%
D. 30%～50%、30%、25%
E. 50%～60%、30%、15%

297. 患者每周应定期测量体重，如果体重改变大于多少，应报告医生查找原因
A. 0.5kg　B. 1kg
C. 1.5kg　D. 2kg
E. 3kg

（298～301 题共用题干）

患者，女，48 岁，糖尿病病史 10 年，近 2 个月来感觉双足趾端麻木，大腿皮肤针刺样疼痛。体检：血糖 12.9mmol/L，血酮体（－）。

298. 该患者可能的诊断
A. 糖尿病 B. 糖尿病微血管病变
C. 糖尿病足 D. 糖尿病神经病变
E. 糖尿病大血管病变

299. 下列指导患者促进肢体血液循环，哪项不妥
A. 提脚跟
B. 三餐前1小时，步行运动
C. 甩腿
D. 坐椅运动
E. 毕格尔运动法

300. 对患者进行足部护理，不妥的是
A. 保持足部清洁，预防感染
B. 不要赤脚走路，以防刺伤
C. 指甲避免修剪的太短
D. 鞋子应选择轻巧柔软、前端宽大的
E. 外出时可选择拖鞋

301. (假设)患者在用热水袋时不小心烫伤了足趾，表皮溃烂，周边有水疱，属于糖尿病足几级
A. 0级 B. 1级
C. 2级 D. 3级
E. 4级

(302～306题共用题干)

患者，男，45岁。患2型糖尿病2年，体态肥胖，"三多一少"症状不明显，血糖7.6mmol/L，目前采用饮食控制和口服降糖药物。

302. 若该患者向你咨询，你建议他
A. 减少主食量
B. 肌内注射胰岛素
C. 采用运动疗法
D. 增加降血糖药物剂量
E. 维持原治疗，定期监测血糖

303. 护士为患者做健康指导，不正确的是
A. 定期监测血糖和尿糖
B. 戒烟、戒酒
C. 保持情绪稳定
D. 饮食规律，注意个人卫生
E. 少食粗纤维食物

304. 若患者采用运动疗法，评定其运动强度的指标是
A. 靶心率 B. 运动时间
C. 运动强度 D. 运动频率
E. 运动周期

305. (假设)患者夜间出现面色苍白、出冷汗、心悸、有饥饿感，你认为发生了什么情况
A. 酮症酸中毒 B. 低血糖反应
C. 糖尿病心脏病 D. 低血压
E. 高渗性昏迷先兆

306. 预防低血糖反应的措施，下列不妥的是
A. 胰岛素注射后应在30分钟内进餐
B. 初用各种降糖药物时，要从小剂量开始
C. 活动量增加时，要增加胰岛素的用量
D. 患者应随身携带一些糖块、饼干等食品
E. 病情较重，无法预料患者餐前胰岛素剂量时，可先进餐再注射胰岛素

(307～310题共用题干)

患者，男，65岁，患糖尿病10年，一直口服降糖药物治疗，未规律监测。3天来发热、咳嗽、打喷嚏，给予感冒药口服，昨晚突然出现左踝关节疼痛难忍。查体：体温38℃，心率90次/分，血压140/100mmHg，急性痛苦面容，左踝关节局部红肿，关节腔内有积液。急查血常规：白细胞12.1×10^9/L，血糖8.0mmol/L。初步拟诊为痛风。

307. 为进一步明确诊断，首选下列哪项检查
A. 血沉
B. 血、尿尿酸测定
C. 抽取滑囊液进行旋光显微镜检查
D. 关节镜检查
E. 左踝关节X线检查

308. 如诊断成立，首选
A. 秋水仙碱 B. 吲哚美辛
C. 美洛昔康 D. 醋酸泼尼松龙
E. 双氯芬酸

309. 护士在为患者进行饮食指导，下列哪项不妥
A. 多食高嘌呤食物，如动物内脏、鱼虾类等
B. 严禁烟酒
C. 忌辛辣、刺激性食物
D. 多食碱性食物，如牛奶、鸡蛋及各种蔬菜等
E. 控制总热量在1200～1500kcal/d

310. (假设)患者在使用秋水仙碱口服治疗后出现恶心、呕吐、腹泻，应采取
A. 嘱患者饭后服用 B. 加用止吐剂
C. 可采取静脉用药 D. 立即停药
E. 减量观察

(311～315题共用题干)

3岁患儿，身高80cm，体重10kg，腹部皮下脂肪0.3cm，皮肤弹性差，平素食欲差，挑食，偏食，经常患上呼吸道感染。

311. 护士判断该患儿为
A. Ⅰ度营养不良 B. Ⅱ度营养不良
C. Ⅲ度营养不良 D. 中度脱水
E. 轻度脱水

312. 该患儿首要的护理诊断是
A. 营养失调：低于机体需要量

B. 营养失调:高于机体需要量
C. 有感染的危险
D. 生长发育迟缓
E. 潜在并发症:自发性低血糖

313. 护士为该患儿制定饮食调整方法,开始每日所需能量为
A. 40～50 kcal/kg　B. 45～55 kcal/kg
C. 60～80 kcal/kg　D. 80～100 kcal/kg
E. 100～120 kcal/kg

314. (假设)患儿夜间突然出现面色苍白、脉搏减弱、出汗、意识模糊。护士应首先考虑患儿发生了
A. 心力衰竭　B. 脱水
C. 低血糖　D. 低钙血症
E. 低钠血症

315. 此时应做的治疗是
A. 给予强心剂
B. 输注生理盐水
C. 静脉缓慢推注 25%葡萄糖
D. 补钙
E. 输注平衡液

(316～320 题共用题干)

患儿,女,4 个月,人工喂养,因睡眠不安、夜啼、烦躁 1 周来诊。体检:有枕秃、无颅骨软化。

316. 该患儿最可能的诊断是
A. 维生素 D 缺乏佝偻病初期
B. 维生素 D 缺乏佝偻病激期
C. 维生素 D 缺乏佝偻病恢复期
D. 维生素 D 缺乏性手足搐搦症
E. 营养不良

317. 该患儿遵医嘱给维生素 D 口服,常用剂量为
A. 500～1000U　B. 1000～1500U
C. 1500～2000U　D. 2000～5000U
E. 2000～10000U

318. 对该患儿护理的重点是
A. 加强体格锻炼　B. 严密观察病情
C. 保护性隔离　D. 适当补充钙剂
E. 加强生活护理

319. 护士对家长进行健康指导时,不妥的是
A. 多晒太阳
B. 多食富含维生素 D、钙、磷和蛋白质的食物
C. 按时添加辅食
D. 适当补充钙剂
E. 2 个月后维生素 D 可减为预防量

320. (假设)患儿在服用维生素 D 过程中出现烦躁、厌食、呕吐、腹泻。可能发生了什么情况
A. 药物不良反应　B. 维生素 D 中毒
C. 急性胃炎　D. 急性肠炎
E. 药物过量

(321～324 题共用题干)

患儿,男,2 岁,尚不会行走。主因厌食、乏力 1 个月入院。体检:精神委靡,面色苍白,方颅,前囟未闭合,有肋骨串珠、肋膈沟和轻度"O"形腿。实验室检查:血钙 2.0mmol/L,血磷 1.0mmol/L。

321. 护士判断该患儿是
A. 维生素 D 缺乏佝偻病初期
B. 维生素 D 缺乏佝偻病激期
C. 维生素 D 缺乏佝偻病恢复期
D. 维生素 D 缺乏佝偻病后遗症期
E. 维生素 D 缺乏性手足搐搦症

322. 该患儿的治疗方案为
A. 每日口服维生素 D 400U,连服 3 个月,同时补充钙剂
B. 每日口服维生素 D 400U,同时肌内注射维生素 D_3 10 万 U,连续 1 月,同时补充钙剂
C. 每日口服维生素 D 2000U,连服 3 个月,同时补充钙剂
D. 肌内注射维生素 D_3 30 万 U,3 个月后口服预防量,同时补充钙剂
E. 肌内注射维生素 D_3 30 万 U,每月 1 次,连续 3 个月,同时补充钙剂

323. 针对积极预防佝偻病,下列不妥的是
A. 孕母应从妊娠后期开始预防
B. 小儿出生后要多晒太阳
C. 提倡母乳喂养
D. 按时添加辅食
E. 1 岁开始,每天补充预防量维生素 D 400U

324. (假设)该患儿有身材矮小、智能低下,应与下列哪项疾病进行鉴别
A. 肾性佝偻病　B. 缺铁性贫血
C. 甲状腺功能低下　D. 远端肾小管酸中毒
E. 肝性佝偻病

(325～330 题共用题干)

患儿,女,10 个月,人工喂养。平时多汗、易惊,2 日来间断抽搐 5～6 次,可自行缓解,抽搐间期活泼如常。查体:体温 37.5℃,有枕秃,颅骨软化。

325. 该患儿可能的诊断
A. 癫痫
B. 低血糖
C. 高热惊厥
D. 维生素 D 缺乏性佝偻病
E. 维生素 D 缺乏性手足搐搦症

326. 为进一步诊断,遵医嘱给血钙检测,此时血钙的

值低于
A. 1.55～1.78mmol/L　B. 1.75～1.88mmol/L
C. 1.88～1.98mmol/L　D. 1.95～2.18mmol/L
E. 2.05～2.78mmol/L

327. 护理该患儿时，下列不妥的是
A. 多晒太阳　B. 使用维生素 D 制剂
C. 加强站立和行走训练　D. 补充钙剂
E. 合理添加辅食

328. 如患儿突然出现呼吸困难伴吸气性喉鸣、发绀，可能发生
A. 惊厥　B. 气管异物
C. 急性喉炎　D. 喉痉挛
E. 支气管哮喘

329. 患儿可能存在的阴形体征
A. 面神经征　B. 凯尔尼格征
C. 脑膜刺激征　D. 巴宾斯基征
E. 霍夫曼征

330. (假设)患儿出现惊厥发作，正确的抢救措施是
A. 止痉、补钙、补维生素 D
B. 止痉、补维生素 D、补钙
C. 补钙、止惊、补维生素 D
D. 补钙、补维生素 D、止痉
E. 补维生素 D、止痉、补钙

参考答案

A_1 型题

1. C　2. C　3. C　4. A　5. C　6. E　7. B　8. C　9. C
10. A　11. A　12. E　13. A　14. A　15. A　16. E
17. A　18. A　19. B　20. A　21. B　22. B　23. E
24. D　25. E　26. A　27. B　28. D　29. E　30. D
31. E　32. B　33. A　34. D　35. E　36. A　37. C
38. D　39. B　40. A　41. D　42. C　43. D　44. E
45. D　46. D　47. E　48. E　49. A　50. E　51. E
52. B　53. A　54. C　55. D　56. A　57. D　58. D
59. D　60. A　61. E　62. B　63. C　64. B　65. C
66. C　67. D　68. E　69. E　70. B　71. A　72. B
73. B　74. C　75. E　76. C　77. B　78. D　79. B
80. C　81. A　82. A　83. A　84. D　85. E　86. A
87. E　88. B　89. E　90. C　91. B　92. D　93. B
94. D　95. D

A_2 型题

96. C　97. B　98. E　99. D　100. B　101. D　102. A
103. B　104. C　105. A　106. D　107. D　108. B
109. C　110. E　111. C　112. C　113. B　114. D
115. E　116. C　117. C　118. D　119. C　120. B
121. D　122. C　123. B　124. B　125. D　126. D
127. E　128. B　129. D　130. D　131. A　132. B
133. A　134. C　135. A　136. B　137. B　138. E
139. D　140. E　141. A　142. A　143. C　144. C
145. B　146. C　147. C　148. A　149. D　150. D

A_3 型题

151. C　152. E　153. D　154. C　155. B　156. D
157. A　158. B　159. A　160. C　161. E　162. C
163. C　164. B　165. C　166. C　167. D　168. C
169. C　170. A　171. B　172. A　173. B　174. A
175. D　176. D　177. E　178. C　179. A　180. E
181. D　182. A　183. C　184. E　185. B　186. D
187. A　188. C　189. D　190. C　191. A　192. E
193. D　194. C　195. C　196. E　197. A　198. B
199. A　200. C　201. D　202. C　203. D　204. C
205. B　206. D　207. E　208. C　209. D　210. A
211. C　212. D　213. B　214. D　215. C　216. D
217. C　218. D　219. B　220. E　221. E　222. B
223. D　224. B　225. C　226. E　227. B　228. D
229. B　230. D　231. D　232. B　233. D　234. A
235. E　236. D　237. D　238. C　239. E　240. C

A_4 型题

241. A　242. C　243. B　244. E　245. A　246. D
247. A　248. C　249. E　250. B　251. D　252. D
253. A　254. D　255. A　256. B　257. A　258. E
259. D　260. B　261. D　262. E　263. E　264. B
265. D　266. E　267. B　268. A　269. D　270. A
271. C　272. B　273. A　274. E　275. B　276. D
277. B　278. A　279. A　280. D　281. D　282. B
283. A　284. A　285. D　286. A　287. C　288. D
289. C　290. B　291. D　292. A　293. A　294. D
295. C　296. A　297. D　298. D　299. B　300. E
301. B　302. C　303. E　304. A　305. B　306. E
307. B　308. A　309. A　310. C　311. B　312. A
313. C　314. C　315. C　316. A　317. E　318. D
319. E　320. B　321. B　322. D　323. E　324. C
325. E　326. B　327. C　328. D　329. A　330. A

第十五章 神经系统疾病患者的护理

知 识 点

第一节 颅内压增高患者的护理

颅内压是指颅腔内容物对颅腔壁所产生的压力，颅腔内容物有脑组织、脑脊液和血液，在正常情况下三者保持一定的比例，使之与颅腔容积相适应，使颅内保持着稳定的压力称为颅内压。成人正常值为 70～200mmH_2O(0.7～2.0kPa)，儿童为 50～100mmH_2O(0.5～1.0kPa)。成人的颅腔是一个骨性的半封闭体腔，借枕骨大孔与椎管相通，其容积是固定不变的。当颅腔内容物的体积增加或颅腔容积缩小超过颅腔可代偿的容量，使颅内压持续高于 200mmH_2O(2.0kPa)，并出现头痛、呕吐和视神经盘水肿三大症状时，即称为颅内压增高。

一、病 因

1. 颅内容物体积增加 脑水肿是最常见的病因，如脑的创伤、炎症、脑缺血缺氧、中毒所致脑水肿；脑脊液分泌或吸收失衡所致脑积水；二氧化碳蓄积和高碳酸血症时脑血管扩张导致脑血量持续增加。

2. 颅内新生的占位性病变 如脑肿瘤、颅内血肿、脑脓肿等导致的颅内压增高。

3. 颅内容量缩小 如凹陷性骨折、狭颅症、颅底凹陷症等使颅腔空间缩小。

二、临床表现

(一) 颅内压增高“三主征”

头痛、呕吐和视神经盘水肿是颅内压增高的典型表现。

1. 头痛 最常见的症状。以晨起和晚间多见，头痛程度随颅内压增高而进行性加重，咳嗽、打喷嚏、用力、弯腰、低头时可加重，头痛部位常在前额和两侧颞部。

2. 呕吐 头痛剧烈时可出现呕吐，多呈喷射状，可伴有恶心，与进食无直接关系。

3. 视神经盘水肿 是颅内压增高的重要客观体征，常为双侧性，早期多不影响视力，存在时间较久者有视力减退，严重者失明。

(二) 意识障碍

急性颅内压增高者常有进行性意识障碍，甚至昏迷；慢性颅内压增高者可表现为神志淡漠、反应迟钝。

(三) 生命体征改变

早期代偿性出现血压升高，尤其是收缩压增高，脉压增大，脉搏缓慢而洪大有力，呼吸深而慢(“二慢一高”)，称为 Cushing 反应。病情严重者出现血压下降、脉搏快而弱、呼吸浅促或潮式呼吸，最终因呼吸、循环衰竭而死亡。

(四) 其他症状和体征

颅内压增高还可引起展神经麻痹或复视、头晕、猝倒等；婴幼儿可见头皮静脉怒张、囟门饱满、骨缝分离等。此外，还可有消化道出血、神经源性肺水肿等并发症的表现。

三、辅助检查

1. 影像学检查 CT、MRI、头颅 X 线摄片、数字减影血管造影等有助于诊断病因和确定病变部位。

2. 腰椎穿刺检查 可直接测量颅内压力，同时取脑脊液送实验室检查。但对已有明显颅内压增高症状和体征者应禁忌，以防引起枕骨大孔疝。

四、治疗原则

1. 非手术治疗 适用于原因不明或一时不能解除病因者。①脱水治疗：常用药物有氢氯噻嗪、乙酰唑胺、氨苯蝶啶、呋塞米、20%甘露醇、20%尿素转化糖等，也可使用浓缩血浆或 20%人血蛋白等；②激素治疗：常用地塞米松、氢化可的松、泼尼松等；③过度换气：通过排出体内的 CO_2，降低 $PaCO_2$，使脑血管收缩，脑血流量减少，达到降低颅内压的目的；④冬眠低温治疗：体温降低后，能降低脑代谢率，减少脑组织耗氧量，防止脑水肿的发生和发展，因而有一定降低颅内压的作用。

2. 手术治疗　目的是去除引起颅内压增高的原因。如颅内占位病变者行病变切除术、脑积水者穿刺侧脑室作外引流术、颅内血肿者行血肿清除术等。

五、护理诊断/问题

1. 疼痛　与颅内压增高有关。

2. 潜在并发症　脑疝。

六、护理措施

（一）一般护理

患者床头抬高15°～30°的斜坡位，有利于颅内静脉回流，减轻脑水肿。昏迷患者取侧卧位，便于呼吸道分泌物排出。保持呼吸道通畅，持续或间断吸氧，改善脑缺氧，降低颅内压。不能进食者，成人每日静脉输入量在1500～2000ml，其中等渗盐水不超过500ml，保持每日尿量不少于600ml，并且控制输液速度，以每分钟15～20滴为宜，防止短时间内输入大量液体，加重脑水肿。病情稳定者可进流质饮食，但要限制钠盐摄入量。有吞咽障碍者给予鼻饲。

（二）病情观察

观察意识、瞳孔、生命体征和肢体活动的变化。意识反映了大脑皮质和脑干的功能状态，是分析病情进展的重要指标；急性颅内压增高早期患者的生命体征常有“二慢一高”现象；瞳孔的观察对判断病变部位具有重要意义。

（三）防止颅内压骤然升高

1. 卧位休息　保持病室安静，清醒患者不要用力坐起或提重物。稳定患者情绪，避免情绪剧烈波动，以免血压骤升而加重颅内压增高。

2. 保持呼吸道通畅　当呼吸道梗阻时，患者用力呼吸，致胸腔内压力增高，加重颅内压增高。昏迷患者或排痰困难者，应配合医生及早行气管切开术。

3. 避免胸、腹腔内压力增高　当患者咳嗽和用力排便时，胸、腹腔内压力增高，加重颅内压增高，有诱发脑疝的危险。因此，要预防和及时治疗感冒。已发生便秘者切勿用力屏气排便，可用缓泻剂或低压小量灌肠通便，避免高压大量灌肠。

4. 控制癫痫发作　癫痫发作可加重脑缺氧和脑水肿。

（四）用药的护理

1. 应用脱水剂　最常用20%甘露醇250ml，在30分钟内快速静脉滴注，每日2～4次。若同时使用利尿剂，降低颅内压效果更好。停止使用脱水剂时，应逐渐减量或延长给药间隔，以防止颅内压反跳现象。

2. 应用肾上腺皮质激素　主要通过改善血-脑屏障通透性，预防和治疗脑水肿，并能减少脑脊液的生成，使颅内压下降。常用地塞米松5～10mg，每日1～2次静脉注射，在治疗中应注意防止感染和应激性溃疡。

（五）加强基础护理

（1）做好口腔护理，防止口腔感染。

（2）定时翻身、拍背、雾化吸入，清醒者鼓励深呼吸、有效咳嗽，防止发生肺部并发症。

（3）保持会阴部、臀部清洁、干燥，以防发生压疮。

（4）对留置导尿者，做好导尿管的护理，防止泌尿系感染。

（5）适当保护患者，防止意外损伤。

（6）昏迷躁动不安者切忌强制约束，以免患者挣扎导致颅内压增高。

（六）冬眠低温疗法的护理

1. 目的　降低脑耗氧量和脑代谢率，减少脑血流量，增加脑对缺血缺氧的耐受力。

2. 降温方法　遵医嘱静脉滴注冬眠药物，通过调节滴速来控制冬眠深度，待患者进入冬眠状态后，方可加用物理降温措施。可采用戴冰帽或在体表大血管处放置冰袋。降温速度以每小时下降1℃为宜。体温以降至肛温32～34℃、腋温31～33℃较为理想，体温过低易诱发心律失常。

3. 严密观察生命体征　在冬眠降温期间不宜翻身或移动体位，以防发生直立性低血压。若脉搏超过100次/分，收缩压低于100mmHg，呼吸慢而不规则时，应及时通知医生停药。

4. 缓慢复温　冬眠低温治疗时间一般为3～5天，停止治疗时先停物理降温，再逐步减少冬眠药物剂量或延长药物维持时间，任其自然复温，复温不可过快，以免出现颅内压“反跳”。

（七）脑室外引流的护理

侧脑室外引流主要用于脑室出血、颅内压增高、急性脑积水的急救，暂时缓解颅内压增高；还可以通过侧脑室引流装置监测颅内压变化、采集脑脊液标本进行检验，必要时向脑室内注药治疗。其护理要点是：

1. 妥善固定　将引流管或引流瓶（袋）妥善固定

在床头，使引流管高于侧脑室平面 10～15cm，以维持正常的颅内压。

2. 控制引流速度和量 引流量每日不超过 500ml 为宜，避免颅内压骤降造成的危害。

3. 保持引流通畅 避免引流管受压和折叠，若引流管有阻塞，可挤压引流管，将血块等阻塞物挤出，或在严格无菌操作下用注射器抽吸，切不可用盐水冲洗，以免管内阻塞物被冲入脑室系统，造成脑脊液循环受阻。

4. 注意观察引流量和性质 若引流出大量血性脑脊液提示脑室内出血，脑脊液浑浊提示有感染。

5. 严格的无菌操作 预防逆行感染，每天更换引流袋时先夹住引流管，防止空气进入和脑脊液逆流颅内。

6. 拔管指征 引流时间一般为 1～2 周，开颅术后脑室引流不超过 3～4 天；拔管前先行头颅 CT 检查，并夹住引流管 1～2 天，夹管期间应注意患者神志、瞳孔及生命体征变化，观察无颅内压增高症状可以拔管，拔管时先夹闭引流管，以免管内液体逆流入颅内引起感染。拔管要注意有无脑脊液漏出。

核心提示 颅内压增高是指颅内压持续高于 200mmH_2O(2.0kPa)，并出现典型的头痛、呕吐和视神经盘水肿三大症状，早期代偿可出现 Cushing 反应，病情严重者可因呼吸、循环衰竭而死亡。病因治疗是最根本的治疗方法。对病因不明或一时不能解除病因者，先采取限制液体入量，应用脱水剂、糖皮质激素和冬眠低温等治疗方法减轻脑水肿，达到降颅压的目的。加强生活护理，尽量避免使颅内压骤然升高的诱发因素。

第二节 急性脑疝患者的护理

当颅内压增高到一定程度时，尤其是占位性病变使颅腔各分腔之间的压力不平衡，使一部分脑组织通过生理性孔隙，从高压区向低压区移动，产生相应的临床症状和体征，称为脑疝。脑疝是颅内压增高的危象和引起死亡的主要原因。常见的有小脑幕切迹疝和枕骨大孔疝。

一、病　因

颅内疾病发展到一定程度导致颅内各分腔压力不平衡即可引起脑疝。常见病因有颅内肿瘤、颅内血肿、颅内脓肿等。

二、分类及临床表现

(一) 小脑幕切迹疝

小脑幕切迹疝是位于小脑幕切迹缘的颞叶的海马旁回、沟回疝入小脑幕裂孔下方，故又称颞叶钩回疝。典型的临床表现是在颅内压增高的基础上，出现进行性意识障碍；患侧瞳孔先缩小继之散大，对光反应迟钝或消失。病变对侧肢体瘫痪、肌张力增高、腱反射亢进、病理征阳性。严重者双侧眼球固定及瞳孔散大，四肢全瘫，去大脑强直，生命体征严重紊乱，最后因呼吸、心跳停止而死亡。

(二) 枕骨大孔疝

枕骨大孔疝是由小脑幕下的小脑扁桃体经枕骨大孔向椎管内移位，故又称小脑扁桃体疝。常因幕下占位性病变，或作腰穿放出脑脊液过快过多引起。临床上缺乏特征性表现，容易被误诊。患者常有剧烈疼痛，以枕后部疼痛为甚，频繁呕吐，颈项强直或强迫体位，生命体征紊乱出现较早，意识障碍出现较晚。当延髓呼吸中枢受压时，患者早期即可突发呼吸骤停而死亡。

三、辅 助 检 查

CT 是确诊脑疝最常用的方法。

四、治 疗 原 则

(一) 对症处理

一旦脑疝成立应立即快速静脉输注高渗性脱水剂、糖皮质激素、利尿剂等降低颅内压，争取时间尽快手术，去除病因。

(二) 手术治疗

当病因确诊后，尽快手术治疗，如清除颅内血肿、切除颅内肿瘤等。若病因难以确诊或虽确诊但病变无法切除者，可行姑息手术，如侧脑室外引流术、脑脊液分流术、病变侧颞肌下减压术等，以迅速降低颅内压，缓解病情。

五、急 救 护 理

脑疝一旦发生，随时可危及患者生命，应立即做如下处理

(1) 保持呼吸道通畅并吸氧。

(2) 立即使用 20%甘露醇 200～400ml 加地塞米松 10mg 静脉快速滴入，呋塞米 40mg 静脉推注，以暂时降低颅内压。

(3) 密切观察意识、生命体征、瞳孔和肢体活动等

变化。

(4) 对呼吸功能障碍者，立即气管插管进行辅助呼吸。

(5) 紧急做好术前检查和术前准备，准备随时手术。

六、健康教育

(1) 患者原因不明的头痛症状进行性加重，经一般治疗无效；或头部外伤后有剧烈头痛并伴有呕吐者，应及时到医院做检查以明确诊断。

(2) 颅内压增高的患者要避免剧烈咳嗽、便秘、提重物等，防止颅内压骤升而诱发脑疝。

(3) 对有神经系统后遗症的患者，要针对不同的心理状态进行心理护理，调动他们心理和躯体的潜在代偿能力，鼓励其积极参与各项治疗和功能训练，如肌力训练、步态平衡训练、排尿功能训练等，最大限度地恢复其生活能力。

核心提示 脑疝是颅内压增高的危象和引起死亡的主要原因。常见的有小脑幕切迹疝和枕骨大孔疝。一旦出现脑疝应立即急救，如保持呼吸道通畅和吸氧，立即静脉使用20%甘露醇、地塞米松和呋塞米以暂时降低颅内压，同时做好术前准备并严密观察生命体征和瞳孔的变化。

第三节 头皮损伤患者的护理

头皮由浅入深分为5层，即皮肤、皮下组织、帽状腱膜、腱膜下疏松结缔组织和颅骨骨膜，临床上所指的头皮是前3层的合称。头皮损伤有头皮血肿、头皮裂伤和头皮撕脱伤3种。钝器常造成头皮挫伤、不规则的裂伤或血肿；锐器常造成整齐的裂伤；切线方向的暴力或发辫卷入机器则可引起大片头皮撕脱伤。

(一) 头皮血肿

多为钝器打击或碰撞所致。分为皮下血肿、帽状腱膜下血肿和骨膜下血肿3种。

皮下血肿比较局限，无波动，有时因周围组织肿胀较中心硬，易误诊为凹陷性骨折。帽状腱膜下血肿位于帽状腱膜下疏松组织层内，血肿易扩展，甚至可充满整个帽状腱膜下层，触诊有波动感。骨膜下血肿多由相应颅骨骨折引起，范围局限于某一颅骨，以骨缝为界，血肿张力较高，可有波动感。头皮血肿应加压包扎、早期冷敷，减少出血，24小时后热敷，以促进血肿吸收；较大血肿，在无菌操作下穿刺抽出积血并加压包扎；若血肿发生感染，尽早切开引流，并应用抗生素控制感染。

(二) 头皮裂伤

多为锐器或钝器打击所致。锐器伤，创缘整齐；钝器伤，创缘一般不规则。头皮裂伤出血较多，不易自行停止，严重时可发生失血性休克。现场急救须立即加压包扎止血，在伤后24小时内施行清创缝合。

(三) 头皮撕脱伤

头皮撕脱伤是严重的头皮损伤，多因发辫受机械力牵拉所致，使大块头皮自帽状腱膜下层或连同骨膜一并撕脱。创面广泛出血，剧烈疼痛，可引起休克，也可合并颅骨及脑损伤、颈椎骨折或脱位等。可分为不完全性撕脱和完全性撕脱两种。现场急救应及时镇静止痛和控制出血，防止休克。用无菌敷料覆盖创面，加压包扎止血，同时将撕脱的头皮用无菌敷料包好，隔水放置于有冰块的容器内随患者速送医院。争取在6～12小时内彻底清创，行头皮瓣复位再植或自体皮移植术；对于骨膜已撕脱不能再植者，可清创后在颅骨外板上多处钻孔，深达板障，待骨孔内肉芽组织生成后再行植皮术。同时应用抗生素和破伤风抗毒素，预防感染。

(四) 护理措施

(1) 对已出现休克或可能出现休克的患者，应安置平卧位，加压包扎伤口、吸氧、遵医嘱给予镇静止痛药及快速输液等。

(2) 对早期头皮血肿做好加压包扎，冷敷，以防血肿继续扩大；对超过48小时的较大血肿，配合医生行血肿抽吸与加压包扎。对头皮裂伤和撕脱伤，应尽快做好手术前准备，协助医生行清创术。

(3) 密切观察病情变化，注意有无合并伤的发生，一旦发生异常，立即报告医生，并积极协助处理。

(4) 遵医嘱正确使用抗生素和破伤风抗毒素。

(5) 向患者和亲属解释头皮损伤的恢复过程，给予积极的感情和心理支持。告知患者头发缺失可通过局部补发或佩戴假发来弥补。

核心提示 头皮损伤有头皮血肿、头皮裂伤和头皮撕脱伤3种。头皮血肿较小者应加压包扎、早期冷敷，24小时后热敷；较大血肿，在无菌操作下穿刺抽出积血并加压包扎。头皮裂伤出血较多，不易自行停止，现场急救须立即加压包扎止血，在伤后24小时内施行清创缝合。头皮撕脱伤是最严重的头皮损伤，抗休克的同时应做好清创手术前后的护理。

第四节 脑损伤患者的护理

暴力作用于头部后立即发生的损伤称为原发性脑损伤，主要有脑震荡和脑挫裂伤；头部受伤一段时间后出现的脑受损病变称为继发性脑损伤，主要有脑水肿和颅内血肿。按伤后脑组织与外界是否相通，分为闭合性和开放性脑损伤两类。

一、脑 震 荡

脑震荡是最常见的轻度原发性脑损伤。为一过性脑功能障碍，无肉眼可见的神经病理改变，但在显微镜下可见神经组织结构紊乱。

(一) 临床表现

(1) 患者在伤后立即出现短暂的意识丧失，一般持续时间不超过 30 分钟，同时伴有面色苍白、出冷汗、血压下降、脉搏变慢，各种生理反射迟钝或消失。

(2) 意识恢复后对外伤，甚至受伤前一段时间内的情况不能回忆，而对往事记忆清楚，此称为逆行性健忘。

(3) 神经系统检查无明显阳性体征。

(4) 清醒后常有头痛、头晕、恶心、呕吐、失眠、情绪不稳定、记忆力减退等症状，短期内自行好转。

(二) 治疗原则

无需特殊治疗，应卧床休息 1～2 周，给予镇静剂等对症处理，观察病情变化，患者多在 2 周内恢复正常。

二、脑 挫 裂 伤

脑挫伤指暴力作用于头部后，脑组织遭受破坏较轻，软脑膜尚完整者；脑裂伤指软脑膜、血管及脑组织同时破裂，伴有外伤性蛛网膜下隙出血。两者常同时存在，故合称为脑挫裂伤。

(一) 临床表现

1. 意识障碍 是脑挫裂伤最突出的症状，伤后立即出现昏迷，昏迷时间超过 30 分钟，可维持数小时、数日、数周或更长时间，严重者长期持续昏迷。

2. 局灶症状与体征 脑皮质功能区域受损时，伤后立即出现相应的神经功能障碍症状与体征，如语言中枢损伤时出现失语，运动中枢受损伤时出现锥体束征等。

3. 头痛、呕吐 与颅内压增高、自主神经功能紊乱或外伤性蛛网膜下隙出血有关。合并蛛网膜下隙出血时可有脑膜刺激征阳性，脑脊液检查有红细胞。

4. 颅内压增高与脑疝 因继发脑水肿和颅内出血所引起。

(二) 辅助检查

CT 或 MRI 检查，可显示脑挫裂伤的部位、范围、脑水肿的程度及有无脑室受压及中线结构移位。

(三) 治疗原则

一般采用保持呼吸道畅通，防治脑水肿，加强支持疗法和对症处理等非手术疗法。当病情恶化出现脑疝征象时，需手术开颅作减压术或局部病灶清除术。

三、颅 内 血 肿

颅内血肿是颅脑损伤中最常见的继发性脑损伤，如不及时处理常可危及患者的生命。颅内血肿按症状出现的时间分为急性血肿(3 日内出现症状)、亚急性血肿(伤后 3 日～3 周出现症状)、慢性血肿(伤后 3 周以上才出现症状)。按血肿所在部位分为硬脑膜外血肿、硬脑膜下血肿和脑内血肿。

(一) 临床表现

颅内血肿形成后压迫脑组织，出现颅内压增高和脑疝的表现。但不同部位的血肿有其各自的特点。

1. 硬脑膜外血肿 常因颞侧颅骨骨折致脑膜中动脉破裂所引起，大多属于急性型。患者的意识障碍有 3 种类型：①典型的意识障碍是伤后昏迷有“中间清醒期”，即在原发性昏迷和继发性昏迷之间，患者有一段时间的意识好转或清醒；②原发性脑损伤严重，伤后昏迷持续并进行性加重，血肿的症状被原发性脑损伤所掩盖；③原发性脑损伤轻，伤后无原发性昏迷，至血肿形成后出现继发性昏迷。患者在昏迷前或中间清醒期常有头痛、呕吐等颅内压增高的症状，幕上血肿大多有典型的小脑幕切迹疝表现。

2. 硬脑膜下血肿 ①急性和亚急性硬脑膜下血肿，症状类似硬脑膜外血肿，脑实质损伤较重，原发性昏迷时间长，中间清醒期不明显，有颅内压增高与脑疝的其他征象；②慢性硬脑膜下血肿，好发于老年人，大多有轻微头部外伤史，可有慢性颅内压增高表现，并有间歇性神经定位体征，有时可有智力下降、记忆力减退和精神失常等智力和精神症状。

3. 脑内血肿 有两种类型：①浅部血肿的出血均来自脑挫裂伤灶，血肿位于伤灶附近或伤灶裂口中，部位多数与脑挫裂伤的好发部位一致；②深部血肿多见于老年人，血肿位于白质深处，脑的表面可无明显挫伤。临床表现以进行性意识障碍加重为主，与急性硬脑膜下血肿甚相似。其意识障碍过程受原发性脑损伤程度和血肿形成的速度影响。由凹陷骨折引起者,可能有中间清醒期。

(二) 辅助检查

CT 是目前最常用的检查方法,能清楚地显示脑挫裂伤、颅内血肿的部位、范围和程度。MRI 能显示轻度脑挫裂伤病灶。

(三) 治疗原则

颅内血肿一经确诊原则上手术治疗,手术清除血肿,并彻底止血。

四、脑损伤患者的护理

(一) 护理诊断/问题

1. 清理呼吸道无效　与脑损伤后意识障碍有关。

2. 营养失调　低于机体需要量,与脑损伤后高代谢、不能进食有关。

3. 有失用性综合征的危险　与患者意识不清及长期卧床有关。

4. 潜在并发症　颅内压增高、脑疝。

(二) 护理措施

1. 现场急救　首先争分夺秒地抢救心搏骤停、窒息、开放性气胸、大出血等危及患者生命的伤情,颅脑损伤救护时要做到:

(1) 保持呼吸道通畅:意识障碍者易发生误咽误吸,或因下颌松弛导致舌根后坠等原因引起呼吸道梗阻。必须及时清除咽部的呕吐物及分泌物,并注意吸痰,舌根后坠者放置口咽通气管,必要时气管插管或气管切开。保持有效地吸氧,呼吸换气量明显下降者,应采用机械辅助呼吸。

(2) 扩充血容量:有明显大出血者应及时补充血容量,无外出血表现而有休克征象者,应查明有无头部以外部位损伤,如合并内脏破裂等。

(3) 妥善处理伤口:开放性颅脑损伤应剪短伤口周围头发,消毒时勿使乙醇流入伤口;伤口局部不冲洗、不用药;外露的脑组织周围可用消毒纱布卷保护,外加干纱布适当包扎,避免局部受压。及时使用抗生素和 TAT。

(4) 记录受伤经过、检查发现阳性体征及急救措施和使用药物。

2. 一般护理

(1) 体位:意识清醒者采取斜坡卧位,有利于颅内静脉回流;昏迷患者或吞咽困难者取侧卧位或侧俯卧位,以免呕吐物、分泌物误吸。

(2) 营养支持:昏迷患者须禁食,早期应采用胃肠外营养,每天静脉输液量在 1500～2000ml,其中含钠电解质 500ml,输液速度不可过快。伤后 3 天不能进食者,可经鼻导管补充营养,应控制盐和水的摄入量。待患者意识好转,肠蠕动恢复后,逐渐过渡至肠内营养支持。

(3) 降低体温:高热使机体代谢增高,加重脑组织缺氧,应及时处理。

(4) 躁动的护理:寻找并解除引起躁动的原因,不盲目使用镇静剂或强制性约束,以免引起颅内压增高。

3. 严密观察病情

(1) 意识状态:意识反映大脑皮质功能和脑干功能状态,观察时采用相同程度的语言和痛刺激对患者的反应作动态的分析,判断意识状态的变化。意识障碍的程度目前采用格拉斯哥昏迷评分法(GCS),即评估患者睁眼、言语和运动三方面反应,用总分表示意识障碍程度,最高分 15 分(意识清醒),8 分以下为昏迷,最低分 3 分(表 15-1)。分值越低意识障碍越重。

表 15-1　格拉斯哥昏迷评分法(GCS)

睁眼反应	记分	言语反应	记分	运动反应	记分
自动睁眼	4	回答正确	5	遵嘱活动	6
呼唤睁眼	3	回答错误	4	刺痛定位	5
刺痛睁眼	2	胡言乱语	3	躲避刺痛	4
不能睁眼	1	只能发声	2	刺痛肢屈	3
		不能发声	1	刺痛伸肢	2
				不能活动	1

(2) 生命体征:为避免患者躁动影响准确性,应先测呼吸,再测脉搏,最后测血压。若伤后出现"两慢一高",即血压升高、脉搏缓慢有力及呼吸深慢,应警惕颅内血肿和脑疝发生。下丘脑或脑干损伤常出现中枢性高热,若伤后数日出现高热常提示有感染。

(3) 瞳孔:注意对比两侧瞳孔的形状、大小和对光反射。伤后一侧瞳孔进行性散大,对侧肢体瘫痪、意识障碍,提示脑干受压或脑疝;双侧瞳孔大小形态多变、对光反射消失,为中脑损伤;眼球不能外展且有复视者,多为展神经受损;眼球震颤常见于小脑或脑干损伤;双侧瞳孔散大,对光反射消失,眼球固定伴深昏迷或去大脑强直,多为临终前表现。

(4) 锥体束征:原发性脑损伤引起的偏瘫等局灶症状,在受伤当时已出现,且不再继续加重;伤后一段时间出现或继续加重的肢体瘫痪,同时伴有意识障碍和瞳孔变化,多是小脑幕切迹疝压迫中脑的大脑脚,损害其中的锥体束纤维所致。

(5) 其他:观察有无脑脊液漏、呕吐及呕吐物性质,有无剧烈头痛或烦躁不安等颅内压增高或脑疝先兆。

4. 减轻脑水肿，减低颅内压 按时使用高渗脱水剂、利尿剂、肾上腺糖皮质激素等药物是减轻脑水肿、降低颅内压的重要环节。观察用药后的病情变化，是医生调整应用脱水剂间隔时间的依据，避免使颅内压骤升。

5. 预防并发症 昏迷患者生理反应减弱或消失，全身抵抗力下降易发生多种并发症，如压疮、关节僵硬、肌肉萎缩、呼吸道和泌尿道感染。

6. 手术前后的护理

(1) 术前护理：除继续做好上述护理外，应做好紧急手术前常规准备，手术前 2 小时内剃净头发，洗净头皮，涂擦 75%乙醇并用无菌巾包扎。

(2) 术后护理：①术后搬动患者前后观察呼吸、血压和脉搏的变化。②小脑幕上开颅手术后，取侧卧位或仰卧位，避免伤口受压；小脑幕下开颅手术后，应取侧卧位或侧俯卧位。③术后常有脑室引流、创腔引流、脑膜下引流，护理时应严格无菌技术、妥善固定、保持通畅并观察引流液的性状和量。④术后严密观察并及时发现颅内出血、感染、癫痫及应激性溃疡等并发症。

五、健康教育

(1) 对存在失语、肢体功能障碍或生活不能自理的患者，当病情稳定后即开始康复锻炼。要耐心指导患者功能锻炼，制定经过努力容易达到的目标，有利于患者树立起坚持锻炼和重新生活的信心，并指导家属生活护理和注意事项。

(2) 有外伤性癫痫的患者，应按时服药控制症状发作，在医生指导下逐渐减量直至停药。不能做登高、游泳等有危险的活动，以防发生意外。

> **核心提示** 原发性脑损伤主要有脑震荡和脑挫裂伤，继发性脑损伤主要有脑水肿和颅内血肿。脑震荡是最轻的脑损伤，伤后立即出现短暂的意识丧失，一般持续时间不超过 30 分钟，伴有逆行性遗忘，神经系统检查无明显阳性体征，无需特殊治疗。脑挫裂伤最突出的临床表现是意识障碍，治疗以对症处理为主，必要时手术治疗。颅内血肿是最常见的继发性脑损伤，按血肿部位分为硬脑膜外血肿、硬脑膜下血肿和脑内血肿。当颅内血肿形成后压迫脑组织，出现颅内压增高和脑疝的表现时，常可危及患者的生命，故一经确诊原则上立即手术治疗。颅脑损伤患者护理要点：①安置床头抬高 15°～30°卧位、持续或间断吸氧、控制补液量、营养支持、避免颅内压突然升高的诱因；②观察意识、生命体征、瞳孔和肢体活动的变化；③手术后患者做好引流护理，并观察和协助处理术后并发症。

第五节 脑栓塞患者的护理

脑栓塞是指各种栓子(血液中异常的固体、液体、气体)沿血液循环阻塞脑动脉，造成血液中断而引起相应供血区脑组织的缺血坏死，出现相应的脑功能障碍。约占急性脑血管病的 20%。只要产生栓子的病原不消除，脑栓塞就有复发的可能。

一、病 因

脑栓塞的栓子来源可分为 3 类，即心源性、非心源性和不明原因性。

1. 心源性栓子 最多见，占栓子的 60%～80%。栓子在心内膜及瓣膜上生成并脱落，随血流进入脑内，阻塞脑动脉。其中以风心病，尤其是二尖瓣狭窄合并心房纤颤最常见。此外，各种心内膜炎、心肌梗死、二尖瓣脱垂、先天性心脏病房室间隔缺损等均可形成栓子引起脑栓塞。

2. 非心源性栓子 长骨骨折、手术、挤压伤、人工气胸、大静脉穿刺、潜水员等均可产生栓子，随血流进入颅内动脉，当栓子直径与某血管直径相同时，则栓子堵塞此血管引起脑栓塞。

3. 不明原因性栓子 部分患者在临床检查甚至尸检时也确定不了栓子来源。

二、临床表现

发病年龄以中青年女性居多，多发生在静止时或活动后，以起病急骤无前驱症状为主要特征。临床表现取决于栓塞的血管，但大多数发生在颈内动脉系统，且以大脑中动脉及其分支多见，因此脑栓塞多表现为突然失语、偏瘫、偏盲、偏身感觉障碍及局限性抽搐等；椎动脉系统栓塞少见，可出现眩晕、恶心呕吐、复视、共济失调及交叉性瘫痪等。若栓子阻塞了大动脉主干或较多血管，可出现意识障碍、颅内压增高，甚至脑疝死亡。

大多数患者有产生栓子的原发疾病表现，如风湿性心脏病、心肌梗死、心律失常、长骨骨折及手术等。部分患者还可出现脑外栓塞，如皮肤黏膜、肺、肾、肠系膜等栓塞出现相应临床表现。

三、辅助检查

应做血、尿常规、心电图、胸部 X 线及心脏超声等检查，以明确栓子来源的疾病。CT、MRI 检查同脑血栓形成的表现。

四、治疗原则

对原发病的治疗应根据不同的原发病采取不同的治疗方案。对脑栓塞的治疗基本上与脑血栓形成相同，主要是尽早恢复缺血脑组织的供血，改善微循环，防治脑水肿，减小梗死范围，加强脑保护等。

五、护理诊断/问题

同脑血栓形成。

六、护理措施

同脑血栓形成。

七、健康教育

(1) 向脑栓塞患者及家属介绍疾病的基本知识，积极治疗产生栓子的原发疾病，以防复发。

(2) 已有肢体瘫痪及语言障碍者长期循序渐进进行功能锻炼，并持之以恒。

(3) 教会家属一些基本的护理技术及康复技能，帮助患者尽快恢复自理能力。

核心提示　心源性栓子尤其是风心病二尖瓣狭窄合并心房纤颤引起脑栓塞最常见，发病以中青年女性居多，多在静止或活动后发生，以起病急骤无前驱症状为主要特征，临床表现取决于栓塞的血管，以大脑中动脉及其分支栓塞多见，故临床主要表现为突然失语、偏瘫、偏盲、偏身感觉障碍及局限性抽搐等。诊治及护理措施同脑血栓形成。

第六节　脑血栓形成患者的护理

脑血栓形成是指脑动脉的颅内颅外段在动脉粥样硬化或各类动脉炎等血管病变引起血管管腔狭窄的基础上形成血栓，导致局部脑组织缺血、缺氧、坏死，产生相应的神经系统症状和体征，是脑梗死中最常见的类型。

一、病因和发病机制

主要病因是脑动脉粥样硬化，常伴有高血压，两者互相促进，其次是各种原因引起的动脉炎、血液黏滞度增高和高凝状态等。

脑动脉粥样硬化可发生于颈内动脉系统和椎-基底动脉系统的任何部位，但以大、中血管及动脉分叉起始部和弯曲处多见。动脉内膜损伤破裂，粥样硬化斑块等导致管壁粗糙，血小板及纤维素等血液中有形成分逐渐黏附沉积形成血栓。在局部或全身血压降低、血流量减少、血流缓慢、血液黏滞度增高或血管痉挛等条件下，血栓逐渐扩大，最终导致血管管腔明显狭窄或完全阻塞，相应的脑组织缺血坏死出现神经功能缺损的临床表现。

二、临床表现

多发生于50～60岁的中老年人。起病缓慢，先有头痛、眩晕、肢体麻木或短暂脑缺血发作等前驱症状。常于睡眠中或安静休息时因血压过低、血流缓慢等因素促使血栓形成而发病，一般无意识障碍，次晨起床时发现半身肢体瘫痪，生命体征平稳，头痛、恶心呕吐等颅高压症状较轻。患者情绪不稳定，沮丧、悲哀。大面积脑梗死可出现严重的颅高压症状、意识障碍，甚至脑疝死亡。

1. 颈内动脉系统　多见，临床表现复杂多样，主要表现为病灶对侧肢体出现不同程度及范围的瘫痪及感觉障碍，优势半球受损可出现失语。如果累及到眼动脉，可出现患侧单眼一过性失明和Horner征，为颈内动脉缺血的特征性表现。

2. 椎-基底动脉系统　主要表现为眩晕、恶心呕吐、复视、眼球震颤、共济失调、吞咽困难、发音困难、交叉性瘫痪和感觉障碍等。主干闭塞时可出现四肢瘫、脑神经麻痹、昏迷、高热，常伴有急性肺水肿、应激性溃疡及出血等，大多数在短期内死亡。如果椎-基底动脉分支闭塞，梗死范围局限则出现不同部位脑干梗死的临床表现。

三、辅助检查

1. 头颅CT　在发病当天，特别是发病6小时以内无明显异常，24～48小时后闭塞血管供血区逐渐出现低密度影。

2. MRI　早期可显示病灶，对较小病灶如脑干病灶及后颅窝的病灶亦可清楚显示。

3. 脑脊液检查　常规及生化检查多数正常。

四、诊断及鉴别诊断

1. 诊断要点　①年龄在50岁以上，常有动脉粥样硬化、高血压基础或曾有TIA病史；②常在静息状态下发病；③起病相对缓慢，呈进行性发展；④颅高压症状相对较轻，常无明显的头痛、呕吐及意识障碍；⑤具有相应的动脉供血区脑功能缺失的症状和体征；⑥脑CT、MRI支持诊断，脑脊液检查一般正常。

2. 鉴别诊断　急性脑血管病之间鉴别(见脑出血)。

五、治疗原则

以抗凝治疗为主，同时应用血管扩张剂、血液扩充剂以改善微循环。

1. 早期溶栓　发病后6小时内的患者应用重组组织型纤溶酶原激活剂、尿激酶或链激酶等溶栓。

2. 调整血压、降颅压 血压过高者可用降压药，意识障碍者可应用脱水剂降颅压，防止脑水肿。

3. 血管扩张剂 现主张在发病2周后应用盐酸倍他啶、钙通道阻滞剂等脑血管扩张剂。

4. 抗凝及抗血小板聚集 无出血倾向及严重高血压、消化性溃疡等患者可用肝素抗凝；应用阿司匹林等抗血小板聚集药物可防止血栓形成。

5. 脑保护治疗 包括氧自由基清除剂等。

六、护理诊断/问题

1. 躯体移动障碍 与脑血管闭塞，脑组织缺血、缺氧使锥体束受损导致肢体瘫痪有关。

2. 自理能力缺陷综合征 与脑血管闭塞所致一侧肢体瘫痪、肢体活动能力丧失有关。

3. 语言沟通障碍 与病变累及大脑优势半球、语言中枢受损有关。

4. 有失用综合征的危险 与肢体瘫痪及未能及时进行肢体康复锻炼有关。

七、护理措施

1. 心理护理 给予精神上的安慰和支持。加强与患者交流，尤其对失语患者，应鼓励并指导患者用非语言方式来表达自己的需求及情感。

2. 生活护理 急性期绝对卧床休息，取平卧位或头低位，以保证脑的血液供应；头部禁止使用冰袋或冷敷，以免脑血管收缩、血流减慢而使脑血流量减少；瘫痪患者卧气垫床或按摩床，保持肢体功能位；低盐低脂饮食，并协助患者进食，不能进食者遵医嘱胃管鼻饲，保证每日的总热量、足够的蛋白质、维生素的摄入，防止因呛咳而误吸或窒息；做好大小便护理，防止便秘。

3. 用药护理 遵医嘱用药，并注意观察药物的副作用。如使用溶栓、抗凝药物时应严格把握剂量，有全身皮肤黏膜出血时，应立即报告医生处理；静脉滴注扩血管药物时，滴速宜慢，并随时监测血压的变化。

4. 病情观察 定时监测患者生命体征、意识状态及瞳孔变化，注意是否出现血压过高或过低的情况，及时发现有无脑缺血加重征象。

5. 促进肢体功能康复 急性期应绝对卧床休息，2小时翻身1次，以免局部皮肤受压，瘫痪肢体保持功能位置，并进行按摩及被动运动以免肢体废用。病情稳定后瘫痪肢体及早进行康复训练。

6. 语言训练 早期与患者加强非语言沟通，讲其最关心的问题，使患者有讲话的欲望，指导患者反复发音，然后反复练习听读、强化刺激，直到理解为止。然后再与其进行语言交流，由简到繁、反复练习、持之以恒，并及时鼓励其进步，增强患者康复的信心。

八、健康教育

(1) 保持良好的生活习惯，按时作息，适量运动，维持正常体重。

(2) 保持情绪稳定，避免过度操劳。

(3) 保持血压正常，定时复查血压、血脂、血流变等，坚持在医生指导下正确服药。

(4) 积极治疗高血脂、糖尿病、心脏病等。

(5) 用抗凝剂患者定期检查凝血功能，如有牙龈出血等出血倾向应及时就医。

核心提示 脑动脉粥样硬化是脑血栓形成最常见的病因，好发于50～60岁的中老年人。起病缓慢，常于睡眠中或安静休息时发病，一般无意识障碍，大面积脑梗死可出现严重的颅内高压症状、意识障碍，甚至脑疝死亡。CT和MRI是最重要的检查方法。治疗主要是早期溶栓。做好生活护理和皮肤护理、指导肢体功能和语言功能训练是护理的重点。

第七节 脑出血患者的护理

脑出血是指原发于脑实质内的非外伤性出血，占急性脑血管疾病的20%～30%，致残率和病死率均较高。

一、病因及发病机制

1. 病因 高血压合并小动脉硬化是最常见的病因。少数是由先天性脑血管畸形、动脉瘤、脑动脉炎、血液病、原发或转移脑肿瘤、梗死性脑出血、夹层动脉瘤、抗凝及溶栓治疗并发症及不明原因等引起。

2. 发病机制 目前认为长期持续的高血压使脑内小动脉硬化，管壁纤维素样坏死或脂质透明变性，形成囊性微动脉瘤。当用力或情绪激动时导致血压急骤升高，使患病已薄弱的动脉血管破裂出血。脑出血以大脑中动脉深部分支豆纹动脉最为常见。血液溢出形成血肿，压迫、破坏脑组织，出现一系列临床表现。脑水肿、颅内压增高、脑疝形成是导致患者死亡的主要原因。

二、临床表现

(一) 起病情况

好发于50～70岁中老年人。多在白天体力活动中、用力排便、酒后或情绪激动时致血压急骤升高，引起脑血管破裂出血而发病。数分钟至数小时症状达到高峰。可有呕吐、偏瘫、失语、意识障碍等症状。临床表现的轻重主要取决于出血部位和出血量。

(二) 不同部位脑出血的表现

1. 基底节出血　是脑出血最常见的类型，由于该区出血常损伤内囊，并以内囊损害的体征为突出表现，通常又称为内囊出血。表现为头痛、头晕、呕吐(颅内压增高)，迅速出现意识障碍，出血越多，意识障碍越重。呼吸深沉有鼾音，可伴有抽搐或上消化道出血、大小便失禁。内囊出血时出现对侧偏瘫、偏身感觉障碍、对侧同向偏盲(称为“三偏症”)。体检：瘫痪肢体肌张力降低、腱反射消失(急性期)，数天后瘫痪肢体肌张力增高、腱反射亢进、病理反射出现。也可同时出现胃应激性溃疡。患者多因大量出血致颅内压增高于短期内迅速形成脑疝而死亡。

2. 脑叶出血　又称皮质下出血，多表现为头痛、呕吐、失语、视野异常、精神异常或智能障碍等。

3. 脑桥出血　较少见，一侧出血时表现为交叉性瘫痪，出血波及两侧时可出现四肢瘫、瞳孔呈针尖状、深昏迷、中枢性高热等，可于短期内死亡。

4. 小脑出血　亦少见，表现为突发眩晕、呕吐、枕部剧痛、眼球震颤、共济失调、构音障碍等。

三、辅助检查

1. 头颅 CT 检查　是脑出血确诊的首选方法，迅速有效，显示脑内相应部位均匀高密度影，边界清晰，可明确血肿部位、大小、形态，组织是否移位、是否破入脑室等。

2. 脑脊液检查　病情不十分危重，无明显颅内压增高者，在无 CT 时可慎重选择腰穿检查。多数脑脊液压力升高，呈均匀血性，但非血性脑脊液也不能排除脑出血。

3. 血、尿常规、肝功能、肾功能、血电解质、血糖、凝血功能、心电图等检查　有助于鉴别诊断和了解患者的全身状况。在急性期，外周血细胞、血糖、尿素氮可短暂升高，心电图可出现异常改变。

四、诊断及鉴别诊断

1. 诊断要点　①年龄多在 50 岁以上，有高血压病史；②常在活动或情绪激动时突然发病，数分钟至数小时症状达到高峰；③头痛、呕吐、昏迷、偏瘫、失语等局灶性神经功能缺损体征和颅内压增高的症状；④CT 检查显示脑内血肿即可明确诊断。

2. 鉴别诊断　常见的急性脑血管疾病鉴别，见表 15-2。

表 15-2　常见的急性脑血管疾病鉴别点

鉴别项目	缺血性		出血性	
	脑血栓形成	脑栓塞	脑出血	蛛网膜下隙出血
发病年龄	中老年人	青壮年多	中老年人	青年，中年，老年
常见病因	动脉硬化	风心病	高血压	动脉瘤，血管畸形，高血压动脉硬化
TIA 史	有	可有	多无	无
发病时状况	安静时	不定	活动及情绪激动	活动及情绪激动时
发病急缓	较缓(时，日)	急骤(秒，分)	急(分，时)	急(分)
昏迷	多无	多无	多有	少
头痛	无	无	有	剧烈
呕吐	无	无	有	多见
血压	正常	正常	明显高	正常或增高
眼底	动脉硬化	可见动脉栓塞	可有视网膜出血	可见玻璃体膜下出血
偏瘫	多见	多见	多见	无
脑膜刺激征	一般无	无	可有	明显
脑脊液	多正常	多正常	压力高，含血	压力高，血性
CT 检查	脑内低密度灶	脑内低密度灶	脑内高密度	蛛网膜下隙高密度影

五、治疗原则

急性期防止再出血，控制脑水肿，降低颅内压，预防或减少并发症，维持生命基本需要等。

1. 一般治疗

(1) 就地急救，避免长途搬运，保持安静，卧床休息，减少探视。

(2) 保持呼吸道通畅，及时清理呼吸道分泌物和口腔内呕吐物，必要时给予吸氧。

(3) 意识障碍不能进食者，发病24～48小时可给予鼻饲，维持营养，注意保持水、电解质平衡。

(4) 及时防治便秘，有尿潴留者给予留置导尿。

2. 控制脑水肿，降低颅内压 脱水降颅压是脑出血急性期治疗的重要环节。常用20%甘露醇250ml，于30分钟内滴完，同时与呋塞米交替使用，呋塞米20～40mg静脉注射，每6～8小时交替1次。还可使用复方甘油、地塞米松静脉滴注。

3. 调控血压 当收缩压超过220mmHg或舒张压超过120mmHg时，可用硫酸镁等药物降压，降压不可过速。

4. 手术治疗 可开颅清除血肿或经皮颅骨钻孔抽吸血液。

六、护理诊断/问题

1. 疼痛 头痛，与出血性脑血管病所致颅内压增高有关。

2. 急性意识障碍 与脑出血有关。

3. 躯体移动障碍 与脑血管破裂形成的血肿使锥体束受损导致肢体瘫痪有关。

4. 自理能力缺陷综合征 与出血性脑血管病所致肢体瘫痪、意识障碍有关。

5. 语言沟通障碍 与出血性脑血管病变累及舌咽、迷走神经及优势半球的语言中枢有关。

6. 有受伤的危险 与出血性脑血管病致意识障碍及感觉障碍有关。

7. 潜在并发症 脑疝、上消化道出血。

七、护理措施

(一) 一般护理

1. 休息与体位 急性期应绝对卧床，尤其是最初24～48小时内避免搬动。患者取侧卧位，有利于唾液和呼吸道分泌物的自然流出，如有面神经瘫痪的患者，可取面瘫侧朝上侧卧位。头部抬高15°～30°，以利颅内血液回流，减少脑水肿。可在头部放置冰袋，以减轻脑水肿。

2. 病室保持安静，避免声、光刺激，限制探视，各项护理操作如翻身、吸痰、鼻饲等动作均应轻柔，必须搬动患者时需保持身体的长轴在一条直线上。保持患者情绪稳定，避免剧烈咳嗽或躁动，以免再出血。

3. 饮食护理 急性脑出血患者在发病24小时内禁食，24小时后如生命体征平稳、无颅内压增高症状、无严重上消化道出血者可鼻饲流质饮食。每次鼻饲前应抽吸胃液观察有无颜色改变，如发现胃液呈咖啡色应及时通知医生进行处理。鼻饲液温度以不超过30℃为宜，每日总热量8368kJ，保证足够蛋白、维生素的摄入。根据尿量调整液体及钠、钾的补量，保持体液及电解质平衡。如有胃出血则暂停鼻饲，改为输液，每日控制在1500～2000ml左右，注意静脉滴注速度，避免肺水肿。意识清醒后如无吞咽困难，可拔出胃管，酌情给予易吞咽软食。进食时患者取坐位或高侧卧位(健侧在下)，进食应缓慢，食物应送至口腔健侧近舌根处，以利吞咽。注意口腔卫生，防止感染。

4. 大小便护理 保持大便通畅，防止用力排便而导致颅内压增高，必要时按医嘱给予缓泻剂，禁止大量不保留灌肠。对尿失禁或尿潴留患者应及时留置导尿，并做好相应的护理。

(二) 病情观察

密切观察生命体征、意识、瞳孔的变化，及时判断患者有无病情加重及并发症的发生。意识障碍呈进行性加重，常提示颅内有进行性出血；当出现剧烈头痛、频繁呕吐、烦躁不安、血压进行性升高、意识障碍加重、一侧瞳孔散大，常提示脑疝可能，应立即报告医生。同时监测血压，过高或过低均应及时通知医生，以便遵医嘱进行治疗。

(三) 准备急救用物和药物

如气管切开包、脑室穿刺引流包、心电监护仪、呼吸机和抢救药物，及时抢救脑疝和消化道出血。

(四) 心理护理

避免精神紧张、情绪激动，指导自我控制情绪、保持乐观心态。鼓励患者增强自我照顾的意识，通过康复锻炼，尽可能恢复生活自理能力。

(五) 促进肢体功能恢复

急性期应绝对卧床休息，每2小时翻身1次，以免局部皮肤受压。瘫痪肢体保持功能位置，并进行按摩及被动运动以免肢体废用。病情稳定后瘫痪肢体及早进行康复训练。

(六) 语言训练

同脑血栓形成。

八、健康教育

(1) 向患者及家属介绍有关疾病的基本知识，告知积极治疗原发疾病对防止再出血的重要性。

(2) 指导患者改善生活及饮食习惯，要少盐、少酒、戒烟、少食饱和脂肪酸，避免刺激性食物及饱餐，多吃新鲜蔬菜和水果。

(3) 教会患者家属测量血压的方法及监测血压的重要性，发现血压异常波动时应及时就诊。

(4) 告知患者家属，家人的支持对疾病康复的重要性，向患者家属介绍康复功能锻炼的具体操作方法，让患者及家属明白要及早进行功能锻炼和要坚持的重要性。

(5) 向患者及家属介绍脑出血的先兆症状，如出现严重头痛、眩晕、肢体麻木、活动不灵、口齿不清时，应及时就诊，教会家属再次发生脑出血时现场急救的处理措施。

> **核心提示**　脑出血最常见的病因是高血压合并小动脉硬化，好发部位是颈内动脉系统大脑中动脉的分支豆纹动脉，故内囊出血最多见，患者常表现典型"三偏征"，脑水肿、颅内压增高和脑疝形成是脑出血患者死亡的主要原因。头颅CT是确诊脑出血的最重要的检查方法。急性期的救治主要是防止再出血，控制脑水肿，降低颅内压，预防或减少并发症，维持生命基本需要。

第八节　蛛网膜下隙出血患者的护理

蛛网膜下隙出血是指各种原因引起的颅内血管破裂，血液直接流入蛛网膜下隙，临床上分为自发性和外伤性两大类，自发性又分为原发性和继发性。约占急性脑血管病的10%，占出血性脑血管病的20%。

一、病因和发病机制

最常见的病因是先天性颅内动脉瘤，约占50%以上，其次是脑血管畸形和高血压动脉硬化，还有各种原因的动脉炎、颅内肿瘤、血液病、结缔组织病和抗凝治疗并发症等。不明原因者占10%。在用力提重物、咳嗽、打喷嚏或情绪激动时发生血管破裂，血液进入蛛网膜下隙而发病。

二、临床表现

青壮年多见，起病急骤，常无先兆，在活动中突然发病，表现为剧烈头痛、喷射性呕吐、脑膜刺激征阳性（特征性体征），一般无肢体瘫痪。个别患者发病后迅速进入昏迷，出现去大脑强直，甚至突然呼吸、心跳停止死亡。

部分患者在发病后的不同时期可以出现不同的并发症，如再出血、脑血管痉挛（伤残和死亡的重要原因）、脑积水、上消化道出血、心肌缺血、心律失常、发热等。

三、辅助检查

1. 头颅CT　快捷、安全、阳性率较高，应作为确诊本病的首选方法。检出率与检查时间和出血量多少有关，最好在发病后3天内检查。

2. 腰穿脑脊液检查　是确诊本病的主要依据，常见脑脊液压力增高，外观呈均匀一致血性，蛋白含量偏高，糖和氯化物多正常。腰穿有诱发重症患者脑疝的危险，只有在无条件做CT检查或CT检查阴性而又高度怀疑本病且患者病情允许的情况下进行。

3. 脑血管造影　可确定脑动脉瘤和动静脉畸形的部位、数量，了解血管解剖行程、侧支循环和血管痉挛情况，为病因诊断提供可靠依据，对确定手术方案有重要价值。

四、治疗原则

控制继续出血，降低颅内压，防治并发症，去除病因和预防复发。

1. 一般治疗　绝对卧床休息4～6周，病室安静，避免诱发因素；头痛剧烈者给予止痛、镇静剂；维持营养，保持水、电解质平衡。

2. 脱水降颅压　应根据脑水肿及颅内压增高的程度和心、肾功能等全身状况选择使用脱水剂和剂量。

3. 防治再出血　应用大剂量止血药物，如6-氨基己酸、氨甲苯酸等。

4. 防治脑血管痉挛　可早期使用钙通道阻滞剂。常用药物有尼莫地平、氟桂利嗪等。

5. 手术治疗　脑动脉瘤及血管畸形者应早期手术治疗。

五、护理诊断/问题

1. 急性疼痛　头痛，与脑血管破裂、脑动脉痉挛、颅内压增高有关。

2. 焦虑　与突然发病及损伤性检查、治疗有关。

3. 潜在并发症　再出血。

六、护理措施

1. 一般护理　急性期应绝对卧床休息4～6周，

保持病室安静,减少探视;避免情绪激动、咳嗽、喷嚏、用力排便、大幅度翻身、头部过度摆动等。

2. 病情观察 观察患者头痛的性质、部位、时间、频率、强度,观察患者的面容与表情。若患者病情稳定后,突然再次出现剧烈头痛、恶心、呕吐、意识障碍加重,提示再出血,应及时报告医生并协助处理。

3. 用药护理 遵医嘱正确使用脱水剂、止血药,并注意观察药物的副作用。

七、健康教育

(1) 指导患者合理饮食,避免情绪激动、咳嗽、喷嚏、用力排便、大幅度翻身、头部过度摆动等诱因。

(2) 指导患者积极配合各项检查和治疗,发现再出血征象及时就诊。

(3) 指导患者积极寻找病因,并给予根治,以防复发。

核心提示 蛛网膜下隙出血最常见的病因是先天性颅内动脉瘤,其次是脑血管畸形和高血压动脉硬化,青壮年多见,在活动中突然发病,表现为剧烈头痛、喷射性呕吐、脑膜刺激征阳性(特征性体征),一般无肢体瘫痪。头颅 CT 是确诊本病的首选方法。急性期绝对卧床休息 4～6 周,脱水降颅压,防治再出血和脑血管痉挛是治疗的重点。若脑动脉瘤及血管畸形引起者应早期手术治疗。

第九节 短暂性脑缺血发作(TIA)患者的护理

短暂性脑缺血发作(TIA)是指局部脑组织短暂并反复发作的供血障碍所引起的供血区局限性的脑功能缺失的症状和体征,好发于中老年人,每次发作持续数分钟至数小时,不超过 24 小时即完全恢复,但反复发作,是发生脑梗死的重要危险因素。

一、病因及发病机制

发病与动脉粥样硬化、微栓塞、脑血管痉挛、心脏病、低血压、心律失常、颈动脉受压、血液成分异常及血流动力学变化等因素有关,但主要病因是动脉粥样硬化。①微栓塞:微栓子主要来源于颈内动脉系统动脉硬化狭窄处的附壁血栓和动脉粥样硬化斑块的脱落,阻塞小动脉出现缺血症状;②脑血管痉挛:由于严重的高血压或微栓子的刺激所引起脑血管痉挛,引起反复发作的脑组织缺血;③血液成分、血流动力学改变。

二、临床表现

好发于 50～70 岁的中老年男性。多突然起病,可出现偏身感觉障碍、偏瘫或单瘫、单眼失明、眩晕、眼球震颤、恶心、呕吐等症状,持续时间短,一般为 5～30 分钟,最长在 24 小时内恢复正常,不留后遗症。常反复发作,发作次数多达 1 日数次,少则数周、数月甚至数年才发作 1 次。每次发作的症状基本相同。

三、治疗原则

主要是在病因治疗的基础上应用抗血小板聚集及抗凝药物治疗,同时注意保护脑功能。

四、护理诊断/问题

1. 恐惧 与突发神经定位症状而致组织器官功能障碍有关。

2. 潜在并发症 脑卒中。

五、护理措施

1. 心理护理 了解患者及家属的思想顾虑,评估患者的心理状态,告诉患者,该病如能积极配合医生治疗,按时服药,预后良好,以帮助患者树立战胜疾病的信心。

2. 一般护理 病室应通风,取平卧位休息,给予低脂、低盐、适量糖类、丰富维生素饮食,戒烟限酒。移开患者活动场所的障碍物。

3. 病情观察 注意观察患者的意识、肌力、视力、眩晕、共济失调的情况;了解患者有效循环血容量减少,血压下降的因素。频繁发作的患者,应注意观察和记录每次发作的持续时间、间隔时间和伴随症状,警惕脑卒中的发生。

4. 用药护理 在用抗血小板聚集剂、抗凝药物时,应密切观察有无出血倾向。

六、健康教育

(1) 积极治疗原发疾病,坚持按医嘱用药,不可随意停药或换药。

(2) 指导患者了解肥胖、吸烟、酗酒及饮食因素与脑血管病的关系,控制每日摄入的总热量,保持理想体重。

(3) 定期门诊复查,了解自己的心脏功能、血糖、血脂及血压水平。

核心提示 短暂性脑缺血发作是发生脑梗死的重要危险因素,发病与动脉粥样硬化、微栓塞、脑血管痉挛有关,反复发作,持续数分钟、数小时,24 小时内完全恢复,不留后遗症。治疗以去除病因、减少和预防复发、保护脑功能为主。指导患者积极治疗原发病,保持乐观心态,合理饮食,定期门诊复查是护理工作的重点。

第十节　三叉神经痛患者的护理

三叉神经痛是指原因未明的在三叉神经分布区内出现的反复发作的、短暂的、难以忍受的剧烈疼痛而不伴三叉神经功能的破坏，又称为原发性三叉神经痛。也可由脑桥小脑脚占位病变、炎症、血管病变等病因引起，称继发性三叉神经痛。

一、病　　因

原发性三叉神经痛的病因尚不明确。

二、临床表现

本病好发于中年以后，女性较多。疼痛是突出的特点，表现为三叉神经分布区骤然发生的刀割样、电击样、撕裂样、针刺样剧烈疼痛，常有说话、进食、洗脸、流涕、刷牙、打喷嚏等诱因，可长期固定在某一分支，以第二、三支多见，疼痛以面颊、上颌、下颌或舌部最为明显，持续数秒钟至1～2分钟即骤然停止，间歇期正常。周期性发作，可由1日数次至1分钟数次，持续数周、数月或更长。患者面部某个区域可能特别敏感，易触发疼痛，如上下唇、鼻翼外侧、舌侧缘，称为“触发点”。一般神经系统检查无阳性体征。

三、治疗原则

1. 药物止痛　首选卡马西平，其次选择苯妥英钠、维生素B族药物。

2. 神经阻断疗法　疼痛严重者药物治疗无效或有不良反应时，可行神经阻断疗法。最常用的注射药物为无水乙醇，破坏三叉神经半月节或周围支感觉神经而止痛。疗效可持续数月至数年，但可复发。

3. 射频热凝术　选择性破坏三叉神经感觉纤维，近期疗效尚可，但易复发。

4. 手术治疗　对血管压迫所致的三叉神经痛效果较好，如三叉神经微血管减压术。

四、护理诊断/问题

1. 疼痛　面颊、上下颌及舌痛，与三叉神经受损有关。

2. 焦虑　与疼痛反复、频繁发作有关。

五、护理措施

1. 一般护理　为患者提供安静、舒适的环境，建立良好的生活规律，保证患者充分休息，以利于减轻疼痛。关心、体谅、安慰患者，做好解释工作，使患者了解疾病过程、治疗及预后，以正确对待疾病，树立信心。在疾病过程中发现患者有不正确的应对方式时，及时、巧妙地给予纠正。

2. 对症护理　①告知患者洗脸、刷牙、剃须、咀嚼时动作要轻柔，吃软食，小口咽，以防止疼痛发作；②鼓励患者适当参加娱乐活动，进行指导式想象、气功疗法，以利于患者松弛身心，转移注意力，提高痛阈而减轻疼痛。

3. 用药护理　嘱患者遵医嘱从小剂量开始服用卡马西平，逐渐增加剂量，疼痛控制后逐渐减量，用药过程中加强观察眩晕、嗜睡、恶心、步态不稳、皮疹、白细胞减少等不良反应。服药期间不要独自外出，不能开车或高处作业。

六、健康教育

(1) 向患者及家属介绍本病的有关知识和自我护理方法。

(2) 指导患者规律生活，洗脸、刷牙动作宜轻柔，食物宜软，忌生硬。

(3) 遵医嘱合理用药。

(4) 服用卡马西平者每月查血象1次。

(5) 出现眩晕、步态不稳或皮疹时及时就诊。

> **核心提示**　原发性三叉神经痛是指原因未明的在三叉神经分布区内出现的反复发作的、短暂的、难以忍受的剧烈疼痛，好发于中年女性，疼痛是突出的特点，可长期固定在某一分支，以第二、三支多见，疼痛以面颊、上颌、下颌或舌部最为明显，持续数秒钟至1～2分钟即骤然停止，间歇期正常。治疗主要是药物止痛，卡马西平首选。用药过程中加强观察眩晕、嗜睡、步态不稳、白细胞减少等不良反应，并指导患者服药期间不要独自外出、不要开车或高处作业。

第十一节　急性脱髓鞘性多发性神经炎患者的护理

急性脱髓鞘性多发性神经炎，又称吉兰-巴雷综合征(GBS)，是神经系统体液和细胞共同介导的单向性自身免疫性疾病，主要损害脊神经根、脊神经和脑神经，主要病变是周围神经广泛的炎症节段性脱髓鞘。临床特征为急性、对称性、迟缓性肢体瘫痪及脑脊液蛋白细胞分离现象，患者大多在6个月至1年痊愈。

一、病因及发病机制

病因与发病机制尚未明确，可能与病毒感染有关。大量的证据提示本病为免疫介导的周围神经病，一般认为属迟发型自身免疫性疾病。病毒感染可能对免疫反应起一种启动作用。主要病理改变为周围神经广泛炎症性节段性脱髓鞘。

二、临床表现

本病以青壮年男性多见，夏秋季多发，急性或亚急性起病。发病前数日或数周患者常有上呼吸道或消化道感染症状，有的可有带状疱疹、流行性感冒、水痘、腮腺炎、病毒性肝炎病史，或有近期免疫接种史。主要表现如下：

1. 瘫痪 首发症状为四肢对称性无力，从双下肢开始，并逐渐加重和向上发展至四肢，而且下肢重于上肢，从远端逐渐向近端发展，可波及躯干，严重者可累及肋间肌导致呼吸肌麻痹，表现为呼吸困难、发绀、咳嗽无力、痰液淤积、急性呼吸衰竭。呼吸肌麻痹致呼吸衰竭是本病死亡的主要原因。

2. 感觉障碍 感觉障碍一般较轻或可缺如，起病时肢体远端感觉异常，如麻木、针刺感和烧灼感，伴有肌肉酸痛，或轻微的肢体远端手套、袜套样感觉减退或缺失。

3. 脑神经受损 半数患者有脑神经损害，而且多为双侧性。成人以双侧面神经麻痹多见；儿童以舌咽神经和迷走神经麻痹多见，出现吞咽困难、饮水呛咳、声音嘶哑等表现。

4. 自主神经损害 以心脏损害最常见也最严重，有心律失常、心肌缺血、血压不稳定等，可突然死亡。其他还有多汗、皮肤潮红、手足肿胀。

三、辅助检查

(1) 脑脊液改变在病后第3周最明显，表现为细胞数正常而蛋白明显升高，即蛋白-细胞分离现象，是本病最重要的特征性表现。

(2) 电生理检查神经传导速度减慢，对GBS的诊断也有意义。

四、诊断要点

(1) 急性或亚急性起病，病前有感冒等病毒感染病史。

(2) 四肢对称性弛缓性瘫痪。

(3) 可有末梢型感觉障碍。

(4) 部分患者有呼吸肌麻痹。

(5) 常有脑脊液蛋白-细胞分离现象。

五、治疗原则

主要是对症、支持和针对病因治疗。

1. 辅助呼吸 本病的主要危险是呼吸肌麻痹，故保持呼吸道通畅、维持呼吸功能是增加治愈率、降低病死率的关键。密切观察呼吸困难的程度、肺活量和血气分析，以便及时作出使用呼吸机的决定。当肺活量降至20～25ml/kg体重以下，血氧饱和度降低，动脉血氧分压低于70mmHg时，应及早使用呼吸机。

2. 对症治疗 重症患者进行心电监护；肺部感染的患者可用抗生素治疗；便秘者可用大便软化剂、轻泻剂或肥皂水灌肠；不能吞咽的患者应及早鼻饲；尿潴留者在腹部按摩无效后可留置导尿。

3. 病因治疗 抑制免疫反应、消除致病性因素对神经的损害，并促进神经再生。如血浆交换、糖皮质激素疗法等。

4. 康复治疗 应及早进行主动或被动运动、针灸、按摩、理疗及步态训练等。

六、护理诊断/问题

1. 低效性呼吸型态 与呼吸肌麻痹有关。

2. 清理呼吸道无效 与呼吸肌麻痹、咽反射减弱、肺部感染致呼吸道分泌物增多有关。

3. 躯体移动障碍 与脊神经受累有关。

4. 吞咽障碍 与延髓麻痹致舌咽神经损害有关。

5. 焦虑 与患者担心预后有关。

6. 潜在并发症 急性呼吸衰竭、心脏损害、肺部感染。

七、护理措施

1. 一般护理 保持病室清洁、空气新鲜，环境温度适宜，定时、定期用紫外线消毒；协助患者取最佳的呼吸姿势和体位；减少探视，医护人员接触患者时戴口罩，严格执行无菌操作，防止交叉感染；注意口腔护理，保持会阴部清洁干燥，做好留置尿管的护理，以防止感染。

2. 保持呼吸道通畅 本病早期死亡多因呼吸肌麻痹所致，因此保持呼吸道通畅非常关键。严密观察呼吸困难的程度，当患者出现呼吸费力、烦躁、出汗、口唇发绀等缺氧表现，宜及早行气管切开使用呼吸机进行人工呼吸。定时翻身拍背以促进排痰，并可进行雾化吸入，必要时用吸引器吸痰。

3. 心理护理 向患者及家属解释疾病过程及预后，帮助患者尽快适应环境，提供正向效果的信息及自我心理调节的方法，让患者增加舒适感，使患者能保持稳定的情绪，正确地面对现实，树立信心。

4. 病情观察 观察患者呼吸频率、节律和深度，呼吸音及肺部啰音，痰的性状及排痰情况，心率、心律、脉搏、血压，躯体活动能力及皮肤受压情况，吞咽情况，意识状态等，以便及时发现病情变化。

5. 瘫痪护理　①肢体瘫痪：保持皮肤清洁干燥，每2小时更换体位1次、按摩、被动和主动运动，保持瘫痪肢体功能位，对于手下垂或足下垂的患者，可采用"T"形板固定，病情稳定后，及时进行肢体的被动和主动运动，加强功能锻炼，促进瘫痪肢体功能恢复；②咽肌瘫痪：做好进食护理，选择适合患者吞咽且营养丰富的食物，保证进食安全，发现误吸时立即急救。若患者不能进食，应安排鼻饲，注意进行吞咽功能训练，促进吞咽功能恢复。

八、健康教育

(1) 教会患者及家属观察脉搏、呼吸、吞咽及肌力等。指导恢复期患者及早进行肢体功能锻炼，并检查肢体主动和被动运动，加强日常生活能力的训练。

(2) 出院后要均衡营养，选择含高蛋白、丰富维生素的食物。

(3) 注意保暖，避免受凉、淋雨、疲劳等，以防感冒。

核心提示　急性脱髓鞘性多发性神经炎病变主要累及脊神经根、脊神经和脑神经，是一种与病毒感染有关的自身免疫性疾病。以四肢对称性弛缓性瘫痪为首发症状，伴有末梢型感觉障碍和周围性面神经麻痹。脑脊液特征性变化是发病后3周有蛋白-细胞分离现象。急性期主要是保证营养供给、糖皮质激素、辅助呼吸等治疗，后期主要是指导患者进行肢体及吞咽功能锻炼。

第十二节　帕金森病患者的护理

帕金森病又称震颤麻痹，是一种较常见的黑质和黑质纹状体通路变性的慢性疾病，临床以静止性震颤、运动减少、肌强直和体位不稳为主要特征。好发于50岁以上的老年男性。呈慢性进行性发展，且不能自动缓解，患者主要死于晚期出现的各种并发症。

脑部炎症、肿瘤、代谢障碍、脑动脉硬化及使用某些药物如氯丙嗪、利血平等产生的震颤、肌强直等症状，称为帕金森综合征。

一、病因和发病机制

病因尚未阐明。目前认为并非单因素引起，可能与身体老化、环境、遗传等多因素共同作用有关。

二、临床表现

帕金森病好发于50～60岁的男性，起病缓慢，且呈进行性发展，动作不灵活和震颤为疾病早期的首发症状，随疾病进展出现特征表现。

1. 静止性震颤　震颤多自一侧上肢手部开始，以拇指、示指和中指的掌指关节最明显，呈节律性"搓丸样动作"。随病情进展，震颤逐渐波及同侧下肢和对侧上下肢，通常上肢重于下肢，下颌、口唇、舌和头部的震颤多在病程后期出现。震颤多在静止状态时出现，随意活动时减轻，情绪紧张时加剧，入睡后则消失。初期为静止性震颤，晚期可变为经常性。

2. 肌强直　全身肌肉紧张度均增加。四肢因伸、屈肌张力均增高，致被动伸屈其关节时呈均匀一致的阻抗，类似弯曲软铅管的感觉而称为"铅管样强直"；如伴有震颤则其阻抗有断续的停顿感，如同转动齿轮的感觉，是由于肌强直和静止性震颤叠加所致，称"齿轮样强直"。由于面部肌肉张力增加，显得表情呆板而呈"面具样脸"。四肢、躯干、颈部肌强直可使患者出现特殊的屈曲体姿。

3. 运动迟缓　表现为随意运动始动困难、动作缓慢和活动减少。①"写字过小征"：写字时笔迹颤动或越写越小；②"慌张步态"：走路缓慢，步伐碎小，脚几乎不能离地，行走失去重心，往往越走越快呈前冲状，不能即时停步；③日常活动受限：起床、翻身、步行、变换方向等运动迟缓，精细动作如穿衣、梳头、刷牙等难以完成；④严重患者，可因舌、腭及咽部肌肉运动障碍而出现流涎，进食时食物在口中咀嚼无力，咽食时发噎或反呛，甚至发生吞咽困难。

4. 其他表现　自主神经受累可出现唾液和皮脂腺分泌增加，汗液分泌增加或减少，大便排泄困难，直立性低血压，言语减少，部分有精神症状如抑郁和痴呆等。

三、治疗原则及要点

(一) 治疗原则

疾病早期无需特殊治疗，应鼓励患者多做主动运动，可结合理疗、体疗等方法。若病情影响患者的日常生活和工作时，则需采用药物治疗。

(二) 治疗要点

1. 药物治疗　可减轻症状，减少并发症而延长寿命。尽量做到治疗方案个体化，多数患者需长期治疗。①抗胆碱能药：适用于早期轻症患者，常用盐酸苯海索(安坦)；②左旋多巴及复方左旋多巴：是治疗本病最有效的药物，常用药物溴隐亭；③金刚烷胺：对少动、强直、震颤均有轻度改善作用。

2. 手术治疗　适用于症状局限于一侧或一侧症状相对较重，经药物治疗无效或难以忍受药物副作用，而年龄相对较轻的患者。

四、护理诊断/问题

1. 躯体移动障碍 与黑质病变、锥体外系功能障碍有关。

2. 自尊紊乱 与自体形象改变和生活依赖别人有关。

3. 营养失调 低于机体需要量，与舌、腭及咽部肌肉运动障碍致进食减少和肌强直、震颤致机体消耗量增加有关。

4. 自理缺陷 与黑质病变、锥体外系功能障碍有关。

五、护理措施

1. 生活护理 ①主动了解患者的需要，指导和鼓励患者自我护理，做力所能及的事情，必要时协助患者洗漱、进食、沐浴、料理大小便；②对出汗多的患者，指导其穿柔软、宽松的棉质衣物，经常清洁皮肤，勤换衣服被褥，勤洗澡，并提供安全保护措施；③如厕有困难者，应移去厕所通道上的障碍物，提供必要的辅助便器；④穿着、修饰能力差的患者，提供穿衣时适当的隐蔽条件，鼓励患者独立更衣、修饰，必要时提供帮助。

2. 心理护理 ①建立信任的护患关系：细心观察患者的心理反应，鼓励患者表达并注意倾听他们的感情和对自己的想法和看法；鼓励患者现实地积极评价自己，尽量维持过去的兴趣和爱好，帮助和寻找新的简单易做的爱好。②建立支持系统：促进患者与社会的交往，为患者创造良好的亲情和人际关系氛围，重获角色责任的愿望和能力，安排家人和朋友多来探视，有助于减轻患者的心理压力；鼓励患者参与病房的活动，尽量多走动，避免对患者过于保护，也不要给患者提出过多的要求，协助患者接受他人的帮助，提供机会与有同样经历的人接触和交往，以获得社会支持。③指导患者保持衣着整洁和自我形象的尽量完美，以增强治疗和生活的信心。

3. 饮食护理 指导患者合理饮食和正确进食，有助于改善营养状况。①进食前向患者介绍造成营养低下的原因，饮食治疗的原则和目的；了解患者的吞咽反射是否灵敏，有无控制口腔活动的能力，是否存在咳嗽和呕吐反射，能否吞咽唾液；准备好有效的吸引装置。②安置患者正确的体位，餐前餐后让患者取坐姿坐在椅子上或床沿保持10～15分钟。③从小量食物开始，让患者逐渐掌握进食的每一步骤，进食时不要催促，并注意保持合适的食物温度，防止进食时烫伤，最好使用不易打碎的不锈钢餐具。④尽可能提供患者便于食用的食物，对咀嚼能力减退的患者提供易咀嚼、易消化的细软、无刺激性食物或半流质饮食。对进流质、饮水反呛的患者，应及时给予鼻饲，同时做好相应的护理，必要时按医嘱给予静脉维持营养。⑤食物以高热量、高维生素、低脂、低胆固醇、适量优质蛋白质的易消化饮食为主，并及时补充水分，蛋白不宜盲目给予太多，以免降低左旋多巴类药物的疗效。

4. 运动护理 运动能避免肌肉萎缩及保持关节活动度，运动技巧能改善行走能力及减轻震颤。在实施运动护理时：①首先要告诉患者或家属运动锻炼的目的，并与患者及家属制定切实可行的运动锻炼计划；②鼓励患者尽量参与各种形式的活动，如散步、打太极拳、做床边体操等，注意保持身体和各关节的活动强度与最大活动范围，做到每周至少3次，每次至少30分钟；③在运动锻炼过程中要活动和休息交替进行，对不能行走的患者，应每日协助做全关节运动及伸展运动，按摩四肢肌肉。要为功能锻炼和环境配备沙发或座椅，配置床护栏、手杖、走道扶手等必要的辅助设施，呼叫器置于患者床边。

5. 用药护理 ①左旋多巴及混合制剂：主要有恶心、呕吐、厌食、不自主运动、直立性低血压、幻觉和妄想等副作用，应嘱患者在进食时服药，以减轻消化道症状。为不影响左旋多巴的疗效，嘱患者不应同时服用维生素 B_6。②抗胆碱能药：主要有口干、眼花、面红、便秘等副作用，合并前列腺肥大及青光眼者禁用此类药物。③多巴胺受体激动剂：主要有恶心、呕吐、低血压和晕厥、红斑性肢痛、便秘、幻觉等副作用。在用药时宜从小剂量开始，逐渐缓慢增加剂量直至有效维持；嘱患者服药期间尽量避免同时服用维生素 B_6、利血平、氯丙嗪等药物，以免降低疗效和导致直立性低血压。

6. 动态病情监测 应重点观察肌强直、肌震颤及其发展情况，每日的进食量及体重的变化；有无肺炎、压疮等并发症的出现。

六、健康教育

(1) 遵医嘱正确服药，定期复查肝、肾功能，定期监测血常规和血压变化。

(2) 坚持适当的运动和体育锻炼。加强日常生活动作、平衡功能及语言功能的康复训练。

(3) 注意安全，防止伤害事故发生。不要登高，避免操作高速运转的器械，外出时需人陪伴或携带“安全卡片”，以防走失。

(4) 保持平衡心态，避免情绪紧张激动。

(5) 生活有规律，合理饮食，保证足够营养供给。

(6) 加强护理和病情观察，预防并发症。

核心提示　帕金森病是一种较常见的黑质和黑质纹状体通路变性的慢性疾病，临床以静止性震颤、运动减少、肌强直和体位不稳为主要特征。好发于50岁以上的老年男性。呈慢性进行性发展，且不能自动缓解，患者主要死于晚期出现的各种并发症。以左旋多巴、抗胆碱能药治疗为主，但药物只能改善症状，不能阻止病情发展，故需终身服药。鼓励和指导患者自我护理、按时服药、并积极开展康复训练。

第十三节　癫痫患者的护理

癫痫是一组多种原因引起脑神经元突然异常放电，导致反复发作的短暂中枢神经系统功能失调为特征的慢性脑部疾病，临床上可有不同程度的运动、感觉、意识、行为和自主神经等方面的障碍或兼而有之，具有突然发作和反复发作的特点。

一、分　　类

1. 按病因分类

(1) 原发性癫痫：又称特发性癫痫，可能与遗传因素有关。

(2) 继发性癫痫：又称症状性或获得性癫痫，常为脑部疾病或多种全身疾病的临床表现，如脑外伤、脑膜炎、脑部占位性病变、脑血管病、尿毒症等。

2. 按临床和脑电图特点分类　可分为部分发作性、全面发作性和不能分类的发作三大类。

二、病因和发病机制

病因复杂，与遗传、脑外伤和全身或系统性疾病有关。发病机制尚未完全阐明。但不论何种原因引起的癫痫其电生理改变是一致的，即发作时大脑神经元出现异常的、过度的同步性放电。

三、临床表现

癫痫的临床表现多种多样，但都具有短暂性、刻板性、间歇性和反复发作的特征。癫痫的发作受遗传和环境因素的影响，多种原发性癫痫的发作与年龄、睡眠有密切关系，部分女性患者仅在月经前或妊娠早期发作，缺乏睡眠、疲劳、饥饿、便秘等可诱发癫痫发作。癫痫发作主要表现为部分性和全面性发作两种类型。

1. 部分性发作　最常见的类型，发作起始症状和脑电图特点均提示放电源于一侧脑部。

(1) 单纯部分性发作：多为症状性癫痫，以发作性一侧肢体或局部肌肉的感觉障碍或节律性抽搐为特征，或简单的幻觉，发作时间短，一般不超过1分钟，无意识障碍。

(2) 复杂部分性发作：又称精神运动性发作。主要特征是意识障碍，常出现吸吮、咀嚼、舔唇、流涎、摸索等无意识动作；或机械地继续其发作前正在进行的活动；精神运动性兴奋表现为无理吵闹、唱歌、脱衣裸体等。病灶多在颞叶，故又称颞叶癫痫。

(3) 部分性发作继发全面性强直-阵挛发作：清醒后若能记忆起部分发作时的情景，即称先兆。

2. 全面性发作　特征是发作时伴有意识障碍或以意识障碍为首发症状，异常放电源于双侧大脑半球。

(1) 失神发作：多见于儿童，突然意识短暂丧失，正在进行某种活动时突然中断、表情呆滞、面色苍白、凝视前方，呼之不应，一般不会跌倒，发作后仍继续原有活动，但对发作没有记忆，持续约3～15秒。

(2) 阵挛性发作：仅见于婴幼儿，表现为全身重复性阵挛性抽搐，恢复较强直-阵挛发作快。

(3) 肌阵挛发作：多为遗传性疾病，表现为突然、快速、短暂的肌肉或肌群收缩，一般无意识障碍。

(4) 强直性发作：常在睡眠中发作，表现为全身强直性肌痉挛，常伴有瞳孔散大、面色潮红等自主神经紊乱的表现。

(5) 全面性强直-阵挛发作：又称大发作，最常见的发作类型之一，以意识丧失和全身对称性抽搐为特征。可有瞬间疲乏、麻木、恐惧或无意识动作等先兆表现，随后意识丧失，尖叫一声跌倒在地，全身肌肉强直收缩，表现为头后仰、眼球上翻、上肢屈肘、下肢伸直、牙关紧闭，呼吸暂停，唇色青紫，瞳孔散大，持续约10～20秒。继而全身肌肉阵挛，持续约1分钟，抽搐突然停止，口吐白沫，若舌颊咬伤则吐血沫。然后进入昏睡状态，有大、小便失禁，10分钟至4小时后逐渐苏醒，对发作无记忆。

3. 癫痫持续状态　是指一次癫痫发作持续30分钟以上，或连续多次发作、发作间歇期仍有意识障碍者。任何类型癫痫都可出现癫痫持续状态，但通常是指全面性强直-阵挛发作所致的持续状态。多由突然停用抗癫痫药物、饮酒、合并感染、孕产等所致。常伴有高热、脱水、酸中毒，继而发生多脏器功能衰竭，可导致患者死亡。

四、辅助检查

1. 脑电图　对本病诊断有很多帮助，多数患者在发作期和半数左右患者在间歇期可记录到特异性脑电图改变，如棘波、尖波、棘-慢波等病理波。常规脑电图记录时间短，目前可应用24小时脑电图监测。

2. 头颅 CT 和 MRI 对癫痫诊断无帮助，但通过此检查可以明确病因。

3. 血常规、血糖、血寄生虫检查 可了解患者有无贫血、低血糖、寄生虫病等。

五、治疗原则及要点

(一) 治疗原则

发作时治疗以预防外伤及其他并发症为原则，而不是立即给药。

(二) 治疗要点

1. 对继发性癫痫应积极治疗原发疾病，进行病因治疗，对颅内占位性病变首选手术治疗；低血糖、低血钙等代谢紊乱需加以纠正。

2. 合理用药

(1) 发作时治疗：当患者正处于意识丧失和全身抽搐时，原则上是预防外伤及其他并发症，而不是立即用药，因为任何药物已经来不及发挥控制此次发作的作用。

(2) 间歇期治疗：为防止再次发作可选用地西泮、苯妥英钠等抗癫痫药物治疗。服用抗癫痫药物，原则为从单一药物开始，从小剂量开始，坚持服药 3～5 年，并定期测量血中药物浓度以指导用药。据发作类型选用最佳药物，常用抗癫痫药物见表 15-3。

表 15-3 常用抗癫痫药物和不良反应

药物	适应证	常用剂量		主要不良反应
		成人(mg/d)	儿童 mg/(kg·d)	
苯妥英钠	强直-阵挛发作 单纯部分性发作 复杂部分性发作	200～500	3～8	胃肠道反应 齿龈增生 共济失调
苯巴比妥	同上	90～300	2～5	嗜睡、共济失调
扑痫酮	同上	750～1500	15～25	嗜睡、眩晕、共济失调
卡马西平	同上	600～1200	10～20	胃肠道反应、嗜睡
乙琥胺	单纯部分性发作、复杂部分性发作	500～1000	5	胃肠道反应

(3) 癫痫持续状态的治疗：①控制发作是治疗的关键，首选地西泮 10～20mg 静脉注射，注射速度不超过每分钟 2mg，以免抑制呼吸，在监测血药浓度的同时静脉滴注苯妥英钠，以控制发作；②保持呼吸道通畅并吸氧；③高热者可物理降温；④保持水、电解质、酸碱平衡。

六、护理诊断/问题

1. 有受伤的危险 与癫痫发作时全身肌肉抽搐及突然意识丧失有关。

2. 有窒息的危险 与癫痫发作时肌肉抽搐、意识丧失、分泌物误吸有关。

3. 社交孤立 与害怕在公共场合发病引起的窘迫有关。

4. 有药物中毒的危险 与未按医嘱服用抗癫痫药物有关。

5. 潜在并发症 脑水肿、酸中毒、水电解质紊乱。

七、护理措施

1. 发作的护理 ①发现发作先兆时，迅速使患者就地平卧，避免摔伤；松解衣领和腰带，摘下眼镜和义齿，将手边的柔软物垫在患者头下，移去患者身边的危险物品。②将患者的头部放低，偏向一侧，使唾液和呼吸道分泌物由口角流出，床边备吸引器，并及时清除痰液，不可强行喂食、喂药、喂水，以保持呼吸道通畅。③用牙垫或厚纱布包裹压舌板垫于患者上、下磨牙之间，以防咬伤舌颊，但不可强行硬塞；抽搐肢体时，不可用力按压以免骨折或关节脱位；发作后患者有短暂的意识模糊，禁用口表测量体温。④严密观察生命体征、神志、瞳孔的变化，注意发作类型，记录发作持续时间及频率、发作停止后意识恢复的时间等。

2. 心理护理 向患者解释疾病相关知识，如诱发因素、临床特征、发作类型及预后，帮助患者正确认识自身疾病，面对现实；给予患者理解和同情，使其消除自卑心理，恢复正常生活和情趣，增强治愈信心。

3. 用药护理　指导患者遵医嘱服药，应分次餐后服药，以防胃肠道反应；说明药物不良反应，以便这些反应（胃肠道反应、眩晕、共济失调、嗜睡）发生时及时就医；不可突然停药、断药、不规则服药；定期复查血尿常规、肝肾功能、血药浓度，以防药物毒副作用。

4. 癫痫持续状态的护理　①迅速建立静脉通路，立即遵医嘱静脉缓慢注射地西泮，注意给药速度，必要时可在15～30分钟内重复给药，用药过程中密切观察患者的呼吸、心率、血压的变化，如出现呼吸变浅、昏迷加深、血压下降，宜暂停注射。②严密观察意识、生命体征、瞳孔等变化，监测血清电解质和酸碱平衡情况，及时发现并处理高热、循环衰竭、脑水肿等严重并发症。③保持病室安静，光线宜暗，避免各种刺激。床旁加床档，关节骨突处用棉垫保护，以免患者受伤。④持续抽搐者应控制入液量，遵医嘱使用脱水剂，并给予吸氧。⑤保持呼吸道通畅和口腔清洁，24小时以上不能经口进食者，应给予鼻饲流质，少量多次。

八、健康教育

(1) 向患者及家属介绍本病的基本知识及发作时的家庭紧急护理方法。

(2) 指导患者养成良好的生活习惯，戒烟酒，禁饮兴奋性饮料，不用辛辣调味品，饮食富含营养、易消化。劳逸结合，避免疲劳、睡眠不足、情感冲动等诱发因素。

(3) 指导患者承担力所能及的社会工作，鼓励参加有益的社交活动，但禁止登山、游泳、驾驶汽车、高空作业等活动。

(4) 指导患者遵医嘱用药，不可自行停药、间断或不规则用药，并注意观察药物的毒副作用。

(5) 外出时携带病情诊疗卡，注明家庭住址、单位或家居电话号码，以便发作时他人能有效处理。

> **核心提示**　癫痫是一组大脑神经元突然异常放电而致短暂性大脑功能失调的综合征。临床表现多种多样，但都具有短暂性、刻板性、间歇性和反复发作的特征。发作以强直-阵挛发作（大发作）最多见，其特征性表现是意识丧失和全身对称性抽搐，发作时特异性脑电图改变可帮助诊断。发作时防止外伤及窒息是治疗的关键，而不是口服药物，间歇期则主要是使用药物控制病情，预防复发。癫痫持续状态可危及生命，应迅速建立静脉通路，遵医嘱静脉缓慢推注地西泮以控制发作，并通畅呼吸道，给予吸氧，及时发现高热、循环衰竭、脑水肿、酸碱失衡等并发症并纠正。

第十四节　化脓性脑膜炎患者的护理

化脓性脑膜炎是由各种化脓性细菌感染引起的脑膜炎症，临床上以发热、呕吐、头痛、烦躁和抽搐，并伴有脑膜刺激征及脑脊液改变为主要特征的神经系统急性感染性疾病。好发于婴幼儿、儿童及老年男性，病死率高，后遗症多。

一、病因和发病机制

1. 常见致病菌　主要由肺炎链球菌、流感嗜血杆菌、脑膜炎奈瑟菌3种细菌引起，2个月以下婴幼儿易发生大肠埃希菌和金黄色葡萄球菌脑膜炎；3个月至3岁小儿以流感嗜血杆菌为主；年长儿以脑膜炎奈瑟菌和肺炎链球菌多见。

2. 感染途径　大多由呼吸道侵入，也可由皮肤黏膜及新生儿脐部侵入，少数可因中耳炎、乳突炎、鼻窦炎、开放性颅脑外伤等侵入。

二、临床表现

化脓性脑膜炎的临床表现因年龄及病原菌的不同而表现各异。

1. 神经系统　主要表现：①颅内压增高：表现为头痛，晨起明显，哭闹、咳嗽、大便用力及改变头位时加重。婴幼儿如颅骨缝或囟门未闭时，头痛出现较晚，严重颅内压增高可发生脑疝而危及生命。②脑膜刺激征：患儿有颈项强直、凯尔尼格征、布鲁津斯基征阳性。③意识障碍：出现表情淡漠、精神委靡或烦躁不安、嗜睡，甚至昏迷。④惊厥：出现局部或全身性抽搐，伴有意识障碍。

2. 其他　有发热及全身中毒症状，婴幼儿可伴有腹泻，常见并发症有硬膜下积液、脑积水等。

三、辅助检查

1. 血常规　白细胞计数明显增高，以中性粒细胞为主。

2. 脑脊液检查　是确诊本病的重要依据。外观浑浊，压力增高，白细胞总数在1000×10^6/L以上，以中性粒细胞为主，糖含量明显降低，蛋白质含量增高。涂片或细菌培养可找出致病菌。

四、防治原则

1. 预防　加强卫生宣传，保持室内卫生、空气新鲜、阳光充足；加强体格锻炼，提高机体抵抗力；对呼吸系统感染及中耳炎等及时治疗。

2. 治疗原则　依据病原菌首选能穿透血-脑屏障的抗生素早期、联合、坚持用药，同时对症、支持和防治并发症。

(1) 抗菌治疗:肺炎球菌选用青霉素或头孢曲松等;流感嗜血杆菌应选氨苄西林或头孢三代;脑膜炎奈瑟菌应选青霉素、氨苄西林或头孢三代;大肠埃希菌应选氨苄西林或头孢三代。应用抗生素2～3天复查脑脊液。

(2) 应用糖皮质激素:地塞米松每日10～20mg静脉滴注,连续3～5天。

(3) 对症治疗:脱水降颅压,高热给予物理降温,保持呼吸道通畅,惊厥者给予镇静。

五、护理诊断/问题

1. 体温过高 与颅内细菌感染有关。

2. 营养失调 低于机体需要量,与摄入不足、机体消耗增多有关。

3. 有受伤的危险 与意识障碍、反复抽搐有关。

4. 有体液不足的危险 与颅内压增高所致的恶心、呕吐有关。

5. 潜在并发症 脑疝、硬脑膜下积液、脑积水。

六、护理措施

1. 维持正常的体温 保持病房安静,绝对卧床休息,每4小时测体温1次,并观察热型及伴随症状,体温超过38.5℃时,及时给予物理降温或药物降温,防止惊厥。遵医嘱给予抗生素治疗。

2. 病情观察、防治并发症 ①监测生命体征:若患儿出现意识障碍、囟门隆起、瞳孔改变、躁动不安、频繁呕吐、肌张力增高与惊厥等,提示有脑水肿、颅内压增高的可能;若呼吸节律不规则、两侧瞳孔不等大、对光反射迟钝、血压升高,应注意脑疝及呼吸衰竭的存在。经常巡视,密切观察、详细记录。②并发症的观察:如患儿在治疗过程中体温不降或复升,前囟饱满、呕吐不止、频繁惊厥,应考虑有硬脑膜下积液,可作头颅CT检查等,以期早确诊,及时处理。③做好抢救准备:做好氧气、吸引器、人工呼吸机、呼吸兴奋剂、硬脑膜下穿刺包及侧脑室引流包的准备。

3. 保证营养供给 保证足够的热量摄入,给予高热量、易消化、清淡的流质或半流质饮食,少量多餐;频繁呕吐不能进食者,遵医嘱给予静脉输液。

七、健康教育

(1) 大力宣传化脓性脑膜炎的预防知识,积极防治上呼吸道、消化道感染性疾病,预防新生儿脐部及皮肤感染。

(2) 对恢复期有后遗症的患儿,要给予耐心的解释和安慰,指导患儿及家长进行功能训练。

> **核心提示** 化脓性脑膜炎是由化脓菌感染引起脑膜炎症,以发热、呕吐、头痛、烦躁、抽搐,并伴有脑膜刺激征及脑脊液改变为主要临床特征的神经系统急性感染性疾病。本病的治疗和护理措施是按医嘱应用抗生素控制感染、退热、降颅压、镇静等,同时密切监测生命体征和防治并发症。

第十五节 病毒性脑膜脑炎患者的护理

病毒性脑膜脑炎是由多种不同病毒感染引起的中枢神经系统的感染性疾病,主要侵犯脑膜而出现脑膜刺激征,脑脊液中淋巴细胞增多。有自限性,预后较好。病毒侵犯脑膜同时若侵犯脑实质则形成脑膜脑炎。可散在发病,亦可呈大小不同的流行。

一、病因及发病机制

本病80%为肠道病毒感染,其次为虫媒病毒、腺病毒等。感染途径是经肠道或呼吸道进入淋巴系统繁殖,经血流感染颅外脏器并进一步繁殖,后入侵脑及脑膜组织,出现中枢神经系统症状。

二、临床表现

病情轻重差异很大,取决于病变主要是在脑膜还是脑实质。一般来说,病毒性脑炎的临床经过较脑膜炎严重,重症脑炎更易发生急性期死亡或遗留后遗症。

1. 病毒性脑膜炎 急性起病或先有上感或前驱传染性疾病。主要表现为发热、恶心、呕吐、软弱、嗜睡。年长儿会诉头痛,婴幼儿则烦躁不安、易激惹。一般很少有严重意识障碍和惊厥。可有颈项强直等脑膜刺激征,但无局限性神经系统定位体征。病程大多在1～2周。

2. 病毒性脑炎 起病急,但其临床表现因主要病理改变在脑实质的部位、范围和严重程度不同而有所不同。病毒性脑炎病程大多2～3周。

(1) 大多数患儿在弥漫性大脑病变基础上主要表现为发热、反复惊厥发作、不同程度意识障碍和颅内压增高症状。若出现呼吸不规则或瞳孔不等大,要警惕颅压增高并发脑疝。部分患儿尚伴偏瘫或肢体瘫痪表现。

(2) 有的患儿病变主要累及额叶皮质运动区,临床则以反复惊厥发作为主要表现,伴或不伴发热。多数为全面性或局灶性强直-阵挛发作,少数为肌阵挛或强直性发作。

(3) 若脑部病变主要累及额叶底部、颞叶边缘系统,患者则主要表现为精神情绪异常,如躁狂、幻觉、失语以及定向力、计算力、记忆力障碍等,伴发热或无热。多种病毒可引起此类表现,但由单纯疱疹病毒引起者最严重,常合并惊厥与昏迷,病死率高。

其他还有以偏瘫、单瘫、四肢瘫或各种自主运动为主要表现者。不少患者可能同时兼有上述多种表现。当病变累及锥体束时出现病理征阳性。

三、辅助检查

1. 脑脊液检查　外观无色透明,压力正常或稍增高,白细胞轻至中度升高,一般在$(25\sim250)\times10^6$/L,以淋巴细胞为主,蛋白质定量正常或增高,糖和氯化物正常。涂片或培养无细菌生长。

2. 病毒学监测　脑脊液病毒分离、培养及特异性抗体呈阳性反应。恢复期血清抗体滴定度持续高于急性期4倍以上具有诊断价值。

四、治疗原则

本病缺乏特异性治疗,主要是对症及抗病毒治疗,如降温、控制惊厥、降低颅内压、改善脑循环及抢救呼吸循环衰竭等。

五、护理诊断/问题

1. 体温过高　与病毒血症有关。

2. 急性意识障碍　与脑实质炎症有关。

3. 躯体移动障碍　与昏迷、肢体瘫痪有关。

4. 营养失调　低于机体需要量,与摄入不足有关。

5. 潜在并发症　颅内压增高。

六、护理措施

1. 保持呼吸道通畅　对卧床不起者,应注意及时吸痰、排痰、翻身,防止坠积性肺炎和压疮的发生。重症患者必要时行气管切开术。

2. 高热护理　体温上升阶段寒战时注意保暖;发热持续阶段应用退热药时注意补充水分;退热阶段及时更换汗湿衣服,防止受凉。

3. 饮食指导　给予清淡、易消化的饮食,对不能进食者,尽早给予鼻饲。

4. 病情观察　观察患儿体温、面色、瞳孔、抽搐、意识状态;如患儿有双目凝视、尖叫、呼吸暂停、发绀、抽搐及呼吸节律改变,应立即报告医生,并做好相应的急救准备。

5. 肢体锻炼　①让患儿瘫痪的肢体放在功能位;②对清醒患儿要关心、体贴,增强自我照顾能力和信心;③经常与患儿交流,促进其语言功能的恢复;④及早对患儿肢体肌肉进行按摩及做伸缩运动;⑤恢复期鼓励患儿进行肢体主动功能锻炼;⑥活动时要循序渐进、注意安全、防止碰伤。

6. 昏迷的护理　①取平卧位,头偏向一侧,以便让分泌物排出;②可抬高床头30°,利于静脉回流及降低颅内压;③每2小时翻身1次,拍背促痰排出,减少坠积性肺炎;④密切观察瞳孔及呼吸,防止因移动体位致脑疝形成和呼吸骤停;⑤保持呼吸道通畅,给氧;⑥尽早给予鼻饲,保证热量;⑦做好口腔护理;⑧保持镇静,因为任何躁动不安均能加重脑缺氧,可使用镇静剂。

七、健康指导

(1) 大力宣传病毒性脑炎的预防知识,积极预防上呼吸道、消化道等病毒感染性疾病,预防蚊虫叮咬。

(2) 鼓励并协助患儿进行肢体主动功能锻炼,尽早配合理疗、体疗,进行康复训练,经常与患儿交流,促进其语言功能恢复。

> **核心提示**　本病是由病毒感染引起的中枢神经系统的脑实质炎症。临床以发热、头痛、抽搐、精神异常、意识障碍和脑脊液改变等为特征。本病的主要治疗和护理措施是按医嘱给予抗病毒治疗、降温、止痉、降颅压等,并密切观察有无呼吸和循环衰竭等并发症的发生。

第十六节　小儿惊厥的护理

惊厥俗称"抽风",是指大脑运动神经元异常放电引起全身或局部肌群突然发生不自主的强直性或阵挛性收缩,同时伴有意识障碍的一种神经系统功能暂时紊乱的状态。常见于婴幼儿,小儿惊厥发生率是成人的10～15倍,是儿科常见急症。

一、病因及发病机制

(一) 感染性疾病

1. 颅内感染　细菌、病毒、真菌等引起的脑炎、脑膜炎、脑脓肿等。

2. 颅外感染　高热惊厥、中毒性脑病和破伤风等,其中高热惊厥最常见。

(二) 非感染性疾病

1. 颅内疾病　各种癫痫、占位性病变、先天发育异常,如头小畸形、脑血管畸形等。

2. 颅外疾病　如低血钙、低血糖、中毒、阿-斯综合征等。

二、临床表现

1. 惊厥 突然发作，双眼凝视、斜视或上翻，伴不同程度的意识改变，全身或局部肌群强直性或阵挛性抽搐，持续数秒或数分钟，可伴有喉痉挛、呼吸暂停、大小便失禁，发作后昏睡。

2. 高热惊厥 ①多见于6个月至3岁小儿；②常发生于急性疾病初期，体温骤然升高时；③持续时间短，较少连续发作；④发作后意识恢复快，无神经系统异常体征；⑤热退后1周作脑电图正常；⑥约半数患儿会在以后再次或多次发作。

3. 惊厥持续状态 指一次惊厥发作持续30分钟以上，或两次发作间歇期意识不能恢复。若持续时间过长可因脑缺氧而造成脑水肿甚至脑损伤，引起神经系统后遗症。常见原因有感染致脑炎、脑膜炎或中毒性脑病、破伤风等，也可见于颅内出血、颅脑外伤、脑发育缺陷等。

三、治疗原则

迅速控制惊厥，其次为病因治疗和对症处理。

1. 控制惊厥 以药物止惊厥为主，药物暂时缺如时可给予针刺人中、百合、涌泉、合谷、内关等穴位。

(1) 地西泮：首选，0.3～0.5mg/kg，1～2mg/min缓慢静脉推注，5分钟起效，必要时15分钟后重复。

(2) 苯巴比妥：新生儿惊厥首选，15～30mg/kg，但新生儿破伤风应首选地西泮。

(3) 10%水合氯醛：0.5mg/kg，等量生理盐水稀释后灌肠，无效可改用苯妥英钠或硫喷妥钠。

2. 对症治疗 高热者物理或药物降温；昏迷脑水肿者脱水降颅压。

3. 病因治疗 尽快查找病因，予以处理。如肿瘤切除、脑积水分流术等。

四、护理诊断/问题

1. 体温过高 与感染有关。

2. 有窒息的危险 与惊厥发作时意识障碍、咳嗽和呕吐反射减弱有关。

3. 有受伤的危险 与肌群不自主痉挛有关。

4. 知识缺乏 家长缺乏有关惊厥的急救、护理及预防知识。

五、护理措施

1. 迅速控制惊厥 惊厥发作时不要搬运患儿，保持安静，就地抢救，遵医嘱给予吸氧，应用控制惊厥药物如地西泮、苯巴比妥等，观察并记录用药后的效果。

2. 保持呼吸道通畅 立即让患儿平卧，头偏向一侧，解开衣领，松开衣扣，及时清除口、鼻、咽喉部分泌物，在上下磨牙之间垫上敷料包裹的压舌板，有舌后坠者用舌钳将舌轻轻向外拉出。

3. 防止外伤 惊厥发作时，勿强行牵拉或按压肢体，防止骨折或脱位；床应加床档，移开床上一切硬物，专人守护，防坠床或碰伤。

4. 高热护理 应物理或药物降温(同其他章节)。

5. 病情观察 观察患儿的生命体征、意识状态、瞳孔大小和对光反应等，并记录惊厥发作的次数、频率、持续和间歇时间及伴随症状等。

六、健康教育

向家长讲解惊厥的预防及急救处理原则，同时讲解惊厥发作时的急救方法，发作缓解时迅速将患儿送往医院，查明原因，防止再发作。

> **核心提示** 惊厥是指大脑运动神经元异常放电引起的全身或局部肌群发生不自主的强直性或阵挛性收缩，伴有意识障碍。高热惊厥最常见。急救措施主要是保持呼吸道通畅，吸氧，遵医嘱应用止惊厥药物，去除病因，预防外伤和脑水肿。

习题训练

A_1 型题

1. 表示锥体束受损的重要体征是
   A. 颈项强直　　B. 巴宾斯基征阳性
   C. 腹壁反射消失　　D. 膝腱反射亢进
   E. 提睾反射消失
2. 对于一个处于恢复期的肢体瘫痪患者，在护理上应特别注意
   A. 加强营养　　B. 卧床休息
   C. 活动肢体　　D. 心理护理
   E. 精神安慰
3. 一侧脑神经下运动神经元瘫痪，对侧上、下肢上运动神经元瘫痪，称为
   A. 偏瘫　　B. 四肢瘫
   C. 单瘫　　D. 交叉瘫
   E. 截瘫
4. 某肝病患者有嗜睡现象，于今晨测体温时呼之不

应，但压迫其眶上神经有痛苦表情，应判断为
A. 昏迷　B. 嗜睡
C. 浅昏迷　D. 深昏迷
E. 意识模糊

5. 格拉斯哥昏迷计分法的依据是
A. 生命体征、感觉
B. 瞳孔、反射、感觉
C. 头痛、呕吐、视神经盘水肿
D. 感觉、运动、言语
E. 睁眼、言语、运动反应

6. 护理感觉障碍的患者，下列措施哪项不妥
A. 缓解患者紧张不安的情绪
B. 避免患处重压，防止压疮
C. 对感觉障碍的患肢，使用热水袋保暖
D. 避免搔抓患处，以防损伤并继发感染
E. 衣服应柔软宽松，以减少对皮肤的刺激

7. 护理瘫痪的患者，下列措施哪项不妥
A. 保持肢体功能位
B. 观察呼吸肌有无麻痹
C. 鼓励患者多饮水
D. 指导偏瘫患者穿脱衣服时先穿健侧，并先脱患侧
E. 鼓励患者进行合理适度的肢体功能锻炼

8. 对昏迷患者的护理措施，下列哪项不妥
A. 密切观察患者生命体征、瞳孔变化
B. 使患者头偏向一侧，防止呕吐物误吸
C. 吸痰时严格执行无菌操作，每次气管吸痰不超过25秒
D. 保持皮肤清洁，预防压疮发生
E. 每日进行口腔护理

9. 关于腰椎穿刺术的描述，哪项不妥
A. 一般选择第3～4腰椎间隙
B. 穿刺部位皮肤软组织或脊柱有感染者，禁忌腰穿
C. 患者术后应去枕平卧8～12小时
D. 术后常见副反应为头痛、恶心、呕吐或眩晕等
E. 术中患者采取侧卧，背部齐床沿，头向前屈，膝关节屈曲，双手抱紧膝部的姿势

10. 腰椎穿刺部位一般在
A. 第11或12胸椎间隙　B. 第1或2腰椎间隙
C. 第3或4腰椎间隙　D. 第1或2骶椎间隙
E. 第3或4骶椎间隙

11. 腰椎穿刺做动力试验的目的是
A. 测定颅内压
B. 检查脑脊液的性质
C. 做造影检查
D. 了解蛛网膜下隙有无阻塞
E. 向鞘内注射药物

12. 为防止腰椎穿刺术患者术后出现低压性头痛，应嘱患者术后去枕平卧的时间是
A. 半小时　B. 半小时到1小时
C. 1～2小时　D. 2～4小时
E. 4～6小时

13. 急性颅内压增高代偿期的症状是
A. 进行性意识障碍
B. 血压升高，脉搏缓慢，呼吸深慢
C. 一侧瞳孔散大，对光反射消失
D. 血压降低，脉速，呼吸不规则
E. 一侧肢体瘫痪，病理反射阳性

14. 降低颅内压的主要措施是
A. 床头抬高15～30cm　B. 限制每日输液量
C. 按时使用甘露醇　D. 吸氧、物理降温
E. 保持呼吸道通畅

15. 对突然发生的颅内压增高患者的护理措施中不妥的是
A. 应用脱水剂
B. 保持呼吸道通畅
C. 脑水肿明显者可用较大剂量激素治疗
D. 症状明显者可行腰椎穿刺放液减压
E. 限制液体入量

16. 枕骨大孔疝患者受压的脑组织是
A. 延髓　B. 小脑扁桃体
C. 大脑枕叶　D. 丘脑底部
E. 小脑蚓部

17. 枕骨大孔疝不同于小脑幕切迹疝的临床表现是
A. 头痛剧烈　B. 呕吐频繁
C. 意识障碍　D. 呼吸骤停出现早
E. 血压升高，脉搏缓慢

18. 枕骨大孔疝急性期的首发症状是
A. 意识障碍、瞳孔散大　B. 意识障碍、呼吸暂停
C. 癫痫持续状态　D. 血压下降
E. 肢体瘫痪

19. 小脑幕切迹疝急性期的首发症状是
A. 意识障碍、瞳孔散大　B. 意识障碍、呼吸暂停
C. 癫痫持续状态　D. 血压下降
E. 肢体瘫痪

20. 关于小脑幕切迹疝的表现不正确的是
A. 颅内压增高进行性加重
B. 意识障碍进行性加重
C. 患侧瞳孔先缩小再散大
D. 患侧肢体中枢性瘫痪
E. 晚期双侧瞳孔散大

21. 颅内压增高的患者出现哪一症状提示已发生脑疝
A. 剧烈头痛 B. 频繁呕吐
C. 一侧瞳孔进行性散大 D. 脉搏缓慢
E. 潮式呼吸
22. 脑疝患者的急救护理不包括
A. 快速静脉输注脱水剂
B. 保持呼吸道通畅
C. 充分给氧
D. 密切观察病情
E. 限制液体入量
23. 外伤致头皮损伤的特点是
A. 血肿小 B. 血肿易局限
C. 血肿以骨缝为界 D. 疼痛重
E. 常合并骨折
24. 头皮损伤最严重的是
A. 撕脱伤 B. 帽状腱膜下血肿
C. 骨膜下血肿 D. 头皮裂伤
E. 皮下血肿
25. 脑干损伤的瞳孔变化特点是
A. 伤后一侧瞳孔即散大
B. 一侧瞳孔进行性散大
C. 双侧瞳孔大小多变
D. 双侧瞳孔散大
E. 双侧瞳孔不等大
26. 脑损伤患者意识改变出现中间清醒期时,应考虑发生了
A. 硬脑膜外血肿 B. 硬脑膜下血肿
C. 脑内血肿 D. 脑挫伤
E. 脑裂伤
27. 脑外伤患者临终状态的瞳孔表现是
A. 一侧瞳孔缩小,对光反应迟钝
B. 一侧瞳孔散大,对光反应迟钝
C. 一侧瞳孔散大,对光反应消失
D. 双侧瞳孔大小多变,对光反应迟钝
E. 双侧瞳孔散大,对光反应消失
28. 下列意识障碍表现中,哪项与颅内血肿关系最为密切
A. 嗜睡 B. 浅昏迷
C. 深昏迷 D. 中间清醒期
E. 反应迟钝
29. 急性硬脑膜外血肿患者意识障碍的典型表现是
A. 短暂昏迷 B. 中间清醒期
C. 持续昏迷 D. 昏迷程度时重时轻
E. 昏迷进行性加重
30. 诊断颅底骨折的主要依据是
A. 头部外伤史 B. 软组织淤血斑
C. 脑脊液外漏 D. 脑神经损伤
E. 颅内高压征
31. 为保持脑损伤深昏迷患者呼吸道通畅,最可靠的措施是
A. 及时吸痰 B. 放置口咽通气道
C. 用舌钳牵舌 D. 气管插管
E. 气管切开
32. 颅中窝骨折脑脊液耳漏时,禁忌外耳道堵塞和冲洗的目的是
A. 预防颅内感染 B. 降低颅内压力
C. 避免脑疝形成 D. 减少脑脊液外漏
E. 预防颅内血肿
33. 下列关于颅前窝骨折患者的护理错误的是
A. 床头抬高 15～30cm
B. 用抗生素溶液冲洗鼻腔
C. 禁忌堵塞鼻腔
D. 禁止腰椎穿刺
E. 枕部垫无菌巾
34. 保持急性意识障碍患者呼吸道通畅的护理措施,错误的是
A. 仰卧位
B. 肩下垫高
C. 及时吸痰
D. 抽搐者进行适当约束
E. 有幻觉者要防止走失和伤人毁物
35. 下列不会发生颅内压增高的疾病是
A. 脑震荡 B. 脑肿瘤
C. 脑水肿 D. 脑内血肿
E. 硬脑膜下血肿
36. 软脑膜、血管及脑组织同时破裂,伴有外伤性蛛网膜下隙出血,称为
A. 脑震荡 B. 脑裂伤
C. 脑挫伤 D. 急性硬膜外血肿
E. 急性硬膜下血肿
37. 护理颅脑损伤患者,最重要的观察指标是
A. 体温 B. 血压
C. 意识 D. 呼吸
E. 脉搏
38. 颅前窝骨折最易损伤的神经是
A. 嗅神经 B. 听神经
C. 面神经 D. 展神经
E. 滑车神经
39. 颅中窝骨折最易损伤的神经是
A. 嗅神经 B. 视神经
C. 面神经 D. 三叉神经
E. 动眼神经

40. 下列瞳孔的变化对诊断小脑幕切迹疝有意义的是
A. 患侧瞳孔先缩小，再散大
B. 患侧瞳孔逐渐散大
C. 双侧瞳孔均缩小
D. 双侧瞳孔均散大
E. 双侧瞳孔无变化

41. 关于甘露醇的使用，不正确的方法是
A. 不与电解质溶液等混用
B. 低温结晶时加温溶解后再用
C. 大剂量应用时在 24 小时内均匀滴入
D. 不可漏出血管外
E. 静脉推注过快可致一过性头晕、头痛和视物模糊

42. 可表现为急性突发性头痛的疾病是
A. 脑血管疾病　B. 脑肿瘤
C. 高血压　D. 败血症
E. 急性中毒

43. 短暂性脑缺血发作最常见的病因是
A. 高血压　B. 心脏病
C. 脑小动脉痉挛　D. 动脉粥样硬化
E. 急剧的头部转动

44. 脑血栓形成最重要的危险因素是
A. 短暂性脑缺血发作　B. 心脏病
C. 糖尿病　D. 高脂血症
E. 心理社会因素

45. 关于短暂性脑缺血发作的描述不正确的是
A. 突然发病　B. 可突然跌倒
C. 维持时间短暂　D. 可眩晕发作
E. 恢复后遗留后遗症

46. 最常见的脑血管疾病是
A. 短暂性脑缺血发作　B. 脑血栓形成
C. 脑栓塞　D. 脑出血
E. 蛛网膜下隙出血

47. 脑血栓形成的临床表现不应出现
A. 意识障碍　B. 肢体瘫痪
C. 抽搐　D. 脑膜刺激征
E. 脑脊液正常

48. 重症脑血栓形成急性期康复的重点是
A. 定时评估患者身心状况
B. 查明和干预危险因素
C. 保持瘫痪肢体功能位
D. 进行适当的肢体被动运动
E. 防止并发症

49. 脑血栓形成早期康复应开始于发病的
A. 48 小时内　B. 48 小时后
C. 2 周后　D. 4 周后
E. 12 周后

50. 下列对脑血栓形成急性期的护理措施中错误的是
A. 按危重病期护理
B. 平卧位，头偏向一侧
C. 保持安静，避免搬动
D. 注意保暖
E. 头部置冰袋或冷敷

51. 脑栓塞最常见的病因是
A. 冠心病
B. 亚急性感染性心内膜炎
C. 风心病二尖瓣狭窄合并心房颤动
D. 败血症
E. 气胸

52. 防治脑栓塞的重要环节是
A. 治疗原发病　B. 减轻脑水肿
C. 改善脑血供　D. 保护脑细胞
E. 防治并发症

53. 脑栓塞患者应何时进行功能锻炼
A. 1 周后　B. 2 周后
C. 3 周后　D. 4 周后
E. 2 个月后

54. 急性脑血管疾病中起病最急骤的是
A. 短暂性脑缺血发作　B. 脑血栓形成
C. 脑栓塞　D. 脑出血
E. 蛛网膜下隙出血

55. 脑出血最常见的病因是
A. 高血压脑动脉硬化
B. 脑动脉炎性管壁坏死
C. 脑动脉瘤破裂
D. 动静脉畸形
E. 脑瘤出血

56. 脑出血的预后与下列哪项有关
A. 出血量　B. 并发症严重程度
C. 出血部位　D. 出血量和部位
E. 出血量、部位及并发症严重程度

57. 脑出血最常见的出血部位是
A. 内囊　B. 脑叶
C. 脑桥　D. 小脑
E. 脑室

58. 脑出血最严重的临床类型是
A. 内囊出血　B. 脑叶出血
C. 脑桥出血　D. 小脑出血
E. 脑室出血

59. 脑桥出血的特征性表现是
A. 三偏征　B. 失语
C. 双侧瞳孔呈“针尖样”　D. 共济失调

E. 抽搐

60. 防止脑出血患者出血加重的关键措施是
A. 控制脑水肿 B. 降低血压
C. 止血和凝血 D. 维持生命功能
E. 防治并发症

61. 脑出血最重要的治疗措施是
A. 控制脑水肿 B. 降压治疗
C. 抗生素治疗 D. 给止血剂
E. 给氧

62. 下列对脑出血急性期患者的护理措施中哪项错误
A. 避免搬动
B. 各项操作要轻柔
C. 取侧卧位
D. 头部略低防止脑缺血
E. 液体入量每日不超过 1500ml

63. 对高血压脑出血患者急性期处理的最重要环节是
A. 控制脑水肿,降低颅内压
B. 立即使用止血药
C. 立即使血压下降至正常以下,防止再出血
D. 应用抗生素,防止继发感染
E. 应用镇静药,防止癫痫发作

64. 处于脑出血急性期的患者,定时翻身应注意的最主要的问题是
A. 动作轻柔 B. 保护关节
C. 防止牵动头部 D. 观察受压情况
E. 协助生活护理

65. 蛛网膜下隙出血的主要病因是
A. 高血压和脑动脉硬化
B. 脑动脉炎
C. 血液病
D. 颅内动脉瘤及动静脉畸形破裂
E. 糖尿病

66. 蛛网膜下隙出血最常见的症状是
A. 剧烈头痛 B. 喷射性呕吐
C. 意识模糊 D. 抽搐
E. 肢体活动不灵

67. 蛛网膜下隙出血特征性的体征是
A. 偏瘫 B. 感觉障碍
C. 动眼神经麻痹 D. 脑膜刺激征
E. 病理征阳性

68. 蛛网膜下隙出血最常见的并发症是
A. 迟发性脑血管痉挛 B. 脑积水
C. 心律失常 D. 脑疝
E. 泌尿道感染

69. 蛛网膜下隙出血患者应绝对卧床休息的时间是
A. 1 周 B. 2 周
C. 3 周 D. 4 周
E. 5 周

70. 治疗蛛网膜下隙出血的关键措施是
A. 去除病因
B. 防止继发性脑血管痉挛
C. 控制继续出血
D. 对症治疗
E. 预防复发

71. 病变同侧面部感觉缺失和对侧肢体痛、温觉障碍。此种感觉障碍称之为
A. 末梢型 B. 后根型
C. 节段型 D. 传导束型
E. 交叉型

72. 护理有吞咽障碍的患者进食,不妥的是
A. 患者取坐位、头稍前倾
B. 提供安静的进食环境,进食时不要说话
C. 小口、慢咽,充分咀嚼,尽量自己进食
D. 有面瘫者,宜将食物放在口腔健侧舌根部
E. 进食过程中注意观察有无误吸的表现

73. 截瘫常见于
A. 周围神经病变 B. 内囊出血
C. 脊髓横贯性损害 D. 高颈段病变
E. 肌病

74. 不符合上运动神经元瘫痪的是
A. 病损部位在大脑皮质、内囊、脊髓
B. 无明显的肌萎缩
C. 肌张力降低
D. 腱反射亢进
E. 病理反射阳性

75. 上运动神经元性病变引起的肌肉僵硬、活动受限,其肌张力的变化称为
A. 折刀样强直 B. 不随意运动
C. 共济失调 D. 扭转痉挛
E. 铅管样强直

76. 某患者,高位截瘫,护理评估时不属于上运动神经元瘫表现的是
A. 腱反射亢进 B. 肌张力增高
C. 病理反射阳性 D. 肌萎缩明显
E. 可伴脑膜刺激征

77. 癫痫大发作的临床表现是
A. 意识丧失,四肢抽搐
B. 短暂意识障碍
C. 神志清,阵发性局部肢体抽搐
D. 发作性精神异常和自动症
E. 突发性头痛伴颈强直

78. 下列哪项是诊断癫痫的主要依据
A. 神经系统检查　B. 询问病史
C. 脑电图检查　D. CT 扫描
E. 脑脊液检查

79. 癫痫发作特点不包括
A. 突然性　B. 表演性
C. 间歇性　D. 短暂性
E. 刻板性

80. 癫痫复杂部分性发作的病灶部位多在
A. 颞叶　B. 边缘系统
C. 额叶　D. 枕叶
E. 顶叶

81. 以意识丧失和全身抽搐为特征的癫痫发作是
A. 单纯部分性发作　B. 单纯失神发作
C. 复杂部分性发作　D. 精神运动性兴奋
E. 强直-阵挛发作

82. 癫痫持续状态是指
A. 小发作持续 24 小时以上
B. 大发作持续 24 小时以上
C. 大发作接连发生，间歇期仍处于昏迷状态
D. 癫痫大发作药物控制不良者
E. 短期内小发作接连发生

83. 癫痫患者的用药原则不包括
A. 足量　B. 长期
C. 规则　D. 有选择
E. 单一用药

84. 癫痫全身强直-阵挛发作，应特别强调的处理措施是
A. 把患者送到医院救治
B. 保暖
C. 注射抗癫痫药物
D. 保持呼吸道通畅
E. 及时吸氧

85. 关于癫痫患者长期服药的描述，正确的是
A. 服药量要大
B. 采用顿服法
C. 症状控制后及时停药
D. 最好单一药物治疗
E. 根据病情随时增减药量

86. 癫痫大发作时护理措施错误的是
A. 扶持患者卧倒
B. 解开患者的衣领、衣扣和腰带
C. 在患者上下磨牙间放以纱布包裹的压舌板
D. 按压抽搐肢体
E. 将患者的头部侧向一边

87. 癫痫全面性强直-阵挛发作时，防窒息的护理措施不包括
A. 解开衣领腰带　B. 头低偏向一侧
C. 喂水稀释痰液　D. 托起下颌，舌拉出
E. 吸出口腔液体

88. 关于癫痫持续状态的护理措施，错误的是
A. 静脉注射中枢抑制剂
B. 脱水剂宜快速静脉滴注
C. 高热时用冰水保留灌肠
D. 注意安全，加用床档
E. 给低热量高蛋白饮食

89. 手套、袜套样感觉障碍见于
A. 椎间盘脱出症　B. 多发性神经炎
C. 内囊病变　D. 脑桥损害
E. 脊髓横贯性损害

90. 急性炎症性脱髓鞘性多发性神经病(吉兰-巴雷综合征)患者的首发症状是
A. 面神经麻痹　B. 心律失常
C. 四肢对称性无力　D. 肢体远端感觉异常
E. 呼吸肌麻痹

91. 急性炎症性脱髓鞘性多发性神经病患者脑脊液的特征性改变是
A. 压力增高　B. 蛋白增多
C. 白细胞增多　D. 糖、氯化物降低
E. 蛋白-细胞分离

92. 帕金森病早期的首发症状是
A. 四肢肌强直　B. 下肢肌强直
C. 写字过小症　D. 动作不灵活和震颤
E. 行走呈前冲步态

93. 关于帕金森病患者静止性震颤的叙述错误的是
A. 下肢重于上肢　B. 静止时明显
C. 运动时减轻或暂停　D. 情绪激动时加重
E. 睡眠时完全停止

94. 帕金森病患者在接受左旋多巴及其混合制剂治疗时，不宜同时使用的药物是
A. 维生素 A　B. 维生素 C
C. 维生素 B_6　D. 维生素 B_2
E. 维生素 B_1

95. 治疗帕金森病较为常用的抗胆碱药是
A. 东莨菪碱　B. 山莨菪碱
C. 甲磺酸苯扎托品　D. 苯海索
E. 阿托品

96. 年长儿化脓性脑膜炎最常见的病原菌是
A. 表皮葡萄球菌
B. 流感嗜血杆菌
C. 大肠埃希菌
D. 肺炎链球菌和脑膜炎奈瑟菌

E. 金黄色葡萄球菌

97. 新生儿化脓性脑膜炎最常见的致病菌是
A. 葡萄球菌　B. 流感嗜血杆菌
C. 大肠埃希菌　D. 脑膜炎奈瑟菌
E. 肺炎双球菌

98. 化脓性脑膜炎的病原传播途径主要是
A. 昆虫叮咬　B. 性传播
C. 血液传播　D. 呼吸道传播
E. 接触传播

99. 80%小儿病毒性脑膜脑炎的病原体为
A. 虫媒病毒　B. 肠道病毒
C. 疱疹病毒　D. 脊髓灰质炎病毒
E. 腮腺炎病毒

100. 3岁小儿腰穿部位正确的是
A. 第1～2腰椎间隙　B. 第2～3腰椎间隙
C. 第3～4腰椎间隙　D. 第4～5腰椎间隙
E. 第5～6腰椎间隙

101. 化脓性脑膜炎的脑脊液与结核性脑膜炎的脑脊液最主要的不同点是
A. 细胞数增高　B. 蛋白增高
C. 糖含量降低　D. 外观浑浊甚至脓样
E. 可以检出细菌

102. 确诊化脓性脑膜炎和病毒性脑炎的主要依据是
A. 临床表现　B. 病史
C. 脑超声波检查　D. 脑脊液病原学检查
E. 头部CT

103. 化脓性脑膜炎患儿护理措施哪项是错误的
A. 密切观察病情
B. 定期翻身
C. 病室保持安静
D. 供给充分的营养和水分
E. 惊厥昏迷时采取仰卧位

104. 化脓性脑膜炎患儿临危表现是
A. 高热持续不退　B. 前囟隆起
C. 出现脑疝　D. 频繁惊厥
E. 喷射性呕吐

105. 小儿无热惊厥最常见的原因是
A. 颅内感染　B. 高热惊厥
C. 低钙抽搐　D. 低镁抽搐
E. 癫痫

106. 在处理小儿惊厥发作时,首先应做下列哪项措施
A. 立即转运
B. 立即解松衣领,平卧头侧位
C. 将舌轻轻向外牵拉
D. 手心和腋下放入纱布
E. 立即人工呼吸

107. 小儿惊厥是儿科常见的急症,其发生率是成人的
A. 5～7倍　B. 8～10倍
C. 10～15倍　D. 15～18倍
E. 18～20倍

A_2 型题

108. 患者,男,30岁,在建筑工地上头部跌伤住院,神志不清,不能叫醒,但压迫眶上孔处有皱眉反应,其意识障碍程度可判断为
A. 嗜睡　B. 浅昏迷
C. 深昏迷　D. 淡漠
E. 反应迟钝

109. 患者,女,36岁,来门诊进行体检时,用大头针轻戳患者的皮肤,患者即大声喊叫,此感觉障碍的类型为
A. 感觉减退　B. 感觉倒错
C. 感觉缺失　D. 感觉过敏
E. 感觉异常

110. 患者,男,48岁,外伤后1个月,呼之能睁眼,说话语无伦次,针刺下肢能屈曲。判断该患者的GCS为
A. 10分　B. 9分
C. 8分　D. 7分
E. 6分

111. 患者,女,41岁,外伤后18个月,呼唤、刺痛均不能睁眼,不能发声,针刺下肢无反应。判断该患者的GCS为
A. 0分　B. 1分
C. 2分　D. 3分
E. 4分

112. 患者,男,20岁,因车祸头部撞伤,昏迷20分钟后清醒,2小时后再度昏迷。查体:右侧瞳孔散大,对光反应消失,左侧肢体病理征阳性。该患者最可能是发生了
A. 脑震荡　B. 脑挫裂伤
C. 脑内血肿　D. 右侧硬脑膜外血肿
E. 硬脑膜下血肿

113. 患者,男,20岁,不慎从高处掉下,头部着地,数小时出现头痛、眼睑青紫、鼻孔有血性水样液体流出,最可能的诊断是
A. 颅前窝骨折　B. 颅中窝骨折
C. 颅后窝骨折　D. 鼻骨骨折
E. 面部外伤

114. 患者,女,51岁,从高处坠地,两耳有淡红色血水不断流出、头痛。护理中错误的是
A. 头抬高15°～30°
E. 保持口腔清洁

C. 遵医嘱使用抗生素
D. 用无菌生理盐水冲洗双耳,保持局部清洁
E. 禁用鼻饲

115. 患者,男,28 岁,头部受伤后意识不清约 20 分钟,之后患者出现头痛、恶心、呕吐,追问受伤经过不能记忆,查体无异常。最可能的诊断是
A. 脑震荡 B. 脑挫裂伤
C. 颅骨骨折 D. 硬脑膜外血肿
E. 颅内脓肿

116. 患者,男,42 岁,头部撞伤 3 小时,剧烈头痛,频繁呕吐,脉搏缓慢,呼吸深而慢,收缩压较高。目前最重要的治疗是应用
A. 抗生素 B. 镇痛剂
C. 脱水剂 D. 冬眠药物
E. 糖皮质激素

117. 对颅内压增高患者进行脱水治疗时,20%甘露醇溶液 250ml 静脉滴注的时间是
A. 5～15 分钟 B. 15～30 分钟
C. 30～45 分钟 D. 45～60 分钟
E. 60～90 分钟

118. 患者,女,25 岁,头部外伤 20 小时入院。查体:昏迷,血压升高,呼吸缓慢,脉搏缓慢有力,一侧瞳孔由缩小转为散大。护士应立即作出如下判断,其中不正确的是
A. 患者已有颅内压增高的症状
B. 患者发生了枕骨大孔疝
C. 患者需立即静脉滴注甘露醇
D. 必须立即向医生汇报病情
E. 必须立刻给患者剃头和配血

119. 患者,男,40 岁,头部外伤后昏迷 2 小时,曾呕吐数次。入院测血压 20/10.7kPa(150/80mmHg),脉搏 60 次/分,呼吸 12 次/分。初步诊断"脑挫裂伤",给予非手术治疗。为及时发现小脑幕切迹疝,应重点观察
A. 瞳孔、肢体活动 B. 血压、脉搏、尿量
C. 意识、肌张力 D. 呼吸、体温、血压
E. 压迫眶上孔的反应

120. 患者,男,27 岁,颅脑损伤患者,病情观察时发现其双侧瞳孔大小多变,不等圆,对光反应差。提示
A. 颅内压增高 B. 脑疝
C. 脑干损伤 D. 脑受压
E. 临危状态

121. 患者,男,57 岁,有四肢感觉障碍,其易产生的并发症是
A. 外伤 B. 烫伤
C. 窒息 D. 压疮
E. 感染

122. 患者,女,30 岁,全麻下行开颅手术,术后已清醒,应采取的卧位是
A. 平卧位 B. 半卧位
C. 侧卧位 D. 平卧头偏向一侧
E. 头高斜坡位

123. 患者,女,31 岁,临床诊断为脑震荡,护理评估时除下列哪项外均为其表现
A. 颅内压增高
B. 逆行性健忘
C. 意识障碍不超过 30 分
D. 脑脊液检查无异常
E. 神经系统检查无异常

124. 患者,男,35 岁,车祸致帽状腱膜下血肿,范围较大,处理时应
A. 等待血肿自行消退
B. 无菌操作下穿刺抽血加压包扎
C. 切开清除血肿
D. 切开引流
E. 穿刺抽血注入止血药物

125. 患者,男,19 岁,外伤致头皮损伤,下列哪种常伴有休克和颈椎脱位
A. 帽状腱膜下血肿 B. 骨膜下血肿
C. 头皮裂伤 D. 头皮撕脱伤
E. 头皮血肿

126. 患者,男,39 岁,外伤致硬脑膜外血肿继发昏迷,其发生的主要原因是
A. 脑水肿 B. 血肿形成与发展
C. 脑缺血 D. 脑血管痉挛
E. 脑脊液循环障碍

127. 患者,男,34 岁,车祸致颅脑损伤,患者腰椎穿刺为血性脑脊液,应考虑
A. 硬脑膜外血肿 B. 头皮血肿
C. 脑挫裂伤 D. 脑震荡
E. 头皮撕裂伤

128. 患者,男,44 岁,车祸致意识障碍,护士观察时所采取的错误方法是
A. 检查视盘水肿情况 B. 压迫眶上神经
C. 针刺皮肤 D. 词句性谈话
E. 呼叫患者姓名

129. 患者,男,31 岁,车祸致重症颅脑损伤,急救时首先应采取的措施是
A. 保持呼吸道通畅
B. 检查呼吸、血压、脉搏
C. 检查神志、瞳孔
D. 应用脱水剂

E. 给予止血和抗感染药物

130. 患者，男，22 岁，临床诊断为轻度脑挫裂伤，以下治疗中哪项不妥

A. 保持呼吸道通畅　B. 防治脑水肿
C. 对症治疗　D. 支持疗法
E. 行开颅减压术

131. 患者，男，29 岁，车祸致脑震荡，评估时其典型的临床表现是

A. 逆行性健忘　B. 短暂的意识障碍
C. 脑脊液呈血性　D. 急性颅内压增高
E. 受伤脑部功能区症状和体征

132. 患者，男，30 岁，高处跌下致脑挫裂伤，评估时最突出的临床表现是

A. 逆行性健忘　B. 意识障碍
C. 头痛、呕吐　D. 急性颅内压增高
E. 受伤脑部功能区症状和体征

133. 某脑外伤患者，护士观察时发现双侧瞳孔散大，对光反射消失，眼球固定。提示

A. 动眼神经损伤　B. 小脑损伤
C. 脑干损伤　D. 大脑皮质广泛性损伤
E. 临终前的表现

134. 患者，男，16 岁，车祸致脑损伤，评估时区分原发性损伤和继发性损伤的依据是

A. 生命体征　B. 瞳孔
C. 意识　D. 神经系统症状
E. 脑脊液

135. 患者，女，52 岁，突然晕倒后昏迷约 12 分钟，随即清醒，出现头痛、恶心、呕吐，伴有逆行性健忘，查体无异常，考虑是

A. 颅内血肿　B. 脑内血肿
C. 脑挫裂伤　D. 脑震荡
E. 脑疝

136. 患者，女，52 岁，因头部受伤后 1 小时入院，临床诊断为脑挫裂伤。查体：神志不清，口鼻腔出血且分泌物多，口唇发绀，呼吸困难。患者目前首要的护理问题是

A. 清理呼吸道无效　B. 低效型呼吸型态
C. 体温过高　D. 有受伤的危险
E. 潜在并发症：颅内出血

137. 患者，男，35 岁，高空跌伤后即昏迷，10 分钟后清醒，入院后再度昏迷，右侧瞳孔散大，对光反应迟钝，左侧偏瘫，应考虑

A. 硬脑膜外血肿　B. 颅底骨折
C. 脑震荡　D. 脑干损伤
E. 脑挫裂伤

138. 患者，男，31 岁。因车祸挤压伤入院。第 2 天，患者出现了头痛、头晕、呼吸费力，24 小时尿量 300ml。该患者可能发生了

A. 颅内压增高
B. 急性肾衰竭
C. 心力衰竭
D. 急性呼吸窘迫综合征
E. 多器官功能障碍综合征

139. 患者，男，38 岁。脑外伤术后应用呼吸机支持治疗，血气分析：PaO_2 100mmHg、$PaCO_2$ 20mmHg，pH7.48，HCO_3^- 22mmol/L。该患者最可能是

A. 代谢性酸中毒　B. 代谢性碱中毒
C. 呼吸性酸中毒　D. 呼吸性碱中毒
E. 混合性碱中毒

140. 患者，女，33 岁。因颅脑损伤入院，该患者每日补液量应控制在

A. 总量 500～1000ml，其中生理盐水不超过 500ml
B. 总量 1000～1500ml，其中生理盐水不超过 500ml
C. 总量 1500～2000ml，其中生理盐水不超过 500ml
D. 总量 200～2500ml，其中生理盐水不超过 1000ml
E. 总量 2500～3000ml，其中生理盐水不超过 1000ml

141. 患者，男，41 岁。高位截瘫，护理评估时不属于上运动神经元瘫的是

A. 可伴有脑膜刺激征　B. 腱反射亢进
C. 肌张力增高　D. 病理反射阳性
E. 肌萎缩明显

142. 患者，男，51 岁。脑卒中瘫痪，下列护理措施不妥的是

A. 注意保暖　B. 定时翻身更换体位
C. 防止压疮　D. 预防便秘
E. 使瘫痪肢体保持在解剖位

143. 患者，女，20 岁。头痛 3 个月余，护理评估时下列哪项是错误的

A. 头痛可因功能性因素引起
B. 高血压头痛常呈搏动性
C. 三叉神经痛呈电击样持续性疼痛
D. 蛛网膜下隙出血常有明显头颈部疼痛
E. 脑肿瘤常表现缓慢进行性发展的疼痛

144. 患者，女，40 岁。一侧面颊部反复发作的短暂性剧痛，常自行缓解，医院就诊多次检查，除发现有“触发点”外，无其他神经系统阳性体征，常见于

A. 特发性面神经麻痹　B. 面肌抽搐

C. 三叉神经痛　　D. 典型偏头痛
E. 症状性癫痫

145. 患者,女,33 岁,2 周来,常在刷牙时出现左面颊和上牙部疼痛,每次持续 3～4 分钟,神经系统检查未发现异常,应考虑的诊断是
A. 面神经炎　　B. 三叉神经痛
C. 鼻窦炎　　D. 牙痛
E. 症状性癫痫

146. 患者,男,50 岁,既往体健,近日因寒冷突然出现左侧面部剧痛,医院诊断为三叉神经痛,首选的治疗药物是
A. 阿司匹林　　B. 卡马西平
C. 地西泮　　D. 新斯的明
E. 6-氨基己酸

147. 患者,男,65 岁。1 年内出现 3 次突然说话不流利,每次持续 30 分钟左右,第 3 次发作伴右侧肢体麻木。神经系统检查正常。有动脉硬化病史。最可能的诊断是
A. 癫痫部分性发作　　B. 偏头痛
C. 颈椎病　　D. 顶叶肿瘤
E. 短暂性脑缺血发作

148. 患者,男,56 岁,高血压病史 15 年,上班中出现说话不流利,伴右侧肢体麻木,血压 170/100mmHg,同事将其送往医院治疗,不久症状消失,诊断短暂脑缺血发作,这种发作最常见的病因是
A. 情绪激动　　B. 高血压
C. 饮酒　　D. 吸烟
E. 脑动脉粥样硬化

149. 患者,男,50 岁,诊断为短暂性脑缺血发作,其最常见的症状是
A. 偏瘫　　B. 吞咽困难
C. 交叉性瘫痪　　D. 阵发性眩晕
E. 复视

150. 患者,男,68 岁,就诊前 3 天睡眠中突然失语伴偏瘫,神志欠清,症状持续未缓解。两年来曾有 3 次相似发作,分别持续半小时、1 小时和 2 小时后症状完全消失,首先考虑
A. 短暂脑缺血发作　　B. 癫痫
C. 脑血栓形成　　D. 脑出血
E. 蛛网膜下隙出血

151. 患者,男,62 岁,清晨起床时家人发现其口角歪斜,自述左侧上、下肢麻木,自行上厕所时摔倒。送医院检查,神志清楚,左侧偏瘫,此患者发生的情况最可能的是
A. 脑梗死　　B. 脑挫伤
C. 癫痫　　D. 脑出血
E. 蛛网膜下隙出血

152. 患者,男,68 岁,诊断为脑血栓形成,其最常见的病因是
A. 先天性脑血管畸形　　B. 脑动脉粥样硬化
C. 脑动脉炎　　D. 高血压
E. 结缔组织病

153. 患者,女,70 岁,高血压病史 18 年,糖尿病 12 年,突发右侧肢体无力,说话不流利,逐渐加重 2 日。体检:神志清楚,血压正常,失语,右侧鼻唇沟浅,伸舌右侧,饮水自右侧口角漏出,右侧上下肢肌力 0 级,肌张力低,右下肢病理征阳性。最可能的诊断是
A. 脑膜炎　　B. 脑栓塞
C. 脑出血　　D. 脑血栓形成
E. 蛛网膜下隙出血

154. 患者,男,65 岁,午睡后发现左侧肢体偏瘫,神志清楚,血压 140/90mmHg,做腰穿脑脊液检查正常,初步诊断为
A. 高血压脑病　　B. 脑栓塞
C. 脑血栓形成　　D. 脑出血
E. 蛛网膜下隙出血

155. 患者,男,73 岁,因患脑血栓形成入院,下列哪项护理措施是错误的
A. 平卧位　　B. 注意保暖
C. 避免搬动　　D. 头部冷敷
E. 鼻饲流质

156. 患者,女,68 岁,高血压 16 年,晨起发现右侧肢体瘫痪,当时意识清楚,被家人送往医院治疗。头颅 CT 结果为低密度影,选择溶栓的最佳时间是
A. 发病后 6 小时内　　B. 发病后 5 小时内
C. 发病后 4 小时内　　D. 发病后 3 小时内
E. 发病后 2 小时内

157. 患者,女,40 岁,既往风心病史 14 年,夜间睡眠中突然口角歪斜,口齿不清,左上肢无力 2 天入院,最可能的诊断是
A. 短暂性脑缺血发作　　B. 脑栓塞
C. 脑血栓形成　　D. 脑出血
E. 蛛网膜下隙出血

158. 患者,女,36 岁,洗衣服时突发左侧肢体活动不灵,体检:意识清楚,失语,心律不齐,心率 106 次/分,脉搏 86 次/分,左上肢肌力 0 级,左下肢肌力 2 级,偏身感觉障碍,首先考虑的疾病是
A. 短暂性脑缺血发作　　B. 脑血栓形成
C. 脑栓塞　　D. 脑出血

E. 蛛网膜下隙出血

159. 患者,男,60 岁,饮酒后突然意识丧失,呼吸变深成鼾音,颜面潮红,脉搏慢而有力,颈软,左侧肢体瘫痪,首先考虑

A. 脑出血　　B. 脑血栓形成
C. 脑栓塞　　D. 蛛网膜下隙出血
E. 短暂脑缺血发作

160. 患者,女,67 岁,脑动脉硬化史 10 年,因与家人发生矛盾,突然出现眩晕、枕后痛、呕吐,伴共济失调和眼球震颤,很快出现意识模糊,头颅 CT 显示高密度影,根据临床特点,判断出现部位

A. 内囊　　B. 脑干
C. 小脑　　D. 脑桥
E. 蛛网膜下隙

161. 患者,男,56 岁,有动脉粥样硬化和高血压病史,平时服降压药,一次饱餐回家后出现头痛、头晕、呕吐,不能站立,左侧肢体活动障碍。考虑脑出血可能性较大。鉴别脑出血和脑血栓形成的主要依据是

A. 有无高血压　　B. 有无失语
C. 有无脑水肿　　D. 肢体瘫痪程度
E. 头颅 CT 检查结果

162. 患者,男,61 岁,因脑出血入院,压迫其眶上神经可勉强使其醒来,回答吐字模糊不清,答非所问,很快又再入睡,该患者的意识状态为

A. 深昏迷　　B. 浅昏迷
C. 昏睡　　D. 意识模糊
E. 嗜睡

163. 患者,男,65 岁,高血压病史 12 年。近日中午就餐时突然发生头痛伴频繁呕吐、意识不清,脉搏、呼吸减慢,双侧瞳孔明显不等大,首先考虑

A. 蛛网膜下隙出血　　B. 脑疝形成
C. 高血压危象　　D. 癔症发作
E. 脑血栓形成

164. 患者,男,80 岁。脑出血入院。目前意识不清,频繁呕吐,右侧瞳孔大,血压 206/120mmHg,左侧偏瘫。应禁止使用的护理措施是

A. 绝对卧床休息,头偏一侧,防止窒息
B. 应用脱水剂,降低颅内压
C. 遵医嘱降压,防止进一步出血
D. 置瘫痪肢体功能位,保护关节功能
E. 协助生活护理,采用灌肠法,保持大便通畅

165. 患者,女,69 岁,在家宴请客人时突然跌倒在地,当时意识清醒,自己从地上爬起,后因左侧肢体无力再次跌倒,并出现大小便失禁,随后意识丧失呈嗜睡状态,以脑出血入院,该患者可能出现的并发症是

A. 脑疝形成　　B. 呼吸衰竭
C. 心力衰竭　　D. 肾衰竭
E. DIC

166. 患者,女,48 岁。脑出血入院,入院第 2 天发生颅内压增高,遵医嘱静脉滴注 20%甘露醇 250ml 时应注意

A. 慢　　B. 极慢
C. 一般速度　　D. 快速滴注
E. 按血压高低调节滴注速度

167. 患者,女,79 岁,高血压 20 年,家人探视后出现剧烈头痛、头晕、呕吐,进而意识障碍,血压 210/110mmHg,头颅 CT 显示高密度影,治疗需立刻降颅压和镇静,下列哪种药物禁用

A. 吗啡　　B. 地西泮
C. 甘露醇　　D. 硝苯地平
E. 尼莫地平

168. 患者,60 岁,脑出血入院,入院治疗过程中发生脑疝,其发生与下列哪项无关

A. 用力排便
B. 静脉滴注脱水剂
C. 大量补充葡萄糖生理盐水
D. 腰穿中未测压即放液
E. 痰液阻塞气道导致缺氧加重

169. 患者,女,56 岁。以脑出血入院,经积极治疗 3 天病情有所好转,护士在观察病情时,下列哪种情况提示出血已停止

A. 瞳孔先缩小后散大　　B. 意识障碍变浅
C. 血压继续升高　　D. 呼吸不规则
E. 脉搏变慢

170. 患者,男,71 岁,有高血压病史,在公园运动时突然昏迷 1 小时入院。体检:左侧鼻唇沟变浅,左上、下肢瘫痪,错误的护理措施是

A. 吸氧　　B. 暂禁食
C. 去枕平卧　　D. 留置导尿管
E. 控制液体总入量

171. 患者,男,55 岁,因昏迷伴一侧肢体无力以脑出血入院,经治疗处于康复期,其肢体可移动但不能脱离床面,对该患者肌力的评估是

A. 0 级　　B. 1 级
C. 2 级　　D. 3 级
E. 4 级

172. 患者,男,55 岁,因脑血栓形成瘫痪住院治疗,下列护理措施不妥的是

A. 注意保暖　　B. 预防便秘
C. 防止压疮　　D. 定时翻身更换体位

E. 使瘫痪肢体保持在解剖位

173. 患者，男，38岁，突然出现剧烈头痛，伴喷射性呕吐，很快出现意识模糊，且脑膜刺激征阳性，此患者可能的诊断是
A. 脑出血　B. 蛛网膜下隙出血
C. 脑栓塞　D. 脑血栓形成
E. 脑梗死

174. 患者，女，34岁，既往体健，2小时前提取重物时突然出现剧烈头痛，伴喷射性呕吐，呼吸减慢，心率减慢，血压升高。根据上述表现初步诊断
A. 神经官能症　B. 牵涉性头痛
C. 急性颅脑感染　D. 颅内压增高
E. 脑神经受刺激

175. 患者，男，21岁，突发头部剧烈疼痛伴呕吐，入院诊断蛛网膜下隙出血，最主要的体征是
A. 瘫痪
B. 短暂意识障碍
C. 出现明显脑膜刺激征
D. 出现病理反射
E. 一侧动眼神经麻痹

176. 患者，男，28岁，突发剧烈头痛，伴频繁呕吐，继之神志不清。体检：体温36℃，颈强直，肢体未见瘫痪，最可能的诊断是
A. 脑出血　B. 脑肿瘤
C. 脑栓塞　D. 脑血栓形成
E. 蛛网膜下隙出血

177. 患者，男，32岁。患蛛网膜下隙出血，经治疗2周病情好转，突然不明原因病情恶化，出现意识障碍伴偏瘫、失语。最可能发生的情况是
A. 继发脑出血　B. 蛛网膜下隙再出血
C. 迟发性脑血管痉挛　D. 正常颅压脑积水
E. 脑疝

178. 患者，男，18岁，运动中突然感头部剧痛，随即入院求治，疑诊蛛网膜下隙出血，除哪项外均是蛛网膜下隙出血的典型表现
A. 脑脊液呈血性　B. 偏瘫
C. 短暂意识丧失　D. 颈项强直
E. 突发剧烈头痛伴呕吐

179. 患者，男，30岁。因突然头痛、呕吐、脑膜刺激征阳性入院，初诊蛛网膜下隙出血。病因诊断主要依靠
A. 脑脊液检查　B. CT检查
C. MRI检查　D. 脑血管造影
E. 脑超声检查

180. 患者，女，39岁，突发剧烈头痛，伴喷射性呕吐，很快出现意识模糊，且脑膜刺激征阳性，诊断蛛网膜下隙出血，主要治疗措施是
A. 手术治疗　B. 止血治疗
C. 营养治疗　D. 抗凝治疗
E. 脱水降低颅压

181. 患者，男，20岁，学生，未进早餐，上课中突然意识丧失，全身抽搐，口吐白沫并伴尿失禁。应首先考虑
A. 癔症　B. 药物中毒
C. 癫痫大发作　D. 脑出血
E. 脑血栓形成

182. 患者，23岁，原发性癫痫，其大发作时，下列哪项不是全身性强直-阵挛发作的表现
A. 尖叫一声倒地　B. 全身肌肉强直收缩
C. 小便失禁　D. 瞳孔缩小
E. 双眼上翻

183. 患儿，男，9岁，在做作业时突然中断、发呆，手中铅笔落地，约10秒后又能继续做作业。近来连续发作，1周内发作4次，但对每次发作均无记忆，最可能的诊断是
A. 癫痫失神发作
B. 肌阵挛发作
C. 无张力发作
D. 癫痫精神运动性发作
E. 癫痫单纯部分性发作

184. 患儿，女，10岁，最近半年来经常出现发作性肢体抽搐，怀疑是癫痫，最好选择哪种检查
A. 头颅CT　B. 脑电图检查
C. 脑脊液检查　D. 头颅X线检查
E. 神经系统检查

185. 患者，男，30岁，有癫痫大发作的病史，今晨起有多次抽搐发作，间歇期意识模糊，大小便失禁，中午来院急诊，紧急处理措施是
A. 鼻饲抗癫痫药
B. 肌内注射苯巴比妥
C. 静脉推注地西泮
D. 20%甘露醇静脉滴注
E. 0.1%水合氯醛保留灌肠

186. 患者，男，30岁，癫痫持续发作入院，经治疗后症状控制，准备出院，对其健康教育错误的是
A. 坚持服药3～5年
B. 戒烟、戒酒
C. 长期坚持游泳等体育锻炼
D. 禁止驾驶
E. 建筑工、电工等危险职业须改行

187. 患者，男，17岁，2周前感冒，3天前出现下肢软弱无力，迅速发展到小腿。查体：双下肢肌张力

减退，跟腱反射消失，感觉麻木的平面升至膝关节。脑脊液检查：蛋白 0.6g/L，细胞计数 2×10^6/L。诊断为

A. 重症肌无力　　B. 脊髓灰质炎
C. 末梢神经炎　　D. 周期性麻痹
E. 急性炎症性脱髓鞘性多发性神经病

188. 患者，女，22 岁，临床诊断为急性炎症性脱髓鞘性多发性神经病，其最主要危险是

A. 肺部感染　　B. 呼吸肌瘫痪
C. 心力衰竭　　D. 消化道出血
E. 脑神经损害

189. 患者，男，15 岁，突然高热、昏迷 2 小时，入院后检查发现脑脊液蛋白-细胞分离，此现象是指

A. 蛋白减少，细胞数减少
B. 蛋白减少，细胞数增加
C. 蛋白正常，细胞数明显增加
D. 蛋白明显增高，细胞数减少
E. 蛋白明显增高，细胞数正常

190. 患者，女，15 岁，头痛、流涕、咽痛已 1 周，自觉四肢手足感觉减退，活动无力，自远端向近端扩展，伴吞咽和呼吸困难入院。目前最重要的护理措施是

A. 按摩四肢，促进血液循环
B. 观察瘫痪的发展情况
C. 保持呼吸道通畅，准备安置呼吸机
D. 补充营养，鼻饲流质饮食
E. 防止冻、烫伤

191. 护士巡视病房，发现一位急性炎症性脱髓鞘性多发性神经病的患者出现发绀，呼吸明显费力、变浅慢，考虑发生了呼吸肌麻痹，此时最重要的抢救措施是

A. 配合医生气管切开或插管，使用呼吸机
B. 口对口人工呼吸
C. 及时吸痰
D. 高流量吸氧
E. 静脉注射呼吸兴奋剂

192. 患者，男，55 岁。患帕金森病 3 年，一直接受左旋多巴治疗。近几日来，出现精神症状、不自主运动，每日多次突然波动于严重运动减少和缓解而伴异动、出现每次服药后药物的作用时间逐渐缩短。临床考虑为多巴胺替代药物治疗的神经系统副作用。宜采取的治疗是

A. 减少多巴胺替代药物的单剂量
B. 停用多巴胺替代药物
C. 改用多巴胺受体激动剂
D. 延长多巴胺替代药的给药时间
E. 改用复方多巴制剂美多巴

193. 某婴儿，化脓性脑膜炎，评估时颅内压增高的体征是

A. 颈抵抗
B. 剧烈头痛
C. 喷射性呕吐
D. 前囟饱满，颅缝增宽
E. 布鲁津斯基征和凯尔尼格征阳性

194. 某患儿，6 岁，化脓性脑膜炎，护理评估时脑脊液检查结果，下列哪一项不妥

A. 压力升高
B. 白细胞明显升高
C. 糖及氯化物含量升高
D. 蛋白含量升高，糖含量降低
E. 涂片革兰染色可以查到致病菌

195. 某患儿，以高热急诊入院，护理评估时发现偏瘫、小脑共济失调等局限性神经系统体征，其可能是

A. 化脓性脑膜炎　　B. 结核性脑膜炎
C. 病毒性脑膜炎　　D. 病毒性脑炎
E. 新生儿化脓性脑膜炎

196. 患儿，男，8 个月，左耳流脓 2 天后出现高热、抽搐 2 次。查体：左外耳道牵涉性疼痛，前囟紧张，脑膜刺激征阳性，最可能的诊断为中耳炎合并

A. 化脓性脑膜炎　　B. 病毒性脑炎
C. 脑脓肿　　D. 高热惊厥
E. 败血症

197. 小儿，男，3 个月，体检提示腹壁反射、提睾反射未引出，双侧巴宾斯基征阳性，应属于

A. 正常
B. 发育迟缓
C. 中枢神经系统感染
D. 需报告医生查找原因
E. 口服促进脑细胞代谢的药物

198. 患儿，3 岁，化脓性脑膜炎。入院后出现意识不清，呼吸不规则，两侧瞳孔不等大，对光反射迟钝。该患儿可能出现的并发症是

A. 脑积水　　B. 脑疝
C. 脑脓肿　　D. 脑神经损伤
E. 脑室管膜炎

199. 患儿，男，8 个月，确诊化脓性脑膜炎，按医嘱静脉滴注 20%甘露醇，下列措施不妥的是

A. 用药前检查药物有无结晶
B. 缓慢静推或快速滴注
C. 不与其他药物混合使用
D. 勿将药液漏到血管外
E. 若药物中有结晶需加碱性液使其溶化

200. 患儿，男，10 岁，颅内压增高，遵医嘱静脉滴注 20%甘露醇溶液，其护理不妥的是
A. 每次用药前检查药物是否结晶
B. 可以同生理盐水混合滴入
C. 注射时防止药物外渗
D. 调整输液速度，使药液在 30 分钟内进入体内
E. 甘露醇能起到利尿、脱水、降颅压的作用

201. 患儿，男，2 岁，因发热、头痛、呕吐、烦躁入院，诊断为化脓性脑膜炎。其不正确的护理措施是
A. 保持室内安静，避免刺激
B. 严密观察患儿生命体征及瞳孔的变化
C. 给予 20%甘露醇，降低颅内压
D. 为防止患儿呕吐，应减少患儿食物的摄入
E. 记录 24 小时出入量，防止体液不足

202. 患儿，10 个月，因发热、头痛、呕吐以惊厥入院。入院后经腰穿脑脊液检查诊断为化脓性脑膜炎。下列护理措施中处理不当的是
A. 每日供给足够的热量和水分
B. 病室保持安静
C. 及时处理高热和惊厥
D. 及早选用有效的抗生素治疗
E. 必要时抽放脑脊液

203. 患儿，1 岁，因高热惊厥入院。治疗 1 周痊愈出院，出院前对其家长健康教育的重点是
A. 合理喂养的方法　B. 体格锻炼的方法
C. 惊厥预防及急救措施　D. 预防接种的时间
E. 小儿体检的时间

204. 患儿，2 岁，惊厥反复发作入院。为防止该患儿惊厥时外伤，以下处理哪项错误
A. 将纱布放在患儿的手中
B. 移开床上一切硬物
C. 用约束带捆绑四肢
D. 床边设置防护栏
E. 压舌板裹纱布置上下磨牙之间

205. 患儿，男，8 个月，牛乳喂养，未添加辅食，因惊厥 2 次来院就诊。查体：体温 36.7℃，方颅，心肺(一)，肝脾未及，前囟未闭，平软。其惊厥最可能的诊断是
A. 癫痫发作　B. 低钙惊厥
C. 高热惊厥　D. 中毒性脑病
E. 低血糖反应

A_3/A_4 型题

(206～208 题共用题干)

患者，男，25 岁，因车祸致头部受伤，伤后当即昏迷半小时，清醒后自诉头痛，伴呕吐，右上肢肌力 2 级；脑脊液检查有红细胞，CT 扫描见左顶叶低密度灶，其中有散在点状高密度影。

206. 根据患者目前的表现最可能的诊断是
A. 脑震荡　B. 脑挫裂伤
C. 脑干损伤　D. 颅内血肿
E. 弥漫性轴索损伤

207. 目前关键的处理措施是
A. 卧床休息　B. 营养支持
C. 应用抗生素　D. 防止脑水肿
E. 床头抬高 15°～30°

208. 目前患者病情观察的重点在于及时发现
A. 感染　B. 压疮
C. 呼吸道梗阻　D. 水、电解质紊乱
E. 颅内压增高、脑疝

(209、210 题共用题干)

患者，男，30 岁，头部外伤后昏迷 2 小时，曾呕吐数次，入院时测血压 150/80mmHg，心率 60 次/分，呼吸 12 次/分，考虑“脑挫裂伤”，给予非手术治疗。

209. 降低颅内压的主要措施是
A. 床头抬高 15～30cm
B. 限制每日输液量
C. 按时使用甘露醇
D. 吸氧、物理降温
E. 保持呼吸道通畅

210. 为及时发现小脑幕切迹疝，应重点观察
A. 瞳孔、肢体活动　B. 血压、脉搏、尿量
C. 意识、肌张力　D. 呼吸、体温、血压
E. 压迫眶上孔的反应

(211、212 题共用题干)

患者，男，17 岁，从高墙上摔下，后枕部着地后，意识障碍约 20 分钟并伴有呕吐，清醒后有逆行性健忘。

211. 该患者可能的诊断是
A. 脑震荡　B. 脑挫裂伤
C. 颅内血肿　D. 脑干损伤
E. 脑水肿

212. 下列处理措施哪项不妥
A. 卧床休息　B. 应用镇静药物
C. 继续观察病情　D. 应用吗啡止痛
E. 有颅内压增高表现时应用脱水药

(213、214 题共用题干)

患者，男，37 岁，头部被木棒击伤后持续昏迷 2 小时，体温升高，瞳孔改变，呼吸不畅，喷射性呕吐。

213. 对该患者的护理措施哪项不妥
A. 进行人工冬眠
B. 应用脱水药物
C. 保持呼吸道通畅
D. 如有脑疝发生应手术开颅减压

E. 应紧急行磁共振检查，以明确诊断

214. 治疗呼吸道梗阻最有效的措施是

A. 通过鼻腔、口腔吸痰

B. 鼻腔置管给予氧气吸入

C. 行气管插管

D. 从口腔行气管插管

E. 用开口器侧卧位引流

（215、216 题共用题干）

患者，男，40 岁，头部受伤 2 天入院。诊断为脑干损伤。医嘱：冬眠合剂Ⅰ号（异丙嗪 50mg，氯丙嗪 50mg，哌替啶 100mg）适量加入 10%的葡萄糖溶液 250ml 中持续静脉滴注，持续物理降温。

215. 护士对该患者采取了以下护理措施，其中不正确的是

A. 静脉用药前测量生命体征

B. 留置导尿管

C. 保持肛温在 32℃～34℃

D. 腋窝、腹股沟等处放置冰袋，然后静脉给药

E. 用药期间每 1～2 小时测量生命体征

216. 护理查房时提问："这种治疗可能有什么并发症"，以下回答不正确的是

A. 低血压　　B. 脑损害

C. 压疮　　D. 肺炎

E. 体液失衡

（217～220 题共用题干）

患者，男，30 岁，因交通事故致头部受伤，当即出现昏迷，3 小时后收治入院，患者仍处于持续昏迷状态，对刺痛有睁眼和躲避反应，只能发声，剧烈呕吐 2 次，查体见视盘水肿，血压升高，脉搏缓慢有力，呼吸深慢。

217. 该患者最可能的诊断是

A. 脑震荡　　B. 脑挫裂伤

C. 硬膜外血肿　　D. 硬膜下血肿

E. 脑内血肿

218. 该患者的格拉斯哥昏迷计分

A. 5 分　　B. 6 分

C. 7 分　　D. 8 分

E. 9 分

219. 下列哪项护理问题与该患者无关

A. 疼痛　　B. 清理呼吸道无效

C. 意识障碍　　D. 有发生脑疝的危险

E. 营养失调：低于机体需要量

220. 对该患者采取的主要救治措施是

A. 脱水疗法　　B. 紧急手术

C. 补充血容量　　D. 保持呼吸道通畅

E. 严密观察生命体征和瞳孔变化

（221、222 题共用题干）

患者，男，20 岁，因骑摩托致头部外伤昏迷 2 小时入院，护理评估时发现一侧瞳孔散大，头颅 CT 提示硬膜下血肿。

221. 对该患者的处理正确的是

A. 观察瞳孔　　B. 立即术前准备

C. 20%甘露醇静脉滴注　D. 保守治疗

E. 留置尿管

222. 上述处理的依据是

A. 脑疝形成　　B. 硬膜下血肿形成

C. 患者年轻，以免耽误　D. 家属要求积极治疗

E. 以上均对

（223～225 题共用题干）

患者，男，28 岁，车祸致头部外伤 3 小时入院，头颅 CT 示右枕骨凹陷性骨折。

223. 患者早期最易发生的是

A. 颞叶沟回疝　　B. 枕骨大孔疝

C. 大脑镰下疝　　D. 运动性失语

E. 偏瘫

224. 10 天后患者双眼视力减弱，腰穿提示颅内压 260mmH_2O，其原因考虑为

A. 视盘水肿　　B. 视神经损伤

C. 眼底出血　　D. 硬膜外血肿

E. 硬膜下血肿

225. 该患者最佳的治疗方法是

A. 凹陷性骨折清除或整复术

B. 视神经减压术

C. 硬膜外血肿清除术

D. 硬膜下血肿清除术

E. 保守治疗

（226、227 题共用题干）

患者，男，60 岁，因头痛、头晕、右半肢体麻木无力 2 月，呕吐 2 日入院。护理评估：神志清晰，血压正常，眼底视盘模糊不清，视盘水肿。右面部感觉减退，右侧肢体不完全瘫痪，右侧病理反射阳性。头颅 CT 检查发现颅内有占位性病变。

226. 应首先考虑的诊断是

A. 慢性硬脑膜下血肿　B. 急性硬脑膜下血肿

C. 颅内肿瘤　　D. 脑出血

E. 脑脓肿

227. 此时最有效的治疗措施是

A. 过度换气　　B. 使用脱水药

C. 持续腰穿引流　　D. 开颅病灶切除

E. 去骨片减压术

（228～234 题共用题干）

患者，男，54 岁，头痛 3 个月，多于清晨出现，多次

出现癫痫发作，经检查诊断为颅内占位性病变，拟行开颅手术。

228. 颅内压增高的主要表现是
A. 头痛、呕吐、偏瘫
B. 头痛、呕吐、食欲下降
C. 头痛、呕吐、感觉障碍
D. 头痛、抽搐、血压增高
E. 头痛、呕吐、视盘水肿

229. 为明确诊断，首选的检查是
A. 腰穿　B. 脑超声
C. 胸部 CT　D. 脑血管造影
E. 头部 CT 或 MRI

230. 患者出现便秘时，不正确的处理方法是
A. 局部按摩　B. 使用开塞露
C. 使用缓泻剂　D. 用肥皂水灌肠
E. 鼓励患者多吃蔬菜水果

231. 入院第 3 天，患者出现剧烈头痛、频繁呕吐，烦躁不安，右侧瞳孔散大，左侧肢体肌力减退，病理征阳性。此时患者可能出现了
A. 右侧颞叶疝　B. 左侧颞叶疝
C. 大脑镰下疝　D. 枕骨大孔疝
E. 高血压危象

232. 此时首要的护理措施是
A. 吸氧　B. 使用脱水剂
C. 保持呼吸道通畅　D. 密切观察病情
E. 立即进行术前准备

233. 遵医嘱给予 20%甘露醇 250ml 静脉滴注，每分钟至少需滴入
A. 150 滴　B. 125 滴
C. 100 滴　D. 80 滴
E. 60 滴

234. 医生在手术中放置了脑室引流管，术后引流管护理，不妥的是
A. 妥善固定引流管
B. 引流管开口高于侧脑室平面 15cm
C. 定时无菌生理盐水冲洗
D. 观察并记录引流液的量和性状
E. 每日引流量以不超过 500ml 为宜

(235、236 题共用题干)

患者，女，35 岁，近 1 个月来，刷牙时常出现右上牙部及面部电击样疼痛，每次持续 5～10 秒，神经系统检查无阳性体征。

235. 首先考虑的诊断是
A. 牙痛　B. 癫痫
C. 鼻窦炎　D. 面神经痛
E. 三叉神经痛

236. 原发性三叉神经痛的治疗应首选
A. 氯硝西泮　B. 苯妥英钠
C. 卡马西平　D. 神经阻断术
E. 纯乙醇注射

(237～241 题共用题干)

患者，女，67 岁，因一侧肢体无力伴失语 2 日入院。护理评估发现偏瘫，肌力为 0 级，诊断为脑血栓形成。

237. 脑血栓形成最重要的病因是
A. 高血压　B. 高血脂
C. 糖尿病　D. 脑血管畸形
E. 脑动脉粥样硬化

238. 脑血栓形成常在下列哪种情况下发病
A. 血压上升时　B. 情绪激动时
C. 剧烈运动时　D. 遇风寒降温时
E. 睡眠时间过长

239. 对该患者护理不正确的是
A. 观察受压部位皮肤　B. 勿搬动瘫痪肢体
C. 定时翻身拍背　D. 鼓励咳嗽排痰
E. 鼓励多饮水

240. 下列护理措施哪项不妥
A. 用热水袋保暖
B. 温水擦浴
C. 定时翻身、更换体位
D. 床上不要摆放锐利用具
E. 床褥平整、柔软

241. 该瘫痪患者的护理措施不正确的是
A. 注意观察并防止压疮发生
B. 早期使用留置尿管
C. 瘫痪肢体保持在功能位
D. 加强心理护理
E. 防止便秘

(242～246 题共用题干)

患者，男，67 岁，司机，吸烟、饮酒 35 年，患高血压病 20 年，昨日与人吵架后突然倒地，呼之不应，护理评估发现一侧上下肢瘫痪，同侧口角下垂，昏迷。

242. 该患者初步诊断为
A. 小脑出血　B. 丘脑出血
C. 内囊出血　D. 桥脑出血
E. 脑室出血

243. 脑出血血管破裂最常见的是
A. 椎动脉　B. 豆纹动脉
C. 大脑前动脉　D. 基底动脉
E. 大脑中动脉皮质支

244. 与脑出血诱发因素无关的是
A. 酗酒　B. 情绪激动

C. 活动过多　　D. 血流缓慢
E. 用力排便

245. 护士评估病情后提出的护理诊断哪项不妥
A. 昏迷　　B. 有误吸的危险
C. 急性意识障碍　　D. 有感染的危险
E. 有皮肤完整性受损的危险

246. 经抢救转危为安，患者苏醒后，关于饮食哪项不正确
A. 发病后可暂禁饮食 12 小时左右
B. 24 小时可鼻饲流质
C. 有呛咳者宜喂流质饮食
D. 喂食前后使患者保持一定时间坐姿
E. 康复期喂食时应将食物送至健侧近舌根处

（247～251 题共用题干）

患者，男，24 岁，从事电脑软件开发工作，病前 2 天加班熬夜，1 天前感剧烈头痛，随即倒地，急诊送住院。护理体检：浅昏迷，血压 140/90mmHg，脑膜刺激征阳性，疑诊蛛网膜下隙出血。

247. 青少年人群蛛网膜下隙出血最常见的病因是
A. 脑血管畸形
B. 脑底动脉瘤
C. 脑动脉硬化
D. 先天性颅内动静脉瘘
E. 脊髓或椎管内动脉瘤

248. 下列哪种检查对确诊该病最有价值
A. 腰穿脑脊液　　B. 头颅摄片
C. 头颅 CT　　D. 脑血管造影
E. 神经系统检查

249. 嘱咐该患者安静卧床的时间一般需要
A. 5 天　　B. 1 周
C. 2 周　　D. 3 周
E. 4 周

250. 下列哪项护理措施对该患者不适用
A. 绝对安静卧床 4 周以上
B. 头部略抬高，偏向一侧
C. 及时清除口腔分泌物和呕吐物
D. 为防止呕吐引起误吸，暂禁食 12 小时
E. 为预防压疮，应每 2 小时翻身 1 次

251. 康复期护士对该患者进行健康指导，告知有效防止再次出血的方法是
A. 寻找病因，如动脉瘤或血管畸形等，争取手术切除
B. 注意维持血压在正常范围内
C. 安静卧床为主
D. 保持大便通畅
E. 禁忌体力活动

（252、253 题共用题干）

患者，男，73 岁，某日玩麻将时极度兴奋，随即失语，跌倒在地，立即送医院，入院检查，神志不清，口内涎沫，血压 200/100mmHg，大小便失禁，口角向右歪斜，双目凝视，右侧肢体瘫痪，有颈抵抗。

252. 首先考虑的诊断是
A. 脑出血　　B. 癫痫脑梗死
C. 脑肿瘤　　D. 高血压脑病
E. 高血压危象

253. 经检查诊断为脑桥出血，脑桥出血不会出现下列哪项
A. 深昏迷　　B. 体温不升
C. 交叉性瘫痪　　D. 呼吸节律改变
E. 双侧瞳孔极度缩小

（254、255 题共用题干）

患者，女，28 岁，跳舞时突发颈枕部剧烈疼痛，呕吐，一度意识不清，醒后仍诉头痛难忍。护理评估：右侧眼睑下垂，右瞳孔散大，颈抵抗，凯尔尼格征阳性，无肢体瘫痪。

254. 该患者最可能的诊断是
A. 急性脑膜炎　　B. 脑出血
C. 脑血栓形成　　D. 脑栓塞
E. 蛛网膜下隙出血

255. 为缓解头痛，需绝对卧床休息
A. 1 周　　B. 2～3 周
C. 3～4 周　　D. 4～6 周
E. 6～8 周

（256、257 题共用题干）

患者，女，55 岁，高血压病史 10 余年。因用力大便时突发头痛、偏瘫 4 小时伴呕吐 2 次入院。体检：血压 192/104mmHg，左侧上、下肢瘫痪，肌力为 0 级，肌张力低下。左侧偏身痛觉减退。

256. 最有诊断价值的辅助检查是
A. 脑电图检查　　B. 肌电图检查
C. 头颅 X 线摄片　　D. 头颅 CT
E. 脑组织活检

257. 下列哪项治疗不适用于该患者
A. 大量静滴葡萄糖液，维持高水平血糖，降低颅内压
B. 平稳控制血压
C. 保持呼吸道畅通
D. 请神经外科会诊，协助治疗
E. 保持大便通畅

（258～265 题共用题干）

患者，男，75 岁，高血压病史 16 年，今晨因发怒时感到眩晕，随即跌倒在地，不省人事。护理体检：浅昏

迷，右侧偏瘫，血压 210/130mmHg。

258. 该患者初步诊断为
A. 肝性脑病　B. 高血压脑病
C. 脑出血　D. 脑血栓形成
E. 蛛网膜下隙出血

259. 该患者诊断为内囊出血，其典型的“三偏征”是指
A. 口角偏、伸舌偏、偏瘫
B. 口角偏、伸舌偏、抬眼偏
C. 偏瘫、偏身麻木、偏身疼痛
D. 偏瘫、偏身感觉障碍、对侧同向偏盲
E. 偏侧面瘫、偏侧肢体瘫、偏侧感觉障碍

260. 护理该患者下列哪项不妥
A. 头置冰袋
B. 平卧位头部略抬高
C. 保持呼吸道通畅
D. 迅速将血压控制在正常以下
E. 急性期暂时不要搬动肢体

261. 护士护理脑出血患者时动作须轻柔，其目的是
A. 可预防压疮　B. 使患者舒适
C. 减少情绪波动　D. 避免脑出血加重
E. 防止损伤皮肤黏膜

262. 护士发现患者昏迷程度加深，出现呼吸变慢、不规则，瞳孔不等大，应首先考虑
A. 窒息　B. 脑疝
C. 休克　D. 心室颤动
E. 呼吸衰竭

263. 脑疝前驱症状一般不包括
A. 体温上升　B. 呕吐频繁
C. 脉搏变慢　D. 意识障碍加深
E. 呼吸变慢而深

264. 目前宜静脉快速给予减轻脑水肿的药物，效果最好的是
A. 呋塞米　B. 地塞米松
C. 20%甘露醇　D. 25%山梨醇
E. 50%葡萄糖

265. 在脑出血患者康复指导时，护士应告知患者最重要的促发因素是
A. 肥胖　B. 吸氧
C. 高血压　D. 高血脂
E. 高盐饮食

（266～269 题共用题干）

患者，男，20 岁，受凉感冒后 1 周出现四肢无力伴感觉障碍入院，考虑急性炎症性脱髓鞘性多发性神经病。

266. 对其病因研究目前认为最主要的是
A. 中毒引起
B. 神经根受到压迫
C. 病毒感染破坏周围神经
D. 细菌感染侵犯周围神经
E. 周围神经自身免疫性炎症

267. 该病最具特征性的临床表现是
A. 肢体远端无力　B. 双侧面瘫
C. 吞咽困难　D. 构音障碍
E. 四肢对称性迟缓性瘫痪

268. 该病瘫痪属于下运动神经元瘫，患者一般不会出现下列哪项体征
A. 病理反射阳性　B. 肌张力降低
C. 腱反射减弱　D. 有肌肉萎缩
E. 瘫痪分布以外周肌群为主

269. 护理观察提示患者病情危重的是
A. 脉搏增快　B. 呼吸困难
C. 吞咽困难　D. 腱反射消失
E. 下肢为完全性瘫痪

（270～272 题共用题干）

患者，男，23 岁，在校大学生。上午第 2 节课时突然倒地，意识丧失，全身抽搐，口吐白沫，尿失禁。约 15 分钟后逐渐清醒，对所发生的事情全无记忆。

270. 该患者最可能的诊断是
A. 低血糖昏迷　B. 癔症
C. 晕厥　D. 癫痫
E. 短暂性脑缺血发作

271. 发作时不正确的护理措施是
A. 使患者就地平卧
B. 磨牙间塞入牙垫
C. 用力按压肢体，制止抽搐发作
D. 不喂食、喂水
E. 移去身边危险物品

272. 发作后患者最可能的心理反应是
A. 焦虑　B. 兴奋
C. 恐惧　D. 紧张
E. 自卑

（273～275 题共用题干）

患者，男，13 岁，因颅脑外伤引起脑出血，遗留后遗症，出现癫痫反复发作。

273. 护士告知患者及其家属应避免下列各种诱因，哪项应除外
A. 高热　B. 睡眠不足
C. 饥饱不均　D. 精神刺激
E. 参加各种集体活动

274. 选择应用抗癫痫药物种类主要是根据
A. 发作年龄　B. 发作类型
C. 发作频率　D. 疾病原因

E. 脑电图异常的程度

275. 癫痫用药的注意事项,下列哪项是错误的
A. 从小剂量开始逐渐加量
B. 用药无效者应立即停药,改用另一种
C. 达疗效后不应马上停药
D. 服完规定的疗程后可缓慢减量
E. 停药须遵医嘱

(276～283 题共用题干)

患者,男,21 岁,在校大学生。在宿舍连续熬夜上网两天,突感不适,尖叫一声倒地,出现四肢及全身抽搐,口吐白沫,同学立即叫来校医救护人员,诊断为癫痫强直-阵挛发作。

276. 癫痫强直-阵挛发作的特点是
A. 短暂意识障碍
B. 个别肢体抽搐
C. 意识丧失及全身抽搐
D. 全身抽搐、无意识障碍
E. 突然中止活动,呆坐不动

277. 现场救护措施中错误的是
A. 扶持患者就地平卧,避免跌伤
B. 松解领扣腰带
C. 头偏向一侧以保持呼吸道通畅
D. 按压肢体使其保持不动
E. 严密观察意识和瞳孔的变化

278. 本病最具特征性的检查是
A. 头颅 CT　　B. 头颅磁共振
C. 脑电图　　D. 生化检查
E. 脑脊液检查

279. 患者入院后,护士在护理该患者时,操作不正确的是
A. 安置患者侧卧位
B. 注意保持呼吸道通畅
C. 牙垫塞入上下门齿之间
D. 不勉强喂饮食
E. 严禁使用口表测试体温

280. 该患者入院后,持续 2 小时未停止抽搐,怀疑为癫痫持续状态。下列哪项不属于癫痫持续状态的特点
A. 抽搐间歇期意识清楚　B. 抽搐反复发作
C. 伴脑水肿　　D. 伴酸中毒
E. 伴高热

281. 该患者如出现癫痫持续状态,护士首先应该做的是
A. 吸氧
B. 床旁加设防护栏
C. 使用脱水剂防止脑水肿
D. 关节、骨突处用棉垫保护
E. 遵医嘱抗惊厥药物静脉缓慢注射

282. 控制癫痫持续状态,静脉注射的首选药物是
A. 地西泮　　B. 扑痫酮
C. 卡马西平　　D. 苯妥英钠
E. 苯巴比妥钠

283. 癫痫发作时,不恰当按压抽搐中的肢体,容易发生
A. 刺激引起持续抽搐　B. 骨折或关节脱位
C. 肌腱撕裂伤　　D. 疼痛加重
E. 坠床

(284、285 题共用题干)

患儿,女,9 个月。患化脓性脑膜炎,护士巡视时发现患儿出现喷射性呕吐、烦躁不安、惊厥,有颅内压增高的可能。

284. 此时应给予的护理措施是
A. 输液速度宜慢、量宜少
B. 保持安静,平卧位
C. 腰椎穿刺,放出脑脊液
D. 加快输液速度,防止休克
E. 各项护理操作分开进行

285. 首选的脱水剂是
A. 呋塞米　　B. 20%甘露醇
C. 50%葡萄糖　　D. 地塞米松
E. 50%甘油口服

(286～288 题共用题干)

患儿,男,8 岁。因头痛、发热、颈强直入院,入院后 1 小时出现全身抽搐,意识丧失,初步诊断为化脓性脑膜炎。

286. 该患儿首要的护理问题是
A. 体温升高　　B. 疼痛
C. 有体液不足的危险　D. 急性意识障碍
E. 调节颅内压能力下降

287. 确诊化脓性脑膜炎的主要依据是
A. 病史　　B. 临床表现
C. 脑超声波检查　　D. 脑脊液病原学检查
E. 头颅 CT

288. 典型的化脓性脑膜炎的脑脊液改变是
A. 细胞数增高、蛋白增高、糖增高
B. 细胞数增高、蛋白增高、糖正常
C. 细胞数增高、蛋白正常、糖增高
D. 细胞数正常、蛋白增高、糖下降
E. 细胞数增高、蛋白增高、糖下降

(289～291 题共用题干)

患儿,男,10 个月,因发热、喷射性呕吐、前囟饱满入院。诊断为化脓性脑膜炎。

289. 引起本病的主要传播途径是
  A. 呼吸道分泌物或飞沫传播
  B. 接触性传播
  C. 昆虫传播
  D. 血液传播
  E. 以上都不是
290. 本病最易出现的并发症是
  A. 脑疝　　B. 脑积水
  C. 智力低下　　D. 水、电解质紊乱
  E. 硬脑膜下积液
291. 对该患儿的处理，正确的是
  A. 保持安静，头侧位以防窒息
  B. 硬脑膜下穿刺时应侧卧位，固定头部
  C. 重症患儿输液速度宜快，防止休克
  D. 颅压高时应适当放出脑脊液
  E. 硬脑膜下积液者可穿刺放液，每次不少于30ml

（292～294题共用题干）

患儿，男，2岁，因发热、呕吐3天入院。入院时精神差，反应迟钝，阵发性尖叫，体温39.5℃，心率142次/分，呼吸40次/分，颈强直，突然惊厥，喷射性呕吐。

292. 该患儿可能发生的疾病是
  A. 上呼吸道感染　　B. 化脓性脑膜炎
  C. 支气管肺炎　　D. 高热惊厥
  E. 败血症
293. 该患儿常见的护理问题不包括
  A. 体温过高　　B. 颅内压增高
  C. 有受伤的危险　　D. 营养失调
  E. 生长发育改变
294. 为明确诊断，应首选下列哪项检查
  A. 脑电图检查　　B. 脑脊液检查
  C. 脑部X线　　D. 头颅CT
  E. 血常规检查

（295～297题共用题干）

患儿，女，3岁。运动发育落后，下肢肌张力增高，抱起时双腿交叉呈剪刀样。

295. 该患儿最可能的诊断是
  A. 癫痫　　B. 脑性瘫痪
  C. 大脑发育不全　　D. 脑膜炎后遗症
  E. 进行性肌营养不良
296. 该患儿首要的护理问题是
  A. 躯体移动障碍　　B. 有外伤的危险
  C. 有感染的危险　　D. 营养失调
  E. 社交障碍
297. 该患儿的护理措施中不妥的是
  A. 教育家长进行肢体训练
  B. 功能锻炼和理疗并举
  C. 配合针刺治疗
  D. 防止外伤和意外
  E. 大量服用中枢抑制剂

（298～300题共用题干）

患儿，男，2岁。发热、呕吐3天入院，精神反应差，呈嗜睡状态。查体：体温39℃，脉搏110次/分，呼吸24次/分，血压90/60mmHg，脑膜刺激征阳性。脑脊液检查：外观浑浊，压力升高，蛋白升高，糖和氯化物下降。

298. 该患儿的最可能的诊断是
  A. 病毒性脑膜炎　　B. 结核性脑膜炎
  C. 化脓性脑膜炎　　D. 慢性脑膜炎
  E. 中毒性脑膜炎
299. 该病治疗原则是
  A. 早期用药　　B. 适量用药
  C. 强化用药　　D. 规律用药
  E. 全程用药
300. 该患儿首要的护理问题是
  A. 营养失调　　B. 体温过高
  C. 气体交换受损　　D. 清理呼吸道无效
  E. 皮肤完整性受损的危险

参考答案

A_1 型题

1. B　2. C　3. D　4. C　5. E　6. C　7. D　8. C　9. C
10. C　11. D　12. E　13. B　14. C　15. D　16. A
17. D　18. B　19. A　20. D　21. C　22. E　23. C
24. A　25. C　26. A　27. E　28. D　29. B　30. C
31. D　32. A　33. B　34. A　35. A　36. B　37. C
38. A　39. C　40. A　41. C　42. A　43. D　44. A
45. E　46. B　47. D　48. D　49. B　50. E　51. C
52. A　53. A　54. C　55. A　56. E　57. A　58. E
59. C　60. B　61. A　62. D　63. A　64. C　65. D
66. A　67. D　68. A　69. D　70. A　71. E　72. D
73. C　74. C　75. A　76. D　77. A　78. B　79. B
80. A　81. E　82. C　83. A　84. D　85. D　86. D
87. C　88. E　89. B　90. C　91. E　92. D　93. A
94. C　95. D　96. D　97. C　98. D　99. B　100. C
101. D　102. D　103. E　104. C　105. C　106. B
107. B

A_2 型题

108. B　109. D　110. B　111. D　112. D　113. A
114. D　115. A　116. C　117. B　118. B　119. A
120. C　121. D　122. E　123. A　124. B　125. D
126. B　127. C　128. A　129. A　130. E　131. A

132. B 133. E 134. C 135. D 136. A 137. A
138. E 139. D 140. C 141. E 142. E 143. C
144. C 145. B 146. B 147. E 148. E 149. A
150. C 151. A 152. B 153. D 154. C 155. D
156. A 157. B 158. C 159. A 160. C 161. E
162. D 163. B 164. E 165. A 166. D 167. A
168. B 169. B 170. C 171. C 172. E 173. B
174. D 175. C 176. E 177. C 178. B 179. D
180. A 181. C 182. D 183. A 184. B 185. C
186. C 187. E 188. B 189. E 190. C 191. A
192. C 193. D 194. C 195. D 196. A 197. A
198. B 199. E 200. B 201. D 202. E 203. C
204. C 205. B

A_3/A_4 型题

206. B 207. A 208. E 209. C 210. A 211. A
212. D 213. A 214. D 215. D 216. B 217. B
218. E 219. A 220. B 221. B 222. A 223. B
224. A 225. A 226. C 227. D 228. E 229. E
230. D 231. A 232. B 233. B 234. C 235. E
236. C 237. E 238. E 239. B 240. A 241. B
242. C 243. B 244. D 245. A 246. C 247. A
248. C 249. E 250. E 251. A 252. A 253. B
254. E 255. D 256. D 257. A 258. C 259. D
260. D 261. D 262. B 263. A 264. C 265. C
266. E 267. E 268. A 269. B 270. D 271. C
272. E 273. E 274. B 275. B 276. C 277. D
278. C 279. C 280. A 281. E 282. A 283. B
284. A 285. B 286. E 287. D 288. E 289. A
290. E 291. A 292. B 293. E 294. B 295. B
296. A 297. E 298. C 299. A 300. B

第十六章　生命发展保健

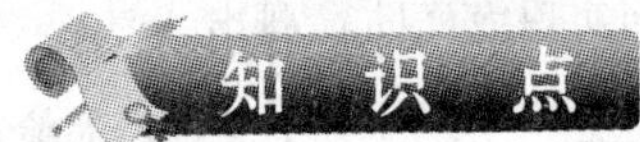

第一节　计划生育

计划生育是我国的基本国策，是指采用科学的方法有计划地生育子女。

主要内容是晚婚、晚育、节育、优生、优育。

(1) 晚婚：按法定年龄推迟3年以上结婚。

(2) 晚育：按法定年龄推迟3年以上生育。

(3) 节育：提倡一对夫妇只生育一个孩子。

(4) 优生、优育：避免先天性缺陷代相传，防止先天因素影响后天发育，提高人口素质以达到优生、优育为目的。

一、避　　孕

(一) 概念

避孕指用科学的方法，在不影响正常性生活和身心健康的情况下，使妇女暂时不受孕。

(二) 避孕原理

阻止精子与卵子结合：通过改变宫颈黏液形状，不利于精子穿透；抑制排卵；阻碍着床：改变宫腔内环境、阻碍受精卵植入和发育。

(三) 避孕方法

1. 工具避孕

(1) 概述：常用避孕工具为女用宫内节育器(IUD)、男用阴茎套。

(2) 原理：阴茎套避孕的原理是利用工具阻止精子进入阴道或宫腔。宫内节育器是目前我国育龄妇女最主要的避孕措施，避孕的原理是改变子宫腔内环境，使其不利于孕卵着床，达到避孕的目的。可分为惰性宫内节育器、带铜或含药物活性宫内节育。

(3) 禁忌证：①月经异常；②生殖道急、慢性炎症；③生殖器肿瘤；④子宫畸形；⑤宫颈松弛、子宫脱垂、重度陈旧性宫颈裂伤；⑥严重的慢性疾病。

(4) 放置时间：①月经干净后3～7天；②经阴道分娩后满3个月；③剖宫产术后半年；④人流术后宫腔小于10cm即刻；⑤哺乳期排除早孕。

(5) 取出适应证：①发生不良反应治疗无效；②发生并发症；③改用其他避孕措施；④计划再生育者；⑤放置期满；⑥绝经后半年以上者。

(6) 并发症：常见子宫穿孔、感染、节育器异位、节育器脱落、带器妊娠等。

(7) 健康指导：①宫内节育器放置术后休息3天，取出术后休息1天；②宫内节育器放置术后1周内避免重体力劳动，2周内禁止性交和盆浴；③放置术后1、3、6、12个月到医院复查，以后每年1次随访。

2. 药物避孕

(1) 种类：短效口服避孕药、长效口服避孕药、探亲避孕药、长效针剂。

(2) 原理：①抑制排卵；②改变宫颈黏液性状；③改变子宫内膜形态与功能；④改变输卵管的蠕动。

(3) 方法：短效口服避孕药自月经周期第5日开始每晚1片，连服22日，若漏服可于次晨补服1片。若停药7日无月经来潮，则当晚开始第2周期药物。

(4) 禁忌证：①严重心血管疾病、血液病或血栓性疾病；②急、慢性肝炎或肾炎、内分泌疾病；③恶性肿瘤、癌前病变、子宫或乳房肿块；④哺乳期、产后未满半年或月经未来潮者；⑤月经稀少或年龄＞45岁者；⑤精神病生活不能自理者。

(5) 不良反应

1) 类早孕反应：表现为食欲不振、恶心、呕吐以至乏力、头晕。轻症不需处理，较重者可口服维生素B_6 20mg、维生素C 100mg及山莨菪碱10mg，每日3次，连用1周。

2) 服药期间出血：服药前半周期出血，为雌激素不足所致，每晚增服炔雌醇1片，与避孕药同时口服至第22天停药；服药后半周期出血，为孕激素不足所致，可每晚加服1/2～1片避孕药，加服药物与避孕药同时口服至第22天停药；出血量多，如月经量，立即停药，待出血第5天再开始下一个周期用药。一般服药后月经变规则，经期缩短、经量减少、痛经减轻或消失。若用药后出现闭经，应停避孕药改用雌激素替代治疗或加用促排卵药物。

3）体重增加、色素沉着等。

二、绝　育

(一) 概念

绝育是指以切断、结扎、电凝、钳夹、环套、药物黏堵、栓堵等方法，阻止精子与卵子相遇而实现绝育目的。分为女性输卵管结扎术和男性的输精管结扎术两类。

(二) 经腹输卵管结扎术是最常用的绝育术式

1. 适应证

(1) 自愿接受绝育术且无禁忌证者。

(2) 患有严重的全身性疾病不宜生育者，可行治疗性绝育术。

(3) 患遗传性疾病不能生育者。

2. 禁忌证

(1) 各种疾病的急性期。

(2) 全身健康状况不良，不能胜任手术者，如心力衰竭、产后出血、血液病等。

(3) 腹部皮肤感染或内外生殖器炎症者。

(4) 患严重的神经症。

(5) 24 小时内 2 次体温达 37.5℃或以上者。

3. 手术时间选择

(1) 非孕妇女应选择在月经结束后 3～7 天。

(2) 人工流产或取环术后。

(3) 自然流产月经复潮后，分娩后 24 小时内，剖宫产、剖宫取胎术同时。

(4) 哺乳期或闭经妇女应排除早孕后，再行手术。

4. 术前准备

(1) 耐心解答提问，解除其思想顾虑。

(2) 详细询问病史，进行全面评估。

(3) 按腹部手术要求准备皮肤，作普鲁卡因皮试。

(4) 测生命体征，排空膀胱。

5. 护理措施

(1) 做好术前准备。

(2) 术后观察体温、脉搏及有无腹痛等。

(3) 术后观察出血、血肿等，异常及时处理。

(4) 保持伤口敷料干燥、清洁，以免感染。

(5) 鼓励早日下床活动。

(6) 术后休息 3～4 周，禁止性生活 1 个月。

三、人工终止妊娠

因计划生育要求，或母体疾病、胎儿畸形、避孕失败等原因，采用人工方式终止妊娠。包括人工流产术与引产术。

(一) 药物流产

常用药物为米非司酮和前列腺素配伍。适用于停经 7 周以内。方法：米非司酮 25mg，2 次/日，口服，连服 3 日。于第 4 天晨空腹顿服米索前列醇 0.4mg。服药后 2 小时出现宫缩，开始阴道流血，并有胎囊排出。

(二) 人工流产

(1) 吸宫术：利用负压吸引器连接吸管，将妊娠物组织吸出而终止妊娠的手术。适用于停经 10 周以内者。

(2) 钳刮术：在子宫颈充分扩张后，用卵圆钳夹取妊娠组织，再行刮宫、吸宫，将妊娠物清除。适用于停经 11～14 周者。

(三) 常见并发症及处理

(1) 子宫穿孔：一旦确诊应停止手术，给予缩宫素和抗生素，严密观察生命体征，有无腹痛、阴道流血及腹腔内出血征象。若患者情况稳定，可在 B 超或腹腔镜监护下继续清宫。

(2) 人工流产综合反应：患者出现心动过缓、心律失常、血压下降、面色苍白、出汗、头晕、胸闷，甚至昏厥和抽搐。主要是由于恐惧、精神紧张和手术刺激子宫和宫颈局部受机械性刺激引起迷走神经兴奋所致，术前宫颈管内放置利多卡因可预防。一旦出现心率减慢，应静脉注射阿托品 0.5～1mg，同时安慰受术者，消除紧张情绪。必要时给予氧气吸入。

(3) 吸宫不全：主要是部分胎盘残留。术后流血超过 10 日，血量过多，或流血停止后又有多量流血，应考虑吸宫不全，为避免发生一定在每次手术后认真查找绒毛或胚胎组织。

(4) 漏吸、术中出血、术后感染、栓塞等。

(四) 依沙吖啶(利凡诺)引产术

依沙吖啶有较强的杀菌作用，同时也能刺激子宫平滑肌收缩。适用于停经 15～24 周者。

四、健康指导

人工流产或引产术后休息 2 周，1 个月内禁止性交和盆浴，保持外阴清洁。1 个月后复查，并选择避孕措施。

第二节　孕期保健

一、产前检查

产前检查的目的在于明确孕妇及胎儿的健康状

况，及早发现并治疗并发症，及时纠正胎位异常，发现胎儿发育异常等；结合母儿具体情况，初步确定分娩方案。并进行孕期卫生宣教。

产前检查时间从确诊早孕开始，妊娠28周前每4周查1次，妊娠28周后每2周查1次，妊娠36周后每周查1次，凡属高危妊娠者，应酌情增加产前检查次数。如孕期有异常出现随时就诊。

(一) 首次产前检查的内容

1. 询问病史

(1) 一般情况：如职业、年龄。

(2) 推算预产期：从末次月经的第1天算起，月数减3(月份小于3的加9)，日数即为预产期(EDC)。若为农历日期，日期加15；若末次月经记不清，平时月经不准或为哺乳期妊娠，则可根据早孕反应出现时间、首次胎动日期、宫底高度和胎儿大小估计预产期。

(3) 本次妊娠情况：重点询问有无头痛、头昏、眼花、水肿、心悸、气急、阴道流血，有无病毒感染和服药史。

(4) 月经史和孕产史：了解月经情况和过去详细的孕产情况。

(5) 既往史：注意与妊娠有关的重要脏器疾病，如心脏病、肝炎、糖尿病等。

(6) 家族史：家族中有无双胎、畸形及慢性病、传染病、遗传病史等。

(7) 丈夫健康状况：有无烟酒嗜好、遗传病、性传播疾病等。

2. 全身体格检查

(1) 一般情况：①观察营养、身高、步态、脊柱和下肢有无畸形等；②听诊心、肺，检查乳房发育情况，注意有无乳头凹陷和下肢水肿、静脉曲张；③测血压，正常孕妇血压不超过140/90mmHg，或与基础血压相比，收缩压不超过30mmHg，舒张压不超过15mmHg；④测体重，妊娠晚期每周体重增加不超过0.5kg。

(2) 辅助检查：常规检查血象、血型、出凝血时间、尿常规、肝功能及乙肝表面抗原等。

3. 产科检查

(1) 腹部检查

1) 视诊：观察腹部外形、大小、妊娠纹，有无手术瘢痕、下肢水肿或悬垂腹等。

2) 四步触诊法：孕妇排尿后，取仰卧位，双腿略屈曲稍分开，腹部袒露，检查者站在孕妇右侧，面向孕妇，运用四步触诊法，可了解胎方位、胎儿大小等情况，测量宫底高度和腹围。

第一步：检查者面向孕妇头部，双手置于子宫底部，了解子宫外形并摸清子宫高度，估计胎儿大小与妊娠月份是否相符，然后以双手指腹相对轻推，判断子宫底的胎儿部分，如为胎头，则硬而圆有浮球感，如为胎臀，则软而宽且形状不规则。

第二步：检查者双手置于腹部两侧，一手固定，另一手轻轻深按压，两手交替进行。仔细分辨胎背和胎儿四肢各在母体腹壁的哪一侧。

第三步：检查者右手拇指及四指分开，置于孕妇耻骨联合上方，轻轻深触，握住先露部，进一步查清是胎头或胎臀，并左右推动以确定其是否衔接。如先露部仍高浮，表示尚未入盆，如已衔接，则胎先露部不能被推动。

第四步：检查者面对孕妇足端，两手分别置于先露部两侧，向骨盆入口方向轻轻深按，再一次核对胎先露的诊断是否正确，并确定先露部入盆的程度。

3) 听诊：胎心音在胎背近胎头侧的孕妇腹壁上听得最清楚。正常胎心音每分钟120～160次。妊娠24周前胎心音多在脐下正中或略偏左、右处听到，24周后根据胎方位选择不同部位听取，枕先露听诊部位在母体脐下左右两侧，臀先露在脐上左右两侧；横位在脐周围听取。

(2) 骨盆外测量：通过骨盆外测量可间接了解骨盆内径，判断分娩难易。主要测量以下几条径线：

1) 髂棘间径：正常值为23～26cm。

2) 髂嵴间径：正常值为25～28cm。

3) 骶耻外径：正常值为18～20cm。

4) 坐骨结节间径：又称出口横径。正常值为8.5～9.5cm。

5) 耻骨弓角度：正常值为90°，小于80°为异常。

(3) 骨盆内测量：在妊娠24周后测量。检查者将示、中指伸入阴道内，测量耻骨联合下缘至骶岬上缘中点的距离，为12.5～13cm，此值减去1.5～2cm，为骶耻内径。此外，还需测量坐骨棘间径，正常为10cm。

(二) 心理社会评估

1. 妊娠早期　重点评估孕妇对妊娠的态度，有哪些影响因素。评估孕妇对妊娠的接受程度。

2. 妊娠中、晚期　评估孕妇对妊娠有无不良的情绪反应、丈夫对此次妊娠的态度、孕妇的家庭经济情况、居住环境、宗教信仰以及孕妇在家庭中的角色等。

(三) 复诊

1. 检查次数　整个孕期需检查10～12次左右。

2. 检查内容

(1) 询问健康状况，胎动出现时间及有无异常，自上次检查后有无不适症状，如头晕、头痛、眼花、眩晕、水肿及阴道出血,警惕出现妊娠高血压等疾病。

(2) 每次测体重、血压、检查宫高、腹围、胎方位、胎心、先露入盆情况,认真记录并绘制妊娠图。发现异常及时处理,如为高危妊娠,进行登记,按高危妊娠管理。

(3) 辅助检查:包括复查血常规、尿常规;按时做B超检查;16～20周做唐氏筛查,妊娠24周做糖尿病筛查,自妊娠36周起每周1次胎心监护等。

1) 复习以前化验及结果,必要时复查。

2) 妊娠34周做骨盆检查。检查包括:①外阴;②巴氏腺;③阴道、子宫颈;④子宫;⑤骨盆测量;⑥进行保健指导;⑦预约下次随诊时间。

二、孕期保健指导

1. 环境 孕妇居住环境舒适安静,卧室空气新鲜。被褥常在阳光下暴晒,家中不宜养猫、狗,防止弓形虫和病毒感染,保持室内清洁。

2. 活动与休息 妊娠28周后适当减轻工作,避免夜班、重体力劳动、长期站立、震动或过度紧张的工作。每晚8小时睡眠,中午1～2小时午休。卧床休息时宜取左侧卧位,可减轻子宫对下腔静脉的压迫,改善子宫胎盘血循环。可适当户外活动,避免长途旅行。

3. 饮食与营养 饮食要多样化,增加营养,摄取高蛋白、高热量、高维生素及微量元素的食物,特别是含钙、铁的食物。

4. 个人卫生与衣着 妊娠期汗腺分泌旺盛,白带增多,故宜勤洗澡和换衣。外阴部每日清洗。以淋浴为宜,避免盆浴。衣着宜宽大、舒适,乳房和腰部不可束紧,不宜穿高跟鞋,以免引起腰酸腿痛。

5. 乳房准备 妊娠24周开始,每日用手轻轻揉捏乳头数分钟;每日用毛巾擦洗乳头(不宜用肥皂),直至分娩,以清除乳头积垢,并使乳头皮肤坚韧,避免产后哺乳时发生皲裂。如乳头扁平或凹陷,经常用手指轻轻向外牵拉矫正,每日10～20次,以利产后哺乳。

6. 用药指导 根据早孕反应的情况,给予适当的指导,如有妊娠剧吐者给予适当的治疗,补充叶酸,剂量为0.4mg/日。慎用抗早孕反应药、抗肿瘤、抗癫痫药、激素类药、抗生素药、解热镇痛药等,因其可能致畸,如因某种疾病必须用药,应在医生指导下使用,特别孕3个月内。

7. 禁烟酒 孕妇主、被动吸烟引起流产、早产、死胎及低出生体重儿增加,易致胎儿畸形。孕妇饮酒对胎儿产生毒害可引起小头、小眼等畸形、智力低下及低出生体重儿等。

8. 避免感染 避免去公共场所,特别是疾病流行季节。

9. 避免接触有毒物 如铅、汞、苯、有机磷农药、放射线等。

10. 性生活 妊娠12周以前及32周后禁止性生活,以免引起流产、早产和感染。

11. 胎教 胎教有益于胎儿发育。孕妇可用适当音量的音乐进行胎教;选择性地读书、报、杂志、电影;参加社交活动等进行自我心理调节,保持稳定情绪。

12. 自我监护 教会孕妇和家属数胎动,正常12小时大于10次,胎心音正常为每分钟120～160次。如有异常即来院检查。

13. 锻炼 孕妇及家属学习孕、产期知识,指导孕期体操锻炼,以解除疲劳、改善血液循环、增强腹肌、盆底肌张力,增强会阴肌伸展力,为顺利分娩创造条件。

14. 心理调适 了解孕期体形变化的意义和复原过程,消除担心、忧虑,增加母性意识和情感,做好必要和充分的心理准备。

第三节 生长发育

儿科护理学是一门研究小儿生长发育规律、预防保健及疾病治疗和护理,以促进小儿身心健康发展的学科。

一、分 期

据小儿生长发育的特点,将小儿年龄分为7个时期。

1. 胎儿期 从受精卵形成到胎儿出生称为胎儿期,约40周。

2. 新生儿期 自胎儿娩出、脐带结扎到生后满28天称为新生儿期。新生儿期实际包含在婴儿期内,但由于此期小儿在生长发育等方面具有非常明显的特殊性,故将婴儿期中的这一特殊时期单列为新生儿期。此期易发生窒息、感染等疾病,死亡率较高。胎龄满28周至出生后7天,称围生期(又称围产期)。

3. 婴儿期 自出生到满1周岁之前称为婴儿期。此期为小儿出生后生长发育最迅速的时期。

4. 幼儿期 自1周岁后到满3周岁前称为幼儿期。此期对自身危险的识别能力不足,易导致疾病的发生和性格行为的偏离。

5. 学龄前期 自3岁后到6～7岁入小学前称为学龄前期。此期小儿体格生长发育处于稳步增长状态,中枢神经系统发育日趋完善,自我观念开始形成,好奇多问,模仿性强。

6. 学龄期 自入小学前(6～7岁)到青春期前为

学龄期。除生殖系统外，各系统器官的发育接近成人。

7. 青春期 从第二性征出现到生殖功能基本发育成熟，身高停止增长的时期称青春期。月经初潮标志着女性进入青春期。女孩青春期开始和结束年龄都比男孩早2年左右，女孩从11～12岁到17～18岁、男孩从13～14岁到18～20岁为青春期。此期生长发育再次加速，在性激素作用下，生殖系统的发育渐趋成熟，第二性征逐渐明显，男性肩宽、肌肉发达、声音变粗、长出胡须，发生遗精；女性骨盆变宽、脂肪丰满。该期以成熟的认知能力、自我认同感的建立为显著特征。

二、儿科特点

1. 解剖特点 随着体格生长发育的进展，小儿身体不断变化，如体重、身长、头围、胸围等的增长，身体各部分比例的改变等；以正确鉴别正常与病态现象。

2. 生理特点 小儿年龄越小，生长越快，所需营养物质和液体总量相对比成人越高。

3. 病理特点 小儿病理变化、疾病种类及临床表现往往与年龄有关，对于同一致病因素，小儿与成人，甚至不同年龄小儿的病理反应和疾病过程会有相当大的差异。如婴幼儿易患支气管肺炎，而青少年和成人多见大叶性肺炎。

4. 免疫与预防 出生后6个月内，因从母体获得特异性抗体IgG，暂时形成被动免疫，但母体IgM不能通过胎盘，故小儿易患革兰阴性细菌感染。

5. 疾病预后 小儿患病时起病急，变化快，病情转归有正反两方面倾向。从正面而言，如诊治及时、有效，护理恰当，疾病往往迅速好转恢复。后遗症一般较成人少。

6. 心理行为 小儿时期是心理行为发育和个性发展的重要时期。因此，护理中应以小儿及其家庭为中心，根据不同年龄阶段的心理行为发育特征，采取相应的护理措施，促进小儿身心健康成长，提高人口素质。

三、生长发育的规律及影响因素

1. 生长发育的连续性和阶段性 生长发育是一个连续性过程，但各年龄阶段生长发育的速度不同，具有阶段性。生后6个月内生长最快，尤其是前3个月，出现生后第一个生长高峰，后半年生长速度逐渐减慢，至青春期生长发育速度又加快，出现第二个生长高峰。

2. 各系统器官发育的不平衡性 各系统的发育快慢不同。神经系统发育先快后慢；生殖系统发育先慢后快；淋巴系统则先快而后回缩；年幼时皮下脂肪发育较发达；肌肉组织到学龄期才发育加速，心、肝、肾等系统的增长，基本与体格增长保持平衡。

3. 生长发育的顺序性 小儿一般生长发育遵循由上到下、由近至远、由粗到细、由低级到高级、由简单到复杂的顺序。

4. 生长发育的个体差异性 生长发育虽按一定规律发展，但在一定范围内由于遗传、性别、环境、教养等因素的影响。

5. 影响生长发育的因素 遗传因素和环境因素是影响小儿生长发育的两个最基本因素。遗传决定了机体生长发育的潜力，这个潜力又受到环境因素的作用和调节，两方面相互作用，决定了每个小儿的生长发育水平。

(1) 遗传因素：小儿的生长发育受父母双方遗传因素的影响。不同种族、家族、性别间的差异影响着人的皮肤颜色、面形特征、身材高矮、性成熟的早晚及对疾病的易感性等。

(2) 环境因素：①孕母情况；②营养充足和合理；③生活环境；④疾病和药物。

四、体格生长常用指标及测量方法

1. 体重 为各器官、组织和体液的总重量，是小儿体格生长的代表，是营养情况的重要指标。临床给药、输液、热量的给予常依据体重计算。

新生儿出生体重平均为3kg。出生后第1个月增加1～1.5kg，3个月时体重是出生时的2倍(6kg)，1周岁时增至出生时的3倍(9kg)；2岁时增至出生时体重的4倍(12kg)。2岁以后到12岁前体重稳步增长，平均每年增长2kg，推算公式如下：

1～6个月：体重(kg)＝出生体重(kg)＋月龄×0.7(kg)

7～12个月：体重(kg)＝6(kg)＋月龄×0.25(kg)

2～12岁：体重(kg)＝年龄×2＋8(kg)

2. 身长(高) 指从头顶至足底的全身长度。年龄越小增长越快，婴儿期和青春期是两个增长高峰。新生儿出生时身长平均为50cm；1周岁时达到75cm；2周岁时达到85cm。2～12岁可按下列公式推算：

身长(cm)＝年龄(岁)×7＋70(cm)

3. 头围 经眉弓上方、枕后结节绕头一周的长度为头围。其反映脑和颅骨的发育。出生时平均为33～34cm，1岁时46cm，2岁时48cm，5岁时50cm，15岁时54～58cm(接近成人)。

4. 胸围 沿乳头下缘水平绕胸一周的长度为胸围。胸围反映胸廓、胸背肌肉、皮下脂肪及肺的发育程度。出生时平均为32cm，比头围小1～2cm。1岁时胸围与头围大致相等约 46cm,1 岁以后胸围超过头围,至青春期前其差数(cm)约等于小儿岁数减 1。

5. 腹围 平脐(小婴儿以剑突与脐之间的中点)水平绕腹 1 周的长度为腹围。2 岁前腹围与胸围大约相等,2 岁后腹围较胸围小。患腹部疾病如有腹水时需测量腹围。

6. 牙齿 人的一生有乳牙 20 颗、恒牙 32 颗两副牙齿。生后 4～10 个月乳牙开始萌出,12 个月未萌出者为乳牙萌出延迟。约于 2 岁半乳牙出齐。2 岁内乳牙数目为月龄减 4～6。6 岁左右萌出第一颗恒牙,12 岁萌出第二恒磨牙,17～18 岁萌出第三恒磨牙(智齿)。

7. 囟门 婴儿出生时前囟为 1.5～2.0cm,1～1.5 岁时应闭合。前囟过小或早闭见于小头畸形;前囟迟闭、过大见于佝偻病、先天性甲状腺功能减低症等;前囟饱满常提示颅内压增高症,见于脑积水、脑瘤、脑出血等疾病,而前囟凹陷则见于极度消瘦或脱水者。

第四节 小儿保健

一、新生儿期保健

新生儿身体各组织和器官的功能发育尚不成熟,特别是生后第 1 周内的新生儿发病率和死亡率极高,占新生儿死亡总人数的 70%左右。故新生儿保健重点应在生后1 周内。

1. 合理喂养 正常婴儿出生后,2 小时可按需喂养,鼓励和支持母乳喂养,教授哺乳的方法和技巧,并指导母亲观察乳汁分泌是否充足,新生儿吸吮是否有力。日龄 1 周的新生儿,日需要 60kcal/kg(250kJ/kg),2～3 周的新生儿日需要 100kcal/kg(418kJ/kg),人工喂养时,每日蛋白质 3.5g/kg。

2. 保暖 新生儿房间应阳光充足,通风良好,室内温度保持在 22～24℃,湿度 55%～60%。

3. 日常护理 指导家长观察新生儿的精神状态、面色、呼吸、体温和大小便等情况,了解新生儿的生活方式。

4. 预防疾病和意外 新生儿有专用食具。按时接种卡介苗和乙肝疫苗。出生两周后应口服维生素 D,预防佝偻病的发生。

5. 早期教养 新生儿的视、听、触觉已初步发展,在此基础上,可通过反复的视觉和听觉训练,建立各种条件反射,培养新生儿对周围环境的定向力以及反应能力。

6. 坚持家庭访视 出院回家后 1～2 天内的初访,生后 5～7 天的周访,半月访视,满月访视。了解喂养、护理情况,测量体重和做全面的体格检查。

二、婴儿期保健

婴儿期的生长发育非常迅速,对能量和蛋白质的要求也较高,而消化和吸收功能发育尚不完善,故易出现消化功能紊乱和营养不良等疾病;同时,婴儿从母体获得的免疫力逐渐消失,而自身后天的免疫力尚未产生。

1. 合理喂养 正常小儿需要在基础代谢、食物特殊动力作用、活动、生长、排泄 5 个方面活动能量供给。特别是生长发育的需要,每日需要能量 110kcal/kg(460kJ/kg),其中蛋白质 10%～15%,脂肪 35%～50%,糖类 50%～60%;同时,需要微量元素和水。4 个月以上婴儿要指导家长按辅食添加的原则,如每次添加一种,由少到多,由稀到稠,由细到粗,由流食到半流食到软食。添加顺序见表 16-1;根据具体情况指导断奶。断奶应采用渐进的方式,月龄 10～12 个月,以春、秋季节较为适宜。

表 16-1 辅食添加顺序

月龄	食物状态	添加辅食	供给营养素
4～6	泥状食物	米汤、米糊、粥	补充能量
		蛋黄、豆腐、动物血	动、植物蛋白,铁
		菜泥、水果泥	维生素、纤维素、矿物质
7～9	末状食物	粥、烂面、饼干	补充能量
		蛋、鱼、肝泥、肉末	动物蛋白质、铁、锌、维生素
10～12	碎食物	稠粥、软饭、面条、馒头	补充能量、维生素
		豆制品、碎肉、油	蛋白质、矿物质、纤维素

2. 日常护理 ①每日早晚应给婴儿部分擦洗;②婴儿衣着应简单、宽松、少接缝;③充足的睡眠;④4～10 个月乳牙开始萌出,婴儿会有一些不舒服的表现,指导家长用软布帮助婴儿清洁牙龈和萌出的乳牙,并给较大婴儿一些较硬的饼干、烤面包片或馒头片等食物咀嚼,使其感到舒适。

3. 家长每日应带婴儿进行户外活动,呼吸新鲜空气和晒太阳;有条件者可进行空气浴和日光浴,以增强体质和预防佝偻病的发生。

4. 早期教育 ①大小便训练:婴儿 3 个月后可以把尿,小便训练可从 6 个月开始。②视、听能力训练:对 3 个月内的婴儿,可以在婴儿床上悬吊颜色鲜艳、能发声及转动的玩具,逗引婴儿注意;3～6个月婴儿需进一步完善视、听觉,可选择各种颜色、形状、发声的玩具,对6～12个月的婴儿应培养其稍长时间的注意力,以询问方式让其看、指、找,从而使其视觉、听觉与心理活动紧密联系起来。③动作的发展:2个月时,婴儿可开始练习空腹俯卧。3～6个月,婴儿喜欢注视和玩弄自己的小手。7～9个月,用能够滚动的、颜色鲜艳的软球等玩具逗引婴儿爬行,同时练习婴儿站立、坐下和迈步。10～12个月,婴儿会玩"躲猫猫"的游戏,鼓励婴儿学走路。④语言的培养:婴儿出生后,家长就要利用一切机会和婴儿说话或逗引婴儿"咿呀"学语,5～6个月开始培养婴儿对简单语言作出动作反应。8～9个月开始注意培养有意识地模仿发音,如"爸爸"、"妈妈"等。

5. 防止意外　此期常见的意外事故有异物吸入、窒息、中毒、跌伤、触电、溺水和烫伤等。应向家长特别强调意外的预防。

6. 预防疾病和促进健康　婴儿对传染性疾病普遍易感,为保证婴儿的健康成长,必须切实按照计划免疫程序,为婴儿完成预防接种的基础免疫,预防急性传染病的发生。

三、幼儿期保健

幼儿神经心理发育迅速,行走和语言能力增强,自主性和独立性不断发展,与外界环境接触机会增多,但免疫功能仍不健全,对危险事物的识别能力差,故感染性和传染性疾病发病率及意外伤害发生率仍较高。

1. 合理安排膳食　2～2.5岁以前,乳牙未出齐,咀嚼和胃肠消化能力较弱,食物应细、软、烂,以增进幼儿食欲。蛋白质每日40g,其中,优质蛋白应占总蛋白1/3～1/2。其蛋白质∶脂肪∶糖类产能之比为(10%～15%)∶(25%～30%)∶(50%～60%)。培养良好的进食习惯;18个月左右的小儿可能出现生理性畏食,表现出对食物缺乏兴趣和偏食。此时,就餐前15分钟做好幼儿的心理和生理上的就餐准备,不要惩罚儿童,以免影响食欲。

2. 日常护理　①幼儿衣着应颜色鲜艳便于识别,宽松、保暖、轻便、易于活动,穿脱简便,便于自理;②幼儿的睡眠时间随年龄的增长而减少。一般每晚可睡10～12小时,白天小睡1～2次;③幼儿不能自理时,家长可用软布轻轻清洁幼儿牙齿表面,逐渐改用软毛牙刷。3岁后,幼儿应能在父母的指导下自己刷牙,早、晚各一次,并做到饭后漱口。定期进行口腔检查。

3. 早期教育　①大小便训练:18～24个月时,幼儿开始能够自主控制肛门和尿道括约肌,而且认知的发展使他们能够表示便意。②动作的发展:1～2岁幼儿要选择发展走、跳、投掷、攀登和发展肌肉活动的玩具。2岁后的幼儿开始模仿成人的活动,玩水、沙土、橡皮泥,在纸上随意涂画,喜欢奔跑、蹦跳等激烈、刺激性的运动,故2～3岁幼儿要选择能发展动作、注意、想象、思维等能力的玩具。③语言的发展:幼儿有强烈的好奇心、求知欲和表现欲,喜欢问问题、唱简单的歌谣、翻看故事书或看动画片等。④卫生习惯:培养幼儿养成饭前便后洗手,不随地吐痰和大小便,不乱扔瓜果纸屑等习惯。

4. 预防疾病和意外　每3～6个月为幼儿做健康检查一次,预防龋齿,筛查听、视力异常,进行生长发育系统监测。指导家长防止意外发生,如异物吸入、烫伤、跌伤、中毒、电击伤等。

5. 防治常见的心理行为问题　幼儿常见的心理行为问题包括违拗、发脾气和破坏性行为等,家长应针对原因采取有效措施。

四、学龄前期保健

学龄前期儿童智力发展快,活动范围扩大,自理能力和机体抵抗力增强,是性格形成的关键时期。

1. 合理营养　学龄前儿童饮食接近成人,随着年龄增长,体表面积逐渐减少,产能的营养素降低,需提供优质蛋白和必需氨基酸,保证身体正常发育。

2. 日常护理　①学龄前儿童已有部分自理能力,但其动作缓慢、不协调,常需他人帮助,此时仍应鼓励儿童自理,不能包办;②睡眠因学龄前期儿童想象力极其丰富,可导致儿童怕黑、做噩梦等,儿童不敢一个人在卧室睡觉,常需要成人的陪伴。

3. 早期教育　①品德教育:培养儿童关心集体、遵守纪律、团结协作、热爱劳动等好品质。②智力发展:学龄前儿童绘画、搭积木、剪贴和做模型的复杂性和技巧性明显增加。

4. 预防疾病和意外　每年健康检查和体格测量1～2次,筛查与矫治近视、龋齿、缺铁性贫血、寄生虫病等常见病,继续监测生长发育,预防接种可在此期进行加强。

5. 防治常见的心理行为问题　学龄前期常见的心理行为问题包括吮拇指和咬指甲、遗尿、手淫、攻击性或破坏性行为等,家长应针对原因采取有效措施。

五、学龄期保健

学龄儿童的机体抵抗力和控制、理解、分析、综合能力增强,认知和心理社会发展非常迅速,同伴、学校和社会环境对其影响较大。

1. 合理营养 学龄期膳食要求营养充分而均衡，以满足儿童体格生长、心理和智力发展、紧张学习和体力活动等需求。

2. 体格锻炼 每天进行户外活动和体格锻炼，内容要适当，要循序渐进，不能操之过急。

3. 预防疾病 保证充分的睡眠和休息，定期进行健康检查，继续按时进行预防接种，宣传常见传染病的知识，预防传染病，此期学校和家庭还应注意培养儿童正确的坐、立、行走等姿势。具体措施如下：

(1) 培养良好的睡眠习惯，养成按时睡眠、起床的习惯。

(2) 培养儿童每天早、晚刷牙，饭后漱口的习惯，预防龋齿。

(3) 学龄期儿童应特别注意保护视力，教育儿童写字、读书时书本和眼睛应保持30cm左右的距离，保持正确姿势。

(4) 学龄期是骨骼生长发育的重要阶段，应培养正确的坐、立、行走等姿势，避免骨骼畸形。

4. 防止意外事故 学龄期常发生的意外伤害，包括车祸、溺水，以及在活动时发生擦伤、割伤、挫伤、扭伤或骨折等。

5. 培养良好习惯 培养不吸烟、不饮酒、不随地吐痰等良好习惯。注意培养良好的学习习惯和性情，加强素质教育，通过体育锻炼培养儿童的毅力和奋斗精神，通过兴趣的培养陶冶高尚情操。

第五节 青春期保健

青春期是由儿童过渡到成年的时期，是一生中决定体格、体质、心理、智力发育和发展的关键时期。此期保健重点是保证充足的营养；加强青春期生理和心理卫生教育，形成健康的生活方式；培养良好的品德。

一、供给充足营养

生长发育的第二个高峰期，体格生长迅速，男孩平均每年增长9～10cm，女孩增长8～9cm。脑力劳动和体力运动消耗大，必须增加热能、蛋白质、维生素及矿物质等营养素的摄入。

二、健康教育

良好的个人卫生、充足的睡眠、适当的体格锻炼对促进青少年的健康成长十分重要。

1. 培养青少年良好的卫生习惯 重点加强少女的经期卫生指导，如保持生活规律，避免受凉、剧烈运动及重体力劳动，注意会阴部卫生，避免坐浴等。

2. 保证充足睡眠 青少年需要充足的睡眠和休息以满足此期迅速生长的需求，应养成早睡早起的睡眠习惯。家长和其他成人应起到榜样和监督作用。

3. 养成健康的生活方式 在社会不良因素的影响下，青少年会染上吸烟、饮酒等不良习惯，甚至有的青少年染上酗酒、吸毒及滥用药物的恶习，应加强正面教育，利用多种方法大力宣传吸烟、酗酒、吸毒及滥用药物的危害作用，帮助其养成健康的生活方式。

4. 进行正确性教育 性教育是青春期健康教育的一个重要内容，家长、学校和保健人员可通过交谈、宣传手册、上卫生课等方式对青少年进行性教育。提倡正常的男女学生之间的交往，劝导学生不谈恋爱，并自觉抵制黄色书刊、录像等的不良影响。

三、法制和品德教育

青少年思想尚未稳定，易受外界一些错误的和不健康的因素影响。因此，青少年需要接受系统的法制教育，学习助人为乐、勇于上进的道德风尚，自觉抵制腐化堕落思想的影响。

四、预防疾病和意外

青春期应重点防治结核病、风湿病、沙眼、屈光不正、龋齿、肥胖、神经性厌食、月经不调和脊柱侧弯等，可通过定期检查早期发现、早期治疗。意外创伤和事故是青少年，尤其是男性青少年常见的问题，应继续进行安全教育。自杀在女性青少年中多见，必要时可对其进行心理治疗。

五、防治常见的心理行为问题

此期最常见的心理行为问题为多种原因引起的出走、自杀及对自我形象不满而出现的心理问题。家庭及社会应给予重视，并采取积极的措施解决此类问题。

第六节 妇女保健

一、妇女保健的工作任务

(1) 定期普查，做到“三早”，即早发现、早诊断、早治疗，提高治愈率，降低病死率。

(2) 提高产科服务质量，开展围生期保健，做到科学接生。

(3) 保护劳动妇女，宣传和落实母婴保健法、计划生育法、妇女权益保障法。

(4) 开展妇女保健咨询，做妇女、儿童的代言人。

二、妇女保健机构

1. 行政机构 妇幼保健与社区卫生司、卫生厅(局)、妇女卫生处、卫生科(组)和专职妇幼干部。

2. 业务机构　包括妇幼保健院、所、站、队。设有床位的为“院”；不设床位，但有门诊业务的为“所”；无床位也无门诊，只到基层进行业务指导的为“站”；在人口稀少地区，设流动妇幼保健专业队的称为“队”。

3. 基层组织　即各乡镇卫生院。需对村或街道卫生室进行业务指导，对其医生、保健人员进行培训。开展科学接生、妇女常见病的普查普治和儿童健康普查等工作。

4. 其他机构　妇女联合会、计划生育协会、优生协会及妇产科学会等。

三、妇女各期保健

1. 青春期保健　针对青春期女性的生理、心理及社会特点，以及健康和行为方面的问题提供青春期保健指导。主要内容为女性生殖器官的解剖生理特点、心理卫生及月经相关的知识和性知识教育。

2. 月经期保健　包括经期营养、卫生、运动、情绪等方面的知识。

3. 围婚期保健　指围绕结婚前后，为保障婚配双方及其下一代健康所进行的保健工作。主要内容包括婚前体检、性生活指导、婚育知识宣教、婚育保健指导。

4. 孕期保健　请参考第六章相关内容。

5. 分娩期保健

(1) 科学接生

1)“五正规”：即产包、消毒、产时记录正规，接生操作、处理新生儿正规。

2)“四严”：即严密无菌操作、观察产程、阴道检查指征、严防滥用缩宫素和镇静剂。

3)“三杜绝”：即杜绝新生儿破伤风、杜绝会阴Ⅲ度裂伤、杜绝产褥感染。

(2) 重点抓好“五防”

1)“防难产”：严密观察产程推广使用产程图，发现异常情况及时处理。

2)“防感染”：严格执行产房消毒隔离制度和无菌操作接生。

3)“防产伤”：严格执行产程处理常规，正确处理难产，正确掌握剖宫产指征。

4)“防出血”：积极做好产后出血的防治工作。

5)“防窒息”：预防新生儿窘迫和窒息，正确接生新生儿，加强监护高危孕妇。

6. 产褥期保健、哺乳期保健

(1) 外阴的清洁卫生：每日应冲洗外阴，用消毒会阴垫，保持会阴部清洁，预防感染。如会阴水肿，可用50%硫酸镁纱布湿热敷。

(2) 注意个人卫生：每天用温热水漱口、刷牙、洗澡、擦澡。

(3) 指导乳房护理及宣传母乳喂养：注意吸吮的含接及喂养姿势是否正确，一般哺乳姿势应是母亲和婴儿体位舒适，防止婴儿鼻部受压。应该按需哺乳，通过多吸吮促进乳汁分泌。对乳房有凹陷、损伤、肿胀、硬块等情况，应及时进行哺乳指导，一旦发生乳腺炎应动员到医院就医，同时宣传不能中断母乳喂养。

7. 围绝经期保健

(1) 吸烟的危害：绝经后妇女吸烟与心脏病和骨质疏松症发病有关。应宣传吸烟的危害并鼓励和帮助她们戒烟。

(2) 合理运动：规律的体育运动能促进心血管健康，负重的身体活动和有氧运动可减缓骨矿物质丢失、刺激骨组织的再生，预防骨钙质疏松症。因此，建议每周进行不少于3次、每次不少于30分钟的运动。

(3) 合理膳食：摄入合理的营养膳食对健康是必要的。膳食不合理是高血脂、肥胖、心血管疾病、糖尿病和癌症等慢性疾病的危险因素。为预防疾病、促进健康，建议摄入平衡膳食，饮食中粗细搭配、多吃蔬菜和水果（每日应进食400～500g蔬菜、100～200g水果），限制摄入糖、盐（每日应少于6g）、酒和动物脂肪（每日应少于25g的油脂），保证每天70～100g动物蛋白质（鱼、禽、肉类），每天补充1g钙，以预防骨钙丢失和减少骨折危险，有条件者可坚持吃含钙成分高的奶制品或海产品。

(4) 心理调适：要使围绝经期妇女正确认识围绝经期的生理变化，使妇女在进入围绝经期时有充分的心理准备，将围绝经期看做是一生中正常的阶段，平稳渡过这一特殊时期。

(5) 配偶支持及避孕：男性应了解有关妇女这一时期的生理状况，给予更多的理解和关心，帮助她们安全渡过这一时期。在围绝经期间，由于卵巢功能的波动，仍需避孕，直到妇女闭经满1年。

(6) 激素替代疗法（HRT）：10%～15%妇女围绝经期症状明显，需要激素替代疗法进行治疗，以减轻围绝经期症状。主要适用于严重血管舒缩症状、神经心理症状、老年性阴道炎、尿道炎、有骨质疏松症或有其他危险因素者。禁忌证为肿瘤患者，尤其是生殖器肿瘤；不明原因的子宫不规则出血、肝肾功能异常和胆囊疾患；血栓性疾患、血液病和系统性红斑狼疮等。

(7) 定期检查：定期体检，便于及早发现各种妇科常见病、多发病，降低其发病率，提高妇女健康水平。有助于妇科恶性肿瘤的早期诊断，可为妇女保健工作提供依据。围绝经期妇女在普查中应重点筛查乳腺癌、宫颈癌、子宫内膜癌和卵巢癌的发病情况。

(8) 泌尿生殖道症状的预防：泌尿生殖道是雌激

素的靶器官，妇女绝经后期由于雌激素降低，使泌尿生殖道发生萎缩性病变，常伴发感染。社区常见有老年性阴道炎、尿道炎和膀胱炎。预防措施为：保持外阴清洁和干燥；保持适度的性生活，并注意性交前后清洗外生殖器，以减少阴道感染；及时治疗现患妇科疾病。

8. 老年期保健 见本章第七节。

第七节 老年保健

一、概 述

我国老年人口绝对数居世界第一，占世界老年人口总量的20%。根据世界卫生组织（WHO）规定，65以上为老年人，欧美及发达国家采用了这一标准。根据社会经济发展状况等因素，我国中华医学会老年学会提出以60岁以上作为我国现行的老年人划分标准。随着社会文明和科学技术的发展，人们的生活水平不断提高，人口从过去的高出生率、高死亡率转变为现在的低出生率、低死亡率，人口的平均预期寿命逐渐延长，人口老龄化已成为世界性的变化趋势。WHO建议，≥60岁的老年人占总人口的10%以上，或≥65岁老年人占总人口的7%以上为老年人口型。1999年，国家统计局公布，我国60岁及以上人口达到总人口数的10%，标志着我国进入老年型国家。

老年人因机体老化，各种疾病明显增多，即使是同一年龄的老年人，不同脏器功能改变的程度也有差异，所以对老年人疾病的诊断不能仅仅以实际年龄来判断，更应全面考虑职业、家庭环境、经济状况以及与周围人的关系等情况，综合加以分析来判断。一般老年人患病有如下特点：患病率高、不能全面正确地提供病史、疾病不易被发觉、疾病的并存性、发病缓慢且临床症状不典型、易发生意识障碍、易发生水、电解质紊乱、身心后遗症发病率高。

健康老龄化是人类面对人口老龄化的挑战提出的战略对策，其目标是实现老年人口群体的大多数人健康长寿，体现在健康的预期寿命延长，亦即不仅为寿命延长，更重要的是寿命质量的提高。因此，有必要了解老年人在生理、心理、社会角色等方面的特点，做好社区老年人保健，以实现健康老龄化的目标。

二、社区老年人的生理、心理及社会特点

（一）老年人的生理特点

衰老或老化是生命过程的自然规律。衰老是随着年龄的增长，人体对内外环境的适应能力、代偿能力逐渐减退的过程。人衰老后，主要有以下生理改变。

1. 老年人形体的变化

（1）身高、体重下降：老年人的体重在高龄后会有明显的下降。一般来说，身高从35岁以后，每10年降低1cm。这是由于椎间盘脱水变薄，出现萎缩性变化，脊柱弯曲度增加，弯腰驼背，躯干变短，椎骨扁平化及下肢弯曲所致。

（2）皮肤松弛，皱纹增多：由于脂肪和弹力纤维的减少，皮肤松弛，眼睑下垂，耳及颌部皮肤下垂，眼球也因眼窝脂肪减少而凹陷。皮肤弹性降低，皱褶粗糙，表面失去光泽，可见老年性色素斑。面部皮肤皱纹最先见于前额，其次为眼角、鼻根部和鼻唇沟。

（3）毛发变白脱落：老年人外貌变化通常表现为头发逐渐变白和脱发，大多从头顶部开始，眉毛变化不大。老年人出现眉毛白色化，鼻毛出现白色化则是评价衰老的指标之一。

2. 老年人生理功能的变化 老年人生理功能的变化主要表现为器官功能的下降。老年人各系统的脏器功能都有不同程度的减退，如视力和听力的下降；嗅觉减退；味觉敏感性降低；皮肤感觉迟钝；心排血量减少，血管弹性调节作用降低；呼吸功能降低；消化吸收不良，药物代谢速度减慢，代偿功能降低；肾脏清除功能减少；生育功能与性功能下降；脑组织萎缩、骨质疏松；免疫系统功能下降，防御能力低下等。由此，导致老年人器官储备能力减弱，对环境的适应能力下降，容易出现各种慢性退行性疾病。

（二）老年人的心理特点

随着健康状况减退和从工作岗位退休，老年人逐渐产生孤独心理、怀旧心理、忧虑多疑、牵挂心理、性需求心理等心理变化。

1. 孤独心理 老年人刚离开曾经工作过的岗位回到家里，非常不习惯。子女早出晚归，老人独居空房，久而久之便会产生孤独、空虚，甚至有被冷落、被遗弃的心理。

2. 怀旧心理 老年人常常留恋过去的某些日子，留恋家里的旧物品，怀念已故的友人。面对失去工作、朋友和配偶，失去以往的权力和能力，回忆自己的一生，怀旧心理会越来越强烈。

3. 忧虑多疑 老年人由于身体的原因，自我控制能力减弱，遇事急躁，听力下降，常出现曲解或听错别人说话的意思，易多疑而影响自己的心态平衡。另外，老年人获得家庭的照料不足，使患病的身体和不良的情绪互为影响，加重身心的不适感。

4. 牵挂心理　老年人对家人不放心，过分牵挂，总想让晚辈按自己的要求去做，当得不到认同和支持时，容易产生自卑感。

5. 性需求心理　老年人需要性生活。由于长期受"老人无性、不言性"的传统观念的影响，压抑了许多老年人对性的心理需求，尤其是丧偶老年人。性爱能帮助老人消除寂寞、自卑感和压抑心理，增强自信心，有益于身心健康。所以，子女应支持老年人重择配偶的选择。

(三) 老年人的社会生活改变

进入老年后，人的各种生理机能都进入衰退阶段，并将引起身心的一系列变化，使老年人的心理具有特殊状态。同时老年人所面临的社会角色的改变、社会生活压力和生活方式的变化都会对老年人的健康产生影响。

1. 生活方式的变化　老年人由于离、退休所带来的社会角色的改变，加上体弱多病，使老年人与社会的交往减少。部分老年人到晚年开始吸烟和饮酒，这种生活方式对老年人的健康不利。

(1) 工作生活方式：老年人离退休后，工作生活方式发生了最大的变化，作息时间、工作内容均需作相应的调整。多数老年人需要从原来的工作中完全脱离出来，这就使老年人感到极为不适，会引起一系列的健康问题。

(2) 家庭生活方式：退休后，家庭成为老年人活动的主要场所。家庭生活方式的改变是随着老年人在家中时间的延长和经济收入的减少而变化的。老年人离退休后在家中时间延长，工作内容减少，在家庭中的角色也发生了改变，要承担起照顾第三代的责任和自我保健的责任，这就要求进行家庭生活方式的调整，以协调家庭健康为生活中心。

2. 生活事件　老年期对老年人打击大的生活事件有丧偶、再婚、丧子(女)、家庭不和睦及经济困窘等。不仅可能给老年人留下心灵创伤，也可诱发一些躯体疾病，甚至在精神创伤的折磨下，加速老年人的衰老和死亡。

(1) 退休：退休后造成的结果包括经济收入降低、社会主要关系中断、生活作息方式的改变以及由此而造成的在社会和家庭中地位的改变等，这些都是老年人要面对的生活压力。

(2) 丧偶：老伴死亡，自己形影孤单，寂寞难熬，对未来丧失信心，往往使老年人陷入孤独、空虚、抑郁之中。有关统计显示，在失去配偶的人中，两年内相继死去的人数高于夫妇都存在着死亡人数的 7 倍。

(3) 再婚：老年人再婚常有阻力，使老年人苦恼。阻力主要来自于社会舆论，或来自子女的不理解、不支持。婚后，老年人也不一定都幸福愉快。原因在于有些老年人再婚的动机不够正确，如找老伴侍候自己；对方物质条件好，可化为共用；有利于解决自己子女的就业问题等。

(4) 家庭不和睦：除了经济原因外，有些家庭两代人之间还存在着代沟，彼此之间缺乏理解和沟通，常导致抱怨、争吵、指责，甚至发展到关系恶化、歧视和虐待老年人。老年人遭受家庭暴力后往往抱着家丑不可外扬的态度，采取默默承受的方式，这对老年人的健康造成了更大的伤害。

三、社区老年人常见的健康问题和预防

进入老年期后，随着生理功能的衰退，躯体疾病的增多，离退休后社会生活压力的增多，生活方式的改变，老年人容易产生多种心理和生理问题，这些心理和生理健康问题又明显损害了老年人的健康。社区护士应注意充分评估，并加以护理指导，防止其进一步加重老年人的健康负担。

(一) 老年人常见的社会心理问题和预防

衰老会在部分老年人心中引起消极的心理变化；社会地位的改变，家庭生活和不良事件的影响会对多数老年人产生负面心理作用，使老年人产生孤僻、易怒，甚至焦虑、抑郁、悲观的情绪，从而影响老年人的心理健康。

1. 离退休综合征　离退休综合征是指老年人由于离退休后不能适应新的社会角色、生活环境和生活方式的变化，而出现的焦虑、抑郁、悲哀、恐惧等消极情绪，因而产生偏离常态的行为的一种适应性心理障碍。

(1) 主要表现：坐卧不安、行为重复、犹豫不决、不知所措，易急躁和发脾气，敏感多疑，易产生偏见，甚至引起失眠、多梦、心悸、全身燥热等症状。

(2) 预防措施：①调整心态，顺应规律。②发挥余热，重归社会。③善于学习，渴求新知。④培养爱好，寄托精神。⑤扩大社交，排解寂寞。⑥生活规律，保健身体。⑦进行必要的药物和心理治疗。

2. 老年抑郁症　是老年期最常见的功能性精神障碍，高发年龄大部分在 50～60 岁，以持久的抑郁心境为主要临床待征。

(1) 主要表现：常见的临床表现为情绪低落，慢性焦虑，反应迟钝，躯体不适，兴趣丧失，言行减少，不愿与人交往，精神不振，疲乏无力，自我评价下降，悲观失望，甚至有自杀倾向。

(2) 预防措施:①尽量把已有的身体疾病治好,设法减轻其痛苦。②鼓励老年人扩大人际交往,多参加一些社会活动,培养广泛的兴趣爱好。③创造良好的家庭环境,给予老年人充分的关心和照顾。④采用心理治疗或药物治疗。

3. 老年疑病症　老年疑病症是怀疑自己患病为主要特征的一种神经性的人格障碍。

(1) 主要表现:患者长时间认为自己有病,求医时对自己病情的诉说不厌其烦,对自身变化特别敏感和警惕,并且加以夸大和曲解,对自己的病症感到极为焦虑,然而其严重程度与实际情况极不相符。

(2) 预防措施:对于这类老年人的健康问题可以通过心理调节来预防,组织老年人参加一些有益的娱乐活动和适当的社会活动,扩大生活圈,多交一些朋友,加强与老年人的沟通,积极开展老年期精神心理卫生教育,解除或减轻患者的精神负担。

4. 丧偶　老年人在丧偶期间,精神世界往往要经历一个悲痛的过程。

(1) 主要表现:这个过程大致分为自责、怀念、恢复三个阶段。

(2) 预防措施:针对丧偶的问题,可从以下方面进行心理调试。首先,欲使自己尽快从悲痛中解脱出来,可通过各种方式尽情地宣泄一番。其次,应设法转移自己的注意力,可参加一些有益的文体活动,多接触外面的世界,精神上的痛苦也会随之淡化和消失。此外,应勇敢地挑起社会和家庭的重担,将是对老伴最好的缅怀和思念。

5. 高楼住宅综合征　高楼住宅综合征是指因长期居住于高层闭合式住宅中,与外界极少接触,而引起的一系列生理和心理上的异常反应的一组症候群。多发生于久住高楼而深居简出的老年人。

(1) 主要表现:体质虚弱、面色苍白、好静恶动、性情孤僻等。甚至因感觉孤独、压抑、丧失生活的意义而自杀。

(2) 预防措施:①指导老年人认识高楼住宅综合征的危害;②家庭与社会给老年人更多的关爱,激发老年人参加社会活动的兴趣,增加人际交往的范围和频度;③多进行户外运动,选择适宜的运动项目和运动量,持之以恒;④高龄老年人,体质衰弱、慢性疾病者,应在医生指导下进行,以免发生意外。

6. 老年痴呆　老年痴呆是指老年期出现的以后天获得的持续时间较长的精神神经功能多方面障碍为特点的临床表现。其基本特征是近远期记忆损害,伴有抽象思维、判断力以及其他高级皮质功能障碍或人格改变。

预防措施①调节膳食:少吃食盐;补充有益的矿物质及微量元素;避免使用铝制炊具;戒除烟酒。②情志舒畅:家庭和睦,保持心情愉快,能增强抗病能力;避免精神刺激,以防止大脑组织功能的损害。③智力训练:频繁活动手指,学习新知识,培养多种兴趣,可活跃脑细胞,加快脑血液循环及脑细胞的新陈代谢,防止大脑老化。④坚持活动:适宜的体育和社交活动,有助于防止动脉硬化,维持脑功能。

(二) 老年人常见的生理问题和预防

老年人由于老化、不良生活方式及环境因素影响,常有多种负性生理问题如口腔干燥、睡眠障碍、皮肤瘙痒、便秘等困扰老年人,对老年人的健康产生一定的影响。社区护士应对这些常见问题加以护理与指导。

1. 口腔干燥　老年人由于口腔腺体的萎缩,唾液分泌减少,会有不同程度的口腔干燥症状。

护理措施:主要是加强日常生活的调理。①多饮水,宜少量多次饮用。②多吃新鲜蔬菜与水果,细嚼慢咽。③每餐饮食干和稀要结合食用,多进食流质和半流质饮食,饮食宜清淡。④因糖尿病、贫血、慢性咽喉炎以及维生素C缺乏等疾病所致者应采取针对性治疗。

2. 睡眠障碍　老年人由于大脑皮质的调节功能下降,及其他健康因素的影响,常伴有睡眠障碍,出现睡眠时间减少、入睡难、浅睡眠、易惊醒、早醒及睡眠倒错等现象。在各种不良的情绪及心态下,更容易出现失眠、多梦、惊梦等现象,严重影响老年人的健康。

护理措施:①逐步养成良好睡眠规律。②合理安排日间生活,体力活动与脑力活动适当结合。睡前避免各种刺激。③采取促进睡眠的措施。如晚餐不过饱,进清淡易消化的食物,减轻胃肠负担,睡前用温水泡脚,喝一杯热牛奶。④因病痛导致睡眠障碍者,应积极治疗原发病。

3. 皮肤瘙痒　老年人常因皮脂腺功能减退、皮肤干燥和皱纹增多等原因导致皮肤瘙痒。在气候干燥、汗液增多等因素作用下诱发或加重。

护理措施:①保持心情舒畅,合理饮食,不吃刺激性食物。②防皮肤外伤及避免阳光暴晒。尽量避免用损伤性搔抓、摩擦或热水洗烫等方式止痒。③洗澡时不用碱性肥皂洗浴,最好用护肤香皂,皂沫应冲洗干净。④内衣应柔软宽松,不宜穿毛织品,以棉织品为好,应注意做到勤换、勤洗和勤晒。⑤因疥疮、糖尿病、黄疸、尿毒症等疾病导致皮肤瘙痒者,应积极治疗原发病。

4. 便秘　老年人因生理功能减退、饮食不合理、精神紧张、体力活动减少以及服用某些药物等原因常导致便秘。便秘会使结直肠肿瘤的发生率明显增高，还会诱发心绞痛、心肌梗死、脑出血、脑卒中猝死等恶性事件，对老年人的健康产生极大的影响。

护理措施：①养成定时大便的习惯，排便时精神集中。②多饮水，多吃富含粗纤维的食物，多吃维生素B类的食物，避免辛辣刺激性食物。③增加体力活动或运动，尤其是加强腹部肌肉的锻炼，多做腹部的顺时针按摩，以促进肠蠕动。④保持心情愉快，不急不躁。⑤注意药物对排便的影响，必要时在医生指导下调整用药。⑥积极治疗各种慢性病，必要时用缓泻剂。

四、老年人的保健护理内容

(一) 老年人的健身与娱乐活动

老年人因机体运动功能逐渐衰退，娱乐和健康活动也随之减少，如长期不活动，新陈代谢就会减弱，组织器官会加速退行性变化，甚至出现早衰。科学地进行体育锻炼，可促进血液循环，增强心肺功能，增加肠蠕动，促进消化液的分泌，活跃神经系统，促进代谢产物的排出，调节情志，延缓身体功能的衰退。因此，鼓励老年人进行适宜的娱乐和健康活动对健康是非常重要的。

1. 世界卫生组织关于老年人健身的五项指导原则

(1) 应特别重视有助于心血管健康的运动：如散步、慢跑、游泳、骑车等。

(2) 应重视重量训练：适量的重量训练对减缓骨质丧失、防止肌肉萎缩、维持各器官的正常功能均有重要作用。

(3) 注意维持体能运动的“平衡”：体能运动的“平衡”包括肌肉伸展、重量训练、弹性训练等多种方面。运动的搭配应视个人状况而定。

(4) 高龄老人和体质衰弱者应参加运动：尽量选择那些不良反应较小的运动，如以慢走替代跑步、游泳替代健身操等。

(5) 关注与锻炼相关的心理因素：如锻炼须持之以恒；保健指导者在对老年人制订科学的健身计划时，应注意关注他们可能出现的负面情绪，并加以调整。

2. 老年人的运动 适合老年人的娱乐运动项目较多，可根据年龄、性别、体质状况、锻炼基础、兴趣爱好和周围环境等因素综合考虑，选择适宜的项目进行活动。适合于老年人的健身项目有散步、慢跑、太极拳、气功、球类运动、跳舞等。卧床的老年人，可在床上做肢体屈伸、翻身、梳头、洗脸等活动，争取坐起、下床、辅助行走。

3. 老年人坚持适度锻炼的注意事项

(1) 注意病情、气候变化：年老体弱、患有多种慢性病等老年人，根据医嘱实施运动。急性疾病、心绞痛或呼吸困难、精神受刺激以及恶劣天气情况下，老年人应暂停锻炼。

(2) 空腹及饱餐后不宜立即运动：老年人机体血糖调节能力下降，空腹运动可能导致低血糖的发生。进食后，大量血液分布于消化系统，此时运动又会影响物质的吸收。

(3) 运动量不宜过大：应循序渐进，不能操之过急。

(4) 活动动作应柔和：行走、转头、弯腰不宜过快，动作不宜过猛，以免导致跌倒或引起扭挫伤。

(5) 合理安排运动时间：刚开始运动时，运动时间不宜过长，可根据自身情况安排，形成规律后，可每天活动1～2次，每次半小时左右，1天运动时间不超过2小时为宜。气温适宜时运动，最好选择在早晨。

(6) 选择合适的运动场地：公园、树林、操场、疗养院等，空气清新、环境优美，既可以提高活动的效果，还保证了老年人活动时的安全。

(7) 自我监测运动强度：适宜的运动量对老年人的健康是非常重要的，运动时的最大心率可反映机体的最大摄氧量，摄氧量又是机体对运动负荷耐受的一个指标。运动后最适宜心率(次/分)＝170－年龄，身体健康者可用180作减数。

(二) 老年人的饮食

老年人70岁以后味蕾数量急速减少，主要表现为老年人对甜味和咸味的感觉明显下降；老年人对甜、咸味感觉阈的升高，势必增加糖、盐的摄入量，这将成为老年人内分泌疾病和心血管疾病发生的主要诱因。另外，胃酸分泌减少，营养吸收障碍等原因导致老年人消化吸收功能低下，常导致消瘦、贫血等疾病的发生。因此，社区护士应了解老年人生理功能下降的情况，结合老年人活动量减少的实际，指导老年人选择合理的膳食，既改善其营养状态，又避免因饮食结构不合理等造成高血压、糖尿病、高脂血症、肥胖病等的发生。

1. 营养平衡与饮食搭配 每天应适当控制热量摄入，避免高糖、高脂肪食物的摄入，应多食蔬菜、水果等。对老年人应增加膳食中的蛋白质，特别应在条件允许的情况下特别应注意给予生物价值高的优质蛋白质，如瘦肉、蛋、鱼、奶、大豆等。食用植物油和低盐饮食，每天限盐最多不超过5g。应适当增加富含钙质的食物摄入，如奶类及奶制品、豆类及豆制品、核桃、花生等。应鼓励老年人和家人或亲属同住，以保证获得比较均衡的营养，同时也能体会到进食的乐趣。鼓励老年人多饮水，一般每天饮水量在1500ml左右为宜。

2. 合理的烹调 合理烹调可保存食物的营养成分不被大量破坏，且容易消化吸收，可提高对营养的利用率。在烹调上可将食物加工成菜汁、菜泥、肉沫、膏、羹等，油炸、过黏和过于油腻的食物应加以限制。

3. 一日三餐合理安排，养成良好的进食习惯 老年人基础代谢率较低，咀嚼消化能力降低，腺体分泌减少，所以老年人应注意养成良好的进食习惯。强调饮食定时定量、少量多餐、不宜过饱，并且饮食要有规律、有节制，不偏食、细嚼慢咽、不暴饮暴食、不食过冷过热和刺激辛辣的食物，使功能较弱的胃肠能较好地适应。一般早餐多食含蛋白质丰富的食物，如牛奶、豆浆、鸡蛋等；午餐则应食种类丰富的食物；晚餐以清淡食物为佳，不宜过饱。

4. 注意饮食卫生 老年人抵抗力差，应特别注意饮食卫生，保持餐具清洁卫生，防止病从口入。不吃烟熏、烧焦或发霉的食物，预防癌症的发生；适当多食含纤维素丰富的食物，预防便秘，减少结肠癌的发生。

5. 恰当的进餐方式 有自理能力的老年人，应鼓励其自己进餐；进餐有困难者可用一些特殊餐具，尽量维持老年人进餐的能力；完全不能自己进餐者，应喂食；不能经口进食者可在专业人员的指导下，通过鼻饲、肠道高营养等方法为老年人输送食物和营养。

(三) 老年人的休息与睡眠

1. 休息 休息有利于解除疲劳，有利于疾病的恢复。老年人需要较多休息，合理的休息应贯穿于整天的活动中。休息应注意质量，站立、坐卧、活动、看书、看电视等时间不宜过久。老年人在改变体位时，应注意防止直立性低血压或跌倒等意外的发生。起床时应先在床上休息片刻，活动肢体后再准备起床。总之，良好的休息可以促进老年人的健康。

2. 睡眠 调整老年人睡眠应注意以下几个方面：①养成早睡早起和午睡的习惯。②安置床头灯，排除去卫生间路上的障碍物，铺防滑地板。对起床困难的老年人，练习床上解小便，床边备便器。③睡觉前应调整情绪。④老年人最大的睡眠问题就是入睡困难，应分析其原因，并采取一些促进睡眠的措施。总之，社区护士应在尊重老年人的睡眠习惯的基础上，逐步调整老年人的睡眠，使其养成良好的睡眠习惯；合理安排老年人的日常生活，劳逸结合，提高睡眠质量，改善老年人健康状态。

(四) 老年人的安全防护

老年人由于各系统组织器官功能退化、感觉减退、平衡失调或其他方面的问题，如体质虚弱、勉强而为等，常常会发生一些意外事故。最常见的事故有跌倒、坠床、呛噎、服错药、交叉感染等。社区护士应注意采取必要的措施保证老年人的安全。

1. 预防跌倒 老年人由于机体功能退化、脑组织萎缩、身体控制平衡能力下降、听力和视力减退、直立性低血压等内在原因，或其他如穿着不合体，地面打滑、不平，光线不足等外部原因，易引起跌倒。社区护士应对老年人起居等情况进行评估，通过健康教育，让老年人意识到安全的重要性，并与老年人及其家属共同制订计划，采取安全保护措施预防跌倒。具体措施如下。

(1) 光线充足：老年人所居住的环境应有足够的采光，夜间增加室内照明，特别在卧室与卫生间之间应有良好的夜间照明设施。

(2) 居室布置合理：老年人生活环境的布局应尽量符合老年人生活习惯和生活需要，室内布置无障碍物，家具的选择与摆设应方便老年人的使用，并安全舒适。

(3) 穿着合体：老年人的衣、裤、鞋不宜过长、过大，裤腿过长会影响行走，甚至直接导致跌倒。鞋袜合脚有利于走路时维持身体的平衡，尽量不要穿拖鞋。

(4) 地面平整防滑：各居室间尽量不设置门槛，地面应防湿防滑。盥洗室应安装坐便器和扶手。浴池不宜过高，以便于老年人进出；浴池边要垫防滑胶毡，防止老年人滑倒。

(5) 动作适度：老年人在变换体位时动作不宜过快，以防止直立性低血压。在行走前应先站稳，再起步；对行动不便者，应有人搀扶或使用拐杖。

(6) 注意外出安全：老年人外出，应避开上下班高峰，并鼓励老年人穿戴色彩鲜艳的衣帽，以便引起路人和驾驶员的注意，减少意外伤害的危险。

2. 预防坠床 睡眠中翻身幅度较大或身材高大的老年人，有条件时尽量选用宽大舒适的床具，必要时睡觉时床边应用椅子挡护；夜间卧室内应留置光线柔和的长明灯以避免因看不清床界而坠床。意识障碍的老年人应加用床档或请专人陪护。

3. 预防呛噎 老年人进食时应集中注意力，尽量采取坐位或半卧位。进食速度宜慢，宜小口进食。吃干食发噎者，进食时准备水；进稀食易呛者，可将食物加工成糊状。

4. 用药安全 老年由于肝肾功能减退，许多药物代谢速度缓慢，分解能力减退，药物排泄缓慢，血液中药物浓度增高，易引起蓄积中毒。因此，老年人用药应注意：宜先就医后用药；用药种类宜少不宜多；用药剂量宜小不宜大；用药时间宜短不宜长；药性宜温不宜剧；中西药不要重复使用；严格控制抗生素及滋补药的使用；对长期用药者，要坚持服用，并注意观察不良反应。社区护士应鼓励老年人多锻炼身体，以预防为主，勿滥用药，必要时帮助老年人正确合理用药，避免不良反应的发生。

5. 预防感染 老年人免疫力低下，对疾病的抵抗力较弱，应尽量避免患者之间相互走访，尤其是患有呼吸道感染或发热的老年患者，不要到人多的公共场所。

习题训练

A_1/A_2 型题

1. 有关多种避孕方法的作用机制，不妥当的是
   A. 抑制排卵 B. 阻塞输卵管
   C. 阻止精子与卵子的结合 D. 改变宫腔内环境
   E. 阻止受精卵的植入
2. 下列哪项不是避孕药物的副作用
   A. 类早孕反应 B. 痛经
   C. 月经量减少 D. 服药期间出血
   E. 色素沉着
3. 宫腔节育器放置的时间，不妥当的是
   A. 哺乳期结束时
   B. 人工流产术后即放置
   C. 月经干净后 3～7 天内
   D. 剖宫产后 6 个月后
   E. 自然分娩后满 3 个月
4. 服用口服避孕药的妇女，出现以下哪种情况应该停药
   A. 闭经 B. 类早孕反应
   C. 体重增加 D. 突破性出血
   E. 月经量减少
5. 施行负压吸宫术是在妊娠
   A. 4 周内 B. 8 周内
   C. 10 周内 D. 12 周内
   E. 14 周内
6. 下列哪项是宫内节育器的严重并发症
   A. 子宫穿孔出血 B. 感染
   C. 宫颈粘连 D. 漏吸
   E. 脱落
7. 患者，女，行人工流产术，关于术后护理措施以下选项中错误的是
   A. 术后 1 个月内禁止盆浴
   B. 保持外阴清洁
   C. 术后 6 个月内禁止性生活
   D. 术后休息 1～2 小时，无异常即可离院
   E. 若有明显腹痛持续 10 天以上，应随时到医院就诊
8. 下列何项情况不宜口服避孕药
   A. 慢性肝炎 B. 乳房肿块
   C. 甲亢 D. 哺乳期
   E. 以上都不能用
9. 以下哪项不是人工流产的并发症
   A. 术中出血 B. 吸宫不全
   C. 人工流产综合征 D. 月经量多
   E. 漏吸
10. 一产后 5 个月哺乳者，月经未复潮，要求避孕，妇科检查：子宫大小正常，无压痛，活动附件无异常，下列哪种方法不宜选用
    A. 宫内节育器 B. 口服避孕药
    C. 阴道隔膜 D. 阴茎套
    E. 带黄体酮的宫内节育器
11. 患者，女，30 岁，1－0－4－1，第一胎分娩后连续 4 次人流，经量比以往减少。最后一次 4 个月前人流，以后未转经并出现周期性下腹痛。妇科检查：宫颈糜烂、体略大而有压痛，附件未触及块物。首先考虑下列何项疾病
    A. 人流后感染
    B. 人流后子宫内膜异位症
    C. 人流后宫颈粘连
    D. 人流综合征
    E. 人流穿孔
12. 患者，女，32 岁，1－0－2－1，现产后 8 个月，正在哺乳。因妊娠 2 个月而来人工流产。当探针进入宫腔 12cm 时术者仍感未到宫底，患者诉小腹疼痛，但不剧烈，阴道出血不多。你应作下列何项考虑和处理
    A. 子宫穿孔，立即停止手术。经观察 1 周后再行手术
    B. 术前估计子宫大小有误，应用缩宫素后继续手术

C. 无到底感，请上级医师前来处理
D. 手术继续，术后应用抗生素和宫缩剂
E. 立即改在腹腔镜监视下完成手术

13. 受术者发生人工流产综合反应的症状时，首选的护理措施为
A. 帮助患者改变体位
B. 肌内注射 0.5mg 阿托品
C. 安慰受术者
D. 注意保温
E. 配合医生尽快结束手术

14. 老年人的生理特点中错误的是
A. 从 45 岁以后，每 10 年身高降低 1cm
B. 触觉、痛觉、温觉减弱
C. 老年人对酸、甜、苦、辣等味觉的敏感降低
D. 鼻毛出现白色化则是评价衰老指标之一
E. 生育功能和性功能下降

15. 适合老年人的健身项目不包括下列哪项
A. 踢球　B. 散步
C. 慢跑　D. 太极拳
E. 游泳

16. 老年人锻炼中错误的做法是
A. 行走不宜过快
B. 转头活动不宜过快
C. 运动量不宜过大
D. 运动后感到疲乏、头晕、睡眠不佳属正常现象
E. 以每天 1～2 次，每次半小时左右为宜

17. 预防老年人跌倒的措施中错误的是
A. 地面应防湿、防滑
B. 在家里尽量穿舒适的拖鞋
C. 生活环境的布局尽量合理
D. 夜间增加室内照明
E. 变换体位时动作不宜过快

18. 老年人用药安全中错误的是
A. 药物应有明确的标志
B. 定期检查服药的情况
C. 用温水服药后，再多饮几口水
D. 服药时避免取半卧位
E. 家属协助监督准确合理用药

19. 引导老年人实现离退休后的社会角色转换不包括
A. 积极开展老年期精神心理卫生教育
B. 调整心态，顺应规律
C. 发挥余热，重归社会
D. 善于学习，渴求新知
E. 扩大社交，排解寂寞

20. 产前检查应该在
A. 孕 28 周后每周 1 次
B. 孕 28 周后每 4 周 1 次
C. 孕 36 周后每周 1 次
D. 孕 36 周后每 2 周 1 次
E. 孕 36 周后每 4 周 1 次

21. 新生儿出院回家后首次家庭访视一般不得超过
A. 24 小时　B. 36 小时
C. 48 小时　D. 60 小时
E. 72 小时

22. 根据小儿年龄不同，将小儿时期分为
A. 7 个时期　B. 6 个时期
C. 5 个时期　D. 4 个时期
E. 8 个时期

23. 关于小儿体重增长规律以下哪项不正确
A. 前半年平均每月增长 700g
B. 后半年平均每月增长 300g
C. 1 岁时体重为出生体重的 2 倍
D. 年龄越小体重增长越快
E. 2～12 岁平均体重＝年龄×2＋8(kg)

24. 正常小儿断母乳最适当的时期是
A. 20 个月　B. 18 个月
C. 10～12 个月　D. 1～1.5 岁
E. 2～2.5 岁

25. 小儿乳牙总数的推算方法是
A. 月龄减 4～6　B. 月龄减 2～3
C. 月龄减 7～8　D. 月龄减 4～8
E. 月龄减 8

26. 一健康男孩，体重 10.5kg，身长 80cm，出牙 12 枚，前囟已闭，胸围>头围，其月龄约是
A. 2 个月　B. 12 个月
C. 18 个月　D. 24 个月
E. 30 个月

27. 某 7 岁男孩，营养发育中等，平素体健，可达到的体重、身高的指标是
A. 18kg，105cm　B. 20kg，110cm
C. 20kg，115cm　D. 22kg，119cm
E. 24kg，125cm

28. 关于婴儿期的特点，不正确的是
A. 是生长发育的第一个高峰期
B. 易患感染性疾病
C. 适应能力逐渐增强
D. 易发生消化功能紊乱
E. 各器官功能发育完善

29. 小儿用药特点以下哪项不正确
A. 新生儿肝脏酶系统发育不成熟，影响药物的代谢
B. 新生儿肾小球滤过率及肾小管分泌功能差，使药物排泄缓慢

C. 新生儿可受临产孕母及乳母所用药物的影响
D. 某些激素类药物可影响生长发育
E. 新生儿胃肠道对药物的吸收较好

30. 将牛奶进行稀释的主要目的是
A. 降低脂肪的浓度
B. 降低酪蛋白的浓度,使凝块变小
C. 减少热量与降低脂肪的浓度
D. 减少热量
E. 减少乳清蛋白含量

31. 最能反映小儿骨骼发育的重要指标是
A. 头围 B. 坐高
C. 胸围 D. 牙齿个数
E. 身长

32. 小儿视深度充分发育,视力达1.0的年龄为
A. 2岁 B. 3岁
C. 4岁 D. 6岁
E. 8岁

33. 测量前囟大小的正确方法是
A. 菱形四边的周围长度
B. 邻角边的长度
C. 对角连线的长度
D. 对边中点的连线长度
E. 对边中点连线的1/2长度

34. 一男孩,8个月,护理体检资料中发育异常的一项是
A. 乳牙萌出4个
B. 前囟未闭
C. 能重复大人所发的简单音节
D. 两手会传递玩具
E. 不能独坐

35. 关于儿童患病的特点,正确的是
A. 起病较慢 B. 预后较差
C. 表现较典型 D. 预防效果差
E. 感染性疾病较多

36. 小儿体重12kg,身长85cm,头围48cm,其年龄为
A. 1岁 B. 1.5岁
C. 2岁 D. 2.5岁
E. 3岁

37. 男婴,营养发育中等,体重7.2kg,身长65cm,能短暂独坐,用手摇玩具,头围42cm,两个下中切牙正在萌出,该男婴最可能的年龄是
A. 2个月 B. 3个月
C. 6个月 D. 10个月
E. 12个月

38. 长期单纯以羊乳喂养的小儿易发生的疾病是
A. 营养不良
B. 维生素D缺乏性佝偻病
C. 缺铁性贫血
D. 营养性巨幼红细胞性贫血
E. 再生障碍性贫血

39. 3个月婴儿,体重5kg的人工喂养儿,最佳为
A. 鲜牛奶450ml,糖50g,水100ml
B. 鲜牛奶550ml,糖44g,水200ml
C. 鲜牛奶550ml,糖44g,水200ml
D. 鲜牛奶700ml,糖55g,水200ml
E. 鲜牛奶600ml,糖44g,水100ml

40. 小儿特有的能量需要是
A. 基础代谢
B. 食物特殊动力作用
C. 生长发育
D. 活动所需
E. 排泄损失

41. 麻疹减毒活疫苗初种的年龄为
A. 2～3个月 B. 4～5个月
C. 6～7个月 D. 8～12个月
E. 13～14个月

42. 新生儿、早产儿用药应特别注意药物的不良反应,那么下列哪种药物能引起小儿"灰婴综合征"
A. 青霉素 B. 氯霉素
C. 红霉素 D. 庆大霉素
E. 卡那霉素

43. 在小儿年龄阶段的划分中,新生儿期是指
A. 从出生到生后满30天
B. 从出生到生后满28天
C. 从出生到生后满2周
D. 从孕期28周到生后2周
E. 从孕期28周到生后1周

44. 关于母乳特点正确的是
A. 母乳中铁的吸收率低于牛乳
B. 乳糖含量较高,且主要以乙型乳糖为主
C. 含蛋白质多,尤其是酪蛋白明显高于牛乳
D. 含丰富的矿物质,钙、铁、锌含量明显高于牛乳
E. 含饱和脂肪酸多易消化吸收

45. 小儿卡介苗接种的年龄应该是
A. 生后2～3天到2个月 B. 生后3个月
C. 生后4个月 D. 生后5个月
E. 6个月以后

46. 儿科抢救室内必备的设备应齐全,那么下列哪项不属于儿科抢救室必须配置的设备
A. 心电监护仪 B. 人工呼吸机
C. 供氧设备 D. 玩具柜
E. 喉镜

47. 在生长发育过程中，正常小儿应在几岁乳牙出齐
A. 1岁　B. 1岁半
C. 2岁半　D. 3岁
E. 3岁半

48. 下列哪项叙述不符合儿童生长发育的规律
A. 生长发育是一个连续过程
B. 生长发育遵循一定规律
C. 各系统器官发育的速度是一致的
D. 有一定的个体差异性
E. 受遗传和环境因素的影响

49. 一小儿会走，会叫"爸爸"、"妈妈"，并能听懂大人的简单吩咐，该小儿的年龄是
A. 5个月　B. 6个月
C. 12个月　D. 10个月
E. 18个月

50. 我国老年人的年龄界线是
A. 50岁　B. 60岁
C. 65岁　D. 70岁
E. 75岁

51. 老年人口型国家是指≥60岁的老年人占总人口的
A. 5%以上　B. 7%以上
C. 10%以上　D. 15%以上
E. 20%以上

52. 不属于正常老年人外形特征的是
A. 头发变白　B. 皮肤松弛
C. 手足震颤　D. 弯腰驼背
E. 身高下降

53. 关于老年人心血管系统的生理改变，描述错误的是
A. 心率变快
B. 心排血量下降
C. 血管弹性下降
D. 冠状动脉管腔狭窄
E. 毛细血管通透性增加

54. 关于老年人呼吸系统的生理改变，描述错误的是
A. 肺泡数减少　B. 肺功能下降
C. 咳嗽反射减弱　D. 呼吸肌功能下降
E. 支气管反应性降低

55. 关于老年人消化系统的生理改变，描述错误的是
A. 唾液分泌减少　B. 胃肠蠕动减慢
C. 消化酶分泌减少　D. 肝代谢能力下降
E. 食物在胃停留时间缩短

56. 关于老年人内分泌系统的生理改变，描述错误的是
A. 脂肪代谢异常
B. 甲状腺生成增多
C. 基础代谢率降低
D. 肾上腺分泌的激素减少
E. 蛋白质分解代谢大于合成代谢

57. 关于老年人泌尿系统的生理改变，描述错误的是
A. 尿浓缩功能降低
B. 肾小球滤过率增加
C. 肾小管重吸收下降
D. 膀胱括约肌萎缩
E. 膀胱排空能力减退

58. 在日常生活能力量表(ADL)中，属于工具性日常生活能力的项目是
A. 进食　B. 穿衣
C. 行走　D. 洗澡
E. 服药

59. 下列属于老年人特有疾病的是
A. 癌症　B. 高血压
C. 冠心病　D. 糖尿病
E. 老年性痴呆

60. 我国百岁以上老人的首位死因是
A. 恶性肿瘤　B. 肺部感染
C. 心血管疾病　D. 脑血管疾病
E. 慢性阻塞性肺部疾病

61. 关于老年人的患病特点，描述错误的是
A. 病情变化较慢
B. 临床表现不典型
C. 常多种疾病共存
D. 并发症多，病死率高
E. 病程长、恢复慢、致残率高

62. 一般不随年龄而下降的认知功能是
A. 记忆力　B. 思维能力
C. 液态智力　D. 晶态智力
E. 视觉和听觉

63. 对文化程度为小学的老人进行简易智能状态(MMSE)测查时，将其判断为认知障碍的界值分是
A. 10分　B. 17分
C. 20分　D. 24分
E. 30分

64. 老年痴呆患者早期主要的认知功能障碍是
A. 近期记忆力下降
B. 远期记忆力下降
C. 注意力过度集中
D. 不认识家人和自己
E. 分不清白天和黑夜

65. 某老年人否认自己的衰老，仍努力返聘工作，为自

已制定严格的目标，并乐于其中，该老人的人格类型属于

A. 防御型　B. 追求完美型
C. 整合良好型　D. 被动依赖型
E. 整合不良型

66. 下列容易出现离退休综合征的老人是
A. 老年女性　B. 爱好广泛的老人
C. 善于交际的老人　D. 个性散漫的老人
E. 从事管理工作的老人

67. 对离退休期老人进行健康指导时，不妥的是
A. 保持生活规律
B. 培养一些爱好
C. 保持社会交往
D. 避免接触新的事物
E. 做一些力所能及的事

68. 某老人丧偶3个月，常对着照片中的老伴生闷气，很容易无缘无故地和别人争吵，该老人的心理特点是
A. 震惊　B. 孤独
C. 绝望　D. 情绪波动
E. 重建新模式

69. 冬季使用暖气时，老年人居室的温度宜调节在
A. 14～16℃　B. 18～20℃
C. 22～24℃　D. 26～28℃
E. 30～32℃

70. 有关老年人的营养需求，描述错误的是
A. 应避免摄入过多热能
B. 应摄入足够的优质蛋白质
C. 应多摄入砂糖、红糖等双糖
D. 脂肪摄入占总热能的20%～30%
E. 应多摄入含不饱和脂肪酸较多的植物油

71. 关于老年人的平衡膳食，描述错误的是
A. 高维生素　B. 低盐、低脂
C. 保证优质蛋白　D. 增加热量摄入
E. 适量补充钙、铁

72. 关于老年人的饮食原则，描述错误的是
A. 宜少量多餐　B. 晚餐不宜过饱
C. 食物温度宜高　D. 食物易消化、吸收
E. 可在两餐之间加些点心

73. 老年人不宜食用的是
A. 猪油　B. 大豆油
C. 菜籽油　D. 玉米油
E. 花生油

74. 不适于老年人的活动项目是
A. 快走　B. 慢跑
C. 跳舞　D. 太极拳
E. 打篮球

75. 对70岁的老年人来说，活动后最宜心率应为
A. 60次/分　B. 70次/分
C. 80次/分　D. 100次/分
E. 120次/分

76. 对老年人来说，根据活动时自我感觉，表明活动强度适中的情况是
A. 活动时脉率增加不明显
B. 活动时身体不发热或无出汗
C. 活动时微出汗或全身有热感
D. 活动后感到疲乏、食欲减退
E. 活动后感到头晕、气促、心悸

77. 关于老年人的活动原则，描述错误的是
A. 活动应循序渐进
B. 活动宜在清晨进行
C. 活动不宜在饭后进行
D. 每次活动不超过20分钟
E. 患急性病时应暂停活动

78. 对老年人来说，可继续进行活动的情况是出现
A. 心绞痛　B. 心率减慢
C. 全身热感　D. 严重气喘
E. 严重胸闷

79. 对老年人来说，要达到活动强度适中，心率恢复到活动前水平的时间应为活动后
A. 1～2分钟　B. 3～5分钟
C. 10～15分钟　D. 20～30分钟
E. 40～60分钟

80. 对老年人来说，下列存在安全隐患的环境特征是
A. 床褥到地面50cm
B. 茶几下面铺小块地毯
C. 卧室在卫生间的附近
D. 家具简洁，转角处为弧形
E. 夜间在客厅和卫生间开小灯

81. 下列易致老年人烧伤的情况是
A. 使用45℃左右的热水袋
B. 足底放毛巾包裹的热水袋
C. 使用带控温装置的热水器
D. 频谱仪距离照射部位30～50cm
E. 持续使用红外线治疗仪1小时

82. 关于老年人的药代动力学特点，描述正确的是
A. 药物吸收率下降
B. 水溶性药物血药浓度降低
C. 脂溶性药物血浆半衰期缩短
D. 经肝代谢的药物血浆半衰期缩短
E. 经肾排泄的药物消除速度加快

83. 关于药物不良反应，描述正确的是
A. 与用药目的有关
B. 因误服药物所致
C. 因超剂量用药所致
D. 因用药方法不当所致
E. 发生在正常用法用量下

84. 老年人使用镇静催眠药时，描述正确的是
A. 应增加剂量
B. 应缩短给药间隔
C. 血浆半衰期延长
D. 常见不良反应为黄绿视
E. 大剂量时可出现心律失常

85. 老年人使用降压药时，描述正确的是
A. 钙拮抗剂用药时应增大剂量
B. 钙拮抗剂不易产生直立性低血压
C. β受体阻滞剂应缩短给药间隔
D. β受体阻滞剂易诱发和加重心衰
E. ACEI 的主要不良反应是体位性低血压

86. 常见耳毒性不良反应的抗生素是
A. 青霉素类　B. 喹诺酮类
C. 头孢菌素类　D. 氨基糖苷类
E. 大环内酯类

87. 老年人使用解热镇痛药时，描述错误的是
A. 血药浓度降低
B. 用药时应酌情减少剂量
C. 常见不良反应为胃肠道反应
D. 不良反应严重者可出现胃肠道出血
E. 水杨酸类可引起眩晕、耳鸣、听力下降等

88. 老年人睡前不宜进行的活动是
A. 温水泡脚　B. 阅读书报
C. 做保健操　D. 背部按摩
E. 争论家事

89. 对便秘老人进行健康指导时，措施不当的是
A. 制定规律的活动计划
B. 摄入一些油脂类食物
C. 每天固定时间排便
D. 作腹部环行按摩
E. 经常使用开塞露

90. 对尿失禁老人进行健康指导时，措施不当的是
A. 限制饮水量
B. 进行盆底肌锻炼
C. 定时使用便器接尿
D. 排尿时轻轻按压膀胱
E. 长期尿失禁者可留置导尿

91. 关于老年人的睡眠特点，描述错误的是
A. 睡眠时间增加
B. 睡眠深度变浅
C. 容易引起失眠
D. 睡眠质量易受多种因素影响
E. 睡眠质量下降可引起烦躁、食欲减退

A_3/A_4 型题

（92～95 题共用题干）

患者，女，26 岁，1－0－1－1，因停经 42 天，尿 HCG(＋)，要求作人工流产术，术前妇科检查：宫体后倾后屈，妊娠 6 周大小，软，附件(－)，术中测宫腔深 10cm，吸出组织 20g，未见绒毛，出血少，术毕宫腔深 9.5cm。

92. 吸出组织最可能的是
A. 蜕膜　B. 绒毛
C. 子宫息肉　D. 增生期子宫内膜
E. 分泌期子宫内膜

93. 为排除宫外孕，下列各项中首选是
A. 尿 HCG 定量　B. 妇科 B 超
C. 白带常规　D. 后穹隆穿刺
E. 吸出物送病理检查

94. 尿 HCG 10 000U/L，B 超显示出胎囊在宫底部，白带常规正常，此时诊断为
A. 吸宫不全　B. 漏吸
C. 子宫穿孔　D. 宫腔感染
E. 子宫畸形

95. 诊断明确后最合适的处理是
A. 钳刮术
B. 再次吸宫＋抗生素预防感染
C. 宫缩剂
D. 抗生素抗炎
E. 后穹隆穿刺

（96～98 共用题干）

某小儿，营养发育中等，身长 75cm，头围与胸围相等，能叫出物品的名字，能说简单的单词，可以独立行走。

96. 该小儿的年龄可能是
A. 6 个月　B. 8 个月
C. 10 个月　D. 12 个月
E. 18 个月

97. 该小儿牙齿的个数约为
A. 2～4 颗　B. 4～6 颗
C. 6～8 颗　D. 10～12 颗
E. 14～16 颗

98. 该小儿的听感知的发育状况是
A. 头可转向声源
B. 对父母的语言有明显的反应
C. 能听懂自己的名字

D. 可精确地区别不同的声音

E. 能区别言语的意义

参考答案

A_1/A_2 型题

1. B　2. B　3. A　4. A　5. C　6. A　7. C　8. E
9. D　10. B　11. C　12. A　13. B　14. A　15. A
16. D　17. B　18. D　19. A　20. C　21. C　22. A
23. C　24. C　25. A　26. C　27. D　28. E　29. E
30. B　31. E　32. D　33. D　34. E　35. B　36. C
37. C　38. D　39. B　40. C　41. D　42. B　43. B
44. B　45. A　46. D　47. C　48. C　49. C　50. B
51. C　52. C　53. A　54. E　55. E　56. B　57. B
58. E　59. E　60. B　61. A　62. D　63. C　64. A
65. A　66. E　67. D　68. D　69. C　70. C　71. D
72. C　73. A　74. E　75. D　76. C　77. D　78. C
79. B　80. B　81. E　82. A　83. E　84. C　85. D
86. D　87. A　88. E　89. E　90. A　91. A

A_3/A_4 型题

92. A　93. B　94. B　95. B　96. D　97. C　98. C

第十七章 基础护理和技能

知 识 点

第一节 护士素质和行为规范

一、护士的素质

(一) 素质的概念

素质是人的一种较稳定的心理特征，是人所特有的一种实力。广义的素质分为先天与后天两方面：先天的自然性一面，是指人的机体与生俱来的某些特点和原有基础，即机体天生的结构形态、感知器官、神经系统，特别是大脑结构和功能上的一系列特点；后天的社会性一面是主要的，是指出生后通过不断地培养、教育、自我修养、自我磨炼而获得的一系列知识技能、行为习惯、文化涵养、品质特点的综合。

(二) 护士的素质

1. 思想品德素质

(1) 政治思想素质：热爱祖国、热爱人民、热爱护理事业，对护理事业有坚定的信念、深厚的情感。具有崇高的理想、高尚的道德情操及正确的人生观、价值观，能做到自尊、自爱、自律、自强，具有为人类健康服务的奉献精神。

(2) 职业道德素质：具有崇高的护理道德，高尚的思想情操，诚实的品格和较高的慎独修养；具有高度的责任感和同情心，兢兢业业，忠于职守，廉洁奉公，不畏艰险，挺身而出，为增进人民健康，减轻人民痛苦，预防各种疾病而努力做好本职工作，全心全意为人民的健康服务。

2. 科学文化素质

(1) 基础文化知识：护士必须具有一定的数、理、化、语文、外语及计算机应用知识。

(2) 人文科学及社会科学知识：包括心理学、伦理学、哲学、美学、政治经济学、社会学、管理学等知识。

3. 专业素质 主要包括：①扎实的专业理论知识；②规范的实践操作能力；③敏锐的观察能力；④较强的综合分析问题和解决问题的能力；⑤评判性思维能力；⑥机智灵活的应变能力；⑦独立学习和创新能力。

4. 心理素质 护士应具有良好的心境，乐观、开朗、稳定的情绪，平和的心态，宽容豁达和较强的自控能力，对患者有足够的耐心、爱心、责任心，具有良好的人际关系。

5. 身体素质 护士必须有健康的体魄、充沛的精力、整洁大方的仪表、端庄稳重的举止，具有良好的耐力，在工作中始终保持敏捷的反应力和忘我的工作热情。

二、护士角色

(一) 角色的概念

角色是指处于一定社会地位的个体或群体，在实现与这种地位相互联系的权利与义务中，所表现出的符合社会期望的行为和态度的总模式。

(二) 护士角色

护士角色是指护士应具有的与职业相适应的社会行为模式。当代护士的角色有：①照顾者；②教育者；③计划者；④咨询者；⑤管理者；⑥协调者；⑦研究者；⑧代言人和保护者。

三、护士的行为规范

(一) 护士的语言行为

1. 护理用语的要求

(1) 语言规范，礼貌谦虚：内容严谨、高尚、符合伦理道德原则；语调柔和、语速适中；语气谦和，真诚可信；语态专注，尊重热情；用词准确，和蔼易懂。

(2) 富于情感，注意保密：护士在工作中应热情地面对服务对象，语言要充满对服务对象的关爱和同情。护理用语的保密性主要体现在两个方面：一是要尊重服务对象的隐私权，替服务对象保密，对其不愿陈述的内容不要追问、套问；二是要尊重服务对象对自己健康状态的知情权，一般情况下，要如实向服务对象解释病情和治疗护理情况。

(3) 称呼得体，表达清晰：护士对服务对象的称呼可视年龄、职业的不同而选择。要做到言语清晰、简洁、通俗易懂；措词准确，尽量不使用医学术语。

2. 日常护理用语　包括招呼用语、介绍用语、电话用语、安慰用语、迎送用语等。在使用这些语言时应根据服务对象的不同角色，有礼貌地用真诚的态度进行。

3. 护理操作用语　护士在为服务对象进行护理操作时，要取得其良好的配合，操作用语的使用是否得当非常关键。

(1) 操作前解释：主要解释本次操作的目的；患者应做的准备事项；讲解简要方法和在操作过程中患者可能产生的感觉。态度诚恳地作出尽量减轻患者不适的承诺。

(2) 操作中指导：操作中边做边具体交代患者配合的方法；使用安慰性语言，转移其注意力；使用鼓励性语言，增强其信心。

(3) 操作后嘱咐：操作结束应亲切地询问患者的感觉，是否达到预期效果；交代必要的注意事项；同时感谢患者的配合。

(二) 护士的非语言行为

在人与人之间的沟通中，非语言沟通约占65%。

1. 倾听　护士要善于听护理对象讲话，注意讲话者说话的声调、频率、语言的选择、面部表情、身体姿势等。在倾听过程中，要全神贯注、集中精力、注意倾听，保持目光的接触、适宜的距离、得体的姿势，并应及时做出反馈，如点头、微笑等。

2. 面部表情　面部表情能清楚地表明人的情绪。护士的微笑是美的象征，是爱心的体现，是人际交往中的"润滑剂"。护士的微笑是发自内心的微笑，应展现真诚、亲切、关心、同情和理解。在微笑中为患者创造出一种愉悦的、安全的、可信赖的氛围。

3. 皮肤接触

(1) 作用：①有利于儿童生长发育和疾病治疗；②是重要的心理支持；③有利于改善人际关系；④可传递信息。

(2) 注意事项：①根据服务对象的不同状态来选择，如患者分娩时、悲伤时等；②根据年龄性别的不同来选择，如对婴幼儿可采用，对异性服务对象应慎用；③根据双方关系密切程度来选择，对关系亲密者使用。

4. 沉默　在人际交往中，适时的沉默有时会达到意想不到的效果，可以给人十分放松的感觉，还可给人以思考及调适的机会。在护理对象受到情绪打击或哭泣时，护士可以沉默来表示关心。但沉默不能随便使用，特别不宜在交谈开始和结束时使用，沉默时间也不宜过久。

5. 人际距离

(1) 亲密区：<0.5m，适用于彼此关系亲密或亲属之间。

(2) 熟人区：0.5～1.2m，适用于老同学、老同事及关系融洽的师生、邻里之间。

(3) 社交区：1.3～4m，适用于参加正式社交活动或会议，彼此并不十分了解的人之间。

(4) 演讲区：>4m，适用于教师上课、参加演讲或作报告等。

(三) 护士的仪表与举止

一个人的容貌、服饰、姿态，不仅是外表美，还涉及风度的雅俗，可以给人不同的影响，产生不同的效果。

1. 容貌与服饰

(1) 妆饰：要与护士角色相适应，自然、大方、健康、高雅，要使患者感到亲切、和蔼、可信。

(2) 制服与帽子：体现了护士特有的精神风貌，要整洁合体，美观大方，方便工作。

2. 姿态　包括姿势、体态，可以反映一个人的文化修养。

(1) 站姿：头正，颈直，两肩平齐、外展放松，挺胸收腹，立腰提臀，两腿并拢，双臂自然下垂，两手相搭在下腹部(一般右手放在左手上)，双脚成"V"字形或"丁"字步。

(2) 坐姿：在站姿的基础上，单手或双手向后把衣裙下端捋平，轻轻落座在椅面的$\frac{1}{2}$～$\frac{2}{3}$处，双膝并拢。小腿略后收或小交叉。两手轻握，置于腹部和腿上。

(3) 走姿：在站姿的基础上，行走时以胸带步，弹足有力，柔步无声，步履轻盈自然，两臂前后摆动，注意前后摆幅不超过30°，左右脚沿一直线两旁，小步前进。

(4) 持治疗盘：双手握托治疗盘，肘关节呈90°贴近躯干。

(5) 持病历卡：一手持卡，轻放在同侧胸前，稍外展，另一手自然下垂或轻托病历卡下方。

核心提示　护士素质的基本内容包括思想品德素质、科学文化素质、专业素质、心理素质、身体素质等。具有良好的职业素质是护士从事护理工作的基本条件。当代护士具有照顾者、教育者、计划者、咨询者、管理者、协调者、研究者、代言人和保护者多重角色。护士在操作中向护理对象进行有效地讲解，对于成功的护理十分重要，护理操作中的解释用语分为操作前解释、操作中指导和操作后嘱咐3部分。护士在工作中还应合理使用倾听、面部表情、皮肤接触、沉默和人际距离等非语言行为。更要注意自己的容貌、服饰和站、坐、走等姿态，给患者良好的影响，增加患者对护士的信任和安全感。

第二节 护理程序

一、概 述

(一) 概念

护理程序是指导护理人员以满足护理对象身心需要,促进和恢复患者的健康为目标,科学地确认护理对象的健康问题,有计划地为护理对象提供系统、全面、整体护理的一种工作方法。护理程序是一个综合的、动态的、具有决策和反馈功能的过程。

(二) 特性

1. 综合性 指在护理活动中需要综合运用多学科的知识解决护理对象的健康问题。

2. 动态性 指需要根据护理对象的病情变化对护理计划进行动态调整。

3. 个体性 指针对护理对象的具体情况,提供个体化的护理。

4. 协作性 是指护理程序的运用需要护士、护理对象及其家属与其他健康保健人员的共同协作。

5. 广泛性 护理程序的工作方法适用于不同的服务对象及服务场所。

二、护理程序的步骤

护理程序由评估护理对象的健康状况、列出护理诊断、制定护理计划、实施护理措施和评价护理效果5个步骤组成。

(一) 评估

评估是有目的、有计划、系统、全面、连续地收集服务对象的健康资料的过程。评估是护理程序的第一阶段。

1. 收集资料的目的

(1) 为作出正确的护理诊断提供依据。

(2) 为制定护理计划提供依据。

(3) 为评价护理效果提供依据。

(4) 为护理科研积累资料。

2. 资料的来源

(1) 直接来源:通过护理对象的主诉和对护理对象的观察、体格检查所获得的资料。护理对象是资料的主要来源。

(2) 间接来源:①与护理对象有关的人员,如亲属、朋友、同事;②其他医务人员,如医师、营养师、心理医师或其他护理人员;③病案记录及实验室检查报告;④医疗和护理的有关文献资料。

3. 资料的种类

(1) 主观资料:即护理对象的主诉。包括患者的经历、感觉、态度、愿望以及需要等。如恶心、眩晕、疼痛、麻木、瘙痒等。

(2) 客观资料:即医护人员通过观察、测量、体格检查或借助医疗仪器和实验室检查所获得的资料,如测量到的身高、体重、血压,观察到的表情、面色等。

4. 资料的内容

(1) 护理对象的一般资料:主要有护理对象的姓名、性别、年龄、民族、职业、文化程度、婚姻状态、家庭住址、宗教信仰等。

(2) 现在健康状况:包括此次发病情况、住院目的、入院方式及医疗诊断等。

(3) 过去健康状况:包括既往患病史、家族病史、过敏史、住院史、手术史、婚育史等。

(4) 生活状况及自理程度:包括饮食、睡眠或休息、排泄、清洁卫生、自理能力、活动方式等。

(5) 护理体检:包括身高、体重、生命体征、意识、瞳孔、皮肤、口腔黏膜、四肢活动度、营养状况及心、肺、肝、肾等的主要阳性体征。

(6) 心理状况:包括性格特征、情绪状态、对疾病的认识和态度、康复信心、对护理的要求、希望达到的健康状态、应对能力等。

(7) 社会状况:包括工作环境、医疗保健待遇、经济状况、家属成员对护理对象的态度及对疾病的了解和认识等。

(8) 近期的应激事件:如失业、丧偶、离婚、家人生病等。

5. 收集资料的方法

(1) 观察:是护士运用感官或借助简单的诊疗器械获取健康信息的方法。

(2) 交谈:是护士与护理对象沟通思想和治疗信息的有效方法。

1) 交谈的目的:①有助于获得可靠、全面的护理对象健康资料;②沟通感情,建立良好的护患关系;③及时向护理对象反馈有关病情、检查、治疗、康复等方面的信息;④为护理对象提供心理支持。

2) 交谈的方式:包括正式交谈和非正式交谈。

3) 交谈的注意事项:①交谈环境舒适、安静;②向护理对象说明谈话的目的和所需的时间;③交谈中引导护理对象抓住主题;④注意倾听,及时反馈,如点头、微笑;⑤语句表达清晰,语意明确,语速适当;⑥对护理对象不愿表述的内容不追问或套问;⑦交谈完毕作一小结并向护理对象致谢。

(3) 护理体检:是护士运用视、触、叩、听、嗅等方法,按照身体各系统顺序对护理对象进行全面的体格检查。

(4) 查阅资料：指护士查阅患者的医疗病历、护理病历、各种辅助检查结果以及医疗护理文献等资料，以帮助了解患者的健康状况。

6. 资料的整理分析及记录　将收集到的资料按一定的方法进行分类，并检查有无遗漏，做好记录。在记录过程中应注意以下几点：

(1) 记录应及时、全面、真实、准确，避免错别字。

(2) 记录主观资料应尽量用患者的原话，并加上引号。

(3) 记录客观资料应用医学术语，语言简练、书写清楚，不带有护士的主观判断和结论。

(4) 观察到的客观资料可用主观资料来证实。

(5) 避免使用无法衡量的词语，如好、坏、佳、尚可等。

(二) 护理诊断

1. 护理诊断的概念　护理诊断是有关个人、家庭、社区对现存的或潜在的健康问题或生命过程的反应的一种临床判断。

2. 护理诊断的组成　由名称、定义、诊断依据及相关因素 4 个部分组成。

(1) 名称：是对护理对象的健康问题或生命过程中的反应的概括性描述。分为：①现存的，是护士对个体、家庭或社区已出现的健康问题或生命过程的反应所作的描述。如"皮肤完整性受损：与局部组织长期受压有关"；②潜在的，指有危险因素存在，若不采取护理措施，就会在将来发生问题。如"有皮肤完整性受损的危险：与皮肤水肿有关"；③健康的，是对个体、家庭或社区具有向更高健康水平发展潜能的描述。如"母乳喂养有效"。

(2) 定义：是对护理诊断名称的一种清晰、正确的描述，并以此与其他诊断作鉴别。

(3) 诊断依据：是作出护理诊断的临床判断标准，通常是相关的症状、体征及有关病史。分为：①主要依据，是作出特定诊断必须具备的症状、体征及有关病史，是护理诊断成立的必备条件；②次要依据，是作出特定诊断可能存在的症状或体征，是护理诊断成立的辅助条件。

(4) 相关因素：是导致护理对象出现健康问题的直接因素、促发因素或危险因素。同一个护理诊断可以有许多相关因素。包括：①病理生理因素；②治疗因素；③情境因素；④年龄因素；⑤心理因素。

3. 护理诊断的陈述方式

(1) 三部分陈述法：即 PES 方式，一般用于现存护理诊断的叙述。

(2) 两部分陈述法：即 PE 方式，一般用于潜在护理诊断的叙述。此类诊断的描述一般为"有……的危险"。

(3) 一部分陈述：即 P 方式，这种陈述方式用于健康的护理诊断。

4. 护理诊断与医疗诊断的区别(表 17-1)

表 17-1　护理诊断与医疗诊断的区别

项目	护理诊断	医疗诊断
诊断内容	护理对象对健康问题/生命过程问题的反应	对患者病理生理变化的一种临床判断
问题状态	现存的或潜在的	多是现存的
决策者	护理人员	医疗人员
职责范围	在护理职责范围内进行	在医疗职责范围内进行
适用对象	个体、家庭、社区	个体
数量	可同时有多个	一个疾病一个诊断
稳定性	随护理对象反应的变化而不断变化	一般在疾病中保持不变
陈述方式	PES 方式	特定的疾病名称或专有名词
举例	胸痛：与心肌缺血缺氧有关	冠心病

5. 合作性问题——潜在并发症　医生和护士共同合作才能解决的问题属于合作性问题。多指由于脏器的病理生理改变所致的潜在并发症。对于合作性问题护理的重点在于监测问题的发生和发展，护士不能预防和独立处理此类问题，需要与医生共同合作解决。合作性问题的陈述方式为"潜在并发症：××××"或"PC：××××"。

6. 书写护理诊断注意事项

(1) 护理诊断须采用 NANDA 认可的名称，书写规范、准确。

(2) 以收集的资料作为诊断依据，一个护理诊断只针对一个健康问题。

(3) 护理诊断陈述的健康问题必须是护理措施能够解决的,即在护士职责内完成。

(4) 相关因素是制定护理措施的依据,因此必须准确,能为护理活动指明方向。

(5) 所列护理诊断应包含患者的生理、心理、社会3个方面现存的和潜在的全部健康问题。

(6) 护理诊断的描述不应有易引起法律纠纷的陈述。

(三) 护理计划

护理计划是针对护理诊断制定的具体护理措施,是护理活动的指南。分为4个步骤:

1. 排列优先顺序 将所作出的护理诊断按轻、重、缓、急确定先后次序。

(1) 排列顺序

1) 首优问题:指直接威胁患者生命、需要立即采取行动去解决的问题。多是有关生命体征方面的问题。

2) 中优问题:虽不直接威胁患者的生命,但给其精神上或躯体上带来极大痛苦,严重影响其健康的问题。

3) 次优问题:指人们在应对发展和生活变化时所产生的问题,在护理过程中可稍后再解决。

(2) 排序原则

1) 优先解决危及生命的问题。

2) 按照马斯洛需要层次理论排序,优先解决低层次需要的问题。

3) 在与治疗、护理原则无冲突的情况下,患者主观上迫切需要解决的问题,可优先解决。

4) 现存的问题优先解决,但不能忽视潜在的、有危险性的问题。

2. 设定预期目标 预期目标是指护理对象接受护理后,期望达到的健康状态,即最理想的护理效果。

(1) 目标的分类

1) 短期目标:在几小时或几天内可实现的目标叫短期目标(一般1周以内)。

2) 长期目标:需较长时间才能实现的目标叫长期目标(一般1周以上)。

(2) 目标的陈述:目标的陈述有主语、谓语、行为标准、条件状语和时间状语5个部分。①主语指护理对象、护理对象的生理功能或其身体的一部分。主语是护理对象,在陈述中可以省略。②谓语指护理对象将要完成的行为,该行为必须是可观察到的。③行为标准指护理对象完成该行为所要达到的程度。④条件状语是护理对象完成该行为所必须具备的条件,并非所有目标陈述均有此项。⑤时间状语指护理对象完成该行为所需的时间。

(3) 目标陈述的注意事项:①目标陈述要简单明了,切实可行,属护理工作范围之内;②一个目标针对一个护理诊断,但一个护理诊断可有多个护理目标;③目标要可观察、可测量和可评价,避免使用含糊、不明确的词句;④鼓励护理对象积极参与目标的制定,配合护理活动完成,并充分发挥自我潜能,促进预期目标的实现;⑤护理目标应与医嘱保持一致,不能发生冲突;⑥一个目标中只能出现一个行为动词。

3. 制定护理措施 护理措施是护士为帮助护理对象达到预定目标所需采取的具体方法。

(1) 护理措施的类型①依赖性护理措施:即执行医嘱的措施;②协作性护理措施:即护士与其他医务人员之间合作完成的护理活动;③独立性护理措施:不依赖医嘱,护士独立提出和采取的措施。

(2) 护理措施的内容:包括病情观察、基础护理、手术前后护理、心理护理、功能锻炼、健康教育与咨询、执行医嘱、症状护理等。

(3) 制定护理措施的要求:①协调性;②针对性;③可行性;④时效性;⑤安全性;⑥科学性;⑦合作性;⑧顺序性。

4. 护理计划成文 护理计划是将护理诊断、护理目标、护理措施等各种信息按一定格式组合而形成的护理文件。一般将护理计划印成表格,其中包括护理诊断、护理目标、护理措施和效果评价,在措施中可列出具体执行的时间、方法和要求。

(四) 实施

实施是为达到护理目标而将计划中各项措施付诸行动的过程。

1. 实施的方法 ①直接为护理对象提供护理;②与其他医务人员合作;③教育护理对象及其家属共同参与实施。

2. 实施的步骤 实施计划的过程可分为3步:

(1) 准备:包括:①重新评估护理对象;②检查和修改护理计划;③分析所需要的护理知识和技术;④明确可能会发生的并发症及其预防措施;⑤合理安排,科学运用时间、人力和物力。

(2) 执行:将计划内的护理措施进行分配、实施。

(3) 记录:采用PIO格式。P:护理对象的健康问题;I:针对健康问题采取的护理措施;O:护理结果,即护理对象的身心反应。

(五) 评价

评价是将实施护理计划后护理对象的健康状况与原先确定的护理目标进行比较并作出判断的过程。

1. 收集资料

2. 判断效果　①目标完全实现；②目标部分实现；③目标未实现。

3. 分析目标未完全实现的原因　①原始资料不充足；②护理诊断不确切；③目标不恰当；④护理措施设计不当或执行不得力等。

4. 修订护理计划　①完全达标者，护理计划停止；②部分达标者，若护理诊断正确、计划合理，可继续执行；③未达标者，重新评价后修改护理计划。

核心提示　护理程序是以促进和恢复患者的健康为目标所进行的一系列有目的、有计划的护理活动，是一个综合的、动态的、具有决策和反馈功能的过程，对护理对象进行主动、全面的整体护理，使其达到最佳健康状态。它是一种系统地解决问题的方法。护理程序分5个步骤，即评估、诊断、计划、实施和评价。5个步骤是有序进行的，是相互联系和相互依赖的。其中正确、全面地对患者的生理、心理、社会等方面的状态和功能作出评估是确立护理诊断的基础。评价是护理程序的最后步骤，不仅需要对患者在护理活动后的反应作出判断，而且还要评估患者在生理、心理、社会等方面出现的新问题。

第三节　医院和住院环境

一、医　　院

(一) 医院的概念和任务

1. 医院的概念　医院是对群众或特定人群进行防病治病的场所，具备一定数量的病床设施、相应的医务人员和必要的设备，是通过医务人员的集体协作，达到对住院或门诊、急诊患者实施科学和正确的诊疗护理为主要目的的卫生机构。

2. 医院的任务　以医疗工作为中心，在提高医疗质量的基础上，保证教学和科研任务的完成，并不断提高教学质量和科研水平；同时做好扩大预防、指导基层和计划生育的技术工作。

(二) 医院的种类

1. 按收治疾病范围划分　综合性医院、专科医院、中医院、康复医院、职业病医院、儿童医院。

2. 按地区划分　城市医院（市、区、街道医院）、农村医院（县、乡、镇医院）。

3. 按特定任务划分　军队医院、企业医院、医学院附属医院、科研机构附属医院。

4. 按所有制划分　全民所有制医院、集体所有制医院、个体所有制医院、中外合资医院。

5. 按卫生部分级管理制度划分　三级（一、二、三级）十等，每级医院分甲、乙、丙等，三级医院增设特等。

(1) 一级医院：是直接向一定人口的社区提供预防、医疗、保健和康复服务的医疗卫生机构，为社区提供初级保健，如农村的乡、镇卫生院，城市的街道医院，企业的职工医院等。

(2) 二级医院：是向多个社区提供全面连续的医疗护理、预防保健、康复服务的医疗卫生机构。如市、县及城市区级医院。

(3) 三级医院：是向几个地区提供高层次高水平的医疗卫生机构，是省、自治区、直辖市或全国的医疗、预防保健、康复服务或专科服务的卫生机构。如国家、省、市直属的市级大医院及医学院校的附属医院。

(三) 医院的组织结构

医院由三大系统构成：医疗部门、医疗辅助部门和行政后勤部门。

二、门　诊　部

(一) 门诊护理工作

1. 预检分诊　在一般门诊就诊的患者，其病情亦有轻重缓急之分，其中有患传染病的患者，也有病情较重不宜在门诊久候者。为了使患者得到及时的指导和安排，避免耽误病情和防止传染病播散，预诊护士要在扼要询问病史、观察病情的基础上，作出初步判断，给予合理的分诊指导和恰当的传染病管理。

2. 安排候诊与就诊　患者候诊、就诊的护理工作包括：①准备好器械和用物；②维持诊疗候诊环境；③分理初诊、复诊病案；④收集整理各种报告单；⑤测量记录生命体征；⑥叫号就诊协助诊查；⑦观察病情调整顺序。

3. 健康教育　利用患者候诊时间，采取口头、图片、黑板报、电视录像或赠送有关小册子等不同形式开展健康教育。

4. 治疗工作　如注射、换药、导尿、灌肠等，须严格执行操作规程，确保治疗安全、有效。

5. 消毒隔离　门诊人群流量大，易发生交叉感染，因此要认真做好消毒隔离工作。对传染病或可疑传染病患者，应分诊到隔离门诊就诊，并做好疫情报告。

6. 健康体检与预防接种　经过培训的护士可直接参与各类保健门诊的咨询或诊疗工作。

(二) 急诊护理工作

急诊科的护士应该有良好的素质，知识渊博、经验丰富、技术娴熟、动作敏捷。急诊的管理工作应该达到标准化、程序化、制度化。

1. 预检分诊 预诊护士要掌握急诊的就诊标准，做到一问、二看、三检查、四分诊。遇到危重患者立即通知值班医生及抢救室护士；遇意外灾害事件立即通知护士长和有关科室；遇法律纠纷、刑事案件、交通事故等，迅速向医院保卫部门或公安部门报告，并请家属或陪同者留下。

2. 抢救工作

(1) 抢救物品准备：要备好各种急救药品、急救包、抢救设备和通信设备等。一切抢救物品要做到"五定"，即定数量品种、定点安置、定人保管、定期消毒灭菌和定期检查维修。急救物品完好率应达100%。

(2) 配合抢救：①严格按操作规程实施抢救措施，做到争分夺秒。在医生来到之前，护士应根据患者病情实施紧急处理，如测血压、给氧、吸痰、止血、配血、建立静脉输液通路、进行人工呼吸、胸外心脏按压等。医生到达后，立即汇报处理情况，积极配合抢救，正确执行医嘱，密切观察病情变化。②做好抢救记录和查对工作：详细记录与抢救有关的事件并注明时间，包括患者和医生到达的时间，抢救措施落实的时间；详细记录执行医嘱的内容及病情的动态变化；各种抢救用过的空药瓶、空安瓿等须经二人核对记录后方可弃去，输血空袋要交回输血科。③在抢救过程中，凡口头医嘱须向医生复诵一遍，双方确认无误后再执行。

(3) 病情观察：急诊科设有急诊观察室，收治暂时不能确诊的患者，或已明确诊断但因各种原因暂时不能住院的患者，或者只需短时观察即可返家的患者。观察时间一般为3～7天。在患者留观期间，护士应做到：①做好入室登记、建立病案，详细填写各项记录，书写观察室病情报告；②主动巡视和观察患者，及时执行医嘱，做好心理护理和晨晚间护理等；③做好出入室患者及家属的管理工作。

三、病　　区

(一) 设置和布局

病区设有病室、危重病室、抢救室、治疗室、护士办公室、医生办公室、配餐室、盥洗室、浴室、库房、洗涤间、厕所、医护值班室和示教室等。

每个病区最好设30～40张病床，每间病室设2～4张病床，病床之间的距离至少为1m。

(二) 病区环境的管理

1. 社会环境

(1) 建立良好的人际关系：包括医患关系、护患关系和病友关系。帮助患者创建和维护良好的人际关系的措施有：①对患者一视同仁；②操作技术娴熟，态度和蔼；③尊重患者的权利与人格；④鼓励病友间相互帮助和照顾。

(2) 制定合理的医院规则：为了确保医疗、护理工作的顺利开展，医院应制定合理的院规，如探视制度、陪护制度、入院须知等。护士帮助患者适应院规的措施有：①热情接待，耐心解释，以取得患者的理解和配合；②在维护院规的前提下，让患者有一定的自主权；③尊重探视人员，以合理的方式劝阻和限制其不当行为；④向患者提供有关检查、治疗和护理的信息。

2. 物理环境

(1) 安静：桌椅脚钉上橡胶垫，推车轮轴、门窗交合链滴注润滑油，电话/手机/呼叫系统等设备使用消音设置或将音量调至最低，医护人员做到四轻：走路轻、说话轻、操作轻、关门轻，加强对患者及家属的宣传工作，共同保持病室安静

(2) 整洁：优美的环境、合理的布置、整洁的病室是患者最基本的生活环境。病区整洁主要指病床单元、患者及工作人员的整洁。

(3) 舒适①温度：一般病室为18～22℃，特殊病室(婴儿室、产房、手术室)为22～24℃。②湿度：病室的相对湿度以50%～60%为宜。③通风：是降低室内空气污染的有效措施，病室应定时开窗通风换气，至少每日两次，一般每次通风时间为30分钟左右。④采光：做到自然光源充足，人工光源适度。阳光不宜直射眼睛，午睡应用窗帘遮挡光线，夜间采用地灯或壁灯。破伤风患者病室的光线宜暗。⑤色彩：应温馨、亲切、舒适、无疲劳感。现代医院多根据不同护理对象的需求而选择合适的色彩，如儿科护士服装采用粉红色，给人温馨亲切的感觉，减轻儿童的恐惧感；手术室选用绿色或蓝色，给人以安静舒适的感觉，增加患者的信任感。病室墙壁上方涂白色，下方涂浅绿色或浅蓝色，以避免白色反光，引起患者疲劳。病床、桌、椅、窗帘、被套、床单等趋向家居化。⑥绿化：病室内和走廊上可适当摆放鲜花和绿色植物，既令人赏心悦目、增添生机，又美化环境。

(4) 安全：①避免各种原因导致的意外损伤。A. 机械性损伤：如浴室、厕所应有防滑设备，昏迷患者应加床档或使用约束带；B. 温度性损伤：如小儿或意识障碍者热疗时应注意温度控制等；C. 生物性损伤：有灭蚊、蝇、蟑螂等措施。②避免医源性损伤：给

患者进行治疗护理操作时，应严格遵守操作规程和查对制度，责任心强，语言、行为符合职业规范。③避免医院内感染：操作中严格执行无菌操作技术原则和消毒隔离制度，定期对病室及各种设备进行清洁、消毒、灭菌等。

(三) 病床单位及相关设备

病床单位是患者住院期间用以休息、睡眠、治疗等的最基本的生活单位。每个病床单位应配备固定的设施，包括：床、床上用物、床旁桌、床旁椅、壁灯、呼叫装置等。

(四) 铺床法

病床应符合实用、耐用、舒适、安全、美观的原则。

1. 备用床

(1) 目的：①保持病室整洁、舒适和美观；②准备迎接新患者。

(2) 操作步骤：①备齐用物，按顺序先后放置，移床旁桌约 20cm，移桌旁椅距床尾约 15cm，置用物于椅上。②翻转床垫，上缘紧靠床头，按需铺床褥。③铺大单：将大单中线与床中线对齐，散开，操作者一手将床头的床垫托起，一手过中线将大单塞入床垫下，在距床头约 30cm 处，向上提起大单边缘，使其同床边垂直，成一等边三角形，以床沿为界，将三角形分为两半，先将下半三角形塞入床垫下，再将上半三角形塞入床垫下，至床尾拉紧大单，同法铺好床角，将中部大单拉紧塞于床垫下。而后转至对侧同法铺好大单。④按"S"形或卷筒式将被套套好，盖被上缘与床头平齐，铺成被筒，尾端向内折叠与床尾齐或塞于床垫下。⑤套枕套，四角充实，平放床头盖被上，开口背门。⑥将床旁桌及椅放回原处。

(3) 注意事项：①大单、被套、枕套应平、整、紧、实、美。②动作轻稳，避免抖动、拍打等动作。③进食或做治疗时应暂停铺床。④注意省时、节力：铺床前备齐用物，并按使用顺序放置；护士身体应靠近床边，两脚前后或左右分开，扩大支撑面，降低重心，增加身体稳定性；应用臂部力量，手臂动作平稳协调，有节律地连续进行；避免多余无效动作，减少走动次数。

2. 暂空床

(1) 目的：①供新入院患者使用；②供暂离床活动的患者使用；③维持病室的整洁、美观。

(2) 操作步骤：①将备用床的盖被扇形三折于床尾；②根据病情需要铺橡胶中单或中单，中线和床中线对齐，橡胶中单上边距离床头 45～50cm，将床沿下的部分一并塞入床垫下，转至对侧分别将橡胶中单及中单的下垂部分塞入床垫下。

(3) 注意事项：①同铺备用床的注意事项；②橡胶中单及中单按患者需要放置。

3. 麻醉床

(1) 目的：①便于接受和护理麻醉手术后患者使用；②使患者安全、舒适，预防并发症；③保护被褥不被血液、呕吐物、排泄物等污染。

(2) 用物：①铺床用物同备用床，另备橡胶中单和中单各 2 条；②麻醉护理盘：无菌巾内置张口器、压舌板、舌钳、通气导管、牙垫、治疗碗、镊子、输氧导管、吸痰导管和纱布数块。无菌巾外放血压计、听诊器、护理记录单和笔、弯盘、棉签、胶布、手电筒。

(3) 操作步骤：①拆除原有的枕套、被套、大单等，翻转床垫，上缘对齐床头；②按铺备用床的步骤铺好一侧大单，将橡胶中单、中单对好中线铺在床中部，根据手术部位，可再铺一橡胶中单及中单，边缘塞入床垫下；③转至对侧，按同法铺好；④按铺备用床方法套好被套，尾端向内反折与床尾齐，盖被扇形三折于一侧床边，开口处向门；⑤套枕套，将开口背门立于床头，以防患者躁动时，头部碰撞床栏而受伤；⑥移回床旁桌、床旁椅放在接收患者对侧床尾，即与盖被在同侧，麻醉护理盘放于床旁桌上，其他用物放于妥善处。

(4) 注意事项：①同铺备用床的注意事项；②换上清洁被单，保证舒适和预防感染；③橡胶中单及中单按患者需要放置；④用物应齐全，便于抢救和护理。

核心提示　门诊是医院服务的窗口，普通门诊要安排有序就诊；急诊护理工作中，护士应做到一问、二看、三检查、四分诊。在医生未到之前，护士应根据病情给予紧急处理，做到分秒必争。要做好抢救记录和查对工作，注明患者和医生到达时间、抢救措施落实时间。执行口头医嘱时，应向医生复诵一遍，双方确认无误后再执行。空安瓿须两人核对后方可弃去。病区是患者接受治疗和医护人员为患者进行诊疗护理的场所，所以要营造安静、整洁、舒适、安全的住院环境。病床要符合实用、耐用、舒适、安全、美观的原则。备用床用于保持病室的整洁、舒适和美观，准备迎接新患者。暂空床供新入院患者或暂时离床活动的患者使用，麻醉床便于接受和护理麻醉手术后的患者。铺床时护士身体应靠近床边，上身保持直立，两腿稍分开，应用臂部力量，有节律地连续进行，避免多余无效动作，减少走动次数，以节省体力。

第四节 医院感染的预防和控制

世界卫生组织(WHO)提出有效控制医院内感染的关键措施为清洁、消毒、灭菌、无菌技术、隔离技术、合理使用抗生素以及监测和效果评价等。

一、医院感染的概述

(一) 医院感染的概念

1. 医院感染 又称医院获得性感染,是指患者、探视者和医院工作人员等在医院内受到的感染。包括患者在住院期间发生的感染和在医院内获得出院后发生的感染,但不包括入院前已开始或入院时已处于潜伏期的感染。

2. 感染链 医院感染的形成必须具备3个环节,即感染源、传播途径和易感宿主。当三者同时存在,并互相联系时,就构成了感染链。

(1) 感染源:是指已被病原体感染的人或动物,并能排出具有致病能力的病原体。包括患者、医务人员、患者家属及探视者、动物等。

(2) 传播途径:是指病原微生物从感染源到新宿主的途径和方式。

(3) 易感宿主:是指对感染性疾病缺乏免疫力而易感染的人。

3. 医院感染的类型 医院感染按其病原体来源分为内源性感染和外源性感染。

(1) 内源性感染(自身感染):指寄居在患者体内的正常菌群或条件致病菌,在其机体免疫功能低下时引起的感染。

(2) 外源性感染(交叉感染):指病原体来自于患者体外,通过直接或间接感染途径而引起的感染。

(二) 医院感染形成的主要因素

医院感染的主要因素有:

1. 病原体来源广泛,环境污染严重 医院是各种病原体汇集的场所,医院的卫生设施不足或污染物处理不当,则会增加感染的机会。

2. 易感人群增多 随着医疗技术的进步,过去的某些不治之症现在已可治愈或可大大延长患者的生存时间,因此,住院患者中慢性疾病和恶性疾病比例增加。此外,某些治疗方法,如化疗、放疗等可降低患者的感染防御能力。

3. 大量新型抗生素的开发和使用 抗生素的使用,使细菌产生耐药性,并可改变人体内正常菌群的生态状况,使内源性感染增加。

4. 各种侵入性诊疗手段增多 如各种导管、内镜、穿刺针的使用,可因器械的污染或皮肤黏膜的损伤而使感染的机会增多。

5. 医务人员对医院感染的严重性认识不足 医院感染管理制度不健全,消毒灭菌不严格和无菌技术操作不当等。

6. 医院布局不合理,隔离措施和隔离设施不健全

(三) 医院感染的预防和控制

1. 增加易感宿主的抵抗力 良好的营养、适当的运动、充足的休息与睡眠均可提高抵抗力。

2. 消除感染源 利用清洁、消毒、灭菌技术,去除感染源。

3. 阻断传播途径 阻断感染链的有效方法,是利用隔离技术来阻断传播途径。

二、清洁、消毒及灭菌

(一) 概念

1. 清洁 是指清除物体表面上的一切污秽,如尘埃、油脂、分泌物等。

2. 消毒 是指清除或杀灭物体上除细菌芽孢外的所有病原微生物。

3. 灭菌 是指杀灭物体上全部微生物,包括细菌芽孢。

(二) 清洁的方法

清洁方法为清水冲洗、机械去污和去污剂去污,最后用清水洗净。特殊污渍的处理法:碘酊污渍用乙醇擦拭;甲紫污渍用乙醇或草酸擦拭;高锰酸钾污渍用维生素C溶液或0.2%~0.5%过氧化氢溶液浸泡后洗净;陈旧血渍用过氧化氢溶液浸泡后洗净。

(三) 物理消毒灭菌法

1. 热力消毒灭菌法 是利用热力破坏微生物的蛋白质、核酸、细胞壁和细胞膜,从而导致其死亡的方法。分为干热法和湿热法两类。

(1) 燃烧法:是一种简单、迅速、彻底的灭菌法。

1) 适用范围:①无保留价值的污染物品,如污染的废弃物、病理标本、特殊感染(如破伤风、气性坏疽、铜绿假单胞菌感染)的敷料的处理;②急用的某些金属和搪瓷类物品;③培养用的试管或烧瓶在开启和关闭瓶塞时使用。

2) 方法:①无保留价值的污染物品,可用焚烧法,即将污染物品置焚化炉内焚毁;②金属器械可在火焰上烧灼20秒;③搪瓷容器倒入少量95%乙醇溶液,慢慢转动容器,使乙醇分布均匀,然后点火燃烧至熄灭;④培养用的试管或烧瓶,在开启或关闭塞子时,将试管(瓶)口和塞子在火焰上来回旋转 2～3 次。

3) 注意事项:①注意安全,操作时远离氧气、汽油、乙醚等易燃、易爆物品;②在燃烧过程中不得添加乙醇,以免引起烧伤或火灾;③贵重器械及锐利刀剪禁用燃烧法,以免锋刃变钝或器械损坏。

(2) 干烤灭菌法:是利用特制烤箱进行灭菌。

1) 适用范围:适用于高温下不易变质、损坏和蒸发物品的灭菌,如玻璃器皿、油剂、粉剂及金属制品的灭菌。

2) 方法:干烤灭菌所需的温度与时间,应根据被灭菌物品的种类及烤箱的类型来确定。

3) 注意事项:①物品干烤灭菌前应洗净;②玻璃器皿干烤前洗净并完全干燥;③物品包装不宜过大,装箱不超过箱高的 2/3;④灭菌时物品勿与烤箱底部及四壁接触;⑤灭菌的中途不宜打开烤箱重新放入物品;⑥灭菌后要待温度降至 40℃以下再打开烤箱。

(3) 煮沸消毒法:是一种简单、经济、实用、效果可靠、应用最早的湿热消毒方法。

1) 适用范围:适用于耐湿、耐高温的物品,如金属、搪瓷、玻璃、橡胶类等的消毒。

2) 方法:将物品刷洗干净,全部浸没在水中,然后加热煮沸,从水沸后开始计时,经 5～10 分钟达到消毒效果,即杀灭细菌繁殖体。若中途加入物品,则在第二次水沸后重新计时。若将碳酸氢钠加入水中,配成 1%～2%的浓度时,沸点可达到 105℃,除增强杀菌作用外,还可去污防锈。

3) 注意事项:①玻璃类物品用纱布包裹,在冷水或温水时放入;②橡胶类物品用纱布包裹,待水沸后放入,消毒后及时取出;③器械的轴节及容器的盖要打开,大小相同的容器不能重叠,有空腔的物品要将腔内灌满水,以使物品各面都能与水接触;④较小、较轻的物品用纱布包裹,使其沉入水中;⑤水的沸点受气压影响,海拔高、气压低,水的沸点也低,所以海拔每增高 300m,消毒时间延长 2 分钟。

(4) 压力蒸汽灭菌法:是临床最常用的一种湿热灭菌法,利用高压及饱和蒸汽的高热所释放的潜热灭菌,在物理灭菌法中效果最佳。当压力在 103～137kPa 时(预真空 205.8kPa),温度达 121～126℃(预真空 132℃),经 20～30 分钟(预真空 4～5 分钟),即能达到灭菌目的。目前,医院使用的灭菌器可分为下排气式压力蒸汽灭菌器和预真空压力蒸汽灭菌器两类,下排气式压力蒸汽灭菌器又包括手提式和卧式。

1) 适用范围:适用于耐高温、耐高压、耐潮湿物品的灭菌,如敷料、手术器械(手术刀、剪除外)、搪瓷、橡胶、玻璃、细菌培养基及溶液等。

2) 方法:手提式压力蒸汽灭菌器:在外层锅内加入一定量的水,内层锅内装上物品后加盖旋紧。接通电源加热,排尽冷空气,待压力升至所需数值后,维持 20～30 分钟,开放排气阀,待压力降至“0”时,慢慢打开盖子,取出物品。卧式压力蒸汽灭菌器的结构原理同手提式压力蒸汽灭菌器,主要用于大批量物品的灭菌。预真空压力蒸汽灭菌器在灭菌前,先将内部抽成真空,然后输入蒸汽,在负压吸引下蒸汽迅速透入物品而达到灭菌目的。

3) 注意事项:①灭菌包不宜过大,一般的体积不超过 30cm×30cm×25cm,预真空的体积不超过 30cm×30cm×50cm,包扎不宜过紧,放置时各包之间留有空隙;②盛装物品的容器有孔,应将通气孔打开,灭菌完毕后再关闭;③布类物品应放在金属和搪瓷类物品之上;④定期监测灭菌效果。监测方法有物理监测法、化学监测法和生物监测法 3 种,以生物监测法最可靠,化学监测法是临床广泛使用的常规监测手段。

2. 光照消毒法(辐射消毒)　主要是利用紫外线照射使微生物的蛋白质发生光解、变性而导致其死亡的方法。

(1) 日光暴晒法:常用于床垫、床褥、棉胎、枕芯、毛毯、衣服、书籍等物品的消毒。将物品放在直射日光下暴晒 6 小时,注意定时翻动,使物品各面均受到日光照射。

(2) 紫外线灯管消毒法:紫外线的最佳杀菌波长为 253.7nm。

1) 适用范围:常用于室内空气和物品消毒。

2) 方法:①空气消毒:室内每 $10m^2$ 安装 30W 紫外线灯管 1 支,关闭门窗,有效照射距离不超过 2m,照射时间为 30～60 分钟,照射后通风换气;②物品消毒:选用 30W 的紫外线灯管,先将物品摊开或挂起,有效照射距离为 25～60cm,每个表面均应照射 20～30 分钟。

3) 注意事项:①注意保护眼睛及皮肤,可戴墨镜或用纱布遮住双眼,肢体用被单遮盖;②保持灯管清洁,每周用无水酒精棉球擦拭灯管表面一次;③室内的适宜温度为 20～40℃,相对湿度为 40%～60%;④应从灯亮 5～7 分钟后开始,关灯后如需再开启,应间歇 3～4 分钟;⑤照射强度≤$70\mu W/cm^2$ 时应更换,或使用时间超过 1000 小时,需更换灯管;⑥定期监测灭菌效果。

(3) 臭氧灭菌灯消毒法:主要依靠其强大的氧化作用而杀菌。常用于室内空气、医院污水和诊疗用水以及物品表面(饮食用具、衣物等)的消毒。空气消毒时,人员须离开现场,消毒结束后 20～30 分钟方可进入。

3. 电离辐射灭菌法 又称“冷灭菌”。适用于不耐高温物品的灭菌，如橡胶、塑料、高分子聚合物（一次性注射器、输液器、输血器等）、精密医疗器械、生物医学制品及节育用具等。

4. 微波消毒灭菌法 适用于食品、餐具、化验单据、票证、医疗药品、耐热非金属材料及器械等的消毒灭菌。不能用金属容器盛放物品，用湿布包裹物品或在炉内放一杯水会提高消毒效果。

5. 生物净化法（层流净化法） 通过高效空气过滤器使空气中细菌总数≤10cfu/cm³，除掉空气中0.5～5μm的尘埃，使空气的洁净度达到99.98%。适用于手术室、烧伤病房、器官移植室、无菌药物制剂室和ICU等。

（四）化学消毒灭菌法

化学消毒灭菌法是利用化学药物杀灭病原微生物的方法。通过使菌体蛋白凝固变性，酶蛋白失去活性，抑制细菌代谢和生长，或破坏细菌细胞膜的结构，使细胞破裂、溶解，而达到消毒灭菌的目的。

1. 化学消毒剂的使用原则

（1）根据物品的性能及微生物的特性，选择合适的消毒剂。

（2）严格掌握消毒剂的有效浓度、消毒时间及使用方法。

（3）消毒剂应定期更换，易挥发的要加盖，并定期检测以确保其有效浓度。

（4）待消毒的物品必须洗净、擦干，全部浸没在消毒液内；注意管腔内应注满消毒液，并打开器械的轴节和容器的盖，大小相同的容器要分开。

（5）消毒液中不能放置纱布、棉花等物，因这类物品易吸附消毒剂而降低消毒能力。

（6）浸泡消毒后的物品，在使用前应用无菌等渗盐水冲洗，气体消毒后的物品，应待气体散发后使用，以避免消毒剂刺激人体组织。

2. 化学消毒剂的使用方法

（1）浸泡法：将物品洗净、擦干后浸没在消毒溶液中，在规定的浓度和时间内达到消毒灭菌作用。常用于耐湿不耐热的物品、器械的消毒，如人的体表、锐利器械、精密仪器、化学纤维制品等。

（2）擦拭法：用易溶于水、穿透力强、无显著刺激的化学消毒剂擦拭物品表面或人体体表，在规定的浓度内达到消毒作用。常用于地面、家具、墙壁等的消毒及皮肤消毒。

（3）喷雾法：用喷雾器将化学消毒剂均匀喷洒在空气中或物体表面，在规定的浓度内达到消毒作用。常用于地面、墙壁、环境等的消毒。

（4）熏蒸法：将消毒剂加热或加入氧化剂，使其呈气态，在规定的浓度和时间内达到消毒灭菌作用。

1）纯乳酸熏蒸法：0.12ml/m³加等量水，加热熏蒸，密闭门窗30～120分钟后通风换气。用于室内空气消毒，如手术室、换药室等。

2）过氧乙酸（2%）熏蒸法：8ml/m³熏蒸，密闭门窗30～120分钟后通风换气。用于室内空气消毒。

3）福尔马林（37%～40%甲醛溶液）熏蒸法：①10～20ml/m³加水20～40ml加热，用于室内物品消毒。②40～60ml/m³加高锰酸钾20～40g柜内熏蒸物品，密闭6～12小时。

4）食醋：5～10ml/m³加热水1～2倍，加热熏蒸，密闭门窗30～120分钟后通风换气。用于流感、流脑病室的消毒。

（5）环氧乙烷气体消毒法：适用于精密仪器、医疗器械、书籍、皮毛、棉、化纤、塑料制品、陶瓷、金属、橡胶类制品、一次性使用的诊疗用品等。

3. 化学消毒剂的种类及常用的化学消毒剂

（1）种类：包括高效、中效、低效。高效：能杀灭一切微生物，包括芽孢；中效：能杀灭除芽孢外的细菌繁殖体、结核杆菌、病毒；低效：能杀灭细菌繁殖体、部分真菌和亲脂性病毒，不能杀灭结核杆菌、亲水性病毒和芽孢。

（2）常用化学消毒剂

1）过氧乙酸：高效。

使用范围：①0.2%溶液用于手的消毒，浸泡1～2分钟；物体表面擦拭消毒或浸泡10分钟；②0.5%溶液用于餐具消毒，浸泡30～60分钟；③1%～2%溶液用于室内空气消毒，8ml/m³加热熏蒸，密闭门窗30～120分钟；④1%溶液用于体温计消毒，浸泡30分钟。注意事项：①易氧化分解，应现配现用；②对金属有腐蚀性；③高浓度有刺激性及腐蚀性，配制时须戴口罩和橡胶手套；④存放于避光、阴凉处。

2）戊二醛：高效。

使用范围：2%碱性戊二醛用于浸泡不耐高温的金属器械、医学仪器、内镜等，消毒需10～30分钟，灭菌需7～10小时。

注意事项：①每周过滤1次，每2～3周更换消毒液1次；②浸泡金属类物品时，应加入0.5%亚硝酸钠防锈；③内镜连续使用时，需间隔消毒10分钟，每天使用前后各消毒30分钟，消毒后用冷开水冲洗；④碱性戊二醛稳定性差，应现配现用。

3）含氯消毒剂（常用的有漂白粉、漂白粉精、氯胺T、二氯异氰脲酸钠等）：中、高效。

使用范围：适用于餐具、便器、环境、水、疫源地等的消毒。①浸泡法和擦拭法：含有效氯0.02%的消毒液，用于被细菌繁殖体污染的物品的浸泡，时间10分钟以上，不能浸泡的可进行擦拭；含有效氯0.2%的消毒液，用于被肝炎病毒、结核杆菌、细菌芽孢污染的物品，时间30分钟以上。②喷洒法：一般物品表面用含有效氯0.05%的消毒液均匀喷洒，时间30分钟以上；被肝炎病毒、结核杆菌污染的物品表面，用含有效氯0.2%的消毒液均匀喷洒，时间60分钟以上。③干粉消毒法：含氯消毒剂与排泄物以1∶5用量搅拌后，放置2～6小时。

注意事项：①保存在密闭、阴凉、干燥、通风处，以减少有效氯的丧失；②配制的溶液性质不稳定，应现配现用；③对金属有腐蚀性；④有腐蚀及漂白作用，不宜用于有色衣服及油漆家具的消毒。

4）福尔马林（37%～40%甲醛溶液）：高效。

使用范围：①用作室内物品消毒和柜内熏蒸物品，方法见熏蒸法；②4%～10%甲醛溶液用于解剖材料、病理组织标本的固定。

注意事项：①器械、衣物必须在消毒、灭菌箱中进行；②蒸汽穿透力弱，因此器械、衣物应充分暴露消毒；③消毒效果易受温度、湿度影响，要求室温在18℃以上、相对湿度在70%以上；④甲醛有致癌作用，消毒后可以用抽气通风或氨水中和法去除残留甲醛气体，甲醛不宜用于空气消毒，以防致癌。

5）碘酊：中效。

使用范围：①2%碘酊用于皮肤消毒，干后用70%乙醇溶液脱碘；②2.5%碘酊用于脐带断端消毒，干后用70%乙醇溶液脱碘。

注意事项：①不能用于黏膜的消毒；②对金属有腐蚀性；③对碘过敏者禁用。

6）乙醇：中效。

使用范围：①70%～75%乙醇溶液用于皮肤消毒；②95%乙醇溶液用于燃烧灭菌。

注意事项：①易挥发，需加盖保存，并定期测试浓度；②有刺激性，不宜用于黏膜及创面消毒；③易燃，应加盖置于阴凉、避火处。

7）聚维酮碘（碘伏）：中效。

使用范围：①0.5%～1.0%有效碘溶液用于注射部位皮肤消毒，涂擦2遍；②0.1%有效碘溶液用于体温计消毒，浸泡30分钟后用冷开水冲净擦干；③0.05%有效碘溶液用于黏膜及创面消毒。

注意事项：①应避光密闭保存，放阴凉处，并防潮；②稀释后稳定性较差，宜现配现用。

8）苯扎溴铵（新洁尔灭）：低效。

使用范围：①0.01%～0.05%溶液用于黏膜消毒；②0.1%～0.2%溶液用于皮肤消毒；也可用于浸泡、喷洒、擦拭污染物品，作用时间15～30分钟。

注意事项：①静止与肥皂、洗衣粉等同用；②不能用作灭菌器械保存液；③应现配现用；④对铝制品有破坏作用。

9）氯己定（洗必泰）：低效。

使用范围：①0.02%溶液用于手的消毒，浸泡3分钟；②0.05%溶液用于创面的消毒；③0.05%～0.1%溶液用于冲洗阴道、膀胱或擦洗外阴部。

注意事项：①不与肥皂、洗衣粉等阴离子表面活性剂混合使用；②冲洗消毒时，若创面脓液过多，应延长冲洗时间。

三、无菌技术

（一）概念

1. 无菌技术　是指在执行医疗、护理操作过程中，防止一切微生物侵入人体和防止无菌物品、无菌区域被污染的操作技术。

2. 无菌物品　是指经过灭菌处理后未被污染的物品。

3. 无菌区域　是指经过灭菌处理后未被污染的区域。

（二）无菌技术操作原则

1. 操作前准备

（1）环境准备：无菌操作环境应清洁、宽敞。操作前30分钟应停止清扫工作、减少走动以避免尘埃飞扬。

（2）操作者准备：无菌操作前，操作者要修剪指甲、洗手，戴好帽子、口罩，必要时穿无菌衣、戴无菌手套。

2. 无菌物品保管

（1）无菌物品和非无菌物品应分开放置，并有明显标志。

（2）无菌物品不可长时间暴露于空气中，必须存放于无菌容器或无菌包内；无菌包外应注明物品的名称、灭菌日期，并按灭菌日期先后顺序存放和使用。

（3）无菌包应放置在清洁、干燥、固定的地方，在未被污染的情况下有效期为7天，过期或包布受潮应重新灭菌。

3. 操作中保持无菌

（1）进行无菌操作时，操作者应面向无菌区，身体与无菌区保持一定距离；手臂需保持在腰部或治疗台面以上，不可跨越无菌区；不可面对无菌区讲话、咳嗽、打喷嚏。

（2）取无菌物品时，必须使用无菌持物钳；无菌物品一旦从无菌容器或无菌包内取出，即使未使用，也不可再放回；无菌物品使用后，必须重新灭菌后方可再用。

(3) 无菌操作中，无菌物品被污染或疑有污染，不可再用，应予以更换或重新灭菌。

(4) 一份无菌物品，只能供一位患者使用一次，以防止交叉感染。

(三) 无菌技术基本操作

1. 无菌持物钳的使用

(1) 持物钳的种类：常用的有三叉钳、卵圆钳和镊子 3 种。①镊子用于夹取棉球、纱布、缝针等较小的无菌物品。②卵圆钳用于夹取剪、镊、治疗碗、弯盘等无菌物品。③三叉钳用于夹取盆、罐等较重的无菌物品。

(2) 无菌持物钳的存放：无菌持物钳(镊)浸泡于盛有消毒液的大口有盖容器中或置无菌干燥容器中，容器深度与钳(镊)长度的比例合适，液面需浸没轴节以上 2～3cm 或镊子的 1/2 长为宜，每个容器只能放置一把无菌持物钳(镊)。无菌持物钳和浸泡容器每周灭菌 2 次；使用较多的部门如手术室、门诊注射室、换药室等应每日灭菌 1 次；干置的容器及持物钳应 4～8 小时更换 1 次。

(3) 无菌持物钳的使用

1) 钳端闭合，垂直取放，钳端不可触及液面以上的容器内壁及容器口缘。

2) 无菌持物钳只能夹取无菌物品，不能触及非无菌物品。

3) 使用过程中始终保持钳端向下，不可倒转向上。

4) 无菌持物钳不能夹取无菌油纱布；也不能用于换药或消毒皮肤。

5) 到远处夹取物品，应将持物钳和容器一起移至操作处，就地使用。

2. 无菌容器的使用

(1) 打开无菌容器盖，将盖的内面向上置于稳妥处或将盖的内面向下拿在手中，手不可触及盖的边缘和内面。

(2) 从无菌容器内夹取无菌物品时必须用无菌持物钳，无菌持物钳及物品均不可触及容器的边缘。

(3) 取出物品后立即将盖的内面向下，移至容器口上方盖严。

(4) 手持无菌容器时应托住容器底部，手指不可触及容器的边缘和内面。

(5) 无菌容器一经打开，使用时间最长不得超过 24 小时。

3. 无菌溶液的取用

(1) 认真核对瓶签上的溶液名称、浓度、剂量和有效日期，检查瓶盖有无松动，瓶身有无裂缝，溶液有无浑浊、沉淀或变色等。

(2) 打开瓶盖时手不可触及瓶口及瓶盖的内面。

(3) 一手握瓶签拿起瓶子，倒出少量溶液旋转冲洗瓶口后由原处倒溶液于无菌容器内。

(4) 瓶内溶液未用完时，应立即盖好瓶盖，在瓶签上注明开瓶日期和时间，使用有效期为 24 小时。

(5) 不可将无菌敷料、器械伸入瓶内蘸取，也不可将无菌敷料接触瓶口倾倒溶液；已倒出的溶液，不可再倒回瓶内。

4. 无菌包的使用

(1) 核对无菌包的名称、灭菌日期，查看化学指示胶带的颜色及无菌包有无潮湿及破损。

(2) 将无菌包放于清洁、干燥、平坦处，解开系带，卷放在包布下(或撕开胶带)。

(3) 按顺序依次打开包的外角和左右角，最后打开内角；双层包布包裹的无菌包，内层需用无菌持物钳打开。

(4) 用无菌持物钳取出所需物品，放在无菌区内。

(5) 如包内物品一次未用完，按原折痕包好，用“一”字形扎好系带，注明开包日期及时间，有效期为 24 小时。

(6) 如需将包内物品一次全部取出，可将包托在手上打开，另一手将包布四角抓住，将物品放在无菌区内。

(7) 打开无菌包时，手不可触及包布的内面，操作时手臂勿跨越无菌区；无菌包过期、潮湿或包内物品被污染时，均须重新灭菌。

5. 铺无菌盘

(1) 用无菌持物钳取出一块治疗巾，放在清洁干燥的治疗盘内。

(2) 双手捏住无菌治疗巾一边外面两角，轻轻抖开，双折铺于治疗盘上，将上层无菌巾向远端呈扇形折叠，开口边向外。

(3) 放入无菌物品后，用双手捏住上层无菌巾的左右角外面，将无菌巾上下层边缘对齐，将开口处向上翻折两次，两侧边缘向下翻折一次。

(4) 注明无菌盘名称及铺盘时间。

(5) 铺无菌盘的区域及治疗盘必须清洁干燥；任何有菌物品不可触及与跨越无菌区；无菌盘不宜放置过久，有效时限不超过 4 小时。

6. 戴、脱无菌手套法及注意事项

(1) 核对手套号码、灭菌日期，检查有无潮湿及破损。

(2) 将手套袋撕开，取出手套内包放在清洁、干燥的桌面上打开。

(3) 两手分别捏住两只手套的反折部分，一次取出手套或分次取出手套。

(4) 先戴一只手，再用已戴手套的手指插入另一手套的反折内面(手套外面)，同法将手套戴好。

(5) 将手套反折部翻上套在工作衣袖口上。

(6) 未戴手套的手不可触及手套的外面，已戴手套的手不可触及未戴手套的手及另一手套的内面(非无菌面)。

(7) 发现手套破损时，立即更换；脱手套时，应从手套口向下翻转脱下，不可强拉手指和边缘部分；如手套上有血迹或污染严重时，应先在消毒液中洗净，再脱下浸泡。

四、隔离技术

(一) 概念

隔离是将传染病患者和高度易感人群安置在指定的地方，暂时避免与周围人群接触，以达到控制传染源、切断传播途径、保护易感人群的目的。对传染病患者采取的隔离称为传染源隔离，对易感人群采取的隔离称为保护性隔离。

(二) 隔离区的设置和划分

1. 隔离区域的设置

(1) 传染病区与普通病区应分开，并远离食堂、水源和其他公共场所，相邻病区楼相隔约 30m，侧面防护距离为 10m。

(2) 病区内设有多个出入口，工作人员和患者分开进出，并配备必要的卫生、消毒设备。

2. 隔离区域的划分

(1) 清洁区：未被病原微生物污染的区域，如治疗室、配餐室、库房、更衣室等。

(2) 半污染区：有可能被病原微生物污染的区域，如走廊、检验室、消毒室等。

(3) 污染区：患者直接或间接接触、被病原微生物污染的区域，如病室、患者厕所、浴室等。

3. 传染患者的安置

(1) 以患者为单位：每个患者有单独的病室和用具，与其他患者之间进行隔离。凡未确诊、发生混合感染、危重患者及具有强烈传染性者，应住单独隔离室。

(2) 以病种为单位：同种传染病的患者安排在同一病室，与其他病种的传染病患者隔离，每室不超过 4 人，床间距≥1.1m。

(三) 隔离原则

1. 一般消毒隔离

(1) 隔离病室门前及病床床尾挂隔离标志，门口放置消毒液浸湿的脚垫，门外设隔离衣悬挂架(或柜)，备消毒液、手刷、一次性纸巾、避污纸等。

(2) 工作人员进入隔离室应戴口罩、帽子，穿隔离衣。穿隔离衣后，不得进入清洁区，不同病种不能共用一件隔离衣。每接触一名患者或污染物品后必须消毒双手。

(3) 穿隔离衣前，应备齐所需物品，并尽量将各种操作集中进行。

(4) 病室每日用紫外线照射或消毒液喷雾 1 次；每日晨间护理后，用消毒液擦拭床及床旁桌椅。

(5) 患者接触过的物品或落地的物品消毒后方可给他人使用；患者的衣物、信件、票证等须消毒后才能带出；患者的排泄物、分泌物、呕吐物等必须经消毒后方可排放。

(6) 向患者、陪伴者及探视者宣传、解释有关知识，使其遵守隔离要求和制度。

(7) 经医生开出医嘱后方可解除隔离。

2. 终末消毒处理　终末消毒处理是指对出院、转科或死亡的患者及其所住病室、用物、医疗器械等进行的消毒处理。

(1) 患者的终末处理：①患者出院或转科前先洗澡，更换清洁衣裤，将个人用物消毒后一并带出。②死亡患者用消毒液擦拭尸体，用蘸消毒液的棉球填塞口、鼻、耳、阴道、肛门等孔道，并更换伤口敷料，然后用一次性尸单包裹送走。

(2) 病室的终末处理：①关闭门窗，打开床旁桌，摊开棉被，竖起床垫，用消毒液熏蒸或紫外线照射；然后打开门窗用消毒液擦拭地面、家具；②被服类放入标有“隔离”字样的污物袋内，消毒后清洗；棉胎、毛毯和枕芯等可用日光暴晒或紫外线照射。

(四) 隔离种类

1. 严密隔离　适用于经飞沫、分泌物、排泄物直接或间接传播的烈性传染病，如霍乱、鼠疫、非典型性肺炎等。主要措施是：

(1) 患者住单间病室，通向走廊的门、窗须关闭，患者不得离开病室，并禁止探视和陪护。

(2) 接触此类患者时，必须戴口罩、帽子，穿隔离衣、隔离鞋，戴手套，消毒措施必须严格。

(3) 患者的分泌物、排泄物、呕吐物及一切用过的物品均应严格消毒。污染敷料装袋标记后焚烧处理。

(4) 室内空气及地面用消毒液喷洒或紫外线照射消毒，每日 1 次。

2. 呼吸道隔离　适用于经空气中飞沫短距离传播的感染性疾病，如流行性感冒(流感)、流行性脑脊髓膜炎(流脑)、百日咳等。主要措施：

(1) 同种病原菌感染者可同住一室，尽量使隔离病室远离其他病区。通向走廊的门、窗需关闭。患者离开病室须戴口罩。

(2) 接触此类患者时，必须戴口罩，并保持口罩的干燥，必要时穿隔离衣。

(3) 患者口鼻及呼吸道分泌物须经消毒处理后方可排放。为患者准备专用痰盂或痰杯，用后严格消毒处理。

(4) 室内空气用紫外线照射或过氧乙酸消毒液喷雾消毒，每日1次。

3. 肠道隔离 适用于由患者的排泄物直接或间接污染了食物或水源而引起传播的疾病，如细菌性痢疾、甲型肝炎、伤寒等。主要措施是：

(1) 最好按病种安排隔离室，如条件受限也可同居一室，但应做好床边隔离，床间距保持在1m以上，患者之间禁止交换任何物品。

(2) 接触此类患者时，应按病种分别穿隔离衣，接触污染物时戴手套。

(3) 患者的食具、便器应各自专用并严格消毒，剩余的食物及排泄物应按规定消毒或焚烧处理后再排放。

(4) 病室应有防蝇、灭蟑螂设备，保持无蝇、无蟑螂。

4. 接触隔离 适用于经体表或伤口直接或间接接触而感染的疾病，如破伤风、气性坏疽、狂犬病等。主要措施：

(1) 患者应住单间病室，禁止接触他人。

(2) 接触此类患者时，须戴口罩、帽子、手套，穿隔离衣，工作人员的手或皮肤有破损时应避免接触患者或进行诊疗、护理操作，必要时加戴手套。

(3) 凡患者接触过的一切物品，如被单、衣物、换药器械等，均应先灭菌，然后再进行清洁、消毒、灭菌。

(4) 伤口换药的敷料应焚烧处理。

5. 血液-体液隔离 适用于通过直接或间接接触具有传染性的血液或体液而传播的感染性疾病，如乙型和丙型肝炎、艾滋病、梅毒等。主要措施：

(1) 同种病原菌感染者可同住一室，必要时住单间隔离室。

(2) 有可能接触血液、体液时须穿隔离衣，戴手套；进行易致血液、体液飞溅的操作，如吸痰、内镜检查等，须戴口罩及护目镜。

(3) 护理患者前、后应严格洗手或消毒手，如手已被血液、体液污染或可能污染时，应立即用消毒液洗手，严防被注射针头等利器刺破。

(4) 被血液、体液污染或高度怀疑被污染的物品，应装入有标记的袋中，送出销毁或消毒处理。患者用过的针头、尖锐物品应放入防水、防刺破并有标记的容器中，集中送焚烧或消毒处理。被血液、体液污染的室内物品表面，应立即用消毒液擦拭或喷雾消毒。

6. 昆虫隔离 适用于以昆虫为媒介而传播的疾病，如乙型脑炎、疟疾、斑疹伤寒、流行性出血热等。主要措施：

(1) 乙型脑炎、疟疾由蚊子传播，病室应有蚊帐及其他防蚊设施，并定期采取灭蚊措施。

(2) 斑疹伤寒由虱子传播，患者入院时应经过灭虱处理。

(3) 流行性出血热由野鼠和螨虫传播，应做好灭鼠或灭螨工作，并向野外作业者宣传，采取必要的防护措施。

7. 保护性隔离 保护性隔离也称反向隔离，适用于抵抗力低或极易感染的患者，如严重烧伤、早产儿、白血病、脏器移植及免疫缺陷的患者等。主要措施：

(1) 患者住单间，专用隔离室。

(2) 进入隔离室必须穿戴灭菌的隔离衣、帽子、口罩、手套及拖鞋。接触患者前后及护理另一位患者前均应洗手。凡患呼吸道疾病或咽部带菌者，应避免接触患者。探视者也应采取相应的隔离措施，必要时谢绝探视。

(3) 未经消毒处理的物品不可带入隔离区。

(4) 病室内空气、地面、家具等均按规定严格消毒。

(五) 隔离技术

1. 帽子的使用 帽子应大小合适，遮住全部头发。

2. 口罩的使用

(1) 使用方法：洗手后取出口罩，拿着口罩上端两条带子，罩住口鼻，在头顶打活结，下段两条带子系于颈后；不用时，洗手后解开口罩系带，取下口罩，将污染面向内折叠，放于胸前小口袋或小塑料袋内。一次性口罩取下后弃于污物桶内。

(2) 注意事项：①不可用污染的手接触口罩。②口罩不可挂在胸前。③纱布口罩使用4～8小时应更换；一次性口罩使用不超过4小时；每次接触严密隔离的传染病患者后及口罩潮湿时都应立即更换。

3. 手的消毒

(1) 刷手法：适用于接触感染源后手的消毒。①打开水龙头，让流水自腕部流向指尖进行冲洗；②用手刷蘸洗手液或肥皂液，按前臂、腕部、手背、手掌、手指、指缝、指甲顺序刷洗，范围应超过被污染的部位，每只手刷30秒，用流水冲净，换刷同法刷另一只手；③同上，再刷洗一遍，共刷2分钟；④用流水自前臂向指尖冲洗双手，用纸巾自上而下擦干双手或用干手机烘干。

(2) 注意事项：①洗手时身体勿靠近水池；②流水冲洗时，腕部要低于肘部；③肥皂液应每日更换，手刷及容器应每日消毒。

4. 穿脱隔离衣

(1) 穿隔离衣：①取下手表，卷袖过肘；②手持衣领取下隔离衣，将衣领两端向外折齐，露出袖内口，使清洁面朝向自己；③一手持衣领，另一手伸入袖内，举起手臂将衣袖抖上，露出手；换手持衣领，按上法穿好另一袖；④两手持衣领，由领子中央向后理顺领边扣上领扣，然后扣好袖扣或系上袖带；⑤解开腰带活结，将隔离衣一边渐向前拉，见到边缘后用同侧手捏住衣外面边缘，同法捏住另一侧；双手在背后将边缘对齐，向一侧折叠并以一手按住，另一手将同侧腰带拉至背后压住折叠处，换手拉另一侧腰带，双手将腰带在背后交叉，再回到前面打一活结。

(2) 脱隔离衣：①解开腰带，在前面打一活结；②解开袖扣，在肘部将部分衣袖塞入工作服衣袖下，勿使衣袖外面塞入袖内；③用刷手法或泡手法消毒双手并擦干；④解开领扣；⑤一手伸入另一侧袖口内，拉下衣袖裹住手，再用裹住的手握住另一衣袖的外面将袖拉下，两手在袖内对齐衣袖，并轮换从袖中退至衣肩，用右手握住两肩缝，先退出左手，再用左手握住衣领，退出右手；⑥双手握住衣领，将隔离衣两边对齐，挂在衣钩上（挂在半污染区，清洁面向外；挂在污染区，则污染面向外）。需更换的隔离衣，脱下后清洁面向外，卷好投入污衣袋中。

(3) 注意事项：①隔离衣长短要合适，须全部遮盖工作服；有破损则不可使用。②隔离衣的衣领及内面为清洁面（如为反向隔离，则内面为污染面），穿脱时要避免污染。③隔离衣每日更换，如有潮湿或污染，应立即更换；每次接触严密隔离患者后立即更换。

5. 避污纸的使用 取避污纸时，应从页面抓取；避污纸用后立即弃于污物桶内，集中焚烧处理。

五、供 应 室

(一) 供应室的布局与设置

供应室的周围环境应清洁、无污染源，有净化及污水排放设施，室内光线充足、自然通风良好，地面、墙面光滑，是一个相对独立的区域。供应室分为污染区、清洁区、灭菌区，清洁、消毒物品的路线只能由污到洁。

(二) 供应室的工作内容

供应室的主要任务是对全院的医疗器材进行回收、清洁、包装、灭菌、存放和供应，以及各种敷料的加工、物品的保养等。具体如下：

1. 污染区

(1) 回收室：对各病区用过的污染物品进行回收并分类。

(2) 洗涤室：清洗可重复使用的物品，一次性物品消毒后统一处理。

2. 清洁区

(1) 包装室：将清洁物品和敷料进行检查后包装，包外要注明物品名称、灭菌日期，送灭菌处理。

(2) 敷料室：加工各种敷料。

(3) 储藏室：储藏各种器械和未加工的原料。

3. 灭菌区

(1) 灭菌室：由专人负责灭菌物品。

(2) 无菌间：无菌物品从灭菌器取出后直接存放在无菌间的储物架上。储物架离地面 25cm、离天花板至少 50cm、离墙 5cm 以上。室内温湿度适宜，定期进行空气细菌监测。

(三) 常用物品的保养法

1. 搪瓷类 应避免碰撞，轻拿轻放；勿与强酸强碱接触；勿与粗糙物摩擦。

2. 玻璃类 应轻拿轻放，可放置盒中或用纸包裹保存；避免骤冷骤热而炸裂。

3. 橡胶类 要防冷防热；防止被锐利物品刺破；防止与挥发性液体或酸碱物质接触。橡胶单应晾干，撒上滑石粉后卷起保存。橡胶导管晾干后应竖直放于盒内，撒上滑石粉保存。橡胶袋类应倒挂晾干，装入少量空气后旋紧塞子保存。

4. 金属类 应涂油保护；锐利器械应分别放置，刃面用棉花包裹。

5. 布类及毛织品 应防火、防霉、防钩破。毛织品应防蛀，勤晒。

6. 一次性使用物品 一次性使用无菌医疗器材应存放于清洁、干燥、通风良好的地方。

核心提示 医院感染是患者、探视者和医院工作人员在医院内获得的感染，其中患者是医院感染的主要对象。根据病原体的来源，医院感染分为内源性感染和外源性感染。由感染源、传播途径和易感宿主形成感染链，通过阻断感染链可有效预防和控制外源性感染的发生。清洁、消毒、灭菌是预防和控制医院感染的重要环节。清洁是消毒、灭菌的前奏，消毒灭菌法分为物理消毒灭菌和化学消毒灭菌两种，应根据物体性能、污染程度、使用要求等正确合理选择。

耐热耐湿物品首选物理消毒灭菌法，不耐热物品宜选化学消毒灭菌法。物理消毒灭菌法中以高压蒸汽灭菌法最有效。空气净化是对空气进行处理以减少空气中的细菌数量，可根据要求选用自然通风和空气过滤除菌等方法。无菌技术是指在执行医疗、护理操作过程中，防止一切微生物侵入人体和防止无菌物品、无菌区域被污染的操作技术。进行无菌技术操作时，必须严格遵守无菌技术操作原则，无菌技术基本操作包括无菌持物钳及无菌容器的使用、取用无菌溶液、打开与包扎无菌包、铺无菌盘和戴无菌手套6项。隔离是将传染病患者和高度易感人群安置在指定的地方，暂时避免与周围人群接触，以达到控制传染源、切断传播途径、保护易感人群的目的。隔离区域可分为清洁区、半污染区和污染区。护理人员必须遵守隔离消毒原则，严格执行各项隔离技术。为了延长物品的使用期限，应做好物品的保养工作。

第五节　入院和出院患者的护理

一、入 院 护 理

入院护理是指患者入院时，护理人员对其进行的一系列护理活动。进行入院护理可使患者及家属感到被关怀、受欢迎，缓解其焦虑心理，促进患者适应医院的环境。

（一）入院程序

1. 办理入院手续　患者或家属持医生签发的住院证到住院处办理入院手续，填写登记表格；手续办完后，由住院处电话通知病区的值班护士准备接受新患者。对急、危重症患者可先入病区抢救，再补办入院手续。

2. 卫生处置　根据入院患者的病情对其进行卫生处置，如沐浴、更衣等。患者更换下的衣服和不需用的物品（包括贵重财物）交家属带回，或由住院处按手续存放。危重患者或即将分娩者可酌情免浴。

3. 护送患者入病区　由专人护送患者至病房。不能行走的可用轮椅或平车护送。护送中不得中断输液或给氧，注意保暖及取合适卧位。送入病区后与值班护士做好病情及物品的交接。

（二）病区接待患者的护理工作

1. 一般患者

（1）准备床单位及用物：将备用床改为暂空床，备齐患者用物。

（2）迎接新患者。

（3）通知医生，必要时配合检查和抢救，及时执行医嘱。

（4）测量生命体征及体重，必要时测量身高。

（5）介绍与指导：向患者及家属介绍病区环境、医院规章制度及床单元和相关设备的使用方法，指导患者正确留取常规标本等。

（6）评估：了解患者身心需要，做护理体检，填写患者入院护理评估单。

（7）建立住院病历并记录：①住院病案的排列顺序为：体温单、医嘱单、入院记录、病史及体格检查、病程记录、会诊记录、各种检验检查报告单、护理病案、住院病案首页、住院证及门诊病案；②用蓝笔填写住院病历眉栏及各种表格；③用红笔在体温单40～42℃之间的相应时间栏内，竖写入院时间；④记录首次体温、脉搏、呼吸、血压、身高及体重值；⑤填写患者入院登记本、诊断卡、床头（尾）卡。

2. 急诊患者

（1）通知医生：护士接住院处通知后，立即通知医生做好抢救准备。

（2）准备急救器材和药品。

（3）安置患者：危重患者应安置于重症监护室或抢救室。

（4）配合抢救：密切观察病情变化，主动配合医生进行抢救，并做好护理记录。

（5）询问病史：对不能正确叙述病情的患者，需暂留陪护人员。

二、出 院 护 理

（一）患者出院前的护理工作

1. 评估患者的身心需要，根据病情向患者及其家属进行健康教育，指导其出院后的调养和康复方面的注意事项。

2. 通知患者和家属　护士按出院医嘱，提前通知患者及家属，做好出院准备。

3. 办理出院手续　护士执行出院医嘱，填写出院通知单，结账，患者或家属到出院处办理出院手续。护士收到出院证后，协助患者整理用物，并开具物品带出证。

4. 填写患者出院护理评估单

5. 征求患者意见

6. 护送患者出院　护士根据患者病情，采用轮椅、平车或步行送患者至病区门口或大门出口。

（二）患者出院后的护理工作

1. 床单位的处理　包括：①撤去床上被服送洗；

②被褥在阳光下暴晒 6 小时；③痰杯、脸盆用消毒液浸泡消毒；④床、椅、床旁桌、地面用消毒液擦拭；⑤病室开窗通风或紫外线照射消毒；⑥铺好备用床，准备迎接新患者。

2. 有关文件的处理

(1) 填写出院时间：在体温单 40～42℃之间的相应时间栏内，用红笔竖写出院时间。

(2) 出院病案排列顺序：住院病案首页、住院证、出院记录或死亡记录、入院记录、病史及体格检查、病程记录、会诊记录、各种检验及检查报告、护理病案、医嘱单、体温单。

(3) 注销卡片：如诊断卡、床尾卡、服药单(卡)、注射单(卡)、饮食单(卡)和治疗单(卡)等。

三、运送患者法

(一) 轮椅运送法

1. 目的　护送不能行走但能坐起的患者入院、出院、检查、治疗或室外活动；协助患者进行适当的活动，促进血液循环及体力恢复。

2. 方法

(1) 协助患者坐轮椅法：①将轮椅推到患者床旁，椅背与床尾平齐，面向床头，翻起踏脚板；②拉起车闸固定车轮；③协助患者穿衣、穿鞋、下床，患者坐稳后，翻下踏脚板，患者的脚踏在踏脚板上；④松开车闸，推轮椅时，嘱咐患者手扶住轮椅扶手，尽量靠后坐，勿向前倾或自行下车。

(2) 帮助患者下轮椅法：将轮椅推至患者床边，固定轮椅，翻起踏脚板，扶患者下轮椅，上床休息。

(3) 注意事项：①使用轮椅前应检查轮椅各部件功能，确保患者安全。②推轮椅时，速度要慢，以免患者产生不适和发生意外。③运送过程中要注意观察患者(如面色、呼吸等)有无变化、询问有无不适并及时处理。

(二) 平车运送法

1. 目的　护送不能起床的患者入院、做各种检查、治疗或转病房等。

2. 搬运患者方法　有挪动法、一人搬运法、二人搬运法、三人搬运法、四人搬运法。

(1) 相同点：①首先，移开床旁桌椅，松开盖被。②平车放置：挪动法、四人搬运法平车紧靠床边，大轮靠床头，用闸制动或抵住平车；一人搬运法、二人搬运法、三人搬运法平车推至床尾，使平车头端和床尾成钝角，固定车闸。③患者搬至平车后，用盖被包裹患者，先将脚端向上反折，再反折近侧和对侧，上层边缘向内折叠，颈部反折成衣领。④患者离床后整理床单位，铺暂空床。

(2) 不同点

1) 挪动法：适用于病情许可，能在床上配合活动的患者。协助患者按上身、臀部、下肢顺序移向平车，卧于舒适位置；协助回床时，先移动下肢，再移动上半身。

2) 一人搬运法：适用于患儿及体重较轻，不能自行移动的患者。护士一手臂自患者腋下伸至肩部外侧，另一手臂伸入患者大腿下；患者双臂交叉依附于护士颈后；护士托起患者，将患者轻放于平车上。

3) 二人搬运法：适用于不能自行活动，体重较重者。护士甲、乙站于床的同一侧，将患者双手放于胸腹部；护士甲一手臂托住患者头、颈、肩部，另一手臂托住患者腰部；护士乙一手臂托住患者臀部，另一手臂托住患者腘窝处，由一人发出口令，二人同时抬起，使患者身体向护士侧倾斜，将患者轻放于平车上。

4) 三人搬运法：适用于不能活动或病情较重，体重超重者。护士甲、乙、丙站在床的同一侧，将患者双手放于胸腹部；护士甲一手臂托住患者头、颈、肩部，另一手臂托住患者背部；护士乙一手臂托住患者腰部，另一手臂托住患者臀部；丙一手臂托住患者腘窝处，另一手臂托住患者两小腿；由其中一人发出口令，同时用力抬起患者，使患者身体稍向护士侧倾斜，将患者轻放于平车上。

5) 四人搬运法：适用于颈椎、腰椎骨折的患者或病情危重的患者。在患者腰、臀下铺大单或帆布单；护士甲站于床头握于大单头端或托住患者的头、颈、肩部；护士乙站于床尾握于大单尾端或托住患者两腿；护士丙、丁分别站于病床及平车两侧，紧抓大单或帆布单的四角；由一人发出口令，四人同时抬起患者，将患者轻放于平车上。

3. 注意事项　①使用平车前应检查平车各部件性能；搬运时动作轻稳协调，以确保患者安全、舒适；尽量使患者身体靠近护士，以省力；②患者头部应卧于大轮端，推平车时车速适宜，护士在患者头端，以便于观察病情；上下坡时保持患者头部在高处一端，以免引起不适；③搬运骨折患者，平车上需垫木板，并固定好骨折部位；对颈椎损伤或怀疑颈椎损伤的患者，搬运时一定要保持头部处于中立位；④保持输液及引流管通畅；⑤颅脑损伤、颌面部外伤及昏迷患者，应将头偏向一侧；⑥不可用车撞门，冬季注意保暖。

(三) 担架运送法

目的、操作同平车运送法。由于担架位置低，运送患者时应由二人将担架抬起(高个子在头端)与病床平齐。运送时步伐一致，确保平稳。

核心提示 患者的入院程序为办理入院手续、卫生处置、护送患者入病区。对一般患者入病区的初步护理包括:备好床单位、热情迎接患者、填写有关表格、测量生命体征并记录、协助医生体格检查、执行医嘱、进行入院评估。患者出院时要在体温单相应时间栏内填写出院时间、按顺序整理病案、注销各种卡片、处理病床单位。运送患者的方法有轮椅运送法、平车运送法和担架运送法。平车运送患者时要保证患者安全、舒适;推平车上下坡时,患者头部应在高处一端;搬运骨折患者时,平车上需要垫木板,并固定好骨折部位;有输液及引流管时,应保持通畅。搬运患者的方法有挪动法及一、二、三、四人搬运法。采用挪动法及四人搬运法时,平车应紧靠床边;采用一、二、三人搬运法时,平车头端与床尾成钝角。对于颈椎、腰椎骨折的患者或病情危重的患者应采用四人搬运法。

第六节 患者卧位和安全的护理

一、临床常用的卧位

(一)卧位的概念和性质

1. 卧位的概念 卧位是指患者休息和适应医疗护理需要所采取的卧床姿势。

2. 卧位的性质

(1) 主动卧位:是指患者自己采取的最舒适的卧位,常见于轻症患者。

(2) 被动卧位:是指患者无变换卧位的能力,而由他人帮助安置的卧位,常见于极度衰弱、昏迷、瘫痪者。

(3) 被迫卧位:是指患者为了减轻疾病所致的痛苦或因治疗所需而被迫采取的卧位。这类患者通常意识清晰,也有变换卧位的能力,由于疾病的影响而被迫采取了某种卧位,如心脏病、哮喘急性发作的患者,由于呼吸极度困难而被迫采取端坐位。

(二)卧位的种类

1. 仰卧位

(1) 去枕仰卧位

1) 操作方法:去枕仰卧,头偏向一侧,两臂放于身体两侧,两腿自然伸直,枕头横立于床头。

2) 适用范围:①全身麻醉未清醒或昏迷的患者,可防止呕吐物流入气管而引起窒息及肺部并发症;②椎管内麻醉或脊髓腔穿刺后的患者,可防止颅内压减低而引起头痛。

(2) 中凹卧位

1) 操作方法:抬高患者头胸部约 10°～20°,抬高下肢约 20°～30°。

2) 适用范围:休克患者。抬高头胸部,使膈肌下降,有利于呼吸;抬高下肢,有利于静脉血回流,增加回心血量和心排血量。

(3) 屈膝仰卧位

1) 操作方法:患者仰卧,两臂放于身体两侧,两膝屈起并稍向外分开。

2) 适用范围:腹部检查、会阴冲洗及实施女患者导尿术等。

2. 侧卧位

(1) 操作方法:患者侧卧,两臂屈肘,一手放于胸前,一手放于枕旁,下腿稍伸直,上腿弯曲(臀部肌内注射时,应下腿弯曲,上腿伸直,使臀部肌肉放松)。必要时两膝之间、胸腹前及背后放置软枕,扩大支撑面。

(2) 适用范围:灌肠、肛门检查、臀部肌内注射;配合胃镜检查;侧卧位与平卧位交替,可预防压疮发生。

3. 俯卧位

(1) 操作方法:患者俯卧,头偏向一侧,两臂屈曲放于头两侧,两腿伸直,胸下、髋部及双踝部各放一软枕支托。

(2) 适用范围:①腰背部手术和检查或配合胰、胆管造影检查;②脊椎手术后或腰、背、臀部有伤口,不能平卧或侧卧的患者;③俯卧位时,腹腔容积相对增大,可缓解胃肠胀气所致的腹痛。

4. 半坐卧位

(1) 操作方法:先摇起床头支架成 30°～50°,再摇起膝下支架(防止身体下滑,并且扩大身体支撑面)。必要时床尾可置一软枕,以免患者足底触及床档。放平时,先摇平膝下支架,再摇平床头支架。无摇床时可用靠背架,将患者上半身抬高,在床头垫褥下放一靠背架,下肢屈膝,用中单包裹膝枕垫在膝下,中单两端用带子固定于床缘,以免患者下滑。放平时,应先放平下肢再放平床头。

(2) 适用范围:①某些面颈部手术后的患者,减少局部出血。②心肺疾病引起呼吸困难的患者,采取半坐卧位,可使回心血量减少,减轻肺部淤血和心脏负担;同时可使胸腔容量扩大,有利于气体交换。③腹腔、盆腔手术后或有炎症的患者,可使感染局限化,减轻中毒反应,避免引起膈下脓肿,因盆腔腹膜抗感染性较强,而吸收性弱;腹部手术后患者,可减轻腹部切口缝合处的张力,减轻疼痛。④恢复期体质虚弱的患者,有利于向站立过度。

5. 端坐位

(1) 操作方法：患者坐在床上，身体稍向前倾，床上放一跨床小桌，桌上放软枕，患者可伏桌休息。并用床头支架或靠背架将床头抬高 70°～80°，使患者背部也能向后依靠，膝下支架抬高 15°～20°，防止身体下滑。

(2) 适用范围：急性肺水肿、心包积液、支气管哮喘发作的患者，由于呼吸极度困难，被迫采取端坐位。

6. 头高足低位

(1) 操作方法：患者仰卧，床头用木墩或其他支托物垫高 15～30cm 或依病情而定，床尾横立一枕头。

(2) 适用范围：①颈椎骨折作颅骨牵引时作反牵引力。②预防或减轻脑水肿，降低颅内压。③颅脑手术后或头部外伤的患者，减少颅内出血。

7. 头低足高位

(1) 操作方法：患者仰卧，枕头横立于床头，以防头部碰伤；床尾用木墩或其他支托物垫高 15～30cm。

(2) 适用范围：①肺部分泌物引流，使痰易于咳出；②十二指肠引流术，有利于胆汁的引流(需采用右侧位)；③妊娠时胎膜早破，防止脐带脱垂；④下肢、骨盆骨折后行骨牵引术的患者。

8. 膝胸卧位

(1) 操作方法：患者跪卧，两小腿平放床上，大腿与床面垂直，两腿稍分开，胸部贴床面，腹部悬空，臀部抬起，头转向一侧，两臂屈肘放于头的两侧。

(2) 适用范围：①肛门、直肠及乙状结肠镜的检查及治疗。②矫正胎位不正或子宫后倾，如臀先露。③促进产后子宫恢复。

9. 截石位

(1) 操作方法：患者仰卧于检查台上，两腿分开，放于支腿架上，臀部齐台边，两手放于身体两侧或胸部。

(2) 适用范围：会阴、肛门部位的检查、治疗或手术，如膀胱镜检查及妇产科检查等。

二、协助患者更换卧位的方法

(一) 协助患者翻身侧卧的方法

1. 目的

(1) 协助不能起床的患者更换卧位，使患者舒适。

(2) 预防并发症，如压疮、坠积性肺炎。

(3) 满足治疗和护理的需要，如背部皮肤护理、肌内注射、更换床单等。

2. 操作方法

(1) 一人协助患者翻身侧卧法：适用于体重较轻的患者。①核对患者床号、姓名，向患者及家属解释目的、过程及注意事项，取得合作；②患者仰卧，双手放于腹部，两腿屈膝；③分别将患者的肩部、臀部移向近护士一侧，然后一手扶肩，一手扶膝，轻推患者转向对侧，使之背向护士；④按侧卧位法安置患者，使患者安全、舒适。

(2) 二人协助患者翻身侧卧法：适于体重较重或病情较重的患者。①核对患者床号、姓名，向患者及家属解释目的、过程及注意事项，取得合作；②护士二人站在床的同一侧，一人托住患者的颈肩部和腰部，另一人托住患者臀部和腘窝，两人同时将患者抬起移向自己，然后分别扶患者的肩、腰、臀、膝，轻推患者转向对侧。

(3) 轴式翻身法

1) 二人协助患者轴线翻身法：适用于脊椎受损或脊椎手术后的患者，避免翻身时脊柱错位而损伤脊髓。①核对患者床号、姓名，向患者及家属解释目的、过程及注意事项，取得合作；②护士二人站在床的同侧，小心地将大单置于患者身下，分别抓紧靠近患者肩、腰背、髋部、大腿等处的大单，将患者拉至近侧，并放置床档；③护士二人绕至病床另一侧，将患者近侧手臂放在头侧，另一手臂放在胸前，两膝间放一软枕；④护士双脚前后分开，二人双手抓紧患者肩、腰背、髋部、大腿等处远侧大单，由其中一人发口令，二人动作一致地将患者整个身体以圆滚轴式翻转至侧卧，使患者面向护士；⑤按侧卧位法安置患者，使患者安全、舒适。

2) 三人协助患者轴线翻身法：适用于颈椎损伤的患者。①同上。②由三名护士完成，一名护士固定患者头部，纵轴向上略加牵引，使头、颈随躯干一起慢慢移动；另一名护士将双手分别置于肩、背部；第三名护士将双手分别置于腰部、臀部；使患者头、颈、腰、髋保持在同一水平线上，移至近侧；轻轻翻转至侧卧位，翻转角度不超过 60°。③将一软枕放于患者背后支撑身体，使患者安全、舒适。

3. 注意事项

(1) 根据患者的病情及皮肤受压情况决定更换卧位的时间。

(2) 更换卧位之前，患者如有引流管、输液装置等应妥善安置。

(3) 为手术后的患者翻身时，应先检查敷料情况，如有脱落或被分泌物浸湿，应更换后再翻身。颅脑术后的患者，一般只能卧于健侧或平卧，头部不可转动过剧，以免发生脑疝导致死亡。颈椎、颅骨牵引的患者，翻身时不可放松牵引。石膏、夹板固定和伤口较大的患者，翻身后要将患处放于适当位置，避免受压。

(4) 更换卧位时，避免推、拖、拉、拽等动作。

(5) 护士应注意节力原则：翻身时应扩大支撑面，降低重心，尽量使患者靠近护士，使重力线通过支撑面而保持平衡，缩短阻力臂而省力。

(6) 注意保暖和安全，防止着凉或坠床。

(二) 协助患者移向床头的方法

1. 目的 协助已滑向床尾而不能自己移动的患者移向床头，使患者舒适。

2. 操作方法

(1) 一人协助患者移向床头法：适用于有一定活动能力的患者。①向患者解释移动的目的及配合的方法；②酌情放平床头支架，将枕头横立于床头，以防碰伤头部；③患者仰卧屈膝，双手握住床头栏杆。护士用手分别托住患者肩背部及臀部，在托起的同时嘱患者两脚蹬床面，挺身上移；④整理好床单位，协助患者取舒适卧位。

(2) 二人协助患者移向床头法：适用于极度虚弱、昏迷等不能配合且体重较重的患者。护士二人分别站于床的两侧，手指相互交叉托住患者的颈肩部和臀部，同时用力，将患者抬起移向床头。也可以二人站在同一侧，一人托住患者颈肩部和腰部，另一人托住臀部和腘窝部，二人同时协调地将患者抬起移向床头，其余操作同上。

3. 注意事项

(1) 护士应动作轻稳、协调，省力。

(2) 避免推、拖、拉、拽等动作，以免擦伤皮肤。

(3) 将枕横立于床头，避免撞伤患者。

三、保护具的应用

(一) 应用保护具的意义

(1) 防止高热、躁动、谵妄、昏迷以及危重患者等因意识不清而发生坠床、撞伤、抓伤等意外，确保患者的安全。

(2) 确保治疗、护理的顺利进行。

(二) 保护具的种类及应用

1. 床档 常用于保护患者，以防坠床。

(1) 多功能床档：使用时插入两边床缘，不用时插于床尾。必要时可将床档取下垫于患者背部，进行胸外心脏按压。

(2) 半自动床档：可按需升降。

(3) 木杆床档：使用时固定于两侧床边，护理操作时可将中间的活动门打开。

2. 约束带 可限制患者身体或肢体的活动，防止躁动患者伤害自己或他人。

(1) 宽绷带约束：常用于固定手腕和踝部。先在肢体上包裹棉垫，再用宽绷带打成双套结，套在棉垫外，稍拉紧，松紧以不使肢体脱出，又不影响血液循环为宜，

然后将绷带两端系在床缘。

(2) 肩部约束带：用于固定双肩，限制患者坐起。使用时，患者两侧肩部套上袖筒，腋窝衬棉垫，两袖筒上的细带在胸前打结固定，将两条宽带系于床头。

(3) 膝部约束带：用于固定膝部，限制患者下肢活动。使用时，先在膝部包裹棉垫，将约束带横放于膝上，用两头带各缚住外侧膝关节，再将宽带两端系于床缘。

(4) 尼龙搭扣约束带：用于固定上臂、手腕、膝部及踝部。使用时，先在约束部位包裹棉垫，再对合尼龙搭扣，松紧适宜，将宽带系于床缘。

3. 支被架 主要用于肢体瘫痪或极度衰弱的患者，可防止盖被压迫肢体。对采取暴露疗法的烧伤患者，保暖时也可采用。

4. 注意事项

(1) 严格掌握保护具的使用指征，保护患者自尊。

(2) 使用前要取得患者及家属的理解，使用时做好心理护理。

(3) 保护具只能短期使用，约束带要每 2 小时放松 1 次，并协助患者翻身，必要时进行局部按摩。

(4) 约束带下应衬棉垫保护，松紧适宜，保持肢体处于功能位置。注意观察约束部位的皮肤颜色、温度、活动及感觉。要加强生活护理，保证患者安全、舒适。

(5) 记录使用保护具的原因、时间、部位、方法、患者的反应、护理措施及停止使用的时间。

核心提示 根据卧位的性质可将卧位分为主动卧位、被动卧位和被迫卧位，根据治疗、护理和患者自身的需要可将卧位分为 9 种，护士应协助和指导患者采取正确的卧位，以便于检查、治疗和护理。长期卧床患者会出现精神委靡、消化不良、便秘、肌肉萎缩、压疮及坠积性肺炎等并发症，因此，护士应根据患者的体重选择适当的方法协助患者更换卧位。更换卧位时注意避免擦伤皮肤，保持患者身上的导管通畅，必要时更换伤口敷料。颅脑手术后患者，翻身后应卧于健侧或平卧位，颈椎和颅骨牵引患者翻身时不可放松牵引。保护具是用于限制患者身体活动的器具，主要用于小儿、昏迷、躁动等患者，防止意外损伤。常用的有床档、约束带、支被架。使用保护具的患者要特别注意观察局部的血液循环。

第七节　患者的清洁护理

一、口腔护理

(一) 口腔状况的评估

观察口唇的色泽、湿润度，有无干裂、出血；口腔黏膜的颜色，有无炎症、溃疡、出血；舌苔是否厚腻；有无牙齿、牙龈疾病；有无活动义齿及口腔有无异味等。

(二) 口腔护理的方法

1. 目的

(1) 保持口腔的清洁、湿润，使患者舒适，预防口腔感染等并发症。

(2) 防止口臭、牙垢，促进食欲，保持口腔正常功能。

(3) 观察口腔黏膜和舌苔的变化、特殊的口腔气味，提供病情的动态信息，如肝功能不全的患者，出现肝臭，常是肝性脑病的先兆等。

2. 用物

(1) 治疗盘：内置治疗碗(盛浸有漱口溶液的无菌棉球、弯血管钳等)、压舌板、弯盘、吸水管、杯子、手电筒和治疗巾，需要时备开口器。

(2) 外用药：口唇干裂备液状石蜡；口腔黏膜溃疡可酌情备冰硼散、锡类散、西瓜霜、口腔溃疡膏、金霉素甘油、制霉菌素甘油等。

(3) 漱口溶液：见表 17-2。

表 17-2　常用漱口溶液及作用

名称	作用
生理盐水	清洁口腔，预防感染
朵贝尔溶液(复方硼砂溶液)	轻度口腔感染，除臭
0.02%呋喃西林溶液	清洁口腔，广谱抗菌
1%～3%过氧化氢溶液	抗菌，除臭
2%～3%硼酸溶液	酸性防腐剂，抑菌
0.1%醋酸溶液	用于铜绿假单胞菌感染
1%～4%碳酸氢钠溶液	碱性药剂，用于真菌感染
0.08%甲硝唑溶液	用于厌氧菌感染
0.01%氯己定溶液	清洁口腔，广谱抗菌

3. 操作方法

(1) 口腔清洁法：携用物至床旁，向患者及家属解释，协助患者取舒适体位，头侧向护士，铺毛巾于患者颈下，置弯盘于口角旁，让患者自行或护士协助漱口、刷牙。

(2) 特殊口腔护理法：①适应证：用于禁食、高热、昏迷、危重、鼻饲、大手术后、口腔疾病及生活不能自理的患者。一般每日 2～3 次。②方法：携用物至床边，核对并解释，以取得合作→协助患者侧卧或仰卧头，侧向护士→铺治疗巾于患者颌下及胸前，置弯盘于口角旁→湿润口唇、口角→取下活动义齿，用冷开水冲洗刷净，口腔护理后戴上或浸入清水中保存→协助患者用温开水漱口(昏迷患者禁忌)→嘱患者张口(不能自行张口者用张口器协助)，观察口腔黏膜有无炎症、出血、溃疡及特殊气味等→嘱患者咬合上、下齿，用压舌板轻轻撑开一侧颊部，以弯血管钳夹含有漱口液的棉球由臼齿向门齿纵向擦洗，同法擦洗对侧→嘱患者张口，依次擦洗一侧牙齿上内侧面、上咬合面、下内侧面、下咬合面，然后纵向和弧形擦洗同侧颊部，同法擦洗对侧→由内向外横向擦洗硬腭部及舌面，勿触及咽部→擦舌下面及口底→漱口，观察→酌情涂药→协助患者取舒适体位，整理床单位，清理用物。

4. 注意事项

(1) 擦洗时动作要轻，特别是对凝血功能差的患者，要防止碰伤黏膜及牙龈。

(2) 昏迷患者禁忌漱口，牙关紧闭及不能自行张口的患者，需用张口器时，应从磨牙放入，不可用暴力助其张开口腔；擦洗时须用血管钳夹紧棉球，每次 1 个，防止棉球遗留于口腔内；棉球蘸溶液不可过湿，以防患者将溶液吸入呼吸道。

(3) 传染病患者的用物按隔离消毒原则处理。

(4) 长期使用抗生素者，应观察口腔有无真菌感染。

(三) 口腔护理的健康教育

1. 口腔卫生指导　指导患者应每日早、晚刷牙，餐后漱口，睡前不进食对牙齿有刺激性和腐蚀性的食物，减少食物中糖的含量，养成良好的卫生习惯。

2. 牙刷、牙膏的选择　牙刷应外形较小、刷毛柔软、表面平滑，一般 3 个月更换 1 次。牙膏应无腐蚀性，轮换使用；药物牙膏能抑制细菌的生长、预防龋齿、治疗牙齿过敏，可根据需要选用。

3. 正确的刷牙方法　牙齿外面：将牙刷毛面放在牙齿及牙龈线上，与牙齿呈 45°，以快速环形震颤方式刷洗，每次刷 2～3 颗牙；门齿内面：用牙刷毛面的尖端以环形震颤刷洗；牙齿咬合面：牙刷的毛面与咬合面平行来回反复刷洗；舌面：由里向外刷洗。也可采用上、下竖刷法，即沿牙齿纵向刷洗。

4. 牙线剔牙法　取牙线 40cm，先在中间预留约 14～17cm，两端分别绕在两手中指上，以两手的拇指和食指捏住牙线，以轻锯动作穿过牙缝的接触面，上下移动，将食物残渣剔出。

5. 义齿清洁护理法 每次餐后及时取下义齿，用小毛刷刷洗义齿各面，冲洗干净后戴上；晚上将义齿取下刷洗干净后浸于冷开水中，次日戴上；暂不戴的义齿刷洗干净后浸于冷开水中保存，每日换水1次。义齿不可浸泡在酒精或热水中。

6. 牙龈按摩法 用一只手的四个指头尖（拇指除外）轻敲口周围，再用食指蘸盐按摩牙龈，以促进血液循环，坚固牙齿。

二、头发护理

（一）头发状况的评估

观察头发的分布、长度、清洁状况、有无光泽；头发的脆性和韧性、干湿度、尾端有无分叉；头皮有无瘙痒、破损、病变与皮疹等。

（二）头发护理的方法

1. 床上梳发

（1）目的：促进血液循环，除去污秽和脱落的头发、头皮屑，使患者舒适、美观。

（2）用物：治疗盘内备治疗巾、梳子（患者自备）、30%乙醇溶液、纸袋（放脱落的头发），必要时备发夹、橡皮圈等。

（3）操作方法：携用物至床旁，向患者解释→协助患者坐起，铺治疗巾于患者肩上，不能坐起者取平卧位、头偏向一侧，铺治疗巾于枕头上→长发或头发打结时，可将头发绕在食指上慢慢梳理，如头发已纠集成团，可用30%乙醇湿润后，再小心梳顺，长发可酌情编辫或扎成束→协助患者取舒适卧位，整理床单位，清理用物。

2. 床上洗发

（1）目的：去除头皮屑、污物、头发异味，促进血液循环，使患者舒适美观。

（2）用物：橡胶马蹄形垫、小橡胶单、大毛巾、中毛巾、眼罩或纱布、别针或夹子、不脱脂棉球2个、洗发液、纸袋（放脱落头发）、梳子、小镜子、护肤用品、水壶内盛40～45℃热水、污水桶。必要时备电吹风。

（3）操作方法：携用物至患者床旁，核对解释，以取得合作→调节室温至24℃±2℃左右，移开床旁桌、椅，垫小橡胶单及浴巾于枕上，松开患者衣领向内反折，将毛巾围于颈部，用别针固定→协助患者斜角仰卧，移枕于肩下，置马蹄形垫于患者后颈部，头部在槽中，槽下面接污水桶；用棉球塞耳，眼罩遮盖双眼或嘱患者闭眼→松开头发，试水温后用热水冲湿，倒洗发液于手掌涂遍头发，从发际到头顶部反复揉搓，同时用指腹轻轻按摩头皮，用热水冲净→取下颈部毛巾包住头发，撤去马蹄形垫，协助患者仰卧于床正中，将枕头移至头下，取下眼罩和耳内棉球，擦干患者面部，酌情使用护肤品，用包头的毛巾揉搓头发，再用浴巾擦干或电吹风吹干→梳头→整理床单元，清理用物。

（三）头发护理的健康教育

1. 养成头发卫生习惯 应定期洗发，一般每周洗发1～2次。

2. 指导正确梳发 应选择合适的梳子，以胶木、木质和牛角的较好，梳齿以钝圆为宜。梳发时动作要轻，长发要从发梢逐段梳理至发根。每日梳发2～3次。

3. 选择洗发护发用品 洗发护发用品应根据个人发质的特点选用。多功能洗发香波具有去油去污、去屑止痒、营养头发等作用，洗发后不需要再用护发用品。

4. 掌握护发方法 洗发后最好自然晾干，如用电吹风吹干则温度不宜过高；束发不要过紧；烫发与染发次数不宜过多。冬季应对头发保暖；夏天防止日光暴晒，经常按摩头皮。

5. 注意全身养护 营养均衡，适当增加粗粮、黑芝麻、核桃仁、黑米、红豆等具有美发、护发功能的食物；注意劳逸结合，保证充足的睡眠，生活要有规律，保持心情舒畅、身体健康，为头发提供充足的营养。

三、皮肤护理

（一）皮肤状况的评估

观察皮肤的颜色、温度、感觉、弹性、完整性及清洁度等。

（二）皮肤护理的方法

1. 淋浴和盆浴 适用于一般情况良好者。

（1）方法：调节浴室温度在24℃±2℃，并向患者说明有关事项，如信号铃的使用方法，不用湿手接触电源开关，贵重物品应妥善存放，浴室不应闩门等；送患者入浴室，在门外挂牌示意；如为盆浴，先调好水温40～45℃，浴盆中的水位不可超过心脏水平，以免引起胸闷；注意患者入浴时间，防止发生意外。若遇患者发生晕厥，应立即抬出，平卧、保暖，及时通知医生。

（2）注意事项：①进餐1小时后才能进行沐浴；②防止患者受凉、晕厥或烫伤、滑跌等意外情况发生；③妊娠7个月以上的孕妇禁用盆浴；④衰弱、创伤和患心脏病需要卧床休息的患者，不宜盆浴或淋浴；⑤传染病患者根据病种、病情按隔离原则进行。

2. 床上擦浴 适用于使用石膏、牵引、必须卧床、重症衰竭及无法自行沐浴的患者。

(1) 方法：将用物携至床旁，核对解释，关好门窗，调节室温 24℃±2℃→用屏风或床帘遮挡患者，按需要给予便盆→根据病情放平床头及床尾支架，将脸盆放于床尾椅上，倒入热水 2/3 满，水温 50～52℃→洗眼(内眦向外眦擦拭)、脸、鼻、颈部→为患者脱去衣服(应先脱近侧后脱对侧，如肢体有外伤，先脱健侧后脱患侧)，擦洗上肢、泡洗双手→擦洗胸腹、背部→擦洗下肢、泡洗双足→擦洗会阴→整理记录。

(2) 注意事项：①操作中要遵守节力原则；②动作要轻柔、敏捷，减少翻动次数和暴露；③对老年人、婴幼儿、意识不清或躁动不安者要注意安全；④肢体应由远心端向近心端擦洗；⑤注意擦净腋窝、腹股沟等皮肤皱褶处；⑥在擦浴过程中，应密切观察患者，如出现寒战、面色苍白等病情时，应立即停止擦洗，通知医生；⑦擦洗毕，可在骨突处用 50%乙醇溶液按摩。

3. 背部按摩　背部按摩可以促进血液循环，提高皮肤抵抗力，增进舒适，预防压疮的发生。调节室温 24℃±2℃，协助患者俯卧或侧卧(背向护士)，患者身体靠近床缘，露出背部→向面盆内倒热水(50～52℃) 2/3 满→依次擦洗颈、肩、背及臀部→蘸 50%乙醇或润滑剂以各种方法促进血液循环，如按摩法、揉捏法、叩击法、安抚法，同一部位每个动作执行 3～5 次，时间 4～6 分钟→按摩完毕，擦干皮肤，整理床单位，清理用物。注意：背部手术或肋骨骨折的患者禁止背部按摩。

(三) 压疮的预防、护理和健康教育

1. 概念　压疮是由于身体局部组织长期受压，发生持续缺血、缺氧、营养不良而致组织溃烂坏死，也称压力性溃疡或压疮。

2. 压疮发生的原因

(1) 局部组织长期受压：常见于昏迷、瘫痪、极度消瘦、年老体弱、营养不良和水肿等患者。造成压疮的 3 个主要物理力是压力、摩擦力和剪力，通常是 2～3 种力联合作用所致。

(2) 理化因素刺激：皮肤经常受到汗液、尿液、各种渗出液、引流液、大便等的浸渍时，角质层受到破坏，皮肤组织损伤，易破溃和感染。

(3) 使用石膏、绷带、夹板时，衬垫不当，松紧不适宜，致使局部血液循环不良。

(4) 营养不良：全身营养不良和水肿者，皮肤变薄，抵抗力减弱；营养不良时皮下脂肪减少，肌肉萎缩，受压处缺乏肌肉和脂肪组织保护，容易发生压疮。

3. 压疮的易发部位　压疮好发于受压和缺乏脂肪组织保护、无肌肉包裹或肌层较薄的骨骼隆突处。最好发于骶尾部，并与卧位有密切关系。

(1) 仰卧位：枕外隆凸处、肩胛部、肘部、脊椎体隆突处、骶尾部、足跟等。

(2) 侧卧位：耳郭、肩峰部、髋部、大转子、膝部内外侧、内外踝等。

(3) 俯卧位：肩峰部、肋缘突出部、髂前上棘、膝前部、足趾等。

(4) 坐位：坐骨结节。

4. 压疮的预防　预防压疮主要在于消除其发生的原因。因此要求做到“六勤一好”，即勤观察、勤翻身、勤擦洗、勤按摩、勤整理、勤更换、营养好。

(1) 避免局部组织长期受压

1) 鼓励和协助卧床患者定时翻身：翻身间隔时间应根据病情及局部受压情况而定。一般每 2 小时翻身 1 次，必要时 1 小时翻身 1 次，建立床头翻身记录卡，有条件者可使用电动翻身转床。

2) 保护骨隆突处和支持身体空隙处：在患者身体空隙处垫软枕、海绵垫；需要时可垫海绵垫褥、气垫褥、水褥，有条件者还可用羊皮垫等。

3) 正确使用石膏绷带及夹板固定：对使用石膏绷带、夹板牵引的患者，衬垫应平整、柔软，随时观察局部皮肤和肢端皮肤颜色、温度，认真听取患者反映，石膏绷带凹凸不平时，应立即报告医生。

(2) 避免潮湿、摩擦及排泄物的刺激：①保持皮肤清洁干燥，对大小便失禁、出汗及分泌物多的患者应及时洗净擦干；②保持床铺、被服清洁干燥，平整无碎屑；③不可让患者直接卧于橡胶单(或塑料布)上，小儿要勤换尿布；④使用便器时，不可硬塞、硬拉，严禁使用破损的便盆；⑤协助患者翻身时，应避免拖、拉、推等动作。

(3) 促进局部血液循环：对长期卧床患者，要经常查看受压部位，协助患者进行全范围的关节运动，定期用温水擦浴，进行局部按摩或红外线照射。

(4) 增加营养的摄入：在病情允许的情况下，应给予高蛋白、高维生素、高热量膳食，适当补充矿物质(如口服硫酸锌)。

5. 压疮的分期

(1) 淤血红润期：为压疮的初期。局部皮肤出现暂时性血液循环障碍，表现为红、肿、热、麻木或触痛，解除压力 30 分钟后，皮肤颜色不能恢复正常。此期皮肤的完整性未受到破坏，为可逆性改变，若能及时去除原因，可阻止压疮的发展。

(2) 炎性浸润期：红肿部位如继续受压，血液循环仍得不到改善，静脉回流受阻，局部静脉淤血。受压表面呈紫红色，皮下产生硬结，表皮有水疱，有痛感。

(3) 溃疡期：静脉血液回流受到严重障碍，局部淤血致血栓形成，组织缺血缺氧。轻者表皮水疱逐渐扩

大破溃，真皮创面有黄色渗出物，感染后脓液流出，溃疡形成；重者坏死组织侵入真皮下层和肌层，脓性分泌物增多，坏死组织呈黑色，有臭味，感染向周围及深部扩展，可深达骨骼，甚至可引起败血症，危及患者生命。

6. 压疮的治疗与护理　压疮发生后，应在积极治疗原发病的同时，实施全身治疗，增加营养的摄入，增强机体抵抗力，并加强局部治疗和护理。

(1) 淤血红润期：护理原则是去除致病原因，加强护理，防止压疮继续发展。如增加翻身次数，避免局部组织受压过久；避免潮湿摩擦的刺激；改善全身营养状况等。

(2) 炎性浸润期：护理原则是保护皮肤，避免感染。继续加强上述措施，对未破小水疱要减少摩擦，防止破裂感染，使其自行吸收；大水疱可用无菌注射器抽出疱内液(不必剪去水疱表皮)，涂以消毒液，用无菌敷料包扎。配合使用红外线或紫外线照射治疗。

(3) 溃疡期：护理原则是解除压迫，清洁创面，去腐生新，促进愈合。用生理盐水、0.02%呋喃西林、1∶5000高锰酸钾溶液冲洗，局部用保湿敷料保持伤口湿润，但周围皮肤要保持干燥。严重时，清洁创面，去除坏死组织，保持引流通畅。对于溃疡较深引流不畅者，用3%的过氧化氢溶液冲洗，抑制厌氧菌生长。感染的创面定期采集分泌物作细菌培养及药物敏感试验，每周1次，根据检查结果选用药物。

7. 健康教育

(1) 向易发生压疮的患者及家属讲解压疮发生原因及危害，并使患者及家属掌握预防压疮的方法。

(2) 指导患者加强营养，增加皮肤抵抗力和疮面愈合能力。

(3) 指导功能障碍患者尽早开始功能锻炼。

(4) 帮助患者选择适当的措施，预防压疮或促进压疮愈合。

四、卧有患者床整理法和更换床单法

(一) 卧有患者床整理法

向患者解释，取得合作→移开床旁桌，距床约20cm，床旁椅移至床尾→协助患者翻身侧卧于床对侧一边，背向护士，将枕头移向患者头下，松开近侧各层被单→扫净中单、橡胶中单，分别搭在患者身上，然后扫净大单→将大单、橡胶中单、中单逐层拉平铺好→协助患者侧卧于整理好的一侧，转至对侧，同法整理好各层床单，协助患者平卧→整理盖被→取下枕头，拍松放于患者头下→还原床旁桌、椅，用物清理。

(二) 卧有患者床更换床单法

1. 方法一　用于卧床不起，病情允许翻身侧卧的患者。携用物至床旁，解释操作目的及配合方法→移开床旁桌、椅，协助患者翻身，移枕，松开近侧各层床单(同卧床患者整理法)→污中单向上卷入患者身下，扫净橡胶中单，搭于患者身上，将污大单向上卷入患者身下，扫净床褥→铺清洁大单，中线对齐，对侧一半向内卷塞入患者身下，近侧铺好→铺中单，对侧一半向内卷，塞于患者身下，将近侧中单连同橡胶中单一起铺好→协助患者侧卧于铺好的一边→转至对侧，将污中单卷至床尾，扫净橡胶中单搭于患者身上，将污大单卷起连同污中单一起放于污物袋→扫净褥垫，将清洁大单、橡胶中单、中单逐层拉平铺好→协助患者平卧→松开被筒，将清洁被套正面朝上，中线对齐铺于床上，被尾打开1/3→将棉胎在污被套内竖折两折后，按S形折叠拉出，套入清洁被套内→撤出污被套，放于污物袋→盖被叠成被筒→取出枕头，更换枕套，放于患者头下→移回床旁桌、椅，清理用物。

2. 方法二　用于病情不允许翻身侧卧的患者。移开床旁桌、椅，取出枕头，放床尾椅上→松开盖被及各单，将污大单横卷至肩部→将卷好的清洁大单放于床头并铺好→抬起患者的上半身，将污大单、中单及橡胶中单一起从床头卷至患者臀下，同时将清洁大单从床头拉至臀部，放下患者→抬起臀部迅速撤去污大单、中单及橡胶中单，同时将清洁大单拉至床尾→污大单、中单放于污物袋中，橡胶中单放椅背上→铺好清洁大单→铺好一侧橡胶中单及中单，将余下半幅塞于患者身下，转至对侧，拉平铺好→更换被套、枕套、整理(同方法一)。

3. 注意事项

(1) 保证患者安全、舒适；动作轻稳，注意节力，若两人操作时应动作协调。

(2) 勿过多地暴露患者，维护患者的隐私。

(3) 患者的衣服、床单、被套每周更换1～2次，被血液、体液污染时，及时更换。

(4) 病床应湿式清扫，一床一巾，不可将衣物堆放在地上，以防交叉感染。

五、晨晚间护理

(一) 晨间护理

1. 目的　①使患者清洁舒适，预防压疮及肺炎等并发症；②保持病床及病室整洁、美观；③增进护患交流，观察了解病情，满足患者身心需要。

2. 内容　①协助患者排便、漱口(必要时口腔护理)、洗脸、洗手、梳头、翻身，检查皮肤受压情况，进行背部按摩；②整理床单位，需要时更换衣服和床单；③观察病情，进行心理护理和健康教育；④整理病室，酌情开窗通风。

(二) 晚间护理

1. 目的　①使患者清洁舒适，易于入睡；②保持病室安静、空气清新；③增进护患交流，观察了解病情，满足患者身心需要，使患者清洁舒适，易于入睡。

2. 内容　①协助患者梳头、漱口(必要时口腔护理)，洗脸、手、背、臀部和用热水泡脚；②为女患者清洗会阴部；③协助患者排便；④了解患者身心需要，整理床铺，创造良好睡眠环境，帮助患者入睡；⑤指导患者养成良好的睡眠习惯，睡前不能吃得过饱、不要饮水过多、不喝浓茶与咖啡，避免过度兴奋等；⑥加强巡视，了解患者睡眠情况，观察病情，并酌情处理。

核心提示　护士在清洁护理方面的职责包括：指导和协助患者做好口腔护理、头发护理及皮肤护理。做好清洁护理，可以维持患者良好的仪表和心态，树立自尊和战胜疾病的信心，因此，护士应尽量满足患者的清洁需要，使患者始终保持最佳身心状态，积极配合治疗。给昏迷患者进行口腔护理时，应特别注意不可漱口，擦洗口腔时要用血管钳夹紧棉球，每次1个，棉球不可过湿，必要时在操作前后清点棉球。长期卧床患者，特别是老年、昏迷、瘫痪者容易发生压疮，护士要鼓励和协助患者勤翻身，避免局部组织长期受压，经常按摩受压部位皮肤，做好晨晚间护理，勤整理或更换床单，保持患者皮肤清洁干燥，床铺平整无皱褶，加强全身营养，增强皮肤抵抗力，防止压疮发生。

第八节　生命体征的评估和护理

体温、脉搏、呼吸、血压是机体内在活动的反映，也是衡量机体状况正常与否的重要指标，临床上统称为生命体征。

一、体温的评估和护理

(一) 体温的评估

1. 正常体温

(1) 体温的产生：体温是由三大营养物质糖、脂肪、蛋白质氧化分解而产生的。三大营养物质在体内氧化时所释放的能量，其总量的50%以上迅速转化为热能，以维持体温；其余不足50%的能量储存于三磷腺苷(ATP)内，最终大部分仍转化为热能散发到体外。

(2) 体温的调节：体温的调节包括自主性(生理性)体温调节和行为性体温调节两种方式。自主性体温调节是指在下丘脑体温调节中枢控制下，调节机体的产热和散热，使体温保持相对恒定的调节方式。行为性调节是指人类通过机体的姿势和行为改变而达到调节体温的目的。行为性体温调节是对自主性体温调节的补充。

(3) 体温正常值，见表17-3。

表17-3　成人体温平均值及正常范围

部位	平均温度	正常范围
口温	37.0℃	36.3～37.2℃
肛温	37.5℃	36.5～37.7℃
腋温	36.5℃	36.0～37.0℃

(4)生理变化：体温可随昼夜、年龄、性别、情绪等因素而出现生理性波动，但波动范围很小，一般不超过0.5～1.0℃。

1) 昼夜：正常人体温在24小时内呈周期性变化，一般清晨2～6时体温最低；午后2～8时体温最高。

2) 年龄：儿童体温略高于成年人，成年人体温略高于老年人。新生儿尤其是早产儿，因体温调节中枢尚未发育完善，体温易受环境温度的影响而波动。

3) 性别：同年龄相比，一般女性体温比男性高0.3℃。女性的体温随月经周期出现规律性变化，排卵后体温逐渐升高，这与体内孕激素水平周期性变化有关。

4) 其他：如进食后、情绪激动时体温升高；剧烈活动后体温升高；饥饿时体温降低；麻醉药物也可使体温下降等。

2. 异常体温

(1) 体温过高：又称发热。机体在致热原作用下，体温调节中枢的调定点上移而引起的调节性体温升高。当体温上升超过正常值0.5℃或一昼夜体温波动在1℃以上即可称为发热。

1) 发热程度的判断：以口腔温度为标准划分。①低热：37.3～37.9℃；②中等热：38.0～38.9℃；③高热：39.0～40.9℃；④超高热：41℃及以上。

人体最高的耐受温度为40.6～41.4℃，直肠温度持续升高超过41℃，可引起永久性的脑损伤；高热持续在42℃以上2～4小时常导致休克及严重并发症。体温高达43℃则很少存活。

2) 发热的过程：①体温上升期：特点是产热大于散热。主要表现为皮肤苍白、干燥无汗、畏寒、疲乏不适，有时伴有寒战。体温上升的方式有骤升和渐升两种。②高热持续期:特点是产热和散热在较高水平上趋于平衡。主要表现为面部潮红、皮肤灼热、口唇干燥、呼吸和脉搏加快、尿量减少,以及头痛、头晕、食欲不振、全身不适、软弱无力,严重者可出现谵妄、昏迷。③退热期:特点是散热大于产热,体温恢复至正常。主要表现为大量出汗、皮肤潮湿。退热方式有骤退和渐退。骤退者由于大量出汗,体液大量丧失,易出现血压下降、脉搏细速、四肢厥冷等虚脱或休克现象。

3) 热型:将体温绘制在体温单上,互相连接,就构成了体温曲线,各种体温曲线的形状称为热型。①稽留热:体温持续在 39~40℃左右,数天或数周,24 小时波动范围不超过 1℃,多见于肺炎球菌性肺炎、伤寒等。②弛张热:体温在 39℃以上,但波动幅度很大,24 小时体温差在 1.0℃以上,最低体温仍高于正常水平。常见于败血症、风湿热等。③间歇热:体温骤然升高至 39℃以上,持续数小时或更长,然后下降至正常或正常以下,经过一个间歇,又反复发作。即高热与正常体温交替出现。常见于疟疾。④不规则热:体温在 24 小时中变化不规则,持续时间不定。常见于流行性感冒、癌性发热等。

(2) 体温过低:由于各种原因引起的产热减少或散热增加而致体温低于正常范围,称为体温过低。若体温低于 35℃以下称为体温不升。常见于早产儿及全身衰竭的危重患者。

1) 体温过低程度判断:①轻度:32~35℃;②中度:30~32℃;③重度:<30℃,瞳孔散大,对光反射消失;④致死温度:23~25℃。

2) 症状:皮肤苍白、口唇耳垂呈紫色、轻度颤抖、心跳呼吸减慢、血压下降、尿量减少、意识障碍甚至昏迷。

(二) 异常体温患者的护理

1. 高热患者的护理

(1) 密切观察病情:应每 4 小时测量体温 1 次,待体温恢复正常 3 天后,递减为每日 2 次,并观察其面色、脉搏、呼吸、血压的变化,以及热型和治疗效果等。

(2) 降低体温:若体温超过 39℃,可用冰袋冷敷头部;体温超过 39.5℃,给予乙醇拭浴或大动脉处冷敷。遵医嘱及时应用退热药。采用物理或药物降温措施 30 分钟后应测量体温并记录。

(3) 合理饮食:给予高热量、高蛋白、高维生素、易消化的流质或半流质食物。嘱患者少食多餐,以补充高热消耗,提高机体的抵抗力。鼓励患者多饮水,每日 2500~3000ml。必要时遵医嘱给予静脉输液或鼻饲,以补充营养、水分和电解质。

(4) 保持清洁和舒适:①加强口腔护理,防止口腔感染;②加强皮肤护理,退热期往往大量出汗,应保持皮肤清洁干燥,对于长期持续高热卧床者,要注意防止压疮的发生。

(5) 加强安全:高热者有时会出现躁动不安,谵妄,应防止坠床、舌咬伤,必要时加床档或用约束带固定患者。

(6) 心理护理:体温上升期,患者因突然出现发冷、发抖、面色苍白,而产生紧张、不安、害怕等心理反应。护士应经常关心患者,耐心解答各种问题,尽量满足患者的需要,给予精神安慰;高热持续期,护士应尽量解除高热带来的身心不适,满足患者的合理需要;退热期,护士应帮助患者保持舒适的心理,注意清洁卫生。

(7) 卧床休息:休息可减少能量的消耗,有利于机体的康复。高热患者应卧床休息,同时提供舒适的环境。

(8) 健康教育:教会患者及家属正确监测体温及物理降温的方法;介绍休息、饮食及饮水的重要性。

2. 体温过低患者的护理

(1) 密切观察病情:监测生命体征的变化,至少 1 次/小时,直至体温恢复正常且稳定为止,同时注意呼吸、脉搏、血压的变化。

(2) 提高环境温度:维持室温在 22~24℃左右。

(3) 去除引起体温过低的原因。

(4) 采取保暖措施:给予毛毯、棉被、电热毯、热水袋,添加衣服,防止体热散失,给予热饮料,提高机体温度。新生儿置保温箱内。

(5) 健康教育:讲解引起体温过低的原因及体温过低的预防。

(6) 做好抢救准备。

(三) 体温的测量

1. 测量方法 操作前先评估患者,清点体温计的数目,检查体温计是否完好,将水银柱甩至 35℃以下。备齐用物,携至床旁,向患者解释,选择合适的测量方法。

(1) 口腔测温法:将口表水银端斜放于患者舌下热窝处,嘱患者闭口,用鼻呼吸,勿用牙咬体温计,测量 3 分钟后取出,擦净体温计,看明度数并记录。

(2) 腋下测温法:擦干腋窝的汗液,将体温计水银端放于腋窝深处,紧贴皮肤,嘱患者屈臂过胸夹紧体温计,测量 10 分钟后取出,看明度数并记录。

(3) 直肠测温法:嘱咐或协助患者侧卧、俯卧或屈膝仰卧位,露出臀部。润滑肛表水银端,轻轻插入肛门 3~4cm(相当于肛表的 1/2),婴儿只需将贮汞槽插入肛门即可,扶持固定,测量 3 分钟后取出体温计,擦净肛表及患者肛门，看明度数并记录。

2. 注意事项

(1) 应根据病情选择合适的测量方法：婴幼儿、昏迷、精神异常、口腔疾病、口鼻手术、张口呼吸患者不易测口温；直肠或肛门疾病及手术、腹泻、心肌梗死患者不宜测肛温；腋下有创伤、手术或炎症，腋下出汗较多，肩关节受伤或消瘦夹不紧体温计者不宜测腋温。

(2) 进食、饮水或面颊部热敷、吸烟、坐浴或灌肠、腋窝局部冷热敷时，应间隔 30 分钟后再测量相应部位的体温。

(3) 测口温时，嘱患者勿用牙咬体温计，若不慎咬破应立即清除玻璃碎屑，以免损伤唇、舌、口腔、食管、胃肠道黏膜；口服蛋清或牛奶，以缓解汞的吸收；若病情允许，可服粗纤维食物，以加速汞的排泄。

(4) 为婴幼儿、危重患者、躁动者测量时，应有专人守护，以防发生意外。

(5) 发现体温与病情不符时，应在床旁重新监测，必要时做肛温和口温对照复查。

(6) 甩体温计时不能触及它物，以防撞碎；切忌把体温计放在热水中清洗，以防爆裂。用离心机甩体温计时，应先消毒后放于离心机内。

3. 水银体温计的消毒与检测

(1) 体温计的消毒：常用的消毒溶液有 70%乙醇、1%过氧乙酸、含氯消毒剂、1%过氧化氢溶液、0.5%碘伏溶液等。消毒液应每日更换 1 次，门急诊用量大的除每天更换消毒液外，容器、离心机等每周至少消毒 2 次。

1) 口表、腋表消毒法：使用后浸泡于消毒液中，5 分钟后取出清水冲洗，擦干，再放入另一消毒液中浸泡 30 分钟取出，用冷开水冲洗，擦干后将汞柱甩至 35℃以下，放入清洁容器中备用。

2) 肛表消毒法：肛表使用后先用消毒液纱布擦净，再按上述方法消毒。

(2) 体温计的检测：将全部体温计的水银柱甩至 35℃以下，于同一时间放入 40℃的水中，3 分钟后取出检视，凡误差在 0.2℃以上、水银柱自动下降、玻璃管有裂缝者不能再用，合格体温计擦干后放入清洁容器内备用。

二、脉搏的评估和护理

由于心脏的收缩和舒张，动脉内的压力发生周期性变化，导致动脉管壁产生有节律的搏动，称为动脉搏动，简称脉搏。

(一) 脉搏的评估

1. 正常脉搏及其生理变化　正常成人在安静状态下脉率为 60～100 次/分。脉搏节律规则，脉率与呼吸的比为 4～5：1，脉率与心率一致。女性比男性稍快，通常平均脉率相差 5 次／分；新生儿、幼儿的脉率较快，随年龄的增长而逐渐减慢，老人较慢；活动、兴奋、恐惧、愤怒、焦虑时脉率增快，休息、睡眠时脉率减慢；进食、饮浓茶及咖啡、应用兴奋剂等可使脉率增快，禁食、应用镇静剂及洋地黄类药物等可使脉率减慢。

2. 异常脉搏

(1) 脉率异常

1) 速脉：指成人在安静状态下脉率大于 100 次/分。常见于发热、甲状腺功能亢进、心力衰竭、血容量不足等。一般体温每升高 1℃，成人脉率约增加 10 次/分，儿童则增加 15 次/分。

2) 缓脉：指成人在安静状态下脉率低于 60 次/分。常见于颅内压增高、房室传导阻滞、甲状腺功能减退等。

(2) 节律异常

1) 间歇脉：在一系列正常规则的脉搏中，出现一次提前而较弱的脉搏，其后有一较正常延长的间歇(代偿间歇)，称为间歇脉。如每隔一个或两个正常搏动后出现一次期前收缩，则前者称为二联律，后者称为三联律。常见于各种心脏病或洋地黄中毒患者。正常人在过度劳累、兴奋或体位改变时也偶尔出现。

2) 脉搏短绌：又称为绌脉。在单位时间内脉率少于心率，称为脉搏短绌。其特点是心律完全不规则，心率快慢不一，心音强弱不等，常见于心房纤颤的患者。

(3) 强弱异常

1) 洪脉：当心排血量增加，外周动脉阻力较小，动脉充盈度和脉压较大时，则脉搏强而大，称为洪脉。常见于高热、甲状腺功能亢进、主动脉瓣关闭不全等患者。

2) 丝脉：当心排血量减少，外周动脉阻力较大，动脉充盈度降低时，脉搏弱而小，扪之如细丝，称丝脉。常见于心功能不全、大出血、休克、主动脉瓣狭窄等患者。

3) 交替脉：指一种节律正常，而强弱交替出现的脉搏。主要由于心室收缩强弱交替出现而引起。为心肌损害的一种表现，常见于高血压心脏病、冠心病等患者。

4) 水冲脉：脉搏骤起骤落，急促而有力。主要由于收缩压偏高，舒张压偏低使脉压增大所致。常见于主动脉瓣关闭不全、甲状腺功能亢进等患者。触诊时，如将患者手臂抬高过头并紧握其手腕掌面，就可感到急促有力的冲动。

5）奇脉：吸气时脉搏明显减弱或消失，称为奇脉。常见于心包积液、缩窄性心包炎等患者，是心脏压塞的重要体征之一。

（4）动脉壁异常：由于动脉管壁的弹性纤维减少，胶原纤维增加，使血管壁变硬而失去弹性，呈条索状或迂曲状，触诊时犹如按在琴弦上，常见于动脉硬化的患者。

（二）异常脉搏患者的护理

1. 遵医嘱给药，做好心理护理，消除顾虑。

2. 观察病情　观察患者脉搏的脉率、节律、强弱及动脉壁情况，并观察患者的相关症状。

3. 休息与活动　指导患者增加卧床休息的时间，减少氧的消耗。

4. 吸入氧气　根据病情给予氧气吸入。

5. 健康教育　教育患者保持情绪稳定、戒烟限酒、饮食清淡易消化。告知患者及家属监测异常脉搏的相关知识及简单的急救技巧。

（三）脉搏的测量方法

1. 测量部位　身体浅表、靠近骨骼的大动脉均可作为诊脉的部位，临床上最常选择的是桡动脉。

2. 脉搏的测量方法（以桡动脉为例）

（1）备齐用物携至床旁，核对患者，并向患者或家属解释，让患者处于安静状态。

（2）协助患者取卧位或坐位，患者手腕伸展，手臂放于舒适位置，使患者舒适并便于护士测量。

（3）护士以示指、中指、无名指的指端按压在桡动脉处，按压力量适中，以能清楚测得脉搏搏动为宜，压力太大可阻断脉搏搏动，压力太小感觉不到脉搏搏动。

（4）正常脉搏测30秒，乘以2；异常脉搏应测1分钟；脉搏细弱难以触诊时，应测心尖搏动1分钟得到正确的心率与脉率。

（5）若发现患者脉搏短绌，应由2名护士同时测量，一人听心率，另一人测脉率，由听心率者发出“起”或“停”的口令，计时1分钟。以分数形式记录，记录方式为心率/脉率/分钟。

3. 注意事项

（1）不可用拇指诊脉，因拇指动脉搏动较强，易于与患者的脉搏相混淆。

（2）测脉搏前如患者有剧烈运动、紧张、恐惧、哭闹等活动，应安静休息20～30分钟再测。

（3）为偏瘫患者测脉搏时，应选择健侧肢体。

（4）测脉率时，应同时注意脉搏节律、强弱等情况。

（5）如脉搏细弱触摸不清时，可用听诊器测心率1分钟。

三、呼吸的评估和护理

机体在新陈代谢过程中，需要不断地从外界环境中摄取氧气并把自身产生的二氧化碳排出体外，这种机体与环境之间进行气体交换的过程，称为呼吸。

（一）呼吸的评估

1. 正常呼吸及生理性变化

（1）正常呼吸：正常成人安静状态下呼吸频率为16～20次/分，节律规则，呼吸均匀，不费力。呼吸与脉搏的比例为1∶4，男性及儿童以腹式呼吸为主，女性以胸式呼吸为主。

（2）生理变化：呼吸运动受许多生理因素的影响。

1）年龄：年龄越小，呼吸频率越快。如新生儿的呼吸约为44次/分。

2）性别：同年龄的女性呼吸频率比男性稍快。

3）活动：剧烈运动可使呼吸加深加快；休息和睡眠使呼吸减慢。

4）情绪：强烈的情绪变化，如紧张、恐惧、愤怒、悲伤、害怕等刺激呼吸中枢，可引起呼吸加快。

5）其他：如环境温度升高或海拔增加，均会使呼吸加深加快。

2. 异常呼吸的评估

（1）频率异常

1）呼吸过速：成人呼吸超过24次/分，称为呼吸过速，也称气促。见于发热、疼痛、甲状腺功能亢进等患者。一般体温每升高1℃，呼吸频率大约增加3～4次/分。

2）呼吸过缓：成人呼吸低于10次/分，称为呼吸过缓。见于颅内压增高、巴比妥类药物中毒等患者。

（2）深度异常

1）深度呼吸：又称为库斯莫呼吸，是一种深而规则的大呼吸。见于糖尿病酮症酸中毒和尿毒症酸中毒等。

2）浅快呼吸：是一种表浅而不规则的呼吸，有时呈叹息样。可见于呼吸肌麻痹、某些肺与胸膜疾病，也可见于濒死患者。

（3）节律异常

1）潮式呼吸：又称陈-施呼吸。呼吸由浅慢逐渐变为深快，然后再由深快转为浅慢，再经一段时间的呼吸暂停后，又重复以上的周期性变化，其形态如潮水起伏，故称潮式呼吸。多见于中枢神经系统疾病，如脑炎、脑膜炎、颅内压增高及巴比妥类药物中毒等患者。

2）间断呼吸：又称毕奥呼吸。表现为有规律地呼吸几次后，突然停止呼吸，间隔一段短时间后又开始呼吸，如此反复交替，即呼吸和呼吸暂停现象交替出现。其产生机制同潮式呼吸，但比潮式呼吸更为严重，见于呼吸中枢衰竭的患者。

（4）音响异常

1）蝉鸣样呼吸：表现为吸气时产生一种高调似蝉鸣样的音响。常见于喉头水肿、异物、痉挛等患者。

2）鼾声呼吸：表现为呼吸时发出一种粗大的鼾声，由于气管或支气管内有较多的分泌物积聚所致。多见于昏迷患者。

（5）形态异常

1）胸式呼吸减弱，腹式呼吸增强：正常女性以胸式呼吸为主。由于肺、胸膜或胸壁的疾病，如肺炎、胸膜炎、肋骨骨折、肋神经痛等产生的剧烈的疼痛，均可使胸式呼吸减弱，腹式呼吸增强。

2）腹式呼吸减弱，胸式呼吸增强：正常男性及儿童以腹式呼吸为主。如腹膜炎、大量腹水、肝脾极度肿大、腹腔内巨大肿瘤等使膈肌下降受限，造成腹式呼吸减弱、胸式呼吸增强。

（6）呼吸困难：呼吸困难是一种常见的症状及体征，患者主观上感到空气不足，表现为呼吸费力，可出现发绀、鼻翼扇动、端坐呼吸，辅助呼吸肌参与呼吸活动，造成呼吸频率、深度、节律的异常。临床可分为：

1）吸气性呼吸困难：其特点是吸气显著困难，吸气时间延长，有明显的三凹征（即吸气时胸骨上窝、锁骨上窝、肋间隙出现凹陷）。由于上呼吸道部分梗阻，气流不能顺利进入肺，吸气时呼吸肌收缩，肺内负压极度增高所致。常见于喉头水肿、气管异物等患者。

2）呼气性呼吸困难：其特点是呼吸费力，呼气时间延长。由于下呼吸道部分梗阻，气流呼出不畅所致。常见于支气管哮喘、阻塞性肺气肿等患者。

3）混合性呼吸困难：其特点是吸气、呼气均感费力，呼吸频率增加。常见于重症肺炎、广泛性肺纤维化、大片肺不张、大量胸腔积液等患者。

（二）异常呼吸患者的护理

（1）观察有无咳嗽、咳痰、咯血、发绀、呼吸困难等症状与体征。

（2）根据病情采取恰当的体位，病情好转则适当增加活动，以不感到疲劳为度。

（3）患者如无心、肝、肾功能障碍，应给予充足的水分及热量，并适当增加蛋白质与维生素，进餐不宜过饱，避免进食产气食物，以免膈肌上抬，影响呼吸。

（4）环境要保持安静、舒适、整洁，温湿度适宜，保持室内空气清新。

（5）及时清除呼吸道分泌物，必要时吸痰，保持呼吸道通畅。

（6）根据病情给予吸氧或使用人工呼吸机。

（7）做好心理护理，以消除患者紧张、恐惧心理。

（8）指导患者戒烟限酒，学会有效咳嗽及自我护理，讲解保持呼吸道通畅的重要性及方法。

（三）呼吸的测量

1. 方法

（1）在测量完脉搏后，护士保持诊脉手势，观察患者胸部或腹部的起伏（一起一伏为 1 次呼吸），以避免引起患者的紧张。正常情况下测 30 秒×2；异常呼吸或婴儿应测 1 分钟。同时观察呼吸深度、节律、声音、形态及有无呼吸困难。

（2）患者呼吸微弱不易观察时，可用少许棉花置于鼻孔前，观察棉花纤维被吹动的次数，计数 1 分钟。

2. 注意事项

（1）测呼吸前如有剧烈运动、情绪激动等，应休息 30 分钟后再测量。

（2）由于呼吸受意识控制，因此，测量呼吸时应不使患者察觉。

四、血压的评估和护理

血压是血管内流动的血液对血管壁的侧压力。无特别注明时，均指肱动脉的血压。

（一）血压的评估

1. 正常血压及生理性变化

（1）正常值：正常成人安静状态下，收缩压 90～140mmHg（12kPa～18.6kPa），舒张压 60～90mmHg（8kPa～12kPa），脉压 30～40mmHg（4kPa～5.3kPa）。WHO/ISH 制定的标准：理想血压＜120/80mmHg；正常血压＜130/85mmHg；正常高值 130～139/85～89mmHg；换算公式：1kPa ＝ 0.133mmHg，1mmHg ＝7.5kPa。

（2）生理变化

1）年龄：随年龄的增长，收缩压和舒张压均有逐渐增高的趋势，但收缩压的升高比舒张压的升高更为显著。新生儿血压最低，儿童血压较成人低。

2）性别：女性在更年期前，血压低于男性，更年期后，血压升高，差别较小。

3）昼夜和睡眠：一般清晨血压最低，然后逐渐升高，至傍晚血压最高。睡眠不佳时血压可稍升高。

4）环境：寒冷环境，血压略升高；高温环境，血压可略下降。

5）体位：立位血压高于坐位血压，坐位血压高于卧位血压，对于长期卧床或使用某些降压药物的患者，若由卧位改为立位时，可出现头晕、眩晕、血压下降等直立性低血压的表现。

6）身体不同部位：右上肢血压较左上肢高 5～10mmHg。下肢血压高于上肢 20～40mmHg。

7）其他：情绪激动、紧张、恐惧、兴奋、剧烈运动、吸烟等可使血压升高。饮酒、摄盐过多、药物等对血压也有一定影响。

2. 异常血压

（1）高血压：指收缩压≥140mmHg 和（或）舒张压≥90mmHg。

（2）低血压：指血压低于 90/60mmHg，患者有明显的血容量不足的表现如脉搏细速、心悸、头晕等。常见于大量失血、休克、急性心力衰竭等。

（3）脉压异常

1）脉压增大：常见于主动脉硬化、主动脉瓣关闭不全、动静脉瘘、甲状腺功能亢进。

2）脉压减小：常见于心包积液、缩窄性心包炎、末梢循环衰竭。

（二）异常血压患者的护理

（1）如发现血压有异常时，应加强血压监测，及时了解血压变化。

（2）患者血压较高时应嘱其卧床休息，减少活动，保证充足的睡眠，按医嘱给予降压药物，如血压过低，应迅速安置患者平卧位，并作应急处理。

（3）进食易消化、低脂肪、低胆固醇、高维生素、富含纤维素的食物，根据血压的高低适当限制盐的摄入；避免辛辣等刺激性的食物。

（4）环境应安静、安全、舒适，温湿度适宜，注意保暖、避免冷热刺激等。

（5）健康教育：养成良好的生活习惯；戒烟限酒；保持大便通畅，必要时给予通便剂；情绪稳定，坚持运动，学会监测高血压并发症的先兆症状。

（三）血压的测量方法（以水银血压计为例）

1. 上肢血压测量法

（1）测量前让患者安静休息 30 分钟。

（2）检查血压计，选择合适的袖带，备齐用物，携至床旁，向患者解释。

（3）患者取坐位或仰卧位：坐位时肱动脉平第 4 肋软骨水平，仰卧位时肱动脉平腋中线水平。衣袖宽大者卷袖至肩部，露出上臂，手掌向上，肘部伸直。必要时脱袖。

（4）肱动脉与心脏处于同一水平，驱尽袖带内空气，袖带中部对着肘窝，袖带下缘距肘窝 2～3cm，将袖带缠于上臂中部，松紧以能容一指为宜。打开水银槽开关，戴好听诊器，听诊器胸件置于肱动脉搏动最明显处，用一手固定，另一手关紧气门，均匀充气至肱动脉搏动音消失，再升高 20～30mmHg，然后缓慢放气，汞柱以每秒 4mmHg 左右速度下降，同时听肱动脉搏动，眼睛视线与水银柱的弯月面保持同一水平。

（5）在听诊器中听到第一声搏动时，水银柱所指的刻度即为收缩压；当搏动声突然变弱或消失，此时水银柱所指刻度即为舒张压。WHO 规定，以搏动音的消失作为判断舒张压的标准。

（6）测量完毕，驱尽袖带内余气，拧紧阀门，将血压计右倾 45°，关闭水银槽开关。将袖带卷好，连同橡皮球一同放入血压计盒内固定位置，关闭盒盖。

（7）协助患者取舒适的体位，以分数形式记录：收缩压／舒张压 mmHg。

2. 下肢血压测量法 患者取平卧或俯卧位，袖带比上肢袖带宽 2cm，将袖带缠于大腿下部，下缘距腘窝 3～5cm，将听诊器胸件放于腘动脉处，测量方法同上肢。记录时注明是下肢血压。

3. 注意事项

（1）测量前应检查血压计袖带的宽窄是否合适，水银是否充足，玻璃管有无裂缝，玻璃管上端是否和大气压相通，橡胶管和加压气球有无老化、漏气，听诊器是否完好等。

（2）测血压前如患者有运动、情绪激动、吸烟、进食等活动，应安静休息 30 分钟再测。

（3）打气不可过猛、过高，如水银柱出现气泡，应调节或检修，不可带气泡测量，用毕应及时关闭水银槽开关。

（4）密切监测血压者应定时间、定部位、定体位、定血压计。

（5）为偏瘫、肢体外伤、手术、一侧肢体正在输液的患者测血压应选健侧肢体。

（6）发现血压听不清或异常时应重测，注意使水银柱降至“0”点，休息片刻后再测，必要时双侧对照。

（7）影响因素：①袖带过窄，可使测得血压偏高；袖带过宽、橡胶管过长、水银量不足可使测得的血压值偏低；②手臂位置低于心脏、吸烟、进食、运动、膀胱充盈等，可使测得的血压偏高；手臂位置高于心脏，可使测得的血压偏低；③袖带缠得过松，测量者的眼睛视线低于水银柱弯月面，可使测得的血压值偏高；反之，测得的血压值偏低。

（8）记录测值：舒张压的变调音和消失音之间有差异时，两个读数都应记录，即收缩压／变音/消失音 mmHg，如 140/90/40mmHg。

五、体温单的使用法

(一) 体温单的内容

患者住院期间，体温单应排列在住院病历的首页，包括：患者的姓名、科别、病室、床号、住院病历号、入院日期；体温、脉搏、呼吸、血压；出入院、手术、分娩、转科或死亡时间；患者出入液量、体重、药物过敏及其他情况。

(二) 体温单的填写方法

1. 眉栏

(1) 用蓝笔填写姓名、科别、病室、床号、入院日期和住院号等项目。

(2) “入院日期”栏：用蓝笔填写，每页第1天填写年、月、日，中间用短线隔开如2004-1-13，其余6天只填日。如6天中遇有新的月份或年度开始时，则应填写月、日，或年、月、日。

(3) “住院日数”栏：以阿拉伯数字用蓝笔填写，自入院日起连续写至出院日。

(4) “术后日数”栏：用红笔填写手术或分娩后日期，以手术(或分娩)的次日为术后(或分娩后)第1日，用阿拉伯数字连续写7天；如在7天内第二次手术，则第一次手术作分母，第二次手术作分子，依次填写至第7天。

2. 40～42℃之间

(1) 填写内容：用红笔在相应的时间栏内填写入院、手术、分娩、转科、出院和死亡的时间。

(2) 填写方法：纵行填写，如“手术——九时十分”，其中破折号占两小格；如果时间与体温单上的整点时间不一致时，填写在靠近侧的时间栏内。如“八时十分入院”，则体现在“10”栏内。

3. 体温、脉搏、呼吸曲线

(1) 体温曲线：①体温从35℃至42℃每一大格为1℃，每一小格为0.2℃，在37℃处用红横线明显标识。②用蓝笔绘制，口温符号为“●”、腋温为“×”、肛温为“⊙”，相邻两次符号之间用蓝线相连。③物理降温或药物降温30分钟后所测温度，用红圈“○”表示，绘制在降温前体温符号的同一纵格内，并以红虚线与降温前温度相连，下次所测体温符号与降温前的体温符号以蓝线相连。

(2) 脉搏曲线：①脉率从20次/分至180次/分，每一大格为20次/分，每一小格为4次/分，在80次/分处用红横线明显标识。②用红笔绘制，脉率符号为红实点“●”、心率符号为红圈“○”。相邻的脉率或心率用红线相连。③绌脉时相邻心率用红线相连，在脉率和心率之间用红笔画线填满。如体温和脉搏在同一点上，应先绘制蓝色体温符号，外画红圈以表示脉搏。

(3) 呼吸曲线：呼吸从10次/分至40次/分，每一大格为10次/分，每一小格为2次/分，用蓝笔绘制，符号为“○”，相邻的呼吸符号用蓝线相连。

4. 底栏　所有项目都用蓝笔记录。

(1) 各栏已注明计量单位名称，只需填写阿拉伯数字。

(2) 入量：记前1日24小时的摄入总量。

(3) 大便次数：每日记录1次，记前1日的大便次数，未排大便记“0”，大便失禁以“※”表示。灌肠后排便1次以1/E表示，“1^2/E”表示自行排便1次，灌肠后又排便2次。

(4) 尿量：记前1日24小时的总量，导尿(留置导尿)后的尿量以“C”表示。如1800/C表示导尿患者排尿1800ml。

(5) 血压：以分数式记录于体温单的血压栏内。

(6) 体重：按千克计算，新入院所测体重记在相应时间栏内，住院患者应每周测量体重1次。

(7) 药物过敏：填写皮内试验阳性的药物或有过敏反应药物的名称，用红笔在括号中注(＋)，并于每次添加体温单时转抄过来。

> **核心提示**　生命体征是体温、脉搏、呼吸和血压的总称。正常的体温是一个变化范围，以直肠温度最为接近人体深部温度，体温异常以体温过高最为常见，热型分为稽留热、弛张热、间歇热和不规则热4种，发热一般经历体温上升、高温持续和退热3个阶段，对发热患者的护理措施主要有病情观察、降温、补充营养和水分、保持清洁和舒适、加强安全、心理护理、卧床休息等。脉搏短绌的测量需要2名护士，一人测心率，一人测脉率，两人同时测1分钟。测量呼吸时，护士的手仍保持诊脉手势，观察患者胸腹部的起伏，测30秒，乘以2；呼吸微弱者，可用少许棉花置于患者鼻孔前，观察棉花纤维吹动情况，计数1分钟。需要密切监测血压者要做到“四定”，即定时间、定部位、定体位、定血压计，并注意避免外界因素对血压值的影响。

第九节　患者饮食的护理

一、医院饮食

(一) 基本饮食

适合于一般患者的饮食需要，是对营养素的种类、摄入量不作限定性调整的一种饮食。分为4种(表17-4)。

表 17-4 基本饮食

类别	适用范围	饮食原则	用法
普通饮食	无消化道疾病、病情较轻或疾病恢复期	营养均衡、易消化、无刺激性食物	每日 3 餐蛋白质约 70～90g/d 总热量 95～11MJ/d
软质饮食	咀嚼不便、老幼患者、口腔疾病、术后和肠道疾病的恢复期	以软烂、无刺激、易消化食物为主，如面条、软饭	每日 3～4 餐 蛋白质 70g/d 总热量 8.5～9.5MJ/d
半流质饮食	消化道疾病、吞咽咀嚼困难、发热及术后患者	半流质食物，营养丰富无刺激，易咀嚼吞咽	每日 5～6 餐，每次 300ml 蛋白质约 60g/d 总热量约 6.5～8.5 MJ/d
流质饮食	急性消化道疾病、口腔疾病、高热、各种大手术后及其他重症或全身衰竭等患者	食物呈流体状，热量、营养素不足，只能短期使用	每日 6～7 次 每次 200～300ml 蛋白质约 40g/d 总热量约 3.5～5.0 MJ/d

(二) 治疗饮食

治疗饮食是指在基本饮食的基础上，根据病情的需要，适当调整总热量和某些营养素，以达到辅助治疗或治疗目的的一种饮食(表 17-5)。

表 17-5 治疗饮食

饮食种类	适用范围	饮食原则
高热量饮食	热量消耗较高的患者，甲亢、结核、大面积烧伤、高热、体重不足的患者及产妇	总热量约为 12.5MJ/d，在基本饮食的基础上加 2 次，普食患者可加牛奶、豆浆、鸡蛋、藕粉等；半流质或流质饮食者可加奶油、巧克力等
高蛋白饮食	高代谢、长期消耗性疾病，如营养不良、贫血、恶性肿瘤、结核、肾病综合征、低蛋白血症、孕妇、乳母	蛋白质供给量为 1.5～2g/(kg · d)，成人每日总量不超过 120g，饮食中增加肉、鱼、蛋、豆制品等动植物蛋白
低蛋白饮食	尿毒症、肝性脑病、急性肾炎等限制蛋白质摄入者	成人饮食中的蛋白不超过 40g/d，视病情可定为 20～30g/d；肾功能不全患者应多摄入动物性蛋白，忌用豆制品；而肝性昏迷患者应以植物蛋白为主
低脂肪饮食	高脂血症、动脉硬化、冠心病，肝、胆、胰疾病，肥胖症及腹泻等患者	成人每日脂肪摄入量＜50g，肝、胆、胰疾病患者每日摄入量＜40g，尤其要限制动物脂肪的摄入；高脂血症及动脉硬化患者要限制椰子油，但不必限制植物油
低胆固醇饮食	高胆固醇血症、高脂血症、动脉硬化、高血压、冠心病等患者	每日摄入量＜300mg，禁用或少用胆固醇含量高的食物，如蛋黄、动物内脏和脑、肥肉、动物油、鱼子等
低盐饮食	心脏病、肝硬化腹水、先兆子痫、高血压、急慢性肾炎等水钠潴留的患者	每日进食盐＜2g(含钠 0.8g)或酱油 10ml，不包括食物内自存的氯化钠，禁食腌制品
无盐低钠饮食	同低盐饮食	饮食除食物内自然存在的钠盐外烹调时不放食盐；低钠饮食，除无盐外，还需控制食物中自然存在的含钠量(＜0.5g/d)。两者均禁用腌制品、含钠多的食物和药物，如油条、汽水、挂面等含碱食品及含碳酸氢钠药物等
少渣或无渣饮食	伤寒、痢疾、肛门疾病、腹泻、肠炎、食管胃底静脉曲张、咽喉部及消化道手术等	少用含纤维多的食物，如粗粮、竹笋、韭菜、芹菜等，不用强刺激调味品及坚硬的食物，肠道疾病少用油
高纤维素食物	适用便秘、肥胖、高脂血症、糖尿病等患者	选含纤维多的食物，如韭菜、卷心菜、芹菜、粗粮、竹笋、香蕉、菠菜等，成人食物纤维量＞30g/d

续表

饮食种类	适用范围	饮食原则
要素饮食	适用于低蛋白血症、严重烧伤、营养不良、消化和吸收不良、急性胰腺炎、短肠综合征、晚期癌症等患者	由人工配制，含有全部人体生理需要的各种营养成分，不需消化或很少消化即可吸收的无渣饮食。可口服、鼻饲或造瘘置管滴注，温度保持在 38～40℃左右，滴速 40～60 滴/分，最快不宜超过 150ml/h

(三) 试验饮食

试验饮食指在特定的时间内，通过对饮食内容的调整，达到协助疾病的诊断和提高实验室检查结果正确性的饮食。

1. 胆囊造影饮食　用于进行造影检查胆囊、胆管、肝胆管有无结石、炎症及其他疾病的患者。检查前 1 日中午进食高脂肪饮食，以刺激胆囊收缩和排空，有助于造影剂进入胆囊。晚餐进食无脂肪、低蛋白、高糖类饮食；晚餐后服造影剂，禁烟，禁食、水；检查当日早晨禁食。第一次摄片后，如胆囊显影良好，可进高脂肪餐，30 分钟后第二次摄片观察。

2. 隐血试验饮食　协助诊断有无消化道出血或病因不明贫血。试验前 3 天禁食易造成假阳性的食物，如肉类、肝类、血类、含铁丰富的食物和药物、大量绿色蔬菜等。可食豆制品、牛奶、白菜、菜花、冬瓜、马铃薯、山药及白萝卜等，第 4 天开始留取粪便做潜血试验检查。

3. 甲状腺^{131}I 试验饮食　适用甲状腺功能亢进和减退的患者，协助同位素检查，以排除干扰，明确诊断。试验期为 2 周，试验期间禁食含碘高的食物及其他一切影响甲状腺功能的药物及食物，如海带、海蜇、海米、鱼、虾、淡菜、紫菜、卷心菜、加碘食盐等，禁用碘进行皮肤消毒。2 周后做甲状腺摄^{131}I 功能测定。

4. 肌酐试验饮食　用于协助检查、测定肾小球的滤过功能。试验期为 3 天。试验期间禁食肉、禽、鱼类，忌饮咖啡、茶类，全日主食供给＜300g，蛋白质供给＜40g，以排除外源性肌酐的影响。第 3 天测尿肌酐清除率及血肌酐含量。

二、饮食的评估和护理

(一) 患者饮食和营养状况的评估

1. 营养和饮食状况

(1) 饮食

1) 患者 1 周的进食情况。观察食欲变化、每日进餐次数、用餐时间长短、食物及液体的摄入量和种类，估计热量与各种营养素能否满足机体需要。

2) 有无特殊喜好或厌恶的食物，是否影响营养的摄取；有无食物过敏及烟酒嗜好。

(2) 营养

1) 营养良好：体重适宜，精神饱满，黏膜红润，皮肤有光泽、弹性好，皮下脂肪丰满，肌肉结实，指甲、毛发润泽。

2) 营养不良：体重降低、表情淡漠，皮肤黏膜干燥，弹性降低，皮下脂肪菲薄，肌肉松弛无力，指甲无光泽，毛发干燥、稀疏。

2. 影响营养与饮食的因素　每位患者要综合考虑他(她)的年龄、饮食习惯、活动、疾病因素、治疗因素、心理因素及环境因素对其食欲、食物的种类、量和食物的消化吸收的影响。

(二) 患者饮食的护理和健康教育

1. 促进患者食欲　①去除干扰性因素：心身的不适；②照顾患者的饮食习惯；③提供整洁、安静、舒适、空气新鲜的病室环境，以屏风遮挡病危患者。

2. 协助患者进食　进行饮食指导，环境、患者准备，分发食物，鼓励进餐。

3. 不能经口进食者，可采用鼻饲或静脉高营养。

4. 健康教育　护士根据医嘱确定饮食种类，向患者进行讲解和指导。强调进食此种饮食的重要性，合理营养的意义，可选择或禁食食物种类，每日进餐次数、时间、量等。以取得患者的理解和配合，保证饮食计划的执行。

三、鼻饲饮食

鼻饲饮食是将胃管经一侧鼻腔插入胃内，从管内注入流质饮食、水和药物的方法。

(一) 目的及适应证

1. 目的　为昏迷或不能经口进食者和不能张口的患者，提供食物、药物，以满足营养和治疗需要。

2. 适应证　不能经口进食者如昏迷、口腔疾病或口腔手术后患者、某些手术后或消化道肿瘤、食管狭窄、早产儿、病情危重的患者；拒绝进食者；不能张口的患者，如破伤风的患者。

(二) 操作步骤及注意事项

1. 鼻饲法操作要点

(1) 插管前：①备齐用物，鼻饲液温度为 38～

40℃。②核对患者，解释目的，清醒患者取坐位或半坐卧位；昏迷患者去枕仰卧头向后仰。颌下铺治疗巾，检查及清洁鼻腔。③预测插管长度及润滑：成人为45～55cm，体表测量法为前额发际至胸骨剑突处或由鼻尖至耳垂再至胸骨剑突处的距离。液状石蜡润滑胃管前端10～20cm。

(2) 插管时：①经鼻腔插入14～16cm至咽喉部时，清醒患者瞩患者做吞咽动作；昏迷者因吞咽和咳嗽反射消失，不能合作，为提高插管成功率，将患者头部托起，使其下颌靠近胸骨柄以增大咽喉部通道的弧度，便于将胃管插入到预定长度。②插管过程出现恶心、呕吐症状时，可暂停插入，瞩患者深呼吸，缓解后再插入；若出现咳嗽、呼吸困难、发绀等现象时，表明插入气管，应该立即拔出，休息后重新插管。③插管动作要轻柔，以免损伤胃黏膜。当插管不畅时将胃管抽出少许，再小心向前推进或检查胃管是否盘绕在口咽部，若是将胃管拔出，不得强行插入。

(3) 插管后：①证明胃管在胃内且固定的方法有3种：注射器连接胃管末端抽吸胃液，有胃液被抽出；将听诊器置于患者胃部，用空注射器快速向胃内注入空气10ml，能够听到气过水声；呼气时将胃管末端置于盛水的治疗碗内，未见气泡逸出。②灌注食物要点：每次灌注食物和药物前均要确认胃管在胃中，并注入少量温开水；每次鼻饲量不超过200ml，间隔时间不少于2小时；鼻饲液温度38～40℃，不可过冷过热；鼻饲完毕，再注入少量温开水冲洗胃管，避免管腔内有残余鼻饲液。否则容易使鼻饲液变质、胃管堵塞或引起胃肠炎。③将胃管开口端反折并用纱布包好，固定于枕旁，协助清洁口腔、鼻腔，整理床单位，瞩患者保持原卧位20～30分钟。④长期鼻饲患者，每日进行2次口腔护理；所有用物每日消毒1次；记录插胃管时间、患者反应、鼻饲液种类和鼻饲量。

(4) 拔管要点：①适应证：停止鼻饲者或长期鼻饲需要更换胃管时。长期鼻饲应定期更换胃管，乳胶胃管每周更换1次，硅胶胃管每月更换1次；②拔管时间：更换胃管时应该在当天晚上最后一次灌注食物后拔管，翌晨从另一侧鼻孔插入；③方法：夹紧胃管末端放于颌下弯盘内，以防拔管时管内液体反流，揭去固定胶布，嘱患者深呼吸，在患者呼气时拔管，边拔管边用纱布擦拭胃管，拔管至咽喉部时快速拔出，以免胃管内残留液流入气管。

2. 注意事项 ①插管时护患之间要进行有效的沟通；②动作要轻稳，防止损伤食管黏膜；③鼻饲者用药物时，药片碾碎，溶解后再灌入，新鲜果汁和奶液应分别注入，防止产生凝块；④食管、胃底静脉曲张或食管癌和食管梗阻患者禁用鼻饲；⑤鼻饲过程中应做到"三避免"：避免灌入空气，造成腹胀；避免灌注速度过快，防止不适应；避免鼻饲液过冷或过热，造成黏膜烫伤和胃部不适。

四、出入液量记录法

(一) 内容与要求

1. 每日摄入量 包括饮水量、食物中含水量、输液量、输血量等，记录要准确，饮水容器要固定且测定容量，固体食物要记录其单位个数及含水量。

2. 每日排出量 包括粪便量和尿量。胃肠减压吸出液量、胸腹腔抽出液量、呕吐量、咯血量、伤口渗出液量及引流的胆汁量等，应准确测量记录。

(二) 记录方法

(1) 蓝笔填写出入液量记录单眉栏项目。

(2) 记录，晨7时至晚7时用蓝笔，晚7时至次晨7时用红笔。

(3) 护士记录要及时准确，夜班护士按规定时间作24小时出入液量总结，并用蓝笔填写在体温单的前1日相应栏目。

> **核心提示** 医院饮食有基本饮食、治疗饮食、试验饮食，掌握各种饮食的适用范围、饮食原则；根据患者的营养、饮食及疾病情况，调整饮食种类，做好饮食护理；不能经口进食者，可通过静脉高营养或鼻饲法供给营养。掌握鼻饲法的目的、适应证；插管的要点、注意事项；昏迷患者改变插管时的体位，可提高插管的成功率。出入液量是观察病情和临床补液的依据，要认真准确地把各项内容记录全面。

第十节 冷热疗法

冷热疗法是利用低于或高于人体温度的物质作用于人体表面，通过神经传导引起皮肤和内脏器官血管的收缩和舒张，改变机体各系统血液循环和新陈代谢，达到治疗目的。

一、冷 疗 法

(一) 冷疗的目的

1. 控制炎症扩散 用于炎症早期，因冷疗可使血流减慢，降低细胞的新陈代谢和微生物的活力。

2. 减轻局部充血和出血 因冷可使毛细血管收缩。常用于鼻出血和软组织损伤的早期。

3. 减轻疼痛 ①冷疗可抑制细胞的活动，使神经末梢的敏感性降低；②冷疗使毛细血管的通透性降低，缓解由组织充血肿胀压迫神经末梢所致的疼痛。常用于牙痛和烫伤。

4. 降温　冷疗通过物理作用使体内的热通过传导发散，从而降低体温。常用于高热、中暑患者。此外，脑外伤、脑缺氧患者可利用局部和全身降温，减少脑细胞需氧量，有利于脑细胞的恢复。

(二) 冷疗前的评估

1. 评估患者

(1) 病情及局部组织情况能否应用冷疗法，有下列禁忌证者禁止使用。

1) 血液循环障碍：冷会造成循环障碍，导致局部组织缺血、缺氧、变性坏死。

2) 慢性炎症或深部化脓性病灶时：冷使毛细血管收缩，血流减少，组织营养不良，影响伤口愈合及炎症吸收。

3) 水肿部位。

4) 对冷过敏、心脏病及体质虚弱者慎用冷：冷可引起皮疹关节疼痛、肌肉痉挛。

5) 用冷疗法的禁忌部位：①枕后、耳郭、阴囊处：防冻伤；②心前区：防止引起反射性心率减慢、心律失常；③腹部：防止腹泻；④足底：防止引起冠状动脉收缩。

(2) 明确用冷目的，确定用冷方式、部位和时间。冷效应和用冷面积成正比，高热患者降温宜选用全身冷疗和大动脉部位冷疗，局部出血者应在局部置冰袋。用冷时间一般为10～30分钟，时间过长，可引起不良反应。

(3) 评估患者对冷疗的心理反应及合作程度。

2. 环境评估与准备　病房温度要适宜，如需暴露身体，应进行遮挡，维护患者自尊心。

(三) 常用冷疗法

1. 局部冷疗法

(1) 冰袋和冰囊

1) 目的：用于降温和预防出血。

2) 操作要点：将冰块冲去棱角后装入冰袋内约2/3满，驱气，扎口，套套。将冰袋放置所需位置，高热降温时，置于前额、头顶部或体表大血管处，如颈部两侧、腋窝、腹股沟处；扁桃体摘除术后将冰袋置于前颈颌下。

3) 注意事项：①随时观察冰袋有无漏水。如局部皮肤发紫、麻木，应立即停止使用。②冰袋压力不宜太大，以免阻碍血液循环。③如为降温，使用冰袋30分钟后应测体温，当体温降到39℃以下，取下冰袋。

(2) 冰帽与冰槽：常用于头部降温，防止脑水肿，用于脑外伤、脑缺氧的患者，降低脑细胞的代谢，减少其需氧量。

(3) 冷湿敷

1) 目的：降温、止血、消炎、止痛。

2) 操作要点：①敷布敷于患处；每3～5分钟更换1次敷布，持续15～20分钟；②观察局部皮肤变化及患者反应；③冷敷部位若为开放性伤口，按无菌操作进行。

(4) 局部冷疗的注意点：①冰块融化后及时更换；②观察局部皮肤变化，确保无发紫、麻木及冻伤出现；③每次冷疗时间不超过30分钟，如需长时间使用，休息60分钟以给组织复原时间；④冷疗时使直肠温度降到33℃，以不低于30℃为宜。

2. 全身冷疗法

(1) 酒精拭浴

1) 目的：主要通过蒸发散热而降温。

2) 操作要点：①置冰袋于头部，热水袋于足底，拍试完取下热水袋；②以离心方向拍拭，拍拭顺序：侧颈→肩→上臂外侧→前臂外侧→手背；侧胸→腋窝→上臂内侧→前臂内侧→肘窝→手心。每侧各拍拭3分钟。从颈下到臀部，分左、中、右三部擦拭背部。拍拭下肢顺序：髋部→大腿外侧→足背，自腹股沟→大腿内侧→内踝，自腰→大腿后侧→足跟。每侧各拍3分钟。

3) 注意事项：①乙醇浓度为25%～35%，量200～300ml，温度32～34℃左右，避免过冷刺激。②在腋窝、腹股沟、腘窝处，适当延长拍试时间。③禁忌拍试后项、胸前区、腹部和足底处。④随时观察患者反应，如出现寒战、面色苍白、脉搏和呼吸异常时，立即停止，及时与医生联系。⑤拭浴后30分钟测量体温，如体温下降到39℃以下，取下冰袋。⑥新生儿及血液病高热患者禁用酒精试浴。

(2) 温水拭浴：方法同上。水温32～34℃。

二、热　疗　法

(一) 目的

1. 促进浅表炎症的消散和局限　用热疗，炎症早期可促进炎性渗出物吸收消散，炎症后期促进炎症局限。

2. 减轻深部组织的充血　热疗使皮肤血管扩张，减轻深部组织的充血。

3. 缓解疼痛　热疗法，降低痛觉神经的兴奋性；改善血液循环，减轻炎性水肿，解除局部神经末梢的压力；使肌肉、肌腱和韧带等组织松弛；从而使疼痛缓解。

4. 保暖 热疗促进血液循环,使人感到温暖舒适,常用于年老体弱、危重、末梢循环不良的患者及早产儿。

(二) 热疗前的评估

1. 评估患者

(1) 患者能否用热疗法,有下列禁忌证者不能用:

1) 急腹症未明确诊断前:热疗易掩盖病情贻误诊断和治疗。

2) 面部危险三角区感染时:热疗加快血流,使细菌及毒素进入血液循环,导致炎症扩散,造成颅内感染。

3) 各种脏器内出血时:热疗使局部血管扩张,增加脏器的血流量和血管的通透性而加重出血。

4) 软组织损伤或扭伤 48 小时内:热疗使血管扩张,加重皮下出血、肿胀和疼痛。

5) 恶性肿瘤。

6) 金属移植物。

7) 细菌性结膜炎。

8) 出血性疾病。

(2) 患者病情、热疗部位局部组织状况与治疗要求,选择适宜的热疗方式:热疗分干热法和湿热法,湿热的效果优于干热。水的导热和渗透力比空气强。皮下冷感受器比热感受器多 8～10 倍,故浅层皮肤对冷较敏感。另外,人体皮肤的厚薄分布不均。皮肤薄或经常不暴露的部位对于冷热有明显的反应,对用冷比用热更为敏感。因此,在临床上为高热患者降温时,要将冰袋放置在皮肤薄且有大血管分布的腋下与腹股沟处。

(3) 患者对温度的敏感性,确定用热时间和温度:热应用有一定的时间要求,时间过长则会抵消治疗效应。一般 10～30 分钟为宜。热疗温度与体表的温度相差越大,机体对热刺激的反应越强;反之,则越小。以本人耐受程度而定,干热法为 50～70℃,湿热法为 40～60℃。其次,环境温度也可影响热效应,如室温过低,则散热快,热效应降低。年龄、性别、身体状况、居住习惯、肤色等差别也可影响热疗的效果。

(4) 患者对热疗的心理反应及合作程度。

2. 环境的评估与准备 酌情调节室温,如需暴露患者,应用屏风或床帘遮挡。热源置于安全处。

(三) 常用热疗法

1. 干热法

(1) 热水袋

1) 目的:保暖、解痉、镇痛。

2) 操作要点:水温调节到 60～70℃。灌水至 1/2～2/3 满,驱气、旋塞、套套,使用。

3) 注意事项:对婴幼儿、老年人、麻醉未清醒、末梢循环不良、昏迷、局部感觉麻痹、瘫痪的患者,水温应控制在 50℃以内,不可直接接触皮肤,以免烫伤;过程中检查局部皮肤,防烫伤。

(2) 烤灯

1) 红外线灯:①目的:消炎、解痉、镇痛,促使创面结痂和肉芽组织生长。②操作要点:灯头在治疗部位的上方或侧方照射,灯距为 30～50cm,以温热为宜。照射时间为 20～30 分钟。③注意事项:照射过程中必须保持体位舒适和稳定,防止烫伤。

2) 护架灯:利用辐射热保暖以及吸收体表分泌物,使其干燥,防止感染。护架灯是在金属架上安装电线及灯泡(每个护架有 4～6 个 60～100W 的灯泡),保持一定温度(成人约 49℃,小儿约 35℃),常用于烧伤患者,应注意安全,防止引起火灾。

3) 鹅颈灯:常用的功率为 40～60W,操作方法同红外线灯。

4) 立灯:常用于预防压疮的发生。

5) 注意事项:照射面颈、前胸部时用湿纱布遮盖眼睛或戴有色眼镜,以保护眼睛;照射过程中应严密观察局部皮肤反应,以皮肤出现桃红色为合适剂量,如为紫红色,应立即停止,涂凡士林,做好处理。

(3) 电热毯或电热垫:一般用于保暖,使用时注意衣物、被褥的干燥,防止触电。用前插上电源,观察温度适宜时取下插头再使用较安全。

2. 湿热法

(1) 湿布热敷

1) 目的:用于解痉、消炎、消肿、止痛。

2) 操作要点:露出热敷部位,将橡胶单、治疗巾垫在热敷部位下面,局部涂凡士林,盖上一层纱布。敷布敷在患处,上面盖棉垫,并放置热水袋,用大毛巾包裹。

3) 注意事项:面部热敷者,敷后半小时方能外出,以防受凉。注意观察热敷部位皮肤状况,尤其对老幼和危重患者使用时须严防烫伤。对有伤口的部位作热敷时,应按无菌操作进行。

(2) 硫酸镁湿热敷:常用于局部肿胀或肌内注射所致的硬结治疗,方法同湿布热敷(用 25%～50%硫酸镁溶液)。

(3) 热水坐浴

1) 目的:减轻盆腔、直肠器官的淤血。用于会阴、肛门、外生殖器疾病、盆腔充血、炎症、疼痛。禁用于月经期、妊娠末期、盆腔急性炎症期。

2) 操作要点:嘱患者先排空大小便,药液(常用 1∶5000 高锰酸钾溶液)和温水倒入盆内至 1/2 满,水温调到 40～45℃,坐浴时间一般为 15～20 分钟。

3) 注意事项:坐浴过程中注意观察患者面色和脉

搏。如会阴和肛门有伤口，应按无菌法处理。子宫脱垂患者坐浴时，水温不超过38℃。

(4) 温水浸泡

1) 目的：消炎、镇痛、清洁和消毒伤口，用于手、足、前臂、小腿部感染。

2) 操作要点：将肢体浸入温水中，时间为15～20分钟。

3) 注意事项：防烫伤，浸泡肢体有伤口时按无菌操作进行。

3. 注意事项

(1) 严格执行交接班，严防烫伤。

(2) 重视患者主诉，仔细观察用热局部及全身的反应。

(3) 伤口部位热疗时应按无菌技术进行操作。

核心提示　冷热疗法是常用的物理治疗方法，使用时应首先评估患者的冷热疗目的、使用部位、有无禁忌证，然后选择干热法、湿热法、局部用冷、全身用冷中的最适宜的方法，掌握每种方法的操作要点，尤其是温度、时间、注意点及特殊患者的要求。

第十一节　患者的排泄护理

一、排尿的护理

(一) 排尿活动的评估

正常情况下排尿受意识支配，无障碍、无痛苦，可自主随意进行。

1. 尿液的观察

(1) 正常尿液：①成人白天排尿3～5次，夜间排尿0～1次，每次尿量200～400ml，正常成人24小时尿量1000～2000ml，平均1500ml。②正常尿液呈淡黄色，澄清透明，相对密度1.015～1.025；pH5～7，平均6，呈弱酸性。新鲜尿液的气味来自尿液中的挥发性酸，静置后因尿素分解产生氨，有氨臭味。

(2) 异常尿液：①次数和量：多尿是指24小时尿量超过2500ml。少尿是指24小时尿量少于400ml或每小时量少于17ml。无尿是指24小时尿量少于100ml或12小时内无尿者。②颜色：肉眼血尿呈淡红色或棕红色；血红蛋白尿呈酱油色或浓茶色，潜血试验阳性；胆红素尿呈黄褐色；脓尿呈白色浑浊；乳糜尿呈乳白色。③气味：新鲜的尿有氨臭味——提示有泌尿系感染；尿液有烂苹果味——见于糖尿病酮症酸中毒的患者。④透明度：尿中有脓细胞、红细胞和大量上皮细胞、管型时新鲜尿呈浑浊状。⑤相对密度：尿相对密度经常固定在1.010左右的低水平，提示严重肾功能障碍。

2. 常见的异常排尿

(1) 膀胱刺激征：表现为尿频、尿急、尿痛，每次尿量减少。

(2) 尿潴留：膀胱内潴留大量尿液而不能自主排出。

(3) 尿失禁：指排尿失去控制，尿液不自主地流出。

3. 影响排尿的因素

(1) 年龄和性别：婴儿排尿不受自我意识控制，老人出现尿频；老年男性因前列腺增生压迫尿道造成尿滴沥和排尿困难。

(2) 饮食与气候：多饮水、浓茶、咖啡、酒类饮料及食用含水量大的水果等可使尿量增加；多食高蛋白、过咸食物，以及气温高或强体力劳动导致大量出汗可使尿量减少。

(3) 治疗与检查：手术中使用麻醉剂会导致尿潴留；诊断性检查暂禁食禁水时，因体液少尿量减少；某些泌尿道的检查可能造成水肿、损伤和不适，导致排尿形态的改变。

(4) 疾病：神经系统的损伤或病变会导致尿失禁；泌尿系统的结石、肿瘤或狭窄，均可导致泌尿道阻塞，出现尿潴留；肾脏的病理变化或血容量的减少使尿液生成障碍，出现少尿或无尿；泌尿系统的感染可引起尿频、尿急、尿痛。

(5) 排尿习惯：排尿的时间、环境、姿势也会影响排尿活动。

(6) 心理因素：情绪的紧张、恐惧可引起尿频、尿急或排尿困难，有时也会抑制排尿，出现尿潴留。还受暗示影响，如听觉、视觉或身体其他感觉的刺激可诱导排尿。

(二) 排尿异常的护理

1. 尿失禁患者的护理

(1) 心理护理：护士要尊重患者，给予支持和鼓励，消除焦虑、自卑等情绪。

(2) 皮肤护理：保持会阴部皮肤清洁干燥，定期按摩受压部位。

(3) 留置导尿管引流：对长期尿失禁患者，给予留置导尿管持续导尿或定时开放。

(4) 设法接尿：用接尿器接取尿液，可用尿壶，男性也可用阴茎套。

(5) 开窗通风，保持室内空气清新。

(6) 观察排尿反应：对老年人或慢性病患者，可每隔2～3小时给予便器1次。

(7) 健康教育：每日饮水量达2000～3000ml，睡前限制饮水；指导训练膀胱功能，起初隔1～2小时让患者排尿，以后逐渐延长；锻炼盆底肌肉，促进排尿功能恢复。

2. 尿潴留患者的护理

(1) 给予解释和安慰,提供心理护理。

(2) 给予隐蔽的排尿环境,保护患者的自尊。

(3) 调整体位和姿势,尽可能以习惯姿势以利于排尿,需绝对卧床的患者,提前训练床上排尿。

(4) 热敷,按摩下腹部,以放松肌肉,促进排尿。

(5) 利用条件反射,诱导排尿,例如听流水声,或用温开水冲洗会阴部。

(6) 针灸治疗或按医嘱给予药物,常用中极、三阴交、曲骨穴。

(7) 上述处理无效时,采取导尿术。

(三) 导尿术和导尿管留置术

1. 导尿术 指在严格的无菌操作下,将导尿管经尿道插入膀胱引出尿液的方法。

(1) 目的

1) 减轻尿潴留患者的痛苦。

2) 收集无菌的尿标本,做细菌培养;测量膀胱容量、压力及残余量;进行尿道和膀胱的造影等。

3) 为膀胱肿瘤患者进行膀胱腔内化疗。

(2) 相关知识

1) 女性尿道特点:尿道长 4～5cm,比男性尿道短、宽且较直,尿道口位于阴蒂下方,阴道口上方,呈矢状裂。

2) 男性尿道特点:尿道长 18～20cm,有两个弯曲,即耻骨前弯和耻骨下弯,三个狭窄,即尿道内口、膜部和尿道外口。

(3) 操作要点

1) 女患者导尿术:①核对及解释目的和配合事项,协助和指导患者清洗外阴。②患者取仰卧屈膝位,两腿略外展。③初步消毒外阴,由外向内,自上而下,顺序为:阴阜→大阴唇→大小阴唇之间→小阴唇→尿道口。④打包再次消毒尿道口→小阴唇→尿道口。⑤嘱患者张口呼吸,将导尿管插入尿道 4～6cm,见尿液流出,再插 1cm。⑥如需做尿培养,留尿标本 5ml。⑦导尿毕夹住导尿管末端,拔管。⑧整理记录。

2) 男患者导尿术:与女患者导尿程序的不同点如下。①体位,协助患者仰卧,两腿平放略分开,露出外阴;②初步消毒顺序:阴阜→阴茎背侧→阴茎腹侧→阴囊,再左手用无菌纱布包住阴茎,后推包皮,露出尿道口,自尿道口由内向外旋转擦拭消毒尿道口→龟头→冠状沟→尿道口,注意包皮和冠状沟的消毒,每个棉球限用 1 次;③插管:插管前左手用无菌纱布包住阴茎,提起阴茎使之与腹部呈 60°,使尿道前弯消失,后推包皮,再次消毒尿道口→龟头→冠状沟→尿道口,嘱患者张口呼吸,将导尿管插入尿道 20～22cm,见尿液流出,再插入 2cm。

(4) 注意事项:①严格执行无菌操作,防止尿路感染。②保护患者的隐私,维护患者自尊,做好解释沟通,遮挡操作环境,防止患者着凉。③选择光滑和粗细适宜的导尿管。插管动作要轻柔、准确,避免损伤尿道黏膜。④为男患者插管时,因膀胱颈部肌肉收缩产生阻力,应稍停片刻,嘱患者做深呼吸后,再慢慢插入。⑤为女患者导尿时,若导尿管误入阴道,必须更换后重新插入。老年女性尿道口回缩,插管时避免误入阴道。⑥对膀胱高度膨胀且极度虚弱的患者,第一次放尿不得超过 1000ml。以免发生虚脱和血尿,因为大量放尿可使腹腔内压急剧降低,大量血液滞留在腹腔血管内,导致血压下降,出现虚脱;也可因膀胱内压突然降低,导致膀胱黏膜急剧充血而引起血尿。

2. 留置导尿术 是在导尿后,将导尿管保留在膀胱内,引流尿液的方法。

(1) 目的

1) 抢救危重患者时正确记录尿量,测量尿相对密度,以利观察病情。

2) 为盆腔器官手术前的患者引流尿液,排空膀胱,避免术中误伤膀胱。

3) 某些泌尿系统疾病术后留置导尿管,便于引流和冲洗,并减轻伤口张力,促进伤口的愈合。

4) 为尿失禁或会阴部有伤口的患者引流,保持会阴部的清洁干燥,并训练膀胱功能,如昏迷、截瘫的患者。

(2) 操作要点:气囊尿管固定。①按导尿术插入导尿管后,见尿再插入 5～7cm。②向气囊内注入生理盐水 5～10ml,轻拉导尿管有阻力感,证实导尿管已经固定。③将导尿管末端与集尿袋相连,将集尿袋固定于低于膀胱的高度。若普通尿管用胶布固定。

(3) 护理措施

1) 防止泌尿系统逆行感染的措施:①保持尿道口清洁,女患者用消毒液棉球擦拭外阴及尿道口,男患者用消毒液棉球擦拭尿道口、龟头及包皮,每天 1～2 次;②每日定时更换集尿袋,及时排空集尿袋,并记录尿量;③每周更换导尿管 1 次,硅胶导尿管可酌情延长更换时间;④鼓励患者多饮水,更换卧位,发现尿液浑浊、沉淀、有结晶时,应及时冲洗膀胱;⑤每周尿常规检查 1 次。

2) 训练膀胱反射功能:可采用间歇性夹管方式夹闭导尿管,每 3～4 小时开放 1 次,使膀胱定时充盈、排空,以促进恢复。

二、排便的护理

(一) 排便活动的评估

1. 粪便的观察

(1) 正常粪便:正常成人每日排便 1～2 次,平均量为 150～200g；粪便柔软成形，呈黄褐色。

(2) 异常粪便：①次数与形状：腹泻时次数增加，呈水样；便秘时次数减少，大便干结，呈栗子样。②颜色：上消化道出血呈柏油样便；下消化道出血呈暗红色便；胆道完全阻塞呈陶土色便；肠套叠、阿米巴痢疾呈果酱样便；肛裂、痔疮粪便表面鲜红血或排便后有鲜血。③气味：上消化道出血呈腥臭味；消化不良呈酸臭味；直肠溃疡、肠癌呈腐臭味。④混合物：肠炎粪便中混有大量黏液；痢疾、直肠癌粪便伴有脓血。

2. 常见的异常排便

(1) 便秘：指正常的排便形态改变，排便次数减少，排出过硬的粪便，且排便困难。

(2) 腹泻：指正常排便形态改变，频繁排出松散稀薄的粪便，甚至水样便。

(3) 排便失禁：指肛门括约肌失去意识的控制而不自主地排便。

(二) 排便异常的护理

1. 便秘患者的护理要点

(1) 心理护理：给予解释指导。

(2) 提供适当的排便环境：提供单独隐蔽的环境及充裕的排便时间。

(3) 采取适宜的排便姿势：床上排便时应取坐位、蹲位或抬高床头。

(4) 腹部环形按摩：按结肠解剖位置做环形按摩。

(5) 遵医嘱口服缓泻药物，并指导患者或家属学会正确使用简易通便剂。

(6) 健康教育：帮助患者重建正常的排便习惯，指导患者选择适合自身排便的时间，理想的是饭后；合理安排膳食：多摄取可促进排便的食物和饮料，多吃蔬菜、水果、粗粮等，适当食用油脂类食物，每天饮水1500ml；鼓励患者适当活动：按个人需要拟订规律的活动计划并协助患者进行运动，如散步、体操、太极拳等；需绝对卧床或手术患者术前应训练其在床上使用便器。

(7) 以上方法均无效时，遵医嘱给予灌肠。

2. 腹泻患者的护理要点

(1) 卧床休息：及时给予止泻药。

(2) 鼓励患者多饮水，给流质或无渣半流质饮食。腹泻严重者禁食。

(3) 做好肛周皮肤护理。疑为传染性疾病，应做好隔离。

(4) 防治水电解质紊乱：遵医嘱给予口服补液盐或静脉输液。

(5) 健康教育：养成良好的饮食卫生习惯；合理选择饮食，预防水、电解质紊乱；学会肛周护理。

3. 大便失禁患者的护理要点

(1) 给予安慰和鼓励，保持室内空气新鲜。

(2) 保持肛门周围皮肤清洁干燥，每次便后用温水洗净。

(3) 观察排便反应：了解患者排便规律，适时给予便盆，帮助患者建立排便反射。

(4) 健康教育：教会患者进行盆底肌肉锻炼，以恢复肛门括约肌的功能。

(三) 灌肠术

灌肠术是将一定量的液体由肛门经直肠灌入结肠，以帮助患者清洁肠道、排便、排气或由肠道供给药物或营养，达到缓解症状、确定诊断和治疗疾病的目的的方法。

各种灌肠术的目的、操作方法比较见表 17-6。

表 17-6　各种灌肠法的目的、操作方法比较

名称	目的	溶液、肛管	操作要点	注意事项
大量不保留灌肠	①解除便秘和肠胀气 ②为某些手术、检查或分娩作准备 ③高热患者降温 ④解毒	①0.1%～0.2%肥皂液，生理盐水 ②量：成人 500～1000ml，小儿 200～500ml ③温度：39～41℃，降温 28～32℃，中暑用 4℃冰盐水 ④24～26 号肛管	①患者取左侧卧位 ②液面距肛门 40～60cm ③肛管插入直肠 7～10cm ④保留 5～10 分钟	①为伤寒患者灌肠，溶液不超过500ml，压力要低；肝性脑病患者禁用肥皂水灌肠；充血性心力衰竭患者或钠潴留患者禁用生理盐水灌肠 ②禁忌证：急腹症、消化道出血、妊娠、严重心血管疾病等禁忌灌肠 ③灌肠过程中随时观察病情变化，如患者出现脉速、面色苍白、出冷汗、剧烈腹痛、心慌气急时，应立即停止灌肠，与医生联系给予紧急处理 ④灌肠时如患者有腹胀或便意时，嘱患者深呼吸，同时降低灌肠筒高度以减轻不适

续表

名称	目的	溶液、肛管	操作要点	注意事项
小量不保留灌肠	软化粪便、排出积气，用于腹部或盆腔手术后以及保胎孕妇、危重、老幼患者	①“1、2、3”溶液（50%硫酸镁 30ml、甘油 60ml、温开水 90ml） ②甘油 50ml 加等量温开水 ③各种植物油 120～180ml，溶液温度为 38℃ ④20～22 号肛管	①液面距肛门低于 30cm ②肛管插入直肠 7～10cm ③保留 10～20 分钟	①注洗器灌肠时注入的速度不能过快 ②每次抽吸灌肠液时应夹住肛管，防止空气进入肠道，引起腹胀；灌肠液注毕，再注入温开水 5～10ml，抬高肛管末端，使溶液全部流入
清洁灌肠	彻底清除滞留在结肠中的粪便，用于直肠、结肠拍片和手术前准备	①0.1%～0.2%肥皂液 ②生理盐水 ③24～26 号肛管	首次用肥皂水灌肠，然后用生理盐水灌肠数次，直至排出清新无粪质为止。方法同大量不保留灌肠	压力要低，灌肠后让患者休息片刻。禁忌用清水反复灌肠，以防水、电解质紊乱
保留灌肠	①镇静、催眠 ②治疗肠道感染	①10%水合氯醛、2%小檗碱、0.5%～1%新霉素或其他抗生素 ②液体量不超过 200ml ③温度 39～41℃ ④20 号以下肛管	①根据病情安置卧位（慢性菌痢宜取左侧卧位，阿米巴痢疾则取右侧卧位） ②液面距肛门低于 30cm ③臀部抬高 10cm，肛管插入 10～15cm ④保留 1 小时以上	①肛门、直肠、结肠等术后患者、排便失禁的患者均不宜做保留灌肠 ②肠道感染的患者，最好选择临睡前灌肠，此时活动量少，药物易保留吸收 ③灌肠前应嘱患者排便，选用肛管要细，插管要深，液量要小，压力要低，使药保留时间较长，利于充分吸收

(四) 排气护理

1. 肠胀气患者的护理

(1) 概念：指肠道内积聚过量气体而不能排出。患者腹部膨隆，常伴腹胀、腹痛等不适症状。

(2) 护理措施

1) 心理护理：解释原因、治疗及护理方法，以缓解患者紧张情绪。

2) 调整饮食习惯：指导患者养成细嚼慢咽的好习惯；注意饮食合理，进食易消化的食物，勿食用产气食物或饮料，如豆类、糖、油炸类食物及碳酸饮料。

3) 适当活动：鼓励患者适当活动，如协助患者下床活动，卧床患者经常更换卧位等。

4) 按摩：作腹部按摩或进行腹部热敷。

5) 必要时进行肛管排气。

2. 肛管排气法

(1) 概念：将肛管由肛门插入直肠，排除肠内积气的方法。

(2) 目的：排除肠腔内积气，以减轻腹胀。

(3) 操作要点

1) 查对解释，营造合适的室温和隐蔽的环境，如关闭门窗，用屏风遮挡。

2) 取左侧卧位，暴露臀部移向床边。

3) 将玻璃瓶系于床边，橡胶管一端插入液面下，另一端与肛管连接。

4) 润滑肛管前端，轻轻插入直肠 15～18cm，用胶布交叉固定于臀部，橡胶管留出足够的长度，固定于床单上，以方便患者翻身。

5) 观察排气情况，瓶中有气泡逸出，排气通畅，若排气不畅，帮助患者转换体位，按摩腹部，以助气体排出。

6) 保留肛管一般不超过 20 分钟，因为长时间留置肛管，会降低肛门括约肌的反应，甚至导致括约肌永久性松弛；必要时可间隔 2～3 小时，再重复插管排气。

7) 拔管后清洁肛门，安置舒适体位，开窗通风，观察患者反应，洗手记录。

核心提示 排泄是人的基本需要，是维持生命的必要条件。观察排出的尿液和排尿活动，分析影响因素，判断原因，做好尿潴留、尿失禁患者的护理；需要做导尿术和留置导尿术的患者，做好操作前的准备，安置体位，消毒、插管，掌握注意点。观察排出的粪便和排便活动，有异常分析原因，做好便秘、腹泻及大便失禁患者的护理，需做灌肠术者，掌握溶液、量、体位、压力、插入的深度及注意点。肠胀气患者要注意饮食、活动等护理，必要时肛管排气，要严格掌握插入的深度和保留的时间，以防造成肛门括约肌松弛。

第十二节　药物疗法和过敏试验法

一、口服给药法

(一) 给药的基本知识

1. 药物种类　有内服药、注射药、外用药、新剂型(如植入缓释药片、胰岛素泵等)。

2. 药物的领取　病区设有药柜，储备一定数量的常用药以及抢救药等，由专人负责，根据耗量定期到药房领取补充。凡属贵重药、剧毒药、麻醉药品，凭医生处方领取。患者的日间用药由中心药房护士负责。

3. 药物的保管　保持药柜整洁。药品要有清晰的标签并分类放置，定期检查。麻醉药品、剧毒药品应加锁保管，并实行严格的交班制度。根据药物的不同性质，采取相应的保管方法。受热易破坏的生物、生化制品要置于 2～10℃冷藏保存；遇光易变质的药物，应装入有色瓶内；针剂应放在避光纸盒内保存；易挥发、潮解或风化的药物应置于密封瓶内保存；易燃、易爆的药物，须密闭瓶盖置于阴凉处，并远离火源保存；对使用有期限的药物，视有效期先后，有计划地使用，以免造成浪费；各类中药应放在阴凉干燥处，芳香性药物应置于密盖的器皿中保存。

4. 影响药物作用的因素

(1) 药物因素

1) 药物剂量：剂量与效应存在着规律的关系，药物必须达到一定的剂量才能产生效应，在一定范围内剂量增加效应也随之增强。但效应的增强是有限度的，达到最大效应后，剂量再增加不但效应不会再增加，而且可能导致药物毒性作用增加。

2) 药物的剂型：常用药物的剂型有：溶液、片剂、合剂、酊剂、丸剂、胶囊、油剂、粉剂、搽剂、洗剂等多种。药物的种类有：①内服药；②注射药；③外用药；④新型制剂等。不同剂型的药物吸收量与速度不同，影响药物作用的快慢和强弱。以注射剂为例，水溶液比混悬液、油剂吸收较快，因而作用发生较快。另外，药物剂型也限制了药物的使用方法。

3) 给药途径：不同的给药途径可以影响药物吸收的量和速度，吸收速度由快到慢比较，顺序为：动脉注射、静脉注射＞吸入＞肌内注射＞皮下注射＞直肠黏膜＞口服＞皮肤。动脉、静脉给药药物直接进入血循环，作用最快。不同的给药途径还会产生药物效应质的不同，如口服硫酸镁有导泻、利胆作用，而注射则产生镇静和降血压作用。

4) 给药时间：给药的时间间隔取决于药物的半衰期，以维持药物在血中的有效浓度为最佳选择。尤其是抗生素类药物。

5) 联合用药：其目的是发挥药物的协同作用，增强治疗效果，有时可使彼此的剂量相应减少从而减少不良反应。此外，也可利用其拮抗作用减少药物的副作用。

(2) 机体因素

1) 生理方面：①年龄，药物“常用量”是针对 14～60 岁的成人，根据《药典》对 14 岁以下的儿童及 60 岁以上的老人用药剂量，以成人剂量为参考，酌情减量。这不仅是因为体重多少而引起的药物剂量不同，还与机体的功能和生长发育状况不同有关。小儿肝肾等器官功能发育尚不健全，而组织血流量充足，新陈代谢旺盛，故对药物的敏感性较成人高。而老年人则因肝肾等器官功能衰退，使药物的代谢和排泄减慢，因而对药物的耐受性降低，所以儿童和老年人的用药剂量均应酌减。②性别，性别不同对药物的反应一般无明显的差异。值得注意的是，女性在月经期、妊娠期和哺乳期，子宫对泻药、子宫收缩药及刺激性较强的药物较敏感，容易造成月经过多、早产或流产。此外某些药物可能引致畸胎，一些药物可通过胎盘进入胎儿体内或经乳腺排泌进入婴儿体内而引起中毒，故妇女在月经期、妊娠期和哺乳期应用药物要谨慎。

2) 病理状态：如肝肾功能受损，药物代谢、排泄慢，易致药物中毒。

3) 心理因素：心理因素在一定程度上可影响药物的效应，其中患者的情绪、对药物的信赖程度及医护人员的语言、暗示作用等在一定程度上会影响药物的疗效。

4) 个体差异：在年龄、性别、体重等基本相同的情况下，个体对同一药物的反应仍有不同。

(3) 饮食对药物作用的影响：饮食与药物之间存在着相互作用，表现为饮食改变药物的体内过程，药物影响饮食的营养价值等。药物与饮食也存在配伍禁忌。

1) 促进药物吸收和增加疗效：如酸性食物可增加铁剂的溶解度，促进铁的吸收；粗纤维食物可促进肠蠕动增进驱虫剂的疗效。

2）干扰药物吸收和降低疗效：如补钙时不宜同吃菠菜，因菠菜中含有大量草酸，草酸与钙结合成草酸钙而影响钙的吸收。

3）改变尿液 pH 从而影响疗效，动物脂肪在体内代谢产生酸性物质，豆制品和蔬菜在体内代谢产生碳酸氢钠，它们排出时影响尿液 pH，从而影响药效。如氨苄西林、呋喃妥因在酸性尿液中杀菌力强，因此用它们治疗泌尿系统感染时宜多食荤菜，使尿偏酸，增强抗菌作用，而应用氨基苷类、头孢菌素、磺胺类药物时，宜多食素食，以碱化尿液，增强疗效。

(二) 给药的原则

1. 根据医嘱给药　给药中护士必须严格按医嘱执行，有疑问提出，不得擅自更改。

2. 严格执行查对制度　做到“三查七对、一注意”，“三查”即操作前、操作中、操作后均进行查对（查“七对”内容）。“七对”为核对床号、姓名、药名、浓度、剂量、用法和时间。此外，还应检查药物的质量及药物有效期等情况。使用易发生过敏反应的药物时，用药前须了解患者有无过敏史，必要时做过敏试验，结果阴性才可使用。“一注意”是要注意观察药物作用和不良反应。

3. 安全正确给药

（1）做到“五准确”，务求将准确的药物，按准确的剂量，用准确的方法，在准确的时间，给予准确的患者。

（2）熟练掌握正确的给药方法与技术。

（3）注意配伍禁忌：两种或两种以上药物联用，应检查有无配伍禁忌。

(三) 安全给药的健康教育

护士在口服给药中需要教会患者的一般常识有：

（1）抗生素及磺胺类药物需在血液内保持有效浓度，应准时服药。

（2）健胃及增进食欲的药物，宜饭前服，助消化药及对胃黏膜有刺激的药物宜饭后服。

（3）服强心苷类药物前应先测脉率（心率）及心律，脉率低于 60 次/分或心律不齐，应停服，并报告医生。

（4）对牙齿有腐蚀作用或可使牙齿染色的药物，如酸剂、铁剂，服用时应避免与牙齿接触，可用吸水管吸入，服后及时漱口。

（5）止咳糖浆对呼吸道黏膜有安抚作用，服后不宜立即饮水，以免冲淡药液，降低疗效，若同时服用多种药物，应最后服用止咳糖浆。

（6）某些磺胺类药物服后应多饮水，以免因尿液少而致磺胺结晶析出，引起肾小管堵塞。

(四) 口服给药法

1. 取药、配药

（1）取药：配药时根据药物剂型取药。

1）固体药：用药勺取药；粉剂、含化片用纸包好，放入药杯；使用单一剂量包装的药品，应拆开包装。

2）液体药：摇匀药液，用量杯取。更换药液品种时，洗净量杯。

3）油剂、按滴计算的药液或药液不足 1ml 时，在药杯内倒入少许温开水，用滴管吸取药液。

4）个人专用药应单独存放，注明床号、姓名、药名、剂量。

（2）配药：①对照服药本上床号、姓名、药名、浓度、剂量、时间进行配药。②一个患者的药摆好后，再摆另一个患者的药。③同一患者的药，先配固体药，再配水剂；数种药片可放在同一药杯；多种药液分别放置在不同药杯中。④全部药物配完后，根据服药体重新查对一次，然后再请另一护士查对后方可发药。

2. 发药

（1）了解患者有关情况，如遇特殊检查或手术须禁食者，暂不发药，并做好交班。如患者突然呕吐，应查明情况，再行处理。

（2）同一患者的药物应一次取出药盘，不同患者的药物不可同时取出，以免发生差错。

（3）如患者不在或因故不能服药，应将药物带回保管，适时再发或交班。

（4）协助患者服药，危重者及不能自行服药者喂服；确认服下后方可离开。

（5）鼻饲者，用水将药溶解后，从胃管注入，再以少量温开水冲洗胃管。

（6）若患者提出疑问，应重新核对，确认无误后给予解释，再给患者服下。

二、吸入给药法

吸入法是将药液以雾状喷出，由呼吸道吸入的方法。

(一) 超声雾化吸入法

超声雾化吸入法是应用超声波声能，将药液变成细微的气雾，由呼吸道吸入的方法。

1. 目的

（1）湿化气道。

（2）控制呼吸道感染：消除炎症，减轻呼吸道黏膜水肿，稀释痰液，帮助祛痰。

（3）改善通气功能：解除支气管痉挛，保持呼吸道通畅。

(4) 预防呼吸道感染:常用于胸部手术前后。

2. 组成、原理及特点

(1) 组成:超声波发生器、水槽、雾化罐、螺纹管、口含嘴或面罩。

(2) 原理:超声波发生器通电后输出的高频电能,通过水槽底部晶体换能器转换为超声波声能,声能震动并透过雾化罐底部的透声膜作用于罐内的药液,使药液表面张力破坏而成为细微雾滴,通过导管随患者的深吸气进入呼吸道。

(3) 特点:雾量大小可以调节,雾滴小而均匀,药液可随深而慢的吸气到达终末支气管和肺泡。

3. 常用药物

(1) 控制呼吸道感染、消除炎症,常用庆大霉素、卡那霉素等抗生素。

(2) 解除支气管痉挛:常用氨茶碱、沙丁胺醇等。

(3) 稀释痰液,帮助祛痰:常用α-糜蛋白酶等。

(4) 减轻呼吸道黏膜水肿:常用地塞米松等。

4. 操作要点

(1) 准备:核对医嘱,正确配置药液;放入雾化罐稀释至30～50ml;水槽内加冷蒸馏水250ml。

(2) 开雾化开关,调节雾量,掌握正确的雾化方法和时间。

(3) 指导患者:指导患者闭唇深吸气、鼻呼气的方法。

(4) 治疗时间:每次15～20分钟,治疗完毕先关雾量开关,再关电源开关。

5. 注意事项 ①槽和雾化罐中切忌加温水或者热水。水温超过50℃时,应停机调换冷蒸馏水。②雾化罐内药液过少,影响雾化时从盖上小孔注入,不必关机。③连续使用雾化器时,中间需间隔30分钟。④水槽底部的晶体换能器和雾化罐底部透声膜薄而质脆,易破碎,操作清洗防损坏。⑤使用前检查各部件完好与否,用后清理、消毒用物。

(二) 氧气雾化吸入法

1. 目的、常用药物 氧气雾化吸入法是利用高速氧气气流,使药液形成雾状,由呼吸道吸入的方法。目的是消炎、镇咳、祛痰、解痉、减轻水肿。常用药物:同超声雾化吸入法。

2. 操作要点

(1) 稀释药液在5ml以内,注入雾化器内;雾化器与氧气筒的橡胶管连接,调节氧流量达6～8L/min;嘱患者吸气时手指按住出气口,呼气时松开出气口,时间10～15分钟;吸毕取出雾化器,关闭氧气开关,清理、消毒用物。

(2) 注意事项:雾化器中的药液应将弯管浸没;雾化器直接接流量表,不使用湿化瓶,以防止药液被稀释;指导患者做深吸气动作,使药液充分到达支气管和肺泡内,呼气时,手松开出气管,防止药液丢失;操作时,严禁接触烟火和易燃品。

(三) 手压式雾化器雾化吸入法

1. 目的、常用药物 手压式雾化器雾化吸入法是利用拇指按压雾化器顶部,使药液从喷嘴喷出,形成雾滴进入呼吸道以改善通气功能,解除支气管痉挛。主要用于支气管哮喘、喘息性支气管炎的对症治疗。常用于拟肾上腺类药、氨茶碱或沙丁胺醇等支气管解痉药。

2. 操作要点 取下雾化器保护盖,充分摇匀药液;将雾化器倒置,接口端放入双唇之间,平静呼气;在吸气开始时,按压雾瓶顶部,使之喷药,随着深吸气,药物经口吸入;尽可能延长屏气,最好能坚持10秒左右,然后呼气,每次1～2喷,两次使用间隔时间不少于3～4小时。喷雾器使用后放在阴凉处(30℃以下)保存。

三、注射给药法

注射法是将无菌药液或生物制剂注入人体内的方法。常用的注射法有皮内注射、皮下注射、肌内注射、静脉注射。注射给药药物吸收快,血药浓度迅速升高,适用于因各种原因不宜口服给药的患者。此外,某些药物易受消化液影响而失效,或不能经胃肠黏膜吸收,只能选择注射给药的方式。但因注射给药可造成组织一定程度的损伤,有引起疼痛及潜在并发症发生的可能,还由于此方式给药药物吸收快,一些不良反应可迅速出现,使处理的难度加大。

(一) 注射原则

1. 严格执行查对制度 做好"三查"、"七对"工作,并把好药液质量关,检查药物有效期,并注意配伍禁忌。

2. 严格遵守无菌操作原则 注射场所空气清洁;护士洗手、戴口罩;注射部位皮肤用2%碘酊消毒,从注射点向外螺旋式消毒,直径>5cm,待碘酊干后,用70%乙醇脱碘,方法同上,范围大于碘酊消毒面积,或以0.5%碘伏以同样方法消毒两次,无需脱碘,待干后方可注射。

3. 严格执行消毒隔离制度 注射用物应做到一人一套,包括注射器、针头、止血带、小垫枕。所有物品先消毒后处理,一次性物品按规定处理。

4. 选择合适的注射器和针头 根据药液的量、黏稠度和刺激性的强弱选择合适的注射器和针头,注射器应完整无损、不漏气；针头型号合适、锐利、无钩、无锈、无弯曲；注射器与针头衔接必须紧密；一次性注射器的包装须密封，型号合适，并在有效期内。

5. 选择合适的注射部位 防止损伤神经和血管；注射部位皮肤应无炎症、化脓感染、硬结、瘢痕及皮肤病。

6. 药液应现配现用 临时抽取，注射粉剂、结晶剂型药物时，应在注射时现配现用；注射溶液、油剂、混悬液等剂型时，在注射时临时抽取，以防药物效价降低或被污染。

7. 排尽空气 注射前，注射器内应排尽空气，以防空气进入血管形成空气栓塞；排气时应防止浪费药液。

8. 检查回血缓慢推药 进针后注射药液前，应抽动活塞，检查有无回血。皮下及肌内注射见无回血才能注药，若有回血，应拔出针头重新进针；动、静脉注射必须见到回血才能推药。

9. 应用无痛注射技术

(1) 分散患者注意力，消除患者心理顾虑。

(2) 取合适体位，使肌肉松弛。

(3) 做到“两快一慢”，即进针和拔针要快、推药液要慢。

(4) 刺激性强的药液应选择粗长针头、深注射。

(5) 同时注射多种药物，应先注射无刺激性或刺激性小的药液，后注射有刺激性或刺激性强的药液。

(6) 长期注射应更换注射部位。

(二) 注射前准备

(1) 注射盘内置无菌持物镊、皮肤消毒液、棉签、弯盘、砂轮、开瓶器，静脉注射时加止血带、塑料或海绵小枕。

(2) 注射器。

(3) 针头。

(4) 药物。

(三) 药液抽吸法

1. 目的 抽取适量药液，为注射作准备。

2. 准备 护士、环境按无菌操作进行，用物同注射前准备。

3. 操作要点

(1) 自安瓿吸取药液：划痕消毒（易折安瓿不划痕）→抽吸：针尖斜面向下在液面下，安瓿上的药名要向上→排尽空气：先轻拉活塞→套安瓿查对备用。

(2) 自密封瓶吸取药液：去盖消毒→注入所需药液等量空气→垂直倒转吸取→再倒回来，示指固定针栓拔出→排尽空气→套密封空瓶查对备用。

(3) 注意事项：①严格查对，尤其药物质量；②严格无菌操作，不可手握活塞，以免污染空筒和药液；③结晶、粉剂药用生理盐水、注射用水或专用溶媒充分溶解后再抽吸；混悬剂摇匀后吸取；黏稠油剂稍加温或双手对搓药瓶，选稍粗针头吸取。

(四) 各种注射法

1. 皮内注射法（以药物过敏试验为例） 将少量药液或生物制品注入表皮与真皮之间的方法。

(1) 目的

1) 进行药物过敏试验。

2) 预防接种（卡介苗接种）。

3) 局部麻醉的先驱步骤。

(2) 部位

1) 药物过敏试验用前臂掌侧下段，因该部位皮肤较薄，易于进针，且肤色较淡，易于辨别皮试结果。

2) 预防接种常选择上臂三角肌下缘。

3) 局部麻醉在实施局部麻醉处，先皮内注入麻醉药物，成一皮丘，然后进行局麻。

(3) 操作要点

1) 按医嘱备药，严格查对，抽吸药液放妥。

2) 携用物及药物至床旁，查对、解释、询问有无过敏史。

3) 正确选择注射部位，用 70% 乙醇消毒注射部位皮肤，待干注药。

4) 进针推药：①进针前：左手绷紧皮肤，右手示指固定针栓平执式持注射器，针头斜面向上；②进针时：针尖与皮肤呈 5°刺入皮内，待针头斜面全部进入皮内后，放平注射器；③进针后：左手拇指固定针栓，右手注入药液使局部成一半球状皮丘，皮肤变白，毛孔变大，直径 5～6mm。

5) 拔针，观察 20 分钟，记录结果。

(4) 注意事项

1) 询问过敏史，对所用药物过敏者，应不作皮试，并与医生联系，更换其他药物。

2) 过敏试验时忌用含碘消毒剂消毒皮肤。

3) 拔针后勿按压，告知患者不按揉局部，与患者核对时间，嘱其休息，勿离开病室，如有不适，立即呼叫。

4) 如皮试结果不能确认，可作对照试验。

2. 皮下注射法 将少量药液或生物制剂注入皮下组织的方法。

(1) 目的

1) 主要用于药物治疗。

2) 预防接种。

3) 局部麻醉药的注射。

(2) 部位

1) 用于药物治疗可选用：上臂三角肌下缘、上臂外侧、腹部、后背、大腿前侧和外侧方。

2) 预防接种：上臂三角肌下缘。

3) 局部麻醉：局部麻醉的部位。

(3) 操作要点

1) 准备：护士、用物准备→查对、抽吸、备药。

2) 核对患者、解释→定位、消毒→再次核对药、排气。

3) 进针推药：①进针前：左手绷紧皮肤，右手食指固定针栓侧握式持注射器，针头斜面向上；②进针时：针尖与皮肤呈 30°～40°，刺入针梗 1/2～2/3；③进针后：右手食指固定针栓不要动，左手抽吸无回血，缓慢推药。

4) 拔针按压→再次核对→整理、洗手、记录。

(4) 注意事项

1) 持针时，不可触及针梗，以免污染。

2) 进针角度不宜超过 45°，以防刺入肌层。对过于消瘦者，可捏起局部组织，穿刺角度适当减小。

3) 刺激性强的药物不宜行皮下注射。

4) 长期皮下注射者应轮流交替注射部位，以免局部产生硬结，保证药物吸收的最好效果。

5) 注射不足 1ml 的药液时，应用 1ml 注射器抽吸药液，以保证药物剂量的准确性。

3. 肌内注射法　将药物注入肌肉组织的方法。

(1) 目的：用于药物治疗。①不宜或不能口服和静脉注射的药物，且要求比皮下注射更迅速发挥药效时采用。②注射剂量较大或刺激性较强的药物。

(2) 注射部位及定位法：一般选择肌肉丰厚且距大血管、大神经较远处。其中常用的部位有臀大肌、臀中肌、臀小肌、股外侧肌、上臂三角肌。

1) 臀大肌注射定位：①"十"字定位法：从臀裂顶点向左或右划一水平线，然后从髂嵴最高点作一垂线，将一侧臀部分为 4 个象限，其外上象限避开内下角(髂后上棘与大转子连线)为注射部位。②连线定位法：取髂前上棘与尾骨连线的外 1/3 处为注射部位。

2) 臀中肌、臀小肌注射定位：①三横指定位：以髂前上棘外后侧三横指处为注射部位(以患者的手指宽度为准)。②示指中指定位：将操作者的示指、中指指尖尽量分开，分别置于髂前上棘和髂嵴的下缘处，两指和髂嵴即构成一个三角区，示指与中指形成的角内为注射部位。

3) 股外侧肌注射定位：取大腿中段外侧，成人位于膝关节上 10cm、髋关节下 10cm，约 7.5cm 宽处为注射部位。

4) 上臂三角肌注射定位：取上臂外侧，肩峰下2～3 横指，此部位用于小量药液注射。

(3) 操作要点

1) 准备：护士、用物准备→环境(光线好、隐蔽)，患者准备(根据病情为使注射部位肌肉放松，患者可用侧卧位、俯卧位、仰卧位、坐位)→查对、抽吸、备药。

2) 核对患者、解释→安置体位、定位、消毒→再次核对药、排气。

3) 进针注药：①进针前：左手绷紧皮肤，右手中指固定针栓执笔式持注射器；②进针时：针尖与皮肤呈 90°，用腕部的力量迅速刺入针梗 2/3 长；③进针后：右手中指固定针栓不要动，左手抽吸无回血，缓慢推药。

4) 拔针按压→再次核对→整理、洗手、记录。

(4) 注意事项

1) 注射时，针梗切勿全部刺入，以防折断。消瘦者及患儿选用针头型号宜小，刺入深度酌减。

2) 2 岁以下婴幼儿不宜用臀大肌注射。应选用臀中、小肌处注射，避免损伤坐骨神经。

3) 长期注射者，应交替更换注射部位，避免硬结发生，若出现可热敷或理疗。

4) 两种或两种以上药物同时注射时，要注意药物的配伍禁忌。

4. 静脉注射法　自静脉注入药液的方法。

(1) 目的

1) 注入药物治疗疾病。某些药物不能采用其他给药途径；有的药物需要迅速发挥药效者。

2) 补充能量，用于静脉营养治疗。

3) 注入造影剂，作诊断性检查。

4) 输液或输血。

(2) 注射部位

1) 四肢浅静脉：常用的有肘部浅静脉：贵要静脉、正中静脉、头静脉，前臂内侧静脉：手背、足背、踝部的。

2) 头皮静脉。

3) 股静脉：位于股三角区。

(3) 操作要点(四肢浅静脉为例)

1) 准备：护士、用物准备→环境准备(光线好)、患者准备(根据病情卧位或坐位)→查对、抽吸、备药。

2) 核对患者、解释→选静脉、扎止血带(穿刺点上方 6cm 处)、消毒→再次核对药、排气。

3) 穿刺静脉：①进针前：一手绷紧静脉下端皮肤，一手食指固定针栓平持注射器，针尖斜面向上；②进针时：针尖与皮肤呈 15°～30°，沿静脉方向上方或侧方刺入皮下，再潜行刺入静脉，见回血后再顺静脉进针少许；③进针后：松止血带，松拳，不换手，仍是一手固定注射器和食指固定针栓，另一手缓慢推注药液。

4）拔针按压、屈肘→再次核对→整理、洗手、记录。

（4）注意事项

1）长期静脉注射者要保护血管，注意有计划地使用静脉，由远心端到近心端选择血管进行注射。

2）根据药物性质及病情，掌握推药速度及压力，观察患者及注射局部情况，并随时听取患者主诉，注药过程中要试抽回血确定针头在静脉内，再继续推。

3）注射对组织有强烈刺激的药物，应另备一盛有无菌生理盐水的注射器和头皮针，穿刺后，先注入少量生理盐水，确认针头在血管内，再接有药液的注射器进行注射，以防药液外溢于皮下组织中而发生坏死。

（5）股静脉注射法的操作要点

1）目的：用于急救时做加压输液、输血或采集血标本。

2）体位：患者仰卧位，下肢略屈膝外展外旋，必要时臀下垫一小枕。

3）定位：股三角区股动脉搏动最明显处或髂前上棘和耻骨结节连线中点为股动脉，其内侧 0.5cm 处为股静脉。

4）进针角度为 45°或 90°。拔针无菌纱布加压止血 3～5 分钟。

5）股静脉穿刺时，如误入股动脉，抽出的血液为鲜红色，应立即拔出针头，用无菌纱布按压穿刺处 5～10 分钟，直至无出血为止。

四、药物过敏试验

（一）青霉素过敏试验及过敏反应的处理

青霉素是常用的抗生素之一，具有疗效高、毒性低、但较易发生过敏反应的特点。对青霉素过敏的人，任何年龄、性别、给药途径、剂量和制剂均可发生过敏反应。因此，在使用各种青霉素制剂前，必须先做过敏试验。试验结果阴性方可用药。

1. 过敏反应的原因 青霉素过敏反应系抗原和抗体在致敏细胞上相互作用而引起。青霉素 G 本身与其所含的高分子聚合体、青霉素的降解产物作为半抗原进入人体后与蛋白质或多肽分子结合而形成全抗原，使 T 淋巴细胞致敏，从而作用于 B 淋巴细胞的分化增殖，使 B 淋巴细胞转变为浆母细胞和浆细胞，而产生相应的抗体 IgE。IgE 黏附于某些组织，如皮肤、鼻、咽、声带、支气管黏膜下微血管周围的肥大细胞上及血液中的嗜碱粒细胞表面，使机体处于致敏状态。当人体再次接触该抗原时，抗原即与肥大细胞和嗜碱粒细胞表面的 IgE 结合，导致细胞破裂，释放组胺、慢反应物质、缓激肽等血管活性物质，这些物质分别作用于效应器官，使平滑肌收缩，毛细血管扩张及通透性增高，从而产生一系列过敏反应。

2. 过敏试验法

（1）试验液的配制：青霉素试验液剂量以每毫升含青霉素 G 200～500U 的生理盐水溶液为标准。具体配制方法如下：①80 万 U 青霉素瓶内注入 3.7ml 生理盐水，稀释为每毫升含青霉素 G 20 万 U。②取上液 0.1ml 加生理盐水至 1ml，则每毫升含青霉素 G 2 万 U。③取上液 0.1ml 加生理盐水至 1ml，则每毫升含青霉素 G 2000U。④取上液 0.1ml 或 0.25ml 加生理盐水至 1ml，则每毫升含青霉素 G 200U 或 500U。每次配制时均需将溶液混匀。

（2）试验方法：皮内注射青霉素试验液 0.1ml，20 分钟观察结果并记录。

（3）结果判断：①阴性：皮丘无改变，周围不红肿，无红晕，无自觉症状。②阳性：局部皮丘隆起，出现红晕硬块，直径大于 1cm，或周围出现伪足，有痒感。严重时可出现过敏性休克。

如试验结果为阳性，则禁用青霉素，并在体温单、医嘱单、病历卡、床头卡、门诊卡、注射卡上醒目地标明“青霉素阳性”，同时告知患者及其家属。

3. 过敏反应的临床表现

（1）过敏性休克

1）发生时间：可发生于用药后数秒钟或数分钟内，或半小时后，也有极少数患者发生于连续用药的过程中。一般在做青霉素过敏试验过程中，或注射药液后呈闪电式发生。

2）主要表现：①呼吸道阻塞症状：由喉头水肿和肺水肿引起，表现为胸闷、气促伴濒死感；②循环衰竭症状：由于周围血管扩张，导致循环血量不足，表现为面色苍白、出冷汗、发绀、脉细弱、血压下降、烦躁不安等；③中枢神经系统症状：因脑组织缺氧所致，表现为头晕眼花、面部及四肢麻木、意识丧失、抽搐、大小便失禁等；④皮肤过敏反应：瘙痒、荨麻疹等。

（2）血清病型反应：一般于用药后 7～12 天发生，临床表现和血清病相似，发热、关节肿痛、皮肤瘙痒、荨麻疹、全身淋巴结肿大、腹痛等。

（3）器官或组织的过敏反应：皮肤过敏反应主要有瘙痒、荨麻疹，严重者发生剥脱性皮炎；呼吸道过敏反应可引起哮喘或促发原有的哮喘发作；消化系统过敏反应可引起过敏性紫癜，以腹痛和便血为主要症状。

4. 过敏性休克的处理

（1）立即停药，使患者就地平卧，保暖。

（2）立即皮下注射 0.1%盐酸肾上腺素 0.5～1ml，患儿酌减。此药是抢救过敏性休克的首选药物，具有收缩血管、增加外周阻力、兴奋心肌、增加心排血量及松弛支气管平滑肌的作用。

(3) 氧气吸入：当呼吸受抑制时，应立即进行口对口人工呼吸，并肌内注射尼可刹米或山梗菜碱等呼吸兴奋剂。喉头水肿影响呼吸时，应立即准备气管插管或配合施行气管切开。

(4) 抗过敏：根据医嘱立即给予地塞米松 5～10mg 静脉推注，或氢化可的松 200mg 加 5%或 10%葡萄糖液 500ml 静脉滴注。并根据病情给予升压药物，如多巴胺、间羟胺等。

(5) 纠正酸中毒和遵医嘱给予抗组胺类药物。

(6) 如发生心搏骤停，立即行心肺复苏。

(7) 密切观察生命体征、尿量及其他病情变化，注意保暖，并做好病情动态记录。患者未脱离危险期前不宜搬动。

5. 过敏反应的预防

(1) 用药前详细询问用药史、过敏史和家族史，对有青霉素过敏史者禁止作过敏试验。对已接受青霉素治疗的患者，停药 3 天后再用此药时，或使用中更换药物批号时，须重新作过敏试验。

(2) 正确实施过敏试验，准确判断试验结果。

(3) 做过敏试验和用药过程中，严密观察患者反应，并备好急救药品，如盐酸肾上腺素等，首次注射青霉素者需观察 30 分钟。

(4) 青霉素水溶液极不稳定，放置后除使效价降低外，还可分解产生各种致敏物质，因此使用青霉素应现用现配。

(5) 配置试验液或稀释青霉素的生理盐水应专用。

(二) 破伤风抗毒素过敏试验及脱敏注射法

破伤风抗毒素(TAT)是马的免疫血清，对人体是一种异种蛋白，具有抗原性，注射后也容易出现过敏反应。因此用药前须作过敏试验。曾用过 TAT 但超过 1 周者，如需再用，应重作过敏试验。

1. 过敏试验法

(1) 试验液的配制：取每毫升含 TAT 1500U 的药液 0.1ml，加生理盐水至 1ml，即得。

(2) 试验方法：皮内注射 TAT 试验液 0.1ml(含 TAT 15U)，20 分钟后观察结果。

(3) 结果判断：①阴性：局部皮丘无变化，全身无反应。②阳性：局部皮丘红肿硬结，直径大于 1.5cm，红晕超过 4cm，有时出现伪足、痒感。全身反应同青霉素过敏反应。

2. 阳性患者脱敏注射法　对 TAT 过敏试验阳性患者，可采用小剂量多次脱敏注射疗法。经过多次小量的反复注射后，可使细胞表面的 IgE 抗体大部分甚至全部被结合而消耗掉。脱敏注射步骤是：第一次，TAT 0.1ml ＋ 生理盐水 0.9ml im；第二次，TAT 0.2ml ＋ 生理盐水 0.8ml im；第三次，TAT 0.3ml ＋ 生理盐水 0.7ml im；第四次，TAT 余量 ＋ 生理盐水至 1ml im。亦可将 1ml TAT 稀释至 10ml，分别以 1、2、3、4 四次肌内注射。每隔 20 分钟注射 1 次，每次注射后均需密切观察。如发现患者有气促、发绀、荨麻疹等不适或发生过敏性休克时应立即停止注射，并迅速处理。如反应轻微，待反应消退后，酌情增加注射次数，减少每次注射剂量，以达到顺利注入余量的目的。

(三) 其他药物过敏试验法

1. 链霉素过敏试验及过敏反应的处理　由于链霉素本身的毒性作用及所含杂质具有释放组胺的作用，可引起中毒反应和过敏反应，使用时应引起重视。

(1) 试验液的配制：试验液以每毫升含链霉素 2500U 的生理盐水为标准，具体配制方法如下：①链霉素 1 瓶为 1g(100 万 U)，用生理盐水 3.5ml 溶解后为 4ml，每毫升含链霉素 0.25g(25 万 U)。②取上液 0.1ml 加生理盐水至 1ml，则每毫升含链霉素 2.5 万 U。③取上液 0.1ml 加生理盐水至 1ml，则每毫升含链霉素 2500U。

(2) 试验方法：皮内注射链霉素试验液 0.1ml(含链霉素 250U)，20 分钟后判断结果并记录。结果判断的方法同青霉素过敏试验。

(3) 过敏反应的表现及处理：过敏反应的临床表现同青霉素过敏反应，但较少见。发生过敏反应时可静脉注射葡萄糖酸钙或氯化钙，因钙离子可与链霉素络合，而使毒性症状减轻，其他处理同青霉素过敏反应的处理。

2. 普鲁卡因过敏试验

(1) 普鲁卡因过敏试验：凡首次应用普鲁卡因，或注射普鲁卡因青霉素者均须作过敏试验。

(2) 过敏试验方法：皮内注射 0.25%普鲁卡因 0.1ml，20 分钟后观察试验结果并记录。

(3) 结果的判断和过敏反应的处理：同青霉素过敏试验及过敏反应的处理。

3. 碘过敏试验　首次用药者应在碘造影前 1～2 天作过敏试验，结果为阴性者方可作碘造影检查。

(1) 过敏试验方法：①口服法，口服 5%～10%碘化钾 5ml，每日 3 次共 3 天，观察结果。②皮内注射法：皮内注射碘造影剂 0.1ml，20 分钟后观察结果。③静脉注射法：静脉注射碘造影剂 1ml，5～10 分钟后观察结果。在静脉注射造影剂前，必须先作皮内试验，阴性者再行静脉注射，如为阴性方可进行碘剂造影。

(2) 结果判断：①口服法：有口麻、头晕、心慌、恶心呕吐、流泪、流涕、荨麻疹等症状为阳性。②皮内注射法：局部有红肿硬块，直径超过 1cm 为阳性。③静脉注射法：有血压、脉搏、呼吸和面色等改变为阳性。

有少数患者过敏试验阴性，但在注射碘造影剂时发生过敏反应，故造影时仍需备好急救药品。过敏反应的处理同青霉素过敏反应的处理。

核心提示 本节主要内容为给药原则和各种给药方法。药疗原则和注射原则是保证患者安全有效治疗的基本准则，护士应熟练掌握，在给药时严格执行。各种给药方法是安全有效治疗的具体操作过程，掌握每种给药方法的操作要点、注意事项，比较 4 种注射的目的、部位、体位、进针角度、体表定位，保证准确、正确地给药。记忆常用过敏性药物皮肤过敏试验的剂量、浓度及结果判断的方法。掌握青霉素过敏性反应的预防措施、临床表现及急救措施；TAT 脱敏注射法、链霉素急救时使用钙拮抗剂及碘过敏特殊的 3 种试验方法。

第十三节 静脉输液和输血

一、静脉输液法

(一) 静脉输液的概念和目的

1. 概念 静脉输液是利用大气压和液体静压原理，将大量无菌溶液和药液直接滴入静脉内的方法。

2. 目的 ①补充水分及电解质，维持酸碱平衡：常用于腹泻、剧烈呕吐等引起的脱水、酸碱平衡紊乱的患者；②补充营养，供给热量，促进组织修复：常用于大手术后、慢性消耗性疾病、昏迷、禁食、口腔疾病等不能经口进食及胃肠道吸收障碍的患者；③输入药物，治疗疾病：常用于中毒、各种感染、脑及组织水肿，以及各种需经静脉输入药物治疗的患者；④补充血容量，改善微循环，维持血压：常用于严重烧伤、大出血、休克等患者。

(二) 常用溶液及作用

1. 晶体溶液 具有维持细胞内外水分相对平衡的重要作用，可有效纠正体液和电解质失调。临床上常用的有葡萄糖溶液、等渗电解质溶液、碱性溶液、高渗溶液。

2. 胶体溶液 具有维持血浆胶体渗透压，增加血容量，改善微循环，提高血压的作用。临床上常用的有右旋糖酐、羧甲淀粉、浓缩白蛋白液、水解蛋白液。

3. 静脉高营养液 具有补充热能，维持正氮平衡以及供给各种维生素和矿物质的作用。常用溶液有氨基酸、脂肪乳剂等。

(三) 常用静脉输液法

1. 密闭式周围静脉输液法操作要点

(1) 治疗室准备：核对、检查药物质量→贴标签、加药物→插输液器至液体瓶。

(2) 进病房输液：核对解释、患者准备、体位舒适、备胶布、挂输液瓶→排气→选静脉、扎止血带（穿刺点上方 6cm 处）、消毒→再次排气，穿刺固定（进针角度与皮肤呈 15°～30°，见回血后，将针头平行送入血管少许）→调节滴速、签名、挂输液卡、置呼叫器于患者可取处。

(3) 输液过程中：要加强巡视，及时换瓶。

(4) 输液毕：拔针按压，按压穿刺点上方→整理、洗手、记录。

(5) 注意事项

1) 严格执行无菌操作和查对制度。

2) 根据病情需要，有计划地安排输液顺序，如需加入药物，应合理安排，注意药物配伍禁忌。

3) 选静脉的原则：选择粗直、光滑的周围静脉，避开关节处静脉和静脉瓣，长期输液者，注意合理使用和保护静脉，一般从远端小静脉开始穿刺。

4) 输液前应排尽输液管及针头内的空气，药液滴尽前按需要及时更换输液瓶或拔针，严防造成空气栓塞。

5) 滴速调节：根据病情、年龄、药物性质调节滴速。一般成人 40～60 滴/分；小儿根据不同年龄来调节，早产儿 4～6 滴/分，新生儿 6～8 滴/分，婴儿 8～10 滴/分，幼儿 10～15 滴/分，学龄儿 15～30 滴/分；年老体弱、婴幼儿、心肺疾病患者输入速度宜慢；脱水严重、输入利尿脱水剂及心肺功能良好者，输液速度可稍快；高渗盐水、含钾药物、升压药物及输注刺激性较强的药物时速度宜慢。

6) 输液过程中要加强巡视，耐心听取患者的主诉；严密观察输液部位的皮肤有无肿胀，针头有无脱出、阻塞、移位，输液管有无扭曲、受压以及输液滴速是否适宜，并及时处理输液故障，及时记录在输液卡或护理记录单上。

7) 需 24 小时输液者，应每天更换输液器。

8) 采用静脉留置针法输液时，应严格掌握留置时间，一般留置 3～5 天，最好不要超过 7 天。输液前后应检查穿刺部位静脉有无红肿，询问患者有无不适，发现异常及时拔除导管，并对局部进行处理；每次输液后，嘱患者穿刺部位不要用力过猛，以免引起大量出血。若管内有回血，及时用0.4%枸橼酸钠生理盐水或稀释肝素溶液冲注。

2. 头皮静脉输液法要点　①多用于婴幼儿，常用头皮静脉有额静脉、颞浅静脉、耳后静脉、枕静脉等。②输液时要注意动脉与静脉的鉴别，小儿头皮静脉的特点：外观呈微蓝色，不易滑动，无搏动，管壁薄易被压瘪，血流呈向心性；小儿头皮动脉的特点：外观呈浅红色，易滑动，有搏动，不易被压瘪，血流呈离心性。③只能用70%乙醇消毒皮肤；沿静脉向心方向平行进针，见回血再进少许；一般滴速不超过20滴/分。④如穿刺时误入头皮动脉，则回血呈鲜红色及冲击状，推药阻力大，局部血管苍白，且呈树枝状分布。输液过程要密切观察患者病情变化；长期输液的患者要经常更换体位，以防发生压疮和坠积性肺炎。

3. 颈外静脉插管输液法

(1) 目的：①用于长期输液，周围静脉不易穿刺者；②周围循环衰竭，需监测中心静脉压者；③长期静脉内输注高浓度或刺激性强的药物或需采用静脉内高营养治疗者。

(2) 要点：①体位：去枕平卧，头偏向对侧，尽量使头后仰；②穿刺点：下颌角与锁骨上缘中点连线之上1/3处，颈外静脉外侧缘；③进针角度：穿刺针与皮肤呈45°进针，入皮后呈25°沿颈外静脉方向刺入；④封管：输液完毕用0.4%枸橼酸钠生理盐水1～2ml或稀释肝素2～5ml注入硅胶管内，将无菌静脉帽与针栓部旋紧。⑤拔管：边抽吸边拔管，忌将血凝块推入血管；动作应轻柔，避免折断硅胶管；拔管后局部加压数分钟，以防空气进入；穿刺局部用70%乙醇溶液消毒，并覆盖无菌纱布。

4. 输液速度及时间的计算

(1) 已知输入液体总量与计划所用输液时间，计算每分钟滴数。

$$每分钟滴数=\frac{液体总量(ml)\times 点滴系数}{输液时间(min)}$$

(2) 已知每分钟滴数与输液总量，计算输液所需用的时间。

$$输液时间(h)=\frac{液体总量(ml)\times 点滴系数}{每分钟滴数\times 60(min)}$$

(四) 输液故障及排除方法

1. 溶液不滴

(1) 针头：①针头滑出血管外，局部肿胀、疼痛，检查无回血，应另选血管重新穿刺；②针头斜面紧贴血管壁，检查有回血，不肿，调整针头位置或适当变换肢体位置，至点滴畅通为止；③针头阻塞，检查有阻力，无回血，则表示针头已阻塞，应更换针头重新穿刺。

(2) 压力过低：由输液瓶位置过低、患者肢体抬举过高或周围循环不良所致，患者无不适感，检查有回血，可适当抬高输液瓶位置或放低患者肢体位置。

(3) 静脉痉挛：由患者穿刺肢体在冷环境中暴露时间过长或输入液体温度过低所致，可在穿刺局部上端行热敷。

(4) 输液管扭曲受压。

2. 滴管内液面过高　取下输液瓶，倾斜瓶身，使瓶内针头露出液面，待溶液缓缓流下至滴管内露出液面，再将输液瓶挂回输液架上即可。

3. 滴管内液面过低　折叠滴管下端输液管，同时挤压滴管，使液面下流至滴管内，当液面升至滴管1/2时，防止挤压，松开滴管下端输液管即可。

4. 滴管内液面自行下降　检查滴管上端输液管与滴管的衔接是否松动，两者有无裂隙或漏气，必要时予以更换输液器。

(五) 输液反应及护理

1. 发热反应　最常见的一种反应。

(1) 原因：输入致热物质所致。因输液器具清洁灭菌不彻底或被污染，有效期已过；输入的溶液或药物制剂不纯、消毒灭菌保存不良；输液中环境不洁净，未能严格遵守无菌操作规程等引起。

(2) 临床表现：多于输液后数分钟至1小时发生。表现为发冷、寒战继而发热。轻者体温在38℃左右，于停止输液后数小时内体温自行恢复正常；重者初起寒战，继之高热，体温可达40℃以上，并伴有头痛、脉速、恶心、呕吐等症状。

(3) 预防：①输液前严格检查药液质量与有效期；②检查输液器外包装无破损、不漏气及生产日期和有效期无过期；③严格执行无菌操作规程。

(4) 护理措施：轻者，可减慢滴速或停止输液；重者，应立即停止输液，及时通知医生，同时注意观察体温变化；对症处理，高热给予物理降温，或遵医嘱给予抗过敏药物或激素治疗。保留剩余溶液和输液器。

2. 急性肺水肿

(1) 原因：因输液速度过快，短期内输入过多液体，心脏负荷过重所致。多见于原有心肺功能不良者。

(2) 临床表现：输液过程中，患者突然出现呼吸困难、气促、胸闷、咳嗽、咳粉红色泡沫样痰，严重时痰液从口鼻腔中涌出，两肺布满湿啰音，心率快但节律不齐。

(3) 预防:严格控制输液速度与输液量,尤其是年老体弱、婴幼儿、心肺疾病患者需慎重。

(4) 护理措施

1) 立即停止输液,安慰患者,协同医生紧急处理。

2) 病情许可,置患者于端坐位,两腿下垂,以减少静脉血的回流,减轻心脏负担。

3) 给予高流量氧气吸入,一般氧流量为6~8L/分,可提高肺泡内氧分压,使肺泡内毛细血管渗出液的产生减少,从而增加氧的弥散,改善低氧血症;给予20%~30%乙醇湿化吸氧,乙醇能降低肺泡内泡沫的表面张力,使泡沫破裂消散,从而改善肺部气体交换,迅速缓解缺氧症状。

4) 遵医嘱给予镇静剂,扩血管药物、平喘、强心和利尿剂,达到舒张周围血管,加速体液排出,减少回心血量,减轻心脏负荷的目的。

5) 必要时进行四肢轮扎。静脉放血200~300ml,但应慎用,贫血患者禁忌采用。

3. 静脉炎

(1) 原因:①长期输注高浓度、刺激性较强的药液;②静脉内放置刺激性大的留置管时间过长;③输液过程中未严格执行无菌操作。

(2) 临床表现:沿静脉走向出现条索状红线,局部组织呈红、肿、热、痛表现,有时伴有畏寒、发热等全身症状。

(3) 预防:①严格执行无菌操作规程;②对血管壁有刺激性的药物应充分稀释后再用,同时减慢滴速;③静脉内置管时,选择无刺激性或刺激性小的留置针,同时留置时间不宜过久,并有计划地更换输液部位。

(4) 护理措施

1) 停止在此部位输液,抬高患肢并制动。

2) 局部用95%乙醇溶液或50%硫酸镁溶液行湿热敷,每日2次,每次20分钟。

3) 超短波理疗,每日1次,每次15~20分钟。

4) 中药治疗。合并感染者,遵医嘱给予抗生素治疗。

4. 空气栓塞

(1) 原因:①输液前,输液管内空气未排尽,或输液管连接不紧密,有漏气;②连续输液时,更换溶液瓶或添加液体不及时;③输液毕,未及时拔针;④加压输液、输血时无人守护。

(2) 机制:进入静脉内的空气形成气栓,随血流经右心房到达右心室,如空气量少,则随着心脏的收缩被右心室压入肺动脉,并分散到肺小动脉内,最后经毛细血管吸收,因而损害较小。如空气量大,则空气于右心室内阻塞肺动脉口,致使血液不能进入肺内,引起机体严重缺氧而立即死亡。

(3) 临床表现:患者感到胸部异常不适,有突发性胸闷或胸骨后疼痛,随即出现呼吸困难和严重发绀,有濒死感。听诊心前区可闻及响亮而持续的"水泡声",心电图呈心肌缺血和急性肺心病改变。

(4) 预防:针对原因进行预防。输液前排尽输液管内空气;输液过程中密切观察,及时更换输液瓶;加压输液输血时专人守护。

(5) 护理措施:

1) 发生时应立即停止输液,安慰患者,积极配合抢救。

2) 置患者于左侧卧位和头低足高卧位。左侧卧位可使肺动脉的位置处于低位,利于气泡飘移至右心室尖部,从而避开肺动脉入口,随着心脏的舒缩,将较大的气泡破碎成泡沫,分次小量进入肺动脉内,逐渐被吸收。

3) 给予高流量氧气吸入。

4) 有条件者,通过中心静脉导管抽出空气。密切观察病情变化。

二、静脉输血

(一) 静脉输血的概念和目的

1. 概念 将全血或成分血通过静脉输入人体内的方法。是急救和治疗疾病的重要措施之一。

2. 目的

(1) 补充血容量,增加有效循环血量,改善全身血液灌流与心肌功能,提升血压,促进血液循环,常用于失血、失液引起的血容量减少或休克患者。

(2) 补充血红蛋白,促进携氧能力,纠正贫血。

(3) 补充血小板和各种凝血因子,以利于止血,常用于凝血功能障碍者。

(4) 补充抗体、补体,以增强机体免疫力,常用于严重感染、免疫力低下的患者。

(5) 补充白蛋白,维持血浆胶体渗透压,减轻组织渗出和水肿。

(二) 血液制品的种类

1. 全血 ①新鲜血:4℃冰箱内冷藏,保存1周之内的血。基本保留了血液的所有成分,适用于血液病患者。②库存血:即在4℃冰箱内冷藏,保存期在2~3周之内的血;随着保存时间的延长,白细胞、血小板、凝血酶原等成分破坏较多,钾离子含量增多,酸性增高,故大量输注时,可引起高血钾症和酸中毒;主要适用于各种原因所致的大出血。③自体输血:术中失血回输,如宫外孕或脾破裂出血多者;或术前采血保存。

2. 成分输血 就是依据不同的血液比重,将血液中的各种成分加以分离提纯，根据患者病情需要输注相关的成分。优点为一血多用，节约血源，针对性强，疗效好，副作用少，便于保存。成分输血是目前临床上常用的输血类型。

（1）红细胞制品：①浓缩红细胞：新鲜血分离后24小时内使用，用于携氧能力缺陷和血容量正常的贫血患者；②红细胞悬液：用于战地急救及中小手术患者；③洗涤红细胞：用于免疫性溶血性贫血患者、一氧化碳中毒、脏器或组织移植、反复输血过敏者。

（2）白细胞浓缩悬液：4℃保存，48小时内有效，常用于粒细胞缺乏伴严重感染者。

（3）血小板浓缩悬液：于ACD保养液中，22℃保存，在24小时内有效，适用于血小板减少或血小板功能障碍所致的出血患者。注意用前摇匀，一般80～100滴/分。

（4）各种凝血制剂：用于各种原因所致的凝血因子缺乏的出血性疾病者。

（5）血浆：主要为血浆蛋白，不含血细胞，无凝集原。①新鲜血浆：含正常量的全部凝血因子，适用于凝血因子缺乏的患者；②冰冻血浆：－30℃保存，有效期限为1年。使用时置于37℃的温水中融化；③保存血浆：用于低血容量及血浆蛋白较低的患者；④干燥血浆：用200ml生理盐水溶解后使用，保存期限为5年。

（6）其他血液制品：①白蛋白液：用于低蛋白血症者；②纤维蛋白原：用于纤维蛋白缺乏症、弥散性血管内凝血(DIC)的患者；③抗血友病球蛋白浓缩剂：用于血友病患者。

（三）静脉输血的方法

1. 输血前的准备工作

（1）备血：抽取血标本，做血型鉴定和交叉配血相容试验。采血时禁忌同时采集两个患者的血标本。输入全血、红细胞、白细胞、血小板制品均需做血型鉴定和交叉配血试验。输入血浆需做血型鉴定。

（2）取血：与血库人员共同作好“三查八对”。“三查”：即查血液的有效期(采血日期)、血液质量和输血装置是否完好；“八对”：即对姓名、床号、住院号、血袋(瓶)号、血型、交叉配血试验结果、血液种类和剂量。确认无误后于交叉配血单上签全名。

（3）取血后：血液取出后勿剧烈振荡，以免红细胞大量破坏而引起溶血。切勿将血液加温，防止血浆蛋白凝固变性而引起反应，可在室温下放置15～20分钟后再输入。

（4）输血前：须与另一名护士再次进行“三查八对”，确定无误后方可输入。

2. 间接输血法要点

（1）按密闭式输液法用输血器先给患者输少量生理盐水，湿润输血管，再将血液摇匀后输入。开始时输入速度宜慢，少于20滴/分，观察15分钟无不良反应，再按病情需要调节滴速。一般成人40～60滴/分，儿童酌减。

（2）输血前后及两袋血之间须输入少量等渗盐水。

3. 直接静脉输血法要点　是将供血者的血液抽出后立即输给患者的方法，适用于无库血而患者又急需输血及婴幼儿的少量输血。

（1）注意须在无菌注射器内抽取一定量的抗凝剂，每50ml血液中加4%枸橼酸钠等渗盐水5ml。

（2）操作时需三人协作，一人采血，一人传递，另一人输血。在更换注射器时，不必拔出针头，但要放松袖带，并用手指压迫穿刺部位前端静脉，以减少出血。

4. 自体输血　即采集患者自身血液，或收集患者术中血，在需要时再回输给本人的方法。输自身血，不需要作血型鉴定和交叉配血试验。其形式有以下3种：

（1）术前预存血液回输：符合自体输血条件的择期手术者，在术前2～3周内，采集一定量的血液储存于4℃冰箱内，一次采血量不能超过总血量的12%，血液储存时间不宜超过10天。

（2）术前稀释血液回输：术前自体采血，同时输注等量的血浆代用品，使血液稀释，但血容量维持正常，其目的是减少术中血细胞的丢失。采集的血液可在室温下保存4小时，按需要于术中或术后回输。

（3）术中回收血液回输：用机械吸收装置回收患者术中流失的血液，经抗凝、过滤、分离、清洗、净化后再回输，常用于肝脾破裂、输卵管破裂等血液流入腹腔16小时内，无污染、无凝血者。大量回输者，应适当补充新鲜血浆和血小板，且回输总量应限制在3500ml以内。

有严重贫血、凝血因子缺乏、肝肾功能不全、菌血症等患者禁忌采用自体输血。

（四）输血反应及护理

1. 发热反应

（1）原因：①血液、保养液、储血袋及输血器等被致热原污染；②输血时违反无菌操作规程；③多次输血后发生抗原抗体反应，引起发热。

（2）临床表现：在输血过程中或输血后1～2小时内出现。先表现为畏寒或寒战，继之高热，体温上升至38～41℃，持续时间不等，轻者1～2小时后逐渐缓解。有些伴有头痛、恶心、呕吐、皮肤潮红等全身症状，严重者还可出现呼吸困难、血压下降、抽搐，甚至昏迷。

(3) 预防：严格管理血液制品、保养液和输血用具，去除致热源；严格遵守无菌操作规程。

(4) 护理措施：轻者，减慢滴速或暂停输血，可自行缓解；重者立即停输，通知医生，并保留余血与输血装置送检，查明原因。其余同输液反应。

2. 过敏反应

(1) 原因：过敏体质或输入血中含致敏物质。

(2) 临床表现：多数发生于输血后期或即将结束时。轻者：局限性或全身性的皮肤瘙痒或荨麻疹、口唇与眼睑水肿；重者可因喉头水肿、支气管痉挛而致呼吸困难，听诊两肺闻及哮鸣音，严重者发生过敏性休克。

(3) 预防：①勿选用有过敏史的献血员；②在采血前4小时内，献血员不宜进食高蛋白和高脂肪食物；③如有过敏史，可于输血前半小时遵医嘱给予抗过敏药物。

(4) 护理措施：①轻者减慢滴速，密切观察；重者立即停输，通知医生，并保留余血与输血装置送检，查明原因。②遵医嘱给药，可用0.1%盐酸肾上腺素注射液0.5～1ml作皮下注射，给予异丙嗪、地塞米松等抗过敏药物。③密切观察病情，呼吸困难者给予氧气吸入，喉头水肿者协助气管插管或气管切开，发生休克时按抗过敏性休克处理。

3. 溶血反应 指输入血中的红细胞或受血者的红细胞发生异常破坏，而导致一系列临床症状的发生，是输血过程中最严重的反应。

(1) 原因：①输入异型血，输入10～15ml即可出现症状；②输入变质血，如血液储存过久、保存温度不妥、血液染菌或受剧烈振荡、血中加入低渗或高渗或影响血液pH的药物；③Rh血型系统不合，于输血后几小时至几天后发生。

(2) 临床表现：重者在输入血液10～15ml时，即可出现症状，其表现可分为3个阶段：

第一阶段：输入血中红细胞的凝集原与受血者血浆中凝集素发生凝集反应，使红细胞凝集成团，阻塞部分小血管，造成组织缺血缺氧，可引起四肢麻木、头部胀痛、腰背部剧痛、胸闷、呼吸困难、血压下降、寒战或发热、恶心、呕吐等症状。

第二阶段：凝集的红细胞溶解后，大量血红蛋白散布到血浆中，出现黄疸和血红蛋白尿，同时第一阶段症状加重。

第三阶段：大量血红蛋白从血浆中进入到肾小管，遇酸性物质形成结晶体，阻塞肾小管。此外，因抗原抗体的相互作用，导致肾小管内皮细胞缺血、缺氧而坏死脱落，进一步阻塞了肾小管，出现少尿、无尿等急性肾衰竭症状，严重者可迅速死亡。

(3) 预防：认真作好血型鉴定和交叉配血试验；严格执行血液采集保存制度、查对制度和操作规程。

(4) 护理措施：①一旦发生立即停输，保留静脉通道，通知医生紧急处理；②保留余血，采集患者血标本送化验室重作血型鉴定和交叉配血试验；③氧气吸入；④双侧腰部封闭，用热水袋敷双侧肾区，解除肾血管痉挛，保护肾脏；⑤遵医嘱静脉注射碳酸氢钠溶液，以碱化尿液，使血红蛋白在尿液中的溶解度增加，避免阻塞肾小管；⑥密切观察生命体征与尿量变化，并作记录；少尿、尿闭者，按急性肾衰竭处理，休克者，抗休克抢救；必要时行换血疗法。

4. 大量输血后反应 大量输血是指24小时内紧急输血量超过或相当于患者血液总量。常见有肺水肿（同输液反应）、出血倾向和枸橼酸钠中毒反应等。

(1) 枸橼酸钠中毒反应

1) 原因：由于大量输血随之输入大量枸橼酸钠，如肝功能不全，枸橼酸钠尚未氧化即和血中游离钙结合使血钙下降，造成凝血功能障碍、毛细血管张力减低、血管收缩不良和心肌收缩无力等。

2) 临床表现：手足搐搦，血压下降，出血倾向，心电图出现Q-T间期延长，心率缓慢甚至心搏骤停。

3) 枸橼酸钠中毒的防治：如无禁忌，每输库血1000ml，可遵医嘱常规补充钙剂1g，即用10%葡萄糖酸钙或氯化钙10ml作静脉注射，以防低血钙发生。

(2) 出血倾向

1) 原因：由于输入大量库血，库血中血小板基本破坏，凝血因子减少而引起出血。

2) 临床表现：皮肤、黏膜瘀点或瘀斑，穿刺部位可见大块淤血斑或手术伤口渗血。

3) 护理措施：密切观察以上症状及血压和脉搏等变化；根据医嘱间隔输入新鲜血或血小板悬液，补充足够的血小板和凝血因子。

5. 其他反应 包括空气栓塞、传播疾病等。

核心提示 输液和输血法是抢救和治疗疾病的常用方法，理解常用溶液及作用、血液制品的种类、使用范围、保管原则；掌握静脉输液和输血的目的；周围静脉输液法和间接输血法的操作要点、注意事项；输血前的准备，以及常见的输液和输血反应的原因、表现、护理措施；另外，要掌握头皮静脉输液和颈外静脉输液适应证、穿刺点的定位等操作要点；输液故障的处理。

第十四节 标 本 采 集

一、标本采集的意义和原则

(1) 按医嘱采集标本。

(2) 做好准备:采集标本前评估患者的病情、检验目的、心理反应和合作程度。核对姓名、检验项目等,容器上贴标签。耐心给患者解释留取标本的目的或要求,取得患者的信任和合作。

(3) 采集方法、容器、量和时间要正确。

(4) 培养标本的采集,应在患者使用抗生素前采集,如已使用,应在检验单上注明。采集时严格执行无菌操作,标本须放入无菌容器内,不可混入防腐剂、消毒剂及其他药物,培养基和标本应足量,培养基无浑浊、变质,以保证检验结果的准确性。

(5) 及时采集,按时送检。

二、标本采集方法

(一) 痰标本采集方法

1. 常规标本

(1) 目的:检查细菌、虫卵或癌细胞。

(2) 方法:嘱患者晨起后漱口,以去除口腔中杂质,然后用力咳出气管深处的痰液,盛于清洁容器中送检。如找癌细胞,应立即送检,也可用95%乙醇或10%甲醛固定后送检。

2. 24 小时痰标本

(1) 目的:检查24小时的痰量,并观察痰液的性状,协助诊断。

(2) 方法:容器贴标签注明留痰起止时间,不可将唾液、漱口水、鼻涕等混入,留晨7时至次晨7时24小时的痰液送检。

3. 痰培养标本

(1) 目的:检查痰液中的致病菌。

(2) 方法:应于清晨收集,此时痰量较多,痰内细菌也较多。用朵贝尔溶液漱口,再用清水漱口避免口腔中细菌挟入,深吸气后用力咳嗽,将痰吐入无菌培养盒内,加盖即刻送检。

(二) 咽拭子标本采集方法

1. 目的 咽部及扁桃体采取分泌物作细菌培养。

2. 方法 嘱患者张口发"啊"音,用长棉签蘸生理盐水以敏捷而轻柔的动作,擦拭两侧腭弓及咽、扁桃体上的分泌物。作真菌培养时,须在口腔溃疡面采集分泌物。试管口在乙醇火焰上消毒,然后将棉签插入试管中,塞紧送检。

(三) 血标本采集方法

1. 静脉血标本采集方法

(1) 目的:为患者采集留取静脉血标本。包括:①全血标本,测定血液中某种物质的含量,如血糖、尿素氮、肌酸、肌酐、血氨等。②血清标本,测定血清酶、脂类、电解质和肝功能等。③血培养标本,培养血液中的致病菌。

(2) 操作要点

1) 注射器采血:按静脉注射法进针采集适量血液后,再松止血带、松拳,干棉签按压拔针,嘱患者屈肘按压片刻。按要求正确处理血标本:①血清标本:取下针头,将血液顺管壁缓慢注入干燥试管内,切勿将泡沫注入,避免震荡,以防红细胞破裂而造成溶血。②全血标本:将血液如上法注入盛有抗凝剂的试管内,立即轻轻摇动,使血液和抗凝剂混匀,防止血液凝固。③血培养标本:更换针头后将抽出的血液注入瓶内,轻轻摇匀;三角烧瓶在酒精灯火焰上消毒瓶口,将血液注入瓶内,轻轻摇匀,再将硅胶塞经火焰消毒后塞好,扎紧封瓶纱布。

2) 真空采血器采血:手持真空采血针,按静脉注射法穿刺,见回血后,将采血针的另一端针头刺入真空采血管,自动留取所需量,取下真空采血管,最后一支采完后,再松止血带、松拳,干棉签按压拔针,嘱患者屈肘按压片刻。

(3) 注意事项

1) 血标本做生化检查:宜在患者空腹时采集,因此时血液的各种化学成分处于相对恒定的状态,检验结果比较正确。

2) 根据不同的检查目的选择标本容器,并计算所需血量。一般血培养取血5ml,亚急性细菌性心内膜炎患者,为提高培养阳性率,采血量增至10~15ml。

3) 严禁在输液、输血的针头处抽取血标本和在静脉输液、输血同侧手臂采血,以免影响检验结果。

4) 在采血过程中,应当避免导致溶血的因素。

5) 同时抽取几项检验血标本时,一般注入容器内的顺序为:先血培养瓶,再抗凝管,最后干燥试管,动作应迅速准确。

6) 需要抗凝的血标本,应将血液与抗凝剂混匀。

7) 真空试管采血时,采血前不可将真空试管与采血针相连,以免试管内负压消失影响采血。

2. 动脉血标本采集方法

(1) 目的:作血液气体分析。

(2) 操作要点

1) 一般选股动脉和桡动脉,以动脉搏动最明显处作为穿刺点。

2）指导患者抽取血时尽量放松，平静呼吸，避免影响血气分析结果。

3）先抽取少量肝素，湿润注射器后排尽（或者使用专用血气针）。

4）消毒穿刺部位及左手的食指、中指，以固定穿刺动脉后，迅速在两指间垂直或与动脉走向呈40°进针，动脉血自动顶入血气针内，一般需要 1ml 左右。

5）拔针后立即将针尖斜面刺入橡皮塞或者专用凝胶针帽隔绝空气。将血气针轻轻转动，使血液与肝素充分混匀，立即送检。

6）用无菌纱布垂直按压穿刺部位 5～10 分钟，并保持穿刺点清洁、干燥。必要时沙袋压迫止血。

（3）注意事项

1）消毒面积应较静脉穿刺大，严格执行无菌操作技术，预防感染。

2）患者穿刺部位应当压迫止血至不出血为止。

3）若患者饮热水、洗澡、运动，需休息 30 分钟后再取血，避免影响检查结果。

4）做血气分析时注射器内勿有空气。

5）标本应当立即送检，以免影响结果。

6）有出血倾向者慎用。

（四）尿标本采集方法

1. 尿常规标本

（1）目的：检查尿液的色泽、透明度、细胞及管型，测定比重，并作尿蛋白及尿糖定性。

（2）方法：嘱患者将晨起第一次尿留于清洁容器内约 100ml，送检。晨尿浓度较高，且未受饮食影响。注意不要将粪便混入尿中，粪便中的微生物可使尿液变质；女性在月经期不宜留取尿标本。昏迷或尿潴留的患者可通过导尿术留取。

2. 12 小时或 24 小时尿标本

（1）目的：作尿的各种定量检查，如钠、钾、氯、17-羟类固醇、17-酮类固醇、肌酐、肌酸、尿糖及蛋白定量，或尿浓缩查结核杆菌。

（2）方法：留取 12 小时尿标本：指导患者于晚 7 时排空膀胱后开始留取尿液，至次日晨 7 时排最后一次尿留于容器内作为结束，将 12 小时尿液全部留于容器中。若取 24 小时尿标本，嘱患者于晚 7 时排空膀胱后，开始留取尿液，至次晨 7 时排最后一次尿液。留于容器内作为结束，将 24 小时尿液全部留于容器中。做好交班，检查患者正确留取尿标本，如选甲苯防腐剂，应在第一次尿液倒入后再加入，使之形成薄膜覆盖在尿液表面。

常用防腐剂的作用及方法见表 17-7。

3. 尿培养标本 ①中段尿留取法：按导尿术清洁和消毒外阴，嘱患者排尿，弃去前段尿，用试管夹夹住试管，于酒精灯上消毒试管口后，接取中段尿 5～10ml；再次消毒试管口和盖子，立即盖紧试管。②导尿术留取法。

表 17-7 常用防腐剂的作用及方法

名称	作用	用法	举例
甲醛	固定尿中有机成分，防腐	24 小时尿液中加 40%甲醛 1～2ml	爱迪计数
浓盐酸	防止尿中激素被氧化，防腐	24 小时尿液中加 5～10ml	17-酮类固醇、17-羟类固醇
甲苯	保持尿液的化学成分不变	100ml 加 0.5%～1%甲苯 2ml	尿蛋白定量、尿糖定量、钠、钾、氯、肌酐、肌酸的定量检查

（五）粪便标本采集方法

1. 常规标本

（1）目的：检查粪便的性状、颜色、混合物及寄生虫等。

（2）方法：竹签取少量异常粪便约蚕豆大小，放入蜡纸盒内。如为腹泻者应取黏液部分；如为水样便应盛于容器中送验。

2. 寄生虫及虫卵标本

（1）目的：检查寄生虫成虫、幼虫及虫卵。

（2）方法：检查寄生虫卵时，应在不同部位取带血及黏液的粪便标本 5～10g 送验。服驱虫剂后或作血吸虫孵化检查，应留取全部粪便，及时送验。查阿米巴原虫，在采集标本前用热水将便盆加温，便后连同便盆立即送验。因阿米巴原虫在低温下可失去活力而难以查到。

3. 潜血标本 检查粪便肉眼不能觉察的微量血液。方法同常规标本。

4. 培养标本

（1）目的：检查粪便中的致病菌。

（2）方法：用无菌竹签取带脓血或黏液的粪便少许，置培养管或蜡纸盒中，立即送验。如患者无便意时，用无菌长棉签蘸无菌生理盐水，由肛门插入约6～7cm，顺一方向轻轻旋转并退出棉签，置于无菌培养管中，塞紧送验。

> **核心提示**　要掌握标本采集的原则及各种标本的采集方法、注意点；痰、血、尿、粪便标本的类型；静脉血标本包括全血标本、血清标本、血培养标本，掌握各种标本的试管选择；动脉血标本采集的目的为做血气分析，采集尤其要注意隔离空气。各种尿标本采集的时间、量及12小时和24小时尿标本的防腐剂选择。

第十五节　病情观察和危重患者的抢救

一、危重患者的支持性护理

(一) 危重患者的病情评估

1. 一般情况

(1) 表情与面容：急性、慢性或病危面容。如面颊潮红或面色苍白、精神委靡、双目无神等。

(2) 皮肤与黏膜：皮肤的弹性、颜色、温度、湿度、完整性，有无出血、皮疹、水肿、黄疸和发绀等情况。

(3) 姿势与体位：观察有无肌肉萎缩、肌腱及韧带退化、关节强直及强迫体位。一般患者为主动体位，急性腹痛患者双腿蜷曲，以减轻疼痛为被迫体位。极度衰竭或神志不清患者为被动体位。

(4) 饮食与营养：食欲、食量、食后反应、饮食习惯、有无嗜好或偏食。

(5) 呕吐物与排泄物：呕吐是胃内容物不自主地经口喷涌而出，是许多疾病表现在肠胃系统中的常见症状，为保护性防御反射。主要观察：时间、方式、性状、量、颜色、气味、伴随症状，若混有滞留在胃内时间较长的血液时呈咖啡色；滞留时间短、出血量较多时呈鲜红色。一般呕吐物呈酸性，滞留时间较长时呈腐臭味。观察粪、尿、汗液、痰液等的性质及量，长期卧床患者观察有无尿潴留及便秘。

2. 生命体征

(1) 体温：体温升高方式、发热程度、类型及伴随症状。休克及极度衰竭患者体温下降。体温突然升高，多见于急性感染。病情严重时体温过高或过低。

(2) 脉搏和心率：评估脉搏的快慢、强弱和节律。脉搏或心率＜60次/分或＞140次/分、间歇脉、脉搏短绌，均说明病情变化。触脉了解血管充盈度，触不到桡动脉提示循环不良。心跳过速、过缓、期前收缩和心搏骤停等心律失常，立即采取急救措施。

(3) 呼吸：评估呼吸的频率、深浅、节律和音调以及皮肤、肢端发绀情况。呼吸严重抑制的患者：点头样或潮式呼吸；呼吸频率多于40次/分或少于8次/分为病情严重。

(4) 血压：观察高血压和休克患者的血压具有特殊意义。舒张压持续高于12.6kPa(95mmHg)以上，或收缩压持续低于12kPa(90mmHg)以下，或血压时高时低，均为异常表现。

3. 意识状态　意识指对环境的知觉状态。凡能影响大脑功能的疾病均会引起不同程度的意识改变，这种状态称为意识障碍。表现为对自身及外环境的认识、记忆、思维、情感等精神活动异常改变。按严重程度分为：

(1) 嗜睡：长时间睡眠，可唤醒，很快又入睡，可回答问题，不一定准确。

(2) 意识模糊：思维、语言不连贯，定向力障碍，有错觉、幻觉、烦动、谵语或精神错乱。

(3) 昏睡：熟睡，不易唤醒，对强刺激有反应，醒后答非所问。

(4) 昏迷：高度意识障碍，可分为：

1) 浅昏迷：无自主运动，对声光刺激无反应，对疼痛刺激有痛苦表情，各种反射存在，脉搏、呼吸、血压无明显改变，有大小便潴留或失禁。

2) 深昏迷：对外界任何刺激均无反应，全身肌肉松弛，呼吸不规则、血压下降、大小便失禁。

(5) 谵妄：以兴奋性增高为主的高级神经中枢急性失调状态。

4. 瞳孔　是颅内疾病、药物中毒等病情变化的重要指征。

(1) 形状、大小：正常人两侧等大等圆。直径2.5～4mm。

1) 双侧瞳孔缩小：直径＜2mm，称瞳孔缩小。有机磷、巴比妥类、吗啡类中毒。单侧缩小提示同侧小脑幕裂孔疝早期。

2) 双侧瞳孔散大：直径＞5mm，称瞳孔散大。颅内压增高、颠茄类、氰化物中毒及濒死状态。突然扩大：病情急剧变化。双侧散大固定为大脑不可逆损害。

3) 瞳孔不等大：两侧大小不一。一侧瞳孔散大、固定，常提示同侧颅内疾病(如颅内血肿、脑肿瘤等)所致的小脑幕裂孔疝的发生。

(2) 对光反应：正常对光反应灵敏。对光反应消失：见于危重或昏迷患者。

5. 心理反应　观察患者有无恐惧、焦虑、猜疑和悲观情绪。

6. 特殊检查或治疗的观察

(1) 特殊检查治疗的观察：如各种造影、穿刺、内镜检查、导尿、吸痰、吸氧、输血，甚至手术，易给患者带来不同程度创伤，吸痰时要观察患者的缺氧情况，吸氧后要观察患者缺氧程度的改善；输血要观察输血反应，放置引流管要观察引流液的色、质、量；手术后观察血压、伤口及出血等情况。

(2) 药物治疗的观察：观察疗效、副作用及有无过敏反应。如给予退热药应及时观察患者体温下降情况及有无虚脱。心肺功能异常患者使用强心药物应观察脉搏、呼吸的变化及副作用。

7. 自理能力 观察患者的活动能力及活动耐力，如能否自己进食、如厕、穿着与修饰、清洁卫生等及需要帮助的程度。

(二) 危重患者的支持性护理

1. 密切观察病情变化 注意生命体征、尿量、意识、心肺情况及原发病。定期进行血气分析和电解质测定。观察有无自主呼吸，调整同步。注意呼吸机是否正常，有无漏气，连接有无脱落，各参数是否符合患者情况。

2. 观察通气量 通气合适，能看到胸廓起伏，呼吸音清楚，生命体征稳定；通气不足：二氧化碳滞留，皮肤潮红、出汗、浅静脉充盈消失；通气过度：昏迷、抽搐等碱中毒症状。

3. 保持呼吸道通畅 鼓励咳嗽、深呼吸；协助翻身、捶背，促进排痰，同时湿化吸入气体；昏迷患者头偏向一侧，及时清理呼吸道分泌物，防止误吸；舌后坠者，用舌钳拉出，保持功能位；人工气道者及时雾化、吸痰。

4. 确保安全 对谵妄、躁动和意识障碍的患者，要合理使用保护具；防止意外发生。牙关紧闭、抽搐的患者，可用牙垫、张口器，防止舌咬伤，同时室内光线宜暗，工作人员动作要轻，避免外界刺激而引起抽搐。准确执行医嘱，确保患者医疗安全。

5. 加强临床护理

(1) 眼的保护：眼睑不能自行闭合的患者，由于眨眼少，角膜干燥，易发生溃疡，并发结膜炎，可涂金霉素眼膏或盖凡士林纱布，以保护角膜。

(2) 作好口腔和皮肤护理，并注意保持患者的清洁卫生。

(3) 肢体活动：病情允许时，可每日2～3次为患者作肢体的伸屈、内旋、外展等活动，并作按摩，促进血液循环，增加肌肉张力，帮助恢复功能，预防静脉血栓的形成。

6. 补充营养和水分 保证水和营养的摄入，必要时采用鼻饲或静脉高营养疗法。

7. 维持排泄功能 协助患者大小便，必要时给予人工通便和导尿术。

8. 保持各种引流管通畅 妥善固定引流管、安全放置，防止扭曲、受压、堵塞、脱落，保持通畅。

9. 心理护理 患者常表现为恐惧、焦虑、悲伤、过分敏感等；慢性病加重的患者，常表现为消极、多疑、绝望等。鼓励患者表达其不安的因素，满足患者的需要，尊重患者的权利，保护患者的自尊。及时鼓励、安慰、疏导患者，解释各种抢救措施的目的及作用，缓解患者的心理压力。

二、危重患者的抢救技术

(一) 抢救设备及抢救工作的管理

病区抢救室宜设在靠近医护办公室的单独房间。抢救室的设备：

1. 抢救床 以能升降的活动床为佳，另备木板一块，作胸外心脏按压时用。

2. 抢救车 内置：①急救药品，中枢兴奋药、升压药、血管扩张药、强心剂、抗心律失常药、抗心绞痛药、平喘药、止血药、止痛镇静药、抗惊厥药、抗过敏药、激素类药、脱水利尿药、解毒药、碱性药及其他；②一般用物；③各类无菌物品及无菌急救包。

3. 急救器械 包括供氧装置、吸引器、电除颤器、心脏起搏器、心电监护仪、心电图机、呼吸机、洗胃机等。

一切急救药品、器械等抢救设备应严格执行"五定"制度，即定数量品种、定点安置、定人保管、定期消毒灭菌、定期维修。

(二) 常用的配合抢救的技术

1. 心肺复苏基本生命支持术 又称为现场急救，是心肺复苏术的初始急救技术，是专业或非专业人员进行现场徒手抢救，包括开通气道、人工呼吸、胸外心脏按压，即ABC三个步骤。心肺复苏基本生命支持术是脑复苏的前提条件，对呼吸、心搏骤停患者的抢救应在4分钟内进行基本生命支持，开始时间越早，存活率越高。

(1) 目的 ：尽快恢复猝死患者的呼吸、循环功能，用人工的方法保证重要器官的血氧供应。

(2) 操作要点

1) 就地抢救，不宜搬动。注意遮挡，尊重患者，避免影响其他患者。

2) 徒手心肺复苏术的操作流程分为以下五步：①评估意识：轻拍患者双肩、在双耳边呼唤(禁止摇动患者头部，防止损伤颈椎)。如果清醒(对呼唤有反应、对痛刺激有反应)，要继续观察，如果没有反应则意识丧失，进行下一个流程。②求救，高声呼救："快来人啊，有人晕倒了!"急呼他人协助抢救，接着联系打120求救,立即进行心肺复苏术。注意:保持冷静,待120调度人员询问清楚再挂电话。③安置体位及畅通呼吸道:迅速去枕仰卧于硬板床或地面,如果是软床,胸下需垫胸外按压板,头后仰,头颈躯干平直,无扭曲,双手放于躯干两侧。松解衣领、腰带,暴露操作部位,取出口内异物,清除分泌物、呕吐物,取下活动义齿,开放气道,常采用仰头抬颏法,即用一手推前额,使头部尽量后仰,同时另一手将下颏向上方抬起。注意:不要压到喉部及颌下软组织。④人工呼吸:判断是否有呼吸:一看二听三感觉(维持呼吸道打开的姿势,将耳部放在患者口鼻处)。一看:患者胸部有无起伏;二听:有无呼吸声音;三感觉:用脸颊接近患者口鼻,感觉有无呼出气流。如果无呼吸,应立即给予人工呼吸2次,保持仰头抬颏手法,用压住额头的手以拇指食指捏住患者鼻孔,张口罩紧患者口唇吹气,同时用眼角注视患者的胸廓,胸廓膨起为有效。待胸廓下降,吹第二口气。应用简易呼吸器:将简易呼吸器连接氧气,氧流量8～10L/min,一手固定面罩,另一手挤压简易呼吸器,每次送气500～1000ml,频率10～12次/分。⑤胸外心脏按压:判断患者颈动脉搏动:术者食指和中指指尖触及患者气管正中部(相当于喉结的部位),旁开两指,至胸锁乳突肌前缘凹陷处。判断时间为10秒钟。如无颈动脉搏动,应立即进行胸外按压。抢救者站或跪于患者右侧,左腿与患者肩在一条线上,心脏按压部位为胸骨中、下1/3交界处(剑突上两横指),或两乳头连线中点。掌根置于按压部位,掌根与胸骨长轴重叠,双肩前倾在患者胸部正上方,腰挺直,以臀部为轴,双手掌根重叠,手指互扣翘起,以掌根按压,手臂要挺直,收肩夹肘,肘部不能打弯,用整个上半身的重量垂直下压,按压幅度:使胸骨下陷4～5cm,按压时间:放松时间为1:1,按压频率:100次/分,然后迅速放松,使胸廓充分回弹。一般来说,心脏按压与人工呼吸比例为30:2。操作5个循环后再次判断颈动脉搏动及人工呼吸10秒钟,如已恢复,进行进一步生命支持;如颈动脉搏动及人工呼吸未恢复,继续上述操作5个循环后再次判断,直至高级生命支持人员及仪器设备的到达。

(3) 注意事项:①遇有头颈、脊椎外伤者不宜抬颈或搬动,以免脊髓损伤。遇有肋骨骨折、血气胸、心脏压塞、心脏外伤等,立即配合医生进行胸内心脏按压术。②人工呼吸时要确保呼吸道通畅,送气量不宜过大,以免引起患者胃部胀气;吹气后,迅速将头转向患者胸的方向,避免吸入患者呼出的二氧化碳并观察患者的呼吸情况。③胸外按压时要确保足够的频率及深度,尽可能不中断胸外按压,每次胸外按压后要让胸廓充分地回弹,以保证心脏得到充分的血液回流;胸外按压时肩、肘、腕在一条直线上,并与患者身体长轴垂直。按压时,两手手指不能触及患者胸壁,按压至最深处稍做停顿,抬手时手掌掌根不能离开胸壁,以免移位。④操作中途换人,不得使抢救中断时间超过5～7秒,应在心脏按压、吹气间隙进行,人工呼吸与胸外心脏按压同时进行时,吹气应在放松按压的间歇进行,二人要配合默契。在未恢复自主心律前不能中断按压。

(4) 复苏标准:①恢复自主呼吸、心跳。②可触及大动脉搏动,收缩压在60mmHg以上。③皮肤、黏膜色泽转为红润。④意识逐步恢复、昏迷变浅或出现反射、挣扎躁动。⑤散大的瞳孔开始变小恢复。⑥心电图波形由直线变为波形。⑦复苏成功后撤去按压木板,头下垫枕,采用复苏体位。

(5) 实施进一步生命支持,用简易呼吸器或人工呼吸机维持呼吸,加强护理。再进行持续生命支持,即监测心、肺、肝、肾功能及电解质平衡情况和防止脑水肿。

2. 氧气吸入法

(1) 给氧的作用及适应证:提高患者动脉血氧分压(PaO_2)和动脉血氧饱和度(SaO_2),预防和纠正各种原因引起的缺氧状态。如心肺功能不全引起的呼吸困难、中毒、昏迷、大出血、休克及分娩时产程过长或胎儿心音不良等。

(2) 缺氧程度的判断:患者的临床表现和血气分析检验结果是用氧的重要依据,见表17-8。

表17-8 缺氧程度及临床症状

程度	PaO_2(kPa)	$PaCO_2$(kPa)	呼吸困难和发绀	神志
轻度	6.6～9.3	>6.6	无发绀或轻度发绀,呼吸困难不明显	神志清楚
中度	4.6～6.6	>9.3	发绀、呼吸困难明显	神志清楚或烦躁不安
重度	4.6以下	>12.0	显著发绀、严重呼吸困难、三凹征明显	嗜睡或昏迷

(3) 氧气成分、浓度和用氧量换算法

1) 氧气成分:99%氧气或5%二氧化碳和纯氧混合气体。

2) 氧气吸入的浓度:空气氧含量21%。低于25%无治疗价值,高于70%持续1～2天会发生氧中毒,表现为恶心、烦躁、面色苍白、呼吸困难。吸氧浓度控制在50%以下，根据缺氧程度决定给氧浓度及调节氧流量。

3）氧浓度和氧流量(L/min)的换算：

吸氧浓度%＝21＋4×氧流量(L/min)。可参阅表17-9。

表17-9 氧浓度和氧流量(L/min)的换算

氧流量(L/min)	1	2	3	4	5	6	7	8	9	10
氧浓度(%)	25	29	33	37	41	45	49	53	57	＞60

(4)操作方法

1）方法有：①鼻塞法，鼻塞大小以塞住鼻孔为宜。②鼻导管法，分单侧鼻导管法和双侧鼻导管法。③漏斗法，将漏斗置于距患者口鼻1～2cm处。适当固定。多用于婴幼儿或气管切开术后的患者。④面罩法，面罩置于患者口鼻部，调节流量，成人一般为6～8 L/min，小儿为1～3 L/min。适用于躁动不安、病情较重或鼻导管给氧效果不佳者。⑤氧气枕法：患者头枕在氧气枕上，借身体重量使氧气流出，用于氧气筒准备不及或转移危重患者途中。⑥头罩法：适用于新生儿或婴幼儿。根据需要调节罩内氧浓度，长期给氧时不会发生氧中毒。⑦氧气帐法：将氧气接于氧气进孔处，将患者头胸部置于氧气帐内给氧，因设备复杂、造价高，仅用于烧伤和新生儿。

2）操作要点(以鼻导管法为例)：核对解释→装表连接(湿化瓶盛蒸馏水或冷开水1/3～1/2)→清洁鼻腔→调节流量(根据医嘱)湿润鼻导管→插管固定(双侧插入约1cm，单侧插入鼻尖至耳垂的2/3)→整理记录(用氧时间和氧流量)→停氧：先拔出鼻导管，再关闭流量表。

3）注意事项：①遵守操作规程，注意用氧安全，做好“四防”，即防震、防火、防热、防油。②用氧时先调节流量后插管，停用时先拔除导管，再关闭氧气，中途改变流量先分离鼻导管，调节好流量再接上。③观察患者脉搏、呼吸、血压、皮肤、精神状态有无改善，以衡量氧疗效果，测定动脉血气分析判断疗效，以调整用氧浓度。④鼻导管持续用氧每日更换鼻导管2次，双侧鼻孔交替插管，及时清除鼻腔分泌物。鼻塞、头罩每天更换1次、面罩4～8小时更换1次。⑤筒内氧不可用尽，压力降至490kPa($5kg/cm^2$)时不可再用。⑥对未用或已用空的氧气筒应分别悬挂“满”或“空”的标志。

3. 吸痰法 吸痰法是通过负压吸引的方法，经口、鼻或人工气道将呼吸道分泌物吸除，保持呼吸道通畅。吸痰法用于危重、年老、昏迷及麻醉后患者，防止因咳嗽无力、咳嗽反射迟钝或会厌功能不全，导致痰液不能咳出或呕吐物吸入气管而发生吸入性肺炎或窒息。

(1) 目的

1）清除患者呼吸道分泌物，保持呼吸道通畅。

2）防止窒息和吸入性肺炎等并发症。

3）改善肺通气，促进呼吸功能。

(2) 吸痰装置

1）中心吸引装置吸痰法。

2）电动吸引器吸痰法。

3）注射器吸痰法。

(3) 操作方法

1）操作要点(以电动吸引器吸痰法为例)：核对解释→检查调负压(成人：40～53.3kPa、儿童：＜39.9kPa；婴幼儿：13.3～26.6kPa、新生儿：＜13.3kPa)→连吸痰管吸生理盐水试通畅→抽吸痰液(插入时免负压，先吸口咽部，再换吸痰管，插入气道约15cm，从下往上提管，左右旋转退出，每次吸痰时间不超过15秒)→冲管消毒(退出后用生理盐水冲洗吸痰管，再放入消毒液)。

2）注意事项：①密切观察病情，发现喉头有痰鸣音或排痰不畅立即抽吸。②严格无菌操作，吸痰用物更换1～2次/天，痰管每次更换，勤做口腔护理。储液瓶内液体及时倾倒，做好清洁消毒处理。③插管时不可有负压，动作轻柔，一个部位的抽吸时间不超过15秒，避免损伤呼吸道黏膜。④口腔不能张开可从鼻腔抽吸，颅底骨折忌从鼻腔插管；气管插管或气管切开：可从气管插管或内套管抽吸，但连续吸痰不超过3次。⑤痰液黏稠：叩拍胸背或交替雾化吸入，也可在气管插管处或气管切开处缓慢滴入少量生理盐水或化痰药物。⑥为婴幼儿吸痰时，吸痰管要细、动作要轻、负压要小，以免损伤黏膜。⑦家庭或无吸引装置的紧急情况可用：注射器吸痰法、口对口吸痰法、吸引球吸痰法。

4. 洗胃法 是将大量溶液饮入或通过胃管灌入胃内，以冲洗并排出胃内容物的方法。

(1) 目的

1）解毒：清除胃内毒物或刺激物，减少毒物吸收。

2）减轻胃黏膜水肿和炎症：清除幽门梗阻患者胃内滞留食物，减轻胃黏膜充血水肿。

3）为手术或某些检查前作准备：如食管下段、胃部、十二指肠手术前准备。

(2) 适应证：非腐蚀性毒物中毒。

(3) 禁忌证

1）消化道溃疡(出血、穿孔)。

2）食管阻塞。

3) 食管静脉曲张。

4) 胃癌。

5) 昏迷患者慎用。

(4) 常用洗胃溶液见表 17-10。

表 17-10　常用洗胃溶液

毒物种类	灌洗溶液	禁忌药物
酸中毒	镁乳、蛋清水、牛奶	强碱药物
碱中毒	5%醋酸、白醋、蛋清水、牛奶	强酸药物
敌敌畏	2%～4%碳酸氢钠、1%盐水、1∶(15 000～20 000)高锰酸钾溶液	
1605、1059、4049(乐果)	2%～4%碳酸氢钠	高锰酸钾
敌百虫	1%盐水或清水、1∶(15 000～20 000)高锰酸钾溶液	碱性药物
DDT、666	温开水或生理盐水洗胃,50%硫酸镁导泻	油性泻药
巴比妥类	1∶(15 000～20 000)高锰酸钾、硫酸钠导泻	硫酸镁
灭鼠药(磷化锌)	1∶(15 000～20 000)高锰酸钾溶液、0.5%硫酸铜溶液洗胃,0.5%～1%硫酸铜溶液,每次 10ml,5～10 分钟口服 1 次,压舌板刺激舌根引吐	油类、脂肪类食物
氰化物	饮3%过氧化氢溶液后引吐,1∶(15 000～20 000)高锰酸钾溶液洗胃	

注:1) 蛋清水可黏附于黏膜或创面上,起保护作用,并可减轻疼痛。

2) 1605、1059、4049(乐果)等禁用高锰酸钾洗胃,因能氧化成毒性更强的物质。

3) 敌百虫遇碱性药物可分解出毒性更强的敌敌畏,其分解随碱性增强和温度升高而加速。

4) 硫酸镁对心血管和神经系统有抑制作用,可加重巴比妥类的中毒。

5) 口服硫酸铜后使其成为无毒的磷化铜沉淀,阻止吸收,并促其排出。磷化锌易溶于脂类物质,忌用油性食物,以免促使其溶解吸收。

(5)操作方法及要点

1) 各种洗胃法共同点:①洗胃溶液的温度为25～38℃,量为 10 000～20 000ml。②核对解释、插胃管的方法。体位:清醒患者取坐位,中毒较重者取左侧卧位,昏迷患者取平卧位、头偏向一侧;胃管插入的长度 55～60cm,即前额发际至剑突的距离。③基本程序都是先吸后洗,毒物不明的先吸出后送检,用温开水或 0.9%的氯化钠溶液先洗胃;反复灌洗直至洗出的溶液澄清无味。④洗胃时每次灌入量为 300～500ml。⑤洗胃完毕,反折胃管末端,迅速拔出。洗手,观察,记录洗胃时间、灌洗液的名称、量及吸出物的量、性状、颜色、气味、患者情况。

2) 各种洗胃法不同点:①口服催吐法:用于清醒合作的患者,自饮引吐,灌洗液温度不能过高,直至吐出澄清无味。②漏斗胃管洗胃法:利用虹吸原理将洗胃溶液灌入胃内后,再吸出来的方法。证实胃管在胃内后,举高漏斗距患者头部 30～50cm,若引流不畅挤压橡胶球。③电动吸引洗胃法:利用负压吸引原理进行洗胃的方法。负压保持在 100mmHg。④自动洗胃机洗胃法:利用电磁泵为动力源,通过自控电路控制,使电磁阀自动转换动作,完成洗胃。接灌洗液管,连接胃管、污水管。反复冲洗干净停机。⑤注洗器洗胃法:是用胃管经鼻腔插入胃内,用注洗器冲洗的方法。适用于幽门梗阻和胃手术前的患者。

(6) 注意事项

1) 急性中毒患者迅速采取口服催吐法,必要时插胃管洗胃。中毒物不明抽胃液送检,洗胃液用温开水或生理盐水。

2) 吞服强酸或强碱等腐蚀性药物,禁忌洗胃。给予牛奶、豆浆、蛋清保护胃黏膜,病情稳定后按医嘱用药或给予对抗剂。

3) 洗胃过程严密观察,有腹痛血性液体流出或出现虚脱立即停止,每次灌洗量不宜过多,以免造成窒息或急性胃扩张;灌入量和引出量需平衡。

4) 幽门梗阻患者洗胃宜饭后 4～6 小时或饭前进行。记录胃内潴留量,了解梗阻情况,供临床输液参考。

5) 有自杀倾向者做好心理护理及安全防范。

6) 小儿胃呈水平位,插管不宜深,动作要轻,灌入量不宜过多,婴幼儿每次量 100～200ml 为宜。

5. 人工呼吸器的使用

(1) 目的

1) 维持和增加机体通气、换气功能。

2) 纠正低氧血症,常用于心肺脑复苏。

3) 手术患者麻醉期间的呼吸管理。

(2) 用物准备

1) 简易呼吸器。

2) 人工呼吸机。

3) 氧气装置、蒸馏水、吸痰用物、电源。

(3) 操作要点

1) 简易呼吸器:一清(清理呼吸道)、二仰(头后仰)、三扣(扣面罩)、四挤(挤气囊)、五松。一次挤压有500~1000ml空气进入肺内。婴幼儿胸廓隆起为宜。频率在16~20次/分。注意事项:①简易呼吸器易发生活瓣漏气,要定时检查、维修保养。②发现患者有自主呼吸应同步挤压气囊。③每次应用气囊、接头、面罩及气管套管,应做好消毒。

2) 人工呼吸机使用法

要点:接氧及湿化→通电→调整参数→检查机器→解释→接管→观察→停机准备→撤机。人工呼吸机通气参数选择见表17-11。

(4) 注意事项①密切观察病情变化:原发病、自主呼吸恢复情况、生命体征、血气分析、电解质等,判断通气量是否合适。若通气量合适,吸气时胸廓隆起,呼吸音清晰,生命体征平稳;若通气量不足,患者皮肤潮红、出汗、表浅静脉充盈消失;若通气量过度,可出现昏迷、抽搐等碱中毒症状。②观察呼吸机工作是否正常:严防漏气和气管插管或气管切开套管意外脱出。③保持呼吸道通畅:湿化吸入气体,促进痰液排出。④定期进行血气分析和电解质测定。⑤预防和控制感染:使用过的物品消毒液浸泡每天1次,呼吸机、设备定期消毒,病室空气用紫外线照射或其他方法1~2次/天。⑥加强营养,做好生活护理,特别是皮肤和口腔护理。

表17-11 机械通气主要参数

项目	数值
呼吸频率(*R*)	10~16次/分
每分通气量	8~10L/分
潮气量(*Vr*)	10~15ml/kg(范围600~800ml)
吸呼比值(*I*/*E*)	1∶1.5~2.0
呼气压力(EPAP)	0.147~1.96kPa(<2.94kPa)
呼气末正压(PEEP)	0.49~0.98kPa(渐增)
供氧浓度	30%~40%(<60%)

核心提示 危重患者要加强病情观察和护理,掌握观察的内容:生命特征、意识、瞳孔、一般情况、心理状态、自理能力、特殊检查和药物治疗;以及支持性护理措施:观察病情,做好抢救准备;保持呼吸道通畅;确保患者安全;加强临床护理;补充营养水分;维持排泄功能;保持管道通畅;做好心理护理。抢救设备一定执行"五定"制度,根据患者的病情,选择急救措施:心跳呼吸停止实施心肺复苏术;缺氧患者吸氧;呼吸道不畅吸痰;中毒和手术准备洗胃;掌握各项急救操作的要点及注意点。

第十六节 临终患者的护理

一、关于临终关怀

(一) 临终关怀的概念

临终关怀,又称善终服务、安宁照顾或安息护理,是指由社会各层次人员组成的团队向临终患者及家属提供一种全面的照顾,包括生理、心理和社会等方面,使临终患者的生命得到尊重,症状得到控制,生命质量得到提高,家属的身心健康得到维护和增强,使患者在临终时能够无痛苦、安宁、舒适地走完人生最后的旅程。

(二) 临终关怀的基本原则

1. 以护理照顾为主的原则 不以延长生命为目的,而以减轻身心痛苦为宗旨。护理目标从治疗疾病为主转为对症处理和护理照顾,提高患者舒适度。如控制疼痛和不适,缓解心理压力等。

2. 尊重生命的原则 护理人员应维护并尊重患者的权利与尊严,尊重他们的信仰和习俗。

3. 提高生存质量的原则 让临终患者在有限的生存时间内,感受关怀,满足患者的需求,尊重生命,为临终患者提供优质的临终服务,提高其生活质量。

4. 注重心理支持的原则 临终是人生旅途的最后阶段,此时患者的心理十分复杂,护理人员应与临终患者和家属进行有效的沟通,对临终患者和家属进行心理疏导,及时发现他们的需要,让临终患者的亲人、子女、配偶陪伴在身边,提供亲情慰藉、情感支持,重视患者的微小愿望,建立温暖的人际关系,保持平衡心态。

二、临终患者的生理及心理

(一) 临终护理的概念

临终护理是对那些已失去治愈希望的濒死期患者实施积极的整体护理。其目的是尽可能减轻临终患者的痛苦、恐惧与不安,维护其尊严,使其安详地告别人世。临终护理是临终关怀不可缺少的一项服务内容,临终护理以姑息治疗护理为主要内容,还包括对临终患者家属的心理支持与照护,并可促进家属和患者的情绪稳定,提供全面的、积极的综合护理。

(二) 临终患者的生理护理

1. 循环与呼吸系统 临终患者可出现脉搏逐渐减弱或消失,呼吸困难,点头样或叹气样呼吸,呼吸与呼吸暂停交替出现等多循环与呼吸衰竭的征象。护士需密切观察生命体征的变化，给予热水袋保暖。必要时给予吸氧和吸痰。

2. 消化与泌尿系统　患者消化和泌尿系统功能紊乱，可表现为进食呃逆、恶心、呕吐、腹胀、吞咽困难、尿潴留、便秘、大小便失禁等。护士应调节好饮食，补充营养，注意口腔护理；做好排泄护理，尊重和满足患者的需要。

3. 皮肤与黏膜　临终患者循环衰竭，皮肤黏膜可表现苍白、湿冷、发绀，四肢冰凉，不能维持舒适的姿势，被动体位，容易发生压疮。护士应保持床铺清洁干燥，协助采取舒适体位，勤翻身，做好皮肤护理，预防压疮发生。

4. 感知觉与意识　临终患者周身疼痛不适，视力、语言功能减退，可出现不同程度的意识障碍。视觉由模糊发展到只有光感，至最后视力消失。眼睑干燥，分泌物增多。要保持眼部清洁，防止角膜溃疡或结膜炎，当患者视力丧失时，要用语言和触觉与其保持联系，以协助定位。护士应注意观察患者的意识状态，疼痛的性质、部位和持续时间，协助患者选择最有效地减轻疼痛的方法。环境要安静、空气新鲜、温湿度适宜，适当照明，增加患者的安全感。听力通常为最后消失的感觉，护理中应避免在患者周围窃窃私语，也不要在病床旁议论病情或哭泣，避免引起不良的刺激。

5. 瞳孔与肌张力　临终患者瞳孔散大，对光反射迟钝或消失，肌张力丧失，吞咽困难，大小便失禁，无法维持躯体功能位，肢体软瘫，希氏面容。护士应注意观察瞳孔与肌张力等改变，协助患者维持良好、舒适的体位。

6. 疼痛护理　应注意对疼痛的性质和影响因素进行评估，采取积极有效的方法控制疼痛，以药物控制为主。另外，还可采取神经阻滞法、针刺法、音乐疗法等非药物手段控制疼痛。

(三) 临终患者的心理护理

1. 否认期　当患者得知自己患了不治之症，极力否认、拒绝接受事实，并怀有侥幸心理四处求医。护士与患者之间应坦诚沟通，不要轻易揭穿患者的防卫机制，也不要欺骗患者。注意倾听患者的诉说，维持患者适当的希望，顺势诱导，给予关心和支持。注意：医护人员对患者言语要一致，经常陪伴在患者身边，使患者感受到医护人员的关怀。

2. 愤怒期　当否认无法维持，患者常会抱怨、挑剔甚至会斥责医护人员和家属。处于此期的患者常表现为生气与容易激怒，充满怨恨与嫉妒的心理，变得难以接近或不合作。护士要充分理解患者的痛苦，对其不礼貌的行为要忍让克制，给患者以关爱、宽容与理解。要允许患者发怒和抱怨，以宣泄内心的不快。

3. 协议期　愤怒的心理消失以后，开始接受自己临终的事实，但祈求会有奇迹的出现。此期患者对自己的病情抱有希望，能配合治疗。护士应鼓励患者说出内心的感受，尽可能满足患者提出的各种要求，创造条件，实现患者的愿望，并指导患者配合用药以减轻痛苦。

4. 忧郁期　随着病情的进展，患者清楚地看到死亡正接近自己，感到任何的努力都已无济于事，表现出抑郁和悲哀，情绪低落，会哭泣、不思饮食，甚至有自杀倾向。护士应多给予同情与照顾，鼓励家属陪伴。应允许患者表达其失落的感觉和悲伤的情绪。尽可能满足患者的各种需求，并加强安全保护措施。

5. 接受期　当一切努力都无济于事后，患者已能面对死亡，显得很平静安详，身心都已极度衰竭，对周围事物丧失兴趣，有的进入嗜睡状态。护士应为患者提供安静、舒适的环境，不要勉强患者与他人交谈，要尊重其选择。保持与患者的沟通，并给予适当的支持。

(四) 临终患者家属的身心护理

临终患者常给家属带来各种压力，家属常会出现一些心理及行为方面的改变：①个人需要的推迟或放弃；②家庭中角色和职务的调整与再适应；③压力增加，社会交往减少。

1. 临终患者家属的护理

(1) 满足患者家属照顾患者的需要，包括：①了解患者病情、照顾等相关问题的发展；②了解哪些人会照顾患者；③参与患者的日常照顾；④确认患者得到良好的照顾；⑤被关怀和支持；⑥了解患者死后的相关事宜；⑦了解经济补偿、社会资源等有关资源。

(2) 鼓励家属表达感情，提供安静、隐蔽环境，鼓励家属说出内心感受，对家属过激的言行给予容忍和谅解。

(3) 指导家属对患者进行生活照顾，使家属能获得心理慰藉，消除患者的孤独情绪，让患者感到亲情温暖。

(4) 协助维持家庭的完整性，协助家属在医院环境中，营造家庭生活氛围，共同进餐，维持家庭完整性。

(5) 满足家属生理、心理和社会方面的需求，护士要帮助其解决实际困难，合理安排陪伴期间的生活。

2. 丧亲者护理　丧亲者，即死者家属，主要指失去父母、配偶、子女者。丧亲者通常也经历着不同的心理反应，包括：震惊与不相信期、觉察期、恢复期、释怀期。丧亲者经历上述阶段大约需 1 年左右的时间，丧偶者可能需经历两年或更长的时间。

丧亲者的护理：

(1) 做好死者的尸体护理。

(2) 心理疏导：鼓励丧亲者宣泄其感情。

(3) 尽量满足丧亲者的需要。

(4) 尽力提供生活指导和建议，协助解决实际困难。

(5) 协助建立新的人际关系，培养新的兴趣，鼓励其参加各种社会活动。

(6) 进行访视追踪，提供持续性关爱和支持。

三、患者死亡后护理

(一) 死亡的概念和标准

1. 死亡的概念 濒死即临终，指患者已接受治疗性和姑息性的治疗后，虽意识清楚，但病情加速恶化，各种迹象显示生命即将结束。死亡是指个体生命活动和新陈代谢的永久停止。传统的死亡的概念是心肺功能的停止。脑死亡是指全脑包括大脑、中脑、小脑和脑干功能活动的不可逆停止。

2. 死亡的标准 传统死亡标准：①心跳呼吸停止；②瞳孔散大固定；③各种反射消失；④心电波平直。目前医学界开始主张用脑死亡作为死亡标准：①不可逆的深度昏迷；②自发呼吸停止；③脑干反射消失；④脑电波消失(平坦)。

(二) 死亡的分期

1. 濒死期 又称临终状态，是生命活动的最后阶段，死亡的开始。此期表现为机体各系统的功能严重障碍，中枢系统脑干以上功能处于深度抑制状态，表现为意识模糊或丧失，各种反射减弱或迟钝，肌张力减退或消失，心跳减弱，血压下降，呼吸微弱，出现潮式呼吸或间断呼吸。

2. 临床死亡期 又称躯体死亡，此期表现为心跳呼吸停止，瞳孔散大，各种反射消失，但各组织细胞仍有微弱而短暂的代谢活动。

3. 生物学死亡期 又称细胞死亡，是死亡过程的最后阶段。此期整个中枢神经系统及各器官的新陈代谢相继停止，并出现不可逆的变化，相继出现尸冷(尸体温度逐渐与室温接近)、尸斑(死亡后 2～4 小时开始出现)、尸僵(死后 6～8 小时开始出现)和尸体腐败(一般死后 24 小时开始出现)。

(三) 尸体护理

1. 目的 使尸体整洁，姿势良好，易于辨认，给家属以安慰。

2. 操作要点

(1) 准备：填写尸体识别卡 3 张，备齐用物携至床旁。劝慰家属请其暂离病房，家属不在时应尽快通知。

(2) 安置体位：撤去治疗用物，将床放平，使尸体仰卧，头下垫一小枕防止面部变色，用大单遮盖尸体。

(3) 整理遗容：洗脸，协助闭上眼睑。有义齿者代为装上，口不能闭紧者用绷带托住下颌。梳理头发。脱去衣裤，依次擦洗上肢、胸、腹、背、臀及下肢，有胶布痕迹用松节油擦净，有伤口者更换敷料，如有引流管应拔出后封闭伤口。

(4) 填塞孔道：必要时用棉花填塞口、鼻、耳、阴道、肛门等孔道，以免渗液外溢，棉花勿外露。穿上衣裤，将第 1 张尸体识别卡系在尸体手腕部，撤去大单。

(5) 包裹尸体：将尸单斜放在平车上，移尸体于尸单上。先将尸单两端遮盖头部和脚，再将两边整齐地包好，在胸、腰及踝部用绷带固定，系第 2 张尸体识别卡于胸前尸单上。

(6) 尸体运送：盖上大单，将尸体送太平间，系第 3 张尸体识别卡于停尸屉外。

(7) 终末消毒、整理病历、处理遗物、填写死亡通知单，在体温单 40～42℃之间相应时间栏内填写死亡时间。清点遗物交家属，若家属不在，应由两人共同清点后，交护士长保存。

3. 注意事项

(1) 尸体护理应在医师开具死亡诊断书后开始进行。

(2) 尸体护理应在患者死亡后尽快进行，以防尸体僵硬。应维护尸体隐私权，不可暴露尸体，并安置于自然体位。

(3) 做尸体护理时，态度应严肃认真，尊重死者，满足家属合理要求。

> **核心提示** 深刻理解和观察临终患者的身心变化，根据生理上的改变，对症处理减轻痛苦；观察 5 个心理反应阶段：否认期、愤怒期、协议期、抑郁期、接受期各期患者的表现，给予安慰、宽容、关心、支持等。目前逐渐以脑死亡作为诊断死亡的依据，要掌握脑死亡和传统死亡的标准；患者死亡后要认真做好尸体护理，是对死者的尊重和家属的安慰。

第十七节 医疗和护理文件的书写与处理

一、病案管理

(一) 病案的作用及重要性

1. 提供本人的信息资料 反映了患者患病及治

疗的全过程，是临床工作的原始文件记录，为患者再次入院诊断、治疗、护理等工作提供重要的依据。

2. 提供教学、科研及医学统计资料　是医学教学的最好教材，也是疾病调查、传染病管理、流行病研究及开展科研的原始资料。

3. 提供法律依据　医疗纠纷、保险索赔等证明。

4. 提供评价依据　是反映医院的医疗护理质量，是衡量一个医院的工作与科学管理水平的重要标志。

(二) 病案书写的基本要求

(1) 记录及时、准确、完整，内容简明、扼要、实用，医学术语应用确切。

(2) 字体清楚、端正，不可任意涂改、剪贴和滥用简化字。

(3) 眉栏、页码填写完整，每页记录后签全名，以明确责任。

(4) 格式规范，按要求使用红、蓝笔书写。

(5) 实习进修人员书写的记录，医护人员要审查并签名。

(三) 病案的管理

1. 住院期间医疗文件的保管　住院病案放于病案柜中，患者和家属未经护士同意不得翻阅，病案也不能擅自携出病区；病案必须保持清洁、完整，防止污染、破损、拆散和丢失。

2. 出院或死亡后病案的保管　应整理后交病案室，并按卫生行政部门规定的保存期限保管。

二、护理相关文件的书写

(一) 体温单

体温单见本章第八节。

(二) 医嘱单

1. 医嘱的内容　医嘱的内容包括日期、时间、床号、姓名、护理常规、隔离种类、护理级别、饮食、体位、药物、各种检查、治疗、术前准备和医生护士签名。

2. 医嘱的种类

(1) 长期医嘱：指医生开写医嘱时起，有效时间在24小时以上，可持续遵循至医嘱停止。如护理级别、饮食、药物等。

(2) 临时医嘱：指有效时间在24小时以内，应在最短时间内执行，一般仅执行1次。有的需立即执行(st)；有的需在限定时间内执行，如会诊、手术、检验等。出院、转科、死亡等也列为临时医嘱。

(3) 备用医嘱：①长期备用医嘱(prn)，有效时间在24小时以上，在病情需要时才执行，两次执行之间有间隔的时间限制；②临时备用医嘱(sos)，仅在医生开写时起12小时内有效，病情需要时才执行，只执行1次，过期未执行则失效。

3. 医嘱的处理方法

(1) 长期医嘱：写在长期医嘱栏内，注明日期和时间，护士将长期医嘱栏内的医嘱分别转抄至各种执行单上，并在时间和医嘱之间划红色的"∨"为标记。在执行栏内注明时间并签全名。

(2) 临时医嘱：写在临时医嘱栏内，护士在执行后，必须写上执行时间并签全名。

(3) 备用医嘱：①长期备用医嘱：写在长期医嘱栏内，但必须有执行时间，护士每次执行后，在临时医嘱栏内记录执行时间并签全名，供下一班参考。每次执行前须先了解上次的执行时间。②临时备用医嘱：写在临时医嘱栏内，12小时内有效。执行后注明时间并签全名。过时未执行，则由护士用红笔在该项医嘱栏内写"未用"两字。

(4) 停止的医嘱：首先在执行单或各种卡片上注销，然后在医嘱单原医嘱内容的停止日期栏注明停止的日期与时间并画红色"∨"标记。最后签全名。

(5) 重整医嘱：①当长期医嘱调整项目较多时要重整并另换一页。在最后一行医嘱下面用红笔画一横线，在红线下面用红笔写上"重整医嘱"4字，红线下均不得有空行。再将需要继续执行的长期医嘱按原来日期排列顺序，抄录在红线以下的医嘱单上，抄录完毕后需两人核对无误后，填写上抄写、核对者的签名。②凡转科、手术或分娩后也要重整医嘱，即在原医嘱最后一行下面用红笔划一横线，以示前面医嘱一律作废，并在红线下面用红笔写上"转科医嘱"、"手术医嘱"或"分娩医嘱"，然后重新开始写医嘱，核对后签名。

4. 注意事项

(1) 医嘱必须经医生签名后方可生效，一般不执行口头医嘱。在抢救或手术过程中执行口头医嘱时护士必须向医生复诵一遍，双方确认无误后方可执行，事后医生应及时补写。

(2) 抄写及处理医嘱时，思想要集中，认真细致、准确及时、字迹清楚，护士不得任意涂改。

(3) 医嘱须每班、每日核对，每周总查对，查对后签名。

(4) 不能机械地执行医嘱，如有疑问，必须核对清楚方可执行。

(5) 需下一班执行的临时医嘱要交班，并在护士交班记录本上注明。

(三) 特别护理记录单

凡危重、大手术或特殊治疗须严格观察病情的患者，应做好特别护理记录，以便及时了解病情变化，观察治疗或抢救后的效果。

1. 记录内容 患者生命体征、神志、瞳孔、出入液量、病情动态、各种治疗和护理措施及其效果。

2. 记录方法

(1) 用蓝笔填写眉栏各项。

(2) 日间用蓝笔记录，夜间用红笔记录。

(3) 各班交班前，应将患者的病情动态、治疗和护理措施，作一简要小结，并签全名。

(4) 24 小时出入液量应于次晨总结，并填写在体温单相应栏内。

(四) 患者入院评估单

患者入院评估单是护理病历的首页，是患者入院进行初步的护理评估记录。主要内容为患者的一般情况、简要病史、护理体检、生活状况及自理程度、心理、社会方面状态等。使用时在留有空白处填写、在符合的项目上打"√"即可。

(五) 护理记录单

1. 记录内容 包括患者姓名、科别、住院病历号、床号、页码、记录日期和时间、病情观察情况、护理措施和效果、护士签名等。

2. 书写要求

(1) 一般患者入院、转入、转出、分娩当日应有记录。

(2) 择期手术前 1 日及其他手术当日应有记录。

(3) 二、三级护理的患者每周定期记录。

(六) 患者出院评估单

1. 出院小结 是患者在住院期间，护理人员按护理程序对患者进行护理活动的概括记录。包括护理措施是否落实、患者的健康问题是否解决、预期目标是否达到、护理效果是否满意。

2. 出院指导 出院前要针对患者现状，提出出院后饮食、服药、休息、功能锻炼和定期复查等方面的注意事项，必要时可为患者或家属提供有关书面材料，护理人员要帮助不同患者在各自原有的基础上，获得更高水平的身心健康。

(七)病室报告

1. 病室报告书写要求 病室报告是由值班护士书写的书面交班报告，阅读它可了解病室全天工作动态和患者的身心状况。

(1) 白班用蓝笔，夜班用红笔，并签全名。

(2) 必须在深入病室、全面了解病情的基础上书写。

(3) 书写内容要全面、正确，重点突出，简明扼要，有连贯性，以利系统地观察病情。书写字迹清楚，不得涂改。

(4) 对新入院、转入、手术、分娩及危重患者，在诊断栏下面分别用红笔注明"新"、"转入"、"手术"、"分娩"，危重患者应作特殊红色标记"※"，以示醒目。

2. 书写顺序 根据下列顺序，按床号先后书写报告。

(1) 先写离开病室的患者，即出院、转出、死亡。

(2) 再记录进入病室的新患者，即入院、转入。

(3) 最后记录本班重点护理的患者，即手术、分娩、危重及有异常情况的患者。

3. 交班内容 首先报告患者的体温、脉搏、呼吸和血压，并注明测量时间。各种患者的侧重点如下：

(1) 对新入院或转入的患者，应报告入科时间和状态，患者主诉发病经过和主要症状、体征，给予的治疗和护理措施及效果。

(2) 危重患者，应报告患者的生命体征、瞳孔、神志、病情动态、特殊的抢救治疗、护理措施及效果，对危重患者的病情要详细记录。

(3) 已手术的患者应报告实施何种麻醉、何种手术、手术经过、清醒时间、回病室的情况，如生命体征、切口敷料有无渗血，是否已排尿、排气，各种引流管是否通畅，输液、输血及镇痛药的应用等。

(4) 预手术、预检查和待行特殊治疗的患者，应报告注意事项、术前用药和准备情况。

(5) 产妇，应报告产式、胎次、产程、分娩时间、会阴切口及恶露情况。

(6) 老年、小儿和生活不能自理的患者应报告生活护理情况，如口腔护理、压疮护理、饮食护理。

另外，还应报告上述患者的心理状态、睡眠情况、治疗效果、药物反应和需要重点观察项目、注意事项及已完成的事项。

核心提示 本单元要理解病案记录的意义，掌握记录的原则。正确书写体温单、特别护理记录单、护理记录单、入院护理评估单、出院护理评估单、病室报告及正确及时处理长期医嘱、临时医嘱，掌握重整医嘱的方法。

习题训练

A_1 型题

1. 下列哪项不属于护士的思想品德素质
   A. 具有高尚的道德情操
   B. 具有为人类健康服务的奉献精神
   C. 具有崇高的理想
   D. 具有一定的文化素养
   E. 具有较高的慎独修养
2. 护士应具备的专业素质不包括
   A. 规范的操作能力　B. 敏锐的洞察能力
   C. 评判性思维能力　D. 较强的自控能力
   E. 机制灵活的应变能力
3. 护士角色的功能不包括
   A. 照顾者　B. 咨询者
   C. 领导者　D. 协调者
   E. 管理者
4. 患者出院时，护士送患者不妥的语言是
   A. 欢迎再来　B. 注意饮食
   C. 适当休息　D. 按时复查
   E. 按时服药
5. 下列不符合操作前解释的是
   A. 本次操作的目的
   B. 患者的准备工作
   C. 适当的承诺
   D. 简要方法
   E. 具体交代患者配合的方法
6. 护士在操作前向患者耐心解释的作用不包括
   A. 尊重患者的权利
   B. 得到患者的理解
   C. 使患者感到放心
   D. 转移患者的注意力
   E. 使患者愿意合作
7. 护士双手托握治疗盘时，肘关节弯曲的角度为
   A. 30°　B. 50°
   C. 70°　D. 90°
   E. 120°
8. 人与人交往，运用语言性沟通技巧约占
   A. 20%　B. 35%
   C. 50%　D. 60%
   E. 65%
9. 在倾听技巧中，哪项是不可取的
   A. 全神贯注　B. 集中精神
   C. 双方保持合适的距离　D. 用心听讲
   E. 不必保持目光接触
10. 传递信息真实，且不易掩饰的沟通方式是
    A. 手势　B. 面部表情
    C. 身体姿势　D. 书信传递
    E. 口头表述
11. 倾听对方谈话时，不妥的是
    A. 全神贯注地听　B. 随便打断别人说话
    C. 不急于作出判断　D. 仔细听“弦外之音”
    E. 注意非语言行为
12. 在收集患者健康资料时常采用的沟通技巧是
    A. 沉默　B. 倾听
    C. 抚摸　D. 开放自我
    E. 用词
13. 医务人员与服务对象交流时合适的距离是
    A. 0～50cm　B. 51～120cm
    C. 1.3～3m　D. 3～4m
    E. >5m
14. 在交流刚开始时不宜应用
    A. 表情　B. 姿态
    C. 沉默　D. 触摸
    E. 倾听
15. 护士的非语言行为中最需谨慎应用的是
    A. 表情　B. 姿态
    C. 沉默　D. 触摸
    E. 倾听
16. 属于护士的专业素质的是
    A. 充沛的精力　B. 整洁大方的仪表
    C. 规范的护理操作能力　D. 稳定的情绪
    E. 较高的慎独修养
17. 构成护理程序框架的理论基础是
    A. 压力和适应理论　B. 解决问题论
    C. 人类基本需要层次论　D. 系统论
    E. 信息交流论
18. 有关“护理程序”概念的解释，哪项不妥
    A. 是指导护士工作及解决问题的工作方法
    B. 其目标是增进或恢复服务对象的健康
    C. 是以系统论为理论框架
    D. 是有计划、有决策与反馈功能的过程
    E. 是由估计、诊断、计划、实施 4 个步骤组成
19. 护士对住院患者的评估应在
    A. 入院时进行
    B. 医生要求时进行
    C. 患者要求时进行
    D. 患者入院和出院时进行
    E. 患者入院时开始直至出院为止

20. 下列不属于患者资料收集的内容是
A. 患者的家族史、过敏史
B. 患者心理状况
C. 患者家庭成员的婚育史
D. 患者的活动方式及自理程度
E. 患者的职业、民族、文化程度

21. 下列哪种交谈的方式是不正确的
A. 先提出一般性易于回答的问题
B. 遇到不善于表达的人，应耐心地启发
C. 使用医学术语
D. 对含糊不清、存有疑问或矛盾的内容，必须随时进行核实
E. 交谈过程中，始终保持关心的态度

22. 下列属于开放式提问的是
A. 您的父母有高血压病史吗
B. 您对手术有顾虑吗
C. 您每天解几次大便
D. 您的右上腹是否疼痛
E. 您今天的感觉怎么样

23. 护士主要通过哪种途径获得客观健康资料
A. 阅读病历及健康记录 B. 患者家属的陈述
C. 观察及体检获取 D. 患者的抚养人提供
E. 患者本人提供

24. 护士记录患者资料不符合要求的是
A. 收集资料后需及时记录
B. 描述资料的词语应确切
C. 内容要正确反映患者的问题
D. 客观资料应尽量用患者的语言
E. 避免护士的主观判断和结论

25. 关于护理诊断下述错误的是
A. 一项护理诊断可针对多个健康问题
B. 护理诊断以收集的资料为诊断依据
C. 护理诊断必须通过护理措施解决
D. 护理诊断是描述个体或群体对健康问题的反应
E. 护理诊断随病情而变化

26. 有关护理诊断陈述正确的是
A. 一个患者首优的护理诊断只能有一个
B. 首优护理诊断解决后再解决中优问题
C. 护士可参照马斯洛需要层次论排序
D. 现存护理诊断必须排在危险护理诊断之前
E. 对某个患者而言护理诊断的先后次序是固定不变的

27. 以下不属于护理诊断的是
A. 体液不足：与腹泻、呕吐有关
B. 体温过高：与感染、毒素吸收有关
C. 颅内压增高：与脑损伤有关
D. 活动无耐力：与贫血导致供氧不足有关
E. 尿潴留：与脊髓麻醉抑制排尿反射有关

28. 执行治疗方案有效属于下列哪种护理诊断
A. 现存的 B. 健康的
C. 潜在的 D. 可能的
E. 综合征

29. PSE 公式中的“P”代表
A. 患者的健康问题 B. 症状与体征
C. 患者的既往病史 D. 患者的现病史
E. 健康问题的相关因素

30. 潜在的护理诊断常用的陈述方式是
A. PSE B. PE
C. SE D. PS
E. P

31. 护士发现某患者缺乏预防哮喘复发的知识，正确的护理诊断是
A. 知识缺乏
B. 知识缺乏：与哮喘发作有关
C. 知识缺乏(特定的)
D. 知识缺乏：缺乏有关预防哮喘复发的知识
E. 知识缺乏：与缺乏预防哮喘复发的知识有关

32. 下列护理目标陈述正确的是
A. 患者的免疫能力增强
B. 患者了解糖尿病饮食的知识
C. 1 周后护士教会患者注射胰岛素
D. 患者在 1 天内学会尿糖定性试验
E. 1 周后患者的糖尿病彻底痊愈

33. PIO 记录法中的 I 指的是
A. 分类法 B. 诊断名称
C. 临床表现 D. 护理措施
E. 护理结果

34. 按医疗技术水平可将医院划分为
A. 综合性医院 B. 专科医院
C. 个体所有制医院 D. 企业医院
E. 一、二、三级医院

35. 对前来门诊就诊的患者护士首先应进行
A. 健康教育 B. 预检分诊
C. 查阅病案 D. 心理安慰
E. 配合医生进行检查

36. 不属于预检分诊内容的是
A. 询问病史 B. 观察病情
C. 科普宣教 D. 初步判断
E. 分诊指导

37. 门诊发现传染病患者时应立即
A. 开展候诊教育与卫生宣传

B. 安排患者提前就诊
C. 转急诊室处理
D. 将患者隔离诊治
E. 消毒候诊环境

38. 病区良好的社会环境不包括
A. 建立良好的护患关系
B. 病室环境清洁、整齐
C. 老患者对新患者的关心
D. 保护患者的隐私权
E. 家属对患者的关心

39. 不适宜患者休养的环境是
A. 保持安静，避免噪音
B. 床上用物保持清洁、平整
C. 手术室室温保持在 22～24℃
D. 定时开窗通风，每次 30 分钟
E. 墙壁选用红色，以调节情绪

40. 病室的相对湿度应保持在
A. 30%～40%　B. 40%～50%
C. 40%～60%　D. 50%～60%
E. 50%～70%

41. 产房室温宜保持在
A. 16～18℃　B. 18～20℃
C. 20～22℃　D. 22～24℃
E. 24～26℃

42. 按国际标准，病区声音强度宜控制在
A. 25～35dB　B. 35～40dB
C. 40～50dB　D. 45～55dB
E. 50～60dB

43. 为保持病室安静应
A. 工作人员在进行操作时应做到"四轻"
B. 白天病区环境噪声标准在 35～50dB
C. 两人交谈的最佳距离是 3m
D. 病室安装隔音罩
E. 室内多种花草、树木、减少噪声

44. 避免机械性损伤的措施不包括
A. 使用床档　B. 走廊设置扶手
C. 灭蚊、蝇及蟑螂　D. 减少障碍物
E. 病室、浴室、厕所设有呼叫系统

45. 不符合铺床节力原则的是
A. 备齐物品，按序放置
B. 两脚左右或前后分开
C. 手臂动作平稳、连续
D. 两膝稍弯以降低重心
E. 上身直立，身体远离床

46. 暂空床适合于
A. 重患者　B. 新入院患者
C. 麻醉后患者　D. 手术患者
E. 以上都是

47. 麻醉护理盘内的用物不包括
A. 张口器　B. 导尿管
C. 压舌板　D. 吸痰导管
E. 治疗碗

48. 护士在各种抢救操作中应做到
A. 一看，二问，三检查，四分诊
B. 五定
C. 四轻
D. 三查七对与二人查对
E. 二人查对

49. 一般患者入院时，护士首先应
A. 测量体温、脉搏、呼吸、血压
B. 接待患者，自我介绍
C. 通知医师
D. 安置好病床
E. 准备病历

50. 护士协助患者向平车挪动的顺序是
A. 上身、臀部、下肢　B. 下肢、臀部、上身
C. 臀部、下身、上身　D. 臀部、上身、下肢
E. 臀部、上身、下肢

51. 单人搬运患者哪项叙述不妥
A. 适用于儿科患者　B. 平车头端与床平行
C. 托起患者轻放于车上　D. 用于体重较轻者
E. 患者双臂交叉放于搬运者颈后

52. 单人、二人、三人搬运患者上下平车时，平车的正确放置方法是
A. 平车与床平齐
B. 平车头端与床尾相接
C. 平车头端与床尾呈钝角
D. 平车头端与床尾呈锐角
E. 平车头端与床头呈钝角

53. 挪动法、四人搬运法患者上下平车时，平车的放置与床的位置是
A. 平车与床平齐
B. 平车头端与床尾相接
C. 平车头端与床尾呈钝角
D. 平车头端与床尾呈锐角
E. 平车头端与床头呈钝角

54. 半坐卧位适用于以下哪种患者
A. 胎膜早破　B. 颈部手术后
C. 脑水肿　D. 脊柱手术后
E. 颅骨牵引

55. 采取半坐卧位时，床头应抬高
A. 10°～15°　B. 15°～30°

C. 20°～40° D. 30°～50°
E. 45°～65°

56. 采取头低足高位时，床尾应抬高
A. 5～10cm B. 10～15cm
C. 15～30cm D. 20～35cm
E. 30～45cm

57. 用于限制患者坐起的约束方法是
A. 约束手腕 B. 约束踝部
C. 固定肩部 D. 固定一侧肢体
E. 固定双膝

58. 以下哪种患者需要使用保护具
A. 休克患者 B. 腹痛患者
C. 体温过低患者 D. 咯血患者
E. 谵妄患者

59. 半坐卧位不适用于
A. 急性左心衰患者
B. 肺部疾病引起呼吸困难的患者
C. 腹腔手术后的患者
D. 休克患者
E. 盆腔手术后的患者

60. 以下哪种患者不需要使用保护具
A. 高热患者 B. 危重患者
C. 分娩后产妇 D. 躁动患者
E. 谵妄患者

61. 颅脑术后患者头部只能卧于健侧，主要是为了
A. 减轻疼痛 B. 减少伤口的压力
C. 防止脑疝形成 D. 防止呕吐
E. 便于观察伤口情况

62. 关于内源性和外源性感染说法正确的是
A. 外源性感染又称难预防性感染
B. 内源性感染的微生物是来自于患者体内或体表的致病菌
C. 应用消毒灭菌等技术不能有效控制外源性感染
D. 对内源性感染很难达到有效的预防控制
E. 内源性感染即使在患者健康状况良好时也能发生

63. 消毒与灭菌的主要区别在于能否杀灭
A. 病原微生物 B. 非致病微生物
C. 芽孢 D. 繁殖体
E. 杆菌

64. 煮沸消毒杀灭细菌繁殖体需水沸(100℃)后再保持
A. 5～10 分钟 B. 10～15 分钟
C. 15～20 分钟 D. 15～30 分钟
E. 10～20 分钟

65. 煮沸法不适宜消毒
A. 肛管 B. 鼻饲管
C. 手术刀 D. 持物钳
E. 治疗碗

66. 高压蒸汽灭菌时温度需达到
A. 121～126℃ B. 100～105℃
C. 100～120℃ D. 105～126℃
E. 105℃

67. 用压力蒸汽灭菌器灭菌时，物品包体积不得超过
A. 25cm×25cm×30cm B. 30cm×30cm×20cm
C. 30cm×30cm×30cm D. 30cm×30cm×25cm
E. 20cm×30cm×50cm

68. 对高压蒸汽灭菌效果的监测，最可靠的方法是
A. 留点温度计法 B. 化学指示管法
C. 生物测试法 D. 化学指示胶带法
E. 化学指示卡法

69. 关于化学消毒剂的作用以下正确的是
A. 高效消毒剂只能杀死细菌芽孢，不能杀死真菌芽孢
B. 中效消毒剂能杀死细菌芽孢以外的各种微生物
C. 低效消毒剂不能杀灭亲脂类病毒
D. 化学消毒比热力消毒可靠
E. 低效消毒剂对真菌无作用

70. 下列消毒剂，哪种能杀灭芽孢
A. 1%过氧乙酸
B. 1%苯扎溴铵(新洁尔灭)
C. 70%乙醇
D. 0.5%氯己定(洗必泰)
E. 0.5%碘伏

71. 现有 95%乙醇 500ml，要配制 70%乙醇，需加入蒸馏水
A. 155ml B. 165ml
C. 178ml D. 185ml
E. 195ml

72. 关于无菌技术，以下操作错误的是
A. 治疗室要湿式清扫，每日紫外线照射 1 次
B. 衣帽要整齐，口罩遮住口鼻，修剪指甲，洗手
C. 无菌物品与非无菌物品应分别放置
D. 1 份无菌物品，仅供 1 位患者使用 1 次
E. 无菌物品不能确认已被污染即可使用

73. 使用无菌容器正确的操作是
A. 盖的内面朝下，以便放置稳妥
B. 手抓边缘，以便持物牢靠
C. 容器内无菌物取出后，未污染物品可放回
D. 开盖 30 分钟内盖好，以防污染

E. 手指不可触及容器内面及边缘

74. 取无菌溶液时下列哪项是错误的
A. 首先核对瓶签
B. 检查药液有无沉淀
C. 保持瓶盖内面无菌
D. 倒溶液时瓶签向下
E. 用后立即盖上

75. 保管无菌物品哪项是错误的
A. 无菌物与非无菌物应分别放置
B. 无菌包必须注明灭菌日期
C. 打开过的无菌包,48 小时后必须重新灭菌
D. 取出的无菌敷料不得再放回无菌容器内
E. 无菌物品应放在清洁干燥固定的地方

76. 有关使用无菌手套的叙述,不正确的是
A. 戴无菌手套前,应先将手洗净擦干
B. 戴手套前应核对手套外号码和灭菌日期
C. 先用自来水冲净手套上的污迹,再脱下浸泡
D. 手套戴好后,两手置于腰以上、视线范围以内区域
E. 脱手套时,从手套口翻转脱下

77. 以下隔离原则正确的是
A. 患者被服放入污物袋消毒后再清洗
B. 入院后患者换下的衣物由家属带回
C. 患者的排泄物应排入下水道
D. 护理人员穿隔离衣后应迅速备齐用物,完成操作
E. 患者死亡应立即用无菌棉球填塞口、鼻、耳等孔道

78. 以下哪个区域是传染病区的半污染区
A. 治疗室、库房　　B. 浴室、盥洗室
C. 病区走廊、化验室　　D. 病室、厕所
E. 配餐室、更衣室

79. 以下关于半污染区的隔离要求正确的是
A. 患者不得进入半污染区
B. 医护人员只有脱去隔离衣方能进入半污染区
C. 患者的物品不得放入半污染区
D. 患者通过走廊时不得接触墙面
E. 患者盥洗间属于半污染区

80. 以下关于清洁区的隔离要求正确的是
A. 患者或穿了隔离衣的工作人员通过时不得接触墙面
B. 各类检验标本应有一定的存放架
C. 患者接触过的物品不得进入清洁区
D. 工作人员接触患者后不得再进入清洁区
E. 工作人员进入清洁区务必穿隔离衣

81. 我国的《传染病防治法》规定的甲类传染病是
A. 鼠疫、霍乱　　B. 鼠疫、麻疹
C. 鼠疫、艾滋病　　D. 霍乱、艾滋病
E. 鼠疫、霍乱、麻疹、艾滋病

82. 以下哪种疾病应执行接触隔离
A. 中毒性菌痢　　B. 暴发性肝炎
C. 百日咳　　D. 流行性乙型脑炎
E. 破伤风

83. 对传染患者用过的票证最好的消毒方法是以下哪一项
A. 喷雾法　　B. 熏蒸法
C. 擦拭法　　D. 高压蒸汽灭菌法
E. 燃烧法

84. 取避污纸的正确方法是
A. 由别人传递　　B. 从页面抓取
C. 掀页撕取　　D. 随意撕取
E. 掀开首页抓取第 2 页

85. 脱隔离衣的正确步骤是
A. 解袖扣、刷手、解领扣、解腰带、脱去隔离衣
B. 松腰带、系腰带、解袖扣、刷手、解领扣、脱去隔离衣
C. 解腰带、刷手、解领扣、解袖扣、脱去隔离衣
D. 松腰带、解袖扣、刷手、解领扣、系腰带、脱去隔离衣
E. 刷手、解腰带、解袖扣、解领扣、脱去隔离衣

86. 为传染病患者实施护理操作以下正确的是
A. 穿好隔离衣后,可到治疗室取物
B. 穿好隔离衣后,活动不受限制
C. 穿好隔离衣后,如仅用避污纸接触患者,脱衣后可不洗手
D. 护理操作前用物计划周全,以免反复穿脱隔离衣及消毒手
E. 穿好隔离衣,尚未接触患者,允许手抚摸口罩、脸部

87. 下列哪组传染病患者可安置在一室
A. 流感、百日咳　　B. 伤寒、痢疾
C. 破伤风、炭疽　　D. 流脑、乙脑
E. 肺结核、白喉

88. 热力消毒灭菌法中效果最好的是
A. 高压蒸汽灭菌法　　B. 燃烧法
C. 煮沸法　　D. 紫外线消毒法
E. 干烤法

89. 使用一次性口罩一般不超过
A. 4 小时　　B. 24 小时
C. 1 天　　D. 7 天
E. 7～14 天

90. 铺好的无菌盘有效期是
A. 4 小时　　B. 24 小时

C. 1天　　D. 7天
E. 7～14天

91. 应执行保护性隔离的是
A. 伤寒　　B. 肺结核
C. 霍乱　　D. 痢疾
E. 白血病

92. 应执行严密隔离的是
A. 伤寒　　B. 肺结核
C. 霍乱　　D. 痢疾
E. 白血病

93. 下列概念正确的是
A. 杀灭或清除物品上除芽孢外的病原微生物为消毒
B. 杀灭或清除物品上病原微生物为灭菌
C. 抑制物品上病原微生物的生长为消毒
D. 杀灭或清除物品上的病原微生物为灭菌
E. 杀灭或清除物品上的绝大部分病原微生物为灭菌

94. 关于紫外线消毒法注意事项以下不正确的是
A. 灯管表面至少每2周用无水酒精棉球擦拭1次
B. 病室内相对湿度为30%～40%
C. 照射时应关闭门窗,保证消毒效果
D. 物体表面消毒有效照射距离不超过60cm
E. 应定期检测灯管照射强度,记录使用时间

95. 用50%乙醇按摩局部皮肤的目的是
A. 消毒皮肤　　B. 去除污垢
C. 降低体温　　D. 润滑皮肤
E. 促进血液循环

96. 产生压疮最主要的原因是
A. 局部组织受压过久
B. 皮肤受潮湿、摩擦等物理刺激
C. 全身营养缺乏
D. 年老体弱
E. 患者瘫痪

97. 下列最易发生压疮的患者是
A. 高热多汗　　B. 肥胖
C. 昏迷　　D. 营养不良
E. 上肢牵引

98. 侧卧位患者最易发生压疮的部位是
A. 髋部　　B. 骶尾部
C. 坐骨结节　　D. 足跟
E. 髂前上棘

99. 不需要做口腔护理的患者是
A. 高热　　B. 昏迷
C. 禁食　　D. 口腔疾患
E. 下肢瘫痪

100. 为昏迷患者做口腔护理时不正确的是
A. 擦拭口腔后要漱口
B. 使用开口器时应从磨牙放入
C. 擦洗口腔时血管钳夹紧棉球,1次只夹1个
D. 棉球不可过湿,以免溶液吸入气道
E. 将义齿取下浸泡于冷开水中

101. 下列能使用盆浴、淋浴的患者是
A. 术后体质衰弱患者　　B. 妊娠4个月孕妇
C. 心梗急性期患者　　D. 截瘫患者
E. 腿部外伤患者

102. 床上擦浴的目的不包括
A. 使患者舒适　　B. 促进血液循环
C. 增强皮肤排泄功能　　D. 观察病情
E. 使皮肤美观

103. 长时间仰卧位患者好发压疮的部位有
A. 髂前上棘　　B. 内外踝
C. 髋部　　D. 肩峰
E. 骶尾部

104. 晨间护理的内容不包括
A. 协助患者排便,洗脸梳头,口腔护理
B. 给患者发药
C. 整理床铺
D. 翻身、检查皮肤受压情况
E. 心理护理和卫生宣教

105. 有关体温生理性变化描述错误的是
A. 一般清晨2时～6时最低,午后2时～8时最高
B. 儿童体温略高于成人
C. 老年人体温为正常范围低值
D. 女性月经前期和妊娠早期体温略降低
E. 进食、运动后体温一过性增高

106. 有关体温测量描述错误的是
A. 经口呼吸者不宜测量口温
B. 口温多用于婴儿和昏迷患者
C. 心脏病患者不宜测量直肠温度
D. 腋温易受环境影响不够准确
E. 腋窝如有汗液应先擦干再测量

107. 测量口温时,需将口表的水银端放在
A. 口腔中部　　B. 舌上1/3处
C. 舌下热窝处　　D. 舌上2/3处
E. 舌下2/3处

108. 测量直肠温度时,将肛表插入肛门的深度为
A. 1～2cm　　B. 2～3cm
C. 3～4cm　　D. 4～5cm
E. 5～6cm

109. 不宜测腋下温度的患者是
A. 昏迷患者　B. 腹泻患者
C. 极度消瘦的患者　D. 呼吸困难患者
E. 瘫痪患者

110. 判断体温计不合格的误差是
A. 0.1℃以上　B. 0.2℃以上
C. 0.3℃以上　D. 0.4℃以上
E. 0.5℃以上

111. 正常成人安静状态下脉率是
A. 40～60 次/分　B. 40～80 次/分
C. 60～80 次/分　D. 60～100 次/分
E. 80～120 次/分

112. 奇脉的特点是
A. 单位时间内脉率少于心率
B. 脉搏一强一弱交替出现
C. 吸气时脉搏明显减弱，甚至消失
D. 脉搏骤起骤落，急促有力
E. 心率快慢不一，心律完全不规则

113. 深长而规则的呼吸常见于
A. 代谢性碱中毒　B. 代谢性酸中毒
C. 濒死患者　D. 哮喘患者
E. 气管导管

114. 正常成人安静状态下的呼吸频率为
A. 8～12 次/分　B. 12～16 次/分
C. 14～18 次/分　D. 16～20 次/分
E. 18～22 次/分

115. 哮喘患者常出现
A. 吸气性呼吸困难　B. 呼气性呼吸困难
C. 混合性呼吸困难　D. 潮式呼吸
E. 间断呼吸

116. 呼吸和呼吸暂停交替出现，临床上称为
A. 叹气样呼吸　B. 鼾声呼吸
C. 毕奥呼吸　D. 潮式呼吸
E. 陈-施呼吸

117. 脉压增大常见于下列哪项疾病
A. 心包积液　B. 缩窄性心包炎
C. 主动脉瓣关闭不全　D. 低血压
E. 主动脉狭窄

118. 在为体检患者量血压时，测量方法不正确的是
A. 测量前让患者休息
B. 患者坐位时肱动脉平第 4 肋软骨
C. 将患者的衣袖卷至肩部
D. 袖带平整缠在上臂下部
E. 袖带松紧度以能放入一指为宜

119. 败血症患者常出现
A. 稽留热　B. 弛张热
C. 不规则热　D. 间歇热
E. 以上都不是

120. 心房纤维颤动患者可出现
A. 奇脉　B. 洪脉
C. 脉搏短绌　D. 丝脉
E. 速脉

121. 患者出现三凹征，吸气费力，吸气时间明显延长，可见于哪些情况
A. 阻塞性肺气肿　B. 气管异物
C. 支气管哮喘　D. 胸腔积液
E. 肺炎

122. 测口腔温度时不慎咬碎体温计，患者惊慌失措，担心汞中毒。此时护士不妥的是
A. 立即清除口腔内玻璃碎屑
B. 安慰患者使其情绪稳定
C. 用高锰酸钾洗胃
D. 服蛋清水延缓汞吸收
E. 病情许可，可服大量粗纤维食物，以加速汞的排出

123. 关于检测体温计的方法，以下不正确的是
A. 将体温计水银柱甩至 35℃以下
B. 分别放入 40℃的水中，3 分钟后取出检视
C. 同时放入 40℃以下的温水中，3 分钟后取出检视
D. 体温计之间相差 0.2℃以上时不能再用
E. 若体温计水银柱自动下降不能再用

124. 需要密切观察血压的患者，测量血压时不应固定的是
A. 定时间　B. 定部位
C. 定体位　D. 定血压计
E. 定专人

125. 下列哪种情况可导致血压值偏低
A. 袖带过松　B. 寒冷环境
C. 袖带太窄　D. 袖带过宽
E. 肱动脉低于心脏水平

126. 不属于治疗膳食的是
A. 忌碘膳食　B. 低盐膳食
C. 低蛋白质膳食　D. 无盐膳食
E. 低脂膳食

127. 下列哪类患者应给予鼻饲饮食
A. 婴幼儿　B. 经常呕吐者
C. 拒绝进食者　D. 食欲低下者
E. 拔牙者

128. 以下情况需提供低蛋白饮食的是
A. 恶性肿瘤　B. 甲状腺功能亢进
C. 肾病综合征　D. 孕妇

E. 肝性脑病

129. 食用低盐饮食的患者，每日食用食盐不应超过
A. 0.7g　B. 0.8g
C. 2g　D. 3g
E. 4g

130. 低脂肪饮食应禁用
A. 橄榄油　B. 芝麻油
C. 菜油　D. 肥肉
E. 色拉油

131. 下列哪种饮食为试验饮食
A. 管饲饮食
B. 高蛋白饮食
C. 低钠饮食
D. 甲状腺摄^{131}I测定饮食
E. 低盐饮食

132. 大面积烧伤患者宜采用的饮食是
A. 高热量、低蛋白　B. 高维生素、低蛋白
C. 高蛋白、高热量　D. 高脂肪、高蛋白
E. 高热量、低脂肪

133. 关于鼻饲的要求不正确的是
A. 鼻饲液温度为38～40℃
B. 每次鼻饲量不超过200ml
C. 药物应研碎后灌入
D. 鼻饲完后注入少量温开水冲净胃管
E. 鼻饲的时间间隔不超过1小时

134. 患者不宜长期使用流质饮食的原因是
A. 影响消化吸收　B. 影响营养供给
C. 影响食欲　D. 影响休息
E. 进食次数过多

135. 潜血试验前3天，可进食
A. 绿色蔬菜类　B. 肉类
C. 肝类　D. 血类
E. 豆腐类

136. 不需要计入排出量的内容是
A. 呕吐物　B. 胸腔积液和腹水
C. 胃肠减压液　D. 胆汁
E. 汗液

137. 鼻饲法不适用于
A. 昏迷患者　B. 消化道肿瘤
C. 食管狭窄　D. 阑尾术后的患者
E. 不能由口进食的患者

138. 无盐低钠饮食可用的食品是
A. 油条　B. 汽水
C. 大米　D. 腌制品
E. 挂面

139. 为男性患者导尿，提起阴茎与腹壁呈60°，可使
A. 耻骨下弯消失
B. 耻骨前弯消失
C. 耻骨下弯和耻骨前弯均消失
D. 尿道膜部扩张
E. 尿道3个狭窄都消失

140. 下列哪种情况可实施大量不保留灌肠
A. 高热患者降温　B. 心肌梗死患者
C. 急腹症　D. 消化道出血
E. 妊娠早期

141. 排尿观察属异常的是
A. 24小时尿量2000ml　B. 尿呈淡黄色
C. 尿相对密度1.015　D. 夜间排尿0～1次
E. 新鲜尿有氨臭味

142. 下列关于粪便性状异常的描述错误的是
A. 肠套叠患者粪便呈果酱样便
B. 下消化道出血时粪便呈暗红色
C. 上消化道出血时粪便呈柏油样便
D. 完全性胆道阻塞时粪便呈酱油色
E. 直肠狭窄时粪便呈扁条状或带状

143. 对排尿异常的描述不正确的是
A. 红色或棕色见于肉眼血尿
B. 尿频、尿急、尿痛可见于膀胱炎
C. 烂苹果味见于糖尿病酮症酸中毒
D. 新鲜尿液有氨臭味可见于泌尿系统感染
E. 尿频、尿急、尿痛可见于情绪紧张

144. 注射胰岛素，下述哪项不妥
A. 饭前30分钟注射
B. 用2ml注射器抽吸药液
C. 注射部位可选用腹部
D. 用碘酊、乙醇消毒皮肤
E. 针头与皮肤呈30°进针

145. 下列可用于肌内注射的部位是
A. 肩峰下一指处
B. 髂前上棘与尾骨连线中1/3处
C. 髂前上棘内侧三横指处
D. 大腿中段内侧
E. 大腿中段外侧

146. 下列皮内试验药液，每毫升的含量哪项是正确的
A. 青霉素50U　B. 链霉素2500U
C. 破伤风抗毒素1500U　D. 细胞色素c 7.5mg
E. 普鲁卡因25mg

147. 用蓝边瓶签，有色密盖瓶盛放的药物是
A. 乙醇　B. 酵母片
C. 氨茶碱片　D. 糖衣片
E. 高锰酸钾

148. 护士给药错误的做法是
A. 遵医嘱给药
B. 认真执行查对制度
C. 给药前向患者解释并做好指导
D. 因特殊检查可提前给药
E. 随时观察药物疗效及反应

149. 下列注射方法,错误的部位是
A. 皮内注射——三角肌下缘
B. 皮下注射——大腿外侧方
C. 肌内注射——臀大肌
D. 静脉注射——正中静脉
E. 股静脉注射——股三角区股动脉外侧 0.5cm 处

150. 关于抽吸药液的方法,错误的一项是
A. 自密闭瓶内抽药,针头与瓶塞应垂直
B. 药瓶内应先注等量空气后再抽取
C. 排气时需以食指夹住针栓
D. 折断安瓿应用拉力掰开,而不用压力
E. 吸药时针头斜面应向上,空筒容量刻度朝上

151. 皮下注射给药,下述步骤错误的是
A. 选择无菌 2ml 注射器和 6 号针头
B. 用 2%碘酊和 70%乙醇溶液消毒
C. 针头与皮肤呈 10°～20°进针
D. 抽吸无回血后推药液
E. 注射毕,用干棉签轻压进针处,快速拔针

152. 静脉注射不正确的步骤是
A. 在穿刺点上方约 6cm 处扎止血带
B. 常规消毒皮肤后嘱患者握拳
C. 针头与皮肤成 20°进针
D. 见回血后即推注药液
E. 注射毕用干棉签按压拔针

153. 发生青霉素过敏性休克时,临床最早出现的症状是
A. 烦躁不安、血压下降
B. 四肢麻木、头晕眼花
C. 腹痛、腹泻
D. 意识丧失、小便失禁
E. 喉头水肿、呼吸道症状

154. 退热药最适宜
A. 饭前服　　B. 饭后服
C. 睡前服　　D. 服药后多饮水
E. 服药后不饮水

155. 需要时用,长期有效的缩写为
A. qod　　B. qid
C. qd　　D. prn
E. sos

156. 青霉素皮试液的浓度是
A. 200～500U/ml　　B. 2500U/ml
C. 20～50U/ml　　D. 150U/ml
E. 0.75ml

157. 不适用于超声雾化吸入的药物是
A. 庆大霉素　　B. 青霉素
C. 沙丁胺醇　　D. 卡那霉素
E. α-糜蛋白酶

158. 氧气雾化吸入,正确的操作是
A. 药液稀释在 10ml 以内
B. 湿化瓶内加蒸馏水
C. 氧流量需 6～10L/min
D. 嘱患者呼气时按住出气口
E. 嘱患者吸气时松开吸气口

159. 静脉注射的目的不包括
A. 静脉营养治疗
B. 输血
C. 不能肌内注射的药物均可静脉注射
D. 做诊断性检查
E. 迅速发挥疗效

160. 用药前需做过敏试验的药物没有
A. 红霉素　　B. 链霉素
C. 细胞色素 c　　D. 普鲁卡因
E. 头孢菌素

161. 抢救青霉素过敏性休克,使用肾上腺素的目的不包括
A. 收缩血管　　B. 预防脑水肿
C. 兴奋心肌　　D. 增加心排血量
E. 松弛支气管平滑肌

162. 颈外静脉穿刺的正确部位是
A. 锁骨下缘中点,颈外静脉外侧缘
B. 下颌角和锁骨上缘中点连线上 1/2 处
C. 下颌角和锁骨下缘中点连线下 1/2 处
D. 下颌角和锁骨上缘中点连线上 1/3 处
E. 下颌角和锁骨下缘中点连线下 1/3 处

163. 因针头阻塞导致输液故障,正确的处理方法是
A. 调整肢体位置　　B. 挤压输液管
C. 抬高输液瓶　　D. 局部血管热敷
E. 更换针头重新穿刺

164. 婴幼儿头皮静脉输液,一般每分钟不超过
A. 10 滴　　B. 20 滴
C. 30 滴　　D. 40 滴
E. 50 滴

165. 小壶滴管内液面自行下降的原因是
A. 茂菲滴管内有漏气　　B. 患者肢体位置不当
C. 压力过大　　D. 输液管管径粗
E. 输液速度快

166. 冷冻血浆的正确使用方法是
A. 有效使用期限半年
B. 在－10℃保存
C. 放在 37℃温水中融化后用
D. 加入等量 0.1%枸橼酸钠后用
E. 置热源上加温融化后用

167. 大量输入库血后容易出现
A. 碱中毒和低血钾 B. 碱中毒和高血钾
C. 酸中毒和低血钾 D. 酸中毒和高血钾
E. 低血钾和低血钠

168. 输血过程中下列哪项不妥
A. 每次配血时采集静脉血标本
B. 输血时须两人核对无误方能输血
C. 发现血浆变红，血细胞呈暗紫色不能使用
D. 两瓶血之间须输入少量等渗盐水
E. 在血中加入异丙嗪 25mg，可防止过敏反应的发生

169. 防止输血引起枸橼酸钠中毒反应的措施是
A. 输血前肌内注射苯海拉明
B. 输血前皮下注射 0.1%盐酸肾上腺素 0.5ml
C. 输库存血 1000ml 以上时静脉注射 10%葡萄糖酸钙 10ml
D. 口服碳酸氢钠
E. 两瓶血之间输入少量生理盐水

170. 大量输血是指
A. 1 次输入血量大于 800ml
B. 1 次输入血量大于 1000ml
C. 24 小时内输入血量大于 800ml
D. 24 小时内输入血量大于 1000ml
E. 24 小时内输入血量大于或相当于患者血液总量

171. 溶血反应时出现黄疸和血红蛋白尿的机制是
A. 红细胞聚集成团，阻塞部分小血管
B. 凝集的红细胞发生溶血，大量血红蛋白释放入血浆
C. 血红蛋白变成结晶体，阻塞肾小管
D. 肾小管皮质缺血、缺氧而坏死脱落
E. 红细胞破坏，释放凝血物质

172. 输液引起急性肺水肿的典型症状是
A. 发绀、胸闷
B. 心悸、烦躁不安
C. 胸痛、咳嗽
D. 呼吸困难、咳粉红色泡沫样痰
E. 面色苍白、血压下降

173. 输液引起空气栓塞，致死原因是栓子阻塞
A. 肺动脉入口 B. 肺静脉入口
C. 主动脉入口 D. 上腔静脉入口
E. 下腔静脉入口

174. 输入洗涤红细胞适用于
A. 贫血
B. 脾破裂
C. 粒细胞减少合并严重感染
D. 血小板减少或功能障碍性出血
E. 血友病

175. 血小板浓缩悬液适用于
A. 贫血
B. 脾破裂
C. 粒细胞减少合并严重感染
D. 血小板减少或功能障碍性出血
E. 血友病

176. 白细胞浓缩悬液适用于
A. 贫血
B. 脾破裂
C. 粒细胞减少合并严重感染
D. 血小板减少或功能障碍性出血
E. 血友病

177. 输液速度宜快的药物是
A. 10%氯化钾 B. 甘露醇
C. 高渗盐水 D. 多巴胺
E. 硝普钠

178. 采集血标本时，错误的操作是
A. 血清标本应注入干燥试管
B. 生化检验标本在空腹时采集
C. 全血标本不可摇动以防溶血
D. 严禁在输液的针头处采血
E. 血培养标本应在使用抗生素前采集

179. 尿查 17-羟类固醇标本中需使用浓盐酸防腐剂是因为
A. 防止尿中激素被氧化
B. 固定尿中有机成分
C. 保持尿液的化学成分不变
D. 避免尿液被污染变质
E. 防止尿液颜色改变

180. 关于采集标本，错误的是
A. 尿妊娠试验，留清晨第一次尿
B. 尿糖定性，留 12 小时尿标本
C. 痰培养标本，采集前先漱口
D. 粪便查阿米巴原虫，便盆应先加温
E. 咽拭子培养，在扁桃体及咽部取分泌物

181. 全血标本测血糖含量，正确的是
A. 饭后 2 小时采血
B. 标本试管用抗凝试管
C. 从输液针头处采血

D. 采血后将针头靠近管壁缓慢注入
E. 血液注入试管后不能摇动

182. 尿标本中加入甲苯的目的是
A. 防止尿中激素被氧化
B. 防止细菌污染
C. 保持尿液中的化学成分不变
D. 保持尿液酸性环境
E. 固定尿中有机成分

183. 需留取动脉血标本的是
A. 找致病菌　　B. 血糖
C. 肝功能　　D. 血气分析
E. 隐血试验

184. 以下有关采集全血标本的方法不正确的是
A. 采集前认真核对患者
B. 应从输液肢体的对侧取血
C. 采集后取下针头，沿管壁注入干燥试管内
D. 采集后注入无菌试管内
E. 注入管内后轻轻摇匀

185. 下列部位可放置冰袋降温的是
A. 前额，足底　　B. 头顶，腹股沟
C. 枕部，腋窝　　D. 颈部，腹部
E. 腋窝，胸部

186. 牙痛时冷疗的原理是
A. 减少脑细胞耗氧，利于脑细胞功能恢复
B. 放松肌肉、韧带、肌腱等组织，解除疼痛
C. 保暖，促进血液循环
D. 促使白细胞释放蛋白溶解酶，溶解坏死组织
E. 降低毛细血管通透性，减轻组织充血、肿胀

187. 不宜热水坐浴的患者是
A. 肛裂感染　　B. 子宫脱垂
C. 肛周脓肿　　D. 急性盆腔炎
E. 痔疮手术后

188. 属热疗适应证的是
A. 急性阑尾炎　　B. 鼻翼旁疖肿
C. 牙痛　　D. 急性乳房炎
E. 软组织挫伤 10 小时内

189. 哪项是冷疗的适应证
A. 牙痛　　B. 痔疮
C. 胃痛　　D. 腰肌劳损
E. 腕关节扭伤 3 天后

190. 以下哪个部位可采用冷疗
A. 指端　　B. 阴囊
C. 耳郭　　D. 心前区
E. 腹部

191. 下列患者使用热水袋时，水温可以是 60～70℃的是
A. 昏迷患者　　B. 瘫痪患者
C. 婴幼儿患者　　D. 老年患者
E. 神志清醒的青年人

192. 对冷疗抑制炎症扩散的机制，下列说法正确的是
A. 降低体温
B. 加速清除坏死组织
C. 降低细菌活力
D. 解除神经末梢的压迫
E. 使肌肉、肌腱等组织松弛

193. 心前区忌冷疗是防止
A. 冻伤　　B. 反射性心率减慢
C. 腹泻　　D. 局部组织坏死
E. 反射性末梢血管收缩影响散热

194. 脑外伤并脑水肿可选用
A. 冰袋　　B. 热水袋
C. 热水坐浴　　D. 冰槽
E. 红外线照射

195. 高热降温时，冰袋不可放置
A. 足部　　B. 颈部
C. 腋下　　D. 前额
E. 腹股沟

196. 可用冷疗的部位有
A. 前额　　B. 心前区
C. 腹部　　D. 足底
E. 枕后

197. 可用热疗的患者有
A. 急腹症
B. 各种脏器的内出血
C. 颜面部的感染
D. 软组织扭伤 48 小时内
E. 末梢循环不良者

198. 双侧瞳孔缩小提示
A. 颅内压增高　　B. 敌敌畏中毒
C. 阿托品中毒　　D. 硬脑膜外血肿
E. 颞叶钩回疝

199. 在自然光线下，正常人瞳孔直径为
A. 0.5～1mm　　B. 1.5～2mm
C. 2.5～4mm　　D. 4.5～6mm
E. 6.5～7mm

200. 以兴奋性增高为主的高级神经中枢急性失调状态称为
A. 意识模糊　　B. 嗜睡
C. 谵妄　　D. 昏睡
E. 昏迷

201. 护理危重患者，下列哪项措施是错误的
A. 眼睑不能自行闭合，覆盖凡士林纱布
B. 定时帮助患者更换体位

C. 为患者定时做肢体被动运动
D. 牙关紧闭、抽搐患者的病室光线应较暗
E. 发现患者心搏骤停首先通知医生

202. 磷化锌中毒的患者忌服牛奶，鸡蛋及其他油类食物，目的是避免
A. 分解成毒性更强的物质
B. 分解成更易吸收的物质
C. 促进磷的溶解吸收
D. 促进锌的溶解吸收
E. 与蛋白结合后不易排出

203. 吸氧浓度 33%，每分钟氧流量为
A. 1L　B. 2L
C. 3L　D. 4L
E. 5L

204. 使用电动吸引器吸痰，操作错误的是
A. 将患者头转向操作者一侧
B. 先用吸痰管试吸等渗盐水
C. 将吸痰管固定于咽部抽吸
D. 如痰液黏稠可叩拍胸背
E. 吸痰用物每日更换

205. 电动吸引器吸痰法小儿所采用的负压应小于
A. 40kPa　B. 45kPa
C. 50kPa　D. 55kPa
E. 60kPa

206. 洗胃目的不包括
A. 清除胃内刺激物　B. 减轻胃黏膜水肿
C. 用灌洗液中和毒物　D. 手术或检查前准备
E. 排除肠道积气

207. 口服巴比妥类药物中毒洗胃液应选择
A. 5%醋酸
B. 0.1%硫酸铜
C. 2%～4%碳酸氢钠
D. 10%硫酸镁
E. 1∶(15 000～20 000)高锰酸钾

208. 强酸、强碱中毒最适合用哪种物质作保护剂
A. 茶叶水　B. 阿托品
C. 呋塞米　D. 依地酸二钠
E. 蛋清

209. 为痰液黏稠患者辅助叩背吸痰的目的是
A. 震荡胸壁促进胸肌血液循环
B. 气管震动促进 IgA 功能
C. 促进痰液松动，易于吸出
D. 震荡胸壁提高呼吸肌功能
E. 震动胸壁对气管刺激

210. 人工呼吸器产生的最直接作用是
A. 供给低浓度氧，刺激生命中枢兴奋
B. 维持和增加肺通气量，纠正低氧血症
C. 供给二氧化碳，维持机体酸碱平衡
D. 排出二氧化碳，兴奋化学感受器
E. 排出二氧化碳，防止二氧化碳麻醉

211. 危重患者盖凡士林纱布保护双眼的目的是预防
A. 倒睫　B. 结膜炎
C. 睑腺炎　D. 外伤
E. 睫状体炎

212. 氧气吸入的适应证不包括
A. 幽门梗阻患者　B. 心力衰竭
C. CO 中毒　D. 分娩时产程过长
E. 颅脑损伤

213. 下列哪项不是临床死亡期的特征
A. 呼吸停止
B. 心跳停止
C. 各种反射消失
D. 延髓处于深度抑制状态
E. 组织细胞新陈代谢停止

214. 濒死期患者会出现
A. 呼吸停止
B. 新陈代谢相继停止
C. 反射性反应消失
D. 体温下降，接近室温
E. 各系统功能紊乱

215. 关于临终关怀的陈述不妥的是
A. 针对各种疾病末期、癌症晚期的患者
B. 提供全面的医疗和护理照顾
C. 满足临终患者身心的需要
D. 以治疗为主，尽量延长患者生命
E. 提高临终患者的生命质量

216. 濒死患者最后消失的感觉是
A. 视觉　B. 味觉
C. 听觉　D. 嗅觉
E. 触觉

217. 目前医学界对死亡的判断标准是
A. 呼吸停止　B. 心跳停止
C. 各种反射消失　D. 脑死亡
E. 瞳孔散大，对光反射消失

218. 进行尸体护理时哪项不正确
A. 由医生作出死亡诊断后方可进行
B. 严肃认真
C. 动作敏捷轻巧
D. 在当日体温单的 36～38℃之间填上死亡时间
E. 对死者家属要有同情心

219. 护士在护理临终患者时注意点不包括
A. 满足患者的心理需要

B. 严密观察病情
C. 保持环境安静
D. 通知家属和工作单位
E. 对患者否认期的行为应耐心纠正

220. 医疗文件书写要求不包括
A. 书写生动形象　B. 简明扼要
C. 记录及时准确　D. 医学术语确切
E. 书写真实完善

221. 护士对医疗文件的保管,下列哪项不妥
A. 能撕毁
B. 有人希望查看,护士应满足他的要求
C. 要求整洁
D. 能擅自带出病区
E. 能随意拆散

222. 出院后的医疗文件应保管于
A. 住院处　B. 医务处
C. 病区　D. 护理部
E. 病案室

223. 下列属临时医嘱的是
A. 病危　B. 一级护理
C. 氧气吸入,prn　D. 粪便常规
E. 流质饮食

224. 不属于医嘱内容的是
A. 隔离种类
B. 监测生命体征的方法
C. 给药途径
D. 护理级别
E. 药物剂量

225. 医嘱:索米痛 0.5,q6h,prn,下述处理哪项错误
A. 抄写在长期医嘱栏内
B. 每次执行即在临时医嘱栏内记录
C. 两次使用间隔可小于 6 小时
D. 需有停止医嘱方可取消
E. 停止医嘱时应写明停止时间

226. 应抄录在临时医嘱栏内的医嘱是
A. 流质饮食　B. 一级护理
C. 地西泮 5mg,Hs　D. 测血压 qd×3 天
E. 半坐卧位

227. 属于临时医嘱的是
A. 半坐卧位　B. 病危
C. 氧气吸入,prn　D. 心电图检查
E. 半流质饮食

228. 属于临时备用医嘱的是
A. 半流质饮食
B. 索米痛 0.5,sos,po
C. 止咳糖浆 10ml,tid,po
D. 地西泮 5mg,qn,po
E. 胸片

229. 医嘱的内容不包括
A. 护理常规　B. 护理诊断
C. 隔离种类　D. 护理级别
E. 术前准备

230. 处理医嘱,下列错误的是
A. 长期备用医嘱写在长期医嘱栏内
B. 长期医嘱抄至执行单后在医嘱前划红勾
C. 护士执行医嘱后必须签全名
D. 临时备用医嘱 24 小时内有效
E. 停止医嘱应在医嘱单上注明停止时间

231. 对已手术的患者的交班内容一般不包括
A. 伤口情况　B. 手术经过
C. 麻醉方式　D. 清醒时间
E. 术前检查

232. 执行长期备用医嘱不正确的是
A. 此类医嘱可以执行多次
B. 过期尚未执行则失效
C. 需要写在长期医嘱栏内
D. 有效时间在 24 小时以上
E. 在临时医嘱栏内记录执行时间

233. 执行医嘱时不正确的做法是
A. 医嘱必须有医生签名
B. 有疑问的医嘱须查清后再执行
C. 医嘱均需立即执行
D. 护士执行医嘱后签全名
E. 执行中必须认真核对

234. 物理降温 30 分钟后测体温绘制符号是
A. 红虚线红点　B. 红虚线红圈
C. 蓝虚线蓝点　D. 蓝虚线蓝圈
E. 红虚线蓝圈

235. 以下属于临时医嘱的是
A. 地高辛,0.25mg,qd　B. 地西泮,5mg,sos
C. 体温过高　D. 氧气吸入,prn
E. 血常规

236. 医嘱的内容可不包括
A. 日期、时间、床号、姓名
B. 饮食、卧位、护理级别
C. 观察病情的时间、方法
D. 药物名称、剂量和用法
E. 各种检查、治疗、术前准备

237. 执行医嘱时不正确的做法是
A. 一般情况下不执行口头医嘱
B. 医嘱须经医生签字才可生效
C. 需每日对医嘱核对 1 次

D. 需下一班执行的医嘱书面注明即可
E. 各种检查、会诊单需及时送有关科室

238. 特别护理记录单不适用于
A. 进行特殊治疗的患者
B. 大手术后的患者
C. 危重患者
D. 需记录出入量的患者
E. 需严密观察病情的患者

239. 正常人不易引起口腔感染，是由于唾液中有
A. 淀粉酶　B. 氨基酸
C. 尿素　D. 溶菌酶
E. 黏蛋白

A_2 型题

240. 患者，严重颅脑外伤昏迷，循环与呼吸功能减退，处于濒死状态，不正确的措施是
A. 每天口腔护理 2～3 次
B. 提供单独的病室并保持安静
C. 帮助患者选择最有效的止痛药物
D. 用湿纱布盖于张口呼吸者的口部
E. 撤去各种治疗性的管道

241. 小章是 ICU 的护士，书写特别护理记录单，下述哪项不妥
A. 需用钢笔填写
B. 定时记录生命体征和病情动态
C. 内容准确、简要，用医学术语
D. 记录患者的心理变化
E. 夜班护士总结 24 小时出入液量

242. 患者，男，79 岁，肝硬化、肝性脑病抢救无效死亡，护士进行尸体护理的依据是
A. 医生作出死亡诊断后
B. 呼吸停止
C. 各种反射消失
D. 心跳停止
E. 意识丧失

243. 患者，肝癌晚期，虽已开始接受患不治之症的事实，但仍抱有能治愈的希望，此期属于
A. 协议期　B. 接受期
C. 否认期　D. 愤怒期
E. 抑郁期

244. 护士与一糖尿病患者及家属共同研究和讨论患者出院后的饮食安排问题，此时其最主要的角色是
A. 治疗者　B. 管理者
C. 照顾者　D. 教育者
E. 咨询者

245. 患者，女，45 岁，现确诊为乳腺癌晚期，护士与患者交谈时的正确方法是
A. 将病情如实告知患者
B. 说明该病的危险后果
C. 不与患者谈论病情
D. 向患者承诺康复出院日期
E. 婉转说明并安慰患者

246. 患者，女，25 岁，首次进入病区感到环境陌生而紧张，此时护士应使用
A. 安慰性语言　B. 礼貌性语言
C. 规范性语言　D. 迎送性语言
E. 教育性语言

247. 护士小张在晨间护理时向一高龄产妇祝贺："王太太，祝贺您生一女婴！"王太太面色不悦，其原因可能是护生在表达中
A. 用词不当　B. 态度生硬
C. 没有诚意　D. 距离太近
E. 环境嘈杂

248. 患儿，4 岁，因肺炎入院治疗，时常哭闹不安，此时护士应采取哪种沟通技巧
A. 仔细倾听　B. 细语安慰
C. 亲切抚摸　D. 沉默不语
E. 不理睬

249. 患者，女，16 岁，体操运动员，因不慎骨折入院，经治疗病情稳定，但因住院不能参加比赛，情绪低落，此时护士应考虑到其
A. 生理的需要　B. 安全的需要
C. 爱与归属感的需要　D. 尊重的需要
E. 自我实现的需要

250. 患者，男，33 岁，因十二指肠溃疡并发出血而住院。护士收集资料的最主要来源是
A. 患者　B. 营养师
C. 患者家属　D. 门诊病历
E. 化验检查

251. 患者，男，72 岁，昏迷，评估后确认患者存在以下护理问题。您认为需优先解决的问题是
A. 便秘
B. 语言沟通障碍
C. 清理呼吸道无效
D. 皮肤完整性受损
E. 营养失调：低于机体需要量

252. 患者，男，70 岁，肺气肿 20 年，因胸闷、憋气、烦躁不安来院就诊。查呼吸频率 30 次/分，鼻翼扇动，发绀。此时患者的主要健康问题是
A. 肺气肿　B. 气体交换受损
C. 清理呼吸道无效　D. 不能维持自主呼吸

E. 肺部感染

253. 患者，男，49 岁，因膝部韧带扭伤住院，以下属于护理目标的是
A. 有皮肤完整性受损的危险
B. 腹胀、腹痛
C. 患者 2 周后能拄着拐杖行走 10m
D. 每 4 小时测量体温 1 次
E. 与长期卧床有关

254. 患者，男，39 岁，因车祸导致昏迷急诊入院，在抢救患者的过程中护士进行的工作下列哪项不妥
A. 口头医嘱复诵后再执行
B. 用完的空安瓿应及时处理
C. 抢救后应及时请医生补写医嘱
D. 抢救记录字迹清晰及时准确
E. 医生未到时可先建立静脉通道

255. 患者，女，29 岁，因腹痛待查收住急诊留观室，护理工作不包括
A. 书写留观患者病情报告
B. 做好出入室患者及其家属的管理工作
C. 做好晨晚间护理
D. 主动巡视
E. 适当地让家属做生活护理

256. 患者，上午进手术室做胆囊切除术，护士将床铺成麻醉床，下列描述错误的是
A. 枕头横立于床头
B. 床中部橡胶单上端距床头 45～50cm
C. 椅子放于折叠被对侧
D. 盖被纵向折于门对侧床边
E. 换上清洁被单

257. 患者，男，68 岁，突然意识丧失，口吐白沫，继而呼吸困难，入院就诊。在医生来到之前，护士的紧急处理不妥的是
A. 使患者平卧，头偏向一侧
B. 询问并记录病史
C. 吸氧
D. 清理呼吸道
E. 测量血压

258. 患者，男，32 岁，6 天前右手被铁丝划伤，未经处理，近日出现遇光及听到声响后牙关紧闭、角弓反张等症状，诊断为破伤风。对该患者的护理正确的是
A. 白天拉开窗帘，保持病室光线充足
B. 做治疗查对床号姓名时应大声呼唤
C. 减少出入该病房人员次数
D. 使用约束带防止角弓反张
E. 用过的敷料先清洗后灭菌

259. 患者，男，55 岁，脑外伤，在全麻下行开颅探查术。病房护士应为患者准备
A. 暂空床，床中部和床上部各加一橡胶中单、中单
B. 麻醉床，床中部和床上部各加一橡胶中单、中单
C. 备用床，床中部和床上部各加一橡胶中单、中单
D. 暂空床，床中部和床尾部各加一橡皮中单、中单
E. 麻醉床，床中部和床尾部各加一橡胶中单、中单

260. 患者，肺炎入院治疗，病室内湿度过低会使患者出现
A. 烦躁、疲倦、食欲不振
B. 闷热难受
C. 呼吸道黏膜干燥、咽痛
D. 多汗、发热、面色潮红
E. 寒冷不适、血压增高

261. 患者，女，30 岁，因车祸导致面部受伤而入院，做完整容手术后，患者常有自卑感，不愿见人。此时护士应该特别注意满足患者的
A. 刺激的需要　　B. 安全的需要
C. 爱与归属的需要　　D. 尊重的需要
E. 自我实现的需要

262. 患者，男，36 岁，急性胃穿孔患者住院，住院处的护理人员首先应
A. 卫生处置
B. 通知医师，并立即做术前准备
C. 立即护送患者入病区
D. 了解患者有何护理问题
E. 介绍医院的规章制度

263. 患者，男，59 岁，因胸部压榨性疼痛 3 小时不能缓解入院，诊断为心脏前壁大面积心肌梗死，下列哪项不属于护理工作的内容
A. 酌情安置危重病室
B. 迅速通知医生
C. 立即给予应急处理
D. 发病危通知单
E. 安慰患者家属

264. 患者，女，36 岁，风湿性心脏病心力衰竭入院，住院处的护理人员应
A. 卫生处置
B. 介绍医院的规章制度
C. 立即护送患者入病区
D. 通知医生做术前准备
E. 了解患者有何护理问题

265. 内科病区章护士接待一位胃溃疡入院患者时，处理错误的是
A. 热情接待、迅速安置床位使患者安心
B. 介绍环境消除患者的陌生感
C. 及时测体温、脉搏、呼吸、血压
D. 满足患者的一切需求
E. 通知营养室准备膳食

266. 患者，因高血压住院，出院后护士对床单位处理错误的是
A. 床单、被套等撤下送洗
B. 被褥暴晒 6 小时
C. 床及床旁桌、椅用消毒液擦拭
D. 脸盆、痰杯用洗涤剂擦拭
E. 铺备用床

267. 患者，护士用平车运送患者不妥的是
A. 下坡时患者头在平车后端
B. 暂时中断输液
C. 进门时不可用车撞门
D. 患者向平车挪动时，要保护患者
E. 推平车时护士在患者头端

268. 患者，女，26 岁，妊娠 10 个月，急诊检查宫口已开 4cm 需住院，住院处护士首先应
A. 办理入院手续
B. 进行沐浴更衣
C. 进行会阴清洗
D. 让产妇步行入病区
E. 用平车送产房待产

269. 患者，男，急诊被送来急诊科处于昏迷状态，为患者头偏向一侧的目的是
A. 避免呕吐物误入气管引起窒息或肺部感染
B. 便于头部固定避免颈椎骨折
C. 减少压迫枕骨，防止枕后压疮
D. 便于观察病情及时治疗护理
E. 预防颅内压减低引起头痛

270. 患者，女，因发热给予臀大肌注射退热药时，最佳体位是
A. 侧卧位，下腿伸直，上腿弯曲
B. 俯卧位，两脚跟相对
C. 平卧位，两腿弯曲
D. 侧卧位，两腿伸直
E. 侧卧位，上腿伸直，下腿弯曲

271. 患者，女，49 岁，肠梗阻手术后，为减轻疼痛最佳体位是
A. 中凹卧位　　B. 端坐卧位
C. 平卧位　　D. 半坐卧位
E. 俯卧位

272. 患者，男，30 岁，因脑膜炎做腰椎穿刺，术后 6 小时内去枕平卧的目的是
A. 预防脑压增高
B. 预防脑充血
C. 预防脑缺氧
D. 预防脑压减低
E. 减轻脑膜刺激症状

273. 患者，女，67 岁，胃切除术后取半坐卧位的目的是
A. 减少局部出血
B. 减轻伤口缝合处的张力
C. 使静脉回流量减少
D. 减少炎症的扩散和毒素吸收
E. 减轻肺部淤血

274. 一男子，因车祸出血休克，送来急诊科采取中凹卧位时，应给予
A. 抬高头胸 10°～20°，抬高下肢 20°～30°
B. 抬高头胸 20°～30°，抬高下肢 20°～30°
C. 抬高头胸 20°～30°，抬高下肢 10°～20°
D. 抬高头胸 30°～50°，抬高下肢 20°～30°
E. 抬高头胸 20°～30°，抬高下肢 30°～50°

275. 患者，女，甲状腺瘤切除术后，取半坐卧位的目的主要是
A. 预防颅内压降低　　B. 减轻局部出血
C. 减轻疼痛　　D. 减轻呼吸困难
E. 减少静脉回心血量

276. 患者，男，因急性肺水肿呼吸困难入院应采取
A. 端坐位　　B. 俯卧位
C. 仰卧位　　D. 侧卧位
E. 头低足高位

277. 患者，女，脑出血行颅脑手术后，为患者翻身头部翻转过剧可发生
A. 颈椎损伤　　B. 脑出血
C. 脑栓塞　　D. 脑疝
E. 蛛网膜下隙出血

278. 患者，女，59 岁，风湿性心脏病致心衰患者，采取半坐卧位的主要目的是
A. 防止形成膈下脓肿
B. 促进患者舒适
C. 减少回心血量，减轻心脏负担
D. 减轻肺水肿，改善肺循环
E. 使冠状动脉扩张，改善心肌供血

279. 患者，男，胆结石行胆囊切除术后，采取半坐卧位的目的是
A. 使腹腔增大　　B. 减少局部出血
C. 减轻中毒的反应　　D. 减少静脉血回流

E. 减轻伤口缝合处的张力

280. 一人辅助患者移向床头的操作法，错误的一项是
A. 视病情放平靠背架
B. 取下枕头，患者仰卧屈膝
C. 护士用手稳住患者双脚，同时在臀部助力
D. 请患者双手握住床头栏杆，双脚蹬床面
E. 护士、患者协作配合，同时用力

281. 患者，女，75 岁，脑血栓瘫痪，护士一人扶助患者翻身侧卧，应注意
A. 协助患者手臂放于身体两侧
B. 使患者两腿平放伸直
C. 协助患者先将臀部移向床缘
D. 护士手扶患者肩、膝部助翻身
E. 翻身后使患者上腿伸直

282. 两人法为患者翻身应注意
A. 一人托患者的颈部和背部，另一人托住患者的臀部和腘窝
B. 一个托患者的颈肩部和腰部，另一人托住患者的臀部和腘窝
C. 一人托患者的颈肩部，另一人托住患者的臀部和腘窝
D. 一人托患者的颈肩部和腰部，另一人托住患者的臀部
E. 一人托患者的肩部和背部，另一人托住患者的腰部和臀部

283. 某男士，颈椎骨折行颅骨牵引，在翻身时应采用的方法是
A. 先放松牵引后翻身
B. 翻身后放松牵引
C. 头侧向一边后再翻身
D. 翻身后头侧向一边
E. 不可放松牵引

284. 患者，男，43 岁，近 2 周来出现无痛性血尿，来院就诊，要做膀胱镜检查。护士应协助其采取
A. 仰卧位　　B. 侧卧位
C. 半坐卧位　　D. 截石位
E. 膝胸卧位

285. 患者，女，34 岁，妊娠 38 周，突然胎膜早破羊水外流，护士应立即协助患者安置
A. 截石位　　B. 低位
C. 膝胸位　　D. 屈膝仰卧位
E. 头低脚高位

286. 患儿，6 岁，右脚Ⅱ度烧伤面积达 20%，需使用保护具，以下的措施错误的是
A. 使用保护具前应取得患者及家属的理解
B. 保护性制动措施只能暂时使用
C. 将患者的双上肢外展固定于身体两侧
D. 约束带下应放软衬垫，松紧合适
E. 经常观察约束部位的颜色

287. 患者，男，50 岁，发热、咳嗽，左侧胸痛，喜左侧卧位，自诉此卧位时胸部疼痛减轻。此卧位性质属于
A. 主动卧位　　B. 被动卧位
C. 被迫卧位　　D. 习惯卧位
E. 特异卧位

288. 患者，男，尿血 1 周，为他做膀胱镜检查取什么体位
A. 膝胸位　　B. 去枕仰卧位
C. 屈膝仰卧位　　D. 截石位
E. 端坐位

289. 患者，女，后位子宫，为她矫正子宫后倾应采取什么体位
A. 俯卧位　　B. 膝胸位
C. 去枕仰卧位　　D. 屈膝卧位
E. 半坐卧位

290. 患者，女，妊娠 38 周胎膜早破，应为她安置何种体位
A. 端坐位　　B. 半坐卧位
C. 俯卧位　　D. 头低足高位
E. 仰卧位

291. 使用约束带时注意点不包括
A. 向患者家属做解释
B. 只宜短期使用
C. 应放衬垫
D. 定期松解、按摩局部
E. 尽量使用以保证安全

292. 胆道炎症的患者进行十二指肠引流的体位是
A. 头低足高位　　B. 膝胸位
C. 半坐卧位　　D. 头高足低位
E. 截石位

293. 一新入院患者急需用便盆，你将采用何种消毒法
A. 过氧乙酸溶液浸泡
B. 紫外线照射 30 分钟
C. 苯扎溴铵溶液擦拭
D. 煮沸消毒法
E. 酒精燃烧法

294. 患者，患破伤风，为其伤口换药的敷料最彻底的灭菌方法是
A. 煮沸消毒灭菌法　　B. 高压蒸汽灭菌法
C. 燃烧灭菌法　　D. 日光暴晒法
E. 过氧乙酸浸泡法

295. 患者,女,扁桃体炎住院,出院后被褥在阳光下暴晒 6 小时可达到哪种效果
A. 清洁　B. 消毒
C. 灭菌　D. 灭虱
E. 隔离

296. 某护士,用紫外线灯消毒病室空气时,不正确的是
A. 灯亮后 5~7 分钟开始计时
B. 消毒过程中用纱布遮盖患者双眼
C. 照射时间不少于 30 分钟
D. 使用超过 2000 小时的灯管应更换
E. 消毒过程中应避免人员走动并关闭门窗

297. 患者,女,47 岁,诊断为丙型肝炎,执行血液或体液隔离的隔离措施,其中正确的是
A. 应为患者施行单间隔离
B. 废弃的血标本应及时倒掉
C. 被患者血液污染的针头应及时送回处置室内进行消毒
D. 必要时应戴手套采血
E. 血液若溅出应立即用无菌纱布擦拭掉

298. 患者,大面积烧伤,创面出现铜绿假单胞菌感染,创面换药后敷料的正确处理方法为
A. 清洗后再消毒
B. 清洗后放日光下暴晒
C. 灭菌后再清洗
D. 扔入污物桶
E. 焚烧

299. 病室内住有百日咳患者,已知病室长 6m、宽 3.2m、高 3m,用纯乳酸进行空气消毒,乳酸的用量是
A. 5ml　B. 6ml
C. 7ml　D. 12ml
E. 15ml

300. 患者,男,28 岁,去南方出差,当晚食用大排档小吃后出现高热、腹泻,诊断为细菌性痢疾。对其应采取的隔离措施是
A. 严密隔离　B. 消化道隔离
C. 昆虫隔离　D. 接触隔离
E. 保护性隔离

301. 患者,肾移植术后,护士应采取
A. 严密隔离　B. 保护性隔离
C. 一般隔离　D. 呼吸道隔离
E. 消化道隔离

302. 患者,女,因自己长时间使用抗生素引起口腔真菌感染,选用的漱口液应为
A. 1%~3%过氧化氢　B. 2%~3%硼酸
C. 0.9%氯化钠　D. 0.1%醋酸
E. 1%~4%碳酸氢钠

303. 患者口腔被铜绿假单胞菌感染应选用何种漱口液
A. 1%~4%碳酸氢钠　B. 0.1%醋酸
C. 0.9%氯化钠　D. 1%~3%过氧化氢
E. 0.02%呋喃西林

304. 患者,女,因颅脑外伤处于昏迷状态,患者义齿暂时不用,取下应浸泡于
A. 50%乙醇溶液　B. 热开水
C. 冷开水　D. 朵贝尔漱口液
E. 0.1%苯扎溴铵溶液

305. 患者,男,因慢性咽炎长期用抗生素,应注意观察口腔
A. 有无龋齿　B. 有无真菌感染
C. 口唇是否干裂　D. 有无口臭
E. 牙龈是否肿胀出血

306. 患儿,男,10 岁,白血病,舌尖部有小血痂,口腔护理方法错误的一项是
A. 患者头偏向护士
B. 用过氧化氢溶液漱口
C. 轻擦口腔各面
D. 将血痂擦去,涂甲紫
E. 观察口腔黏膜和舌苔

307. 为昏迷患者进行口腔护理时,不需备的用物是
A. 棉球　B. 吸管
C. 漱口液　D. 开口器
E. 压舌板

308. 患者,男,脑出血,神志不清,为患者做口腔护理下列不正确的是
A. 患者头转向一侧　B. 血管钳夹紧棉球
C. 擦洗动作要轻　D. 用开口器开口
E. 擦洗后漱口

309. 一女孩,13 岁,因脑炎入院,长期卧床,头发纠结成团,梳通时可选用
A. 液状石蜡　B. 温水
C. 生理盐水　D. 百部酊
E. 30%乙醇溶液

310. 护士给一位左上肢外伤患者床上擦浴,下述何项正确
A. 由外眦向内眦擦拭眼部
B. 脱上衣时先脱左肢
C. 调节室温 24℃±2℃
D. 穿上衣时先穿右肢
E. 擦洗动作要轻慢

311. 患者,女,53 岁,因股骨骨折行骨牵引已 4 周,护

士为其床上洗发过程中患者突然感到心慌、气急、面色苍白、出冷汗,护士应立即

A. 请家属协助洗发

B. 加快速度完成洗发

C. 边洗发边通知医生

D. 鼓励患者再坚持片刻

E. 停止操作,让患者平卧

312. 患者,女,25 岁,诊断为血小板减少性紫癜,口腔黏膜有散在瘀点,轻触牙龈出血。对该患者口腔护理应特别注意

A. 动作轻稳,勿损伤黏膜

B. 夹紧棉球防止遗留在口腔

C. 棉球不可过湿,以防呛咳

D. 先取下义齿,避免操作中脱落

E. 擦拭时勿触及咽部,以免恶心

313. 患者,男,45 岁,因外伤致截瘫 2 个月,患者一般状况差,骶尾部有一创面,面积 2.5cm×5cm,创面较深,有脓液流出,创面周围有黑色坏死组织。你认为该如何处理

A. 用生理盐水冲洗并敷盖新鲜蛋膜

B. 用 50%乙醇溶液按摩创面及周围皮肤

C. 涂厚层滑石粉后用无菌纱布包扎

D. 除去坏死组织,用 3%过氧化氢冲洗

E. 暴露创面,紫外线每日照射 1 次

314. 患者,男,72 岁,卧床多日,骶尾部红、肿、硬结、起小水疱及上皮剥落,有时有渗液,患者主诉疼痛。你判断此情况属

A. 压疮淤血红润期　　B. 压疮炎性浸润期

C. 压疮溃疡期　　D. 局部皮肤感染

E. 压疮前期

315. 患者,女,54 岁,入院 3 天以来,体温持续波动在 39.0～39.9℃。该患者的热型为

A. 稽留热　　B. 弛张热

C. 间歇热　　D. 波动热

E. 不规则热

316. 患者,男,21 岁,主诉怕冷,测体温 39.3℃,脉速,呼吸粗大,皮肤苍白无汗。护士对该患者的护理错误的是

A. 测体温每 4 小时 1 次

B. 乙醇拭浴降温

C. 安置患者卧床休息,保持病室安静

D. 适当保暖,增加盖被

E. 鼓励患者多饮水

317. 患者,男,48 岁,因细菌性痢疾入院,测量体温前 5 分钟患者刚喝过开水,护士应该

A. 嘱其用冷开水漱口后再测

B. 暂停测 1 次

C. 参考上次测量值记录

D. 改测直肠温度

E. 等 30 分钟后再测口腔温度

318. 某患者的呼吸由浅慢逐渐加深加快,达高潮后又逐渐变浅变慢,然后暂停数秒钟,又出现上述状态,如此周而复始的呼吸为

A. 叹息样呼吸　　B. 蝉鸣样呼吸

C. 潮式呼吸　　D. 间断呼吸

E. 点头呼吸

319. 患者,男,63 岁,处于濒死期。呼吸微弱,不易观察。护士此时测量呼吸的方法为

A. 仔细听呼吸声响并计数

B. 手指放患者鼻孔前,有感觉气流通过计数

C. 手按胸腹部,以胸腹壁起伏次数计数

D. 用少许棉花置患者鼻孔前观察棉花飘动次数

E. 测脉率乘以 1/4,以推测呼吸次数

320. 患者,男,65 岁,因心衰引起双下肢水肿,体质虚弱、消瘦。在家卧床 4 周,骶尾部出现压疮,入院后应提供的膳食是

A. 高热量、高脂肪、高蛋白

B. 高热量、低蛋白、低盐

C. 低蛋白、低脂肪、低盐

D. 低热量、高蛋白、低盐

E. 高蛋白、高维生素、低盐

321. 患者,女,30 岁,体温 38.6℃,口腔糜烂,疼痛难忍,根据病情,应给予的饮食是

A. 流质　　B. 软食

C. 半流质饮食　　D. 高热量饮食

E. 高蛋白饮食

322. 患者,男,52 岁,有胃溃疡病史。近日来上腹部疼痛加剧,医嘱做粪便潜血试验,护士应给的食物是

A. 卷心菜、五香牛肉　　B. 菠菜、红烧青鱼

C. 茭白、鸡蛋　　D. 油豆腐、鸡血汤

E. 青菜、炒猪肝

323. 女性,40 岁,患伤寒症,正住院治疗。患者口唇干裂,口温 40℃,脉搏 120 次/分。患者体温降至正常后宜采用的饮食为

A. 低盐饮食　　B. 少渣饮食

C. 高膳食纤维饮食　　D. 低蛋白饮食

E. 要素饮食

324. 某烧伤患者,医嘱:高蛋白饮食。该患者每日膳食中蛋白质总量一般不超过

A. 60g　　B. 80g

C. 100g　　D. 120g

E. 140g

325. 患者，男，58 岁，头晕来医院检查，诊断为高脂血症、动脉硬化，患者宜采用

A. 胆囊造影饮食　B. 潜血试验饮食
C. 低蛋白饮食　D. 低脂肪饮食
E. 高蛋白饮食

326. 患儿，男，7 岁，肾病综合征入院，该患儿宜采用

A. 胆囊造影饮食　B. 潜血试验饮食
C. 低蛋白饮食　D. 低脂肪饮食
E. 高蛋白饮食

327. 患者，女，89 岁，因脑梗死致吞咽困难应采取

A. 普通饮食　B. 软质饮食
C. 半流质饮食　D. 流质饮食
E. 低盐饮食

328. 患者，女，26 岁，因人工流产大出血导致休克，为患者留置导尿最主要的目的是

A. 保持床单位清洁干燥
B. 引流尿液，促进有毒物质的排泄
C. 收集尿标本，作细菌培养
D. 测尿量及比重，了解肾血流灌注情况
E. 避免尿潴留

329. 患者，61 岁，肝硬化意识不清，不能选用肥皂水灌肠的原因是

A. 肥皂水易引起腹胀
B. 肥皂水易造成肠穿孔
C. 肥皂水灌肠可使氨的产生和吸收增加
D. 可以防止发生水肿
E. 可以防止发生酸中毒

330. 患者，女，39 岁，肠梗阻术后尿潴留，以下护理措施中错误的一项是

A. 热敷、按摩下腹部　B. 让患者听流水声
C. 用温开水冲洗会阴部　D. 口服双氢克尿塞
E. 导尿术

331. 患者，男，56 岁，患尿毒症，精神委靡，下腹无胀满，24 小时尿量为 60ml，请问患者排尿状况属于

A. 正常　B. 尿闭
C. 少尿　D. 尿潴留
E. 尿量偏少

332. 患者，女，30 岁，于 23:00 顺利分娩一女婴，至次晨 7:00 未排尿，主诉下腹胀痛难忍，查体发现膀胱高度膨胀。对该产妇的护理下列哪项不妥

A. 立即施行导尿术
B. 协助其坐起排尿
C. 用温水冲会阴
D. 用手轻轻按摩下腹部
E. 让其听流水声

333. 患者，男，45 岁，出差当晚腹泻多次，粪便呈果酱样，入院检查初诊为阿米巴痢疾，医嘱用甲硝唑灌肠治疗。护理措施正确的是

A. 灌肠前臀部抬高 20cm
B. 液面与肛门距离 40～60cm
C. 灌肠时患者取右侧卧位
D. 灌入药液量应少于 500ml
E. 灌入后保留 30 分钟

334. 患者，女，30 岁，由于膀胱胀大使得胎头长时间不能下降，影响产程，护士准备给她插入导尿管，但患者不同意，此时护士应

A. 患者自行排尿，解除膀胱压力
B. 请示护士长改用其他办法
C. 请家属协助劝说
D. 耐心解释，讲清导尿的重要性，并用屏风遮挡
E. 报告医生择期手术

335. 患者，60 岁，糖尿病酮症，尿糖阳性，患者的尿液呈

A. 大蒜味　B. 腥臭味
C. 氨臭味　D. 烂苹果味
E. 酸臭味

336. 患者，女，36 岁，伤寒给予大量不保留灌肠每次药液量为

A. 不超过 100ml　B. 不超过 200ml
C. 不超过 250ml　D. 不超过 300ml
E. 不超过 500ml

337. 某患者，慢性肾小球肾炎使肾功能严重障碍，尿常规常表现为

A. 尿液呈淡黄色，澄清透明
B. 新鲜尿液有氨臭味
C. 尿液呈强酸性
D. 尿液呈强碱性
E. 尿相对密度固定在 1.010 左右

338. 患者，女，泌尿系感染通过导尿术留取标本做培养，下列哪项符合无菌操作的原则

A. 开导尿包后先用手将小药杯置于边角
B. 戴好无菌手套，再铺洞巾
C. 尿管误入阴道，应拔出后重插
D. 用物污染后立即用乙醇棉球擦拭
E. 留取前段尿液 5ml 作细菌培养

339. 患者，男，因外伤需注射破伤风抗毒素，皮试结果局部皮丘红肿，硬结直径 1.7cm，痒感，其处理方法是

A. 禁用破伤风抗毒素
B. 将全量分 3 次肌内注射
C. 将全量平均分成 4 次注射

D. 将全量分 4 次注射,剂量递增
E. 将全量分 4 次注射,剂量递减

340. 患者,女,66 岁,患慢性心功能不全,医嘱地高辛 0.25mg,qd,护士发药前应首先
A. 了解心理反应
B. 测脉率(心率)及脉律(心律)
C. 观察意识状态
D. 测量血压
E. 检查瞳孔

341. 某先生接受青霉素过敏试验后感到喉头发紧、胸闷、气急,伴有濒死感,应立即采取的急救措施是
A. 置中凹位,注射右旋糖酐,吸氧
B. 置平卧位,注射抗组胺,吸氧
C. 置中凹位,测血压,注射中枢兴奋剂
D. 置头低脚高位,保暖,注射间羟胺
E. 置平卧位,注射盐酸肾上腺素,吸氧

342. 患者,患 2 型糖尿病,需长期注射胰岛素,出院时护士对其进行健康指导,不恰当的是
A. 注射区皮肤要消毒
B. 不可在皮肤发炎、有瘢痕、硬结处注射
C. 应在上臂三角肌下缘处注射
D. 行皮下注射,进针角度 30°～40°
E. 进针后不能有回血

343. 患儿,18 个月,首次肌内注射青霉素,下列操作正确的是
A. 注射前不做青霉素皮试
B. 选用 5ml 注射器及 5.5 号针头
C. 注射部位选用髂前上棘与尾骨连线外 1/3 处
D. 注射部位皮肤用 2%碘酊,70%乙醇消毒
E. 进针时将针梗全部刺入

344. 为患者静脉注射 10%葡萄糖酸钙 10ml,推注时患者主诉疼痛,推注稍有阻力,局部肿胀,抽无回血,提示
A. 针头滑出静脉　　B. 针头部分阻塞
C. 针头斜面紧贴血管壁　D. 静脉有痉挛
E. 针头斜面一部分穿透下面血管壁

345. 患者,糖尿病,医嘱皮下注射胰岛素 8U,ac30 分,ac 的执行时间是
A. 早上 8:00　　B. 晚上 8:00
C. 临睡前　　D. 饭前
E. 必要时

346. 患者,男,61 岁,脑血栓输注低分子右旋糖酐的主要作用是
A. 提高血浆胶体渗透压
B. 降低血液黏稠度
C. 补充蛋白质
D. 补充营养和水分
E. 保持酸碱平衡

347. 患者,男,38 岁,术后输血,10 分钟后发生溶血反应,护士首先应
A. 停止输血,保留余血
B. 通知医生和家属,安慰患者
C. 热敷腰部,静脉注射碳酸氢钠
D. 测量血压和尿量
E. 控制感染,纠正水、电解质紊乱

348. 患者,由于急性胰腺炎,于今日上午 8:00 开始补液 1000ml。按 60 滴/分速度输入(按 15 滴/ml 计算),该液体应何时输完
A. 上午 10:00　　B. 上午 11:00
C. 中午 12:10　　D. 下午 2:00
E. 下午 4:00

349. 护士巡视病房,发现患者静脉输液的溶液不滴,挤压时感觉输液管有阻力,松手时无回血,此种情况是
A. 输液压力过低
B. 针头滑出血管外
C. 静脉痉挛
D. 针头斜面紧贴血管壁
E. 针头阻塞

350. 患者,男,85 岁,因肺水肿住院,用 20%～30%乙醇湿化吸氧,作用是
A. 增加迷走神经兴奋性
B. 增加外周阻力
C. 降低肺泡内泡沫表面张力
D. 降低肺泡表面张力
E. 降低吸入气体中的细菌密度

351. 某患者,因车祸导致大出血,血红蛋白为 50g/L,须立即手术,同时给予输血治疗。在输血过程中,患者出现过敏反应,其临床表现为
A. 穿刺部位可见大块淤血斑
B. 手足抽搐
C. 眼睑、口唇水肿
D. 高热
E. 伤口渗血

352. 患者,左上肢因输液引起条索状红线,红肿热痛,伴畏寒发热,下列错误的是
A. 用抗生素　　B. 95%乙醇溶液热敷
C. 超短波理疗　　D. 抬高患肢
E. 增加患肢活动

353. 因外伤导致休克的一位患者,在输液过程中,错误的护理措施是
A. 见尿补钾

B. 有计划地安排输液顺序
C. 加强巡视，防止药液外溢
D. 用升压药物应快速滴入，以调整血压
E. 连续输液者，须每日更换输液器

354. 患者，输液 1 小时后出现畏寒发抖，体温达 40℃，处理方法是
A. 继续输液，给予物理降温
B. 继续输液，给予药物降温
C. 减慢滴速，给予物理降温
D. 减慢滴速，给予药物降温
E. 停止输液，给予物理降温

355. 某实习护生，取血途中剧烈震荡会出现
A. 血液凝固
B. 血液污染
C. 血液变质
D. 红细胞大量破坏引起溶血
E. 血浆蛋白凝固

356. 患者，输液时，溶液点滴不畅，局部无不适，检查有回血，护士应
A. 局部热敷
B. 抬高输液瓶的位置
C. 调整肢体位置
D. 调整针头位置或适当变换肢体位置
E. 更换针头，重新穿刺

357. 患者，男，输液时突然感到呼吸困难，严重发绀，听诊心前区有水泡音，判断发生空气栓塞应立即置
A. 左侧卧位和头低足高位
B. 右侧卧位和头高足低位
C. 去枕平卧位
D. 俯卧位
E. 端坐卧位

358. 患者，女，62 岁，留 24 小时尿标本作 17-羟类固醇检查，为防止尿中激素被氧化，其标本应加
A. 甲苯 B. 浓盐酸
C. 甲醛 D. 稀盐酸
E. 碳酸钠

359. 患者，女，因恶心、食欲下降，采集血清标本作肝功能检查，以下哪项不妥
A. 用干燥试管
B. 在清晨空腹抽血
C. 顺管壁将血液注入试管
D. 注入血液速度宜缓慢
E. 轻轻摇动试管防止凝固

360. 某护士采集血标本，为防止溶血，下列哪项是错误的
A. 选用干燥注射器和针头
B. 避免过度震荡血标本
C. 采血后带针头沿管壁将血液注入
D. 标本应及时送检
E. 需全血标本时，应采用抗凝管

361. 患者，女，胆结石入院，尿常规检查的目的不包括
A. 观察尿液颜色 B. 测定尿相对密度
C. 尿糖定量 D. 尿蛋白定性
E. 检查尿中有无管型

362. 患者，14 岁，腹痛、贫血，采集粪便标本查寄生虫虫卵时应
A. 取全部粪便
B. 取中段大便
C. 用竹签取少量异常粪便
D. 取不同部位的异常粪便 10g 左右
E. 置于加温便盆内送检

363. 某患者患亚急性细菌性心内膜炎，需抽血做血培养，护士应给患者抽血多少为宜
A. 2ml B. 4ml
C. 5ml D. 8ml
E. 10ml

364. 患者，近 1 周感乏力，食欲不振，巩膜黄染，医嘱要求查碱性磷酸酶，应何时取血
A. 饭前 B. 饭后 2 小时
C. 即刻 D. 睡前
E. 晨起空腹时

365. 患者，男，58 岁，初步诊断为“糖尿病”，需作尿糖定量检查，为保持尿液的化学成分不变，尿标本中需加入
A. 浓盐酸 B. 甲苯
C. 甲醛 D. 草酸
E. 乙醇

366. 患者，男，因头痛、头晕来医院检查，化验室护士采集血脂的标本应注入
A. 清洁干燥试管内
B. 无菌试管内
C. 肝素抗凝管内
D. 草酸钾抗凝管内
E. 液状石蜡试管内

367. 患者，男，58 岁，慢性肾炎住院，测尿素氮的标本应注入
A. 清洁干燥试管内
B. 无菌试管内
C. 肝素抗凝管内
D. 草酸钾抗凝管内
E. 液状石蜡试管内

368. 患者，男，40 岁，左前臂Ⅱ度烧伤 5 天，局部创面

湿润、疼痛。可在局部进行的处理是
A. 红外线照射，每次 20～30 分钟
B. 湿热敷，水温 40～60℃
C. 冷湿敷，促进炎症吸收
D. 放置热水袋，水温 60～70℃
E. 放置冰袋，减轻疼痛

369. 患者，因关节疼痛，需每日红外线照射 1 次，每次照射时间和灯距为
A. 10～15 分钟，20～30cm
B. 15～20 分钟，5～10cm
C. 20～30 分钟，30～50cm
D. 30～35 分钟，50～70cm
E. 35～40 分钟，10～20cm

370. 患者，女，因胃肠痉挛疼痛使用热水袋，下列哪项不正确
A. 直接将热水袋置于所需处
B. 及时更换热水
C. 观察皮肤变化
D. 严格执行交接班制度
E. 记录热疗部位，时间、效果、反应

371. 患者，男，18 岁，面部危险三角区感染化脓，医生告诉禁忌用热，其原因是
A. 易加重局部出血　B. 易加重患者疼痛
C. 易导致面部烫伤　D. 易导致颅内感染
E. 易掩盖病情

372. 患者，男，感冒发热体温 39.4℃，使用冰袋降温时，下列不妥的是
A. 随时观察冰袋有无出水
B. 冰块融化后应及时更换
C. 冰袋使用后 1～2 小时应测温
D. 体温降至 39℃以下可取下冰袋
E. 用冷部位皮肤出现苍白、青紫应取下冰袋

373. 患者，男，18 岁，学生，篮球比赛时不慎踝部扭伤 2 小时。应立即给予
A. 局部按摩　B. 红外线照射
C. 松节油涂擦　D. 局部冷湿敷
E. 放置热水袋

374. 某患儿，9 岁，扁桃体切除术后伤口局部有少量出血，可在颌下
A. 放置热水袋　B. 放置冰囊
C. 用乙醇纱布湿敷　D. 进行红外线照射
E. 用 50%硫酸镁进行湿热敷

375. 患者，女性，25 岁，服用大量毒药，药名不详，胃管洗胃时首先应
A. 立即灌入液体
B. 问患者服的是何种药物
C. 抽取毒物立即送检，用温开水洗胃
D. 灌入牛奶
E. 灌入蛋清水

376. 患者，25 岁，肝硬化腹水，近日神志恍惚，语无伦次，躁动不安，答非所问，此情况属
A. 精神错乱　B. 意识模糊
C. 谵妄　D. 狂躁
E. 浅昏迷

377. 患者，因脑部外伤而入院手术，术后第 2 天患者处于可以唤醒，又随后入睡，对所提问题不能正确回答的状态。该患者的意识状态处于何种情况
A. 昏睡　B. 嗜睡
C. 谵妄　D. 浅昏迷
E. 意识模糊

378. 某患者随意运动丧失，对言语及光线刺激无反应，伴二便失禁，护理措施不妥的是
A. 给予一级护理
B. 取下义齿，定时漱口
C. 用床档防止坠床
D. 留置导尿管，记录尿量
E. 给予管喂饮食

379. 护士巡视病房时，发现某破伤风患者，角弓反张，四肢抽搐，牙关紧闭，应立即采取的护理措施是
A. 通知医生配合抢救
B. 用纱布包裹压舌板于上下磨牙之间
C. 口对口人工呼吸
D. 给予氧气吸入
E. 注射破伤风抗毒素

380. 某慢性肺源性心脏病患者，70 岁，缺氧和二氧化碳潴留同时并存，发绀，宜选用的氧浓度是
A. 21%　B. 29%
C. 33%　D. 37%
E. 41%

381. 患者，女，24 岁，因失恋而服毒，已昏迷，送医院抢救，但不知道她服毒的药物，护士应采取的护理措施是
A. 用生理盐水灌肠，减少毒物吸收
B. 鼻饲牛奶或蛋清水，以保护胃黏膜
C. 抽出胃内容物送检，再用生理盐水洗胃
D. 禁忌洗胃，待家属查明毒物名称后再处理
E. 氧气吸入，待清醒后采用催吐法排出毒物

382. 患者，男，33 岁，在工作中不慎触电跌倒，此时急救的首要步骤是
A. 口对口人工呼吸
B. 清除呼吸道分泌物

C. 胸外心脏按压
D. 挤压简易呼吸器
E. 给予氧气吸入

383. 患者，男，42 岁，因心脏病入院，护士查房时发现其体温 35℃以下，心率 146 次/分，说明
A. 降温药物生效　B. 体温调节中枢障碍
C. 心动过速　D. 病危征象
E. 心律失常

384. 患者，女，25 岁，服用大量毒药，药名不详，胃管洗胃时首先应
A. 立即灌入液体
B. 问患者服的是何种药物
C. 抽取毒物立即送检
D. 灌入牛奶
E. 灌入蛋清水

385. 某患者患破伤风，意识不清，牙关紧闭，角弓反张，四肢抽搐，护士采取的安全防护措施不妥的是
A. 使用床档　B. 取下义齿
C. 约束四肢　D. 枕立床尾
E. 光线宜暗

386. 患者，女，67 岁，入院时确诊为肺源性心脏病、心力衰竭合并肺性脑病。护士配合医生进行抢救。该患者采取的吸氧方式应是
A. 低浓度间断吸氧
B. 高浓度持续吸氧
C. 低流量低浓度持续吸氧
D. 低流量高浓度间断吸氧
E. 高流量高浓度持续吸氧

387. 患者，男，63 岁，晨起取牛奶的路上突然摔倒，意识丧失，大动脉搏动消失。此时恰巧被张护士遇到，请问张护士对患者应立即采取的措施是
A. 呼叫医生迅速来抢救
B. 呼叫 120 来抢救
C. 立即送回医院实施抢救
D. 先畅通气道，再施行人工呼吸、人工循环
E. 先人工呼吸、人工循环，再畅通气道

388. 患者，女，因伤寒而入院，其热型特点是
A. 稽留热　B. 弛张热
C. 间歇热　D. 不规则热
E. 午后低热

389. 患者，男，呼吸困难、发绀明显，烦躁不安，血气分析 PaO_2指标为
A. 11.6～12.3kPa　B. 9.3～11.6kPa
C. 6.6～9.3kPa　D. 4.6～6.6kPa
E. 3.3～4.6kPa

390. 患者，在使用链霉素的过程中发生了过敏性休克，抢救首选的药物是
A. 盐酸肾上腺素　B. 异丙肾上腺素
C. 去甲肾上腺素　D. 地塞米松
E. 尼可刹米

391. 患儿，3 岁，脑炎致昏迷，为小儿吸痰时，电动吸引负压不可超过
A. 13.3kPa　B. 26.6kPa
C. 40.0kPa　D. 53.0kPa
E. 79.8kPa

392. 患者，女，因和家人吵架，自服敌敌畏中毒，患者洗胃时应选用
A. 2%～4%碳酸氢钠溶液
B. 硫酸镁
C. 温开水或等渗盐水
D. 硫酸钠
E. 硫酸铜

393. 患者，男，患脑出血，目前处于昏迷状态，反应迟钝，肌张力丧失，心跳减弱，血压降低，此时患者属于下列何期
A. 濒死期　B. 愤怒期
C. 临床死亡期　D. 接受期
E. 生物学死亡期

394. 患者，晚期癌症，处于临终状态，感到恐惧和绝望，当其发怒时，护士应
A. 热情鼓励，帮助患者树立信心
B. 指导用药，减轻患者痛苦
C. 说服教育，使患者理智地面对病情
D. 理解忍让，陪伴保护患者
E. 同情照顾，满足患者要求

395. 患者，男，肝癌晚期，表示愿意把整个身体贡献给医学以求延续生命，他此时的心理反应为
A. 否认期　B. 愤怒期
C. 协议期　D. 抑郁期
E. 接受期

396. 患者，男，60 岁，尿毒症，神志不清，肌张力消失，心音低钝，脉搏细弱，血压 80/40mmHg，呈间歇呼吸，判断患者此时处于
A. 生理学死亡期　B. 濒死期
C. 临床死亡期　D. 生物学死亡期
E. 脑死亡期

397. 患者，男，73 岁，胃癌晚期，近日病情加重，常抱怨家属照顾欠周到，要求停止治疗。此患者心理反应属于
A. 否认期　B. 愤怒期
C. 协议期　D. 忧郁期
E. 接受期

398. 患者,男,66岁,车祸撞伤脑部,出血后出现深昏迷,脑干反射消失,脑电波消失,无自主呼吸,患者以上表现应属于
A. 濒死期　B. 临床死亡期
C. 生物学死亡期　D. 疾病晚期
E. 脑死亡期

399. 患者,男,70岁,肝癌晚期全身转移,极度衰弱。对其护理应考虑
A. 让患者有尊严地度过余生
B. 提供根治疗法
C. 放弃特殊治疗
D. 延长生命过程
E. 实施安乐死

400. 护士小张下午4时巡视病室后书写交班报告,首先应写的是
A. 3床,李某,于上午11时转科
B. 8床,王某,于上午10时入院
C. 21床,叶某,于上午8时手术
D. 23床,刘某,病情危重
E. 47床,季某,下午行胸腔穿刺

401. 患者,男,因急性乙型肝炎入院,需行消化道隔离。此项内容属于
A. 临时备用医嘱　B. 临时医嘱
C. 长期医嘱　D. 不列入医嘱
E. 长期备用医嘱

402. 患者,男,即将行胃大部切除术,术前医嘱:阿托品0.5mg,H,st. 此项医嘱属
A. 口头医嘱　B. 长期备用医嘱
C. 长期医嘱　D. 临时备用医嘱
E. 即刻执行医嘱

403. 患者,女,行阑尾手术后感到疼痛,下午2时医生开出医嘱:阿法罗定10mg,im,sos,此医嘱的失效时间至
A. 第二日下午2时　B. 晚12时
C. 下午8时　D. 第二日上午2时
E. 医生注明停止时间

404. 患者,男,因上消化道大出血急诊住院,对患者的护理措施不妥的是
A. 备好抢救药品和器材
B. 生活上给予必要的协助
C. 每15～30分钟巡视1次
D. 观察患者病情及生命体征
E. 请家属在规定时间内探视

405. 患者,男,40岁,因慢性喘息性支气管炎入院,现病情平稳,拟近期出院,对患者护理应
A. 每30分钟巡视1次
B. 给予卫生保健指导
C. 填写特别护理记录单
D. 备好抢救药物和器材
E. 生活上给予必要协助

406. 患者,车祸全身多处骨折,需急送医院,搬运时宜用
A. 挪动法　B. 一人搬运法
C. 二人搬运法　D. 三人搬运法
E. 四人搬运法

407. 患者,女,26岁,妊娠10个月,急诊检查宫口已开4cm需住院,住院处护士首先应
A. 办理入院手续　B. 进行沐浴更衣
C. 进行会阴清洗　D. 让产妇步行入病区
E. 用平车送产房待产

408. 某老年患者,女性,处于昏迷状态。近日患者骶尾部皮肤出现2cm×4cm压疮,破溃的水疱上脓性分泌物增多,出现皮下组织感染、坏死。此时患者压疮属于
A. 淤血红润期　B. 炎性红润期
C. 炎性浸润期　D. 淤血浸润期
E. 溃疡期

409. 患者,女,27岁,怀孕9个月,阴道无诱因流水2小时急诊入院,诊断为胎膜早破,此患者应采取的卧位是
A. 头高脚低位　B. 去枕平卧位
C. 头低脚高位　D. 仰卧屈膝位
E. 膝胸卧位

410. 患儿,男,1岁。因上感入院,体温39.7℃,脉搏120次/分,呼吸27次/分。青霉素皮试阴性后遵医嘱给予青霉素40万U,im qid,为该患儿肌内注射应选择的部位是
A. 臀大肌　B. 臀中、小肌
C. 三角肌　D. 股外侧肌
E. 三角肌下缘

411. 患者,男,73岁,胃癌晚期,近日病情加重,常抱怨家属照顾欠周到,要求停止治疗。此患者心理反应属于
A. 否认期　B. 愤怒期
C. 协议期　D. 抑郁期
E. 接受期

412. 患者,男,20岁,擦玻璃时不慎从楼上跌下,造成严重颅脑损伤,需随时观察、抢救,入院后对此患者的护理应给予
A. 特别护理　B. 一级护理
C. 二级护理　D. 三级护理
E. 个案护理

413. 一男子,因生火炉通风不良,引起一氧化碳中毒。

患者最适应输注什么

A. 新鲜血　B. 库血
C. 新鲜血浆　D. 红细胞
E. 血小板

414. 患者，肾移植术后，此患者应采取

A. 严密隔离　B. 保护性隔离
C. 一般隔离　D. 呼吸道隔离
E. 消化道隔离

415. 患者，男，50 岁。因在全麻下做剖腹探查术，在未回病房前，护士铺麻醉床时操作错误的是

A. 床旁桌放置麻醉盘
B. 盖被扇形折叠于床尾
C. 枕立于床头
D. 根据需要将橡胶单及中单铺于床头
E. 手术部位铺中单及橡胶单

416. 患者，男，68 岁，因慢性气管炎收住入院，患者自觉胸闷、气短、呼吸困难，护士给予吸氧，此护理的目的是

A. 协助患者
B. 直接帮助患者满足需要
C. 心理指导
D. 安慰患者
E. 把病情告知医生

417. 患儿，男，5 岁，以发热入院 2 天，体温 24 小时波动在 39.0～41℃，可能出现此热型的疾病是

A. 伤寒　B. 流脑
C. 水痘　D. 败血症
E. 斑疹伤寒

418. 患者，突感腹痛难忍、大汗淋漓，在医生来之前，值班护士的处理措施哪项不对

A. 了解询问病史　B. 尽快通知医生
C. 观察腹痛特点　D. 热水袋局部热敷
E. 安定患者情绪

419. 患者，患伤寒，需做大量不保留灌肠，为此患者灌肠的液量及液面与肛门的距离是

A. 1000ml，不超过 50cm
B. 1000ml，不超过 30cm
C. 500ml，不超过 20cm
D. 500ml 以内，不超过 30cm
E. 500ml 以内，不超过 4cm

420. 患者，大叶性肺炎，做青霉素皮试时呈阳性，值班护士的处理措施哪项不对

A. 通知医生，选用其他药物
B. 在体温单、床头卡上注明青霉素阳性标记
C. 告知患者及家属
D. 严格交班
E. 以后用青霉素之前一定要做皮试

421. 患者，在输血 50ml 后出现畏寒、寒战、恶心、呕吐，体温 39℃，对此患者护士采取的下列措施哪项不对

A. 暂停输血
B. 用生理盐水维持静脉通路
C. 保暖，加盖被
D. 给抗过敏药后继续输血
E. 严密观察生命体征

422. 患者，男，28 岁，扁桃体手术后预防出血的最好方法是

A. 患者取半坐位　B. 颈部用冰囊
C. 应用止血药　D. 嘱患者喝温开水
E. 头部置冰槽内

423. 一位中年男子因丧妻，整日闷闷不乐，不思饮食，大量吸烟、喝酒，属于哪一种消极的心理反应

A. 无效的应对行为　B. 情感障碍
C. 思维紊乱　D. 情绪失控
E. 自我控制能力下降

424. 患者，56 岁，患支气管哮喘，不能平卧，口唇发绀。护士将其床头抬高，呈端坐位，给予氧气吸入。此时护士的角色是

A. 管理者　B. 协调者
C. 计划者　D. 护理者
E. 咨询者

425. 患者，女，50 岁，面部烧伤恢复期，面部留有瘢痕，患者常有自卑感，不愿见人。护士应特别注意满足患者哪一方面的需要

A. 生理需要　B. 安全的需要
C. 爱与归属的需要　D. 尊重的需要
E. 自我实现的需要

426. 护士小吴，在评价某患者护理效果时，发现护理目标未能完全实现，分析原因，发现问题出在护理评估阶段。小吴收集资料不妥的方法可能是

A. 通过患者主诉获得主观资料
B. 通过与家属交谈获得相关资料
C. 通过医师病历获得体格检查资料
D. 通过观察患者行为了解客观资料
E. 通过阅读实验报告获得实验结果

427. 患者，男，39 岁，因严重脑外伤住院，评估患者后，判断患者存在以下健康问题，你认为应优先解决的是

A. 呼吸道阻塞
B. 有皮肤完整性受损的危险
C. 便秘
D. 语言沟通障碍

E. 营养失调：低于机体需要量

428. 某患者70岁，有冠心病。现怀疑患直肠癌，准备进行直肠镜检查，采用何种体位为宜
A. 仰卧位　B. 俯卧位
C. 侧卧位　D. 截石位
E. 蹲位

429. 患者，胃大部切除术后采取半坐卧位的目的是
A. 减少静脉回流血量
B. 利于腹腔引流，使炎症局限
C. 利于术后出血
D. 防止呕吐
E. 减轻伤口缝合处的张力

430. 患者，70岁，因股骨颈骨折入院，下列哪项是正确的
A. 患者卧床期间不进行任何运动
B. 只需要评估患者的身体状况
C. 卧床不动，使蛋白质的分解减少
D. 卧床不动，使心脏负担减少
E. 卧床不动，可使肌肉软弱无力

431. 患者，男，60岁，患前列腺增生症5年，近1周排尿困难加重，排尿费力呈滴沥状伴血尿诉全身乏力、胸闷。下列护理诊断中，首要考虑的问题是
A. 排尿形态的改变
B. 有皮肤完整性受损的危险
C. 语言沟通障碍
D. 活动无耐力
E. 便秘

432. 患者，女，甲亢，在全麻下行甲状腺全切手术，术后采取半坐卧位的主要目的是
A. 改善呼吸　B. 利于伤口愈合
C. 减轻疼痛　D. 减轻局部出血
E. 利于恢复体质

433. 患者，男，43岁，患慢性胆囊炎，护士嘱咐患者应用的饮食是
A. 低盐　B. 低脂肪
C. 低蛋白　D. 低糖
E. 低糖类

434. 患者，女，30岁，急性肾炎，水肿严重，医生建议无盐低钠饮食
A. 含钠量控制在0.5g/d
B. 含钠量控制在1.0g/d
C. 含钠量控制在1.5g/d
D. 含钠量控制在2.0g/d
E. 含钠量控制在2.5g/d

435. 患者，男，36岁，体温39℃，口腔手术后1天，疼痛难忍，根据李某的病情，应给予
A. 普通饮食　B. 软质饮食
C. 半流质饮食　D. 流质饮食
E. 高蛋白饮食

436. 患者，女，25岁，妊娠39周，于2:30正常分娩。6:40患者主诉下腹胀痛。视诊：下腹膀胱区隆起；叩诊：耻骨联合上实音。患者存在的健康问题是
A. 分娩后的疼痛　B. 体液过多
C. 排尿异常　D. 尿潴留
E. 有子宫内膜感染的可能

437. 患者，女，55岁，因脑出血致右侧肢体偏瘫，错误的护理措施是
A. 预防压疮和肺炎　B. 预防泌尿道感染
C. 肢体保持功能位　D. 避免患肢活动
E. 鼓励多次饮水

438. 患者，女，56岁，胃大部切除术后1天，主诉腹胀，未排气，伤口剧痛，患者在晚上时难以入睡，易醒，此时引发患者难以入睡的原因是
A. 病理因素　B. 心理因素
C. 环境因素　D. 睡眠型态紊乱
E. 药物不良反应

439. 患者，女，28岁，产妇，分娩后2周，最适合的饮食种类是
A. 高糖类饮食　B. 高热量饮食
C. 高脂肪饮食　D. 高维生素饮食
E. 高纤维素饮食

440. 患者，男，40岁。行胆囊造影检查，造影前饮食准备不对的是
A. 检查前1天中午进高脂肪餐
B. 检查前1天晚餐进无脂肪、低蛋白、高糖类饮食
C. 检查前1天晚餐后禁食、禁烟
D. 检查当日早晨进低蛋白流质饮食
E. 第一次拍片后进食脂肪餐

441. 护士小黄于下午4时巡视病房后写交班报告，首先应写的是
A. 3床，李某，于上午8时出院
B. 7床，季某，于上午9时入院
C. 21床，叶某，于上午8时手术
D. 35床，刘某，病情危重
E. 48床，华某，下午行胸腔穿刺术

442. 某患者接受青霉素过敏试验后感到喉头发紧，胸闷、气急、伴有濒死感。应立即采取的急救措施是
A. 置中凹位，注射葡聚糖，吸氧
B. 置平卧位，注射抗组胺药，吸氧
C. 置中凹位，测血压，注射中枢兴奋剂

D. 置头低脚高位,保暖,注射间羟胺

E. 置平卧位,注射盐酸肾上腺素,吸氧

443. 患者,34岁,肺炎,入院后按医嘱给予红霉素静脉滴注,用药5天后,输液部位组织红、肿、灼热、疼痛,沿静脉走向出现条索状红线,下列护理措施错误的是

A. 用50%硫酸镁热湿敷

B. 患肢放低并制动

C. 局部超短波理疗

D. 经常更换输液部位

E. 防止药液溢出血管

444. 患者,在输血过程中主诉头胀、四肢麻木、胸闷、腰背部剧痛。护理体检:脉搏细弱、快,血压下降。首先应考虑

A. 发热反应　　B. 过敏反应

C. 肺水肿　　D. 溶血反应

E. 大量输血后反应

445. 患者,女,66岁,患慢性心功能不全,医嘱地高辛0.25mg,每日1次,护士发药前应首先

A. 了解心理反应

B. 测脉率(心率)及脉律(心律)

C. 观察意识状态

D. 测量血压

E. 检查瞳孔

446. 患者,注射青霉素过程中,觉头晕、胸闷,面色苍白,脉细弱,血压下降,应立即注射的药物是

A. 盐酸肾上腺素　　B. 氢化可的松

C. 异丙嗪　　D. 去甲肾上腺素

E. 尼可刹米

447. 某患者下楼时不慎致踝关节扭伤,2小时后来医院就诊。应如何处理

A. 局部用热水袋　　B. 局部用冰袋

C. 用热水泡脚　　D. 局部按摩

E. 冷热敷交替

448. 患者,女,72岁,因脑出血、昏迷、尿失禁而住院。入院后给予留置导尿管,下列哪一项护理措施是正确的

A. 随时倾倒尿液,并提高引流管

B. 每日更换留置导尿管

C. 每周用消毒液棉球擦拭尿道口

D. 每月作尿常规检查1次

E. 发现尿液浑浊时进行膀胱冲洗

449. 患者,女,50岁,因患尿毒症而入院。患者精神委靡,食欲差,24小时尿量80ml,下腹部空虚,无胀痛。评估患者目前的排尿状况是

A. 尿潴留　　B. 尿失禁

C. 少尿　　D. 尿闭

E. 尿少

450. 患者,女,67岁,患慢性充血性心力衰竭,在治疗期间出现恶心、头痛、头晕、黄视,检查心率46次/分,二联律,应考虑

A. 硝普钠中毒　　B. 洋地黄中毒

C. 氨茶碱中毒　　D. 酚妥拉明中毒

E. 多巴酚酊中毒

451. 患者,女,因腹泻脱水,经补液治疗后脱水纠正。今晨腹胀,肠鸣音减弱,膝反射消失。查血钾3.00mmol/L,按医嘱静脉输入氯化钾,其浓度一般应为

A. 0.15%　　B. 0.3%

C. 1%　　D. 1.5%

E. 3%

452. 患者,女,30岁,因行剖宫产需进行术前准备,护士准备插入导尿管,但陈女士不同意,此时护士应

A. 患者自行排尿,解除膀胱压力

B. 请示护士长改用其他办法

C. 请家属协助劝说

D. 耐心解释,讲清导尿的重要性,并用屏风遮挡

E. 报告医生择期手术

453. 患者,男,40岁,左前臂Ⅱ度烧伤5天,局部创面湿润、疼痛。可在局部进行的处理是

A. 红外线照射,每次20～30分钟

B. 湿热敷,水温40～60℃

C. 冷湿敷,促进炎症吸收

D. 放置热水袋,水温60～70℃

E. 放置冰袋,减轻疼痛

454. 患者,男,56岁,患尿毒症,精神委靡。下腹无胀满,24小时尿量为300ml。请问患者的排尿状况属于

A. 正常　　B. 尿闭

C. 少尿　　D. 尿潴留

E. 尿量偏少

455. 患者,男,建筑工人,左下肢外伤后未得到及时、正确地处理,而导致感染破伤风。为该患者更换敷料后,污染敷料的处理方法是

A. 高压灭菌后再清洗

B. 过氧乙酸浸泡后清洗

C. 送焚烧炉焚烧

D. 丢入污物桶后再集中处理

E. 在日光下暴晒后再清洗

456. 患者,男,35岁,肝硬化腹水,今日神志恍惚、躁动不安,答非所问,此情况属

A. 精神错乱　　B. 意识模糊

C. 谵妄　　D. 狂躁
E. 浅昏迷

457. 患者,男,昏迷,评估确认患者存在以下护理问题,你认为优先解决的问题是
A. 便秘　　B. 语言沟通障碍
C. 清理呼吸道无效　　D. 皮肤完整性受损
E. 营养失调:低于机体需要量

458. 患者,女,20 岁,行阑尾切除术后 8 小时未排尿,主诉腹胀难受,下列措施哪项不妥
A. 协助患者做起排尿　B. 用力按压膀胱区
C. 让其听流水声　　D. 用温水冲洗会阴
E. 上述方法无效可考虑实行导尿术

459. 某产妇,分娩时会阴部撕伤,局部红、肿、热、痛,需给予湿热敷,操作时应特别注意
A. 床单上铺橡胶中单
B. 水温调节适度
C. 每 5 分钟更换敷布 1 次
D. 伤口周围涂凡士林
E. 执行无菌操作

460. 患者,男,72 岁,因高血压引起脑出血昏迷 1 周,护士给予鼻饲以补充营养和水分,插管前应
A. 使患者头部后仰
B. 嘱患者做吞咽动作
C. 托起患者头部使其下颌靠近胸骨柄
D. 置患者平卧,头侧向一边
E. 加快插管动作以顺利插入胃管

461. 患者,男,25 岁,患肺结核半年,入院后为配合治疗,应给予
A. 高蛋白、高热量饮食
B. 高脂肪、高热量饮食
C. 高热量、低脂肪饮食
D. 低盐、高蛋白饮食
E. 高热量、低蛋白饮食

462. 患者,男,65 岁,因尿失禁留置导尿,在护理患者时,下列措施哪项不妥
A. 观察引流管是否通畅,不受压,不扭曲
B. 集尿袋位置低于耻骨联合
C. 记录每次倾倒的尿量
D. 每 2 天更换 1 次集尿袋
E. 每周更换 1 次导尿管

463. 患者,因贫血,需服硫酸亚铁,发药时护士应
A. 待患者服下后再离开
B. 发药前测脉搏
C. 告诉患者服药后多饮水
D. 告诉患者服药后不宜饮水
E. 告诉患者服药后不要饮茶

464. 护士巡视病房,发现患者静脉输液的溶液不滴,挤压时感觉输液管有阻力,松手时无回血,此种情况是
A. 输液压力过低
B. 针头滑出血管外
C. 静脉痉挛
D. 针头斜面紧贴血管壁
E. 针头阻塞

465. 患者,男,65 岁,因心衰引起双下肢水肿,体质虚弱,消瘦。在家卧床 4 周,骶尾部出现压疮,入院后应提供的膳食是
A. 高热量,高脂肪,高蛋白
B. 高热量,低蛋白,低盐
C. 低蛋白,低脂肪,低盐
D. 低热量,高蛋白,低盐
E. 高蛋白,高维生素,低盐

466. 患者,男,68 岁,因长期卧床,骶尾部皮肤红肿,破溃,护士给予红外线灯照射创面,灯距和照射时间为
A. 30～50cm,20～30 分钟
B. 30～50cm,30～60 分钟
C. 50～60cm,20～30 分钟
D. 50～60cm,30～60 分钟
E. 90～100cm,20～30 分钟

467. 护士与一位糖尿病患者及其家属共同研究患者出院后的饮食安排,此时护士的角色是
A. 教育者　　B. 治疗者
C. 帮助者　　D. 咨询者
E. 策划者

468. 患者,男,32 岁,因车祸致脾破裂,急诊入院。患者胸闷、气促、出冷汗、脉细速,血压 68/50mmHg,其体位应为
A. 平卧位　　B. 中凹卧位
C. 侧卧位　　D. 俯卧位
E. 头低足高位

469. 某患者患流感,其家人准备用食醋消毒空气。居室空间为 50m,需要食醋
A. 20～40ml　　B. 100～200ml
C. 250～500ml　　D. 600～800ml
E. 900～1000ml

470. 患者,男,55 岁,患风湿性心脏病 10 年。体检:心率 100 次/分,脉搏 76 次/分,强弱不等,极不规则,此脉搏称为
A. 间歇脉　　B. 二联律
C. 丝脉　　D. 绌脉
E. 缓脉

471. 患者，男，68 岁，脑出血昏迷。现病情稳定，鼻饲供给营养，下列操作错误的是
A. 喂食前注入少量温开水判断胃管位置
B. 每次鼻饲量不超过 200ml
C. 灌注药物先将药片研碎、溶解
D. 每次喂食间隔不少于 2 小时
E. 应每日进行口腔护理

472. 某患者因脑卒中右侧肢体瘫痪，为预防压疮发生。最好的护理方法是
A. 每日 2 小时为其翻身按摩 1 次
B. 每天请家属看他皮肤是否有破损
C. 给他用气圈
D. 让其保持左侧卧位
E. 鼓励他做肢体功能锻炼

473. 患者，男，43 岁，患慢性胆囊炎。护士嘱患者应用的饮食是
A. 低盐　　B. 低脂肪
C. 低蛋白　　D. 低糖
E. 低糖类

474. 患者，男，62 岁，因心房颤动住院治疗。心率 114 次/分，心音强弱不等，心律不规则，脉搏细弱，且极不规则，此时护士观察脉搏与心率做法正确的是
A. 先测心率，后测脉搏
B. 先测脉搏，后测心率
C. 两人分别测脉率和心率，但应同时起止
D. 两人分别测脉率和心率
E. 一人测心率，一人测脉率

475. 患者，男，45 岁，因尿急、尿频、尿痛就诊。医嘱做尿培养，患者神志清楚，一般情况好，护士留尿标本的方法是
A. 随机留尿　　B. 收集 12 小时尿
C. 留取中段尿　　D. 收集 24 小时尿
E. 留晨起第一次尿

476. 患者，女，55 岁，因心力衰竭遵医嘱给予 25%葡萄糖溶液 20ml＋毛花苷丙 0.4mg，静脉注射，注射中发现局部肿胀，疼痛，抽有回血。其原因是
A. 针头脱出血管外
B. 针头斜面紧贴血管壁
C. 针头穿过血管壁
D. 针头斜面一半在血管腔外
E. 针头完全阻塞

477. 患者，男，46 岁，因发热待查住院，护士为其准备床单元应
A. 按其要求准备床位
B. 根据病情准备
C. 将其安排在危重病房
D. 将其安排在隔离病室
E. 将其安排在办公室旁

478. 患者，男，28 岁，在旅途中被诊断为甲肝入院。他欲将自己生病的情况告诉家人，他的信件寄出前应如何消毒
A. 喷雾　　B. 熏蒸
C. 高压蒸汽灭菌　　D. 擦拭
E. 紫外线照射

479. 患者，男，23 岁，在工地被铁器刺伤。医嘱给予破伤风抗毒素肌内注射，皮试结果呈阳性，脱敏注射方法为
A. 分 2 次肌内注射
B. 分 4 次肌内注射
C. 分 2 次平均稀释，肌内注射
D. 分 4 次平均稀释，肌内注射
E. 分 4 次稀释，逐渐增量，肌内注射

480. 患者，男，66 岁，输液时注射胸部不适应，呼吸困难。严重发绀，心前区听诊闻及持续响亮的"水泡音"，其原因是
A. 过敏反应　　B. 发热反应
C. 右心衰竭　　D. 空气栓塞
E. 肺水肿

481. 某患者膀胱高度膨胀又极度衰竭，第一次放尿不超过
A. 500ml　　B. 600ml
C. 800ml　　D. 900ml
E. 1000ml

482. 某患者，女，舞蹈演员。因下肢骨折情绪低落，经常暗自流泪，该患者未满足的是
A. 生理需要　　B. 安全需要
C. 自我实现需要　　D. 爱与归属需要
E. 自尊的需要

483. 患者，女，38 岁，突感到腹痛难忍，面色苍白，出冷汗而入院。在医生未确诊前，值班护士做法不妥的是
A. 测生命体征　　B. 与医生沟通
C. 了解病史　　D. 给热水袋热敷
E. 准备急救药品

484. 患者，男，55 岁，胃癌大部切除术后 24 小时，护理等级为
A. 三级护理　　B. 二级护理
C. 一级护理　　D. 特别护理
E. 家庭护理

485. 患者，女，55 岁，胃癌晚期，发展快。情绪低落，悲愤、冷漠、哭泣，患者处于哪种心理反应
A. 愤怒期　　B. 接受期

C. 协议期　　D. 抑郁期
E. 否认期

486. 患者，男，70 岁，反复咳嗽、咳痰 10 余年。近 3 年来劳累后心悸、气促，入院时发绀明显，呼吸困难，应取
A. 仰卧位　　B. 侧卧位
C. 头高足低位　　D. 端坐位
E. 膝胸位

487. 患者，女，因髋骨骨折，在家卧床已 1 个月。主诉：臀部触痛麻木。检查：臀部皮肤局部红肿。下列指导中，哪项不妥
A. 避免局部长期受压
B. 适当增加营养
C. 避免潮湿摩擦
D. 局部可用棉垫包扎
E. 红外线照射

488. 患者，男，40 岁，主诉头晕。测收缩压 158mmHg，舒张压 90mmHg，应考虑为
A. 高血压　　B. 低血压
C. 舒张压偏低　　D. 收缩压偏低
E. 临界高血压

489. 某患者，注射青霉素过程中，觉头晕、胸闷，面色苍白，脉细弱，血压下降，应立即注射的药物是
A. 盐酸肾上腺素　　B. 氢化可的松
C. 异丙嗪　　D. 去甲肾上腺素
E. 尼可刹米

490. 某患者，左上肢因输液引起索条状红线，红、肿、热、痛，伴畏寒、发热，下述处理错误的是
A. 用抗生素　　B. 95%乙醇湿敷
C. 超短波理疗　　D. 抬高患肢
E. 增加患肢活动

491. 某患者，输血过程中诉头胀、四肢麻木、胸闷、腰背部剧痛，检测脉搏细弱而快，血压下降，首先应考虑
A. 肺水肿　　B. 发热反应
C. 过敏反应　　D. 溶血反应
E. 枸橼酸钠中毒反应

492. 某慢性肺源性心脏病患者，70 岁，缺氧和二氧化碳潴留并存，发绀，宜选用的氧浓度是
A. 21%　　B. 29%
C. 33%　　D. 37%
E. 41%

493. 某患者 5 分钟前误服硫酸，神志清，急诊护士应立即给患者
A. 用硫酸镁导泻
B. 用 1∶15 000 高锰酸钾液洗胃
C. 用 1%～4%碳酸氢钠液洗胃
D. 口服碳酸氢钠
E. 饮牛奶

494. 某学生锻炼时不慎踝关节扭伤，2 小时后来到医务室就诊。正确的处理方法是
A. 热敷　　B. 冷敷
C. 冷热敷交替使用　　D. 热水足浴
E. 夹板固定

495. 某患者，无自主运动，呼之不应，瞳孔对光反射存在，压迫框上神经出现痛苦表情，此情况属
A. 嗜睡　　B. 昏迷
C. 浅昏迷　　D. 深昏迷
E. 意识模糊

496. 某患者因车祸而致右下肢开放性骨折，大量出血，被送至急诊室。在医生未到之前，当班护士应立即
A. 询问发生车祸的原因
B. 向保卫部门报告
C. 给患者注射镇静剂
D. 劝患者耐心等待医生
E. 给患者止血，测血压，建立静脉通路

497. 某孕妇，产前检查胎儿臀位，为矫正胎位，护士指导其选用的是
A. 头低脚高位　　B. 截石位
C. 侧卧位　　D. 膝胸卧位
E. 俯卧位

498. 某截瘫患者，入院时尾骶部压疮，面积 2.5cm×2cm，深达肌层，表面有脓性分泌物，创面周围有黑色坏死组织，护理措施是
A. 用 50%乙醇溶液按摩创面及周围皮肤
B. 用生理盐水清洗并敷新鲜的鸡蛋膜
C. 暴露创面，红外线每日照射 1 次
D. 剪去坏死组织，用过氧化氢溶液冲洗，置引流纱条
E. 涂厚层滑石粉包扎

499. 某急性肠胃炎患者，输液 30 分钟后畏寒发抖，测体温为 39.5℃，下述护理措施不正确的是
A. 减慢滴数
B. 报告医生
C. 物理降温
D. 按医嘱给抗过敏药物
E. 协助患者端坐位，两腿下垂

500. 某患者，患亚急性细菌性心内膜炎，需抽血做血培养，护士应给予患者抽血多少为宜
A. 2ml　　B. 4ml
C. 5ml　　D. 8ml

E. 10ml

501. 某患者随意运动丧失，对言语及光线刺激无反应，伴二便失禁，护理措施哪项不妥

A. 给予一级护理

B. 取下义齿，定时漱口

C. 用床档，防止坠床

D. 留置导尿管，记录尿量

E. 同情照顾，满足患者的要求

502. 某晚期癌症患者，处于临终状态，感到恐惧和绝望。当其发怒时，护士应

A. 热情鼓励，帮助患者树立信心

B. 指导用药，减轻患者痛苦

C. 说服教育，使患者理智

D. 理解忍让，陪伴保护患者

E. 同情照顾，满足患者的要求

503. 患者，女，53 岁，因哮喘急性发作，急诊入院。护士在入院初步护理中，下列哪项不妥

A. 护士自我介绍，消除陌生感

B. 立即给患者氧气吸入

C. 安慰患者，减轻焦虑

D. 详细介绍环境及规章制度

E. 通知医生，给予诊治

504. 患者，男，68 岁，因肺炎用抗生素连续治疗，近日发现口腔黏膜有白色附着物，用棉签拭去附着物可见出血，考虑口腔病变是由于

A. 维生素缺乏　　B. 凝血功能障碍

C. 铜绿假单胞菌感染　　D. 病毒感染

E. 真菌感染

505. 患儿，3 岁，腹泻入院，给其测体温及记录，下述正确的是

A. 口腔测量法：3 分钟，用蓝"."

B. 直肠测量法：3 分钟，用蓝"。"

C. 直肠测量法：3 分钟，用蓝"."

D. 腋下测量法：5 分钟，用蓝"。"

E. 腋下测量法：10 分钟，用蓝"×"

506. 患儿，18 个月，首次肌内注射青霉素。下述操作过程正确的是

A. 注射前不需做青霉素皮试

B. 选用 5ml 注射器 5.5 号针头

C. 注射部位选用髂前上棘与尾骨连线的外 1/3 处

D. 注射部位皮肤用 2%碘酊，70%乙醇溶液消毒

E. 进针时针梗全部刺入

507. 患者，女，62 岁，患慢性支气管炎、肺气肿，痰液黏稠，不易咳出，给予超声雾化吸入。下述错误的是

A. 药物用 α-胰凝乳蛋白酶

B. 稀释药物至 50ml，放入雾化瓶内

C. 水槽内放热水 250ml

D. 使用时先开电源开关，再开雾化开关

E. 治疗时间 15～30 分钟

508. 患者，女，30 岁，近 3 日来平均尿量为 14ml/h，应视为

A. 多尿　　B. 少尿

C. 无尿　　D. 正常尿量

E. 尿潴留

509. 某患者，不慎烧伤，Ⅲ度烧伤面积达 45%，入院后应采用

A. 严密隔离　　B. 接触隔离

C. 呼吸道隔离　　D. 正常尿量

E. 保护性隔离

510. 患者，女，30 岁，乳癌入院，常哭泣，焦虑不安。以下哪项是首选的护理措施

A. 注射镇静剂　　B. 通知主管医生

C. 通知家属探视　　D. 允许家属陪伴

E. 让其倾诉并给予安慰

511. 某患者，因外伤疑为腰椎骨折，需用平车送放射科检查，搬运时宜用

A. 挪动法　　B. 一人搬运法

C. 二人搬运法　　D. 三人搬运法

E. 四人搬运法

512. 患者，男，34 岁，无痛性血尿 2 周。疑为膀胱癌，做膀胱镜检查。应协助其采用的卧位为

A. 仰卧位　　B. 侧卧位

C. 半坐卧位　　D. 截石位

E. 膝胸卧位

513. 患者，男，40 岁，交通事故致复合创伤后 1 小时入院，患者呼吸呈由浅逐渐加深加快，又由深快逐渐变为浅慢，继之暂停 30 秒后再度出现上述状态的呼吸。该患者的呼吸为

A. 间断呼吸　　B. 潮式呼吸

C. 毕奥呼吸　　D. 鼾声呼吸

E. 呼吸困难

514. 患者，女，24 岁，因化脓性扁桃体炎需注射青霉素，皮试阴性。肌内注射青霉素后 5 分钟，患者出现胸闷、气急、面色苍白、脉搏细弱、血压下降。护士首先应给予的急救措施是

A. 报告医生　　B. 氧气吸入

C. 皮下注射肾上腺素　　D. 注射抗组胺药物

E. 建立静脉通道

515. 患者，男，72 岁，因右下肢股骨颈骨折入院，给予患肢持续牵引复位。患者情绪紧张，主诉患肢疼痛。评估患者后，护士应首先解决的健康问题是

A. 躯体移动障碍　　B. 焦虑

C. 生活自理缺陷　　D. 疼痛
E. 有皮肤完整性受损的危险

516. 患者，女，68岁，患慢性肺心病近8年。近日咳嗽、咳痰加重，明显发绀，给予半坐卧位的主要目的是
A. 使回心血量增加
B. 使肺部感染局限化
C. 使膈肌下降，呼吸通畅
D. 减轻咽部刺激及咳嗽
E. 促进排痰，减轻发绀

517. 患者，女，43岁，会阴部手术后第3天，在坐浴时衣服不慎沾上高锰酸钾溶液。去除此污渍宜用
A. 维生素C　　B. 稀盐酸
C. 热草酸　　D. 乙醇
E. 过氧化氢

518. 某患者在测口温时不慎咬破体温计，护士首先应采取的措施是
A. 了解咬破体温计的原因
B. 检查体温计破损程度
C. 清除口腔内玻璃碎屑
D. 让患者喝500ml牛奶
E. 给予电动吸引洗胃

519. 患者，女，42岁，急性肠梗阻术后第3天。患者已排气，医嘱"停胃肠减压"，护士为其拔管时不正确的操作是
A. 向患者解释以取得合作
B. 夹紧胃管末端
C. 拔管前轻轻前后移动胃管
D. 待患者慢慢吸气时拔管
E. 胃管拔至咽喉处要快速

520. 患者，女，55岁，患阿米巴痢疾。护士为其安置右侧卧位，进行保留灌肠治疗，安置卧位的依据是
A. 医嘱内容　　B. 患者要求
C. 病变部位　　D. 操作程序
E. 合作程度

521. 患者，男，34岁，因肺炎入院，按医嘱给予红霉素静脉滴注。用药5天后，输液部位组织红肿、灼热、疼痛，沿静脉走向出现条索红线，下列护理措施错误的是
A. 用50%的硫酸镁湿热敷
B. 局部超短波理疗
C. 患肢放低并制动
D. 经常更换输液部位
E. 防止药液溢出血管

522. 某患者因慢性阻塞性肺气肿入院治疗。根据病情需维持吸氧浓度29%，此时应调节的氧流量为
A. 1L/min　　B. 2 L/min
C. 3L/min　　D. 4L/min
E. 5L/min

523. 患儿，3岁，因急性支气管炎入院治疗3天。现病情好转，但时常哭闹不安，最合适的沟通技巧是
A. 仔细倾听　　B. 细语安慰
C. 亲切抚摸　　D. 沉默不语
E. 交流意见

524. 患者，男，45岁，因上消化大出血被送至急诊室。值班护士在医生未到达前首先应
A. 记录患者抵院时间和病情变化
B. 向家属了解病史，耐心解释
C. 通知住院处，办理入院手续
D. 测生命体征，建立静脉通路
E. 注射止血药物，抽血标本配血

525. 某患者，患急性白血病，牙龈和口腔黏膜有淤血。为该患者做口腔护理时不妥的是
A. 耐心解释护理目的
B. 先取下活动义齿
C. 每次夹紧一个棉球不宜擦拭
D. 等渗盐水棉球不宜过湿
E. 用棉球轻轻擦去瘀点

526. 患者，女，66岁，诊断心房纤维颤动。护士为其测血压，动脉搏动微弱而不易辨清，需重复测量。下述做法错误的是
A. 将袖带内气体驱尽
B. 使汞柱降到"0"
C. 稍等片刻后重测
D. 连续加压直到听清为止
E. 测量值先读收缩压，后读舒张压

527. 患者，男，因外伤需注射破伤风抗毒素，皮试结果局部皮丘红肿，硬结直径1.7cm，有痒感。其处理是
A. 禁用破伤风抗毒素
B. 将全量分3次，肌内注射
C. 将全量平均分成4次，肌内注射
D. 将全量分4次注射，剂量递增
E. 将全量分4次注射，剂量递减

528. 某患者在输液过程中出现呼吸困难、咳嗽、咳血性泡沫痰，下列哪项措施正确
A. 继续输液，减慢速度
B. 置患者于坐位，两腿下垂
C. 持续低浓度吸氧

D. 50%乙醇溶液湿化吸氧
E. 皮下注射盐酸肾上腺素

529. 患者，男，65 岁，自诉 12 小时未排尿，下腹部膨隆，疼痛，叩诊呈实音。以下护理方法错误的是
A. 口服利尿剂　B. 轻轻按摩下腹部
C. 让患者听流水声音　D. 针刺相应穴位
E. 导尿术

530. 患者，女，30 岁，高热，腹泻，诊断为细菌性痢疾。对其应采取
A. 严密隔离　B. 消化道隔离
C. 昆虫隔离　D. 接触隔离
E. 保护性隔离

531. 患者，男，60 岁，肝癌晚期。感到不久于人世，十分悲哀，向亲友交代后事。此时心理反应为
A. 愤怒期　B. 协议期
C. 否认期　D. 抑郁制
E. 接受期

532. 某患者 6 小时内输液 1500ml，应调节滴速为每分钟
A. 60 滴　B. 62 滴
C. 65 滴　D. 70 滴
E. 72 滴

533. 患者，女，65 岁，经常失眠，给 10%水合氯醛灌肠，下列操作不妥的是
A. 左侧卧位
B. 嘱其先排便排尿
C. 晚间睡前灌入
D. 肛管插入深度为 10～15cm
E. 保留半小时排除

534. 患者，男，71 岁，咳嗽时不自主排尿，这种现象称为
A. 压力性尿失禁　B. 反射性尿失禁
C. 完全性尿失禁　D. 功能性尿失禁
E. 急迫性尿失禁

535. 患者因患慢性阿米巴痢疾，用 2%小檗碱灌肠治疗，下列措施哪项不妥
A. 在晚间睡眠前灌入
B. 灌肠前患者先排便
C. 灌肠时患者取左侧卧位
D. 灌入药量少于 200ml
E. 灌入后保持 1 小时以上

536. 患者，女，因月经量过多而导致贫血，给予铁剂治疗，正确的服用方法是
A. 饭前服　B. 饭后服
C. 用饮水管吸　D. 不宜立即饮水
E. 直接服用

537. 某男婴，出生 1 个月后接种乙肝疫苗应采用
A. 股静脉注射　B. 肌内注射
C. 皮下注射　D. 静脉注射
E. 皮内注射

538. 患儿，女，7 岁，消化不良，给予助消化药最适宜
A. 饭前服　B. 饭后服
C. 睡前服　D. 服药后多饮水
E. 服药后不饮水

A_3 型题

以下提供若干病例，每个病例下设若干个考题。请根据病例所提供的信息，在每道下面的 A、B、C、D、E 五个备选答案中选择一个最佳答案，并在答题卡上将相应题号的相应字母所属的方框涂黑。

（539～541 题共用题干）

患者，女，30 岁，孕 38 周。因妊高征于 2 小时前行剖宫产，手术顺利，现平安返回病房修养。

539. 根据张女士的情况，应给予
A. 特级护理　B. 一级护理
C. 二级护理　D. 三级护理
E. 家庭护理

540. 为患者提供的护理内容不妥的是
A. 每半小时巡视 1 次
B. 观察病情及生命体征
C. 严格执行各项诊疗措施
D. 备好抢救药品和器材
E. 生活上给予必要协助

541. 患者家人探视，不符合管理规定的是
A. 在规定时间内来探视
B. 遵守病区的规章制度
C. 保持良好的病区秩序
D. 去婴儿室应保持安静
E. 每次探视不超过 2 人

（542～544 题共用题干）

患者，38 岁，高级工程师，车祸造成小腿开放性骨折，入院后行手术复位并石膏固定。患者因工程设计受影响而焦躁不安。

542. 按照 Oram 自理理论，护士应给予
A. 完全补偿护理　B. 部分补偿护理
C. 教育自理　D. 调动社会支持
E. 完全自理

543. 患者目前急需满足的是
A. 生理的需要　B. 安全的需要
C. 爱与归属的需要　D. 尊重的需要
E. 自我实现的需要

544. 在患者住院期间，亲朋好友不断探望，患者床边摆满了鲜花，这可使患者哪种需要得到满足

A. 生理的需要　B. 安全的需要
C. 爱与归属的需要　D. 尊重的需要
E. 自我实现的需要

（545、546 题共用题干）

患者，男，65 岁，因心绞痛、急性心肌梗死急诊入院，患者主诉乏力，缺乏食欲，情绪不稳定，对疾病缺乏正确认识。护士遵医嘱给予药物治疗，并嘱其绝对卧床休息。

545. 下列护理诊断排在首位的应是
A. 焦虑　B. 生活自理缺陷
C. 活动无耐力　D. 疼痛
E. 营养失调

546. 护士为其制定的护理目标正确的是
A. 患者疼痛消失
B. 2 天后护士帮助患者减轻了疼痛
C. 在护士的帮助下，患者疼痛消失
D. 3 天后患者疼痛消失
E. 2 天后患者疼痛消失，食欲增加

（547、548 题共用题干）

患者，男，32 岁，因车祸外伤急症入院，患者烦躁不安，面色苍白，血压 75/45mmHg，脉搏 110 次/分。

547. 入院护理的首要步骤为
A. 热情接待，介绍环境
B. 填写各种表格，完成入院护理评估
C. 通知医生，安置休克卧位，测量生命体征，输液
D. 了解健康情况
E. 准备急救物品，等待值班医生

548. 患者需用平车送 CT 室检查，下列操作方法不正确的是
A. 根据体重采用单人搬运法
B. 患者头部位于平车大轮端
C. 护士在患者头侧
D. 输液、吸氧不可中断
E. 注意保暖

（549、550 题共用题干）

患者，精神疾病躁动不安。

549. 使用约束带时，患者肢体应处于
A. 治疗的强迫位置　B. 生理的运动位置
C. 容易变换的位置　D. 患者喜欢的位置
E. 功能位置

550. 使用约束带时应重点观察
A. 衬垫是否垫好
B. 局部皮肤颜色有无变化
C. 约束带是否牢靠
D. 体位是否舒适
E. 神志是否清楚

（551、552 题共用题干）

患者，男，60 岁，突然支气管哮喘发作，持续 12 小时以上。不能睡觉，大汗淋漓，口唇发绀，显著呼吸困难。

551. 护士应为患者采取的卧位是
A. 仰卧位　B. 侧卧位
C. 半坐卧位　D. 端坐位
E. 头高足低位

552. 该患者采取的卧位性质属于
A. 主动卧位　B. 被动卧位
C. 被迫卧位　D. 习惯卧位
E. 特异卧位

（553～556 题共用题干）

刘护士在一医疗所工作，根据工作的需要在做消毒灭菌的处理。

553. 为了确保煮沸消毒的效果，以下注意事项哪项是正确的
A. 物品一般不超过消毒容器容量的 1/2
B. 玻璃制品应在水沸后放入
C. 浸入水中部分应达物品 3/4 以上
D. 消毒时间应从水沸后算起
E. 橡胶制品应冷水时放入

554. 煮沸消毒时水中加入何种药物可将沸点提高至 105℃
A. 1%～2%碳酸氢钠　B. 1%～2%亚硝酸钠
C. 1%～2%氢氧化钠　D. 1%～2%碳酸钠
E. 2%～3%乳酸钠

555. 肛管煮沸消毒错误的是
A. 先将肛管洗涮干净
B. 肛管腔内注水，用纱布包好
C. 冷水时放入
D. 水沸后开始计时
E. 在沸水中持续 5～10 分钟

556. 使用手提式压力蒸汽灭菌器，正确的是
A. 隔层内加入一定量的水
B. 布类物品放在搪瓷类物品的下面
C. 温度可达 110℃
D. 保持所需压力的时间应达 10 分钟
E. 灭菌毕即可开盖取物

（557～560 题共用题干）

内镜室的张护士，在做消毒灭菌工作。

557. 要做纤维胃镜的消毒灭菌宜采用
A. 乙醇溶液浸泡法
B. 戊二醛溶液浸泡法
C. 紫外线照射法

D. 高压蒸汽灭菌法

E. 煮沸法

558. 2%碱性戊二醛溶液浸泡金属器械时，为防锈应加入

A. 3%碳酸钠

B. 4%碳酸氢钠

C. 0.5%氢氧化钠

D. 0.5%亚硝酸钠

E. 0.5%硝酸钠

559. 对芽孢无效的化学消毒剂是

A. 0.5%碘伏　　B. 37%～40%甲醛

C. 2%戊二醛　　D. 0.5%过氧乙酸

E. 环氧乙烷

560. 消毒手用过氧乙酸所需的浓度及时间为

A. 0.2%，浸泡 1～2 分钟

B. 0.1%，浸泡 5～10 分钟

C. 0.4%，浸泡 2 分钟

D. 0.02%，浸泡 3 分钟

E. 2%，浸泡 1～2 分钟

(561～563 题共用题干)

外科处置室的王护士，为一实习护生讲解无菌持物钳的使用及管理方法。

561. 无菌持物钳的正确使用方法是

A. 取放无菌持物钳时，将钳端闭合

B. 用无菌持物钳夹取无菌油纱布

C. 不可到远处使用，以免污染

D. 无菌持物钳应每周灭菌 1 次

E. 一个容器内最多能放两把持物钳

562. 浸泡无菌持物钳的消毒液应达到钳子的

A. 轴节以上 1～2cm

B. 轴节以上 2～3cm

C. 钳长的 2/3

D. 轴节以下 1～2cm

E. 轴节以下 2～3cm

563. 长 28cm 的持物镊浸泡消毒时，容器内的消毒液面高度为

A. 10cm　　B. 2cm

C. 14cm　　D. 16cm

E. 18cm

(564～567 题共用题干)

患者，32 岁，因畏寒、发热、厌油、恶心呕吐、食欲不振、乏力就诊，入院诊断为甲型肝炎。

564. 对该患者应采用哪种隔离

A. 严密隔离　　B. 消化道隔离

C. 呼吸道隔离　　D. 接触性隔离

E. 保护性隔离

565. 对患者采取的隔离措施哪项不妥

A. 不同病种患者应分室居住

B. 密切接触患者时须穿隔离衣

C. 病室应有防蝇设备

D. 不同病种患者可借阅书报

E. 不同病种患者不可交换食品

566. 患者要将自己的病情告知外地的家人，她的信件应做何处理

A. 高压蒸汽灭菌　　B. 紫外线照射

C. 甲醛熏蒸柜熏蒸　　D. 过氧乙酸擦拭

E. 含氯消毒液喷雾

567. 护士接触患者后刷手的顺序正确的是

A. 前臂、腕部、手背、手掌、指缝、指甲

B. 手指、指甲、指缝、手背、手掌、腕部、前臂

C. 前臂、腕部、指甲、指缝、手指、手背、手掌

D. 手掌、腕部、手指、指甲、指缝、手背

E. 腕部、前臂、手掌、手背、手指、指甲

(568、569 题共用题干)

患者，男，74 岁，因脓毒血症高热 15 天。患病以来给予了大量抗生素治疗。近日发现其口腔黏膜创面上附着白色膜状物，拭去后可见创面轻微出血。

568. 该患者口腔病变的原因可能是

A. 葡萄球菌感染　　B. 病毒感染

C. 肺炎球菌感染　　D. 真菌感染

E. 维生素缺乏

569. 为该患者做口腔护理时可选用的漱口液是

A. 生理盐水

B. 4%碳酸氢钠溶液

C. 朵贝尔溶液

D. 0.02%呋喃西林溶液

E. 0.1%醋酸溶液

(570～573 题共用题干)

患者，因脑血栓在家卧床 2 个月，大小便失禁，不能自行翻身，近日骶尾部皮肤呈紫红色，压不退色，患者有疼痛感。

570. 据此判断患者骶尾部压疮属哪一期

A. 淤血红润期　　B. 淤血浸润期

C. 炎性浸润期　　D. 浅层溃疡期

E. 深层溃疡期

571. 患者发生压疮最主要的原因是

A. 局部组织受压过久

B. 病原菌侵入皮肤组织

C. 皮肤受潮湿摩擦刺激

D. 机体营养不良

E. 皮肤破损

572. 给予的护理措施哪项不妥
A. 每 2 小时翻身 1 次
B. 保持衣裤及床铺干燥
C. 尿后用温水擦净皮肤
D. 每天按摩骶尾部 2 次
E. 床上铺气垫褥

573. 为预防患者发生其他并发症，护士应着重指导家属学会
A. 鼻饲灌食　B. 皮下注射
C. 测量血压　D. 被动活动
E. 更换敷料

（574、575 题共用题干）
患者，女，50 岁，因“风湿性心脏病，二尖瓣狭窄，心房颤动”入院，护士为其诊脉时发现脉搏细速、不规则，同一单位时间内脉率少于心率，听诊心率快慢不一，心律完全不规则，心音强弱不等。

574. 该患者的脉搏为
A. 间歇脉　B. 洪脉
C. 奇脉　D. 绌脉
E. 缓脉

575. 护士测量脉搏的正确方法是
A. 先测心率，后测脉率
B. 一人测心率和脉率，另一人计时
C. 一人听心率，另一人测脉率，同时计数 1 分钟
D. 一人测脉率，另一人报告医生
E. 一人发口令，另一人测脉率和心率

（576、577 题共用题干）
患者，男，60 岁。自述长期消化不好，右上腹时有疼痛。医生检查胆囊区有压痛，诊断为慢性胆囊炎收入内科治疗。

576. 护士应为患者提供的饮食是
A. 低蛋白饮食　B. 低盐饮食
C. 低热量饮食　D. 低脂饮食
E. 低渣饮食

577. 患者在造影检查当日早晨应该
A. 禁食早餐　B. 进清流质餐
C. 进低糖类餐　D. 进流质餐
E. 进低蛋白

（578、579 题共用题干）
患者，男，60 岁，昏迷患者，为补充营养决定给予鼻饲饮食。

578. 护士在操作时不妥的是
A. 插管时动作要轻柔
B. 每次灌食前让患者晃动身体感觉胃管是否在胃内
C. 需要用药时将药物研碎后灌入
D. 每天协助患者做口腔护理
E. 胃管每周更换 1 次

579. 鼻饲 1 周需拔出胃管不正确的做法是
A. 捏紧鼻饲导管管腔
B. 边拔边用纱布擦胃管
C. 拔至咽喉部时动作应缓慢
D. 拔出导管后用纱布擦拭面部及鼻孔处
E. 拔管后嘱患者休息

（580、581 题共用题干）
患者，女，28 岁，体温 39.5℃，遵医嘱行灌肠降温。

580. 应选用的灌肠液是
A. 4℃生理盐水 500～1000ml
B. 28～32℃生理盐水 200ml
C. 39～41℃肥皂水 200ml
D. 28～32℃生理盐水 500～1000ml
E. 39～41℃肥皂水 500～1000ml

581. 灌入溶液时应观察患者的反应和液体流入情况，下列正确处理的方法是
A. 如液体流入受阻，可降低灌肠筒高度
B. 如液体流入受阻，可拔出肛管重新插入
C. 如患者有便意，可降低灌肠筒高度，嘱患者深呼吸
D. 如患者有便意，可拔出肛管，待患者休息片刻后重新插入
E. 如患者出现脉速、面色苍白、出冷汗，可放慢速度

（582、583 题共用题干）
患者，肝硬化合并上消化道出血，经对症治疗后出血停止，病情好转。

582. 出血期间，患者大便呈
A. 黄褐色　B. 果酱色
C. 柏油色　D. 暗红色
E. 鲜红色

583. 此患者需做大便潜血试验，前 3 天应禁食
A. 白菜　B. 牛奶
C. 土豆　D. 冬瓜
E. 羊血

（584～587 题共用题干）
患者，因患直肠癌入院，明日手术，遵医嘱行清洁灌肠。

584. 灌肠液温度应保持
A. 4℃　B. 28～32℃
C. 35～39℃　D. 39～41℃
E. 41～45℃

585. 灌肠筒内液面距离肛门
A. 10～20cm　B. 20～30cm

C. 30～40cm　D. 40～60cm
E. 60～80cm

586. 肛管插入直肠内
A. 5～7cm　B. 7～10cm
C. 10～15cm　D. 15～20cm
E. 20～25cm

587. 灌肠过程中患者感觉腹胀，有便意，处理方法是
A. 拔出肛管，停止灌肠
B. 降低液面高度，嘱患者深呼吸
C. 稍转动肛管，观察流速
D. 升高液面高度，快速流入
E. 挤捏肛管，嘱患者忍耐片刻

（588、589 题共用题干）

患者，男，1 岁。因上感入院，体温 39.7℃，脉搏 120 次/分，呼吸 27 次/分。给予青霉素治疗。

588. 皮试阴性后遵医嘱给予青霉素 40 万 U，im qid，为该患儿肌内注射应选择的部位是
A. 臀大肌　B. 臀中、小肌
C. 三角肌　D. 股外侧肌
E. 三角肌下缘

589. 患儿首次肌内注射青霉素，下列操作正确的是
A. 用 0.5%的碘伏消毒注射部位皮肤
B. 选用 5ml 注射器及 5.5 号针头
C. 注射部位选用髂前上棘与尾骨连线外 1/3 处
D. 用患儿的示指中指定位
E. 进针时将针梗全部刺入

（590～593 题共用题干）

患者，69 岁，慢性支气管炎，肺气肿，痰液黏稠，不宜咳出，用超声雾化吸入。

590. 超声雾化吸入的主要目的是
A. 预防感染　B. 解除痉挛
C. 消除炎症　D. 稀释痰液
E. 缓解缺氧

591. 护士操作哪项是错误的
A. 药物用 α-糜蛋白酶
B. 水槽内放热水 250ml
C. 稀释药物至 50ml，放入雾化罐内
D. 使用时先开电源开关，再开雾化开关
E. 治疗时间 15～20 分钟

592. 超声雾化吸入操作正确的是
A. 水槽内加冷蒸馏水 50ml
B. 用冷蒸馏水稀释药液至 10ml
C. 添加药液应先关机
D. 治疗毕，先关电源开关
E. 雾化罐、螺纹管治疗毕需浸泡消毒

593. 更换水槽内水的正确做法是
A. 超过 30℃，关机更换
B. 超过 50℃，关机更换
C. 超过 40℃，关机更换
D. 超过 50℃，不用关机更换
E. 超过 60℃，不用关机更换

（594～596 题共用题干）

患者，男，29 岁，因铁钉扎伤足跟，要注射破伤风抗毒素。

594. 不符合破伤风抗毒素皮试结果阳性的表现是
A. 局部皮丘红肿扩大
B. 硬结直径为 1cm
C. 红晕大于 4cm
D. 皮丘周围有伪足，痒感
E. 患者出现气促，发绀，荨麻疹

595. 如果阳性反应，应怎样处理
A. 更换药物
B. 停止注射
C. 逐渐增量分次小量注射
D. 使用抗生素
E. 只局部换药

596. 破伤风抗毒素脱敏注射时出现轻微反应的处理是
A. 立即停止脱敏注射
B. 立即皮下注射盐酸肾上腺素
C. 待反应消退后减量增次注射
D. 待反应消退后按原量注射
E. 待反应消退后一次注射

（597、598 题共用题干）

某女婴，出生 2 天，护士为该新生儿接种卡介苗。

597. 接种卡介苗的部位及方法是
A. 股外侧肌，皮下注射
B. 三角肌，肌内注射
C. 三角肌下缘，皮内注射
D. 三角肌下缘，皮下注射
E. 前臂掌侧下段，皮内注射

598. 操作正确的步骤是
A. 注射前询问过敏史
B. 进针部位在前臂掌侧上段
C. 进针时针头与皮肤呈 5°
D. 注入药液前要抽回血
E. 拔针后用干棉签轻压针刺处

（599～601 题共用题干）

患者，67 岁，患慢性支气管炎，近几天咳嗽加剧，痰液黏稠，不易咳出，给予超声波雾化吸入治疗。

599. 为该患者作超声波雾化吸入治疗，首选的药物是
A. 沙丁胺醇　B. 氨茶碱

C. 地塞米松　　D. α-糜蛋白酶
E. 青霉素

600. 进行雾化吸入时不正确的操作步骤是
A. 水槽内盛冷蒸馏水
B. 雾化罐内药液稀释至 30～50ml
C. 先开电源开关，再开雾化开关
D. 使用中水槽内换水时不必关机
E. 治疗毕，先关雾化开关，再关电源开关

601. 雾化吸入治疗结束后，不需消毒的物品是
A. 雾化罐　　B. 水槽
C. 螺纹管　　D. 口含嘴
E. 面罩

（602～604 题共用题干）

患者，52 岁，因患宫颈癌需行子宫切除术。

602. 术前准备做青霉素皮试时，错误的做法是
A. 如青霉素过敏需做皮试
B. 停用青霉素超过 3 天重做皮试
C. 青霉素试验液应现配现用
D. 青霉素更换批号重做皮试
E. 皮试前应准备急救药物

603. 做皮试 2 分钟后，患者面色苍白，出冷汗，发绀，脉搏 120 次/分，血压 9.2/6kPa(69/45mmHg)，四肢麻木，烦躁不安，护士应立即给患者注射
A. 盐酸异丙嗪　　B. 去氧肾上腺素
C. 异苯肾上腺素　　D. 盐酸肾上腺素
E. 去甲肾上腺素

604. 患者出现上述表现的原因是
A. 过敏体质　　B. 抵抗力差
C. 药液污染　　D. 毒性反应
E. 剂量过大

（605～607 题共用题干）

患者，男，56 岁，糖尿病，同时伴有慢性支气管炎，住院治疗。医嘱：胰岛素 8U，饭前 30 分钟皮下注射；青霉素 80 万 U，肌内注射，每日 2 次；超声雾化吸入，每日 2 次。

605. 实习护士小李在准备给患者注射胰岛素时，需带教老师纠正的操作时
A. 饭前 30 分钟注射
B. 选用 2ml 注射器
C. 注射部位选择上臂三角肌下缘
D. 常规消毒注射部位皮肤
E. 针头与皮肤呈 40°进针

606. 小李为患者做青霉素过敏试验，20 分钟后观察结果是：局部皮丘隆起，周围有充血红肿，直径大于 1cm，应判断为
A. 阴性　　B. 假阴性
C. 假阳性　　D. 弱阳性
E. 阳性

607. 在为患者做超声雾化吸入时，小李不正确的操作步骤是
A. 水槽内盛温开水
B. 雾化罐内药液稀释至 30～50ml
C. 先开电源开关，再开雾化开关
D. 治疗过程中需要加药，不必关机，从盖上小孔内添加药物即可
E. 治疗毕，先关雾化开关，再关电源开关

（608～610 题共用题干）

患者，49 岁，肺炎静脉点滴抗生素，30 分钟后寒战，继而体温升高达 39.3℃。

608. 患者可能发生了什么情况
A. 过敏反应　　B. 溶血反应
C. 发热反应　　D. 空气栓塞
E. 循环负荷过重

609. 与输液反应原因无关的是
A. 输入药物不纯
B. 液体灭菌不彻底
C. 未严格执行无菌操作
D. 药物含致敏物质
E. 输液器含有致热原

610. 护士处理错误的是
A. 通知医生，观察体温
B. 给予物理降温
C. 观察生命特征
D. 遵医嘱给予退热药物和激素治疗
E. 倒掉剩余的药物

（611、612 题共用题干）

患者，男，45 岁，患十二指肠溃疡，突然呕血，面色苍白，脉搏 120 次/分，血压 8/6kPa(60/45mmHg)。医嘱：输血 400ml。

611. 给患者输血的目的是补充
A. 凝血因子　　B. 血红蛋白
C. 血小板　　D. 抗体
E. 血容量

612. 为患者输两袋血之间应输入少量
A. 5%葡萄糖溶液
B. 5%葡萄糖氯化钠溶液
C. 0.9%氯化钠注射液
D. 复方氯化钠溶液
E. 10%葡萄糖溶液

（613～615 题共用题干）

患者，73 岁，胃癌晚期，不能进食，给予脂肪乳、氨基酸等溶液输入。1 周后注射部位沿静脉走向出现条

索状红线，局部组织肿胀、发红，患者主诉有疼痛感。

613. 为该患者输液的目的是
A. 抑制癌细胞
B. 补充营养，供给热能
C. 输入药物
D. 增加血容量
E. 利尿

614. 此患者发生了静脉炎，与下列哪些因素有关
A. 输液速度过快
B. 输液量过大
C. 溶液含有致热物质
D. 长期输入高浓度溶液
E. 输液速度过慢

615. 静脉炎的防治方法下列哪项不妥
A. 抬高患肢
B. 超短波理疗
C. 95%乙醇溶液局部热敷
D. 更换注射部位
E. 患肢活动增加

(616～618 题共用题干)

患者，女，70 岁，因支气管哮喘急性发作入院治疗，经静脉输入药物两天后病情缓解。今天输液 1 小时后，患者面色苍白、呼吸苦难、气促、咳嗽加重、咳血性泡沫样痰。

616. 考虑患者是
A. 哮喘再次发作
B. 循环负荷过重
C. 输液浓度过高
D. 静脉空气栓塞
E. 对药物过敏

617. 应立即给患者安置的体位是
A. 平卧位　B. 左侧卧位
C. 头高足低位　D. 端坐位
E. 休克卧位

618. 处理措施中哪项不妥
A. 停止输液　B. 氧气吸入
C. 给予缩血管药物　D. 可使用镇静剂
E. 必要时四肢轮扎

(619～622 题共用题干)

患者，男，76 岁，腹部胀痛，贫血、营养不良入院。

619. 李护士为 12 床的患者需采集静脉血同时进行多项化验检查，如将血液同时抽出，血液注入各试管的顺序是
A. 血常规试管→查电解质的试管→血培养瓶
B. 血常规试管→血培养瓶→查电解质的试管
C. 血培养瓶→查电解质的试管→血常规试管
D. 血培养瓶→血常规试管→查电解质的试管
E. 查电解质的试管→血培养瓶→血常规试管

620. 不符合血培养标本采集原则的是
A. 标本容器外贴标签
B. 采集量一般为 3ml
C. 在使用抗生素前采集
D. 采集时严格执行无菌操作
E. 血液注入标本瓶后轻轻摇

621. 此患者需做大便潜血试验，前 3 天应禁食
A. 白菜　B. 牛奶
C. 土豆　D. 冬瓜
E. 猪肝

622. 送检标本时，以下哪项是错误的
A. 按医嘱执行
B. 填写检验单申请
C. 所用容器必须无菌
D. 容器外需贴标签
E. 采集量要正确

(623～625 题共用题干)

患者，2 年前确诊心绞痛，今日午后无明显诱因出现心前区疼痛，疼痛剧烈，服硝酸甘油后不能缓解，急诊入院，医嘱要求查 CPK。

623. 应何时取血
A. 服药后 2 小时　B. 即刻
C. 晚饭前　D. 睡前
E. 明日晨起空腹时

624. 取血标本时，以下措施正确的是
A. 为减少患者痛苦，可自静脉留置针处取血
B. 取血量一般为 1ml
C. 采集后更换针头注入干燥试管内
D. 采集后标本应避免震荡，防止溶血
E. 采集后得到的血液不能浪费，应全部注入试管内，包括泡沫

625. 装送检血标本的试管外应贴标签，标签上应注明的内容不包括
A. 床号　B. 姓名
C. 科室　D. 取血量
E. 送检目的

(626～627 题共用题干)

患者，女，1 周来晨起眼睑水肿，排尿不适，尿色发红，血压偏高，疑急性肾小球肾炎，需留 12 小时尿做爱迪计数。

626. 为了防止尿液久放变质，应在尿液中加入
A. 甲醛　B. 稀盐酸
C. 浓盐酸　D. 己烯雌酚
E. 乙醛

627. 留尿标本的时间为
A. 晨7时至晚7时
B. 晨8时至晚8时
C. 晚8时至晨8时
D. 晚7时至次晨7时
E. 任意取连续12小时均可

(628～630题共用题干)

患者，男，34岁，肺炎球菌性肺炎入院，体温39.8℃，脉搏98次/分，呼吸26次/分，医嘱：乙醇擦浴降温。

628. 乙醇擦浴降温的主要机制是
A. 辐射 B. 折射
C. 对流 D. 传导
E. 蒸发

629. 乙醇擦浴禁擦胸腹部是为了防止
A. 发生寒战 B. 体温骤降
C. 血压下降 D. 呼吸不畅
E. 反射性的心率减慢及腹泻

630. 乙醇擦浴时以下注意点不包括
A. 一般擦浴时间为15～20分钟
B. 在腋窝、腹股沟等血管丰富处，应稍用力擦拭，并将停留时间延长些
C. 禁忌擦拭心前区、后颈部、腹部和足底
D. 新生儿、血液病患者可使用
E. 擦浴过程中要注意观察病情变化

(631～633题共用题干)

某产妇，分娩时会阴部撕伤，局部红、肿、热、痛，现给予湿热疗法。

631. 操作时应特别注意
A. 床单上铺橡胶中单
B. 每5分钟更换敷布1次，有利于组织的再生和修复
C. 水温调节适度
D. 执行无菌操作
E. 伤口周围涂凡士林

632. 热水坐浴温度为
A. 40～45℃ B. 45～50℃
C. 50～60℃ D. 60～70℃
E. 70～80℃

633. 坐浴时间为
A. 15～20分钟 B. 20～30分钟
C. 5～10分钟 D. 25～30分钟
E. 10～15分钟

(634～638题共用题干)

患者，女，60岁，因患肺心病入院治疗，护士巡视病房时，发现患者口唇发绀，血气分析结果显示 PaO_2 5.6kPa，$PaCO_2$ 9.3kPa。

634. 根据患者症状即血气分析，判断其缺氧程度为
A. 极轻度 B. 轻度
C. 中度 D. 重度
E. 过重度

635. 机体动脉血氧分压低于多少是用氧的指标
A. 6.6mmHg B. 6.6mPa
C. 6.6kPa D. 66kPa
E. 0.66kPa

636. 鼻导管给氧操作时，下述正确的是
A. 给氧前用干棉签清洁患者鼻孔
B. 导管插入长度为鼻尖到耳垂的1/2
C. 给氧时，调节氧流量后插入鼻导管
D. 停止给氧时，应先关氧气开关
E. 氧气筒放置距暖气应5m

637. 给患者吸氧时，氧流量应为多少
A. 1～2L/min B. 2～3L/min
C. 3～4L/min D. 4～5L/min
E. 5～6L/min

638. 该患者采取的吸氧方式应是
A. 低浓度间断吸氧
B. 高浓度持续吸氧
C. 低流量低浓度持续吸氧
D. 低流量高浓度间断吸氧
E. 高流量高浓度持续吸氧

(639～641题共用题干)

患者，55岁，因脑出血昏迷1年余，每日给鼻饲、翻身等处理。眼睑不能闭合。有尿失禁，已留置尿管。

639. 对患者的眼睑保护方法最好是用
A. 干纱布覆盖 B. 湿纱布覆盖
C. 油纱布覆盖 D. 予以暴露
E. 按揉到闭合

640. 保护双眼的目的是预防
A. 倒睫 B. 结膜炎
C. 睑腺炎 D. 外伤
E. 睫状体炎

641. 对患者留置尿管的护理应注意
A. 保持尿管通畅防止逆行感染
B. 每天倾倒1次引流袋
C. 每日更换1次尿管
D. 每周进行1次膀胱清洗
E. 每周更换1次引流袋

(642～645题共用题干)

患者，男，77岁，因肺心病收住院治疗。护士巡视病房时发现患者意识模糊，严重的吸困难及明显的口

唇发绀，血气分析：PaO_2 4.6kPa 以下，$PaCO_2$ >12kPa。

642. 根据患者症状及血气分析，判断其缺氧程度为
A. 极轻度 B. 轻度
C. 中度 D. 重度
E. 过重度

643. 当动脉血氧分析低于下列哪项数值时，可作为用氧指标
A. 3.66kPa B. 4.66kPa
C. 5.66kPa D. 6.67kPa
E. 7.66kPa

644. 护士为患者提供的用氧方式为
A. 低流量、高浓度持续给氧
B. 低流量、高浓度间断给氧
C. 低流量、低浓度间断给氧
D. 低流量、低浓度持续给氧
E. 高流量、高浓度间断给氧

645. 氧疗过程中观察时，下面哪项不属于氧中毒的临床表现
A. 体温升高 B. 烦躁不安
C. 恶心 D. 胸骨下灼热感
E. 呼吸困难

(646～651 题共用题干)

患者，因服毒昏迷不醒，被送入急诊室抢救。其家属不能准确地说出毒物的名称及性质，观察患者双侧瞳孔缩小。

646. 根据患者瞳孔变化初步判断患者可能为何种毒物中毒
A. 碱性物中毒
B. 酸性物中毒
C. 有机磷、吗啡类中毒
D. 颠茄类中毒
E. 酒精中毒

647. 洗胃时胃管插入的长度是
A. 30～40cm B. 35～45cm
C. 40～50cm D. 45～55cm
E. 55～60cm

648. 在不知毒物名称和性质的情况下，护士的正确处理方法是
A. 请家属立即查清毒物名称后洗胃
B. 抽出胃内容物送检，再用生理盐水洗胃
C. 用生理盐水清洁灌肠，减少毒物吸收
D. 鼻饲牛奶或蛋清水，以保护胃黏膜
E. 禁忌洗胃，待清醒后用催吐法排出毒物

649. 由于中毒昏迷病情较重，护士给患者洗胃时应采取的正确体位是
A. 坐位 B. 半坐位
C. 去枕右侧卧位 D. 左侧卧位
E. 平卧位，头偏向一侧

650. 为患者洗胃，灌入胃内液体量一般不超过
A. 500ml B. 400ml
C. 300ml D. 200ml
E. 100ml

651. 洗胃时一次灌入洗胃液量过多可能引起的不良后果不包括
A. 疼痛 B. 急性胃扩张
C. 胃内压升高 D. 增加毒物吸收
E. 反射性心搏骤停

(652～654 题共用题干)

患者，男，5 岁，误服灭鼠药物(磷化锌)后被送往医院抢救，立即实施抢救工作。

652. 应选择的洗胃液是
A. 蛋清水 B. 1%盐水
C. 5%醋酸 D. 2%～4%碳酸氢钠
E. 0.1%硫酸铜

653. 电动吸引洗胃负压应始终保持在
A. 5.5kPa B. 7.5kPa
C. 9.5kPa D. 11.3kPa
E. 13.3kPa

654. 洗胃过程中患者出现腹痛、洗出血性液体或出现休克现象，护士应
A. 加快洗胃速度 B. 更换洗胃溶液
C. 通知家属 D. 观察生命特征
E. 立即停止洗胃，通知医生，采取急救措施

(655～657 题共用题干)

患者，在公园散步，见一中年男子突然倒地，实施抢救。

655. 实施胸外心脏按压术的正确操作是
A. 将患者仰卧于硬板床上，下肢抬高
B. 按压时左右手平行叠放，手掌置胸骨上
C. 双肘关节伸直垂直向下按压
D. 按压频率每分钟 60～80 次
E. 按压后缓慢放松使胸骨自然复位

656. 实施人工呼吸前首要的护理措施是
A. 将患者安置在空气新鲜的地方
B. 密切观察患者胸部的起伏状况
C. 清除口腔内的分泌物、呕吐物
D. 取下活动义齿，用开口器打开口腔
E. 为患者取侧卧位并松开领口

657. 实施口对口人工呼吸技术时，不正确的方法是
A. 吹气时双唇必须包裹住患者口外部
B. 吹气时手指要捏紧患者鼻翼

C. 吹气毕松开患者鼻孔,观察胸廓起伏
D. 每次吹气容量为 800ml
E. 吹气的频率以每分钟 20 次为宜

（658～662 题共用题干）

患者,男,因车祸致头面部受伤急诊入院,患者无自主运动,呼之不应,对光反射存在,压迫眶上神经无反应,口腔有出血,大小便失禁。

658. 此患者意识状态属于
A. 嗜睡　B. 昏睡
C. 浅昏迷　D. 深昏迷
E. 意识模糊

659. 此时患者主要的健康问题是
A. 意识障碍　B. 清理呼吸道无效
C. 皮肤完整性受损　D. 尿失禁
E. 语言沟通障碍

660. 为此患者电动吸痰法最主要的目的是
A. 促进呼吸道纤毛运动
B. 促进 IgG 分泌
C. 保持呼吸道清洁
D. 保持呼吸道湿润
E. 保持呼吸道通畅

661. 用吸痰管进行气管内吸痰的方法应
A. 自上而下抽吸
B. 自下而上抽吸
C. 左右旋转向上提吸
D. 上下移动导管进行抽吸
E. 固定于一处抽吸

662. 气管内吸痰一次吸引时间不宜超过 15 秒,其主要原因是
A. 吸痰器工作时间过长易损坏
B. 吸痰管通过痰液过多易阻塞
C. 引起患者刺激性呛咳造成不适
D. 引起患者缺氧和发绀
E. 吸痰用托盘暴露时间过久造成细菌感染

（663～665 题共用题干）

患者,男,脑出血处于昏迷状态已 1 个月余。

663. 呼吸道分泌物多,为防止窒息应
A. 仰卧　B. 俯卧
C. 半坐卧位　D. 仰卧,头偏向一侧
E. 头高脚低位

664. 痰液黏稠不易咳出,以下哪项措施不可采取
A. 轻叩胸背部　B. 蒸汽吸入
C. 雾化吸入　D. 必要时用吸引器
E. 体位引流

665. 吸痰不正确的方法是
A. 先清除口腔的分泌物
B. 从深部向上提拉,左右旋转
C. 一次吸引不宜超过 15 秒
D. 小儿吸痰负压宜<40kPa
E. 痰液未吸净时,立即再行吸痰

（666～668 题共用题干）

患者,在游泳馆遇一溺水者,立即施行抢救。

666. 判断心脏按压后的有效指征不包括
A. 皮肤及口唇色泽转红润
B. 动脉收缩压≥8kPa(60mmHg)
C. 有自主呼吸
D. 眼球固定
E. 瞳孔缩小

667. 120 急救到场后,刘护士在观察患者缺氧表现不包括
A. 烦躁不安、鼻翼扇动　B. 末梢发绀
C. 严重神志不清　D. 咳嗽
E. 三凹征

668. 在使用氧气时,注意点错误的是
A. 氧气筒应放置在阴凉处
B. 氧气筒不可用力震动
C. 氧气筒开关处不可涂油
D. 使用氧气的过程中,应注意观察缺氧改善情况
E. 筒内氧气用尽后充氧,以免浪费

（669～671 题共用题干）

患者,男,58 岁,上午行胃大部切除术,为减轻伤口疼痛,医嘱:哌替啶 50mg,im,q6h,prn。

669. 此医嘱属于
A. 口头医嘱　B. 长期备用医嘱
C. 长期医嘱　D. 临时备用医嘱
E. 即刻执行医嘱

670. 在执行这项医嘱时护士不正确的做法是
A. 过时未执行则用红笔写“未用”
B. 将医嘱转抄至长期医嘱栏内
C. 执行前需了解上次的执行时间
D. 在临时医嘱栏内记录执行时间
E. 两次的执行时间间隔在 6 小时以上

671. 护士对患者术后医嘱正确的处理是
A. 在红线下方用红笔写上“重整医嘱”
B. 在最后一行医嘱下面用红笔画一横线
C. 必要时可以在术后重整医嘱
D. 按排列顺序抄录在新的医嘱单上
E. 将原来医嘱按日期先后顺序排列

（672、673 题共用题干）

患者,男,71 岁,常年慢支,近日急性发作入院治疗后病情缓解。今天输液半小时后,患者突然面色苍

白、呼吸急促、咳嗽加重、咳粉红色泡沫样痰。

672. 考虑该患者
 A. 哮喘再次发作 B. 循环负荷过重
 C. 输液浓度过高 D. 静脉空气栓塞
 E. 对药物过敏

673. 此时应立即为患者采取
 A. 平卧位 B. 左侧卧位
 C. 头高足低位 D. 端坐位
 E. 休克卧位

(674、675 题共用题干)

患者,女,60 岁,患高血压病 1 年,搬至新居 3 个月,近期因老年秧歌队在宿舍楼前操场排练,鼓乐齐鸣。患者感眩晕、恶心、失眠,脉搏加快,血压波动较大。

674. 患者出现以上症状的主要原因是
 A. 长期噪声的影响
 B. 心情激动、兴奋
 C. 室内通风不佳
 D. 对新环境不适应
 E. 室内采光不佳

675. 针对引起症状的原因,社区护士应
 A. 指导患者经常开窗通风
 B. 指导患者调节心理适应度
 C. 指导患者适时调节室内明暗度
 D. 协调秧歌队另选排练场
 E. 指导患者室内摆放鲜花调节心境

(676、677 题共用题干)

患者,男,56 岁,因脑血栓昏迷 7 天,病情稳定后给予鼻饲。

676. 下列有关鼻饲管留置期间的护理何项错误
 A. 每日做口腔护理
 B. 每次喂食间隔时间不少于 2 小时
 C. 灌流质前后注入少量温开水
 D. 每日晚上拔出胃管,次晨换管插入
 E. 鼻饲用物每日消毒 1 次

677. 有关鼻饲饮食护理操作错误的是
 A. 喂食前注入少量温开水判断胃管位置
 B. 每次鼻饲量不超过 200ml
 C. 灌注药物先将药片研碎、溶解
 D. 每次喂食间隔不少于 2 小时
 E. 应每日进行口腔护理

(678~681 题共用题干)

患者,男,因脑血栓在家卧床 6 个月,大小便失禁,不能自行翻身,近日骶尾部皮肤溃烂,有脓液流出,有臭味,患者感觉疼痛。

678. 据此判断患者尾骶部皮肤表现属哪一期压疮
 A. 淤血红润期 B. 淤血浸润期
 C. 炎性浸润期 D. 浅层溃疡期
 E. 深层溃疡期

679. 患者发生压疮最主要的原因是
 A. 局部组织受压过久
 B. 病原菌侵入皮肤组织
 C. 皮肤受潮湿摩擦刺激
 D. 机体营养不良
 E. 皮肤破损

680. 给予的护理措施哪项不妥
 A. 每 2 小时翻身 1 次
 B. 保持衣裤及床铺干燥
 C. 尿湿后用温水擦净皮肤
 D. 局部垫气圈
 E. 用 3%的过氧化氢溶液冲洗创面,去除坏死组织

681. 为预防患者发生其他并发症,护士应着重指导家属学会
 A. 鼻饲法 B. 皮下注射
 C. 测量血压 D. 被动活动
 E. 更换敷料

(682、683 题共用题干)

患者,以呼吸困难、唇发绀、烦躁不安而急诊入院,入院诊断为风湿性心脏病合并心力衰竭。

682. 为了缓解症状,应帮助患者采用的体位是
 A. 仰卧位、头偏向一侧
 B. 抬高床头 15~30cm
 C. 抬高床头 20°,抬高下肢 30°
 D. 抬高床头 30°~50°,膝下支架抬起 15°~20°
 E. 抬高床头 60°~70°,右侧卧位

683. 患者烦躁不安,为防止患者受伤,应采取的保护措施是
 A. 使用绷带
 B. 使用肩部约束带防止碰伤
 C. 使用双侧床档防止坠床
 D. 使用双膝固定防止坠床
 E. 使用双套结固定肢体防自伤

(684、685 题共用题干)

患者,在出差途中,不幸感染甲型肝炎在外地住院。

684. 需要将所带文件寄回单位,正确的处理是
 A. 用氯胺溶液喷雾后寄出去
 B. 用紫外线照射后寄出去
 C. 高压蒸汽灭菌后寄出去
 D. 甲醛熏蒸柜熏蒸后寄出去
 E. 过氧乙酸擦拭后寄出去

685. 对患者的护理措施不妥的是
 A. 接触患者应穿隔离衣

B. 患者的排泄物直接倒入马桶中冲洗
C. 护理患者前后均应洗手
D. 给予低脂肪食物
E. 患者剩余的饭菜可用漂白粉混合搅拌后倒掉

（686～688 题共用题干）

患者，肝硬化合并上消化道出血，经对症治疗后出血停止，病情好转。

686. 出血期间，患者大便呈
A. 黄褐色　　B. 果酱色
C. 柏油色　　D. 暗红色
E. 鲜红色

687. 出血停止后饮食宜采用
A. 半流食　　B. 高蛋白饮食
C. 普食　　D. 高热量饮食
E. 高脂饮食

688. 此患者需做大便潜血试验，前 3 天应禁食
A. 白菜　　B. 牛奶
C. 土豆　　D. 粉条
E. 菠菜

（689、690 题共用题干）

患者，男，45 岁，因在工地干活时，被生锈铁钉刺入足跟而致破伤风，收住入院。

689. 患者应实施何种隔离措施
A. 接触性隔离　　B. 消化性隔离
C. 昆虫隔离　　D. 保护性隔离
E. 严密隔离

690. 对此患者实施操作时哪项不妥
A. 接触患者戴口罩、帽子
B. 穿隔离衣、戴手套
C. 污染敷料应焚烧
D. 布类及器械应清洁后消毒
E. 患者勿相互交换物品

（691～694 题共用题干）

患者，67 岁，患慢性支气管炎，近几天咳嗽加剧，痰液黏稠，不易咳出，用超声雾化吸入治疗。

691. 护士为此患者作超声波雾化吸入首选药物是
A. 庆大霉素　　B. 卡那霉素
C. α-糜蛋白酶　　D. 氨茶碱
E. 地塞米松

692. 在使用超声波雾化器过程中，水槽内蒸馏水的温度不超过
A. 70℃　　B. 60℃
C. 50℃　　D. 40℃
E. 30℃

693. 进行雾化吸入时，不正确的步骤是
A. 水槽内盛冷蒸馏水
B. 雾化罐内药液稀释至 30～50ml
C. 先开电源开关，再开雾化开关
D. 使用中水槽内换水时不必关机
E. 治疗毕，先关雾化开关，再关电源开关

694. 护士为其治疗完毕，先关雾化开关，再关电源开关，是防止损坏
A. 雾化罐　　B. 螺纹管
C. 晶体换能器　　D. 电子管
E. 口含嘴

（695～698 题共用题干）

患者，男，60 岁。自述长期消化不好，右上腹时有疼痛，且肩背部疼痛。医生检查胆囊区有压痛，拟诊为慢性胆囊炎收入内科治疗，进一步明确诊断。

695. 做检查需准备高脂肪餐的是
A. B 超　　B. 胆囊造影
C. 磁共振　　D. CT 检查
E. 碘过敏试验

696. 进食高脂肪餐的目的是
A. 为手术做准备
B. 防止胃肠道功能紊乱
C. 补充营养成分
D. 刺激胆囊收缩和排空
E. 止痛

697. 患者在造影检查当日早晨应该
A. 禁食早餐　　B. 进清流质餐
C. 进低糖类餐　　D. 进流质餐
E. 进低蛋白

698. 护士应为患者提供的日常饮食是
A. 低蛋白饮食　　B. 低盐饮食
C. 低热量饮食　　D. 低脂饮食
E. 低渣饮食

（699～705 题共用题干）

患者，女，70 岁，因脑出血昏迷入院。入院时患者体温 38℃，脉搏 100 次/分，呼吸 30/分，血压 200/120mmHg。经药物治疗后血压降至 160/90mmHg，仍处于昏迷状态。现需鼻饲饮食。

699. 鼻饲时为提高插管成功率，插管前应
A. 使患者头向后仰
B. 使患者头向前仰
C. 使患者头偏向一侧
D. 使患者颈向前仰
E. 使患者下颌向前仰

700. 为患者鼻饲时，其胃管插入的深度为
A. 40～50cm　　B. 45～55cm
C. 45～60cm　　D. 50～55cm
E. 50～60cm

701. 在鼻饲插管过程中,插入不畅可能是
A. 患者的病情发生恶化
B. 胃管误入了气管
C. 肺部发生了感染
D. 胃管盘在口中
E. 食管黏膜被损伤
702. 在鼻饲过程中,插入不畅应采取的措施是
A. 将胃管抽出少许,再小心向前推进
B. 托起患者的头部
C. 停止操作,取消鼻饲
D. 通知医生进行处理
E. 立即拔出,让患者休息片刻后再重新插入
703. 鼻饲时鼻饲液的温度是多少
A. 36~38℃ B. 38~40℃
C. 39~40℃ D. 40~42℃
E. 42~43℃
704. 鼻饲时每次的量不超过多少
A. 100ml B. 50ml
C. 200ml D. 250ml
E. 300ml
705. 下列哪种饮食可给患者灌入
A. 半流质饮食 B. 高脂肪饮食
C. 高蛋白饮食 D. 高热量饮食
E. 流质饮食
(706、707 题共用题干)
患者,男,46 岁,颅脑外伤处于昏迷状态。
706. 为了预防脑水肿,降低颅内压应采取的卧位是
A. 去枕平卧位 B. 头高脚低位
C. 头低脚高位 D. 半坐卧位
E. 平卧位
707. 患者由于活动受限可能出现的并发症不包括
A. 压疮 B. 坠积性肺炎
C. 骨质疏松 D. 腹泻
E. 排尿困难
(708~710 题共用题干)
患者,男,自感全身不适前来就诊。门诊护士巡视时发现他面色苍白,出冷汗,呼吸急促,主诉腹痛剧烈。
708. 门诊护士应采取的措施是
A. 安排患者提前就诊
B. 让患者就地平卧休息
C. 为患者测量脉搏、血压
D. 安慰患者,仔细观察
E. 让医生加快诊治速度
709. 医生检查后,建议立即将患者送至急诊室。用轮椅运送患者,错误的做法是
A. 推轮椅至诊查床旁
B. 使椅背和床头平齐
C. 翻起轮椅的脚踏板
D. 站在轮椅背后固定轮椅
E. 嘱患者靠后坐,手握扶手
710. 急诊医生处理后,患者留住急诊观察室。在评估患者时,下述哪项是客观资料
A. 腹痛难忍 B. 感到恶心
C. 睡眠不佳 D. 心慌不适
E. 面色苍白
(711~714 题共用题干)
患者,女,45 岁,因蛛网膜下隙出血昏迷 3 天。经抢救后病情渐稳定,现持续输液,鼻饲供给营养。
711. 静脉输液管的更换时间为
A. qw B. qd
C. qod D. biw
E. bid
712. 插管时患者应取什么体位
A. 坐位 B. 去枕平卧头向后仰
C. 半坐卧位 D. 左侧卧位
E. 头高足低位
713. 插入鼻饲管至会厌部时,托起患者头部,使其下颌靠近胸骨柄的目的是
A. 使鼻道通畅
B. 避免咽后壁刺激
C. 加大咽喉部通道的弧度
D. 通过喉肌放松便于胃管通过
E. 通过食管第一狭窄
714. 鼻饲管留置期间的护理何项错误
A. 每日做口腔护理
B. 每次喂食间隔时间不少于 2 小时
C. 灌流质前后注入少量温开水
D. 每日晚上拔出胃管,次晨换管插入
E. 鼻饲用物每日消毒 1 次
(715~717 题共用题干)
患者,女,60 岁,股骨颈骨折卧床 3 周。近日骶尾部皮肤破溃,护士仔细观察后认为是压疮溃疡期。
715. 支持判断为溃疡期的典型表现是
A. 患者主诉尾骶部疼痛,麻木感
B. 骶尾部皮肤呈紫红色,皮下硬结
C. 局部皮肤发红,水肿
D. 创面湿润,有脓性分泌性
E. 皮肤上有大小水疱,水疱破溃湿润
716. 对患者局部压疮的处理方法不妥的是
A. 局部按外科换药处理
B. 清除坏死组织,生理盐水冲洗
C. 大水疱剪去表皮,涂以消毒溶液

D. 伤口湿敷
E. 用高压氧治疗

717. 患者发生压疮最主要的原因是
A. 局部组织受压过久
B. 病原菌侵入皮肤组织
C. 皮肤受潮湿摩擦刺激
D. 机体营养不良
E. 皮肤破损

(718～720 题共用题干)

患者,女,消化道溃疡久治不愈。今突然咯血约700ml,立即给予输血,10 分钟后患者主诉头痛、发热、四肢麻木,腰背部剧烈疼痛伴胸闷、气促。

718. 护士应首先考虑患者发生了
A. 发热反应　B. 过敏反应
C. 溶血反应　D. 空气栓塞
E. 急性肺水肿

719. 病情继续发展可能出现的典型症状是
A. 寒战、高热不退
B. 喉头水肿,呼吸困难
C. 严重缺氧,心搏骤停
D. 黄疸,血红蛋白尿
E. 咳嗽、咳粉红色泡沫样痰

720. 针对上述症状的护理措施是
A. 静脉滴注碳酸氢钠
B. 端坐位,加压吸氧
C. 皮下注射肾上腺素
D. 置患者左侧卧位或头低脚高位
E. 静脉注射 10%葡萄糖酸钙溶液

(721～724 题共用题干)

患者,76 岁,大叶性肺炎入院治疗,给予吸氧、抗炎、支持疗法,每日输液量约为 1000ml。今晨输液过程中患者突感胸闷,呼吸困难,严重发绀,心率 130 次/分,心前区听诊可闻及响亮持续的水泡音。

721. 患者可能发生了
A. 急性肺水肿　B. 急性哮喘发作
C. 心力衰竭　D. 过敏反应
E. 空气栓塞

722. 应立即采取
A. 端坐位,双腿下垂
B. 左侧卧位,头高脚低
C. 右侧卧位,头高脚低
D. 左侧卧位,头低脚高
E. 抬高头胸 20°～30°

723. 以下措施不正确的是
A. 立即停止输液
B. 给予高流量吸氧
C. 30%乙醇溶液湿化给氧
D. 安慰患者,减轻恐惧
E. 必要时遵医嘱给予镇静剂

724. 给患者吸氧操作,不妥的是
A. 宜用鼻塞法吸氧
B. 氧浓度为 25%～29%
C. 鼻塞用清水湿润
D. 先调节流量再插鼻塞
E. 停用时先关闭氧气开关

(725～727 题共用题干)

患者,男,34 岁。牙疼,并放射到耳根部 3 天,疼痛加剧 12 小时,护士叮嘱其进行局部冷疗,以减轻疼痛。

725. 用冷疗法减轻疼痛其机制是
A. 血管收缩,降低神经末梢的敏感性
B. 血管收缩,增加神经末梢的敏感性
C. 血管扩张,降低神经末梢的敏感性
D. 血管扩张,增加神经末梢的敏感性
E. 血管扩张,加速致痛物质的运出

726. 冷疗的时间一般约为
A. 10～15 分钟　B. 15～20 分钟
C. 20～30 分钟　D. 25～30 分钟
E. 30～35 分钟

727. 冷疗的时间过长可导致
A. 肌肉、肌腱和韧带等组织松弛
B. 使皮肤抵抗力减低
C. 血液循环障碍以至组织坏死
D. 增加局部免疫功能
E. 增加痛觉神经的兴奋性

(728～732 题共用题干)

患者,因服毒昏迷不醒,被送入急诊室抢救。其家属不能准确地说出毒物的名称及性质,观察患者双侧瞳孔散大。

728. 根据患者瞳孔变化,初步判断患者可能为何种毒物中毒
A. 碱性物中毒
B. 酸性物中毒
C. 有机磷、吗啡类中毒
D. 颠茄类中毒
E. 酒精中毒

729. 护士给患者洗胃采取的正确体位是
A. 坐位　B. 半坐位
C. 去枕右侧卧位　D. 左侧卧位
E. 平卧位,头偏向一侧

730. 洗胃时胃管插入的长度是
A. 30～40cm　B. 35～45cm

C. 40～50cm　D. 45～55cm
E. 55～60cm

731. 在不知毒物名称和性质的情况下，护士的正确处理方法是
A. 请家属立即查清毒物名称后洗胃
B. 抽出胃内容物送检，再用温水洗胃
C. 用生理盐水清洁灌肠，减少毒物吸收
D. 鼻饲牛奶或蛋清水，以保护胃黏膜
E. 禁忌洗胃，待清醒后用催吐法排出毒物

732. 为患者洗胃，灌入胃内溶液一般不超过
A. 500ml　B. 400ml
C. 300ml　D. 200ml
E. 100ml

（733、734 题共用题干）

患者，男，45 岁，腰椎骨折，进行 X 线摄片检查需搬至平车上。

733. 平车放置正确位置为
A. 头部与床头呈钝角
B. 头部与床头呈锐角
C. 尾部与床便呈钝角
D. 尾部与床尾相连
E. 平车紧靠床边

734. 应选的搬运法为
A. 1 人　B. 2 人
C. 3 人　D. 4 人
E. 挪动法

（735～740 题共用题干）

患者，女，45 岁，子宫切除术 10 小时未排尿。主诉腹部胀痛，检查下腹膨隆，触之呈囊性，轻压有尿意，诊断为尿潴留。经诱导排尿无效，行导尿术。

735. 诱导排尿措施中哪一项是错误的
A. 嘱患者坐起排尿　B. 让其听流水声
C. 口服利尿剂　D. 轻轻按摩下腹部
E. 用温水冲洗会阴

736. 成年女性导尿时，导尿管插入长度
A. 2～3cm　B. 4～6cm
C. 7～8cm　D. 12～14cm
E. 20～22cm

737. 导尿采取的正确体位是
A. 仰卧屈膝位　B. 去枕平卧位
C. 平卧位　D. 截石位
E. 侧卧位

738. 为患者导尿消毒尿道口及小阴唇的顺序是
A. 自上而下，由内向外
B. 自上而下，由外向内
C. 自下而上，由内向外
D. 自下而上，由外向内
E. 由外向内，再由内向外

739. 行导尿时，手套破损，正确的方法为
A. 修补后使用
B. 用纱布缠绕
C. 无菌治疗巾包裹手指
D. 立即更换
E. 酒精棉球擦拭手指

740. 为患者导尿，下列步骤中哪项是错误的
A. 严格无菌技术
B. 患者取仰卧屈膝位
C. 插管动作宜轻慢
D. 导管插入尿道 4～6cm
E. 导尿管插入阴道，应拔出用原管重插

（741、742 题共用题干）

患者，女，45 岁，教师。因工作劳累致“心绞痛”发作而急诊入院。按马斯洛人的基本需要层次理论说明。

741. 患者目前需要满足哪一层次需要
A. 生理　B. 安全
C. 爱与归属　D. 尊重
E. 自我实现

742. 患者在住院过程中，床边摆满了亲朋好友送来的鲜花，使她满足了哪一层次的需要
A. 生理　B. 安全
C. 爱与归属　D. 尊重
E. 自我实现

（743～745 题共用题干）

患者，女，32 岁，因卵巢肿瘤住院手术。整日愁眉不展，不思饮食。护士通过交谈，为患者进行心理护理。

743. 为交谈做准备，收集资料，以下哪种不需收集
A. 家人对患者的态度
B. 家人对工作的态度
C. 患者对疾病的认识
D. 患者的文化背景
E. 家庭经济状况

744. 交谈开始，护士用下列哪一种提问比较合适
A. 看来你有心事，能与我谈谈吗
B. 您知道患什么病吗
C. 您为什么经常流泪
D. 您情绪不好，是害怕手术吗
E. 您近来心情不愉快，是吗

745. 交谈过程中，患者因对病情担忧而伤心地哭泣。此时护士应采取何种沟通方式以表示对患者的尊重和理解
A. 目光注视患者

B. 暂离开，让患者情绪平静
C. 安慰患者，阻止其悲伤
D. 鼓励患者尽快说出悲伤的其他原因
E. 陪伴患者，沉默片刻

（746～748 题共用题干）

患者，女，70 岁，因支气管哮喘急性发作入院治疗，经静脉输入药物 2 天后病情缓解。今天输液 1 小时后，患者突然面色苍白、呼吸困难、气促、咳嗽加重，咳血性泡沫样痰。

746. 考虑患者是
A. 哮喘再次发作　B. 急性肺水肿
C. 输液浓度过高　D. 静脉空气栓塞
E. 对药物过敏

747. 你应立即给患者安置的体位是
A. 平卧位
B. 左侧卧位
C. 头高足低位
D. 端坐位，两腿下垂
E. 休克卧位

748. 处理措施中下述哪项不妥
A. 停止输液　B. 氧气吸入
C. 给予缩血管药物　D. 可使用镇静剂
E. 必要时四肢轮扎

（749～752 题共用题干）

患者，女，26 岁，足月妊娠，分娩时行会阴侧切，分娩后已 12 小时仍不能自行排尿。查体发现耻骨上膨隆，扣诊呈实音，有压痛，考虑尿潴留。

749. 下列护理措施不当的是
A. 安慰患者，缓解其紧张心理
B. 提供良好排尿环境
C. 调整患者体位，协助其排尿
D. 用力按压患者下腹部，将尿液逼出
E. 温水冲洗会阴以诱导排尿

750. 如果为该患者行导尿术，打开导尿包前的消毒顺序应为
A. 由外向内，自上而下
B. 由内向外，由上而下
C. 由内向外，由下而上
D. 由外向内，由下而上
E. 由前向后，由上而下

751. 为该患者导尿，第一次放尿量不能超过
A. 200ml　B. 400ml
C. 600ml　D. 800ml
E. 1000ml

752. 一次放尿过多可引起
A. 脱水　B. 腹痛
C. 影响以后排尿　D. 再次尿潴留
E. 虚脱和血尿

（753、754 题共用题干）

患儿，1.5 岁，急性支气管炎需肌内注射青霉素。

753. 其注射部位最好选用
A. 臀大肌　B. 臀中肌、臀小肌
C. 上臂三角肌　D. 前臂外侧肌
E. 股外侧肌

754. 护士在注射时，不正确的操作是
A. 注射前必须洗手、戴口罩
B. 选择合适的注射部位，避开局部的血管和神经
C. 注射的药物应临时抽取
D. 肌内注射时如发现回血，须拔出针头重新进针
E. 注射部位皮肤的消毒直径小于 5cm

（755、756 题共用题干）

患者，女，25 岁，因失恋情绪低落，服毒自杀，被家人发现后立即送往医院，患者意识清楚，但拒绝说出毒物名称。

755. 对患者首先应采取的抢救措施是
A. 口服催吐　B. 胃管洗胃
C. 注洗器洗胃　D. 服蛋清中和
E. 饮过氧化氢引吐

756. 患者烦躁拒绝从口进液，强行下漏斗胃管洗胃首先应
A. 动员患者告知毒物
B. 从胃管吸取胃内容物送检
C. 一次灌入 1000ml 液体
D. 液体排出不畅应挤压胃部
E. 用 2%碳酸氢钠洗胃

（757～759 题共用题干）

患者，男，76 岁。慢性肺源性心脏病。神志清楚，呼吸困难，口唇发绀明显，PaO_2 5.5kPa，$PaCO_2$ 10.3kPa。

757. 该患者的缺氧程度为
A. 轻度　B. 中度
C. 重度　D. 极重度
E. 无法判断

758. 此患者正确的给氧方法是
A. 间歇给氧
B. 低流量低浓度持续给氧
C. 高压给氧
D. 高浓度间歇给氧
E. 低流量间歇给氧

759. 经过治疗后病情好转不需给氧治疗，正确的停氧方法首先应
A. 关流量表　B. 关总开关

C. 拔出鼻导管　D. 分开导管玻璃接头
E. 取下湿化瓶

（760、761 题共用题干）

患者，女，68 岁，晨练时突然摔倒，意识丧失，大动脉搏动消失。此时恰巧被张护士遇到。

760. 请问张护士对该患者应立即采取的措施是
A. 呼叫医生迅速来抢救
B. 呼叫 120 来抢救
C. 立即送到医院实施抢救
D. 先畅通气道，再行人工呼吸、人工循环
E. 先人工呼吸、人工循环，再畅通气道

761. 心肺复苏后，如患者有气管插管，该插管不得超过
A. 24 小时　B. 48 小时
C. 72 小时　D. 84 小时
E. 12 小时

（762～765 题共用题干）

患者，男，因颅脑外伤急诊入院，患者烦躁不安，面色苍白，四肢厥冷，血压 76/46mmHg，脉搏 110 次/分。

762. 入院护理的首要步骤是
A. 热情接待，介绍环境和制度
B. 询问病史，了解健康问题
C. 置休克卧位，测生命体征，输液，通知医师
D. 准备急救物品，等待值班医师
E. 填写各种表格，完成入院护理评估单

763. 患者需用平车搬运至 CT 室检查，不正确的操作方法是
A. 根据体重采用单人搬运法
B. 护士在患者头侧推车
C. 患者头部卧于大轮端
D. 输液不能中断
E. 注意保暖避免受凉

764. 回病房应为患者安置什么体位
A. 中凹位　B. 头低足高位
C. 头高足低位　D. 去枕平卧位
E. 半坐卧位

765. 患者痊愈出院后，病床单位不正确的处理方法是
A. 拆下被服送洗
B. 垫褥和棉胎用紫外线照射消毒
C. 脸盆、痰杯洗净后备用
D. 床及床旁桌椅用消毒液擦拭
E. 病室开门窗通风

（766～768 题共用题干）

患者，男，10 岁，因“急性阑尾炎”入院，需急诊行“阑尾切除术”，现采用预真空压力蒸汽灭菌法对手术器械进行灭菌。

766. 此灭菌法需时间
A. 1 分钟　B. 3 分钟
C. 5 分钟　D. 10 分钟
E. 20 分钟

767. 灭菌时注意点正确的是
A. 由于时间紧急，物品可不必清洗
B. 灭菌包之间留有空隙，体积不可超过 50cm×30cm×35cm
C. 灭菌物品的容器如有孔，灭菌前将孔打开，灭菌后关上
D. 布类物品放在金属物品和搪瓷物品之间
E. 灭菌后迅速取出使用

768. 监测灭菌效果，最可靠的方法是
A. 化学指示卡在 121℃、10 分钟后颜色改变表明灭菌合格
B. 化学指示卡在 126℃、4 分钟后颜色改变表明灭菌合格
C. 化学指示胶带在 126℃、4 分钟后颜色改变表明灭菌合格
D. 化学指示胶带在 121℃、10 分钟后颜色改变表明灭菌合格
E. 检测菌株经灭菌后培养，均无细菌生长表明灭菌合格

（769～772 题共用题干）

患者，男，61 岁，3 小时前胸骨后压榨样疼痛发作，伴呕吐、冷汗及濒死感而入院。护理体检：神清，合作，脉搏 112 次/分，律齐，交替脉，心电图检查显示有急性广泛性前壁心肌梗死。

769. 患者目前存在的最主要护理问题是
A. 活动无耐力　B. 心排血量减少
C. 体液量过多　D. 潜在心律失常
E. 潜在感染

770. 首要的护理措施是
A. 吸氧　B. 监测生命体征
C. 建立静脉通路　D. 绝对卧床休息
E. 心理护理

771. 患者发病诱因不可能是下列哪种情况
A. 劳累　B. 卧床时
C. 情绪激动　D. 饱餐
E. 大便用力后

772. 对患者进行健康教育防治便秘意义在于
A. 避免发生心律失常　B. 恢复消化功能
C. 让患者舒适　D. 减少肠道毒素吸收
E. 以上都不对

（773～777 题共用题干）

患者，女，48 岁。白血病晚期，治疗效果不佳，因化疗脱发、呕吐严重，口腔黏膜大面积溃疡、剧痛、张口困难并不能进食。

773. 患者感到痛苦、悲哀，情绪低落，经常哭泣，此患者的心理反应处于
A. 愤怒期　B. 协议期
C. 抑郁期　D. 否认期
E. 接受期

774. 1 周以后，患者因精神和肉体的极度疲劳和衰弱，经常处于嗜睡状态，情感减退，静等死亡，此时患者的心理反应处于
A. 抑郁期　B. 愤怒期
C. 协议期　D. 否认期
E. 接受期

775. 对临终患者医护人员应给予更多的关怀，其宗旨是
A. 放弃特殊治疗　B. 减少死亡率
C. 停止无望的救治　D. 延长生命
E. 提供姑息疗法，让患者舒适、安详

776. 此时不应在患者床前讨论后事，因为濒死患者最后消失的感觉是
A. 视觉　B. 听觉
C. 嗅觉　D. 味觉
E. 触觉

777. 一般患者死亡后 2～4 小时出现尸斑，尸斑多出现在尸体的
A. 腰部　B. 面部
C. 腹部　D. 胸部
E. 最低部位

（778～781 题共用题干）

患者，男，43 岁，以“再障贫血”住院治疗。近几天连续输血治疗，今日晨出现心慌、气短、手足抽搐；护理检查心率 42 次/分，血压 76/55mmHg。

778. 此患者出现下列哪种输血反应
A. 发热反应　B. 肺水肿
C. 低钙　D. 高钙
E. 过敏反应

779. 为该患者输血应输
A. 新鲜血　B. 库血
C. 红细胞　D. 血小板
E. 血浆

780. 患者由于长期反复输血可以造成
A. 低钠　B. 低钾
C. 高钙　D. 低钙
E. 低磷

781. 发生此种情况是由于
A. 输入异型血　B. 库血保存时间过长
C. 输入新鲜血少　D. 枸橼酸钠中毒
E. 以上都不是

（782、783 题共用题干）

患者，男，76 岁，低热 5 天，食欲差，来院治疗。

782. 应为患者准备的床单位是
A. 麻醉床　B. 备用床
C. 有护栏床　D. 专用床
E. 暂空床

783. 入院后评估资料主要来源于
A. 患者　B. 患者家属
C. 其他医务人员　D. 病友
E. 医生

（784、785 题共用题干）

患者，36 岁，行阑尾切除术时，巡回护士取手术包时，发现消毒时间是 14 天 1 小时。更换另一手术包，铺器械台，等待麻醉及手术开始。

784. 夏季灭菌后的无菌包有效期是
A. 4 小时　B. 24 小时
C. 7 天　D. 14 天
E. 3 天

785. 铺好的无菌器械台其有效时间为
A. 4 小时　B. 5 小时
C. 6 小时　D. 7 小时
E. 8 小时

（786～788 题共用题干）

患者，女，54 岁，近日刚搬进一新楼。以急性哮喘发作而急症入院治疗。

786. 患者入院后护士应协助其采用哪种体位
A. 头高足低位　B. 仰卧位
C. 半坐卧位　D. 端坐位
E. 左侧卧位

787. 指导患者使用止喘喷雾剂时下列哪项正确
A. 喷雾前必须漱口
B. 用药前不能摇动药瓶
C. 喷雾管口离口腔至少 15cm 远
D. 第 1 次喷雾前先深吸气，再喷雾
E. 两次喷雾的间隔时间至少要 30 秒

788. 护士下班时最需要交班的内容是
A. 患者食欲下降
B. 患者烦躁不安
C. 患者尿量增加
D. 呼气时有哮鸣音
E. 患者睡眠不佳

(789～793 题共用题干)

患者,男,胃溃疡已 12 年余,昨日呕血约 600ml,经治疗后出血停止,病情缓解,大便潜血试验阳性。

789. 患者呕血时应采取的体位是
A. 头低脚高位
B. 膝胸位
C. 平卧位,头偏向一侧
D. 截石位
E. 头高脚低位

790. 呕血期间,大便颜色呈
A. 鲜红色　B. 柏油色
C. 果酱色　D. 暗红色
E. 黄褐色

791. 在大便潜血试验前 3 天,嘱患者禁食的食物是
A. 菜花　B. 大白菜
C. 菠菜　D. 豆腐
E. 土豆

792. 患者出院时,饮食指导下列哪项有误
A. 按时进餐
B. 禁忌暴饮暴食
C. 少食辛辣、刺激性食物
D. 饮食有节制
E. 吃得越多越好

793. 此患者首选的检查方法是
A. X 线钡餐透视　B. CT
C. MRI　D. B 超
E. 纤维胃镜检查

(794～796 题共用题干)

患者,女,29 岁,因近日来工作紧张,压力较大,劳累过度。今日上班时出现面色苍白,出冷汗,虚脱而来院就诊。医嘱:50%葡萄糖 100ml,iv st。

794. 护士执行医嘱时选择的最佳注射部位是
A. 头静脉　B. 手背静脉
C. 股静脉　D. 锁骨下静脉
E. 小隐静脉

795. 注射过程中,患者诉说注射部位疼痛,局部肿胀,抽之无回血,你考虑是
A. 针头阻塞　B. 针头一半在血管内
C. 针头滑出血管外　D. 药液黏稠度大
E. 静脉痉挛

796. 此时注射 50%葡萄糖溶液的目的是
A. 补充血容量　B. 补充能量
C. 提高血糖　D. 提高基础代谢率
E. 消除疲劳

(797、798 题共用题干)

患者,男,38 岁,在工地干活时,被生锈铁钉刺入足跟而致破伤风,收住入院。

797. 对此患者应实施何种隔离措施
A. 消化性隔离　B. 接触性隔离
C. 保护性隔离　D. 昆虫隔离
E. 严密隔离

798. 对此患者实施操作时哪项不妥
A. 接触患者戴口罩、帽子
B. 穿隔离衣、戴手套
C. 污染敷料应焚烧
D. 布类及器械应清洁后消毒
E. 患者勿相互交换物品

(799、800 题共用题干)

患者,男,因脑卒中,急送急诊科,因暂时没有床位,被收入观察室。

799. 患者可在观察室留住的时间为
A. 2～5 天　B. 2～7 天
C. 3～6 天　D. 3～7 天
E. 5～7 天

800. 在住观察室期间,哪项不是护士的工作内容
A. 为患者建立病案,记录病情
B. 认真执行医嘱
C. 做好晨晚间护理
D. 做好家属的管理工作
E. 做好功能锻炼

(801～803 题共用题干)

患者,男,55 岁,因腰椎骨折,进行 X 线摄片检查时需搬运至平车上。

801. 应选用搬运的方法是
A. 一人法　B. 二人法
C. 三人法　D. 四人法
E. 挪动法

802. 平车放置的正确位置为
A. 头端与床头呈钝角
B. 头端与床头呈锐角
C. 尾端与床尾呈钝角
D. 尾端与床尾相接
E. 平车紧靠床边

803. 护士搬运患者的正确方法是
A. 护士双臂将患者抱起,移至平车
B. 甲托颈肩背,乙托背臀部,搬运至平车上
C. 甲托头肩部胛部,乙托背臀部,丙托膝腿部,搬运至平车上
D. 甲托头颈肩,乙托两腿,丙、丁分别站病床和平车两侧握帆布中单四角,合力搬运至平车上
E. 护士帮助患者将上身、下肢、臀部移向平车

(804、805题共用题干)

患者,男,15岁。因患流行性脑膜炎住院治疗。行脊髓腔穿刺抽取脑脊液做实验室检查。

804. 腰穿后4小时,需采用
A. 去枕仰卧位 B. 中凹卧位
C. 屈膝仰卧位 D. 侧卧位
E. 半坐卧位

805. 取该卧位的目的是
A. 预防颅内压增高引起的头痛
B. 防止穿刺部位的疼痛
C. 减少穿刺部位的出血
D. 减低颅内压,预防脑水肿
E. 预防颅内压减低而引起的头痛

(806~808题共用题干)

患者,男,手术后输血时,患者出现头胀痛、四肢麻木、腰背部酸痛、胸闷等症状。护士判断该患者可能发生了溶血反应。

806. 护士护理错误的是
A. 静脉注射氯化钙
B. 立即停止输血
C. 采集血标本重作鉴定
D. 静脉注射碳酸氢钠
E. 热水袋敷双侧肾区

807. 以下不属于此反应原因的是
A. 输入异型血
B. 血液保存温度不当
C. 血液储存温度不当
D. Rh阴性者首次输入Rh阳性血液
E. 血液振荡过剧

808. 预防溶血反应的措施不包括
A. 严格执行查对制度
B. 做好血液质量检查
C. 输血前肌内注射异丙嗪
D. 输血中勿随意加入药物
E. 血液不能加温、震荡

(809~811题共用题干)

患儿,11个月,因急性肺炎住院,医嘱:0.9%氯化钠100ml加入头孢菌素1g静脉滴入。

809. 护士选择小儿头皮静脉时,正确的鉴别是
A. 外观呈浅红色 B. 有轻微搏动
C. 管壁薄,易被压瘪 D. 易滑动
E. 血流方向呈离心运动

810. 穿刺时错误的做法是
A. 剃去局部毛发
B. 用70%乙醇溶液消毒局部
C. 右手持针沿血流离心方向刺入
D. 见回血后,无异常,用敷贴固定
E. 调节滴速,一般每分钟不超过20滴

811. 如液体滴入不畅,沿血管出现树枝状苍白改变,可能是
A. 误入头皮动脉 B. 静脉痉挛
C. 针头紧贴血管壁 D. 输液的压力过低
E. 静脉炎

(812~816题共用题干)

老年患者,女,71岁,盆腔肿瘤切除术后,入院进行腹腔化疗,身体极度虚弱。

812. 入院时发现有头虱,为该患者灭头虱用的百部酊配置成分是
A. 百部酊30g+50%乙醇溶液300ml+50%乙酸1ml
B. 百部酊30g+50%乙醇溶液100ml+10%乙酸1ml
C. 百部酊50g+50%乙醇溶液300ml+纯乙酸1ml
D. 百部酊30g+50%乙醇溶液100ml+纯乙酸1ml
E. 百部酊1000g+50%乙醇溶液100ml+50%乙酸1ml

813. 百部酊涂好后,戴帽包裹头的时间是
A. 6小时 B. 12小时
C. 24小时 D. 48小时
E. 72小时

814. 为患者灭虱、虮时,下列操作错误的是
A. 涂药后揉搓10分钟洗发
B. 用药后包头24小时再洗头
C. 动员患者剪短头发
D. 操作时护士应穿隔离衣
E. 灭虱后应为患者更衣

815. 为该患者床上洗头时病室温度宜为
A. 18℃左右 B. 10℃左右
C. 28℃左右 D. 24℃左右
E. 35℃左右

816. 洗头时水温应调节至
A. 22~26℃ B. 30~35℃
C. 40~45℃ D. 50~60℃
E. 65~70℃

(817~822题共用题干)

患者,男,因车祸使胸腹部受伤急诊入院。入院时患者烦躁不安,面色苍白,四肢厥冷,血压70/40mmHg,脉搏130次/分。

817. 护士对患者入院护理首先应
A. 置休克位,测生命体征,输液,通知医生

B. 详细询问病史，了解健康问题
C. 热情接待，介绍环境和制度
D. 准备急救物品，等待值班医生
E. 填写各种表格，完成入院护理评估单

818. 患者出入院时间的正确填法为
A. 蓝笔在体温单40～42℃相应时间栏内竖写
B. 红笔在体温单40～42℃相应时间栏内竖写
C. 红笔在体温单39～40℃相应时间栏内竖写
D. 蓝笔在体温单39～40℃相应时间栏内竖写
E. 红笔在体温单35～40℃相应时间栏内竖写

819. 医生决定急诊手术全麻下剖腹探查，患者进手术室后护士应将床
A. 铺成暂空床，便于患者上床
B. 更换清洁的被单铺成麻醉床
C. 把备用床的盖被三折于床尾
D. 原来的床上在床中间铺一块橡胶单及中单
E. 原来的床上在床头和中间各铺一块橡胶单及中单

820. 患者回病房全麻未清醒时，应采取的卧位是
A. 侧卧位
B. 中凹卧位
C. 去枕仰卧位，头偏向一侧
D. 俯卧位
E. 头低足高位

821. 术后第2天应给患者采取的卧位是
A. 侧卧位　B. 中凹卧位
C. 俯卧位　D. 半坐卧位
E. 头低足高位

822. 患者痊愈出院时，床单位不妥的处理方法是
A. 拆下被服送洗
B. 垫褥和棉胎用紫处线照射消毒
C. 脸盆、痰杯消毒后备用
D. 床及床旁桌椅用清水擦拭
E. 病室开门窗通风

(823～828题共用题干)

患者，女，59岁，患脑膜瘤，今日在全麻下行脑膜瘤摘除术。

823. 患者回病房全麻未清醒时，应采取的卧位是
A. 侧卧位
B. 中凹卧位
C. 去枕仰卧位头转向一侧
D. 俯卧位
E. 头低足高位

824. 采取该体位的目的为
A. 预防脑组织缺血缺氧
B. 防止呕吐物流入气管引起窒息
C. 预防脑压过低
D. 预防感染
E. 增加回心血量

825. 麻醉清醒，生命体征平稳后应为患者采取
A. 半坐卧位　B. 中凹卧位
C. 头高足低位　D. 俯卧位
E. 头低足高位

826. 为什么要取此体位
A. 防止脑组织缺血缺氧
B. 防止呕吐物流入气管引起窒息
C. 预防脑压过低
D. 以利颅内静脉回流，防止颅内压增高
E. 增加回心血量

827. 防止压疮的发生，要给患者翻身时能采取的是
A. 左侧卧位　B. 平卧位和健侧卧位
C. 患侧卧位　D. 右侧卧位
E. 以上都可以

828. 为患者翻身时头部转动剧烈易引起的并发症是
A. 脑出血　B. 头痛
C. 休克　D. 脑疝
E. 脑栓塞

(829～832题共用题干)

患者，女，69岁，因肝硬化，食管静脉曲张破裂大呕血急诊入院。遵医嘱输血。因周围静脉穿刺困难，护士选择了颈外静脉行静脉留置针输液法。

829. 颈外静脉输液，最佳穿刺点在
A. 下颌角与锁骨上缘中点连线上1/3处
B. 下颌角与锁骨下缘中点连线下1/3处
C. 下颌角与锁骨下缘中点连线上1/3处
D. 下颌角与锁骨上缘中点连线下1/3处
E. 下颌角与锁骨上缘中点连线中1/3处

830. 穿刺时患者应该取
A. 侧卧位
B. 头高足低位
C. 去枕平卧位头转向对侧
D. 俯卧位
E. 头低足高位

831. 发现留置针有回血，护士应
A. 立即用肝素液冲洗
B. 立即拔出针
C. 立即用生理盐水冲洗
D. 立即用葡萄糖溶液冲洗
E. 以上都不对

832. 留置针保留时间为
A. 一般7天
B. 一般2天

C. 一般3～5天,不超过7天
D. 一般2～3天,不超过7天
E. 7～10天

(833～836题共用题干)

患者,10岁,于8时开始输10%葡萄糖液1000ml,9时30分输完。突然出现气促、咳嗽,呼吸困难,咳粉红色泡沫痰,听诊两肺布满湿啰音。

833. 该患儿可能发生了什么情况
A. 循环负荷过重　B. 发热反应
C. 细菌污染严重　D. 空气栓塞
E. 过敏反应

834. 护士此时应为患儿采取何种体位来缓解症状
A. 抬高头胸20°～30°　B. 端坐,两腿下垂
C. 仰卧,头偏向一侧　D. 半坐卧位,膝下垫枕
E. 抬高床头15～30cm

835. 为了改善肺部气体交换,减轻呼吸困难,可采用
A. 10%～20%乙醇湿化加压给氧
B. 40%～50%乙醇湿化加压给氧
C. 20%～30%乙醇湿化加压给氧
D. 30%～40%乙醇湿化加压给氧
E. 60%～70%乙醇湿化加压给氧

836. 发生此反应的原因是
A. 输入液体浓度过高
B. 输入液体刺激性较强
C. 输液的速度太快
D. 患儿可能有心脏病
E. 以上都不是

(837～839题共用题干)

某学生,17岁,体育课打篮球时,不慎扭伤踝关节,立即来院就诊,体检发现局部疼痛、肿胀、活动受限,X线片检查确定没有骨折。

837. 此时应立即采取的措施是
A. 局部热敷
B. 局部冷敷
C. 局部冷热敷交替
D. 热水足浴
E. 按摩推拿

838. 采取此措施的目的是
A. 使毛细血管收缩,减少出血,减轻肿胀
B. 使局部温度降低,疼痛不敏感
C. 使神经末梢敏感性降低,减轻疼痛
D. 预防发生炎症
E. 以上都不对

839. 护士指导患者48小时后,为了减轻肿胀缓解疼痛正确的处理方法是
A. 每天先冷敷10分钟再热敷10分钟
B. 可局部冷敷20分钟
C. 可局部热敷,每次20分钟
D. 每天先热敷10分钟再冷敷10分钟
E. 增加局部活动量

(840～843题共用题干)

患者,男,26岁,自己开车撞击他物使全身多处外伤急诊入院,需急诊手术。术前备血400ml。

840. 护士需立即抽取血标本作
A. 血型鉴定
B. 交叉配血试验
C. 血型鉴定和交叉配血试验
D. 血钾测定
E. 血红蛋白测定

841. 输血200ml后,患者出现皮肤瘙痒、荨麻疹、口唇水肿。患者发生了什么情况
A. 溶血反应
B. 大量输血后反应
C. 发热反应
D. 过敏反应
E. 以上全不是

842. 护士所采取的措施不妥的是
A. 减慢输血速度
B. 给予吸氧
C. 遵医嘱给予0.1%肾上腺素0.5～1ml皮下注射
D. 双侧腰部封闭
E. 根据医嘱用抗过敏药

843. 发生此反应的原因不包括
A. 患者是过敏体质
B. 输入血液中含有过敏性的药物
C. 输入血液中含有过敏性的食物
D. 献血者是过敏体质
E. 患者输血前进食高脂肪食物

(844～846题共用题干)

患者,女,69岁,因肺心病入院治疗,护士在进行卫生处置时,发现患者有体虱。

844. 患者换下的体虱衣服应
A. 包好存放
B. 消毒后存放
C. 灭虱后存放
D. 包好由患者家属带回保管
E. 包好后让患者带入病区

845. 灭头虱应选什么药液
A. 3%的过氧化氢溶液
B. 0.5%的含氯消毒剂
C. 30%的乙醇溶液
D. 0.2%的过氧乙酸溶液

E. 30%含酸百部酊

846. 护士在灭头虱操作中，正确的是

A. 穿隔离衣，戴手套

B. 女患者应动员剃去头发

C. 灭虱液擦遍头发，用手反复揉搓头发5分钟

D. 12小时后取下包裹头发的帽子

E. 更换患者衣裤，进行压力蒸汽灭菌处理

（847～849题共用题干）

患者，女，55岁，风湿性心脏病伴心功能不全，双下肢及身体下垂部位严重水肿。

847. 该患者每日饮食应控制

A. 含钠量不超过0.5g

B. 食盐量不超过0.5g

C. 食盐量不超过5g

D. 含钠量不超过2g

E. 食盐量不超过2g

848. 该患者可进食下列哪种食物

A. 汽水　　B. 面条

C. 挂面　　D. 油条

E. 馒头

849. 给患者记录出入量的内容不包括

A. 饮水量、食物含水量

B. 输液、输血量

C. 尿、粪便量

D. 痰量、呕吐物的量

E. 漱口液量

（850～855题共用题干）

患者，男，37岁，因打架致颅脑外伤昏迷入院，为供给营养和水分给予鼻饲。

850. 测量鼻饲管插入长度的方法是

A. 耳垂至鼻尖的长度

B. 鼻尖至胸骨柄的长度

C. 鼻尖至剑突的长度

D. 前额发际至剑突的长度

E. 耳垂至剑突的长度

851. 护士给患者插胃管，当插到14～16cm时，应

A. 加快插管动作，使胃管顺利插入

B. 嘱患者头后仰

C. 使患者头后仰

D. 将患者头托起，使下颌靠近胸骨柄

E. 让患者做吞咽动作

852. 检查胃管是否在胃内的方法，正确的是

A. 用注射器抽吸，有胃液抽出

B. 胃管末端置水杯中，有气体逸出

C. 用注射器注入10ml空气，无阻力

D. 用注射器注入10ml水，通畅无阻力

E. 用注射器注入10ml水，在胃区可听见气过水声

853. 给鼻饲流质饮食的量与间隔时间为

A. 每次不超过300ml，间隔时间不少于3小时

B. 每次300～500ml，间隔时间不少于1～2小时

C. 每次不超过100ml，间隔时间不少于2小时

D. 每次不超过500ml，间隔时间不少于2～3小时

E. 每次不超过200ml，间隔时间不少于2小时

854. 鼻饲期间为防止口腔并发症，为患者做口腔护理应

A. 每日1次　　B. 隔日1次

C. 每周2次　　D. 每周1次

E. 每日2次

855. 该患者需长期鼻饲，护理中错误的是

A. 灌注用物应每日消毒1次

B. 需用药片时，应先研碎，溶解后再灌入

C. 注入流质饮食及药物前后均应注入少量温开水

D. 每次鼻饲间隔时间不少于2小时

E. 胃管应每日更换，晚上拔出，次晨再由另一鼻孔插入

（856～858题共用题干）

患者，女，41岁，因长时间腰痛，小腹下坠感来院就诊。经检查诊断为盆腔器官慢性炎症，护士指导患者回家后的治疗方法。

856. 除遵医嘱用药治疗外，还可应用以下哪种方法

A. 会阴部湿热敷　　B. 腹部用热水袋

C. 热水坐浴　　D. 红外线照射

E. 局部按摩

857. 使用该方法的主要目的是

A. 患者舒适

B. 促进炎性渗出物吸收

C. 减轻局部出血

D. 降低微生物活力

E. 降低神经末梢敏感性

858. 每次治疗时间为

A. 20～30分钟　　B. 15～20分钟

C. 10～20分钟　　D. 5～10分钟

E. 30分钟以上

A_4 型题

（859～861题共用题干）

患者，男，33岁，在硬膜外麻醉下行阑尾切除术，术后用平车护送患者回病室。

859. 病室内适宜的湿、温度应是

A. 14～15℃，15%～25%

B. 15～16℃,60%～70%

C. 10～17℃,30%～40%

D. 20～22℃,10%～50%

E. 18～22℃,50%～60%

860. 患者回病室后应取何种体位

A. 中凹位 6 小时 B. 仰卧位 4 小时

C. 去枕仰卧位 2 小时 D. 去枕仰卧位 6 小时

E. 侧卧位

861. 患者术后第 2 天,主诉伤口疼痛,应取何种体位

A. 半坐卧位 B. 仰卧屈膝位

C. 端坐位 D. 头高脚低位

E. 左侧卧位

(862～866 题共用题干)

患者,女,73 岁,因骨盆骨折卧床不起。

862. 为防止压疮,在身体空隙处垫以软枕的主要作用是

A. 减少皮肤受摩擦刺激

B. 防止排泄物对局部的直接刺激

C. 降低空隙处所受压强

D. 减轻局部组织所承受的压力

E. 促进局部血液循环

863. 协助患者更换卧位的间隔时间应根据

A. 患者的要求,最长不超过 1 小时

B. 家属的意见,随时进行

C. 护士工作时间的安排来决定

D. 患者的病情及局部受压情况决定

E. 疾病的种类决定

864. 长期卧床为预防压疮,下列做法不妥的是

A. 鼓励患者增进营养

B. 每 4～6 小时翻身 1 次

C. 翻身时避免拖、拉、推动作

D. 适当调节夹板或矫形器械的松紧度

E. 身体空隙处垫软枕或海绵垫

3 个月后,患者由于害怕上厕所麻烦别人,自我控制进食,导致营养不良,骶尾部皮肤出现红、肿、热、麻,触之有疼痛。

865. 患者皮肤属于什么情况

A. 压疮淤血红润期 B. 压疮炎性浸润期

C. 压疮溃疡期 D. 局部皮肤感染

E. 压疮前期

866. 压疮淤血红润期的护理要点是

A. 增加翻身按摩次数 B. 表面涂滑石粉

C. 紫外线照射 D. 防止感染

E. 外涂碘伏

(867～872 题共用题干)

患者,男,54 岁,3 日前寒战,继而高热体温达 40℃,最低体温 39.1℃,为明确诊断入院待查。

867. 体温上升期的特点是

A. 散热多于产热

B. 产热多于散热

C. 产热和散热趋于平衡

D. 散热增加而产热趋于正常

E. 产热和散热在较高水平上平衡

868. 该患者热型属于

A. 稽留热 B. 弛张热

C. 不规则热 D. 间歇热

E. 以上都不是

869. 为患者采取的护理措施不妥的是

A. 卧床休息

B. 口腔护理每日 2～3 次

C. 测体温每隔 4 小时 1 次

D. 冰袋放置枕后部

E. 给予高热量流质饮食

870. 患者用酒精拭浴的散热方式为

A. 辐射 B. 对流

C. 蒸发 D. 传导

E. 接触

871. 物理降温半小时后的体温绘制符号是

A. 红虚线红点 B. 红虚线红圈

C. 蓝虚线蓝点 D. 蓝虚线篮圈

E. 红虚线篮圈

872. 退热过程提示患者可能发生虚脱的是

A. 皮肤苍白、寒战、出汗

B. 头晕、恶心、无汗

C. 脉细速、四肢湿冷、出汗

D. 脉搏呼吸渐慢、无汗

E. 脉速、面色潮红、无汗

(873～877 题共用题干)

患者,女,70 岁,因脑出血昏迷入院。入院时患者体温 38℃,脉搏 100 次/分,呼吸 30/分,血压 200/120mmHg。经药物治疗后血压降至 160/90mmHg,仍处于昏迷状态。现需鼻饲饮食。

873. 鼻饲时为提高插管成功率,插管前应

A. 使患者头向后仰 B. 使患者头向前仰

C. 使患者头偏向一侧 D. 使患者颈向前仰

E. 使患者下颌向前仰

874. 在鼻饲插管过程中,患者出现呛咳、呼吸困难、发绀等情况时,可能出现的问题是

A. 患者的病情发生恶化 B. 胃管误入气管

C. 肺部发生了感染 D. 胃管盘在口中

E. 食管黏膜被损伤

875. 在鼻饲过程中,患者出现呛咳、呼吸困难、发绀,

应采取的措施是

A. 吸氧

B. 托起患者的头部

C. 停止操作,取消鼻饲

D. 通知医生进行处理

E. 立即拔出,让患者休息片刻后再重新插入

876. 鼻饲时鼻饲液的温度是多少

A. 36~38℃　　B. 38~40℃

C. 39~40℃　　D. 40~42℃

E. 42~43℃

877. 鼻饲时每次的量不超过多少

A. 100ml　　B. 150ml

C. 200ml　　D. 250ml

E. 300ml

(878~880 题共用题干)

患者,女,腹膜炎使肠蠕动减慢,因食豆浆后引起肠胀气,给予肛管排气。

878. 肛管排气时,肛管插入肛门长度约

A. 7~10cm　　B. 10~15cm

C. 15~20cm　　D. 15~18cm

E. 10~20cm

879. 肛管保留的时间

A. 不超过 20 分钟　　B. 不超过 10 分钟

C. 不超过 40 分钟　　D. 不超过 5 分钟

E. 不超过 15 分钟

880. 如肠胀气未缓解,间隔多长时间可再行肛管排气

A. 30 分钟　　B. 1~2 小时

C. 2~3 小时　　D. 2~4 小时

E. 40 分钟

(881~887 题共用题干)

患者,男,45 岁,车祸致腰椎横断伤,患者尿失禁,遵医嘱为患者进行留置导尿。

881. 尿管插入尿道深度为

A. 12~14cm　　B. 4~16cm

C. 16~18cm　　D. 18~20cm

E. 20~22cm

882. 插尿管时,为使尿道耻骨前弯消失,应提起阴茎与腹壁呈

A. 15°　　B. 30°

C. 45°　　D. 60°

E. 90°

883. 为防止逆行感染及尿盐沉积阻塞管腔,留置导尿管应该

A. 每日更换 1 次　　B. 每周更换 2 次

C. 每周更换 1 次　　D. 每 2 周更换 1 次

E. 每 3 周更换 1 次

884. 留置导尿期间,尿道口的清洁方法是

A. 每日用生理盐水清洗尿道口 2 次

B. 每日用 0.3%硼酸水清洗尿道口 1 次

C. 每日用 0.02%高锰酸钾清洗尿道口 1 次

D. 每日用 0.1%苯扎溴铵酊棉球擦拭尿道口 2 次

E. 每日尿道口周围涂少许 10%新霉素膏 1 次

885. 护士对患者的护理中哪项是错误的

A. 指导患者行盆底肌肉锻炼

B. 保持引流通畅

C. 每日定时更换集尿袋

D. 病情许可,勤更换卧位

E. 嘱患者少饮水,以减少尿量

886. 下述哪项与预防泌尿系统结石或感染无关

A. 更换储尿袋时,防止尿液逆流

B. 鼓励患者多饮水,增加排尿量

C. 鼓励患者经常变换卧位

D. 做间歇性引流夹管

E. 保持尿道口清洁,定时膀胱冲洗

887. 后期为患者进行膀胱反射功能锻炼的护理时应

A. 温水冲洗外阴 2 次/日

B. 每周更换导尿管

C. 间断夹闭引流管

D. 定时给患者翻身

E. 鼓励患者多饮水

(888~891 题共用题干)

患者,68 岁,脑血栓,医嘱静脉注射 10%葡萄糖酸钙溶液 10ml,st。

888. 操作前最重要的准备工作是

A. 检查药瓶的标签是否合乎要求

B. 选择合适的注射器

C. 准备其他物品

D. 选择血管

E. 认真核对医嘱备药

889. 在静脉注射中,错误的做法是

A. 认真执行三查七对

B. 选择手背粗、直、有弹性的血管穿刺

C. 止血带扎在距穿刺点 6cm 以上

D. 消毒皮肤可选用 5%碘伏

E. 穿刺时针梗与皮肤呈 30°~40°

890. 静脉注射推药中,不正确的做法是

A. 固定注射针头

B. 注射时速度可以稍快

C. 使患者保持舒适位置

D. 随时观察患者有无不适

E. 再次核对所用药物

891. 静脉注射后，哪项做法不对
A. 注射后再次核对药物
B. 注射后立即拔出针头
C. 嘱患者横向按压皮肤进针点
D. 嘱患者纵向按压皮肤及血管进针点
E. 再次询问患者有无不适

（892～896 题共用题干）

患者，20 岁，患急性扁桃体炎，遵医嘱青霉素皮试。

892. 配置青霉素皮试液的浓度为
A. 100～200U/ml　　B. 200～500U/ml
C. 50～100U/ml　　D. 500～1000U/ml
E. 2500U/ml

893. 使用青霉素前行过敏试验，其皮内注射剂量为
A. 10U　　B. 50U
C. 100U　　D. 500U
E. 2500U

894. 皮试后 5 分钟患者出现胸闷、气急，伴濒危感，皮肤瘙痒，面色苍白，出冷汗，脉细速，血压下降，烦躁不安，患者出现何种情况
A. 青霉素毒性反应
B. 血清病型反应
C. 呼吸道过敏反应
D. 过敏性休克
E. 皮肤组织过敏反应

895. 根据患者病情首先采取的抢救措施是
A. 立即平卧，皮下注射盐酸肾上腺素
B. 立即皮下注射异丙肾上腺素
C. 立即静脉注射地塞米松
D. 立即注射呼吸兴奋剂
E. 立即静脉输液给予升压药

896. 抢救过敏性休克的其他措施不妥的是
A. 静脉缓推 10%的葡萄糖酸钙 10ml
B. 喉头水肿行气管插管或气管切开
C. 静脉注射地塞米松
D. 呼吸抑制注射呼吸兴奋剂
E. 根据病情给予升压药

（897～901 题共用题干）

患者，女，49 岁，消化道溃疡久治不愈，今呕血约 700ml，给予输血，10 分钟后患者主诉头痛、发热、四肢麻木、腰背部剧烈疼痛伴胸闷、气促。

897. 护士应首先考虑患者发生了
A. 发热反应　　B. 过敏反应
C. 溶血反应　　D. 肺动脉栓塞
E. 急性肺水肿

898. 发生此反应，护士首先应
A. 吸氧
B. 通知医生
C. 送剩余的血重做交叉配血试验
D. 停止输血
E. 减慢滴速

899. 病情继续发展可能出现的典型症状是
A. 寒战，高热不退
B. 喉头水肿，呼吸困难
C. 严重缺氧，心搏骤停
D. 黄疸，血红蛋白尿
E. 咳嗽，咳粉红色泡沫样痰

900. 针对上述症状护理措施是
A. 静脉滴注碳酸氢钠
B. 端坐位，加压吸氧
C. 皮下注射肾上腺素
D. 置患者于左侧卧位或头低脚高位
E. 静脉注射 10%葡萄糖酸钙

901. 此反应造成患者死亡的常见原因是
A. 急性心力衰竭　　B. 败血症
C. 肾衰竭　　D. 呼吸衰竭
E. 过敏性休克

（902～904 题共用题干）

患者，医生诊断为肺癌晚期脑转移，患者和家人难以置信。

902. 患者最早出现的心理反应期是
A. 否认期　　B. 愤怒期
C. 协议期　　D. 抑郁期
E. 接受期

903. 患者此期心理反应可有
A. 患者抑郁、悲哀、关心亲人生活
B. 极度疲劳、表情淡漠、嗜睡
C. 患者心情不好，对医护人员发脾气
D. 患者不承认自己的病情，认为“不可能”
E. 患者配合治疗，想尽一切办法延长自己的寿命

904. 护士对患者的护理不应该
A. 患者有知情权，直截了当告知患者
B. 真诚的态度，保持与患者坦诚沟通
C. 维护患者知情权，不要轻易揭穿防卫机制
D. 医护人员与家属应保持口径一致
E. 陪伴患者，倾听其诉述，维持其适当的希望

（905～915 题共用题干）

患者，男，60 岁，3 小时前脑损伤入院，意识处于昏迷状态，大小便失禁，给予急诊手术：血肿清除术。

905. 病区为患者准备床单位（被套式），下述哪项正确
A. 将床上脏的被单换为清洁床单
B. 床中部、床头各铺一橡胶中单和中单

C. 盖被三折置于一侧床边,开口背门
D. 枕头平放于床头,开口背门
E. 椅子置于接受患者一侧的床尾

906. 为预防脑水肿,降低颅内压,术后应采取的卧位是
A. 去枕平卧位　B. 头高脚低位
C. 头低脚高位　D. 半坐卧位
E. 平卧位

907. 为患者翻身时头部翻转不可过剧以防引起
A. 颈椎损伤　B. 脑出血
C. 脑栓塞　D. 脑疝
E. 蛛网膜下隙出血

908. 护士巡视病房发现患者有痰鸣音,使用电动吸引器吸痰,操作错误的是
A. 将患者头转向操作者一侧
B. 先用吸痰管试吸等渗盐水
C. 将吸痰管固定于咽部抽吸
D. 如痰液黏稠可叩拍胸背
E. 吸痰用物每日更换

909. 术后 6 小时患者出现间断呼吸,使用人工呼吸机辅助呼吸,下述护理错误的是
A. 调节吸呼时比为 1∶2.0
B. 每日更换螺纹管、呼吸机接口、雾化器等
C. 套囊内气体每隔 30 分钟放 1 次
D. 定时进行血气分析监测
E. 呼吸机频率应与患者自主呼吸同步,术后第 2 天医嘱:留置导尿。

910. 为该患者留置导尿管的目的是
A. 测定残余尿　B. 收集尿液作培养
C. 保持会阴部清洁干燥　D. 放出尿液,减轻痛苦
E. 观察病情

911. 留置导尿管的护理措施中,下列哪项是错的
A. 每日更换集尿袋
B. 若发现尿液浑浊、沉淀或结晶,应及时进行膀胱冲洗
C. 每月更换导尿管
D. 保持引流通畅
E. 拔管前采用间歇引流夹管方式

术后第 5 天,患者还是昏迷不醒,医嘱:鼻饲饮食。

912. 测量鼻饲管插入长度的方法为
A. 耳垂到鼻尖的长度
B. 鼻尖到胸骨的长度
C. 鼻尖到剑突的长度
D. 鼻尖至耳垂再到剑突的长度
E. 口唇到剑突的长度

913. 护士在做鼻饲操作时不妥的是
A. 插管时动作要轻柔
B. 每次灌食前晃动患者身体感觉胃管是否在胃内
C. 需要用药时将药物研碎后灌入
D. 每天协助患者做口腔护理
E. 胃管每周更换 1 次

914. 关于鼻饲的要求,不正确的是
A. 鼻饲液温度为 38～40℃
B. 每次鼻饲量不超过 200ml
C. 药物应研碎后灌入
D. 鼻饲完后,注入少量温开水冲洗胃管
E. 鼻饲的时间间隔不超过 1 小时

915. 鼻饲 1 周需拔出胃管,不正确的做法是
A. 捏紧鼻饲导管管腔
B. 边拔边用纱布擦胃管
C. 患者吸气时拔管,拔至咽喉部时动作应缓慢
D. 拔出导管后用纱布擦拭面部及鼻孔处
E. 拔管后嘱患者休息

(916～919 题共用题干)

患者,男,18 岁,因扁桃体化脓,发热,体温 39.8℃来医院就诊。医嘱:青霉素 80 万单位肌内注射,每日 2 次。

916. 护士为患者做青霉素皮试,错误的操作是
A. 皮试前询问三史
B. 在前臂掌侧下端做皮试
C. 用注射用水配制皮试液
D. 现配现用
E. 备好盐酸肾上腺素

917. 皮试注入体内的青霉素剂量是
A. 20～50U　B. 100～200U
C. 50～100U　D. 500～1000U
E. 1000U

918. 患者注射青霉素 5 天,停药后第 3 天,开始发热,皮肤瘙痒、荨麻疹,关节肿痛,全身淋巴结肿痛。可能发生
A. 血清病性反应　B. 青霉素中毒反应
C. 皮肤过敏反应　D. 风湿性关节炎
E. 淋巴结炎

919. 根据患者的情况,应告知他以后
A. 用青霉素还要做皮试
B. 不能再用青霉素,皮试也不能做
C. 口服青霉素制剂可以用
D. 小剂量的青霉素可以用
E. 过一段时间就可以用

(920～923 题共用题干)

患者,女,69 岁,因胃溃疡少量出血入院治疗,身

高 1.56m，体重 78kg。

920. 根据患者目前的状况，应给予的适宜饮食
A. 低蛋白饮食　B. 高热量饮食
C. 低脂肪饮食　D. 流质饮食
E. 高膳食纤维饮食

921. 经治疗出血停止，测生命体征发现血压 168/98mmHg。应为患者选择的最适宜饮食
A. 低脂、低盐饮食　B. 低蛋白、低盐饮食
C. 随意选择饮食　D. 少渣、低脂饮食
E. 高热量、低盐饮食

922. 进一步检查发现患者血胆固醇含量明显高于正常，以下食物可以吃
A. 猪肝　B. 猪脑
C. 鱼子　D. 蛋黄
E. 蛋清

923. 为进一步明确治疗效果，需做大便潜血试验，检查前 3 天可以进食
A. 芹菜　B. 羊肉
C. 清蒸鱼　D. 油麦菜
E. 豆腐

（924～927 题共用题干）

患者，女，83 岁，老年痴呆瘫痪在床，大小便不能自理，卧床 5 天后发现骶尾部皮肤出血红、肿、热。但皮肤表面无破损。

924. 患者压疮属于
A. 炎性浸润期　B. 溃疡期
C. 淤血红润期　D. 不属于压疮
E. 坏死期

925. 针对此情况正确的护理措施是
A. 给予低蛋白、高脂饮食
B. 每 4 小时翻身 1 次
C. 红外线持续照射
D. 定时用乙醇按摩，增加翻身次数
E. 每天用消毒液擦洗局部

926. 患者若侧卧位，压疮好发于
A. 肘部　B. 肩胛
C. 髋部　D. 髂前上棘
E. 足跟

927. 卧床 2 个月后，骶尾部皮肤出现坏死，有脓液流出伴有臭味。此期的护理要点是
A. 主要改善全身营养状况
B. 主要铺气垫褥
C. 主要是多翻身
D. 局部清洁创面，去腐生新，加强全身预防
E. 主要是每天乙醇按摩局部 2 次，促进局部血液循环

（928～931 题共用题干）

患者，38 岁，因颈部增粗，消瘦、烦躁、心慌 5 个月余入院，诊断为甲状腺功能亢进。

928. 患者入院饮食应给予
A. 低蛋白饮食　B. 高热量饮食
C. 低脂肪饮食　D. 低饮胆固醇饮食
E. 低热量饮食

929. 为进一步明确诊断，做 ^{131}I 试验，患者在试验前应禁食的食物
A. 动物肝　B. 羊血
C. 绿色蔬菜　D. 深海鱼
E. 鸡肉

930. 如果患者行甲状腺大部分切除术治疗，麻醉清醒后，适宜的饮食
A. 普通饮食　B. 流质饮食
C. 半流质饮食　D. 暂时禁食
E. 软食

931. 患者麻醉清醒后应采取
A. 仰卧位　B. 侧卧位
C. 头高足低位　D. 半坐卧位
E. 去枕仰卧位

（932～939 题共用题干）

患者，男，39 岁，2 日来时有高热，早上体温 37.8℃左右，下午可达 40℃以上，全身乏力入院待查。

932. 患者的热型属于
A. 不规则热　B. 稽留热
C. 弛张热　D. 间歇热
E. 中度热

933. 此时应给患者饮食为
A. 高热量、高蛋白、高维生素饮食
B. 高脂肪、低盐、低维生素饮食
C. 高脂肪、低蛋白、低盐饮食
D. 高蛋白、高脂肪饮食
E. 高膳食纤维、高脂肪饮食

934. 若要测口温患者进食后应间隔
A. 10 分钟　B. 15 分钟
C. 20 分钟　D. 30 分钟
E. 5 分钟

935. 入院后夜间测的口温 39.8℃，医嘱：乙醇擦浴，错误的操作是
A. 乙醇浓度为 25%～35%，温度 32～34℃左右
B. 头部应置冰袋，足底放热水袋
C. 一般擦浴时间为 15～20 分钟
D. 在腋窝、腹股沟等血管丰富处，应用力多停留一会
E. 擦浴完毕就取下冰袋和热水袋

936. 对患者的护理中，下列护理措施哪项不妥
A. 卧床休息
B. 测体温，每 4 小时 1 次
C. 鼓励多饮水
D. 冰袋放在患者的枕部
E. 每日口腔护理 2～3 次
937. 经进一步的检查诊断为大叶性肺炎，给予静脉滴注抗生素，执行给药医嘱属于
A. 不是护理措施
B. 独立性的护理措施
C. 辅助性的护理措施
D. 依赖性护理措施
E. 协作性护理措施
938. 在给患者测口温时，不慎咬碎体温计，护士应立即
A. 洗胃
B. 导泻
C. 口服蛋清水
D. 催吐
E. 清除口腔内玻璃碎屑
939. 患者使用过的体温计应清洁、消毒、定期检测，正确的做法是
A. 若体温计有破损或水银自动下降不再使用
B. 将体温计浸泡在消毒液 1 小时，取出用自来水冲洗即可使用
C. 检测体温计应甩至 35℃以下同时放入 38℃以下的温水中，3 分钟后取出检视
D. 体温计浸泡在消毒液 30 分钟后取出冷开水冲洗即可使用
E. 浸泡的消毒液应每日更换，放消毒液的容器每月消毒 1 次

（940～945 题共用题干）

患者，女，48 岁，因呼吸困难、发绀入院，诊断为肺部感染，有风湿性心脏病史，给予吸氧、输液等治疗。

940. 给患者吸氧用氧方法正确的是
A. 氧气筒应至少距火炉 1m，暖气 5m
B. 氧气表及螺旋口上应涂油润滑
C. 用氧时，先插入鼻导管再调节氧流量
D. 停用氧时，先拔出鼻导管再关闭氧气开关
E. 持续用氧者，每周更换鼻导管 2 次
941. 此患者输液的目的主要是
A. 纠正水、电解质失调
B. 增加血容量
C. 输入抗生素治疗感染
D. 供给各种生理盐水
E. 补充营养

第二天输液过程中患者突然呼吸困难加重，感觉胸闷、气促、咳嗽，咳粉红色泡沫痰，两肺布满湿啰音。

942. 患者可能出现
A. 空气栓塞　B. 右心衰竭
C. 心肌梗死　D. 急性肺水肿
E. 过敏性休克
943. 在这时吸氧时，湿化瓶内应加
A. 冷蒸馏水
B. 温开水
C. 自来水
D. 20%～30%的乙醇溶液
E. 30%～40%的乙醇溶液
944. 此时应给患者取
A. 头高足低位
B. 头低足高位
C. 仰卧位头偏向一侧
D. 端坐位，两腿下垂
E. 俯卧位
945. 抢救过程中发现液体不滴，下列哪一项不可能引起
A. 针头滑出血管外　B. 针头阻塞
C. 针头斜面紧贴血管壁　D. 压力过低
E. 压力过高

（946～950 题共用题干）

患者，男，68 岁，因脑血栓致语言沟通障碍，失去生活的信念，服大量巴比妥类药物中毒入院。患者对外界任何刺激均无反应，全身肌肉松弛；血压 84/52mmHg；呼吸由浅慢逐渐变为深快，然后转为浅慢，经过一段时间后暂停一会，又重复上述变化。

946. 此时患者的意识处于
A. 嗜睡　B. 浅昏迷
C. 深昏迷　D. 意识模糊
E. 昏睡
947. 该患者的呼吸为
A. 陈-施呼吸　B. 毕奥呼吸
C. 浮浅性呼吸　D. 鼾声呼吸
E. 库斯莫呼吸
948. 出现以上呼吸的机制是
A. 呼吸中枢兴奋性增强
B. 二氧化碳浓度增高通过颈动脉体和主动脉弓的化学感受器反射性地刺激呼吸中枢
C. 高度缺氧刺激呼吸中枢，使其兴奋性增强
D. 二氧化碳浓度降低刺激主动脉弓的化学感受器
E. 高度缺氧刺激颈动脉体化学感受器
949. 为患者洗胃液应选择哪种溶液
A. 5%乙酸

B. 10%硫酸铜
C. 2%～4%碳酸氢钠
D. 10%硫酸镁
E. 1∶5000～20000 高锰酸钾

950. 使用鼻导管给氧时，下列哪项是错误的
A. 插导管前用湿棉签清洁鼻孔
B. 鼻导管轻轻插至鼻咽
C. 应用氧气时先调节流量
D. 中途改变流量时，先分离导管，后调流量
E. 停用氧气时，先关流量开关

（951～953 题共用题干）

患者，男，自感身体不适前来就诊。门诊护士巡视时发现他面色苍白，出冷汗，呼吸急促，主诉腹痛剧烈。

951. 门诊护士应采取的措施是
A. 安排提前就诊
B. 让就地平卧休息
C. 为测量脉搏血压
D. 安慰患者，仔细观察
E. 让医生加快诊治速度

952. 医生检查后，建议立即将患者送至急诊室，用轮椅运送患者，错误的做法是
A. 推轮椅至诊察床旁
B. 使椅背和床头平齐
C. 翻起轮椅的脚踏板
D. 站在轮椅背后固定轮椅
E. 嘱患者靠后坐，手握扶手

953. 急诊医生处理后，患者留住急诊观察室。在评估患者时，下述哪项是客观资料
A. 腹痛难忍　　B. 感到恶心
C. 睡眠不佳　　D. 心慌不适
E. 面色苍白

（954～956 题共用题干）

患者，女，39 岁，因再生障碍性贫血入院。根据医嘱此患者须长时间静脉输入抗胸腺细胞球蛋白治疗。

954. 为了保证长期输液，合理使用静脉，护士在选择血管时应注意
A. 由近心端到远心端　B. 由远心端到近心端
C. 先粗大后细小　　D. 先细直后弯曲
E. 先上后下

955. 在为患者输液时发现液体滴注不畅，寻其原因为静脉痉挛导致，护士应采取的措施是
A. 适当更换肢体位置
B. 加压输液
C. 局部热敷
D. 减慢输液速度
E. 降低输液瓶位置

956. 输液过程中，发现输液滴管内液面过高，护士应
A. 更换针头，重新穿刺
B. 更换针状，重新穿刺
C. 取下输液瓶，将滴管内液体挤回瓶内
D. 倾斜输液瓶，使瓶内针头露出液面上，使滴管液面下降
E. 折叠滴管下端输液管，同时挤压滴管

（957～960 题共用题干）

患者，女，83 岁，因脑血栓、老年痴呆卧床不起，左侧肢体瘫痪，生活不能自理。

957. 护士协助患者梳发时，需准备的用物有
A. 治疗巾、梳子、50%乙醇溶液、纸、笔
B. 治疗巾、梳子、30%乙醇溶液、纸
C. 治疗巾、梳子、50%乙醇溶液、纸
D. 治疗巾、梳子 30%乙醇溶液
E. 治疗巾、梳子、50%乙醇溶液

958. 为该患者床上擦浴时，脱、穿衣服的正确顺序是
A. 先脱近侧，后脱远侧
B. 先脱远侧，后脱近侧
C. 先脱患肢，再脱健肢
D. 先穿健肢，再穿患肢
E. 先穿近侧，再穿远侧

959. 擦洗顺序正确的是
A. 脸、颈部→上肢、胸腹部→颈、背、臀部→会阴部→双下肢、踝部、双足
B. 会阴部→脸、颈部→上肢、胸腹部→颈、背、臀部→ 双下肢、踝部、双足
C. 脸、颈部→会阴部→上肢、胸腹部→颈、背、臀部 →双下肢、踝部、双足
D. 脸、颈部→上肢、胸腹部→会阴部→颈、背、臀部 →双下肢、踝部、双足
E. 脸、颈部→上肢、胸腹部→颈、背、臀部→双下肢、踝部、双足→会阴部

960. 注意事项正确的是
A. 如患者出现寒战、面色苍白等变化，立即停止擦洗
B. 水盆远离身体，防止污水溅到身上
C. 严格消毒隔离原则
D. 严禁擦洗腹股沟
E. 操作过程中，两腿并拢

（961～966 题共用题干）

患者，男，68 岁，2 个月前大便不成形，黏液血便，每日 4～5 次，有里急后重感，近几天加重，故来院就诊，医生决定作直肠指检。

961. 护士应协助患者取体位为
A. 坐位　　B. 左侧卧位

C. 蹲位　　D. 膝胸位

E. 膀胱截石位

经病理组织学检查，确诊为直肠癌，医生决定给予做直肠癌根治术，配合化疗及放疗治疗，患者很恐惧。

962. 针对患者的心理情况采取的护理措施哪项不妥

A. 介绍疾病的严重性和并发症

B. 邀请手术成功的患者介绍经验

C. 说明手术的重要性和必要性

D. 与患者沟通了解原因

E. 以娴熟的技术取得患者信任

通过医生和护士与患者沟通解释后同意手术，术前要做清洁灌肠。

963. 应选用的灌肠液是

A. 4℃生理盐水 500～1000ml

B. 28～32℃生理盐水 200ml

C. 28～32℃生理盐水 500～1000ml

D. 39～41℃肥皂水 200ml

E. 39～41℃肥皂水 500～1000ml 第一次灌肠，其后用同样温度的生理盐水再灌肠

964. 灌入溶液时应观察患者的反应和液体流入情况，下列处理方法正确的是

A. 如液体流入受阻，可降低灌肠筒高度

B. 如液体流入受阻，可拔出肛管重新插入

C. 如患者有便意，可降低灌肠筒高度，嘱患者深呼吸

D. 如患者有便意，可拔出肛管，待患者休息片刻后重新插入

E. 如患者出现脉速、面色苍白、出冷汗，可放慢速度

965. 灌肠时筒内液面至肛门的距离为

A. 10～20cm　　B. 20～30cm

C. 40～60cm　　D. 70～80cm

E. 90～100cm

966. 灌肠过程中患者出现脉速、面色苍白、出冷汗、剧烈腹痛，护士应

A. 立即停止灌肠　　B. 嘱患者张口呼吸

C. 变换体位再灌入　　D. 降低灌肠筒的高度

E. 移动并挤捏肛管

(967～972 题共用题干)

患者，女，29 岁，怀孕 5 个月，有少量阴道出血需保胎治疗。近 4 天患者无排便，主诉腹痛、腹胀、排便困难。

967. 采取的适宜措施是

A. 油剂不保留灌肠

B. 针刺中脘穴

C. 自右向左按摩腹部

D. 口服果导片

E. 增加运动量

968. 为使患者能保持正常的排便形态，正确的健康指导是

A. 少食富有粗纤维的食物

B. 生活规律，定时排便

C. 每日饮水量不能超过 1000ml

D. 定时服用缓泻剂，帮助排便

E. 每晚睡前使用开塞露

969. 能帮助通便的营养素是

A. 蛋白质　　B. 维生素 C

C. 纤维素　　D. 糖类

E. 果胶

970. 给患者不保留灌肠可用的溶液是

A. 甘油 50ml 加等量温开水

B. 0.1%的肥皂水 500ml

C. 生理盐水 200ml

D. "1、2、3"溶液 500ml

E. 冰盐水 300ml

971. 灌肠溶液的温度是

A. 4℃　　B. 28～32℃

C. 38℃　　D. 39～41℃

E. 40～45℃

972. 嘱患者灌肠后溶液的保留时间是

A. 5～10 分钟　　B. 10～20 分钟

C. 20～30 分钟　　D. 30～40 分钟

E. 1 小时以上

(973～980 题共用题干)

患者，女，42 岁，子宫肌瘤拟行子宫次全切除手术，术前需留置导尿术。

973. 为患者留置导尿管的主要目的是

A. 减轻手术切口张力

B. 避免术中出现尿失禁

C. 保护肾脏

D. 避免术中伤及膀胱

E. 预防术后尿潴留

974. 导尿时患者的体位

A. 膝胸卧位　　B. 仰卧屈膝位

C. 去枕仰卧位　　D. 截石位

E. 头低足高位

975. 导尿操作第一次消毒的顺序为

A. 自上而下，由外向内　B. 自上而下，由内向外

C. 自下而上，由内向外　D. 自下而上，由外向内

E. 根据患者的要求进行消毒

976. 导尿时，第 2 次消毒外阴需擦拭两遍的部位是

A. 肛门　　B. 大阴唇

C. 尿道口　　D. 小阴唇

E. 阴阜

977. 护士在导尿时,发现手套破裂,正确的处理方法是
A. 立即修补后再使用
B. 立即更换无菌手套
C. 脱下手套消毒双手
D. 用无菌纱布将破裂处包裹好
E. 用酒精棉球擦拭破裂处

978. 正确的护理措施是
A. 导尿管插入4～6cm,见尿液后再插入1cm
B. 插管时须用力,以便插入
C. 导尿管插入阴道,应立即拔出,用乙醇棉球消毒后再插入
D. 备好用物至床边,开窗通风
E. 第一次放尿量约200ml

979. 患者进手术室后,病区护士为其准备床单位正确的是
A. 立即将暂空床改为麻醉床
B. 将枕头置于床头,开口背门
C. 将输液架置于床头正中
D. 盖被三折于一侧床边,开口处背门
E. 更换清洁被单,铺成麻醉床

980. 术后第2天应为患者安置什么卧位
A. 去枕平卧位　　B. 半坐卧位
C. 头低脚高位　　D. 头高脚低位
E. 平卧位

(981～984题共用题干)

患者,男,37岁,有机磷农药中毒,神志不清,躁动不安,以急诊收住院。

981. 下列哪项说法不妥
A. 评估患者的病情和意识状态
B. 评估患者肢体活动度
C. 评估约束部位皮肤色泽、温度和完整性
D. 评估患者活动能力
E. 评估需要使用保护具的种类时间

982. 因静脉输液,需用宽绷带限制患者手腕的活动,宽绷带应打成
A. 方结　　B. 滑结
C. 外科结　　D. 单套结
E. 双套结

983. 使用宽绷带约束时,应重点观察
A. 衬垫是否垫好　　B. 约束带是否太松
C. 局部皮肤颜色　　D. 神志是否清楚
E. 卧位是否舒适

984. 患者出现下列哪种情况应立即解除约束
A. 肢端出现发绀　　B. 皮肤红润
C. 皮肤温暖　　D. 体温增高
E. 关节处于功能位

(985～989题共用题干)

患者,男,因脑出血急诊入院。血压184/120mmHg,心率62次/分,神志不清,大小便失禁,右侧肢体偏瘫。

985. 根据医嘱给予甘露醇250ml静脉滴注,要求30分钟滴完,所用输液器点滴系数为15。护士应调节滴速每分钟至少为
A. 110滴　　B. 125滴
C. 135滴　　D. 140滴
E. 145滴

986. 患者输甘露醇的目的是
A. 增加血容量,改善微循环
B. 解除脑水肿,降低颅内压
C. 调节体内水、电解质平衡
D. 降低血压
E. 维持晶体渗透压,减轻组织水肿

987. 在加压输注20%甘露醇后,患者突然感到胸骨后剧烈胸痛,伴呼吸困难、濒死感,末梢肢体及口唇发绀,听诊心前区可闻响亮的、持续的"水泡音",患者发生了
A. 空气栓塞　　B. 溶血反应
C. 急性循环负荷过重　　D. 过敏反应
E. 发热反应

988. 应给予患者适宜的体位是
A. 平卧位　　B. 左侧头低足高位
C. 截石位　　D. 仰卧中凹位
E. 端坐位、双下肢下垂

989. 取该卧位的目的是为了避免气栓阻塞在
A. 主动脉入口　　B. 肺静脉入口
C. 肺动脉入口　　D. 上腔静脉入口
E. 下腔静脉入口

(990～995题共用题干)

患者,男,40岁,肺结核病史10年,已形成空洞,入院测身高1.75m,体重49kg,大量咯血,呼吸困难来院治疗。

990. 该患者应执行何种隔离
A. 接触隔离　　B. 呼吸道隔离
C. 消化道隔离　　D. 昆虫隔离
E. 保护性隔离

991. 入院指导时告知患者,病区的清洁区是
A. 配膳室　　B. 病区走廊
C. 化验室　　D. 患者浴室
E. 医护办公室

992. 护士有关使用隔离衣的要求,正确的是
A. 每周更换1次

B. 要保持袖口内、外面清洁

C. 必须完全盖住工作服

D. 隔离衣潮湿后立即晾干

E. 隔离衣挂在走廊内应外面向外

993. 护士对其病室空气消毒时，正确的方法是

A. 2%过氧乙酸喷洒

B. 臭氧灭菌灯消毒

C. 食醋熏蒸

D. 甲醛熏蒸

E. 开窗通风

994. 患者使用的体温计应每日消毒，正确的方法是

A. 煮沸消毒

B. 微波消毒

C. 0.1%氯己定浸泡

D. 70%乙醇溶液浸泡

E. 2%碘酊擦拭

995. 根据患者的情况应给予适宜的饮食是

A. 高蛋白质、高脂肪

B. 高糖类、高维生素

C. 高蛋白质、高热量、高维生素

D. 高糖类、高脂肪

E. 高脂肪、高维生素

(996～1000 题共用题干)

患者，男，62 岁，因高血压引起脑血管意外，经抢救病情稳定，意识清楚，左侧瘫痪。

996. 护士为选择右侧肢体血压的主要原因是

A. 患者能配合操作

B. 为减轻患者的身心痛苦

C. 左侧肢体肌张力增高，不能真实反映血压情况

D. 使操作顺利，迅速

E. 左侧循环不良，易致血压不准

997. 如选择右下肢测量血压，操作步骤错误的是

A. 取仰卧位或俯卧位

B. 袖带长约 135cm，比上肢袖带宽 2cm

C. 袖带下缘距腘窝 3～5cm

D. 将听诊器胸件置于腘动脉搏动明显处

E. 测得血压比上肢高 10～20mmHg

998. 在测量过程中，发现腘动脉搏动微弱不易辨清，需重复测量，错误的做法是

A. 将袖带内气体驱尽

B. 使汞柱降到 0 点

C. 稍等片刻后再行第 2 次测量

D. 一般连续测 2～3 次

E. 取其最高值

体检时发现右侧上肢血压为 169/101mmHg。

999. 该患者的血压属于

A. 正常高值 B. 轻度高血压

C. 中度高血压 D. 重度高血压

E. 单纯收缩期高血压

1000. 针对该患者的情况健康指导不妥的是

A. 定期测量血压变化

B. 血压正常后可停用降压药物

C. 保证充足的睡眠，患侧肢体被动活动

D. 低脂、低胆固醇、高维生素饮食

E. 保持大便通畅，精神放松

(1001～1005 题共用题干)

患者，男，55 岁，中毒性肺炎，败血症，昏迷 12 天，有活动义齿。经抗菌治疗病情得到控制，近日发现口腔黏膜溃疡创面出现白色膜状物，用棉条拭去附着物后见创面轻微出血，无疼痛。

1001. 该患者口腔病变的原因可能是

A. 真菌感染

B. 维生缺乏素缺乏

C. 凝血功能障碍

D. 绿脓杆菌感染

E. 病毒感染

1002. 口腔护理应选择的溶液为

A. 0.1%醋酸溶液

B. 生理盐水

C. 朵贝尔溶液

D. 0.02%呋喃西林溶液

E. 1%～4%碳酸氢钠

1003. 所选溶液的作用机制是

A. 广谱抗菌作用

B. 放出新生态氧

C. 改变真菌的生存环境

D. 抑菌

E. 清洁作用

1004. 为该患者口腔护理时应禁忌

A. 用开口器 B. 活动义齿先取下

C. 漱口 D. 棉球不宜太湿

E. 用血管钳夹紧棉球

1005. 患者义齿正确的正理方法是

A. 隔日取下清洗

B. 擦拭口腔黏膜后再戴上

C. 浸泡在乙醇中消毒备用

D. 每日用热开水冲洗两次

E. 取下义齿浸泡于清水中备用

(1006～1010 题共用题干)

患者，男，34 岁，因足底外伤，继而发热、惊厥、牙

关紧闭呈苦笑面容入院,诊断为破伤风。

1006. 该患者应采用哪种隔离
A. 严密隔离 B. 消化道隔离
C. 呼吸道隔离 D. 接触性隔离
E. 保护性隔离

1007. 更换下来的敷料,最适宜的处理方法是
A. 日光暴晒法 B. 煮沸灭菌法
C. 焚烧法 D. 消毒液浸泡法
E. 高压蒸汽灭菌法

1008. 该患者的病室环境哪一项错误
A. 保证室内光线充足
B. 必要时加用床档
C. 操作时应做到"四轻"
D. 室内温度保持在 18~22℃
E. 室内湿度保持在 50%~60%

1009. 患者出现"角弓反张",该体位性质属于
A. 被动卧位 B. 主动卧位
C. 被迫卧位 D. 不稳定性卧位
E. 稳定性卧位

1010. 为了防止患者受伤,哪项措施可行
A. 约束带固定肩部 B. 约束带固定膝部
C. 约束带固定踝部 D. 约束带固定腕部
E. 将软枕横立于床头

(1011~1013 题共用题干)

患者,女,80 岁,因心肌梗死入急诊室抢救。

1011. 急诊护士在抢救过程中,执行口头医嘱时应注意
A. 只执行科主任的口头医嘱
B. 向医生复述一次确认无误后再执行
C. 向医生复述后立即执行
D. 不执行口头医嘱
E. 告知护士长后再执行

1012. 在抢救完毕后其错误的做法是
A. 请医生及时补写医嘱
B. 将输液、输血瓶集中放置
C. 要与医嘱核对是否相符
D. 立即弃去各种用物
E. 对急救药品安瓿两人核对后再弃去

1013. 护士应为患者调控好急救室物理环境,适宜的音响强度和湿度为
A. 25~35dB,湿度 20%~30%
B. 35~40dB,湿度 50%~60%
C. 40~50dB,湿度 70%~80%
D. 45~55dB,湿度 22%~24%
E. 50~60dB,湿度 50%~60%

(1014~1020 题共用题干)

住院处通知内科三病区,即刻有一位脑栓塞、左侧肢体瘫痪患者入院,护士小李负责床单位准备工作。

1014. 小李将备用床改成暂空床,棉被的正确铺法是
A. 将被三折于一侧床边,开口处向门
B. 将被三折于一侧床边,开口处背门
C. 将被三折于床尾
D. 将被卷起至床尾
E. 将被移至椅上,待患者躺好再盖

1015. 根据病情应铺橡胶单、中单,二单上缘距床头
A. 15~20cm B. 25~35cm
C. 35~45cm D. 45~50cm
E. 与床头平齐

1016. 为其调整病室的温度和湿度应是
A. 温度 18~22℃,湿度 20%~30%
B. 温度 22~24℃,湿度 70%~80%
C. 温度 22~24℃,湿度 22%~24%
D. 温度 18~22℃,湿度 50%~60%
E. 温度 22~24℃,湿度 50%~60%

1017. 病室应定时通风,其目的不包括
A. 达到消毒的目的
B. 降低室内空气中微生物的密度
C. 增加氧含量
D. 降低二氧化碳含量
E. 调节室内温湿度

1018. 为患者测血压和脉搏应选择
A. 右侧上肢 B. 左侧上肢
C. 两侧交替测量 D. 随意测量
E. 选除上肢外其他部位测量

1019. 选择该部位的原因是
A. 患者能配合操作
B. 为减轻患者的身心痛苦
C. 左侧肢体肌张力增高,不能真实反映血压、脉搏情况
D. 使操作顺利,迅速
E. 左侧循环不良,易致血压和脉搏不准

1020. 在患者出院指导中,下列哪项不妥
A. 单纯普及卫生常识
B. 包括饮食指导
C. 包括休息指导
D. 包括复诊指导
E. 功能锻炼指导

(1021~1024 题共用题干)

患者,女,35 岁,急性扁桃体炎,医嘱:头孢克肟胶囊 0.2mg bid,地塞米松 0.75mg,qd,维生素 C 0.2g tid，止咳糖浆 10ml，tid。

1021. 护士备口服药时，下列哪项不妥

A. 水剂：勿将药液摇匀以免混入沉淀物

B. 先配固体药物，后配水剂药物

C. 油剂：避免油剂附着杯上，可在杯内加入少许冷开水

D. 不足 1ml 药液需用滴管计量

E. 用药匙取固体药

1022. 取水剂时，为使取药量准确，量杯的刻度应

A. 低于视线　B. 高于视线

C. 与视线平　D. 无特殊要求

E. 报告医生

1023. 发药时如果患者不在病室应

A. 将药放在床旁桌上

B. 将药给同室患者保管

C. 将药取回保管并交班

D. 将药放在床旁桌抽屉里

E. 将药交给医生保管

1024. 发口服药时，下列哪项正确

A. 患者不在，药物放床旁桌上

B. 患者服激素药物后要测其脉率

C. 嘱患者服止咳糖浆后不要立即饮水

D. 患者提出疑问，不需解释遵医嘱给药

E. 先服止咳糖浆，再吃其他药

（1025～1039 题共用题干）

患者，男，53 岁，严重外伤导致失血性休克，拟选择股静脉加压输液输血。

1025. 股静脉穿刺的部位在股三角区位于

A. 股神经和股动脉内侧

B. 股神经和股动脉的外侧

C. 股神经和股动脉之间

D. 股神经内侧

E. 股神经外侧

1026. 股静脉穿刺时，患者的正确体位是

A. 仰卧，屈膝

B. 仰卧，屈膝略外展

C. 仰卧，下肢伸直略内收

D. 仰卧，下肢伸直略内收

E. 仰卧，下肢伸直略外展外旋

1027. 股静脉注射，正确的是

A. 如抽出鲜红色血液，提示误入股动脉，应立即拔出针头，换个角度穿刺

B. 误入股动脉后拔针，局部立即用无菌纱布加压止血 3 分钟

C. 在股动脉内侧 0.5cm 处刺入，见暗红色血液，提示进入股静脉

D. 在股动脉外侧 0.5cm 处刺入，见暗红色血液，提示进入股动脉

E. 在股神经外侧 0.5cm 处刺入，见暗红色血液，提示进入股动脉

1028. 加压输液输血时要有专人守护，防止发生

A. 发热反应　B. 过敏反应

C. 空气栓塞　D. 急性肺水肿

E. 溶血反应

1029. 此时输血的目的是补充

A. 抗体　B. 蛋白质

C. 凝血因子　D. 血容量

E. 血红蛋白

1030. 应为患者输入

A. 全血　B. 浓缩红细胞

C. 血浆　D. 血小板悬液

E. 白蛋白

1031. 在等待配血期间静脉输液宜首选

A. 5%葡萄糖液

B. 5%葡萄糖等渗盐水

C. 平衡盐溶液

D. 林格液

E. 5%碳酸氢钠

1032. 在下列抗休克措施中，错误的是

A. 吸氧，输液　B. 置热水袋加温

C. 测每小时尿量　D. 测血压

E. 测中心静脉压

1033. 有关输血前准备错误的是

A. 抽取血标本做血型鉴定

B. 采血时禁止同时采集两位患者的血标本

C. 从血库取血时应认真核对

D. 应检查血的质量

E. 若血的温度太低，可稍加温输入库存血时，当输完 200ml 时，血库中再也没有同一献血人的血，需取第 2 个献血员的血

1034. 当输入第 2 个献血员的血前应输入

A. 5%葡萄糖盐水

B. 5%葡萄糖溶液

C. 10%葡萄糖溶液

D. 0.9%氯化钠溶液

E. 复方氯化钠溶液

1035. 输入大量库血时易发生

A. 低血钾、碱中毒

B. 低血钾、酸中毒

C. 高血钾、酸中毒

D. 高血钠、酸中毒

E. 高血钾、碱中毒

1036. 为防止过敏反应输血前可皮下或肌内注射
A. 异丙嗪　B. 肾上腺素
C. 地西泮　D. 山梗菜碱
E. 氯丙嗪

连续输血后患者出现心慌、气促、手足抽搐，检查：心跳40/分，血压75/50mmHg。

1037. 此患者出现何种输血反应
A. 发热反应　B. 肺水肿
C. 高钙　D. 过敏反应
E. 枸橼酸钠中毒

1038. 是由于长期反复输血造成
A. 低钾　B. 低钙
C. 低钠　D. 高钙
E. 低磷

1039. 为防止此反应，每输入库血1000ml以上时，可按医嘱静脉注射
A. 5%葡萄糖　B. 10%葡萄糖
C. 生理盐水　D. 10%葡萄糖酸钙
E. 3.8%枸橼酸钠

(1040～1049题共用题干)

患者，男，75岁，因呼吸困难、口唇发绀、烦躁不安急诊入院，确诊为肺源性心脏病，心力衰竭合并肺性脑病。

1040. 此时患者主要的健康问题是
A. 肺气肿　B. 气体交换受损
C. 清理呼吸道无效　D. 肺部感染
E. 心力衰竭

1041. 该患者采取的吸氧方式应是
A. 低浓度间断吸氧
B. 高浓度持续吸氧
C. 低流量低浓度持续吸氧
D. 低流量高浓度间断吸氧
E. 高流量高浓度持续吸氧

1042. 患者躁动不安为防止坠床应采取的保护措施是
A. 约束双上肢　B. 约束双肩背
C. 约束双膝　D. 使用床档
E. 约束双脚

1043. 此患者的护理级别是
A. 特护　B. Ⅰ级护理
C. Ⅱ级护理　D. Ⅲ级护理
E. 监护

1044. 观察发现患者用痰鸣音，自己无力咳出，用电动吸引器吸痰时，不妥的操作是
A. 检查吸引器性是否完好
B. 负压可调节至50kPa
C. 插管时吸痰导管末端应折叠
D. 直接用手持吸痰管进行吸痰
E. 每次吸痰时间不超过15秒

1045. 一段时间后，患者表现为呼吸和呼吸暂停现象交替出现，在有规律的呼吸几次后，突然停止呼吸，间隔一段时间后，又开始呼吸，如此反复交替出现。此呼吸称为
A. 潮式呼吸　B. 间断呼吸
C. 浮浅性呼吸　D. 鼾声呼吸
E. 库斯莫尔呼吸

1046. 医嘱使用人工呼吸机辅助呼吸，在下述护理措施中错误的是
A. 调节吸呼时比为1∶1.52
B. 雾化液每日更换1次
C. 供氧浓度为80%
D. 定时进行血气分析监测
E. 呼吸机频率应与患者自主呼吸同步

1047. 患者呼吸、心跳停止，护理人员可以进行尸体护理的情况是
A. 呼吸停止　B. 各种反向消失
C. 心跳停止　D. 瞳孔散大
E. 医生作出死亡诊断后

1048. 护士应尽快进行尸体护理，尸体护理的主要目的是
A. 使尸体整洁无异味
B. 使尸体清洁无渗出
C. 使尸体姿势良好
D. 使尸体易于鉴别
E. 有利于尸体保存

1049. 护理人员在进行尸体护理时，不妥的是
A. 撤去治疗用物
B. 头下置，口眼闭合
C. 填塞孔道，擦净全身
D. 按要求系好尸体识别卡
E. 在当日体温单38～40℃之间填写死亡时间

(1050～1053题共用题干)

患者，男，23岁，因车祸致右上肢及胸部多处外伤，患者大量出血、呼吸急促、意识模糊，被人送至急诊科抢救。

1050. 急诊科护士在紧急处理中不妥是
A. 询问外伤原因
B. 迅速与公安部门联系
C. 安排观察病床，等待医生
D. 请陪送者留下
E. 记录患者到达时间

1051. 患者急诊手术后回病区，护士为其准备床单位时正确的方法是
A. 立即将备用床改为暂空床
B. 将盖被三折于床尾

C. 将枕头置于床头，开口背门
D. 将输液架置于床头正中
E. 橡胶单和中单铺于床中部和床头部

1052. 为了防止着凉，患者所住病室适宜的温度、湿度应调节为
A. 16～18℃，30％～40％
B. 20～22℃，30％～40％
C. 18～22℃，50％～60％
D. 22～24℃，40％～50％
E. 24～26℃，50％～60％

1053. 术后第2天患者烦躁不安，不习惯医院的社会环境。护士帮助患者建立良好社会关系的措施不包括
A. 多与患者沟通
B. 及时解决患者的实际困难
C. 家属对患者的支持
D. 要求患者严格执行医院的一切规章制度
E. 老患者对新患者的关心

（1054～1062 题共用题干）

患者，男，69岁。因头痛、头晕入院就诊，在平静状态下测其血压为165/95mmHg，其余检查结果完全正常。

1054. 该患者最有可能的诊断为
A. 脑出血　B. 冠心病
C. 高血压　D. 脑瘤
E. 脑膜炎

1055. 为该患者做健康宣传教育，下列内容不妥的是
A. 低钠饮食
B. 适度的体育锻炼
C. 多吃含纤维素的食物，预防便秘
D. 按时服用降压药物
E. 在药物的作用下将血压控制得越低越好

1056. 为患者测量血压时，血压计袖带下缘距肘窝的距离是
A. 1cm　B. 1.5cm
C. 2～3cm　D. 3.5～4cm
E. 5cm

1057. 护士在为患者测血压时，输气球打气至肱动脉音消失时，此时袖带内压力是
A. 小于心脏收缩压　B. 等于心脏收缩压
C. 大于心脏收缩压　D. 大于心脏舒张压
E. 等于心脏舒张压

1058. 如果测量血压出现假性高读数的原因可能是
A. 血压计袖带宽度太宽
B. 血压计袖带缠绕过紧
C. 在进餐后立即测量血压
D. 患者手臂位置高于心脏
E. 测量时放气速度太快

1059. 护士需重复测量血压，要驱净袖带内气体，使汞柱降至“0”点，其目的是
A. 避免连续加压使肢体循环受阻
B. 避免连续加压使肢体循环加快
C. 避免加压过度给患者造成不适感
D. 避免袖带长时间接触肢体造成不适
E. 避免输气球冲过度造成气球损坏

1060. 在测量血压的注意事项中，下列哪项是错误的
A. 打气不可过猛过高
B. 血压未听清时，立即重新注气，再仔细听
C. 须密切观察血压者，应尽量做到“四定”
D. 偏瘫患者应在健侧上臂测
E. 听诊器的胸端不可放在袖带下面

近3个月来，周围环境嘈杂，感到眩晕、恶心、失眠，脉搏加快，测量发现血压波动较大。

1061. 引起血压波动的主要原因是
A. 室内通风不佳
B. 心情激动、兴奋
C. 长期噪声的影响
D. 室内采光不佳
E. 对新环境不适应

1062. 针对引起症状的原因应采取
A. 指导患者调节心理适应度
B. 指导患者经常开窗通风
C. 指导患者室内摆放鲜花调节心境
D. 指导患者适时调节室内明暗度
E. 协调周围减少嘈杂

（1063～1067 题共用题干）

患者，男，73岁，体重78kg，于2010年12月，以“急性心肌梗死”收入院。急诊给予吸氧、输液，并用平车护送患者进病区。

1063. 护送途中，护理措施错误的是
A. 护士站在患者头侧，密切观察病情变化
B. 不可用车头撞开病区门
C. 继续吸氧、输液，避免中断
D. 注意保暖，避免受凉
E. 平车上下坡时，患者头部应位于低处，以防大脑缺血缺氧

1064. 病区护士应将患者安置在
A. 普通病房　B. 双人间病房
C. 隔离病房　D. 单间病房
E. 危重病室

1065. 护士将患者从平车上移到病床上时，正确的做法是
A. 患者自己下平车，再上病床

B. 患者自己坐起,挪动到床上
C. 一人将患者抱到床上
D. 多人搬运,注意平车与床尾呈钝角
E. 多人搬运,注意平车与床尾呈锐角

1066. 入院做化验检查,发现患者血脂高于正常,患者适宜的饮食是
A. 低盐饮食,低膳食纤维饮食
B. 无盐饮食,高蛋白饮食
C. 低脂饮食,高膳食纤维饮食
D. 低胆固醇饮食
E. 低蛋白饮食

1067. 入院 3 天患者未排大便,为保持大便通畅,减少心肌耗氧量,可采取的通便措施是
A. 大量不保留灌肠 B. 小量不保留灌肠
C. 保留灌肠 D. 清洁灌肠
E. 以上都可以

(1068～1076 题共用题干)

患者,男,40 岁,诊断为肺结核,医嘱:肌内注射链霉素。

1068. 注射前需做药物过敏试验,下列操作哪项是错误的
A. 选用 1ml 注射器和 4.5 号针头
B. 做皮试前必须询问过敏史
C. 注射部位皮肤忌用碘酊消毒
D. 进针时,针头与皮肤呈 5°
E. 拔针后用棉签轻压针刺处

1069. 皮试的部位及方法是
A. 股外侧肌,皮下注射
B. 三角肌,肌内注射
C. 三角肌下缘,皮内注射
D. 三角肌下缘,皮下注射
E. 前臂掌侧下段,皮内注射

1070. 皮试结果阴性,立即肌内注射链霉素,指导患者取侧卧位,患者的姿势是
A. 两脚跟相对
B. 下腿伸直,上腿稍弯曲
C. 两腿弯曲
D. 两腿伸直
E. 上腿伸直,下腿稍弯曲

1071. 选臀大肌注射定位方法是
A. 取髂嵴与尾骨连线的外 1/3 处
B. 髂前上棘与臀裂顶点连线的外上 1/3 处
C. 取髂前上棘与尾骨连线的内 1/3 处
D. 取髂嵴与尾骨连线的内 1/3 处
E. 从臀裂顶点向左或右作一水平线,再从髂嵴最高点作一垂线,将一侧臀部分为 4 个象限,外上象限避开内角

1072. 肌内注射时,针头与注射部位所成角度为
A. 20° B. 40°
C. 45° D. 60°
E. 90°

1073. 注射中能用手直接接触注射器的部位是
A. 活塞 B. 针尖
C. 针梗 D. 针栓
E. 乳头

1074. 注射时进针的深度为
A. 针梗的 2/3 B. 针梗的 1/2
C. 针梗的 3/4 D. 针梗全部进去
E. 以上都不对

1075. 进针后护士应
A. 立即推药
B. 先抽回血,无回血即可推药
C. 先抽回血,有回血即可推药
D. 问患者不疼即可推药
E. 先试推一点,患者无反应即可推药

1076. 护士操作时符合无痛注射原则的是
A. 注射时进针、拔针、推药都要快
B. 注射刺激性强的药物应选择细长针头,进针要深
C. 注射时要分散注意力,在注射区域按揉皮肤
D. 注射时进针、拔针要慢,推药要快
E. 注射前协助患者取舒适卧位便于放松肌肉

(1077～1085 题共用题干)

患者,女,与家人发生争吵后,服毒昏迷不醒,被送入医院急诊室抢救。其家属不能准确地说出毒物的名称和性质,观察患者双侧瞳孔缩小。

1077. 根据患者瞳孔变化初步判断患者可能为何种毒物中毒
A. 酸性物中毒 B. 碱性物中毒
C. 颠茄类中毒 D. 酒精中毒
E. 有机磷农药、吗啡类中毒

1078. 医嘱:立即洗胃。胃管插入长度应为
A. 25～35cm B. 30～40cm
C. 35～45cm D. 40～50cm
E. 45～55cm

1079. 使用电动吸引洗胃,压力应保持在
A. 6.5kPa B. 7.3kPa
C. 8.3kPa D. 10.5kPa
E. 13.3kPa

1080. 由于不知毒物名称及其性质,护士的正确处理方法是
A. 请家属立刻查清毒物名称洗胃

B. 抽出胃内容物送检,先用温水洗胃
C. 鼻饲牛奶或蛋清水,保护胃黏膜
D. 用生理盐水清洁灌肠,减少毒物吸收
E. 禁忌洗胃,待清醒后用催吐法排出毒物

1081. 护士给患者采取的正确卧位是
A. 半坐位
B. 坐位
C. 平卧位,头偏向一侧
D. 去枕左侧卧位
E. 去枕右侧卧位

1082. 为患者洗胃,灌洗液量每次一般不超过
A. 500ml　B. 200ml
C. 300ml　D. 400ml
E. 600ml

1083. 该患者抢救成败与下列哪项无关
A. 抢救开始时间
B. 毒物的来源
C. 清除毒物是否彻底
D. 解毒剂应用是否足量
E. 防治并发症的措施是否有效

1084. 该患者发生率最高的并发症是
A. 呼吸衰竭　B. 循环衰竭
C. 上消化道出血　D. 急性坏死型胰腺炎
E. 脑水肿

1085. 在洗胃过程中,流出血性液体时护士应采取的措施是
A. 立即停止洗胃,通知医生
B. 灌入止血剂以止血
C. 更换洗胃液,重新灌洗
D. 减少灌入的洗胃溶液量
E. 灌入蛋清水,保护胃黏膜

(1086～1092 题共用题干)

患者,男,75 岁,独居,近日因天气变化,急性哮喘发作急诊入院治疗。

1086. 患者入院后,护士为他安置
A. 左侧卧位　B. 仰卧位
C. 端坐位　D. 头高足低位
E. 头低足高位

1087. 护士进行了入院评估记录应在
A. 24 小时内完成　B. 2 小时内完成
C. 4 小时内完成　D. 48 小时内完成
E. 8 小时内完成

1088. 当医生检查患者后,开出医嘱"吸氧 st"属于
A. 长期医嘱　B. 立即执行的医嘱
C. 长期备用医嘱　D. 临时备用医嘱
E. 定期执行医嘱

1089. 给氧时,鼻导管插入深度为
A. 鼻尖至耳垂长度
B. 发际至剑突长度
C. 鼻尖至耳垂长度之 1/2
D. 鼻尖至耳垂长度之 2/3
E. 鼻尖至耳垂长度之 2/3

1090. 如吸氧浓度为 33%,护士应为其调节流量为
A. 2L/min　B. 3L/min
C. 4L/min　D. 5L/min
E. 6L/min

1091. 吸氧过程中如需加大氧流量,护士应
A. 直接调节流量开关
B. 分离鼻导管再调节流量
C. 拔出鼻导管调节流量
D. 开大总开关再调节流量
E. 更换粗鼻导管并加大流量

1092. 根据患者的情况,护士下班时最需要交班的内容是
A. 患者食欲下降　B. 患者尿量增多
C. 患者烦躁不安　D. 患者睡眠不佳
E. 患者呼气有哮鸣音

(1093～1100 题共用题干)

患者,男,70 岁。晚期肝癌,治疗效果不佳,肝区疼痛剧烈、腹水、呼吸困难,患者感到痛苦、悲哀,有自杀念头。

1093. 患者此时心理反应属于
A. 否认期　B. 愤怒期
C. 抑郁期　D. 接受期
E. 协议期

1094. 对患者护理,错误的一项是
A. 多给予患者同情和照顾
B. 允许家属陪伴
C. 尽可能满足患者的需要
D. 加强安全保护
E. 尽量不让患者流露出失落、悲哀的情绪

患者疼痛日趋加重,痛苦难忍,医嘱:哌替啶 50mg,im,q6h,prn,进行止痛。

1095. 此医嘱属于
A. 临时医嘱　B. 长期医嘱
C. 临时备用医嘱　D. 长期备用医嘱
E. 立即执行医嘱

1096. 关于此种医嘱的特点,不正确的论述是
A. 有效时间在 24 小时以上
B. 医师注明停止时间后方为失效
C. 必要时使用
D. 过期尚未执行则失效

E. 两次执行之间有间隔时间

1097. 护士在处理此项医嘱时,错误做法是

A. 密切观察病情

B. 值班护士将此项医嘱抄写在临时医嘱单上

C. 抄写时要求字迹清楚,不得任意涂改

D. 每次用药的间隔时间是 6 小时

E. 执行医嘱后,在临时医嘱单上记录,签全名

1098. 对该患者疼痛的护理不妥的是

A. 密切观察疼痛的性质、部位、持续时间

B. 帮助患者选择有效的止痛方法

C. 可以选择合适的镇痛药

D. 防止麻醉药成瘾,应帮助患者尽可能忍受疼痛

E. 按 WHO 建议应用三步阶梯疗法控制疼痛

1099. 随着病情的进展,患者进入昏迷状态,下述护理措施中不妥的做法是

A. 注意补充营养和水分

B. 头偏向一侧,及时吸出呼吸道分泌物

C. 密切观察生命体征

D. 做好口腔护理和皮肤护理,定期漱口

E. 闭合眼睑,预防角膜感染与干燥

1100. 对已有死亡准备的临终患者,护士应

A. 多与患者交谈

B. 与家属讨论事后安排

C. 鼓励与疾病作斗争

D. 安慰患者不要过度悲伤

E. 让患者宁静并给予适当支持

(1101～1104 题共用题干)

患者,男,78 岁。胃癌晚期,不能进食,给予脂肪乳、氨基酸等输入。

1101. 为患者输液的主要目的是

A. 增加血容量维持血压

B. 利尿减少循环血量

C. 输入药物起治疗作用

D. 维持晶体渗透压

E. 补充营养,供给热能

1102. 巡视病房中,护士发现患者输液点滴不畅,注射部位肿胀疼痛,检查无回血,此时应采取何措施

A. 拔针,另选静脉穿刺

B. 用力挤压输液管,直至输液通畅

C. 接注射器抽液推注,直至输液通畅

D. 变换针头的位置

E. 拔针,更换针头,另选静脉重新穿刺

1103. 1 周后注射部位沿静脉走向出现条索红线,局部组织肿胀、发红,患者主诉有疼痛感。护士应

A. 放低患肢　B. 超声波治疗

C. 增加患肢活动　D. 保留静脉置管

E. 95%乙醇溶液局部湿热敷

1104. 护士查找患者发生静脉炎的原因正确的是

A. 输液速度过慢

B. 输液量过大

C. 长期输入高浓度溶液

D. 溶液含有致热物质

E. 输液速度过快

(1105～1112 题共用题干)

患者,女,42 岁,因发热、右上腹疼痛、巩膜黄染、食欲减退伴恶心呕吐 1 周来院就诊,门诊以“病毒性肝炎”收入住院。

1105. 对患者应采取

A. 接触隔离　B. 呼吸道隔离

C. 消化道隔离　D. 昆虫隔离

E. 保护性隔离

1106. 患者使用过的物品,不正确的消毒方法是

A. 信件、书报用环氧乙烷气体消毒

B. 排泄物用含氯石灰消毒

C. 血压计、听诊器微波消毒

D. 体温表用过氧乙酸浸泡

E. 餐具、痰杯煮沸消毒

1107. 护士小黄为患者进行注射,她穿过的隔离衣,清洁面应是

A. 隔离衣腰部以上

B. 隔离衣的肩部以上

C. 隔离衣两侧腰部

D. 隔离衣的衣领和内面

E. 隔离衣背部以上

1108. 用漂白粉消毒患者粪便,正确的方法是

A. 粪便 5 份加漂白粉 1 份,搅拌后放置 30 小时

B. 粪便 5 份加漂白粉 1 份,搅拌后放置 1 小时

C. 粪便 5 份加漂白粉 2 份,搅拌后放置 1 小时

D. 粪便 5 份加漂白粉 2 份,搅拌后放置 2 小时

E. 粪便 5 份加漂白粉 1 份,搅拌后放置 2～6 小时

1109. 消毒患者的身份证和驾驶证,正确的方法是

A. 0.05%含氯消毒液喷洒,3 分钟

B. 0.01%含氯消毒液喷洒,30 分钟

C. 0.01%含氯消毒液浸泡,30 分钟

D. 0.02%含氯消毒液擦拭,30 分钟

E. 0.2%含氯消毒液擦拭,50 分钟

1110. 5 周后治愈,护士为该患者进行出院护理,不妥的一项是

A. 按出院医嘱通知患者,办理手续

B. 停止一切医嘱,注销各种治疗卡片

C. 做好健康教育,特别是饮食指导

D. 交代家属按出院医嘱处方到药房领取药物，并指导患者服用

E. 整理病历，交病案室保存

1111. 护士送别患者时应忌用的语言是

A. 注意休息

B. 按时复诊

C. 按时服药

D. 再见，欢迎再来

E. 请多吃易消化的食物

1112. 患者病愈出院，护士为其做终末消毒处理，不正确的操作是

A. 病室空气用2%过氧乙酸溶液熏蒸

B. 床及桌椅用0.2%过氧乙酸溶液擦拭

C. 病室地面用3%含氯石灰液喷洒

D. 床单、被套消毒后送洗衣房清洗

E. 嘱患者沐浴后将换下的衣服带回清洗

(1113～1117 题共用题干)

患者，男，62岁，糖尿病酮症酸中毒，尿糖阳性。

1113. 患者尿液评估时尿可呈

A. 烂苹果味　B. 氨臭味

C. 酸臭味　D. 大蒜味

E. 腥臭味

1114. 患者的呼吸状态为

A. 库斯莫呼吸　B. 叹息样呼吸

C. 蝉鸣样呼吸　D. 鼾声呼吸

E. 潮式呼吸

1115. 作尿糖定量检查采集标本时可加防腐剂为

A. 甲苯　B. 10%甲醛

C. 40%甲醛　D. 95%乙醇溶液

E. 浓盐酸

1116. 皮下注射胰岛素选用注射器和针头型号为

A. 2ml、5号半　B. 1ml、5号半

C. 1ml、4号半　D. 2ml、6号半

E. 2ml、7号半

1117. 下列哪项不是糖尿病的并发症

A. 视网膜病变　B. 骨折

C. 水肿、毛囊炎　D. 感染性口炎

E. 动脉硬化性心脏病

(1118～1123 题共用题干)

患者，男，57岁，因急性阑尾炎合并穿孔，急诊在硬膜外麻醉下，行阑尾切除术，术后用平车送患者回病室。

1118. 患者回病室后应采取什么体位

A. 屈膝仰位4小时

B. 去枕仰卧位6小时

C. 中凹卧位6小时

D. 侧卧位4小时

E. 俯卧位

1119. 平车运送患者时，不妥的是

A. 根据体重采用单人搬运法

B. 护士在患者头侧推车

C. 患者头部卧于大轮端

D. 输液不能中断

E. 注意保暖避免受凉

1120. 患者术后第2天晨体温38.9℃，并诉伤口疼痛难忍，应采取何种体位

A. 仰卧屈膝位　B. 头高脚低位

C. 右侧卧位　D. 半坐卧位

E. 中凹卧位

1121. 如何使患者体位稳定和舒适

A. 摇起床头支架30°～50°，膝下支架抬起15°

B. 胸前放枕，支起上身，防后倾

C. 背部放支托，防向一侧倾倒

D. 足下置软枕，防止身体下滑

E. 抬高床头20°～30°

1122. 给患者解释采取此卧位的目的是

A. 可减少局部出血有利伤口愈合

B. 防止炎症扩散和毒素吸收，可减轻疼痛

C. 有利于减少回心量，促进血液循环

D. 有利于扩大腹腔容量，防止炎症扩散

E. 有利于减少腹压，利于伤口愈合

1123. 7天后患者出院，病床单位不正确的处理方法是

A. 拆下被服送洗

B. 垫褥和棉胎用紫外线照射消毒

C. 脸盆、痰杯洗净后备用

D. 床及床旁桌椅用消毒液擦拭

E. 病室开门窗通风

(1124～1129 题共用题干)

患者，女，69岁，风湿性心脏病，慢性充血性心力衰竭，医嘱：地高辛0.25mg，qd，po。

1124. 常规执行时间是

A. 每日8am　B. 每日8pm

C. 每日6am　D. 每日6pm

E. 隔日8am

1125. 护士发药前应首先

A. 了解成瘾性

B. 测脉率(心率)及脉律(心律)

C. 观察意识状态

D. 测量血压

E. 测量体温

1126. 治疗过程中，患者出现食欲明显减退、恶心、呕

吐、头晕、黄视，心率为46次/分，心律不齐。应考虑患者出现了哪种情况

A. 颅内压增高　B. 心力衰竭加重
C. 洋地黄中毒　D. 低钾血症
E. 心源性休克

1127. 1天后患者发生心房纤维颤动，这时脉搏可能出现

A. 间歇脉　B. 洪脉
C. 丝脉　D. 细脉
E. 二联律

1128. 护士为其测量脉搏的方法是

A. 先测心率，后测脉搏，各1分钟
B. 先测脉搏，后测心率，各1分钟
C. 二人各测心率、脉搏1分钟
D. 二人同时测量心率、脉搏1分钟
E. 二人同时测量心率、脉搏30秒，再乘2

1129. "绌脉"在体温单上绘制的方法是

A. 脉搏红点，心率红圈，两者之间红线相连
B. 心率红点，脉率红圈，两者之间红线相连
C. 脉搏红点，心率红圈，两者之间红虚线相连
D. 心率红点，脉搏红圈，两者之间红虚线相连
E. 心率红点，脉搏红圈，两者之间蓝虚线相连

(1130～1141题共用题干)

患者，女，68岁，患疟疾收治入院，出现寒战、皮肤苍白、无汗，查体温38.9℃，脉搏104次/分，呼吸26次/分。

1130. 该患者正处于发热过程的哪个阶段

A. 体温上升期　B. 高热持续期
C. 高热期　D. 体温下降期
E. 散热期

1131. 此阶段的特点是

A. 散热大于产热
B. 产热多于散热
C. 产热和散热趋于平衡
D. 散热增加而产热趋于正常
E. 产热和散热在较高水平上平衡

1132. 此时应该采取的主要措施是

A. 降温　B. 保暖
C. 观察病情　D. 水分和营养的补充
E. 心理支持

住院不久，患者出现颜面潮红、皮肤灼热、尿量减少，测体温39.7℃，脉搏108次/分，呼吸25次/分。

1133. 请问该患者此时处于发热的哪个期

A. 高热期　B. 低热期
C. 体温上升期　D. 高热持续期
E. 体温下降期

1134. 发热时，机体代谢率增高，脉搏主要出现

A. 弹性改变　B. 深浅度改变
C. 节律改变　D. 脉率与强弱改变
E. 频率与节律的改变

1135. 护理措施中哪项不妥

A. 物理降温　B. 保暖
C. 水分的补充　D. 病情观察
E. 心理护理

1136. 此时医嘱让给患者乙醇擦浴，操作方法中错误的一项是

A. 冰袋内装冰块1/2满，放前额
B. 热水袋内盛48℃温水放足底
C. 用沾乙醇的湿毛巾擦拭四肢及背部
D. 每个肢体及背部各擦3分钟
E. 擦浴毕撤下冰袋及热水袋

1137. 乙醇擦浴降温时，常用的乙醇浓度为

A. 10%～20%　B. 25%～35%
C. 30%～50%　D. 60%～70%
E. 75%～80%

1138. 乙醇擦浴的正确做法是

A. 头部放冰袋，足部放热水袋
B. 擦浴时用力揉擦、按摩局部
C. 腹部、足心处应延长擦浴时间
D. 患者发生寒战时，应减慢速度
E. 擦浴后2小时测量体温

1139. 乙醇擦浴后为患者测量体温的时间应在擦浴后

A. 10分钟　B. 15分钟
C. 20分钟　D. 25分钟
E. 30分钟

1140. 乙醇擦浴后，体温降至多少应取下冰袋

A. 37℃　B. 37.5℃
C. 38℃　D. 38.5℃
E. 39℃

1141. 乙醇擦浴后测的体温正确的绘制方法是

A. 红虚线红点　B. 红虚线红圈
C. 蓝虚线蓝点　D. 蓝虚线蓝圈
E. 红虚线蓝点

(1142～1149题共用题干)

患者，男，68岁，胃溃疡有少量出血入院进一步检查和治疗。

1142. 患者的大便颜色可能是

A. 陶土色便　B. 柏油样便
C. 鲜血便　D. 果酱样便
E. 暗红色便

1143. 观察该患者的大便气味呈

A. 酸臭味　B. 腐臭味

C. 腥臭味　　D. 恶臭味
E. 大蒜味

1144. 与粪便气味产生有关的食物是
A. 蛋白质　　B. 糖类
C. 脂肪　　D. 矿物质
E. 维生素

1145. 治疗后肉眼观察无出血，为明确治疗效果，患者需做大便潜血试验，试验期内可以进食下列哪种食物
A. 绿色蔬菜　　B. 豆制品
C. 肝类食物　　D. 肉类
E. 动物血

1146. 两天后患者突然大量呕血、面色苍白、出冷汗，值班护士在医生未到来之前应首先进行
A. 记录患者出血的时间
B. 测血压、给氧、建立静脉通道
C. 立即通知医院医务科
D. 安慰患者
E. 向家属了解情况

1147. 医生来后医嘱静脉输血，该患者进行输血的目的是
A. 补充血容量、提高血压
B. 增加血红蛋白
C. 供给各种凝血因子
D. 增加蛋白质
E. 增加抵抗力

1148. 应选哪种血液制品
A. 全血　　B. 血浆
C. 洗涤红细胞　　D. 白蛋白
E. 浓缩血小板悬液

1149. 患者输血过程中，血液滴入速度较慢，检查患者输血的肢体冰冷，此时护士应
A. 更换针头重新穿刺
B. 另选血管重新穿刺
C. 提高输液瓶位置
D. 热敷注射部位
E. 调整针头位置或适当变换肢体位置

（1150～1154 题共用题干）

患者，男，15 岁，由于车祸造成颈椎骨折，并合并小腿骨折；入院后用颅骨骨牵引治疗。

1150. 不正确的现场急救护理是
A. 采用硬担架搬运
B. 一人将患者轻轻抱上硬担架
C. 将患者固定于木板上
D. 用夹板固定小腿骨折处
E. 注意保持肢体功能位

1151. 为患儿颅骨牵引时，应采取的体位是
A. 仰卧位　　B. 头低足高位
C. 头高足低位　　D. 半坐卧位
E. 中凹位

1152. 采取此卧位的姿势为
A. 床头用支托物垫高 30～50cm，床尾不变
B. 床尾用支托物垫高 30～50cm，床头不变
C. 床头和床尾均用支托物垫高 30～50cm
D. 床头用支托物垫高 30～50cm，床尾垫高 10～15cm
E. 床尾用支托物垫高 30～50cm，床头垫高 10～15cm

1153. 采取该体位的目的为
A. 减轻头面部出血
B. 利用人体重力作为反牵引力
C. 减轻头面部疼痛
D. 减低颅内压，预防脑水肿
E. 改善颈部血液循环

1154. 护士协助患儿翻身时错误的是
A. 取得患者的合作
B. 翻身动作宜轻稳
C. 采用轴线翻身
D. 翻不动时不可拖、拉、推
E. 可暂时放松牵引

（1155～1159 题共用题干）

患者，女，78 岁，不慎跌倒造成骨盆骨折，卧床 2 周余，近日骶尾部皮肤破溃，护士判断为压疮溃疡期。

1155. 符合判断的依据是
A. 患者主诉尾骶部疼痛，麻木感
B. 尾骶部皮肤呈紫红色，皮下有硬结
C. 皮肤上有大小水疱，水疱破溃湿润
D. 皮肤上有大小水疱，水疱破溃湿润
E. 创面湿润有脓性分泌物

1156. 该患者发生压疮最主要的原因是
A. 皮肤受潮湿摩擦刺激
B. 病原菌侵入皮肤组织
C. 局部组织受压过久
D. 皮肤破损
E. 机体营养不良

1157. 对该患者局部压疮的处理方法不妥的是
A. 局部按外科换药处理
B. 清除坏死组织，生理盐水冲洗
C. 伤口湿敷
D. 大水疱剪去表皮，涂以消毒溶液
E. 用高压氧治疗

为促进局部的血液循环，保持创面的干燥，护士

给予红外线灯照射治疗。

1158. 合适的照射距离为
A. 15～20cm　B. 20～25cm
C. 25～30cm　D. 30～50cm
E. 30～40cm

1159. 合适的照射时间为
A. 10～15 分钟　B. 15～20 分钟
C. 10～20 分钟　D. 30～50 分钟
E. 20～30 分钟

(1160～1164 题共用题干)

患者,女,33 岁,怀孕 39 周,因妊高征预定在硬膜外麻醉下行剖宫产手术,请回答下列问题。

1160. 为孕妇胎儿检查时采取的卧位是
A. 侧卧位　B. 端坐位
C. 截石位　D. 半坐位
E. 屈膝仰卧位

1161. 手术前进行硬膜外麻醉时采取的卧位是
A. 右侧卧位　B. 左侧卧位
C. 俯卧位　D. 端坐位
E. 膝胸卧位

1162. 术后回病房内应采取的卧位是
A. 中凹位 6～8 小时
B. 头低足高位 7～8 小时
C. 头高足低位 3～5 小时
D. 去枕平卧位 6～8 小时
E. 半坐卧位 6～8 小时

1163. 手术第 2 天,产妇诉伤口疼痛,应改为何种卧位
A. 侧卧位　B. 端坐卧位
C. 半坐卧位　D. 头高足低位
E. 截石位

1164. 婴儿护理不正确的是
A. 用绷带绑扎双腿防止腿弯曲
B. 修剪指甲或戴保护手套防止抓伤
C. 喂奶后头偏向一侧
D. 加床档防止摔伤
E. 喂奶时采取侧卧位

(1165～1168 题共用题干)

患者,男,37 岁,骨盆骨折导致尿失禁,拟定进行留置导尿术。

1165. 在进行导尿操作过程中护士应注意
A. 如需留取尿培养标本,用无菌标本瓶接取中段尿 5ml
B. 见尿液流出后,再插入 3～4cm
C. 消毒尿道口时,1 个棉球可用 2 次
D. 帮助患者取左侧卧位,铺橡胶单及中单垫于臀下
E. 动作迅速,紧急情况下可不执行无菌操作

1166. 患者实施导尿管留置术后,护士应
A. 嘱患者卧床休息,减少翻身,防止引流管脱落
B. 经常观察尿液,每日检查尿常规
C. 24 小时开放引流管,以便及时排空产生的尿液,防止感染
D. 将引流管用别针固定在患者衣服上,使其高于耻骨联合
E. 鼓励患者多喝水,以产生足够的尿量冲洗尿道

1167. 留置导尿期间护理该患者不妥的是
A. 每周消毒尿道口 1～2 次
B. 每周更换导尿管 1 次
C. 每日定时更换集尿袋
D. 避免导尿管和引流管扭曲、受压
E. 停止留置导尿前,间歇性夹闭引流管

1168. 在留置导尿过程中,若出现尿液浑浊沉淀、有结晶,护理时应注意
A. 及时更换导尿管
B. 观察尿量并记录
C. 经常清洗尿道口
D. 促进膀胱功能恢复
E. 进行膀胱冲洗

(1169～1175 题共用题干)

患者,男,42 岁,车祸致脑外伤及腹部受伤昏迷入院,为保证患者的营养,需进行鼻饲。

1169. 该患者插鼻饲管时应采取
A. 侧卧位　B. 侧卧位头偏向一侧
C. 半坐位　D. 半坐位头稍后仰
E. 去枕平卧头向后仰

1170. 胃管插至 14～16cm 时应托起头部,其目的是
A. 增大咽部通道的弧度
B. 防止胃管盘曲在口中
C. 避免损伤食管黏膜
D. 使喉部肌肉收缩,便于插管
E. 避免患者恶心

1171. 患者长期进行鼻饲时,胃管更换应为
A. 每月 1 次　B. 隔日 1 次
C. 每日 1 次　D. 每周 2 次
E. 每周 1 次

1172. 为患者记录每日排出量不包括
A. 每日尿量
B. 汗液排出量
C. 粪便量
D. 胃肠减压抽出量

E. 伤口渗出液量

1173. 出入量的记录错误的是

A. 用蓝笔填写眉栏项目

B. 晨 7 时至晚 7 时用蓝笔

C. 晚 7 时至次晨 7 时用红笔

D. 夜班护士总结 24 小时出入量

E. 用红笔填写总量于体温单相应栏目内

1174. 夜班护士应按规定时间总结 24 小时总出入液量,并填写在

A. 体温单专栏内

B. 临床护理记录单的专栏内

D. 出入液量的记录单专栏内

C. 医嘱单专栏内

E. 护理治疗单末栏内

1175. 3 个月后患者清醒,能自行进食,停止鼻饲,为患者拔胃管时操作不当的是

A. 撕去胶布,夹紧胃管末端置于颌下弯盘内

B. 患者取坐位或卧位

C. 用汽油和乙醇擦去胶布痕迹

D. 边拔管边用纱布擦净胃管

E. 松开开口端夹子,徐徐拔管至咽喉部缓慢拔出以免引起恶心

参考答案

A_1 型题

1. D 2. D 3. C 4. A 5. E 6. D 7. D 8. B
9. E 10. B 11. B 12. B 13. B 14. A 15. D
16. C 17. D 18. E 19. E 20. C 21. C 22. E
23. C 24. D 25. A 26. C 27. C 28. B 29. A
30. B 31. E 32. D 33. D 34. E 35. B 36. C
37. D 38. B 39. E 40. D 41. D 42. B 43. A
44. C 45. E 46. B 47. B 48. D 49. B 50. A
51. B 52. C 53. A 54. B 55. D 56. C 57. C
58. E 59. D 60. C 61. C 62. B 63. C 64. A
65. C 66. A 67. D 68. C 69. B 70. A 71. C
72. E 73. E 74. D 75. C 76. C 77. A 78. C
79. D 80. C 81. A 82. E 83. B 84. B 85. B
86. D 87. B 88. A 89. A 90. A 91. E 92. C
93. A 94. B 95. E 96. A 97. C 98. A 99. E
100. A 101. B 102. E 103. E 104. B 105. D
106. B 107. C 108. C 109. C 110. B 111. D
112. C 113. B 114. D 115. B 116. C 117. C
118. D 119. B 120. C 121. B 122. C 123. B
124. E 125. D 126. A 127. C 128. E 129. C
130. D 131. D 132. C 133. E 134. B 135. E
136. E 137. D 138. C 139. B 140. A 141. E
142. D 143. E 144. B 145. E 146. B 147. C
148. D 149. E 150. E 151. C 152. D 153. E
154. D 155. D 156. A 157. B 158. C 159. C
160. A 161. B 162. D 163. E 164. B 165. A
166. C 167. D 168. E 169. C 170. E 171. B
172. D 173. A 174. A 175. D 176. C 177. B
178. C 179. A 180. B 181. B 182. C 183. D
184. D 185. B 186. E 187. D 188. D 189. A
190. A 191. E 192. C 193. B 194. D 195. A
196. A 197. E 198. B 199. C 200. C 201. E
202. C 203. C 204. C 205. A 206. E 207. E
208. E 209. C 210. B 211. B 212. A 213. E
214. E 215. D 216. C 217. D 218. D 219. E
220. A 221. B 222. E 223. D 224. B 225. C
226. C 227. D 228. B 229. B 230. D 231. E
232. B 233. C 234. B 235. E 236. C 237. D
238. D 239. D

A_2 型题

240. E 241. D 242. A 243. A 244. D 245. E
246. A 247. A 248. C 249. E 250. A 251. C
252. B 253. C 254. B 255. E 256. C 257. B
258. C 259. B 260. C 261. D 262. C 263. D
264. C 265. D 266. D 267. B 268. E 269. A
270. E 271. D 272. D 273. B 274. A 275. B
276. A 277. D 278. C 279. E 280. B 281. B
282. B 283. E 284. D 285. E 286. C 287. C
288. D 289. B 290. D 291. E 292. A 293. E
294. C 295. B 296. D 297. D 298. E 299. C
300. B 301. B 302. E 303. B 304. C 305. B
306. D 307. B 308. E 309. E 310. C 311. E
312. A 313. D 314. B 315. A 316. B 317. E
318. C 319. D 320. E 321. A 322. C 323. B
324. D 325. D 326. E 327. C 328. D 329. C
330. D 331. B 332. A 333. C 334. D 335. D
336. E 337. E 338. B 339. D 340. B 341. E
342. E 343. D 344. A 345. D 346. B 347. A
348. C 349. E 350. C 351. C 352. E 353. D
354. C 355. D 356. D 357. A 358. B 359. E
360. C 361. C 362. D 363. E 364. E 365. B
366. A 367. C 368. A 369. C 370. A 371. D
372. C 373. D 374. B 375. C 376. C 377. A
378. B 379. B 380. B 381. C 382. B 383. D
384. C 385. D 386. C 387. D 388. A 389. D
390. A 391. C 392. A 393. A 394. D 395. C
396. B 397. B 398. B 399. A 400. A 401. C
402. E 403. D 404. B 405. B 406. E 407. E
408. E 409. C 410. B 411. B 412. A 413. D

414. B　415. B　416. B　417. D　418. D　419. D
420. E　421. D　422. B　423. A　424. D　425. D
426. C　427. A　428. C　429. E　430. E　431. A
432. D　433. B　434. A　435. D　436. D　437. D
438. A　439. B　440. D　441. A　442. E　443. B
444. D　445. B　446. A　447. B　448. E　449. D
450. B　451. E　452. D　453. A　454. C　455. C
456. C　457. C　458. B　459. E　460. A　461. A
462. D　463. E　464. E　465. E　466. A　467. A
468. B　469. C　470. D　471. A　472. A　473. B
474. C　475. C　476. D　477. B　478. B　479. E
480. D　481. E　482. C　483. D　484. C　485. D
486. D　487. D　488. E　489. A　490. E　491. D
492. B　493. E　494. B　495. C　496. E　497. D
498. D　499. E　500. E　501. B　502. D　503. D
504. E　505. E　506. D　507. C　508. B　509. E
510. E　511. E　512. D　513. B　514. C　515. B
516. C　517. A　518. C　519. D　520. C　521. C
522. B　523. C　524. D　525. E　526. D　527. D
528. B　529. A　530. B　531. C　532. B　533. E
534. A　535. C　536. C　537. C　538. B

A_3 型题

539. B　540. E　541. D　542. B　543. E　544. C
545. D　546. D　547. C　548. A　549. E　550. B
551. D　552. C　553. D　554. A　555. C　556. A
557. B　558. D　559. A　560. A　561. A　562. B
563. C　564. B　565. D　566. C　567. A　568. D
569. B　570. C　571. A　572. D　573. D　574. D
575. C　576. D　577. A　578. B　579. C　580. D
581. C　582. C　583. E　584. D　585. D　586. B
587. B　588. B　589. A　590. D　591. B　592. E
593. B　594. B　595. C　596. C　597. C　598. C
599. D　600. D　601. B　602. A　603. D　604. A
605. B　606. E　607. A　608. C　609. D　610. E
611. E　612. C　613. B　614. D　615. E　616. B
617. D　618. C　619. D　620. B　621. E　622. C
623. B　624. D　625. D　626. A　627. D　628. E
629. E　630. D　631. D　632. A　633. A　634. C
635. C　636. C　637. A　638. C　639. C　640. B
641. A　642. D　643. D　644. D　645. A　646. C
647. E　648. B　649. E　650. A　651. A　652. E
653. E　654. E　655. C　656. C　657. E　658. D
659. B　660. E　661. C　662. D　663. D　664. E
665. E　666. D　667. D　668. E　669. B　670. A
671. B　672. B　673. D　674. A　675. D　676. D
677. A　678. D　679. A　680. D　681. D　682. D
683. C　684. D　685. B　686. C　687. A　688. E
689. A　690. D　691. C　692. C　693. D　694. D
695. B　696. D　697. A　698. D　699. A　700. B
701. D　702. A　703. B　704. C　705. E　706. B
707. D　708. A　709. B　710. E　711. B　712. B
713. C　714. D　715. D　716. C　717. A　718. C
719. D　720. A　721. E　722. D　723. C　724. E
725. A　726. C　727. C　728. D　729. E　730. E
731. B　732. A　733. E　734. D　735. C　736. B
737. A　738. A　739. D　740. E　741. A　742. C
743. B　744. A　745. E　746. B　747. D　748. C
749. D　750. A　751. E　752. E　753. B　754. E
755. A　756. B　757. B　758. B　759. C　760. D
761. C　762. C　763. A　764. C　765. C　766. C
767. C　768. E　769. D　770. D　771. B　772. A
773. C　774. E　775. E　776. B　777. E　778. C
779. A　780. D　781. D　782. E　783. A　784. C
785. A　786. D　787. E　788. B　789. C　790. B
791. C　792. E　793. E　794. B　795. C　796. B
797. B　798. D　799. D　800. E　801. D　802. E
803. D　805. A　805. E　806. A　807. D　808. C
809. C　810. C　811. A　812. D　813. C　814. A
815. D　816. C　817. A　818. B　819. B　820. C
821. D　822. D　823. C　824. B　825. C　826. D
827. B　828. D　829. A　830. C　831. A　832. C
833. A　834. B　835. C　836. C　837. B　838. A
839. C　840. C　841. D　842. D　843. E　844. C
845. E　846. A　847. A　848. B　849. E　850. D
851. D　852. A　853. E　854. E　855. E　856. C
857. B　858. B

A_4 型题

859. E　860. D　861. A　862. D　863. D　864. B
865. A　866. A　867. B　868. A　869. D　870. C
871. B　872. C　873. A　874. B　875. E　876. B
877. C　878. D　879. A　880. C　881. E　882. D
883. C　884. D　885. E　886. D　887. C　888. E
889. E　890. B　891. C　892. B　893. B　894. D
895. A　896. A　897. C　898. D　899. D　900. A
901. C　902. A　903. D　904. A　905. B　906. B
907. D　908. C　909. C　910. C　911. C　912. D
913. B　914. E　915. C　916. C　917. A　918. A
919. B　920. D　921. A　922. E　923. E　924. C
925. D　926. C　927. D　928. B　929. D　930. C
931. D　932. C　933. A　934. D　935. E　936. D
937. D　938. E　939. A　940. D　941. C　942. D
943. D　944. D　945. E　946. C　947. A　948. B

949. E 950. E 951. A 952. B 953. E 954. B
955. C 956. D 957. B 958. A 959. E 960. A
961. B 962. A 963. E 964. C 965. C 966. A
967. A 968. B 969. C 970. A 971. D 972. B
973. D 974. B 975. A 976. C 977. B 978. A
979. E 980. B 981. D 982. E 983. C 984. A
985. B 986. B 987. A 988. B 989. C 990. B
991. A 992. C 993. B 994. D 995. C 996. E
997. E 998. E 999. C 1000. B 1001. A 1002. E
1003. C 1004. C 1005. E 1006. D 1007. C
1008. A 1009. C 1010. E 1011. B 1012. D
1013. B 1014. C 1015. D 1016. D 1017. A
1018. A 1019. E 1020. A 1021. A 1022. C
1023. C 1024. C 1025. A 1026. E 1027. C
1028. C 1029. D 1030. A 1031. C 1032. B
1033. E 1034. D 1035. C 1036. A 1037. E
1038. B 1039. D 1040. B 1041. C 1042. D
1043. E 1044. D 1045. B 1046. C 1047. E
1048. D 1049. E 1050. C 1051. E 1052. C
1053. D 1054. C 1055. E 1056. C 1057. C
1058. C 1059. A 1060. B 1061. C 1062. E
1063. E 1064. E 1065. D 1066. C 1067. B

1068. E 1069. E 1070. E 1071. E 1072. E
1073. D 1074. A 1075. B 1076. E 1077. E
1078. E 1079. E 1080. B 1081. C 1082. A
1083. B 1084. A 1085. A 1086. C 1087. A
1088. B 1089. D 1090. B 1091. B 1092. C
1093. C 1094. E 1095. D 1096. D 1097. B
1098. D 1099. D 1100. E 1101. E 1102. E
1103. E 1104. C 1105. C 1106. C 1107. D
1108. E 1109. E 1110. D 1111. D 1112. E
1113. A 1114. A 1115. A 1116. B 1117. B
1118. B 1119. A 1120. D 1121. A 1122. B
1123. C 1124. A 1125. B 1126. C 1127. D
1128. D 1129. A 1130. A 1131. B 1132. B
1133. D 1134. D 1135. B 1136. E 1137. B
1138. A 1139. E 1140. E 1141. B 1142. B
1143. C 1144. A 1145. B 1146. B 1147. A
1148. A 1149. D 1150. B 1151. C 1152. A
1153. B 1154. E 1155. E 1156. C 1157. D
1158. D 1159. E 1160. E 1161. B 1162. D
1163. C 1164. A 1165. A 1166. E 1167. A
1168. E 1169. E 1170. A 1171. E 1172. B
1173. E 1174. A 1175. E

第十八章　法律法规与护理管理

知识点

第一节　护士条例

《护士条例》共6章35条，包括总则、执业注册、权利和义务、医疗卫生机构的职责、法律责任、附则。《护士条例》的制定宗旨是维护护士的合法权益，规范护理行为，促进护理事业发展，保障医疗安全和人体健康。条例自2008年5月12日起施行。

(一) 护士执业注册应具备的基本条件

按照《护士条例》的要求，申请护士执业注册应当具备以下四个条件：

(1) 具有完全民事行为能力：完全民事行为能力人包括18周岁以上的公民，16周岁以上不满18周岁的公民，以自己的劳动收入为主要生活来源的，视为完全民事行为能力人。

(2) 在中等职业学校、高等学校完成教育部和卫生部规定的普通全日制3年以上的护理、助产专业课程学习，包括在教学、综合医院完成8个月以上护理临床实习，并取得相应学历证书。本规定强调凡申请护士注册资格必须具备两个基本条件：一是专业的要求，必须经过护理专业教育；二是学历要求，必须取得普通中等卫(护)校的毕业文凭或高等医学院校大专以上毕业文凭。

专业教育：方式上排除了函授、电大、自考、成教等形式。

普通全日制：是完全脱产在校学习，不包括半脱产或在职的学历。

学历证书：为毕业文凭，与学位证书、结业证书、专业证书等不同。

教学时间：3年以上。

教学医院：指与中等职业学校、高等学校有护理临床实习任务的合同关系，并能够按照护理临床实习教学计划完成教学任务的医院。

综合医院：指依照《医疗机构管理条例》、《医疗机构基本标准》的规定，符合综合医院基本标准的医院。

(3) 通过卫生部组织的护士执业资格考试；护理专业学生毕业当年可以参加护士执业资格考试，考试成绩合格是申请护士执业注册取得护士执业证书的必要条件之一。

(4) 符合护士执业注册管理办法规定的健康标准：申请护士执业注册，应当符合下列健康标准：

1) 无精神病史。

2) 无色盲、色弱、双耳听力障碍。

3) 无影响履行护理职责的疾病、残疾或者功能障碍。

(二) 护士的权利和义务

详见第十九章“护理伦理与人际沟通”中相关章节。

(三) 护士执业中的医疗卫生机构的职责

医院、卫生院、诊所是我国医疗卫生机构的主要形式。在我国，护士是在一定的医疗卫生机构中执业，护士义务的履行需要医疗卫生机构直接进行监督，护士权利的实现需要医疗卫生机构提供保障。《护士条例》中规定了医疗卫生机构三方面的职责：

1. 按照卫生部要求配备护理人员　护士配备是否合理，直接关系到医院的工作质量，更直接影响到护理质量、患者安全。因此，条例要求，医疗卫生机构配备护士的数量不得低于卫生部规定的护士配备标准。尚未达到护士配备标准的医疗卫生机构，应当按照国务院卫生主管部门规定的实施步骤，自条例施行起3年内达到护士配备标准。

2. 保障护士合法权益

(1) 应当为护士提供卫生防护用品，并采取有效卫生防护措施和医疗保健措施。

(2) 应当执行国家有关工资、福利待遇和社会保险等规定。

(3) 对在艰苦边远地区工作，或者从事直接接触有毒有害物质、有感染传染病危险工作的护士，所在医疗卫生机构应当按照国家有关规定给予津贴。

(4) 应当制定、实施护士培训计划，并保证护士接受相应的培训。

3. 加强护士管理

(1) 应当按照卫生部的规定，设置专门机构或者配备专(兼)职人员负责护理管理工作;不得允许未取得护士执业证书的人员、未依照条例规定办理执业地点变更手续的护士以及护士执业注册有效期届满未延续执业注册的护士在本机构从事诊疗技术规范规定的护理活动;在教学、综合医院进行护理临床实习的人员应当在护士指导下开展有关工作。

(2) 应当建立护士岗位责任制并进行监督检查。护士因不履行职责或违反职业道德受到投诉的,其所在医疗卫生机构应当进行调查;经查证属实的,医疗卫生机构应当对护士作出处理,并将调查处理情况告知投诉人。

(四) 护士执业中的法律责任

1. 医疗卫生机构违反本条例规定,护士的配备数量低于国务院卫生主管部门规定的护士配备标准的;或允许未取得护士执业证书的人员或者允许未依照本条例规定办理执业地点变更手续、延续执业注册有效期的护士在本机构从事诊疗技术规范规定的护理活动的,由县级以上地方人民政府卫生主管部门责令限期改正,给予警告;逾期不改正的,将会受到核减其诊疗科目,或者暂停其6个月以上1年以下执业活动的处理。

2. 医疗卫生机构未按照国家有关规定保障护士合法权益的,将会受到有关法律、行政法规规定的处罚。

3. 护士执业过程中违反法定义务应当承担的法律责任 《护士条例》规定,护士在执业活动中有下列情形之一的,由县级以上地方人民政府卫生主管部门依据职责分工责令改正,给予警告;情节严重的,暂停其6个月以上1年以下执业活动,直至由原发证部门吊销其护士执业证书。

(1) 发现患者病情危急未立即通知医师的。

(2) 发现医嘱违反法律、法规、规章或者诊疗技术规范的规定,未依照本条例第十七条的规定提出或者报告的。

(3) 泄露患者隐私的。

(4) 发生自然灾害、公共卫生事件等严重威胁公众生命健康的突发事件,不服从安排参加医疗救护的。护士在执业活动中造成医疗事故的,依照医疗事故处理的有关规定承担法律责任。

由此可见,承担法律责任有三种形式:警告、暂停执业活动和吊销其护士执业证书,并且一旦被吊销执业证书的,自执业证书被吊销之日起2年内不得申请执业注册。同时所受到的行政处罚、处分的情况将被记入护士执业不良记录。

第二节 护士注册管理办法

为了规范护士执业注册管理,根据《护士条例》,制定了《护士执业注册管理办法》。《护士执业注册管理办法》全文共二十四条,包括行政部门的职责、申请护士执业注册应当具备的条件、护士执业注册的工作程序(包括护士首次执业注册、护士变更执业注册、护士延续执业注册、护士重新执业注册、护士注销执业注册)以及建立护士执业记录制度。本办法自2008年5月12日起施行。

省、自治区、直辖市人民政府卫生行政部门是护士执业注册的主管部门及发证机关,负责行政区域内护士执业注册管理工作及各级医疗卫生单位护士执业注册的具体工作。

(一) 护士首次执业注册

护士首次执业注册应当自通过护士执业资格考试之日起3年内提出执业注册申请。

逾期提出申请的,除提交本办法规定的材料外,还应当提交在省、自治区、直辖市人民政府卫生行政部门规定的教学、综合医院接受3个月临床护理培训并考核合格的证明。

申请护士执业注册,应当提交下列材料:

(1) 护士执业注册申请审核表。

(2) 申请人身份证明。

(3) 申请人学历证书及专业学习中的临床实习证明。

(4) 护士执业资格考试成绩合格证明。

(5) 省、自治区、直辖市人民政府卫生行政部门指定的医疗机构出具的申请人6个月内健康体检证明。

(6) 医疗卫生机构拟聘用的相关材料。

卫生行政部门应当自受理申请之日起20个工作日内,对申请人提交的材料进行审核。审核合格的,准予注册,发给《护士执业证书》;对不符合规定条件的,不予注册,并书面说明理由。

《护士执业证书》上应当注明护士的姓名、性别、出生日期等个人信息及证书编号、注册日期和执业地点。

《护士执业证书》由卫生部统一印制。

执业注册有效期为5年。

护士执业注册申请人隐瞒有关情况或者提供虚假材料申请护士执业注册的,卫生行政部门不予受理或者不予护士执业注册,并给予警告;已经注册的,应当撤销注册。

(二) 护士变更执业注册

护士执业地点发生变化的,应办理执业注册变更。承担卫生行政部门交办或者批准的任务以及履行医疗卫生机构职责的护理活动,包括经医疗卫生机构批准的进修、学术交流的,不需要办理变更手续。护士变更执业注册也需提交护士变更注册申请审核表和申请人的《护士执业证书》,受理及注册机关应在7个工作日内进行审查。护士变更注册后其执业许可期限也为5年。护士跨省、自治区、直辖市变更执业地点的,收到报告的注册部门还应当向其原执业地注册部门通报。

(三) 护士延续执业注册

护士的《护士执业注册证书》有效期终止后,需向卫生行政部门提出延续申请。应于有效期届满前30日提出申请。

(四) 护士重新执业注册

以下情况需要重新进行执业注册:

(1) 注册有效期届满未延续注册的。

(2) 受吊销《护士执业证书》处罚,自吊销之日起满2年的。

重新申请注册的,按照本办法的规定提交材料;中断护理执业活动超过3年的,还应当提交在省、自治区、直辖市人民政府卫生行政部门规定的教学、综合医院接受3个月临床护理培训并考核合格的证明。

(五) 护士注销执业注册

注销护士执业注册的特定情形包括:

(1) 未申请延续护士执业注册。

(2) 延续执业注册的申请未被批准而造成护士执业注册有效期届满未延续的。

(3) 护士死亡或者因身体健康等原因丧失行为能力的。

(4) 护士执业注册被依法撤销、撤回,或者依法被吊销的。

撤销:不具备取得行政许可条件而取得许可的,应依法由有关行政机关予以撤销。

撤回:具备取得行政许可条件,但因行政许可所依据的法律、法规修改或者废止,或者准予行政许可所依据的客观情况发生重大变化,基于公共利益的需要,行政机关可以依法撤回行政许可。如健康标准改变等。

吊销:被许可人取得行政许可后从事违法活动,行政机关依法吊销行政许可。吊销护士执业注册是最严厉的一种行政处罚。

《护士执业证书》自注销决定生效之日起失去效力,护士不能继续执业,继续执业属于违法。

(六) 护士执业记录制度

建立护士执业记录是进行护士执业注册变更、延续的依据,卫生行政部门进行监督管理的反映,医疗卫生机构评价护士成绩、晋升职称、进行奖惩的基础材料。有护士执业良好记录和护士执业不良记录。

护士执业良好记录包括护士受到的奖励、表彰以及完成政府指令性任务的情况。护士执业不良记录包括护士因违反条例以及其他法律、法规、规章或者诊疗技术规范的规定受到行政处罚、处分的情况。

第三节　传染病防治法

《中华人民共和国传染病防治法》(以下简称《传染病防治法》)共九章八十条,包括总则、传染病预防、疫情报告、通报和公布、疫情控制、医疗救治、监督管理、保障措施、法律责任、附则。本法由2004年8月28日第十届全国人民代表大会常务委员会第十一次会议修订通过,于2004年12月1日起施行。应着重理解和把握的内容:

(一) 立法目的和方针

制定本法的目的是为了预防、控制和消除传染病的发生与流行,保障人民健康和公共卫生。国家对传染病防治实行预防为主的方针,防治结合,分类管理,依靠科学,依靠群众。

(二) 传染病分类

修订后的传染病防治法列入的法定传染病共37种,其中甲类2种,乙类25种,丙类10种。传染性非典型肺炎和人感染高致病性禽流感被列入乙类传染病,但按照甲类传染病管理。

甲类传染病是指:鼠疫、霍乱。

乙类传染病是指:传染性非典型肺炎、艾滋病、病毒性肝炎、脊髓灰质炎、人感染高致病性禽流感、麻疹、流行性出血热、狂犬病、流行性乙型脑炎、登革热、炭疽、细菌性和阿米巴性痢疾、肺结核、伤寒和副伤寒、流行性脑脊髓膜炎、百日咳、白喉、新生儿破伤风、猩红热、布鲁杆菌病、淋病、梅毒、钩端螺旋体病、血吸虫病、疟疾。

丙类传染病是指:流行性感冒、流行性腮腺炎、风疹、急性出血性结膜炎、麻风病、流行性和地方性斑疹伤寒、黑热病、棘球蚴病、丝虫病,除霍乱、细菌性和阿米巴性痢疾、伤寒和副伤寒以外的感染性腹泻病。

上述规定以外的其他传染病，根据其暴发、流行情况和危害程度，需要列入乙类、丙类传染病的，由国务院卫生行政部门决定并予以公布。

(三) 各级政府在传染病防治工作中的职责

各级人民政府领导传染病防治工作。县级以上人民政府制定传染病防治规划并组织实施，建立健全传染病防治的疾病预防控制、医疗救治和监督管理体系。

(四) 卫生行政部门和有关部门的职责

卫生部主管全国传染病防治及其监督管理工作。县级以上地方人民政府卫生行政部门负责本行政区域内的传染病防治及其监督管理工作。

(五) 医疗机构的职责

医疗机构必须严格执行国务院卫生行政部门规定的管理制度、操作规范，防止传染病的医源性感染和医院感染。应当确定专门的部门或者人员，承担传染病疫情报告、本单位的传染病预防、控制以及责任区域内的传染病预防工作；承担医疗活动中与医院感染有关的危险因素监测、安全防护、消毒、隔离和医疗废物处置工作。医疗机构的基本标准、建筑设计和服务流程，应当符合预防传染病及医院感染的要求。应当按照规定对使用的医疗器械进行消毒；对一次使用的医疗器具按照规定使用和处理。医疗机构应当按照传染病诊断标准和治疗要求，采取措施，提高传染病医疗救治能力。

医疗机构应当对传染病患者或者疑似传染病患者提供医疗救护、现场救援和接诊治疗，书写病历记录以及其他有关资料，并妥善保管。应当实行传染病预检、分诊制度；对传染病患者、疑似传染病患者，应当引导至相对隔离的分诊点进行初诊。

(六) 传染病疫情报告、通报和公布

修订后的法律对现行传染病疫情报告和公布制度作了完善，并新设立了传染病疫情信息通报制度。隐瞒、谎报、缓报者将受惩处。

传染病疫情报告遵循属地原则，疾病预防控制机构、医疗机构和采供血机构及其执行职务的人员，发现本法规定的传染病时应当遵循疫情报告属地管理原则，按照规定的时限、内容、程序和方式报告。

增加传染病疫情通报制度，县级以上地方政府卫生主管部门应当及时向本行政区域内的疾病预防控制机构和医疗机构通报传染病疫情以及监测、预警的相关信息。

规范传染病疫情公布制度，国务院卫生行政部门和省、自治区、直辖市人民政府卫生行政部门定期公布全国或者各地的传染病疫情信息。传染病暴发、流行时，由国务院卫生主管部门负责向社会发布传染病疫情信息，并可以授权省、自治区、直辖市人民政府卫生主管部门向社会发布发生在本行政区域的传染病疫情信息。

(七) 疫情控制

(1) 修订后的法律规定，医疗机构发现甲类传染病时，应当及时采取下列措施：

对患者、病原携带者，予以隔离治疗，隔离期限根据医学检查结果确定；对疑似患者，确诊前在指定场所单独隔离治疗；对医疗机构内的患者、病原携带者、疑似患者的密切接触者，在指定场所进行医学观察和采取其他必要的预防措施。

甲类传染病病例的场所或者该场所内的特定区域的人员，可以由县级以上地方人民政府实施隔离措施。拒绝隔离治疗或者隔离期未满擅自脱离隔离治疗的，可以由公安机关协助医疗机构采取强制隔离治疗措施。在隔离期间，实施隔离措施的人民政府应当对被隔离人员提供生活保障；被隔离人员有工作单位的，所在单位不得停止支付其隔离期间的工作报酬。

(2) 医疗机构发现乙类或者丙类传染病患者，应当根据病情采取必要的治疗和控制传播措施。医疗机构对本单位内被传染病病原体污染的场所、物品以及医疗废物，必须依照法律、法规的规定实施消毒和无害化处置。

(3) 患甲类传染病、炭疽死亡的，应当将尸体立即进行卫生处理，就近火化。为了查找传染病病因，医疗机构在必要时可以按照国务院卫生行政部门的规定，对传染病患者尸体或者疑似传染病患者尸体进行解剖查验，并应当告知死者家属。

(4) 发生传染病疫情时，疾病预防控制机构和省级以上人民政府卫生行政部门指派的其他与传染病有关的专业技术机构．可以进入传染病疫点、疫区进行调查、采集样本、技术分析和检验。

(八) 监督管理

县级以上人民政府卫生行政部门对传染病防治工作履行监督检查职责。县级以上人民政府卫生行政部门在履行监督检查职责时，有权进入被检查单位和传染病疫情发生现场调查取证，查阅或者复制有关的资料和采集样本。被检查单位应当予以配合，不得拒绝、阻挠。

(九) 保障措施

国务院卫生行政部门会同国务院有关部门,根据传染病流行趋势,确定全国传染病预防、控制、救治、监测、预测、预警、监督检查等项目。中央财政对困难地区实施重大传染病防治项目给予补助。省、自治区、直辖市人民政府根据本行政区域内传染病流行趋势,在国务院卫生行政部门确定的项目范围内,确定传染病预防、控制、监督等项目,并保障项目的实施经费。县级以上地方人民政府按照本级政府职责负责本行政区域内传染病预防、控制、监督工作的日常经费。

第四节　侵权责任法

《中华人民共和国侵权责任法》(以下简称《侵权责任法》)共十二章九十二条,前四章为一般侵权责任,后七章为特殊侵权责任。其中第七章是医疗损害责任。该法主要解决民事权益受到侵害时所引发的责任承担问题。本法自 2010 年 7 月 1 日起施行。应着重理解和把握的内容:

第五十四条规定:在诊疗活动中受到损害,医疗机构及其医务人员有过错的,由医疗机构承担赔偿责任。本条规定确定医疗损害的过错责任原则。本法生效,现行《医疗事故处理条例》有关医疗损害侵权责任的规定就丧失效力,人民法院审理医疗损害责任案件,适用本法第七章关于医疗损害责任的规定,而不再适用《医疗事故处理条例》。

第五十五条规定:医务人员在诊疗活动中应当向患者说明病情和医疗措施。需要实施手术、特殊检查、特殊治疗的,医务人员应当及时向患者说明医疗风险、替代医疗方案等情况,并取得其书面同意;不宜向患者说明的,应当向患者的近亲属说明,并取得其书面同意。医务人员未尽到前款义务,造成患者损害的,医疗机构应当承担赔偿责任。本法明确规定医务人员的"说明义务"和患者的"同意权"。体现了对患者自主决定权的尊重。

第五十六条规定:因抢救生命垂危的患者等紧急情况,不能取得患者或者其近亲属意见的,经医疗机构负责人或者授权的负责人批准,可以立即实施相应的医疗措施。就是说在抢救危急患者等紧急情况下,虽然没有患者同意,经医院负责人同意,也可以进行手术抢救。第五十六条规定,这种情形实施医疗措施应"经医疗机构负责人或者授权的人批准"。

第五十七条规定:医务人员在诊疗活动中未尽到与当时的医疗水平相应的诊疗义务,造成患者损害的,医疗机构应当承担赔偿责任。

第五十八条规定:患者有损害,因下列情形之一的,推定医疗机构有过错:

(1) 违反法律、行政法规、规章以及其他有关诊疗规范的规定。

(2) 隐匿或者拒绝提供与纠纷有关的病历资料。

(3) 伪造、篡改或者销毁病历资料。

本条明文规定,凡具备本条列举的三种情形之一时,应当"推定医疗机构有过错"。

第五十九条规定:因药品、消毒药剂、医疗器械的缺陷,或者输入不合格的血液造成患者损害的,患者可以向生产者、血液提供机构或者医疗机构请求赔偿。

第六十条规定:患者有损害,因下列情形之一的,医疗机构不承担赔偿责任:

(1) 患者或者其近亲属不配合医疗机构进行符合诊疗规范的诊疗。

(2) 医务人员在抢救生命垂危的患者等紧急情况下已经尽到合理诊疗义务。

(3) 限于当时的医疗水平难以诊疗。

前款第一项情形中,医疗机构及其医务人员也有过错的,应当承担相应的赔偿责任。

第六十一条规定:医疗机构及其医务人员应当按照规定填写并妥善保管住院志、医嘱单、检验报告、手术及麻醉记录、病理资料、护理记录、医疗费用等病历资料。患者要求查阅、复制前款规定的病历资料的,医疗机构应当提供。如果医院隐匿或者拒绝提供与纠纷有关的病历资料;或者伪造、篡改或者销毁病历资料,可推定医疗机构有过错。

第六十二条规定:医疗机构及其医务人员应当对患者的隐私保密。泄露患者隐私或者未经患者同意公开其病历资料,造成患者损害的,应当承担侵权责任。

以下情形就可以属于侵犯患者隐私:第一,未经患者许可而允许学生观摩;第二,未经患者同意公开患者资料;第三,乘机窥探与病情无关的身体其他部位;第四,其他与诊疗无关故意探秘和泄露患者隐私。但如患者患有传染病、职业病以及其他涉及公共利益和他人利益的疾病就不应当隐瞒。

第五节　医疗事故处理条例

《医疗事故处理条例》分总则、医疗事故的预防与处置、医疗事故的技术鉴定、医疗事故的行政处理与监督、医疗事故的赔偿、罚则、附则等共七章六十三条。本条例自 2002 年 9 月 1 日起施行。

(一) 医疗事故的构成要素

本条例所称医疗事故,是指医疗机构及其医务人员在医疗活动中，违反医疗卫生管理法律、行政法规、部门规章和诊疗护理规范、常规，过失造成患者人身损害的事故。“医疗事故”的构成至少包括以下几方面内容：

1. 主体是医疗机构及其医务人员 “医疗机构”是指取得《医疗机构执业许可证》的机构，“医务人员”是指依法取得执业资格的医疗卫生专业技术人员，护士可能成为医疗事故的主体之一。

2. 行为的违法性 “医疗事故”是医疗机构及其医务人员因违反医疗卫生管理法律、行政法规、部门规章和诊疗护理规范、常规而发生的事故。从医疗实践看，最常用、最直接的是部门关于医疗机构、医疗行为管理的规章、诊疗护理规范、常规。在判断是否医疗事故时，这是最好的判断标准。

3. 过失造成患者人身损害 两个含义：一是“过失”造成的，即是医务人员的过失行为，而不是有伤害患者的主观故意；二是对患者要有“人身损害”后果。

(二) 医疗事故的分级

《医疗事故处理条例》将医疗事故分为四级：

一级医疗事故：造成患者死亡、重度残疾的。

二级医疗事故：造成患者中度残疾、器官组织损伤导致严重功能障碍的。

三级医疗事故：造成患者轻度残疾、器官组织损伤导致一般功能障碍的。

四级医疗事故：造成患者明显人身损害的其他后果的。

具体分级标准，卫生部于 2002 年颁布了《医疗事故分级标准(试行)》。

(三) 医疗事故的预防和处置

条例第二章规定，医疗机构有责任做好医疗事故的预防和处置。

医疗机构及其医务人员在医疗活动中，必须严格遵守医疗卫生管理法律、行政法规、部门规章和诊疗护理规范、常规，恪守医疗服务职业道德。

强调了病历在诊疗中的重要性与病历书写的时效性。根据《病历书写基本规范(试行)》要求，病历书写应当客观、真实、准确、及时、完整。同时病历在某些情况下也可以在一定时间内补记(因抢救急危患者，未能及时书写病历的，有关医务人员应当在抢救结束后 6 小时内据实补记，并加以注明)。要保持病历完整权，患者有权复印或者复制其门诊病历、住院志、体温单、医嘱单、化验单(检验报告)、医学影像检查资料、特殊检查同意书、手术同意书、手术及麻醉记录单、病理资料、护理记录以及国务院卫生行政部门规定的其他病历资料。严禁涂改、伪造、隐匿、销毁或者抢夺病历资料。

条例明确规定了患者的知情权，要求在医疗活动中，医疗机构及其医务人员应当将患者的病情、医疗措施、医疗风险等如实告知患者，及时解答其咨询；但是，应当避免对患者产生不利后果。

关于医疗事故的预案及报告制度，条例规定医务人员在医疗活动中发生或者发现医疗事故、可能引起医疗事故的医疗过失行为或者发生医疗事故争议的，应当立即向所在科室负责人报告，科室负责人应当及时向本医疗机构负责医疗服务质量监控的部门或者专(兼)职人员报告；负责医疗服务质量监控的部门或者专(兼)职人员接到报告后，应当立即进行调查、核实，将有关情况如实向本医疗机构的负责人报告，并向患者通报、解释。发生医疗事故的，医疗机构应当按照规定向所在地卫生行政部门报告。

发生下列重大医疗过失行为的，医疗机构应当在 12 小时内向所在地卫生行政部门报告：

(1) 导致患者死亡或者可能为二级以上的医疗事故。

(2) 导致 3 人以上人身损害后果。

(3) 国务院卫生行政部门和省、自治区、直辖市人民政府卫生行政部门规定的其他情形。

发生或者发现医疗过失行为，医疗机构及其医务人员应当立即采取有效措施，避免或者减轻对患者身体健康的损害，防止损害扩大。

(四) 医疗事故的技术鉴定

条例规定了医疗事故技术鉴定的法定机构是各级医学会。根据《医疗事故技术鉴定暂行办法》及其他相关规定，委托鉴定的途径共有以下三种：医患双方共同委托；行政委托；司法委托。医学会不接受医患任何单方的申请，不接受非法行医造成的人身损害，由医学会出具医疗事故技术鉴定书。

医疗事故中医疗过失行为责任程度分为：完全责任、主要责任、次要责任、轻微责任。

1. 完全责任 指医疗事故损害后果完全由医疗过失行为造成。

2. 主要责任 指医疗事故损害后果主要由医疗过失行为造成，其他因素起次要作用。

3. 次要责任 指医疗事故损害后果主要由其他因素造成，医疗过失行为起次要作用。

4. 轻微责任 指医疗事故损害后果绝大部分由其他因素造成，医疗过失行为起轻微作用。

第三十三条规定了不属于医疗事故的几种情形：

(1) 在紧急情况下为抢救垂危患者生命而采取紧急医学措施造成不良后果的。

(2) 在医疗活动中由于患者病情异常或者患者体质特殊而发生医疗意外的。

(3) 在现有医学科学技术条件下,发生无法预料或者不能防范的不良后果的。

(4) 无过错输血感染造成不良后果的。

(5) 因患方原因延误诊疗导致不良后果的。

(6) 因不可抗力造成不良后果的。

(五) 罚则

条例在罚则中规定了对造成医疗事故的医疗机构与医务人员的处罚。

医疗机构发生医疗事故的,由卫生行政部门根据医疗事故等级和情节,给予警告;情节严重的,责令限期停业整顿直至由原发证部门吊销执业许可证,对负有责任的医务人员依照刑法关于医疗事故罪的规定,依法追究刑事责任(医务人员由于严重不负责任,造成就诊人死亡或者严重损害就诊人身体健康的,处三年以下有期徒刑或者拘役);尚不够刑事处罚的,依法给予行政处分或者纪律处分。

对发生医疗事故的有关医务人员,除依照前款处罚外,卫生行政部门并可以责令暂停 6 个月以上 1 年以下执业活动;情节严重的,吊销其执业证书。

医疗机构违反本条例的规定,有下列情形之一的,由卫生行政部门责令改正;情节严重的,对负有责任的主管人员和其他直接责任人员依法给予行政处分或者纪律处分:

(1) 未如实告知患者病情、医疗措施和医疗风险的。

(2) 没有正当理由,拒绝为患者提供复印或者复制病历资料服务的。

(3) 未按照国务院卫生行政部门规定的要求书写和妥善保管病历资料的。

(4) 未在规定时间内补记抢救工作病历内容的。

(5) 未按照本条例的规定封存、保管和启封病历资料和实物的。

(6) 未设置医疗服务质量监控部门或者配备专(兼)职人员的。

(7) 未制定有关医疗事故防范和处理预案的。

(8) 未在规定时间内向卫生行政部门报告重大医疗过失行为的。

(9) 未按照本条例的规定向卫生行政部门报告医疗事故的。

(10) 未按照规定进行尸检和保存、处理尸体的。

第六节 献 血 法

《中华人民共和国献血法》(以下简称《献血法》)共有二十四条,自 1998 年 10 月 1 日起施行。

制定本法的目的是为保证医疗临床用血需要和安全,保障献血者和用血者身体健康,发扬人道主义精神,促进社会主义物质文明和精神文明建设。

《献血法》规定,我国实行无偿献血制度,提倡 18 周岁至 55 周岁的健康公民自愿献血。

地方各级人民政府领导本行政区域内的献血工作,统一规划并负责组织、协调有关部门共同做好献血工作。县级以上各级人民政府卫生行政部门监督管理献血工作。各级红十字会依法参与、推动献血工作。

血站是采集、提供临床用血的机构,是不以营利为目的的公益性组织。设立血站向公民采集血液,必须经国务院卫生行政部门或者省、自治区、直辖市人民政府卫生行政部门批准。血站应当为献血者提供各种安全、卫生、便利的条件。

血站对献血者必须免费进行必要的健康检查;身体状况不符合献血条件的,血站应当向其说明情况,不得采集血液。血站对献血者每次采集血液量一般为 200ml,最多不得超过 400ml,两次采集间隔期不少于 6 个月。

血站采集血液必须严格遵守有关操作规程和制度,采集血液必须由具有采血资格的医务人员进行,一次性采血器材用后必须销毁,确保献血者的身体健康。血站对采集的血液必须进行检测;未经检测或者检测不合格的血液,不得向医疗机构提供。

为保证应急用血,医疗机构可以临时采集血液,但应当依照本法规定,确保采血用血安全。为了最大限度地发挥血液的功效,本法对医疗机构合理、科学用血提出了具体指导原则,即采用成分输血,这样就可以使血液能得以充分的利用,同时还可以减少浪费。

医疗机构的医务人员违反本法规定,将不符合国家规定标准的血液用于患者的,由县级以上地方人民政府卫生行政部门责令改正;给患者健康造成损害的,应当依法赔偿,对直接负责的主管人员和其他直接责任人员,依法给予行政处分;构成犯罪的,依法追究刑事责任。

附:其他法律法规

一、疫苗流通和预防接种管理条例

《疫苗流通和预防接种管理条例》共分八章七十三条,自 2005 年 6 月 1 日起施行。《条例》规定,疫苗的流通、预防接种及其监督管理适用本条例。

国务院卫生主管部门负责全国预防接种的监督

管理工作。国务院药品监督管理部门负责全国疫苗的质量和流通的监督管理工作。

疫苗分为两类。第一类疫苗，是指政府免费向公民提供的；第二类疫苗，是指由公民自费并且自愿受种的其他疫苗。接种第一类疫苗由政府承担费用。接种第二类疫苗由受种者或者其监护人承担费用。

国家对儿童实行预防接种证制度。在儿童出生后1个月内，其监护人应当到儿童居住地承担预防接种工作的接种单位为其办理预防接种证。接种单位对儿童实施接种时，应当查验预防接种证，并做好记录。医疗卫生人员在实施接种前，应当告知受种者或者其监护人所接种疫苗的品种、作用、禁忌、不良反应以及注意事项，询问受种者的健康状况以及是否有接种禁忌等情况，并如实记录告知和询问情况。受种者或者其监护人应当了解预防接种的相关知识，并如实提供受种者的健康状况和接种禁忌等情况。

医疗卫生人员应当对符合接种条件的受种者实施接种，并依照国务院卫生主管部门的规定，填写并保存接种记录。对于因有接种禁忌而不能接种的受种者，医疗卫生人员应当对受种者或者其监护人提出医学建议。

二、艾滋病防治条例

《艾滋病防治条例》共七章六十四条，自2006年3月1日起施行。本条例突出以下重点：

第一，社会因素在艾滋病的传播中起着重要的作用，这意味着对艾滋病的防治，需要全社会的参与。

第二，加强宣传教育，预防为主，宣传教育是我国艾滋病控制的工作方针。

第三，严格防控医源性感染，条例规定医疗机构和出入境检验检疫机构应当按照卫生部的规定，遵守标准防护原则，严格执行操作规程和消毒管理制度，防止发生艾滋病医院感染和医源性感染。

第四，条例明确规定了艾滋病病毒感染者、艾滋病患者及其家属的权利和义务。不得歧视艾滋病病毒感染者和艾滋病患者，要保障艾滋病病毒感染者和艾滋病患者的权利。

第五，财政保障艾滋病防治费用，免费提供多项医疗救助。

三、人体器官移植条例

《人体器官移植条例》共五章三十二条，自2007年5月1日起施行。在中华人民共和国境内从事人体器官移植，适用本条例；从事人体细胞和角膜、骨髓等人体组织移植不适用本条例。本条例强调以下重点：

第一，捐献人体器官，要严格遵循自愿。

第二，明确规定活体器官接受人必须与活体器官捐献人之间有特定的法律关系，即配偶关系、直系血亲或者三代以内旁系血亲关系，或者有证据证明与活体器官捐献人存在因帮扶等形成了亲情关系。

第三，条例明确规定任何组织或者个人不得以任何形式买卖人体器官，不得从事与买卖人体器官有关的活动。同时，对人体器官移植手术收取费用的范围作了界定。

第四，条例对人体器官移植医疗服务规定了准入制度；同时规定了对不再具备条件的医疗机构的退出制度。

第七节　医院护理管理的组织原则

护理组织管理是运用现代护理管理科学的组织理论、建立适合的工作模式，把人员进行分工和协助，有效地运用护理人员的工作能力，高效地完成护理目标。护理组织管理的基本原则如下：

（一）等级和统一指挥的原则

将组织的职权、职责按照上下级关系划分，组成垂直等级结构，实现统一指挥。如护理组织上划分为护理部主任、科护士长、护士长、护士的管理等级结构。

为了避免多头指挥和无人负责的现象，提高管理效率，在管理中需要统一领导、统一指挥。避免两个以上领导人同时对一个下级和一项工作行使权力，这样容易造成下级无所适从。

（二）专业化分工与协作的原则

要提高管理的效能，组织中多个人为一个目标工作，就需要有分工和协作。根据组织任务、目标，按照专业进行合理分工，使每一个部门和个人明确各自任务、完成的手段、方式和目标。不能过细，也不能过粗，给每个成员分配相应有限的任务，使其工作更熟练。护理工作依此分配到群体或个人，使其技能得到有效的利用。但要更好的实现组织目标，还需进行有效的合作。

（三）管理层次的原则

管理层次是组织结构中纵向管理系统所划分的等级数量。要做到组织有效地运转，组织中的层次应越少越好，命令路线越短越好。组织层次越多，对上报和下达情况的沟通难度越大。组织层次与管理宽度成反比，相同人数的组织，管理宽度大则组织层次少，反之则组织层次多。近年来，随着现代化通讯设备的应用，出现了加宽管理宽度，减少层次，使组织趋于扁平结构的趋势。

(四) 有效管理幅度的原则

管理幅度又称管理宽度，是指一个主管人员直接有效指挥下属人员的数量。管理幅度应是合理有限的。管理幅度随工作性质、类型、特点、护士的素质、技术水平、经验、管理者的能力而定。有效的管理监督要在合理的管理幅度下才能实现。层次越高，管理的下属人数应相应减少。在护理管理中，护理部主任、科护士长，护士长的管理幅度要适当和明确，管理幅度过宽，管理的人数过多，任务范围过大，使护理人员接受的指导和控制受到影响，管理者则会感到工作压力大，易导致工作的失控；管理幅度过窄，会导致机构臃肿，人浮于事，造成人力资源的浪费。

(五) 职责与权限一致的原则

权利是完成任务所必需的，职位和权利应是对等的。为了实现职、责、权、利的对应，要做到职务实在，责任明确，权利恰当，利益合理。权利不应大于或小于其职责。如果有权无责会助长瞎指挥和官僚主义；有责无权或权限太小，会阻碍或束缚管理者的积极性、主动性和创造性，使组织缺乏活力，不能真正履行相应的责任。

(六) 集权分权结合原则

集权是把权力相对集中在高层领导者手中，使其最大限度地发挥组织的权威。分权是把权力分配给每一个管理层和管理者，使他们就管理范围内的事情作出决策。集权与分权相结合原则是指在组织工作中必须要正确处理好集权与分权的关系，这样才能保证组织的有效运行。集权有利于统一指挥，提高绩效，分权有利于调动下级的工作积极性。集权过度，会妨碍组织成员工作的正常开展，制约人们积极性的发挥，分权过度，乱派权力，则会导致管理上的失控，造成组织的混乱。因此，应把握好集权与分权的程度。

(七) 任务和目标一致的原则

强调各部门的目标与组织的总目标保持一致，各部门或者科室的分目标必须服从组织的总目标。例如护理部的目标必须根据医院总体目标制定，并始终保持一致。病房、门诊、手术室等护理管理目标必须服从护理部的总体目标。只有目标一致，才能同心协力完成任务。

(八) 稳定性与适应性相结合的原则

要保证组织的正常运行，就必须在组织结构的稳定性与适应性之间取得平衡。组织结构的稳定，有利于组织的正常运转和协作关系的稳固，而一个组织随内外环境的变化相应地调整组织结构的内部构成和分工协作关系，强化组织功能，能增强组织对环境的适应能力。组织既稳定又灵活，能在多变的环境中生存和发展。

第八节 临床护理工作组织结构

一、护理组织结构

我国医院护理组织结构主要有几种形式：

(1) 在院长领导下，设护理副院长、护理部主任、科护士长、护士长，实施垂直管理。

(2) 在主管医疗护理副院长领导下，设护理部主任、科护士长、护士长。

(3) 床位不满 300 张的医院，不设护理部主任，只设立总护士长、护士长的二级管理。

(4) 在主管院长的领导下，设立护理部主任、科护士长、护士长，但科护士长纳入护理部合署办公。

二、护理工作模式

(一) 个案护理

个案护理是由一名护士护理一位患者，即由专人负责实施个体化护理。适用于危重患者或某些特殊患者护理及临床教学需要。在这种工作模式下，护士能够全面掌握和满足患者的需求，患者能够得到高质量的护理。缺点是对护士要求高，需要的人数多、成本高。

(二) 功能制护理

功能制护理是以工作中心为主的护理方式，将工作以岗位分工，护士被分为主班护士、治疗护士、药疗护士、生活护理护士等。护理人员按照分配做不同类型的工作内容。这种工作模式，护士分工明确，工作绩效高，易于组织管理，节省人力。缺点是护士容易忽视患者的整体护理和需求，工作机械重复，易导致疲劳厌烦，不能发挥主动性和创造性。

(三) 小组护理

小组护理是以分组的形式对患者进行整体护理。将护理人员和患者分成若干小组，一个或一组护士负责一组患者的护理方式。小组组长负责制订护理计划和措施，指导小组成员共同参与和完成护理任务。这种工作模式能充分发挥不同层次护理人员的作用,发挥团队合作精神,维系良好工作氛围。缺点是护士个人的责任感相对较弱,患者也缺乏归属感。

(四) 责任制护理

责任制护理是由责任护士和相应辅助护士对患者从入院到出院进行有计划、有目的的整体护理。每个护理人员负责一定数量的患者,以患者为中心,以护理计划为内容,对患者实施有计划的、系统的、全面的整体护理。工作内容包括进行入院教育、完成各种治疗、基础护理和专科护理、护理病历书写、制订护理计划、观察病情变化、心理护理、健康教育、出院指导与评价等。这种工作模式,护士责任明确,自主性强,能为患者提供连续、整体、个性化护理。缺点是对护士要求高,所需人力大。

将责任制护理和小组护理结合起来,是近年来发展的一种护理方式。将一组护士,根据不同层次护士的工作能力、技术水平负责不同数量、不同病情轻重的患者,包干到人,明确分工责任,进行整体护理。这种小组式责任制护理工作方式也是目前创建优质护理服务示范医院活动中倡导的护理工作模式。

(五) 系统化整体护理

系统化整体护理是自 20 世纪 90 年代以来开展的新型护理模式,是在责任制护理的基础上对护理方式的进一步丰富和完善。是一种以护理对象为中心,视护理对象为生物、心理、社会多因素构成的开放性有机整体,根据护理对象的需求和特点为其提供全方位的最佳的护理。

第九节 医院常用的护理质量标准

护理质量标准是指在护理质量管理中,以标准化的形式,根据护理工作内容及特点、流程、管理要求、护理人员及服务对象的特点,以患者满意为标准,制定护理人员严格遵循和掌握的护理工作准则、规定、程序和办法。护理质量标准是护理质量管理的基础,是护理实践的依据,是衡量整个护理工作或单位及个人工作数量、质量的标尺和砝码。

一、护理质量标准体系结构

护理质量标准体系包括要素质量、环节质量和终末质量。

(一) 要素质量

要素质量是指提供护理工作的基础条件质量,是构成护理服务的基本要素。包括人员配备,如编制人数、职称、学历构成等;可开展业务项目及合格程度的技术质量、仪器设备质量、药品质量、器材配备、环境质量(设施、空间、环境管理)、排班、值班传呼等时限质量、规章制度等基础管理质量。

(二) 环节质量

环节质量是指各种要素通过组织管理形成的工作能力、服务项目、工作程序和工序质量。主要指护理工作活动过程质量。包括管理工作及护理业务技术活动过程,如执行医嘱、观察病情、患者管理、护理文件书写、技术操作、心理护理、健康教育等。

(三) 终末质量

终末质量是指患者所得到的护理效果的质量。如皮肤压疮发生率、差错发生率、一级护理合格率、住院满意度、出院满意度等患者对护理服务的满意度调查结果等。

二、护理质量标准

护理质量标准包括护理技术操作质量标准、护理管理质量标准、护理文书书写质量标准、临床护理质量标准四大类。

(一) 护理技术操作质量标准

(1) 严格三查七对。

(2) 操作正确、及时,确保安全、节力、省时、省物。

(3) 严格执行无菌操作原则及操作程序,操作熟练。

(二) 护理管理质量标准

1. 护理部管理质量标准 有健全的领导体制及管理制度,管理目标明确;有达标措施。有健全的会议制度;能落实护理检查和质量控制;有计划、有目标地培养护理人员;开展护理教学和科研工作,建立、健全护理技术档案;有各项登记、信息管理制度。有各级人员及护士岗位职责、考核标准并定期考核。各科疾病护理常规完备,并定期组织修改完善。

2. 病房护理工作质量标准 包括病室管理、基础护理与重症护理、无菌操作与消毒隔离、岗位责任制、护士素质等。

(1) 病房管理:病房内清洁、整齐、安静、舒适。病室规范,工作有序;贵重药、毒麻药有专人管理,药柜加锁,账物符合;病室陪伴率符合医院标准;预防医院感染和护理合并症的发生;有健康教育制度。

(2) 基础护理与重症护理:病情观察全面及时,掌握患者基本情况。患者六洁[口腔、头发、皮肤、指

(趾)甲、会阴、床单位]、四无(无压疮、无坠床、无烫伤、无交叉感染);落实基础护理和专科护理,有效预防并发症。各种引流管、瓶清洁通畅,达到要求;晨晚护符合规范;专科护理到位;急救物品齐全、抢救技术熟练,医嘱执行准确及时。做好监护抢救护理及护理记录,安全舒适,无并发症。

(3) 无菌操作及消毒隔离:各项无菌技术操作符合要求;消毒物品方法正确;浸泡器械的消毒液浓度、更换时间及液量达到标准;扫床套“一人一套”,小桌擦布“一人一巾”,用后浸泡消毒;餐具及便器用后消毒;治疗室、处置室、换药室严格执行消毒隔离制度,定期消毒并做空气细菌培养;传染病患者按病种进行隔离;无菌物品注明灭菌日期,单独放置,无过期物品;了解各种消毒液使用的浓度、范围及配置方法;医疗垃圾使用黄塑料袋集中处理;建立预防院内感染的质检机构、制度及措施。

(4) 岗位责任制健全:明确护理部主任、科护士长、护士长、护士、护理员等工作职责。

(5) 护士素质:服装清洁整齐、举止大方;态度和蔼,语言文明;贯彻保护性医疗制度;团结协作,努力学习;遵守规章制度,坚守岗位;热情主动做好各项护理工作。

3. 门诊护理工作质量标准　包括门诊管理及服务台工作。

(1) 门诊管理:工作人员要坚守岗位,衣帽整齐、举止大方;诊室清洁整齐,维持良好候诊、就诊秩序;进行健康宣教。

(2) 服务台工作:做好分诊工作,做到传染病患者不漏诊;服务态度好;维持患者候诊、就诊秩序;做好开诊前准备工作;配合医生诊疗;做好无菌操作和消毒隔离工作。

4. 手术室质量标准　包括无菌操作和消毒隔离、手术室管理、手术室各岗位工作质量标准。

(1) 无菌操作和消毒隔离:严格执行无菌操作规程,无菌手术感染率小于0.5%,三类切口感染有追踪登记制度;有消毒隔离制度;每月定期进行细菌培养及对手术室空气、医护人员的手、物品进行监测;无过期无菌物品;对感染手术严格执行消毒隔离制度。

(2) 手术室管理:手术室清洁、安静,有定期清扫制度;衣帽、鞋按要求穿戴;高压灭菌达到无菌要求;对参观人员、实习人员有管理要求;各种登记制度健全。

(3) 手术室各岗位工作制度:巡回护士根据手术要求做好准备工作,保证物品及时供应和性能良好,能主动准确配合手术及抢救工作,无差错。做好术前访视、术中护理,保证患者舒适及安全。洗手护士能熟练配合手术,严格执行无菌操作,和巡回护士共同查对患者、手术部位、用药、输血、器械敷料及手术标本,保证术后伤口内无遗留物等,做好记录。

5. 供应室质量标准　包括无菌操作和消毒隔离,物品供应。

(1) 无菌操作和消毒隔离:灭菌物品注明灭菌日期,无过期物品;定期抽样做细菌培养,监测灭菌效果,高压灭菌每锅均有指示剂监测灭菌效果;无菌物品存放室、清洗与包装间、高压灭菌消毒室定期做空气培养;无菌、有菌物品分开放置。

(2) 物品供应:物品下收下送;物品灭菌达要求,无热源;物品种类齐全适用,质量合格;救急物品供应齐全、数量充足;物品妥善保管,定期清点维修;做好一次性物品发放及回收工作。

(三) 护理文件书写质量标准

护理文件包括体温单、医嘱执行单、护理记录单、手术护理记录单等。

护理记录书写客观、真实、可靠、准确、及时、完整。使用蓝(黑)笔书写,动态反映病情变化,重点突出,运用医学术语。字迹端正、清晰,无错别字,外文书写合乎规范,不得用刮、粘、涂等方法掩盖或去除原字迹。体温单绘制清晰,无漏项。执行医嘱时间准确,双人签名。医院有护理文件书写规范,病历统一归档。

(四) 临床护理质量标准

1. 特级、一级护理

(1) 特级护理:专人24小时护理,备齐各种急救药品、器材。制订并执行护理计划,严密观察病情。正确及时做好各项治疗、护理,做好特护记录。做好基础护理,患者无并发症。

(2) 一级护理:按病情需要准备急救用品,制订并执行护理计划,按病情需要每15～30分钟巡视,密切观察病情变化,做好记录。做好基础护理。

2. 急救物品　物品完好、无缺,处于备用状态。定专人保管、定时检查核对、定点放置、定量供应、定期消毒。合格率100%。

3. 基础护理　患者清洁、整齐、舒适、安全、安静、无并发症。

4. 消毒灭菌　有预防院内感染的规定和措施,有监测消毒灭菌的技术手段;严格区分无菌区及有菌区,无菌物品按规定放置,标签明显,注明时间;掌握各种消毒方法及消毒液的浓度及用法;手术室、供应室、产房、婴儿室、治疗室、换药室等定期做空气培养。紫外线空气消毒应有登记检查制度。无菌物品灭菌合格率100%。

第十节 医院护理质量缺陷及管理

一、相关概念

护理质量缺陷是指在护理活动中，出现技术、服务、管理等方面的失误。一切不符合质量标准的现象都属于质量缺陷。表现为患者对护理的不满意、医疗事故、医疗纠纷，包括护理事故、护理差错、护理投诉等。

根据《医疗事故处理条例》对医疗事故的定义，医疗事故是指医疗机构及其医务人员在医疗活动中，违反医疗卫生管理法律、行政法规、部门规章和诊疗护理规范、常规，过失造成患者人身损害的事故。根据对患者的人身损害程度，医疗事故分成4级。一级医疗事故为造成患者死亡、重度残疾的；二级医疗事故是造成患者中度残疾、器官组织损伤，导致严重功能障碍的；三级医疗事故是造成患者轻度残疾、器官组织损伤，导致一般功能障碍的；四级医疗事故是造成患者明显人身损害或其他后果的。

医疗事故中医疗过失行为责任程度的判定，在医疗事故处理条例中对医疗过失行为责任程度的判定没有责任和技术的区别，而是按照导致患者人身损害后果的诸多因素中，医疗过失行为所占的比重依次为：完全责任、主要责任、同等责任、次要责任和轻微责任。

护理事故是指护理活动中，由于责任心不强、工作疏忽、不严格执行规章制度、违反医疗卫生管理法律、行政法规、部门规章和诊疗护理规范、常规，过失造成患者死亡、伤残或组织器官损伤而导致功能障碍。

护理差错是指护理活动中，由于责任心不强、工作疏忽、不严格执行规章制度、违反医疗卫生管理法律、行政法规、部门规章和诊疗护理规范、常规，过失造成患者直接或间接的影响，但未造成严重后果，未构成医疗事故的。

二、常见的护理质量缺陷

(一) 违反护理规范、常规

药物名称、剂量、浓度、用法等查对失误；患者姓名、床号查对失误；观察病情不仔细；护理措施不到位；违反护理操作常规或操作不当等。

(二) 执行医嘱不当

盲目执行医嘱；未按要求执行医嘱；错抄漏抄医嘱等。

(三) 工作不认真，缺乏责任感

表现为护士值夜班睡觉，离岗，不及时巡视病房，对患者不负责等。

(四) 护理管理上的缺陷

服务态度不良；护理记录缺陷；抢救设备、药品管理不善，贻误抢救时机；疏于对护士的业务培训和技术考核；护理人员法律知识缺乏等。

(五) 护士消极怠倦心理

由于护理工作平日琐碎，技术与服务要求高，精神高度紧张，思想压力大，易引起护士的消极怠倦心理而发生护理缺陷。

三、护理质量缺陷的预防和处理

护理质量缺陷的控制关键在预防。预防为主的思想是整个质量管理的核心。

认真履行差错事故上报制度。发生护理事故后，当事人应立即报告科室护士长及科室领导，科室护士长应立即向护理部报告，护理部应随即报告给医务处或者相关医院负责人。发生严重差错或者事故的各种有关记录、检验报告及造成事故的可疑药品、器械等，不得擅自涂改销毁，应妥善保管，需要时封存病历。立即进行调查核实和处理，并上报上级卫生管理部门。

发生护理差错后，当事人应立即报告护士长及科室相关领导，护士长应在24小时内填写报表上报护理部。护理单元应在一定时间内组织护理人员认真讨论发生差错的原因分析，提出处理和改进措施。护理部应根据科室上报材料，深入临床进行核实调查，作出原因分析，找出改进的方法和措施。

对发生护理差错事故的当事人，可根据发生问题情节的严重程度，给予口头批评、通报批评、书面检讨，情节严重者给予处分、经济处罚、辞退等处理。

四、护理质量缺陷的控制

加强教育，增强各级护理人员的护理质量安全意识。时刻树立患者第一，安全第一的观念。认识质量和安全对于护理专业可持续发展的重要性，提高风险意识，自觉遵循以质量求发展的护理质量管理方针。

增强护理人员的法制观念，自觉遵守法律法规，防范由于法制观念不强造成的护理疏忽或护理缺陷。同时要把法律当成维护自身合法权益的手段。

不断学习和培训，提高护理人员的专业技能和业务水平，注意护理人员个人素质的培养。建立健全不

同层次人员的在职教育，鼓励在职护士的深造学习，发展专科护士，提高护士学历层次，促进护士专业队伍建设，提高护理服务的质量。

建立健全不同层次的护理质量控制系统，护理部设安全管理小组，科室设安全监控小组，护理部、总护士长、护士长层层进行质量监督监控，尤为重要的是护士的自我监控。明确各自职责，定期分析判断，发现问题及时纠正。

建立健全护理安全管理制度及突发事件应急预案等各类安全管理制度。要经常组织护理人员学习、考核，并落实在工作中，使护理安全工作走向制度化、标准化、规范化。

在护理安全管理中，要本着预防第一的原则。对容易出现缺陷的薄弱环节和关键环节如新调入的护士、有思想障碍的人员、节假日或患者多、有抢救患者时、人际关系不协调时应注意预防管理。

严格执行和落实差错事故上报处理制度，不隐报、不瞒报，要认真对待发生的问题，积极改进。正确评价护理差错的发生情况，既要从个人方面，也要从护理组织管理等多方面寻求原因，吸取经验教训。

建立健全护理不良事件管理制度和流程，提倡真实反映临床中存在和发现的各种不良事件和隐患，如皮肤压力伤、跌倒、管路滑脱、坠床等鼓励不良事件上报。积极发现可能存在的隐患，提出可行的预防措施，起到预防为主的有效作用。

坚持全面质量管理的思想，对工作环境、影响质量的因素，运用 PDCA 循环管理的模式，对护理质量和安全持续改进。

PDCA 管理循环就是按照计划、执行(实施)、检查、处理四个阶段来进行质量管理，并循环不止的进行下去的一种管理工作程序，由美国质量管理专家戴明于 1954 年根据信息反馈原理提出，又称戴明循环，是全面质量管理保证体系运转的基本方式。P 代表计划，即检查质量状况，找出存在问题，查出产生质量问题的原因，针对主要原因定出具体实施计划。D 代表执行(实施)，即贯彻和实施预定的计划和措施。C 代表检查，即检查预定目标执行情况。A 代表处理，即总结经验教训，存在的问题转入下一个管理循环中。

PDCA 循环管理的特点是：①大环套小环，互相促进：如整个医院就是一个大的 PDCA 循环，护理部是一个中心 PDCA 循环，各护理单元如病区、门诊、急诊室等是小的 PDCA 循环。大环套小环，直至把任务落实到每一个人；反过来小环保大环，从而推动质量管理不断提高。②阶梯式运行，每转动一周就提高一步：PDCA 四个阶段周而复始地运转，每转一周都有新的内容与目标，并不是停留在一个水平上的简单重复，而是阶梯式上升，每循环一圈就要使质量水平和管理水平提高一步。PDCA 循环的关键在于“处理阶段”，就是总结经验，肯定成绩，纠正失误，找出差距，避免在下一循环中重犯错误。

强化经济杠杆的监督促进作用。加强质量控制和风险防范的力度，把每月质量考核结果与绩效分配与科室及个人结合，与管理责任挂钩，充分发挥经济杠杆作用。对于发现隐患及不良事件及时上报、堵塞工作漏洞、纠正差错、对质量促进表现突出的科室及个人给予奖励。

五、控 制 工 作

(一) 控制的概念

控制是监视各项活动以保证它们按计划进行并纠正各种重要偏差的过程。

在护理管理中，控制就是护理管理者对下属的工作进行检查，了解目前工作是否按既定的计划、标准和方向运行，若有偏差就要分析原因采取改进措施，以确保组织目标的实现。

(二) 控制的类型

控制按照不同的划分依据可分为多种类型。依据纠正偏差措施的作用环节不同，控制可分为前馈控制、同期控制和反馈控制。

1. 前馈控制　又称预先控制，是计划实施前采取预防措施防止问题的发生，而不是在实施中出现问题后的补救。

前馈控制的工作重点是防止所使用的各种资源在质和量上产生偏差，是通过对人力、物力、财力和资源控制来实现的，在护理管理中称为基础质量控制，如急救物品完好率、常规器械消毒灭菌合格率、护理人员的素质等属于此类控制。

2. 同期控制　又称过程控制、环节质量控制，其纠正措施是在计划执行的过程中。

护理管理者通过现场监督检查、指导和控制下属人员的活动，对执行计划的各个环节质量进行控制，当发现不符合标准的偏差时立即采取纠正措施。如护士在护理操作过程中发生错误时护士长予以纠正；或各班护士在履行每日职责时发现有错误及时纠正，或每日查对医嘱及时纠正等属于此类控制。

3. 反馈控制　又称后馈控制、结果质量控制，这类控制作用发生在行动之后。

这类控制主要是将工作结果与控制标准相比较，对出现的偏差进行纠正，防止偏差的继续发展或再度发生。如护理质量控制中的“压疮发生率”、“基础护理合格率”、“护理差错事故发生次数”等统计指标即属此类控制指标。

(三) 控制的基本过程

1. 建立标准 标准是计量实际或预期工作成果的尺度。建立标准首先应明确控制的对象或要素，然后根据计划需要建立专门的标准。标准一般是针对目标完成具有重要意义的关键点，必须是明确的、可以考核的。

2. 衡量绩效 衡量绩效是控制过程的信息收集。通过衡量绩效，可以反映计划执行的进度，获取大量信息，发现已经发生和将要发生的偏差，及时采取纠正措施。

3. 纠正偏差 纠正偏差是控制的关键。偏差包括已发生的和将要发生的两种。这一步就是根据偏差分析的结果，制定纠偏措施，并付诸实施，使实际工作重新进入计划轨道。

习题训练

A_1 型题

1. 护士执业注册的有效期为
   A. 2年　B. 3年
   C. 5年　D. 8年
   E. 10
2. 护士申请延续注册的时间应为
   A. 有效期届满前半年
   B. 有效期届满后半年
   C. 有效期届满前30日
   D. 有效期届满后30日
   E. 有效期届满前7日
3. 以下法规性文件，法律效力最低的是
   A.《中华人民共和国宪法》
   B.《中华人民共和国执业医师法》
   C.《护士条例》
   D.《中华人民共和国献血法》
   E.《医院感染管理办法》
4. 护士在执业活动中出现的情形，不适合依照护士条例进行处罚的是
   A. 发现患者病情危急未及时通知医师
   B. 发生公共卫生事件不服从安排参加医疗救护
   C. 泄露患者隐私
   D. 护士在执业活动中造成医疗事故
   E. 发现医嘱违反法律、法规、规章或者诊疗技术规范的规定，未依照规定提出或者报告
5. 护士执业证书由以下哪个部门颁发
   A. 中央人民政府
   B. 中央人民政府卫生主管部门
   C. 省、自治区、直辖市人民政府
   D. 省、自治区、直辖市人民政府卫生主管部门
   E. 县级以上人民政府
6. 申请注册的护理专业毕业生，应在教学或综合医院完成临床实习，其时限至少为
   A. 3个月　B. 6个月
   C. 8个月　D. 10个月
   E. 12个月
7. 取得以下哪种法律文书，则代表持有者具备护士执业资格，可以从事护理专业技术活动
   A.《护士执业证书》
   B. 高等学校护理专业毕业证书
   C. 中等职业学校护理专业毕业证书
   D.《专科护士培训合格证书》
   E.《护理员资格证书》
8. 全国范围内的护士监督管理工作的负责部门是
   A. 人事部　B. 教育部
   C. 卫生部　D. 监察部
   E. 国务院
9. 申请护士执业注册的时限为通过护士执业资格考试之日起
   A. 半年内　B. 1年内
   C. 2年内　D. 3年内
   E. 4年内
10.《护士条例》的制定宗旨是
   A. 维护护士合法权益
   B. 促进护理事业发展
   C. 保障医疗安全和人体健康
   D. 规范护理行为
   E. 以上都是
11. 关于申请护士执业注册，错误的是
   A. 申请人向拟执业所在地的省级人民政府卫生主管部门提出申请
   B. 护士执业注册的受理期限为申请人提出申请的20个工作日内
   C. 护士执业注册证书包含有效期信息
   D. 护士执业注册证书不包含护士执业地点信息
   E. 申请人需提交学历证书及相关证明
12. 以下可作为申请护士执业注册的学历证书是
   A. 高等教育自学考试护理学专业毕业证书
   B. 成人高等学校函授护理学专业毕业证书

C. 普通中等专业学校三年制全日制护理学专业毕业证书
D. 高等医学教育网络教育护理学专业毕业证书
E. 成人高等学校全日制护理学专业专升本毕业证书

13. 注销护士执业注册的情形不包括
A. 未申请延续护士执业注册
B. 护士死亡
C. 护士因身体原因丧失行为能力
D. 护士因身体原因病休在家
E. 护士执业注册被吊销

14.《护士条例》规定的医疗卫生机构的职责不包括
A. 按照卫生部的要求配备护士
B. 为护士提供防护用品
C. 不得让护士从事危险的工作
D. 保证护士接受培训
E. 为护士足额缴纳社会保险

15. 医疗卫生机构出现下列情形且逾期没有改正，可以暂停其6个月以上、1年以下执业活动，但不包括
A. 护士的配备数量低于卫生部要求
B. 允许未取得护士执业证书的人员在本机构从事诊疗技术规范规定的护理活动
C. 允许未按照规定办理执业地点变更手续的护士在本机构从事诊疗技术规范规定的护理活动
D. 允许未按照规定办理延续执业注册手续的护士在本机构从事诊疗技术规范规定的护理活动
E. 未按照规定给予护士相应的工资、福利待遇

16. 护士在执业活动中的表现，下述错误的是
A. 发现患者病情危急，立即通知医师
B. 医师不能马上赶到时，护士有权独立抢救危重患者
C. 护士实施必要的抢救措施，要避免对患者造成伤害
D. 必须依照诊疗技术规范救治患者
E. 发现医嘱违反法律、法规、规章或者诊疗技术规范规定，应向开具医嘱的医师提出

17. 护士执业注册被吊销，是指
A. 是基于特定事实的出现，由卫生行政部门依据法定程序收回护士执业注册证书
B. 不具备取得护士执业注册的条件而取得护士执业注册的，由有关行政机关予以吊销
C. 具备取得护士执业注册的条件，但因执业注册所依据的法律、法规、规章修改或废止，或客观情况发生重大变化，基于公共利益的需要，由有关行政机关予以吊销
D. 护士取得执业注册后从事违法活动，行政机关依法予以吊销执业注册
E. 非卫生行政部门进行的执业注册，由有关行政机关予以吊销

18. 关于护士执业记录，错误的说法是
A. 建立护士执业记录是依法行政、科学行政、科学管理的需要
B. 是卫生行政部门进行护士执业注册变更、延续的依据
C. 是医疗卫生机构评价护士成绩、晋升职称、进行奖惩的基础材料
D. 包括护士执业良好记录和护士执业不良记录
E. 执业不良记录仅限于护士违反《护士条例》有关规定所受到的处分、处罚

19. 申请护士执业注册应具备的条件有“具有完全民事行为能力”，具有“完全民事行为能力”的人一般是指年龄在
A. 16周岁以上的公民
B. 18周岁以上的公民
C. 20周岁以上的公民
D. 22周岁以上的公民
E. 23周岁以上的公民

20. 对于长期从事护理工作的护士应当颁发荣誉证书，我国目前对于享受该荣誉的护士的护龄规定是
A. 20年　　B. 25年
C. 30年　　D. 35年
E. 40年

21. 医疗卫生机构接到患者投诉护士，应当进行调查，调查的对象应该包括
A. 仅包括患者本人
B. 仅包括当事护士
C. 患者本人和当事护士
D. 患者本人、当事护士及其同事
E. 患者本人和当事护士及其同事、护士长

22. 护士履行的护理活动是指
A. 诊疗技术规范中规定的护理活动
B. 教科书中规定的护理活动
C. 医院制定的护理常规中规定的护理活动
D. 护士认为应该进行的护理活动
E. 患者不能进行的护理活动

23. 献血者每次采集血液量和两次采集间隔为
A. 献血者每次采集血液量一般为200ml，最多不超过400ml，两次采集时间不得少于3个月
B. 献血者每次采集血液量一般为400ml，两次采集间隔不少于6个月
C. 献血者每次采集血液量一般为200ml，两次采集间隔不少于3个月
D. 献血者每次采集血液量一般为400ml，两次采

集间隔不少于 3 个月

E. 献血者每次采集血液量一般为 200ml,最多不超过 400ml,两次采集间隔不少于 6 个月

24. 我国健康公民自愿献血的年龄是

A. 18～50 周岁　B. 20～60 周岁

C. 18～60 周岁　D. 18～55 周岁

E. 20～55 周岁

25.《医院管理评价指南》规定,综合医院病房护士与床位的比例应该为

A. 0.33∶1　B. 0.4∶1

C. 0.5∶1　D. 1∶1

E. 2.5∶3

26. 医疗事故技术鉴定费用的支付原则是

A. 医疗机构支付

B. 患方支付

C. 提出医疗事故处理申请的一方支付

D. 双方支付

E. 属于医疗事故的,鉴定费由医疗机构支付;不属于医疗事故的,由提出医疗事故处理申请的一方支付

27. 行政区域内护士执业良好记录和不良记录应由以下哪个部门建立

A. 护士执业的医疗机构

B. 县级以上地方人民政府卫生主管部门

C. 市级以上地方人民政府卫生主管部门

D. 省级以上地方人民政府卫生主管部门

E. 中央人民政府卫生主管部门

28. 以下属于医疗事故的是

A. 因不可抗力造成不良后果的

B. 在紧急情况下为抢救垂危患者生命而采取紧急医学措施造成不良后果

C. 非法行医,造成患者人身损害

D. 因患方原因延误诊疗导致不良后果

E. 药物不良反应造成不良后果

29. 法定的传染病责任报告人是

A. 传染病患者

B. 传染病患者家属

C. 传染病患者家属及其同事

D. 医疗机构的医务人员

E. 任何知情者

30.《中华人民共和国传染病防治法》规定的法定传染病有

A. 25 种　B. 35 种

C. 37 种　D. 40 种

E. 45 种

31. 治愈率、好转率、病死率、院内感染率等是临床质量评价中的

A. 环节质量指标　B. 要素质量指标

C. 基础质量指标　D. 终末质量指标

E. 操作质量指标

32. 把执行结果与预定目标进行对比、分析属于

A. PDCA 的计划阶段　B. PDCA 的实施阶段

C. PDCA 的检查阶段　D. PDCA 的反馈阶段

E. PDCA 的处理阶段

33. 根据对患者的人身损害程度,医疗事故分为

A. 一级　B. 二级

C. 三级　D. 四级

E. 五级

34. PDCA 循环中的"P"指的是

A. 检查　B. 实施

C. 计划　D. 处理

E. 反馈

35. 不属于护理质量标准体系中要素质量内容的是

A. 药品质量　B. 学历构成

C. 规章制度　D. 观察病情

E. 环境质量

36. 不属于护理质量标准体系中环节质量内容的是

A. 护士编制　B. 执行医嘱

C. 技术操作　D. 护理文件书写

E. 健康教育

37. 以流水作业式的方式进行工作,属于

A. 个案护理　B. 功能制护理

C. 小组护理　D. 责任制护理

E. 系统化整体护理

38. 我国卫生部规定,500 张以上床位的医院的护理管理体制的设置为

A. 设专职副院长兼护理部主任,另设护理部副主任 2 人

B. 不需设专职副院长,设护理部主任 1 人,副主任 2 人

C. 设专职副院长兼护理部主任,另设护理部副主任 1 人

D. 护理部主任 1 人,副主任 2 人

E. 护理部主任 1 人,副主任 3 人

39. 医院护理系统中最基层的管理者是

A. 护士　B. 护士长

C. 科护士长　D. 总护士长

E. 护理部主任

40. 造成患者轻度残疾、器官组织损伤导致一般功能障碍的医疗事故属于

A. 一级医疗事故　B. 二级医疗事故

C. 三级医疗事故　D. 四级医疗事故

E. 五级医疗事故

41. 护理管理过程的核心是
A. 以人为中心　B. 改善及提高护理质量
C. 完成组织目标　D. 计划过程
E. 实施过程

42. 保证急救物品完好属于护理质量控制中的
A. 前馈控制　B. 同期控制
C. 过程控制　D. 反馈控制
E. 后馈控制

43. 无菌物品灭菌合格率为
A. 95%　B. 98%
C. 99%　D. 99.5%
E. 100%

44. 提出 PDCA 循环管理的管理学家是
A. 法约尔　B. 戴明
C. 韦伯　D. 泰罗
E. 梅奥

45. 下列不属于基础护理业务技术的是
A. 病情观察　B. 营养与饮食
C. 尸体料理　D. 护理文件书写
E. 各种引流技术

46. 控制过程的关键是
A. 明确目的　B. 获取信息
C. 纠正偏差　D. 衡量绩效
E. 建立标准

47. 为树立社会新风尚作表率，国家鼓励下列哪些人员率先献血
A. 工人、农民
B. 外资、合资、独资企业的工作人员
C. 医务人员
D. 国家工作人员、现役军人、高等学校在校学生
E. 所有符合年龄的健康公民

48. 医疗事故是指
A. 由于患者病情异常或者体质特殊而发生医疗意外
B. 具有诊疗护理错误，但未造成患者死亡、残疾和功能障碍
C. 发生无法预料或者不能防范的不良后果
D. 无过错输血感染造成不良后果
E. 医疗机构及其医务人员在医疗活动中过失造成患者人身损害

49. 以下不属于医疗事故的是
A. 患者术前乙肝表面抗原阴性，术中输血 2 个月后查出乙型肝炎
B. 护士误将 10%氯化钾当成氯化钙给患者静脉注射导致患者死亡
C. 实习护生把石炭酸当成液状石蜡给患者口服致患者食管狭窄
D. 手术中将纱布遗留在体内
E. 肌内注射维生素 B_{12} 致患者出现过敏性休克死亡

50. 护士工作分配原则中错误的是
A. 必须 24 小时连续护理
B. 新老搭配
C. 常备机动人员
D. 各班工作量均衡
E. 经常轮换搭班人员

51. 《护士执业注册管理办法》施行的时间是
A. 1998 年 10 月 1 日　B. 2002 年 9 月 1 日
C. 2004 年 12 月 1 日　D. 2008 年 5 月 12 日
E. 2010 年 7 月 1 日

A_2 型题

52. 某护士因故被吊销执业证书，当其申请再次执业注册时，至少应在被吊销执业证书之日起
A. 满 0.5 年　B. 满 1 年
C. 满 2 年　D. 满 3 年
E. 满 5 年

53. 某医务人员违反《献血法》规定，将不符合国家规定标准的血液用于患者，由于患者家属及时发现，经治医师采取果断措施，幸好未给受血者健康造成损害，根据《献血法》规定，当地卫生行政部门给该医务人员的行政处理是
A. 责令改正
B. 警告
C. 罚款 1 万元以下
D. 暂停执业活动 6 个月以上 1 年以下
E. 吊销其医师执业证书

54. 患者，男，35 岁，行肾移植手术后返回病房，为该患者采取的最佳的护理模式是
A. 个案护理　B. 功能制护理
C. 小组护理　D. 责任制护理
E. 系统化整体护理

55. 小王从事护理工作 8 年，因工作出色，最近被任命为护士长，从护理管理的角度看，她的有效管理的宽度最好是
A. 15～20 名护士　B. 12～15 名护士
C. 10～13 名护士　D. 8～10 名护士
E. 5～8 名护士

56. 小李是实习护生小严的带教老师，平时经常检查和提问小严，在提问关于急救物品的保管和使用方面的问题时，小严的回答错误的是
A. 急救物品的合格率是 100%
B. 定人保管

C. 定时检查核对
D. 定时使用
E. 定点放置

57. 某医院规定,实习护生在每一个科室实习结束前均要进行出科考试,以下是某护生在出科考试时写的答案,其中错误的是
A. 扫床套"一人一套"
B. 小桌擦布"一人一巾"
C. 扫床套、小桌擦布用后焚烧处理
D. 所有无菌物品均注明灭菌日期,单独放置
E. 医疗垃圾使用黄塑料袋集中处理

58. 某护士在查对医嘱时发现医嘱有错误,随即让医生修改,这属于质量控制中的
A. 预先控制　B. 基础质量控制
C. 结果质量控制　D. 环节质量控制
E. 反馈控制

A_3 型题

(59、60 题共用题干)

患者,男,30 岁,因车祸外伤急诊入院,面色苍白,血压 70/50mmHg,脉搏 110/分。护士小李立即采取了相应的措施并与医生共同进行抢救,因情况紧急,小李未能及时书写抢救记录。

59. 护士小李采取的措施错误的是
A. 立即通知医师
B. 测量生命体征
C. 医师未来之前自己先进行抢救
D. 依照诊疗技术规范救治患者
E. 避免对患者造成伤害

60. 小李补写抢救记录的时间应在
A. 抢救结束后 2 小时内
B. 抢救结束后 4 小时内
C. 抢救结束后 6 小时内
D. 抢救结束后 8 小时内
E. 抢救结束后 12 小时内

(61～63 题共用题干)

患者,男,40 岁,因上消化道大出血急诊住院。

61. 根据患者的情况,应给予
A. 特级护理　B. 一级护理
C. 二级护理　D. 三级护理
E. 普通护理

62. 为该患者提供的护理措施错误的是
A. 准备好抢救药品和器材
B. 观察病情和生命体征
C. 生活上给予必要的协助
D. 及时填写特别护理记录单
E. 做好各项基础护理

63. 巡视患者的时间是
A. 专人 24 小时护理　B. 15～30 分钟 1 次
C. 1～2 小时 1 次　D. 每日 2 次
E. 每日 3 次

(64、65 题共用题干)

患者,男,25 岁,在工作时不慎受伤导致大出血,根据医嘱给予加压输液和输血,由于旁边无人守护,导致患者发生空气栓塞而死亡。

64. 此种情况属于
A. 护理差错　B. 侵权行为
C. 故意犯罪　D. 过失犯罪
E. 失职过错

65. 医院向所在地卫生行政部门报告的时间是
A. 2 小时　B. 6 小时
C. 12 小时　D. 24 小时
E. 48 小时

A_4 型题

(66～68 题共用题干)

护士小王原在 A 省执业注册,因工作调动变更执业注册到 B 省,后又调动变更执业注册至 C 省。

66. 小王在执业注册有效期内变更执业地点,向省级卫生行政主管部门报告后,卫生行政主管部门为其办理变更手续的时限为收到报告的
A. 5 个工作日内　B. 7 个工作日内
C. 10 个工作日内　D. 20 个工作日内
E. 30 个工作日内

67. 小王变更注册后其执业许可期限为
A. 1 年　B. 2 年
C. 3 年　D. 4 年
E. 5 年

68. 以后若小王需要执业注册延续,她应向以下哪个部门申请
A. A 省卫生厅　B. B 省卫生厅
C. C 省卫生厅　D. A 省或 C 省卫生厅
E. B 省或 C 省卫生厅

(69～71 题共用题干)

患者,女,60 岁,因慢性支气管炎合并感染、肺气肿,收入内科 1 号病室 1 床住院治疗。经抗感染、对症治疗后病情明显好转。住院第 7 天,某护士在做治疗时,未进行三查七对,误将同病室 2 床的青霉素给该患者肌内注射,结果导致患者青霉素过敏性休克而死亡。

69. 此种情况属于
A. 意外事件　B. 护理差错
C. 一级医疗事故　D. 二级医疗事故
E. 三级医疗事故

70. 该护士的医疗过失行为所占的比重是
A. 完全责任　B. 主要责任
C. 同等责任　D. 次要责任
E. 轻微责任

71. 对于该事件的处理不正确的是
A. 当事人应立即报告科室护士长及科室领导
B. 科室护士长应在24小时内上报护理部
C. 护理部随即报告医院负责人
D. 妥善保管有关原始资料和物品
E. 立即进行调查和核实

(72～74题共用题干)

护士小张因工作能力强，业务精，被任命为护理部副主任。护理部主任让小张负责业务方面的工作，并对小张的工作进行必要的监督和指导。

72. 护理部主任的做法符合
A. 任务和目标一致的原则
B. 集权分权集合原则
C. 管理层次的原则
D. 专业化分工与协作的原则
E. 职责和权限一致的原则

73. 医院每年都要举行护理技术比武，小张根据护理部的管理目标制定了本年度护士技术比武的具体计划，这种做法符合
A. 管理层次的原则
B. 专业化分工和协作的原则
C. 有效管理幅度的原则
D. 任务和目标一致的原则
E. 等级和统一指挥的原则

74. 小张到手术室检查工作，她就手术室质量标准方面的内容提问实习护生，以下护生的回答错误的是
A. 无菌手术感染率小于0.5%
B. 每周定期进行细菌培养
C. 无过期无菌物品
D. 对感染手术严格执行消毒隔离制度
E. 手术室有定期清扫制度

(75～79题共用题干)

小丽是普通全日制中等职业学校护理专业的毕业生，今年通过了护士执业资格考试，拟申请护士执业注册。

75. 小丽申请护士执业注册的时限为
A. 通过护士执业资格考试之日起7日内
B. 通过护士执业资格考试之日起20日内
C. 通过护士执业资格考试之日起30日内
D. 通过护士执业资格考试之日起2年内
E. 通过护士执业资格考试之日起3年内

76. 卫生行政部门收到小丽的申请后为其办理注册的时限为
A. 7个工作日内　B. 20个工作日内
C. 30个工作日内　D. 0.5年内
E. 1年内

77. 小丽需提交的材料不包括
A. 护士执业注册申请审核表
B. 身份证明、学历证书及专业学习中的临床实习证明
C. 护士执业资格考试成绩合格证明
D. 省、自治区、直辖市人民政府卫生行政部门指定的医疗机构出具的申请人1年内健康体检证明
E. 医疗卫生机构拟聘用的相关材料

78. 小丽执业注册的有效期为
A. 1年　B. 2年
C. 3年　D. 4年
E. 5年

79. 小丽的《护士执业注册证书》有效期终止后需要延续执业注册时，她提出申请的时间为
A. 有效期届满前7日　B. 有效期届满后7日
C. 有效期届满前30日　D. 有效期届满后30日
E. 有效期届满前半年

参考答案

A_1 型题

1.C 2.C 3.E 4.D 5.D 6.C 7.A 8.C
9.D 10.E 11.D 12.C 13.D 14.C 15.E
16.B 17.D 18.E 19.B 20.C 21.E 22.A
23.E 24.D 25.B 26.E 27.B 28.E 29.D
30.C 31.D 32.C 33.D 34.C 35.D 36.A
37.B 38.A 39.B 40.C 41.B 42.A 43.E
44.B 45.E 46.C 47.D 48.E 49.E 50.E
51.D

A_2 型题

52.C 53.A 54.A 55.A 56.D 57.C 58.D

A_3 型题

59.C 60.C 61.B 62.C 63.B 64.D 65.C

A_4 型题

66.B 67.E 68.C 69.C 70.A 71.B 72.B
73.D 74.B 75.E 76.B 77.D 78.E 79.C

第十九章　护理伦理与人际沟通

知　识　点

第一节　护士执业中的伦理和行为准则

护理伦理学是研究护理职业道德的科学，是运用一般伦理学原理研究护理科学发展中，特别是护理实践中护理人员之间，以及护理人员与患者、与其他医务人员、与社会之间关系的道德意识、规范和行为的科学。护理伦理学与护理实践关系密切。护理伦理学的概念、原理等来源于护理实践，同时，护理伦理学对护理实践有巨大的指导作用。它可使护士的行为转变为自觉的行为、道德的行为，有利于护理实践与伦理的统一，有利于护士解决护理道德难题，提高护理质量，促进护理科学的发展。

一、护理伦理基本原则

护理伦理基本原则是在护理活动中调整护理人员与患者、护理人员与其他医务人员、护理人员与社会相互关系的最基本的出发点和指导原则。护理伦理基本原则是社会主义道德原则在护理领域里的具体运用和体现，是护理伦理具体原则、规范、范畴的总纲和精髓，在护理伦理体系中处于首要的地位，起着主导作用。它是护理人员树立正确的道德观念，选择良好的护理道德行为，进行护理伦理评价和教育应遵循的原则，也是衡量护理人员道德水平的最高标准。

社会主义护理伦理基本原则的内容是：救死扶伤、防病治病，实行社会主义人道主义，全心全意为人民的身心健康服务。

二、护理伦理具体原则

护理伦理基本原则是比较概括和具有指导性的根本原则，具体运用时还要借助于一些具体原则，以实现它的要求。具体原则包括自主原则、不伤害原则、公正原则、行善原则等。

(一) 自主原则

自主原则是指自我选择、自主行动或依照个人意愿作自我的管理和决策。自主原则的含义是指尊重患者自己做决定的原则。是指医护人员在为患者提供医疗照护活动之前，事先向患者说明医护活动的目的、好处以及可能的结果，然后征求患者的意见，由患者自己决定。自主原则承认患者有权根据自己的考虑就他自己的事情作出合乎理性的决定。自主原则适用于能够作出理性决定的人，对自主能力减弱或没有自主能力的患者如婴幼儿、严重智障者、昏迷患者等并不适用。此外，对于非理性的行动要加以阻止，以保护行动者不受由于他们自己的行动而造成的伤害。

自主原则将患者自我决定视为护患关系中的最高价值。在患者自己作出决定的过程中，医护人员应协助患者了解医疗情况，也应传达个人价值观，以及他(她)对患者的关注和投入，以协助患者考虑他个人的价值观，完成自我决定的目的。

自主原则中最能代表尊重患者自主的方式是“知情同意”。“知情同意”是指某人被告知，而知道事实真相后自愿同意或应允某事。在医疗护理实践中，具有法律效力的同意是知情同意，即患者或法定代理人在获得医护人员提供足够的信息以及完全了解的情况下，自愿同意或应允给予某些检查、治疗、手术或实验。因此，为了使患者能充分行使同意权，医护人员应以患者或其法定代理人能理解的用词，详细向其解说必要和重要的资料或信息。

自主原则要求护理人员尊重患者及其自主权，承认患者有权根据自己的考虑就其自己的事情作出合乎理性的决定。切实履行责任，协助患者行使自主权。护理人员有责任向患者提供选择的信息，并帮助患者进行诊疗护理活动方案的选择。正确行使护理自主权。因为自主原则承认护理人员在专业护理活动中有护理自主权。对于缺乏或丧失自主能力的患者，护理人员应当尊重家属、监护人的选择权利。但是，如果这种选择违背丧失自主能力患者的意愿或利益，护理人员不能听之任之，而应向患者单位或社会有关机构寻求帮助，以维护患者的利益。如果患者处于生命的危急时刻，出于患者的利益和护理人员的责任，护理人员可以本着护理专业知识，行使护理自主权，选择恰当的护理措施。如果患者的选择对自身、他人的健康和生命构成威胁或对社会产生危害，如传染患者拒绝隔离，护理人员有责任协助医生对患者的自主权加以限制。

(二) 不伤害原则

不伤害原则是指不给患者带来本来可以避免的肉体和精神上的痛苦、损伤、疾病甚至死亡。其目的是强调使患者获得较多的益处或预防较大的伤害。实质上不伤害原则就是"权衡利害"原则的运用。它要求医护人员对诊疗照顾措施进行危险与利益分析以及伤害与利益分析，要选择利益大于危险或利益大于伤害的行为。

不伤害原则要求护理人员培养为患者维护健康和利益的工作动机；积极了解及评估各项护理活动可能对患者造成的影响；重视患者的愿望和利益；提供应有的最佳护理。

(三) 公正原则

公正即公平或正义的意思，是指调节个人之间的利益关系。医疗上的公正是指每一个社会成员都具有平等享受卫生资源合理或公平分配的权利，而且对卫生资源的使用和分配，也具有参与决定的权利。

公正包括两方面的内容：一是平等对待患者；二是合理分配医疗资源。在医疗照顾上，公正原则是以公平合理的处事态度对待患者和相关家属、其他患者以及直接或间接受影响的社会大众。

公正原则要求护理人员平等对待患者，要做到尊重每一个患者，以同样的热忱对待每一个患者，以认真负责的作风和态度对待每个患者，任何患者的正当愿望和合理要求应予以尊重和满足，要尊重和维护患者平等的基本医疗照护权。此外，要公正分配医疗资源，护理人员在做有关医疗资源公正分配问题的伦理决策时，应针对所有相关因素加以评估，确保医疗资源分配的公平性与合理性。

(四) 行善原则

行善原则是指医护人员对患者直接或间接履行仁慈、善良或有利的德行的原则。行善原则包括四个原则：不应施加伤害；应预防伤害；应去除伤害；应做或促进善事。

行善原则要求护理人员积极做对患者有益的事，包括采取措施，防止可能发生的危害；排除既存的损伤、伤害、损害或丧失能力等情况；去做或促成对患者有益的事。其次要权衡利害的大小，尽力减轻患者受伤害的程度。

三、护理伦理基本范畴

护理伦理基本范畴包括权利、义务、情感、良心、审慎、保密、荣誉、幸福等。

(一) 权利与义务

1. 权利　护理伦理权利是指患者对医疗护理卫生事业享有的权利和利益以及护理人员在护理工作中应有的权力和利益。

护理伦理权利包含了患者的权利和护理人员的权利。

患者的权利即患者对医疗护理卫生事业享有利益和可以行使的权力。

护理人员的权利可以分为护理人员的执业权和护理人员自身权利两个方面。

(1) 执业权：是护理人员从事护理工作，履行护理职责的权利，表现为基本权利和特殊权利及其他相关权利。①医疗护理自主权，指在保证患者康复或有益于病情缓解的前提下，护理人员有独立自主、不受干扰地履行自己职责的权利，这是护理人员的基本权利。②特殊的干涉权，指在特殊的情况下，护理人员具有限制患者自主权利，实现对患者应尽责任的权利。当患者的自主原则与生命价值原则、行善原则、无伤害原则、社会公益原则发生矛盾和冲突时，护理人员才有权使用这种权利。③其他相关权利，包括参与影响护理的政策性决定的权利；参与影响工作条件的决策的权利；筹组和参加护理专业团体，进行学术交流和接受继续教育的权利等。

(2) 自身权利：护理人员的自身权利主要有：①被尊重的权利；②获得合理报酬的权利；③保护安全执业业务的权利。

2. 义务　护理伦理义务是指护理人员对患者、他人、集体和社会所承担的道德责任，也是患者、他人、集体和社会对护理人员在医护活动中各种行为的基本要求。

护理人员的伦理义务包括对社会的义务和对患者的义务两个方面。

(1) 对患者的义务：①尊重患者接受医疗照护权利的义务。②尊重和维护患者的权利，保障患者的权益的义务。③为患者提供最好的医疗护理服务的义务。④认真负责地执行医嘱的义务。⑤为患者保守医疗秘密的义务。⑥与其他医务人员密切协作的义务。

(2) 对社会的义务：①努力提高专业知识、技术水平和发展护理科学的义务。②满足公众的卫生需要和促进社会人群健康的义务。③维护集体、社会整体利益的义务。

(二) 情感与良心

1. 情感 护理伦理情感是指护理人员对患者、他人、集体、社会所持态度的内心体验。

护理伦理情感包括同情情感、责任情感、事业情感、亲人情感。

(1) 同情感:就是对患者的遭遇、病痛和不幸,在自己的感情上发生共鸣。护理人员的同情感在护理工作中表现为急患者之所急,痛患者之所痛,关心患者,千方百计地设法减轻或消除患者的痛苦,帮助患者恢复健康。

(2) 责任情感:即把挽救患者的生命、促进患者的康复视为自己的崇高职责、义不容辞的责任的情感。它是同情感的进一步升华,在护理伦理情感中起主导作用。

(3) 事业情感:是一种把本职工作与护理事业的发展,与人类健康事业的发展紧密联系起来,把人类健康和护理事业看得高于一切,并把它作为自己终生追求的执著的情感。它是责任感的进一步升华,是高层次的道德情感。

(4) 亲人情感:是一种对待患者如同亲人的情感。在工作中表现为对患者无微不至的关心、体贴和照顾。为了患者的健康,把自己的生死安危置之度外。

2. 良心 护理伦理良心是指护理人员在履行对患者、集体和社会义务过程中,对自己行为应负道德责任的自觉认识和自我评价能力。

护理伦理良心的内容包括:

(1) 在任何情况下都要忠实于患者,维护患者的利益,不做伤害患者的事,把患者利益放在首位。

(2) 忠实于护理事业,具有为护理事业献身的精神。

(3) 忠实于社会。

(三) 荣誉与幸福

1. 荣誉 护理伦理荣誉是指护理人员履行了自己的职业义务之后,获得他人、集体或社会的赞许、表扬和奖励,以及个人感到的自我满足和欣慰。

护理伦理荣誉的内容包括:

(1) 护理伦理荣誉与义务是统一的:护理人员只有勤勤恳恳,扎扎实实地为人民的健康服务,把履行护理道德义务看做是自己光荣的使命和义不容辞的责任,才会得到人们和社会的赞扬和尊敬。

(2) 护理伦理荣誉是个人荣誉与集体荣誉的统一:护理人员应把个人得到的荣誉归功于集体的努力,集体荣誉是个人荣誉的基础和归宿,个人荣誉是集体荣誉的体现和组成部分。

(3) 护理伦理荣誉与个人主义虚荣心有本质的区别:护理伦理荣誉把荣誉看做是社会和他人对自己过去工作的肯定,是对自己的鞭策和鼓励,而不是把它当做猎取物质、权利等的手段和资本。

2. 幸福 护理伦理幸福是指在为患者健康服务的过程中,以自己的辛勤劳动,实现从事护理事业的人生价值而感受到的精神上的满足。

护理伦理幸福的内容包括:

(1) 护理伦理幸福是物质生活和精神生活的统一:护理人员在其为患者健康服务的过程中,既获得了应有的物质报偿,又从患者的康复中感受到工作的意义和自身的价值,获得精神上的满足,从而感受到幸福和快乐。

(2) 护理伦理幸福是个人幸福和集体幸福的统一:护理伦理幸福强调以人民的利益、国家的利益为重,把个人幸福融于集体幸福之中,当个人幸福与集体幸福发生矛盾时,个人幸福应服从集体幸福。

(3) 护理伦理幸福是创造幸福和享受幸福的统一:护理人员在为患者服务中,由于自己的精心护理,使患者恢复了健康,得到社会的肯定,从中体会到护理工作的意义,从而在心理上得到莫大的欣慰和幸福。

(四) 审慎与保密

1. 审慎 护理伦理审慎是指护理人员在内心树立起来的,在行动上付诸实践的详尽周密的思考与小心谨慎的服务。

护理伦理审慎的内容包括:

(1) 语言审慎:护理人员与患者或家属沟通时,要注意语言修养和语言的科学性、严谨性。

(2) 行为审慎:护理人员在工作中要认真负责,谨慎小心,严格遵守各项规章制度和操作规程,确保患者安全和治疗护理效果,防止差错,杜绝事故。

2. 保密 护理伦理保密是指护理人员要保守患者的秘密和隐私,以及对其采取保护性措施。

护理伦理保密的内容包括:

(1) 保守患者的秘密:护理人员要保守患者的秘密,包括患者不愿让外界知道的诊疗信息、生理缺陷、病史以及其他隐私。

(2) 对患者保密:这是一种保护性治疗措施。在特殊情况下,因治疗护理的需要,患者的某些病情和可能出现的某些不良后果,应该对患者保密。但应对患者家属及单位领导讲明病情,不能隐瞒,以免引起纠纷。

(3) 对重要领导人物的病情保密:在特殊环境中,对党和国家、军队的重要领导人的病情,应予以必要的保密，以便稳定各方面人员的思想情绪，防止对生产、工作和军事活动产生不良的影响。

第二节 护士的权利和义务

一、护士在医疗实践过程中依法应当享有的权利

为了保证护士安心工作，鼓励人们从事护理工作，满足人民群众对护理服务的需求，条例强调了政府的职责，规定：国务院有关部门、县级以上地方人民政府及其有关部门以及乡（镇）人民政府应当采取措施，改善护士的工作条件，保障护士待遇，加强护士队伍建设，促进护理事业健康发展。《护士条例》规定了护士应享有的权利。

（一）享有获得物质报酬的权利

护士执业，有按照国家有关规定获取工资报酬、享受福利待遇、参加社会保险的权利。任何单位或者个人不得克扣护士工资，降低或者取消护士福利等待遇。

（二）享有安全执业的权利

护士执业，有获得与其所从事的护理工作相适应的卫生防护、医疗保健服务的权利。从事直接接触有毒有害物质、有感染传染病危险工作的护士，有依照有关法律、行政法规的规定接受职业健康监护的权利；患职业病的，有依照有关法律、行政法规的规定获得赔偿的权利。

（三）享有学习、培训的权利

护士有按照国家有关规定获得与本人业务能力和学术水平相应的专业技术职务、职称的权利；有参加专业培训、从事学术研究和交流、参加行业协会和专业学术团体的权利。

（四）享有获得履行职责相关的权利

护士有获得疾病诊疗、护理相关信息的权利和其他与履行护理职责相关的权利，可以对医疗卫生机构和卫生主管部门的工作提出意见和建议。

（五）享有获得表彰、奖励的权利

国务院有关部门对在护理工作中作出杰出贡献的护士，应当授予全国卫生系统先进工作者荣誉称号或者颁发白求恩奖章，受到表彰、奖励的护士享受省部级劳动模范、先进工作者待遇；对长期从事护理工作的护士应当颁发荣誉证书。具体办法由国务院有关部门制定。

（六）享有人格尊严和人身安全不受侵犯的权利

扰乱医疗秩序，阻碍护士依法开展执业活动，侮辱、威胁、殴打护士，或有其他侵犯护士合法权益行为的，由公安机关依照治安管理处罚法的规定给予处罚；构成犯罪的，依法追究刑事责任。对于医护人员的人身权利保护方面，以医疗事故为由，寻衅滋事、抢夺病历资料，扰乱医疗机构正常医疗秩序和医疗事故技术鉴定工作，依照刑法关于扰乱社会秩序罪的规定，依法追究刑事责任；尚不够刑事处罚的，依法给予治安管理处罚。

二、护士的义务

规范护士执业行为、提高护理质量，是保障医疗安全、防范医疗事故、改善护患关系的重要方面。因此，《护士条例》明确规定了护士应当承担的义务。

（一）依法进行临床护理义务

护士执业，应当遵守法律、法规、规章和诊疗技术规范的规定。这是护士执业的根本准则，即合法性原则。这一原则涵盖了护士执业的基本要求，包含了护士执业过程中应当遵守的大量具体规范和应当履行的大量义务。通过法律、法规、规章和诊疗技术规范的约束，护士履行对患者、患者家属以及社会的义务。如严格按照规范进行护理操作；采取各种措施，保证患者的舒适与安全；加强与患者及家属的沟通；认真执行医嘱；与其他医务人员密切协作；积极开展健康教育等。

护士依法执业的另一重要体现，就是有关正确书写包括护理记录在内的病历材料的问题。医疗机构应当按照国务院卫生行政部门规定的要求，书写并妥善保管病历资料。因抢救急危患者未能及时书写病历的，应当在抢救结束后 6 小时内据实补记，并加以注明。这是对医疗机构及医务人员书写和保管病历的规定要求。病历是指患者在医院中接受问诊、查体、诊断、治疗、检查、护理等医疗过程的所有医疗文书资料，包括医务人员对病情发生、发展、转归的分析、医疗资源使用和费用支付情况的原始记录，是经医务人员、医疗信息管理人员收集、整理、加工后形成的具有科学性、逻辑性、真实性的医疗档案。病历不仅是医疗、教学、科研的第一手资料，而且也是医疗质量、技术水平、管理水平综合评价的依据，因此，必须保证病历的客观、真实、完整。

（二）紧急救治患者的义务

护士在执业活动中，发现患者病情危急，应当立

即通知医师；在紧急情况下为抢救垂危患者生命，应当先行实施必要的紧急救护。

(三) 正确查对、执行医嘱的义务

护士发现医嘱违反法律、法规、规章或者诊疗技术规范规定的，应当及时向开具医嘱的医师提出；必要时，应当向该医师所在科室的负责人或者医疗卫生机构负责医疗服务管理的人员报告。

(四) 保护患者隐私的义务

护士应当尊重、关心、爱护患者，保护患者的隐私。所谓隐私是患者在就诊过程中向医师公开的、不愿让他人知道的个人信息、私人活动或私有领域，如可造成患者精神伤害的疾病、病理生理上的缺陷、有损个人名誉的疾病、患者不愿他人知道的隐情等。由于治疗护理的需要，护士在工作中可能会接触患者的一些隐私，根据条例，护士对保护患者隐私负有义务和责任。医务人员尊重患者，保护患者隐私，这既是职业道德的要求，也是法律的要求。

(五) 积极参加公共卫生应急事件救护的义务

护士有义务参与公共卫生和疾病预防控制工作。发生自然灾害、公共卫生事件等严重威胁公众生命健康的突发事件，护士应当服从县级以上人民政府卫生主管部门或者所在医疗卫生机构的安排，参加医疗救护。

三、护士违反上述义务的表现及应当承担的法律责任

(一) 违反法定义务的表现

(1) 发现患者病情危急未立即通知医师的。

(2) 发现医嘱违反法律、法规、规章或者诊疗技术规范的规定，未依照规定提出或者报告的。

(3) 泄露患者隐私的。

(4) 发生自然灾害、公共卫生事件等严重威胁公众生命健康的突发事件，不服从安排参加医疗救护的。

(二) 违反法定义务应当承担的法律责任

《护士条例》规定，护士在执业活动中有下列情形之一的，由县级以上地方人民政府卫生主管部门依据职责分工责令改正，给予警告；情节严重的，暂停其6个月以上1年以下执业活动，直至由原发证部门吊销其护士执业证书。

(1) 发现患者病情危急未立即通知医师的。

(2) 发现医嘱违反法律、法规、规章或者诊疗技术规范的规定，未依照规定提出或者报告的。

(3) 泄露患者隐私的。

(4) 发生自然灾害，公共卫生事件等严重威胁公众生命健康的突发事件，不服从安排参加医疗救护的。

护士在执业活动中造成医疗事故的，依照医疗事故处理的有关规定承担法律责任。

由此可见，承担法律责任有三种形式：警告、暂停执业活动和吊销其护士执业证书，并且一旦被吊销执业证书的，自执业证书被吊销之日起2年内不得申请执业注册。同时所受到的行政处罚、处分的情况将被记入护士执业不良记录。

此外，《护士条例》规定，护士执业不良记录包括护士因违反护士条例以及其他卫生管理法律、法规、规章或者诊疗技术规范的规定受到行政处罚、处分的情况等内容。

第三节　患者的权利和义务

护患关系指护理人员与患者在医疗、护理活动中建立起来的人际关系。在护患关系中，双方都应按照一定的道德原则和规范来约束、调整自身的行为，尊重彼此的权利和履行相应的义务。护理人员尊重患者的权利并督促患者履行相应的义务，是提供高品质护理服务的重要方面。

一、患者的权利

国际相应约定和我国法律法规规定，患者的权利包括下列主要内容：

(一) 患者有个人隐私和个人尊严被保护的权利

患者有权要求有关其病情资料、治疗内容和记录应如同个人隐私，须保守秘密。患者有权要求对其医疗计划，包括病例讨论、会诊、检查和治疗都应审慎处理，不允许未经同意而泄漏，不允许任意将患者姓名、身体状况、私人事务公开，更不能与其他不相关人员讨论别人的病情和治疗，否则就是侵害公民名誉权，受到法律的制裁。

(二) 患者有获得全部实情的知情权

患者有权获知有关自己的诊断、治疗和预后的最新信息。在医疗活动中，医疗机构及其医务人员应当将患者的病情、医疗措施、医疗风险等如实告知患者，及时解答其咨询；但是，应当避免对患者产生不利后果。

(三) 患者有平等享受医疗的权利

当人们的生命受到疾病的折磨时，他们就有解除痛苦、得到医疗照顾的权利，有继续生存的权利。任

何医护人员和医疗机构都不得拒绝患者的求医要求。人们的生存权利是平等的，享受的医疗权利也是平等的。医护人员应平等地对待每一个患者，自觉维护一切患者的权利。

(四) 患者有参与决定有关个人健康的权利

患者有权接受治疗前得到正确的信息，如手术、重大的医疗风险、医疗处置有重大改变等情形。只有当患者完全了解可选择的治疗方法，并同意后，治疗计划才能执行。

患者有权在法律允许的范围内拒绝接受治疗。医务人员要向患者说明拒绝治疗对生命健康可能产生的危害。

如果医院计划实施与患者治疗相关的研究时，患者有权被告知详情并有权拒绝参加研究计划。

(五) 患者有权获得住院时及出院后完整的医疗服务的权利

医院对患者的合理的服务需求要有回应。患者有权知道医院的规则及规定。医院应依病情的紧急程度，对患者提供评价、医疗服务及转院。只要医疗上允许，患者在被转到另一家医疗机构前，必须先交代有关转送的原因及可能的其他选择的完整资料与说明。患者将转去的医疗机构必须已先同意接受此位患者的转院。出院前，患者有权要求医院安排后续治疗或提供相关资讯。

(六) 患者有服务的选择权、监督权

患者有比较和选择医疗机构、检查项目、治疗方案的权利。医务人员应力求较为全面细致地介绍治疗方案，帮助患者了解和作出正确的判断和选择。患者同时还有权利对医疗机构的医疗、护理、管理、后勤、医德医风等方面进行监督。因为患者从到医疗机构就医开始，即已行使监督权。

(七) 患者有免除一定社会责任和义务的权利

患者在获得相应的医疗机构的证明后，有权根据病情的实际，暂时或长期免除服兵役、献血等社会责任和义务。这符合患者的身体情况和社会公平原则和人道主义原则。

(八) 有获得赔偿的权利

由于医疗机构及其医务人员的行为不当，造成患者人身损害的，患者有通过正当程序获得赔偿的权利。

(九) 请求回避权

在进行医疗事故鉴定前，患者有权以口头或书面的形式申请他不信任的鉴定委员回避，从法理上讲，这进一步增强了医患双方的平等性。

二、患者的义务

权利和义务是相对的，患者在享有正当的权利同时，也应负起应尽的义务，对自身健康和社会负责。

(一) 积极配合医疗护理的义务

患者患病后，有责任和义务接受医疗护理，和医务人员合作，共同治疗疾病，恢复健康。患者在同意治疗方案后，要遵循医嘱。

(二) 自觉遵守医院规章制度的义务

医院的各项规章制度是保证医院正常医疗秩序、提高医护质量的有力措施，对患者及家属也提出了相应的要求，如就诊须知、入院须知、探视制度等。这是为了维护广大患者利益的需要。

(三) 自觉维护医院秩序的义务

医院是救死扶伤、实行人道主义的公共场所。医院需要保持一定的秩序。患者应自觉维护医院秩序，包括安静、清洁、保证正常的医疗活动以及医院财产不被损坏。

(四) 保持和恢复健康的义务

医务人员有责任帮助患者恢复健康和保持健康，但对个人的健康保持需要患者积极参与。患者有责任选择合理的生活方式，养成良好的生活习惯，保持和促进健康。

第四节 人际沟通的基本理论与技术

一、概 述

(一) 人际沟通的基本概念

1. 沟通 是信息发送者遵循一系列共同规则，凭借一定媒介将信息发给信息接受者，并通过反馈以达到理解的过程。

沟通过程的基本要素包括沟通时的背景或情境、信息发出者、信息、信息传递途径、信息接受者、反馈。

2. 人际沟通 是指人们运用语言或非语言符号系统进行信息（思想、观念、动作等）交流沟通的过程。

(二) 人际沟通的类型

1. 语言性沟通 是以语言文字为媒介的一种准确、有效、广泛的沟通形式。沟通中约35%属于语言性沟通。语言性沟通可以超越时空，既可以记载、研

究和撰写人类的历史与现状，又可以将先进的思想和知识与更多的人分享。

2. 非语言性沟通 是通过非语言媒介，如表情、眼神、姿势、动作等实现的沟通。非语言性沟通约占沟通形式的65%。

(三) 沟通的层次

美国学者鲍威尔根据沟通双方分享感觉的程度，把沟通分为五个层次。不同的沟通层次可作为判断沟通成功与否的标准。鲍威尔(Powell)认为，沟通可以大致分为五个层次：一般性的交谈、陈述事实的沟通、分享个人的想法和判断、分享感觉和沟通的高峰。

这五种沟通层次的主要差别在于一个人希望把他真正的感觉与别人分享的程度，而与别人分享感觉的程度又直接与彼此的信任度有关，信任度越高，彼此分享感觉的程度就越高，反之，信任度越低，彼此分享感觉的程度就越低。

1. 一般性交谈(一般性沟通) 这种沟通方式只表达表面的、肤浅的、社会应酬性的话题。如“您好吗？”“我很好，谢谢”等。没有牵扯到感情的投入，但这种沟通使对方沟通起来觉得比较“安全”，因为不需要思考和事先准备，精神压力小，而且还避免发生一些不期望发生的场面。一般多用于护士与患者第一次见面时的寒暄话，在开始时使用有助于打开局面和建立信任关系，但护患双方不能长时间停留在这个层次，否则影响患者资料的收集和护理计划的实施。

2. 陈述事实的沟通(事务性沟通) 报告客观事实，不参与个人意见或牵扯人与人之间的关系，主要让人舒服，是护士与患者在工作关系时常用的沟通方式。

3. 分享个人的想法和判断(分享性沟通) 双方已建立了信任，可以互相谈自己的看法，交流各自对问题或治疗的意见。是比陈述事实又高一层次的沟通。当一个人开始使用这种层次的沟通方式时，说明他已经对你有了一定的信任感，因为这种沟通交流方式必须将自己的一些想法和判断说出来，并希望与对方分享。

4. 分享感觉(情感性沟通) 自然愿意说出自己的想法和对各种事件的反应，只有在互相信任的基础上，有了安全感才会做到。这种沟通方式较难实现，只有相互信任，有了安全感的时候才容易做到，才会愿意告诉对方他的信念以及对过去或现在一些事件的反应，他们将彼此分享感觉，这样的分享是有建设性的，而且是健康的。

5. 尖峰式沟通(共鸣性沟通) 是沟通的高峰，是一种短暂的、完全一致的感觉，或者不用对方说话就知道他的体验和感受。但很少有人能达到这一层次，也不会维持多长时间，只有在第四层次时偶尔自发地达到高峰。是沟通最理想的境界。

(四) 人际沟通在护理工作中的作用

1. 连接作用 沟通是人与人之间情感连接的主要桥梁，在建立和维持人际关系中具有重要作用。在护理工作中，沟通同样是护士与患者及其家属、同行、同事之间情感连接的主要纽带。

2. 精神作用 沟通可以加深积极的情感体验，减弱消极的情感体验。

3. 调节作用 通过提供信息，沟通可增进人们之间的理解，调控人们的行为。

二、影响人际沟通的因素

(一) 个人因素(信息发出者和接受者)

1. 生理因素

(1) 永久性生理缺陷：包括感官功能不健全，如听力、视力障碍；智力不健全，如弱智、痴呆等。永久性生理缺陷者的沟通能力将长期受到影响，需采用特殊沟通方式。

(2) 暂时性生理不适：包括疼痛、饥饿、疲劳等暂时性生理不适因素。这些因素将暂时影响沟通的有效性，当生理因素得到控制或消失后，沟通可以正常进行。

2. 心理因素

(1) 情绪：是指一种具有感染力的心理因素，可直接影响沟通的有效性。轻松、愉快的情绪可增强沟通者的沟通的兴趣和能力；焦虑、烦躁的情绪将干扰沟通者传递、接受信息的能力。

(2) 个性：是指个人对现实的态度和其行为方式所表现出来的心理特征，是影响沟通的重要因素之一。热情、直爽、健谈、开朗、大方、善解人意的人容易与他人沟通；而冷漠、拘谨、内向、固执、孤僻、以自我为中心的人很难与他人沟通。

(3) 态度：是指人对其接触客观事物所持有的相对稳定的心理倾向，并以各种不同的行为方式表现出来，它对人的行为具有指导作用。真心、诚恳的态度有助于沟通的顺利进行，而缺乏实事求是的态度可导致沟通障碍。

3. 文化因素 文化包括知识、信仰、习俗和价值观等，它规定和调节人的行为。不同的文化背景很容易使沟通双方产生误解，造成沟通障碍。

4. 语言因素 语言是极其复杂的沟通工具，沟通者的语音、语法、语义、语构、措辞及语言的表达方式均会影响沟通的效果。

(二) 环境因素

1. 物理环境　包括光线、温度、噪声、整洁度、隐蔽性等。舒适、安全、安静、整洁、有利于保护隐私的环境有利于沟通的进行；反之，则不利于沟通。

2. 社会环境　包括周围的气氛、人际关系、沟通的距离等。良好的人际关系，融洽的氛围，适当的交往距离等会促进沟通的顺利进行；反之，将阻碍沟通。

(三) 不当沟通方式

不当沟通方式包括突然改变话题、急于陈述自己的观点、虚假或不正当的承诺、迅速提出结论或解答、不适当地引用一些事实等。

第五节　护理工作的人际关系沟通

一、人际关系的基本概念

(一) 人际关系的定义

人际关系是指人们在社会生活中，通过相互认知、情感互动和交往行为所形成和发展起来的人与人之间的相互关系。

(二) 人际关系的特点

1. 社会性　人是社会的产物，社会性是人的本质属性，是人际关系的基本特点。随着社会生产力的发展和科学技术的进步，人们的活动范围不断扩大，活动频率逐步增加，活动内容日趋丰富，人际关系的社会属性也不断增加。

2. 复杂性　人际关系的复杂性体现于两个方面：一方面，人际关系是多方面因素联系起来的，且这些因素均处于不断变化的过程中；另一方面，人际关系还具有高度个性化和以心理活动为基础的特点。因此，在人际交往过程中，由于人们交往的准则和目的不同，交往的结果也会不同。

3. 多重性　是指人际关系具有多因素和多角色的特点。每个人在社会交往中扮演着不同的角色。在扮演各种角色的同时，又会因物质利益或精神因素导致角色的强化或减弱，这种集多角色多因素的状况，使人际关系具有多重性。

4. 多变性　人际关系随着年龄、环境、条件的变化，不断发展变化。

5. 目的性　在人际关系的建立和发展过程中，均具有不同程度的目的性。

(三) 人际关系与人际沟通的关系

(1) 建立和发展人际关系是人际沟通的目的和结果。任何性质、任何类型的人际关系的形成都是人与人之间沟通的结果，而良好的人际关系也正是人际沟通的目的所在。

(2) 良好的人际关系也是人际沟通的基础和条件。沟通双方关系融洽、和谐是沟通顺利进行的保证。

(3) 人际沟通和人际关系在研究侧重点上有所不同。人际沟通重点研究人与人之间联系的形式和程序；人际关系则重点研究在人与人沟通基础上形成的心理和情感关系。

(四) 影响人际关系的因素

1. 仪表　是指人的外表，主要包括相貌、服饰、仪态等。仪表可影响人们彼此间的吸引，从而影响人际关系的建立和发展。随着交往时间的增加，仪表因素的作用可逐渐减小。

2. 空间距离与交往频率　人与人之间的空间距离和交往频率均可影响人际关系疏密程度。一般而言，人与人在空间距离上越近，交往的频率越高，双方越容易了解、熟悉，人际关系也更加密切。

3. 相似性与互补性　在人际交往过程中，双方的相似性和互补性可从不同的角度影响人际关系的建立和发展。一般而言，在教育水平、经济收入、籍贯、职业、社会地位、宗教信仰、人生观、价值观等方面具有相似性的人们容易相互吸引；而在性格等方面，当交往双方的特点需要互补关系时，也会产生强烈的吸引力。

4. 个性品质　是影响人际关系的重要因素。优良个性品质，如正直、真诚、善良、热情、宽容、幽默、乐于助人等，更具有持久的人际吸引力。

二、护理人际关系

护理人际关系是护士在工作中与患者及其家属、同行、同事等建立起来的复杂的、多样的人际关系。处理好这些关系，是保证护理工作顺利进行、提高护理质量的前提和保证。

(一) 护士与患者的关系

1. 护患关系的性质　护患关系是在特定条件下，护士通过医疗、护理等活动与患者建立起来的一种特殊的人际关系。

广义的护患关系是指护理人员与患者及其家属、陪伴人员、监护人等之间的关系。狭义的护患关系是指护理人员与患者之间的关系。

2. 护患关系的基本内容

(1) 技术性关系(业务关系)：指护患双方在进行一系列护理技术活动过程中所建立起来的，以护士拥有相关的护理知识及技术为前提的一种帮助性关系，是护患关系的基础。

(2) 非技术性关系：指护患双方由于社会、心理、教育、经济等多种因素的影响，在实施护理技术过程中所形成的道德、利益、法律、文化、价值等多种内容的关系，是护患关系最本质、最重要的方面。

1) 伦理道德关系：是非技术性的护患关系中最主要的内容。由于护患双方所处地位、环境、利益以及文化素质、道德修养不同，在护理活动中对一些问题和行为在理解和要求上存在一定差距，双方会产生各种矛盾。为协调矛盾，护患双方都应按照一定的道德规范来约束自己，尊重对方的人格、权利和利益。

2) 社会价值关系：指以护理活动为中介的体现护患双方各自社会价值的关系。护理人员运用所学的知识和技术为患者提供优良的服务，使其重获健康，实现了崇高的人生价值，而患者重返工作岗位为社会做贡献也包含了护理人员的奉献，同样实现了个人的社会价值。

3) 利益关系：指在护理活动中，护患双方发生的物质和精神利益的关系。护理人员付出劳动后得到工资、奖金报酬，以及由于患者康复而得到精神上的满足与欣慰。患者付出一定的费用后得到正确的治疗和护理，解除了痛苦，恢复了健康。

4) 法律关系：传统的护患关系主要依靠伦理道德规范加以调整，随着我国法制社会机制的形成和完善，法律规范逐步成为护患关系的主要调节手段，我国法律法规把调节护患关系的重要内容列入其中。护患关系表现为法律关系，即护患双方既受到法律的保护，也受到法律的约束，在护理工作中，护患双方都必须承担各自的法定责任和义务，以法律作为自己的行为准则。

3. 护患关系的特点

(1) 护患关系是帮助系统与被帮助系统之间的关系：在医疗护理服务过程中，护士与患者通过提供帮助和寻求帮助形成特殊的人际关系。帮助系统包括医生、护士及其他医务人员和医院的行政管理人员；被帮助系统包括患者、患者家属及其亲朋好友和同事等。护士与患者的关系不仅仅代表护士与患者个人的关系，而是两个系统之间关系的体现。如护士为患者提供某种帮助，实际上是执行帮助系统的任务，而患者接受帮助，也体现了患者家属及同事的要求。

(2) 护患关系是一种专业性的互动关系：护患关系是护患之间相互影响、相互作用的专业性互动关系。这种互动不仅仅限于护士与患者之间，还表现在护士与患者家属、亲友和同事等社会支持系统之间，是一种多元性的互动关系。因此，互动双方的知识、情感、生活经历、对健康与疾病的看法等均会影响护患关系的建立与发展。

(3) 护患关系是一种治疗性的工作关系：治疗性关系是护患关系职业行为的表现，是一种有目标、需要认真促成和谨慎执行的关系，并具有一定强制性。无论护士是否愿意，也无论患者的身份、职业和素质如何，护士都有责任与患者建立良好的治疗性关系，以利于疾病的治疗和健康的恢复。

(4) 护士是护患关系后果的主要责任者：作为护理服务的提供者，护士在护患关系中处于主导地位，其言行在很大程度上决定着护患关系的发展趋势。因此，护士应努力争取健康的结果，避免消极的结果。

(5) 护患关系的实质是满足患者的需要：护士通过提供护理服务满足患者需要是护患关系区别于一般人际关系的重要内容。

4. 护患关系的基本模式

(1) 主动-被动型：亦称支配服从型模式。此模式将患者视为简单的生物体，忽视了人的心理、社会属性，将治疗疾病的重点置于药物治疗和手术治疗方面。

此模式的特点是"护士为患者做治疗"，模式关系的原形为母亲与婴儿的关系。在护理活动中，护士处于主导地位，患者处于完全被动的、接受的从属地位，不需经患者同意，即可实施护理活动，而患者不会提出任何异议。此模式过分强调护士的权威性，忽略了患者的主动性，因而不能取得患者的主动配合，严重影响护理质量。此模式主要适用于不能表达主观意愿、不能与护士进行沟通交流的患者，如神志不清、休克、痴呆以及某些精神病患者。

(2) 指导-合作型：是目前护患关系的主要模式。此模式将患者视为具有生物、心理、社会属性的有机整体。

此模式的特点是"护士告诉患者应该做什么和怎么做"，模式关系的原形为母亲与儿童的关系。在护理活动中，护患双方都具有主动性，但患者的主动很大程度上是以执行护士的意志为基础，护士的权威在护理活动中依然起着重要作用，患者处于被动配合的地位。也就是说，护士决定护理方案、措施，也指导患者有关缓解症状、促进康复的方法；患者则尊重护士的决定，并主动配合。此模式主要适用于急性患者和外科手术后恢复期的患者。

(3) 共同参与型：是一种双向、平等、新型的护患关系模式。此模式以护患间平等合作为基础，强调护患双方具有平等权利，共同参与决策和治疗护理过程。

此模式的特点是"护士积极协助患者进行自我护

理”。模式关系的原形为成人与成人的关系。在此模式中，护士为患者提供合理的建议和方案，患者不是被动接受护理，而是积极主动配合并亲自参与护理活动，双方共同商定有关护理措施，共同分担风险，共享护理成果。此模式主要适用于具有一定文化知识的慢性疾病患者。

以上三种护患关系模式在临床护理实践中不是固定不变的，护士应根据患者的具体情况、患病的不同阶段，选择适宜的护患关系模式。

5. 护患关系的发展过程　护患关系的发展是一个动态的过程，一般分为三个阶段，三个阶段相互重叠，各有重点。

(1) 熟悉阶段(初始期)——了解与建立信任：亦称熟悉期，是护士与患者的初识阶段，也是护患之间开始建立信任关系的时期。此期的工作重点是建立信任关系，确认患者的需要。此期时间虽短，但对能否形成良好的“第一印象”却十分重要，且直接影响日后护患关系的发展和沟通。

(2) 工作阶段(工作期)——获得相互信任：是护士为患者实施治疗护理的阶段，也是护士完成各项护理任务、患者接受治疗和护理的主要时期，是护患关系最重要的阶段。此期的工作重点是通过护士高尚的医德、熟练的护理技术和良好的服务态度，赢得患者的信任、取得患者的合作，最终满足患者的需要。

(3) 结束阶段(结束期)——留下满意评价：经过治疗和护理，患者病情好转或基本康复，已达到预期目标，可以出院休养，护患关系即转入结束期。此期工作重点是与患者共同评价护理目标的完成情况，并根据尚存的问题或可能出现的问题制定相应的对策。这一阶段一般是护患关系沟通最融洽、最和谐的阶段。

6. 影响护患关系的主要因素

(1) 信任危机：信任感是建立良好护患关系的前提和基础，而良好的服务态度、认真负责的工作精神、扎实的专业知识和娴熟的操作技术是赢得患者信任的重要保证。在工作中，如果护士态度冷漠或出现技术上差错、失误，均会失去患者的信任。

(2) 角色模糊：角色是社会赋予人的社会权利和义务，它反映了每个人在社会中的地位和人际关系中的位置，代表每个人的身份。角色模糊是指个体(护士或患者)对于自己充当的角色不明确或缺乏真正的理解而呈现的状态。如果护患双方中任何一方对自己所承担的角色功能不明确，便会觉得对方的言行表现不符合自己对于对方的角色期待，护患关系及其沟通便会发生障碍。

(3) 责任冲突：责任冲突与角色模糊密切相关。护患双方往往由于对自己的角色功能认识不清，不了解自己所应负的责任和应尽的义务，从而导致护患关系冲突。护患之间的责任冲突主要表现在两个方面：一是对于造成的问题由谁承担责任，双方意见有分歧；二是对于改变健康状况该由谁承担责任，双方意见不一致。

(4) 权益影响：寻求安全、优质的健康服务是患者的正当权益。由于大多数患者缺乏专业知识和疾病因素，许多权益不得不依靠医护人员来维护，这就使患者在护患关系中处于脆弱的依赖地位，而护理人员则处于比较权威的主导地位，在处理护患双方权益争议时，容易倾向于自身利益和医院的利益，忽视患者的利益。

(5) 理解差异：由于护患双方在年龄、职业、教育程度、生活环境等方面的不同，在交流沟通过程中容易产生差异，从而影响护患关系。

7. 护士在促进护患关系中的作用

(1) 明确护士的角色功能：护士应明确自身的角色功能，认真履行角色责任，使自己的言行符合患者对护士的角色期待。

(2) 帮助患者认识角色特征：护士应根据患者的病情、年龄、文化程度等特点，了解其对患者角色的认识并帮助患者尽快适应新角色。

(3) 主动维护患者的合法权益：这是护士义不容辞的责任，护士应高度重视。

(4) 减轻或消除护患之间的理解分歧：护士与患者沟通时，应了解患者的具体情况并采用恰当的沟通技巧，以保证沟通的效果。

(二) 护士与患者家属的关系

1. 影响护士与患者家属关系的主要因素

(1) 角色期望冲突：患者家属往往因亲人的病情而承受不同程度的心理压力，并产生紧张、焦虑、烦恼、恐慌等一系列心理反应，因而对医护人员期望值过高。希望医护人员能妙手回春，要求护士有求必应。然而，护理工作的繁重、护理人员的紧缺等临床护理现状难以完全满足患者家属的需要。

(2) 角色责任模糊：在护理过程中，家属与护士应密切配合。然而部分家属将全部责任，包括一切生活照顾工作推给护士，自己只扮演旁观者和监督者的角色；个别护士也将本应自己完成的工作交给家属，从而严重影响护理质量，最终引发护士与患者家属之间的矛盾。

(3) 经济压力过重：医疗费用的不断升高，患者家属的经济压力逐步加大。当患者家属花费了高额的医疗费用、却未见明显的治疗效果时，往往产生不满情绪，从而引发护士与家属间的冲突。

2. 护士在促进护士与患者家属关系中的作用

(1) 尊重患者家属：护士应尊重患者家属，并给予必要的帮助和指导。

(2) 指导患者家属参与治疗、护理的过程：护理过程是一个互动过程，需要患者的积极参与和配合，当患者参与能力有限时，就需要家属的参与。护士应鼓励患者家属共同参与治疗、护理过程并给予指导。

(3) 给予患者家属心理支持：护士应理解、同情患者家属的处境，帮助他们正确认识疾病，提供心理支持。

(三) 护士与医生的关系

1. 医护关系模式

(1) 主导-从属型：长久以来，医护关系一直是主导-从属型模式。此模式的特点是：护士是医生的助手，护士从属于医生，护士的工作只是机械地执行医嘱。

(2) 并列-互补型：随着社会的发展，医学模式和护理模式发生了根本性的变化，医护关系的模式也由原来的主导-从属型变为并列-互补型。此模式的特点是：医护紧密联系、相互独立、相互监督、互补不足。

2. 影响医护关系的主要因素

(1) 角色心理差位：在为患者提供健康服务的过程中，医护双方是一种平等的合作关系。但是，长期以来受传统观念的影响，部分护士对医生产生依赖、服从的心理，在医生面前感到自卑、低人一等。此外，也有部分高学历的年轻护士或年资高、经验丰富的老护士与年轻医生不能密切配合，这些均会影响医护关系的建立与发展。

(2) 角色压力过重：一些医院由于医护人员比例严重失调、岗位设置不合理、医护待遇悬殊等因素，导致护士心理失衡、角色压力过重，心理和情感变得脆弱、紧张和易怒。

(3) 角色理解欠缺：医护双方对彼此专业、工作模式、特点和要求缺乏必要的了解，导致工作中相互埋怨、指责，从而影响医护关系。

(4) 角色权利争议：在某些情况下，医护常常会觉得自己的自主权受到对方侵犯，从而引发矛盾冲突。

3. 护士在促进医护关系中的作用

(1) 主动介绍专业：护士应主动向医生介绍护理专业的特点和进展，以得到医生的理解和支持。

(2) 相互学习理解：医护双方应相互尊重、相互理解、相互学习与支持，共同维护良好的关系。

(3) 加强双方沟通：加强沟通是确保医护双方信息畅通、团结协作的基础。

(四) 护际关系

护际关系是指护理人员之间的人际交往关系。

1. 影响护理管理者与护士之间关系的主要因素 主要来源于双方从不同的角度在要求、期望值上的差异。

(1) 护理管理者对护士的要求

1) 希望护士有较强的工作能力，能按要求完成各项护理工作。

2) 希望护士能够服从管理，支持科室工作。

3) 希望护士能够处理好家庭与工作的关系，全身心地投入工作。

4) 希望护士有较好的身体素质，能够胜任繁忙的护理工作。

(2) 护士对护理管理者的期望

1) 希望护理管理者具有较强的业务能力和组织管理能力，能够在各方面给予自己帮助和指导。

2) 希望护理管理者能严格要求自己，以身作则。

3) 希望护理管理者能够公平公正地对待每一位护士，关心每一位护士。

2. 护际之间的关系

(1) 影响新、老护士之间关系的主要因素：新、老护士之间往往由于年龄、身体状况、学历、工作经历等方面的差异，相互之间缺乏理解、尊重，从而相互埋怨、指责，导致关系紧张。

(2) 影响不同学历护士之间关系的主要因素：不同学历的护士主要由于学历、待遇之不同，产生心理上的不平衡，导致交往障碍。

(3) 影响护士与实习护生之间关系的主要因素：个别带教护士对实习护生态度冷淡、不耐心、不指导，就会使实习护生对带教护士产生厌烦心理；同时，如果实习护生不虚心学习、不懂装懂、性情懒散，也会使带教护士产生反感。

3. 建立良好护际关系的策略

(1) 营造民主和谐的人际氛围：建立民主意识、加强信息沟通是维持和促进护际关系和谐的基础。

(2) 创造团结协作的工作环境：护士之间要团结协作，互相帮助，努力营造良好的工作环境。

第六节 护理实践工作的沟通方法

一、护理工作中的语言沟通

(一) 语言沟通的基本知识

1. 语言沟通的类型 分为口头语言沟通和书面语言沟通。

(1) 口头语言沟通:是人们利用有声的自然语言符号系统,通过口述和听觉来实现的,也就是人与人之间通过对话来交流信息、沟通心理。

(2) 书面语言沟通:是用文字符号进行的信息交流,是对有声语言符号的标注和记录,是有声语言沟通由“可听性”向“可视性”的转换。

2. 护患语言沟通的原则

(1) 目标性:护患之间的语言沟通是一种有意识、有目标的沟通活动。

(2) 规范性:无论是与患者进行口头语言沟通还是书面语言沟通,护士应做到发音纯正、吐字清楚,用词朴实、准确,语法规范、精练,同时要有系统性和逻辑性。

(3) 尊重性:尊重是确保沟通顺利进行的首要原则。在与患者沟通的过程中,护士不可伤害患者的尊严,更不能侮辱其人格。

(4) 治疗性:护士的语言可以起到辅助治疗、促进康复的作用,也可以产生扰乱患者情绪、加重病情的后果。

(5) 情感性:在语言性沟通中,护士应将对患者的爱心、关心、同情心及乐于真诚相助的情感融化于语言中。

(6) 艺术性:艺术性的语言沟通不仅可以拉近医护人员与患者和家属的距离,还可以化解医患、护患之间的矛盾。因此,护士应注重语言的修养,提高语言的艺术性。

(二) 交谈的基本概念

1. 交谈的含义　交谈是语言沟通的一种形式,是以口头语言为载体进行的信息传递。在护理工作中,交谈可以使护士获得更多的信息,从而为做好护理工作提供依据。

2. 交谈的基本类型

(1) 个别交谈与小组交谈

1) 个别交谈:是指在特定环境中两个人之间进行的以口头语言为载体的信息交流。

2)小组交谈:是指 3 人或 3 人以上的交谈。为了保证效果,小组交谈最好有人组织;参与人员数量最好控制在 3～7 人,最多不超过 20 人。

(2) 面对面交谈与非面对面交谈

1) 面对面交谈:交谈双方同处一个空间,均在彼此视觉范围内,可以借助表情、手势等肢体语言帮助表达观点和意见,使双方的信息表达和接受更加准确。护患交谈多采用面对面交谈。

2) 非面对面交谈:交谈双方可不受空间和地域的限制,也可以避免面对面交谈时可能发生的尴尬场面,使交谈双方心情更加放松,话题更加自由。如使用电话、互联网进行的交谈。

(3) 一般性交谈与治疗性交谈

1) 一般性交谈:一般用于解决一些个人或家庭的问题。交谈的内容比较广泛,一般不涉及健康与疾病问题。

2) 治疗性交谈:一般用于解决健康问题或减轻病痛、促进康复等问题。护患之间的交谈多为治疗性交谈。

3. 护患交谈的技巧

(1) 倾听:是指全神贯注地接受和感受交谈对象发出的全部信息(包括语言信息和非语言信息),并做出全面的理解。在护患交谈过程中,护士应注意如下技巧:

1) 距离适当:与患者保持适当的距离,一般保持 0.5～1m 的距离较为合适。

2) 控制干扰:护士应尽量降低外界的干扰,如关闭手机等。

3) 集中精力,保持目光的交流:护士应用 30%～60%的时间注视患者的面部。

4) 保持放松、舒适的姿势:护士应面向患者,身体稍微向患者方向倾斜,表情不要过于丰富、手势不要太多、动作不要过大,以免患者产生畏惧或厌烦心理。

5) 及时反馈与鼓励:给对方以及时的反馈和适当的鼓励,如轻声说“是”、“嗯”或点头等,表示你的理解;或进行适时、适度的提问,鼓励对方继续说下去。

6) 判断慎重:护士不要急于作出判断,应让患者充分诉说,以全面完整地了解情况。

7) 耐心倾听:护士不要随意插话或打断患者的话题,一定要待患者诉说完后再阐述自己的观点。

8) 综合信息:护士应综合信息的全部内容寻找患者谈话的主题,仔细体会对方的“弦外之音”,注意患者的非语言行为,以了解其真实想法。

(2) 核实:是指在交谈过程中,为了验证自己对内容的理解是否准确所采用的沟通策略。是一种反馈机制。核实的方法有复述、意译、澄清和总结。

1) 复述:是将患者的话重复一遍,尤其对关键内容,但不评价。包括患者复述和护士复述两种情况,即:一方面,护士将患者的话重复一遍,待其确认后再继续交谈;另一方面,护士可以请求患者将说过的话重述一遍,待护士确认自己没有听错后再继续交谈。

2) 意译:又叫改译,是用不同语调重复对方的话,保持原句的意思不变。

3) 澄清:护士根据自己的理解,将患者一些模棱两可、含糊不清或不完整的陈述描述清楚,与患者进行核实。澄清有助于找出问题的症结所在，有助于增强沟通中的准确性。

4）总结：是以简单的、概括性的方式将谈话的内容进行总结以证实内容准确无误。

(3) 提问：是收集信息和核对信息的重要方式。也是确保交谈围绕主题持续进行的基本方法。提问的方式有开放式提问和封闭式提问。

1）开放式提问：又称敞口式提问，即所问问题的回答没有范围限制，患者可根据自己的感受、观点自由回答，护士可从中了解患者的真实想法和感受。其优点是护士可获得更多、更真实的资料；缺点是需要的时间较长。

2）封闭式提问：又称限制性提问，是将问题限制在特定的范围内，患者回答问题的选择性很小，可以通过简单的“是”、“不是”等即可回答，其优点是护士可以在短时间内获得需要的信息；缺点是患者没有机会解释自己的想法。

(4) 阐释：即阐述并解释。在护患交谈过程中，护士往往运用阐释技巧解答患者的各种疑问；解释某项护理操作的目的及注意事项；针对患者存在的健康问题提出建议和指导。阐释的基本原则包括：

1）尽可能全面地了解患者的基本情况。

2）将需要解释的内容以通俗易懂的语言向患者阐述。

3）使用委婉的语气向患者阐释自己的观点和看法，使患者可以选择接受、部分接受或拒绝。

(5) 移情：即感情进入的过程。移情是从他人的角度感受、理解他人的感情，是分享他人的感情，而不是表达自我感情，也不是同情、怜悯他人。

(6) 沉默：护士可以通过沉默起到以下四个方面的作用；

1）表达自己对患者的同情和支持。

2）给患者提供思考和回忆的时间、诉说和宣泄的机会。

3）缓解患者过激的情绪和行为。

4）给自己提供思考、冷静和观察的时间。

(7) 鼓励：在与患者的交谈过程中，护士适时对患者进行鼓励，可增强其战胜疾病的信心。

二、护理工作中的非语言沟通

(一) 非语言沟通的基本知识

1. 非语言沟通的含义 非语言沟通是借助非语言符号，如人的仪表、服饰、动作、表情等，以非自然语言为载体所进行的信息传递。

2. 非语言沟通的特点

(1) 真实性：由于语言信息受理性控制，人们可以控制词语的选择，不容易辨别真假；而非语言信息大多数能表现一个人对外界刺激的直接反应，常常是无意识的，很难掩饰与压抑，所以非语言性沟通可信程度较高。

(2) 广泛性：非语言沟通的运用是极为广泛的，即使在语言差异很大的环境中，人们也可以通过非语言信息了解对方的想法和感觉，从而实现有效的沟通。因此，非语言沟通使用频率之高、范围之广，是其他任何一种辅助性交际手段所不及的。

(3) 持续性：非语言沟通是一个持续的过程。在一个互动的环境中，自始至终都有非语言载体在自觉或不自觉地传递信息。

(4) 情境性：在不同的情境中，相同的非语言符号表示不同的含义。

(二) 护士非语言沟通的主要形式

非语言沟通的形式主要有体语（仪表、面部表情、目光、姿态、手势、触摸）、空间效应、反应时间、类语言、环境因素等。

1. 表情 是人类面部的感情，是人类情绪、情感的生理性表露，是非语言沟通中最丰富的一种。

表情不仅能给人以直观的印象，而且能感染人，是人际沟通的有效形式。人的表情一般是不随意的，但有时可以被自我意识调控，要想从中获得准确的信息有一定的难度。表情具有变化快、易察觉、可控制的特点。

(1) 目光：可以表达和传递感情，也可以显示自身的心理活动，还能影响他人的行为，是传递信息十分有效的途径和方式。

1）目光的作用：①表达情感：目光可以准确、真实地表达人们内心极其微妙和细致的情感。②调控互动：沟通双方可根据对方的目光判断其对谈话主题和内容是否感兴趣、对自己的观点和看法是否赞同。③显示关系：目光不仅能显示人际关系的亲疏程度，还可以显示人际间支配与被支配的地位。

2）护士目光交流技巧：①注视角度：护士注视患者时，最好是平视，以显示护士对患者的尊重和护患之间的平等关系。在沟通中，护士可灵活调整自己与患者之间的目光，如与患儿交谈时，可采取蹲式或半蹲式；与卧床患者交谈时，可采取坐位或身体尽量前倾，以降低身高等。②注视部位：护患沟通时，护士注视患者的部位宜采用社交凝视区域，即以双眼为上线、唇心为下顶角所形成的倒三角区内，使患者产生一种恰当、有礼貌的感觉。注视范围过小或紧盯住患者的眼睛，会使患者产生紧张、不自在的感觉；注视范围过大或不正眼对视患者，则会使其产生不被重视的感觉。③注视时间：护患沟通过程中，护士与患者目光接触的时间应不少于全部谈话时间的 30%，也不超过谈话全部时间的 60%；如果是异性患者，每次目光对视时间应不超过 10 秒钟。

(2) 微笑：是一种最常用、最自然、最容易为对方接受的面部表情，是内心世界的反映，是礼貌的象征。

1) 微笑在护理工作中的作用：微笑可以起到传情达意、改善关系、优化形象、促进沟通的作用。

2) 护士微笑的艺术：微笑是最有吸引力、最有价值的面部表情，但只有真诚、自然、适度、适宜的微笑才能真正发挥其作用。

2. 触摸　是非语言沟通的一种特殊形式，包括抚摸、握手、拥抱等。

(1) 触摸的作用

1) 有利于儿童生长发育：对儿童的生长发育、智力发育及良好性格的形成具有明显的刺激作用。

2) 有利于改善人际关系：沟通双方的触摸程度可以反映双方在情感上相互接纳的水平。

3) 有利于传递各种信息：触摸传递的信息有时是其他沟通形式所不能替代的。如护士触摸高热患者的额部，传递的是护士对患者的关心和对工作负责的信息。

(2) 触摸在护理工作中的应用

1) 健康评估：护士在对患者进行健康评估时，经常采用触摸方式，如护士触摸腹痛患者腹部，了解有无压痛、反跳痛等。

2) 给予心理支持：触摸是一种无声的安慰和重要的心理支持方式，可以传递关心、理解、体贴、安慰等。如护士抚摸产妇的腹部或握住产妇的手，产妇会感到安慰，甚至感觉疼痛减轻。

3) 辅助疗法：触摸可以激发人体免疫系统，使人的精神兴奋，减轻因焦虑、紧张而引起的疼痛，有时还能缓解心动过速、心律不齐等症状。

4) 触摸是护士与视觉、听觉有障碍患者的有效沟通方法。

(3) 注意事项：由于地域、风俗习惯和文化背景等的不同，人们对触摸的理解、适应、反应程度是有差异的，护士若不适当地应用触摸，有时会产生误解。

1) 根据情境、场合等不同的实际情况，采取不同的触摸方式。

2) 根据患者性别、年龄、病情等的特点，采取患者易于接受的触摸方式。

3) 根据沟通双方关系的程度，选择恰当的触摸方式。

3. 空间距离　个体沟通交流时的空间和距离影响个体的自我暴露程度及舒适感。人们交往过程中应用的距离可分为以下四种：

(1) 亲密距离：0～0.5m 以内，属于非常亲密的人之间的交往距离。

(2) 个人距离：也叫私人距离，0.5～1.2m，适用于亲朋好友、同学、同事、患者与医护人员之间的交谈。

(3) 社会距离：也叫社交距离，1.3～4m，属于正式场合和公务场合的交往距离。

(4) 公众距离：4m 以上，是公众场所保持的距离，如演讲、讲课等。

4. 反应时间　时间本身不具有语言的功能，也不能传递信息，但人们对时间的掌握和控制，可以反映出对沟通的关注程度及认真程度。

5. 类语言　是指伴随语言沟通所产生的声音，如哭声、笑声、叹息、呻吟以及各类叫声。

6. 环境因素　指人们对所在场合的合理安排，如光线、噪声、室温等。环境的布置在客观上会给人传递出一定的信息。

(三) 护士非语言沟通的基本要求

(1) 尊重患者。

(2) 适度得体。

(3) 因人而异。

三、治疗性沟通

(一) 治疗性沟通的概念

治疗性沟通是护患双方围绕护理范畴内与健康有关的专业性内容进行的有目的的交流，是人际沟通的一种特殊形式。

治疗性沟通包括语言性沟通和非语言性沟通，以语言性沟通为主。

(二) 治疗性沟通的过程

1. 准备计划阶段　在进行语言性沟通前，应认真地进行准备和计划。

(1) 了解患者的基本情况，如一般情况、健康史、身体评估、辅助检查等内容。

(2) 明确交谈的目的和特定的专业内容。

(3) 列出谈话提纲，合理设计问题，以便集中话题，达到交谈的目的。

(4) 做好环境准备，如关上房门、拉好隔帘，请旁人暂时离开以保护隐私，关上广播或电视以避免分散注意力，选择合适的时间以避免检查或治疗的干扰等，满足患者舒适和隐私安全的要求。

2. 沟通开始阶段　护士与患者开始接触时，应给患者留下一个良好的第一印象。

(1) 注意外在形象：护士应做到仪表端庄、举止大方、服饰整洁、步履轻盈、面带微笑、语言和蔼。这些能使护士在短时间内赢得患者及家属的好感乃至信任，对建立良好的护患关系非常重要。

(2) 称呼得体：得体、礼貌的称呼可使患者感觉双方平等和相互尊重，留下良好的第一印象。

(3) 主动介绍自己：护士应主动介绍自己，使患者对自己产生信任感。

(4) 说明交谈目的和所需时间：让患者了解交谈的目的和时间，可以使患者在思想上有所准备，缓解紧张和焦虑。

(5) 体位舒适：帮助患者采取舒适的体位，以减少不利交谈的因素。

3. 沟通进行阶段 在进行沟通的过程中，护士应充分运用语言性沟通及非语言性沟通的技巧，以提高护患双方的沟通效果。

4. 沟通结束阶段 良好的结束和开端一样重要。沟通结束时应注意以下几点：

(1) 把握结束时机：结束时间的控制既要根据计划，也要考虑现场的情况。在准备结束时，不要再提新问题；如对方提出新的问题，可另约时间给予解答。

(2) 总结交谈要点：简明扼要地总结所交谈的重点内容，核实记录的准确性。

(3) 约定下次沟通：初步约定下次交谈的时间和内容，以便双方及早准备。

(4) 感谢合作：对患者的合作表示满意和感谢。

(5) 做好出院指导：随着患者出院，护患关系即将结束。出院时要做好出院指导工作，向患者讲解有关疾病的预防、康复知识，交代出院后的注意事项、复查的时间、条件等，同时征求患者的意见，以便更好地改进工作。

四、护理工作中礼仪要求

(一) 礼仪的基本概念

1. 礼仪的概念 礼仪是在人际交往过程中得到共同认可的行为规范和准则，是对礼貌、礼节、仪表、仪式等具体形式的统称。

(1) 礼貌：侧重于表现人的品质和素养，是指人们在交往过程中为表示尊重和友好，通过语言和动作表现出敬意的行为规范，如尊称、主动打招呼、道谢等。

(2) 礼节：是人们在社会交往中表示尊重、祝贺、哀悼等惯用形式，是礼貌在语言、行为、仪态等方面的具体表现形式。

礼节与礼貌的关系：没有礼节，就无所谓礼貌；有了礼貌，就必然有具体的礼节。

(3) 仪表：是人的外在表现，包括容貌、服饰、仪态等。

(4) 仪式：是在较为庄重的场合为表示敬意或隆重，举行具有专门程序的规范化活动，如各种会议、项目的开幕式或闭幕式、颁奖仪式等。

礼仪的完整含义包括四个方面：①礼仪是一种行为准则或规范；②礼仪受文化传统、风俗习惯、宗教信仰以及时代潮流的直接影响；③礼仪是个人学识修养、品质的外在表现；④礼仪的目的是通过社交各方的相互尊重，达到人际关系的和谐状态。

2. 礼仪的原则

(1) 遵守原则：在交际活动中，每一位参与者都必须自觉、自愿地遵守礼仪规则，以礼仪规范自己的言行举止。

(2) 自律原则：礼仪规范最重要的就是对自我的要求，即运用中需要重视自我要求、自我约束、自我控制、自我检点、自我反省，对待个人的要求是礼仪的基础和出发点。

(3) 敬人原则：对交往对象既要互谦互让、互尊互敬、友好相待、和睦共处，更要将对交往对象的重视、恭敬、友好置于首位，要做到敬人之心长存，不可伤害他人尊严，更不能侮辱他人人格。

(4) 宽容原则：在交往活动中，不仅要严于律己，更要宽以待人，多理解、体谅、容忍他人。

(5) 平等原则：平等是礼仪的核心，对人应以诚相待，一视同仁，给予同等礼遇，不能厚此薄彼，区别对待。

(6) 从俗原则：礼仪交往要求人们尊重对方、入乡随俗，而不要妄自尊大、自以为是，或简单地否定其他民族和国家的习俗。

(7) 真诚原则：真诚是人与人相处的基本态度，是一个人外在行为与内在道德的统一。真诚原则要求人们在运用礼仪时，务必以诚待人，表里如一，言行一致，不得口是心非、阳奉阴违。

(8) 适度原则：在与人交往时，要注意把握分寸。首先要感情适度，既要彬彬有礼，又不能低三下四；其次要谈吐适度，既要坦率真诚，又不能言过其实；第三要举止适度，既要优雅得体，又不能夸张造作。

(二) 护理礼仪的基本概念

1. 护理礼仪的含义 护理礼仪是护理工作者在进行医疗护理和健康服务过程中形成的被大家公认和自觉遵守的行为规范和准则。

2. 护理礼仪的特征

(1) 规范性：护理礼仪是护士必须遵守的行为规范，是在相关法律、规章制度、守则的基础上，对护士待人接物、律己敬人、行为举止等方面规定的模式或标准。

(2) 强制性：护理礼仪中的各项内容对护士具有一定的约束力和强制性。

(3) 综合性：护理礼仪作为一种专业文化，是护理服务科学性与艺术性的统一，是人文与科技的结合，是伦理学与美学的结合。

(4) 适应性：护士对不同的服务对象或不同的文化礼仪具有适应能力。在护理工作中，护士应充分尊重护理对象的信仰、文化、习俗等，并在交往中相互融合适应。

(5) 可行性：护理礼仪应注重礼仪的有效性和可行性，要得到护理对象的认可和接受。

(三) 护士的仪表礼仪要求

1. 护士仪容礼仪要求 护士的仪容应该是自然、大方、清新、高雅、健美。护士仪容的基本要求是良好的个人卫生，包括面部、口腔、头发、手等的清洁。不可留长指甲、色指甲。护士可根据自己的年龄、肤色、肤质的不同选择质地较好的洁肤、护肤及彩妆用品，着职业淡妆，突出职业特性与个性特征，恰到好处地展现女性的魅力和护士的风采。

护士工作期间的发式要求是：头发前不遮眉，后不搭肩，侧不掩耳。对于女性护士，如果是长发，应盘起或戴网罩；如果是短发，也不应超过耳下 3cm，否则也应盘起或使用网罩。对于男性护士，不应留长发；一般情况下，不应剃光头。

2. 护士服饰礼仪要求

(1) 护士服着装原则

1) 端庄大方：护士工作时要穿护士服。护士在着装上应做到端庄实用，简约朴素，线条流畅。

2) 干净整齐：护士应保持护士服的干净整齐。

3) 搭配谐调：穿着护士服时应注意与护士帽、护士鞋等的协调统一。

(2) 护士服着装具体要求

1) 护士服：护士服是职业礼服，要求式样简洁、美观，穿着合身适体，松紧适度，操作灵活。面料挺拔、透气，易清洗、消毒。颜色清淡素雅。护士应保持护士服清洁，平整，衣扣整齐，腰带调整适度。内衣裙边、领边不应露在护士服外面。

2) 护士帽：有两种，燕帽和筒帽。戴燕帽时应高低适中，戴正戴稳，距发际 4～5cm，用白色发卡固定于帽后。戴筒帽时应前达眉睫，后遮发际，将头发全部遮盖，不戴头饰，缝封要放在后面，边缘要平整。

3) 护士鞋：要求软底、坡跟或平跟，防滑；颜色以白色或奶白色为宜；护士应注意保持鞋面清洁。

4) 袜子：袜子以肉色、白色等浅色、单色为宜，袜边不宜露于裙摆下。

5) 饰物：护士工作期间不宜佩戴过多饰物，如耳环、戒指、手链等。

3. 护士基本行为礼仪

(1) 站姿：头正颈直，双目平视，下颌微收、面带微笑或面容自然平和；两肩外展，挺胸收腹，立腰提臀；双臂自然下垂，两手相搭轻握于下腹部或两手相握置于脐部；两腿并拢，两脚成"V" 字形、"丁"字形或"平行"形。男护士站立时，在基本站姿的基础上，双脚平行或"V"字形，双手下垂于身体两侧，也可将两手放在背后。

(2) 坐姿：在站姿的基础上，单手或双手捋平衣裙下摆，轻稳落座在椅子的前 1/2 或 2/3 处。上身与大腿、大腿与小腿均呈 90°，双膝并拢，小腿可略后收或略前伸或略侧置，两手轻握置于腹部或腿上。男护士可双脚分开，略宽于其肩，双手分别置于两腿上。

(3) 走姿：在站姿的基础上，行走时精神饱满，以胸带步，弹足有力，柔步无声。步态轻盈、稳健，步幅适中、匀速前进。双臂自然摆动，摆幅一般不超过 30°。

(4) 蹲姿：在站姿的基础上，两脚前后分开约半步，单手或双手捋平裙摆下端，身体下蹲，用单手或双手从正面或侧面拾取物品。

(5) 持治疗盘：在站姿或行姿的基础上，双手托握治疗盘，肘关节呈 90°贴近躯干。

(6) 持文件夹：在站姿或行姿的基础上，一手持文件夹，轻放在同侧胸前，稍外展，另一手自然下垂或轻托文件夹下方。

(7) 推治疗车：在站姿或行姿的基础上，双手置扶手处，把稳方向，身体正直，用力点适宜，动作协调一致。

习题训练

A_1 型题

1. 以下属于护士权利的是

A. 对医疗卫生机构和卫生主管部门的工作提出意见和建议

B. 正确书写护理记录

C. 遵守法律、法规、规章和诊疗技术规范的规定

D. 正确查对、执行医嘱

E. 保护患者隐私

2. 以下属于护士义务的是
   A. 对医疗卫生机构和卫生主管部门的工作提出意见和建议
   B. 发现患者病情危急，应立即通知医师
   C. 获得与本人业务能力和学术水平相应的专业技术职务、职称
   D. 享有人格尊严
   E. 获得与其所从事的护理工作相适应的卫生防护及医疗保健
3. 下列权利中最能具体体现患者自主权的是
   A. 生命健康权
   B. 知情同意权和知情选择权
   C. 隐私保护权
   D. 监督医疗护理的权利
   E. 采取何种治疗方案的权利
4. 护理道德关系中最基本、最首要的关系是
   A. 护理人员与患者之间的关系
   B. 护理人员与其他医务人员之间的关系
   C. 护理人员与社会的关系
   D. 护理人员与医学科研的关系
   E. 护理人员与患者家属之间的关系
5. 关于自主原则，以下错误的是
   A. 自主原则将患者自我决定视为护理人员与患者关系间的最高价值
   B. 自主原则是指尊重患者自己做决定的权利
   C. 自主原则包含了医疗护理自主权和患者自主权
   D. 护理人员应协助患者行使自主权
   E. 自主原则适用于所有患者
6. 护理伦理学具体原则不包括
   A. 不伤害原则　　B. 帮助原则
   C. 自主原则　　D. 行善原则
   E. 公正原则
7. 当患者的选择与医护人员的期望不一致时，护理人员应
   A. 尊重患者的选择
   B. 尊重患者家属的选择
   C. 放弃自己的期望
   D. 替患者选择
   E. 耐心、冷静地提出劝告，使其选择最佳方案
8. 关于不伤害原则，以下错误的是
   A. 不伤害原则就是不做伤害患者的事
   B. 不伤害原则是一个绝对的原则
   C. 不伤害原则是“权衡利害”的原则
   D. 不伤害原则的目的是使患者获得较多的益处
   E. 不伤害原则要求护理人员重视患者的愿望和利益
9. “普同一等”体现的原则是
   A. 不伤害原则　　B. 自主原则
   C. 照顾原则　　D. 行善原则
   E. 公正原则
10. 以下不属于行善原则的是
   A. 不应施加伤害
   B. 应预防伤害
   C. 应去除伤害
   D. 应尊重和满足患者的正当愿望和合理要求
   E. 应做或促进善事
11. 关于护理伦理权利，下述错误的是
   A. 护理伦理权利包括患者的权利
   B. 护理伦理权利包括护理人员的权利
   C. 护理人员的权利和患者的权利是不一致的
   D. 护理人员的权利包括执业权和自身权利
   E. 医疗护理自主权是护理人员的基本权利
12. 护理伦理学的研究对象是
   A. 道德　　B. 职业道德
   C. 护患关系间的道德　　D. 医学道德
   E. 护理道德
13. 关于知情同意的描述，下述错误的是
   A. 医护人员适当的启发和诱导
   B. 使患者充分理解信息
   C. 使患者充分知情
   D. 患者有一定的理解能力
   E. 患者有自主决定权
14. 医疗护理过程中，护理人员的自主权指的是
   A. 选择患者的权利
   B. 选择病种的权利
   C. 选择医护人员的权利
   D. 选择治疗护理的权利
   E. 对患者保密的权利
15. 以下不需要护士对患者保密的是
   A. 医务人员个人或家庭的隐私
   B. 医务人员的姓名、职称
   C. 能造成患者心理压力的诊断
   D. 能使患者悲观失望的诊断
   E. 其他患者的生理缺陷
16. 非语言沟通的特点不包括
   A. 使用频率高，范围广
   B. 具有多种功能
   C. 具有多种含义
   D. 有意识的行为
   E. 文化的差异性
17. 最容易被误解的非语言行为是
   A. 目光　　B. 触摸

C. 微笑 D. 手势
E. 姿态

18. 下列属于工作期主要任务的是
A. 护患双方彼此熟悉并建立初步的信任关系
B. 向服务对象介绍病区的环境及设施、医院的各种规章制度
C. 护理人员需要全面收集资料，了解服务对象的病情、家庭和社会环境等
D. 应用护理程序解决服务对象的各种身心问题，满足服务对象的需要
E. 预计护患关系结束后服务对象可能面临的新问题

19. 沟通最理想的境界是
A. 一般性沟通
B. 陈述事实的沟通
C. 分享个人的想法和判断
D. 分享感觉
E. 尖峰式沟通

20. 人与人交流的主要形式是
A. 语言 B. 面部表情
C. 体态语言 D. 倾听
E. 提问

21. 关于语言沟通和非语言沟通，下列说法错误的是
A. 语言沟通和非语言沟通是相互联系的
B. 非语言沟通可以强化语言沟通的含义
C. 语言沟通可以澄清非语言沟通的含义
D. 语言信息比非语言信息更能准确地表达一个人的思想
E. 语言信息往往比非语言信息更可靠

22. 护士用不同语调重复对方的话，保持原句的意思不变，属于
A. 核实 B. 改译
C. 澄清 D. 总结
E. 反映

23. 沟通最基本的要素和灵魂是
A. 信息发出者 B. 信息
C. 信息传递途径 D. 信息接收者
E. 反馈

24. 交流双方相距在 4m 以上的是
A. 亲密距离 B. 个人距离
C. 社会距离 D. 公众距离
E. 人际距离

25. 可以给对方提供思考和调试机会的沟通技巧是
A. 沉默 B. 目光
C. 表情 D. 倾听
E. 抚摸

26. 语言沟通和非语言沟通分别占的比例为
A. 15%、85% B. 20%、80%
C. 25%、75% D. 35%、65%
E. 45%、55%

27. 关于护患关系的特征，下列错误的是
A. 护患关系是一种专业性的、帮助性人际关系
B. 护患关系是以保证患者的健康为目的的
C. 护理服务一旦结束，护患关系也将随之停止
D. 护患关系只限于护士与患者之间的关系
E. 护士在护患关系中处于主导地位

28. 下列有关护患关系的内容中，构成护患关系基础的是
A. 伦理道德关系 B. 业务关系
C. 利益关系 D. 法律关系
E. 社会价值关系

29. 在护患关系交往中，建立双方信任关系的基本要素是
A. 理解患者 B. 爱护患者
C. 关心患者 D. 帮助患者
E. 尊重患者

30. 燕帽的佩戴应距离发际
A. 1～2cm B. 2～3cm
C. 3～4cm D. 4～5cm
E. 5～6cm

31. 关于护士服的穿着，下述错误的是
A. 整体装束力求简洁端庄
B. 注意与其他服饰的搭配和协调
C. 领边和袖边可稍超出护士服
D. 里面不应穿过于臃肿的衣服
E. 应当同时佩戴胸牌

32. 关于坐姿，以下错误的是
A. 单手或双手捋平衣裙下摆
B. 臀部不应坐满座位，占座位 1/2～2/3
C. 双膝并拢
D. 两手轻握置于腹部或膝上
E. 小腿可略后收

33. 礼仪的基础和出发点是
A. 敬人 B. 宽容
C. 自律 D. 遵守
E. 平等

34. 下列不属于影响医护关系的因素是
A. 角色权利争议 B. 角色心理差位
C. 角色压力过重 D. 角色责任模糊
E 角色理解欠缺

35. 医护关系的模式应是
A. 主动被动型 B. 共同参与型

C. 指导合作型　D. 并列互补型
E. 主导从属型

36. 护理伦理基本范畴的内容不包括
A. 荣誉与幸福　B. 权利与义务
C. 情感与良心　D. 责任与良心
E. 审慎与保密

37. 关于护患关系基本模式的说法，下列错误的是
A. 在主动-被动型的护患关系中，是护理人员对患者单向发生作用
B. 在指导-合作型的护患关系中，护患双方在护理活动中都是主动的
C. 主动-被动型的护患关系模式主要适用于昏迷、休克等患者
D. 在共同参与型的护患关系模式中，护患双方的心理为心理等位关系
E. 指导-合作型的护患关系模式的指导思想是生物-心理-社会医学模式和以疾病为中心的护理模式

38. 在沟通时，影响沟通并使对方产生不信任感的行为是
A. 采用适当的距离
B. 及时评论对方所谈内容
C. 保持目光的交流
D. 注意倾听
E. 语言通俗易懂

39. 以下不属于影响双方沟通因素中环境因素的是
A. 文化因素　B. 隐蔽性
C. 人际关系　D. 沟通距离
E. 噪声

40. 护患关系内容中属于非技术性关系中最重要的是
A. 伦理道德关系　B. 利益关系
C. 法律关系　D. 社会价值关系
E. 业务关系

41. “你现在感觉怎么样?”属于
A. 一般性问题　B. 特殊性问题
C. 封闭式问题　D. 开放式问题
E. 主观问题

42. 主动-被动型护患关系模式适用于
A. 高血压病患者　B. 下肢骨折患者
C. 休克患者　D. 糖尿病患者
E. 外科手术后恢复期患者

43. 不属于非语言沟通形式的是
A. 仪表　B. 表情
C. 尖叫　D. 手势
E. 数字

44. 关于交谈，下述错误的是
A. 护患之间的交谈多为治疗性交谈
B. 护患交谈多采用面对面交谈
C. 小组交谈最多不超过 10 人
D. 一般性交谈的内容比较广泛，一般不涉及健康与疾病问题
E. 非面对面交谈可使交谈双方心情更加放松、话题更加自由

45. 关于倾听技巧，错误的是
A. 护士应面向患者，身体尽量靠近患者
B. 用 30%～60%的时间注视患者的面部
C. 轻声说“是”、“嗯”或点头
D. 不要急于作出判断
E. 注意患者的非语言行为

46. 护理礼仪的特征不包括
A. 规范性　B. 强制性
C. 适应性　D. 可行性
E. 目的性

A_2 型题

47. 患者，女，25 岁，因腹部剧烈疼痛来医院就诊，由于未交押金，医院不接受李女士住院，这是侵犯了患者的
A. 知情同意的权利
B. 平等享受医疗护理的权利
C. 病情保密的权利
D. 参与决定个人健康的权利
E. 监督自己医疗权利实现的权利

48. 一位下肢肿瘤的患者，为了保全生命需要截肢，在征得患者及家属的同意后，医生为其实施了截肢术，这种做法符合的原则是
A. 自主原则　B. 不伤害原则
C. 公正原则　D. 行善原则
E. 公平原则

49. 某患者对护士说:“医院的饮食不合胃口，我要求吃家属送来的饭”，这种沟通属于沟通层次的
A. 一般性沟通
B. 陈述事实的沟通
C. 分享个人的想法和判断
D. 分享感觉
E. 尖峰式沟通

50. 某护士让家属给患者鼻饲，结果造成患者窒息，虽经抢救和处理患者脱离了危险，但患者家属对该护士很不满，影响护士与患者家属关系的主要因素是
A. 角色期望冲突　B. 责任冲突
C. 经济压力过重　D. 信任危机
E. 角色责任模糊

51. 小李是护理专业的学生，她正在进行站姿的训练，对于她的动作，老师需要纠正的是

A. 挺胸、收腹、昂头
B. 目视前方
C. 双手自然垂放或轻握于下腹部
D. 两肩外展
E. 双腿并拢，两脚成"V"字形或"丁"字形

A_3 型题

（52～54 题共用题干）

患者，女，40 岁，因输血感染艾滋病。住院期间，患者并未因其是艾滋病患者而受到医护人员的歧视和冷落。

52. 对该患者的护理道德要求不正确的是
A. 勇于奉献
B. 加强防护
C. 做好心理护理
D. 任何情况下都要替患者保守秘密
E. 必要时对患者的自主性进行限制

53. 患者应履行的义务是
A. 免除一定社会责任和义务
B. 监督医院的医疗护理等工作
C. 自觉保持医院清洁
D. 通过正当程序获得赔偿
E. 要求对她的治疗内容及记录保密

54. 医护人员未歧视和冷落患者体现了护理伦理原则中的
A. 自主原则　B. 不伤害原则
C. 公正原则　D. 合理原则
E. 行善原则

（55、56 题共用题干）

患者，男，30 岁，因阑尾炎住院治疗，上午患者要进行阑尾切除手术，早晨护士来到病房看望患者。护士问患者："你昨天晚上睡得好吗?"患者说："睡得不是很好，一想到要做手术，我就很害怕……"

55. 护士提的问题属于
A. 一般性问题　B. 特殊性问题
C. 封闭式问题　D. 开放式问题
E. 医疗性问题

56. 患者的回答属于沟通层次的
A. 一般性沟通　B. 陈述事实的沟通
C. 分享性沟通　D. 情感性沟通
E. 尖峰式沟通

（57、58 题共用题干）

某患者问护士小高："我的病是做手术好还是不做好?"护士回答说："做与不做都有危险，你自己选择吧"，患者听后很茫然，从此，患者对护士小高非常不满。

57. 护士小高在表达时所犯的错误是
A. 用词不当　B. 语调冷漠
C. 说话含糊其辞　D. 没有诚意
E. 态度生硬

58. 发生护患关系冲突的主要原因是
A. 信任危机　B. 角色模糊
C. 责任冲突　D. 权益影响
E. 理解差异

A_4 型题

（59～63 题共用题干）

患者，男，20 岁，脑外伤术后住 ICU 进行监护，现仍处于昏迷状态。

59. 对该患者的护理道德要求不包括
A. 提高专业素质　B. 加强责任感
C. 加强沟通交流　D. 保证患者安全
E. 加强生活护理

60. 对该患者最适合的护患关系模式为
A. 指导-合作型　B. 共同参与型
C. 主动-被动型　D. 主导-从属型
E. 并列互补型

61. 1 周后，患者病情好转，意识恢复，为进一步了解病情，医生准备给患者做脑部 CT 检查，但患者不同意，从伦理的角度看，医生应该
A. 告知患者做 CT 检查的重要性，要求其配合
B. 嘱家属做患者的工作，要求患者配合
C. 行使医疗自主权，强行给患者做
D. 得到患者知情同意后做
E. 放弃检查

62. 不属于该患者义务的是
A. 配合治疗护理
B. 尊重医护人员的人格和劳动
C. 听从医护人员指挥
D. 遵守医院规章制度
E. 支持医学科学发展

63. 不属于该患者权利的是
A. 要求对其医疗计划保密
B. 拒绝治疗
C. 选择医生及护士
D. 拒绝提供病史
E. 对医院的工作进行监督

（64～68 题共用题干）

患者，女，60 岁，退休教师，因糖尿病住院治疗后病情稳定，根据医嘱患者准备出院，护士正在进行出院前的健康指导。

64. 此时护患关系的阶段处于
A. 熟悉阶段　B. 工作阶段
C. 结束阶段　D. 计划阶段
E. 进行阶段

65. 护士与该患者交谈时适宜的距离为
A. 0～30cm　B. 0～50cm
C. 50～120cm　D. 1.3～4m
E. 4m 以上
66. 护士与该患者交谈时的距离属于
A. 人际距离　B. 个人距离
C. 亲密距离　D. 社会距离
E. 公众距离
67. 适用于该患者的最佳护患关系模式为
A. 指导-合作型　B. 共同参与型
C. 主动-被动型　D. 主动型
E. 被动型
68. 交谈因同病室的一位患者病情突然加重而停止，影响此次沟通的因素主要是
A. 生理因素　B. 心理因素
C. 语言因素　D. 环境因素
E. 不当的沟通方式
(69～72 题共用题干)

患者，女，80 岁，因脑梗死入院，经治疗后病情稳定。患者因为子女工作忙没时间来看望而伤心流泪。护士小王来到病房看望患者并与其交谈。

69. 目前该患者何种需要应予以满足
A. 生理需要　B. 安全需要
C. 爱与归属需要　D. 尊重需要
E. 自我实现的需要
70. 小王的做法正确的是
A. 保持沉默
B. 责怪患者的子女
C. 大声问患者流泪的原因
D. 安抚患者
E. 告诉患者不要伤心
71. 患者因年迈听力下降，护士的沟通方法不妥的是
A. 让患者看见护士的脸部和嘴形
B. 用手势加强信息的传递
C. 用表情表达信息
D. 适当采用抚摸来加强沟通效果
E. 让患者用点头或摇头来回答问题
72. 小王与患者交谈时的距离最好是
A. 人际距离　B. 个人距离
C. 亲密距离　D. 社会距离
E. 公众距离

参考答案

A_1 型题

1. A　2. B　3. B　4. A　5. E　6. B　7. E　8. B　9. E
10. D　11. C　12. E　13. A　14. D　15. B　16. D
17. B　18. D　19. E　20. A　21. E　22. B　23. B
24. D　25. A　26. D　27. D　28. B　29. E　30. D
31. C　32. D　33. C　34. D　35. D　36. D　37. E
38. B　39. A　40. A　41. D　42. C　43. E　44. C
45. A　46. E

A_2 型题

47. B　48. B　49. C　50. E　51. A

A_3 型题

52. D　53. C　54. C　55. C　56. D　57. C　58. A

A_4 型题

59. C　60. C　61. D　62. C　63. D　64. C　65. C
66. B　67. B　68. D　69. C　70. D　71. E　72. C

模拟试卷一

专业实务

一、以下每一道题下面有 A、B、C、D、E 五个备选答案。请从中选择一个最佳答案，并在答题卡上将相应题号的相应字母所属的方框涂黑。

1. 心脏传导系统的细胞自律性最高的是
   A. 结间束　　B. 房室束
   C. 窦房结　　D. 希氏束
   E. 左右束
2. 心源性呼吸困难最常见的病因是
   A. 左心衰竭　　B. 慢性肺源性心脏病
   C. 右心衰竭　　D. 冠心病
   E. 高血压
3. 心源性哮喘发生机制不包括
   A. 横膈高位，肺活量减少
   B. 夜间迷走神经张力增高
   C. 夜间小支气管收缩
   D. 平卧血液重新分配使肺血流量增加
   E. 夜间交感神经张力增高
4. 心源性水肿最常见的护理诊断为
   A. 清理呼吸道无效　　B. 气体交换受损
   C. 体液过多　　D. 营养失调
   E. 疼痛
5. 关于心悸描述不正确的是
   A. 是一种自觉心脏跳动的不适感
   B. 常见的病因是心律失常
   C. 精神紧张也可诱发心悸
   D. 心悸严重程度与病情成正比
   E. 心悸一般无危险，少数会出现猝死
6. 患者，男，68 岁，患高血压 20 余年，近半年来常于劳累后出现呼吸困难，休息后可以很快缓解，体力活动轻度限制，诊断为慢性心功能不全。该患者的心功能属于
   A. 心功能Ⅰ级　　B. 心功能Ⅱ级
   C. 心功能Ⅲ级　　D. 心功能Ⅳ级
   E. 心功能Ⅴ级
7. 患者，男，68 岁，房颤 10 年，服用地高辛 2 年，近 3 天患者突然出现恶心、呕吐等消化道症状，同时伴有心悸、头痛、头晕、视物模糊，查心电图：室性期前收缩二联律，该患者可能是发生了
   A. 消化性溃疡　　B. 心绞痛
   C. 低血压　　D. 高血压
   E. 洋地黄类药物中毒
8. 患者，女，49 岁，风湿性心脏病二尖瓣狭窄 10 年，近半个月重体力劳动时出现呼吸困难而入院治疗。今日凌晨患者睡眠中突然憋醒；被迫坐起，伴大汗，咳嗽，咳粉红色泡沫痰，心率 118 次/分，两肺满布湿啰音及哮鸣音，责任护士给予患者吸氧的正确方法是
   A. 鼻导管吸入 2～4L/min 纯氧并经 20%～30% 乙醇溶液湿化
   B. 鼻导管吸入 4～6L/min 纯氧并经 20%～30% 乙醇溶液湿化
   C. 鼻导管吸入 8～10L/min 纯氧并经 20%～30% 乙醇溶液湿化
   D. 鼻导管吸入 6～8L/min 纯氧并经 30%～50% 乙醇溶液湿化
   E. 鼻导管吸入 2～4L/min 纯氧并经 30%～50% 乙醇溶液湿化
9. 患者，男，62 岁，患风湿性心瓣膜病 10 余年，近 1 年活动后易发生心悸、气短，医生诊断为风心病二尖瓣狭窄，心功能Ⅱ级，责任护士指导患者正确的活动和休息原则是
   A. 需严格卧床休息
   B. 以卧床休息为主，间断起床活动
   C. 以卧床休息为主，限制活动量
   D. 可起床轻微活动，需增加活动间歇时间
   E. 可不限制活动，保证休息充分，适当增加午休及夜间睡眠时间
10. 患者，男，62 岁，患风湿性心瓣膜病 10 余年，近 1 年活动后易发生心悸、气短，近半个月常由体力活动诱发心前区憋闷感，休息后缓解，昨日于运动中发生晕厥，急诊入院。根据该患者的临床表现，其可能的瓣膜病变是
    A. 二尖瓣狭窄
    B. 二尖瓣关闭不全

C. 二尖瓣狭窄合并关闭不全
D. 主动脉瓣狭窄
E. 主动脉瓣关闭不全

11. 患者，女，55 岁，风湿性心瓣膜病合并心力衰竭，给予地高辛及氢氯噻嗪治疗 5 天后。心电图示：室性期前收缩二联律。此时以下治疗哪项不妥
A. 停用地高辛　B. 补钾
C. 加用利多卡因　D. 加用血管扩张剂
E. 加用呋塞米

12. 鹅口疮常用清洗口腔的药液是
A. 3%过氧化氢溶液　B. 2%碳酸氢钠溶液
C. 温开水　D. 0.1%依沙吖啶溶液
E. 生理盐水

13. 引起鹅口疮的病原体
A. 双歧杆菌　B. 大肠埃希菌
C. 轮状病毒　D. 白色念珠菌
E. 链球菌

14. 新生儿早期哺乳，要求在出生后
A. 20 分钟内　B. 45 分钟内
C. 2 小时内　D. 30 分钟内
E. 60 分钟内

15. 下列不符合慢性胃窦炎(B 型胃炎)的表现是
A. 嗳气，反酸
B. 有呕血，黑便
C. 血清胃泌素降低
D. 血清抗壁细胞抗体阳性
E. 上腹部饱胀不适或疼痛

16. 确诊慢性胃炎的主要依据是
A. 胃液分析　B. 粪便潜血试验
C. X 线钡餐检查　D. 钡餐检查
E. 病史、胃镜检查

17. 患儿，9 个月，腹泻 3 天，尿量略少，皮肤弹性稍差，口唇微干，眼窝轻度凹陷。血清钠浓度为 140mmol/L。其脱水的程度为
A. 重度脱水　B. 无脱水
C. 中度脱水　D. 极重度脱水
E. 轻度脱水

18. 患者，男，60 岁，患唇痈 1 周，红肿明显。1 天前出现昏迷高热，眼结膜充血水肿，眼球突出，患者可能发生了
A. 脓毒症　B. 菌血症
C. 肝性脑病　D. 颅内海绵状静脉窦炎
E. 脑出血

19. 患者，男，75 岁，行斜疝修补术，术后早期最适宜的卧位是
A. 半卧位　B. 仰卧位，膝部垫软枕
C. 俯卧位　D. 斜坡卧位
E. 侧卧位

20. 患者，女性，38 岁，转移性右下腹痛 4 小时，伴恶心、呕吐、发热。最能提示该患者患有阑尾炎的体征是
A. 移动性浊音　B. 右下腹固定压痛
C. 肠鸣音亢进　D. 肠型、蠕动波
E. 肝浊音界缩小

21. 患儿，2 岁，腹泻 5 天，中度脱水，经补液治疗已排尿，遵医嘱补钾时，400ml 溶液中最多可加入 10%氯化钾
A. 6ml　B. 8ml
C. 10ml　D. 12ml
E. 14ml

22. 某肺炎患儿在治疗期间出现严重腹胀、肠鸣音消失是由于
A. 消化功能紊乱　B. 低钠血症
C. 中毒性肠麻痹　D. 低钾血症
E. 中毒性脑病

23. 肺炎患儿的护理措施不正确的是
A. 控制输液速度和量
B. 雾化吸入稀释痰液
C. 憋喘较重时采用平卧位
D. 鼓励患儿多饮水
E. 观察病情变化

24. 重症肺炎小儿存在
A. 代谢性酸中毒
B. 呼吸性酸中毒
C. 代谢性酸中毒和呼吸性酸中毒
D. 代谢性碱中毒
E. 呼吸性碱中毒

25. 肺炎患儿，病室温度和湿度应保持在
A. 16～18℃，30%　B. 20～22℃，40%
C. 24～26℃，70%　D. 22～24℃，80%
E. 18～22℃，55%～65%

26. 疱疹性咽峡炎的主要临床表现是
A. 发热　B. 头痛
C. 咽部充血，有疱疹　D. 乏力
E. 食欲差，呕吐

27. 患儿，8 岁，发热、咳嗽、咽喉部不适 2 周，以干咳为主，肺部体征不明显，青霉素治疗无明显效果，该患儿可能的诊断是
A. 大叶性肺炎　B. 葡萄球菌肺炎
C. 支原体肺炎　D. 流行性感冒
E. 呼吸道合胞病毒肺炎

28. 患儿，男，3 岁半，在玩耍豆子时突然发生严重的

呼吸困难、发绀 8 分钟而来院急诊。查体:呈吸气性呼吸困难,并有“三凹征”。应首先考虑

A. 气管内异物　B. 张力性气胸
C. 支气管哮喘　D. 急性支气管炎
E. 急性胸膜炎

29. 护士发现某支气管扩张患者咯血约 300ml 后突然呼吸极度困难,喉部有痰鸣音,表情恐怖,张口瞪目、两手乱抓,首先要做的是

A. 立即通知医师　B. 立即气管切开
C. 立即清除呼吸道积血　D. 使用呼吸兴奋剂
E. 立即吸氧

30. 患者,男,肺心病 10 年,入院后第 5 天患者出现头痛、恶心、神志恍惚、夜间兴奋,最可能并发了

A. 呼吸衰竭　B. 肺性脑病
C. 消化道出血　D. 酸碱失衡
E. 急性感染

31. 某肺炎患者,66 岁,体质较差,抗感染及一般对症治疗效果不明显,为防止病情恶化,应特别注意观察

A. 白细胞数量的多少　B. 血压是否下降
C. 呼吸系统症状是否加重　D. 肺部体征的变化
E. 体温是否升高

32. 城镇医疗机构发现疑似麻疹病例时,几小时内报告

A. 24～48 小时　B. 12 小时以内
C. 24 小时以内　D. 6 小时以内
E. 1 周内

33. 患者,女,44 岁,主因“发热、尿黄 3 天”,门诊以“病毒性肝炎(甲型)”收治入院。对于该患者应采取的隔离是

A. 严密隔离　B. 消化道隔离
C. 呼吸道隔离　D. 虫媒隔离
E. 接触隔离

34. 女性正常骨盆入口前后径平均值为

A. 8cm　B. 9cm
C. 10cm　D. 11cm
E. 12cm

35. 有关成人子宫的叙述正确的是

A. 长 8～14cm
B. 子宫底两侧与输卵管相通
C. 容积 50ml
D. 峡部位于宫颈部
E. 宫腔呈下宽上窄的三角形

36. 骨盆最小平面的范围,前面是耻骨联合下缘,两侧为坐骨棘,后面为

A. 第 4～5 骶椎间　B. 第 3～4 骶椎间
C. 骶岬　D. 骶骨下端
E. 骶尾关节

37. 关于阴道的描述错误的是

A. 阴道上宽下窄
B. 阴道后穹隆较深
C. 阴道黏膜有腺体
D. 受激素的影响有周期性变化
E. 损伤后易形成血肿

38. 初产妇临产后 4 小时胎头仍未入盆,此时测量骨盆哪条径线最有价值

A. 髂嵴间径　B. 骶耻外径
C. 髂棘间径　D. 坐骨棘间径
E. 坐骨结节间径

39. 患者,女,18 岁,初产妇,妊娠 34 周因有先兆子痫收入院。护士要仔细观察的子痫表现是

A. 抽搐、昏迷　B. 舒张压
C. 尿蛋白　D. 上腹痛、头痛
E. 水肿

40. 孕 37 周,前置胎盘,臀位。先露浮,胎心 166 次/分,骨盆正常,阴道大量流血,血压 75/55mmHg。恰当的护理是

A. 期待疗法
B. 人工破膜
C. 开通静脉通道,准备剖宫产
D. 臀位牵引术
E. 缩宫素滴注引产

41. 一初产妇的产程,下列异常的是

A. 总产程 14 小时
B. 活跃期 4 小时
C. 第一产程 12 小时
D. 第二产程 2 小时 15 分钟
E. 第三产程 15 分钟

42. 妊娠 25 周发现该孕妇为臀先露,应采取的措施是

A. 胸膝卧位
B. 激光或艾灸至阴穴
C. 外倒转术
D. 等待 3～4 周复查再处理
E. 中药转胎

43. 治疗与护理新生儿硬肿症的首要措施是

A. 供给足够的热量　B. 供给足够的液体
C. 逐渐复温　D. 预防各种感染
E. 加强皮肤护理

44. 治疗与护理新生儿硬肿症的首要措施是

A. 供给足够的热量　B. 供给足够的液体
C. 逐渐复温　D. 预防各种感染
E. 加强皮肤护理

45. 引起新生儿病理性黄疸的原因不包括

A. 病毒感染　B. 细菌感染

C. 血型不合　　D. 母乳性黄疸
E. 新生儿脱水热

46. 一新生儿败血症患儿，护士发现其体温 38.7℃，应采取的有效措施是
A. 给退热药　　B. 乙醇擦浴
C. 冷盐水灌肠　　D. 加被发汗
E. 松开包被

47. 关于血尿的描述不正确的是
A. 新鲜尿离心后沉渣每个高倍镜视野红细胞＞3个为镜下血尿
B. 尿沉渣 12 小时红细胞计数＞50 万为镜下血尿
C. 尿液外观为洗肉水样、血样或有凝血块时，称为肉眼血尿
D. 1L 尿含 10ml 血液即呈现肉眼血尿
E. 血尿发生原因多为肾小球肾炎、肾盂肾炎、结石、肿瘤等

48. 下列关于蛋白尿描述不正确的是
A. 每日尿蛋白量超过 150mg 称为蛋白尿
B. 24 小时尿蛋白定量比定性检查更可靠
C. 生理性蛋白尿一般持续时间较长
D. 蛋白尿时，排出的尿液表明有细小泡沫，且不易消失
E. 生理性蛋白尿每日不超过 1g

49. 慢性肾炎的基本表现下列不正确的是
A. 大多数有水肿
B. 部分以高血压为首发症状
C. 蛋白尿
D. 常有颗粒管型
E. 血尿素氮、肌酐降低

50. 较早反应肾小球滤过功能减退的项目是
A. 血尿素氮测定　　B. 血肌酐测定
C. 内生肌酐清除率　　D. 酚红排泄试验
E. 尿胆红素定性测定

51. 患者，女，48 岁，既往有肾小球肾炎病史。于今日去医院体检发现血压升高，双下肢水肿，诊断为慢性肾小球肾炎急性发作，为迅速缓解症状，下列最佳的措施是
A. 激素疗法　　B. 抗生素治疗
C. 免疫抑制剂的治疗　　D. 利尿降压
E. 用细胞毒药物

52. 某患者，水肿明显，尿蛋白(＋＋＋＋)，肾功能检查正常。其饮食宜
A. 低盐高糖　　B. 低盐高蛋白
C. 低盐低蛋白　　D. 低蛋白高糖
E. 高热量高蛋白

53. 患儿，8 岁，因水肿入院，尿蛋白(＋＋)，血压 120/83mmHg，头痛、头晕，初诊为急性肾小球肾炎，下列哪项处理最重要
A. 无盐饮食　　B. 低蛋白饮食
C. 利尿、消肿、降压　　D. 记录出入量
E. 注射青霉素

54. 患儿，男，8 岁，因高度水肿，尿蛋白(＋＋＋＋)入院，诊断为肾病综合征，治疗首选
A. 青霉素　　B. 肾上腺皮质激素
C. 环磷酰胺　　D. 白蛋白
E. 利尿剂

55. “入芝兰之室，久而不闻其香”属于感觉的现象中的
A. 对比　　B. 适应
C. 感受性　　D. 刺激性
E. 后像

56. 以下不属于心身疾病的是
A. 消化性溃疡　　B. 溃疡性结肠炎
C. 神经性呕吐　　D. 性功能障碍
E. 痴呆症

57. 对康复期精神病患者药物维持治疗的健康指导错误的是
A. 指导家属监护患者用药
B. 帮助患者认识用药的重要性
C. 教会家属观察患者的精神症状
D. 根据病情限制患者活动
E. 指导家属妥善安排患者的活动

58. 患者，男，45 岁，独自坐着，好像在仔细地的听什么，随后突然开始点头并自语。该患者最可能是
A. 谵妄　　B. 幻觉
C. 错觉　　D. 关系妄想
E. 精神运动性兴奋

59. 患者高热时，将输液管看成是条蛇，此症状是
A. 幻觉　　B. 错觉
C. 虚构　　D. 错构
E. 感知综合障碍

60. 某患者看见他的哥哥身材像穆铁柱一样高大，脸色像非洲人一样黑，该患者的症状是
A. 错觉　　B. 幻觉
C. 视物变形症　　D. 意识模糊
E. 感知综合障碍

61. 大面积烧伤患者休克期的主要护理措施是
A. 处理创面　　B. 镇静止痛
C. 预防感染　　D. 静脉补液
E. 保持呼吸道通畅

62. 破伤风患者发作期最早出现的表现
A. 苦笑面容　　B. 角弓反张

C. 牙关紧闭　D. 大汗淋漓
E. 阵发性抽搐

63. 开放性损伤后为预防破伤风，用哪种溶液冲洗伤口效果最好
A. 3%过氧化氢　B. 0.9%氯化钠
C. 蒸馏水　D. 0.05%呋喃西林
E. 0.1%新洁尔灭

64. 救治严重腹部损伤患者的首要措施
A. 禁用止痛剂　B. 预防休克
C. 注射破伤风抗毒素　D. 禁食、输液
E. 应用抗生素

65. 为防止患肢牵引过度，骨折牵引时应
A. 定时测定肢体长度
B. 将床尾抬高 15～20cm
C. 防止牵引针左右移动
D. 骨牵引针孔每天消毒
E. 保持有效牵引

66. 下列何种烧伤创面适用包扎疗法
A. 全身大面积烧伤　B. 头面部烧伤
C. 已感染的烧伤创面　D. 臀、会阴部烧伤
E. 躯干小面积烧伤

67. 患者，男，误服有机磷农药后来院急诊。检查：浅昏迷，血压及脉搏正常，呼气有蒜臭味，瞳孔缩小如针尖，心肺无异常。下列护理措施中错误的是
A. 平卧头偏向一侧　B. 氧气吸入
C. 用2%碳酸氢钠洗胃　D. 留置导尿管
E. 及时清除呼吸道分泌物

68. 毒蛇咬伤手臂后患肢应
A. 抬高　B. 下垂
C. 按摩　D. 热敷
E. 平置

69. 骨折固定后1～2周内功能锻炼的方法是
A. 骨折部以上关节活动
B. 伤肢肌肉进行舒缩活动
C. 骨折部以下关节活动
D. 全身各部肌肉及关节活动
E. 重点关节为主的全面功能锻炼

70. 在救助一位游泳池内溺水的5岁女孩时，发现她脸色苍白没有反应，应立即
A. 空出呼吸道内积水
B. 立即口对口人工呼吸
C. 做心脏按压
D. 拨打120
E. 等待救护人员

71. 反常呼吸运动见于
A. 开放性气胸　B. 闭合性气胸
C. 张力性气胸　D. 相邻多根多处肋骨骨折
E. 损伤性血胸

72. 骨折、脱位共有的特殊体征是
A. 畸形　B. 异常活动
C. 骨擦音　D. 弹性固定
E. 关节部位空虚

73. 间歇性跛行常见于
A. 血栓闭塞性脉管炎
B. 下肢外伤恢复期
C. 下肢静脉曲张早期
D. 急性下肢深静脉血栓形成
E. 血栓性静脉炎

74. 不属于诱发骨质疏松的病因是
A. 膳食结构中缺乏钙、磷或维生素D等物质
B. 妇女在停经后缺乏雌激素的分泌
C. 妊娠或哺乳期妇女会大量流失钙
D. 长期大量的饮酒、咖啡、吸烟
E. 长期服用补充维生素的药物

75. 系统性红斑狼疮的皮肤损害最常见的部位是
A. 暴露部位　B. 口腔
C. 胸部　D. 腹部
E. 下肢

76. 患者，女，29岁，面部有蝶形红斑，严重关节疼痛，最近查血红蛋白 90g/L。乏力，Sm抗体阳性，抗双链DNA抗体阳性，需要首先解决的护理问题是
A. 乏力　B. 疼痛
C. 皮肤完整性受损　D. 有感染的危险
E. 输营养液

77. 患者，女，35岁。患系统性红斑狼疮5年，一直服用药物治疗，最近主诉视力下降，可能因为服用了
A. 阿司匹林　B. 吲哚美辛
C. 抗疟药　D. 布洛芬
E. 地塞米松

78. 肿瘤患者化疗或放疗期间，最主要的观察项目是
A. 脱发程度　B. 食欲不振
C. 恶心呕吐　D. 皮肤损害
E. 血白细胞和血小板计数

79. 放疗引起局部皮肤红斑、灼痛时，错误的护理措施是
A. 保持清洁干燥　B. 避免内衣摩擦
C. 不宜日光直射　D. 禁止热敷、冷敷
E. 局部上涂碘酊

80. 化疗药物静脉注射时有溢出，下列处理哪项应禁忌
A. 立即停止给药　B. 及早热敷

C. 硫代硫酸钠局封　D. 普鲁卡因局部注射
E. 等渗盐水局部注射

81. 为预防肿瘤放疗局部的皮肤反应
A. 局部使用2%甲紫
B. 局部使用0.2%薄荷淀粉
C. 局部理疗
D. 每天用肥皂清洁皮肤
E. 保持局部清洁干燥

二、以下提供若干个案例，每个案例下设若干个考题，请根据各考题题干所提供的信息，在每题下面A、B、C、D、E五个备选答案中选择一个最佳答案，并在答题卡上将相应题号的相应字母所属的方框涂黑。

（82～84题共用题干）

患者，男，66岁，既往有冠心病史10年，2小时前因情绪激动而突然出现胸骨后压榨样疼痛，伴有烦躁不安，出冷汗，患者极度紧张，有濒死感，诊断为急性心肌梗死收住监护室。

82. 患者发病后，24小时内最可能出现下列哪种并发症
A. 心律失常　B. 心脏破裂
C. 心室壁瘤　D. 心肌梗死后综合征
E. 乳头肌功能失调或断裂

83. 对患者进行健康教育防治便秘意义在于
A. 避免发生心律失常　B. 恢复消化功能
C. 让患者舒适　D. 减少肠道毒素吸收
E. 以上都对

84. 患者入院后的护理，哪项不正确
A. 起病后1～3日绝对卧床休息
B. 第1周给流质饮食
C. 告知患者保持良好情绪对疾病有益
D. 密切观察患者生命体征，及时发现各种心律失常
E. 1个月恢复低脂、高热量、低钠的饮食

（85～88题共用题干）

患者，女，73岁，因急性广泛前壁心肌梗死急诊入院，入院后经扩冠状动脉抗凝治疗胸痛缓解，病情已平稳，1小时前患者突感心悸、气短，不能平卧，咳粉红色泡沫痰，查体：血压90/60mmHg，呼吸28次/分，神清、坐位、口唇发绀，两肺满布湿啰音及哮鸣音。

85. 护士应给予患者的吸氧方法是
A. 持续低流量吸氧
B. 间断低流量吸氧
C. 高流量间断吸氧
D. 低流量20%乙醇溶液湿化吸氧
E. 高流量50%乙醇溶液湿化吸氧

86. 对患者进行抢救所采取的措施不妥的是
A. 早期吗啡静脉注射
B. 急性心肌梗死，急性期24小时内可使用洋地黄类药物
C. 快速利尿
D. 使用硝普钠扩血管
E. 患者取坐位，双腿下垂

87. 应用洋地黄治疗期间，护理措施不妥的是
A. 嘱患者按时服药
B. 监测钾离子浓度
C. 如果漏服药物，需要及时补服
D. 给药前测定患者的心率
E. 观察患者的心电图变化

88. 该患者目前的心功能为Ⅳ级，患者的休息方式应该是
A. 活动没有任何限制
B. 避免重体力活动
C. 充分休息，增加睡眠时间
D. 卧床休息为主，允许缓慢下床进行排尿、排便活动
E. 绝对卧床休息

（89～91题共用题干）

患者，男，36岁，搬运工人，诊断为腹股沟斜疝，行疝修补术后。

89. 恢复工作的时间是
A. 术后至少2周　B. 拆线后1周
C. 术后体力恢复后　D. 术后至少1个月
E. 术后至少3个月

90. 疝修补术后下列哪项护理措施是错误的
A. 及时处理大便秘结
B. 切口部位压沙袋
C. 咳嗽时注意保护切口
D. 术后3个月内避免重体力劳动
E. 鼓励患者早期下床活动

91. 嵌顿疝早期可采用
A. 紧急手术　B. 手法复位
C. 对症治疗　D. 暂不手术
E. 支持治疗

（92、93题共用题干）

患者，男，肝硬化致门静脉高压。

92. 分流术前护理措施正确的是
A. 鼓励体育锻炼　B. 高蛋白低脂饮食
C. 注射维生素K　D. 术日晨放置胃管
E. 术前清洁灌肠

93. 肝硬化门静脉高压的最突出的临床表现是

A. 腹水　　B. 上腹饱胀
C. 蜘蛛痣　　D. 大隐静脉曲张
E. 内痔

(94～96 题共用题干)

患者，男，22 岁。近 2 天因感冒而咳嗽，咳少量黏液痰，痰稠不易咳出，体温 37℃，双肺呼吸音粗糙，有散在的干啰音。

94. 此患者的主要护理诊断为
A. 体温过高　　B. 清理呼吸道无效
C. 活动无耐力　　D. 气体交换受损
E. 有窒息的危险

95. 患者促进排痰的主要方法为
A. 体位引流　　B. 雾化吸入
C. 机械吸痰　　D. 气管切开
E. 气管插管

96. 患者的临床诊断可能是
A. 肺炎　　B. 急性上呼吸道感染
C. 急性支气管炎　　D. 慢性支气管炎
E. 支气管哮喘

(97～99 题共用题干)

患儿，7 岁，因发热、耳垂下肿痛 1 天就诊。查体：体温 38.5℃，患儿腮腺以耳垂为中心向前、后、下肿痛，局部皮肤张紧发亮、灼热和触痛，但不发红。初步诊断：流行性腮腺炎。

97. 该患儿的护理诊断及合作性问题不包括
A. 疼痛　　B. 体温过高
C. 有传播感染的危险　D. 潜在并发症：脑膜脑炎
E. 体液过多

98. 对该患儿实施隔离直至
A. 体温退至正常　　B. 腮腺肿胀消退后 3 日
C. 腮腺疼痛消失　　D. 食欲好转
E. 咽拭子培养 3 次阴性

99. 对该班易感染学生检疫的时间是
A. 1 周　　B. 2 周
C. 3 周　　D. 4 周
E. 5 周

(100～102 题共用题干)

某产妇，今晨经阴道分娩一女婴，产程顺利。

100. 为预防尿潴留的发生，应指导她产后第一次排尿在产后
A. 4 小时内　　B. 5 小时内
C. 6 小时内　　D. 7 小时内
E. 8 小时内

101. 分娩第 2 天，乳房胀痛，无红肿，首选的护理措施是
A. 用吸奶器吸奶　　B. 用生麦芽煎汤喝
C. 少喝汤水　　D. 让新生儿多吮吸
E. 芒硝敷乳房

102. 产后检查时间是在产后
A. 2 周　　B. 4 周
C. 6 周　　D. 8 周
E. 10 周

(103～105 题共用题干)

新生儿日龄 3 天，足月顺产，生后第 2 天出现黄疸，渐加重伴不吃、不哭、不动，查体：重度黄染，精神委靡，心肺检查无明显异常，肝肋下 2cm，脾肋下 1cm，脐部少许脓性分泌物。

103. 初步考虑最可能为
A. 新生儿肺炎　　B. 新生儿肝炎
C. 生理性黄疸　　D. 新生儿败血症
E. 新生儿溶血症

104. 护理诊断可能性最小的是
A. 皮肤完整性受损
B. 自我形象紊乱
C. 有体温改变的危险
D. 潜在并发症：化脓性脑膜炎
E. 营养失调：低于机体需要量

105. 护理措施中，不必要的是
A. 维持体温稳定　　B. 保证营养供给
C. 防止交叉感染　　D. 清除局部感染灶
E. 按医嘱使用利尿剂

(106～108 题共用题干)

患儿，男，8 岁，患上呼吸道感染 2 周后，出现食欲减退、乏力、尿少、水肿。体温 37.5℃，血压增高。尿蛋白及红细胞(＋)，补体 C3 降低。诊断为急性肾小球肾炎。

106. 该患儿的护理措施哪项正确
A. 严格卧床休息 1～2 周
B. 给予易消化的普食
C. 血尿消失后加强锻炼
D. 每日留取晨尿送标本
E. 严格控制蛋白质的摄入量

107. 该患儿入院后注射青霉素的目的是
A. 控制肾脏疾病　　B. 预防并发症
C. 清除先驱感染症状　D. 预防复发
E. 缩短病程

108. 该患儿入院 3 天后，症状加重，呼吸困难，不能平卧，肺部有湿啰音，心音低钝，有奔马律，可能发生了
A. 肺部感染　　B. 电解质紊乱
C. 急性心力衰竭　　D. 高血压脑病
E. 急性肾衰竭

(109、110 题共用题干)

患者,女,43 岁,副教授,家庭完整。近期因母亲重病住院,该女士原来的一些未被重视的表现开始加重,变得更加懒散,沉默寡言,心情郁闷。常独自哭泣,失眠,记忆力下降,并借谈话之机打听自杀的方法。

109. 该女士的护理诊断应是
A. 恐惧 B. 抑郁
C. 绝望 D. 悲哀
E. 孤独

110. 对该女士首要的护理措施是
A. 尽早陪患者到精神病专科就诊
B. 关心体贴患者,进行心理疏导
C. 管理好可用作自杀的危险物品
D. 积极与患者沟通,语言简明
E. 向家属介绍抑郁症,取得家庭支持与配合

(111、112 题共用题干)

患者,女,24 岁,静坐侧耳,有时面露微笑,有时双手捂耳,面露惊恐或用被蒙头。

111. 该患者存在下列哪种精神症状
A. 躁狂 B. 幻听
C. 幻视 D. 被害妄想
E. 行为退缩

112. 该患者诊断为精神分裂症,目前护理问题不包括
A. 饮食及服药问题
B. 安全问题
C. 睡眠及日常生活问题
D. 精神困扰问题
E. 病情缓解后的自卑心理问题

(113、114 题共用题干)

患者,男,38 岁,半小时前于建筑工地干活时右手被割伤,伤口约 3cm,肌腱外露,来院时出血已止,伤口污染较重,创缘肿胀。

113. 正确的处理是
A. 消毒后包扎
B. 冲洗、消毒后包扎
C. 消毒后缝合
D. 冲洗、消毒后油纱条填塞
E. 清创后注射破伤风抗毒血清

114. 为防止破伤风发生,伤口宜用下列哪种溶液冲洗
A. 0.05%呋喃西林液 B. 5%氯化钠溶液
D. 生理盐水 C. 3%过氧化氢
E. 0.1%苯扎溴铵液

(115~122 题共用题干)

患者,男,36 岁,10 天前务农时右脚被镰刀割伤,污染较重,自行清洗包扎。现突然出现张口困难,继之牙关紧闭、苦笑面容、角弓反张、呼吸急促,声响及触碰患者可诱发全身痉挛,患者神志清楚,不发热。

115. 引起该病的致病菌是
A. 破伤风杆菌 B. 铜绿假单胞菌
C. 变形梭菌 D. 大肠埃希菌
E. 产气荚膜梭菌

116. 该患者最早出现的临床表现
A. 牙关紧闭 B. 苦笑面容
C. 角弓反张 D. 全身痉挛
E. 呼吸急促

117. 该表现是由哪一肌肉强烈收缩所致
A. 咀嚼肌 B. 面肌
C. 颈项肌 D. 背、腹肌
E. 呼吸肌群

118. 该患者治疗过程中最重要的环节是
A. 处理局部创口 B. 中和体内毒素
C. 控制解除痉挛 D. 全身支持疗法
E. 减少患者刺激

119. 为此应采取的措施是
A. 伤口切开引流 B. 注射破伤风抗毒素
C. 全身支持疗法 D. 按时给予镇静、解痉挛
E. 护理措施集中

120. 若给该患者注射破伤风抗毒素,其目的是
A. 中和与神经结合的毒素
B. 杀死破伤风梭菌
C. 清除毒素来源
D. 中和体内游离的毒素
E. 抑制破伤风梭菌生长

121. 本病对机体威胁最大的是
A. 肌肉断裂 B. 心力衰竭
C. 尿潴留 D. 营养障碍
E. 持续的呼吸肌痉挛

122. 治疗此患者应首选的抗生素是
A. 青霉素 B. 甲硝唑
C. 罗红霉素 D. 左氧氟沙星
E. 头孢呋辛钠

专业实践

一、以下每一道题下面有 A、B、C、D、E 五个备选答案。请从中选择一个最佳答案,并在答题卡上将相应题号的相应字母所属的方框涂黑。

1. 以下哪项不是恶性肿瘤的晚期表现
A. 消瘦 B. 乏力
C. 食欲亢进 D. 贫血

E. 发热

2. 下列关于肿瘤化疗的护理叙述不正确的是
   A. 药液必须新鲜配制
   B. 药液不可溢出静脉外
   C. 若出现药液外渗,应立即热敷
   D. 用后的注射器和空药瓶应单独处理
   E. 每周检查白细胞和血小板计数
3. 患者,女,45 岁,右侧乳房扪及 3cm×1cm 肿块,质硬,无压痛,尚能活动,同侧腋窝淋巴结不大,最佳诊治方法为
   A. 密切观察　　B. 中药
   C. 切除活检　　D. 热敷
   E. 口服丙酸睾酮
4. 患者,男,59 岁,食管癌行化疗,查白细胞 2.95×10^9/L,食欲不振,消瘦,错误的措施是
   A. 暂停放疗
   B. 给予生血药
   C. 遵医嘱输入新鲜血液
   D. 其妻子患上呼吸道感染为安慰患者应劝其探视
   E. 遵医嘱使用抗生素
5. 肺癌出现最早的症状是
   A. 胸闷气促　　B. 胸痛
   C. 呼吸困难　　D. 发热
   E. 阵发性刺激性呛咳
6. 早期发现肺癌一般简单有效的方法是
   A. 痰脱落细胞检查　　B. 血甲胎蛋白测定
   C. 血沉　　D. 纤维支气管镜检查
   E. 颈淋巴结活检
7. 女性多发的肺癌类型是
   A. 鳞状上皮细胞癌　　B. 小细胞未分化癌
   C. 大细胞未分化癌　　D. 腺癌
   E. 肺泡癌
8. 食管手术后最严重的并发症是
   A. 肺炎、肺不张　　B. 吻合口瘘
   C. 吻合口狭窄　　D. 乳糜胸
   E. 出血
9. 护理食管癌根治术后患者,应特别注意
   A. 做好心理护理　　B. 维持体液平衡
   C. 严格控制进食时间　　D. 保持大小便通畅
   E. 鼓励早期活动
10. 贫血是指单位容积的外周血液中
   A. 红细胞数或血红蛋白量低于正常
   B. 红细胞数和血红蛋白量低于正常
   C. 红细胞数和红细胞比积低于正常
   D. 红细胞数和网织红细胞数低于正常
   E. 红细胞数、血红蛋白浓度和(或)红细胞比积低于正常
11. 各种贫血的护理诊断中最常用的是
   A. 营养失调　　B. 有感染的危险
   C. 活动无耐力　　D. 气体交换受损
   E. 心排血量减少
12. 贫血最常见和最早出现的症状是
   A. 头晕　　B. 心悸
   C. 食欲减退　　D. 气短
   E. 乏力
13. 重度贫血时血红蛋白低于
   A. 120g/L　　B. 110g/L
   C. 90g/L　　D. 60g/L
   E. 30g/L
14. 患者,女,36 岁。长期月经过多,临床表现为软弱无力、头晕、心慌、记忆力减退,最重要的诊断贫血的表现是
   A. 皮肤黏膜苍白　　B. 低热
   C. 脉搏加快　　D. 呼吸急促
   E. 心尖部收缩期杂音
15. 患者,40 岁,乏力,皮肤黏膜苍白,入院后应首先作哪项检查
   A. X 线　　B. 心电图
   C. 骨髓穿刺　　D. 血常规
   E. 叶酸和维生素 B_{12}
16. 患者,女,28 岁。诊断缺铁性贫血,经口服铁剂后血红蛋白已恢复正常。为补足体内储存铁,有关继续铁剂治疗的正确疗程是
   A. 1 个月　　B. 3 个月
   C. 6 个月　　D. 3～6 个月
   E. 先服 1 个月,6 个月时再服 1 个月
17. 患者,女,48 岁,头晕、乏力、面色苍白 1 年余,体检除贫血貌外,其余无阳性体征。既往月经量过多。血常规:血红蛋白 75g/L,红细胞 2.5×10^{12}/L,白细胞 4.2×10^9/L,网织红细胞 0.06,肝肾功能正常,血清铁降低,总铁结合力增高。该患者可能的诊断是
   A. 再生障碍性贫血　　B. 缺铁性贫血
   C. 巨幼细胞性贫血　　D. 溶血性贫血
   E. 肾性贫血
18. 可以对钙磷代谢起调节作用的激素为
   A. 促甲状腺激素　　B. 甲状腺激素
   C. 甲状旁腺激素　　D. 肾上腺皮质激素
   E. 生长激素
19. 下列属于肾上腺分泌的激素是
   A. 缩宫素　　B. 胰岛素
   C. 糖皮质激素　　D. 降钙素

E. 性激素

20. 消瘦是指体重较理想体重至少下降
   A. 5%以上　B. 8%以上
   C. 10%以上　D. 12%以上
   E. 15%以上
21. 治疗病因未明的内分泌代谢疾病，主要采用的治疗方法是
   A. 激素替代　B. 纠正功能紊乱
   C. 手术　D. 放疗
   E. 化疗
22. 清晨起床前测量的脉搏与血压值(mmHg)计算基础代谢率的公式是
   A. 脉搏数(/分)＋收缩压－111
   B. 脉搏数(/分)＋舒张压－111
   C. 脉搏数(/分)＋脉压－111
   D. 脉搏数(/分)－脉压＋ 111
   E. 脉搏数(/分)＋ 脉压＋111
23. 单纯性甲状腺肿实验室检查
   A. T_4 正常或偏高，T_3、TSH 正常或偏低
   B. T_4 正常或偏低，T_3、TSH 正常或偏高
   C. T_4、T_3 偏低，TSH 偏高
   D. T_4、T_3 偏高，TSH 偏低
   E. T_3 偏高，T_4、TSH 正常或偏低
24. 患者，女，28 岁，诊断单纯性甲状腺肿，下列哪种食物不能食用
   A. 海带　B. 紫菜
   C. 菠菜　D. 木耳
   E. 西红柿
25. 患者，女，14 岁，发现颈部增粗 1 个月，经查：甲状腺功能正常，甲状腺扫描可见弥漫性甲状腺肿。确诊为生理性甲状腺肿大。其原因主要是
   A. 缺碘　B. 碘过量
   C. TH 合成障碍　D. TH 分泌障碍
   E. TH 需要量增加
26. 患者，女，20 岁。因甲状腺肿大就诊，查甲状腺Ⅱ度肿大，无结节，TSH 在正常范围，甲状腺功能正常。应诊断为
   A. 甲亢　B. 单纯性甲状腺肿
   C. 慢性甲状腺炎　D. 甲减
   E. 亚急性甲状腺炎
27. 患者，女，25 岁。有明显基础代谢增高及交感神经兴奋症状，体检：突眼，甲状腺Ⅱ度肿大，质软，无压痛，可闻及血管杂音。最可能的诊断是
   A. 毒性弥漫性甲状腺肿　B. 单纯性甲状腺肿
   C. 慢性甲状腺炎　D. 甲减
   E. 亚急性甲状腺炎
28. 患者，女，45 岁，患甲状腺功能亢进伴突眼 1 年。近 2 个月，突眼恶化，结膜充血、水肿明显。护士在做健康指导时，告诉患者保护眼睛的护理措施，但除外
   A. 外出时戴茶色眼镜
   B. 常用眼药水湿润眼睛
   C. 正常摄入水、钠
   D. 睡眠时抬高头部
   E. 眼睛不能闭合时睡前带眼罩
29. 患者，男，65 岁，经检查诊断为甲亢性心脏病，治疗首选
   A. 复方碘溶液　B. 大剂量普萘洛尔
   C. 抗甲状腺药物　D. 放射性^{131}I治疗
   E. 行甲状腺切除手术
30. 患者，女，45 岁，确诊甲亢 1 年，经服用咪唑类药物治疗后症状好转，最近发现甲状腺较以前增大，下列哪项处理最适宜
   A. 加用普萘洛尔　B. 加用甲状腺素片
   C. 手术治疗　D. 停止用药
   E. 加用碘剂
31. 表示锥体束受损的重要体征是
   A. 颈项强直　B. 巴宾斯基征阳性
   C. 腹壁反射消失　D. 膝腱反射亢进
   E. 提睾反射消失
32. 一侧脑神经下运动神经元瘫痪，对侧上、下肢上运动神经元瘫痪，称为
   A. 偏瘫　B. 四肢瘫
   C. 单瘫　D. 交叉瘫
   E. 截瘫
33. 格拉斯哥昏迷计分法的依据是
   A. 生命体征、感觉
   B. 瞳孔、反射、感觉
   C. 头痛、呕吐、视神经盘水肿
   D. 感觉、运动、言语
   E. 睁眼、言语、运动反应
34. 护理瘫痪的患者，下列措施哪项不妥
   A. 保持肢体功能位
   B. 观察呼吸肌有无麻痹
   C. 鼓励患者多饮水
   D. 指导偏瘫患者穿脱衣服时先穿健侧，并先脱患侧
   E. 鼓励患者进行合理适度的肢体功能锻炼
35. 关于腰椎穿刺术的描述，哪项不妥
   A. 一般选择第 3～4 腰椎间隙
   B. 穿刺部位皮肤软组织或脊柱有感染者，禁忌腰穿
   C. 患者术后应去枕平卧 8～12 小时
   D. 术后常见副反应为头痛、恶心、呕吐或眩晕等

E. 术中患者采取侧卧，背部齐床沿，头向前屈，膝关节屈曲，双手抱紧膝部的姿势

36. 腰椎穿刺做动力试验的目的是
A. 测定颅内压
B. 检查脑脊液的性质
C. 做造影检查
D. 了解蛛网膜下隙有无阻塞
E. 向鞘内注射药物

37. 患者，女，36岁，来门诊进行体检时，用大头针轻戳患者的皮肤，患者即大声喊叫，此感觉障碍的类型为
A. 感觉减退 B. 感觉倒错
C. 感觉缺失 D. 感觉过敏
E. 感觉异常

38. 患者，女，41岁，外伤后18个月，呼唤、刺痛均不能睁眼，不能发声，针刺下肢无反应。判断该患者的GCS为
A. 0分 B. 1分
C. 2分 D. 3分
E. 4分

39. 患者，男，20岁，不慎从高处掉下，头部着地，数小时出现头痛，眼睑青紫，鼻孔有血性水样液体流出，最可能的诊断是
A. 颅前窝骨折 B. 颅中窝骨折
C. 颅后窝骨折 D. 鼻骨骨折
E. 面部外伤

40. 患者，男，28岁，头部受伤后意识不清约20分钟，之后患者出现头痛、恶心、呕吐，追问受伤经过不能记忆，查体无异常。最可能的诊断是
A. 脑震荡 B. 脑挫裂伤
C. 颅骨骨折 D. 硬脑膜外血肿
E. 颅内脓肿

41. 对颅内压增高患者进行脱水治疗时，20%甘露醇溶液250ml静脉滴注的时间是
A. 5～15分钟 B. 15～30分钟
C. 30～45分钟 D. 45～60分钟
E. 60～90分钟

42. 有关多种避孕方法的作用机制，不妥当的是
A. 抑制排卵
B. 阻塞输卵管
C. 阻止精子与卵子的结合
D. 改变宫腔内环境
E. 阻止受精卵的植入

43. 宫腔节育器放置的时间，不妥当的是
A. 哺乳期结束时
B. 人工流产术后即放置
C. 月经干净后3～7天内
D. 剖宫产后6个月后
E. 自然分娩后满3个月

44. 男婴，营养发育中等，体重7.2kg，身长65cm，能短暂独坐，用手摇玩具，头围42cm，两个下中切牙正在萌出，该男婴最可能的年龄是
A. 2个月 B. 3个月
C. 6个月 D. 10个月
E. 12个月

45. 3个月婴儿，体重5kg的人工喂养儿，最佳奶方为
A. 鲜牛奶450ml，糖50g，水100ml
B. 鲜牛奶550ml，糖44g，水200ml
C. 鲜牛奶550ml，糖44g，水200ml
D. 鲜牛奶700ml，糖55g，水200ml
E. 鲜牛奶600ml，糖44g，水100ml

46. 下列哪项不属于护士的思想品德素质
A. 具有高尚的道德情操
B. 具有为人类健康服务的奉献精神
C. 具有崇高的理想
D. 具有一定的文化素养
E. 具有较高的慎独修养

47. 护士角色的功能不包括
A. 照顾者 B. 咨询者
C. 领导者 D. 协调者
E. 管理者

48. 下列不符合操作前解释的是
A. 本次操作的目的 B. 患者的准备工作
C. 适当的承诺 D. 简要方法
E. 具体交代患者配合的方法

49. 护士双手托握治疗盘时，肘关节弯曲的角度为
A. 30° B. 50°
C. 70° D. 90°
E. 120°

50. 在倾听技巧中，哪项是不可取的
A. 全神贯注 B. 集中精神
C. 双方保持合适的距离 D. 用心听讲
E. 不必保持目光接触

51. 倾听对方谈话时，不妥的是
A. 全神贯注地听 B. 随便打断别人说话
C. 不急于作出判断 D. 仔细听“弦外之音”
E. 注意非语言行为

52. 医务人员与服务对象交流时合适的距离是
A. 0～50cm B. 51～120cm
C. 1.3～3m D. 3～4m
E. >5m

53. 护士的非语言行为中最需谨慎应用的是

A. 表情　　B. 姿态
C. 沉默　　D. 触摸
E. 倾听

54. 构成护理程序框架的理论基础是
A. 压力和适应理论
B. 解决问题论
C. 人类基本需要层次论
D. 系统论
E. 信息交流论

55. 护士对住院患者的评估应在
A. 入院时进行
B. 医生要求时进行
C. 患者要求时进行
D. 患者入院和出院时进行
E. 患者入院时开始直至出院为止

56. 下列哪种交谈的方式是不正确的
A. 先提出一般性易于回答的问题
B. 遇到不善于表达的人，应耐心地启发
C. 使用医学术语
D. 对含糊不清、存有疑问或矛盾的内容，必须随时进行核实
E. 交谈过程中，始终保持关心的态度

57. 护士主要通过哪种途径获得客观健康资料
A. 阅读病历及健康记录
B. 患者家属的陈述
C. 观察及体检获取
D. 患者的抚养人提供
E. 患者本人提供

58. 关于护理诊断下述错误的是
A. 一项护理诊断可针对多个健康问题
B. 护理诊断以收集的资料为诊断依据
C. 护理诊断必须通过护理措施解决
D. 护理诊断是描述个体或群体对健康问题的反应
E. 护理诊断随病情而变化

59. 以下不属于护理诊断的是
A. 体液不足：与腹泻、呕吐有关
B. 体温过高：与感染毒素吸收有关
C. 颅内压增高：与脑损伤有关
D. 活动无耐力：与贫血导致供氧不足有关
E. 尿潴留：与脊髓麻醉抑制排尿反射有关

60. PSE 公式中的 P 代表
A. 患者的健康问题　　B. 症状与体征
C. 患者的既往病史　　D. 患者的现病史
E. 健康问题的相关因素

61. 护士发现某患者缺乏预防哮喘复发的知识，正确的护理诊断是
A. 知识缺乏
B. 知识缺乏：与哮喘发作有关
C. 知识缺乏(特定的)
D. 知识缺乏：缺乏有关预防哮喘复发的知识
E. 知识缺乏：与缺乏预防哮喘复发的知识有关

62. PIO 记录法中的 I 指的是
A. 分类法　　B. 诊断名称
C. 临床表现　　D. 护理措施
E. 护理结果

63. 对前来门诊就诊的患者，护士首先应进行
A. 健康教育　　B. 预检分诊
C. 查阅病案　　D. 心理安慰
E. 配合医生进行检查

64. 门诊发现传染病患者时应立即
A. 开展候诊教育与卫生宣传
B. 安排患者提前就诊
C. 转急诊室处理
D. 将患者隔离诊治
E. 消毒候诊环境

65. 不适宜患者休养的环境是
A. 保持安静，避免噪声
B. 床上用物保持清洁、平整
C. 手术室室温保持在 22～24℃
D. 定时开窗通风，每次 30 分钟
E. 墙壁选用红色，以调节情绪

66. 产房室温宜保持在
A. 16～18℃　　B. 18～20℃
C. 20～22℃　　D. 22～24℃
E. 24～26℃

67. 为保持病室安静应
A. 工作人员在进行操作时应做到“四轻”
B. 白天病区环境噪音标准在 35～50dB
C. 两人交谈的最佳距离是 3m
D. 病室安装隔音罩
E. 室内多种花草、树木，减少噪声

68. 不符合铺床节力原则的是
A. 备齐物品，按序放置
B. 两脚左右或前后分开
C. 手臂动作平稳、连续
D. 两膝稍弯以降低重心
E. 上身直立，身体远离床

69. 患者，严重颅脑外伤昏迷，循环与呼吸功能减退，处于濒死状态，不正确的措施是
A. 每天口腔护理 2～3 次
B. 提供单独的病室并保持安静
C. 帮助患者选择最有效的止痛药物

D. 用湿纱布盖于张口呼吸者的口部

E. 撤去各种治疗性的管道

70. 患者，男，79 岁，肝硬化、肝性脑病抢救无效死亡，护士进行尸体护理的依据是

A. 医生做出死亡诊断后 B. 呼吸停止

C. 各种反射消失 D. 心跳停止

E. 意识丧失

71. 护士与一糖尿病的患者及家属共同研究和讨论患者出院后的饮食安排问题，此时其最主要的角色是

A. 治疗者 B. 管理者

C. 照顾者 D. 教育者

E. 咨询者

72. 患者，女，25 岁，首次进入病区感到环境陌生而紧张，此时护士应使用

A. 安慰性语言 B. 礼貌性语言

C. 规范性语言 D. 迎送性语言

E. 教育性语言

73. 患儿，4 岁，因肺炎入院治疗，时常哭闹不安，此时护士应采取哪种沟通技巧

A. 仔细倾听 B. 细语安慰

C. 亲切抚摸 D. 沉默不语

E. 不理睬

74. 患者，男，33 岁，因十二指肠溃疡并发出血而住院。护士收集资料的最主要来源是

A. 患者 B. 营养师

C. 患者家属 D. 门诊病历

E. 化验检查

75. 患者，男，70 岁，肺气肿 20 年，因胸闷、憋气、烦躁不安来院就诊。查呼吸频率 30 次/分，鼻翼扇动，发绀。此时患者的主要健康问题是

A. 肺气肿 B. 气体交换受损

C. 清理呼吸道无效 D. 不能维持自主呼吸

E. 肺部感染

76. 患者，男，39 岁，因车祸导致昏迷急诊入院，在抢救患者中护士进行的工作下列哪项不妥

A. 口头医嘱复诵后再执行

B. 用完的空安瓿应及时处理

C. 抢救后应及时请医生补写医嘱

D. 抢救记录字迹清晰及时准确

E. 医生未到时可先建立静脉通道

77. 某患者上午进手术室做胆囊切除术，护士将床铺成麻醉床，下列描述错误的是

A. 枕头横立于床头

B. 床中部橡胶单上端距床头 45～50cm

C. 椅子放于折叠被对侧

D. 盖被纵向折于门对侧床边

E. 换上清洁被单

78. 患者，男，32 岁，6 天前右手被铁丝划伤，未经处理，近日出现遇光及听到声响后牙关紧闭、角弓反张等症状，诊断为破伤风。对该患者的护理正确的是

A. 白天拉开窗帘，保持病室光线充足

B. 做治疗查对床号姓名时应大声呼唤

C. 减少出入该病房人员次数

D. 使用约束带防止角弓反张

E. 用过的敷料先清洗后灭菌

79. 某患者肺炎入院治疗，病室内湿度过低会使患者出现

A. 烦躁、疲倦、食欲不振

B. 闷热难受

C. 呼吸道黏膜干燥、咽痛

D. 多汗、发热、面色潮红

E. 寒冷不适、血压增高

80. 患者，男，36 岁，急性胃穿孔患者住院，住院处的护理人员首先应

A. 卫生处置

B. 通知医师，并立即做术前准备

C. 立即护送病员入病区

D. 了解病员有何护理问题

E. 介绍医院的规章制度

81. 患者，女，36 岁，风湿性心脏病心力衰竭入院，住院处的护理人员应

A. 卫生处置

B. 介绍医院的规章制度

C. 立即护送患者入病区

D. 通知医生做术前准备

E. 了解患者有何护理问题

82. 某患者因高血压住院，出院后护士对床单位处理错误的是

A. 床单、被套等撤下送洗

B. 被褥暴晒 6 小时

C. 床、床旁桌、椅用消毒液擦拭

D. 脸盆、痰杯用洗涤剂擦拭

E. 铺备用床

83. 患者，女，26 岁，妊娠 10 个月，急诊检查宫口已开 4cm 需住院，住院处护士首先应

A. 办理入院手续 B. 进行沐浴更衣

C. 进行会阴清洗 D. 让产妇步行入病区

E. 用平车送产房待产

84. 患者，女，因发热给予臀大肌注射退热药时，最佳体位是

A. 侧卧位，下腿伸直，上腿弯曲

B. 俯卧位，两脚跟相对

C. 平卧位，两腿弯曲
D. 侧卧位，两腿伸直
E. 侧卧位，上腿伸直，下腿弯曲

85. 患者，男，30 岁，因脑膜炎做腰椎穿刺，术后 6 小时内去枕平卧的目的是
A. 预防脑压增高　B. 预防脑充血
C. 预防脑缺氧　D. 预防脑压减低
E. 减轻脑膜刺激症状

86. 患者，男，因车祸出血休克，送来急诊科采取中凹卧位时，应给予
A. 抬高头胸 10°～20°，抬高下肢 20°～30°
B. 抬高头胸 20°～30°，抬高下肢 20°～30°
C. 抬高头胸 20°～30°，抬高下肢 10°～20°
D. 抬高头胸 30°～50°，抬高下肢 20°～30°
E. 抬高头胸 20°～30°，抬高下肢 30°～50°

87. 患者，男，因急性肺水肿呼吸困难入院应采取
A. 端坐位　B. 俯卧位
C. 仰卧位　D. 侧卧位
E. 头低足高位

88. 患者，女，59 岁，风湿性心脏病致心衰患者，采取半坐卧位的主要目的是
A. 防止形成膈下脓肿
B. 促进患者舒适
C. 减少回心血量，减轻心脏负担
D. 减轻肺水肿，改善肺循环
E. 使冠状动脉扩张，改善心肌供血

89. 一人辅助患者移向床头的操作法，错误的一项是
A. 视病情放平靠背架
B. 取下枕头，患者仰卧屈膝
C. 护士用手稳住患者双脚，同时在臀部助力
D. 请患者双手握住床头栏杆，双脚蹬床面
E. 护士、患者协作配合，同时用力

90. 两人法为患者翻身应注意
A. 一人托患者的颈部和背部，另一人托住患者的臀部和腘窝
B. 一个托患者的颈肩部和腰部，另人一托住患者的臀部和腘窝
C. 一人托患者的颈肩部，另一人托住患者的臀部和腘窝
D. 一人托患者的颈肩部和腰部，另一人托住患者的臀部
E. 一人托患者的肩部和背部，另一人托住患者的腰部和臀部

91. 患者，男，43 岁，近 2 周来出现无痛性血尿，来院就诊，要做膀胱镜检查。护士应协助其采取
A. 仰卧位　B. 侧卧位
C. 半坐卧位　D. 截石位
E. 膝胸卧位

92. 护士执业注册的有效期为
A. 2 年　B. 3 年
C. 5 年　D. 8 年
E. 10

93. 以下法规性文件，法律效力最低的是
A.《中华人民共和国宪法》
B.《中华人民共和国执业医师法》
C.《护士条例》
D.《中华人民共和国献血法》
E.《医院感染管理办法》

94. 某医务人员违反《献血法》规定，将不符合国家规定标准的血液用于患者，由于患者家属及时发现，经治医师采取果断措施，幸好未给受血者健康造成损害，根据《献血法》规定，当地卫生行政部门给该医务人员的行政处理是
A. 责令改正
B. 警告
C. 罚款 1 万元以下
D. 暂停执业活动 6 个月以上 1 年以下
E. 吊销其医师执业证书

二、以下提供若干个案例，每个案例下设若干个考题，请根据各考题题干所提供的信息，在每题下面 A、B、C、D、E 五个备选答案中选择一个最佳答案，并在答题卡上将相应题号的相应字母所属的方框涂黑。

(95～97 题共用题干)

患者，女，20 岁，腕、踝关节疼痛及脱发 1 年，今晨在海边游泳时发现面部出现紫色红斑，遂就医。查体：头发稀疏，面颊及颈部均有不规则圆形红斑，口腔有溃疡。化验：血中查出狼疮细胞。

95. 如果从血中查出抗 Sm 抗体阳性，应考虑何病
A. 风湿性关节炎　B. SLE
C. 类风湿关节炎　D. 脂溢性皮炎
E. 痛风

96. 如脱发加重，以下护理措施哪项不妥
A. 温水洗发　B. 每周洗发两次
C. 洗发时，边洗边按摩　D. 梅花针轻刺头皮
E. 烫发可使毛发增生

97. 患者返家后健康指导以下哪项不妥
A. 介绍本病基本知识　B. 告知有关药物知识
C. 病情缓解亦不能怀孕　D. 避免日晒、劳累
E. 保持乐观情绪

(98、99 题共用题干)

患者，男，68 岁。因腹泻、便秘交替出现 2 个月就

诊,大便稀并带有黏液血便,疑患直肠癌收住院。

98. 该患者首选的检查是

A. CEA检查　B. 内镜检查
C. 直肠指检　D. 化验检查
E. X线钡剂灌肠检查

99. 如明确诊断并准备行Miles手术,错误的术前准备是

A. 术前2日进流质
B. 术前1日服缓泻剂
C. 术前3日口服肠道吸收的抗生素
D. 术日晨留置导尿管
E. 术前3日应用维生素K

(100～102题共用题干)

患者,男,64岁,因大便次数增多、排黏液脓血便2个月来院诊治,怀疑为直肠癌收入院。

100. 首先应进行的检查是

A. 直肠指检　B. 直肠镜检查
C. 血清癌胚抗原测定　D. 大便潜血试验
E. X线钡剂灌肠

101. 患者入院3天后,确诊为腹膜折返以下的低分化直肠癌,拟行Miles手术,下列术前胃肠道准备措施中,不正确的是

A. 术前1日禁食
B. 术前口服肠道不吸收的抗生素
C. 补充维生素K
D. 术前2～3天口服缓泻药
E. 术前晚、术日晨清洁灌肠

102. 手术后的护理,以下不正确的是

A. 保持胃管引流通畅
B. 结肠造瘘口开放后取右侧卧位
C. 造瘘口周围皮肤涂氧化锌软膏
D. 若有排便不畅可扩肛或灌肠
E. 避免进食产气食物

(103～105题共用题干)

患者,女,55岁,右乳房外上象限可扪及2cm×3cm肿块,质硬,尚能活动,皮肤有“橘皮样”变,被诊为乳腺癌。

103. 上述患者乳腺癌根治术后,为预防皮下积液及皮瓣坏死的主要措施是

A. 半卧位　B. 加压包扎伤口
C. 抬高同侧上肢　D. 局部沙袋压迫
E. 引流管持续负压吸引

104. 患者术后出院,给予康复指导,错误的是

A. 继续功能锻炼
B. 定期乳房自查
C. 按时来院复查
D. 盼子心切,5年内可以妊娠
E. 遵医嘱服药

105. 乳腺癌较早转移途径是

A. 组织液　B. 血液
C. 淋巴　D. 种植转移
E. 直接蔓延

(106～109题共用题干)

患者,女,50岁,主因头晕、乏力、皮肤黏膜苍白2个月,加重伴食欲不振、腹胀1周入院,体检:体温36.6℃、脉搏102次/分、呼吸20次/分、血压110/60mmHg,精神差,面色苍白,易怒。血常规检查:红细胞2.9×10^{12}/L,血红蛋白82g/L。

106. 入院后为进一步确诊应首先做哪项检查

A. 心电图　B. 血电解质
C. 超声波　D. 骨髓象
E. CT

107. 骨髓象提示:骨髓增生活跃,以红系为主,可见各阶段巨幼红细胞,铁染色增多,患者可能的诊断是

A. 缺铁性贫血　B. 溶血性贫血
C. 巨幼细胞性贫血　D. 急性白血病
E. 再生障碍性贫血

108. (假设)患者诊断为巨幼细胞性贫血,护士在为患者进行饮食指导时,不正确的是

A. 多食蔬菜、水果
B. 多食谷类和动物肉类
C. 为了易于食物的吸收,烹调食物时时间尽可能长一些
D. 最好急火快炒、灼菜、凉拌或加工成蔬菜沙拉直接食用
E. 少食多餐,细嚼慢咽

109. 药物治疗1周后,患者突然出现四肢麻木无力,可能发生什么情况

A. 维生素B_{12}过敏
B. 末梢神经炎
C. 脑梗死
D. 低血钾反应
E. 急性炎症性脱髓鞘性多发性神经病

(110～115题共用题干)

患者,女,48岁,平素常有怕热、多汗、心悸、失眠、心动过速。诊断为甲状腺功能亢进。

110. 该患者不宜饮用的饮料

A. 咖啡　B. 汽水
C. 温开水　D. 橘子水
E. 牛奶

111. 甲状腺功能亢进患者卧床休息的指征

A. 甲亢伴突眼　B. 甲亢伴肝大

C. 甲亢伴心衰　　D. 甲亢伴心动过速
E. 甲亢伴贫血

112. 该患者行基础代谢率测定,下列哪项准备不妥
A. 测前1日向患者解释
B. 测前晚口服地西泮,以促进睡眠
C. 测前1日晚饭后开始禁食
D. 用推车送患者至测试室
E. 测量当日晨起不做任何活动

113. (假设)入院后第4天,患者突然出现烦躁不安、高热、呕吐、大汗、心率加快、血压升高。此时患者可能出现了什么征象
A. 甲亢性心脏病　　B. 淡漠型甲亢
C. 黏液性水肿　　D. T_3 型甲亢
E. 甲状腺危象

114. 可能诱发患者出现甲状腺危象的主要原因
A. 感染　　B. 饥饿
C. 疲劳　　D. 大量出汗
E. 睡眠不足

115. 为该患者采取的护理措施中,下列哪项不妥
A. 立即置于光线较暗的抢救室
B. 物理降温、止吐
C. 建立静脉输液通路
D. 大量喝开水和浓茶
E. 严密观察病情变化

(116、117题共用题干)

患者,男性,30岁,头部外伤后昏迷2小时,曾呕吐数次,入院时测血压150/80mmHg,脉搏60次/分,呼吸12次/分,考虑"脑挫裂伤",给予非手术治疗。

116. 降低颅内压的主要措施是
A. 床头抬高15~30cm　　B. 限制每日输液量
C. 按时使用甘露醇　　D. 吸氧、物理降温
E. 保持呼吸道通畅

117. 为及时发现小脑幕切迹疝,应重点观察
A. 瞳孔、肢体活动　　B. 血压、脉搏、尿量
C. 意识、肌张力　　D. 呼吸、体温、血压
E. 压迫眶上孔的反应

(118、119题共用题干)

患者,男,37岁,头部被木棒击伤后持续昏迷2小时,体温升高,瞳孔改变,呼吸不畅,喷射性呕吐。

118. 对该患者的护理措施哪项不妥
A. 进行人工冬眠
B. 应用脱水药物
C. 保持呼吸道通畅
D. 如有脑疝发生应手术开颅减压
E. 应紧急行磁共振检查,以明确诊断

119. 治疗呼吸道梗阻最有效的措施是
A. 通过鼻腔、口腔吸痰
B. 鼻腔置管给予氧气吸入
C. 行气管插管
D. 从口腔行气管插管
E. 用开口器侧卧位引流

(120~123题共用题干)

患者,女,26岁,1—0—1—1,因停经42天,尿HCG(+),要求作人工流产术,术前妇科检查:宫体后倾后屈,妊娠6周大小,软,附件(—),术中测宫腔深10cm,吸出组织20g,未见绒毛,出血少,术毕宫腔深9.5cm。

120. 吸出组织最可能的是
A. 蜕膜　　B. 绒毛
C. 子宫息肉　　D. 增生期子宫内膜
E. 分泌期子宫内膜

121. 为排除宫外孕,下列各项中首选是
A. 尿HCG定量　　B. 妇科B超
C. 白带常规　　D. 后穹隆穿刺
E. 吸出物送病理检查

122. 尿HCG 10 000U/L,B超显示出胎囊在宫底部,白带常规正常,此时诊断为
A. 吸宫不全　　B. 漏吸
C. 子宫穿孔　　D. 宫腔感染
E. 子宫畸形

123. 诊断明确后最合适的处理是
A. 钳刮术
B. 再次吸宫+抗生素预防感染
C. 宫缩剂
D. 抗生素抗炎
E. 后穹隆穿刺

(124~126题共用题干)

患者,男,38岁,高级工程师,车祸造成小腿开放性骨折,入院后行手术复位并石膏固定。高先生因工程设计受影响而焦躁不安。

124. 按照Oram自理理论,护士应给予
A. 完全补偿护理　　B. 部分补偿护理
C. 教育自理　　D. 调动社会支持
E. 完全自理

125. 患者目前急需满足的是
A. 生理的需要　　B. 安全的需要
C. 爱与归属的需要　　D. 尊重的需要
E. 自我实现的需要

126. 在患者住院期间,亲朋好友不断探望,患者床边摆满了鲜花,这可使患者哪种需要得到满足
A. 生理的需要　　B. 安全的需要
C. 爱与归属的需要　　D. 尊重的需要
E. 自我实现的需要

(127、128 题共用题干)

患者,男,32 岁,因车祸外伤急症入院,患者烦躁不安,面色苍白,血压 75/45mmHg,脉搏 110 次/分。

127. 入院护理的首要步骤为
A. 热情接待,介绍环境
B. 填写各种表格,完成入院护理评估
C. 通知医生,安置休克卧位,测量生命体征,输液
D. 了解健康情况
E. 准备急救物品,等待值班医生

128. 患者需用平车送 CT 室检查,下列操作方法不正确的是
A. 根据体重采用单人搬运法
B. 患者头部位于平车大轮端
C. 护士在患者头侧
D. 输液、吸氧不可中断
E. 注意保暖

(129、130 题共用题干)

患者,男,60 岁,突然支气管哮喘发作,持续 12 小时以上。不能睡觉,大汗淋漓,口唇发绀,显著呼吸困难。

129. 护士应为患者采取的卧位是
A. 仰卧位　B. 侧卧位
C. 半坐卧位　D. 端坐位
E. 头高足低位

130. 该患者采取的卧位性质属于
A. 主动卧位　B. 被动卧位
C. 被迫卧位　D. 习惯卧位
E. 特异卧位

(131～134 题共用题干)

内镜室的张护士,在做消毒灭菌工作。

131. 要做纤维胃镜的消毒灭菌宜采用
A. 乙醇浸泡法　B. 戊二醛浸泡法
C. 紫外线照射法　D. 高压蒸汽灭菌法
E. 煮沸法

132. 2%碱性戊二醛溶液浸泡金属器械时,为防锈应加入
A. 3%碳酸钠　B. 4%碳酸氢钠
C. 0.5%氢氧化钠　D. 0.5%亚硝酸钠
E. 0.5%硝酸钠

133. 对芽孢无效的化学消毒剂是
A. 0.5%碘伏　B. 37%～40%甲醛
C. 2%戊二醛　D. 0.5%过氧乙酸
E. 环氧乙烷

134. 消毒手用过氧乙酸所需的浓度及时间为
A. 0.2%,浸泡 1～2 分钟
B. 0.1%,浸泡 5～10 分钟
C. 0.4%,浸泡 2 分钟
D. 0.02%,浸泡 3 分钟
E. 2%,浸泡 1～2 分钟

(135～139 题共用题干)

患者,女,73 岁,因骨盆骨折卧床不起。

135. 为防止压疮在身体空隙处垫以软枕的主要作用是
A. 减少皮肤受摩擦刺激
B. 防止排泄物对局部的直接刺激
C. 降低空隙处所受压强
D. 减轻局部组织所承受的压力
E. 促进局部血液循环

136. 协助患者更换卧位的间隔时间应根据
A. 患者的要求,最长不超过 1 小时
B. 家属的意见,随时进行
C. 护士工作时间的安排来决定
D. 患者的病情及局部受压情况决定
E. 疾病的种类决定

137. 长期卧床为预防压疮,下列做法不妥的是
A. 鼓励患者增进营养
B. 每 4～6 小时翻身 1 次
C. 翻身时避免拖、拉、推动作
D. 适当调节夹板或矫形器械的松紧度
E. 身体空隙处垫软枕或海绵垫

3 个月后,患者由于害怕上厕所麻烦别人,自我控制进食,导致营养不良,骶尾部皮肤出现红、肿、热、麻,触之有疼痛。

138. 患者皮肤属于什么情况
A. 压疮淤血红润期
B. 压疮炎性浸润期
C. 压疮溃疡期
D. 局部皮肤感染
E. 压疮前期

139. 压疮淤血红润期的护理要点是
A. 增加翻身按摩次数　B. 表面涂滑石粉
C. 紫外线照射　D. 防止感染
E. 外涂碘伏

(140～144 题共用题干)

患者,女,70 岁,因脑出血昏迷入院。入院时患者体温 38℃,脉搏 100 次/分,呼吸 30/分,血压 200/120mmHg。经药物治疗后血压降至 160/90mmHg,仍处于昏迷状态。现需鼻饲饮食。

140. 鼻饲时为提高插管成功率,插管前应
A. 使患者头向后仰　B. 使患者头向前仰
C. 使患者头偏向一侧　D. 使患者颈向前仰
E. 使患者下颌向前仰

141. 在鼻饲插管过程中，患者出现呛咳、呼吸困难、发绀等情况时，可能出现的问题是
A. 患者的病情发生恶化　B. 胃管误入了气管
C. 肺部发生了感染　D. 胃管盘在口中
E. 食管黏膜被损伤

142. 在鼻饲过程中，患者出现呛咳、呼吸困难、发绀，应采取的措施是
A. 吸氧
B. 托起患者的头部
C. 停止操作，取消鼻饲
D. 通知医生进行处理
E. 立即拔出，让患者休息片刻后再重新插入

143. 鼻饲时鼻饲液的温度是多少
A. 36～38℃　B. 38～40℃
C. 39～40℃　D. 40～42℃
E. 42～43℃

144. 鼻饲时每次的量不超过多少
A. 100ml　B. 150ml
C. 200ml　D. 250ml
E. 300ml

（145、146 题共用题干）

患者，男，30 岁，因车祸外伤急诊入院，患者面色苍白，血压 70/50mmHg，脉搏 110 次/分。护士小李立即采取了相应的措施并与医生共同进行抢救，因情况紧急，小李未能及时书写抢救记录。

145. 护士小李采取的措施错误的是
A. 立即通知医师
B. 测量生命体征
C. 医师未来之前自己先进行抢救
D. 依照诊疗技术规范救治患者
E. 避免对患者造成伤害

146. 小李补写抢救记录的时间应在
A. 抢救结束后 2 小时内
B. 抢救结束后 4 小时内
C. 抢救结束后 6 小时内
D. 抢救结束后 8 小时内
E. 抢救结束后 12 小时内

参考答案

专业实务

1. C　2. A　3. E　4. C　5. D　6. B　7. E　8. D
9. E　10. D　11. E　12. B　13. D　14. D　15. D
16. E　17. E　18. D　19. B　20. B　21. D　22. C
23. C　24. C　25. E　26. C　27. C　28. A　29. C
30. B　31. B　32. B　33. B　34. D　35. B　36. A
37. C　38. B　39. A　40. C　41. D　42. D　43. C
44. C　45. E　46. E　47. D　48. C　49. E　50. C
51. D　52. A　53. C　54. B　55. B　56. E　57. D
58. B　59. B　60. C　61. D　62. A　63. A　64. B
65. A　66. E　67. C　68. B　69. B　70. A　71. D
72. A　73. A　74. E　75. A　76. B　77. C　78. E
79. E　80. B　81. E　82. A　83. E　84. E　85. E
86. B　87. C　88. E　89. E　90. E　91. B　92. C
93. A　94. B　95. B　96. C　97. E　98. B　99. C
100. A　101. D　102. C　103. D　104. B　105. E
106. A　107. C　108. C　109. B　110. B　111. B
112. E　113. E　114. C　115. A　116. A　117. A
118. C　119. D　120. D　121. E　122. A

专业实践

1. C　2. C　3. C　4. D　5. E　6. A　7. D　8. B
9. C　10. E　11. C　12. A　13. D　14. A　15. D
16. D　17. B　18. C　19. C　20. C　21. B　22. C
23. A　24. C　25. E　26. B　27. A　28. C　29. D
30. B　31. B　32. D　33. E　34. D　35. C　36. D
37. D　38. D　39. A　40. A　41. B　42. B　43. A
44. C　45. B　46. D　47. C　48. E　49. D　50. E
51. B　52. B　53. D　54. D　55. E　56. C　57. C
58. A　59. C　60. A　61. E　62. D　63. B　64. D
65. E　66. D　67. A　68. E　69. E　70. A　71. D
72. A　73. C　74. A　75. B　76. B　77. C　78. C
79. C　80. C　81. C　82. D　83. E　84. E　85. D
86. A　87. A　88. C　89. B　90. B　91. D　92. C
93. E　94. A　95. B　96. E　97. C　98. C　99. C
100. A　101. E　102. B　103. E　104. D　105. C
106. D　107. C　108. C　109. D　110. A　111. C
112. B　113. E　114. A　115. D　116. C　117. A
118. A　119. D　120. A　121. B　122. B　123. B
124. B　125. E　126. C　127. C　128. A　129. D
130. C　131. B　132. D　133. A　134. A　135. D
136. D　137. B　138. A　139. A　140. A　141. B
142. E　143. B　144. C　145. C　146. C

模拟试卷二

专业实务

一、以下每一道题下面有A、B、C、D、E五个备选答案。请从中选择一个最佳答案，并在答题卡上将相应题号的相应字母所属的方框涂黑。

1. 心包腔感染累及心脏时不可能发生的是
A. 心肌炎　　B. 心包炎
C. 心内膜炎　　D. 心脏压塞
E. 心肌梗死

2. 阵发性夜间呼吸困难又称为
A. 劳力性呼吸困难　　B. 端坐呼吸
C. 吸气性呼吸困难　　D. 呼气性呼吸困难
E. 心源性哮喘

3. 心源性水肿最常见的病因是
A. 左心衰竭　　B. 慢性肺源性心脏病
C. 右心衰竭　　D. 冠心病
E. 高血压

4. 心源性水肿患者饮食护理正确的是
A. 低盐饮食　　B. 低脂饮食
C. 无蛋白饮食　　D. 高蛋白高纤维素饮食
E. 流质饮食

5. 下列哪项属于左心衰竭的体征
A. 颈静脉怒张　　B. 肝大
C. 交替脉　　D. 下肢水肿
E. 腹水

6. 患者，女，72岁，主因呼吸困难半个月，加重2天入院。入院后患者不能平卧，咳嗽，咳白色泡沫痰，并常于夜间突然憋醒，坐起后稍缓解。护士应给予该患者的吸氧方式为
A. 2～4L/min 低流量间断吸氧
B. 2～4L/min 低流量持续吸氧
C. 4～6L/min 中等流量间断吸氧
D. 4～6L/min 中等流量持续吸氧
E. 6～8L/min 高流量间断吸氧

7. 患者，女，69岁，主因慢性心衰入院，入院后给予利尿、强心治疗。护士在给予患者强心药物地高辛时，下列何种情况下不能给药
A. 患者存在呼吸困难　　B. 患者存在房颤
C. 患者存在便秘　　D. 患者心率56次/分
E. 患者血压150/90mmHg

8. 患者，女，71岁，陈旧性广泛前壁心肌梗死，近半年来患者明显感觉体力活动受限，洗脸、刷牙即可引起呼吸困难、心悸，此患者目前心功能处于
A. 代偿期　　B. Ⅰ级
C. Ⅱ级　　D. Ⅲ级
E. Ⅳ级

9. 患者，男，69岁，因慢性右心衰收入院，入院后3天未解大便，患者感到腹胀难受，责任护士解释发生便秘可能的原因，不准确的是
A. 大肠排便反射障碍
B. 疾病导致排便时不敢用力
C. 长时间卧床，缺少活动，使肠蠕动减慢，排便缺乏动力
D. 胃肠道淤血，食欲减退，进食少
E. 住院后环境变化，使排便习惯发生改变

10. 患者，女，69岁，因全心衰竭入院，神清，呼吸频率25次/分，半卧位，心界向两侧扩大，心率79次/分，两肺可闻湿啰音，肝肋下3指，双下肢可凹性水肿，心功能Ⅳ级。患者在家中已3天未解大便，责任护士在解决患者排便问题时采取的措施，不妥的是
A. 建议患者在饮食中增加蔬菜、水果和粗纤维食物
B. 嘱患者可多在室内活动，以促使肠蠕动
C. 帮助患者在住院期间养成按时排便习惯
D. 训练床上排便
E. 必要时可用润肠剂

11. 疱疹性口腔炎的病原体是
A. 链球菌　　B. 白色念珠菌
C. 柯萨奇A病毒　　D. 肺炎链球菌
E. 金黄色葡萄球菌

12. 急性胃炎的确诊依赖于
A. 纤维胃镜检查　　B. B超检查
C. 腹X线平片　　D. 血常规检查
E. 胃黏膜活检

13. 慢性胃炎的主要致病因素是
A. 胆汁反流　　B. 饮酒吸烟

C. 刺激性食物　D. 长期服用某些药物
E. 幽门螺杆菌感染

14. 下列哪项为慢性胃炎的临床特点
A. 长期少量出血　B. 上腹部节律性疼痛
C. 持续性上腹部疼痛　D. 症状缺乏特异性
E. 持续性上腹部饱胀不适

15. 患者,男,40岁,阑尾炎切除术后发生粘连性肠梗阻,脐周阵发性疼痛2天,伴恶心呕吐较频繁,尿少,口渴明显。查体:脉搏96次/分,血压100/70mmHg,腹胀不明显,偶见肠型,脐右侧有轻压痛,肠鸣音亢进。采取禁食、胃肠减压、输液及应用抗生素等非手术治疗。非手术治疗最重要的护理措施是
A. 应用解痉药　B. 密切观察病情
C. 保持有效的胃肠减压　D. 输液、应用抗生素
E. 详细记录出入液量

16. 患者,男,36岁,搬运工人,站立时阴囊部位出现肿块,呈梨形,平卧时可回纳,体检发现外环扩大,嘱患者咳嗽时,指尖有冲击感,平卧回纳肿块后,手指压迫内环处,站立咳嗽,肿块不再出现,诊为腹股沟斜疝,准备手术治疗。为避免术后疝复发,术前准备最重要是
A. 治疗便秘　B. 备皮
C. 排尿　D. 灌肠
E. 麻醉前用药

17. 某患者排便后肛门处剧烈疼痛,并有一肿块,触痛明显,最可能的诊断是
A. 内痔脱出　B. 肛周脓肿
C. 血栓性外痔　D. 肛裂并前哨痔
E. 直肠息肉脱出

18. 患者,男,50岁,阑尾炎切除术后5天,体温38.8℃,诉伤口疼痛,无咳嗽,应首先考虑
A. 肺不张　B. 肺炎
C. 伤口裂开　D. 伤口缝线反应
E. 伤口感染

19. 小儿支气管肺炎与支气管炎的主要鉴别要点是
A. 咳嗽
B. 血白细胞计数增高
C. 呼吸急促
D. 支气管肺炎肺部有固定的湿啰音,支气管炎无
E. 哮喘

20. 引起婴幼儿肺炎最常见的病原菌是
A. 肺炎链球菌　B. 溶血性链球菌A组
C. 溶血性链球菌B组　D. 大肠埃希菌
E. 金黄色葡萄球菌

21. 婴幼儿易患呼吸道感染的免疫特点是
A. 血清中IgA缺乏　B. 分泌型IgA缺乏
C. 血清中IgG缺乏　D. 血清中IgM缺乏
E. 细胞免疫功能低下

22. 支气管肺炎患儿宜采取的体位是
A. 头侧平卧位　B. 去枕平卧位
C. 左侧卧位　D. 右侧卧位
E. 头高位或半卧位

23. 患者,男,33岁。因支气管扩张入院,入院后情绪低落,不喜欢和护士交流,家人探望时特别高兴,希望家人常来探望,这种需要属于
A. 生理需要　B. 安全需要
C. 心理需要　D. 归属和爱的需要
E. 认知需要

24. 患者,女,65岁,慢性支气管炎、肺气肿病史多年,剧烈咳嗽后突然出现呼吸困难,左胸剧痛且逐渐加重,最可能出现了
A. 气胸　B. 慢支急性发作
C. 急性心肌梗死　D. 支气管肺癌
E. 心包积液

25. 患者,女,76岁,既往有肺心病史10年,近2日来感头痛、恶心、烦躁,血压160/95mmHg、心率120次/分,护士对其护理措施最主要的是
A. 呼吸兴奋剂应用　B. 改善通气、氧疗
C. 合理休息、饮食　D. 强心、利尿剂静脉注射
E. 地西泮静脉注射

26. 患者,女,23岁,咳嗽、咳脓痰8年,间歇咯血,体检左下肺背部可闻及固定的湿啰音,有杵状指,诊断首先考虑
A. 慢性肺脓肿　B. 支气管扩张
C. 肺结核　D. 肺心病
E. 支气管肺癌

27. 患者,女,33岁,3天前出现发热、乏力、恶心、食欲不振,查体:巩膜轻度黄染,肝肋下1cm,质软,该患者的诊断首先应考虑为
A. 伤寒　B. 急性食物中毒
C. 病毒性肝炎　D. 肝硬化
E. 钩端螺旋体病

28. 传染病的基本特征是
A. 有传染性、传播途径、免疫性
B. 有病原体、流行性、传染性
C. 有病原体、传染性、流行性、地方性、季节性、免疫性
D. 有传染性、免疫性、流行性、地方性、季节性
E. 有传染性、免疫性、流行性

29. 从骶尾骨到坐骨棘之间的韧带是
A. 主韧带　B. 子宫骶骨韧带
C. 骨盆漏斗韧带　D. 骶结节韧带

E. 骶棘韧带

30. 下列有关前庭大腺的描述错误的是
A. 如黄豆大小
B. 能分泌黏液润滑阴道口
C. 属于女性性腺
D. 位于大阴唇后部,阴道口两侧
E. 可形成脓肿或囊肿

31. 关于生殖器解剖的叙述,下列错误的是
A. 阴道黏膜由复层扁平上皮所覆盖,无腺体
B. 子宫颈阴道部亦为扁平上皮覆盖
C. 宫颈管黏膜为高柱状上皮所覆盖,有腺体
D. 宫颈外口鳞-柱状上皮交界处为宫颈癌好发部位
E. 子宫峡部黏膜与宫颈黏膜相同

32. 某妇女,G_2P_1,2 年前行剖宫产术剖出一女婴。现前来妇科检查,其宫颈正常,宫颈外口形状应该呈
A. 圆形　B. 椭圆形
C. 横裂状　D. 纵裂状
E. 不规则形

33. 患者,女,25 岁,停经 60 天,阴道出血 2 天,有组织排出,诊为不全流产、休克。下述处理不正确的是
A. 卧床休息　B. 立即输血输液
C. 可待自然排出　D. 做好清宫准备工作
E. 化验血常规

34. 患者,女,29 岁,初孕妇,妊娠 32 周。3 周内阴道流血两次,略多于月经量,不伴腹痛,血压 100/70mmHg,脉搏 96 次/分,宫高 30cm,腹围 85cm,近宫底部可触到软而不规则的胎儿部分,胎心 144 次/分。应考虑的诊断是
A. 腹腔妊娠　B. 难免早产
C. 前置胎盘　D. 胎盘早剥
E. 葡萄胎

35. 某孕妇,第 1 胎,孕 38 周。患妊娠高血压综合征(轻度)。已临产,宫缩痛时大声呼叫。检查宫口开大 2cm,先露头,S=－2,未破膜。下列护理措施中错误的是
A. 监测血压及自觉症状
B. 用 0.2%肥皂水灌肠
C. 宫缩痛时按摩下腹部
D. 多安慰鼓励产妇
E. 遵医嘱给予镇静剂

36. 处理不协调性宫缩乏力的首选措施是
A. 肌内注射盐酸哌替啶
B. 温肥皂水灌肠
C. 行人工破膜
D. 静脉滴注缩宫素加强宫缩
E. 静脉滴注补充能量

37. 内科病区章护士接待一位胃溃疡入院患者时,处理错误的是
A. 热情接待、迅速安置床位使患者安心
B. 介绍环境消除患者的陌生感
C. 及时测体温、脉搏、呼吸、血压
D. 满足患者的一切需求
E. 通知营养室准备膳食

38. 护士用平车运送患者不妥的是
A. 下坡时患者头在平车后端
B. 暂时中断输液
C. 进门时不可用车撞门
D. 患者向平车挪动时,要保护患者
E. 推平车时护士在患者头端

39. 患者,男,急诊被送来急诊科处于昏迷状态,为患者头偏向一侧的目的是
A. 避免呕吐物误入气管引起窒息或肺部感染
B. 便于头部固定避免颈椎骨折
C. 减少压迫枕骨,防止枕后压疮
D. 便于观察病情及时治疗护理
E. 预防颅内压减低引起头痛

40. 患者,女,49 岁,肠梗阻手术后,为减轻疼痛最佳体位是
A. 中凹卧位　B. 端坐卧位
C. 平卧位　D. 半坐卧位
E. 俯卧位

41. 患者,女,67 岁,胃切除术。后取半坐卧位的目的是
A. 减少局部出血
B. 减轻伤口缝合处的张力
C. 使静脉回流量减少
D. 减少炎症的扩散和毒素吸收
E. 减轻肺部淤血

42. 患者,女,甲状腺瘤切除术后,取半坐卧位的目的主要是
A. 预防颅内压降低　B. 减轻局部出血
C. 减轻疼痛　D. 减轻呼吸困难
E. 减少静脉回心血量

43. 患者,女,脑出血行颅脑手术后,为患者翻身头部翻转过剧可发生
A. 颈椎损伤　B. 脑出血
C. 脑栓塞　D. 脑疝
E. 蛛网膜下隙出血

44. 患者,男,胆结石行胆囊切除术后,采取半坐卧位的目的是
A. 使腹腔增大　B. 减少局部出血

C. 减轻中毒的反应　D. 减少静脉血回流
E. 减轻伤口缝合处的张力

45. 患者,女,75岁,脑血栓瘫痪,护士一人扶助患者翻身侧卧,应注意
A. 协助患者手臂放于身体两侧
B. 使患者两腿平放伸直
C. 协助患者先将臀部移向床缘
D. 护士手扶患者肩、膝部助翻身
E. 翻身后使患者上腿伸直

46. 患者,男,颈椎骨折行颅骨牵引在翻身时应采用的方法是
A. 先放松牵引后翻身　B. 翻身后放松牵引
C. 头侧向一边后再翻身　D. 翻身后头侧向一边
E. 不可放松牵引

47. 某护士因故被吊销执业证书,当其申请再次执业注册时,至少应在被吊销执业证书之日起
A. 满0.5年　B. 满1年
C. 满2年　D. 满3年
E. 满5年

48. 护士申请延续注册的时间应为
A. 有效期届满前半年　B. 有效期届满后半年
C. 有效期届满前30日　D. 有效期届满后30日
E. 有效期届满前7日

49. 活跃期延长是指活跃期超过
A. 5小时　B. 6小时
C. 8小时　D. 10小时
E. 12小时

50. 护理新生儿颅内出血时下列正确的是
A. 保持安静,避免刺激
B. 不断吸痰,保持气道通畅
C. 给高浓度吸氧以纠正缺氧
D. 将患儿置于稍凉的环境中
E. 快速大量静脉输入新鲜血

51. 新生儿生后半小时,出生体重2000g,皮肤毳毛多,头发细软、分条不清,指甲未达到指尖,乳腺无结节,足底无纹理。此新生儿为
A. 早产儿　B. 过期产儿
C. 早产儿、低出生体重儿　D. 正常足月儿
E. 低出生体重儿

52. 足月新生儿,日龄6天,吃奶好,无发热,生后第3天出现皮肤黄染。查体:精神反应好,面部及全身皮肤黄染,前囟平软,心肺腹脐均无异常,血清总胆红素165μmol/L,考虑为
A. 新生儿败血症　B. 新生儿溶血症
C. 生理性黄疸　D. 新生儿胆道闭锁
E. 新生儿肝炎

53. 肾炎性水肿一般发生在
A. 双下肢　B. 腹水
C. 胸腔积液　D. 心包积液
E. 眼睑及面部

54. 慢性肾炎必有的表现
A. 轻、中等量尿蛋白　B. 大量蛋白尿
C. 高热　D. 重度高血压
E. 血脂升高

55. 下列关于尿量的描述不正确的是
A. 正常人24小时尿量为1000～2000ml
B. 24小时尿量少于400ml为少尿
C. 夜尿持续大于500ml称为夜尿增多
D. 24小时尿量大于2500ml称为多尿
E. 24小时尿量少于100ml称为无尿

56. 患者,女,25岁,水肿、尿少、蛋白尿(++),红细胞5～10个/HP,白细胞2个/HP,血压和肾功能正常,诊断为慢性肾炎,其饮食应限制
A. 钙　B. 钠
C. 糖　D. 热量
E. 蛋白质

57. 患儿10岁,因急性肾小球肾炎住院,3天后出现尿少、水肿加重,伴呼吸困难,查体两肺闻及湿啰音,心律呈奔马律,肝脏增大。患儿可能并发了
A. 高血压脑病　B. 急性肝衰竭
C. 急性肾衰竭　D. 急性肺炎
E. 急性心力衰竭

58. 患儿,6岁,4周前患扁桃体炎。近日眼睑水肿,尿少,有肉眼血尿,血压135/90mmHg,应考虑的疾病是
A. 急性肾炎　B. 慢性肾炎
C. 单纯性肾病　D. 急性肾衰竭
E. 急性肾盂肾炎

二、以下提供若干个案例,每个案例下设若干个考题,请根据各考题题干所提供的信息,在每题下面A、B、C、D、E五个备选答案中选择一个最佳答案,并在答题卡上将相应题号的相应字母所属的方框涂黑。

(59～61题共用题干)

患者,男,56岁。因活动后持续胸骨后疼痛4小时,向左肩放射,伴恶心、呕吐、大汗淋漓。舌下含服硝酸甘油不能缓解,急诊入院。心电图示:V_3～V_6导联ST段弓背向上抬高,可见病理性Q波。

59. 该患者的初步诊断是
A. 心绞痛　B. 急性心肌梗死
C. 急性胃炎　D. 急性胰腺炎
E. 高血压脑病

60. 该患者还需首选考虑的检查是
A. B超　B. 胃镜
C. 血清淀粉酶　D. 胸部CT
E. 血清心肌酶

61. 患者住院期间出现急性左心衰竭，以下处理不恰当的是
A. 低盐低脂饮食
B. 心肌梗死后24小时内使用洋地黄
C. 血管扩张剂
D. 利尿剂的使用
E. 小剂量使用多巴酚丁胺

（62～65题共用题干）

小儿，女，9个月，混合喂养，辅食添加过程中出现腹泻2天前来就诊。护理评估：神志清，精神好，口唇略干，皮肤弹性稍差，前囟轻度凹陷。

62. 下列对家长进行健康教育的措施不必要的是
A. 教会口服补液盐的配制方法
B. 讲解饮食调整目的和方法
C. 讲述脱水补液的方法
D. 讲解保护臀部皮肤的方法
E. 讲述预防腹泻的知识和辅食添加的方法

63. 该患儿失水约占其体重的
A. 4%　B. 8%
C. 10%　D. 12%
E. 14%

64. 给该患儿补充积累损失量用ORS液，按体重计算入量应为
A. 20ml/kg　B. 30ml/kg
C. 40ml/kg　D. 50ml/kg
E. 60ml/kg

65. 小儿腹泻的常见病原体
A. 双歧杆菌　B. 大肠埃希菌
C. 轮状病毒　D. 白色念珠菌
E. 链球菌

（66、67题共用题干）

患者，男，70岁，有长期便秘史，突然腹痛，腹胀2天，未吐，少量黏液便1次，未排气，2年前曾有类似发作，查体可见全腹高度膨胀，左下腹可见巨大肠型并有轻度压痛，反跳痛，肠鸣音亢进。

66. 为明确诊断，该患者首先应做的检查是
A. B超　B. 腹部立位X线平片
C. 结肠镜　D. 直肠指诊
E. CT

67. 保守治疗肠梗阻最重要的方法是
A. 禁食、胃肠减压　B. 补液
C. 抗感染　D. 对症处理
E. 纠正酸碱失衡

（68～70题共用题干）

患者，女，23岁，受凉后打喷嚏，鼻塞、流涕，开始清水样，2～3天变稠可伴有咽痛，无发热及全身症状。

68. 可能的临床诊断是
A. 急性支气管炎　B. 普通感冒
C. 病毒性咽炎　D. 肺炎
E. 扁桃体炎

69. 患者感染主要由何引起
A. 军团菌　B. 病毒
C. 支原体　D. 衣原体
E. 细菌

70. 针对此患者下列哪项说法不正确
A. 多饮水
B. 以休息对症治疗为主
C. 注意呼吸道隔离，防止交叉感染
D. 使用多种抗菌药物治疗
E. 避免疲劳、受凉等诱因

（71～75题共用题干）

患者，女，72岁。慢性阻塞性肺疾病12年，因今晨剧烈活动后突然出现左侧剧烈胸痛，呼吸困难加重，左胸叩诊鼓音，呼吸运动减弱。

71. 应考虑可能并发了
A. 肺性脑病　B. 肺部感染
C. 自发性气胸　D. 肺栓塞
E. 右心衰竭

72. 查体时应该查到的体征不包括
A. 右肺叩诊过清音
B. 气管右侧移位
C. 气管左侧移位
D. 右侧呼吸音粗并有少量干啰音
E. 左肺呼吸音消失

73. 紧急处理的原则是
A. 排气减压　B. 积极控制感染
C. 纠正缺氧　D. 肺功能锻炼
E. 手术治疗

74. 如患者气胸量少，呼吸困难较轻，心肺功能尚好，应采取排气的方法是
A. 患侧锁骨中线外侧第2肋间为穿刺点穿刺抽气
B. 胸腔闭式引流术
C. 化学性胸膜固定术
D. 肺叶切除术
E. 手术治疗

75. 关于排气治疗的护理不正确的是
A. 每次抽气量不宜超过1000ml，每天或隔天抽气1次

B. 胸腔闭式引流管应保持通畅
C. 引流瓶应放在低于患者胸部且不易踢到的地方
D. 引流瓶液平面应低于引流管胸腔出口平面 60cm
E. 患侧锁骨中线外侧第 3 肋间为穿刺点

(76～80 题共用题干)

患者，末次月经 2010 年 2 月 20 日，现妊娠 36 周。四步触诊法检查结果为宫底是圆而硬有浮球感的胎头部分，耻骨联合的上方为软而宽、形态不规则的胎儿部分，胎背位于母体腹部右侧略朝向前方。

76. 目前估计胎儿身长约是
A. 50cm　B. 45cm
C. 40cm　D. 35cm
E. 30cm

77. 该孕妇预产期是
A. 2010 年 12 月 27 日　B. 2010 年 11 月 27 日
C. 2010 年 12 月 4 日　D. 2010 年 11 月 26 日
E. 2010 年 12 月 26 日

78. 胎方位是
A. 枕左前　B. 枕右前
C. 骶左前　D. 骶右前
E. 肩右前

79. 胎心最清楚部位是
A. 脐右下方　B. 脐右上方
C. 脐左下方　D. 脐左上方
E. 脐周

80. 低于正常值的径线是
A. 髂棘间径 26cm　B. 髂嵴间径 27cm
C. 骶耻外径 17cm　D. 粗隆间径 30cm
E. 坐骨结节间径 9cm

(81～83 题共用题干)

患者，女，26 岁，少量阴道流血 7 天。今晨起床突然剧烈腹痛伴恶心，呕吐，肛门下坠，头晕。于上午 9 时急诊入院，查体：血压 80/60mmHg，面色苍白，全腹压痛，移动性浊音阳性。妇科检查：宫颈着色，举痛，宫体后位，稍大，软且压痛明显，右侧附件区压痛明显。辅助检查：尿 HCG 阳性。

81. 临床诊断首先考虑
A. 异位妊娠　B. 难免流产
C. 不全流产　D. 腹膜炎
E. 盆腔炎

82. 上述患者首选的辅助检查是
A. 血 HCG　B. B 超
C. 后穹隆穿刺　D. 腹腔镜
E. 刮宫

83. 上述患者目前最主要的护理措施是
A. 病情观察　B. 治疗配合
C. 生活护理　D. 心理护理
E. 健康教育

(84～87 题共用题干)

患者，男，10 岁，因尿少、眼睑水肿、肉眼血尿 2 天入院。4 周前曾患脓疱疮。查体：血压 90/60mmHg，眼睑水肿，咽部无充血，心肺未闻及异常，肝脾不大。检查 ASO 增高，血清总补体、C3 降低，尿蛋白＋＋，红细胞满视野，管型 1～2 个/HP。

84. 该患儿最可能的诊断是
A. 单纯性肾病　B. 急性肾小球肾炎
C. 皮肤感染　D. 单纯性肾病
E. 泌尿道感染

85. 如患儿出现头痛、呕吐，首选应注意检测
A. 心率　B. 呼吸
C. 血压　D. 尿量
E. 体温

86. 患儿血压 145/90mmHg，最有可能并发
A. 高血压脑病　B. 化脓性脑膜炎
C. 急性肾功能不全　D. 急性心力衰竭
E. 电解质紊乱

87. 诊断该疾病有价值的辅助检查是
A. 红细胞管型　B. 白细胞管型
C. 颗粒管型　D. 腊样管型
E. 透明管型

(88、89 题共用题干)

患者，女，30 岁，近几月来乳腺触到一包块，听人说可能是乳腺癌，非常紧张，到处求医，出现心悸、气促、食欲下降伴失眠、手足震颤、出汗等。

88. 该患者的情绪主要是
A. 恐惧　B. 抑郁
C. 绝望　D. 悲伤
E. 愤怒

89. 该病例目前的护理问题不包括
A. 焦虑　B. 恐惧
C. 个人应对无效　D. 睡眠型态紊乱
E. 不能有效地进行气体交换

(90～93 题共用题干)

患者，男，38 岁，6 天前于工地干活时脚被生锈钉子扎伤，仅自行清洗包扎，未做其他特殊处理。现全身肌肉强直性收缩，阵发性痉挛，诊断为破伤风。

90. 发生破伤风的主要原因是由于
A. 伤口感染化脓　B. 未注射破伤风抗毒素
C. 未及时正确处理伤口　D. 机体抵抗力下降
E. 未及时用抗生素

91. 欲控制患者痉挛，下列哪一项护理措施无关
A. 保持病室安静　B. 护理措施要集中进行

C. 按时使用镇静剂　D. 限制亲友探视
E. 及时用抗生素

92. 对此患者行隔离治疗，限制亲友探视的目的是
A. 维持病房良好秩序　B. 避免亲友受感染
C. 预防患者继发感染　D. 保护医务人员
E. 减少对患者的刺激

93. 此病易导致患者死亡的常见原因是
A. 休克　B. 窒息
C. 肺部感染　D. 心脏损害
E. 脱水、酸中毒

(94～96 题共用题干)

患者，女，28 岁，4 年来全身各大小关节疼痛，伴有晨僵，活动后减轻，拟诊为类风湿关节炎。

94. 下列关于类风湿关节炎的描述不正确的是
A. 基本病变是滑膜炎
B. 发病与自身免疫有关
C. 已有皮下结节示病情活动
D. 类风湿因子常(＋)
E. 不引起脏器损害

95. 该病关节病变的特点以下哪项不对
A. 多对称
B. 关节可畸形
C. 发作时疼痛
D. 关节周围软组织可受累
E. 远端指间关节最常受累

96. 以下何药不作为该患者首选
A. 雷公藤　B. 布洛芬
C. 阿司匹林　D. 泼尼松
E. 环磷酰胺

(97、98 题共用题干)

患者，男，46 岁。慢性肝病 11 年，普查发现 AFP ＞400μg/L，肝肾功能正常，诊断为早期肝癌。

97. 下列哪项检查对定位最有帮助
A. 肝动脉造影　B. 肝核素扫描
C. 腹部平片　D. B 超或 CT
E. 腹腔镜

98. 如果发现肝右叶 6cm 占位性病变，最理想的治疗措施是
A. 力争手术切除　B. 局部外放射治疗
C. 联合化学治疗　D. 免疫治疗
E. 中医治疗

专业实践

一、以下每一道题下面有 A、B、C、D、E 五个备选答案。请从中选择一个最佳答案，并在答题卡上将相应题号的相应字母所属的方框涂黑。

1. 俗话说“人逢喜事精神爽”，这种情绪状态属于
A. 激情　B. 应激
C. 心境　D. 激动
E. 热情

2. 对于精神科患者，护士更要确保其安全。因此，要求护士自身应具有的素质不包括
A. 敏锐的观察力　B. 理智的情绪
C. 管理患者的能力　D. 审慎的思考
E. 严格操作

3. 患者，男，22 岁。坚信他的思想变成了声音，不仅自己听见了，坚信别人也听见了，这种症状是
A. 思维鸣响　B. 思维被夺
C. 思维被广播　D. 思维被控制体验
E. 内心被揭露感

4. 患者为了得到“硬骨头精神”，将整块排骨吞食，这种表现是
A. 真性幻想　B. 语词新作
C. 夸大妄想　D. 强迫性思维
E. 病理性象征性思维

5. 患者，男，42 岁，足底刺伤后发生破伤风，频繁抽搐，控制痉挛的主要护理措施是
A. 限制亲友探视　B. 静点破伤风抗毒素
C. 保持病室安静　D. 按时使用镇静剂
E. 护理措施要集中

6. 开放性损伤后预防破伤风最可靠的方法是
A. 尽早应用抗生素
B. 清创并注射破伤风抗毒素
C. 注射破伤风类毒素
D. 全身支持治疗
E. 伤口放置引流

7. 救溺水者上岸后应首先采取的急救措施是
A. 胸外心脏按压　B. 口对口人工呼吸
C. 清理呼吸道积水　D. 静脉注射肾上腺素
E. 立即送往医院

8. 骨折急救现场下列哪项措施欠妥
A. 取清洁布类包扎伤口
B. 就地取材固定伤肢
C. 开放性骨折应现场复位
D. 重点检查有无内脏损伤
E. 平托法搬移脊柱骨折患者

9. 颅底骨折发生脑脊液耳漏的处理正确的是
A. 取头低位卧位
B. 耳道内放置引流条

C. 立即用棉球填塞外耳道
D. 清除外耳道内血污
E. 用无菌盐水冲洗耳道

10. 有关深Ⅱ度烧伤的描述错误的是
A. 损伤达真皮层,有皮肤附近残留
B. 疱底潮湿,均匀发红
C. 痛觉迟钝,但拔毛有痛感
D. 可无水疱出现
E. 愈合留有瘢痕

11. 对于中、小面积Ⅱ度烧伤现场急救
A. 就地创面清创
B. 迅速除去衣物创面冷疗
C. 迅速除去衣物创面使用甲紫
D. 不可擅动等待专业人员救援
E. 不能除去衣物以防创面感染

12. 一个3岁的小孩一边吃东西一边玩,他突然开始咳嗽,很快咳嗽变得无力,皮肤发绀,最可能的原因是
A. 哮喘发作气道受刺激引起
B. 气道异物
C. 咽喉炎
D. 癫痫发作
E. 脓痰阻塞

13. 胸外伤后,胸壁软化多见于
A. 单根单处肋骨骨折
B. 单根多处肋骨骨折
C. 相邻多根肋骨多处骨折
D. 开放性肋骨骨折
E. 肋骨骨折伴气胸

14. 患者,男,17岁,从高处坠落,臀部着地,致 T_{12}、L_1 椎体压缩性骨折,导致骨折的原因是
A. 直接暴力　B. 间接暴力
C. 肌肉牵拉　D. 骨骼劳损
E. 骨骼疾病

15. 血栓闭塞性脉管炎的营养障碍期最主要的临床表现是
A. 肢端发黑、干性坏疽　B. 间歇性跛行
C. 持续性静息痛　D. 游走性静脉炎
E. 患肢末端溃疡经久不愈

16. 患者,女,45岁,面部有严重的蝶形红斑,关节疼痛,最近查出尿毒症,患者情绪低落,对治疗与护理不配合。当前最重要的护理措施是
A. 禁止日光浴
B. 清水洗脸
C. 心理疏导,增强战胜疾病信心
D. 高蛋白饮食
E. 告知患者疾病的诱因

17. 下列系统性红斑狼疮患者皮肤护理措施中错误的是
A. 常用清水清洗　B. 忌用碱性皂液
C. 忌用化妆品　D. 避免阳光照射
E. 10℃冷水湿敷

18. 患者,27岁,因全身关节痛,面部蝶形红斑,查血抗体,确诊为SLE,健康教育的重点是避免日光直射,原因是
A. 紫外线可致雌激素作用增强
B. 紫外线是本病的重要诱因
C. 紫外线直接破坏细胞
D. 紫外线加重关节滑膜炎
E. 紫外线直接损害骨髓

19. 患者,65岁,患有关节炎2年,初期为腕掌指关节疼痛,后期有膝关节疼痛,最近两手指在掌指关节处偏向尺侧形成关节活动障碍,影响患者的日常生活。该患者锻炼时不正确的方法是
A. 循序渐进
B. 长时间锻炼
C. 热敷可改善血液循环
D. 保持关节的功能位
E. 必要时给予消炎止痛剂

20. 恶性肿瘤的TNM分期法中N表示
A. 预后情况　B. 淋巴结
C. 恶性程度　D. 原发肿瘤
E. 远处转移

21. 恶性肿瘤患者化疗期间,白细胞降至 3×10^9/L 以下,处理首先应
A. 加强营养　B. 减少用药量
C. 少量输血　D. 服生血药
E. 暂停用药

22. 可确诊肿瘤性质的诊断方法是
A. CT　B. B超
C. 动脉造影　D. 内镜检查
E. 病理活检

23. 可用于原发性肝癌普查的方法是
A. CT　B. B超
C. X线造影　D. MRI
E. AFP测定

24. 恶性肿瘤最早出现的常见症状是
A. 疼痛　B. 肿块
C. 出血　D. 溃疡
E. 梗阻

25. 良性肿瘤不具备以下哪项性质
A. 生长速度较慢　B. 多有完整包膜
C. 多呈浸润性生长　D. 无转移
E. 一般不危及患者生命

26. 下列有关恶性肿块特征的描述不正确的是
A. 边界不清楚　B. 表面高低不平
C. 早期出现疼痛　D. 质地坚硬
E. 固定、不活动

27. 患者，女，胃癌术后化疗，患者恶心、呕吐、消瘦、纳差，血红蛋白 98.0g/L，血清总蛋白 53g/L，护理诊断是
A. 呕吐　B. 恶心
C. 低蛋白血症　D. 食欲不振
E. 营养失调

28. 与肺癌发病关系最密切的因素是
A. 长期吸烟　B. 大气污染
C. 职业性致病因素　D. 免疫缺陷
E. 遗传因素

29. 对持续痰中带血丝的就诊患者，应首先考虑
A. 支气管哮喘　B. 支气管扩张
C. 慢性支气管炎　D. 肺气肿
E. 原发性支气管肺癌

30. 多见于老年人且与吸烟关系最密切的肺癌类型
A. 鳞状上皮细胞癌　B. 小细胞未分化癌
C. 大细胞未分化癌　D. 腺癌
E. 肺泡癌

31. 对肺癌晚期患者出现剧烈疼痛，护士给予药物止痛治疗时应注意
A. 用药应个体化
B. 给强效镇痛药
C. 鼓励患者忍耐至极限再给止痛药
D. 首选静脉给药
E. 尽量肌内注射给药

32. 下列哪项是食管癌的典型症状
A. 进行性厌食　B. 进食时易哽咽
C. 胸骨后烧灼感　D. 胸痛、声音嘶哑
E. 进行性吞咽困难

33. 适用于食管癌普查的检查方法是
A. 钡餐 X 线检查　B. CT
C. 食管镜　D. 脱落细胞学检查
E. MRI

34. 严重贫血时出现晕厥、神志不清是什么原因
A. 脑血栓形成　B. 短暂脑缺血发作
C. 颈椎病　D. 短暂癫痫
E. 脑缺氧

35. 成熟红细胞的主要功能是
A. 参与人体对入侵异物的反应过程
B. 输送氧和二氧化碳
C. 止血、凝血
D. 分化增殖
E. 参与物质代谢

36. 评估贫血最主要的实验室检查方法是
A. 红细胞计数及血红蛋白测定
B. 血涂片染色
C. 网织红细胞计数
D. 血白细胞计数
E. 骨髓检查

37. 患儿，4 岁，红细胞 1.1×10^{12}/L，血红蛋白 28g/L，该小儿可能是
A. 正常血象　B. 轻度贫血
C. 中度贫血　D. 重度贫血
E. 极重度贫血

38. 患者，男，25 岁，患溃疡病 5 年，经常胃出血，血常规：血红蛋白 90g/L、红细胞 3.8×10^{12} 确诊为缺铁性贫血，此病的原因是
A. 慢性失血　B. 缺乏白蛋白
C. 缺乏维生素 B_{12}　D. 缺乏胃蛋白酶
E. 缺乏叶酸

39. 皮肤白皙的贫血患者就诊，护士评估患者时最能反映贫血的部位是
A. 面颊皮肤　B. 手背皮肤
C. 耳郭皮肤　D. 舌面
E. 睑结膜、甲床、口唇黏膜

40. 具有促进物质代谢及促进生长发育功能的激素是
A. 皮质醇　B. 胰岛素
C. 甲状腺激素　D. 生长激素
E. 甲状旁腺激素

41. 分泌黄体生成素的腺体是
A. 垂体　B. 性腺
C. 甲状腺　D. 甲状旁腺
E. 肾上腺素

42. 肥胖是指体重至少超过理想体重的
A. 5%　B. 8%
C. 10%　D. 15%
E. 20%

43. 成人基础代谢率+45%，甲状腺功能应判定为
A. 正常　B. 轻度甲亢
C. 中度甲亢　D. 重度甲亢
E. 功能低下

44. 地方性甲状腺肿的主要原因是
A. 碘缺乏　B. TH 合成障碍
C. TH 分泌障碍　D. TH 需求量增加
E. 以上均不是

45. 单纯性甲状腺肿的甲状腺局部表现，不包括
A. 表面光滑、质软　B. 大小不等的结节
C. 弥漫性对称性肿大　D. 出现压迫症状

E. 闻及血管杂音

46. 患者,男,30 岁,颈部增粗 2 个月,经查血清 T_4 偏低,血清 T_3 和 TSH 正常,可能的诊断是

A. 甲状腺功能减退　B. 单纯性甲状腺肿

C. 甲状腺功能亢进　D. 桥本甲状腺炎

E. 自身免疫性甲状腺炎

47. 患者,女,38 岁,确诊单纯性甲状腺肿大,给予左甲状腺素片口服治疗。1 周前出现心悸、怕热出汗、食欲亢进,易怒。该患者可能发生

A. 单纯性甲状腺肿大复发

B. 并发心脏病

C. 甲状腺功能减退

D. 甲状腺功能亢进

E. 甲状腺危象

48. 某患者怕热、多汗、心率快数年,食量大,但逐渐消瘦。检查发现 FT_4 及 FT_3 增高,昨天突然体温达 40℃,心率 150 次/分,恶心、呕吐、腹泻,大汗且持续昏睡,急诊为甲状腺功能亢进症伴甲状腺危象。其原因是

A. 甲状腺素大量破坏

B. 机体消耗大量甲状腺素

C. 腺垂体功能亢进

D. 大量甲状腺素释放入血

E. 下丘脑功能亢进

49. 患者,女,30 岁,因疲乏无力、多汗怕热,爱发脾气,体重减轻,诊断为甲状腺功能亢进。护士为其进行饮食指导时,应告诉患者避免食用

A. 高热量、高蛋白食物 B. 含碘丰富的食物

C. 低纤维素食物　D. 富含钾、钙的食物

E. 豆腐、豆浆等豆制品

50. 患者,男,18 岁,甲亢患者,首选的治疗是

A. 抗甲状腺药物治疗 B. 手术治疗

C. 放射性 ^{131}I 治疗　D. 镇静剂

E. 复方碘口服液

51. 患者,女,25 岁,甲亢患者,合并妊娠 8 个月,宜采用的治疗

A. 大剂量硫脲类药物 B. 手术治疗

C. 大剂量 β 受体阻断剂 D. 大剂量丙硫氧嘧啶

E. 放射性核素治疗

52. 对一个处于恢复期的肢体瘫痪患者,在护理上应特别注意

A. 加强营养　B. 卧床休息

C. 活动肢体　D. 心理护理

E. 精神安慰

53. 某肝病患者有嗜睡现象,于今晨测体温时呼之不应,但压迫其眶上神经有痛苦表情,应判断为

A. 昏迷　B. 嗜睡

C. 浅昏迷　D. 深昏迷

E. 意识模糊

54. 护理感觉障碍的患者,下列措施哪项不妥

A. 缓解患者紧张不安的情绪

B. 避免患处重压,防止压疮

C. 对感觉障碍的患肢,使用热水袋保暖

D. 避免搔抓患处,以防损伤并继发感染

E. 衣服应柔软宽松,以减少对皮肤的刺激

55. 对昏迷患者的护理措施,下列哪项不妥

A. 密切观察患者生命体征、瞳孔变化

B. 使患者头偏向一侧,防止呕吐物误吸

C. 吸痰时严格执行无菌操作,每次气管吸痰不超过 25 秒

D. 保持皮肤清洁,预防压疮发生

E. 每日进行口腔护理

56. 腰椎穿刺部位一般在

A. 第 11 或 12 胸椎间隙 B. 第 1 或 2 腰椎间隙

C. 第 3 或 4 腰椎间隙　D. 第 1 或 2 骶椎间隙

E. 第 3 或 4 骶椎间隙

57. 患者,男,30 岁,在建筑工地上头部跌伤住院,神志不清,不能叫醒,但压迫眶上孔处有皱眉反应,其意识障碍程度可判断为

A. 嗜睡　B. 浅昏迷

C. 深昏迷　D. 淡漠

E. 反应迟钝

58. 患者,男性,48 岁,外伤后 1 个月,呼之能睁眼,说话语无伦次,针刺下肢能屈曲。判断该患者的 GCS 为

A. 10 分　B. 9 分

C. 8 分　D. 7 分

E. 6 分

59. 患者,男,20 岁,因车祸头部撞伤,昏迷 20 分钟后清醒,2 小时后再度昏迷。查体:右侧瞳孔散大,对光反应消失,左侧肢体病理征阳性。该患者最可能是发生了

A. 脑震荡　B. 脑挫裂伤

C. 脑内血肿　D. 右侧硬脑膜外血肿

E. 硬脑膜下血肿

60. 患者,女,51 岁,从高处坠地,两耳有淡红色血水不断流出,头痛。护理中错误的是

A. 头抬高 15°～30°

E. 保持口腔清洁

C. 遵医嘱使用抗生素

D. 用无菌生理盐水冲洗双耳,保持局部清洁

E. 禁用鼻饲

61. 患者,男,42 岁,头部撞伤 3 小时,剧烈头痛,频繁

呕吐，脉搏缓慢，呼吸深而慢，收缩压较高。目前最重要的治疗是应用

A. 抗生素　B. 镇痛剂
C. 脱水剂　D. 冬眠药物
E. 糖皮质激素

62. 患者，女，25岁，头部外伤20小时入院。查体：昏迷，血压升高，呼吸缓慢，脉搏缓慢有力，一侧瞳孔由缩小转为散大。护士应立即做出如下判断，其中不正确的是

A. 患者已有颅内压增高的症状
B. 患者发生了枕骨大孔疝
C. 患者需立即静脉滴注甘露醇
D. 必须立即向医生汇报病情
E. 必须立刻给患者剃头和配血

63. 下列哪项不是避孕药物的副作用

A. 类早孕反应　B. 痛经
C. 月经量减少　D. 服药期间出血
E. 色素沉着

64. 服用口服避孕药的妇女，出现以下哪种情况应该停药

A. 闭经　B. 类早孕反应
C. 体重增加　D. 突破性出血
E. 月经量减少

65. 长期单纯以羊乳喂养的小儿易发生的疾病是

A. 营养不良
B. 维生素D缺乏性佝偻病
C. 缺铁性贫血
D. 营养性巨幼红细胞性贫血
E. 再生障碍性贫血

66. 小儿特有的能量需要是

A. 基础代谢　B. 食物特殊动力作用
C. 生长发育　D. 活动所需
E. 排泄损失

67. 护士应具备的专业素质不包括

A. 规范的操作能力　B. 敏锐的洞察能力
C. 评判性思维能力　D. 较强的自控能力
E. 机制灵活的应变能力

68. 患者出院时，护士送患者不妥的语言是

A. 欢迎再来　B. 注意饮食
C. 适当休息　D. 按时复查
E. 按时服药

69. 护士在操作前向患者耐心解释的作用不包括

A. 尊重患者的权利　B. 得到患者的理解
C. 使患者感到放心　D. 转移患者的注意力
E. 使患者愿意合作

70. 人与人交往，运用语言性沟通技巧约占

A. 20%　B. 35%
C. 50%　D. 60%
E. 65%

71. 传递信息真实，且不易掩饰的沟通方式是

A. 手势　B. 面部表情
C. 身体姿势　D. 书信传递
E. 口头表述

72. 在收集患者健康资料时常采用的沟通技巧是

A. 沉默　B. 倾听
C. 抚摸　D. 开放自我
E. 用词

73. 在交流刚开始时不宜应用

A. 表情　B. 姿态
C. 沉默　D. 触摸
E. 倾听

74. 属于护士的专业素质

A. 充沛的精力　B. 整洁大方的仪表
C. 规范的护理操作能力　D. 稳定的情绪
E. 较高的慎独修养

75. 有关"护理程序"概念的解释，哪项不妥

A. 是指导护士工作及解决问题的工作方法
B. 其目标是增进或恢复服务对象的健康
C. 是以系统论为理论框架
D. 是有计划、有决策与反馈功能的过程
E. 是由估计、诊断、计划、实施四个步骤组成

76. 下列不属于患者资料收集的内容是

A. 患者的家族史、过敏史
B. 患者心理状况
C. 患者家庭成员的婚育史
D. 患者的活动方式及自理程度
E. 患者的职业、民族、文化程度

77. 下列属于开放式提问的是

A. 您的父母有高血压病史吗
B. 您对手术有顾虑吗
C. 您每天解几次大便
D. 您的右上腹是否疼痛
E. 您今天的感觉怎么样

78. 护士记录患者资料不符合要求的是

A. 收集资料后需及时记录
B. 描述资料的词语应确切
C. 内容要正确反映患者的问题
D. 客观资料应尽量用患者的语言
E. 避免护士的主观判断和结论

79. 有关护理诊断陈述正确的是

A. 一个患者首优的护理诊断只能有一个
B. 首优护理诊断解决后再解决中优问题

C. 护士可参照马斯洛需要层次论排序
D. 现存护理诊断必须排在危险护理诊断之前
E. 对某个患者而言护理诊断的先后次序是固定不变的

80. 执行治疗方案有效属于下列哪种护理诊断
A. 现存的　B. 健康的
C. 潜在的　D. 可能的
E. 综合征

81. 潜在的护理诊断常用的陈述方式是
A. PSE　B. PE
C. SE　D. PS
E. P

82. 下列护理目标陈述正确的是
A. 患者的免疫能力增强
B. 患者了解糖尿病饮食的知识
C. 1 周后护士教会患者注射胰岛素
D. 患者在 1 天内学会尿糖定性试验
E. 1 周后患者的糖尿病彻底痊愈

83. 按医疗技术水平可将医院划分为
A. 综合性医院　B. 专科医院
C. 个体所有制医院　D. 企业医院
E. 一、二、三级医院

84. 不属于预检分诊内容的是
A. 询问病史　B. 观察病情
C. 科普宣教　D. 初步判断
E. 分诊指导

85. 病区良好的社会环境不包括
A. 建立良好的护患关系
B. 病室环境清洁，整齐
C. 老患者对新患者的关心
D. 保护患者的隐私权
E. 家属对患者的关心

86. 病室的相对湿度应保持在
A. 30%～40%　B. 40%～50%
C. 40%～60%　D. 50%～60%
E. 50%～70%

87. 按国际标准，病区声音强度宜控制在
A. 25～35dB　B. 35～40dB
C. 40～50dB　D. 45～55dB
E. 50～60dB

88. 避免机械性损伤的措施不包括
A. 使用床档　B. 走廊设置扶手
C. 灭蚊、蝇及蟑螂　D. 减少障碍物
E. 病室、浴室、厕所设有呼叫系统

89. 小章是 ICU 的护士，书写特别护理记录单，下述哪项不妥
A. 需用钢笔填写
B. 定时记录生命体征和病情动态
C. 内容准确、简要，用医学术语
D. 记录患者的心理变化
E. 夜班护士总结 24 小时出入液量

90. 某患者，肝癌晚期虽已开始接受患不治之症的事实，但仍抱有能治愈的希望，此期属于
A. 协议期　B. 接受期
C. 否认期　D. 愤怒期
E. 抑郁期

91. 患者，女，45 岁，现确诊为乳腺癌晚期，护士与患者交谈时的正确方法是
A. 将病情如实告知患者
B. 说明该病的危险后果
C. 不与患者谈论病情
D. 向患者承诺康复出院日期
E. 婉转说明并安慰患者

92. 护士小张在晨间护理时向一高龄产妇祝贺："王太太，祝贺您生一女婴！"王太太面色不悦，其原因可能是护生在表达中
A. 用词不当　B. 态度生硬
C. 没有诚意　D. 距离太近
E. 环境嘈杂

93. 患者，女，16 岁，体操运动员，因不慎骨折入院，经治疗病情稳定，但因住院不能参加比赛，情绪低落，此时护士应考虑到其
A. 生理的需要　B. 安全的需要
C. 爱与归属感的需要　D. 尊重的需要
E. 自我实现的需要

94. 患者，男，72 岁，昏迷，评估后确认患者存在以下护理问题。您认为需优先解决的问题是
A. 便秘　B. 语言沟通障碍
C. 清理呼吸道无效　D. 皮肤完整性受损
E. 营养失调：低于机体需要量

95. 患者，男，49 岁，因膝部韧带扭伤住院，以下属于护理目标的是
A. 有皮肤完整性受损的危险
B. 腹胀、腹痛
C. 患者 2 周后能拄着拐杖行走 10m
D. 每 4 小时测量体温 1 次
E. 与长期卧床有关

96. 患者，女，29 岁，因腹痛待查收住急诊留观室，护理工作不包括
A. 书写留观患者病情报告
B. 做好出入室患者及其家属的管理工作
C. 做好晨晚间护理

D. 主动巡视

E. 适当地让家属做生活护理

97. 患者,男,68岁,突然意识丧失,口吐白沫,继而呼吸困难,入院就诊。在医生来到之前,护士的紧急处理不妥的是

A. 使患者平卧,头偏向一侧

B. 询问并记录病史

C. 吸氧

D. 清理呼吸道

E. 测量血压

98. 患者,男,55岁,因脑外伤,在全麻下行开颅探查术。病房护士应为患者准备

A. 暂空床,床中部和床上部各加一橡胶中单、中单

B. 麻醉床,床中部和床上部各加一橡胶中单、中单

C. 备用床,床中部和床上部各加一橡胶中单、中单

D. 暂空床,床中部和床尾部各加一橡皮中单、中单

E. 麻醉床,床中部和床尾部各加一橡胶中单、中单

99. 患者,女,30岁,因车祸导致面部受伤而入院,做完整容手术后,患者常有自卑感,不愿见人。此时护士应该特别注意满足患者的

A. 刺激的需要　B. 安全的需要

C. 爱与归属的需要　D. 尊重的需要

E. 自我实现的需要

100. 患者,男,59岁,因胸部压榨性疼痛3小时不能缓解入院,诊断为心脏前壁大面积心肌梗死,下列哪项不属于护理工作的内容

A. 酌情安置危重病室 B. 迅速通知医生

C. 立即给予应急处理 D. 发病危通知单

E. 安慰患者家属

二、以下提供若干个案例,每个案例下设若干个考题,请根据各考题题干所提供的信息,在每题下面A、B、C、D、E五个备选答案中选择一个最佳答案,并在答题卡上将相应题号的相应字母所属的方框涂黑。

(101～103题共用题干)

患者,男,70岁。有长期便秘史,突然腹痛、腹胀2日,未吐,少量黏液便1次,未排气,2年前曾有类似发作,查体可见全腹高度膨胀,左下腹可见巨大肠型,有轻度压痛、反痛,肠跳鸣音亢进。

101. 该患者的医疗诊断可能为

A. 直肠癌　B. 乙状结肠癌

C. 麻痹性肠梗阻　D. 乙状结肠扭转

E. 小肠扭转

102. 对该患者最重要的观察内容是

A. 生命体征　B. 脱水征象

C. 肠绞窄征象　D. 感染征象

E. 血常规

103. 下列针对患者的处理措施不正确的是

A. 禁食　B. 胃肠减压

C. 应用抗生素　D. 补液

E. 大量灌肠

(104、105题共用题干)

患者,男,53岁。间歇性无痛性肉眼血尿2个月,近期常有尿频、尿急。询问病史得知患者做油漆工20余年。

104. 该患者最有可能是

A. 肾癌　B. 肾盂癌

C. 肾母细胞瘤　D. 膀胱癌

E. 前列腺癌

105. 为了确诊,最可靠的检查方法是

A. 实验室检查　B. X线尿路造影检查

C. 膀胱镜检查　D. B超

E. CT

(106、107题共用题干)

患者,女,28岁,患胃溃疡10年,经常黑便,近来出现头晕、乏力,苍白,经检查血红蛋白90g/L,红细胞3.5×10^{12}/L,确诊为缺铁性贫血。

106. 此种贫血的发生机制是

A. 蛋白质太少　B. 缺乏维生素B_{12}

C. 缺乏叶酸　D. 缺乏胃酸

E. 储存铁缺乏

107. 应用硫酸亚铁治疗有效的早期表现是

A. 面色红润　B. 心跳变慢

C. 网织红细胞增加　D. 血压升高

E. 食欲好转

(108～111题共用题干)

患者,男,15岁,发现颈部增粗2个月,查体:甲状腺Ⅱ度肿大,表面光滑,质软、无压痛,无血管杂音,血FT_4、FT_3、TSH均正常,诊断生理性甲状腺肿。

108. 该患者发病的主要原因

A. 碘缺乏　B. 碘过量

C. TH需要量增加　D. TH合成障碍

E. TH分泌障碍

109. 护士为患者做健康指导时,告知患者应多食下列哪种食物

A. 萝卜　B. 花生

C. 卷心菜　D. 菠菜

E. 紫菜

110. 下列哪些食物不宜吃
A. 含碘盐　B. 紫菜
C. 海带　D. 萝卜
E. 海蜇

111. WHO推荐的成人每天的碘摄入量为
A. 50μg　B. 100μg
C. 150μg　D. 200μg
E. 250μg

(112～115题共用题干)

患者,女,40岁,乏力、多汗、心悸半年,加重1周而入院。查体:体温37.8℃,脉搏110次/分,呼吸28次/分,甲状腺弥漫性肿大,质软,表面光滑,有血管杂音和震颤,突眼2级。实验室检查:FT_3和T_4增高,TSH降低。初步诊断:甲状腺功能亢进症。

112. 护士在为患者做饮食健康指导时错误的是
A. 多食含碘多的食物
B. 少食含碘多的食物
C. 多食蛋类、瘦肉和蔬菜水果
D. 减少粗纤维食物的摄入
E. 禁食浓茶和咖啡

113. 甲亢患者用药过程中常做血常规的原因是
A. 会出现心衰　B. 会出现全血细胞减少
C. 会出现白细胞减少　D. 会出现血小板减少
E. 会出现甲状腺肿

114. 护理甲亢患者时哪项是正确的
A. 绝对卧床休息
B. 积极参加各种活动
C. 增加粗纤维食物的摄入
D. 高钠饮食
E. 注意保护眼睛

115. 甲亢患者潜在的急性并发症是
A. 甲状腺功能减退　B. 甲状腺危象
C. 全身感染　D. 失明
E. 心血管病变

(116～118题共用题干)

患者,男,25岁,因车祸致头部受伤,伤后当即昏迷半小时,清醒后自诉头痛,伴呕吐,右上肢肌力2级;脑脊液检查有红细胞,CT扫描见左顶叶低密度灶,其中有散在点状高密度影。

116. 根据患者目前的表现最可能的诊断是
A. 脑震荡　B. 脑挫裂伤
C. 脑干损伤　D. 颅内血肿
E. 弥漫性轴索损伤

117. 目前关键的处理措施是
A. 卧床休息　B. 营养支持
C. 应用抗生素　D. 防止脑水肿
E. 床头抬高15°～30°

118. 目前患者病情观察的重点在于及时发现
A. 感染　B. 压疮
C. 呼吸道梗阻　D. 水、电解质紊乱
E. 颅内压增高、脑疝

(119、120题共用题干)

患者,男,17岁,从高墙上掉下,后枕部着地后,意识障碍约20分钟并伴有呕吐,清醒后有逆行性健忘。

119. 该患者可能的诊断是
A. 脑震荡　B. 脑挫裂伤
C. 颅内血肿　D. 脑干损伤
E. 脑水肿

120. 下列处理措施哪项不妥
A. 卧床休息　B. 应用镇静药物
C. 继续观察病情　D. 应用吗啡止痛
E. 有颅内压增高表现时应用脱水药

(121、122题共用题干)

患者,男,40岁,头部受伤2天入院。诊断为脑干损伤。医嘱:冬眠合剂Ⅰ号(异丙嗪50mg,氯丙嗪50mg,哌替啶100mg)适量加入10%葡萄糖溶液250ml中持续静脉滴注,持续物理降温。

121. 护士对该患者采取了以下护理措施,其中不正确的是
A. 静脉用药前测量生命体征
B. 留置导尿管
C. 保持肛温在32～34℃
D. 腋窝、腹股沟等处放置冰袋,然后静脉给药
E. 用药期间每1～2小时测量生命体征

122. 护理查房时提问:"这种治疗可能有什么并发症",以下回答不正确的是
A. 低血压　B. 脑损害
C. 压疮　D. 肺炎
E. 体液失衡

(123～125题共用题干)

患者,女,30岁,孕38周。因妊高征于2小时前行剖宫产,手术顺利,现平安返回病房修养。

123. 根据患者的情况,应给予
A. 特级护理　B. 一级护理
C. 二级护理　D. 三级护理
E. 家庭护理

124. 为患者提供的护理内容不妥的是
A. 每半小时巡视1次
B. 观察病情及生命体征
C. 严格执行各项诊疗措施
D. 备好抢救药品和器材
E. 生活上给予必要协助

125. 患者家人探视，不符合管理规定的是
A. 在规定时间内来探视
B. 遵守病区的规章制度
C. 保持良好的病区秩序
D. 去婴儿室应保持安静
E. 每次探视不超过2人

(126、127题共用题干)

某患者精神疾病躁动不安。

126. 使用约束带时，患者肢体应处于
A. 治疗的强迫位置　B. 生理的运动位置
C. 容易变换的位置　D. 患者喜欢的位置
E. 功能位置

127. 使用约束带时应重点观察
A. 衬垫是否垫好　B. 局部皮肤颜色有无变化
C. 约束带是否牢靠　D. 体位是否舒适
E. 神智是否清楚

(128、129题共用题干)

患者，男，65岁，因心绞痛、急性心肌梗死急诊入院，患者主诉乏力，缺乏食欲，情绪不稳定，对疾病缺乏正确认识。护士遵医嘱给予药物治疗，并嘱其绝对卧床休息。

128. 下列护理诊断排在首位的应是
A. 焦虑　B. 生活自理缺陷
C. 活动无耐力　D. 疼痛
E. 营养失调

129. 护士为其制定的护理目标正确的是
A. 患者疼痛消失
B. 2天后护士帮助患者减轻了疼痛
C. 在护士的帮助下，患者疼痛消失
D. 3天后患者疼痛消失
E. 2天后患者疼痛消失，食欲增加

(130～133题共用题干)

刘护士在一医疗所工作，根据工作的需要在做消毒灭菌的处理。

130. 为了确保煮沸消毒的效果，以下注意事项哪项是正确的
A. 物品一般不超过消毒容器容量的1/2
B. 玻璃制品应在水沸后放入
C. 浸入水中部分应达物品3/4以上
D. 消毒时间应从水沸后算起
E. 橡胶制品应冷水时放入

131. 煮沸消毒时水中加入何种药物可将沸点提高至105℃
A. 1%～2%碳酸氢钠　B. 1%～2%亚硝酸钠
C. 1%～2%氢氧化钠　D. 1%～2%碳酸钠
E. 2%～3%乳酸钠

132. 肛管煮沸消毒错误的是
A. 先将肛管洗涮干净
B. 肛管腔内注水，用纱布包好
C. 冷水时放入
D. 水沸后开始计时
E. 在沸水中持续5～10分钟

133. 使用手提式压力蒸汽灭菌器，正确的是
A. 隔层内加入一定量的水
B. 布类物品放在搪瓷类物品的下面
C. 温度可达110℃
D. 保持所需压力的时间应达10分钟
E. 灭菌毕即可开盖取物

(134～136题共用题干)

患者，男，33岁，在硬膜外麻醉下行阑尾切除术，术后用平车护送患者回病室。

134. 病室内适宜的湿、温度应是
A. 14～15℃，15%～25%
B. 15～16℃，60%～70%
C. 10～17℃，30%～40%
D. 20～22℃，10%～50%
E. 18～22℃，50%～60%

135. 患者回病室后应取何种体位
A. 中凹位6小时　B. 仰卧位4小时
C. 去枕仰卧位2小时　D. 去枕仰卧位6小时
E. 侧卧位

136. 患者术后第2天，主诉伤口疼痛，应取何种体位
A. 半坐卧位　B. 仰卧屈膝位
C. 端坐位　D. 头高脚低位
E. 左侧卧位

(137～142题共用题干)

患者，男，54岁，3日前寒战，继而高热体温达40℃，最低体温39.1℃，为明确诊断入院待查。

137. 体温上升期的特点是
A. 散热多于产热
B. 产热多于散热
C. 产热和散热趋于平衡
D. 散热增加而产热趋于正常
E. 产热和散热在较高水平上平衡

138. 该患者热型属于
A. 稽留热　B. 弛张热
C. 不规则热　D. 间歇热
E. 以上都不是

139. 为患者采取的护理措施不妥的是
A. 卧床休息
B. 口腔护理每日2～3次
C. 测体温每隔4小时一次

D. 冰袋放置枕后部
E. 给予高热量流质饮食

140. 患者用乙醇拭浴的散热方式为
A. 辐射　B. 对流
C. 蒸发　D. 传导
E. 接触

141. 物理降温半小时后的体温绘制符号是
A. 红虚线红点　B. 红虚线红圈
C. 蓝虚线蓝点　D. 蓝虚线蓝圈
E. 红虚线蓝圈

142. 退热过程提示患者可能发生虚脱的是
A. 皮肤苍白、寒战、出汗
B. 头晕、恶心、无汗
C. 脉细速、四肢湿冷、出汗
D. 脉搏呼吸渐慢、无汗
E. 脉速、面色潮红、无汗

(143～145 题共用题干)

患者，女，腹膜炎使肠蠕动减慢，因食豆浆后引起肠胀气，给予肛管排气。

143. 肛管排气时，肛管插入肛门长度约
A. 7～10cm　B. 10～15cm
C. 15～20cm　D. 15～18cm
E. 10～20cm

144. 肛管保留的时间
A. 不超过 20 分钟　B. 不超过 10 分钟
C. 不超过 40 分钟　D. 不超过 5 分钟
E. 不超过 15 分钟

145. 如肠胀气未缓解，间隔多长时间可再行肛管排气。
A. 30 分钟　B. 1～2 小时
C. 2～3 小时　D. 2～4 小时
E. 40 分钟

(146～148 题共用题干)

护士小王原在 A 省执业注册，因工作调动变更执业注册到 B 省，后又调动变更执业注册至 C 省。

146. 小王在执业注册有效期内变更执业地点，向省级卫生行政主管部门报告后，卫生行政主管部门为其办理变更手续的时限为收到报告的
A. 5 个工作日内　B. 7 个工作日内
C. 10 个工作日内　D. 20 个工作日内
E. 30 个工作日内

147. 小王变更注册后其执业许可期限为
A. 1 年　B. 2 年
C. 3 年　D. 4 年
E. 5 年

148. 以后若小王需要执业注册延续，她应向以下哪个部门申请
A. A 省卫生厅　B. B 省卫生厅
C. C 省卫生厅　D. A 省或 C 省卫生厅
E. B 省或 C 省卫生厅

参考答案

专业实务

1. E　2. E　3. C　4. A　5. C　6. B　7. D　8. D
9. A　10. B　11. C　12. A　13. E　14. B　15. C
16. A　17. C　18. E　19. D　20. A　21. B　22. E
23. D　24. A　25. B　26. B　27. C　28. C　29. E
30. C　31. E　32. A　33. C　34. C　35. B　36. A
37. D　38. B　39. A　40. D　41. B　42. B　43. D
44. E　45. B　46. E　47. C　48. C　49. C　50. A
51. C　52. C　53. E　54. A　55. C　56. E　57. E
58. A　59. B　60. E　61. B　62. C　63. A　64. D
65. C　66. B　67. A　68. B　69. B　70. D　71. C
72. C　73. A　74. A　75. E　76. B　77. B　78. D
79. B　80. C　81. A　82. C　83. B　84. B　85. C
86. A　87. C　88. A　89. E　90. C　91. E　92. E
93. B　94. E　95. E　96. E　97. D　98. A

专业实践

1. C　2. A　3. A　4. E　5. D　6. B　7. C　8. C
9. D　10. B　11. B　12. B　13. C　14. B　15. C
16. C　17. E　18. B　19. B　20. B　21. E　22. E
23. E　24. B　25. C　26. C　27. E　28. A　29. E
30. A　31. A　32. E　33. D　34. E　35. B　36. A
37. E　38. A　39. E　40. C　41. A　42. E　43. C
44. A　45. E　46. B　47. D　48. D　49. B　50. A
51. D　52. C　53. C　54. C　55. C　56. C　57. B
58. B　59. D　60. D　61. C　62. B　63. B　64. A
65. D　66. C　67. D　68. A　69. D　70. B　71. B
72. B　73. A　74. C　75. E　76. C　77. E　78. D
79. C　80. B　81. B　82. D　83. E　84. C　85. B
86. D　87. B　88. C　89. D　90. A　91. E　92. A
93. E　94. C　95. C　96. E　97. B　98. B　99. D
100. D　101. D　102. C　103. E　104. D　105. C
106. E　107. C　108. C　109. E　110. D　111. C
112. A　113. C　114. E　115. B　116. B　117. A
118. E　119. A　120. D　121. D　122. B　123. B
124. E　125. D　126. E　127. B　128. D　129. D
130. D　131. A　132. C　133. A　134. E　135. D
136. A　137. B　138. A　139. D　140. C　141. B
142. C　143. D　144. A　145. C　146. B　147. E
148. C